《黄帝内经》科学文化诠释

素问卷

主　编　邢玉瑞

副主编　李海峰　邢　梦

胡　勇　陈　正

科学出版社

北京

内 容 简 介

　　《黄帝内经》作为我国现存最早的医学典籍，确立了中医理论与临床的基本范式，建立了中医学的基本思维方法，汇集着中医临床实践经验的结晶，规范着中医学术发展的方向，为中医学数千年来的发展奠定了坚实的基础，被奉为"至道之宗，奉生之始"，也是打开中华文明宝库最为关键的钥匙，2011年成功入选联合国教科文组织《世界记忆名录》。

　　本书融会古今中外《素问》研究的成果，结合作者的研究新知，对每篇原文分为导读、原文、校注、释义与知识链接5个板块，围绕原文讲了什么、为什么这样讲、讲对了还是讲错了、对错何以判断以及所讲内容的现代价值5个层次，从哲学文化与自然科学两个维度进行了全面、系统的阐释，力求回归中国文化本源，融会古今科技知识，贯通中医理论临床，寻找中医思维钥匙，启迪学术未来发展。

　　本书可供中医院校师生、中医临床工作与理论研究人员，以及中医爱好者参考。

图书在版编目（CIP）数据

《黄帝内经》科学文化诠释. 素问卷 / 邢玉瑞主编. —北京：科学出版社，2024.1

　ISBN 978-7-03-076997-8

Ⅰ.①黄… Ⅱ.①邢… Ⅲ.①《素问》—研究 Ⅳ.①R221

中国国家版本馆CIP数据核字（2023）第214839号

责任编辑：鲍　燕 / 责任校对：张小霞

责任印制：赵　博 / 责任设计：黄华斌

科 学 出 版 社 出版

北京东黄城根北街16号
邮政编码：100717
http://www.sciencep.com

三河市春园印刷有限公司印刷
科学出版社发行　各地新华书店经销

*

2024年1月第　一　版　开本：787×1092　1/16
2025年5月第二次印刷　印张：72
字数：1797 000

定价：398.00元

（如有印装质量问题，我社负责调换）

王　序

　　《黄帝内经》是中华传统医药学现存文献最早的一部经典。它从"天地人三才一体"思想出发，从生命的演化过程中把握生命活动规律；不仅从宏观的角度论证了天地人之间的相互关系，并且运用了古代多学科的理论和方法阐述了医学科学最基本的命题——生命规律，从而建立起具有东方文化特色的中医学理论体系，集中反映了先人们对生命、健康、疾病、生死等问题特有的思维方式和价值观念，充分彰显了中国古代先哲的智慧和实践经验。

　　然而《黄帝内经》毕竟诞生于两千五百余年之前，"其文简，其意博，其理奥，其趣深"，由于古今文化、医疗实践、认知方式等的巨大差异，给后世求学者学习和运用带来一定的困难。历代诠注译释《黄帝内经》者林林总总，或校勘、或训诂、或类分、或专题发挥等等，学术观点仁智互见。近年来，随着中医药学在国内外的兴盛，《黄帝内经》也得到了现代学者乃至普通群众的广泛关注。虽其中亦不乏佳作，但不可否认，也存在着某些解读不尽如人意，或随文解义，或陈陈相因，或过度诠释，或有悖经义等情况者，屡有所见。

　　近有幸赏读邢玉瑞教授的大作《〈黄帝内经〉科学文化诠释》，观其书名与既往有关《黄帝内经》注本迥异，令余油然而生出好奇感。书中前言昭示，作者着重立足于从文化与古今科学等多维度解读元典，颇别出心裁地提出了阅读《黄帝内经》的"五个层次"，即原文讲了什么、为什么这样讲、讲对了还是错了、为什么说对了还是错了、所讲内容在现代还有什么价值。并力求从上述五个层次诠释《黄帝内经》每篇原文，内容涉及到中国古代哲学与文化、科学思想与知识以及现代医学乃至科学知识等，故取名曰《〈黄帝内经〉科学文化诠释》，其宗旨在于"回归中国文化本源，融会古今科技知识，贯通中医理论临床，寻找中医思维钥匙，启迪学术未来发展"。

　　兹录载《灵枢·动输》中颇见特色的"导读""知识链接"两节，可以略知其立足"文化与古今科学知识"的诠释风格。

【导读】

一部世界史已经表明：人类文明最初是在不同的地区却大致相同的时间出生的，并经历了大致相同的童年期或幼年期，而且越是在早期或拙朴期，这种相似性越大。人类对自身生命活动的认识，大致也是如此。古希腊的希波克拉底（约公元前460～前377年）就认为动脉输送气，静脉输送血。埃拉西斯特拉图斯（约公元前310～前250年）也猜想动脉中只含有元气。古罗马时期的盖伦（约公元130～200年）认为灵气是生命的要素，共有三种："动物灵气"位于脑，是感觉和动作的中心；"生命灵气"在心内与血液相混合，是血液循环的中心，并且是身体内调节热的中心；"自然灵气"从肝到血液中，是营养和新陈代谢的中心。《黄帝内经》将体表可触及的脉称作动脉，由于此脉又是针灸部位即腧穴，故称之为"动输（腧）"，认为经与络分而言之，经脉行气，络脉行血，而脉之动力是气，本篇即从气的角度探讨脉动不休的机理及其动力源泉。

【知识链接】

一、人迎、寸口、太溪脉诊的意义

古人对脉动部位的认识及其机理的探讨，往往与疾病的诊断、治疗密切相关，同时也是中医经脉理论建构的经验基础。本篇对手太阴、足少阴、足阳明"动腧"的探讨，首先与疾病的诊断密切相关，人迎、寸口、太溪脉动本身也是《素问·三部九候论》所讨论的脉诊部位。

寸口脉在切脉中占有特殊地位，《黄帝内经》对其诊病原理及价值有充分阐述，如《素问·五脏别论》说："帝曰：气口何以独为五脏主？岐伯曰：胃者，水谷之海，六腑之大源也。五味入口，藏于胃，以养五脏气，气口亦太阴也。是以五脏六腑之气味，皆出于胃，变见于气口。"《难经·一难》明确提出"十二经皆有动脉，独取寸口，以决五脏六腑死生吉凶之法"，即通过切按寸口脉，可以察知全身各脏腑气血阴阳的盛衰变化，亦可推知疾病的转归和预后，故被后世广泛应用。

人迎为足阳明胃经的动脉，胃为水谷之海，胃气上注于肺，直抵头部，再与面部的足阳明经汇合，下行达于颈部的人迎穴，诚如张介宾所说："人迎之动脉，此内为胃气之所发，而外为阳明之动也。"故人迎脉最能反映胃气之盛衰，而成为古代脉诊的主要部位之一。

足少阴肾经的足踝部动脉，主要指太溪穴部位，因其与冲脉相合而行，而冲脉与肾络同起于肾下，二者结合在一起，最能反映肾精的强弱盛衰，因此也是古代三部九候脉诊的主要部位之一。后世论三部九候诊法时，多以趺阳脉为切脉点，而趺阳部位是足少阴经与冲脉相并而行，"其别者，邪入踝，出属跗上"，同时又是足阳明经循行部位，因此，趺阳脉可以反映后天之胃气、先天之肾气的盛衰，因而具有较大的诊断价值。

二、冲脉理论与腹主动脉之关系

犹如面对相同的人体，在中西方文化不同背景下形成了两种医学体系，面对同样的腹主动脉（伏脊之脉）搏动的经验事实，中医学建构了冲脉理论，而西医学形成了腹主动脉的系统认识。腹主动脉从胸主动脉分出，沿腰椎前方下降，至第4腰椎体下缘处分为左、右髂总动脉，沿腰大肌内侧下行至骶髂关节处分为髂内动脉和髂外动脉。髂内动脉壁支的闭孔动脉沿骨盆侧壁行向前下，穿闭孔膜至大腿内侧，分支至大腿内侧群肌和髋关节。髂外动脉沿腰大肌内侧缘下降，经腹股沟韧带中点的深面至股前部，移行为股动脉，股动脉在股三角内下行，至腘窝移行为腘动脉。腘动脉在腘肌下缘分为胫前动脉和胫后动脉。胫后动脉沿小腿后面下行，经内踝后方转至足底。胫前动脉穿小腿骨间膜至小腿前面，在小腿前群肌之间下行，至踝关节前方移行为足背动脉。足背动脉位置浅表，在踝关节的前方、内外踝前方连线的中点、拇长伸肌腱的外侧可触知其搏动。冲脉的主要循行路线为起于胞中，下出会阴后，从气街部起与足少阴肾经相并，挟脐上行，散布于胸中。其一条分支从少腹输注于肾下，浅出气街，沿大腿内侧进入腘窝，再沿胫骨内缘，下行到足底；又一支脉从内踝后分出，向前斜入足背，进入足大趾。另一分支从胞中分出，向后与督脉相通，上行于脊柱内。可见腹主动脉主要分支与冲脉的循行分布十分近似。

相同的经验事实之所以形成了不同的理论认识，可以借助于科学哲学家汉森"观察渗透着理论"的观点加以解释，根据该观点，科学观察不仅是接受信息的过程，同时也是加工信息的过程。科学家在观察过程中，不仅仅要"看到"事实和现象，同时也要对"看到"的事实和现象进行理解和估价，这必然会涉及对外界的信息进行评价、选择、加工和翻译。这就与人的理论知识背景有关，不同的知识背景，不同的理论指导，甚至不同的生活经历，对同一现象或事物会做出不同的观察陈述。如古代中国和西方对天象的观测能力相差不大，观测的经验也基本相似，但是由于不同的文化背景使得占主导地位的天文理论相差很大，所以对观测经验的解读就有天壤之别。中国古人更多地将日食、彗星、超新星爆发等"奇异"天象与灾祸联系在一起，更多关注偶然性的天象变化，所以彗星、超新星爆发、流星和流星雨以及太阳黑子的记录方面远远走在西方前面。而西方亚里士多德－托勒密体系关于太阳是完美无缺、不可能有瑕疵的偏见则大大地阻碍了太阳黑子的发现。而西方古代的几何学传统则帮助西方人在构建宇宙模型的理论方面远远领先于中国，注重行星运动和黄道的视角则使西方在岁差的认识上领先于中国。由此可见，认识活动中经验和理论是相互依存、相互补充、相互渗透、相互转化的，共同构成了认识活动的整体。蒋劲松[1]认为依时间顺序，在认识活动中理论对经验有三种作用，即理论对经验的先行激发作用、理论对经验的共时建构作用以及理论对经验的事后解释作用。除此之外，理论还可通过理想实验来构造"虚拟经验"。在认识的任何一个环节中，只要有经验出现的地方，理论都发挥着重要的作用。当然，我们强调理论在观察经验中的意义，并不是否定经验事实的基础价值，反之，如果过分强调理论的作用，甚或完全脱离了经验事实，那么理论也就失去了应有的价值。黄龙祥即指出：冲脉理论的发生，本是立足于坚实的经验之上，而在一步步推进的过程中，便有意无意地超越了经验的边界，这实际也是古典中医针灸理论所共有的特性——理论生长于经验之上，而其发展又不受经验的约束。从某种角度而言，这恐怕也是整个中医理论发生、演变的共有特点。

---

①蒋劲松. 理论对于经验的主导作用与整体主义[J].自然辩证法研究，2003, 19(11)：44-47.

　　中国传统思维方式重关系而轻实体、重整体而轻局部、重直觉而轻理性、重形象而轻抽象、重实用而轻理论等特点，无疑也是从腹主动脉搏动而引发冲脉理论的重要原因。而西方实验、逻辑、数学方法的使用，则是正确认识腹主动脉分布及其功能的重要前提。

　　以上可见，作者借用现代诠释学、发生学等方法，追本溯源，旁征博引，穿越古今，贯通中西，纵横驰骋于多学科知识体系，信手拈来，将古典经义演绎得生机勃勃，入木三分。这在既往《黄帝内经》注本中罕有先例。

　　中医学是中华民族的生存方式和生存技术，由生存方式衍生了中医药文化，由生存技术逐渐发展成为医学。前者属于"道"，后者属于"术"，"道无术不行，术无道不久"，所以中医学从萌生开始就体现了"道术相合"、文化与医学不可分割。《黄帝内经》是中国传统文化与医疗实践经验相结合的结晶，文化是"根"与"魂"，医学是大厦。没有坚实的根基，大厦就会倒塌；没有丰富的灵魂，独存躯壳，就没有生命的活力。故文化与医学，两者血脉相连，须臾不能分离。诚如韩启德院士所说："医学是对人类痛苦的回应，它从诞生那一天起，就不是单纯的技术，而更多的是对患者的安慰和关怀，所以说医学起源于人文，它本身就体现了人文，而且永远也脱离不了人文。"

　　文化并不是虚无缥缈的东西，它产生于人类的生存方式以及对世界事物的认知。中医药文化是"道"，它可以内化为认知生命活动的思维方式。我们今天强调为医者要学习研究中医药文化，并不是一件或可有可无的事，而是切实弘扬中医特色，激发中医独特认知思维方式的需要。有哲人说"经典永远活在现代诠释之中"，按照现代解释学家伽达默尔的看法，任何文本和事物的意义就存在于人们的理解和解释之中。对于中医学经典所提出的原创理论的现代诠释，剖析其科学内涵，并付之临床实践及科学研究，必将有助于中医学揭示生命、疾病的本质，阐明治疗疾病的机理，推动学术的创新发展和临床疗效的突破。

　　在学界人们常常讨论中医学特色的议题，余以为特色不是一成不变的，特色反映了那个时代医学家对生命、健康与疾病防治的认知和理解，特色是随着时代的发展而发展的。《黄帝内经》反映了秦汉时期中医理论医学的特色，《伤寒杂病论》反映了东汉时期临床医学的特色，唐宋金元时期的医学成就反映了各种医学流派的学术特色，明清时期反映了以温病学说为代表的临床医学特色。那么，历史已经推演到21世纪，21世纪的中医学特色应该集中反映此时代中医人对生命、健康与疾病防治的认知和理解。邢玉瑞教授的《〈黄帝内经〉科学文化诠释》，从某种意义上说是反映了当代中医学人从多学科知识的融合角度对《黄帝内经》的解读。

　　邢玉瑞教授是余多年的挚友，中医学造诣深厚，学识渊博，思维敏捷，治学踏实勤奋，近年来佳作迭出，为中医药事业贡献良多。这种沉潜岐黄之道，"寂寞板凳不嫌冷，激扬文字是吾心"的精神着实可嘉。习近平总书记曾经说过，做事情"要以踏石留印、抓铁有痕的劲头"，做学问又何尝不是如此。

　　愿《〈黄帝内经〉科学文化诠释》早日问世，以飨读者。

王庆其
辛丑年写于海上槐荫堂

张　序

　　陕西中医药大学邢玉瑞教授，是当下国内研究《黄帝内经》成绩卓著者之一，基于现代研究《黄帝内经》存在的问题，他"借用现代诠释学、发生学等方法"，提出了当今高层次的读经五法，"即原文讲了什么、为什么这样讲、讲对了还是错了、为什么说对了还是错了、所讲内容在现代还有什么价值"，这应当是对"至道之尊，奉生之始"（王冰）的"世纪之问、世纪之解、世纪之讲"，由此而撰著的《〈黄帝内经〉科学文化诠释》经典研究力作，将会从全新视角引领经典的研究和学习。就在是书行将付梓之际，有幸先睹部分篇章科学文化诠释之样稿，使人耳目为之一新，不由自主地迸发出感慨。

　　邢玉瑞教授读经五法之问，非泛泛读经、治经者所能企及。他在是书"前言"中高屋建瓴地指出，"学习《黄帝内经》，就成为提高中医理论水平、启迪中医临床智慧、掌握中医思维方法、推动中医学术发展、提升中医人文素养的重要途径，同时也有助于促进当代医学模式的转换"。在当前业内将读经典作为培养高级中医药临床人才路径的情形下，他振聋发聩地向诵经的人们指出了"读什么、为什么、如何读"之问，于此，在其著作中为读者做了很深刻的研经示范。其在162篇经文之解时，先以"导读"的格式破题，引经据典，深入浅出地讲述篇名内涵以及篇内所言事体梗概，精妙绝伦的语言修辞，导引读者不得不继续研读全文于无形之中，如《灵枢·上膈》之"导语"即是典型实例。

　　次则对篇中经文予以详尽的、应校尽校、应注尽注的"梳理"。所谓"疏通原文"，就是要对原文中的疑难字、词、文句予以必要的校勘、注释，使其文通理达。这是治经的起点，也是对《黄帝内经》予以"科学文化诠释"的基础和前提。只有如此，才可能理解经文的宏旨大义，也才能做到"读经典，做临床，参名师"，以及"学国学、善悟道、懂科学（多学科）"。邢玉瑞教授对经文的校勘和注释是有雄厚的专业功底和丰富的实战经验，早在20世纪90年代，就以绝对的业务主力，自始至终地参与了《内经辞典》（北京：人民卫生出版社，1990年版）的编撰，正因为有此基础和扎实的功底，于2016年又主编出版了《中医经典辞典》（北京：人民卫生出版社，2016年4月）。应当说，邢玉瑞教授在经文的校勘注释领域是有绝对发言权的大家。此次对162篇经文给予一以贯之的、慎重、准确、言简意赅的校勘注释，为其展开经文的"释义"和"知识链接"做足了铺垫。

　　经文"释义"和"知识链接"是该书研经的核心工作，既为是书的灵魂，也是对研经时

"读什么、为什么、如何读"之问的最明确地示范性的回答,更加彰显了作者精湛的学术能力和雄浑的知识储备,而"知识链接"内容则是学习《黄帝内经》原文之后的认知拓展。我在认真习读各篇经文的"释义"和"知识链接"内容之后,认为其中所具有的显著特征值得借鉴和彰显。

特征之一

是经文集成整合解读。经文"释义",既是"读经"的目的,也是正确地应用经典,解决医学中实际问题的前提。要对经文予以准确的"释义"和相关的"知识链接",一要深刻地把握经文的主旨大意,用精准的文字予以凝练与表达;二是要注意,既不能对经文内涵的医学义理有所遗漏,也不能为了"满足个人的偏见"而强加/或者说超越经文所表达的内涵。所谓"经文集成整合释义",是指在对相关原文进行解读时,为了整体呈现《黄帝内经》某一学术观点/或学术立场,于是将散见于其他篇论之同一主题的原文予以集成/整合,通过教学活动,使经文中的学术观点得以完整表达,必要时,还可以联系其他传统文化的经典知识,如《易经》《尚书》《道德经》《周髀算经》等。这种运用"纵横联系"方法,能够集成或整合相关的经文,综合分析其中的义理,将整合后较为完整的学术立场予以呈现,这就是邢玉瑞教授在书中使用的经文集成整合释义方法。例如在对《素问·六节藏象论》之"自然界与人体之气化""藏象概念""五脏系统的建构""人迎、寸口比较脉法"等内容的解读,就充分体现这一释经方法的应用。

特征之二

是经文层级解读。所谓经文的层级释义,是指对《黄帝内经》的研读,务要根据原文内在医学义理的逻辑层级关系予以释义,昭然展示其中的主旨大义,有利于读者准确地把握经文内涵,进而达到"以经明理,以经致用",实现"学经典,做临床"的研经目标。邢玉瑞教授深谙并能娴熟地应用此法对经文予以释义,如《灵枢·海论》是在《灵枢·经脉》所论针刺以经脉为理,十二经脉内联脏腑,外络肢体关节的基础上,进一步以河水与大海的关系为隐喻,阐述人体脏腑、经脉、气血之间的有机联系,论述了人体四海的名称、部位、腧穴、病症以及调治原则。故而是书紧扣"人体四海的名称、部位、腧穴"和"四海的病症与治则"两个层次,分别对"水谷之海""血海""气海""髓海"的概念内涵、部位、相应的腧穴,以及四海常见病症及其治疗原则等内容,分层逐级予以释义,条分缕析,逻辑清楚,使经义内涵昭然呈现。这一释义方法几乎在各个篇论的释义中都有所使用。

特征之三

是经文图示解读。所谓经文图示释义,就是将复杂、抽象、单靠文字表述实难使其内涵明了的经文,运用示意图的方式,使其简洁明白,义理豁达,并且记忆深刻的释义方法。《灵枢·海论》是以中国古代天地结构的浑天说为依据,从自然界有四海,类推出人体也有四海,并以此为据,构建了人体四海的名称、部位、腧穴、病症,乃至调治方法等医学内容。如何使当今的青年学子清晰地理解"浑天说"的内容,于是邢玉瑞教授采取了经文图示释义方法,以"浑天说宇宙结构模拟图"示教,指出古代浑天说,是古人产生人类生存陆地的四周都是海洋,由此形成了自然界有东、南、西、北四海概念的发生的文化源头。如此以图示义,既清晰明白地讲述了这一观念发生的文化背景,也形象地表达了"宇宙结构浑天说"的具体内容。再如《素问·阴阳离合论》将三阴三阳的"关、阖、枢"抽象难懂的内容,以"三阴三阳空间切割图"的形式，清楚明白地予以解析，使历代医家繁复的文字表述变得轻松明了。再如《素问·六微旨大论》中的"主气六气主时、承制图"就将一年二十四节气中的六步主气随着时序及气候的变迁，所反映五行相生的规律一览无余地以图呈现。

特征之四

是经文表式解读。这种经文表式释义方法，适宜对内涵属于并列关系的原文之释义。此法可将相关原文用表格方式予以有序化处理，既能充分、有效地使用有限的文字篇幅，也能使繁冗的经文条分缕析，一目了然。例如《素问·遗篇·刺法论》对"六气升之不前的发病及刺法"的相关经文释义，就采用了经文表式释义方法，依据经文所涵纳的"纪年干支、升之不前六气、阻抑之气、病位所在、针刺经穴"等内容，以纪年的岁支为纲，通过列表，对六十年可能发生的六气"升之不前"等内容，给予纲领性的展示，内容明了，逻辑清晰。再如《素问·四气调神大论》中的"四时养生调神方法及其意义"，《素问·金匮真言论》《素问·阴阳应象大论》原文中的五行归类，《素问·四时刺逆从论》之"逆四时针刺的病机与临床表现"内容，《素问·六微旨大论》中的"标本中气"原文解析，《素问·至真要大论》"病机十九条"原文归纳解析等，均采用经文列表式释义方法，使内容复杂，意涵丰富的经文一目了然。所以，这一经文列表释义方法，能够产生事半功倍的经义解读效果。

特征之五

是经文溯本求源解读。由于《黄帝内经》传承着中华民族传统文化的优秀基因，也彰显着中华民族传统文化的核心理念，所以在对其进行卓有成效的研究时，必须要应用经文溯本求源的方法予以释义，以阐释相关经文及其主要的学术观点发生的文化背景、文化渊源，才能了解其中的"所以然"。邢玉瑞教授深知此种方法的重要，并且充分具备该方法所需要的思维路径，具有应用该方法的文献知识功底以及掌控和驾驭所使用文献资料的高超技巧。所以在该书的释义和"知识连接"时，不仅仅从四书五经中予以溯源，还从古代相关历法知识中予以求索。"不懂天文历法的文化继承，会出现两种结果：一是'瞎子摸象'，二是'树林中捡叶子'。两种现象，一个结果——不及根本。不懂天文历法的文化批判，只有一个结果：只能是大门之外的呐喊"（楚雄彝族文化研究院，《彝族文化》，2013，（2）：卷首语）。所以，该书常引用相关天文历法知识释义原文，如《素问·六节藏象论》"论天文历法知识"的释义中，对"六六之节""日月行度""阴阳合历与置闰""圭表测影定时令"等内容，就引用了十二月太阳历法、十月太阳历法、太阴历法、阴阳合历等四种历法知识，阐释相关的经文内容，畅明文义发生之来源。

此处尤其要强调的是邢玉瑞教授应用"十月太阳历法"和"北斗历法"知识，表达对原文的"释义"以及相关的"知识链接"。

所谓"北斗历法"，是指以北斗星斗柄旋转指向为依据制定的历法。这一历法"历定阴阳（寒暑），历定四时，历定五行（即五季），历定八节，历定二十四节气"。由于北斗七星在天空运行的群星中最为耀眼，七星的位置、形态相对固定。且与太阳回归运行有固定的关系，这一关系与古代人类的社会活动关系十分密切。因而依据北斗七星作为天文背景制定的北斗历法就成为中国最早的历法。

有关北斗历法的相关知识，如《尚书·舜典》就有"璇玑玉衡，以齐七政"，就有了北斗历法的初始记载。《鹖冠子·环流》篇认为，"斗柄东指，天下皆春；斗柄南指，天下皆夏；

斗柄西指，天下皆秋；斗柄北指，天下皆冬"，这是根据北斗星斗柄指向来确定一年四季的。《淮南子·天文训》在此基础上，以北斗星的斗柄所指一定节气时岁，并第一次完整地提出了二十四节气及其时间节点。其中就应用了一岁有八节八风（此"八风"名称与《黄帝内经》中"八风"有别），而且对有关四时八节的时间节点都有明确表述。《史记·天官书》有"斗为帝车，运于中央，临制四乡。分阴阳，建四时，均五行，移节度，定诸纪，皆系于斗"等记载。后来《汉书·天文志》转载了司马迁对北斗历法的表述，这些显性文献无不与北斗历法知识相关联。张闻玉在《古代天文历法讲座》中明确指出："肉眼观察到的北极星，位置是固定的，北斗七星在星空中也十分显眼，那就不难测出它们方位的变化。所以，先民观察北斗的回转以定四时。古籍中众多的关于北斗的记载就反映了上古的遗迹。"这是北斗历法发生的天文学基础。可以看出，从现存显性文献的角度看，是《黄帝内经》第一次运用生命科学知识对北斗历法的内容予以展示的。结合《灵枢·九宫八风》及其与《淮南子·天文训》的原文对照，就能看出《黄帝内经》对北斗历法的具体应用。这在邢玉瑞教授的文稿中有所体现。

邢玉瑞教授在文稿中还对"十月太阳历法"知识有所应用。在20世纪80年代，中国科学院的学者们，对十月太阳历法在中华民族传统文化中的重要地位已经有了深刻的研究和结论。这一研究成果对学习中国传统文化的意义，就如当时的中国天文学会理事长张钰哲所说的那样，"由此开辟了天文学史中一个崭新的研究领域，即可以十月太阳历为基础，研究阴阳五行、十二兽纪日和八卦的起源问题"；也可以使《诗经·豳风·七月》中的"一之日""二之日"、《管子·幼官图》中的五方十图和三十节气、《管子·五行》篇中的相关知识，"一旦将它们与十月历联系起来，则一切难以解释的问题都迎刃而解了""可以得到圆满的解释"。①十月太阳历既然能释疑《诗经》《夏小正》《管子》等古文献的相关内容，对于《黄帝内经》原文中的相关问题又何尝不是如此呢？

十月太阳历法，简称"十月历法"。凡用360之数者即为十月太阳历的应用之例。如《素问·阴阳离合论》之"日为阳，月为阴，大小月三百六十日成一岁，人亦应之"皆如是。该历法在汉族文化中除了《黄帝内经》，以及此前的《夏小正》《管子》《淮南子》等少数文献之中还能觅其踪迹外，几乎难见其踪影。但其内容却完整的保存在彝族的经典《土鲁窦吉》（王子国翻译，土鲁窦吉［M］，贵阳：贵州民族出版社，1998）之中。

如《诗经·豳风·七月》就应用了十月太阳历法。其中四次将月份应用于诗歌内容的表达，所应用最大的月份只是"十月"；"七月流火"的"七月"，绝不是《诗经》的现代研究者们所解释的"农历七月"，而是十月历的"七月"。"火"是指二十八宿心宿的第二星，即天蝎座α星；多次说"一之日、二之日、三之日、四之日"等，即为360日后的过年节日。此后的《管子·五行》文献中也有十月太阳历的应用遗痕。

十月太阳历，即将一个太阳回归年减去尾数作为过年节后的360日等分为十个月的历法。《素问·六节藏象论》之"甲六复而终岁，三百六十日法也"就讲的是十月太阳历法。一年分为五季是十月太阳历的最大特点。该历法有天、月、行、年时间要素，即一年360天分为十个月（天干纪月），每月36天（每旬12日，地支纪日），每两个月72天为一行（即一季），五

---

① 陈久金，卢央，刘尧汉. 彝族天文学史［M］，昆明：云南人民出版社，1984.

行（季）为一年，从冬至之日过年之后算起。

将冬至日称为"阳旦"，夏至日为"阴旦"。上半年的五个月为"阳月"。第一季（行，甲乙月）、二季（行，丙丁月）依次属性为"木""火"，均由属阳的月份组成。下半年为"阴"，第四（行，庚辛月）、五季（行，壬癸月）依次属性为"金""水"均由属阴的月份组成。唯有第三季（行，戊己月）属性为"土"由一个属"阳"的月份和一个属"阴"的月份组成。每一年所余的5~6天用于（分冬至和夏至）2次过年节，不计入月数的划分。

《黄帝内经》全面运用的阴阳理论的发生与十月历有着十分密切的联系。据彝族经典《土鲁窦吉》记载，十月历是以立杆观测日影的长短变化为依据确定的。将一个太阳回归年分为阴阳两部分，当日影从最长的冬至日到日影变为最短的夏至日时，为前半年属阳（5个月）主热；当日影从最短的夏至日到日影变为最长的冬至日时，为后半年属阴（5个月）主寒。冬至夏至是一年中的阴阳两极，一年一寒暑，植物一年一荣枯。也能够合理地解释"阴阳者，天地之道也，万物之纲纪，变化之父母，生杀之本始，神明之府也，治病必求于本"（《素问·阴阳应象大论》）。

《黄帝内经》构建生命科学知识体系时广泛运用的五行理论的发生与十月历也有着十分密切的关系。十月太阳历将一年360天分为五季（又称"五行"），每季（"行"）各72天，从冬至节日以后五季依次为木→火→土→金→水。十月太阳历之所以将一季称为一"行"，是指随着时序的迁移，气候就会不断地移"行"。

这一反映一年五季气候移行变化的规律正好体现了五行相生之序，所以五行以及五行相生之序是自然规律的体现。五行相克理论也就由此衍生。这一内容在《管子·五行》《淮南子·天文训》以及《春秋繁露》中均有表述，不过没有明确提出十月历而已。

天干在十月太阳历中是用来标记月序的（陈久金，天干十日考[J]，自然科学史研究，1988，7（2）：119~127）。冬至是观测该年日影变化的起点，所以该月份就为"甲"，依次标记一年的十个月。每月有36天，分为上中下三旬，于是用十二地支依次标记每旬12天的日序。如《素问·风论》"以春甲乙伤于风者为肝风，以夏丙丁伤于风者为心风，以季夏戊己伤于邪者为脾风，以秋庚辛中于邪者为肺风，以冬壬癸中于邪者为肾风"原文中的甲乙、丙丁等十天干，就是十月历天干纪月方法的运用实例。其中的甲乙、丙丁、戊己、庚辛、壬癸分别标记着春、夏、长夏、秋、冬五季，绝非纪日。故清代孙鼎宜之"按所云十干，皆统一时言，非仅谓值其日也"的解释颇有见地，显然他在斟酌了用日干解释此处的甲乙丙丁……十干于理难通之后，才指出以"时"（季节）诠释的合理性。尹之章对《管子·四时》"是故春三月，以甲乙之日发五政"的"甲乙统春之三时也"之注，亦可佐证。据此精神，《素问·脏气法时论》的肝"其日甲乙"，"其日甲乙"似指肝气所旺之日在逢甲逢乙之月的所有时日，绝非只旺于每旬的逢甲、逢乙之日。心"其日丙丁"，脾"其日戊己"，肺"其日庚辛"，肾"其日壬癸"皆应仿此。此处可引陈久金之考据再证之。他认为，甲，相当于植物开始剖符甲而出的时节。剖判符甲，就是种子胚芽突破种皮的包裹，意谓初春种子开始发芽了。《说文解字》也说："甲，东方之孟，阳气萌动。"东方为春季，孟为第一，即农历正月。乙，相当于植物初生始发时的轧轧之貌。轧轧，相当于乙乙。《说文解字》："乙，象春草木冤曲而出。阴气尚强，其出乙乙也。"《礼记·月令》"其日甲乙"疏："其当孟春、仲春、季春之时，日之生养之功，谓为甲乙……乙，轧声相近，故云乙之言轧也。"《素问·脏气法时论》"其日甲乙"

的表述及其语境与《礼记·月令》完全契合。

鉴于一年十个月360天分为五季是十月太阳历的最大特点,所以《黄帝内经》大凡涉及五季,每季72天的原文即可视为十月太阳历法的应用。《素问·六节藏象论》之"甲六复而终岁,三百六十日法也";《素问·阴阳离合论》之"日为阳,月为阴,大小月三百六十日成一岁,人亦应之";《素问·阴阳类论》之"春甲乙青,中主肝,治七十二日,是脉之主时,臣以其脏最贵";以及《素问·刺要论》之"刺皮无伤肉,肉伤则内动脾,脾动则七十二日四季之月,病腹胀烦不嗜食",就是十月太阳历法具体应用的实例。至于《素问·太阴阳明论》之"脾者土也,治中央,常以四时长四脏,各十八日寄治,不得独主于时也"等原文,都蕴含了十二月太阳历和十月太阳历两种历法制式的应用。其中的四时之分,是十二月太阳历制式的应用,而四时各寄十八日为72日,五脏各旺72日,则又是十月太阳历内容的体现。在中华民族的历法史长河中,这两种历法都曾使用过。十二月太阳历既应合了一个太阳回归年约为12个朔望月,又有二十四节气,因而更有利于农耕活动,故得以兴盛和传扬。

《黄帝内经》应用蕴含有多种历法知识为背景的资料,构建其生命科学知识体系,有以北斗历法,论证八风致病理论和不同时空区位疾病流行的预测;有以十月太阳历知识,论证一年分五季与五脏应五时等藏象内容;十二月太阳历、阴历、阴阳合历的相关内容也杂糅其间,共同构成了经文的复杂历法背景,这都成为邢玉瑞教授解经、论经的重要历法依据,而且在多篇内容中有所体现。

特征之六

是结合临床实践的经文解读。对《黄帝内经》经文的研读,无论是疏通原文时的校勘注释,还是对经文的释义,都要尽可能地"结合实践",才能使读者通过经文的学习,深刻理解经文的医学义理,也才能引起读者对学习经典文献的兴趣。该书之所以反复应用"结合实践"的方法识读经文,一则是《黄帝内经》是基于长期对生命活动的实际观察、切身体验,以及医疗活动的实际践行所获得的真实材料而构建的生命科学知识体系,所以经文出处蕴含着浓郁的临床实践的气息;二则缘于医学学科的本质属性就是一门实践性特强的知识体系;三则当今研读经文的终极目标仍然是服务于临床实践,提高临床诊疗效果。这就是邢玉瑞教授在书中不厌其烦地应用"结合实践"方法对经文进行解读释义的缘由之所在。如在《素问·六节藏象论》之"藏象理论的临床指导价值"的"知识链接",《素问·四时刺逆从论》之"五脏疝"原文,《灵枢·海论》之"四海证治"内容,尽可能地应用临床实例予以阐释和言说,可见,深奥枯涩的经文,一旦应用结合临床实践的方法予以释解,就会立即引起临床中医人的阅读兴趣,而显现理论意义和临床实用价值。

特征之七

是纵横联系的经文解读。无论是对经文的注释"读通原文",还是"解析经义"时,都要进行"纵横联系",广泛联想。所谓横向联系,局限一点讲,就是要把所解析的原文放置于全篇相关内容之中去理解,如此才能深入透彻地领会其基本精神。如《素问·生气通天论》论阳气的卫外御邪的作用,只用"折寿而不彰""卫外者也"句简略述之。但紧承此段的下文,就指出阳气失于卫外功能之后,会在一年之中的任何季节感受四时不正之气而发病,于春季可"因于(风)气"而病,于夏季可"因于暑"而生暑病,于秋季会"因于湿"而病,于冬会"因于寒"而病。内伤之邪也可致阳气失常而发病,如因"烦劳""大怒""高粱之变"等原因,使阳气失常而分别致人患"煎厥""薄厥""大丁"之病等。可见,通过横向联系,可以加深对原文的理解并使之系统而完整。所谓纵向联系,就是要进行古今联系,将历代研究《黄帝内经》的著名医家、医著、论点加以联系。为何如此呢? 一是《黄帝内经》是医学之宗、医理之源。通过纵向联系,可使一些重要医学理论脉络清晰流畅;二是通过对历代研究《黄帝内经》成果的联系梳理,可以加深对相关学术理论沿革过程的认识;三是历代不乏研究《内经》的高明者,通过对他们研究成果的联系,还可以沐浴到名家们的求知态度和严谨学风。正因为纵横联系方法,可以深耕积淀丰厚的《黄帝内经》医学大义,所以邢玉瑞教授在书中几乎每一篇的解读、每一相关专题的阐扬,都十分娴熟地应用着"纵横联系"的识经方法对原文予以剖析解读。

在诸多的中医药学著述之中,但凡研读《黄帝内经》之书是最困难、最辛苦、最不容易落"好"的差事,真可以用"出力不讨好"予以评价。但是国内就有像邢玉瑞教授这样的、愿意终生为此而无私奉献的一些学者,总会以"我以我血荐轩辕"的气概和魄力,为中医药学事业的兴旺、发达而努力付出,这既是我在《〈黄帝内经〉科学文化诠释》付梓之前的些许感触,也是我的心路历程,祝愿该书顺利出版,发行成功。

陕西中医药大学　张登本

2021年9月18日于咸阳

前　言

　　王永炎院士曾提出"读经典，做临床，参名师"是培养高级中医药临床人才成长的必由之路。吾以为上述三点还远远不够，至少可以补充"学国学、善悟道、懂科学（多学科）"三点。《周易》《老子》《论语》等国学是中医学创立的哲学文化基础，故国学当是培养中医人才的必修科目。善悟道，即懂得中医思维方法，乃至古今相关的科学方法。近十年来，中医思维方法成为中医学研究的热点之一，也反映了思维方法在中医人才培养中的重要价值，只是由于种种原因，该领域的研究并不尽如人意。保持开放的心态，掌握现代科学技术，开展多学科研究，是中医学术发展的必由之路。以2017年诺贝尔生理学或医学奖为例，美国三位科学家成功地分离出周期基因，发现了周期基因编码的PER蛋白、Tim基因和Tim蛋白、DBT基因和DBT蛋白，在揭示"控制昼夜节律的分子机制"方面做出突出贡献而获奖。而中医学作为一种时态医学，无论是对人体生理、病理的分析，还是诊断和治疗行为，都具有明显的时间性特征，时间性被中医理解为人的基本存在方式，是健康的本性之一，时态性也是中医判断生理健康与否和病因的标准之一。大概受1988年国际时间生物学和时间医学学术会议在国内举办的影响，从1990年至2000年左右，形成了中医时间医学研究的热潮，但由于受思想观念、问题意识、知识结构、技术水平等诸多因素的限制，中医学对昼夜节律的研究，采用的基本上是一种"以学科为中心"的知识产生途径，利用本学科的基本原理研究本学科的问题，严格限定研究的范围，在本身的学术框架内活动，并产生关于界定为本学科的知识，由于缺少多学科交叉、持之以恒的研究，不仅没有取得突破性成果，而且研究工作很快又陷入沉寂状态。

　　当我们将读经典作为培养高级中医药临床人才路径之一时，自然会产生三个问题，即读什么、为什么、如何读？一般认为《黄帝内经》是中医学理论经典，《伤寒论》是治疗外感病经典，《金匮要略》是治内伤杂病经典，《神农本草经》乃药物学经典，号称"中医四大经典"。《黄帝内经》作为我国现存最早的一部医学元典，在总结我国秦汉以前医疗经验的同时，汲取和融会了当时先进的哲学、自然科学成就以及颇具特色的思维方法，成为一部以医学为主体，融入哲学、天文、历法、气象、地理、心理等多学科知识的著作，可谓是以生命科学为主体的"百科全书"。她确立了中医理论与临床的基本范式，建立了中医学的基本思维方法，汇集着中医临床实践经验的结晶，规范着中医学术发展的方向，也是中医学术发展的源头活水，为中医学数千年来的发展奠定了坚实的基础，被历代医家奉为圭臬，《素问》王冰序称其为"至道之宗，奉生之始"。同时《黄帝内经》也是中华优秀传统文化的代表之作，2011年成功入选联合国教科文组织《世界记忆名录》。如果说中医药学是打开中华文明宝库的钥匙，那么《黄帝内经》无疑是其中最为关键和管用的一把钥匙。因此，学习《黄帝内经》，就成为提高中医理论水平、启迪中医临床智慧、掌握中医思维方法、推动中医学术发展、提升中医人文素养的重要途径，同时也有助于促进当代医学模式的转换。

近年来，随着中医药学在国内外的兴盛，《黄帝内经》也得到了现代学者乃至普通群众的广泛关注。然由于古今文化、科学知识等语境的巨大差异，对《黄帝内经》的解读往往不如人意，或随文演绎，或过度诠释，或解读错误。基于上述问题，借用现代诠释学、发生学等方法，本人提出了阅读《黄帝内经》的五个层次，即原文讲了什么、为什么这样讲、讲对了还是错了、为什么说对了还是错了、所讲内容在现代还有什么价值。如《素问·五常政大论》言"无代化，无违时"，从原文语境的角度而言，是指疾病的治疗、康复都要遵从时序变化所反映的生化规律而不能违背。然从其思想渊源而言，可以追溯到一是易学之"天人合一"和"与时偕行"，所谓"夫大人者，与天地合其德，与日月合其明，与四时合其序，与鬼神合其吉凶"（《周易·乾卦·文言》）；二是道家之"道法自然"和"无为而治"，即遵循自然万物固有演化时序规律，认识万物，辅助和赞化万物，使万物遂其天赋之性而自然化育。这一观点的现代价值，从医学层面来说，人体生命活动遵循着一定的时序演化规律，故养生当"四气调神"顺应时序来调养，诊治疾病当"无伐天和"而因时制宜，疾病康复应把握调养时机而静养待时，药物采制也须"司岁备物"。从社会层面而言，则与现代人提倡的绿色食品观点相通。反季节蔬果的种植虽然满足了人们对营养需求的"错位感"，但也存在因大棚中的温度和湿度较高，农药易残留、受日照的时间短和强度小、营养成分不如时令蔬果、加入一些特殊的生长激素类物质以适应反季节等问题。这违背了"辅万物之自然而不敢为"即"道法自然"的原则。由此可见，"无代化，无违时"的思想，在现今生活中也具有广泛指导意义。

再如《素问·遗篇·刺法论》提出"三年化疫"说，明代吴崑对此提出了明确的批判。但从2003年SARS起，到2019年新冠疫情流行，中医界也有一些学者借"三年化疫"说理。综合有关"三年化疫"说现有的研究结果，从何以"三年化疫"的各家解读，分析其理论内在的逻辑矛盾，以及相关证实性研究得出了证伪性的结论，以科学理论同经验事实的一致性以及科学理论内部逻辑的自洽性为判定标准，可以发现"三年化疫"说极有可能是古人基于模式数"三"所提出，并不是一种科学理论。有人依据"三年化疫"之说，发表论文认为新冠疫情发于己亥年终之气（约在2019年11月22日至次年1月20日），长于庚子年初之气（约在2020年1月20日至3月20日），收于二之气（约在2020年3月20日至5月20日），消于三之气（约在2020年5月20日至7月22日）。然时至2021年6月底，发病人数已达1.8亿左右，还看不到停止流行的迹象，而其推论的流行时间，好似一个"科技"玩笑。对于类似的观点，我们要敢于发现其错误及其错误的原因，然后加以摒弃，中医学人不必以此论述疫病的流行以及防治问题。

医学所研究的对象本来就是一个自然、社会的综合体，现代人们提出了"生物-心理-社会医学模式"，生物的问题隶属于自然科学，心理则涉及心理学乃至宗教问题，社会问题自然隶属于社会科学。中医学更是集中国古代文化、天文历法等自然科学、临床与日常生活经验总结等为一体的医学体系，如果要概括《黄帝内经》的医学模式，称其为"生物–心理–社会–生态–时间"医学模式最为合适。因此，要从上述五个层次诠释《黄帝内经》每篇原文，势必要涉及中国古代哲学与文化、科学思想与知识以及现代医学乃至科学知识等，必须从文化与古今科学等多维度加以解读，故本书取名曰《〈黄帝内经〉科学文化诠释》，其宗旨在于"回归中国文化本源，融会古今科技知识，贯通中医理论临床，寻找中医思维钥匙，启迪学术未来发展"。

　　本书的撰写以1963年人民卫生出版社的排印本《黄帝内经素问》和《灵枢经》为底本，结合郭霭春《黄帝内经素问校注》等校注本，以及古今有关《黄帝内经》校注、研究的专著、论文，主要参考文献在书中以附录形式列出，所引用的文献也以脚注形式说明。

　　从学习《黄帝内经》到开展相关的教学、研究工作，已经40余年了。基于《黄帝内经》的研究现状以及对自己学习、研究工作的总结，2017年下半年萌生了撰写此书的想法，2018年初偶遇科学出版社曹丽英女士，谈及撰写的思路并提供两篇样稿，得到了她的鼓励与约稿。陕西中医药大学与科技处等领导从工作条件方面给予了大力支持，使我能够安心夜以继日地投入研究工作。上海中医药大学王庆其教授、陕西中医药大学张登本教授两位国内著名《黄帝内经》研究大家应邀撰写序言，责编鲍燕女士也付出了不少心血，在此对大家的支持、关心表示衷心感谢。

邢玉瑞

2022年9月

目　录

上古天真论篇第一

【导读】

从人的个体发育是人类发育重演的角度而言，人类的远古时代犹如个体的儿童时期，尚处于浑沌未开、质朴纯真的阶段，因而还保持着自然天成的、纯真质朴的本性。中国古代道家以道性自然的宇宙学说为依据，推论出人的生命本质为朴真，因而为了维持人的生命存在，就必须返璞归真，守护自然朴真的生命本质。诚如《老子》所说："见素抱朴，少私寡欲，绝学无忧。"（第十九章）"常德不离，复归于婴儿"（第二十八章）。《庄子·渔父》也指出："真者，所以受于天也，自然不可易也。故圣人法天贵真，不拘于俗。"本篇内容深受道家思想的影响，强调人要享其天年，就必须保持如婴儿那样自然纯真、质朴无邪的天性，并效法自然阴阳变化，顺应生长发育的自然规律，以达到外与自然和谐，内在精神存守，如此则可长生久视。其中还较为具体地讨论了人体生、长、壮、老、已的过程及其规律，认为起主导作用的是肾气的盛衰，相关论述为中医生殖、衰老学说奠定了理论基础。

【原文】

昔在黄帝[1]，生而神灵[2]，弱[3]而能言，幼而徇齐[4]，长而敦敏[5]，成而登天[6]。乃问于天师[7]曰：余闻上古之人，春秋[8]皆度百岁，而动作不衰；今时之人，年半百而动作皆衰者，时世异耶？将人[9]失之耶？

岐伯对曰：上古之人，其知道[10]者，法于阴阳，和于术数[11]，食饮有节，起居有常，不妄作劳，故能形与神俱，而尽终其天年[12]，度百岁乃去。今时之人不然也，以酒为浆，以妄为常，醉以入房，以欲竭其精，以耗[13]散其真，不知持满，不时御神[14]，务快其心，逆于生乐，起居无节，故半百而衰也。

夫上古圣人[15]之教下也，皆谓之虚邪贼风[16]，避之有时，恬惔虚无[17]，真气[18]从之，精神内守，病安从来。是以志闲而少欲，心安而不惧，形劳而不倦，气从以顺，各从其欲,皆得所愿。故美[19]其食,任其服[20],乐其俗,高下不相慕,其民故曰朴[21]。是以嗜欲不能劳其目,淫邪不能惑其心,愚智贤不肖,不惧于物[22],故合于道。所以能年皆度百岁而动作不衰者,以其德[23]全不危也。

【校注】

〔1〕黄帝:为中华民族始祖、人文初祖,中国远古时期部落联盟首领。少典与附宝之子,本姓公孙,后改姬姓。居轩辕之丘,号轩辕氏。建都于有熊,亦称有熊氏。有土德之瑞,尊称黄帝。《黄帝内经》所以托名黄帝,以示其学有根源。

〔2〕神灵:即神异,不同常人。

〔3〕弱:谓幼弱之时。

〔4〕徇(xùn迅)齐:敏捷,迅速。

〔5〕敦敏:敦厚敏捷。

〔6〕登天:指登天子之位。

〔7〕天师:黄帝对岐伯的尊称。

〔8〕春秋:指年龄。

〔9〕将人:原作"人将",据《千金要方》卷二十七改。将,选择连词,抑或之意。

〔10〕道:法则。指合于自然法则的养生之道。

〔11〕术数:指天文、历谱、五行、蓍龟、杂占、形法等知识。

〔12〕天年:天赋的年寿,即自然寿命。

〔13〕耗:《新校正》:"按《甲乙经》'耗'作'好'。"嗜好,与前文"欲"同义。

〔14〕不时御神:谓不按时调摄精神,为"四气调神"之反。

〔15〕圣人:此指道德修养、才学能力和养生水平都达到了最高境界的人。

〔16〕虚邪贼风:泛指各种外来的致病邪气。

〔17〕恬惔虚无:谓思想闲静而无私欲妄求。

〔18〕真气:真元之气。

〔19〕美:意动用法,以……为美。下句"乐"字,用法同此。

〔20〕任其服:谓着衣随便。任,随意,不拘束。

〔21〕朴:朴实,淳朴。

〔22〕愚智贤不肖,不惧于物:愚笨、聪明、有才能、无才能的人,都不追求食色之乐。郭霭春注:"'惧'疑为'攫'之误字。"攫,争取,追求。

〔23〕德:谓修道有得于心。

【释义】

本段原文主要讨论了养生的重要意义以及养生的基本原则和方法。

一、养生的重要性

养生不仅可以预防疾病，而且可以延年益寿，即原文所说："形与神俱，而尽终其天年，度百岁乃去。"众所周知，随着社会的不断发展，生活条件的改善以及医疗卫生工作水平的提高，人类的寿命也相应地延长。如1929年我国科学家在北京周口店发现北京直立人的化石，根据分析，猿人死于14岁以下占39.5%，30岁左右约占7%，40~50岁约占7.9%，50~60岁约占2.6%，其余43%，尚不易作出判断。人类在4000年前的平均寿命仅仅18岁，公元前的平均寿命仅20岁，古代延长到25岁，到了18世纪末延长到40岁，20世纪80年代达到62岁，现在中国人的平均寿命已达77岁。但本文却指出，上古之时，懂得养生之道，重视并坚持养生的人，可以尽终其天年，长命百岁；"今时之人"，由于忽视养生，不善于养生，反半百而衰。如此，通过反差极大的比较，强调了养生的重要意义。

这里以历史传说描述了一个可以"尽终其天年，度百岁乃去"的期望的理想寿命，以激发世人对长寿的可能世界的期待；揭露了当时世人的沉沦状况及其导致"半百而衰"的后果，唤起世人对生命的敬畏；本篇文末则树立了四种不同养生境界的人，作为世人追求的榜样。

二、养生的方法

本段原文在论述养生重要性的同时，也论述了养生的基本原则和方法，结合下文所论四种不同养生境界人的相关内容，归纳如下。

（一）顺应自然，外避邪气

《灵枢·岁露论》说："人与天地相参也，与日月相应也。"人的生命活动受自然界四时阴阳变化的影响与制约，因此养生必须顺应天地阴阳的变化，以调节人体的功能，增强对外界变化的适应能力，同时避免四时不正之气的侵袭。所谓"法于阴阳，和于术数""虚邪贼风，避之有时""和于阴阳，调于四时""处天地之和，从八风之理"，均强调要顺应自然以养生。这一观点亦成为后世养生保健的重要指导思想，历代养生专著无不把顺应自然作为养生的重要内容。

顺应自然的关键是符合天地自然的变化节律，即天数、气数等。《素问·六节藏象论》曰："天度者，所以制日月之行也；气数者，所以纪化生之用也。"《素问·生气通天论》云："天地之间，六合之内，其气九州、九窍、五脏、十二节皆通乎天气。"故养生必须遵循天数之变化，包括人体生长发育之女七、男八之数。同时，养生还须顺应气数之变化，如《素问·六节藏象论》说："五日谓之候，三候谓之气，六气谓之时，四时谓之岁，而各从其主治焉。五运相袭，而皆治之，终期之日，周而复始，时立气布，如环无端，候亦同法。故曰：不知年之所加，气之盛衰，虚实之所起，不可以为工矣。"简言之，即要顺应四时寒暑、昼夜阴阳、月相盈亏等气数之变化以调养人体之精气神等。故下文言养生必须"法天则地，象似日月，辩列星辰，逆从阴阳，分别四时"。

（二）调摄精神，保养正气

本篇的养生思想深受道家学说的影响，道家认为纵情肆欲，必然伤害身体，不利于养生,所谓"五色令人目盲,五音令人耳聋,五味令人口爽,驰骋畋猎令人心发狂,难得之货令人行妨"(《老子》第十二章)。因此,老子主张去欲以调节人的情感,"见素抱朴,少私寡欲,绝学无忧"(《老子》第十九章),具体方法如"甘其食,美其服,安其居,乐其俗"(《老子》第八十章)等。本篇继承发扬了道家的思想,其调摄精神的方法,一是虚静无为以保养精神,即"恬惔虚无,真气从之;精神内守,病安从来"。二是少私寡欲以调神,如"志闲而少欲……美其食,任其服,乐其俗,高下不相慕"。如此则"嗜欲不能劳其目,淫邪不能惑其心",精神愉悦,而不易罹患疾病。

(三)起居有常,不妄作劳

人的生活起居,包括饮食、劳逸、性生活等,都是影响人体健康的重要因素。本篇强调养生应保持生活行为适宜而有节制,不可过妄。如"食饮有节",不能"以酒为浆",否则,暴饮暴食或饥饱失常,损伤脾胃,常可导致诸多疾病。劳逸要适度,运动要量力而行,以"形劳而不倦"为标准,诚如《三国志·华佗传》所说:"人体欲得劳动,但不当使极耳。动摇则谷气得消,血脉流通,病不得生。譬如户枢不朽是也。"另外,尚须注意调节情欲,保养肾精,不可"醉以入房,以欲竭其精,以耗散其真"。否则,房事过度,耗散肾精,损伤肾气,就从根本上削弱了生命力,从而影响人体正常生长过程,导致早衰等。

上述养生方法,各有其特点及侧重,实际应用必须全面掌握,不可重此轻彼,有所偏颇,如此方能"形与神俱,尽终其天年",即原文所谓"所以能年皆度百岁而动作不衰者,以其德全不危也"。现代研究也发现,影响衰老的因素中,心理、行为、卫生习惯、欲望等个人因素占60%,由此可见,在某种意义上讲,寿命是掌握在自己的手中。

【知识链接】

一、天真

"天"在古代可指上帝、自然界、自然等诸多义项,老子把天从上帝的宝座上拉了下来,提出"天法道,道法自然"(《老子》二十五章)。庄子真正把天作为重要的哲学概念来使用,使之获得了全新的意义:一指自然界。《庄子·大宗师》说:"知天之所为,知人之所为者,至矣。"即与人相对而言,天指包括地在内的大自然。诚如郭象注《庄子·齐物论》云:"故天者,万物之总名也。"二指本然和自然而然,此则与人为相对而言。《庄子·秋水》云:"牛马四足,是谓天;落马首,穿牛鼻,是谓人。故曰,无以人灭天,无以故灭命,无以得殉名。谨守勿失,是谓反其真。"《庄子·齐物论》论天籁云:"地籁则众窍是已,人籁则比竹是已……夫天籁者,吹万不同,而使其自已也,咸其自取,怒者其谁邪!"所谓天籁自鸣。天真之"天",即指此第二义。何谓"真"?《庄子·渔父》谓:"真者,所以受于天也,自然不可易也。"即"真"出于天然,如《庄子·马蹄》言:"马,蹄可以践雪,毛可以御风寒,龁草饮水,翘足而陆,此马之真性也。"《庄子·渔父》又说:"真者,精诚之至也……真在内者,神动于外,是所以贵真也。""真"即道之精信表现于人者,它得之于道而内存于人,作为精诚之极至，它构成人的自然原质。这种内存于人的自然原质，老庄又以婴儿比喻之。《老子》二十八章云："知其雄，守其雌，为天下溪；为天下溪，常德不离，复归于婴儿。"《庄子·庚桑楚》说："卫生之经，能抱一乎……能儿子乎？儿子终日嗥而嗌不嗄，和之至也；终日握而手不掜，共其德也；终日视而目不瞚，偏不在外也。行不知所之，居不知所为，与物委蛇，而同其波。是卫生之经已。"均是强调要复现婴儿那种淳朴无邪、天真未断的真、善、美。因为人生之初是最具有生命力、最生机勃勃的。我们看婴儿之肌肤润泽，体骨柔软，声音稚正，那是生命的源初。而婴儿的体状和其心态又是很有关联的，婴儿无知无识，无忧无虑。由两者间的这种关联，不难发现卫生之要就在于经常保持婴儿的样子，"法天贵真"，以达到在时间上完全享受自然赋予的年寿，精神上自在逍遥摆脱世俗的桎梏和痛苦的目的。

二、朴

"朴"，本义指未经雕斫的原木，《说文解字》言："朴，木素也。"《论衡·量知》曰："无刀斧之断者谓之朴。""朴"与"璞"通用，未成器也。只是在玉曰"璞"，在木曰"朴"，均指浑然未凿之貌，即事物发生的初始状态。故《淮南子·诠言训》说："浑沌为朴。"返朴是道家养生的重要方法之一。《老子》二十八章说："常得乃足，复归于朴。"五十七章说："我无欲，而民自朴。"《庄子·马蹄》篇亦曰："同乎无欲，是谓素朴，素朴而民性得矣。"老庄均意识到"欲"与"朴"的对立，视"无欲"为"素朴"和使人性得以恢复或复归的根本前提。《素问·上古天真论》中"志闲而少欲……故美其食，任其服，乐其欲，高下不相慕，其民故曰朴"的论述，正与老庄思想相通。《老子》十九章又强调"见素抱朴，少私寡欲"，只有素净单纯，淳厚朴实，才能超凡脱俗，进入一种与道一体的生命境界。这里，"朴"亦是道的一个原型意象，"朴"是自然之木，道也是自然之物，故可以"朴"称之。"抱朴"犹言"抱一"，就是"得道"之意。道家以反向思维为特征，最早深刻地领悟到文化对人的异化以及这种异化必将导致人类与自然界疏离，从而构想出依据理性的引导而复归于自然之"道"的理想出路。这种思想对于物质文明高度发达，人的欲望不断膨胀，竞争日趋激烈的当代人类，无疑具有重要的警示作用，而且与后现代主义思想也有相通之处。

三、术数

术数，又称数术。《四库全书总目》提要说："术数之兴，多在秦汉以后，要其旨不出乎阴阳五行生克制化，实皆易之支流，傅以杂说耳。"又说："中惟数学一家为《易》外别传，不切事犹近理，其余则皆百伪一真，递相煽动，必谓古无是说，亦无是理，固儒者之迂谈。"今人对术数的看法大体与此相近，如《辞海》①认为："术数，亦称数术。'术'指方法，'数'是气数。即以种种方术观察自然界现象，推测人和国家的气数和命运。"

然《汉书·艺文志》术数类列天文、历谱、五行、蓍龟、杂占、形法等六种，并云："数术者，皆明堂羲和史卜之职也。但史官久废，除天文、历谱外，后世称术数者，一般专指各种迷信，如星占、卜筮、六壬、奇门遁甲、命相、拆字、起课、堪舆等。从《汉书·艺文志》所论

---

① 夏征农，陈至立.辞海[M].六版.上海：上海辞书出版社，2009：2097.

术数而言，则包括了天文（含星占）、历法的知识，所谓"天文者，序二十八宿，步五星日月，以纪吉凶之象，圣王所以参政也""历谱者，序四时之位，正分至之节，会日月五星之辰，以考寒暑杀生之实"。冯友兰[①]认为：术数的本身是以迷信为基础的，但是也往往是科学的起源。术数与科学有一个共同的愿望，就是以积极的态度解释自然，通过征服自然使之为人类服务。术数在放弃了对于超自然力的信仰并且试图只用自然力解释宇宙的时候，就变成科学。这些自然力是什么，其概念在最初可能很简单，很粗糙，可是在这些概念中却有科学的开端。谭伟[②]指出：数术是以天文、历法、乐律等科学知识为基础，以"天人合一""天人感应"为理论，以阴阳五行学说为骨架，以数为手段，以种种方法观察自然界可注意的现象，并以此推知人事，趋吉避凶，推测人和国家的气数命运的方法或技术、手段。它包括望气、占卜、看相、风水、星相、算命、测字、圆梦，等等。

　　上述认识大致是基于现代人的认识评判古代术数学。其实术数在古代是一种专门之学，其地位和内涵因时代而异，大体上经历了从巫术到科学与迷信混杂，再到迷信的一个演变过程。陶磊[③]曾对巫术到数术的嬗变有过专门论述，他认为数术与特定的天道观宇宙论联系在一起，本身具有信仰的内涵，其兴起是东周以后的事。数术从实用层面上看，与巫术性质相近，都是一种趋吉避凶之术；从信仰的角度讲，二者有根本性的差异，巫术的背后是神灵信仰，而数术的背后是天道信仰；在具体的操作上，巫术是通过与神灵沟通来了解吉凶，数术则是通过推求自然之数判断吉凶。大致上讲，古人在判断吉凶的方法上，经历了从巫通神，到借助灵物占卜，最后到通过推数来确定吉凶的发展过程。这个过程，与人类理性化的过程是联系在一起的，其中不仅反映了古人信仰的变迁，也反映了人类智慧的发展与社会生活的变迁。数术中出现了所谓的"原科学"。谭伟[④]也认为数术是从巫文化的氛围中孕育和分化出来的，比巫术有了质的变化，更系统化和理性化，更科学。他认为数术是古人的科学，究其原因：①数术以天文、历法、乐律等为基础；②引入了数的思想；③信仰的是具有自然力而不是具有人格意义的天命；④通过对自然现象的仔细观察，运用归纳推理解释其原因，然后运用演绎推理发现其变化的规律，从而作出其对人类吉凶的判断。它的操作过程、认识过程、推理方法与现代科学的理论与方法基本一致。同时又论述了数术从科学到迷信的演变问题，认为从学术层面讲，数术的根本目的是对自然与人类活动的关系作系统、深入的研究，寻找其规律性，以指导人类的活动，故可说数术是科学。后世流于迷信，不在于数术本身，而在于研究和运用它的人及其使用的方法。宋会群[⑤]对中国术数文化史的研究认为，术数源于先秦，成于秦汉，盛于唐宋，衰于清。秦汉时指以阴阳五行生克制化、天人合一、后天八卦等为基础理论的占卜术、方术及推理天人关系的知识系统，方法上的突出特征是以象数、干支、符号等比拟人、事物、社会，寻其机巧，达到经邦治国、占断吉凶、观象制器

　　①冯友兰.三松堂全集［M］.第6卷.郑州：河南人民出版社，2000：117.
　　②谭伟.中国数术的演变——从科学到迷信［J］.见：项楚.中国俗文化研究［M］.第四辑.成都：巴蜀书社，2007：63-75.
　　③陶磊.从巫术到数术——上古信仰的历史嬗变［M］.济南：山东人民出版社，2008：8、158、163.
　　④谭伟.中国数术的演变——从科学到迷信［J］.见：项楚.中国俗文化研究［M］.第四辑.成都：巴蜀书社，2007：63-75.
　　⑤宋会群.中国术数文化史［M］.郑州：河南大学出版社，1999：17.

的目的。秦汉以后，术数、方术、方技逐渐混淆合流，唐宋时又加进了太极、先天八卦和"图书之学"的理论，哲理性较浓厚，断吉凶的方术大为发展，门类及内容丰富。唐宋以后，天文、历法、算术、形法、医术等逐渐与占卜分离，清中叶以来，术数专指以阴阳五行、太极八卦之理推算个人命运吉凶休咎的方法与方术，作为知识系统，已是"百伪一真"。

从上述讨论可见，术数包容了中国古代哲学、科学、宗教信仰乃至其背后的思维方式等，特别是秦汉时期的术数，刘乐贤[1]认为，早期数术是一套广为流行且具有实际功效的技术和观念，其地位类似于今天的科学知识加迷信法术，并与宗教信仰密切相关。李零[2]则明确指出：数术方技"既是中国古代科技的源泉，也是中国古代迷信的渊薮"。

【原文】

帝曰：人年老而无子者，材力[1]尽邪？将天数[2]然也？岐伯曰：女子七岁，肾气盛，齿更发长。二七而天癸[3]至，任脉通，太冲脉[4]盛，月事以时下，故有子。三七，肾气平均[5]，故真牙[6]生而长极[7]。四七，筋骨坚，发长极，身体盛壮。五七，阳明脉衰，面始焦[8]，发始堕。六七，三阳脉[9]衰于上，面皆焦，发始白。七七，任脉虚，太冲脉衰少，天癸竭，地道不通[10]，故形坏而无子也。

丈夫八岁，肾气实，发长齿更。二八，肾气盛，天癸至，精气溢泻[11]，阴阳和[12]，故能有子。三八，肾气平均，筋骨劲强，故真牙生而长极。四八，筋骨隆盛，肌肉满壮。五八，肾气衰，发堕齿槁。六八，阳气衰竭于上，面焦，发鬓颁白[13]。七八，肝气衰，筋不能动，天癸竭，精少，肾脏衰，形体皆极。八八，则齿发去。肾者主水[14]，受五脏六腑之精而藏之，故五脏盛，乃能泻[15]。今五脏皆衰，筋骨解堕[16]，天癸尽矣。故发鬓白，身体重，行步不正，而无子耳。

帝曰：有其年已老而有子者何也？岐伯曰：此其天寿过度[17]，气脉常[18]通，而肾气有余也。此虽有子，男不过尽八八，女不过尽七七，而天地[19]之精气皆竭矣。

帝曰：夫道者[20]年皆百数，能有子乎？岐伯曰：夫道者能却老而全形[21]，身年虽寿，能生子也。

【校注】

〔1〕材力：精力，即生殖能力。
〔2〕天数：指身体生长衰老变化过程中的定数。
〔3〕天癸：指肾中精气充盛产生的促进生殖功能的精微物质。森立之："天癸者……是应天数而肾水充满，故曰天癸也。"
〔4〕太冲脉：即冲脉。王冰："太冲者，肾脉与冲脉合而盛大，故曰太冲。"

①刘乐贤.简帛数术文献探论［M］.北京：中国人民大学出版社，2012：2.
②李零.中国方术考［M］.北京：东方出版社，2000：17-18.

〔5〕平均：充满而均衡之意。

〔6〕真牙：即智齿。

〔7〕长极：谓发育完全成熟。

〔8〕焦：通"憔"，即憔悴。

〔9〕三阳脉：即手足太阳、阳明、少阳经脉。此六条经脉皆上达于面部。

〔10〕地道不通：指月经停止来潮。

〔11〕精气溢泻：肾中精气盈满，生殖之精可以外泄。

〔12〕阴阳和：指男女两性交合。一说指人体阴阳气血调和。

〔13〕颁白：即头发花白。颁，通"斑"。

〔14〕肾者主水：此指肾主藏精的功能。

〔15〕五脏盛，乃能泻：指五脏精气充盛，肾乃能泄精。

〔16〕解（xiè谢）堕：同"懈惰"，即懒散乏力。

〔17〕天寿过度：自然寿命超过常人限度。

〔18〕常：通"尚"。

〔19〕天地：指男女。

〔20〕道者：指懂得养生之道，并按照养生之道去做的人。

〔21〕却老而全形：延缓衰老而保全形体。

【释义】

本段原文围绕老年人生育能力问题的讨论，论述了人体生、长、壮、老、已的生命过程，突出了肾主藏精，是人生殖功能和形体盛衰变化的主导因素，并论及了冲、任二脉与月经、胎孕的关系。

一、生长发育生殖规律及与肾气的关系

本篇认为人体生长发育生殖规律在女性以七岁为年龄段，在男性以八岁为年龄段，大致可划分为三期：一是生长发育期，女性七岁至二七，男性八岁至二八，此时肾气盛实，齿更发长，天癸至，月事以时下，精气溢泻，阴阳调和，始有生育能力；二是壮盛生育期，女性为三七至四七，男性为三八至四八，此期肾中精气充满，真牙生，筋骨坚，体壮盛，发长极；三是逐渐衰退期，女性为五七至七七，男性为五八至八八，此期肾中精气逐渐虚衰，面色憔悴，头发花白，天癸竭，丧失生育能力。由此可见，人的生长发育和生殖功能，是以肾中精气的盛衰为根本，肾在整个生命活动过程中占有十分重要的地位，故后世亦称肾为先天之本。另外，由于齿、骨、发的发育状况和生殖能力的变化，均伴随着肾中精气的盛衰而变化，所以，它们也常被作为判断肾中精气盛衰的标志。

对于女性以七、男性以八为生长发育的基数问题，后世医家认识不一。究其实质，当来自于古代医家对人体生长发育及生殖规律的实际观察总结。一般情况下，女性到14岁左右

月经来潮，到49岁左右绝经为更年期，而男性发育较女性稍迟，故女性以七、男性以八为基数，基本符合各自的生长发育及生殖规律。刘忠厚等通过对中国健康人群皮质骨和松质骨骨量的研究发现，骨量随年龄增长的变化规律可归纳为六期：①骨量增长期：从出生至20岁以前，其中7至8岁为男、女性儿童骨量增长的第一个高峰，女性第二增长高峰期在13至14岁，男性在15至16岁。②骨量缓慢增长期：见于20至30岁。③骨量峰值相对稳定期：30至40岁。④骨量丢失前期：女性40至49岁，男性40至64岁。⑤骨量快速丢失期：主要见于绝经后妇女，男性不存在此期。⑥骨量缓慢丢失期：主要见于65岁以上的绝经妇女。其结论为："骨量变化的规律与肾主骨理论所描绘的骨骼生长发育及其衰老的基本规律基本一致。"

二、肾与其他脏腑的关系

原文说："肾者主水，受五脏六腑之精而藏之，故五脏盛乃能泻。"这段原文说明了肾与其他脏腑的密切联系。肾主藏精，其来源一为禀受于父母的先天之精，一为禀受于水谷的五脏六腑之精。水谷之精气是营养各脏腑、维持其生理功能的物质基础。为了保障机体在不同功能状态下都有充足的精微物质供给，因此，当其他脏腑精气充盛时，其有余之精气可转输贮藏于肾；若其他脏腑在病理情况下精气不足时，肾所藏之精气亦可输出以供其他脏腑之所需。精气的这种藏与泻、出和入的过程，需要肾与其他脏腑之间的密切配合。由肾与其他脏腑之间的关系，也可以说明人之生殖功能虽由肾所主，但也受其他脏腑精气盛衰的影响，故当其他脏腑精气虚弱，不能输精于肾，久病及肾，必致肾中精气虚衰，那么生殖功能也会受到影响。故原文说："五脏皆衰……而无子耳。"

三、冲任二脉在生殖中的作用

本篇原文中有关肾、冲任、天癸、月经等关系的论述，描绘了中医理论体系中女性生殖生理的概况，它在脏腑经络学说的基础上，较完整、系统地提出了女性一生生殖生理的活动状况及其演变过程，其中主管生殖生理全过程的是肾，起辅助作用的是其他脏腑，起具体反应作用的是胞宫，联系调节脏腑与胞宫的通道是冲、任两脉，发挥生殖功能重要作用的是天癸（图1-1）。文中提出的冲、任两脉与月经生殖的关系，对后世中医妇科学的发展有着重要的指导意义。冲、任之血旺盛，才能月事以时下；妊娠期间，月经停止，冲、任之血则供养胎儿；哺乳期间，冲、任之血供乳汁所需，所以仍无月经来潮。因此，冲任理论已成为中医妇科生理、病理的重要理论之一，后世医家把调理冲、任二脉作为治疗妇科疾病的重要原则，即是这一理论的具体应用。

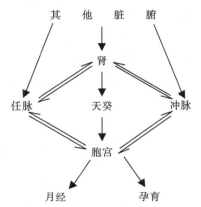

图1-1 脏腑经脉与女性生理关系示意图

四、生育能力与年龄的关系

原文中提出"人年老而无子者，材力尽邪？将天数然也"的问题，对此，通过对男女生长发育及生殖规律的阐述，指出女子"七七任脉虚，太冲脉衰少，天癸竭，地道不通，故形坏无子也"，男子七八"天癸竭，精少，肾脏衰……而无子耳"，说明一般情况下，年老丧失生育能力是"天数"，即自然规律所决定的。年老仍具有生育能力，则有两种情况：一是先天禀赋强壮，气脉尚通，肾中精气有余者，但此种人的生育能力也不会超过"七七""八八"太多，所谓"此虽有子，男不过尽八八，女不过尽七七，而天地之精气皆竭矣"；二是善于养生的人，"能却老而全形，身年虽寿，能生子也"。这里指出了人的生育能力尽管与遗传因素有关，但更重视坚持养生，以保养肾精，从生殖功能的角度再次强调了养生的重要性。

【知识链接】

本段原文所论肾气与生长发育以及生殖的关系，为中医学诊治生长发育迟缓或过早衰老，以及生殖功能障碍的疾病提供了理论基础。另外，关于"天癸""肾者主水"，后世也有不同的理解。

一、补肾治疗生长发育障碍

本篇关于肾气充沛则形体发育盛壮，齿更发长，筋骨隆盛，肌肉满壮，肾气虚衰则形体衰败，发白齿槁，甚则齿发脱落，筋骨懈怠等论述，为后世运用补肾法治疗生长发育不良的五迟、五软，以及发脱齿摇、骨骼痿软等衰老性疾病提供了理论依据与思路。如《医宗金鉴·幼科杂病心法要诀》论五软病症的治疗说："先以补肾地黄丸补其先天精气，再以扶元散补其后天羸弱。"论五迟病症的治疗说："加味地黄为主治，补中益气继相医。"均以补益肾气为主治，并考虑到脾肾先后天的关系。

叶天士《临证指南医案》治疗痿证，即重视补肾法的运用，邹九芝总结叶天士治痿经验说："先生治痿，无一定之法，用方无独执之见……肾阳奇脉兼虚者，用通纳八脉，收拾散越之阴阳为主；如下焦阴虚及肝肾虚而成痿者，用河间饮子、虎潜诸法填纳下焦，和肝息风为主……胃阳肾督皆虚者，两固中下为主。"叶氏曾治一患者，"右肢蹋足无力如痿，交子夜痰多呛嗽，带下且频。是冲脉虚寒，浮火上升，非治嗽清热。夫冲为血海，隶于阳明，女科八脉，奇经最要。《内经》论之，女子五七年岁，阳明日衰。今天癸将绝年岁，脉络少气。非见病治病肤浅之见，愚意通阳摄阴以实奇脉，不必缕治。薛氏加减八味丸二两，匀七服，盐汤送下"（《临证指南医案·痿》）。叶氏认为本案病机既非肺热叶焦，也非阳明亏虚，而病在肾气虚衰，奇经失养，故治疗以加减八味丸补肾气"通阳摄阴以实奇脉"，足见其辨证用药之详慎。

二、补肾治疗生殖功能障碍

本篇所论肾气与天癸、冲任、月经以及生殖的关系，为后世治疗遗精滑精、阳痿、不育、闭经、不孕等生殖功能障碍的疾病提供了理论依据。如蔡小荪提出益肾调冲周期用药治疗不孕症，认为肾主宰着妇女"肾–冲任–天癸–胞宫"之间的平衡，因此，肾气的盛衰是根本,补肾是治疗不孕的根本大法。其对闭经的治疗,亦崇尚育肾调冲,以调为通,如治一患者"年甫二十,月事未临,面黄羸瘦,眩晕心悸,夜寐易惊,盗汗涔涔,纳食无味,大便艰秘,脉细微弦……证属肾虚阴亏,阳明不旺,冲任失调。治拟养营益阴,调补冲任。处方:大熟地12g,全当归10g,甘杞子10g,天麦冬各10g,山萸肉10g,肥玉竹10g,怀牛膝10g,核桃肉10g,怀山药10g,朱茯神10g,大枣5枚"。服药40余剂,经水来潮,量中。本案乃本着"欲以通之,无如充之"的原则,注重补肾填精,充养冲任,以冀生化之源充盛,而经水自调(《上海市名中医学术经验集·蔡小荪》)。又如熊继柏治一男子婚后10年未育,腰酸,疲乏,舌苔薄白,脉细。精子成活率为10%,治以温肾壮阳,益精助育,用赞育丹化裁,服用40剂,查精子成活率为60%(《熊继柏临证医案实录1》)。

三、健康长寿的原因

本篇原文认为"有其年已老而有子者",是"其天寿过度,气脉常通,而肾气有余"的缘故。由此思考人体健康长寿的原因,也主要有此三个方面:一是先天禀赋,即所谓"天寿过度"。现代研究认为人的寿命15%取决于遗传因素。二是气脉常通,即气血流通。《吕氏春秋·达郁》云:"流水不腐,户枢不蠹。""形不动则精不流,精不流则气郁。"《素问·至真要大论》言:"气血正平,长有天命。"中医认为,人以气血为本,气血以流通为贵,气血瘀滞是疾病的标志,气血衰竭是死亡的象征。现代实验研究证明,老年人存在不同程度的微循环障碍,而动态观察老年血瘀证患者微循环容积波变化,可以为某些老年病的预测、诊断和治疗提供依据。三是肾气有余。上文对肾中精气盛衰与人体生、长、壮、老、已的关系已有充分讨论,现代研究证明补肾中药具有清除自由基、抗氧化作用和调节微量元素等多方面功效,对于延缓衰老有一定作用。由此可知,临床延缓衰老或治疗老年病时,既要重视调补肾中精气,还须关注老人多瘀的特点,调理气血以使其"气脉常通"。

四、天癸诠解

天癸之名,得之于人禀受于先天之精气。天,指先天;癸,是十干之一,在五行属水,与肾相配。古人认为,水为万物之本源,万物之生,皆由水始,故命之曰"天癸"。如马莳言:"癸亦属水,由先天之水畜极而生。""天癸者,阴精也。"张介宾对其命名诠解甚详:"天癸者,天一之气也。诸家俱即以精血为解。然详玩本篇,谓女子二七天癸至,月事以时下,男子二八天癸至,精气溢泻,是皆天癸在先,而后精血继之,分明先至后至,各有其义,焉得谓天癸即精血,精血即天癸?本末混淆,殊失之矣。夫癸者,天之水干名也。干者支之阳,阳所以言气;癸者壬之偶,偶所以言阴。故天癸者,言天一之阴气耳。气化为水,因名天癸,此先圣命名之精而诸贤所未察者。其在人身,是为元阴,亦曰元气。人之未生,则此气蕴于父母,是为先天之元气;人之既生,则此气化于吾身,是为后天之元气。第气之初生,真阴甚微;及其既盛,精血乃旺,故女必二七,男必二八而后天癸至。天癸既至,在女子则月事以时下,在男子则精气溢泻,盖必阴气足而后精血化耳……然则精生于气,而天癸者,其即天一之气乎!可无疑矣。"

先天之精气藏于肾,故天癸之至与竭,皆根源于肾中精气的盛衰,肾中精气盛则天癸充实,肾中精气衰则天癸枯竭。但人出生之后,肾受五脏六腑之精而藏之,所以天癸之充盈与枯竭,也与其他脏腑密切相关,故文中言:"今五脏皆衰,筋骨解堕,天癸尽矣。"天癸的生理作用,主要是促进生殖功能及第二性征的发育。其次,还在不同程度上影响着人体整体的生长、强壮与衰老的变化。

五、肾者主水之渊源

本段原文提出肾所以能接受五脏精气而藏之,并在五脏精气充盈的情况下,肾有所禀受,肾精方能泄于外,阴阳和合而使人"有子"的原因和机制,就在于"肾者主水"。或者说"肾者主水"是对男女交合过程中肾精促使生命繁衍的概括和总结。对此,刘鹏[1]研究认为其形成的原因主要包括两个方面:首先,在先民还没有充分了解男女两性交合以繁衍生命的机制时,只能依据水崇拜的原始思维模式,根据人与大自然的相似律,把人类生命之繁衍归于水之作用。同时,男女两性交媾达到性兴奋时彼此由前阴所分泌的液体在形状上与水相类,受水崇拜思维模式的影响,也很容易把它赋予一定的生殖内涵。其次,中医学受方技社会思潮的影响逐步把生殖的功能归于肾,同时,原始的水崇拜也逐渐褪去了其原始的古朴风貌,形成了传统文化中"水为万物之本原""水几于道"等经典理论。肾统摄生殖之精,生殖之精其内涵又与理论化的"水"相一致。当这两种认识结合在一起时,就形成了肾主水的原始内涵。可以说,肾主水的初始内涵实际上是对肾精主生殖的另一种表达。这种精、水相类,同为生命之源的思想,在后世医家著作中也有不少反映,如张介宾《类经·藏象类》说:"所谓精者,天之一,地之六也。天以一生水,地以六成之,而为五行之最先。故万物初生,其来皆水。如果核未实犹水也,胎卵未成犹水也,即凡人之有生,以及昆虫草木,无不皆然。"王纶著《明医杂著》亦云:"小儿无补肾法,盖禀父精而生,此天一生水,化生之源,肾之根也。"均阐述了精与水因生殖而相类的关系。

至于后世所言肾主水,指主管人体水液的输布、排泄,维持水液代谢平衡的作用,当源自《素问·逆调论》"肾者水脏,主津液",以及《素问·水热穴论》"肾何以主水?岐伯对曰:肾者至阴也,至阴者盛水也,肺者太阴也,少阴者冬脉也,故其本在肾,其末在肺,皆积水也"等论述,与此篇之"肾者主水"之含义不同。

六、"阴阳和,故能有子"新诠与应用

本篇提出丈夫"二八,肾气盛,天癸至,精气溢泻,阴阳和,故能有子"。关于"阴阳和",历来有两解:王冰注:"男女有阴阳之质不同,天癸则精血之形亦异,阴静海满而去血,阳动应合而泄精,二者通和,故能有子。《易·系辞》曰:'男女构精,万物化生。'此之谓也。"此阴阳,指男女两性;和指和合、交媾。另一说为日人喜多村直宽在《素问札记》中云:"阴阳和,盖谓男子二八而阴阳气血调和耳"。学术界大多以王冰之说为是。王庆其[2]认为从临床实际看,近年不孕、不育发生率甚高,其原因甚多,从中医角度看,其中或男或女必

---

①刘鹏.中医肾主水理论内涵的形成和发展[N].中国中医药报,2012-10-26//004.

②王庆其.王庆其内经讲稿[M].北京:人民卫生出版社,2010:146.

有一方身体本身因阴阳失和而导致不孕、不育症。当然"阴阳失和"一说未免过于原则,具体又当仔细审症,或气血亏虚,或肾精不足,或冲任失调,或邪阻络脉,或胞宫虚寒,或精室有邪等等,必令"调其不调",使阴阳匀平、和调,方能有子。

曾治某女,婚后2年余未妊,其公婆甚是焦急,夫妻俩亦无可奈何,去当地医院双方作有关检查,均云无器质性病变,俩心惶惶,求治于余。问清症情,身无大病,素秉康健,唯月经常先期7~10天而行,量一般,来经时往往伴少腹隐痛,经期一周左右,查饮食、起居、苔脉均无特殊。种子必先调经,治宜疏肝解郁调经法。方选:柴胡12g,炒当归12g,赤白芍各12g,茯苓15g,炒白术12g,甘草4.5g,郁金12g,制香附12g,丹皮12g,焦山栀12g,延胡索12g,大枣7枚。

上方连服2周,前日来经,腹痛明显减轻,经期提前三天,5天后经净。再以上方加女贞子15g,旱莲草12g,川断15g,以此方加减,连用2个月,月经调,至药后第3个月,出现停经,尿妊娠试验阳性。现随访妊娠足月,产生一女,已经岁余。

按 此不孕症与情绪紧张及月经不调有关,故初诊时即嘱其放松情绪,同时进服丹栀逍遥散化裁,解郁调经。张介宾有诚:"情怀不畅,则冲任不充,冲任不充则胎孕不受"。《万氏妇人科》指出:"女子无子,多因经候不调……此调经为女子种子紧要也"。而调经之法,无非"审其阴阳,以别刚柔,阳病治阴,阴病治阳",待阴阳和调,则妊子不远矣。

【原文】

黄帝曰:余闻上古有真人[1]者,提挈天地[2],把握阴阳,呼吸精气,独立守神[3],肌肉若一[4],故能寿敝[5]天地,无有终时,此其道生[6]。

中古之时,有至人者,淳德全道[7],和于阴阳,调于四时,去世离俗,积精全神,游行天地之间,视听八达之外[8],此盖益其寿命而强者也,亦归于真人。

其次有圣人者,处天地之和,从八风[9]之理,适嗜欲于世俗之间,无恚嗔[10]之心,行不欲离于世,被服章[11],举不欲观于俗,外不劳形于事,内无思想之患,以恬愉[12]为务,以自得为功[13],形体不敝,精神不散,亦可以百数。

其次有贤人者,法则天地[14],象似日月[15],辩列星辰[16],逆从[17]阴阳,分别四时,将从上古合同于道,亦可使益寿而有极时。

【校注】

〔1〕真人:即修真得道之人,是养生水平最高的一种人。其次为至人、圣人、贤人,是对四种不同养生境界的划分。

〔2〕提挈天地:即把握天地运化的规律。

〔3〕独立守神:独立,超然独处,不受世俗干扰。守神,自我调控精神,使之内守而不外驰。

〔4〕肌肉若一:谓全身肌肉放松协调。

〔5〕敝：王冰："敝，尽也。"

〔6〕道生：行为合乎养生之道而长生。

〔7〕淳德全道：品德淳朴敦厚，道行高深完美。

〔8〕游行天地之间，视听八达之外：谓精神驰骋于自然界，耳目遥注于远方。

〔9〕八风：即东、南、西、北、东南、西南、西北、东北八方之风，各依节气相应而至。

〔10〕恚嗔（huì chēn 会琛）：恼怒，怨恨。

〔11〕被服章：《新校正》云："详'被服章'三字，疑衍。"

〔12〕恬愉：安然愉悦，无欲无求。

〔13〕以自得为功：把自感适意作为事业有成的标志。

〔14〕法则天地：效法天地阴阳变化之道。

〔15〕象似日月：仿效日月盈亏隐现之道。

〔16〕辩列星辰：即辨别星辰位次。辩，通"辨"。列，位次。

〔17〕逆从：偏义复词。"从"之意，顺从，适应。

【释义】

本段遥承首段，以四种养生家为例，说明养生方法及其所达到的境界。

人生境界是指人们对人生价值的理解、体会并通过自身的修养和实践所达到的某种精神状态。本文所言真人、至人、圣人、贤人的养生方法及结果，即可看作通过不同修炼方法，而形成了四种不同境界。其主要特征，可总括为两个方面：其一，崇尚自然。主张走向自然，回归自然，达到人与自然、人与天地的和谐统一，原文所言"提挈天地，把握阴阳""和于阴阳，调于四时""处天地之和，从八风之理""法则天地，象似日月"等，即反映了此一思想。其二，崇尚自由。强调打破时空、主客、物我、天人之界限，超越世俗观念的束缚，摆脱外力的阻隔和压迫，以实现精神的绝对自由，即"独立守神""游行天地之间，视听八达之外""举不欲观于俗"。此有如《庄子·逍遥游》篇说："若夫乘天地之正，而御六气之辩，以游无穷者，彼且恶乎待哉！故曰：至人无己，神人无功，圣人无名。""无功""无名"是"无己"的内容和条件，"无己"即突破智巧物欲所局限的小我，而通向宇宙的大我，如此就能"与天地精神往来，而不敖倪于万物……上与造物者游，而下与外死生、无终始者为友"，达到与道融合为一。

【知识链接】

一、养生境界

本篇论养生四种境界的代表为真人、至人、圣人、贤人，道家则有圣人、真人、至人、贤人之说。《庄子·天下》篇说："以天为宗，以德为本，以道为门，兆于变化，谓之圣人。"

即圣人就是对宇宙人生的根源及其变化已有整体的深刻体认之人，其具体特征表现为：①"圣人无名"（《庄子·逍遥游》），视功名为粪土，不受功名的迷惑和困扰；②"圣人为腹不为目"（《老子》十二章），不求物欲的满足和享受，只求精神境界的提升，"去甚，去奢，去泰"（《老子》二十九章），而无利欲之困扰；③圣人愚钝，即大智若愚，大巧若拙；④圣人无私，有很高的德性修养；⑤"圣人法天贵真，不拘于俗"（《庄子·渔父》），"与世偕行而不替"（《庄子·则阳》）。总之，圣人"原天地之美而达万物之理"（《庄子·知北游》），对宇宙人生之道理有透彻明晰的体认和把握，故能做到以效法天地的功德为根本，而又与万物的本性相通，抱一守道，而"游于物之所不得遁而皆存"（《庄子·大宗师》）。

对真人的论述，见于《庄子·大宗师》，其特征可概括为：①真人既不谋求成功，也不违逆失败，不把世事之成败、得失放在心上；②真人具有某种特异功能，"登高不栗，入水不濡，入火不热，是知之能登假于道也若此"；③真人"其寝不梦，其觉不忧，其食不甘，其息深深，真人之息以踵，众人之息以喉"；④真人超越生死，"不知悦生，不知恶死，其出不䜣，其人不距，翛然而往，翛然而来而已矣"。

至人是保持人之内在真质而不分离，达到"至美""至乐"境界之人，其特征为：①至人无己"（《庄子·逍遥游》），能扬弃小我，而成其大我；②超越生死，不计利害；③德配天地，"不修而物不能离焉，若天之自高，地之自厚，日月之自明，夫何修焉"（《庄子·田子方》）；④超凡脱俗，逍遥自由，"忘其肝胆，遗其耳目，芒然彷徨乎尘垢之外，逍遥乎无事之业"（《庄子·达生》）；⑤具有某种特异功能，"至人神矣，大泽焚不能热，河汉沍不能寒，疾雷破山，（飘）风振海而不能惊。若然者，乘云气，骑日月，而游乎四海之外"（《庄子·齐物论》）。

贤人，古人又称为神人，神人乃与纯粹精微之道相合不离之人，《庄子·逍遥游》描述神人说："肌肤若冰雪，绰约若处子；不食五谷，吸风饮露；乘云气，御飞龙，而游乎四海之外……之人也，之德也，将旁（磅）礴万物以为一，世蕲乎乱，孰弊弊焉以天下为事！之人也，物莫之伤，大浸稽天而不溺，大旱金石流、山土焦而不热。是其尘垢秕糠，将犹陶铸尧舜者也，孰肯分分然以物为事。"指出神人之所事，在于超越形相拘限，腾云驾雾，悠游于天地之外；神人之所求者，在于与天地万物合为一体，而不以人间俗事为务，均强调对人世间的超越。

真人、至人、神人、圣人名号虽异，并无本质之差异，故成玄英疏："至言其体，神言其用，圣言其名。故就体语至，就用语神，就名语圣，其实一也。"但比较而言，真人、至人、神人似乎要比圣人神奇、高超，已成为道之化身，具有神仙的形象了。

二、养生与气功

本篇所论真人、至人、圣人、贤人的养生方法，涉及到气功锻炼的基本方法，即调神、调息、调身，对后世气功学的发展有一定的影响，也常被气功学家所引用。其中"独立守神"，即超然独处，脱离世俗干扰，使神内守而不外驰；而"游行天地之间，视听八达之外"，则有如"守外景"之法，将注意力集中于外环境中，此均属于调神的范畴。"呼吸精气"，一般认为属于调息之法。"肌肉若一"，即通过锻炼，使全身肌肉筋骨达到高度的协调，此属调身之法。如此，以达到调养人体精、气、神的目的。

四气调神大论篇第二

【导读】

中国古代哲学以人、社会为主要研究对象，倾向于以生命的观点看待天地万物。而生命的演进具有时间性和方向性的特点，所谓"神转不回，回则不转，乃失其机"（《素问·玉机真脏论》），由此也决定了中国古代重视时间的思维偏向，形成了以时间为统摄的时空观。"时"与"道"又相互渗透，相互包含，"道"本身就意味着一定的时间序列，而时序又蕴涵着人们必须遵循的"道"。"一阴一阳之谓道"（《易传·系辞上》）也反映并包含着宇宙的时间节律，诚如《管子·乘马》所说："春夏秋冬，阴阳之更移也；时之短长，阴阳之利用也；日夜之易，阴阳之变化也。"可见阴阳变化是宇宙有节律运动的最根本的原理与法则，万物的生长收藏均受阴阳的支配。因此，人类的生命活动应当遵循春生、夏长、秋收、冬藏的时间规律，"春夏养阳，秋冬养阴，以从其根，故与万物沉浮于生长之门"。

【原文】

春三月，此谓发陈[1]，天地俱生，万物以荣，夜卧早起，广步于庭[2]，被发缓形[3]，以使志生[4]，生而勿杀，予而勿夺，赏而勿罚[5]，此春气之应，养生之道[6]也。逆之则伤肝，夏为寒变[7]，奉长者少[8]。

夏三月，此谓蕃秀[9]，天地气交[10]，万物华实[11]，夜卧早起[12]，无厌于日，使志无怒，使华英成秀[13]，使气得泄[14]，若所爱在外，此夏气之应，养长之道也。逆之则伤心，秋为痎疟[15]，奉收者少，冬至重病[16]。

秋三月，此谓容平[17]，天气以急，地气以明[18]，早卧早起，与鸡俱兴，使志安宁，以缓秋刑[19]，收敛神气，使秋气平，无外其志，使肺气清，此秋气之应，养收之道也。逆之则伤肺，冬为飧泄[20]，奉藏者少。

冬三月，此谓闭藏[21]，水冰地坼[22]，无扰乎阳，早卧晚起，必待日光，使志若伏若匿，若有私意，若已有得[23]，去寒就温，无泄皮肤，使气亟夺[24]，此冬气之应，养藏之道也。逆之则伤肾，春为痿厥[25]，奉生者少。

【校注】

〔1〕发陈：张介宾："发，启也。陈，故也。春阳上升，发育万物，启故从新，故曰发陈。"

〔2〕广步于庭：广步，缓步。庭，《玉篇·广部》："庭，堂阶前也。"

〔3〕被发缓形：披散头发，舒缓形体。被，通"披"，散开。

〔4〕以使志生：谓使人的情志顺应春生之气而宣发舒畅。

〔5〕生而勿杀……赏而勿罚：生、予、赏，指精神、行为活动顺应春阳生发之气；杀、夺、罚，指精神、行为活动违逆春阳生发之气。强调人的生命活动须顺应春阳生发之气。

〔6〕养生之道：谓保养春生之气的方法。下文"养长之道""养收之道""养藏之道"，与此相仿。

〔7〕寒变：阳气虚损的寒性病变。

〔8〕奉长者少：供给夏季盛长之气减少。姚止庵："奉者，自下而上，从此达彼之辞。天地之气，生发于春，长养于夏，收敛于秋，归藏于冬，缺一不可，倒置不可。冬之藏，秋所奉也；秋之收，夏所奉也；夏之长，春所奉也；春之生，冬所奉也。苟不能应春而反逆其生发之气，至夏自违其融和之令，是所奉者少也。"下文"奉收者少""奉藏者少""奉生者少"，与此相仿。

〔9〕蕃秀：繁茂秀美，形容夏季万物盛长的景象。

〔10〕天地气交：张介宾："岁气阴阳盛衰，其交在夏，故曰天地气交。"

〔11〕华实：开花结实。华，同"花"，开花。

〔12〕夜卧早起：《太素》卷三作"晚卧早起"。杨上善："故养阳者，多起少卧也。晚卧以顺阴虚，早起以顺阳盈实也。"森立之："盖晚卧者，比于春时之夜卧则少晏也。"

〔13〕华英成秀：比喻人的容色神气秀美。

〔14〕使气得泄：使腠理开而人体之气得以疏泄。

〔15〕痎疟：疟疾的总称。

〔16〕冬至重病：丹波元简："据前后文例，四字恐剩文。"又，吴崑："冬至水胜，火为所克，故冬至重病。"

〔17〕容平：谓秋季植物成熟，形态平定不再生长的景象。

〔18〕天气以急，地气以明：杨上善："天气急者，风清气凉也。地气明者，山川景净也。"

〔19〕秋刑：指秋季肃杀之气对人体的影响。

〔20〕飧（sūn孙）泄：完谷不化的泄泻。

〔21〕闭藏：谓冬季阳气内伏，万物潜藏的景象。

〔22〕坼：裂开。

〔23〕若有……若已有得：胡澍《素问校义》："'若有私意'当本作'若私有意'，写者误倒也……谓若私有所念也，已亦私也……'若已有得'，谓若私有所得也。'若私有意''若已有得'相对为文，若如今本，则句法参差不协矣。"据此，"已"当作"己"，可参。

〔24〕使气亟（qì器）夺：使阳气频繁耗伤。亟，频数，屡次。

〔25〕痿厥：四肢痿软无力而逆冷的病症。包括痿证与厥证。

【释义】

本段讨论了四时生长收藏的气候、物候变化规律及特点，从"天人合一"的角度，论述了顺应气机升降浮沉节律的养生方法，强调违逆四时升降浮沉节律就会导致疾病的发生。

一、顺应四时养生的方法

四时节律可分为阴阳消长节律与气机升降浮沉节律两类，前者指阴阳的量的变化，表现为寒热温度的变化；后者是就阴阳之气的运动而言，认为春夏气机升浮多而沉降少属阳，秋冬沉降多而升浮少为阴，而且与昼夜日照长短呈正相关。本篇所论即主要表现为四时气机升降浮沉节律。

本段原文将四时阴阳变化所呈现出的气象及物候特征，分别概括为"发陈""蕃秀""容平""闭藏"，指出春季阳气升发渐旺，推陈致新，万物生长发育，呈现出欣欣向荣之象；夏季阳气旺盛，植物开花、结果，呈现出茂盛秀美之象；秋季万物成熟，秋气肃杀，草木花凋叶落，果实成熟收割，大地呈现出明净之象；冬季阳气敛藏，气候寒冷，万物潜伏闭藏。不仅说明了一年之中阴阳变化而自然界呈现出生长收藏的节律变化，同时也指出人的生命活动必须顺应此变化。具体而言，在生活起居方面，春夏宜晚卧早起，多到室外散步，舒展形体，适当从事户外活动，目的在于促进阳气的生发、盛长、宣泄；秋冬则要顺应自然界肃杀、闭藏的变化，尽量早睡，适当减少运动，避免外寒侵袭，目的在于收敛、固藏阳气。从精神调摄而言，春夏宜放松，精神欢快，使神气舒畅；秋冬宜神志淡静，精神内敛，使神气内藏。

二、违背四时养生的危害

原文指出人的生命活动若违背了四时生长收藏的规律，就会伤害相应之脏而发生病变。因五脏应四时而旺，肝主春，故逆春季"发陈"之性则伤肝，肝主少阳生发之气受损，则供给夏季的"长气"力量不足，虽在阳热偏盛的夏季，亦可发生阳气虚衰的寒性病变。心主夏，故逆夏季"蕃秀"之性则伤心，心主太阳盛长之气受损，则供给秋季的"收气"力量不足，机体防御功能下降，至秋易感寒凉之邪，寒热交争而发疟疾。肺主秋，故逆秋季"容平"之性则伤肺，肺主少阴肃敛之气受损，则供给冬季的"藏气"力量不足，至冬则阴盛阳衰，肾阳亏虚，不能温暖脾土以运化水谷，而发生虚寒泄泻之病。冬主肾，故逆冬季"闭藏"之性则伤肾，肾主太阴闭藏之气受损，则阳气、阴精失固而耗损，供给春季的"生气"力量不足，导致肝不养筋而生痿厥之病。本篇下文亦指出："逆春气，则少阳不生，肝气内变；逆夏气，则太阳不长，心气内洞；逆秋气，则太阴不收，肺气焦满；逆冬气，则少阴不藏，肾气独沉。"另外，《素问·金匮真言论》也有"夏暑汗不出者，秋成风疟"之论，犹如现代夏季长期处于空调环境，而患空调综合征之类。

由此可见，违背四时养生，不仅应时之脏受伤，而且因为五脏相关，阴阳互根的关系，也可伤及其他脏腑，引发多种疾病而危害健康。

【知识链接】

一、"四气"考释

在中国古代天文学中，"四气"本义乃指春分、秋分和夏至、冬至四气。冯时①考证认为，古人对二分二至这四个时间标记点的测定历史相对悠久，至少在公元前第五千纪以前，先民即对分至四气有了明确的认识，这个时间当然还可能向前追溯得更早。四时的本义其实就是二分二至四气，在四季形成之前，春分和秋分仅名曰"分"，夏至和冬至则分别称为"日长至"和"日短至"，这四个时点由于构成了测量回归年长度的标准时点，因此四气的本质含义即是四时。《淮南子·天文》云："天有四时，以制十二月。"《山海经·海内南经》云："地之所载，六合之间，四海之内，照之以日月，经之以星辰，纪之以四时，要之以太岁，神灵所生，其物异形，或夭或寿，唯圣人能通其道。"此以四时为制为纪，其本皆指四气。原始的四时观念仅指四气，与后世以四季为主体的内涵不同。四气可以纳入到空间体系中，借助东、西、南、北四方来表现，而其中"气"的思想就有可能通过来自于东、西、南、北四个方向的风，也就是四时的风加以说明，从而形成殷商卜辞中的四方风系统，甲骨卜辞并提到了四方神名。《尚书·尧典》论观象授时所提到的管理分至四气的四官羲仲、羲叔、和仲、和叔，即源出于四方之神，是自然神祇向拟人化转变的结果。

二、顺应四时养生的思想渊源

顺时养生的思想渊源，可以分为"道""技"两个层面，即天人合一理念下的"以时为正"与"依时寄政"。

（一）"以时为正"的哲学理念

"时"的本义指自然的时间节律变化，宇宙中的万事万物都在时间的节律中遵循一定的时序变化着，于是自然的节律时序成为世界变化的秩序象征。中国古代哲学以人、社会为主要研究对象，以生命的观点看待天地万物。而生命的演进具有时间性和方向性的特点，所谓"神转不回，回则不转，乃失其机"（《素问·玉机真脏论》），由此也决定了中国古代重视时间的思维偏向，形成了以时间为统摄的时空观。"时"与"道"又相互渗透，相互包含。众所周知，"道"的基本涵义为道路，又作为表示规律、法则的概念，古人把规律与道路联系起来，意谓规律有如必须循蹈的道路，其作用的发挥是一个由此及彼的时间过程。《素问·天元纪大论》说："至数之机，迫迮以微，其来可见，其往可追。""至数之机"即指

①冯时.中国古代物质文化史·天文历法[M].北京：开明出版社，2013：243，246.

道或规律发挥的玄妙作用;"其来可见,其往可追",则在肯定世界可以认识的同时,表明道或规律要通过一个有来有去的时间序列显示出来。由此可见,规律就意味着一定的时间序列;而时序又寓蕴着人们必须循蹈的法则。正由于如此,中国古代各家哲学都十分重视时间要素,强调要审时、趋时。如《孟子·万章下》谓:"孔子,圣之时者也。"因为孔子"可以仕则仕,可以止则止,可以久则久,可以速则速"(《孟子·公孙丑上》),意谓因时而行,故为圣人。顺时是《易传》中顺之最重要者,《丰·彖》说:"日中则昃,月盈则食,天地盈虚,与时消息,而况于人乎!况于鬼神乎!"天地的变化也要顺从时序,至于各类人事动迁,阴阳屈伸更是如此,故"君子进德修业,欲及时也"(《乾·文言》),"君子藏器于身,待时而动,何不利之有?"(《系辞下》),《随·彖》说:"大亨,贞,'无咎',而天下随时,随时之义大矣哉!"王弼注言:"为随而令大通利贞,得于时;得时则天下随之矣。随之所施,唯在于时也。时异而不随,否之道也。故随时之义大矣哉!"即顺其时则众人和万物相随,故能大通利正而久。道家也反复强调要正确把握事物发展的契机,以处理各种顺逆矛盾,《黄帝四经》并明确提出了"审时"的思想,《十大经·姓争》说:"静作得时,天地与之;静作失时,天地夺之。"认为"时若可行,亟应勿言。[时]若未可,涂其门,勿见其端"(《称》),"当天时,与之皆断,当断不断,反受其乱"(《十大经·观》)。《管子·宙合》亦云:"必周于德,审于时,时德之遇,事之会也。""时而动,不时而静。"阴阳家则提出务时寄政说,强调政治活动、农事耕作及日常生活都要遵循春生、夏长、秋收、冬藏的时间规律。《灵枢·通天》也有"或与不争,与时变化"之说。由此可见,突出"时"的要素,是中国古代哲学的共有特征。

(二)"依时寄政"的现实实践

顺时养生的思想与"依时寄政"的时令、月令思想无疑殊途同源。时令、月令,是针对各季节或月份所设定的政令,它重在依据阴阳变化、四时流转、五行生克这些观念认识,构造一个相对完整的自然哲学体系,并指明其对社会人事的制约性影响作用,从而提出一个人法天、政顺时的天人合一政治理想模式。在这种模式中,"时"即为指导人事而发明出来,其本质在于为在此时间计量体系中标示出宜于人事成功的那个"点"或"度"。

时令和月令思想的起源,可能出于人类对大自然的崇拜,或寻找适应自然规律的生活之需要。日本学者金谷治[①]指出:"适应一年四季的推移,作为人有着应该遵循的特殊事业,把这作为政令而加以确定,而且,依照其政令,自然界和人类社会都万事顺利,但是一旦违背就会引起灾祸,从而形成了这样的一种观念。"而这种思想的产生是十分久远的。

殷商已有四方和四方风的概念,一般认为四方和四方风也反映了四时的观念,李学勤先生[②]指出:"实际上四方刻辞的存在,正是商代有四时的最好证据。析、因、彝、伏四名本身,便蕴涵着四时的观念。"日本学者赤塚忠[③]在论述风分四方的意义时则指出:"季节风吹的方向几乎是固定的,春是东风,夏是南风,秋是西风,冬是北风,而且不同季节的风有温、热、凉、冷、干、湿的感觉上的差异,依据各自不同的风而划分出生、长、收、藏这样的季节,从而使人们的生产和生活依次展开。分析四方风并对其进行祭祀,实质上是把不同的

①金谷治.管子研究[M].岩波书店,1987:255.

②李学勤.商代的四风与四时[J].中州学刊,1985:5.

③赤塚忠.赤塚忠著作集(一)[M].研文社,1988:405.

风象征着它的季节，以祈求季节循环正常……四方风的分析和祭祀，只能说是祈求正常的季节循环自然律的初步的探索。"总之，四方及四方风反映了四时的观念，而人的活动要适应四时的观念也已初步形成，这种思想可谓后世时令思想之母胎。

《尚书·尧典》对四时和政令的关系已有了较明确的论述，帝尧"乃命羲、和，钦若昊天，历象日月星辰，敬授人时"，建立社会生活的秩序。《夏小正》被认为是关于时令记载的最早文献，分别记录了一年各个月份的天象、气象、大量的物候、农事活动等。如其言正月云："正月，启蛰，雁北乡，雉震响，鱼陟负冰，农纬厥耒。初岁祭耒，始用畼也，囿有见韭，时有俊风，寒日涤冻涂，田鼠出，农率均田，獭祭鱼，鹰则为鸠，农及雪泽，初服于公田，采芸，鞠则见，初昏参中，斗柄悬在下，柳稊，梅杏杝桃则华，缇缟，鸡桴粥。"从其所述内容来看，《夏小正》基本上是面向全民的历法或农书，它已经开始把天体运行、时令变化、动植物生长发育和相应的农事活动统一起来加以研究，寻找它们之间的最佳对应关系。《夏小正》的内容和体例表明中国古人对于天象、气候、物候与时间关系的重视，正是由于这一因农业的客观需要而导致的重视天象、气候、物候的观测及其与季节月份的联系的传统，才使得中国古人对天象、气候、物候的周期性运动变化规律的认识不断进步，并导致了以后以此为基础的月令理论的形成。

《管子》以天人感应说为哲学基础，进一步提出"务时寄政"说，从而成为《礼记·月令》和《吕氏春秋·十二纪》的雏形。其基本思想见于《幼官》《四时》《五行》等篇。《四时》开篇即指出："管子曰：令有时……唯圣人知四时，不知四时，乃失国之基，不知五谷之故，国家乃路（失常）。"即强调农业之"务在四时"，方有国昌民富。进一步则论述了四季中每一季节的天象、气候、物候及其天子按季节颁布的政令等。并认为"是故阴阳者，天地之大理也；四时者，阴阳之大经也。刑德者，四时之合也，刑德合于时则生福，诡则生祸。"而四时运行失常，"春凋秋荣，冬雷夏有霜雪"的原因，就在于人事上的"刑德易节失次"，结果使国人频频遭受贼气之害，"是故圣王务时而寄政焉，作教而寄武，作祀而寄政焉。此三者，圣王所以合于天地之行也"。《五行》篇强调"作立五行，以正天时，五官以正人位。人与天调，然后天地之美生"。其内容与《四时》篇基本相似，但《四时》篇以五方位为框架，《五行》篇则以五季时令为框架，每季72日，具有五行概念及时值，完全是一种时令式历法。"作立五行，以正天时"的目的，就是要"顺天应时"，使国家政权安定，统治和谐，农业丰收，百姓安居乐业，诚所谓"甲兵乃强，五谷乃熟，国家乃昌，四方乃备"（《四时》）。

《礼记·月令》和《吕氏春秋·十二纪》的内容几乎完全相同，孰先孰后，难以考订。二者均是根据五行法则，按照四时十二个月之次第，包天地上下之形与阴阳生成之理，列日月运行之度与星辰次舍之常，铺排依时寄政之令，以顺天之道，应地之理，合人之纪。这一思维框架将商周以来对天文、历法、律吕、物候、农事、祭祀、刑政等诸多层面的认识成就与已经物化或准备物化的文化成果，整合为一个完善的思想系统，使月令思想达到精致完善的程度。在月令图式中，世界被描述为多层次的结构，其中太阳是最高的、具有决定意义的。太阳的运转形成了四时，每时分为三个月。与四时相对应，每时都有一班帝神，与时月、神的变化相对，每个月各有相应的祭祀规定和礼制。五行与四时的运转相配合，春为木，夏为火，秋为金，冬为水，土被放在夏秋之交，居中央，与土德相应的只有一些礼仪规定，没有具体政令,实际处于虚位。再下一个层次是各种人事活动,如生产、政令等。上述结构构成同向制约关系,特别是人事,要受到太阳、四时、月、神各种力量的制约。所以,包括帝王在内,人类首先必须遵循自然,然后才是利用自然,不可能有绝对自由。这种月令图式包含着时空统一、整体联系、天人相应、注重事物功能与结构等思想。

《礼记·月令》描绘的宇宙图式表明,人的社会活动与自然条件相对应,有共同的运动周期;人的机体和社会属性与自然界有统一的结构,有对应性的联系。换言之,人与自然、社会有着相同的秩序、结构,统一的联系方式,受同一时空节奏决定和影响,所以人本身就是一个小宇宙。如《吕氏春秋·情欲》说:"人与天地也同,万物之形虽异,其情一体也……故古之治身与天下者,必法天地。"即人类的社会及农事活动等都必须顺应时令季节的变化。因此,根据四时运转、五德性质和生产规律,《礼记·月令》开列了一个政治日程表。政治活动总的指导原则是:"凡举大事,毋逆天时,必顺四时,慎因其类。"如庆赏与阳气同类,刑罚与阴气同类,故春夏用庆赏,秋冬用刑罚。祭祀也要随时活动,一是举行季节性的迎送祭祀活动,每当春夏秋冬的立日,举行盛大的迎季节活动,春冬二季最后一月的月末,举行盛大的送季节或辞岁活动,并使刑德合于四时。二是举行与农事相关的祭祀活动,如孟春之月举行籍田之礼,天子亲载耒耜,躬耕帝籍;孟冬则有田猎之礼等。农事则更要顺应时令,如孟春之月,"王布农事,命田舍东郊,皆修封疆,审端径术,善相丘陵、坂险、原隰,土地所宜,五谷所殖,以教道民,必躬亲之。"其他月份也有具体的农事安排。《礼记·月令》作者认为上述程式化的政令不可更改,必须按时执行,周而复始。并特别强调如果违背了上述程式,必将受到天灾或人祸惩罚,如孟春之月,"不可以称兵,称兵必有天殃。兵戎不起,不可以从我始。无变天之道,无绝地之理,无乱人之纪。"若"孟春行夏令,则风雨不节,草木早槁,国乃有恐。行秋令,则民大疫,疾风暴雨数至,藜莠蓬蒿并兴。行冬令,则水潦为败,霜雪大挚,首种不入。"这种反向联系,有些是有根据的,如兴兵误了农时,当年就会造成灾害,春行秋令之所以会造成"藜莠蓬蒿并兴",是因为秋令中有"选士厉兵……以征不义""修法制,缮囹圄""筑城郭,建都邑""教于田猎,以习五戎"等内容,如果春天来作这些事,很可能会造成田地荒芜。但也有一些联系则显得神秘,甚或荒谬。

人们在实践中发现了一定的季节和天象、物候的关系,反过来又根据这种天象、物候来安排自己的生产和生活,而且农业生产的条件和过程每年基本相同,从而为政治程式化提供了客观依据。为了说明这种程式化安排的合理性,人们又从反面去说明不这样做,将会有什么后果。这些认识都不乏科学的思想。

本篇下文说:"阴阳四时者,万物之终始也,死生之本也,逆之则灾害生,从之则苛疾不起,是谓得道。"姚止庵认为:"四序推迁,气因时而变。人在气交之中,顺之则得其所,逆之则疾病生。通篇之旨,盖教人顺时而养其气也。"可见本篇与上述"依时寄政"思想一脉相承,是该思想在医学中的具体体现。

三、顺应四时的生命科学意义

本篇所论四气调神,顺时摄养的原则与方法,不仅成为后世中医养生之圭臬,而且对中医临床治疗也具有重要的指导意义。

（一）顺应四时以保养生命

本篇有关顺时养生的原则与方法，为历代养生家所提倡和遵奉，中医养生专著如《摄生月令》《奉亲养老书》《遵生八笺》《修龄要指》等，均把顺时调摄、四时养生作为重要内容。明代高濂《遵生八笺》还搜集历代养生家经验，专列四时调摄篇，分述十二个月的"事宜""事忌""修养法""导引坐功图势"等，使四时逐月养生程式化。总括历代医家所述，一般春季养生，要顺应阳气升发，万物始生之特点，使人的精神、气血舒展畅达，生机盎然；饮食起居要顺肝之性，助益脾土，令五脏平和。夏季养生，要顺应阳盛于外的特点，精神要求神清气和，快乐欢畅，使人体气机宣畅；起居上早卧早起，以避炎热；饮食上减少肥甘厚味，多用清凉甘淡，但不可恣食生冷。秋季养生，要顺应万物收敛之特点，注意敛神、降气、润燥，抑肺扶肝，以与秋气相应。冬季养生，要顺应阳气闭藏，万物收藏的特点，精神、起居、运动等均要符合闭藏之势，饮食宜温热而忌寒凉。

唐代孙思邈《孙真人摄养论》专论逐月脏腑盛衰，五味调养，脏腑调理等，甚为简明，特录如下，以供参考。

"正月肾气受病，肺脏气微。宜减咸酸增辛味，助肾补肺，安养胃气。勿冒冰冻，勿极温暖，早起夜卧，以缓形神。勿食生葱，损人津血。勿食生蓼，必为癥痼，面起游风。勿食蛰藏之物，减折人寿。勿食虎豹狸肉，令人神魂不安。此月四日，宜拔白发；七日，宜静念思真，斋戒增福；八日，宜沐浴，其日忌远行。

二月肾气微，肝当正王。宜减酸增辛，助肾补肝，宜静膈去痰水，小泄皮肤微汗，以散玄冬蕴伏之气。勿食黄花菜、陈醋、菹，发痼疾。勿食大小蒜，令人气壅，关膈不通。勿食葵及鸡子，滞人血气，沍精。勿食兔及狐貉肉，令人神魂不安。此月八日，宜拔白发；九日，忌食一切鱼，仙家大畏；十四日，不宜远行。仲春气正，宜节酒保全真性。

三月肾气已息，心气渐临，木气正王。宜减甘增辛，补精益气，慎避西风，散体缓形，使性安泰。勿专杀伐，以顺天道。勿食黄花菜、陈醋、菹，发癥痼，起瘟疫。勿食生葵，令人气胀，化为水疾。勿食诸脾，脾神当王。勿食鸡子，令人终身昏乱。此月三日，忌食五脏及百草心，食之天地遗殃；六日，宜沐浴；十二日，宜拔白发；二十七日，忌远行，宜斋戒，念静思真。

四月肝脏已病，心脏渐壮。宜增酸减苦，补肾助肝，调胃气。勿暴露星宿，避西北二方风。勿食大蒜，伤神魂，损胆气。勿食生薤，令人多涕唾，发痰水。勿食鸡雉肉，令人生痈疽，逆元气。勿食鳝鱼，害人。此月四日，宜沐浴，拔白发；七日，宜安心静虑，斋戒，必有福庆，其日忌远行。

五月肝脏气休，心正王。宜减酸增苦，益肝补肾，固密精气，卧起俱早。每发泄，勿露体星宿下，慎避北风。勿处湿地，以招邪气。勿食薤韭，以为癥痼，伤神损气。勿食马肉及獐鹿肉，令人神气不安。此月五日，宜斋戒，清静，此日忌见一切生血，勿食一切菜；十六日，切忌嗜欲，犯之夭寿，伤神，其日忌远行；二十七日，宜沐浴，拔白发。

六月肝气微，脾脏独王。宜减苦增咸，节约肥浓，补肝助肾，益筋骨，慎东风，犯之令人手足瘫痪。勿用冷水浸手足。勿食葵，必成水癖。勿食茱萸，令人气壅。此月六日，宜斋戒、沐浴，吉，其日又宜起土兴工；二十四日，宜拔白发，其日忌远行；二十七日，宜沐浴，念静思真，施阴鸷事吉。

七月肝心少气，肺脏独王。宜安宁情性，增咸减辛，助气补筋，以养脾胃。无冒极热，勿恣凉冷，无发大汗。勿食茱萸，令人气壅。勿食猪肉，损人神气。此月勿思恶事，仙家大忌。五日，宜沐浴；七日，宜绝虑，斋戒；九日，谢前愆，求祈新庆；二十八日，宜拔白发；二十九日，忌远行。

八月心脏气微，肺金用事。宜减苦增辛，助筋补血，以养心肝。无犯邪风，令人骨肉生疮，以为疠痢。勿食小蒜，伤人神气，魂魄不安。勿食猪肚，冬成嗽疾，经年不瘥。勿食鸡雉肉，损人神气。此月四日，勿市鞋履附足之物，仙家大忌；十八日，宜斋戒，思念吉事，天人兴福之时；二十一日，宜拔白发，忌远行，去而不返，又宜沐浴，吉。

九月阳气已衰，阴气大盛，暴风数起，切忌贼邪之风。宜减苦增咸，补肝益肾，助脾资胃。勿冒风霜，无恣醉饱。勿食莼菜，有虫不见。勿食姜蒜，损人神气。勿食经霜生菜及瓜，令人心痛。勿食葵，化为水病。勿食犬肉，减算夭寿。此月九日，宜斋戒；十六日，宜沐浴，拔白发；二十七日，忌远行，呼为罗网之日。

十月心肺气弱，肾气强盛。宜减辛苦，以养肾脏。无伤筋骨，勿泄皮肤。勿妄针灸，以其血涩，津液不行。勿食生椒，损人血脉。勿食生薤，以增痰水。勿食熊、猪肉、莼菜，衰人颜色。此月一日，宜沐浴；四日、五日勿责罚，仙家大忌。是月十日，忌远行；十三日，宜拔白发；十五日，宜斋戒，静念思真，必获福庆；二十日，切忌远行。

十一月肾脏正王，心肺衰微。宜增苦味绝咸，补理肺胃。勿灸腹背，勿暴温暖，慎避贼邪之风，犯之令人面肿，腰脊强痛。勿食貉肉，伤人神魂。勿食螺蚌蟹鳖，损人元气，长尸虫。勿食经夏醋，发头风，成水病。勿食生菜，令人心痛。此月三日，宜斋戒静念；十日，宜拔白发，其日忌远行，不可出，宜念善天与福，去灾；十六日，宜沐浴，吉。

十二月土当王，水气不行。宜减甘增苦，补心助肺，调理肾脏。勿冒霜露，勿泄津液及汗。勿食葵，化为水病。勿食薤，多发痼疾。勿食鼋鳖。"

（二）顺应四时以调治疾病

由于四时春升、夏浮、秋降、冬沉的气机升降运动，不仅使人体生理产生相应变动，也会影响疾病病位之深浅及病势之逆陷，故治病也须顺应四时气机升降之势。如缪希雍《神农本草经疏》所说："夫四时之气，行乎天地之间，人处气交之中，亦必因之而感者，其常也。春气生而升，夏气长而散，长夏之气化而软，秋气收而敛，冬气藏而沉。人身之气，自然相通，是故生者顺之，长者敷之，化者坚之，收者肃之，藏者固之。此药之顺乎天者也。"李东垣则从具体治法角度指出："凡治病服药，必知时禁……夫时禁者，必本四时升降之理，汗、下、吐、利之宜。大法春宜吐，象万物之发生，耕耨科斫，使阳气之郁者易达也。夏宜汗，象万物之浮而有余也。秋宜下，象万物之收成，推陈致新，而使阳气易收也。冬周密，象万物之闭藏，使阳气不动也。"（《脾胃论·用药宜禁论》）即吐法鼓舞胃气上逆，以鼓涌邪气自上而出，其势上行，故一般春夏无忌，而秋冬则不宜；汗法透邪，药势上行外散，宜用于春夏气升之时，而于秋冬气机降沉，尤其冬月闭藏之令，则宜慎用；下法功在推荡邪气自下而出，药势趋下，不利于人体气机之升浮，故春夏不宜。其在《内外伤辨惑论》卷下亦指出：

"凡用药,若不本四时,以顺为逆。四时者,是春升、夏浮、秋降、冬沉,乃天地之升浮化降沉(化者,脾土中造化也),是为四时之宜也。但宜补之以辛甘温热之剂,及味之薄者,诸风药是也,此助春夏之升浮者也,此便是泻秋收冬藏之药也,在人之身,乃肝心也;但言泻之以酸苦寒凉之剂,并淡味渗泄之药,此助秋冬之降沉者也,在人之身,是肺肾也。用药者,宜用此法度,慎毋忽焉。"

但某些疾病,如外感病等,尽管发病于秋冬阳气降沉之时,却不可不汗;火热升浮,发作于春夏阳气升浮之际,亦不能不降,舍此别无他法可图,此时则当舍时从病,不得已从权用之。然也须因时选药,中病即止,并及时采用调护补救措施,将逆四时气机之势的危害性降至最低限度。如《续名医类案》载清·张璐治一病人,平素相火不时上升,交春,龙雷大发,火势倍增。张氏认为:此病非质重苦降之品,难折风火上腾之威。急则治其标,当以龙齿、黄连、吴茱萸合生脉散,泻火势之上逆,敛神气之欲脱。然而,沉降药物却有逆于春月气机之升,因此,"数剂少安,即令勿服,补养胃气,待交秋,天气下降,火势渐伏,可得无虞"。

另外,对同一病证在不同季节若运用某一成方治疗,在基本药治方法不变的情况下,也要注意方剂中时令药物的加减,一般春夏应稍加升浮类药物,秋冬稍加收降类药物,以顺应四时气机升降之势。如《本草纲目·序例》言:春月宜加"薄荷、荆芥之类,以顺春升之气";夏月宜加"香薷、生姜之类,以顺夏浮之气";长夏宜加"人参、白术、苍术、黄柏之类,以顺化成之气";秋月宜加"芍药、乌梅之类,以顺秋降之气";冬月宜加"黄芩、知母之类,以顺冬沉之气,所谓顺时气而养天和也。"

【原文】

天气清净光明者也,藏德不止[1],故不下[2]也。天明[3]则日月不明,邪害空窍[4],阳气[5]者闭塞,地气者冒明[6],云雾不精[7],则上应白露[8]不下。交通不表[9],万物命故不施[10],不施则名木[11]多死。恶气不[12]发,风雨不节,白露不下,则菀槁[13]不荣。贼风数至,暴雨数起,天地四时不相保,与道相失,则未央[14]绝灭。唯圣人从之,故身无奇病[15],万物不失,生气不竭。

逆春气,则少阳不生,肝气内变;逆夏气,则太阳不长,心气内洞[16];逆秋气,则太阴[17]不收,肺气焦满[18];逆冬气,则少阴[19]不藏,肾气独[20]沉。

夫四时阴阳者,万物之根本也,所以圣人春夏养阳,秋冬养阴[21],以从其根[22],故与万物沉浮于生长之门[23]。逆其根,则伐其本,坏其真[24]矣。故阴阳四时者,万物之终始也,死生之本也,逆之则灾害生,从之则苛疾[25]不起,是谓得道。道者,圣人行之,愚者佩[26]之。从阴阳则生,逆之则死;从之则治,逆之则乱。反顺为逆,是谓内格[27]。

是故圣人不治已病治未病,不治已乱治未乱,此之谓也。夫病已成而后药之,乱已成而后治之,譬犹渴而穿井,斗而铸锥[28],不亦晚乎!

【校注】

〔1〕藏德不止：藏蓄生生之德而健运不息。德，指万物得以生长发育的生命力。《太素》卷二"止"作"上"。

〔2〕不下：言万物凭借所藏之德，永不泯灭。

〔3〕天明：指天上阴霾笼罩，晦暗不清。明，通"萌"，"萌"又通"蒙"。

〔4〕空窍：即孔窍。空，通"孔"。

〔5〕阳气：指天气，与下文"地气"相对。

〔6〕冒明：遮蔽阳光。冒，蒙蔽覆盖之义。

〔7〕精：通"晴"。

〔8〕白露：即雾露。《太素》卷二作"甘露"。

〔9〕交通不表：即天地之气不相交感。表，表露。

〔10〕施（yì易）：延续。

〔11〕名木：胡澍："名，大也。名木，木之大者。"

〔12〕不：《太素》卷二无此字。森立之："案：《太素》作'恶气发'，无'不'字，恐似是。盖恶气发者，谓天地否塞之际，必有伤害百物之气发出也。〔眉〕'不发'，'丕发'之借字，即大发也。又案：不为助字词。"

〔13〕菀槁（yù gǎo遇搞）：枯萎，枯死。菀，枯萎。

〔14〕未央：不到一半。张介宾："央，中半也……故凡禀化生气数者，皆不得其半而绝灭矣。"

〔15〕奇病：胡澍："奇，当为'苛'字，形相似而误。苛，亦病也。古人自有复语耳。"

〔16〕内洞：内虚。洞，空虚。

〔17〕太阴：丹波元简《素问记闻》："按：少阳肝木，进为太阳心火。照此例，则是宜与下少阴易地，不然则义不通矣。"

〔18〕焦满：森立之："焦满，即热满之谓，肺胀喘满咳逆之证是也。"

〔19〕少阴：丹波元简："以太阳少阳例推之，此以时令而言之，乃太阴、少阴疑是互误。《灵·阴阳系日月》云：心为阳中之太阳，肺为阳中之少阴，肝为阴中之少阳，脾为阴中之至阴，肾为阴中之太阴。《春秋繁路》云：春者少阳之选也，夏者太阳之选也，秋者少阴之选也，冬者太阴之选也。"

〔20〕独：通"浊"，混浊。《太素》卷二、《甲乙经》卷一"独"作"浊"。胡澍："独与浊，古字通。"森立之："少阴不藏者，即冬不藏精之义。其弊也，遂令肾气沉而不发，浊而不清。盖肾主水，肾气不足，则水道不利，为淋沥、白浊等证，是亦沉浊之一端耳。"

〔21〕春夏……秋冬养阴：春夏顺养人之生气、长气，秋冬顺养人之收气、藏气。

〔22〕从其根：顺应万物生存之根本。

〔23〕与万物沉浮于生长之门：谓人与万物共存于生长收藏的运动变化之中。沉浮，升降起伏，引申为生长、化灭。

〔24〕真：有"身"义。《淮南子·本经训》高注："真，身也。"

〔25〕苛疾：重病。王冰："苛，重也。"

〔26〕佩：通"背"，违背。

〔27〕内格：谓人体内在生命活动与自然界阴阳变化相违逆。王冰："格，拒也，谓内性格拒于天道也。"

〔28〕锥：《太素》卷二中作"兵"，指兵器，武器。

【释义】

本段继上文论述顺四时养生的方法之后，从天人合一的角度，阐述了天地阴阳变化对气候、物候及人体的影响，强调了顺应四时养生的重要性，提出了"春夏养阳，秋冬养阴"的养生原则，突出了预防为主的"治未病"思想。

一、天地阴阳变化守序的重要性

本段首先以天地阴阳变化的正常与失常为例，阐述了天地阴阳变化对气候、物候及人体的影响，强调了天道有常及天地之气交通对于万物生长的重要性，并以此类推人之养生，当顺应天道自然，方能健康长寿。如杨上善注说："天道之气，清虚不可见，安静不可为，故得三光七耀（曜）光明者也。玄元皇帝曰：虚静者，天之明也。天设日月，列星辰，张四时，调阴阳，日以曝之，夜以息之，风以干之，雨露濡之。其生物也，莫见其所养而物长；其所杀也，莫见其所丧而物亡。此谓天道藏德不上故不下者也。圣人象之，其起福也，不见其所以而福起；其除祸也，不见其所由而祸除，则圣人藏德不上故不下也。"即天道有序，则万物生长正常；若天道失序，阴霾笼罩，晦暗不清，天地阴阳之气不相交通，则会使万物损毁，生命夭折。杨上善将之概括为八种情况："德不施布，祸及昆虫，灾延草木，其有八种：一者名木多死，谓名好草木不黄而落。二者恶气发，谓毒气疵疠流行于国。三者风雨不节，谓风不时而起，云不族而雨。四者甘露不下，谓和液无施……陈根旧枝死不荣茂。五者贼风数至，谓风从冲上来，破屋折木，先有虚者被克而死。六者暴雨数起，谓骤疾之雨，伤诸苗稼。七者天地四时不相保，谓阴阳乖缪，寒暑无节。八者失道，未央绝灭。"（《太素》卷二）唯有道之人顺应天道，"察地天之交泰，水火之既济，以从其阴阳之升降，是圣人之体藏乎天，故身无奇病，而于万物之理既无所失，此所以生气不竭也"（《类经》卷一）。

二、违逆四时之序的危害

春生、夏长、秋收、冬藏，此四时自然之令。本段承继上文，从四时应五脏的角度，再次重申了违逆四时之序的危害，认为春令属木，为少阳之气主时，肝胆应之。故逆春气，则少阳之令不能生发，肝气被郁，内变为病。夏令属火，为太阳之气主令，心与小肠应之。故逆夏气，则太阳之令不长，而心虚内洞，阳虚之病生矣。秋令属金，为少阴之气主令，肺与大肠应之。故逆秋气，则少阴之令不收，而肺热叶焦，为喘逆胀满之病。冬令属水，为太阴之气主令，肾与膀胱应之。故逆冬气，则太阴之令不藏，因肾主水，肾气不足，则水道不利，为淋沥、白浊等病症。

三、顺应四时养生的原理

《素问·宝命全形论》说："人以天地之气生，四时之法成。"说明自然界不仅用自己的物质材料构成了人，而且把自身的基本属性即"阴阳四时"传输给人，所以四时阴阳这一时间节律既是天地之气合而为人所依据的主要法则，也是人体本身所具有的最重要的规律。由于从直观现象而言，四时阴阳的消长变化直接决定着植物的生长收藏的生命循环运动，诚如王冰注说："时序运行，阴阳变化，天地合气，生育万物，故万物之根悉归于此。"因此，原文明确指出："夫四时阴阳者，万物之根本也。""故阴阳四时者，万物之终始也，死生之本也。""四时阴阳"的时间结构既然在天地自然界起决定作用，依照"天人合一"原理，它同样是人体系统中的决定因素。所以，人之养生就必须顺应四时阴阳的变化，而"与万物沉浮于生长之门"。

四、顺应四时养生的原则

原文指出："所以圣人春夏养阳，秋冬养阴，以从其根，故与万物沉浮于生长之门。"即阐明了顺时养生的基本原则。由于四时阴阳为万物之根本，万物皆生于春，长于夏，收于秋，藏于冬，人亦应之。所以，春夏当顺其生长之气，秋冬当顺其收藏之气。具体言之，春养少阳，以助生发之气；夏养太阳，以助盛长之气；秋养少阴，以助收敛之气；冬养太阴，以助闭藏之气，使人体阴阳气机升降与自然界四时保持协调一致。诚如高世栻《素问直解》所说："所以圣人春夏养阳，使少阳之气生，太阳之气长；秋冬养阴，使太阴（当作少阴）之气收，少阴（当作太阴）之气藏。"

在对顺应四时养生原理、原则认识的基础上，本段原文又从正反两方面反复强调了顺应四时养生的重要性，所谓"逆之则灾害生，从之则苛疾不起""从阴阳则生，逆之则死；从之则治，逆之则乱"。

五、治未病的预防观

养生对预防疾病的发生和发展有重要作用，《黄帝内经》对此特别重视，本篇即是这一思想较为集中的反映。原文以"渴而穿井""斗而铸锥"为比喻，说明未病先防的重要性，提出了"治未病"的重要原则。在疾病未发生之前，积极做好各种预防工作，以达到防止疾病的发生，延年益寿的目的，此是《黄帝内经》养生的重要观点之一。本篇以提出"治未病"观点作为全文的总结，亦突出了这一思想。

【知识链接】

一、"春夏养阳，秋冬养阴"的诠释与应用

"春夏养阳，秋冬养阴"本义是指依据时序调节人体精气生发、充旺、敛降、伏藏之生

理功能，以适应自然界化育万物春生、夏长、秋收、冬藏的规律。后世医家对此有多种不同的释义。一是以王冰为代表，依据阴阳互制原理，认为养即制也。春夏阳盛，故宜食寒凉以制其阳；秋冬阴盛，故宜食温热以抑其阴。因为"阳气根于阴，阴气根于阳，无阴则阳无以生，无阳则阴无以化，全阴则阳气不极，全阳则阴气不穷"。所以借药食寒热温凉之性，以制四时阴阳之胜，通过互制，达到互养，使阴阳不偏，平衡协调。二是以张介宾为代表，依据阴阳互根原理，认为阳为阴之根，养春夏之阳是为了养秋冬之阴；阴为阳之基，养秋冬之阴是为了养春夏之阳。因为"有春夏不能养阳者，每因风凉生冷，伤此阳气，以致秋冬多疟泻，此阴胜之为病也；有秋冬不能养阴者，每因纵欲过热，伤此阴气，以致春夏多患火证，此阳胜之为病也"（《类经·摄生》）。所以要顺其时令，调养阴阳，使之平衡协调，以防患于未然。三是以张志聪为代表，从人体阴阳四时内外盛衰立论，认为"春夏之时，阳盛于外而虚于内；秋冬之时，阴盛于外而虚于内。故圣人春夏养阳，秋冬养阴，以从其根而培养也"（《素问集注·卷一》），其意以内为根，春夏人的阳气内虚，且多伤于风凉生冷而病寒证，故养阳为从其根；秋冬人的阴气内虚，且多伤于热食房事而病热证，故养阴以从其根。概而言之，或春夏直接补阳，秋冬直接补阴，或春夏养阴以长阳，秋冬养阳以化阴，均可视为对《黄帝内经》经义之发挥。

"春夏养阳，秋冬养阴"的养生原则，不仅用于指导养生，后世亦常引申应用于疾病的治疗上，如李时珍《本草纲目·四时用药例》说："升降浮沉则顺之，寒热温凉则逆之。"就是说，根据四季阴阳盛衰节律，春夏属阳，宜逆之以寒凉性质的药物治疗；秋冬属阴，宜逆之以温热性质的药物治疗。又根据四季气机升降浮沉节律，即春夏宜顺其升浮生长之气，秋冬宜顺其沉降收藏之势，春夏宜用少量升浮药，秋冬宜用少量沉降药。现代应用较广的"冬病夏治，夏病冬治"的方法，即是在此原则指导下形成的。

二、"治未病"思想的文化渊源

忧患意识就是从人类生存的实际情况出发，对未知事物将会给自身带来的消极影响的一种自醒和警惕。并力求通过自身的努力，避免或减少这种消极影响的发生，消除可能产生的不良情况。一般认为，忧患意识是中国传统文化核心价值和基本精神之一[①]，其最早起源于殷周之际。作为六经之首的《周易》一书，其所思考的主题之一或其产生的本身，即是忧患的产物。如《易·系辞》所说："易之兴也，其于中古乎？作《易》者，其有忧患乎？"《周易》每一卦每一爻的卦爻辞中，都体现了一种深刻的戒惕或忧患精神。《乾》卦九三爻辞说："君子终日乾乾，夕惕若厉，无咎。"意思是说，君子不仅要从始至终保持勤勉努力，不能有丝毫懈怠，而且还要在思想上随时保持清醒和戒惕，以防范灾难的发生。有了这种忧患意识，即使灾难真的发生了，因为提前有了思想上和心理上的准备，就会在一定程度上化解灾咎，不至于酿成大祸，故该爻的占断辞曰无咎。《乾》卦的上九爻辞是"亢龙有悔"，《乾·文言》解释说："亢之为言也，知进而不知退，知存而不知亡，知得而不知丧。"由于进与退、存与亡、得与失等，在一定条件下都会发生转化的。所以只看到事物的一面而看不到另一

---

① 李中华.国学的核心价值及其基本精神[J].党政干部学刊，2012，（7）：4-9.

面，那将是十分危险的。故《易传·系辞下》提出："君子安而不忘危，存而不忘亡，治而不忘乱。"《周易》中这种对"物极必反""穷高反下""否极泰来"等对立双方可以发生转化的辩证思维，正是传统文化忧患意识的哲学基础。老子甚至把这种对立转化思想上升为"道"的高度加以体认，称"天下皆知美之为美，斯恶已；皆知善之为善，斯不善已。有无相生，难易相成，长短相形，高下相盈，音声相和，前后相随，恒也"（《老子·第二章》）。事物运动的总规律，是事物向其相反的方向发展，即所谓"反者道之动"。故《老子·第六十四章》说："其安易持，其未兆易谋；其脆易判，其微易散。为之于未有，治之于未乱。"孔子曰："人无远虑，必有近忧。"孟子用精练的语言将这种忧患意识的思想概括为："生于忧患，而死于安乐"（《孟子·告子》）。《淮南子·说山训》则言："良医者，常治无病之病，故无病；圣人者，常治无患之患，故无患。"可以说，忧患意识贯穿于中国传统文化各家之中，包括对自然、社会和对人自身的忧患。"治未病"就是人关于自身生命本体的忧患意识，是忧患意识在医学理论中的表达，亦为中医学预防思想的发端。

三、"治未病"思想的发展与应用

"治未病"在《黄帝内经》中凡三见，意义各不相同。本篇所论为乃未病先防，即通过养生，调摄尚未患病的机体，防止疾病的发生。《素问·刺热论》曰："肝热病者左颊先赤……病虽未发，见赤色者刺之，名曰治未病。"即在疾病将发出现先兆症状时，及时针刺治疗，以防止疾病的发展，反映了治其先兆、早期诊治的思想。《灵枢·逆顺》曰："伯高曰：上工，刺其未生者也；其次，刺其未盛者也；其次，刺其已衰者也。下工，刺其方袭者也，与其形之盛者也，与其病之与脉相逆者也。故曰：方其盛也，勿敢毁伤，刺其已衰，事必大昌。故曰：上工治未病，不治已病，此之谓也。"讲的是医生要根据疾病发生、发展过程中，病邪的盛衰变化，选择针刺的时机，即在疾病未生、病邪未盛或病邪自衰时，抓住时机进行治疗。《素问·阴阳应象大论》具体论述了外感病的既病防变措施，指出："故邪风之至，疾如风雨。故善治者治皮毛，其次治肌肤，其次治筋脉，其次治六腑，其次治五脏。治五脏者，半死半生也。"此后，《难经·七十七难》论述了内伤疾病的既病防病原则，指出："所谓治未病者，见肝之病，知肝当传之于脾，故先实脾气，无令得受肝之邪，故曰治未病焉。"唐代医家孙思邈又将疾病分为"未病""欲病""已病"3个层次，并在《备急千金要方》中描述到："上医医未病之病，中医医欲起之病，下医医已病之病。"阐述了"上医"为维持人体健康的养生医学，"中医"为疾病的早期干预，"下医"为针对已发疾病的治疗的观点，并将治未病者列为"圣人""上医"，突出了对"治未病"的重视。清代医家叶天士根据温病卫气营血传变的规律，还提出了"务在先安未受邪之地"的防治原则。后世提出的截断扭转等治法，亦是其"治未病"思想之余绪。概而言之，经过历代医家的发展完善，"未病"主要包括疾病未生、疾病未发、疾病未传、疾病未复4个方面，相应的临床防治原则依次为未病先防、将病防发、既病防变和瘥后防复。

WHO在《迎接21世纪的挑战》中说："21世纪的医学，不应继续以疾病为主要研究对象，而应以人类健康作为医学研究的主要方向。"医学的目的和本质功能，要从专注于发现和确诊疾病到征服和消灭疾病的疾病医学，上升为发现和发展人的自我痊愈能力和自我健康发展服务的健康医学。医生不仅要开出药物处方，更要开出如何提高生活质量的处方。75位诺贝尔奖得主的《巴黎宣言》说："好的医生应该是使人不生病，而不是把病治好的医生"；"医学不仅是关于疾病的科学，更应该是关于健康的科学"。

    "治未病"和21世纪医学目的调整的方向完全一致，它引领人类健康发展方向。"治未病"是中医保健的特色和优势，中医学蕴藏着丰富的预防思想，总结了大量的养生保健和预防疾病的方法及手段，具有鲜明的特色和显著的优势，在现代得到了广泛地应用。杨燕等[①]对中医"治未病"临床应用现状进行了较为深入的研究，利用计算机检索2013年1月1日–2017年12月31日CNKI、万方数据、中文科技期刊数据库（维普网）中运用中医"治未病"思想的临床对照观察研究文献，纳入文献203篇，涉及受试者37104例。结果发现"既病防变""瘥后防复"方面文献以常见慢性病及其并发症研究为主，包括高血压、糖尿病、脑卒中、冠心病、代谢综合征、糖尿病并发症、高脂血症、高尿酸血症、动脉硬化等。涉及各疾病系统，如呼吸系统（反复呼吸道感染、慢性支气管炎、支气管哮喘、慢性咳喘、慢性阻塞性肺疾病、变应性鼻炎等）、消化系统疾病（肠易激综合征、非酒精性脂肪肝、慢性肝炎、胃功能失调等）、骨科疾病（颈椎病、腰椎病、膝骨关节炎、腰椎间盘突出、骨质疏松症、骨折等）、妇科疾病（多囊卵巢综合征、盆腔炎性包块、习惯性流产、乳腺增生病、不孕、痛经等）及其他（肛肠病、尿潴留、复发性口腔溃疡、脑损伤、脑瘫、类风湿关节炎、慢性肾衰竭、抑郁症等）。"未病先防"方面文献主要涉及亚健康人群，包括体质偏颇、睡眠障碍、疲劳、肥胖、便秘、高血压前期、糖尿病前期、腰腿痛等和健康人群，包括孕产妇、育龄人群、围产期女性等。干预方法包括药物调治、中医特色疗法、健康管理、饮食调养、运动调养、心理调养等，以药物调治为主。效果评价标准多采用疾病疗效评价标准，其构成指标主要包括证候症征指标、生物学指标、量表测评指标、结局指标，以"证候/症状/体征"最常见（77.66%）。说明中医"治未病"临床应用广泛，但存在着针对健康人群"未病先防"研究不足、干预方法多样但缺乏循证依据、缺少准确的效果评价指标以及效果评价标准滞后，不符合其自身理论特点等问题。许亚辉等[②]研究认为表观遗传学与中医"治未病"思想在人体–环境–疾病之间的联系上不谋而合，均可为预防和治疗疾病提供支持，故从注重先天固根本、顺应自然以养生、调养性情以养神、调摄饮食存正气四方面，探讨表观遗传现象与中医"治未病"思想的有机融合方式，从而开拓中医养生和疾病治疗新途径。

①杨燕，熊婕，彭锦，等.基于文献的中医"治未病"临床应用现状及思考[J].中国中医药信息杂志，2018，25（11）：87-91.

②许亚辉，严志祎，李杰，等.浅谈表观遗传现象与中医"治未病"思想[J].中医杂志，2018，59（19）：1652-1655.

生气通天论篇第三

【导读】

中国传统文化以"究天人之际，通古今之变"为己任，"天人合一"作为中国古代的认识论、方法论及价值观，一直占据着主导地位。《黄帝内经》与中国古代哲学一脉相承，认为"人与天地相参，与日月相应也"（《灵枢·岁露论》），本篇则将其凝练为"生气通天"这一哲学与医学命题。"生气通天"的思想可以说贯穿于《黄帝内经》理论体系的各个方面，成为中医学认识人体生理、分析病因病机、指导疾病诊治和养生预防的重要理论。生气，即人体生命赖以为继的阴阳之气。本篇以人与自然同源于阴阳之气为立论基点，阐述了人与自然具有同样的节律变化，进而指出人只有顺应自然，"内外调和"，才能维持其"阴平阳秘"的正常状态；否则，就会破坏人体阴阳的有序与和谐，从而导致诸多疾病的发生。在具体论述过程中，原文将人体阳气比拟于自然界的太阳，以阐述阳气的生理和病理，强调了阳气在人体适应环境、维护生机，以及在阴阳之间互制互用协调关系中的主导作用，明确了"阴平阳秘"是健康之关键。

【原文】

黄帝曰：夫自古通天[1]者，生之本，本于阴阳。天地之间，六合[2]之内，其气九州[3]、九窍、五脏、十二节[4]，皆通乎天气。其生五，其气三[5]，数犯此[6]者，则邪气伤人，此寿命之本也。

苍天之气[7]，清净则志意治[8]，顺之则阳气固，虽有贼邪，弗能害也，此因时之序[9]。故圣人传精神[10]，服天气[11]，而通神明[12]。失之则内闭九窍，外壅肌肉，卫气[13]散解，此谓自伤，气之削也。

【校注】

〔1〕通天：指人的生命活动与自然界息息相通。

〔2〕六合：指四季。《淮南子·时则训》："六合，孟春与孟秋为合，仲春与仲秋为合，季春与季秋为合，孟夏与孟冬为合，仲夏与仲冬为合，季夏与季冬为合。"一说指空间概念，即四方上下。

〔3〕九州：我国古代的区域划分。王冰："九州，谓冀、兖、青、徐、扬、荆、豫、梁、雍也。"王逸《楚辞·九辩叙》："地有九州，以成万邦；人有九窍，以通神明。"又，俞樾："九窍二字实为衍文，九州即九窍也……是古谓窍为州，此云九州，不必更言九窍。九窍二字疑即古注之误入正文者。"宜从。

〔4〕十二节：指人体左右两侧肩、肘、腕、髋、膝、踝12个大关节。

〔5〕其生五……气三：谓阴阳二气衍生木火土金水五行，分为三阴三阳。其，指阴阳。

〔6〕此：指代人身阴阳之气与自然界相通应的规律。

〔7〕苍天之气：谓自然界阴阳之气。

〔8〕志意治：指人的精神活动正常。治，正常。

〔9〕因时之序：因循四时之气变化的顺序。

〔10〕传精神：即精神专一。俞樾注："传，读为抟，聚也。抟聚其精神，即《上古天真论》所谓精神不散也。"

〔11〕服天气：指顺应自然界阴阳之气的变化。服，从也，顺也。

〔12〕通神明：指通达阴阳变化的规律。神明，指阴阳变化的规律。

〔13〕卫气：指阳气。

【释义】

本段原文主要从生命本原于自然界阴阳之气，以及人体生命活动与自然界阴阳之气相通应等角度，提出并论证"生气通天"的命题。

一、生命本原于自然界阴阳之气

《素问·宝命全形论》说："人生于地，悬命于天，天地合气，命之曰人。"在中国古代哲学看来，气是宇宙万物的本原，也是人生命的物质基础，人和万物一样，都是天地阴阳之气合乎规律的产物，而且人体的生命活动还要依赖于天地阴阳之气相互作用产生的万物，即人类必须从自然界不断获取赖以生存的物质、能量、信息，以维持其生命。如《素问·六节藏象论》云："天食人以五气，地食人以五味。"正由于此，本篇开宗明义地指出："生之本，本于阴阳。"张介宾《类经·疾病类》也指出："凡自古之有生者，皆通天元之气以为生也。天元者，阴阳而已，故阴阳为有生之本。"

二、生命活动通应于自然界阴阳之气

由于人由天地阴阳之气交感所化生，并在长期的演化过程中，人体的生命活动形成了与自然界阴阳消长变化相似的节律，表现出与四时阴阳变化相通应的关系，自然界阴阳变化的一般规律，也就是人体生命活动的基本法则。故原文说："天地之间，六合之内，其气九州、九窍、五脏、十二节，皆通乎天气。"《灵枢·岁露论》则明确指出："人与天地相参也，与日月相应也。"这种天人同源、同道的认识，是《黄帝内经》的基本学术思想之一，贯穿于对人体生理的认识以及防治疾病等多个方面。

三、因时之序是养生防病之关键

基于上述人与自然同源、同道的认识，提出人类养生必须"因时之序"，自觉地适应自然变化，做到"传精神，服天气，而通神明"，如此，"人能法天道之清静，则志意治而不乱，阳气固而不衰，弗失天和，长有天命"（《类经·疾病类》）。反之，若违逆四时之序，就会损伤人体的正气，使阴阳之气失调，阳气不固，抵抗力减弱，即"生气"削弱，易受邪气侵袭，而发生"内闭九窍，外壅肌肉"等多种病变。章潢《图书编》中说："呼吸与天地相通，气脉与寒暑昼夜相运旋，所以谓人身小天地。"人体与自然之气的相应协调与否，决定着人的健康与疾病，所以说"生气通天"是"寿命之本"。

【知识链接】

一、生气通天的哲学原理

中国传统学问一直以"究天人之际，通古今之变"为要务，所谓"天人之际"，用现代语言表述，即人与自然的关系。天人关系是贯通中国思想学术和文化的一条主脉，渗透到中国文化的各个领域。在中华国学的重要经典或哲学体系中，无论儒家还是道家，都把"天人合一"作为重要的思维方式和思考原则。《黄帝内经》也从天人关系的角度来研究生命活动，提出了"生气通天"的命题，主要体现为人与自然的同源、同构、同道的关系。

（一）人与自然同源

天地自然界是人类生命进化之源，又为生命延续提供必要的条件。天地由气构成，《素问·阴阳应象大论》曰："清阳为天，浊阴为地。"人则由天地阴阳之气的交互作用而生成，《素问·宝命全形论》说："夫人生于地，悬命于天，天地合气，命之曰人。""人以天地之气生，四时之法成。"《灵枢·本神》也指出："天之在我者德也，地之在我者气也，德流气薄而生者也。"均说明人与天地自然同源于气。《素问·天元纪大论》对此作了更为深入的论述："太虚寥廓，肇基化元，万物资始……生生化化，品物咸章。"认为宇宙充满了具有生化能力的元气，此是宇宙的本原，一切有形之体包括人皆依赖元气的生化而生成，明确阐明了宇宙万物均由元气生成，论证了世界的物质统一性。

此外，在中国古人看来，由于气是天地万物生成的本原，天地万物之间又充斥着无形的气，这种无形之气因具有弥散性和透达性，能够渗入于各种有形物体之中，并与构成有形物体的气进行升降出入、凝聚发散等不停顿的交换活动。因而气也就成了宇宙万物之间相互联系、相互作用的中介，如本篇所说："夫自古通天者，生之本，本于阴阳。天地之间，六合之内，其气九州、九窍、五脏、十二节，皆通乎天气。"通过气的中介作用，人与天地相通，与宇宙万物息息相应。气的中介作用，使天地万物以及人与自然万物之间成为一个有机整体。《庄子·天下》言"天地一体"，《吕氏春秋·精通》提出"一体而分形"，认为自然界尽管存在着一个个各自独立的形体，但通过气的沟通相贯，相互之间却联贯成一个统一的整体。这些认识把握了有形之物和无形之气两种物质形态之间、物质的连续性和间断性之间的辩证关系，也是中医学重视整体性、联系性和协调性的哲学基础。

（二）人与自然同构

由元气→阴阳→五行演化万物的宇宙生成论，自然可以推导出宇宙万物具有元气、阴阳、五行等相同结构的认识，说明天与人不仅构成质料相同，而且结构也相近。诚如葛兆光[①]所说："在古代中国人的意识里，自然也罢，人类也罢，社会也罢，它们的来源都是相似的，它们的生成轨迹与内在结构是相似的，由于这种相似性，自然界（天地万物）、人类（四肢五脏气血骨肉）、社会（君臣百姓）的各个对称点都有一种神秘的互相关联与感应关系。"在此方面，《黄帝内经》受天人相应思想的影响，虽然亦有"天圆地方，人头圆足方以应之。天有日月，人有两目；地有九州，人有九窍；天有风雨，人有喜怒；天有雷电，人有音声；天有四时，人有四肢；天有五音，人有五脏；天有六律，人有六腑……天有十日，人有手十指"（《灵枢·邪客》）等论述，但在《黄帝内经》所论主要指人与天地自然同具有阴阳五行之结构。如《素问·金匮真言论》说："故曰：阴中有阴，阳中有阳。平旦至日中，天之阳，阳中之阳也；日中至黄昏，天之阳，阳中之阴也；合夜至鸡鸣，天之阴，阴中之阴也；鸡鸣至平旦，天之阴，阴中之阳也。故人亦应之。"说明人体具有与自然相同的阴阳时空结构。同时，该篇又提出"五脏应四时，各有收受乎"的问题，具体阐述了人与自然具有相同的五行时空结构。正如《灵枢·通天》所说："天地之间，六合之内，不离于五，人亦应之，非徒一阴一阳而已也。"因此，人与自然界万物以阴阳五行之同构为中介而通应，心"为阳中之太阳，通于夏气"；肺"为阳中之少阴（原作太阴），通于秋气"；肾"为阴中之太阴（原作少阴），通于冬气"；肝"为阴（原作阳）中之少阳，通于春气"；脾"为至阴之类，通于土气（长夏）"（《素问·六节藏象论》）。隆盛之阳为太阳，初生之阳为少阳，隆盛之阴为太阴，初生之阴为少阴，它既是五脏的阴阳属性，也是五时之气的盛衰消长，由此构成"四时五脏阴阳"的理论。

（三）人与自然同道

正由于人与自然同源于一气，具有相同的阴阳五行结构，所以，人与自然万物之间也具有相同的阴阳消长及五行生克制化规律，自然界的阴阳消长及五行运转势必对人体的生

---

① 葛兆光.众妙之门——北极与太一、道、太极［J］.中国文化，1990，（3）：46-65.

理、病理造成影响。如就季节变化而言，《素问·脉要精微论》提出"四变之动，脉与之上下"，而呈现出春弦、夏洪、秋浮、冬沉之象。就一天来说，人体的疾病往往随昼夜阴阳消长而进退。《灵枢·顺气一日分为四时》说："朝则人气始生，病气衰，故旦慧；日中人气长，长则胜邪，故安；夕则人气始衰，邪气始生，故加；夜半人气入脏，邪气独居于身，故甚也。"《素问·四气调神大论》则提出"春夏养阳，秋冬养阴"，以顺应四时变化而调养形神的原则与具体方法；《黄帝内经》并反复强调对疾病的治疗，也要考虑自然界阴阳之消长及五行之运转，以因时制宜，所谓"圣人之治病也，必知天地阴阳，四时经纪"（《素问·疏五过论》）。《素问·五常政大论》也指出："故治病者，必明天道地理，阴阳更胜，气之先后，人之寿夭，生化之期，乃可以知人之形气也。"这些均反映了人与天地自然具有同步节律的思想。《黄帝内经》对天的认识也主要侧重于四时及其运行规律，以及在四时框架内运行的各种自然和人体生命现象。

因此，本段原文所提出的"生气通天"的命题，作为中医学重要的认识论观念，与《素问·四气调神大论》"阴阳四时者，万物之终始也，死生之本也。逆之则灾害生，从之则苛疾不起，是谓得道"等原文相呼应，奠定了中医学顺时养生与诊治疾病的思想基础。后世有关中医时间养生、时间诊疗学等方法，都是在"生气通天"的认识论基础上，结合一定的时间实践经验推演而来的。

二、"其气三"的不同诠释

关于本段"其气三"之"三"的诠释，历代注家分歧较大。丹波元简曾评述说："高（世栻）云：凡人之生，各具五行，故其生五。五行之理，通贯三才，故其气三。简按：《六节藏象论》云：故其生五，其气三。三而成天，三而成地，三而成人。此其气三，成三才。则高注难从。而王（冰）、马（莳）、吴（崑）并云：天气、地气、运气。张（介宾）则云：三阴三阳。俱未允焉。《太平经》云：元气有三名：太阳、太阴、中和。出《后汉书·襄楷传》注。其气三，或此之谓与？杨上善《太素》注云：太素分为万物，以为造化。故在天为阳，在人为和，在地为阴。出弘决《外典钞》。《三十一难》杨玄操注云：天有三元之气，所以生成万物。人法天地，所以亦有三元之气，以养身形。《六十六难》虞庶注云：在天则三元五运，相因而成。在人则三焦五脏，相因而成也。《素问》曰：其气三，其生五。此之谓也。"《汉书·律历志》说："太极元气，函三为一。"以太极为元气，天、地、人皆函其中。故张琦云："其气三，天气、地气、人气也。《六微旨论》：天枢以上，天气主之；天枢以下，地气主之；气交之分，人气从之。"森立之引《老子》四十二章"道生一，一生二，二生三，三生万物。万物负阴而抱阳，冲气以为和"解释说："盖一者造化大气也，二者天地也，三者天气、地气、中和气也。"那么以天为阳，地为阴，则天气、地气、人气，也可转称为阳气、阴气与中和之气。

【原文】

阳气者，若天与[1]日，失其所[2]则折寿而不彰[3]，故天运[4]当以日光明。是故阳因而上，卫外者也。因于寒，欲如运枢[5]，起居如惊[6]，神气乃浮[7]。因于暑，汗，烦则喘喝[8]，静则多言[9]，体若燔炭，汗出而散[10]。因于湿，首如裹，湿热不攘[11]，大筋緛短，小筋弛长[12]，緛短为拘，弛长为痿。因于气[13]，为肿，四维相代[14]，阳气乃竭。

阳气者，烦劳则张[15]，精绝，辟积[16]于夏，使人煎厥[17]。目盲不可以视，耳闭不可以听，溃溃乎若坏都，汩汩乎不可止[18]。阳气者，大怒则形气绝[19]，而血菀[20]于上，使人薄厥[21]。有伤于筋，纵，其若不容[22]。汗出偏沮[23]，使人偏枯[24]。汗出见湿，乃生痤疿[25]。高梁之变，足生大丁[26]，受如持虚[27]。劳汗当风，寒薄为皶[28]，郁乃痤。

阳气者，精则养神，柔则养筋[29]。开阖不得[30]，寒气从之，乃生大偻[31]。陷脉为瘘[32]，留连肉腠，俞气化薄[33]，传为善畏，及为惊骇[34]。营气不从，逆于肉理，乃生痈肿[35]。魄汗[36]未尽，形弱而气烁，穴俞以闭，发为风疟。

故风者，百病之始也，清静则肉腠闭拒，虽有大风苛毒[37]，弗之能害，此因时之序也。故病久则传化，上下不并[38]，良医弗为。故阳畜[39]积病死，而阳气当隔，隔者当泻，不亟正治，粗[40]乃败之。

故阳气者，一日而主外，平旦人气[41]生，日中而阳气隆，日西而阳气已虚，气门[42]乃闭。是故暮而收拒，无扰筋骨，无见雾露，反此三时[43]，形乃困薄[44]。

【校注】

〔1〕与：有。森立之：“与，犹有也，言天中有日也。”

〔2〕失其所：指阳气运行失常，失去其应居之处所。所，《太素》卷三作“行”。可参。

〔3〕折寿而不彰：指人的寿命夭折而不彰著于世。

〔4〕天运：指天体的运行。

〔5〕运枢：转动的门轴。此言阳气卫外而司肌表腠理的开阖，如户枢之运转。

〔6〕起居如惊：指生活作息没有正常的规律。起居，泛指生活作息。惊，卒暴之意。

〔7〕神气乃浮：谓阳气开合失常而浮散损伤。神气，即阳气。吴崑将“欲如运枢，起居如惊，神气乃浮”三句移至“阳因而上，卫外者也”句下，并将“体若燔炭，汗出而散”二句移至“因于寒”句后。如此，则文通理顺，可参。

〔8〕烦则喘喝：指暑热内盛导致烦躁，喘息急促有声。

〔9〕静则多言：指暑热伤及心神导致的神识昏蒙，谵语多言。

〔10〕体若燔炭……而散：指身体发热如燃烧之炭火，如有汗出则热可随汗而外散。

〔11〕攘（rǎng壤）：消除，去除。

〔12〕大筋緛（ruǎn软）短，小筋弛长：此为互文，即大筋、小筋或收缩变短，或弛缓变长。緛，收缩；弛，同“弛”，松弛，弛缓。

〔13〕气：指风气。高世栻：“气，犹风也。《阴阳应象》云：‘阳之气以天地之疾风名之。’故不言风而言气。”

〔14〕四维相代：指风、寒、暑、湿四种邪气更替伤人。维，即维系。代，更替。

〔15〕烦劳则张：烦劳，同义复词，即过劳。张，亢盛。

〔16〕辟积：重复之意。辟，通"襞（bì避）"，衣服上的褶子。

〔17〕煎厥：古病名。指阳气亢盛，煎熬阴精，阴虚阳亢，又逢夏季之盛阳，亢阳无制而导致昏厥的病证。

〔18〕溃溃乎……汩汩（gǔ古）乎不可止：此以洪水决堤来形容煎厥病来势凶猛，发展迅速。溃溃，形容河堤决口的样子。都，水泽所聚，此指河堤。汩汩，水势急流的样子。

〔19〕形气绝：马莳："形气经络，阻绝不通。"

〔20〕菀（yù玉）：通"郁"。郁结。

〔21〕薄厥：古病名。指因大怒气血上冲，脏腑经脉之气阻绝不通而导致的昏厥病证。薄，通"暴"，突然。

〔22〕其若不容：指肢体不能随意运动。若，乃。容，通"用"。

〔23〕汗出偏沮（jǔ举）：谓汗出受阻而半侧身体无汗的现象。沮，阻止。

〔24〕偏枯：半身不遂，即偏瘫。

〔25〕痤痱（cuòfèi错费）：痤，疖子。痱，即汗疹，俗名痱子。

〔26〕高梁……足生大丁：指过食肥甘厚味，会使人发生疔疮类病变。高，通"膏"，指肥腻之物。梁，通"粱"，指精细的食物。变，灾变、害处。足，能够。丁，通"疔"，泛指疮疡。

〔27〕受如持虚：形容得病容易，犹如拿着空虚之器受物一样。

〔28〕皶（zhā渣）：即粉刺。

〔29〕精则养神……养筋：谓安静则阳气功能正常，能够温养人之神与筋。与上文"烦劳""大怒"等躁扰而阳气失常相对。"精"，通"靖"，静也。《尔雅·释诂》："柔，安也。"《方言》卷十："安，静也。"精、柔二字为变文，均有安静之意。

〔30〕开阖（hé和）不得：谓腠理汗孔开合失常。

〔31〕大偻（lǔ吕）：指形态伛偻，腰背和下肢弯曲而不能直立。偻，背曲也。

〔32〕瘘（lòu漏）：疮疡溃破日久不愈，漏下脓水的瘘管。

〔33〕俞气化薄：谓邪气从腧穴传入而内迫五脏。俞，通"腧"，腧穴。薄，通"迫"，逼迫。化，传化，传入。

〔34〕传为善畏……惊骇：指邪气内迫五脏，而见易恐、惊骇的病证。吴崑："乃阳气被伤，不能养神之验。"

〔35〕营气不从……乃生痈肿：楼英《医学纲目》说："此十二字，应移在'寒气从之'句后。夫阳气因失卫，而寒气从之为偻，然后营气逆而为痈肿。痈肿失治，然后陷脉为瘘，而留连肉腠焉。"

〔36〕魄汗：魄，通"白"。白汗，即自汗。丹波元简："魄、白，古通……《战国策》鲍彪注：'白汗，不缘暑而汗也。'"

〔37〕大风苛毒：泛指致病作用剧烈的外来邪气。苛，强，厉害。

〔38〕上下不并：谓人体阴阳之气壅塞阻隔而不能互相交通。并，王冰："气交通也。"

〔39〕畜：同"蓄"，蓄积，积聚。

〔40〕粗：指粗工，即医疗水平较差的医生。

〔41〕人气：此指阳气。

〔42〕气门：指汗孔。王冰："气门，谓玄府也。所以发泄经脉营卫之气，故谓之气门也。"

〔43〕三时：指上文所言之平旦、日中、日西。

〔44〕困薄：困乏虚损之意。

【释义】

本段首先以取象比类的方法，借用自然界太阳的形象说明了阳气在人体的重要性，继则从生理、病理、治疗、养生等方面对阳气的重要性作了论述。

一、阳气的重要性

本文将人体的阳气比作自然界的太阳，认为自然万物的运转不息，是靠太阳的光明，人的生命活动，是赖阳气的温养。若阳气虚损或失去正常的运行规律，就会使人抵抗力下降，外感内伤诸邪侵犯人体，发生诸多疾病，甚至使人夭折。如王冰注说："谕人之有阳，若天之有日，天失其所则日不明，人失其所则阳不固，日不明则天境暝昧，阳不固则人寿夭折。"因此，保持阳气的充沛及正常运行，在防病保健中有重要作用。上述认识，为后世重视阳气的学派提供了理论依据。如张介宾《类经·疾病类》云："然则天之阳气，惟日为本，天无此日，则昼夜无分，四时失序，万物不彰矣。其在于人，则自表自里，自上自下，亦惟此阳气而已。人而无阳，犹天之无日，欲保天年，其可得乎!《内经》一百六十二篇，天人大义，此其最要者也，不可不详察之。"

二、阳气的生理

本篇以太阳为认识人体阳气的天然模型，来推论人体阳气的生理功能及运行规律。

（一）阳气的生理功能

阳气的生理功能，可概括为两个方面：一是气化温养功能。自然界的太阳能蒸腾气化水液，温暖大地，促进万物的生长。人体的阳气则能温养全身，推动脏腑经络的功能活动，化生和温运精、气、血、津液，维持机体的正常功能活动。人之神得阳气之温养，才能保持正常的意识思维活动；筋得阳气温养，才能弛张自如，使肢体运动灵活。二是卫外御邪功能。阳气具有固护肌表，司腠理开合，抗御外邪侵袭的重要作用。故阳气充盛，则腠理固密，虽有邪气侵袭，亦不易发病。反之，若阳气虚弱，卫外御邪功能低下，则易致六淫病邪等侵袭而发病。故原文指出："阳因而上，卫外者也。"王冰认为"此所以明阳气运行之部分，辅卫人身之正用也"。

（二）阳气的昼夜节律

关于阳气的昼夜消长规律，本文从"生气通天"的观点出发，认为人身阳气有与自然界太阳升降变化相似的规律，在一昼夜中，平旦阳气生发，日中阳气隆盛，日西阳气虚衰，夜间阳气潜藏内敛。张介宾注云："一日而主外，昼则阳气在外也。平旦人气生，以日初升也。日中阳气隆，以日当午也。日西阳气虚，以日渐降也。人气应之，故昼则卫气行于阳分二十五度，至日暮则阳气之门闭，而行于阴分二十五度矣。"这种人身阳气与自然界阴阳消长同步的认识，对指导养生防病亦有重要意义。

三、阳气的病理

由于阳气在人体有着温煦、气化、推动、防御等诸多功能，所以阳气受损，功能失常，则百病丛生，原文从病理角度进一步说明了阳气在人体的重要性。

（一）阳失卫外

阳气卫外作用失常，则时令外邪乘虚侵入。由于四时感邪不同，可发生不同的病证。寒邪外束，阳气被郁，邪正交争于肌表，症见发热体若燔炭，并伴恶寒、无汗、脉浮紧等。此邪气在表，若有汗出，则热随汗泄。暑为阳邪，其性炎热，暑邪外袭，逼津外泄，扰动心肺，故汗多心烦，甚则喘喝有声；暑热内扰神明，神识昏乱，则见神昏，多言。湿为阴邪，其性重浊，易困遏清阳，阻滞气机。感受湿邪，使清阳之气受阻，不能上达头面，则见头重而胀，甚至昏蒙，如以物包裹之状。湿邪中人，郁而化热，湿热交并，阻滞筋脉，气血不能通达濡润，致使筋失所养，或为短缩而拘急，或为松弛而痿缓不用，从而表现为肢体运动障碍之类疾病。风邪外袭，肺肾功能失调，行水、主水功能失司，出现头面甚或全身水肿。

（二）阳亢阴竭

本文指出煎厥由于过度劳累，阳气亢盛，张而不弛，煎灼阴液而阴亏，加之夏季复感暑热，耗伤阴精，则阴愈虚而阳愈亢，亢阳无制，气逆而突发昏厥，同时伴有耳鸣耳聋、目盲等症。此病类似于后世之暑厥。如张介宾《景岳全书·厥逆》言："煎厥者，即热厥之类，其因烦劳而病积于夏，亦今云暑风之属也。"叶天士《临证指南医案·痉厥》对其病机及治疗曾有论述："夫劳动阳气弛张，以阴精不可留恋其阳，虽有若无，故曰绝。积之既久，逢夏季阳正开泄，五志火动风生，若煎熬者然，斯为晕厥耳。治法以清心益肾，使肝胆相火、内风不为暴起，然必薄味静养为稳。连翘心、玄参心、竹叶心、知母、细生地、白芍。"

（三）阳气逆乱

《素问·举痛论》说："怒则气上。"大怒则阳气上逆，血随气涌，临床可见面红耳赤，脉络怒张，神情激奋；若气血逆乱加重，可出现突然昏厥。由于肝主筋，气血上逆郁积于上，筋脉失于濡养，导致筋脉弛纵，肌肉枯萎，四肢不能随意运动，甚则半身不遂之症。此病类似于后世的中风。如张锡纯《医学衷中参西录·内外中风方》说："内中风之证，曾见于《内经》。而《内经》初不名为内中风，亦不名为脑充血，而实名之为煎厥、大厥、薄厥。"并创制镇肝熄风汤等方剂育阴平肝，镇静息风以治之。

（四）阳气偏阻

《素问·阴阳别论》言："阳加于阴谓之汗。"认为人身汗出，有赖于阳气之蒸化。若"汗出偏沮"，见于躯体一侧，说明阳气运行不畅，不能温养全身，则可能导致气虚血瘀之偏瘫。验之临床，某些患者早期出现半身麻木、不温、汗出等，可能是中风的先兆症状；或偏瘫后出现两侧肢体汗出不同。

（五）阳热蓄积

膏粱厚味，易助湿生痰生热，生热则使人体阳热蓄积；痰湿又易阻遏阳气，郁积化热。《灵枢·痈疽》说："热盛则肉腐，肉腐则为脓。"从而发为疔疮。或因多食肥甘厚味食物，"肥者令人内热，甘者令人中满，故其气上溢，转为消渴"（《素问·奇病论》），由消渴而引发疔疮。元代罗天益《卫生宝鉴》已有"消渴病人，足膝发恶疮，至死不救"的记载。

（六）阳气郁遏

劳作时阳气动而疏泄，汗孔开张，易汗出。若骤遇湿气、冷风之类，则阳气猝然凝滞，汗孔闭合，汗泄不畅，结于肌腠，而导致疖、汗疹、粉刺之类皮肤病。如王冰注说："阳气发泄，寒水制之，热怫内余，郁于皮里，甚为痤疖，微作痱疮。"

（七）阳虚邪恋

若阳气开合失司，外邪入侵，久留不去，损伤阳气，则易致阳虚邪恋的诸种病症。如阳虚寒邪入侵，筋失温养而拘急，则可致背曲不能直立的大偻病。寒邪凝滞，使营卫失调，凝阻于肌肉之间，则可发为痈肿；若寒邪深陷经脉，气血凝滞，久则经脉败漏，积久发为溃疡，形成瘘管；寒邪留连肉腠，由腧穴内传五脏，脏病神失所主，则可见种种情志症状。若阳气素虚，卫表不固，汗出不止，风寒乘虚而入，正虚邪陷，不能外达，则可发为风疟之病。

四、阳气病变的预后及治疗

阳气失常的各种疾病，若治不及时，或治不得法，则可进一步发生传变，令阳气蓄积不行，上下不相交通，阴阳阻隔不通，则预后不佳。对此，"隔者当泻"，须急用通泻之法，消散邪气，使人体上下通利，阳气恢复正常，如《伤寒论》中邪热入里，结于中焦，气机怫郁，阻遏阳气流通，出现热深厥深，甚至神昏谵语，即属此类，治当通里攻下，以交通阴阳，则阳回厥除，可望向愈。阳气病变的另一种发展趋势为"四维相代，阳气乃竭"，即阳气衰竭，预后不良。对此，本篇未言其治疗，根据《素问·至真要大论》"劳者温之""损者温之"的精神，可用温补法以恢复阳气。

五、阳气的护养

本文指出养生要按照自然界阴阳消长变化，调节起居活动，以保持阳气的充沛及正常的消长节律，所谓"是故暮而收拒，无扰筋骨，无见雾露"，即强调在傍晚阳气收敛，腠理闭拒之际，要减少活动，以避免因过度活动影响阳气闭藏而出现失调与虚弱。若违背了阳气的日节律变化，使人体阳气昼夜节律紊乱，功能失常，就会发生疾病，所谓"反此三时，形乃困薄"。说明顺应自然阴阳消长变化是养生防病的一个重要方面。

现代研究认为，人体休眠时间同DNA复制和修复时间相重叠，睡眠期间各种生理功能下降到最低状态，这种状态应该同细胞内DNA转录下降相关。良好的睡眠节律，尤其在DNA复制和修复的时间窗内进行休息则可以促使细胞对DNA进行充分抗损伤修复，减少基因突变发生率。在这一时间窗口内进行强烈的生理活动将使得细胞丧失DNA复制和抗损伤修复的最佳时间窗口而导致突变积累，进而导致相应蛋白质功能下降甚至丧失，细胞特定功能下降甚至丧失，人体也可能进入病态。2021年的研究表明，夜间工作会使人更容易出现DNA损伤，降低对DNA损伤的修复效率。这种现象的产生可能同DNA时间节律特征和错失DNA修复时间窗口密切相关[①]。

【知识链接】

一、相关理论的临床应用

本段原文对阳气生理、病理的论述，为临床相关病证的治疗，提供了理论依据与诊治思路，因而在临床上得到了较为广泛的应用，特举几例加以说明。

（一）重阳思想及其应用

本段重视阳气的思想，不仅对后世温阳学派的创立影响甚大，现代所谓火神派的形成，也可溯源于此。张介宾在《类经附翼·大宝论》中对此有十分精辟的论述，特摘录如下。

"为人不可不知医，以命为重也。而命之所系，惟阴与阳，不识阴阳，焉知医理？此阴阳之不可不论也。夫阴阳之体，曰乾与坤；阴阳之用，曰水与火；阴阳之化，曰形与气。以生杀言，则阳主生，阴主杀；以寒热言，则热为阳，寒为阴。若其生化之机，则阳先阴后，阳施阴受。先天因气以化形，阳生阴也；后天因形以化气，阴生阳也。形即精也，精即水也；神即气也，气即火也。阴阳二气，最不宜偏，不偏则气和而生物，偏则气乖而杀物。经曰：阴平阳秘，精神乃治；阴阳离决，精气乃绝。此先王悯生民之夭厄，因创明医道，以垂惠万世者，在教人以察阴阳、保生气而已也。故《内经》于阴阳之理，惟恐人之不明，而切切谆谆，言之再四。奈何后学，犹未能明……何谓其一？一即阳也，阳之为义大矣。夫阴以阳为主，所关于造化之原，而为性命之本者，惟斯而已。何以见之，姑举其最要者，有三义焉：一曰形气之辨，二曰寒热之辨，三曰水火之辨。夫形气者，阳化气，阴成形，是形本属阴，而凡通体之温者，阳气也；一生之活者，阳气也；五官五脏之神明不测者，阳气也。及其既死，则身冷如冰，灵觉尽灭，形固存而气则去，此以阳脱在前，而阴留在后，是形气阴阳之辨也，非阴多于阳乎？二曰寒热者，热为阳，寒为阴；春夏之暖为阳，秋冬之冷为阴。当长夏之暑，万国如炉，其时也，凡草木昆虫，咸苦煎炙；然愈热则愈繁，不热则不盛。及乎一夕风霜，即殭枯遍野，是热能生物，而过热者惟病；寒无生意，而过寒则伐尽。然则热无伤而寒可畏，此寒热阴阳之辨也，非寒强于热乎？三曰水火者，水为阴，火为阳也。造化之权，全在水火，而水火之象

①严冬，鲁海峰，方辉，等.关于DNA的时间生物学特征的猜想[J].空军军医大学学报，2022，43（1）：123-126.

有四，则日为太阳，火为少阳，水为太阴，月为少阴，此四象之真形，而人所未达也……《内经》曰：凡阴阳之要，阳密乃固。此言阴之所恃者，惟阳为主也。又曰：阳气者，若天与日，失其所则折寿而不彰，故天运当以日光明。此言天之运，人之命，元元根本，总在太阳无两也……由此言之，可见天之大宝，只此一丸红日；人之大宝，只此一息真阳。"

重阳思想对不同学派医家的临床实践亦有重要影响，如王九峰论郁损心阳，寒凝中脘的治疗，即引用"阳气者，若天与日……故天运当以日光明"一段原文，认为"膻中之阳，犹天之日，云雾不清，太虚蒙蔽，生阳不布，膻中阳暝，犹云雾之蔽日也。胸次痞塞不开，似胀非胀，不饥不食，病名虚痞。法当益火之源，以消阴翳。人参、冬术、归身、炙草、附子、油桂、炮姜"（《王九峰医案·积聚》）。

颜德馨诊治一女患者，51岁，工人，1982年以来常感胸闷、胸痛，直迫咽喉，甚至昏厥，1985年明确诊断为肥厚型心肌病，经中西药物治疗，均无显效而来求治。初诊见形体丰腴，面色苍白，始而心悸，胸膈痞闷不舒，继之心痛阵作，自觉阴冷之气上冲，神萎乏力，夜分少寐，脉沉细，舌紫苔白。此为痰瘀交困，心阳失斡旋之职，气血流行受阻，脉络不通，遂成心痹之疾，用麻黄附子细辛汤加味以补心肾之阳，拯衰救逆。炙麻黄6g，附片6g，细辛4.5g，赤白芍各9g，牛山楂9g，失笑散9g（包），延胡索9g，煅龙牡各30g（先煎），桂枝4.5g，炙甘草4.5g，九香虫2.4g。服药1个月来所患已有转机，胸闷胸痛减轻，脉沉亦起，但舌体偶有强直，苔白腻。温阳解凝初见疗效，仍用前方炙麻黄改为9g，加麦冬9g、菖蒲9g。服药2个月，病势已呈苟安之局，能主持家务，面色亦转红润，头晕、心悸、胸闷、胸痛均减，遇劳后感胸痞，前方去麻黄加苍白术、黄芪继服之，随访半年，病情稳定（《颜德馨临床经验辑要》）。颜氏对心血管疾病的治疗十分重视阳气的作用，强调温运阳气是治疗心血管疾病的重要法则。案中桂枝用药贯穿始终，因桂枝是通行阳气的核心药物，《伤寒论》载方113首，其中选用桂枝以通行阳气者即达43首，足见仲景对桂枝通行阳气的重视。案中麻黄用量独重，始用6g后加至9g，与附子并施，内外衔调，振奋已衰之肾阳，得效后则去之。阳气充足而通达则阴血得到化生、温煦、推动，终臻"阴平阳秘，精神乃治"。

（二）体若燔炭，汗出而散

朱丹溪《格致余论》指出："论因于寒，欲如运枢。以下三句与上文意不相属，皆衍文也。体若燔炭，汗出而散两句，当移在此。夫寒邪初客于肌表，邪郁而为热，有似燔炭，得汗则解，此仲景麻黄汤之类是也。"风寒郁闭卫阳，可见高热恶寒之象，对此治以辛温发汗，则邪随汗解，卫气一通，往往发热自退。

刘渡舟治一患者，"隆冬季节，因工作需要出差外行，途中不慎感受风寒邪气，当晚即发高热，体温达39.8℃，恶寒甚重，虽覆两床棉被仍洒淅恶寒，发抖，周身关节无一不痛，无汗，皮肤滚烫而咳嗽不止。视其舌苔薄白，切其脉浮紧有力，此乃太阳伤寒表实之证……治宜辛温发汗，解表散寒，方用麻黄汤。麻黄9g，桂枝6g，杏仁12g，炙甘草3g，一剂。服药后，温覆衣被，须臾，通身汗出而解"（《刘渡舟验案精选》）。

（三）汗出偏沮，使人偏枯

汗出偏沮，多因气血亏虚，营卫不调，无以周流全身所致。若失于治疗，长期半身汗出，津液外泄,气血亏损,气滞不行,络脉闭阻,则可发展为偏枯之病。黄柄山报道治疗一汗出偏沮患者,神经系统及各项检查均未见异常,患者饮水遇热后,自头面身躯正中线为界左侧无汗,右侧汗出较多,症见头晕乏力,少气懒言,肢体困倦,腰酸腿软,患侧肢体发凉,舌胖大有齿痕,质晦暗,苔白润,脉沉滑。辨证为气虚血瘀,治以益气活血化瘀,方用补阳还五汤加味。黄芪50g,赤芍、白芍、川芎、当归、地龙、泽泻各15g,鸡血藤30g,云茯苓、牛膝各25g,陈皮、红花、甘草各10g。服8剂后头晕乏力好转,仍半侧无汗,继守原法。黄芪50g,茯苓、鸡血藤各30g,牛膝25g,川断、桑寄生、党参各20g,桂枝10g,水煎服。后守此方出入调理而愈(《内经临证发微·病证篇》)。从后世临床报道来看,汗出偏沮的病机除《黄帝内经》所述外,还可由于寒邪阻遏、营卫不和、脾肾阳虚等导致,临床当辨证治之。

(四)阳气蓄积,隔者当泻

本段提出阳气蓄积的病证,乃阳亢而无阴,治疗须"隔者当泻",以泻下法祛除邪热,使人体气机调畅,阳气恢复正常。《伤寒论》对此有所发挥,其治疗阳明腑实证,大便秘结,甚则神昏谵语的危重病变,急用大承气汤清热攻下;在少阴病篇中,对于少阴热化证,亦提出急下存阴之法,均为泻其阳热,保护阴精,使阳气功能恢复正常的治法。曹颖甫治一患者热厥误汗,现症见满口烂赤,昼日明了,暮则壮热,彻夜不得眠,脉沉滑有力。方用大承气汤,日一剂,五日而热退。曹颖甫并指出:"《内经》云:'阳气当隔,隔者当泻,不亟正治,粗乃败之',此之谓也"(《经方实验录》上卷)。

(五)劳汗当风,寒薄为皶,郁乃痤

本篇认为,皶、痤、痱的产生,是由于劳作后汗出,玄府开而不阖,又遇风、寒、湿等邪气外束,郁滞于肌肤,轻者形成痱,若外邪郁滞于肌肤使脂液凝聚而形成皶,重者郁而化热,病及血分时便会形成痤疮。正如王冰注言:"时月寒凉,形劳汗发,凄风外薄,肤腠居寒,脂液遂凝,蓄于玄府,依空渗涸,皶刺长于皮中,形如米,或如针,久者上黑,长一分余,色白黄而瘦于玄府中,俗曰粉刺,解表已……痤谓色赤膹愤,内蕴血脓,形小而大如酸枣,或如按(碗)豆。此皆阳气内郁所为,待软而攻之,大甚炳出之。"治疗当根据其病机演变,分别采用疏风宣肺、散寒祛湿、清解郁热、凉血活血等方法。

王洪图报道治疗一女性患者,31岁,面部生痤疮多年,久治未愈,疼痒不舒。就诊时戴一大口罩,以防风寒及面容不雅。观之,以鼻为中心,涉及两颧、上下口唇四周,遍生红赤痤疮,小者如绿豆,大者如豌豆,有渗出液。曾到某医院诊治,给以白色软膏外涂,瘙痒略有缓解,但病势不退。心烦,面赤,带下量多而黏,大便调。舌红苔薄黄腻,脉濡略数。病由外邪侵袭,卫气内郁化热所致,治以疏风清热凉血。

荆芥6g,香白芷5g,炒栀子10g,防风5g,薄荷4g,川芎10g,黄芩15g,赤芍药12g,粉丹皮12g,荷叶8g,炒苍术10g,车前子10g,生甘草6g。五剂,水煎服,每日一剂,忌食辛辣油腻及酸味饮食。

二诊:痤疮明显减轻,来诊时未戴口罩,痛痒亦减。仍带下多,脉舌同前。

上方加浙贝10g、当归10g、苦参10g,七剂,服法及忌口如前。

服后痤疮消失,带下正常,别无不适而愈。

按 皴与痤均属卫气被风寒外束,内郁于皮肤而成。既由外邪束表而来,治疗亦应疏散风寒之邪;卫气被郁而热,故治疗之法重在清热;郁热阻滞营气不行,而生皴、痤之红肿或痛,故应凉血活血;病由汗出被郁而发,有湿气在表,因而亦当祛湿。本例用药,荆、防、芷散其风寒,栀、芩、薄等清其郁结之热;丹皮、赤芍凉血;苍术、车前子祛湿。复诊加入药味,正是《金匮要略》治妇人小便难之当归贝母苦参丸成分,以其"小便难"及本例之带下多的病机一致,均属血虚而有湿热,故选用之获效(《黄帝医术临证切要》)。

二、"因于湿,首如裹"新诠

对于"因于湿,首如裹",古今医家大多解释为感受湿邪,导致头重如裹。王若铨[①]认为,这里的湿应与寒、暑一样,针对外邪而言。湿气伤人,多从人体的下部侵入,《素问·太阴阳明论》所谓"伤于湿者,下先受之",《灵枢·小针解》所谓"清湿地气之中人也,必从足始"是也。本篇所论正是指感受了清冷潮湿之气而言,所以它表现的证候是"湿流关节"之类的病变,从经文所指出的"湿热不攘,大筋绠短,小筋弛长,绠短为拘,弛长为痿"的病候与病机上就可以看出,这是指著痹失治,久而湿郁化热所表现的一些证候。另外,根据《甲乙经》卷三曲泉穴部位"在膝内辅骨下,大筋上小筋下,陷者中"的记载,可以知道大筋、小筋是在膝关节部位,相当于现代解剖学的半膜肌、半腱肌。因此,"因于湿"的发病不仅在下肢,而且还可据以确定它的病候主要是在膝关节。

既然"因于湿,首如裹"所论述的是著痹之类,病位主要是在下肢,那么它的症状当然就不会有头部沉重了。"首"还有"始""初"的意思。"首如裹",即始病之初,受邪关节有如被物裹束般的拘紧重着、酸楚而不灵便的感觉。"首如裹"与"湿热不攘",是著痹类病程中的新、久两个阶段。

三、"大筋绠短,小筋弛长"新诠

王玉兴等[②]结合现代疾病,从病因病机、临床表现、辨治方药及其机制角度对"大筋绠短,小筋弛长"与运动神经元病(MND)的相关性进行探究,发现"大筋绠短,小筋弛长"或为MND最早的文献记载。MND是一种累及大脑皮质、脑干和脊髓运动神经元的神经系统变性疾病,常见表现于脊柱和四肢。MND与"大筋绠短,小筋弛长"致病因素均与职业、潮湿环境关系密切,湿邪外感为重要病因。神经学检查显示上运动神经元损伤体征为肌张力增高、腱反射亢进和Babinski征(+)等,呈痉挛性,无肌肉萎缩,不涉及感觉系统病变,损伤涉及范围较大,以整个肢体为主。经比较,大筋绠短与上运动神经元病损表现相似,大筋病变以整个肢体为主。下运动神经元损伤体征为肌张力降低、腱反射减弱甚或消失、肌肉萎缩及肌束震颤等,呈迟缓性,肌电图有改变,损伤范围较小,以肌群为主。可见,小筋弛长与下运动神经元病损表现相似,小筋病变以肌群为主。从治疗上言,初起均以清热

①王念红,王兵.王若铨黄帝内经讲稿[M].北京:科学出版社,2021:40.
②宋英,于宗良,王昭琦,等."大筋绠短,小筋弛长"与运动神经元病相关性初探[J].中医药信息,2019,36(4):106-108.

祛湿立法,可用二妙散加味;后期以补益肝肾,健脾益气为主,多选人参、白术、黄芪、茯苓等。治疗"大筋緛短,小筋弛长"的常用药物对MND的发生机制存在纠正效应。

四、太阳运动与生命节律同步感应

太阳是人类最早认识的最明亮的天体,也是对人的想象影响最大的天体。太阳的朝出夕落是人类祖先借以建立空间和时间意识的天然尺度,也是引发阴与阳、光明与黑暗、生命与死亡等各种对立的哲学价值观念的原始基型(图3-1)。因此,一方面在古代普遍存在着太阳崇拜的原始宗教现象,如《礼记·郊特牲》云:"郊之祭也,迎长日之至也,大报天而主日。"郑玄注:"天之神,日为尊。"孔颖达疏:"天之诸神,莫大于日。祭诸神之时,日居群神之首,故云日为尊也。"可见中国上古同样也存在着太阳神崇拜。

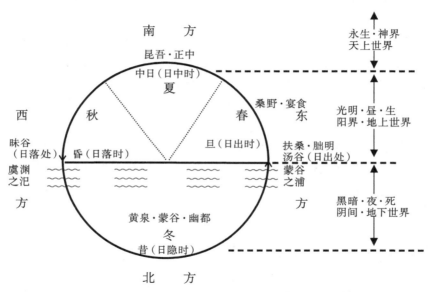

图 3-1　日行时空坐标图(引自叶舒宪《原型与跨文化阐释》)

另一方面,太阳也成为人类认识事物的天然模型,自然万物不仅依赖太阳而生长,而且太阳的周日视运行和周年视运行的规律性使得昼夜变化、万物生长和寒暑变易都体现出有规律、有秩序的递变。如《春秋繁露·阳尊阴卑》说:"故阳气出于东北,入于西北,发于孟春,毕于孟冬,而物莫不应是。阳始出,物亦始出;阳方盛,物亦方盛;阳初衰,物亦初衰。物随阳而出入,数随阳而终始。"从地球上直观太阳的运动,孟春日出偏于东北,季冬日落偏于西北,故有"阳气出于东北,入于西北"之说。一年之间,春夏秋冬,生长收藏,宇宙万物都以太阳阳气的盛衰为转移;根据异级同构的原理,一日类似于一年,也有类似的太阳出入盛衰变化。由于"人以天地之气生,四时之法成"(《素问·宝命全形论》),因此,人体生命活动也呈现出与之相应的年节律与昼夜节律,具体可分为:①一年四时节律。《素问·四气调神大论》阐述了春、夏、秋、冬四时气候变化、物候特征分别与肝、心、肺、肾相对应的四时四脏论,提出了"春夏养阳,秋冬养阴"的养生原则,说明了四时养生的具体方法。《素问·水热穴论》论述四季针刺取穴也采用了四时四脏论,原文指出:"春者木始治,肝气始生,肝气急,其风疾,经脉常深,其气少,不能深入,故取络脉分肉间。""夏者火始治,心气始长,脉瘦气弱,阳气留溢,热熏分腠,内至于经,故取盛经分腠,绝肤而病去者,邪居浅也。""秋者金始治,肺将收杀,金将胜火,阳气在合,阴气初胜,湿气及体,阴气未盛,未能深入,故取俞以泻阴邪,取合以虚阳邪。阳气始衰,故取于合。""冬者水始治,肾方闭,阳气衰少,阴气坚盛,巨阳伏沉,阳脉乃去,故取井以下阴逆,取荥以实阳气。"这里虽然使用了五行中木、火、金、水四个名词,但仍然是以四时阴阳太少盛衰为立论的基础。②一日四时节律。《灵枢·顺气一日分为四时》阐述了太阳周日视运动对人体之气的影响说:"朝则人气始生,病气衰,故旦慧;日中人气长,长则胜邪,故安;夕则人气始衰,邪气始生,故加;夜半人气入脏,邪气独居于身,故甚也。"即早晨太阳升起,人气随之而起,有似春气初生;中午阳光普照,有似夏天阳盛;日落暝色四合,有似秋气萧索;入夜日入于阴,有似冬气严寒。白天阳光普照,阴霾消散,入夜太阳落山,阳气减少,阴邪之气始生。高世栻注本篇"反此三时"亦曰:"故阳气者,一日而主外,一日三时,人身阳气之所主也。平旦人气生,寅卯辰平旦之时,主人身春生之气也。日中阳气隆,巳午末日中之时,主人身夏长之气也。日西阳气已虚,气门乃收,申酉戌日西之时,主人身秋收之气也。是故暮而闭拒,亥子丑暮夜之时,主人身冬藏之气也。"③卫气昼夜运行节律。太阳的东升西落运动导致昼夜及其寒温感觉的变化,古人认为人体的阳气与太阳一样,在白天分布于人体体表,以维持体温,具有卫护机体,防御外邪的作用,因这一功能而被称为"卫气",如本篇所言"阳因而上,卫外者也"。人体的卫气随着太阳的运动而有昼夜表里阴阳运行的不同,《灵枢·卫气行》云:"故卫气之行,一日一夜五十周于身,昼日行于阳二十五周,夜行于阴二十五周,周于五脏。"《灵枢·营卫生会》也说:"卫气行于阴二十五度,行于阳二十五度,分为昼夜。故气至阳而起,至阴而止。"说明太阳出入与卫气同步,而卫气昼夜运行与人的睡眠–觉醒节律密切相关。故卓廉士[1]认为古代医家是从睡觉不盖被子容易感冒这样一个非常普通的生活常识出发,静心体验默想,感悟到卫气的存在,并在此基础上运用简单的推理,认识到了卫气昼出夜入,温养体表的功能及其与肺气宣发之间的生理联系,概言之,古人是从睡眠发现卫气。

五、四维的诠释与源流

对本段原文"四维相代",历代医家大致有三种不同的解释:一是认为四维即四肢,如张介宾、马莳、李中梓、姚止庵等。二是释四维为筋骨血肉,如王冰注:"筋骨血肉,互相代负,故云四维相代。"三是释四维为四时,如杨上善注:"四时之气,各自维守,今四气相代,则卫之阳气竭壅不行,故为肿也。"张琦注:"四维,四时也。本阳虚而为四时寒暑湿气所乘,则阳气竭绝。"另外,四维一词尚见于《素问·气交变大论》:"土不及,四维有埃云润泽之化,则春有鸣条鼓拆之政。"王冰注:"东南、东北、西南、西北方也。维,隅也,谓日在四隅月也。"《素问·至真要大论》云:"寒暑温凉盛衰之用,其在四维。"张介宾注云:"四维,辰戌丑未之月也。"故朱济公注《素问·生气通天论》曰:"四维,四时也。《至真要论》

---

①卓廉士.营卫学说与针灸临床[M].北京:人民卫生出版社,2013:8-12.

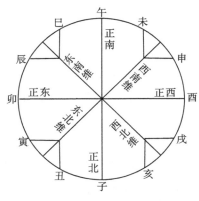

图3-2 《淮南子》四维图

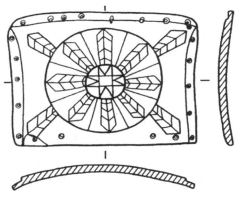

图3-3 安徽含山凌家滩出土玉版

曰：'谨按四维，斥候皆归，其终可见，其始可知。'盖手足三阳之气，旺于四时，有盛有衰，如四时之代谢，故曰四维相代也。"

四维概念的形成，与古人通过对太阳视运动的观测认识空间、时间有关。古人通过立表测影的方法，完成了对空间、时间的划分，《淮南子·天文训》记述了一种古代盖天家所具有的独特的宇宙观，指出："子午、卯酉为二绳，丑寅、辰巳、未申、戌亥为四钩。东北为报德之维也，西南为背阳之维，东南为常羊之维，西北为蹏通之维。"这里以二绳四维构筑地平空间，体现了一种通过立表测影逐渐发展起来的朴素的空间观念（图3-2）。

古人立表测影以正定四方，最后一步工作必须用准绳去度量并连接表影与圆周的两个交点，故将表示四方的"+"形图像称为"二绳"，如果配以十二支，则纬绳"一"为卯、酉，经绳"丨"为子、午，正像东、西、南、北四方，二绳的交午处即为中央，故通过二绳的互交就构成了五方。位于其间的丑寅、辰巳、未申、戌亥为四钩，平分二绳或四钩则为四维。中国传统空间体系的形成经历了从四方、五位到八方、九宫的发展过程，方位之所以能由四方衍生为八方，关键是要在四方的基础上认识四维，也就是懂得将四正方向相邻的二方平分为东北、东南、西北和西南。安徽含山凌家滩遗址出土新石器时代的八角星纹玉版，其八方图像的外层列有四维（图3-3），即在强调四维对于构成八方系统的关键作用。

冯时[①]认为，出土于安徽阜阳双古堆西汉初年汝阴侯墓的太一九宫式盘（图3-4、图3-5、图3-6），对于说明以二绳、四钩、四维构建的传统空间观提供了极为完整的材料。式盘天盘布列由二绳、四维四条直线相交而形成的九方，其中二绳表示五方，加之平分二绳的四维则为九方。式盘地盘背面的图像中央为由二绳表示的五方"+"形，其中于纬绳的两端分别标注"冬至平旦"和"冬至日入"，知其为卯酉绳，所指是为东、西二方；经绳的两端则分别标明"日中冬至"和"子，夜半冬至"，又明其显系二绳中的子午绳，其所指建的方向当然是四方中的南、北二方。二绳指建的四方又与地盘正面标注于四方的春分、秋分、夏至、冬至四个标准时点及天盘中央标注的招摇分别对应。二绳之外则为四钩，平分四钩各引出一条指向四维的直线，是为报德、背阳、常羊、蹏通四维。其与二绳共同组成八方或九宫。这种综合四方、五位、八方、九宫的完整方位观念至少在新石器时代即已形成。其中地盘在八方的位

① 冯时.中国古代物质文化史·天文历法[M].北京：开明出版社，2013：43-49.

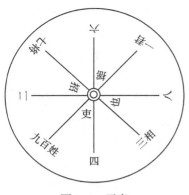

图 3-4 天盘

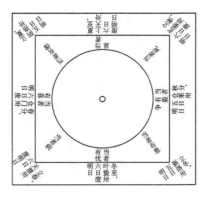

图 3-5 地盘正面

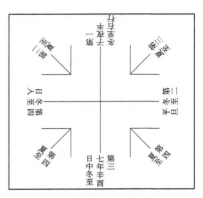

图 3-6 地盘背面

置详细地列出了八节，冬至居子位北，立春居东北维，春分居卯位东，立夏居东南维，夏至居午位南，立秋居西南维，秋分居酉位西，立冬居西北维。八节与八方配合严谨，为说明干支与方位、时间的匹配关系提供了极好的证据。相关内容可参加《灵枢·九宫八风》篇。

由此可见，四维乃源于古人立表测影的方位与时间观念，据《淮南子·天文》注家的解释，东北阴气极于北方，阳气发于东方，由阴复阳，故谓"报德之维"；西南由阳复阴，背离阳气，所以叫"背阳之维"；东南阳气不盛不衰，徘徊期间，所以叫"常羊（徜徉）之维"；西北纯阴，阳气将萌，需呼号疏通，所以叫"蹄（古蹄字，义同于啼）通之维"。"报德""背阳""常羊""蹄通"都是对太阳经历四方、阳气消长情况的说明。在古人时空一体观念的影响下，四方对应四季，故四维也被用于表达四季寒暑的变化，如《素问·至真要大论》曰："寒暑温凉，盛衰之用，其在四维。故阳之动，始于温，盛于暑；阴之动，始于清，盛于寒。春夏秋冬，各差其分。"张介宾注云："四维，辰戌丑未之月也。春温盛于辰，夏暑盛于未，秋凉盛于戌，冬寒盛于丑，此四季盛衰之用。"

在中医学领域，四维也被应用于中药、方剂之中，张介宾《景岳全书·本草正》云："夫人参、熟地、附子、大黄，实乃药中之四维……人参、熟地者，治世之良相也；附子、大黄者，乱世之良将也。"《景岳全书》并创制四维散一方，由人参、制附子、干姜（炒黄）、炙甘草、乌梅肉组成，全方旨在温补脾肾，主治脾肾阳虚的泻痢滑脱，或气虚下陷，二阴血脱不禁等证。

此外，《管子·牧民》中提出"四维"说："国有四维，一维绝则倾，二维绝则危，三维绝则覆，四维绝则灭……何谓四维？一曰礼，二曰义，三曰廉，四曰耻。"则与中医学联系不大。

【原文】

岐伯曰：阴者，藏精而起亟[1]也；阳者，卫外而为固也。阴不胜其阳，则脉流薄疾[2]，并乃狂[3]。阳不胜其阴，则五脏气争[4]，九窍不通。是以圣人陈[5]阴阳，筋脉和同，骨髓坚固，气血皆从。如是则内外调和，邪不能害，耳目聪明，气立如故[6]。

风客淫气[7]，精乃亡，邪伤肝也。因而[8]饱食，筋脉横解[9]，肠澼为痔[10]。因而大饮，则气逆。因而强力[11]，肾气乃伤，高骨[12]乃坏。

凡阴阳之要，阳密乃固[13]，两者不和，若春无秋，若冬无夏，因而和之，是谓圣度[14]。故阳强不能密，阴气乃绝；阴平阳秘[15]，精神乃治；阴阳离决，精气乃绝。

因于露风[16]，乃生寒热。是以春伤于风，邪气留连，乃为洞泄[17]。夏伤于暑，秋为痎疟[18]。秋伤于湿，上逆而咳，发为痿厥。冬伤于寒，春必温病。四时之气，更伤五脏[19]。

阴之所生，本在五味；阴之五宫[20]，伤在五味。是故味过于酸，肝气以津[21]，脾气乃绝；味过于咸，大骨[22]气劳，短肌[23]，心气抑；味过于甘[24]，心气喘满[25]，色黑，肾气不衡；味过于苦[26]，脾气不濡[27]，胃气乃厚[28]；味过于辛，筋脉沮弛[29]，精神乃央[30]。是故谨和五味，骨正筋柔，气血以流，腠理以密，如是则骨气以精[31]，谨道如法[32]，长有天命[33]。

【校注】

〔1〕阴者，藏精而起亟（qì气）：指阴精不断化生以应阳气之需。亟，频数。

〔2〕脉流薄疾：指脉中气血流动急迫迅速。薄，通"迫"。

〔3〕并乃狂：指阳邪入于阳分，阳热内盛，扰乱神明而发为狂病。并，交并、合并，引申为重复。

〔4〕五脏气争：指五脏气机失和，功能失调。争，不和之意。

〔5〕陈：协调、调和。

〔6〕气立如故：指脏腑经络之气运行如常。《吕氏春秋·贵因》高诱注："立，犹行也。"

〔7〕风客淫气：指风邪自外侵入人体，逐渐伤害元气。淫，浸淫，逐渐侵害。

〔8〕因而：匆促，猝然。

〔9〕筋脉横解：即筋脉纵弛不收。横，放纵。解，通"懈"。

〔10〕肠澼为痔：肠澼，即下利脓血之类疾病。为，犹与也。痔，即痔疮。

〔11〕强力：过度或勉强用力，包括劳力和房劳太过等。

〔12〕高骨：指腰间脊骨。

〔13〕阳密乃固：意为阳气致密于外，阴精才能固守于内。

〔14〕圣度：即最高的养生及治疗法度。张志聪："谓圣人调养之法度。"

〔15〕阴平阳秘：即阴气平和，阳气固密，阴阳相互调节而呈现有序稳态。秘，通"密"，致密。

〔16〕露风：感受风邪。露，作触冒解。

〔17〕洞泄：病名。指水谷不化，下利无度的重度泄泻。

〔18〕痎（jiē接）疟：疟疾的通称。

〔19〕四时……更伤五脏：指四时之邪气，更替伤人五脏。

〔20〕五宫：即五脏。

〔21〕肝气以津：指肝气亢盛。以，犹乃也。津，溢也，过盛之意。

〔22〕大骨：腰间脊骨。此代指肾脏。张志聪："大骨，腰高之骨，肾之府也。"

〔23〕短肌：指肌肉短缩。

〔24〕甘:《太素》卷三作"苦"。可参。

〔25〕喘满:喘,谓心跳急促。满,通"懑",烦闷。

〔26〕苦:《太素》卷三作"甘"。可参。

〔27〕脾气不濡:即脾脏湿滞不能运化。《太素》卷三无"不"字,从之。濡,湿滞。

〔28〕厚:指胀满。

〔29〕筋脉沮弛:指筋脉败坏弛缓。沮,衰败。弛,松弛。

〔30〕央:通"殃",损伤。

〔31〕骨气以精:言骨、筋、气、血、腠理等均得五味滋养而强盛。骨气,泛指上文之骨、筋、气、血、腠理。精,强盛。

〔32〕谨道如法:谓谨行如法。道,行也。

〔33〕天命:即天赋的寿命。

【释义】

本段继上文论述阳气的重要性之后,进一步讨论了阳气与阴精的关系,强调阴阳平衡的重要性,说明了饮食五味与阴阳平衡的关系。

一、阴阳协调的内在基础

(一)阴阳的互根互用

原文用"藏精"和"卫外"分别概括人体阴精和阳气的主要功能,以"起亟"和"为固"说明两者的相互为用的关系。在正常情况下,阴藏精,须阳气推动,又为化生阳气提供物质和能量;阳卫外,须阴精化气,同时又推动和固卫着阴精。《素问·阴阳应象大论》亦云:"阴在内,阳之守也;阳在外,阴之使也。"如此,二者相互为用,才能保持阴阳的平衡协调,维持正常的生命活动。诚如张介宾《景岳全书·本草正》"地黄"项下说:"阴阳之理,原自互根,彼此相须,缺一不可,无阳则阴无以生,无阴则阳无以化。"若阴阳互根互用之关系失常,则会导致阴损及阳、阳损及阴的阴阳互损的病理变化,甚则"阴阳离决,精气乃绝",而危及生命。

(二)阴阳的相互制约

本段原文以"阳不胜其阴"及"阴不制阳"所产生的病证为例,从病理方面阐述了阴阳之间的相互制约关系。对立制约是阴阳相互作用的形式之一,是维持阴阳平和协调的重要保障。如果这种制约关系失常,就会导致疾病的发生。如阴虚不能制约阳气,可致阳热内盛,使脉中气血流动疾速,甚则热邪并入阳分,心神受扰而发狂乱之症。反之,阳虚不能制约阴气,则可形成阴寒内盛,五脏气机升降失调的病变。

（三）阳气在阴阳协调中的主导作用

原文指出："凡阴阳之要，阳秘乃固。"强调只有阳气致密，阴气才能固守，从而保持阴阳的平和协调；若"阳强不能密"，则"阴气乃绝"，阴阳平和协调关系就会遭到破坏。如《伤寒论》之阳明病热盛于内，出现汗出过多之证，或暑温热伤气分，壮热、喘渴、多汗，均属阳热亢盛，灼伤阴津，汗出伤阴之证，治以清热益气生津，方用白虎加人参汤。"凡阴阳之要，阳秘乃固"，亦是本篇重视阳气思想的再次体现。正如姚止庵所说："本篇专重阳气，至阳者卫外为固，阴者藏精起亟一段，始平论阴阳，及至阴阳之要，阳密乃固一段，则仍归重于阳矣。"

二、阴阳协调的重要性

原文以"阴平阳秘，精神乃治"，来表述阴阳的平衡协调关系，认为阴精宁静不耗，阳气固密不散，阴阳双方保持动态平衡，才能使人精神旺盛，生命活动正常。故李中梓《内经知要·阴阳》说："阴血平静于内，阳气秘密于外，阴能养精，阳能养神，精足神全，命之曰治。"若阴阳动态平衡被破坏，任何一方出现偏盛偏衰，即为病态。原文并以四季变化为喻作了形象说明，指出："两者不和，若春无秋，若冬无夏。"若发展到"阴阳离决"的地步，就会导致"精气乃绝"的严重后果。说明阴阳之协调与否，关系到人体之健康与疾病、生存与死亡。故"因而和之"，也就成为治疗疾病的最高法度和基本原则，目的在于使阴阳失调的异常现象复归于"阴平阳秘"的动态平衡。

三、阴阳失调的病理

本段所论阴阳失调的病理变化，主要为阴阳的偏盛、偏衰、亡失以及由此而导致的关系失常。从导致阴阳失调的原因而言，可分为内伤与外感两大类。

（一）内伤致病

原文指出由于饮食不节、酒色所伤、劳伤过度等因素，导致人体阴阳失调，使脏腑气血受损而发病。如饮食过饱，食滞肠胃，气血不畅，郁而化热，灼伤阴络，迫血下行，则发为痢疾、痔瘘；或因饮食不节，脾胃受损，水谷精微生化乏源，筋骨肌肉失养，则可引起痿证。酒味辛辣，饮酒过度，辛散肺气，肺气受损，宣降失司，则出现肺气上逆的症状。劳伤过度伤肾，肾精亏耗，不能生髓养骨，以致腰脊酸痛。

（二）外感致病

原文提出了"四时之病，更伤五脏"的发病观。天人阴阳相应，人体五脏阴阳通应于四时阴阳，四时阴阳失调则为邪气，人感之则伤及五脏。由于感邪种类和时间不同，以及个体正气和体质的差异，可有感而即发与伏而后发的不同发病情况。本段原文主要论述了伏而后发的发病情况。如春季感受风邪，春气不生，则夏气不长，至夏而发为洞泄；夏季感受暑邪，伏于体内，到秋天又感风寒，外邪引动内邪，正邪相争，出现寒热交作之疟疾；秋天感受湿邪，湿伏不发，困脾伤阳，使脾失健运，痰湿内生而阻肺，遇冬寒引发而生咳嗽，或湿邪浸淫，损伤筋骨而生痿病；冬季感受寒邪，寒伏郁久化热，至春阳气升发，再感新邪，则易发春温之病。这种邪气伏而后发的发病思想，为后世温病"伏邪"学说的创立奠定了基础。

四、饮食五味与阴阳

本段原文认为饮食五味是化生阴精以养五脏的物质基础，是五脏精气之源，所谓"阴之所生，本在五味"。但五味分入五脏，各有阴阳偏性，如《素问·至真要大论》所说："辛甘发散为阳，酸苦涌泄为阴，咸味涌泄为阴，淡味渗泄为阳。"人赖饮食五味以滋养，某些药物以资助，所以五味的阴阳偏性亦是维持或调整恢复人体阴阳平衡所不可缺少的一个重要因素。但若五味偏嗜，则又可因其阴阳偏性而破坏人体阴阳平衡，使五脏受损而发病，即"阴之五宫，伤在五味"。犹如水能浮舟亦能覆舟，反映了古人"过犹不及"的朴素的辩证法思想。

本文根据五行理论，阐述了五味偏嗜伤人的病理变化。如酸入肝，过食酸则肝气偏盛，肝旺乘脾，使脾气虚弱。咸入肾，过食咸则肾气受损，不能生髓充骨而致骨病；肾之阳气不足，水湿内生，水气凌心则心气抑郁；火不暖土，脾运失职，气血化生不足，肌肉失养而消瘦短缩。苦入心，过食苦则心气不足，鼓动无力，而见心胸喘满；心火不足，肾水乘之，寒凝血瘀，则见面黑无泽。甘入脾，过食甘则脾气湿滞，运化失常，胃气壅滞，而致脘腹胀满。辛入肺，过食辛则发散过度，津液耗伤，不能润养筋脉，发为挛急或弛纵，久则气耗神萎。据本段原文所述，归纳如下。

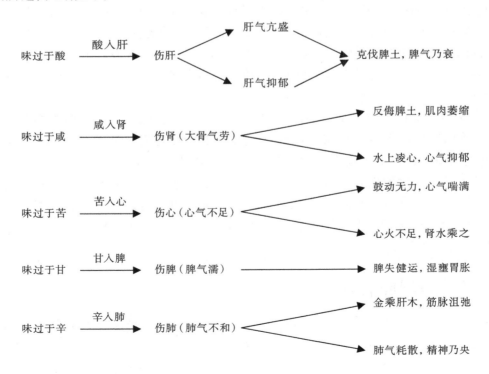

五、调和阴阳，摄生防病

本段原文根据能否保持人体阴阳动态平衡，关系着健康与疾病的观点，论述了调和阴阳在养生防病中的重要性及其方法，指出："是以圣人陈阴阳，筋脉和同，骨髓坚固，气血皆从，如是则内外调和……气立如故。"强调善于摄生的人，关键在于协调阴阳，适应四时及昼夜阴阳变化，使体内外阴阳保持协调，即"内外调和"。另外，尚需注意饮食有节，五味和调，劳逸适度等。正如张志聪《黄帝内经素问集注》说："知阴阳外内之道，无烦劳以伤其阳，节五味以养其阴，谨能调养如法，则阴阳和平而长有天命矣。"

【知识链接】

本段原文所论阴阳互根、互制以维持人体"阴平阳秘"的生理状态，以及有关外邪发病的论述，对中医临床均有指导意义。

一、阴阳互根的临床应用

本段所论阴阳互根的理论，后世医家多有发挥，并创立了相应的治法与方剂。如张介宾直接将这一理论用于阴精阳气偏衰病证的治疗，创制了左归丸、右归丸等著名方剂，并指出："善补阳者，必于阴中求阳，则阳得阴助而生化无穷；善补阴者，必于阳中求阴，则阴得阳升而泉源不竭。""气因精而虚者，自当补精而化气；精因气而虚者，自当补气以生精"（《景岳全书·补略》）。其在左归丸中用鹿角胶，即体现了"阳中求阴""补气以生精"之意；右归丸中用熟地、山萸肉，则体现了"阴中求阳""补精而化气"之意。他如李东垣创当归六黄汤治疗阴虚有火的盗汗，用当归、生地、熟地滋养阴血，黄芩、黄连、黄柏降火，黄芪用量较其他药加倍，益气固表以固密阴气，使其不妄外泄而耗损，同样也体现了阴阳互根的道理。

张介宾治一虚损喉癣病例，"来宅女人，年近三旬，因患虚损，更兼喉癣疼痛，多医罔效。余诊其脉则数而无力，察其证则大便溏泄，问其治则皆退热清火之剂，然愈清火而喉愈痛。察之既确，知其本非实火，而且多用寒凉，以致肚腹不实，总亦格阳之类也。遂专用理阴煎及大补元煎之类出入间用，不半月而喉痛减，不半年而病全愈"（《景岳全书·杂证谟》）。本案系久病虚损，由阴虚而导致阳亦不足，张氏以补阴为主，用熟地、杜仲、枸杞、山萸等，兼以补阳，配用干姜、肉桂之品，以达"阴得阳升而泉源不竭"之目的，阴精恢复，虚火自息，其病则愈。

二、阴阳互制的临床应用

本段原文指出："阴不胜其阳，则脉流薄疾，并乃狂。"王洪图曾治疗一阴虚火旺之狂躁病患者，女，20岁，于1987年2月5日以"情感性精神病躁郁症、抑郁状态"收住某精神病研究所。入院三天后，开始转入"兴奋状态"，手舞足蹈，高声歌唱，大声喊叫，语言无序，哭笑无常，兴奋不安，时而打骂其母，以大量碳酸锂、冬眠灵治疗，无效。2月19日会诊，除上述症状外，尚见言语不休，滔滔不绝而零乱，交谈无法深入。口干多饮，睡眠差，大便干，一周未解。形体消瘦，舌红绛起刺无苔，脉弦细数。询发病之由，家属谓因参加"知识竞赛"，昼夜查阅和熟悉材料，两周时间内未能很好休息所致。证属心阴大亏，火热内扰，正是阳邪并于阳位（心），所谓"并乃狂"者。治以滋阴补血，清心安神之法，用三甲复脉汤加减：犀牛角粉1g（分冲），生龙牡各12g，炙龟板12g，鳖甲12g，川黄连5g，赤芍药12g，胡麻10g，牡丹皮10g，生地黄1g，连翘10g，麦门冬10g，炙甘草1g，水煎服。进退出入计12剂，症状悉除，脉象渐缓，舌红有减，见少量白苔（《黄帝医术临证切要》）。该例系素体阴虚，加之用心太过，心火亢盛，阴阳失其制约协调，以致心神失常而狂症发生，给予滋阴清心安神之剂，使阴阳平调，其病则愈。

三、"阴阳离绝，精气乃绝"治验

"阴阳离绝，精气乃绝"为阴阳关系难以维系，相互脱失的危症，是后世医家救治的重点病证。《全国名医验案类编》载庄虞卿治伤寒戴阳症案：病者戴刘氏，年逾五稔，形肥。病名：伤寒戴阳。原因：平时气逆痰多，近日复感暴寒。症候：初起发热恶寒，舌苔黑润，口虽渴而饮水不多，越三日气急痰鸣，头面嫩红，神昏不语，手足厥冷，大汗淋漓。诊断：脉两寸浮滑而细，两尺豁大而空，脉症合参，此伤寒戴阳证也。寒邪激动水饮，以致水饮泛滥，故痰声漉漉，阴霾四布，真阳飞越，故面赤汗流，手足如冰，舌黑口渴者，乃真阳式微，如釜底无薪，津液不能升腾之象，病势至此，一发千钧，急救之法，其惟挽正回阳乎？疗法：先用黑锡丹，以镇其上脱之阳，复用参、附、芪、术、炙草，以固其表里之衰，更加法夏、茯苓、生牡蛎，化痰收涩以为佐，俟其汗止阳回，手足温和，再加龟板、鳖甲、生芍、熟地之类以潜之，盖阳气以潜藏为贵，潜则可久，易道也。效果：黑锡丹服下，立刻痰平气顺，一日汗止能言，手足温和。惟神识未清，自言自笑，遍身瘙痒，此心阳尚未复元之象。即于前方加炒枣仁二钱、红枣五枚。越三日，诸证悉退，月余康健如常矣。

何廉臣按：先重用黑锡丹，以镇上越之虚阳，固属急救之良法。继用参附、芪附、术附三方，合二陈去广皮加牡蛎，挽正回阳，蠲痰固脱，法亦细密周到。妙在终加龟、鳖、芍、地、枣仁、红枣潜镇摄纳，深得"阴平阳秘，精神乃治"之经旨，真精心结撰之佳案，吾无间然矣（《全国名医验案类编》）。

四、阳密乃固的意义

本段原文提出"凡阴阳之要，阳密乃固"，张志聪说："阴阳之要，阳密乃固，此总结上文之义，而归重于阳。盖阳密则邪不外淫，而精不内亡矣。"依张氏所注，阳密乃固的意义可从两个方面认识：①阳气致密则阴气固守。人体的阳气致密于内，则五脏精气充足，精足而后生命的根基乃得巩固。如果阳气不能致密，则阴气必然失固，从而产生疾病。如《金匮要略·血痹虚劳病脉证并治》所述"夫失精家，少腹弦急，阴头寒，目眩发落……男子失精，女子梦交，桂枝加龙骨牡蛎汤主之"，对失精家用桂枝加龙骨牡蛎汤治疗，不言而喻，此系阳不能密所致的阴不能固,所以用桂枝汤者,温心阳以固肾精也。②阳气致密则体表固护。人体肌表的卫外能力,全赖卫阳的固密。阳气致密,汗津不易外泄,外邪不易侵犯人体。如本篇所言,阳气"清静则肉腠闭拒,虽有大风苛毒,弗之能害"。反之,如果阳气不能致密于外,则一方面汗津容易外泄,另一方面邪气易于乘虚侵袭人体。如《灵枢·营卫生会》所说:"卫气走之……见开而出,故不得从其道,故命曰漏泄。"这种因卫表不固而致汗出如漏的漏泄,就是阳不能密的现象之一。《灵枢·五变》所说的"肉不坚,腠理疏,则善病风",也是阳不能密的现象之一。对此,可用玉屏风散加味以益气固表。

五、伏邪发病的临床应用

一般认为,伏邪理论源于《黄帝内经》,确定于王叔和,发展于吴又可,成熟于叶天士。它的产生,是从患病后所产生的症状对病机进行反推而形成。伏邪理论的目标对象一是病发多以急骤或激烈形式,起病即现里证,不同于一般外感病的表里浅深传变常规;二是具有缠绵反复的病程,表现为慢性病变与复发倾向。伏邪发病,一般认为多见于温热病中,如春温、伏暑等,然《黄帝内经》伏邪论并不局限于温病,现代医家则提出了外感伏邪、杂病伏邪、情志伏邪、伏毒等概念,对伏邪的致病特点及机理进行了深入探讨,认为伏邪致病多具有动态时空、发病隐匿、自我积聚、潜证导向、缠绵复发、复杂多变等特点,并借用伏邪理论,对肺胀、肠道感染、炎性肠病、血液系统疾病、慢性病毒性肝炎、泌尿系统疾患、自身免疫性疾患、免疫缺陷病及其感染、肿瘤等进行辨治。如认为白血病为热毒或温毒在肾精亏虚的基础上伏于少阴,由内外发,易于耗阴动血,热瘀互结,治疗以解毒、消瘀、补肾为大法。又如慢性病毒性肝炎,认为乃火毒与温毒伏于厥阴、太阴二经,其病邪的出入进退根据伏邪理论的伏、溃、发、传,有径可循;治疗原则以透达为上,清则次之。此均为对伏邪理论的进一步拓展。

六、"阴平阳秘"的现代诠释

对本篇"阴平阳秘"的现代诠释,有阴阳平衡、阴阳动态平衡以及非平衡稳态等不同的解释,而究其原因,则在于诠释者所采用的理论基础不同。从哲学的角度而言,平衡是指矛盾的暂时相对的统一或协调,与不平衡相对,是事物发展稳定性和有序性的标志之一。而阴阳和矛盾均讲事物之间的对立统一关系,故"阴平阳秘"也可以说就是指阴阳的平衡。杨学鹏[①]从数学的角度将阴阳平衡界定为"人身阴阳的平均值近似的相等并同时近似的等于一个正常值",并认为一般的平衡概念与热力学平衡态不能混为一谈,应该严加区分。从一般的物理、化学运动而言,"阴平阳秘"也可诠释为阴阳的动态平衡。就生理学而言,"阴平阳秘"的含义则类似于"内稳态",此概念首先由美国生理学家坎农在20世纪初提出,"内稳态在其最广的含义上,包括了使机体大多数稳定状态得以保持的那些协调的生理过程。类似的一般原理也可应用于结构层次的其他水平的稳定状态的建立、调节和控制。必须强调指出,内稳态并不意味着没有变化,因为内稳态是调节机制的作用所向,可随时间的推移而发生变动。然而通过这种变化却仍保持在或多或少的紧密控制之下……内稳态的根

①杨学鹏.阴阳五行—破译·诠释·激活[M].北京:科学出版社,2000:128-143.

本特征就在于一些因素的相互作用,使得能在给定的时间保持给定的状态"①。耗散结构理论认为,系统在远离平衡态与外界环境有物质与能量交换的情况下,有可能稳定地存在一种有序结构,这种有序结构以消耗能量为代价,称为耗散结构。人是远离平衡的开放系统,气的升降出入是物质和能量的输入、耗散、输出,气聚而形成的人体结构是气化结构,是典型的耗散结构。祝世讷②从耗散结构理论的角度认为,"阴平阳秘"可以说是非平衡有序稳态,"平"强调是阴的运化能力和机制这种质态的最佳,"秘"强调是阳的运化能力和机制这种质态的最佳,而不单是量的多少。"阴平阳秘"首先是阴与阳的最佳质态的和合,同时包含着最佳量态的和合。上述几种关于"阴平阳秘"的解读虽然不尽相同,但并无对错之分,只是由于各自的诠释立场不同而已。

七、"秋伤于湿"的理解问题

本篇与《素问·阴阳应象大论》中对六淫与时季的关系,提出"秋伤于湿"之说,与后世秋伤于燥的认识不符。对此,可从《黄帝内经》对时季的划分差异来认识。《黄帝内经》对季节的划分有四季、五季、六季之说,四季即春、夏、秋、冬,以四立为界;五季即五运,从大寒始,每季各占73日余;六季即六气,亦可称为风、暖、热、雨(湿)、干(燥)、寒季,从大寒始,每季各占60日余。秦广忱③研究认为,《素问》主张将全年分为风季、暖季、热季、雨季、干季、寒季(即风、暑、火、湿、燥、寒六气)六个天气季节,又按农作物的成长状况分为生季、长季、化季、成季、收季、藏季(即生、长、化、成、收、藏六应)六个植物季节,并且将这两种季节结合起来,成为中国古代一项特殊的复合性"农业季节历"。六季主要反映了一年中六种气候变化,如果与四季相结合,则秋季以秋分为界,秋分前属雨季,秋分后为干季,如此,似乎可称秋伤于湿,亦可称秋伤于燥。如果六季与五季相结合,则土运长夏位于六季划分中热季与雨季交接前后各两个多节气中,金运秋则主要位于六季划分中的干季,故可以说土运以湿为主,金运秋季以燥为主。

八、味之天赋与人为论

朱丹溪《格致余论·茹淡论》根据本篇所论,将"味"分为天赋与人为之不同,各有不同之功用,提出养生防病当采用天赋之味,而慎用人为之味,颇有现实意义,特录如下。

味有出于天赋者,有成于人为者。天之所赋者,若谷、菽、菜、果,自然冲和之味,有食人补阴之功,此《内经》所谓味也。人之所为者,皆烹饪调和偏厚之味,有致疾伐命之毒,此吾子所疑之味也。今盐醯之却,非真茹淡者,大麦与粟之咸,粳米、山药之甘,葱、薤之辛之类,皆味也。子以为淡乎?安于冲和之味者,心之收,火之降也;以偏厚之味为安者,欲之纵,火之胜也。何疑之有?《内经》又曰:阴之所生,本在五味。非天赋之味乎?阴之五宫,

①阮芳赋."内稳态"概念的发展[J].自然科学哲学问题,1980,(2):73-75.
②祝世讷.中西医学差异与交融[M].北京:人民卫生出版社,2000:501.
③秦广忱.中国古代一项特殊的农业季度问题——论《素问》的农业季节历[J].自然科学史研究,1985,4(4):333-341.

伤在五味。非人为之味乎？圣人防民之具，于是为备。

凡人饥则必食，彼粳米甘而淡者，土之德也，物之属阴而最补者也。惟可与菜同进，经以菜为充者，恐于饥时顿食，或虑过多，因致胃损。故以菜助其充足，取其疏通而易化，此天地生物之仁也。《论语》曰：肉虽多，不使胜食气。《传》曰：宾主终日百拜，而酒三行，以避酒祸。此圣人施教之意也。盖谷与肥鲜同进，厚味得谷为助，其积之也久，宁不助阴火而致毒乎？故服食家在却谷者则可，不却谷而服食，未有不被其毒者。《内经》谓久而增气，物化之常；气增而久，夭之由也。彼安于厚味者，未之思尔。

九、"骨正筋柔，气血以流"的机理阐发

在中医气血循环理论中，脉为气血运行的通道，而经脉行于筋膜所在的分肉之间，故脉与筋有着不可分割的密切联系，二者在生理、病理上常相互影响。如从病因看，脉病、筋病有着共同的主病因——风寒；从病机看，寒则脉与筋均可紧张拘急，紧张拘急则疼痛；从治疗看，脉痹治以"血脉""结络"，筋痹治以"筋急""结筋"。正由于脉为气血之府，而筋膜为脉之府，故肌筋膜紧张拘急乃至结而成"结筋"，则分肉不解利，脉不通而血气不行，刺筋急、结筋以使筋柔而分肉解利，脉通血行，痹痛乃除，故言"骨正筋柔，气血以流"。

金匮真言论篇第四

【导读】

阴阳五行学说作为中国古代的哲学思想与方法论，不仅以阴阳的对立统一与五行的生克制化说明宇宙万物之间的关系，同时也用以说明宇宙万物的结构，认为宇宙间的万事万物可以在不同层次上分为阴阳两类，或分为木、火、土、金、水五类，并形成不同层次的系统结构，从而使人与天地万物具有相同的阴阳或五行结构，即所谓人与自然的同构。进一步又以人与自然界万物具有阴阳五行的同构关系为认识之中介，推演出人与自然相通应，即所谓"此皆阴阳、表里、内外、雌雄相输应也，故以应天之阴阳也"，或"五脏应四时，各有收受"，由此构成"四时五脏阴阳"理论。本篇主要阐述人与天地万物具有相同的阴阳或五行结构，因而相互通应，故四时气候的异常变化，常可伤及人体相应的脏腑器官而发病。由于人与自然同构的理论也是至真至要的言论，须将其藏之金匮，以示珍重，故名为"金匮真言论"。

【原文】

黄帝问曰：天有八风[1]，经有五风[2]，何谓？岐伯对曰：八风发邪[3]，以为经风[4]，触五脏，邪气发病。所谓得四时之胜[5]者，春胜长夏[6]，长夏胜冬，冬胜夏，夏胜秋，秋胜春，所谓四时之胜也[7]。

东风生于春[8]，病在肝，俞在颈项[9]；南风生于夏，病在心，俞在胸胁[10]；西风生于秋，病在肺，俞在肩背[11]；北风生于冬，病在肾，俞在腰股[12]；中央为土，病在脾，俞在脊[13]。故春气者病在头，夏气者病在脏，秋气者病在肩背，冬气者病在四支[14]。故春善病鼽衄[15]，仲夏善病胸胁，长夏善病洞泄寒中[16]，秋善病风疟[17]，冬善病痹厥[18]。故冬不按𫏋[19]，春不鼽衄，春不病颈项[20]，仲夏不病胸胁，长夏不病洞泄寒中，秋不病风疟，冬不病痹厥，飧泄而汗出也[21]。夫精者，身之本也。故藏于精者，春不病温。夏暑汗不出者，秋成风疟。此平人脉法也[22]。

【校注】

〔1〕八风：指东、南、西、北与东南、西南、西北、东北八方之风。八方之风如果依时令而至，为正常气候，主生长万物，称为实风。如果不依时令而至，就成为邪风，使人致病，称为虚风。

〔2〕五风：指八风侵袭人体经脉之后所致的五脏风病，即肝风、心风、脾风、肺风、肾风。

〔3〕发邪：致病、发病之义。此言八方之风可以成为发病之因。

〔4〕经风：五脏经脉的风证。

〔5〕胜：五行相克关系。

〔6〕长夏：农历的六月。森立之："谓夏之土用，长养万物之义。"

〔7〕得四时之胜者……所谓四时之胜也：王冰："言五时之相胜者，不谓八风中人则病，各谓随其不胜则发病也。"又，丹波元简："按以下三十二字，文义不顺承，恐他篇错简。此一节，又见《六节藏象论》王氏补文中。"

〔8〕东风生于春：指风常见于春季之义。下文"南风生于夏"等，依此类推。

〔9〕俞在颈项：张介宾："春气发荣于上，故俞应颈项。"张琦："肝胆之经，颈项皆无俞穴，春病在头，颈项即头之变文。"周学海："俞，应也。"

〔10〕俞在胸胁：张介宾："火气应于心，心脉循胸出胁，而南方之气主于前，故俞在胸胁。"

〔11〕俞在肩背：王冰："肺处上焦，背为胸府，肩背相次，故俞在焉。"

〔12〕俞在腰股：张介宾："腰为肾之府，与股接近，故俞应焉。"

〔13〕俞在脊：王冰："以脊应土，言居中尔。"

〔14〕四支：即四肢。马莳："上文言腰股，而此言四肢者，以四肢为末，如木之枝得寒而凋，故不但腰股为病，而且四肢亦受病也。"

〔15〕鼽衄：鼽，鼻塞流涕。衄，鼻出血。

〔16〕洞泄寒中：洞泄，指食后即泄，完谷不化。寒中，指里寒证。

〔17〕风疟：因夏季贪凉受风而发之疟疾。

〔18〕痹厥：指关节痹痛，手足麻木，逆冷等症。吴崑："痹、厥不同，此所谓痹，寒痹也；此所谓厥，寒厥也。"

〔19〕按跻：按摩、导引。此泛指扰动阳气的各种运动。张介宾："三冬元气伏藏在阴，当伏藏之时而扰动筋骨，则精气泄越，以致春夏秋冬各生其病。"

〔20〕春不病颈项：丹波元简："按前文无病颈项之言，此五字恐剩文。"

〔21〕飧泄而汗出也：《新校正》云："详飧泄而汗出也六字，据上文疑剩。"

〔22〕此平人脉法也：《新校正》以为此句"义不与上相接"。疑衍。

【释义】

本段主要讨论了四时气候与五脏发病的关系，所讨论的问题可概括为以下三个方面：首先，提出自然界四时不正常的气候变化，可成为致病的因素，影响人体的经脉，进而循经侵犯，伤害脏腑，引起疾病。所谓"八风发邪，以为经风，触五脏，邪气发病"。

其次，阐述不同季节中五脏病变的规律性，如春病在肝、夏病在心、长夏病在脾、秋病在肺、冬病在肾的一般规律，指出了病变反应以及针刺治疗的腧穴所在，如俞在颈项、俞在胸胁、俞在肩背、俞在腰股、俞在脊等。由于五脏受病有其季节特点，所以在季节多发病上也呈现明显的规律性，如春善病鼽衄，仲夏善病胸胁，长夏善病洞泄寒中，秋善病风疟，冬善病痹厥。

最后，提出了顺应春生、夏长、秋收、冬藏规律养生，以预防季节性疾病的发生，突出了肾的精气对四时发病的重要意义。张介宾言："夏月伏暑而汗不出，则暑邪内蓄，以至秋凉凄切之时，寒热相争，乃病风疟。故《热论》篇曰：暑当与汗皆出勿止也。以上二节，一言冬宜闭藏，一言夏宜疏泄。冬不藏精则病温，夏不汗泄则病疟。阴阳启闭，时气宜然。此举冬夏言，则春秋在其中矣。凡四时之气，顺之则安，逆之则病，是即平人之脉法。脉法者，言经脉受邪之由然也。"如夏季气候炎热，人体应该适当出汗，否则久居空调室内，有可能导致空调病，轻者出现全身发热、疲劳感、畏寒、皮肤缺水变干等，重者出现头晕发胀、身体各关节酸胀，颈椎、肩椎疼痛。侯泽等[①]报道用附子细辛汤治疗空调病疗效显著。冬季阳气内藏，应适当减少运动量，勿使发泄汗出，耗伤精气，否则也会导致人体发生病症。

【知识链接】

一、四时五脏发病的认识

《黄帝内经》对四时气候变化与五脏发病之间关系的论述，主要可概括为两个方面。

（一）气候正常与否是影响发病的重要因素

中医学从天人合一观的角度，提出气候正常与否是影响发病的重要因素，犹如《金匮要略·脏腑经络先后病脉证》所言："夫人禀五常，因风气而生长，风气虽能生万物，亦能害万物，如水能浮舟，亦能覆舟。"本段原文即提出所谓"得四时之胜"而发病，即在某一季节见到克制该季节的气候，如长夏见春天气候，冬天见长夏气候，夏天见冬天气候，秋天见夏天气候，春天见秋天气候，是气候变化较大的现象，多能使相应脏腑发生疾病。这主要是依据五行学说的一种理论推演。

（二）五脏感邪发病的时间规律

五脏之气随时令而呈现的盛衰变化，自然也会影响到人体疾病的发生和病理变化。就五脏感邪发病的时间规律而言，五脏在其所主时令容易感邪发病。究其原因，一是由于五脏在其相应的旺时主司一身，其气也布于一身，作为值令之脏，在全身起着主导作用，故当其时邪气侵入人体，则首先影响该脏，其病变表现亦以该脏功能紊乱为主。二是人身

① 侯泽，梁肖青.麻黄附子细辛汤治疗空调病的效果观察[J].临床合理用药，2020，13，（5）：69-70.

五行与天地之五行有同类相从的关系，天地四时五行之气分别与五脏相通应，因而时令邪气亦随五行之气侵入人体相应的脏而致病，导致主时之脏受伤而先发病，正所谓"同气相求""以类相从"。除本篇所论外，《素问·咳论》亦云："人与天地相参，故五脏各以治时，感于寒则受病，微则为咳，甚则为泄为痛。乘秋则肺先受邪，乘春则肝先受之，乘夏则心先受之，乘至阴则脾先受之，乘冬则肾先受之。"其三，在某一时段中，与其相通应的脏腑，其生理功能相对旺盛，但若当旺不旺，则易发病；若旺气太过，超过了一定的限度，也会导致机体脏腑功能失衡而发病，除可表现为主时之脏的病变外，也可表现为有生克关系的脏腑发病，特别是其所克的脏腑。因而，《脉经》和《诸病源候论》则提出了另一种五脏感邪发病的时间规律，即五脏各在其所不胜之行的旺时感邪发病。《素问》有关运气学说的七篇大论，对四季气候变化与发病作了详细的讨论，可参考。

现代研究证明，许多疾病的发生、反复加重与气候变化因素密切相关。如寒冷的气候变化，引起外感发生，诱发慢性气管炎、冠心病的反复或加重；久旱、高温的气候常常可导致传染病的流行等。《黄帝内经》因时致病的观点，对后世时间医学和气象医学的研究具有一定的启示作用。

二、精气在发病学中的意义

精是生成人体、维持机体生命活动和抗病能力的基本物质。本文提出"藏于精者，春不病温"的理论，为后世温病伏邪学说提供理论基础。强调冬天能保养肾中精气，身体抵抗力强，不会发病。相反，冬天不能保养肾中精气，寒邪乘虚侵犯，伏藏体内，遇春则发病，与《素问·阴阳应象大论》"冬伤于寒，春必温病"从正邪两个方面相互发明。

后世医家作了进一步的研究，认为精气虚弱是发病的内因，亦是邪气潜伏于体内的重要条件。陈平伯在《外感温热病篇》云："《内经》云：冬不藏精，春必病温。盖谓冬令严寒，阳气内敛，人能顺天时而固密，则肾气内充。命门为三焦之别使，亦得固腠理而护皮毛。虽当春令升泄之时，而我身之真气，则内外弥纶，不随升令之泄而告匮，纵有客邪，安能内侵？"（《温热经纬》卷四）陈氏强调精气充沛是防病的关键。柳宝诒在《温热逢源》亦云："经曰冬伤于寒，春必温病。又曰冬不藏精，春必病温。分而言之，一言其邪之实，一言其正之虚。合而言之，则惟其冬不藏精而肾气先虚，寒邪乃得而伤之。""原其邪之初受，盖以肾气先虚，故邪乃凑之而伏于少阴。逮春时阳气内动，则寒邪化热而出。其发也，有因阳气内动而发者，亦有时邪外感而发者。"柳氏明确了新感温病与伏邪温病发病不同，取决于机体精气充盈与否和其对病邪的反应状态，这对温病的辨证论治有指导意义。

三、五脏疾病所应之"俞"的临床应用

本段原文提到五脏疾病时，各有其反应部位，即肝之俞在颈项，心之俞在胸胁，肺之俞在肩背，肾之俞在腰股，脾之俞在脊，五脏有病即可在相应部位诊断，也可取该部位刺治。陈晓辉[①]认为此处"俞"可以理解为五脏"输出"邪气的出口，且在此处多能找到可"解

---

①陈晓辉.针经知行录——寻觅针道真谛 [M].北京：人民卫生出版社，2020：205-206.

结"之处，可以助正气排邪，并列举了相关针刺治疗的案例。如治疗一女性患者，39岁，哺乳期急性乳腺炎，伴有胃胀反酸。查体：其脉浮弦而数，知其为肝邪。患者不愿吃药。故按：东风生于春，病在肝，肝横克脾，俞在颈项，在颈部果然见大量瘀络，刺之拔罐放血，同时取右期门刺血兼刺肝包膜，针后诸症皆消，后巩固两次而愈。

王洪图[①]报道治疗一肺之俞在肩背的案例：孙某，男，36岁，山东省某地裁缝工人，1987年3月9日来诊。患者因左肩臂三角肌处生有黑色坚硬肿物数年，经北京某医院检查，疑为恶性肿瘤，于1986年4月手术切除，术后病理切片显示为"纤维瘤"，遂回故里休养。但近1年来，左上臂及肩胛处疼痛，半年来日趋加重，活动后尤剧，遂不能从事其裁剪缝纫工作。且于每天下午3时许周身乏力，肩背部痛楚难忍。于本月初来京复查，原经治医院谓因手术损伤神经，无特效治法。乃求治于中医。诊其脉弦滑，右寸独弱，舌质偏红，舌苔薄黄。眠差、纳少、心烦、二便调。

证属少阳郁热，肺气不利。治以调理金木为法。予柴苓温胆汤加味：醋柴胡8g，黄芩10g，广陈皮10g，云茯苓12g，青皮10g，炒枳实10g，清半夏10g，川贝母10g，桑枝10g，杏仁泥10g，淡竹茹8g，桂枝10g，路路通10g，生甘草6g。6剂，每日1剂，水煎温服。

3月16日再诊：服上方至3剂后，左上臂及肩背疼痛明显减轻，午后乏力好转。2天来已缝制衣服数件，未现不适，睡眠纳食均可。舌边尖红，脉弦滑右寸弱，苔薄微黄。上方加丝瓜络6g、生黄芪15g、羌活8g。14剂后痛止病愈。

按 此例以肩背上臂疼痛为主症求治，但因其有脉弦、眠差、心烦等表现，所以辨证其既有少阳胆经痰热，又有肺气不利。故先用柴苓温胆汤为主方治疗，以去其邪。方中加用贝母、杏仁，正是取"肺之俞在肩背"之意，以利肺气。又《灵枢·顺气一日分为四时》以申酉时与秋气、肺脏相应，故该患者每于下午3时许（申时）全身症状加重。其脉象右寸独弱，亦是病在肺脏之征。时间、症状、脉象都与肺有关。复诊时，痰热之象减轻，已能安卧，心烦大减，故加用固护肺气之生黄芪，并加羌活以助桂枝、桑枝及路路通等宣通经脉之力，达到"通则不痛"之目的。

【原文】

故曰，阴中有阴，阳中有阳。平旦至日中，天之阳，阳中之阳也；日中至黄昏，天之阳，阳中之阴也；合夜[1]至鸡鸣[2]，天之阴，阴中之阴也；鸡鸣至平旦，天之阴，阴中之阳也。故人亦应之。

夫言人之阴阳，则外为阳，内为阴；言人身之阴阳，则背为阳，腹为阴；言人身之脏腑中阴阳，则脏者为阴，腑者为阳。肝、心、脾、肺、肾五脏皆为阴，胆、胃、大肠、小肠、膀胱、三焦六腑皆为阳。所以欲知阴中之阴、阳中之阳者何也？为冬病在阴，夏病在阳[3]，春病在阴，秋病在阳[4]，皆视其所在，为施针石也。故背为阳，阳中之阳心也[5]；背为阳，阳中之阴肺也[6]；腹为阴，阴中之阴肾也[7]；腹为阴，阴中之阳肝也[8]；腹为阴，阴

①王洪图，詹海洪.黄帝医术临证切要［M］.北京：华夏出版社，1993：195-196.

中之至阴[9]脾也。此皆阴阳、表里、内外、雌雄相输应也，故以应天之阴阳也[10]。

【校注】

〔1〕合夜：即黄昏。

〔2〕鸡鸣：指夜半。

〔3〕冬病……夏病在阳：张志聪："冬病在肾，肾为阴中之阴，故冬病在阴。夏病在心，心为阳中之阳，故夏病在阳。"

〔4〕春病……秋病在阳：张志聪："春病在肝，肝为阴中之阳，故春病在阴。秋病在肺，肺为阳中之阴，故秋病在阳。"

〔5〕阳中之阳心也：王冰："心为阳脏，位处上焦，以阳居阳，故为阳中之阳也。"

〔6〕阳中之阴肺也：王冰："肺为阴脏，位处上焦，以阴居阳，故谓阳中之阴也。"

〔7〕阴中之阴肾也：王冰："肾为阴脏，位处下焦，以阴居阴，故谓阴中之阴也。"

〔8〕阴中之阳肝也：王冰："肝为阳脏，位处中焦，以阳居阴，故谓阴中之阳也。"

〔9〕至阴：为阴之始。至，到也。王冰："脾为阴脏，位处中焦，以太阴居阴，故谓阴中之至阴也。"

〔10〕应天之阴阳：杨上善："五脏六腑，即表里阴阳也；皮肤筋骨，即内外阴阳也；肝肺所主，即左右阴阳也；牝脏牡脏，即雌雄阴阳也；腰上腰下，即上下阴阳也。此五阴阳气相输会，故曰合于天也。"

【释义】

阴阳作为一种逻辑划分的工具，中医用于对时间、空间乃至数量序列等进行划分。本段原文即借用阴阳这一逻辑划分工具，对自然界昼夜与人体结构进行阴阳划分，进而指出人之阴阳以应天之阴阳。

一、昼夜阴阳的划分

本段原文根据阴阳属性的划分原则，首先将一日分为昼夜，白昼为阳，夜晚为阴。然后再根据昼夜阴阳的消长变化将昼与夜再分阴阳，其中平旦至日中，阳气由生到盛，故为阳中之阳；日中至黄昏，阳气由盛渐衰，故为阳中之阴；黄昏至夜半，阴气由生到盛，故为阴中之阴；夜半到平旦，阴气由盛渐衰，故为阴中之阳。人体的生命活动也具有与昼夜阴阳消长变化相似的节律，所谓"人亦应之"。对此，《灵枢·顺气一日分为四时》有更为详细的论述。

二、人体组织结构的阴阳划分

本段对人体组织结构的阴阳划分，可从以下四个方面判定：一是内外分阴阳，则体表为阳，体内为阴。二是以脏腑总的生理功能特点划分，则五脏主贮藏精气为阴，六腑主传化水谷属阳。三是以五脏所在部位划分，则心肺居于膈以上为阳，肝脾肾居于膈以下为阴。四是以各脏的生理特征、五行属性以及所通应的季节阴阳属性划分，则心居膈上，五行属火，外应于夏，故为阳中之阳；肺居膈上，五行属金主降，外应于秋，故为阳中之阴；肾居下焦，五行属水主藏精，外应于冬，故为阴中之阴；肝居于下焦，五行属木主升发，外应于春，故为阴中之阳；脾居膈下，五行属土，外应于长夏，乃由阳入阴之季，故为阴中之至阴。这种对人体组织结构的阴阳划分，也反映了阴阳具有可分性、相对性的特点。据原文所述，可归纳如下。

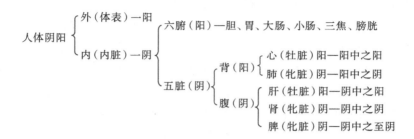

三、视其病之所在而施治

由于人与自然界阴阳具有同构而相应的关系，所以根据同气相求的思想，不同季节的气候变化往往会导致相应的内脏发病，因此可根据发病的季节考虑疾病的病位，所谓"冬病在阴，夏病在阳，春病在阴，秋病在阳"，进而"视其所在，为施针石也"。即按照季节发病的规律，进行辨证论治，此亦体现了中医因时制宜的治疗思想。

【知识链接】

一、昼夜阴阳消长变化规律的临床意义

本篇所论人体昼夜阴阳消长变化的节律，《灵枢·顺气一日分为四时》也有类似的论述："以一日分为四时，朝则为春，日中为夏，日入为秋，夜半为冬。朝则人气始生，病气衰，故旦慧；日中人气长，长则胜邪，故安；夕则人气始衰，邪气始生，故加；夜半人气入脏，邪气独居于身，故甚也。"说明人气作为人体各种功能活动的综合反映，也有着明显的昼夜节律变化，并由此导致疾病表现出"旦慧、昼安、夕加、夜甚"的变化。这种昼夜阴阳消长节律的认识，对后世中医临床诊治疾病具有重要的指导意义。如赵献可《医贯·阴阳论》说："阳病则昼重而夜轻，阳气与病气交旺也；阴病则昼轻而夜重，阴气与病气交旺也。若夫阳虚病则昼轻，阴虚病则夜轻，阴阳各归其分也。"清代郑寿全在《医理真传》中也指出："夫人身一点元阳，从子时起，渐渐而盛，至午则渐渐而衰，如日之运行不息。"郑氏并以此节律指导疾病的诊断与治疗，指出："问曰：病人每日半夜候，两足大热，如火至膝，心烦，至午即愈者何故？答曰：此血虚阳旺也。夫人身以阴阳两字为主，阳生于子，至巳时，属三阳用事，正阳长阴消之时，阴虚不能配阳，阳旺故发热，至午即愈，乃阴长阳消，阳不胜

阴,故热退。此病法宜补阴以配阳为主,方用补血汤或地黄汤。"程士德[①]还提出,从清晨、午前、午后、入夜的阴阳消长、气机升降角度而言,服药大体上有三种规律:①大凡升提外透的药物,宜于午前服用;沉降下行之品,宜于午后服用。②大凡温阳补气之药,宜于清晨至午前服用;而滋阴养阴的药物,宜入夜服用。③大凡祛除阳分、气分之邪的药物,宜于清晨、午前服用;而清泄阴分之邪的药物,宜入夜服用。

疾病的时间规律性变化在类风湿性关节炎上表现的最为典型,患者的症状,随着体内肾上腺皮质激素分泌水平的变化而出现周期性变化:凌晨4~6时,全身僵硬;早上6时以后,僵硬程度逐渐减轻;中午12时至下午4时左右,活动状态较好;下午4时以后,活动程度又逐渐下降;晚上8时左右疼痛症状和活动受限程度又逐渐加重;至凌晨4时以后僵硬达最高峰。这种规律性变化是由于肾上腺皮质激素分泌的水平是随时间变化而变化的。其变化规律是:凌晨4时分泌量最低,以后逐渐上升,到下午4时分泌水平最高,以后又逐渐下降,到夜间12~4时左右,又下降至最低水平。随着其分泌水平的变化,病人的症状也出现周期性变化。而在治疗时,则应针对这种变化而确定给药时间,也就是在肾上腺皮质激素分泌水平最低,症状最重的时候给药或者增大药物剂量,在分泌水平高的时候少给或不给药,这样既符合病理变化规律,达到了治疗目的,又可最大限度地减少药物的副作用。

二、人体脏腑组织结构阴阳划分的临床意义

本段对脏腑组织结构阴阳属性的划分,结合自然界五时五气的阴阳属性,形成"四时五脏阴阳"的整体观,对临床有较大的指导意义。首先,用此理论便于确定五季多发病的病位,所谓"冬病在阴,夏病在阳,春病在阴,秋病在阳",即春季病位多在肝,夏季病位多在心,长夏病位多在脾,秋季病位多在肺,冬季病位多在肾。其次,根据病位确定相应的治疗措施,所谓"视其所在,为施针石也"。如咳嗽病症,春季发生咳嗽,多考虑病位在肝肺,因肝旺于春,肝木旺反侮肺金,肝肺气逆,治宜润肺抑肝。夏季发生咳嗽,多考虑病位在心肺,因心旺于夏,心火上炎易刑肺金,治宜清心降火,肃肺化痰。长夏发生咳嗽,多考虑病位在脾肺,因脾旺于长夏,长夏湿胜困脾,脾失健运,聚湿生痰,湿痰阻肺,上逆而咳,治宜燥湿健脾,宣肺祛痰。秋季发生咳嗽,多考虑病位在肺,因秋为肺之主时,秋之燥邪伤肺,上逆而咳,治宜润肺止咳。冬季发生咳嗽,多考虑病位多在肾肺,因肾旺于冬,冬季寒冷,寒邪束表,肺失宣降则发咳嗽,久则由肺及肾,肾气不足,纳气失司,加重咳嗽,治宜滋肾纳气,止咳化痰。

【原文】

帝曰:五脏应四时,各有收受[1]乎?岐伯曰:有。东方青色,入通于肝,开窍于目,藏精于肝,其病发惊骇[2],其味酸,其类草木[3],其畜鸡,其谷麦,其应四时,上为岁星[4],

---

①程士德.中医时间证治学纲要[M].北京:人民卫生出版社,1994:170-172.

是以春气在头也[5]，其音角[6]，其数八[7]，是以知病之在筋也，其臭[8]臊。

南方赤色，入通于心，开窍于耳[9]，藏精于心，故病在五脏[10]，其味苦，其类火，其畜羊，其谷黍，其应四时，上为荧惑星[11]，是以知病之在脉也，其音徵，其数七，其臭焦。

中央黄色，入通于脾，开窍于口，藏精于脾，故病在舌本，其味甘，其类土，其畜牛，其谷稷[12]，其应四时，上为镇星[13]，是以知病之在肉也，其音宫，其数五，其臭香。

西方白色，入通于肺，开窍于鼻，藏精于肺，故病在背，其味辛，其类金，其畜马，其谷稻，其应四时，上为太白星[14]，是以知病之在皮毛也，其音商，其数九，其臭腥。

北方黑色，入通于肾，开窍于二阴，藏精于肾，故病在溪[15]，其味咸，其类水，其畜彘[16]，其谷豆，其应四时，上为辰星[17]，是以知病之在骨也，其音羽，其数六，其臭腐。

故善为脉[18]者，谨察五脏六腑，一逆一从[19]，阴阳、表里、雌雄之纪，藏之心意[20]，合心于精[21]，非其人勿教，非其真[22]勿授，是谓得道。

【校注】

[1] 收受：即通应之意。张介宾："收受者，言同气相求，各有所归也。"

[2] 其病发惊骇：《新校正》云："详东方云病发惊骇，余方各阙者，按《五常政大论》，委和之纪，其发惊骇，疑此文为衍。"按下文有"是以春气在头也"，当为"故病在头"之误，应改移此处。

[3] 草木：沈祖绵："合下文观之，衍草字。"

[4] 岁星：即木星。

[5] 是以春气在头也：丹波元简："按文例，（此处）当云知病之在筋。"此说有理。本句乃"故病在头"之误，当改移前处。下文"是以知病之在筋也"当移此处。

[6] 角：与下文之徵、宫、商、羽合称五音，是古代五声音阶的名称。

[7] 八：与下文之七、五、九、六，均为五行之成数。《礼记·月令》孔疏："《易·系辞》曰：天一地二，天三地四，天五地六，天七地八，天九地十。此即是五行生成之数。天一生水，地二生火，天三生木，地四生金，天五生土，此其生数也。如此则阳无匹，阴无耦。故地六成水，天七成火，地八成木，天九成金，地十成土。故阴阳各有匹偶，而物得成焉，故谓之成数也。"

[8] 臭（xiù秀）：气味。

[9] 开窍于耳：王冰："舌为心之官，当言于舌，舌用非窍，故云耳也。《缪刺论》曰：手少阴之络，会于耳中。义取此也。"

[10] 故病在五脏：张介宾："心为五脏之君主，心病则五脏应之。"

[11] 荧惑星：即火星。

[12] 稷（jì计）：谷子。

[13] 镇星：即土星。

[14] 太白星：即金星。

[15] 溪：指肘、腋、膝、髋等大关节。丹波元简："张兆璜云：溪者，四肢之八溪也。冬气伏藏，故溪为之病。八溪，见《五脏生成篇》，谓肘膝腕也。简按上文云：冬气者，病在四肢，此

说得之。"

〔16〕彘（zhì志）：猪。

〔17〕辰星：即水星。

〔18〕为脉：犹言诊脉。

〔19〕一逆一从：即或逆或从。一，或也。

〔20〕心意：指心中。意，通"臆"，胸中。

〔21〕合心于精：王冰："心合精微，则深知变通。"又，心，《太素》卷三作"之"。

〔22〕真：真诚。指诚心学习的人。

【释义】

《灵枢·通天》说："天地之间，六合之内，不离于五，人亦应之，非徒一阴一阳而已也。"说明人与自然不仅具有相同的阴阳结构，也具有相同的五行结构。本段原文较为系统地论述了人与自然的五行结构体系，以此说明人体五脏内联于五体、五官九窍、五志，外联于五时、五色、五味、五谷、五畜、五音、五气、五星、五行生成数的关系，形成了较之《素问·阴阳应象大论》涉及范围更为广泛的四时五脏阴阳体系。

表4-1　天地人五行结构表

| 自然界 | | | | | | | 五行 | | 人体 | | |
五音	五色	五味	五气	五畜	五谷	五星	生成数		五脏	五官	五病
角	青	酸	臊	鸡	麦	岁星	八	木	肝	目	筋
徵	赤	苦	焦	羊	黍	荧惑	七	火	心	耳	五脏 脉
宫	黄	甘	香	牛	稷	镇星	五	土	脾	口	舌本 肉
商	白	辛	腥	马	稻	太白	九	金	肺	鼻	背 皮毛
羽	黑	咸	腐	彘	豆	辰星	六	水	肾	二阴	溪 骨

【知识链接】

本段原文所建构的天地人五行结构体系，同《素问·阴阳应象大论》所述类似，同样可用于指导临床对疾病的诊断、治疗、养生等。如五味、五谷、五畜与不同的脏腑相对应，对五脏各有不同的亲和性，因而起着不同的作用，故在治疗与养生时，可考虑其对应关系加以选用，对此《灵枢·五味》亦有具体论述，具体参阅该篇，此不赘述。这里仅就五脏与官窍、五音、五行生成数等问题予以讨论。

一、五脏与五官九窍

关于五脏与五官九窍的关系，本篇提出"南方赤色，入通于心，开窍于耳"，与《素问·阴阳应象大论》等篇肾开窍于耳的论述不同,形成了耳为心、肾两脏所主的状态。如张介宾《类经》所说:"耳者,心之窍……心在窍为舌,肾在窍为耳。可见舌本属心,耳则兼乎心肾也。"王肯堂《证治准绳》则提出:"肾为耳窍之主,心为耳窍之客。"又称"心寄窍于耳"。其实对于五脏与官窍的关系,《黄帝内经》一方面受五行学说的影响,认为每一脏有其相对应的窍;另一方面,从整体观与临床实际情况来看,则既可以是一脏对应多个官窍,也可以是一窍对应多个脏腑,并不完全局限于五行一说。从心与耳关系而言,一方面心属火,肾属水,心火肾水互济互调,精气方能上达清窍而使听觉聪敏;另一方面,心主神志,而听觉功能又与心神密切相关。故临床上心血暗耗,心神不宁可致耳鸣、耳聋,甚或幻听;心火上炎、心肾不交,可致耳胀、耳鸣或突发性耳聋等病症。《严氏济生方》曰:"忧愁思虑得之于内,系于心,心气不平,上逆于耳,亦致聋聩、耳鸣、耳痛、耳痒、耳内生疮,或为聤耳,或为焮肿。"现代医家干祖望[1]也认为,心火亢盛者亦为耳鸣耳聋所多见,盖"心寄窍于耳"也。其因是快节奏的生活方式,日理万机使然。其特点是音量大或小,音调高亢,拒纳外来噪音,耳鸣常与噪声产生共鸣,方以导赤散加味治疗。

二、五畜配属五行

畜是人们驯服的动物,故又谓家畜,用来满足人们生产和生活的某种需求。《周礼·兽医》疏:"在野曰兽,在家曰畜。"古人对家畜总称为"六畜","六畜"包括马、牛、羊、猪(豕)、犬、鸡。先秦时期,马匹用于行军打仗,不用于祭祀,除马以外的五种家畜,古代也用于祭祀,又称为五牲。五畜与五行关系的记载甚早,《周礼》的《地官》《春官》《夏官》《秋官》分别设有牛人、鸡人、羊人、犬人等职。由于《周礼·冬官》于西汉初已佚,后由刘歆校录图籍之时补以《考工记》,没有与上述四官对应的记载。但从上述四官的设立来看,已经把牛、鸡、羊、犬、豕纳入了五行理论之中。《墨子·迎敌祠》中将鸡与东方相配,狗与南方相配,羊与西方相配,豕与北方相配,缺少长夏土的配属。《吕氏春秋·十二纪》《礼记·月令》则以春为羊、夏为鸡、长夏为牛、秋为犬、冬为豕。《黄帝内经》的五畜配五行论述也不一致(表4-2)。

表4-2 五畜配属五行表

篇名	木	火	土	金	水
素问·金匮真言论	鸡	羊	牛	马	彘
素问·脏气法时论	犬	羊	牛	鸡	猪
素问·五常政大论	犬	马	牛	鸡	彘
灵枢·五味	犬	羊	牛	鸡	猪

在秦汉比较流行的说法中,鸡为木畜,属东方,为春;羊为火畜,属南方,为夏;牛为土畜,属中央,为季夏;犬为金畜,属西方,为秋;豕为水畜,属北方,为冬。古人何以将五畜分为五行,分别将鸡、犬、羊、豕、牛与五季、五脏相配属,丹波元简解释说:"《五行大义》云:郑玄云:鸡属木,此取其将旦而鸣近寅木,故又振羽翼,有阳性也。""《月令》:春食麦

---

①陈国丰,徐轩,干千.干祖望耳鼻喉科医案选粹[M].北京:人民卫生出版社,1999:58.

与羊。郑注：羊，火畜也，时尚寒，食之以安性也。"《月令》中央郑注：牛，土畜也。《正义》云：易，坤为牛，是牛属土也。""《周礼》六牲，马其一也。《穆天子传》有献食马之文。郭璞注云：可以供厨膳者。""《月令》冬郑注：彘，水畜也。"很明显，其解释缺乏逻辑的统一性。王冰、张介宾等以八卦、五色、干支等解释，同样违反了逻辑的统一性，都是一种牵强附会的说明。现代有人认为《黄帝内经》中，五畜分属五行，基本上是以五味为中介的，自成体系，这同时也说明了医学的实践性[①]。也明显是一种臆测，应该是五畜先配属五行，然后再赋予相应的五味，而不是因为五畜有不同之味，因此配属不同之木、火、土、金、水。五畜与五行的配属，或与古代祭祀有关，尚待进一步探讨。

三、五星配属五行

在先秦文献中，木星、火星、土星、金星、水星分别被称为岁星、荧惑、镇星或填星、太白、辰星。木星自西向东在恒星间移行，约12年1周天，正好用于十二次以纪年，这可使古人将称年为岁的习俗很自然地移用到木星，战国、秦及汉初曾使用过岁星纪年法。火星称之为荧惑，是因为它荧惑如火，而且荧惑的光度变化大，运行形态错综复杂，足以使人迷惑。水星距离太阳最近，不足30度，仿佛总在太阳两边摆动，不超过1辰，所以称为辰星。金星称为太白，是因为它是全天中最亮的星，不过它在早晚不同的时间出现，又有不同的名称，古人把黎明前出现于东方的金星叫作启明，而黄昏出现在西方的时候叫作长庚，即《诗经·小雅》所说："东有启明，西有长庚。"土星称之为镇星或填星，是因为古人测得它约略28年移行1周天（后世观测为29.46年），似乎轮流坐镇或填充二十八宿。五星的特点很早就引起了人们的注意，并使古人很自然地将它与占星术联系了起来。

木星、火星、土星、金星、水星之名，正是五星与五行相关联的结果。战国时代，很可能已经有了五星对应五行的思想。《开元占经》卷十八载："甘氏曰：五星主兵，太白为主；五星主谷，岁星为主；五星主旱，荧惑为主；五星主土，填星为主；五星主水，辰星为主。"其中包含着五星分主地上五行的思想。该卷又说："石氏曰：荧惑色黑，填星色青，太白色赤，辰星色黄，岁星色白者必败。"这是按五行相胜的理论，由于五星的颜色与五星所主相克，所以石氏认为它是必败之兆。《开元占经》中所引甘、石之说有一部分是汉代人伪托的，很难判断上引两段是否甘、石原说。但1973年长沙马王堆汉墓出土的帛书《五星占》中，有秦汉之际70年间木、金、水、火、土五大行星运行规律的记录，其中已将五星与五方、五行、五帝等做了严整的对应。《史记·天官书》中又将五星和五季对应起来，到了《汉书·天文志》中，这种对应关系又扩大到伦理道德概念上，将五星与五常、五事相联系。刘起釪[②]在对古代星辰历考证的基础上，提出五行的原始意义是指五星的运行，仅为一家之言。

---

①汪丹, 石磊, 陈震霖.五畜的五行属性考[J].辽宁中医药大学学报, 2008, 10 (5)：28-29.

②刘起釪.五行原始意义及其纷歧蜕变大要[J]. // 艾兰, 汪涛, 范毓周, 等.中国古代思维模式与阴阳五行说探源[M].南京：江苏古籍出版社, 1998：133-160.

四、五谷配属五行

谷物是人类饮食营养的必需品，也是食疗的研究内容。人们种植食用的谷物，并不限于五种，如《周礼·天官·膳夫》有"六谷"说，《本草注》有"八谷"说，《周礼·天官·冢宰》又有"九谷"说。但由于受五行学说的影响，只能选取五种谷物与五行相配，如《周礼·天官·疾医》说："以五味、五谷、五药养其病。"然而要把众多的谷物，纳入五脏五行的系统，并使之对应，实际上是相当困难的。因此，五谷与五行的具体配属关系，在《黄帝内经》里就有多种不同的方案（表4-3）。

表4-3 五谷配属五行表

篇名	木	火	土	金	水
素问·金匮真言论	麦	麻	稷	稻	豆
素问·脏气法时论	小豆	麦	粳米	黄黍	大豆
素问·五常政大论	麻	麦	稷	稻	豆
灵枢·五味	麻	麦	秔米	黄黍	大豆
灵枢·五音五味	麻	麦	稷	黍	大豆

《黄帝内经》五谷配五行的五个方案里，除水行基本一致外，其余四行不仅谷物种别各异，而且同一种谷物的性味也有不同说法。如麦有属木味酸和属火味苦二说，黍有味苦属火和味辛属金二说，稻包括秔米和粳米，有味辛属金和味甘属土二说。把一种谷物说成有两种味道，显然不切实际。故后世注家也难以解释其五行配属机理，或从色，或从味，或认为麦为五谷之长而应东方，均无法自圆其说。故杨上善《太素·调食》谓："案《神农》及《名医本草》，左右不同，各依其本，具录注之，冀其学者量而取用也。"意思是说，《黄帝内经》的说法与《神农本经》和《名医别录》所说，多有不同，临床应用当以后者为准。因此，他在每一种谷物下，各指出其味与《本草》不同之处，且不言五行属性。

另外，顾观光《校勘记》指出："此（《素问·金匮真言论》）以麦、黍、稷、稻、豆为五谷，与《管子·地员》篇及《周礼·职方氏》注、《淮南·修务训》注合。《五常政大论》以麻、麦、稷、稻、豆为五谷，与《楚辞·大招》注合。然其五谷亦麦黍互用，则未尝别黍于五谷之外也。此当各依本文。"

五、五音配属五行

宫、商、角、徵、羽五音，是中国古代音乐的五个音阶，大致相当于现代七声音阶中的1、2、3、5、6。《管子·地员篇》中记载了采用三分损益法确定音高的方法，首先确定宫音的音高，依次产生徵音、商音、羽音及角音，这种计算方法也是世界上最早的音律计算方法，是五声调式的基础。同时，该篇还将宫、商、角、徵、羽五个音的声音比喻为五种动物的叫声，指出："凡听徵，如负猪豕觉而骇。凡听羽，如鸣马在野。凡听宫，如牛鸣窖中。凡听商，如离群羊。凡听角，如雉登木以鸣，音疾以清。"即徵音如听到小猪被背走而大猪觉察而发出惊叫声，羽音如听到马在野地里嘶鸣，宫音像听到牛在地窖里鸣叫，商音像听到失群的羊在叫，角音像听到野鸡飞到树上去鸣叫，声音迅疾而清澈。有趣的是，这里所比拟的五种动物，也恰好与《素问·金匮真言论》五畜配属五脏的五行归类相符合。

《尚书·虞典》记载舜帝的话："夔！命汝典乐，教胄子，直而温，宽而栗，刚而无虐，简而无傲。诗言志，歌永言，声依永，律和声。八音克谐，无相夺伦，神人以和。"《乐》与《诗》《书》《礼》《易》《春秋》，也被称为儒家六经。《礼记·乐记》说："乐者，音之所由生也，其本在人心之感于物也。是故其哀心感者，其声噍以杀；其乐心感者，其声啴以缓；其喜心感者，其声发以散；其怒心感者，其声粗以厉；其敬心感者，其声直以廉；其爱心感者，其声和以柔。六者非性也，感于物而后动也。"可见古人对音乐与人类生活及其身心健康之高度重视。故司马迁《史记·乐书》说："夫上古明王举乐者，非以娱心自乐，快意恣欲，将欲为治也。正教者皆始于音，音正而行正。故音乐者，所以动荡血脉，通流精神而和正心也。故宫动脾而和正圣，商动肺而和正义，角动肝而和正仁，徵动心而和正礼，羽动肾而和正智，故乐所以内辅正心而外异贵贱也……故闻宫音，使人温舒而广大；闻商音，使人方正而好义；闻角音，使人恻隐而爱人；闻徵音，使人乐善而好施；闻羽音，使人整齐而好礼。"这里，已经明确将五音与五脏相配属。

五音与五脏相配，可以用以指导养生以及临床疾病的诊治，对现代音乐疗法也有一定的启发作用。如宫为长夏音，属土主化。正宫调式乐曲悠扬沉静、淳厚庄重，有如"土"般宽厚，能促进全身气机的稳定，调节脾胃之气的升降。代表曲目有《梅花三弄》《高山》《流水》《阳春》《紫竹调》《平湖秋月》等。商为秋音，属金主收。正商调式高亢悲壮、铿锵雄伟，具有"金"之特性，能促进全身气机的内收，调节肺气的宣发和肃降。代表曲目有《慨古吟》《长清》《鹤鸣九皋》《白雪》《离骚》《寒江残雪》《悲沧》等。角为春音，属木主生。正角调式乐曲构成了大地回春，万物萌生，生机盎然的旋律，曲调生气蓬勃，具有"木"之特性，能促进体内气机的上升、宣发和展放。代表曲目有《列子御风》《庄周梦蝶》《胡笳十八拍》《广陵散》《姑苏行》等。徵为夏音，属火主长。正徵调式旋律热烈欢快，构成情绪欢畅的感染气氛，具有"火"之特性，能促进全身气机上升。代表曲目有《山居吟》《文王操》《樵歌》《渔歌》等。羽为冬音，属水主藏。正羽调式乐曲凄切哀怨，苍凉柔润，如天垂日幕，行云流水，具有"水"之特性，能促进全身气机的潜降。代表曲目有《乌夜啼》《稚朝飞》《江河水》《汉官秋月》《双声恨》《烛影摇红》等。

《吕氏春秋·音初》曰："凡音者，产乎人心者也。感于心则荡乎音，音成于外而化乎内。是故闻其声知其风，察其风而知其志，观其志而知其德。盛衰、贤不肖、君子小人皆形于乐，不可隐匿。故曰：乐之为观也，深矣。"指出通过听音乐可以判断区别人的类型。《灵枢·阴阳二十五人》即根据五音的清浊高低的变化，每一音调中有五种变化，五音有五五二十五种变化，形成各种不同的体质。对此，可参阅高也陶《五脏相音》（中医古籍出版社，2007）相关章节。

六、五行生成数考释

中国古人将一至十的十个数字视为彼此相生相成的两组数字，其中一至五为数字的基础，六至十为五个基本数字，结合五这一基本数字生成而得，所以这样的数字体系称之为生成数。

（一）五行生成数之源流

1.原始进位制与生成数

一到十的原始进位制，其实与以手计数有关，郭沫若在《甲骨文字研究·释五十》中指出："数生于手，古文一、二、三、四作一、二、三、三，此手指之象形也。手指何以横书？曰请以手作数，于无心之间，必先出右掌，倒其拇指为一，次指为二，中指为三，无名指为四，一拳为五。"刘师培从文字学角度加以考证，认为"五"为中国古代基本计数单位，"五"以上的数皆由"五"演变而来，"一、二、三、四、五，皆有古文，而六以上，即无古文，此为上古只知五数之证"（《太炎文录》卷2引）。列维·布留尔[1]在《原始思维》一书中列举了许多原始民族的计数方法，说明五以内的数都与手有关。阿·尼·格拉德舍夫斯基[2]在《原始社会史》中也谈到："谢涅加的黑人有由一到五的数字，而以后则相加，如五加一、五加二等。通常很多的部落认为五这个数字最大，如果比这个数目更多的话，他们就松开头发，以此来表示这个数目是这样大，像头上的头发那样多，或者说很多。计数的工具通常是手。"从手指计数到作为基数的五，似乎是一个天然尺度自发形成的过程。也只有一只手所给定的五这个基本数的存在，才能由五进位而产生十，这使古人逐渐建立了生数与成数的观念。

从现有文献看，五行数的观念最早见于《尚书·洪范》篇。该书提到五行的名次为："一曰水，二曰火，三曰木，四曰金，五曰土。"一、二、三、四、五这五个序数词是否有什么特定含义？原书没有说明。但是后来有些注释家却对此引申发挥，解释为五行天生固有的属性。例如孔颖达《正义》说："万物之本，有生于无者，生于微，及其成形，亦以微著为渐，五行先后亦以微著为次。五行之体，水最微为一，火渐著为二，木形实为三，金体固为四，土质大为五。"就是说，五行的先后次序是按万物由微而著的生成过程来排列的，五行的序数与其质量轻重有关系。

战国秦汉时期的阴阳五行家，有一套关于宇宙万物生成模式的理论。他们将四时、五行、五日、五数、五方、五音、五色、五味等事物的自然属性排列组合起来，构成一种系统的世界模式图。这种思想始于《洪范》《夏小正》。《管子》一书中的《五行》《四时》《幼官》等篇，也有较多论述。到战国末年的《吕氏春秋·十二纪》和《礼记·月令》，大体上已形成完整的理论。《素问·金匮真言论》所论，正是这一思想的体现。

另外，钟守华[3]对秦简《天行度》研究认为，此简文一述以"直"观之，分周天星宿为四象，二述以"取"算之，有五行数中的四个成数。提示四象与此四个不相等成数有内在联系，是古人"寓数分度"思想的一种反映。竺可桢[4]指出四象二十八宿原为定日月躔舍，以计算四季之用，在中国黄河流域的四季中，冬夏两季天数特长，春秋两季天数特短，如西安地区春季70天、夏季125天、秋季70天、冬季100天，与四象中冬夏长而春秋短相暗合。这种"暗合"是四象配四季的逻辑延伸，为先秦天文家对四季天数（古人以一日为一度）与四象分度关系的数术化，提供了节气与天文观测的基础。由此推测五行成数与古人对四季、四

①［法］列维·布留尔.原始思维［M］.北京：商务印书馆，1985：184.

②［苏］阿·尼·格拉德舍夫斯基.原始社会史［M］.北京：高等教育出版社，1958：120.

③钟守华.楚、秦简《日书》中的二十八宿问题探讨［J］.中国科技史杂志，2009，30（4）：420-437.

④竺可桢.二十八宿起源之时代与地点［A］.竺可桢文集［C］.北京：科学出版社，1979：243.

象的划分有关。以秦简《天行度》所"取"四数相加（6+9+7+8=30）为天象三十时（每时12度），加上5天岁迁日，计为周天365度；那么，东方苍龙配"乘数六"有星象分度：6×12=72，加上5天岁迁日为72+5=77（度）；南方朱雀配"乘数九"有星象分度：9×12=108（度）；西方白虎配"乘数七"有星象分度：7×12=84（度）；北方玄武配"乘数八"有星象分度：8×12=96（度）。由此得出的四象分度，是一个寓于四个不相等成数基础上又附加5天的衍生天度，是四象分度的一个原始类型，可称之为四象秦简术度。

2.天地（阴阳）数观念的产生

以上是从原始进位制的角度，对一至十的十个数字加以分析，并与五行相配形成五行生成数。如果从奇偶的角度分析这十个数字，则可划分为两组，其中五个奇数为阳数，也为天数；五个偶数为阴数，也为地数。由于古人以五个奇数和五个偶数分别抽象地表示天地阴阳，所以这样的数字体系又叫作天地数或阴阳数体系。如《易传·系辞上》说："天一，地二；天三，地四；天五，地六；天七，地八；天九，地十。天数五，地数五，五位相得而各有合。天数二十有五，地数三十，凡天地之数五十有五，此所以成变化而行鬼神也。"此阴阳数与前文所说的生成数显然毫不相干。冯时[1]认为，古人将数字分为天地或阴阳两类，已经脱离了他们对于数字生成的简单理解，而反映了一种更为复杂的哲学观点。因为生成数如果只能算作是对一种数字进位制的说明的话，那么阴阳数则体现了对一切数字甚至一切事物性质的高度概括。天数与地数既然代表着奇偶，那么用易理去衡量，奇偶也就是阴阳，用数理去衡量，奇偶加一或减一可以相互转换，这恐怕也就暗示着阴阳的转换。

3.生成数与天地数的融合

西汉扬雄《太玄》一书说："三八为木，为东方、为春……四九为金，为西方、为秋……二七为火，为南方、为夏……一六为水，为北方、为冬……五五为土，为中央、为四维。"（《太玄·玄数》）"一与六共宗，二与七为朋，三与八成友，四与九同道，五与五相守。"（《太玄·玄图》）扬雄的太玄数突出了土为"五行之中"的观点，对后人影响较大。原来《吕氏春秋》和《礼记·月令》将土配于季夏，显得牵强而不自然。扬雄之后，在东汉出现了"土王四季""不名时"的说法。使土遣配四时四方而无定位，既居中央又影响四方之数。所以蔡邕《月令章句》说："东方有木三土五，故数八；南方有火二土五，故数七；西方有金四土五，故数九；北方有水一土五，故数六。"这样一来，关于四时、五行和数字的配合更为协调自然了。此即九宫数的体现。

西汉学者刘歆根据《左传》关于"五行妃合"的理论，提出了以《洪范》五行数与《系辞》天地数相结合的五行生成数。《汉书·五行志》曰："天以一生水，地以二生火，天以三生木，地以四生金，天以五生土。五位皆以五而合，而阴阳易位，故曰：'妃以五成'。然则水之大数六，火七、木八、金九、土十。"后来郑玄又对刘歆的说法略作改变云："天一生水于北，地二生火于南，天三生木于东，地四生金于西，天五生土于中。阳无偶，阴无配，未得相成。地六成水于北，与天一并；天七成火于南，与地二并；地八成水于东，与天三并；天九成金于西，与地四并；地十成土于中，与天五并也。"如此即生成数与阴阳数两种学说相互渗透融合，形成了阴阳五行宇宙模式理论，由此遂确定不变。如张介宾《类经·五行生成数

① 冯时.中国古代的天文与人文（修订版）[M].北京：中国社会科学出版社，2017：55.

解》说："夫五行各具形质，而惟水火最为轻清，乃为造化之初。故天以一奇生水，地以二偶生火。若以物理论之，亦必水火为先……如草木未实，胎卵未生，莫不先由于水，而后成形，是水为万物之先，故水数一。化生已兆，必分阴阳，既有天一之阳水，必有地二之阴火，故火次之，其数则二。阴阳既合，必有发生，水气生木，故木次之，其数则三。既有发生，必有收杀，燥气生金，故金次之，其数则四。至若天五生土，地十成之，似乎土生最后，而戴廷槐曰：有地即有土矣。若土生在后，则天三之木，地四之金，将何所附？且水火木金，无不赖土，土岂后生者哉？然土之所以言五与十者，盖以五为全数之中，十为成数之极。中者言土之不偏而总统乎四方，极者言物之归宿而包藏乎万有，皆非所以言后也。再以方位阴阳之理合之亦然。如水王于子，子者阳生之初，一者阳起之数，故水曰一。火王于午，午者阴生之初，二者阴起之数，故火曰二。木王东方，东者阳也，三者奇数亦阳也，故木曰三。金王西方，西者阴也，四者偶数亦阴也，故金曰四。土王中宫而统乎四维，五为数中，故土曰五。此五行生数之祖，先有生数而后有成数，乃成一阴一阳生成之道，此天地自然之理也。"张氏并绘有五行生成数图（图4-1）。

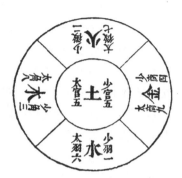

图4-1　五行生成数图

（文字注：此即河图五数也。数生者，少阳其数太……生者，少阴其数太……成者，其数五……以土，其常数……不生，故常数……有解。）

到了宋代，人们将生成数以图表示，称为河图，九宫数以图表示，称为洛书。这里需要特别强调是生成数是后世所说河图之源，而不能说河图是五行生成数的发生源头。

（二）五行生成数在《黄帝内经》中应用

一至十的十个数字进入五行序列后，即犹如干支符号一样，具有指代五行时空及其相关事物的作用，由此而得到较为广泛的应用。

1.说明五脏与四时万物的通应

如本篇所言，用以说明五脏与四时万物的通应关系，《素问·五常政大论》亦有相应记载。王玉川[①]认为万物的元素随四时变迁而互有盛衰，故有"其数八""其数七"等等说法。这种以"五行数"来描述标记万物元素盛衰规律的思想方法，与现代的元素周期表，多少有点近似。力图运用五行数的方法来揭示包括人体在内的世界万物的统一性和规律性的思想，对于中医学理论建设来说，具有重大的意义和深远的影响。

2.预测病死日期

《黄帝内经》对危重病症以及针刺刺伤五脏的死亡日期多有所论述，虽然没有明确指出死日与五行生成数有关，但后世注家从王冰开始，多依五行生成数为解，然而竟无一能通。如《素问·阴阳别论》曰："凡持真脉之脏脉者，肝至悬绝急，十八日死；心至悬绝，九日死；肺至悬绝，十二日死；肾至悬绝，七日死；脾至悬绝，四日死。"原文所述与生成数并不相关，然王冰注云："十八日者，金木成数之余也；九日者，水火生成数之余也；十二日者，金火生成数之余也；七日者，水土生数之余也；四日者，木生数之余也。"明显是一种拼凑

---

①王玉川.运气探秘[M].北京：华夏出版社，1993：203.

数字,牵强附会。但由于缺乏能够解释清楚的路径,所以其后医家乃采取既承认又怀疑生成数解法的态度。如张介宾注一方面照抄王冰注文,说是"遵王氏之意,以河图计数诚为得理";另一方面又说"然或言生数,或言成数,若不归一,弗能无疑"。

再如刺伤内脏的死期,《素问·诊要经终论》所论为刺伤心者环死,伤脾、肺、肾者分别为5日、5日、7日死亡。《素问·刺禁论》则认为刺伤五脏的死期分别为心1日、肺3日、肝5日、肾6日、脾10日,二者本不一致。对此歧异,历代注家也多深信五行生成数在判断死期方面的真理性,所谓"人秉天地之气数而生,故应天地之气数而死"(《素问集注》),也要费尽心机,多方为之曲解。王冰、马莳即从五行生成数的角度解释其死亡时日的机理。对此,张介宾评价云:"按《诊要经终论》,王氏以五行之数为注,脾言生数,肺言生数之余,肾言成数之余,心则不及言数,此其说若乎近理,然或此或彼,或言或不言,难以尽合,恐不能无勉强耳。"因为《素问》非一时一人之笔,其成书之时,五行生成数还没有推广应用于病传日程与死亡日期等方面。所以,此数字与五行生成数之间,原本并无关系,只因作者所据个案临床经验不同,故各篇所载多有出入。故不必强求一致,更无劳望文生训,牵强附会的解释。

3.五行生成数与运气七篇

一般认为《素问》专讲五运六气的七篇大论是王冰增补的,其思想和方法的来源,可追溯到《管子》《吕氏春秋》等古籍,大约编撰于东汉时期。王玉川[①]认为,五行生成数在运气七篇中的应用,主要有以下几个方面:一是标记五运气化的正常度量。《素问·五常政大论》于太过不及之纪,均不言"数",唯有平气之纪言之,其文曰:"敷和之纪,木德周行……其数八""升明之纪,正阳而治……其数七""备化之纪,气协天休……其数五""审平之纪,收而不争……其数九""静顺之纪,藏而勿害……其数六"。其数字与《素问·金匮真言论》所载相同,而用意却有原则区别。彼篇所言,只是一岁中四时五行之气的度量;此篇所言,则用于六十年运气周期中平气的度量。彼篇不管什么太过、不及和平气,此篇只用于平气。二是标记五运郁发、胜复的度量。如《素问·六元正纪大论》曰:"五运之气,亦复岁乎?岐伯曰:郁极乃发,待时而作也……太过不及,其发异也……太过者暴,不及者徐,暴者为病甚,徐者为病持……太过者其数成,不及者其数生,土常以生也。"即五运之气太过者用相应的成数表示,不及者用相应的生数表示。三是标记风寒热湿燥火六气之化度。如《素问·六元正纪大论》言:"甲子、甲午岁:上少阴火,中太宫土运,下阳明燥金。热化二,雨化五,燥化四,所谓正化日也。"这里的上、中、下,分别为司天、岁运、在泉的代词,也就是上指司天,中指岁运,下指在泉。"热化二"即司天少阴君火之化度,"雨化五"即岁运太宫土运之化度,"燥化四"即在泉阳明燥金之化度。"热化二""燥化四",均谓其气不及。"雨化五",谓其气太过,太过而不用土成数十者,以"土常以生也"。《素问》运气七篇大论在五行生成数的应用上,虽有良好的动机和追求的目标,但前后说法多有矛盾,而终究没有成功,这是因为五运与六气,在早先分别是五行与阴阳二个不同学派的理论,五行生成数是以五行为主的,只对建立在五行学说基础上的岁运太过不及,可以讲通,对于以阴阳学说为主的六气司天在泉,就无能为力。这是运气学说的先天缺陷。

---

①王玉川.运气探秘[M].北京:华夏出版社,1993:205-209.

　　运气学说除用生成数表示气化的时间含义外，并依据时空混同的观念，以表示气化空间，《素问》的《六元正纪大论》《五常政大论》对此均有记载，认为大运不及的年份，产生胜复之气，将伤害其相应的方位，其中"灾一宫"，指伤害正北方，与寒水气化相应；"灾三宫"，指伤害正东方，与风木气化相应；"灾五宫"，即伤害正中央，与湿土气化相应；"灾七宫"，即伤害正西方，与燥金气化相应；"灾九宫"，即伤害正南方，与火气化相应。

　　另外，古人以五为始于一终于九的中和之数，把这个参数看成是合阴阳之数的本始，是一个标准参数；又以九为最高的终数，称为黄钟数。孟庆云[①]提出，古代医家根据五行生成数，按其达到"现九会五"的加减，可以推演出五脏的虚实特点和相应的用药原则，具体推导过程如下（见表4-4）。同时，生成数也对后世针灸补泻理论的发展产生了深远的影响。

表4-4　从五行生成数推演五脏虚实及补泻原则表

五脏	五行	生数	成数	现九会五	加减比例	五脏虚实及补泻原则
肝	木	三	八	(8)+1=9 (8)-3=5	加少减多	肝应慎补。李中梓《医宗必读》："东方之木，无虚可补，补肾即所以补肝。"
心	火	二	七	(7)+2=9 (7)-2=5	加减相等	加减相等，水火相济，心肾相交。徐灵胎《神农本草经百种录》："黄连宜为泻心之药，反而补心。"
脾	土	五	五	(5)+4=9 (5)-0=5	有加无减	脾主升，有升无降。
肺	金	四	九	(9)+0=9 (9)-4=5	有减无加	肺主肃降，降逆而不提升。
肾	水	一	六	(6)+3=9 (6)-1=5	加多减少	肾实证少，不可轻泻。李中梓《医宗必读》："北方之水，无实不可泻，泻肝即所以泻肾。"

　　但五行生成数学说毕竟是中国古代象数理论的内容，王玉川[②]称之为"中国古代的一种高度抽象的哲学原子论"。这里的数字仅仅是表示象的数，是物质元素的序数，而不是数学之数。它与数学之数不同，没有单位，没有大小可比性，也没有精确计算之性，更是只有整数没有小数，因而其义随意而宽阔，它更多地反映了客观世界质的而非量的特征，主要并不是用来计算，而是一种象征，数始终与象相联系，是一种特殊的象。后世医家应用五行生成之数预测病传日程、病死日期，运气七篇用于标示气化的度量，以及上述推导脏腑虚实补泻，或用于针灸补泻手法操作，均是误将象数之数当作数学之数，把它看作具体事物的数目并加以运用，就不能不误入歧途。

---

①孟庆云.中医理论渊薮［M］.重庆：重庆出版社，1990：84-85.
②王玉川.运气探秘［M］.北京：华夏出版社，1993：209.

阴阳应象大论篇第五

【导读】

　　"象"是客体整体信息及其在人大脑中的反映与创造，主要是指事物的功能与行为之象，也包括隐含着某种意义的卦象、图像等象征性符号。它是中国传统文化乃至中医学中一个重要的概念。由于汉字在符号化中扬弃地保留着象形性的根基，与中国哲学源头《周易》对"象"的重视，决定了中国传统思维具有明显的取象性特征。《素问·五运行大论》即明确指出："天地阴阳者，不以数推，以象之谓也。"本篇主要以与阴阳五行有应合关系的象为依据，重点阐述了阴阳的基本含义、特性、作用、转化及在人体生理、病理、诊法、治则、归纳药物功能与养生等方面的应用；同时，采用取象比类的方法，按照功能、行为相应或相似的原则，将自然界各种事物进行五行归类联系，提出了以五脏为中心的内外相应整体观的系统结构。故马莳曰："此篇以天地之阴阳，万物之阴阳，合于人身之阴阳，其象相应，故名篇。"

【原文】

　　黄帝曰：阴阳者，天地之道也，万物之纲纪[1]，变化之父母[2]，生杀之本始[3]，神明之府[4]也，治病必求于本。

　　故积阳为天，积阴为地。阴静阳躁[5]，阳生阴长，阳杀阴藏[6]。阳化气，阴成形。寒极生热，热极生寒；寒气生浊，热气生清[7]；清气在下，则生飧泄[8]；浊气在上，则生䐜胀[9]，此阴阳反作[10]，病之逆从也。

　　故清阳为天，浊阴为地。地气上为云，天气下为雨；雨出地气，云出天气。故清阳出上窍，浊阴出下窍[11]；清阳发腠理，浊阴走五脏[12]；清阳实四支，浊阴归六腑[13]。

【校注】

〔1〕纲纪：即纲领。

〔2〕父母：指本原、根本。

〔3〕生杀之本始：谓事物产生与消亡的本原、由来。李中梓："阴阳交则物生，阴阳隔则物死。阳来则物生，阴至则物死。万物之生杀，莫不以阴阳为本始也。"

〔4〕神明之府：神明，指天地万物所具有的奇妙变化及其秩序。府，居舍、藏物的场所。

〔5〕阴静阳躁：即阴主安静，阳主躁动。张琦："躁，动也。"

〔6〕阳生阴长，阳杀阴藏：互文。指阴阳主万物的生长，又主万物的杀藏。杀，消亡。

〔7〕寒气生浊，热气生清：张琦："寒化浊阴，热化清阳。"又，森立之："寒气者，谓阴气、营气之属；热气者，谓阳气、卫气之属。言水谷入于胃，其清气炎上发腠理，其浊气润下走五脏。此寒热二气，谓本气之寒热阴阳，而疑似于外邪之称，故王（冰）注云：言正气也。可以征也。"

〔8〕飧泄：指腹泻物中夹杂有未消化的食物。

〔9〕䐜胀：即胸膈胀满。

〔10〕逆从：偏义复词，即不顺，反常。

〔11〕清阳出上窍，浊阴出下窍：谓清阳之气升散上行而达上窍，饮食五味及其糟粕等浊阴沉降下行而走下窍。上窍，指眼、耳、口、鼻。下窍，即前后二阴。

〔12〕清阳发腠理，浊阴走五脏：谓卫阳之气宣发温养皮肤、肌肉及脏腑间组织，精血津液等滋养五脏。

〔13〕清阳实四支，浊阴归六腑：谓水谷精气充养四肢，水谷及其变化而成的糟粕经六腑传化。支，同"肢"。

【释义】

本段是《黄帝内经》论述阴阳学说的总纲，首先阐释了阴阳的基本含义及在医学中的作用；继则通过对阴阳所应物象的论述，说明了阴阳的特性、作用、相互关系等。

一、阴阳的含义

"道"，在古代哲学上用来说明世界的本原、本体、规律或原理。道有体用，从道体看，它是宇宙的本原，又是万物发展变化的生机与动力；从道用看，它是宇宙的秩序和法则，又是无为无形的宇宙本初的自然节律。《黄帝内经》认为气是生成宇宙万物的原初物质，阴阳乃是一气之消息，宇宙万物是由阴阳二气的交互作用所生成，由此决定了宇宙万物无不包含着阴阳。或者说，宇宙万物中所包含的具体阴阳，犹如万川之月，均是宇宙生成之初元阴阳的投影。《素问·阴阳离合论》说："阴阳者，数之可十，推之可百，数之可千，推之可万，万之大，不可胜数，然其要一也。"强调宇宙空间变化万千的事物和现象无一不是阴阳对立统一的展开和体现。《素问·四气调神大论》曰："阴阳四时者,万物之终始也,死生之本也。"从时间角度,强调万物的产生和消亡,自始至终贯串着阴阳的对立统一,以朴素自发的形式,表述了阴阳对立统一无处不在,无时不在的思想。所以,阴阳既是宇宙万物之本原及其发展变化的动力,又是宇宙万物中存在的普遍规律,是认识宇宙万物之纲领。故称"阴阳者,天地之道也,万物之纲纪,变化之父母,生杀之本始,神明之府也"。张介宾高度概括说:"道者,阴阳之理也。阴阳者,一分为二也。"

二、治病必求于本

本篇在论述了阴阳的基本含义之后,用"治病必求于本"一语,指出将阴阳概念引入到医学领域,其目的就在于指导临床对疾病的诊治。由于阴阳是自然界事物运动变化的基本规律和普遍法则,是认识万物之纲领,是事物发生、发展和衰退、消亡的根本,而疾病变化是万事万物运动变化的现象之一,自然也遵循阴阳对立统一的法则,所以,医生在临床诊治疾病时,就必须寻求疾病变化的阴阳之本。正如张志聪《素问集注》说:"本者,本于阴阳也。人之脏腑气血,表里上下,皆本乎阴阳;而外淫之风寒暑湿,四时五行,亦总属阴阳之二气;至于治病之气味,用针之左右,诊别色脉,引越高下,皆不出乎阴阳之理。故曰治病必求其本,谓求其病之本于阳邪,本于阴邪也;求其病之在阳分、阴分、气分、血分也;审其汤药之宜,用气之升,味之降,温之补,苦之泄也。"

三、对阴阳性质、作用及关系的认识

《黄帝内经》对阴阳性质、作用及关系的认识,常借助于对自然现象的观察以推论。

(一)阴阳与运动状态

从运动状态的角度划分阴阳属性,一是阴静阳躁。即相对而言,阴的属性为静止,阳的属性为运动。二是阳升阴降。本段原文以自然界天地、云雨的形成为例,在说明阳主升,阴主降的同时,也以自然界阴阳升降运动为天然模型,以推论人体的阴阳升降运动,即在生理情况下,清阳之气温养上窍、腠理、四肢;属于浊阴的饮食、糟粕归于六腑、下窍,精血津液等濡养五脏。所谓"本乎天者亲上,本乎地者亲下,各从其类也"(《易传·文言》)。

另外,云雨升降循环模式,也成为古人认识人体水液代谢的重要方法。肺为天,为水之上源,向其他脏腑输布水液的过程类似于"天气下为雨";《素问·水热穴论》云"地气上者属于肾",肾气化升腾膀胱中的水液类似于"地气上为云";《释名·释形体》云"肾者,引也。肾属水,主引水气灌注诸脉也",肾被赋予主水、主气化的功能,以帮助膀胱中的津液被人体重新利用,也是人体水循环的重要组成部分。同时,以自然界河水分流、地下水渗入、天气下为雨为模型,推类认识膀胱中水液的由来,则形成了膀胱有上口与小肠相接,水液由小肠泌别而来,或膀胱无上口,水液由小肠、三焦渗入或肺通调水道,下输膀胱气化而来等认识。

（二）阴阳的作用

原文对阴阳的作用表述为"阳生阴长，阳杀阴藏，阳化气，阴成形"。"阳生阴长，阳杀阴藏"是言阴阳相互作用，在一定的条件下，可以促使物体的生长，待其发展到一定阶段，在阴阳的作用下，又可以促使其衰亡。此处之阴与阳为互文，由于阴阳皆以对方的存在为前提，离开了任何一方，另一方就不能单独存在而发挥作用。张介宾对此有深刻阐释："阳生阴长，言阳中之阴阳也；阳杀阴藏，言阴中之阴阳也。盖阳不独立，必得阴而后成，如发生赖于阳和，而长养由乎雨露，是阳生阴长也；阴不自专，必因阳而后行，如闭藏因于寒冽，而肃杀出乎风霜，是阳杀阴藏也。此于对待之中，而复有互藏之道，所谓独阳不生，独阴不成也"（《类经·阴阳类》）。"阳化气，阴成形"，是说明阳主化气，阴主构成形体。李中梓《内经知要》释曰："阳无形，故化气；阴有质，故成形。"气与形也可以看作是物质的连续性质和不连续性质的辩证统一和相互转化，类似于现代物理学中"场"和"基本粒子"的辩证统一和相互转化。"阳化气，阴成形"的对立统一，即构成了"场"和"基本粒子"的对立统一。

（三）阴阳的关系

本段原文主要阐述了阴阳互根互用与相互转化的关系。其中对阴阳互根互用关系的描述，主要体现在有关云雨的形成及转化的论述之中，地为阴受天阳之气蒸腾，上升而为云；天为阳受地气之寒凝，下降而为雨。说明阴阳互根、相互转化，以及阳气下降，阴气上升，阴阳相交而化生万物之理。下文则明确指出："阴在内，阳之守也；阳在外，阴之使也。"赵献可《医贯·阴阳论》进一步发挥说："阴阳又各互为其根，阳根于阴，阴根于阳，无阳则阴无以生，无阴则阳无以化。"本段"寒极生热，热极生寒"，以及下文"重寒则热，重热则寒""重阳必阴，重阴必阳"等论述，均反映了阴阳转化的思想。这里所提到的"极""重"，说明《黄帝内经》对转化的条件性有了某种程度的觉察。《素问·六元正纪大论》曰："动复则静，阳极反阴。"即只有反复进行"动"之后才转化为"静"，阳只有达到极点而不能再往前进的时候，才转化为阴。

【知识链接】

本篇明确了阴阳概念的界定，提出了阴阳应象的思维方法以及治病求本的治则等，对中医理论的建构与指导临床诊治疾病，都具有重要价值。

一、阴阳应象的方法论意义

阴阳应象，简单地说是指阴阳虽为抽象概念，但在自然界和人体有象相应。《灵枢·阴阳系日月》说："阴阳者，有名而无形。"所以，对于阴阳的认识，当借助于其相应的"象"。象主要是指表现事物功能动态的形象。阴阳即是对物质世界动态功能属性的直观概括，本文的作者认为，无论天地自然，还是人体表里上下、生理病理，都有万千形象与阴阳相应合,体现阴阳。如张志聪《素问集注》所说:"此篇言天地水火,四时五行,寒热气味,合人之脏腑身形,清浊气血,表里上下,成象成形者,莫不合于阴阳之道。至于诊脉察色,治疗针砭,亦皆配法于阴阳。"其所罗列的相应之象,无不是万物功能和行为的表现。虽然提及一些物质名称,但其内涵主要不是表示它们的形体方面,而是表示其特定的功能和动作方式。如水为阴,是说水的寒凝润下之象与阴相应;火为阳,是说火的热胀升腾之象与阳相应。就是"天"和"地",在这里也主要不是指其物质形体,而是指"天气"轻扬浮升和运行刚健的属性,以及"地气"浊重沉降和厚藏深蕴的功能。事实上只有"象"才分阴阳,而纯粹的形质,即脱离一定动作表现和相互作用关系的形质,无所谓阴阳。

阴阳是说明"象"的性态的概念,阴阳学说是关于动态之象的学说。《黄帝内经》以"阴阳应象"作为篇名,正是要说明阴阳这一对范畴,作为"天地之道,万物之纲纪",恰恰适应于动态之"象",属于"象"这一层次,是关于"象"的理论。"阴阳应象"强调阴阳与"象"相联系,而不是与"体"与"质"相联系。这就决定了中医学对自然和人体,生理和病理,在"象"这个层次上,有十分精细的观察,而对事物的实体构成和物质成分则重视不够。中医学以"阴阳应象"为依据,来构建藏象经络学说,这也决定了中医学对人体构造的观察方法和研究人体的主要方式,是以表示事物行为功能的动态形象为本位,以形体器官和物质构成为辅从,当涉及到"体"和"质"时,总是着眼于它们所表现出来的"象",它们在一定系统中发挥的具体作用。从本质上说,几乎把一切事物都归结为与阴阳相应合的"象",乃是中医学认识世界的最基本的特点。

二、阴阳概念形成的实践基础

人类的思维活动与生产、生活实践活动密不可分。阴阳观念即来自于古人在生产、生活实践中"近取诸身,远取诸物"(《易传·系辞下》)的取象思维,其形成的实践基础大致可分为三个方面。

(一)远取诸物——对自然现象的观察

当人类从混沌向文明迈进时,对人类生产、生活影响最大,也最有规律的太阳,势必引起人们的密切关注。原始初民经常会发现一系列明显的两极对待现象:太阳每天早晨从东方升起,每天傍晚在西方落下;日出而作,日落而息;有太阳的时候感到温暖,没有太阳的时候感到寒冷;有太阳的时候光明,没有太阳的时候黑暗,等等。对这些两极对待现象的长期反复观察与体验,使得初民们产生了两极对待的观念:天与地,东与西,升与落,上与下,昼与夜,明与暗,醒与睡,晴与阴,暖与冷,夏与冬,早晨与傍晚,劳作与休息,运动与寂静,干燥与潮湿,等。而所有这些两极对待观念的产生和对立面之间的相互转化,都是源于太阳的循环运行,源于初民们观察太阳所得到的启示。可以说,正是由于太阳的运动,引起了客观自然界中大量存在的两极对待现象,正是由于对太阳的崇拜与观察,使得原始初民形成了关于自然现象的两极对待的观念。

（二）近取诸身——对生命现象的观察

阴阳概念形成的实践基础之二，即"近取诸身"的生殖现象。李约瑟[1]指出："中国人的科学或原始科学思想认为：宇宙内有两种基本原理或力，即阴与阳，此一阴阳的观念，乃是得自于人类本身性交经验上的正负投影。"中国古代哲学家把原始社会生殖崇拜中重生的观念一直延续下来，并使之不断发展，加之中华民族早已形成的重内重己、推己及物的思维定势，促使古代学者不仅重视人自身的繁衍，而且以对人的认识和自我体验去推认天地自然等一切客观事物。因此，他们把人的男女两性的关系普遍地向外推广，认为天地万物都有生命，并且都应该以男女阴阳的观点去看待它们。人有男女之分，动物有牡牝雄雌之分，宇宙有天地日月之分，世界上万事万物无不具有两性的特征。《易传》在中国哲学史上提出了"一阴一阳谓之道"的命题，而《易传》又是以男女关系来理解、思索阴阳关系的。《系辞上》说："乾，阳物也；坤，阴物也。""夫乾，其静也专，其动也直，是以大生焉；夫坤，其静也翕，其动也辟，是以广生焉。"这种对天地乾坤的描述，完全与人的两性生殖联系在一起。《系辞下》则云："天地氤氲，万物化醇；男女构精，万物化生。"天地阴阳之气交感化生万物的思想，正是对男女两性交合的引申。男女交媾生育后代的过程，是阴阳矛盾关系中高级的运动形式，在普遍存在的阴阳关系中，具有代表性、典型性，可以成为研究其他阴阳关系的指南与借鉴。由此可见，"阴阳之道"的最基本的含义，就是两性之道，是对生殖崇拜意识的升华。

（三）巫术筮占——激发阴阳对待观念形成

侯宏堂[2]认为周人筮占活动对阴阳观念的最终形成具有重要的作用：第一，两极对待结果的反复和推演，巩固了阴阳观念形成的内容基础。第二，抽象思维能力的发展和提高，奠定了阴阳观念形成的思维基础。第三，筮占象征符号的简化和固定，积淀为阴阳观念形成的形式基础。阴爻"－－"和阳爻"—"两个符号的形成，不仅表明了人们脑海中两极对待观念的强化，而且表明了人们对两极对待观念具有了一定的抽象概括能力。

刘长林[3]认为阴阳概念的来源一是"阴阳之义配日月"（《系辞上》）；二是"阳本为雄，阴本为雌"；三是"乾，阳物也；坤，阴物也"（阴阳与天地）。这三个方面的排列在一定程度上表现了阴阳概念形成的历史过程和逻辑次序，亦反映了阴阳概念形成的上述三方面实践基础。

三、阴阳对待统一的内涵

本篇提出阴阳是宇宙万物和人体生命活动的总规律。《黄帝内经》对阴阳对待统一的关系有较为深入的认识：①阴阳相互交感。《素问·天元纪大论》说："天有阴阳，地有阴阳……动静相召，上下相临，阴阳相错，而变由生。"即阴阳二气的交感相错、相摩相荡是

———————
　①李约瑟.中国古代科学思想史［M］.南昌：江西人民出版社，1999：349.
　②侯宏堂.阴阳观念产生的三个基本来源［J］.安庆师范学院学报（社会科学版），2003，22（5）：77-81.
　③刘长林.中国象科学观——易、道与兵、医［M］.北京：社会科学文献出版社，2008：360-368.

宇宙万物生成变化的本原，也是人体生化能否正常进行的关键。②阴阳对立制约。本篇云："阳胜则阴病，阴胜则阳病。"《素问·脉解》提出"阴阳相薄""阴阳复争"等，均说明了阴阳的对立制约关系。③阴阳相互依存。《灵枢·五变》云："夫柔弱者，必有刚强。"柔为阴，刚为阳。柔与刚、弱与强，相反相对，又相互依存。④阴阳相互为用。本篇下文说："气生形……精化为气。""阴在内，阳之守也；阳在外，阴之使也。"王冰《素问·四气调神大论》注说："阳气根于阴，阴气根于阳；无阴则阳无以生，无阳则阴无以化；全阴则阳气不极，全阳则阴气不穷。"⑤阴阳互含互藏。《素问·天元纪大论》说："天有阴阳，地有阴阳……故阳中有阴，阴中有阳。"张介宾《类经·运气类》解释说："天本阳也，然阳中有阴；地本阴也，然阴中有阳。此阴阳互藏之道。"即相互对立的阴阳双方中的任何一方都含藏着另一方，阴中藏阳，阳中寓阴。阴阳互含互藏不仅是阴阳依存、互用、消长、转化的内在基础和根据，也是阴阳二气氤氲交感的内在动力机制，由于阳中有阴，阴中有阳，因而天之阳气下降，地之阴气上升，天地阴阳二气氤氲交合，而万物化生。⑥阴阳相互消长。《素问·脉要精微论》说："天地之变，阴阳之应，彼春之暖，为夏之暑，彼秋之忿，为冬之怒。"《灵枢·顺气一日分为四时》说："以一日分为四时，朝则为春，日中为夏，日入为秋，夜半为冬。"分别论述了一年和一日之内阴阳二气的消长变化，并认为人体疾病的病理变化趋势也与此相应。⑦阴阳相互转化。《黄帝内经》不仅认识到阴阳的转化性，而且对转化的条件性有某种程度的觉察。《灵枢·论疾诊尺》说："四时之变，寒暑之胜，重阴必阳，重阳必阴，故阴主寒，阳主热，故寒甚则热，热甚则寒，故曰寒生热，热生寒，此阴阳之变也。"《素问·六元正纪大论》说："动复则静，阳极反阴。"说明阴阳对立双方的转化必以一方发展到一定必要程度为前提。⑧阴阳反照。阴阳由于相互之间的作用，则各自把自己的信息传递给对方，同时又成为对方信息的接受者和贮存者，由此阴阳之间可以相互反映，以阳见阴，以阴知阳。《灵枢·外揣》说："故远者司外揣内，近者司内揣外，是谓阴阳之极，天地之盖。""司外揣内"，由远及近，"司内揣外"，由近及远，即鲜明地体现了阴阳反照，间接认识的特点。《黄帝内经》即利用阴阳反照的原理，建立了中医学的生理、病因、病理、药物和治疗学等理论体系。这种认识方法偏重于认识对象的整体功能而不重实体，利用信息的传递和贮存原理进行间接的现象观察，将被反映者和反映者的功能属性综合在一起，而以机体表征作为认识的中心环节和判定对象属性的标准。⑨阴阳自和。《黄帝内经》虽然也讲阴阳的斗争，如《素问·疟论》说："阴阳上下交争，虚实更作，阴阳相移也。"但讲斗争的分量轻，以不破坏整体的统一为限，而更多是强调阴阳的稳定平衡。如《素问·生气通天论》说："夫阴阳之要，阳密乃固。两者不和，若春无秋，若冬无夏，因而和之，是谓圣度。"说明阴阳的和谐是万物正常存在和发展的必要条件。王充在总结前人中和思想的基础上，首先提出了阴阳自和的命题，张仲景最早将阴阳自和的思想引入中医学，以解释人体疾病自愈的机制。阴阳自和反映了阴阳的深层次运动规律，揭示了人体疾病自愈和治愈的机制，说明药物或其他方法技术治疗疾病，实际上是在调动和发挥机体内的阴阳双方的自和潜能和机体的修复、调节作用。

四、治病求本原则的确立

自本文提出"治病必求于本"的观念之后，治病求本就成为中医治疗疾病最基本的治疗观。虽然历代医家对"本"的具体涵义之理解、表述各有发挥，如朱丹溪《凡溪心法》认为"不离于阴阳二邪"，张介宾《景岳全书》认为本于表里寒热虚实六变，李中梓《医宗必读》则认为本于脾肾，其他尚有肾阴肾阳为本、脾胃为本等不同认识。从中医临床实践来看，病机是中医学对疾病的本质认识，包含了病因、病性、病位、邪正关系诸要素，也包含着病原体、体质、机体反应性等因素，当为本之所指。但中医对病机的认识，又可总括为阴阳两纲，故病机为本与阴阳为本之间又有着内在的必然联系，不能完全割裂对待。

《冉雪峰医案·霍乱四》载："武胜门外夏姓，因街市流行霍乱，夫妇均受传染，同日病发，均大吐大泻大汗出，肢厥脉厥，腹痛筋转，目陷皮瘪，证象颇同。但男则舌苔白，津满，渴不欲饮，喜热，吐泻清冷，不大臭，其筋转强直拘挛，是为寒多；女则舌苔黄，中心灰黑，津少，口大渴，饮冷不休，吐泻甚臭，其筋转抽掣急剧，是为热多。同居一室，同一样生活，又同日发病……此一夫一妇，一寒一热，一用四逆汤，甘草、干姜、附子，加萸肉、木瓜；一用甘露饮，白术、茯苓、猪苓、泽泻、条桂、滑石、石膏、寒水石，加蚕沙、省头草，均续续频进如前法（一剂分二服，半日一夜，令六次服尽），结果三剂后，夫妇均吐泻止，厥回脉出而愈。"这里即着眼于患者舌苔、口渴饮水、吐泻物气味等差异，从寒热之象辨别病证的阴阳属性，治病求本，仿"仲景寒多不欲饮水者理中丸，热多欲饮水者五苓散，此案前之通脉加减，后之甘露加减，不过就仲景法再进一步，病势较重，故药力较加，各随其病机而归于至当"（《冉雪峰医案·霍乱四》）。

五、阳升阴降与阳降阴升理论之形成

本段原文不仅指出阳主上升、阴主下降，所谓"清阳出上窍，浊阴出下窍"，"阴味出下窍，阳气出上窍"。同时还说明阳亦有下降之势，阴也有上升之性，所谓"地气上为云，天气下为雨"。由此中医学对于阴阳升降的认识，就有阳升阴降与阳降阴升二种不同的观点。古人何以有阳升阴降与阳降阴升的不同认识，实与观察时所选取的对象或模型不同有关。

（一）基于天地形成的观察——阳升阴降

阴阳理论的产生，首先离不开古人"远取诸物"的对包括日、月在内的自然现象的观察，在日常生活中，人们会观察到质地轻的物体呈现上升的趋势，质地重的物体呈现下降的趋势。将此认识引入气学说中，从气一元论的立场出发，认识天体的演化，自然会形成气之清轻者上升而为天，气之重浊者下降而为地的理念。如《淮南子·天文训》曰："道始于虚廓，虚廓生宇宙，宇宙生气。气有涯垠，清阳者薄靡而为天，重浊者凝滞而为地。清妙之合专易，重浊之凝竭难，故天先成而地后定。"本篇原文也说："故积阳为天，积阴为地……清阳为天，浊阴为地。"指出阳气清轻上升汇聚形成天，阴气重浊下降凝聚形成地。由此也形成了阳升阴降的观点。另外，本篇下文说："水火者，阴阳之征兆也。"火性炎热、升腾、轻浮、活动，较集中地体现了阳的特性；水性寒冷、沉静、下降，较集中地反映了阴的特性。因此，对阴阳的性质，可以用水和火的特性来代表，以借助水与火这对具体的事物，来理解阴阳这对抽象概念的含义。自然由"水曰润下,火曰炎上"(《尚书·洪范》)也可推演出阳升阴降之理。

(二)基于生命生成的观察——阳降阴升

中国古人在认识天地万物时,是绝对地自觉地以人身为尺度,强调"用身体知道"的身体思维方式。张再林[①]认为中国传统哲学为一种身体性哲学,呈现出"身体→两性→家族"的中国式的哲学范式。"阴阳"之"要"与其说是以一种"远取诸物"的方式,指向自然界的某两种事物及其属性,不如说是以一种"近取诸身"的方式,指向人类男女两性。作为阴阳思想渊源的《周易》,正是以男女关系来理解、思索阴阳关系的。《周易》"咸"卦通过对"男女之交"的直白书写,并以其对所谓"一阴一阳之谓道"的明喻明译,为我们径直指向了"房中者"这一古人所谓的"至道之际"[②]。《系辞上》说:"乾,阳物也;坤,阴物也。""夫乾,其静也专,其动也直,是以大生焉;夫坤,其静也翕,其动也辟,是以广生焉。"其对天地乾坤的描述,完全与人的两性生殖联系在一起。《系辞下》则云:"天地氤氲,万物化醇;男女构精,万物化生。"天地阴阳之气交感化生万物的思想,正是对男女两性交合的引申。《周易》中"爻"这一符号实际上就是以"乂"这一象形的形式表示阴阳交感,以至于有学者认为一部《周易》就是以事物(阴阳)相交为内容的"互文主义"的符号系统,真正的易道实际上是"交道"之道[③]。由此可见,"阴阳之道"的最基本的含义,就是两性之道,是对生殖崇拜意识的升华。

从发生学出发,男女之交在一切交感、交往中具有发生学意义上的优先性,如《序卦传》所说:"有男女,然后有夫妇;有夫妇,然后有父子;有父子,然后有君臣;有君臣,然后有上下;有上下,然后礼仪有所错。"从逻辑学出发,男女之交与一切交感、交往具有逻辑上的同构性。因此,可以把男女两性的关系普遍地向外推广,认为天地万物都有生命,并且都应该以男女阴阳的观点去看待它们。从空间的角度而言,"上下之位,气交之中,人之居也……气交之分,人气从之,万物由之"(《素问·六微旨大论》),人生活在天地阴阳气交之中,顺应阴阳升降变化,从而生生不息,万物也由此而化生。从时间的角度而言,春生夏长,万物华实,昭示着"天气下降,地气上腾,天地和同,草木萌动";秋收冬藏,万物凋零,则昭示着"天气上腾,地气下降,天地不通"(《礼记·月令》)。故吕思勉[④]说:"大事不可知也,则本诸小事以为推。此思想自然之途径,亦古人所莫能外也。古之人,见人之生,必由男女之合;而鸟亦有雌雄,兽亦有牝牡也,则以为天地之生万物,亦若是则已矣。"如《老子·四十二章》言"万物负阴而抱阳,冲气以为和",指出阴阳二气在动态下的和谐交融,万物才可生化如常。《庄子·田方子》言:"至阴肃肃,至阳赫赫……两者交通成和而万物生焉。"《易传·象传》释泰卦曰:"天地交而万物通也,上下交而其志同也。"释咸卦曰:"天地感而万物化生。"《荀子·礼论》曰:"天地合而万物生,阴阳接而变化起。"《黄帝内经》也以阴阳交感论述生命的生成,如《素问·宝命全形论》曰:"人生于地,悬命于天,天

①张再林.身体哲学视野下的中国传统生命辩证法——兼论中西辩证法的理论之辨[J].中国人民大学学报,2013,(3):39-46.

②张再林.咸卦考[J].学海,2010,(5):62-73.

③张再林.中国古代身道研究[M].北京:生活·读书·新知三联书店,2015:228-243.

④吕思勉.先秦学术概论[M].北京:中国大百科全书出版社,1985:6.

地合气，命之曰人。"《灵枢·本神》曰："天之在我者德也，地之在我者气也，德流气薄而生者也。"由此可见，阴阳二气的交感相错、氤氲合和，不仅是宇宙万物生成和发展变化的根源，而且阴阳相交与否实际上成了事物或吉或凶的价值判定标准。

　　基于生命现象观察形成的阴阳交感理论，势必引发出阳降阴升的运动形式。如《周易》咸卦论男女之交，其卦象为下艮上兑，艮为少男，兑为少女，故《象传》曰："柔上而刚下，二气感应以相与。"泰卦下乾上坤，乾为天为阳，坤为地为阴，以此说明天地阴阳交和，万物生养畅通之理。相反，否卦下坤上乾，阴自阴而阳自阳，则升者不降，降者不升，"则是天地不交而万物不通也"（《象传》），即天在上地在下互不交和，故万物的生养不得畅通。对此，《素问·六微旨大论》指出："天气下降，气流于地；地气上升，气腾于天，故高下相召，升降相因，而变作矣。"《素问·天元纪大论》谓："动静相召，上下相临，阴阳相错，而变由生。"由此可见，阳降阴升是阴阳交感的运动形式，阴阳交感是阳降阴升的内在本质。对此，朱丹溪有着十分深刻的认识，他以"阴阳比和"为出发点，阐明阳降阴升，认为要达到阴阳比和，则必须以阴升阳降为基本条件。并对人体阳降阴升的生理现象进行了具体论述，如以水火而言，"人之有生，心为之火居上，肾为之水居下。水能升而火能降，一升一降，无有穷尽，故生意存焉"（《格致余论·房中补益论》）；以五脏而言，"心肺，阳也，居上；肝肾，阴也，居下；脾居中亦阴也，属土……脾具坤静之德，而有乾健之运，故能使心肺之阳降，肾肝之阴升，而成天地交之泰，是为无病之人"（《格致余论·鼓胀论》）；以气血而言，"气为阳宜降，血为阴宜升，一升一降无有偏胜，是谓平人"（《局方发挥》）。朱氏治疗阴虚阳亢，不同于习俗所用的育阴潜阳方法，而是采用升补阴以达阴升而使阳降的治法，通过阴升阳降达到"阴阳比和"，这是丹溪对阴阳升降问题的一种独到的见解。清代医家李宗源在《医纲提要》中则概括谓："然一升一降，皆有相交之义也。"

　　由上可见，阴阳升降的二种不同运动方式，从发生学的角度而言，是由于观察时所选取的对象或模型不同所致，基于天地形成等自然现象的观察，形成了阳升阴降的理念，并体现为阴阳属性的规定；基于生命形成现象的观察，形成了阴阳交感的理论，体现为阳降阴升的运动形式，并成为阴阳关系的始源性、核心性理念，由此生发出了"和"（阴阳和合）"通"（天地交而万物通）"生"（阴阳和合而万物生）等与生命有关的真理。阳升阴降着眼于阴阳的特性，阳降阴升着眼于阴阳交感的联系，二者的关系犹如阴阳之对立与统一，各有其一定的应用范围及其存在的价值。

六、清阳浊阴升降理论的临床意义

　　本段所论清阳、浊阴的升降规律，是维持人体正常功能活动的必要条件。文中提到"清气在下，则生飧泄；浊气在上，则生䐜胀"，阐释了人体阴阳升降失常造成的病理变化和所致的病症，不仅运用阴阳学说说明人体的病理现象，也是对"治病必求于本"的具体运用，有着重要的临床指导意义和实用价值。

　　清阳不升而下陷，其本质是清阳虚弱而无力升举，可致多种临床病症，如眩晕、泄泻、脏器下垂等，益气升阳是基本治则。李东垣补中益气汤、升阳除湿汤等方，即为其代表。具体而言，若清阳不能出上窍，导致耳目不聪，可用益气聪明汤以益气升阳；清阳不能发腠理致表虚卫阳不固，可用玉屏风散以益气固表；清阳不能实四肢致四肢厥冷，可用四逆汤以温阳救逆；中焦阳气不升致泄泻，可用补中益气汤加味以益气升阳止泄。特别是脾虚泄泻，多遵此理而加升清之品。如王九峰①治疗飧泄案："清气在下，则生飧泄；浊气在上，则生膜胀。肝脉循于两胁，肝实胁胀，脾虚腹满，木乘土位，食少运迟，营卫不和。补中益气，是其法程，更兼以涩固胃关之品，冀效。洋参、茯苓、冬术、炙草、川连、升麻、柴胡、归身、木香、陈皮、山药、补骨脂、肉豆蔻"。

　　浊阴不降而上逆，亦可致许多病症，常见的如痞证、胸腹胀满、鼓胀等。若浊气不降致腹胀，可用木香顺气汤等以行气降浊；浊阴不能出下窍致二便不通，可用通泻之法以泻下或利水，方如大小承气汤、五苓散之类。然浊阴不降每与清阳不升有关，《金匮翼·胀满门》谓："膜胀即气胀，胸膈胀满也。《经》云：浊气在上，则生膜胀是也。宜升清降浊，盖清不升则浊不降也……东垣云：浊阴本归六腑而出下窍，今在上，是浊气反行清道，气乱于中，则胀作矣。"临床上若同时出现清气在下的飧泄与浊气在上的膜胀，可用半夏泻心汤调和肝脾，寒热平调，消痞散结。《名医类案·痞满》载："东垣治一贵妇，八月中，先因劳役饮食失节，加之忧思，病结痞，心腹胀满，且食不能暮食，两胁刺痛，诊其脉弦而细，至夜，浊阴之气当降而不降，膜胀尤甚。大抵阳主运化，饮食劳倦损伤脾胃，阳气不能运化精微，聚而不散，故为胀满。先灸中脘，乃胃之募穴，引胃中生发之气上行阳道，又以木香顺气助之，使浊阴之气自此而降矣。"此案乃清浊升降失常，而以浊气不降为要。故灸其中脘，以温中升阳，再加以木香顺气降浊，则清浊升降复常，而胀满自愈。

　　升降相互依存，有升才有降，有降方有升，以此指导处方用药，则为升降药物的相互配伍。如古人治疗消渴在六味地黄丸的基础上，用"肉桂一两，益水中之火，使之蒸动而上布。所谓地气上为云，天气降为雨，而后甘霖沛遍，生气盈宇矣"（《古今医彻·消证》）。《医方集解》论安荣散治子淋云："肺燥则天气不降，而麦冬能清之；肾燥则地气不升，而细辛能润之。经曰：地气上为云，天气下为雨。上下交，阴阳和，而后便得通也。"《医方考·水肿门》载麦门冬饮治疗水肿，药用麦门冬五十枚（去心，姜炒），粳米五十粒。吴崑云："水出高源者，此方主之。肺非无为也，主降下之令焉。凡人饮入于胃之时，脾气散精，上归于肺。肺热失其降下之令，不能通调水道，下输膀胱，溃于高源，淫于皮肤，则作水肿。诸医罕明乎此，实土导水，皆不能愈。故用麦门冬清肺，以开其降下之源。粳米益脾，而培乎金之母气。此治病必求其本也。或问：此证何以辨之？余曰：肢体皆肿，少腹不急，初病便有喘满，此其候也。"李东垣通幽汤治疗大便艰难，药用具有升阳作用的升麻，《医方集解·通幽汤》解释说："加升麻者，天地之道，能升而后能降，清阳不升，则浊阴不降，经所谓地气上为云，天气下为雨也。"

【原文】

　　水为阴，火为阳。阳为气[1]，阴为味[2]。味归形，形归气[3]，气归精，精归化[4]，精食气，形食味[5]，化生精，气生形[6]。味伤形，气伤精[7]，精化为气，气伤于味[8]。

---

①王九峰.王九峰医案[M].北京：中国中医药出版社，2007：104.

阴味出下窍，阳气出上窍。味厚者为阴，薄为阴之阳；气厚者为阳，薄为阳之阴。味厚则泄，薄则通[9]；气薄则发泄，厚则发热[10]。壮火之气衰，少火之气壮[11]；壮火食气，气食少火[12]；壮火散气，少火生气。气味辛甘发散为阳，酸苦涌泄[13]为阴。

阴胜则阳病，阳胜则阴病[14]。阳胜则热，阴胜则寒。重寒则热，重热则寒。寒伤形，热伤气[15]；气伤痛，形伤肿[16]。故先痛而后肿者，气伤形也；先肿而后痛者，形伤气也。

风胜则动，热胜则肿[17]，燥胜则干，寒胜则浮[18]，湿胜则濡泻[19]。

天有四时五行，以生长收藏，以生寒暑燥湿风。人有五脏化五气，以生喜怒悲[20]忧恐。故喜怒[21]伤气，寒暑[22]伤形。暴怒伤阴，暴喜伤阳[23]。厥气上行，满脉去形[24]。喜怒不节，寒暑过度，生乃不固。故重阴必阳，重阳必阴[25]。故曰：冬伤于寒，春必温病[26]；春伤于风，夏生飧泄；夏伤于暑，秋必痎疟[27]；秋伤于湿，冬生咳嗽。

【校注】

〔1〕气：指药物饮食之气味。

〔2〕味：指药物饮食之滋味。

〔3〕味归形，形归气：谓药物饮食五味滋养人的形体，而形体又依赖人身之气的充养。归，一通"馈"，给予，滋养；另一义为归依，依赖。形，指形体，包括脏腑精血等有形物质。气，指人体之气。

〔4〕气归精，精归化：谓药物饮食之气化生人体的阴精，而人体的阴精又依赖气化功能活动而产生。气，指药食之气。化，指气化，化生。

〔5〕精食气，形食味：补充说明"气归精""味归形"。食，音义同"饲"，仰赖之意。

〔6〕化生精，气生形：补充说明"精归化""形归气"。

〔7〕味伤形，气伤精：指药物饮食五味或气味太过，可伤害人的形体或精气。

〔8〕精化为气，气伤于味：谓阴精化生人体之气，药物饮食五味太过可耗伤人体之气。

〔9〕味厚则泄，薄则通：谓味厚为阴中之阴，有泻下作用，如大黄之属；味薄为阴中之阳，有通利小便作用，如木通之属。

〔10〕气薄则发泄，厚则发热：谓气薄为阳中之阴，有发汗散表作用，如麻黄之属；气厚为阳中之阳，有助阳发热作用，如附子之属。

〔11〕壮火之气衰，少火之气壮：谓药物饮食气味纯阳者会使人体之气虚衰，药物饮食气味温和者会使人体之气充盛。之，作使、令解。气，指人体正气。

〔12〕壮火食气，气食少火：谓药物饮食气味纯阳者消蚀耗散人体之气，人体之气则仰赖药物饮食气味温和者之资助。前一"食"字指消蚀，后一"食"字指仰饲。

〔13〕涌泄：泛指涌吐泄泻。森立之："苦寒涌吐，谓卤咸瓜蒂之类。酸平滑泄，谓山茱萸、酸枣之属也。"

〔14〕阴胜则阳病，阳胜则阴病：谓过用酸苦涌泄之品，则机体阳气损伤；过用辛甘发散之品，则机体阴精耗损。

〔15〕寒伤形，热伤气：指寒邪伤人形体，热邪伤人气分，病邪伤人，阴阳同气相求。

〔16〕气伤痛，形伤肿：马莳："气之伤者，其痛生焉，所谓诸痛皆属于火者是也……形之伤者，其肿生焉，所谓寒则坚凝而肿斯作也。"

〔17〕热胜则肿：谓火热内郁，营气壅滞肉理，聚为痈疡红肿。

〔18〕寒胜则浮：谓寒性凝滞，易使气血凝结阻滞而运行不畅。浮，为"浲"之讹。"浲"为"洰"之俗字。《篇海类编·地理类·水部》："浲，寒凝也。与洰同。"

〔19〕濡泻：即湿邪伤脾所致的泄泻。王冰《素问·六元正纪大论》"湿胜则濡泻"注："濡泻，水利也。"

〔20〕悲：《新校正》云："按《天元纪大论》'悲'作'思'。"宜从。

〔21〕喜怒：概指七情。

〔22〕寒暑：概指六淫。

〔23〕暴怒伤阴，暴喜伤阳：暴怒则肝气横逆而血乱，故伤阴；暴喜则心气弛缓而神逸，故伤阳。阴，指肝。阳，指心。

〔24〕厥气……满脉去形：言气逆上行，满于经脉，神气耗散，游离形骸。又，《太素》卷三无此8字。疑衍。

〔25〕重阴必阳，重阳必阴：张介宾："重者，重叠之义，谓当阴时而复感寒，阳时而复感热，或以天之热气伤人阳分，天之寒气伤人阴分，皆谓之重……然而重阳必变为阴证，重阴必变为阳证，如以热水沐浴身反凉，凉水沐浴身反热，因小可以喻大，下文八句，即其征验。"

〔26〕温病：元刻本、道藏本、《太素》卷三均作"病温"。

〔27〕痎疟：疟疾的总称。

【释义】

本段原文以水火阴阳为推论的基点，阐述了药食气味阴阳的划分、作用和在人体的转化过程，以及各种致病因素伤及人体，导致人体发病的情况，并由此说明了阴阳之间对立转化的关系。

一、水火为阴阳之征兆

原文说："水为阴，火为阳。"下文更明确地指出："水火者，阴阳之征兆也。"火性炎热、升腾、轻浮、活动，较集中地体现了阳的特性；水性寒冷、沉静、下降，较集中地反映了阴的特性。因此，对阴阳的性质，可以用水和火的特性来代表，以借助水和火这对具体的事物，来理解阴阳这对抽象概念的含义。诚如张介宾《类经·阴阳类》所说："水润下而寒，故为阴；火炎上而热，故为阳。水火者，即阴阳之征兆；阴阳者，即水火之性情。凡天地万物之气，无往而非水火之运用，故天以日月为水火，《易》以坎离为水火，医以心肾为水火，丹以精炁为水火。"可见水火已被借用为形象表达阴阳的代称。

二、药食气味的阴阳属性及效用

药食阴阳属性的划分,可根据其气味、寒热、升降浮沉等不同来进行。就气味与滋味相比较而言,气味清轻上升,多作用于人体的上部而属阳;滋味重浊下行,多作用于人体的下部而属阴。然阴阳之中又可再分阴阳,气味浓厚者为阳中之阳,有助阳增热的作用;气味淡薄者为阳中之阴,有发汗解表的作用;滋味浓厚者为阴中之阴,有泻下的作用;滋味淡薄者为阴中之阳,有淡泄通利的作用。

另外,从五味的角度而言,亦可再分阴阳。辛甘之味有发散及化生阳气的作用为阳;苦泄下行,酸味收敛,作用多趋下趋里而属阴。

三、药食气味在人体的转化

饮食药物进入人体后,其气与味可分别转化为人体的精、形,以补益精气、强壮形体。而人体精、形与气、化之间又相互依赖、相互转化,这种关系也反映了阴阳互根、转化的关系。其具体转化可归纳如下。

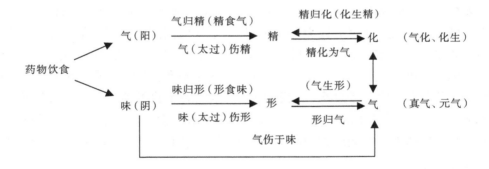

药食气味对人体的作用具有双重性,气之温和者为少火,可促进人体气的生成;气之纯厚者为壮火,过用则能耗伤人体之气。酸苦涌泄太过,则会损伤人体的阳气而发生寒性病变;辛甘发散太过,则会耗损人体阴精而产生热性病变。后世医家则将"少火"解释为生理之火,即人体正常的阳气,将"壮火"解释为病理之火,即阳热亢盛的实火,可视为对《黄帝内经》理论的拓展。

四、外感、内伤与阴阳失调发病

本段原文论述了外感、内伤诸种致病因素伤及人体,导致人体阴阳失调而发病的不同情况,并由此说明了阴阳之间对立转化的关系。

（一）五味太过导致阴阳失调

马莳《素问注证发微》说:"故用酸苦涌泄之品至于太过,则阴胜矣(阴承上文物类而言),阴胜则吾人之阳分不能敌阴品,而阳分斯病也……用辛甘发散之品至于太过,则阳胜矣(阳承上文物类而言),阳胜则吾人之阴分不能敌阳品,而阴分斯病也。"说明本段原文所言"阴胜则阳病,阳胜则阴病",是承上文"气味辛甘发散为阳,酸苦涌泄为阴"而言,指酸苦涌泄之药食过用会损伤人体阳气,辛甘发散之品过用则可耗伤人体阴精。后世医家多结合"阴胜则寒,阳胜则热"之论,解释为阴阳偏盛的病机变化,可视为对《黄帝内经》理论的发挥。

(二)六淫侵袭导致阴阳失调

六淫与七情相对而言,一般情况下,六淫多伤及形体,七情多耗伤脏气,本篇谓"喜怒伤气,寒暑伤形"。《灵枢·寿夭刚柔》亦云:"风寒伤形,忧恐忿怒伤气。气伤脏,乃病脏;寒伤形,乃应形。"然单独就六淫病邪而言,又有伤形、伤气之不同。从阴阳学说论发病,根据不同情况,既可以是异气相斥,阳热之邪耗伤人体阴精,阴寒之邪损伤人体阳气。也可以是同气相求,如寒邪先伤属阴之形体而见肿胀,热邪先伤属阳之气而见疼痛。《素问·刺志论》云:"气盛身寒,得之伤寒。气虚身热,得之伤暑。"一乃形为寒束,卫气闭郁导致阳盛;一乃气为热耗,气随汗泄导致气虚阴伤。

六淫外感多先伤于体表,若感而即发,其临床表现常见风气太过,则肢体震颤动摇或头晕目眩;燥邪太过,则津液干涸,孔窍皮毛干燥,尿少便干;湿邪太过,则脾失健运而泄泻稀溏;火热太过,则腐肉成脓,发为痈肿;寒邪太过,则易使气血凝结阻滞而运行不畅,导致疼痛、肿块等病症。此论五气为病,并不局限于外感病因的范围,同时也反映了后世所谓内生五邪的临床表现特点,也成为后世临床风、热、燥、寒、湿的辨证要点。

六淫外感,也可邪气留恋,延时发病,如冬天感受寒邪,来年春季阳气发越,产生温热病变;春季感受风邪,留恋于夏季,克伐脾土,产生完谷不化的泄泻;夏季感受暑邪,延至秋季,新凉外束,产生寒热往来的疟疾;夏秋之交,感受湿邪,到冬季加之寒邪外袭乘肺,则生咳嗽。此亦反映了在发病过程中阴阳转化的思想,故称之为"重阴必阳,重阳必阴"。

(三)七情内伤导致阴阳失调

"人有五脏化五气,以生喜怒悲忧恐",说明人的情志活动以五脏所化生的精气为物质基础。故七情过激,常先损伤五脏精气,或使气机失调,或使精气亏虚,甚或使神气浮越,去离形骸而致昏厥。

【知识链接】

本段原文所述内容对于临床疾病的诊治、用药以及中医养生都有较为重要的指导价值。

一、精气互化理论的临床应用

本段原文所述精气互化的理论,对养生与治疗均有重要的指导意义。如在养生防病方面,孙思邈《千金要方·食治》指出:"精以食气,气养精以荣色;形以食味,味养形以生力……精顺五气以为灵也,若食气相恶则伤精也;形受味以成也,若食味不调则损形也。是以圣人先用食禁以存性,后制药以防病也。"陈直在《寿亲养老书·饮食调治》云:"主身者神,养气者精,益精者气,资气者食……高年之人,真气耗竭,五脏衰弱,全仰饮食以资气血。若生冷无节,饥饱失宜,调停无度,动成疾患。"均从饮食与精气互化的角度,强调了饮食调节在保养精气中的重要性。

精气互化的理论亦常用于指导临床论治,如《外台秘要》所载治疗虚劳失精的方药,皆以补气助阳之法,方如人参丸、黄芪汤等。张介宾很重视精气互根的关系,并以此作为论治的基础,在《景岳全书·传忠录》中明确指出:"善治精者,能使精中生气;善补气者,能使气中生精。"其创制左归丸,培补肾中元阴以助阳,有补精化气之意;右归丸,培补肾中元阳以养阴,有补气生精之效。薛雪治一遗精患者,色夺脉虚,夏秋日加烦倦,此非客痛。据说左胁中动气,因遗精惊恐而得,乃下损精血。仿气因精而伤,当补精以化气。紫石英、杞子、制首乌、茯神、柏子仁、归身(《扫叶庄一瓢老人医案》卷四)。案中明确提出气因精伤、补精化气的观点,反映了薛雪在治疗中对精气之间互生互用关系的重视。由于精血耗伤,导致阳气受损,变动不居,所以患者感到左胁中有动气。治疗用滋养精血的方法涵养阳气。紫石英功能温肾暖宫,又可镇心安神,首乌养肾精血,当归滋肝血,杞子为阴阳平补之品,茯神、柏子仁意在养心安神。本方养精血但不滋腻,温阳气而不燥烈,选药配伍甚为精当。

二、药食气味阴阳效用的临床应用

本文从阴阳角度说明药食气味之厚薄及其效用,对临床选药组方具有重要的指导意义。张仲景所创制的经方,如桂枝汤类之辛甘发散、承气汤类之味厚则泄、乌头汤之气厚则发热、猪苓汤之味薄则通,即秉承了《黄帝内经》这一理论而立法用药,并为历代医家所师承。叶天士治疗胸中清阳不运,痰气凝阻的胸痹证,也常宗仲景栝蒌薤白半夏汤、枳实薤白桂枝汤方意,重用桂枝、薤白、生姜或干姜等辛甘发散之品,以温通阳气。如治一胸痹案:"王,胸前附骨板痛,甚至呼吸不通,必捶背稍缓,病来迅速,莫晓其因,议从仲景胸痹症,乃清阳失展,主以辛滑。薤白、川桂枝尖、半夏、生姜,加白酒一杯同煎"(《临证指南医案·胸痹》)。

金元医家张元素,十分重视《黄帝内经》气味理论,在《医学启源》中首论药类法象,其后李东垣、王好古等亦有阐述。药类法象理论依照药物气味厚薄,取法四季风热湿燥寒、生长化收藏、升降浮沉之象,将药物分为风升生、热浮长、湿化成、燥降收、寒沉藏等五类。①风为春之主气,其气升发,春时阴消而阳气渐长,而味之薄者,阴中之阳,故名之风升生类。即风药气温味薄,其性是升,犹春生之意,凡酸、苦、咸味之薄者、平者皆属此类。②热为夏之主气,其气浮而有上趋之势,而气厚者为阳中之阳,故为热浮长类。即热药气厚上浮,如夏之长养万物,辛、甘、温、热者皆属此类。③湿为长夏之主气,长夏则兼四时之气,阴阳二气盛衰消长在长夏则变化不定,或阴盛或阳盛,或阳消阴长,或阴消阳盛,主万物之变化成形,故名之为湿化成。即温药兼以生长收藏四化之用,气平兼寒热温凉、味淡兼辛甘咸苦者属此类。④燥为秋之主气,秋令则万物肃杀,气主降,为阳气衰而阴气转盛之令,而气之薄者为阳中之阴,故名之以燥降收。即燥药气之薄者,除温降气,如秋之收敛,辛、甘、淡、平而寒、凉者属此类。⑤寒为冬之主气,气主沉,为阴气极盛之候,而味之厚者,阴中之阴也，故名之寒沉藏。即寒药味厚下沉，犹冬气闭藏，酸、苦、咸、寒者属此类。很明显，药类法象是以四时升降浮沉、寒热温凉、生长化收藏为模式，结合五行（五运）对药物作用的一种分类。这种基于四时五行模式的推演分类，自然有其不合理之处，对此我们应该有清醒的认识。

三、壮火、少火的诠释与应用

本文提出壮火、少火的概念，但壮火、少火所指为何？后世医家认识并不一致。马莳说："气味太厚者，火之壮也。用壮火之品，则吾人之气不能当之而反衰矣，如用乌、附之类，而吾人之气不能胜之，故发热。气味之温者，火之少也。用少火之品，则吾人之气渐尔生旺，血益壮矣，如参、归之类，而气血渐旺者是也。"即气味纯厚的药物或食物为壮火，过用之能耗伤人体之气；气味温和的药物或食物为少火，用之可促进人体正气的生成。但细玩《素问·阴阳应象大论》上下文，其中明确指出："阳为气，阴为味。"而五味之中再分阴阳，则"辛甘发散为阳，酸苦涌泄为阴"；与此相对，气再分阴阳，则气中之阳为壮火，气中之阴为少火。不过，也有不少医家，如王冰、李中梓、张介宾等，将少火解释为生理之火，即脏腑正常之阳气；将壮火解释为病理之火，即阳热亢盛的实火。如张介宾说："火，天地之阳气也。天非此火，不能生物；人非此火，不能有生。故万物之生，皆由阳气。但阳和之火则生物，亢烈之火反害物，故火太过则气反衰，火和平则气乃壮。壮火散气，故云食气，犹言火食此气也。少火生气，故云食火，犹言气食此火也。此虽承气味而言，然造化之道，少则壮，壮则衰，自是如此，不特专言气味者。"《景岳全书·火证》进一步论述说："火为热病固然矣，然火得其正即为阳气，此火之不可无，亦不可衰，衰则阳气亏虚也；火失其正是为邪热，此火之不可有，尤不可甚，甚则真阴伤败也。然阳以元气言，火以病气言。"即强调人身之火失其正常运化则为邪，戕伤脏腑，耗伤气血。

壮火、少火之论，对临床也有着重要的指导意义。首先，在清壮火的同时，要注意培少火以生元气。如吴鞠通在《温病条辨·上焦篇》第8条说："太阴温病，脉浮大而芤，汗大出，微喘，甚至鼻孔扇者，白虎加人参汤主之；脉若散大者，急用之，倍人参。"此即热盛耗气伤津，耗伤元气，故用白虎汤清壮热，用人参救已伤之元气。其次，阳虚补阳，投辛热之品应谨防耗气伤阴。如张仲景制肾气丸用于治疗肾阳不足之证，方中重用干地黄八两以滋补肾阴，山茱萸、山药各四两补肝脾而益精血，少佐附子、桂枝各一两，取其辛热助命门以温阳化气，乃阴中求阳之义。最后，气虚甚者，应注意益火生气。如刘文森治疗一男性患者，36岁，失音已经3个多月，曾服中西药多次罔效，精神委顿，食纳不佳，声音低嘶，距咫尺始能听清，四肢乏力，气息不足，间有自汗怕冷，舌体胖嫩质淡苔白，脉弱无力。诊为音哑。据《灵枢·海论》云："气海不足，则气少不足以言。"辨证：气虚阳微，少火不足。治法：益火生气。处方：黄芪30g，白术9g，肉桂6g，升麻6g，僵蚕6g，薄荷叶6g，远志4.5g，服5剂。二诊：声音稍开，药证合拍，前方肉桂减为4.5g。服13剂，声亮如常，迄今未见复发。

按　阳气已衰，非益火不能旺其气，故在黄芪、白术、升麻补气升提之中，伍肉桂以助真阳，薄荷、僵蚕清利咽喉，远志宁心安神（《黄帝内经临证发微》）。

另外，由于"少火生气"，能使元气壮盛，因此，在一些虚寒性疾病过程中，少火之有无也就成为判断疾病预后的重要标志。如《伤寒论》第288条指出："少阴病，下利，若利自止，恶寒而蹉卧，手足温者，可治。"第295条又说："少阴病，恶寒，身蹉而利，手足逆冷者，不治。"即强调了少火的有无与疾病预后的关系。

四、阴盛则阳病，阳盛则阴病的诠释与应用

此句本是承"气味辛甘发散为阳，酸苦涌泄为阴"而言，是指酸苦涌泄之药食过用则损伤人体阳气，而辛甘发散之气味过用则耗伤人体阴精。然吴崑、张介宾等医家，将此句与下文相联，泛指阴阳偏胜而致偏衰的病机。如张介宾云："此下言阴阳偏胜之为病也。阴阳不和，则有胜有亏，故皆能为病。"吴崑云："水胜则火灭，火胜则水干"。认为阴气偏胜，则阳气亏损；阳气偏胜，则阴气亏损。如此则演绎为阴阳偏盛的基本病机，而被后世广泛应用。

阴胜则阳病，指阴寒偏盛则损伤人体阳气，导致寒实阳虚之证，治宜扶阳抑阴。如周济安治一女性患者，40岁。素体阳虚，3日前因冒雨受凉，当晚恶寒发热，头身强痛，背心冷如水淋，自服复方阿司匹林，次日虽汗出而诸证如故，又添咳嗽新疾，前医诊为"风寒感冒"，疏以杏苏散治之未效……察其舌质淡而胖嫩，苔白滑，脉沉迟无力。舌脉表明，此非感冒之实证，故服杏苏散无效。结合患者素禀阳虚，断为"阳虚气弱，风寒直中"，治当温阳散寒，疏风解表，方予麻黄附子细辛汤加味：麻黄6g，附片12g，细辛3g，桂枝12g，白芍10g，大枣12g，甘草3g。上方服后，1剂症减，2剂诸疾皆失，继以补中益气丸2瓶调理善后（《周济安医案》）。本案因素体阳虚，复感风寒，致使阴寒内盛，更伤阳气，符合"阴胜则阳病"的病机特点，故治疗用麻黄附子细辛汤加味温阳益气，疏风散寒而获治愈。

阳胜则阴病，指阳热偏盛耗伤人体之阴精，导致热实阴伤之证，治宜抑阳扶阴。如关幼波治一男性患者，17岁。患者于劳动后沐浴感寒而致发热（39℃），经西药治疗2周后发热仍未退，住院期间，每日下午体温波动于38.5℃上下。经西医多种检查未能明确诊断。发热迄今已3月余。来诊时每日下午4点至夜间2点发热（38.5℃），烧前先有恶寒，继而身热，无汗，伴有头晕，咽干，胸部觉隐痛，随后汗出热退，饮食尚可，二便一般。舌苔白腻，质红，脉细稍数，略显浮象。辨证：阴虚发热，营卫不和。治法：养阴清热，调和营卫。处方：青蒿10g，鳖甲10g，秦艽6g，地骨皮12g，玄参12g，金银花15g，天花粉15g，鲜生地12g，丹皮10g，赤白芍各10g，僵蚕6g，鲜石斛30g，灯芯1.5g，桂枝3g，甘草6g，鲜茅根30g，银柴胡3g。二诊：服上方4剂后，热势稍减，下午体温38.9℃，胸部时痛，脉滑稍数，上方去桂枝，加常山3.5g，银柴胡改为3.5g，继服6剂。三诊：药后曾有2日体温正常，昨日又达38℃，苔白较厚，脉细数。患者日晡发热，属于阳明气机不畅，积热不清，上方加焦槟榔10g，蝉蜕3.5g，继服6剂。四诊：发烧未大作，昨日体温37.5℃……上方再进4剂，告愈（《关幼波临床经验选》）。本案因感寒入里化热，热盛伤阴，致使阴虚发热3月余，符合"阳胜则阴病"的病机特点，故用青蒿鳖甲汤加减养阴清热而获效。

五、风胜则动的诠释与应用

"风胜则动"指风邪致病具有动摇不定的症状特点，一般认为临床见眩晕、震颤、抽

搐、强直等动摇性症状，多反映了风性主动的特点。邱幸凡[①]对此理论有独到见解与临床体悟，他认为此风既指外风，更多的是指内风。临床所见既有眩晕、震颤、抽搐等肢体动证，也有内脏动证，如肺系动证——哮喘、痉咳、气喘等；心系动证——心动过速、胸痹绞痛等；脾系动证——嗳气、呃逆、肠鸣腹泻等；肝系动证——右胁掣痛、头部掣痛、眩晕等；肾系动证——阴缩、小腹或腰部拘急疼痛等。判断"风胜则动"的标准，可概括为"不动而动"和"动而太过"八个字，所谓"不动而动"，是指人体正常无动象的部位出现了异常动象，如筋肉跳动，面肌抽动等；"动而太过"，则是指人体正常活动的部位，出现了异常太过的动象，如头部摇动，四肢抽搐和痉咳、哮鸣等。

"风胜则动"的治疗，一般而言，外风宜散，内风宜息。外风致动的病证，宜在散风的同时，结合祛风止痉法，药如防风、秦艽、葛根、蝉衣、天南星、白附子等。动甚时，亦可加入全蝎、蜈蚣等息风止痉药。内风致动的病证，治宜平肝息风。因内风成因多途，所以具体治法各有区别。如热极生风者，治以清热息风；肝阳化风者，治以平肝息风；阴虚风动者，治以滋阴息风；由风寒致风者，治以祛寒息风等。临床施治时，应在审机论治的基础上，酌情选用天麻、钩藤、僵蚕、全蝎、蜈蚣、地龙、代赭石、石决明、羚羊角之类。邱氏并分别列举了五脏动证的治验，特举两例如下。

李某，女，36岁，患腹泻2年余，四处求医，中西诊治，其效不显。症见面黄，消瘦，乏力，每日腹泻5~10次，呈水样便，肠鸣较多，鸣即欲泻，西医检查无异常发现，舌淡苔白，脉细弱。方用痛泻要方加党参、苍术、厚朴、升麻、羌活、葛根，以祛风燥湿，益气健脾，2周泻止，复以痛泻要方合参苓白术散加减调理而愈，随访2年，未见复发。此案前医迭进痛泻要方、胃苓汤、四神丸等方加减，方亦对症，而无大效，思之再三，实乃外风稽留，肝脾不和，肠胃失调作祟，而外风则为其罪魁祸首。故仍用痛泻要方调和肝脾，平胃散合党参健脾、燥湿、益中气，更用羌活、葛根、升麻助防风以散风，助党参以益气升阳，风祛阳升，脾胃健，肝脾调，是以能愈。

王某，男，58岁，工人。1991年6月11日初诊。患高血压病10余年，心动过速6年，每遇劳累或情绪变化时发作。本次复发10余日，经住院治疗，有所减轻，但仍每日发作。症见心悸，气短、胸闷、眩晕，倦怠乏力，痛苦异常，常痛不欲生，心率140余次/min，伴五心烦热，口燥咽干，大便干结。舌红少苔，脉弦细数。治以天王补心丹加减。7剂后有所减轻，心率降为120余次/min。二诊仍上方加天麻、钩藤、地龙、僵蚕、生龙牡，7剂，心率恢复正常。10年后复发一次，西药治疗未效，仍上方加减7剂而愈。本案证属阴虚火旺，心肾不交。首诊以天王补心丹化裁，收效而未愈，后考虑阴血亏虚，肝风内动，故二诊加天麻、钩藤、地龙、僵蚕、龙骨、牡蛎以息风止痉，重镇安神，故收卓效。

另外，王显等[②]、[③]提出急性冠脉综合征（ACS）"络风内动"假说，认为ACS发病急骤，临床表现变化多端，类似中医风证；病位在心络，病因多为风寒内侵、饮食不当、情志失调和年老体虚等，实者痰瘀互阻、郁腐成毒，热毒生风；虚者久病入络，脉络空虚，阴虚风动

———————

[①]王庆其.黄帝内经临证发微［M］.北京：人民卫生出版社，2019：148-151.

[②]王显，胡大一.急性冠脉综合征"络风内动"假说临床研究［J］.中华中医药杂志，2008，23（3）：204-208.

[③]中华中医药学会介入心脏病学专家委员会.胸痹心痛络风内动证诊断专家共识［J］.中医杂志，2014，55（17）：1528-1530.

或血虚生风；虚实夹杂者，风邪挟寒湿火热伤人，直伤心络，或耗伤心之阴阳，心络失养，形成外风引动内风而发病。研究发现在络风内动证组冠状动脉狭窄支数、狭窄程度、美国心脏病学会/美国心脏协会病变类型、Levin病变类型，IVUS测定的重构指数、正重构和负重构以及血浆炎症标志物水平等均具有特征性改变。络衡滴丸在缓解心绞痛、降低炎症介质等方面显著优于常规治疗和通心络。

六、"春伤于风，夏生飧泄"的临床应用

风有外风、内风之分，均可导致完谷不化的泄泻。外风入中，胃肠受损，风性主动，传导失常而导致泄泻。《古今医统大全·泻泄门》载："沧州翁（吕复）治一人，病下利完谷。众以洞泄中寒，服理中、四逆辈，转剧。脉两尺寸俱弦长，右关浮于左关一倍，目外眦如草滋。知肝风传脾，因成飧泄，非脏寒也。以小续命汤，损麻黄加白术，服三五升，利止。续命非止利药，饮不终剂而利止者，以从本治故也。"此乃紧扣外风入中之病机，治以祛风为主，风去则泄止。张子和《儒门事亲·凡在表者皆可汗式》也云："设若飧泄不止，日夜无度，完谷下出，发汗可也……用桂枝麻黄汤，以姜枣煎，大剂，连进三服，汗出终日，至旦而愈。次以胃风汤和平脏腑，调养阴阳，食进病愈。"并认为"此以风为根，风非汗不出"。内风与肝有关，肝旺乘脾，导致脾土运化失司，水谷并走肠道而腹泻，一般多用痛泻要方加减治疗。雷丰《时病论》卷三云："盖风木之气，内通乎肝，肝木乘脾，脾气下陷，日久而成泄泻。"并记载一案例云："羊城雷某，患泻无度，肌肉忽脱，脉象两关并弦。丰曰：未泻之先，腹必鸣痛，痛必便泻，泻必完谷。曰：然也。不知病在何经？曰：此肝风传脾，脾受其制，不能变化，《内经》名为飧泄……乃用刘草窗痛泻要方，加吴萸、益智、煨葛、木香，荷叶为引。服一剂，未臻大效，再加参、芪、姜、附，方服一煎，遂得小效，继服忽全瘳矣。"

七、气伤痛，形伤肿的临床应用

李中梓曰："气喜宣通，气伤则壅闭而不通，故痛。形为质象，形伤则稽留而不化，故肿。"即若某种因素导致气的受伤，使气的运行不畅，壅滞阻塞，甚或气滞血瘀，不通则痛，而导致疼痛；形体部位直接受损，则可能导致肿胀、积块甚或癥瘕等。然气血运行于形体之内，形伤则必累气及血，气血障碍也必累及到形体，肿与痛往往相继而见。从现代医学的角度而言，气为能量、感觉，血为物质、形态。寒则代谢降低，阻碍微循环，故曰"寒伤形"，代谢降低细胞活性下降的同时，静脉血液回流障碍故肿，肿属形态变化，故曰"形伤肿"。反之，热则代谢增高，耗损能量而伤气，代谢增高炎性产物增加的同时，痛敏效应增强而产生疼痛，此即为"热伤气，气伤痛"。病情进一步发展，先伤气者代谢产物堆积，血管通透性增强，可引起水肿等形态异常而伤形；先伤形者局部微循环障碍，引起实质细胞损伤，器官功能及感觉障碍。由此可见寒热形气辨证与现代医学对疾病病理的认识不谋而合。

本篇寒、热、形、气之论，常被用于伤科临床辨证中，伤科阴阳辨证应着眼于寒、热，辨形气应着眼于肿、痛，整体与局部辨证紧密结合。郝阳泉等[①]提出临证综合寒、热、肿、

---

①郝阳泉，楚向东.骨伤科疾病中医学辨证治疗现状分析［J］.现代中医药，2012，32（1）：75-76.

痛等证素的偏盛,将骨伤科疾病辨证分为寒伤形证、热伤气证或形气两伤证3型,随证治以"正形"(如消肿、正骨理筋)或"畅气"(如行气止痛),亦或是二者并用。马勇等[①]查阅《中华人民共和国中医药行业标准——中医病证诊断疗效标准》,发现大多数急慢性筋伤类疾病的辨证分型均可以寒伤形证、热伤气证和形气两伤证三证概括。选择温阳散寒、祛湿消肿的"三色敷药"用于寒伤形证,清热泻火、行气止痛的"三黄油膏"用于热伤气证。在病情发展过程中,痛消肿剧者,乃气伤转形伤;肿消痛剧者,视为形伤转气伤。由此便可因证施药(贴),将辨证论治的思想更好地应用于骨伤外治法。

另外,岳仁宋[②]基于"气伤痛,形伤肿"的理论辨治痛风,认为痛风治疗应明识痛、肿之症病机有别,把握痛症以气机不通,正气损耗为要,条畅气机、益气扶正为其关键;肿形之变从血而谈,血运受阻,血脉失和为其推手,活血消肿势为必须;痛风肿痛俱现最为多见,治宜行气活血兼施。杨悦娅[③]以此理论指导痛经的诊治,每于治疗原发性痛经,必于疏利气血、化瘀通滞之中,参以辨其阴阳虚实寒热,而佐以或温散或温补或清散或甘缓等法,总以气血着眼而平其痛经之苦。而对于继发性痛经,尤其是子宫内膜异位性痛经,则从"形伤肿……先肿而后痛者,形伤气也"着手,或以消癥或以祛结,总以抑制子宫内膜异位生长之形,又兼顾累及之气血。

【原文】

帝曰:余闻上古圣人,论理人形[1],列别脏腑,端络[2]经脉,会通六合[3],各从其经;气穴所发,各有处名;溪谷属骨[4],皆有所起;分部逆从[5],各有条理;四时阴阳,尽有经纪[6];外内之应,皆有表里。其信然[7]乎?

岐伯对曰:东方生风[8],风生木,木生酸,酸生肝,肝生筋,筋生心[9],肝主目。其在天为玄,在人为道,在地为化。化生五味,道生智,玄生神[10]。神在天为风,在地为木,在体为筋,在脏为肝,在色为苍,在音为角,在声为呼,在变动为握[11],在窍为目,在味为酸,在志为怒。怒伤肝,悲胜怒;风伤筋,燥胜风;酸伤筋,辛胜酸。

南方生热,热生火,火生苦,苦生心,心生血,血生脾,心主舌。其在天为热,在地为火,在体为脉,在脏为心,在色为赤,在音为徵,在声为笑,在变动为忧[12],在窍为舌,在味为苦,在志为喜。喜伤心,恐胜喜;热伤气,寒胜热;苦伤气,咸胜苦。

中央生湿,湿生土,土生甘,甘生脾,脾生肉,肉生肺,脾主口。其在天为湿,在地为土,在体为肉,在脏为脾,在色为黄,在音为宫,在声为歌,在变动为哕[13],在窍为口,在味为甘,在志为思。思伤脾,怒胜思;湿伤肉,风胜湿;甘伤肉,酸胜甘。

西方生燥,燥生金,金生辛,辛生肺,肺生皮毛,皮毛生肾,肺主鼻。其在天为燥,在地为金,在体为皮毛,在脏为肺,在色为白,在音为商,在声为哭,在变动为咳,在窍为

①马勇,范竞,郭杨,等.基于寒热形气辨证体系探讨骨伤敷贴疗法的应用[J].南京中医药大学学报,2014,30(6):501-503,592.

②刘蕊蕊,岳仁宋,赵雯雯,等.从《内经》"气伤痛,形伤肿"析议痛风证治[J].四川中医,2018,36(10):1-3.

③杨悦娅.杨悦娅临证心悟[M].北京:中国中医药出版社,2017:12-13.

鼻，在味为辛，在志为忧。忧伤肺，喜胜忧；热伤皮毛，寒胜热[14]；辛伤皮毛，苦胜辛。

北方生寒，寒生水，水生咸，咸生肾，肾生骨髓，髓生肝，肾主耳。其在天为寒，在地为水，在体为骨，在脏为肾，在色为黑，在音为羽，在声为呻，在变动为栗，在窍为耳，在味为咸，在志为恐。恐伤肾，思胜恐；寒伤血[15]，燥[16]胜寒；咸伤血[17]，甘胜咸。

故曰：天地者，万物之上下也；阴阳者，血气之[18]男女也；左右者，阴阳之道路也；水火者，阴阳之征兆也；阴阳者，万物之能始[19]也。故曰：阴在内，阳之守也；阳在外，阴之使[20]也。

【校注】

〔1〕论理人形：讨论、推理人体的形体结构。

〔2〕端络：审察联系。端，审察；络，联系、网络。

〔3〕六合：指十二经脉表里两经相配的六对组合。

〔4〕溪谷属骨：谓大小分肉与其连接的骨节。溪谷，指人体肌肉间隙，此泛指肌肉。属，连接，连属。

〔5〕分部逆从：谓皮部中的浮络，分为三阴三阳，有顺行与逆行的不同。

〔6〕经纪：纲常，法度。

〔7〕信然：真实的样子。

〔8〕东方生风：指古代以黄河中游为中心的特殊地理位置，形成了东方和春季风行气温、南方和夏季炎热、中央和长夏潮湿、西方和秋季干燥、北方和冬季寒冷的气候相对应的关系。

〔9〕筋生心：即肝木生心火。筋，在此指代肝木。下文"血生脾""肉生肺""皮毛生肾""髓生肝"，依此相类。

〔10〕其在天为玄……玄生神：谓阴阳变化，在天表现为幽远微妙的自然现象，在人成为事物的抽象规律，在地呈现万物的生化，而生化的作用产生食物的滋味，通晓事物的规律可以产生智慧，幽远微妙的天象产生阴阳不测的变化。其，指阴阳变化。玄，幽远微妙。道，自然规律。化，万物化生。神，阴阳不测的变化。《素问·天元纪大论》云："阴阳不测谓之神。"又，丹波元简："据下文例，'在天'以下二十三字，系于衍文，且与肝脏不相干，宜删之。"

〔11〕在变动为握：指在病变上表现为手足抽搐拘挛。

〔12〕嚘：通"嚘"，语言反复不定。《说文·口部》："嚘，语未定貌。"

〔13〕哕：呃逆。

〔14〕热伤皮毛，寒胜热：《新校正》："按《太素》作'燥伤皮毛，热胜燥'。"

〔15〕血：《新校正》："按《太素》'血'作'骨'。"

〔16〕燥：《新校正》："按《太素》'燥'作'湿'。"

〔17〕血：《新校正》："按《太素》'血'作'骨'。"

〔18〕之：与、和之意。

〔19〕能始：即元始、本始。能，通"胎"。

〔20〕阴在内……阴之使：阴气居于内为阳气之镇守，阳气居于外为阴气之役使。说明阴阳

之间相反相成，互根互用的关系。

【释义】

本段以阴阳化生五行为基本观点，着重从事物的五行属性归类和五行生克制化的角度，阐述了四时五脏阴阳应象的关系，揭示了人体自身以及人体与自然界的整体联系。

一、四时五脏阴阳应象

本文根据同气相求、取象比类的方法，论述了四时五脏阴阳所通应的自然界物象及人体之象，将天地人三个领域中的各种事物和现象进行五行归类联系，提出了以五脏为中心的系统整体结构，其中亦体现了藏象学说以五脏为核心、以生理功能为特点、强调时间与方位的特征。这一系统整体结构的内容可以归纳如表5-1。

表5-1　人体内外相应的系统结构表

阴阳五行 物象 类别		神（阴阳莫测的变化）				
		阳（天、上、气、火）		阴（地、下、血、水）		
		木	火	土	金	水
天	方位	东	南	中	西	北
	气候	风	热	湿	燥	寒
地	品类	木	火	土	金	水
	五味	酸	苦	甘	辛	咸
	五色	青	赤	黄	白	黑
	五音	角	徵	宫	商	羽
人	五脏	肝	心	脾	肺	肾
	官窍	目	舌	口	鼻	耳
	五体	筋	脉	肉	皮毛	骨
	五声	呼	笑	歌	哭	呻
	五志	怒	喜	思	忧	恐
	变动	握	嚘	哕	咳	栗

上述五行系统结构的建立方法，展开可分为以下几种情况：一是特征同一。即不同事物在感性特征上相似和一致归为一类。如五行中五方配五时，即与五方和五时在气候、物候方面的特征同一有关。二是效能同一。即不同事物在功能和行为方式上相似和一致归为一类。如大地养育万物，脾胃化生气血滋养全身，功能相近而同归为土类。三是聚合同一。即从时空的角度而言，凡是能够相感、相从、相召、相动，聚集在一起的事物，同气相求，归为一类。此是中国古代学术普遍承认的思想，《易传·系辞上》概括为"方以类聚，物以群分"，《易传·文言》则具体论述曰："同声相应，同气相求。水流湿，火就燥。云从龙，风从虎……本乎天者亲上，本乎地者亲下，各从其类也。"如春季多东风，气候温和，植物萌芽生长，到处呈现绿色，这些现象之间有相从、相动的关系，故同归于五行木一类。四是关连

同一。即通过中间环节的连递而相互联系。如此在事物自然种类的基础上把它们分为五个部分，然后分别纳入五行，形成新的五行类属关系。这种四时五脏阴阳体系的论述，除本篇外，可参阅《素问》的《金匮真言论》《宣明五气》《五运行大论》等篇。

四时五脏阴阳的系统整体结构思想，是《黄帝内经》理论体系中极为重要的学术思想，体现了《黄帝内经》理论的整体观、功能观、运动观等特点，对中医临床诊断、治疗疾病均有重要的指导价值。

二、五行生克关系

本段原文通过五脏、五志、五味、五气之间的关系，阐述了五行的生克规律。

（一）相生关系

本段原文所涉及的相生关系，既指五行母子之间的相生，如"筋生心""血生脾""肉生肺""皮毛生肾""髓生肝"。也指五行同行事物之间的滋生，如在自然界中的"东方生风，风生木，木生酸"；"南方生热，热生火，火生苦"等。在人体内的"肝生筋""心生血""脾生肉""肺生皮毛""肾生骨髓"等。

（二）相克关系

原文主要通过五志、五味、五气的相胜，阐述了五行之间的相互制约关系。如"悲胜怒""风胜湿""辛胜酸"等。《素问·宝命全形论》将其概括为："木得金而伐，火得水而灭，土得木而达，金得火而缺，水得土而绝，万物尽然，不可胜竭。"宇宙万物以及人体，只有保持五行之间既相互滋生、促进，又相互制约、克制的制化关系，方能维持其正常的生化。

三、阴阳与五行的关系

原文在阐述五行属性及生克规律之后，用"阴阳者，万物之能始也"加以总结，并进一步论述了阴阳互根之理。这里虽未明言阴阳与五行之关系，但其关系已隐含其中。首先，阴阳是宇宙万物之本源，自然，五行木、火、土、金、水，亦由阴阳二气的交互作用所产生。其次，本段所论五行物象，从"阴阳应象"的思维方法而言，实为四时阴阳所通应之物象，为阴阳应象的进一步展开。可见，本段原文示范了阴阳与五行的结合运用，其关系有如张介宾《类经图翼·五行统论》说："五行即阴阳之质，阴阳即五行之气，气非质不立，质非气不行。行也者，所以行阴阳之气也。"

【知识链接】

当古人从同气相求的思维方法出发，建构起五行结构体系，并认识到五行之间相生相克的关系后，五行理论就成了古人认识新事物及其相互关系的推理模型，进而在对人体生理、病理、药物性能以及指导疾病的诊断、治疗、养生等方面发挥着重要的作用。

一、五行类属关系的临床应用

依据五行理论所建构的以五脏为中心的天地人五行结构体系，是中医认识药物性能以及诊治疾病的重要推理模型，以五色与五脏之间的关系为例，由于青、赤、黄、白、黑分别与肝、心、脾、肺、肾之间具有五行的对应关系，因此，从药物归经的角度讲，则青色的药物多归于肝经，白色的药物多归肺经，黑色的药物多归肾经等；从疾病诊断的角度讲，病人面部见青色者多为肝病，见黑色者多为肾病等。又如不同的情志分别与五脏相通应，情志过极则易伤相应之脏而发病，本段云怒伤肝，喜伤心，思伤脾，忧伤肺，恐伤肾，故诊治时应首先考虑相应之脏的病变。具体可参阅《素问·举痛论》相关论述。

由于五声、五志分别对应于不同的脏，因此，五声、五志的病变即可从相应之脏来诊治。如王洪图曾诊治一女性患者，"一年来心烦失眠，幻听幻触，听窗外有人骂自己，感到会阴部有人触摸而疼痛，闭门独处，不停歌唱，或高亢、或低沉。喜欢异性，有男青年来家时，则出门接待而表情活跃，客人离去则仍闭门独居。不能读书，已停学一年。某精神病院诊为：青春期分裂症。舌红苔黄，脉弦略数。初以清肝泻相火之法治之。醋柴胡8g，黄芩12g，赤芍药12g，云茯苓15g，生石决明20g（先下），生龙骨20g（先下），生牡蛎20g（先下），肥知母10g，黄柏10g，生甘草6g，六剂，水煎服，每日一剂。一周后再诊：心烦及幻觉略减，脉舌同前，但病人自述总想唱歌。于前方加用清泻脾热之药：炒栀子15g、防风5g、生石膏20g、藿香10g。六剂，每日一剂，水煎服。三诊：症状略减，已不想唱歌"（《黄帝医术临证切要》）。此案即根据本篇脾"在声为歌"的理论，用清泻脾热之法以治疗脾不藏意的欲歌之症。

二、五行相胜关系的临床应用

利用五行相胜关系治疗疾病，是中医临床的重要思路之一。就本篇所论而言，主要体现在以下几个方面。

（一）以情胜情的心理治疗

本篇所论五志相胜，为临床以情胜情的心理疗法的应用提供了理论基础。张从正《儒门事亲》卷三不仅从方法上拓展谓："悲可以治怒，以怆恻苦楚之言感之；喜可以治悲，以谑浪亵狎之言娱之；恐可以治喜，以迫遽死亡之言怖之；怒可以治思，以污辱欺罔之言触之；思可以治恐，以虑彼志此之言夺之。凡此五者，必诡诈谲怪，无所不至，然后可以动人耳目，易人视听。若胸中无材器之人，亦不能用此五法也。"并且有精彩的临床案例，如"一富家妇人，伤思虑过甚，二年不寐，无药可疗……两手脉俱缓，此脾受之也，脾主思故也。乃与其夫以怒激之，多取其财，饮酒数日，不处一法而去。其人大怒汗出，是夜困眠，如此者八九日不寤，自是而食进，脉得其平"（《儒门事亲》卷七）。此即怒胜思之案例。《儒门事亲》卷三载："昔庄先生治一人，以喜乐之极而病者。庄切其脉，为之失声。佯曰：吾取药去。数日更不来。病者悲泣，辞其亲友曰：吾不久矣。庄知其将愈，慰之。诘其故，庄引《素问》

曰：惧胜喜。"此即恐胜喜案。

又如《续名医类案》载汪石山医案：一县差，拿犯人，以铁索锁犯，行至中途投河而死。犯家告解差人，索骗威逼致死。解差脱罪，未免费财，忧愤成疾，如醉如痴，谬言妄语，复无知识。汪石山诊之曰：此由费财而忧，心得喜乃愈，药岂能治哉。令其家属溶锡作银数锭，置其侧。病者见之，果喜，握视不置，后病遂愈。此即以喜胜忧案。

清·俞震《古今医案按》卷五专列有关七情病案，收录古代医家采用以情胜情方法治疗的案例，可参考。

（二）五味相胜的临床应用

五味相胜的临床应用，主要体现在两方面：一是指导临床药物的组方配伍，如根据"辛胜酸"的认识，在酸收之剂中配用辛散之品可防止酸涩之太过；又如通脉四逆加猪胆汁汤，在大辛大热之附子、干姜之中，加用苦寒之猪胆汁，以苦降佐辛散，以寒佐热，可防辛热之太过，并增强了该方预防性地减轻失血性休克后继发的内毒素血症的作用。二是有人根据"酸胜甘"的理论治疗糖尿病，认为糖尿病的症结为甘浊内滞，用酸味药物可克制、消除体内的甘浊之邪；且木能克土，通过治肝来使肝的疏泄功能正常，扶助脾的运化功能。常用药物如五味子、山茱萸、金樱子、五倍子、乌梅、白芍等酸味药为主，辅以黄芪、山药、白术甘味药，共奏酸甘化阴、滋阴润燥、养肝健脾、益肾固摄之功。经临床验证对糖尿病患者有一定的降血糖作用，对减轻和消除临床症状也有较好的疗效。

（三）风胜湿的机理与临床应用

风胜湿，后世诠释为对于湿邪侵淫经络脏腑所导致的痹证、泄泻、带下、癃闭等病症，可用祛风以除湿的治疗方法。如李东垣升阳益胃汤，主治脾胃虚不能制湿的倦怠嗜卧，四肢不收，体重节痛，口干舌干，饮食无味，大便不调，小便频数，即加用防风、独活、羌活等祛风除湿之药。今人何映从"风胜湿"论治湿蕴下焦型前列腺增生，药用威灵仙、防风、独活、白芷、红藤、牛膝、石韦、钩藤、萆薢、苍术、黄柏、甘草[1]。风药治疗湿邪所致病症的机理，大致可概括为三个方面：一是从燥湿论，风药多燥，燥能胜湿。二是从五行相克的角度而言，风胜湿乃木克土的表现之一。《医宗必读·泄泻》云："如地上潦泽，风之即干，故风药多燥，且湿为土病，风为木药，木可胜土，风亦胜湿。"三是升发阳气，阳气升则湿气自化，犹如离照当空，阴霾自消。《金匮要略·痉湿暍病脉证治》云："若治风湿者，发其汗，但微微似欲汗出者，风湿俱去也。"尤在泾《伤寒贯珠集》卷二解释说："欲湿之去者，但使阳气内蒸而不骤泄，肌肉关节之间充满流行，而湿邪自无地可容矣。此发其汗，但微微似欲汗出之旨欤。"吴崑《针方六集·主脾胃重升阳》论李东垣用药说："东垣用药，以脾胃为主。俗医但知其补益中气，而不知其妙于升阳。其用升、柴、羌、防等诸风药者，升清阳之气于地中也。盖天地之气一升，则万物皆生；天地之气一降，则万物皆殂。此其用升阳诸品深意也。故升阳益胃、升阳和中、升阳除湿、升阳散火、升阳举经、升阳调经、升阳益血，无往而非升阳去者，得升生之妙旨也。"

① 李刚琴，何映.从"风胜湿"论治湿蕴下焦型前列腺增生 [J].江西中医药，2018，49（4）：43-45.

三、阴阳互根互用关系的临床应用

本段原文指出："阴在内,阳之守也;阳在外,阴之使也。"高度概括了阴阳之间的互根互用关系,亦成为后世指导临床疾病诊治的重要思路,特举例说明。

(一)阳气亏虚,失固于外

吴佩衡治一患者,42岁。肾气素亏,于返家途中时值阴雨,感冒风寒而病。身热恶寒,头疼体痛,沉迷嗜卧,兼见渴但饮不多,脉沉细而兼紧象,舌苔白滑,舌质夹青紫色。辨证:风寒乘虚直入少阴,阻塞真阳运行之机。治法:温经解表,扶正祛邪。

处方:黑附片30g(先煎2~3个小时),麻黄10g(先煮数沸去沫),北细辛6g,桂尖13g。次日,服上方1剂即汗,身热已退,唯觉头晕咳嗽,神怯。邪虽解,肺寒尚未清,阳气尚虚。以四逆合二陈加细辛、五味子,扶阳温寒主之。

处方:黑附片50g(先煎2~3个小时),干姜26g,甘草10g,广陈皮10g,法半夏13g,茯苓13g,北细辛4g,五味子2g。1剂尽,咳嗽立止,食量增加,精神恢复,病遂痊愈(《吴佩衡医案》)。此案肾气先虚于内,卫外不固,阳失于守,致使风寒乘虚而入,内外失和,阴阳失调,故发为里虚外实的太少两感证。治疗用麻附细辛汤加味温阳散寒,扶正祛邪使内外功能正常,从而达到阴阳平衡而告愈。

(二)阴液内虚,阳失所养

李聪甫治一患者,女,28岁。起病时恶寒发热,头痛项强,一身疼痛,已服用过量发表剂,大汗如浴,面赤,恶风,手足麻木、拘急,心痛彻背,不能左侧而睡,痛甚则昏冒不语。诊得脉象濡缓,舌淡苔白。因思与"太阳病发汗,遂漏不止,其人恶风,小便难,四肢微急,难以屈伸者"症状相同,此必心阴不足,汗出表虚。可见亡阳是阴虚脱汗的突变,势必导致心阳孤危的后果。治法:甘辛以护心阳,少佐酸咸以敛阴。处方:当归身、杭白芍(酒炒)、云茯神(辰砂拌)、煅牡蛎各9g,川桂枝4.5g,炙远志3g,熟附子、炙甘草各6g,淡生姜3片,大红枣3枚。

连服2剂,汗止痛减,脉缓眠安。原方去牡蛎,加潞党参9g。服后面赤恶风均解。半月后,因"劳复"又觉昏眩,腰冷肢麻,宜建心阳。炙黄芪、潞党参、当归身、朱茯神、炒枣仁各9g,巴戟天6g,熟附子4.5g,炙远志、广陈皮、炙甘草各3g。服之而安(《李聪甫医案》)。本案系发汗太过,致阴液亏虚,阳气失养,表气因而不固,遂致阴虚脱汗而亡阳。李氏根据阴阳内外固护之理,故用"甘辛以护心阳,少佐酸咸以敛阴"的治法而收效。

四、"志"作为情绪属概念的意义

本段原文将"志"作为一个将喜、怒、忧、思、恐归类在一起的属概念,反映了古人不仅正确地认识到情绪产生的生物性,而且认识到情绪发动还与人的意向性活动有关,产生情的基础尽管是天赋生理的,但发动之念和情绪的指向却是属于"志意"的,"志意"对情绪的发动、维持和对象选择具有决定性作用。这种将情绪置于"志意"之下的理论至今仍具有重要的临床意义。①有助于提醒医者要非常注重对患者志意状况的观察,以及考虑志意因素对病情转归的影响。②有助于积极调动患者的志意，促进其主动参与康复的过程。③提出志意调节目标，有助于建立相应的心理治疗评价标准。④提出通过志意促进少病长寿的养生方法^①。

【原文】

帝曰：法^[1]阴阳奈何？岐伯曰：阳胜则身热，腠理闭，喘粗为之俯仰^[2]，汗不出而热，齿干以烦冤^[3]，腹满，死，能^[4]冬不能夏。阴胜则身寒汗出，身常清^[5]，数栗而寒，寒则厥，厥则腹满，死，能夏不能冬。此阴阳更胜^[6]之变，病之形能^[7]也。

帝曰：调此二者^[8]奈何？岐伯曰：能知七损八益^[9]，则二者可调，不知用此，则早衰之节^[10]也。年四十，而阴气自半也，起居衰矣；年五十，体重，耳目不聪明矣；年六十，阴痿^[11]，气大衰，九窍不利，下虚上实，涕泣俱出矣。故曰：知之则强，不知则老，故同出而名异^[12]耳。智者察同，愚者察异^[13]。愚者不足，智者有余，有余则耳目聪明，身体轻强，老者复壮，壮者益治。是以圣人为无为^[14]之事，乐恬憺之能^[15]，从欲快志于虚无之守^[16]，故寿命无穷，与天地终。此圣人之治身也。

天不足西北，故西北方阴也，而人右耳目不如左明也；地不满东南，故东南方阳也，而人左手足不如右强也。帝曰：何以然？岐伯曰：东方阳也，阳者其精并^[17]于上，并于上则上明^[18]而下虚，故使耳目聪明，而手足不便^[19]也；西方阴也，阴者其精并于下，并于下则下盛而上虚，故其耳目不聪明，而手足便也。故俱感于邪，其在上则右甚，在下则左甚，此天地阴阳所不能全^[20]也，故邪居之。

故天有精^[21]，地有形；天有八纪^[22]，地有五里^[23]，故能为万物之父母。清阳上天，浊阴归地，是故天地之动静，神明^[24]为之纲纪，故能以生长收藏，终而复始。惟贤人^[25]上配天以养头，下象地以养足，中傍^[26]人事以养五脏。天气通于肺，地气通于嗌^[27]，风气通于肝，雷气^[28]通于心，谷气^[29]通于脾，雨气通于肾。六经为川，肠胃为海，九窍为水注之气^[30]。以天地为之阴阳，阳^[31]之汗，以天地之雨名之；阳^[31]之气，以天地之疾^[32]风名之。暴气象雷，逆气象阳^[33]。故治不法天之纪，不用地之理，则灾害至矣。

【校注】

〔1〕法：取法，效法。
〔2〕喘粗为之俯仰：呼吸急促困难而前俯后仰。俯，同"俯"。
〔3〕烦冤：心胸烦闷。冤、悗、闷，古字通用。
〔4〕能：通"耐"，耐受。
〔5〕清：同"清"，寒冷。

---

①邱鸿钟.中医学的逻辑哲学：中医原创思维与中西医逻辑比较［M］.广州：广东高等教育出版社，2023：356-358.

〔6〕更胜：更迭胜负、盛衰。

〔7〕形能：指疾病的临床表现。能，通"态"。

〔8〕二者：指阴阳。

〔9〕七损八益：指古代房中养生术里七种损伤精气和八种有益精气的方法。

〔10〕节：谓证验。

〔11〕阴痿：即阳痿。

〔12〕同出而名异：于鬯："出当训生……是并生于世，而有强劳之异名。"

〔13〕智者察同，愚者察异：高世栻："察同者，于同年未衰之时而省察之，智者之事也。察异者，于强老各异之日而省察之，愚者之事也。"

〔14〕无为：即顺乎万物之自然，遵从事物发展的必然趋势。

〔15〕能：通"态"，状态。

〔16〕虚无之守：指恬惔空静、无欲无求的境地。胡澍说："守，当作宇。"可从。

〔17〕并：会聚，聚集。

〔18〕明：盛之意。

〔19〕便：便利，灵活。

〔20〕天地阴阳所不能全：谓自然界的阴阳不可能绝对平衡。

〔21〕精：气之精粹的部分。

〔22〕八纪：指立春、立夏、立秋、立冬、春分、秋分、冬至、夏至八个节气。

〔23〕五里：即东、南、中、西、北五方五行之分布。俞樾："里当为理，纪与理同义。天言纪，地言理，其实一也。"

〔24〕神明：指阴阳的神妙变化。

〔25〕贤人：指懂得顺应阴阳变化以养生的人。

〔26〕傍：与上文"配""象"互文对举，都是比照、取法之意。

〔27〕天气通于肺，地气通于嗌：谓天之清气从喉入肺，地之饮食水谷之气从咽入胃。嗌，即咽。

〔28〕雷气：指火气。

〔29〕谷气：指土气。谷，山谷。

〔30〕九窍为水注之气：张介宾："水注之气，言水气之注也，如目之泪，鼻之涕，口之津，二阴之尿秽皆是也。虽耳若无水，而耳中津气湿而成垢，是即水气所致。气至水必至，水至气必至，故言水注之气。"

〔31〕阳：郭霭春《黄帝内经素问校注》曰："阳，当作'人'。"指人之汗与人之气。

〔32〕疾：《太素》卷三无"疾"字。"天地之风"与"天地之雨"对文。

〔33〕逆气象阳：比喻人体上逆之气如自然气候之久晴不降雨。"阳"，通"旸"，久晴不下雨。

【释义】

本段原文以"法阴阳奈何"为开端，基于阴阳应象、同气相求的思想，说明人体阴阳与自然界阴阳相通应，着重论述以阴阳学说说明人体生理、病理，指导疾病诊断、治疗以及养生等方面的意义。

一、说明疾病的病理变化

前文指出："阴胜则阳病，阳胜则阴病。阳胜则热，阴胜则寒。"本段原文则具体阐述了阴阳偏盛的病机、表现以及与四时阴阳消长的关系。

（一）阴阳偏盛的病机与临床表现

阴阳的偏盛偏衰，是人体阴阳失调而发病的最基本的病机，阳偏盛则温煦、兴奋功能亢进，表现出身热、呼吸喘促、烦躁，或燥热内结而腹满等阳盛则热的实热之象；另一方面，阳盛则阴病，阳热耗伤津液，无液作汗或邪热郁闭则汗不出，机体失于滋润而齿干等。阴偏盛则抑制功能太过，机体产热不足，表现出身寒、寒战等阴盛则寒的实寒之象；另一方面，阴盛则阳病，使阳虚肢体失其温煦而厥冷，卫表不固则汗出，中阳亏虚脾运失司而腹满等。据原文所论，可归纳如下。

$$
\text{阴阳更胜之变}
\begin{cases}
\text{阳盛病}
\begin{cases}
\text{阳盛—身热、腠理闭，汗不出而热，喘粗为之俯仰} \\
\text{伤阴—齿干以烦冤}
\end{cases} \\
\text{阴盛病}
\begin{cases}
\text{阴盛—身寒，数栗而寒，寒则厥} \\
\text{伤阳—身常清，汗出}
\end{cases}
\end{cases}
$$

能冬不能夏　能夏不能冬　腹满，死

（二）阴阳失调与四时阴阳消长的关系

由于天人阴阳相应，故四时阴阳盛衰，势必影响人体的阴阳变化，尤其在病理情况下，人体阴阳本已失调，对外环境的适应能力下降，则更易受其影响。一般而言，阳盛之病，夏季得阳热之助而加剧，冬季受阴盛制约而缓解；阴盛之病，夏季受阳热制约而缓解，冬季得阴寒之助而加剧。因此，在诊治疾病时，必须重视病证与自然阴阳消长的关系，法天之纪，以因时制宜。

二、调摄阴阳以养生

本段从养生的角度，强调调理阴阳是保持健康，防止早衰的关键。至于养生的具体方法，就原文所述，可概括为：其一，掌握人体生长发育规律，重视中年养生。四十岁以前，阴阳和谐，精气旺盛，抗邪能力强，不易生病。四十岁以后，精气渐衰，阴阳逐渐趋向失衡，故当重视调养身体，特别要注意慎房事以保肾精。诚如李梴《医学入门》说："人至中年，肾气日衰，加之逸欲，便成虚损。"张介宾《景岳全书·中兴论》则强调："故人于中年左右，当大为修理一番，则再振根基，尚余强半。"其二，调摄精神。《老老恒言》指出："养静为摄生首备。"认为调神摄生，首在静养；而静养之要，重在节欲，即要求人们做到对一切声名物欲应有所节制，达到虚怀若谷、淡泊名利、超然脱俗的精神境界。究其实质，在于降低人的需要，以减少人的需求与客观事物之间的矛盾，避免不良情绪的产生。

三、解释人体生理现象

古人在日常生活现象的观察中发现，一般人的右手足较左手足灵活，左耳目较右耳目聪明。本段即以天和地、东南和西北阴阳之气盛衰不同，以及天人阴阳相通应的理论阐释其道理，认为西北方地高气寒属阴，人体右侧与之相应，阴主降而精气聚集于下部，故右侧手足运动灵活；东南方地低气热属阳，人体左侧与之相应，阳主升而精气聚集于上部，故左侧耳目相对聪明。人体与自然界阴阳相应，都是处于相对平衡状态。故邪气侵犯人体，总是伤于阴阳相对不足的部位，所谓"此天地阴阳所不能全，故邪居之"。

四、论人体阴阳与天地阴阳相通应

《素问·宝命全形论》说："人生于地，悬命于天，天地合气，命之曰人。"而"上下之位，气交之中，人之居也"（《素问·六微旨大论》）。即人由天地之气演化而成，并生活于天地之气交会之所。因此，人体阴阳自然与天地阴阳相应，故有"天气通于肺，地气通于嗌，风气通于肝，雷气通于心，谷气通于脾，雨气通于肾"等天人相通的不同现象。在论述人与自然阴阳相通应的同时，文中还以自然界的物象比拟人体的生理、病理之象，如人之汗如天地之雨，人阳气如天地之疾风等，充分展现了《黄帝内经》取象思维的方法及特点，这对于理解《黄帝内经》相关理论，启迪临床诊治思路，都有一定作用。

【知识链接】

一、阴阳失调与四时阴阳消长关系的临床应用

后世根据本段原文所论人体阴阳失调病机及与四时阴阳消长的关系，结合时令季节的特点，来辨析病机，把握疾病演变，指导处方用药。如叶天士《临证指南医案》载一案例："王，四一。经云：'烦劳则张，精绝，辟积于夏，令人煎厥。'夫劳动阳气弛张，则阴精不司留恋其阳，虽有若无，故曰精绝。积之既久，逢夏季阳正开泄，五志火动风生，若煎熬者然，斯为晕厥耳。治法以清心益肾，使肝胆相火内风不为暴起，然必薄味静养为稳。连翘心、元参心、竹叶心、知母、细生地、生白芍。"（《临证指南医案·痉厥》）本案即阴虚阳亢之体，因"能冬不能夏"，于夏季阳盛之时而发为煎厥，故以清心火、益肾阴之法治之，并以"薄味静养"调摄以防复发。

二、"腹满"在辨证中的意义

本段指出无论阳胜与阴胜，二者在危重阶段，却都可以出现"腹满"这一症状。经文在"腹满"之后，均接"死"字，说明病势严重，难以救治。清代医家姚止庵已关注到这一问

题，并解释说："此统论阴阳偏胜之大凡也。至于腹满则均死者何故？盖阳胜则宜汗，既腠理闭而汗不出，若至腹满，则火烈于内，阳极而亢矣；阴胜则宜温，既身寒而手足逆冷，若至腹满，则阴寒凝结而不化矣，安得不死。"就《黄帝内经》而言，将"腹满"一症，作为病情危急标志，还见于《素问·标本病传论》和《灵枢·病本》，皆称之为"中满"。认为一切病症均应先治其本病，唯独出现"小大不利"和"中满"两组症状时，则无论其属标、属本，皆应先治。

腹满一症的出现，反映了脾胃功能失调或衰竭。脾胃既是后天之本，气血化生之源，同时又是一身气机转运之枢。脾胃衰竭，后天生化无源，则诸病难复，所谓"有胃则生，无胃则死"；脾胃失调或衰竭，则导致全身气机不能正常运转，阴胜病、阳胜病气机本已失调，若出现脾胃运转衰竭，则气机越发不能运行，病势必然加重无疑。故当病情危重时，若出现"腹满"症状，急需先予解除，否则更将危殆，乃致死亡。

另外，对于本文所论阳胜的病证，郭仲夫[1]认为乃表寒外束，内热炽盛之证，热邪充斥三焦，上见喘粗、齿干之症，中见烦冤、腹满之症，下见便结之症等，邪无出路。倘若治疗得当，尚可救治。宜用表里双解之法，选用《深师方》（录自《外台秘要》）中的石膏汤。方中黄芩清上焦热，黄连清中焦热，黄柏清下焦热，石膏清气分热，栀子清三焦热，栀子配豆豉以除烦闷，麻黄解表散寒。若阳明热盛，燥实内结，可加大黄、芒硝等。

三、"七损八益"问题讨论

本篇提出"七损八益"之说，历代学者根据自己的体悟，从病症、人体生长发育过程与规律、象数等不同方面，对"七损八益"进行了不同的诠释，大致可概括为以下几个方面。

（一）疾病症状说

杨上善《太素·阴阳》根据本篇"阳胜则身热，腠理闭，喘粗为之俯仰，汗不出而热，齿干以烦冤，腹满，死，能冬不能夏；阴胜则身寒，汗出，身常清，数慄而寒，寒则厥，厥则腹满，死，能夏不能冬"之论，认为"阳胜八益为实，阴胜七损为虚"，八益是指"阳胜"之身热、腠理闭、喘粗、俯仰、汗不出而热、齿干、烦冤、腹满死等八个症状，七损是指"阴胜"之身寒、汗出、身常清、数慄、寒、厥、腹满死等七个症状。杨氏之说的问题在于一是将阴胜的"数慄而寒"拆为两损，而阳胜的"汗不出而热"只作一益，有强凑七、八之数之嫌；二是与下文调和阴阳的方法义不贯通，故不为后世医家所采纳。

（二）生长发育过程与规律说

丹波元简《素问识》根据《素问·上古天真论》所论男女的生长发育过程，以成长阶段为益，衰老阶段为损，认为女子七岁、二七、三七、四七与男子八岁、二八、三八、四八合为八益，女子从五七到七七、男子从五八到八八，共计为七损。王冰则根据《素问·上古天真论》女子二七天癸至，月事以时下，丈夫二八天癸至，精气溢泻的论述，认为七损是指女子月经贵以时下，八益是指男子精气贵乎充满，所谓"然阴七可损，则海满而血自下；阳八宜

①陈钢.深入浅出讲《黄帝内经》（上）[M].北京：中国中医药出版社，2021：137.

益，交会而泄精。由此则七损八益，理可知矣"。吴崑也有类似的解释。对此，张介宾《类经·阴阳类》曾反驳说："按启玄子注此，谓女为阴七可损，则海满而血自下；男为阳八宜益，交会而精泄，以用字解为房事。然经血宜调，非可言损，交会精泄，何以言益？"今人黄伯舜[1]以易卦、律吕与权衡的"损益"法则为据，并借助现代医学对血睾酮浓度随年龄变化的认识，认为"七损八益"不可能单指房中家所论之房中术，而是人体生长壮衰老的生命趋势性准则，"二者可调"则是肾之阴阳元气损益盛衰的平衡协调性准则，是二条互为因果的生命活动过程性准则。

（三）阴阳数术说

张介宾《类经·阴阳类》从阴阳数术的角度解释："七为少阳之数，八为少阴之数。七损者言阳消之渐，八益者言阴长之由也。夫阴阳者，生杀之本始也，生从乎阳，阳不宜消也；死从乎阴，阴不宜长也。"反之，即为早衰之由。这里张氏根据阳进阴退的阴阳数术之说，将"七"指为"少阳之数"，"八"指为"少阴之数"，曲为之解，又欲强合其扶阳抑阴的学术主张，义实难通。而张志聪《素问集注》的观点与张介宾正好相反，他认为："女子以七为纪，男子以八为纪，七损八益者，言阳常有余而阴常不足也。然阳气生于阴精，知阴精之不足，而无使其亏损，则二者可调。"

现代学者李维秀[2]则根据《黄帝内经》养生一贯主张恬惔虚无和节欲保精，以及五脏配五行之生成数关系，七为心之成数，八为肝之成数，肝肾同源，且《灵枢·天年》还强调衰老的机制从肝开始，故认为"七损"即损心，心志要虚静；"八益"即益肝肾。齐南[3]也认为七损即抑制妄动的君、相之火，消除致其妄动的诸种因素；八益即维护阴精，使之免受暗耗，平和地守持于内。顾植山[4]从象数学的角度加以解释，认为"七损八益"中的"七"和"八"是象数，主要表达的是"象"而不是数。根据洛书九数方位图（图5-1），"8"位于东北方，相应于初春"太阳为开"之处，天气左升右降，"8"之后阳气渐旺；"7"位于西方主秋之位，"7"之后"阳明为阖"，阳气逐渐闭藏。四时之气春生、夏长、秋收、冬藏，《素问·阴阳应象大论》云"阳生阴长，阳杀阴藏"，上半年的气化特点表现为"阳生阴长"，下半年的气化特点表现为"阳杀阴藏"，故"八益"表达了阳生阴长，"七损"反映了阳杀阴藏。可见，"七损八益"是《黄帝内经》顺从四时阴阳养生疗疾思想的生动体现。

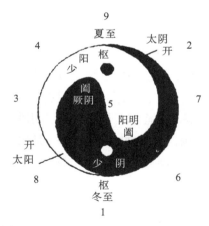

图5-1　三阴三阳太极时相配洛书九数图

①黄伯舜.《内经》"七损八益"是生命过程准则[J].浙江中医药大学学报，2007，31（3）：263-265.

②李维秀.七损八益"之我见[J].首届国际暨第五届中国内经学术研讨会论文集[C].1997：52-54.

③齐南.从《内经》"七损八益"探人体衰老实质[J].江西中医学院学报，2003，15（2）：15-16.

④顾植山."七损八益"仅仅是房中术吗？[J].中医药文化.2006，（2）：33-36.

（四）古代房中保健术说

森立之云："七损八益，古来注家意见各出，皆出于臆断不足据。王注以为房事，盖有所受而言。今得《医心方》，而千古疑义一时冰解。"1973年长沙马王堆汉墓出土竹简《天下至道谈》明确记述了"七损八益"的内容，其文曰："气有八益，又有七孙（损）。不能用八益、去七孙（损），则行年四十而阴气自半也，五十而起居衰，六十而耳目不葱（聪）明，七十下枯上脱，阴气不用，唾泣留（流）出。令之复壮有道，去七损以振其病，用八益以贰其气，是故老者复壮，壮者不衰……八益：一曰治气，二曰致沫，三曰智（知）时，四曰畜气，五曰和沫，六曰窃（积）气，七曰寺（待）赢（盈），八曰定顷（倾）。七孙（损）：一曰闭，二曰泄，三曰竭，四曰勿，五曰烦，六曰绝，七曰费。"《医心方》所引《玉房秘诀》之文与此近似，可见"七损八益"指古之行房之术，八种有益于人体的行为，即调整呼吸、聚集唾液、掌握时机、保养元气、混合唾液、累积精气、保持精气满盈、精神镇定自若；七种有损于人体的行为，即精道闭塞、精华漏泄、精力枯竭、所用不能、精神烦乱、截断失谐、疾速耗费。

20世纪80年代以来，绝大多数的学者遵从此说。但有学者仍然认为《黄帝内经》不是讲房中术的著作，《素问·阴阳应象大论》是讨论阴阳五行的大道理的，相比之下，房中术是小道。所以，如果将《黄帝内经》中的"七损八益"理解为《天下至道谈》中之房中术，不仅不合《黄帝内经》旨意，也局限和贬低了"七损八益"的重要意义[1]。或认为运用"性保健"内容解释"七损八益"，存在着既不能指导耄耋老人的养生，更不能用以指导青少年养生的严重缺陷[2]。或者说再好的房中术也是害大于利，它根本无法与调节体内阴阳的"七损八益"的术数相比[3]。如此等等，将"七损八益"仅仅理解为性保健，并从今人的道德耻感意识加以评判，无疑有违诠释学的整体性、意义符合等原则。

众所周知，阴阳观念来源之一就是"近取诸身"的生殖现象。李约瑟[4]曾指出："中国人的科学或原始科学思想认为：宇宙内有两种基本原理或力，即阴与阳，此一阴阳的观念，乃是得自于人类本身性交经验上的正负投影。"《易传·系辞上》说："乾，阳物也；坤，阴物也。""夫乾，其静也专，其动也直，是以大生焉；夫坤，其静也翕，其动也辟，是以广生焉。"这种对天地乾坤的描述，完全与人的两性生殖联系在一起。《系辞下》则云："天地氤氲，万物化醇；男女构精，万物化生。"天地阴阳之气交感化生万物的思想，正是对男女两性交合的引申。男女交媾生育后代的过程，是阴阳矛盾关系中高级的运动形式，在普遍存在的阴阳关系中，具有代表性、典型性，可以成为研究其他阴阳关系的指南与借鉴。由此可见，"阴阳之道"的最基本的含义，就是两性之道，是对生殖崇拜意识的升华。在这里，以男女间的交媾繁育万物为宇宙的总法则，"一阴一阳谓之道"则是对它的哲学概括。由此促进了阴阳作为本原性意义上的概念的形成和广泛应用，这里的阴阳，也就成为哲学意义上的元阴、元阳。正由于对男女两性生殖活动的认识为阴阳理论形成的重要基础与前提，

①顾植山，陈曦."七损八益"仅仅是房中术吗[J].中医药文化，2006，（2）：33-36.
②张登本，孙理军，李翠娟.溯本求源读《内经》[J].山西中医学院学报，2016，15（5）：1-5.
③周升东."七损八益"是养生的圭臬[J].现代养生，2012，（9）：17-19.
④李约瑟.中国古代科学思想史[M].南昌：江西人民出版社，1999：349.

故张再林①认为，对男女性感的揭示不啻已成为破译中国哲学乃至整个中国文化隐秘的一把钥匙。可见在古人的思想观念中，性的问题似乎并非小道，诚如班固《汉书·艺文志》所言："房中者，情性之极，至道之际。"房中术作为古代养生的重要方法，从原始思维模拟互渗的角度来看，似乎也体现了一种对阴阳之本的协调，而不宜简单地视为"性保健"。否则，就难以理解马王堆出土的帛书视其为上至于合天人、下至于合夫妇，关系到饮食起居一切养生方法的"天下至道"。况且，《汉书·艺文志》将方技之学分为医经、经方、房中和神仙，称四者为"生生之具"，因此，它们之间相互渗透和影响也就成为自然之事。廖育群②对马王堆房中书研究发现，五脏、六腑、四季等中医基础理论，未见于《足臂经》《阴阳经》《五十二病方》等医经、经方之书，却独出现在《十问》等养生之道的论述中，"这或许可以提示我们，充斥汉代以后医学著作并构成中医学基础理论体系的重要组成部分的脏腑学说、四季、阴阳等，其源之所在。"赵璞珊③也指出：房中书"不仅提到天地、阴阳等自然现象，并且提到人体、气血、形气、精气、血气、五脏、筋脉、九窍、十二节、五谷、五声、五音、七损、八益等许多医学问题。因此，它成为现存出土文物属于医学理论范畴最早书籍之一。"说明中医理论的形成与这支绵延家族昌盛的技术密切相关。

再从《素问·阴阳应象大论》与《天下至道谈》的文字来看，两者也有着密切的联系。首先，两者都论述了不用"七损八益"之法，则年龄到了四十、五十、六十岁时，会出现阴气自半、起居衰、耳目不聪等形体功能变化；其次，两者都论述了正确运用"七损八益"之法，则"老者复壮，壮者不衰（或益治）"；另外，《天下至道谈》的"君子居处安乐"，与《素问·阴阳应象大论》的圣人"乐恬淡之能"等，也有一定的相通之处。而《天下至道谈》作为早于《黄帝内经》的文献，被《黄帝内经》加以引用并进一步理论化、系统化，也是很自然的事情。《黄帝内经》作为古代医学典籍，在论述医学问题时，常常借用当时其他学科的知识，如《素问·阴阳应象大论》在论述"七损八益"问题之后，紧接着就借用天文、地理知识论述人体的生理问题，那么，借用人体自身的性知识来谈论人体自身问题，就更应该是顺理成章的事了。

四、"智者察同，愚者察异"的方法论意义

严火其④基于本篇"智者察同，愚者察异"之论，探讨东西方科学的差异的原因，认为西方科学的显著特点是求异，是寻求这一事物与其他事物的差异。古希腊的科学以自然界存在的事物为研究对象，并且主张对自然事物进行分门别类的研究。对象是通过定义确定的，定义是从自然界中分离出一类事物，这类事物具有某种共同的本质，从而把这类事物与其他的事物区别开来，成为我们具体的研究对象。定义的基本形式是"种+属差"，其本质是把握事物之间的差异。学术的深入需要在了解这类事物本质的基础上，进一步研究这类事物的特点和各种各样的规定性。中国科学的重要特色是求同，探寻自然事物共同具有

①张再林.作为身体哲学的中国古代哲学[M].北京：中国社会科学出版社，2008：13.
②廖育群.岐黄医道[M].沈阳：辽宁教育出版社，1991：46-47.
③赵璞珊.对中国医学形成的一些看法[J].中华医史杂志，1991，（1-4）：1-5.
④严火其.智者察同，愚者察异：对东西方科学的一种哲学解读[J].江海学刊2002，6（6）：50-56.

的气阴阳规律。中国传统哲学的一个基本倾向是元气论自然观。在中国传统看来,"天地合气,万物自生"(《论衡·自然》)。自然界以气为本体、本原。自然万物是在这个气的运动中自然而然产生的,并随着这个气的运动而发展变化。因此自然万物分有了大自然这个整体所具有的气阴阳规律,而人们的认识也就是为了把握这个共同的气阴阳规律。程伊川说:"格物穷理,非是要尽穷天下之物,但于一事上穷尽,其他可以类推……穷理如一事上穷不得,且别穷一事,或先其易者,或先其难者,各随人深浅,如千蹊万径,皆可适国,但得一道入得便可。所以能穷者,只为万物皆是一理,至如一物一事,虽小,皆有是理。"对中国人来说,认识事物乃是为了认识世间万物共同之理,不是为了认识事物间的"异",而是为了认识事物间的"同"。因此,《淮南子·精神训》说,"夫天地运而相通,万物总而为一。能知一则无一之不知也,不能知一则无一之能知也。"传统科学的基本框架和基本理论是气阴阳规律。气阴阳规律是传统科学的灵魂和核心。感性的作用是补充性的,或许可以看作是附着在骨头上的肉和血,因此,它对传统科学发展的推动作用是有限的。

"智者察同,愚者察异"一说本身表明,察同是我国人民的自觉选择。这一选择显然是有感于"吾生也有涯,而知也无涯"(《庄子·养生主》)的矛盾和困难。古希腊人也知道察异的道路充满艰辛,但西方的哲人没有中国哲人那么"聪明"。他们找不到"直入真理之堂奥",从而不得不选择了一条知难而进的"愚者"之路。以求异为特点的研究是积少成多的,并且是按指数规律发展的。而以求同为特点的科学则是相对静止的,发展缓慢的。东西方科学的不同特点是西方科学后来居上的根本原因。

与察同、察异相联系的是研究方法的差别。西方科学的基本研究方法是经验归纳法和逻辑演绎法;中国科学要通过具体的个别直接把握"道",只能通过特殊的体验、灵感、顿悟、直观等非理性的方法。以感觉为基础察异的科学必然重视实体,因为实体是感觉的基础,是察异的载体;而以察同为特色的科学不可能重视实体,因为实体中鲜明的是差异,不便于对"同"的探索和把握,察同的科学重视功能和关系。以感觉为基础,重实体的科学,必然是分析性的,还原论的;中国的以体验、灵感、顿悟、直观为基础,重视功能和关系的科学则是整体论的。总之,东西方科学其他的差异也都与察同察异的区分相通或有关。

五、天文、地理知识之推演运用

中国古代宇宙结构的盖天说,有一说认为"天如欹车盖,南高北下",即天盖像车上的华盖一样,呈现南高北低的倾倚状态。这种对宇宙的描述,同《淮南子·天文训》中所记载的"共工怒触不周之山"的神话故事中的说法一致:"昔者共工与颛顼争为帝,怒而触不周之山,天柱折,地维绝。天倾西北,故日月星辰移焉,地不满东南,故水潦尘埃归焉。"说明也是一种十分古老的宇宙结构学说。冯时[1]认为倚盖的认识显然得自于在黄河流域的纬度地区,人们看到的天顶和赤道实际很高,而天极的位置则相对很低这一最基本事实,体现了先民对于自然天象的直观认识。实际也是对我国地理西北高而东南低的一种直观反映,受山系走向和西高东低的地形的制约,中国境内的主要河流,如长江、黄河、珠江、黑龙江等都是由西北向东南蜿蜒而下。河流走向的大势,使古人认为"天不足西北,地不满东南",西北方地势高亢为"天门",东南方低下为"地户"。

本篇解释人体左右手足、耳目的功能差异,即以上述天文、地理知识为前提,基于天人合一、互渗观念进行推演,东方,左也,阳也,升也,精气能上承,天道尊左,故上部左耳目比右耳目聪明,若感邪亦右甚。西方,右也,阴也,降也,地道尊右,右手足在下,得精气多,故其便利于左手足,如患病则左手足甚。人的右手足利于左手足,这是事实,但左右耳目却系推断,而左右与天地的关系,纯属杜撰。另外,《素问·五常政大论》以此解释不同地域人寿命长短的差异,认为"东南方,阳也,阳者其精降于下……西北方,阴也,阴者其精奉于上……阴精所奉其人寿,阳精所奉其人夭",因为"崇高则阴气治之,污下则阳气治之,阳胜者先天,阴胜者后天,此地理之常,生化之道也"。

【原文】

故邪风之至,疾如风雨,故善治者治皮毛,其次治肌肤,其次治筋脉,其次治六腑,其次治五脏。治五脏者,半死半生也。故天之邪气[1],感则害人五脏;水谷之寒热,感则害于六腑;地之湿气,感则害皮肉筋脉。

善诊者,察色按脉,先别阴阳。审清浊[2],而知部分[3];视喘息,听音声,而知所苦;观权衡规矩[4],而知病所主;按尺寸[5],观浮沉滑涩,而知病所生。以治则[6]无过,以诊则不失矣。

故善用针者,从阴引阳,从阳引阴[7],以右治左,以左治右,以我知彼,以表知里,以观过与不及之理,见微得过,用之不殆[8]。

故曰:病之始起也,可刺而已;其盛,可待衰而已[9]。故因其轻而扬之[10],因其重而减之[11],因其衰而彰之[12]。形不足者,温之以气;精不足者,补之以味[13]。其高者,因而越之[14];其下者,引而竭之[15];中满者,泻之于内[16];其有邪者,渍形以为汗[17];其在皮者,汗而发之;其慓悍者,按而收之[18];其实者,散而泻之。审其阴阳,以别柔刚[19],阳病治阴,阴病治阳[20],定其血气,各守其乡[21]。血实宜决之[22],气虚宜掣引[23]之。

【校注】

〔1〕天之邪气:指外感六淫邪气。

〔2〕清浊:指色泽的明润与晦暗。

〔3〕部分:指面部病色的分部。

〔4〕权衡规矩:比喻四季脉象的标准特征。规,圆规,喻春脉之弦;矩,曲尺,喻夏脉之洪大;衡,秤杆,喻秋脉之浮;权,秤锤,喻冬脉之沉。

〔5〕尺寸:指尺肤与寸口脉。

〔6〕则:原无,据《甲乙经》卷六及下句文例补。

〔7〕从阴引阳，从阳引阴：针刺属阴的部位，以引导属阳部位的经气；或针刺属阳的部位，以引导属阴部位的经气。即阳病治阴，阴病治阳。

〔8〕殆：危险。

〔9〕其盛，可待衰而已：在某些特殊情况下，病邪来势太盛，不宜针刺直接攻邪，应待其病势稍衰而后刺治。

〔10〕轻而扬之：谓疾病初起，病邪轻浅，可采用轻扬宣散的方法。

〔11〕重而减之：谓邪气盛实而在里，可采用攻里泻下的方法。

〔12〕衰而彰之：谓正气虚衰的病证，须用补益的方法，使气血充盛而复彰。

〔13〕形不足者……补之以味：形体衰弱者，须用温补阳气的方法治疗；阴精衰竭者，须用厚味之品滋补阴精。张介宾："以形精言，则形为阳，精为阴；以气味言，则气为阳，味为阴……故形不足者，阳之衰也，非气不足以达表而温之；精不足者，阴之衰也，非味不足以实中而补之。"

〔14〕其高者，因而越之：谓病邪在上焦，须用升散、涌吐之法以发越，使邪从上出。

〔15〕其下者，引而竭之：谓病邪在下焦，须用疏导泻利之法，使邪从下出。

〔16〕中满者，泻之于内：谓中焦痞满，须用辛开苦降之法，以通畅气机，消散病邪。

〔17〕有邪者，渍形以为汗：谓病邪在表，可用药液浸浴或熏蒸的方法以发汗。

〔18〕慓悍者，按而收之：谓病势急猛的病症，应审清病情之虚实，及时遏制病势之发展。按，审察；收，收敛，制伏。

〔19〕柔刚：代指阴阳。柔为阴，刚为阳。李中梓："审病之阴阳，施药之柔刚。"

〔20〕阳病治阴，阴病治阳：指阴阳的病变因其对方异常所致，要从其相对一方施治，以治病求本。

〔21〕乡：指部位。

〔22〕血实宜决之：谓血分瘀滞之实证，须用针刺放血或活血化瘀法治疗。

〔23〕掣（chè彻）引：掣，《太素》卷三、《甲乙经》卷六均作"掣"。掣引，此指升提补气之法。

【释义】

本段原文继论述阴阳五行应象理论之后，着重阐述效法阴阳理论指导疾病诊断，确定治则、治法的问题。

一、说明疾病的发生规律

疾病的发生，总是外感、内伤诸致病因素作用于人体的结果，致病因素作用于人体，往往也呈现出同气相求，即不同的邪气侵犯人体不同部位的特点，所谓"天之邪气，感则害人五脏；水谷之寒热，感则害于六腑；地之湿气，感则害皮肉筋脉"。另外，本段原文也揭示了外邪致病具有发病迅速的特点，以及由表入里，由浅入深的传变规律。

本段对外感病发生与传变的论述，说明外邪致病有由表入里，由浅入深的发展趋势，病邪越深，治疗越难。因而强调高明的医生要早期诊治，截断扭转，以免对人体正气造成更大损伤,使阴阳失调进一步加剧,诚所谓"见微得过,用之不殆"。这种早期诊治的"治未病"思想,《黄帝内经》曾多次论述,并成为中医的基本治则之一,而为历代医家所宗。具体参见《素问·四气调神大论》篇。

二、指导疾病的诊断

根据阴阳理论,人体之所以发生疾病,是由于各种致病因素作用于人体,破坏了人体的阴阳相对平衡。因此,诊断疾病首先要通过对察色、按脉、问所苦、听声音等四诊所收集资料的分析,辨清病证之阴阳,所谓"察色按脉,先别阴阳",如此方可执简驭繁,抓住疾病之主要症结予以治疗。正如张介宾《景岳全书·传忠录》所说:"凡诊病施治,必须先审阴阳,乃为医道之纲领。阴阳无谬,治焉有差?医道虽繁,而可以一言蔽之者,曰阴阳而已……设能明彻阴阳,则医理虽玄,思过半矣。"

三、审阴阳,阳病治阴,阴病治阳

由于阴阳之间存在着对立、互根、消长、转化的关系,所以,用阴阳理论指导疾病的治疗,既要辨明阴阳各自的盛衰变化,阳病治阳,阴病治阴;又要注意阴阳在病理情况下的相互影响,根据阴阳之间的对立统一关系,而阴阳互治。

(一)从阴引阳,从阳引阴

由于人体的阴阳气血外内上下交相贯通,所以针刺阳分或阴分,能够调节相对应一方部位的虚实盛衰,临床具体操作可分为以下几种情况:一是阴经的病症针刺其相表里的阳经,阳经的病症针刺其相表里的阴经;二是五脏病症可取其相应的背腧穴治疗,六腑病症可取其胸腹部相应的募穴针刺治疗;三是根据病位的上下或左右以上病下取,下病上取,或左病右取,右病左取。如《灵枢·终始》曰:"病在上者下取之,病在下者高取之,病在头者取之足,病在腰者取之腘。"

(二)阳病治阴,阴病治阳

从阴阳对立统一的关系而言,阴阳一方的失调,常会导致另一方的失调,如阴虚不能制约阳而致阳热相对偏盛,表现为虚热、虚火或阳亢,治疗重点当在滋补阴液之不足,即滋阴清热、降火或潜阳,此即"阳病治阴"。如阳虚不能制约阴而致阴寒相对偏盛,表现为虚寒之证,治疗重点当在温补阳气之不足,即温阳散寒,此即"阴病治阳"。对此,王冰《素问·至真要大论》注称:"壮水之主,以制阳光;益火之源,以消阴翳。"

四、辨病位,审虚实,因势利导

本段原文根据疾病邪正的虚实、病位的上下表里的不同,提出了扶正祛邪、因势利导等治则,以及解表、消导、攻下、涌吐等治法。其具体内容按虚实两纲归纳如下。

虚实
- 虚—因其衰而彰之
  - 形不足者，温之以气
  - 精不足者，补之以味 } 补益
  - 气虚者，宜掣引之
- 实
  - 因其轻而扬之
    - 其高者，因而越之
    - 其有邪者，渍形以为汗 } 宣散
    - 其在皮者，汗而发之
  - 因其重而减之
    - 其在下者，引而竭之
    - 中满者，泻之于内
    - 慓悍者，按而收之 } 攻泻
    - 血实者，宜决之

本段所论治疗，突出了因势利导的治则。一是根据邪气所在部位及正气抗邪之趋势，采取相应措施，从最简捷的途径，以最快的速度祛邪外出，以免病邪深入而过多地损伤正气。对此，原文明确表述谓："故因其轻而扬之，因其重而减之，因其衰而彰之……其高者，因而越之；其下者，引而竭之；中满者，泻之于内。"即分别阐明了疾病初、中、末三期及病位上、中、下不同的顺势治疗措施。二是根据邪正盛衰而择时治疗，尤其是对于某些周期性发作的疾病，应在其未发病之前治疗，因为这个阶段邪气较弱，正气相对旺盛，如能予以适宜治疗，则可收到良好效果。如对疟疾的针刺治疗，《素问·疟论》明确指出："夫疟者之寒，汤火不能温也，及其热，冰水不能寒也，必须其自衰乃刺之。"并论述其机理曰："经言无刺熇熇之热，无刺浑浑之脉，无刺漉漉之汗，故为其病逆未可治也……方其盛时，勿敢毁伤；因其衰也，事必大昌。"疟疾正确的针刺方法，当如《素问·刺疟论》所言："凡治疟，先发如食顷乃可以治，过之则失时矣。"

五、辨气血，审虚实，调补疏通

《素问·调经论》指出："血气不和，百病乃变化而生。"故本篇强调诊治疾病，必须明确病位之在气在血及其虚实变化，所谓"定其血气，各守其乡"以施治。对于血瘀的病症，宜采用逐瘀放血之法，如用三棱针针刺放血，或用抵当汤、桃仁承气汤、血府逐瘀汤等祛瘀破血。对于气虚的病证用升提补气之法，诚如张介宾《类经·论治》所说："上气虚者，升而举之；下气虚者，纳而归之；中气虚者，温而补之，是皆掣引之意。"叶天士临床即十分重视分辨气血，其在《临证指南医案》中说："初病在气，久必入血，以经脉主气，络脉主血也，此脏腑经络气血，须分析辨明，投剂自可入彀。"

【知识链接】

由于本段原文主要论述阴阳理论指导临床诊治的相关问题，其中涉及到许多重要的治则、治法，故在临床中得到了广泛的运用。

一、阴阳为临床诊治疾病之总纲

阴阳作为天地之道,万物之纲纪,也是医生临床诊治疾病之纲领。本段原文提出"善诊者,察色按脉,先别阴阳",强调在疾病的诊治过程中,抓住了阴阳这一总纲,也就抓住了疾病的本质,同时也就为治疗遣方用药指明了方向。就临床辨证的一般规律而言,如《素问·太阴阳明论》曰:"阳道实,阴道虚。"即阳经的病变多实证,阴经的病变多虚证。推而论之,亦即阳证多为实证,阴证多为虚证。《伤寒论》提出"病有发热恶寒者,发于阳也;无热恶寒者,发于阴也",以有无发热辨阴阳。清·李宗源《医纲提要》说:"内伤者多阴,正气虚也;外感者多阳,邪气实也。在里为阴,在表为阳""寒者属阴,热者属阳""湿者为阴,燥者为阳""升者为阳,降者为阴""通者为阳,塞者为阴"。再就诊脉而言,《素问·阴阳别论》云:"脉有阴阳,知阳者知阴,知阴者知阳……所谓阴阳,去者为阴,至者为阳;静者为阴,动者为阳;迟者为阴,数者为阳。"后世诊察脉象,亦以阴阳为纲,凡是浮、数、滑、洪、大脉皆属阳脉,沉、迟、涩、细、微脉皆属阴脉。这正是对《黄帝内经》理论的继承和发展。

由于人体阴阳的偏盛偏衰是病机变化的根本所在,因此治疗疾病的根本法则就在于协调阴阳。本篇明确指出:"审其阴阳,以别柔刚,阳病治阴,阴病治阳。"《素问·至真要大论》云:"谨察阴阳所在而调之,以平为期。"其中的关键就在于这个"平"字,所谓平,指阴阳的平和协调。就是说,治疗疾病,应以达到阴阳平和为目的。

二、阴阳互治方法的临床应用

本段原文所论阴阳相引的观点,后世也常用于指导药物治疗,诚如张介宾《景岳全书·新方八阵》所说:"善补阳者,必于阴中求阳,则阳得阴助而生化无穷;善补阴者,必于阳中求阴,则阴得阳升而泉源不竭。"张伯臾曾治一患者,"畏寒肢冷十余年,冬令非炉火不温,易惊恐,艰寐,头额痛,鼻咽干燥,口疮,便软,脉弦小,舌质暗。久服大量附、桂、姜等温热之品未效,又用桂枝龙牡汤、当归四逆汤等加减,症状未见好转。细察病情,脉证参合,乃属阳损及阴,阴阳两虚",用二仙汤加减调补阴阳,以仙茅、仙灵脾、巴戟天温阳,知母、黄柏、当归补阴,后又增用鹿角益气补阳,龟板益阴补血,从阴阳互根之理,服药近百剂,得以收功(《张伯臾医案·厥冷》)。

三、因势利导治则的临床应用

《黄帝内经》所创立的因势利导治则,在后世得到了广泛的应用,汉代名医张仲景就很擅长运用因势利导之法。如伤寒初期,机体抗邪于表,表实用麻黄汤发汗解表,表虚用桂枝汤解肌调和营卫,使邪从汗解。"其高者,因而越之",以瓜蒂散为催吐代表方剂,如《伤寒论》171条云:"寸脉微浮,胸中痞硬,气上冲咽喉不得息者,此为胸有寒(邪)也,当吐之,宜瓜蒂散。"实邪位居胸中,因其"高"而用吐法,其配伍正是运用本篇前文所说"酸苦涌泻为阴"之理,而以味苦之瓜蒂、味酸之赤小豆组成。"其下者,引而竭之",如《伤寒论》381条云:"伤寒哕而腹满,视其前后,知何部不利,利之即愈。"其用内服药从大便泻出者,包括胃肠中有燥屎之承气汤证、有下焦蓄血之抵当汤证、有邪气由阳入结于里的大陷胸汤证、有留饮不去的甘遂半夏汤证等。利小便之法,有膀胱蓄水的五苓散证。药物"引"导,从下排出实邪法,制有蜜煎导(坐药)、土瓜根、猪胆汁及醋灌肠法。"中满者,泻之于内",仲景结合痞满的寒热虚实不同性质,而制有诸"泻心汤"。方名称"泻"者,正取本段经文"泻之于内"的"泻";"心",即是"心下",亦即指胃脘,而属于中焦。仲景以泻心汤治疗心下痞,正是本"中满者,泻之内"之旨。

诸病水者,腰以上肿,多兼风邪,邪水在表,宜发汗泄越水湿;腰以下肿.水湿重浊凝聚,宜渗利导水下行。仲景治黄疸有汗、吐、下、利小便诸法,使用之际,辨别机体抗病趋势非常细致,《金匮要略·黄疸病脉证并治》云:"酒黄疸者,或无热,目睛不了了,腹满微吐,鼻燥。其脉浮者,先吐之;沉弦者,先下之。"脉浮提示正气抗邪于上,涌吐祛邪,最为便利;脉沉弦提示邪结胃肠,泻下排毒,是为捷径。

总括《黄帝内经》及后世医家所论,中医因势利导治疗,可概括为顺应人体正气抗邪之势、人体气机之势、脏腑苦欲喜恶之势、经气运行之势、天时阴阳消长之势、天时五行变化之势、月相盈亏变化之势等方面[①]。

四、"慓悍者,按而收之"临床应用

丁甘仁曾治一患者,"脉浮紧而弦,舌苔干白而腻,身热不扬,微恶寒,咳嗽气逆,十四昼夜不能平卧,咽痛淡红,不肿,两颧赤色。据述病起于夺精之后,寒邪由皮毛而入于肺,乘虚直入少阴之经,逼其水中之火飞越于上,书曰戴阳重症也。阅前方,始而疏解,前胡、薄荷、牛蒡、杏贝之品,继则滋养,沙参、石斛、毛燕、川贝,不啻隔靴搔痒,扬汤止沸。夫用药如用兵,匪势凶猛,非勇悍之将,安能应敌也。拙拟小青龙合二加龙骨汤,一以温解寒邪,一以收摄浮阳。蜜炙麻黄五分,川桂枝八分,大白芍三钱,生甘草八分,熟附片钱半,牡蛎四钱煅,花龙骨四钱,五味子一钱(干姜三分拌捣),光杏仁三钱,仙半夏三钱,水炙桑皮二钱,远志八分。服二剂后,气喘渐平,去麻黄。又服两剂,颧红退。即更方改用平淡之剂调理"(《丁甘仁医案·伤寒》)。此案可谓"慓悍者,按而收之"治法的临床应用,该法不仅可用于邪实急猛之证,同样也可以用于正虚病势急而险峻之证。

五、"气虚宜掣引之"临床应用

张介宾曰:"气虚者,无气之渐,无气则死矣。故当挽回其气而引之使复也。如上气虚者,升而举之;下气虚者,纳而归之;中气虚者,温而补之,是皆掣引之义。"故"气虚宜掣引之"之治法在临床得到广泛应用,如明·汪机治一妇人下痢案:"年逾五十,病痢半载余。医用四物凉血之剂及香连丸愈增,脘腹痛甚,里急后重,下痢频并,嗳气,亦或咳嗽,遍身烦热。石山诊之,脉皆细弱而数,曰:此肠胃下久而虚也,医用寒凉,愈助降下之令,病何由安?《经》曰:下者举之,虚者补之。其治此病之法欤。遂以参、术为君,苓、芍为臣,陈皮、甘草、升麻为佐使,研末,每服二钱,清米饮调下,每日二次,或三次,遂安。"(《古今医案按》卷三)此案老妇年过五十,体内阳气已虚,况其下痢日久,更不耐寒凉之药以攻之。石山

---

①邢玉瑞.《黄帝内经》研究十六讲[M].北京:人民卫生出版社,2018:347-356.

观其脉证,知其病在脾胃之气虚,以致中气下陷而为痢,故以补中益气之法调之。

田春礼治疗一眩晕患者,男,54岁,1985年11月15日初诊。患者宿患心悸,时感头晕目眩,甚则昏倒,曾在某医院作有关检查,诊为"脑供血不足""心肌缺血"。刻症:头晕目眩伴心悸、胸闷,恶心欲吐,神疲少气,右侧手指麻木,舌质暗淡,苔白,脉细涩。田老辨证为气虚运血无权,清阳不升,脑失所养,瘀滞不行,皆成眩晕。以"血实宜决之,气虚宜掣引之"的方法治疗。方药:黄芪30g,葛根30g,当归10g,川芎10g,赤芍12g,桃仁10g,红花10g,枳实15g,丹参15g,五剂。药后头晕目眩较前好转,心悸稍平,而脉仍细涩。原方加人参调理半年,精神好转,眩晕未见发作(《田春礼临床经验集》)。此乃上气不足,兼有血瘀之证,治疗重在益气升清,推动气血运行,达到气行、血行而取效。

张锡纯结合《黄帝内经》有关宗气的论述,阐发大气下陷病机甚详,创升陷汤补气升陷。方中以黄芪为君,因黄芪既善补气,又善升气,惟其性稍热,故以知母之凉润者济之;柴胡为少阳之药,能引大气之陷者自左上升;升麻为阳明之药,能引大气之陷者自右上升;桔梗为药中之舟楫,能载诸药之力上达胸中,故用之为向导也。至若少腹下坠或更作疼,必需升麻之大力者,以升提之。张氏告诫后人气虚不可过用导引降逆之品,误用之后果严重。如一患者,"年三十余。呼吸短气,胸中满闷。医者投以理气之品,似觉稍轻,医者以为药病相投,第二剂,遂放胆开破其气分。晚间服药,至夜如厕,便后遂不能起。看护者扶持至床上,昏昏似睡,呼之不应,须臾张口呼气外出,若呵欠之状,如斯者日余而亡"(《医学衷中参西录》)。张氏列举治验20多个,值得临床参考。

六、"因其重而减之"的诠释

关于"因其重而减之",历代注家意见不一,大致有以下几种观点:①张介宾认为,重,是病在里;减,指用泻下或其他攻消的方法治疗。如实热燥结的便秘腹痛,用承气汤攻下;腹中瘀血结块,用破血消癥之剂,使之得以消除。②张志聪认为,重,指邪盛势锐;减,待衰之意。与上文联系,即避开邪盛势锐之时,等待邪气衰退后再行针刺。③杨上善认为,重,指肢体沉重或兼疼痛,多与湿邪有关;减,渐也,是渐渐缓解之意。如《金匮要略·痉湿暍病脉证治》说:"盖发其汗,汗大出者,但风气去,湿气在,是故不愈也。若治风湿者,发其汗,但微微似欲汗出者,风湿俱去也。"④姚止庵认为,重,是病邪深入;减,渐缓之意。指对某些病证的治疗,当寓急于缓,如大结胸的病情较小结胸为重为深,用大陷胸丸逐水破结,但须缓攻,故用白蜜甘缓为丸。⑤重,即邪盛正衰之证,病情复杂;减,缓也。指对邪盛正衰之证,必须采取攻补兼施,缓而图之的方法,使邪气渐去,正气渐复。如新加黄龙汤,治胃腑实邪未去而又气阴两虚之证。然与前文"因其轻而扬之"相联系,则可视为疾病的初期与中期,治法上分步采用发表与攻里之法。犹如《素问·热论》所言"其未满三日者,可汗而已;其已满三日者,可泄而已"。

阴阳离合论篇第六

【导读】

人类对天地万物秩序的认识必须以分类为基础，而分类图式是在经验观察基础上所认识的结果，而且这种认识还是一个不断演化的过程。由于客观世界存在着大量的对立或二分现象，并且又是以非常直观的形式呈现出来，随着认识的不断加深，最终对立或二分作为一种思维模式固定下来，成为古人划分事物和整理所掌握到的知识的一种方法。中医学以阴阳分类事物，最重要的就是阴阳二元及其连续划分，"四时""八节""十二月"等均可视为阴阳二元时间切割的结果。但客观世界是丰富多样的，有些现象难以用阴阳二元划分加以说明，故又产生了一分为三的思维模式，其与阴阳相结合，即形成了三阴三阳划分方法。不管哪一种划分方法，归根结底都离不开阴阳的对待统一，所谓"一阴一阳谓之道"，故称之谓"阴阳离合"。

【原文】

黄帝问曰：余闻天为阳，地为阴，日为阳，月为阴，大小月三百六十日成一岁，人亦应之。今三阴三阳，不应阴阳[1]，其故何也？岐伯对曰：阴阳者，数[2]之可十，推[3]之可百，数之可千，推之可万，万之大不可胜数，然其要一[4]也。天覆地载，万物方生，未出地者，命曰阴处[5]，名曰阴中之阴；则[6]出地者，命曰阴中之阳。阳予之正，阴为之主[7]。故生因春，长因夏，收因秋，藏因冬，失常则天地四塞[8]。阴阳之变，其在人者，亦数之可数。

帝曰：愿闻三阴三阳之离合[9]也。岐伯曰：圣人南面而立，前曰广明[10]，后曰太冲[11]，太冲之地，名曰少阴[12]，少阴之上，名曰太阳[13]，太阳根起于至阴[14]，结于命门[15]，名曰阴中之阳。中身而上，名曰广明，广明之下，名曰太阴[16]，太阴之前，名曰阳明[17]，阳明根起于厉兑[18]，名曰阴之绝阳[19]。厥阴之表，名曰少阳[20]，少阳根起于窍阴[21]，名曰阴中之少阳。是故三阳之离合也,太阳为关[22],阳明为阖,少阳为枢。三经者,不得相失也,搏而勿浮,命曰一阳[23]。

帝曰:愿闻三阴。岐伯曰:外者为阳,内者为阴,然则中[24]为阴,其冲在下[25],名曰太阴。太阴根起于隐白[26],名曰阴中之阴。太阴之后,名曰少阴,少阴根起于涌泉[27],名曰阴中之少阴。少阴之前,名曰厥阴,厥阴根起于大敦[28],名曰阴之绝阴[29]。是故三阴之离合也,太阴为关[30],厥阴为阖,少阴为枢。三经者,不得相失也,搏而勿沉,名曰一阴[31]。阴阳𩅾𩅾[32],积传为一周[33],气里形表而为相成[34]也。

【校注】

〔1〕三阴三阳,不应阴阳:指太阴、厥阴、少阴、太阳、阳明、少阳三阴三阳经脉与一阴一阳的道理不相符。

〔2〕数(shǔ暑):统计。

〔3〕推:推演,推论。

〔4〕一:指阴阳之理,即阴阳对待统一的规律。

〔5〕阴处:谓处在属阴的地下。

〔6〕则:表示假设。犹若,如果。

〔7〕阳予……阴为之主:谓阳主发生,阴主成形。此二句为互文。又,王冰:"阳施正气,万物方生;阴为主持,群形乃立。"

〔8〕四塞:指四时之气闭塞不通,表现为四时失序,生长化收藏停止。

〔9〕三阴三阳之离合:指人体三阴三阳经脉,分言之则为六经,合言之则只一阴一阳。

〔10〕广明:阳气盛大。以身体前后对言,则前为广明;以身体上下对言,则上为广明。故广明当指胸部而言。

〔11〕太冲:冲脉所在的部位。王冰:"冲脉在北,故曰太冲,然太冲者肾脉与冲脉合而盛大,故曰太冲。"又,森立之:"太冲者,经络二大干分歧之地,即腰部之名也。"

〔12〕太冲之地……少阴:谓冲脉起于胞中,与少阴肾经相合。

〔13〕太阳:杨上善:"太阳即足太阳,是肾之腑膀胱脉也。脏阴在内,腑阳居外,故为上者也。"

〔14〕至阴:穴名。属足太阳膀胱经,井穴。位于足小趾末节外侧,距趾甲根角0.1寸处。

〔15〕结于命门:谓聚于两目部位。结,聚也。王冰:"命门者,藏精光照之所,则两目也。"

〔16〕广明之下……太阴:杨上善:"身中表之上,名曰广明。脾脏足太阴脉,从足至舌下,太阴脉在广明里,故为下也。广明为表,故为上也。"

〔17〕阳明:指足阳明胃经。

〔18〕厉兑:穴名。属足阳明胃经,井穴。位于第2趾外侧趾甲根角旁0.1寸处。

〔19〕阴之绝阳:原作"阴中之阳",与太阳经称谓重复。按后文厥阴云"阴之绝阳,名曰阴之绝阴",阳明为阳之盛极转衰,可称之为绝阳,故改之。绝,甚也。

〔20〕厥阴之表……少阳:王冰:"人身之中,胆少阳脉,行肝脉之分外;肝厥阴脉,行胆脉之位内。"

〔21〕窍阴：穴名。属足少阳胆经，井（金）穴。位于第四趾外侧，趾甲根角旁约0.1寸处。

〔22〕太阳为关：关，原作"开"，据《太素》卷五改。关，门闩。杨上善："三阳离合为关阖枢以营于身也。夫为门者具有三义：一者门关，主禁者也。膀胱足太阳脉主禁津液及于毛孔，故为关也。二者门阖，谓是门扉，主关闭也。胃足阳明脉令真气止息，复无留滞，故名为阖也。三者门枢，主转动者也。胆足少阳脉主筋，纲维诸骨，令其转动，故为枢也。"萧延平按："太阳为关（關），关字《甲乙经》《素问》《灵枢》均作'开'。日本抄本均作關，乃关字省文。玩杨注门有三义，一者门关，主禁者也。主禁之义，关字为长，若开字则说不去矣。再考《灵枢·根结》篇及《甲乙经·经脉根结》篇于'太阳为开'之上均有'不知根结，五脏六腑折关败枢开阖而走'之文，本书卷十《经脉根结》与《灵枢》《甲乙》同，则是前以关枢三者并举，后复以为关为阖为枢分析言之，足证明后之'为关'关字即前之'折关'关字无疑矣。下'太阴为关'与此同义，不再举。再按嘉祐本《素问》新校正云：'《九墟》太阳为关。'作关。"

〔23〕搏而勿浮……一阳：谓三阳脉搏指有力而不致过浮，协调一致的状态。杨上善："搏，相得也。"

〔24〕中：即内。

〔25〕其冲在下：王冰："冲脉在脾之下，故言其冲在下也。"

〔26〕隐白：穴名。属足太阴脾经，井穴。位于拇趾内侧，趾甲根角旁约0.1寸处。

〔27〕涌泉：穴名。属足少阴肾经，井穴。位于足掌心，第二三跖骨间，当蜷足时呈凹陷处。

〔28〕大敦：穴名。属足厥阴肝经，井穴。位于足大趾外侧，趾甲角旁0.1寸处。

〔29〕名曰阴之绝阴：此句前原有"阴之绝阳"4字，据文义移前阳明经下。绝阴为阴之尽，故名绝阴。森立之："绝阴二字，绝末之阴经六脏之义。"

〔30〕太阴为关：关，原作"开"，据《太素》卷五改。杨上善："三阳为外门，三阴为内门。内门亦有三者：一者门关，主禁者也。脾脏足太阴脉，主禁水谷之气输纳于中不失，故为关也。二者门阖，主开闭者也。肝脏足厥阴脉，主守神气出入通塞悲乐，故为阖也。三者门枢，主转动也。肾脏足少阴脉，主行津液，通诸经脉，故为枢者也。"

〔31〕搏而勿沉……一阴：谓三阴脉搏指有力而不致过沉，协调一致的状态。

〔32〕阴阳霾霾（zhōng中）：谓阴阳经脉气血运行往来不息。

〔33〕积传为一周：杨上善："营卫行三阴三阳之气，相注不已，传行周旋，一日一夜五十周也。"

〔34〕气里形表而为相成：杨上善："五脏之气在里，内营形也；六腑之气在表，外成形者也。"

【释义】

一、阴阳的方法论意义

阴阳作为"天地之道，万物之纲纪"（《素问·阴阳应象大论》），其中一个很重要的方面，就是对天地万物的分类，是古人切割空间与时间的一套思维方法。司马谈《论六家要旨》中谈及"阴阳之术"说："夫阴阳四时、八位、十二度、二十四节各有教令,顺之者昌,逆之者不死则亡,未必然也,故曰使人拘而多畏。夫春生夏长,秋收冬藏,此天道之大经也,弗顺则无以为天下纲纪,故曰四时之大顺不可失也。"文中"四时""八位""十二月""二十四节"等都是对时空的切割,也是借用阴阳来表达时气的盛衰变化①。

中医学以阴阳分类事物可分为两种情况,一是阴阳二元及其连续划分。如原文所说"天为阳,地为阴,日为阳,月为阴",以及阴阳各分太、少,而有太阳、少阳、太阴、少阴,并分别与四时对应,也属于此。二是三阴三阳划分。丹波元简《医賸》谓:"太少阴阳,原是四时之称……《易·乾凿度》云:易始于太极,太极分而为二,故生天地,天地有春秋冬夏之节,故生四时。虞翻解《易》则云:四象,四时也。而后世说《易》者,专用此论蓍策之数矣。以阳明、厥阴,合称三阴三阳者,医家之言也。"由此可见,将阳划分为太阳、阳明、少阳,阴划分为太阴、少阴、厥阴,只见于中医学领域。由于三阴三阳配经脉的独特用法,与四时阴阳、《易》学体系等不可强合,故文中提出了"三阴三阳,不应阴阳,其故何也"的问题,回答则是:"阴阳者,数之可十,推之可百,数之可千,推之可万,万之大不可胜数,然其要一也。"这一答案指出了宇宙间一切相对的事物都可以用阴阳来概括和说明,而任何一种事物的内部,又都可以再分阴与阳,三阴三阳亦是阴阳可分的一种形式,而且归根结底都离不开阴阳的对待统一,所谓"一阴一阳谓之道",强调了阴阳学说的方法论价值。但似乎仍然没有明确地解答何以分三阴三阳的问题。廖育群②认为正因"三阴三阳"为医家之言,故历来研究阴阳学说的哲学家、史学家极少谈到这一问题。即或是在传统医学领域内部,亦大多是只能言"三阴三阳"之用,却避而不谈其缘由。

二、三阴三阳的名称与划分

三阴三阳即太阴、少阴、厥阴与太阳、阳明、少阳,此乃从空间切割的角度将人体的躯干部划分为三阴三阳,划分的原则是"外者为阳,内者为阴",即表为阳,里为阴。原文中"上""前"均为"表"之义,则"下""后"均为"里"之义。周学海认为本篇"人身前后左右之分三阴三阳者,取义于天地四方之部位也"(《内经评文素问》)即少阳、太阳、少阴、太阴分别与东、南、西、北关联,而厥阴乃地下之阴,阳明乃天上之阳。他在《读医随笔》中专论三阴三阳之名义,明确指出:"十二经之三阴三阳,其名称起于人身之分野","是故经络之三阴三阳,止以定人身前后、左右、表里部分之名者也""由此观之,以天地四方之象,起三阴三阳之名,因即以其名加之六气,因即以其名加之人身,此不过借以分析气与处各有所属,俾得依类以言其病耳。"所以三阴三阳乃由分野之名转用以表示人体经脉,所谓"部位既定,由是经络血气之行于太阳之部者,命曰太阳经;行于少阳、阳明之部者,命曰少阳、阳明经;行于三阴之部者,命曰太阴、少阴、厥阴经"。具体见图6-1。

①李建民.生命史学——从医疗看中国历史[M].上海:复旦大学出版社,2008:286.
②廖育群.重构秦汉医学图像[M].上海:上海交通大学出版社,2012:278.

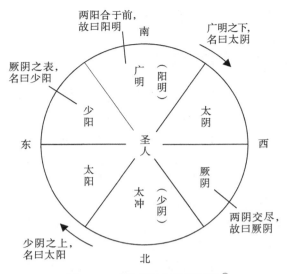

图 6-1　三阴三阳空间切割图^①

关于三阴三阳划分的依据及其含义，《素问·至真要大论》说："愿闻阴阳之三也何谓？岐伯曰：气有多少，异用也。"《素问·天元纪大论》也说："阴阳之气各有多少，故曰三阴三阳也。"说明三阴三阳是以阴阳之气量的多少来划分的。虽然《素问·阴阳类论》和《经脉别论》等规定少阳为一阳，阳明为二阳，太阳为三阳，厥阴为一阴，少阴为二阴，太阴为三阴。但《灵枢》的《终始》《禁服》以及《素问·六节藏象论》等篇论述人迎、寸口脉诊，均以寸口一盛、二盛、三盛分别对应于经脉的厥阴、少阴、太阴，人迎的一盛、二盛、三盛分别对应于经脉的少阳、太阳、阳明；况且，就经脉的表里关系而言，《灵枢·九针论》说："足阳明太阴为表里，少阳厥阴为表里，太阳少阴为表里，是谓足之阴阳也。手阳明太阴为表里，少阳心主为表里，太阳少阴为表里，是谓手之阴阳也。"都体现出三阳、二阳、一阳分别与三阴、二阴、一阴的对应关系。故黄龙祥^②指出："通观《黄帝内经》全书，实际上更多的是以阳明为三阳，以太阳为二阳……故经学家廖平先生坚决主张以阳明为三阳，太阳为二阳。"

至于太阴、少阴、厥阴和太阳、少阳、阳明的含义，太阴、少阴、太阳、少阳之名不难理解，即指阴阳之气的多少。对阳明、厥阴的含义，《黄帝内经》也试图做出解释，如《素问·至真要大论》说："帝曰：阳明何谓也？岐伯曰：两阳合明也。帝曰：厥阴何谓也？岐伯曰：两阴交尽也。"《灵枢·阴阳系日月》在以手、足三阴三阳分别配属十日、十二月的基础上，对阳明、厥阴的含义也作了类似的解释，所谓"辰者三月，主左足之阳明；巳者四月，主右足之阳明。此两阳合于前，故曰阳明"。或"丙主左手之阳明，丁主右手之阳明。此两火并合，故曰阳明"。"戌者九月，主右足之厥阴；亥者十月，主左足之厥阴。此两阴交尽，故曰厥阴"。由此可见，阳明与厥阴，虽然一言最盛之时，一言盛极而衰，但都为阴阳双方盛极将衰之时。如果以"天地四方之象"而言，厥阴来自地，阴气深沉；阳明来自天，阳气盛大，故也

①李建民.生命史学——从医疗看中国历史 [M].上海：复旦大学出版社，2008：293.

②黄龙祥.中国针灸学术史大纲 [M].北京：华夏出版社，2001：287.

可以说厥阴、阳明乃表示阴阳之气盛大的状态。

三、三阴三阳经脉之阴阳属性

本文论述三阴三阳经脉阴阳的属性，指出太阳名曰阴中之阳，阳明名曰阴之绝阳，少阳名曰阴中之少阳，太阴名曰阴中之阴，少阴名曰阴中之少阴，厥阴名曰阴之绝阴，与一般篇章的论述不同，三阳经脉也以阴中之阳加以区分。对此，张介宾的解释甚为明了，他指出："本篇所言，惟足经阴阳，而不及手经者何也？观上文云：'天覆地载，万物方生，未出地者，命曰阴处，名曰阴中之阴，则出地者，名曰阴中之阳。'盖言万物之气，皆自地而升也。而人之腰以上为天，腰以下为地，言足则通身上下经气皆尽，而手在其中矣，故不必言手也。然足为阴，故于三阳也言阴中之阳，三阴也言阴中之阴。然则手经亦有离合，其在阳经，当为阳中之阳，其在阴经，当为阳中之阴，可类推矣。"即三阳经脉皆为阴中之阳，而没有阳中之阳，是由于此处所指是足三阳，足本属阴，故足三阳经脉为阴中之阳；手为阳，则手三阳经脉应为阳中之阳。故森立之注"阴中之阳"亦谓："上'阴'字，足经之义。下'阳'字，阳经之义，六腑之义。足为阴，手为阳，故言尔。"另外，森立之对厥阴为"阴之绝阳，名曰阴之厥阴"解释认为，"此厥阴为阴阳之极尽，故别设如此之诸言。盖阴之绝末而又移阳首之处，故曰阴之绝阳也。又其下句，考上文例，当曰'阴中之阴'，今反曰'阴之绝阴'者，亦以其绝末极终，故费一'绝'字明示之。即上'阴'字，足之义。下'绝阴'二字，绝末之阴经六脏之义。"可参。

四、三阴三阳关阖枢与根结

关，即门闩；阖，即门扉；枢，即门轴。本篇以门的这三个构件为喻来说明三阴三阳的气机变化及其相互关系。另外，也提到了六经脉气起始与终止的根结问题，但仅太阳论述到"根起于至阴，结于命门"，其余五经仅言"根"而没有"结"部位的论述，疑有脱简。关于关阖枢与根结的具体内容，参见《灵枢·根结》篇。

【知识链接】

一、"负阴抱阳"的阴阳划分方法

《老子》四十二章云："万物负阴而抱阳，冲气以为和。"董仲舒《春秋繁露·天道无二》曰："阳之出，常县于前，而任岁事；阴之出，常县于后，而守空虚；阳之休也，功已成于上，而伏于下；阴之伏也，不得近义，而远其处也……故阳出而前，阴出而后。"即人体的前面为阳，背后为阴，与上属于阳，下属于阴的意义是等同的。本篇人体"阴阳离合"的框架中，胸腹部属阳，向于南面；背部属阴，居于北面，正与万物"负阴抱阳"之道相合。卓廉士[1]

① 卓廉士.营卫学说与针灸临床[M].北京：人民卫生出版社，2013：136-140.

认为，"万物负阴而抱阳"的阴阳划分法代表了先秦学术的主流思想，古人曾企图用以说明和解释人体的经脉现象。胸腹部属阳，于是有足阳明、足少阳行于腹部或侧腹部；背部属阴，足少阴行于脊柱内。惟有足太阳脉与"抱阳"之说完全相反，此大概是针刺感传观察所得，不得不尔。另外，背部属阴，但足阴经不能达于背部；足阴经治疗范围在于腹部和胸部，但胸腹部属阳，其脉不得而入。为摆脱上述理论困境，古人不得不对原有理论加以修正，提出"夫言人之阴阳，则外为阳，内为阴；言人身之阴阳，则背为阳，腹为阴"（《素问·金匮真言论》），这一理论是下肢经脉"外为阳，内为阴"向躯干延伸的必然结果，在此框架下，腹部属阴，足三阴经能进入腹内，且上行接通手三阴经；背部属阳，足太阳经自然行于背部，足之阳经也能上行至头，与手三阳之经气相连，如此营气之环行周流得以实现。由此可见，"背为阳，腹为阴"的框架，更新了经脉阴阳划分方法和背部腧穴的归属问题，为建立经脉的环流理论奠定了基础。

二、三阴三阳与脉诊的关系

本篇在论述三阴三阳关、阖、枢后，分别总论了有关诊脉的问题，指出：阳之"三经者，不得相失也，搏而勿浮，命曰一阳"；阴之"三经者，不得相失也，搏而勿沉，名曰一阴"。张介宾解释说："三阳各有其体，然阳脉多浮，若纯于浮，则为病矣。故但欲搏手有力，得其阳和之象，而勿至过浮，是为三阳合一之道，故命曰一阳。""阴脉皆沉，不得相失也。若过于沉，则为病矣。故但宜沉搏有神，各得其阴脉中和之体，是为三阴合一之道，故名曰一阴。"但均对三阴三阳各自的脉象并没有具体论述。

《脉经·扁鹊阴阳脉法》涉及到三阴三阳脉诊的问题，首先论述了三阴三阳的时间分布，如就一日而言，"脉，脉平旦曰太阳，日中曰阳明，晡时曰少阳，黄昏曰少阴，夜半曰太阴，鸡鸣曰厥阴。是三阴三阳时也。"继则论述了三阴三阳在一年中的分布及其相关脉象，如"少阳之脉，乍小乍大，乍长乍短，动摇六分，王十一月甲子夜半，正月二月甲子王……动摇至六分以上，病头痛，胁下满，呕可治，扰即死。刺两季肋端，足少阳也，入七分"。依次为太阳之脉，三月四月甲子王；阳明之脉，五月六月甲子王；少阴之脉，王五月甲子日中，七月八月甲子王；太阴之脉，九月十月甲子王；厥阴之脉，十一月十二月甲子王，分别论述了各自的脉象、病症以及刺治方法。从中可以看出其排列顺序为少阳、太阳、阳明，少阴、太阴、厥阴。其主时，少阳从十一月至二月，少阴从五月至八月，分别为四个月。在少阳的主时中包含了厥阴主时，在少阴的主时中则包含着阳明主时。由此看来，一年之时仅少阳、太阳、少阴、太阴四者即可全部分主。很明显这种三阴三阳主时法带有浓厚的四象（太阳、少阳、太阴、少阴）色彩，说明三阴三阳是在四象中增加了阳明与厥阴而后形成的，尚保留了演化的痕迹，明显早于《黄帝内经》的相关论述。另外，《脉经·诊损至脉》云："扁鹊曰：脉一出一入曰平，再出一入少阴，三出一入太阴，四出一入厥阴；再入一出少阳，三入一出阳明，四入一出太阳。脉出者为阳，入者为阴。"又以脉搏起伏及至数变化来确定阴阳盛衰量的变化。从上述内容中也可看出，在先秦时期诊脉与经脉紧密相关，是一同发展起来的。

三、三阴三阳分部的理论价值

本篇对人体躯干部三阴三阳的纵向六部划分，对十二经脉、十五络脉、十二经筋等理论都产生了深刻的影响。黄龙祥[①]将其划分原则称之为"阴阳法则"，即四肢以内、外侧分阴阳，躯干以表里分阴阳，头面无内外表里之分故而只有三阳之分部。基于这一原则，即可对人体进行三阴三阳的纵向区域划分，其中阳明之部：正面部、躯干前面、下肢前面；太阳之部：正头部、躯干背面、下肢背面；少阳之部：侧头面部、躯干侧面、下肢外侧面；太阴之部：躯干前面之里、下肢内侧面前部；少阴之部：躯干背面之里、下肢内侧面后部；厥阴之部：躯干侧面之里、下肢内侧面中部。这一纵向分布实际提供了一个空间位置的坐标体系，凡需要确定空间位置者都可以此为纪进行定位并命名，它就像一只无形而强有力的手塑造着古典针灸学的理论形态，特别是采用三阴三阳命名十二经脉之后，对经脉循行分布产生了深刻的影响：三阴之脉、络、别皆不上头，不行躯干之表，甚至奇经八脉之阴脉——任脉也不得上行头面；三阳之脉不入体内，须借阴经之道而入；独以阳明上行于面部，以及冲脉与少阴脉的千丝万缕的联系等等，都与"阴阳法则"的三阴三阳分部有关。"三阴三阳分部"的出现，为三阴三阳之脉划分了明确的脉道，从而为经脉循行描述的规范化提供了依据。足六经先完成三阴三阳的命名，手六经的三阴三阳命名是比照足六经而来，当手足十二脉统一采用三阴三阳命名之后，经脉循行的描述很快便实现了统一。规范化是一把双刃剑，经脉理论自《灵枢·经脉》后很快停止了发展，成为了一种凝固的理论，正与"三阴三阳分部"框架下的经脉循行描述的规范化密切相关。

四、三阴三阳在《黄帝内经》中的应用

《黄帝四经》六分思想与"三阴三阳"思维形成关系密切。《经法·六分》主要讲述"王天下"之道，分别论述"六逆"和"六顺"，曰："六顺、六逆乃存亡兴坏之分也。主上者执六分以生杀，以赏罚，以必伐。"表达了"一分为六"的观点，直接影响了阴阳的六分。《黄帝内经》在《周易》老少阴阳的基础上，为了更细致地说明阴阳之间的关系，根据阴阳各方数量上的不同，把阴分为太阴、少阴、厥阴，把阳分为太阳、阳明、少阳。如《素问·天元纪大论》说："阴阳之气，各有多少，故曰三阴三阳也。"《素问·至真要大论》也指出："愿闻阴阳之三也，何谓？岐伯曰：气有多少，异用也。"据王玉川[②]考察，在中医古籍里有二十九种序次不同的三阴三阳，大抵可以归纳为经脉生理特性及其层次类、经脉长短浅深和血气盛衰类、病理反应类、脉诊部位类、日周期类、旬周期类、年周期类、六年至十二年周期类和其他类九个大类。

根据三阴三阳所指的意义，大致可以分为三类：一是以时间为主要对象的三阴三阳说，又可分为旬周期和年周期。①三阴三阳旬周期，是以十天干表示时间，以三阴三阳表示经脉，从而说明经脉与时间的相关性。《素问·藏气法时论》论手足十二经脉脏腑之气盛衰周期，以甲配足少阳胆、乙配足厥阴肝、丙配手太阳小肠和少阳三焦、丁配手少阴心厥阴心

①黄龙祥.经脉理论还原与重构大纲[M].北京：人民卫生出版社，2016：173-176.

②王玉川.运气探秘[M].北京：华夏出版社，1993：8.

包、戊配足阳明胃、己配足太阴脾、庚配手阳明大肠、辛配手太阴肺、壬配足太阳膀胱、癸配足少阴肾，以此说明十二经脉之气逐日交替盛衰的节律变化。《灵枢·经脉》所论与《素问·脏气法时论》基本一致，并结合五行生克休王，以论述手足三阴经经气终绝的死期。《灵枢·阴阳系日月》即以甲、乙、丙、丁、戊、己分别配左手之少阳、太阳、阳明和右手之阳明、太阳、少阳，使其与阳气的左升右降，升则由少而太，降则由太而少的规律相符。以庚、辛、壬、癸分别配右手少阴、太阴和左手太阴、少阴，使之与阴气的由生而长，由长而消的规律相符。②三阴三阳年周期，是以十二地支代表十二个月，再与三阴三阳相配属以表示阴阳消长节律。《灵枢·阴阳系日月》从十月亥开始，依十二地支次序，分别配属左足厥阴、太阴、少阴、少阳、太阳、阳明和右足阳明、太阳、少阳、少阴、太阴、厥阴，以说明十二月阴阳盛衰变化与十二条足经具有相关性的序次。《素问·脉解》则以经脉互为表里的关系排列阴阳的间隔次序，参照易学卦气说安排经脉与时间的配属关系，则正月为太阳、三月为厥阴、五月为阳明、七月为少阴、九月为少阳、十一月为太阴。《素问·平人气象论》论述了主时六气旺脉中的三阳脉象，即"太阳脉至，洪大以长；少阳脉至，乍数乍疏，乍短乍长；阳明脉至，浮大而短。"《难经·七难》则以少阳、阳明、太阳为序，并补充了三阴脉象，即"太阴之至，紧细而长；少阴之至，紧细而微；厥阴之至，沉短而敦"。此乃按阳主进、阴主退的观念排列，上半年的次序为一阳、二阳、三阳，下半年的次序为三阴、二阴、一阴，三阴三阳依次各主两个月，以说明人体阴阳之气的年盛衰变化周期。③三阴三阳六气说，是以三阴三阳配六气，即厥阴风木、少阴君火、少阳相火、太阴湿土、阳明燥金、太阳寒水。六气有主客之分，分主一年六季气候变化而形成年周期。若与五运相配，又可形成六年、十二年的周期变化。具体内容参见《素问》七篇大论有关运气学说。二是以经络为主要对象的三阴三阳学说，又可分为两种：①十二经脉三阴三阳学说。《黄帝内经》对十二经脉的命名，统一采用三阴三阳命名法，《素问·阴阳类论》和《经脉别论》对各经阴阳之气量的多少作了明确的规定，即少阳为一阳，阳明为二阳，太阳为三阳，厥阴为一阴，少阴为二阴，太阴为三阴。《素问·阴阳离合论》并提出了三阴三阳开阖枢的理论，认为"是故三阳之离合也，太阳为开，阳明为阖，少阳为枢"，"是故三阴之离合也，太阴为开，厥阴为阖，少阴为枢"。三阴三阳开阖枢的模式概括了六经的具体位置，三阴经与三阳经的表里关系，以及三阴经之间、三阳经之间的相互关系。②六经病传三阴三阳说。《素问·热论》论外感热病的传变，提出了一日太阳，二日阳明，三日少阳，四日太阴，五日少阴，六日厥阴的传变次第。三是以五脏为主要对象的三阴三阳学说，《灵枢·九针十二原》指出："阳中之少阴，肺也""阳中之太阳，心也""阴中之少阳，肝也""阴中之至阴，脾也""阴中之太阴，肾也"。《素问·金匮真言论》所论五脏阴阳与此相合，而在《六节藏象论》中，王冰受经脉阴阳的影响，将肺与肾的阴阳互换，宋代林亿已指明其误。《黄帝内经》中五脏与经脉三阴三阳规定之所以不同，乃是因为两种学说在引入三阴三阳概念时采用了不同的方式，诚如周学海所说："三阴三阳者，天之六气也，而人身之血气应焉。然血气之行于身也，周流而无定，而三阴三阳之在身也，有一定之部分，则何也？人身三阴三阳之名，因部位之分列而定名，非有气血之殊性以取义也……部位既定，由是经络血气之行于太阳之部者，命曰太阳经；行于少阳、阳明之部者，命曰少阳、阳明；行于三阴之部者，命曰太阴、少阴、厥阴经……是故经络之三阴三阳，止以定人身前后、左右、表里部分之名者也，而血气之阴阳，仍各从其脏腑之本气求之。不得因其经之行于三阴，遂谓其脏之本气皆阴也；因其经之行于三阳，遂谓其腑之本气皆阳也。明乎此，则《金匮真言论》所谓心为太阳，肺为少阴，肾为太阴，肝为少阳，脾胃为至阴之旨，可以豁然矣。经络之三阴三阳，以其所行部分表里言之也；脏腑之阴阳，以其脏腑之本气刚柔清浊言之也。"周氏并对三阴三阳之名义，有三篇专论，以说明六经与五脏不能强合、三阴三阳本义起于分野以及六经与六气不能强合①。

　　《黄帝内经》中虽然三阴三阳的含义不同，但其精神实质都在于把物质世界的运动看作是沿一定次序行进的循环圈，无论是阴还是阳，都是一个由初升到极盛，再到衰转的过程，并且在阴中就包含着阳的因素，在阳中又包含着阴的成分。这个循环圈既表示事物运动的方向和次序，同时又反映着事物和现象在阴阳属性上的分布情况。三阴三阳理论贯穿着阴阳相互渗透、彼此消长、相互转化等朴素辩证法思想。其对阴阳两方面进行的数量上和等级上的分析，也包含着一些合理的成分，如将人体内外分成六个深浅不同的层次，每一个层次与一定的脏腑相连，具有一定的生理功能，各个层次之间有着表里相应的关系。这种层次的划分有助于说明人体各部分各经脉在生理功能上的关系和在人体中的地位。

---

①周学海.读医随笔[M].南京：江苏科学技术出版社，1983：60-66.

阴阳别论篇第七

【导读】

《素问·阴阳应象大论》曰："阴阳者，天地之道也，万物之纲纪。"阴阳作为宇宙万物中存在的普遍规律，是认识宇宙万物之纲领，自然也是中医临床认识疾病的基本法则。一般而言，阳代表运动、外向、上升、温热、明亮、无形、兴奋等属性，阴代表相对静止、内向、下降、寒凉、晦暗、有形、抑制等属性。本篇即主要运用阴阳属性分类法则，着重讨论临床上脉象的阴阳划分、主病以及三阴三阳经脉发病的病机、证候、预后等。因有别于其他论述阴阳的篇章，故篇名"阴阳别论"。

【原文】

黄帝问曰：人有四经、十二从[1]，何谓？岐伯对曰：四经应四时[2]，十二从应十二月[3]，十二月应十二脉[4]。

脉有阴阳，知阳者知阴，知阴者知阳。凡阳有五[5]，五五二十五阳[6]。所谓阴者，真脏也[7]，见则为败，败必死也。所谓阳者，胃脘之阳[8]也。别于阳者，知病处也；别于阴者，知死生之期[9]。三阳在头，三阴在手，所谓一也[10]。别于阳者，知病忌时；别于阴者，知死生之期。谨熟阴阳，无与众谋。所谓阴阳者，去[11]者为阴，至[12]者为阳；静者为阴，动者为阳；迟者为阴，数者为阳。

凡持真脏之脉[13]者，肝至悬绝[14]，十八日死；心至悬绝，九日死；肺至悬绝，十二日死；肾至悬绝，七日死；脾至悬绝，四日死。

曰：二阳之病发心脾[15]，有不得隐曲[16]，女子不月[17]；其传为风消[18]，其传为息贲[19]者，死不治。曰：三阳[20]为病发寒热，下为痈肿，及为痿厥腨痛[21]；其传为索泽[22]，其传为颓疝[23]。曰：一阳[24]发病，少气，善咳，善泄；其传为心掣[25]，其传为隔[26]。二阳一阴[27]发病，主惊骇背痛，善噫[28]善欠[29]，名曰风厥[30]。二阴[31]一阳发病，善胀，心满善气[32]。三阳三阴[33]发病，为偏枯痿易[34]，四支不举。

鼓一阳曰钩[35]，鼓一阴曰毛[36]，鼓阳胜急曰弦[37]，鼓阳至而绝曰石[38]，阴阳相过曰溜[39]。阴争于内，阳扰于外[40]，魄汗[41]未藏，四逆而起，起则熏[42]肺，使人喘鸣。阴之所生，和本曰和。是故刚与刚[43]，阳气破散，阴气乃消亡。淖则刚柔不和[44]，经气乃绝。

死阴[45]之属，不过三日而死；生阳[46]之属，不过四日而已[47]。所谓生阳、死阴者，肝之心[48]，谓之生阳；心之肺，谓之死阴。肺之肾，谓之重阴[49]；肾之脾，谓之辟阴[50]，死不治。

结阳[51]者，肿四支；结阴[52]者，便血一升，再结二升，三结三升。阴阳结斜[53]，多阴少阳曰石水[54]，少腹肿。二阳结谓之消[55]，三阳结谓之隔，三阴结谓之水[56]，一阴一阳结谓之喉痹[57]。

阴搏阳别[58]谓之有子。阴阳虚肠澼[59]死。阳加于阴谓之汗[60]。阴虚阳搏谓之崩[61]。三阴俱搏[62]，二十日夜半死；二阴俱搏，十三日夕时死；一阴俱搏，十日平旦[63]死；三阳俱搏且鼓[64]，三日死；三阴三阳俱搏，心腹满，发尽[65]，不得隐曲，五日死；二阳俱搏，其病温，死不治，不过十日死[66]。

【校注】

〔1〕十二从：吴崑：“十二从，十二支也。十二支不复主事，但从顺于四经，故曰十二从也。”又，森立之：“十二从者，十二脉之一名，即十二经脉管道也。从之言纵，对络脉之横而名焉。上曰十二从，下曰十二脉，非二物也。”

〔2〕四经应四时：杨上善：“肝心肺肾四脉应四时之气。”又，森立之：“四经者，四时经常之动脉状，即弦钩毛石是也。”

〔3〕十二从应十二月：王冰：“谓春建寅、卯、辰，夏建巳、午、未，秋建申、酉、戌，冬建亥、子、丑之月也。”即十二地支配属十二月。

〔4〕十二月应十二脉：张志聪：“手太阴应正月寅，手阳明应二月卯，足阳明应三月辰，足太阴应四月巳，手少阴应五月午，手太阳应六月未，足膀胱应七月申，足少阴应八月酉，手厥阴应九月戌，手少阳应十月亥，足少阳应十一月子，足太阴应十二月丑。”

〔5〕凡阳有五：阳，指有胃气之脉。五，指五脏之常脉。

〔6〕五五二十五阳：指五季各有五脏常脉，总为二十五种有胃气之脉。

〔7〕所谓阴者，真脏也：谓“阴”指无胃气的真脏脉。

〔8〕胃脘之阳：张介宾：“言胃中阳和之气，即胃气也，五脏赖之以为根本者也。”

〔9〕别于阳者……知死生之期：辨别有胃气的阳脉，可以知晓病位之所在；辨别无胃气的真脏脉，可以预判病人死生的时间。

〔10〕三阳在头……所谓一也：头，指人迎脉；手，指寸口脉。三阳经脉虚实的诊察部位在人迎部，三阴经脉盛衰的诊察部位在寸口部，健康人的人迎、寸口脉动一致。

〔11〕去：指脉搏下落。

〔12〕至：指脉搏跳起。

〔13〕真脏之脉：原作"真脉之脏脉"，据《太素》卷三改。

〔14〕悬绝："绝"字后原有"急"字，《太素》卷三及下文其他四脏均无，"急"为衍文，故删。悬绝，谓脉来悬空欲绝，胃气衰败无根之象。滑寿："愚谓悬绝，如悬丝之微而欲断也。"又，森立之："盖悬绝者，弦紧甚之义。"

〔15〕二阳之病发心脾：二阳，指阳明经脉，包括手阳明大肠经与足阳明胃经。心脾，《太素》卷三作"心痹"。《素问·四时刺逆从论》也曰："阳明有余病脉痹，身时热，不足病心痹。"宜从。

〔16〕不得隐曲：指阳痿。王冰："隐曲，谓隐蔽委曲之事也。"又，丹波元简《素问记闻》："隐曲，谓二便及房室也。有字，恐男之讹。"

〔17〕不月：月经不行。

〔18〕风消：指精血不足而致形体日渐消瘦的病证。

〔19〕息贲（bēn奔）：高世栻："息贲，精虚气逆，而喘息奔迫也。"贲，通"奔"。

〔20〕三阳：指太阳经脉，包括手太阳小肠经与足太阳膀胱经。

〔21〕痿厥腨（shuàn涮）痛（yuān渊）：痿，肢体痿弱无力；厥，四肢逆冷；腨痛，小腿肚酸痛。

〔22〕索泽：皮肤失于润泽而甲错。森立之："索泽，即皮肤甲错之义。"

〔23〕𤺄疝：指阴囊肿痛为主症的疾病。

〔24〕一阳：指少阳经脉，包括足少阳胆经与手少阳三焦经。

〔25〕心掣（chè彻）：张志聪："心虚而掣痛矣。"又，张介宾："心动不宁，若有所引，名曰心掣。"

〔26〕隔：阻塞不通。即饮食不入，大便不通之症。

〔27〕一阴：指厥阴经脉，包括足厥阴肝经与手厥阴心包经。

〔28〕噫：张介宾："噫者，饱食之息，即嗳气也。"

〔29〕欠：呵欠。

〔30〕风厥：张志聪："风木为病，干及胃土，故名风厥。"

〔31〕二阴：指少阴经脉，包括手少阴心经与足少阴肾经。

〔32〕心满善气：心中烦闷善太息。满，通"懑"，闷也。张志聪："善气者，太息也。"

〔33〕三阴：指太阴经脉，包括足太阴脾经与手太阴肺经。

〔34〕痿易：谓痿弱变常。王冰："易谓变易，常用而痿弱无力也。"

〔35〕鼓一阳曰钩：张志聪："钩当作弦……一阳之气初升，故其脉如弦之端直，以应春生之气也。"鼓，脉动之谓。一阳，谓春阳之气初生，故脉应弦象。又，张介宾："此举五体之脉，以微盛分阴阳，非若上文言经次之阴阳也……一阴一阳，言阴阳之微也。"

〔36〕鼓一阴曰毛：张志聪："一阴之气初升，故其脉如毛之轻柔，以应秋阴之气也。"

〔37〕鼓阳胜急曰弦：《太素》卷三"急"作"隐"，宜从。张志聪："弦当作钩……阳气正盛，故其脉来盛去悠，如钩之急（隐），以应夏热之气也。"又，恽铁樵："胜急，言其盛也。"

〔38〕鼓阳至而绝曰石：滑寿："当作鼓阴至而绝。"宜从。阴至而极，其脉如石之沉，以应冬阴之气。绝，有极之义。

〔39〕阴阳相过曰溜：张志聪："溜，滑也……长夏之时，阳气微下，阴气微上，阴阳相过，

故脉滑也。"又，张介宾："阴阳相过，谓流通平顺也，脉名曰溜，其气来柔缓而和，应脾脉也。"溜，通"流"。《素问识》："鼓一阳以下二十九字，与上下文不相顺接，是它篇错简在此尔。"

〔40〕阴争于内，阳扰于外：张介宾："此兼表里以言阴阳之害也。表里不和，则或为脏病，阴争于内也。或为经病，阳扰于外也。"

〔41〕魄汗：体汗。杨上善："魄，肺之神也，肺主皮毛腠理，人之汗者，皆是肺之魄神所营，因名魄汗。"

〔42〕熏：《太素》卷三作"动"。似是。

〔43〕刚与刚：高世栻："此刚与刚，则为独阳，故阴阳不和也。"

〔44〕淖（nào闹）则刚柔不和：吴崑："此言偏阴之害。淖，谓阴气太过而潦淖也。如此，则阳刚阴柔不得和平。"

〔45〕死阴：五脏之病按相克次序传变者。

〔46〕生阳：五脏之病按相生次序传变者。森立之："实而生谓之阳，虚而死之病谓之阴。"

〔47〕已：原作"死"，据《新校正》《太素》卷三改。已，病愈之义。

〔48〕肝之心：谓肝病传到心。之，到。

〔49〕重阴：王冰："肺之肾，亦母子也，以俱为阴气，故曰重阴。"

〔50〕辟阴：张介宾："辟，放辟也。土本制水，而水反侮脾，水无所畏，是谓辟阴。"

〔51〕结阳：气血结聚于阳经。

〔52〕结阴：气血结聚于阴经。

〔53〕结斜：涩江全善："斜恐纠字之讹。《说文》：纠，绳三合也。从系丩。《后汉书》注：纠，缠结也。结纠，即结聚缠合之谓。"又，张介宾："斜，邪同。阴经阳经皆能结聚水邪，若多在阴少在阳者，名曰石水。"

〔54〕石水：阴盛阳虚，水气内聚的水肿病。《金匮要略·水气病脉证并治》："石水，其脉自沉，外证腹满不喘。"

〔55〕消：消渴病。症见多饮、多食、多尿等。

〔56〕水：水肿病。

〔57〕喉痹：以咽喉肿痛、吞咽困难等为主症的病。

〔58〕阴搏阳别：指尺部之脉搏指滑利，与寸部之脉明显有别。

〔59〕阴阳虚肠澼（pì僻）：指尺寸二部之脉皆虚浮无力，主病为痢疾。肠澼，即痢疾。

〔60〕阳加于阴谓之汗：张介宾："阳言脉体，阴言脉位。汗液属阴而阳加于阴，阴气泄矣，故阴脉多阳者多汗。"张志聪："若动数之阳脉加于尺部，是谓之汗，当知汗乃阳气之加于阴液，而脉亦阳脉之加于阴部也。"

〔61〕阴虚阳搏谓之崩：马莳："尺脉既虚，阴血已损，寸脉搏击，虚火愈炽，谓之曰崩。"又，张介宾："阴虚者，沉取不足；阳搏者，浮取有余。阳实阴虚，故为内崩失血之证。"搏，形容脉来盛大。崩，大出血，包括吐血、便血、溲血、妇女血崩等。

〔62〕三阴俱搏：指太阴肺、脾脉皆搏击应手而无阳和之气。张介宾："搏，即真脏之击搏也。"

〔63〕平旦：原无，据元刻本、道藏本及《太素》卷三补。

〔64〕鼓：指脉动太过。

〔65〕发尽：谓发作到极点。尽，极也。

〔66〕死：《新校正》："详此阙一阳搏。"森立之："一阳搏，四日死。案：胆数三，三焦数一也。"

【释义】

本篇主要从阴阳划分的角度，阐述了脉象、病症、病传的阴阳划分，并从人与天地相参的角度，论述了相关病症的预后问题。

一、经脉建构的四时、十二月模式

本篇言"四经应四时，十二从应十二月，十二月应十二脉"，首先提出四经的概念，对此后世医家有四时脉象与四时经脉两种不同的解释，杨上善注云："四经，谓四时经脉也。"古人从时空的四方、四时出发划分事物，最早将经脉分为少阳、太阳、少阴、太阴四类，由此建构了太少阴阳四脉体系。另外，古人从十二月出发，将"十二"视为天之大数，由于古人对"十二"的数字信念和"天人合一"的哲学观念，将经脉数也定为十二，所谓"十二月应十二脉"，同时也满足了以三阴三阳模式建构经脉学说，形成经脉"阴阳相贯，如环无端"（《灵枢·营卫生会》）的循环理论。

二、脉象的阴阳划分

本篇用较多的篇幅，从多个角度讨论了脉象的阴阳划分问题。

（一）以胃气之有无为标准

从脉之胃气的角度而言，有胃气之脉称为阳脉，"所谓阳者，胃脘之阳也"。由于"五脏之脉于五时见，随一时中即有五脉，五脉见时皆有胃气，即阳有五也。五时脉见，即有二十五阳数者也"（杨上善注），即五脏在春、夏、长夏、秋、冬各呈现出有胃气的脉象。无胃气之真脏脉称为阴脉，"所谓阴者，真脏也"。

通过对有胃气之脉的诊察，可以判断病位之所在；通过诊察无胃气之真脏脉，可以预测病人的死生时日。如张介宾云："能别阳和之胃气，则一有不和，便可知病之所；能别纯阴之真脏，则凡遇生克，便可知死生之期也。"《素问·玉机真脏论》亦云："别于阳者，知病从来；别于阴者，知死生之期。"

（二）以诊脉部位上下为标准

以诊脉部位上下而言，人迎为阳明脉动，在颈部属阳；寸口为太阴脉动，在手部属阴，所谓"三阳在头，三阴在手"。在生理情况下，人迎与寸口"上下相应而俱往来""其动也若一"。人迎候阳，人迎脉盛表示阳经邪气亢盛；寸口候阴，寸口脉盛表明阴经邪气亢盛。故《灵枢·终始》谓："终始者，经脉为纪，持其脉口人迎，以知阴阳有余不足，平与不平。"认为通过诊察寸口、人迎脉象，即可了解经脉阴阳之气的盛衰变化，从而为针刺补泻提供依据。关于人迎、寸口脉诊的具体内容，参见《灵枢·终始》篇。

（三）以脉之动态为标准

从脉的动态变化而言，凡脉搏涌起而至为阳，平伏而去者为阴；脉来躁动数急有力者为阳，平静缓和无力者为阴；迟者为阴，数者为阳。森立之则发挥曰："去脉者，微细虚芤也；至者，洪大实也。静者，缓涩软弱也；动者，紧滑疾弦也。"

总之，脉之阴阳是判断病证阴阳的重要指标之一，故审别阴阳之脉，谨熟之于心，应之于手，则可"无与众谋"。

三、真脏脉判断疾病预后

原文反复提到"别于阴者，知死生之期"，认为出现无胃气的真脏脉则预后不好，所谓"见则为败，败必死也"。原文具体描述了五脏的真脏脉，并指出了各脏真脏脉出现之后的死期预后，至于五脏疾病的具体死亡时日，后世注家多从五行生成数以及五行相克的角度加以理解。《黄帝内经素问集注》王子方云："人秉天地之气数而生，故应天地之气数而死。气数者，天地五行之数也。"如肾的真脏脉见七日死，张介宾认为"七日者，为水土生数之余，土胜水也"，由于水的生数为一，土的生数为五，二者之和为六，故称为"生数之余"。然此类解释并不能从逻辑上一以贯之，故张介宾不得不说："此下死期，悉遵王氏（冰）之意，以《河图》计数，诚为得理；然或言生数，或言成数，若不归一，弗能无疑。"森立之亦谓："此日期，王（冰）注以为生成之数，盖有所受而言乎？窃谓脾肾心三脏为要脏，故其死速；肺肝二脏，其死稍迟。"总之，文中所论真脏脉预后的死期，临症不必拘泥。关于真脏脉的论述，可参阅《素问·玉机真脏论》。

四、经脉三阴三阳划分及病症

《素问·阴阳离合论》提出阴阳一分为三的问题，即阳分为少阳、阳明、太阳，阴分为厥阴、少阴、太阴。本篇则根据各经阴阳之气量的多少，提出少阳为一阳，阳明为二阳，太阳为三阳，厥阴为一阴，少阴为二阴，太阴为三阴，并具体论述了各自的病症。

阳明胃、大肠发病，饮食腐熟、传化失司，精血化源不足，气尽血弱，经脉闭塞；或痰浊内生，阻滞气血，可发为心痹、阳痿或二便不畅、女性经闭等。日久精虚血亏，虚热内生，形体失养而消瘦，如风之消物，名曰风消；或心痹血脉阻滞，肺气失于肃降，而致呼吸气喘，所谓"心痹者，脉不通，烦则心下鼓，暴上气而喘"（《素问·痹论》），犹如心力衰竭而呼吸困难，故预后不佳。森立之云："阳明胃实之病，大便不通，则心下急，郁郁微烦之证见，得下剂则其证如失，女子月经不通之证，亦得下则通。盖胃中闭塞则血道为之不通，得一下则月事亦通。此证每每用桃仁承气大黄牡丹汤类，其效如神。"从另一个方面也反映了胃-心-月经病之间的联系。从现代对冠心病病因病机的认识言，嗜酒过度，过食甘肥，伤及脾胃，乃至痰湿内生，阻遏胸阳者亦不少见，临床每以健脾和胃、涤痰宣痹的瓜蒌薤白半夏汤而取效。

太阳膀胱、小肠发病，因太阳主一身之表，邪气伤人始于皮毛，邪正相搏，发为寒热；

邪气入于肉理血脉，营卫气血壅遏，则发痈肿。张介宾云："足太阳之脉，从头下背，贯臀入腘，循腨抵足，故其为病，则足膝无力曰痿，逆冷曰厥，足肚酸疼曰腨痟。"日久传变伤及津液，则皮肤失润而甲错；影响于前阴则为颓疝，《灵枢·邪气脏腑病形》曰："膀胱病者，小腹偏肿而痛。""小肠病者，小腹痛，腰脊控睾而痛。"与此相互关联。

少阳胆、三焦发病，张介宾云："胆属风木，三焦属相火，其为病也，壮火则食气伤肺，故为少气为咳。木强则侮土，故善泄也。"日久君相火盛，心液消灼，心失所养而发掣痛；甲木刑胃，受盛失职，故为噎膈。

二阳一阴发病，主要是指阳明胃与厥阴肝。森立之云："惊骇、背痛，共肝经实热之证……盖背痛者，谓肩背急痛，肝经筋络之病也。善噫、善欠，共是胃气之逆，肝胃二经所发病，故名曰风厥。风厥者，热闭之谓也。肝胃热而闭塞，故为此诸证也。"王冰则据《素问·脏气法时论》所论，认为心病而见"膺背肩胛间痛"，"心气不足，则肾气乘之，肝主惊骇，故惊骇善欠"。

二阴一阳发病，涉及少阴心、肾与少阳胆及三焦。高世栻云："少阴少阳主枢……二阴不能枢转于内，一阳不能枢转于外，故善胀。申明善胀者，非肿胀之谓，乃心满善气。盖阴枢不转则心满，阳枢不转则善气也。"

三阳三阴发病，病涉脾、肺、膀胱、小肠四经，张志聪曰："太阳为诸阳主气而主筋。阳气虚则为偏枯，阳虚不能养筋则为痿，脾属四肢故不举也。"森立之则云："肺主皮毛，脾主肌肉，小肠主血，膀胱主骨。骨血皮肉同病，则为偏枯不随之证也。"此乃结合五脏主五体及经脉与五体关系而言。

五、四时阴阳脉象特征

对本篇"鼓一阳曰钩……阴阳相过曰溜"一段文字，古代注家大多认为"此言五行脉状也。心火为钩，肺金为毛，肝木为弦，肾水为石，脾土为溜"（《黄帝内经素问吴注》）。然对相关文字的理解分歧较大，张介宾、吴崑、马莳从脉之强弱角度加以分析，所谓脉来有力为阳，无力为阴。张志聪、高世栻从四时阴阳消长角度加以分析，即春夏为阳，秋冬为阴，春为阳气初升，夏为阳气盛极；秋为阴气初生，冬为阴气盛极。然两种解释之间又相互关联，说明随四时阴阳消长而脉象发生相应的变化，如《素问·脉要精微论》所说："四变之动，脉与之上下。"而呈现出春弦、夏钩（洪）、秋毛（浮）、冬石（沉）的变化，具体四时五行脉象特征，可参见《素问·平人气象论》。

六、阴阳失调的病症

《素问·生气通天论》曰："阴平阳秘，精神乃治；阴阳离决，精气乃绝。"本篇则从三方面论述了阴阳（包括营卫）失和的病理变化。其一，阴阳争扰。马莳云："阴气者，营气也，阴在内为阳之守；阳气者，卫气也，阳在外为阴之使。苟阴气偏胜而争于内，或阳气偏胜而扰于外，则偏胜者为刚而不能柔。"森立之曰："营卫不和之至则魄汗出，魄汗出之极则阳气渐亡，故四逆之证起。四逆之证起则下冷上热，熏灼肺部，遂成喘鸣之证矣。营卫阴阳之二气，其本皆在五脏之真阴。故真阴和平，则无营卫争扰之患。"概而言之，营卫失和，营阴外泄则汗出,病及于肺,肺气上逆则喘,犹如《伤寒论》桂枝加厚朴杏子汤证。其二,阳气独亢。所谓"刚与刚",即独阳不与阴和,则阳气破散,而阴气消亡。其三,阴气独盛。高世栻云:"淖者,柔与柔相合也。"如此则为独阴,惟阴无阳,故经气乃绝。

七、病传之阴阳划分及预后

原文在论述了阴阳失调的危重病症后,又从五行生克关系的角度论述病传之阴阳划分及预后。一般认为五脏之病按相克次序传变者为死阴,病情较重;按相生次序传变者为生阳,相对病情较轻。如张志聪言:"如肝之心,心之脾,脾之肺,肺之肾,皆谓之生阳。如心之肺,肺之肝之类,皆谓之死阴也。"森立之认为:"万病以是律之,在今见之,则实证必相生之传变也,虚证必相克之传变也。实而生谓之阳,虚而死之病谓之阴。"然文中"肺之肾谓之重阴",则非相克传的范围,对此张介宾认为:"虽曰母子,而金水俱病,故曰重阴,无阳之候也。"故亦属死阴之类。至于三日、四日,亦多术数色彩,故古代注家或从五行生成数,或从阴阳奇偶数的角度解释,不必拘泥。

八、三阴三阳经脉气血结聚的病症

马莳云:"结者,气血不畅也。"一般认为三阳经气结于表,气血不畅不达四肢则可见四肢肿。若三阴经气内结而不畅,则血亦留聚而下泄为便血。气血结聚阴经阳经,血不利则为水,多在阴少在阳则为石水。《圣济总录·疮肿门》则云:"夫热胜则肿,而四肢为诸阳之本,阳结于外,不得行于阴,则热菀于四肢,故为肿。况邪在六腑,则阳脉不和,阳脉不和则气留之,以其气留,故为肿也。"森立之认为"肿者,痤疿之总称",即包括疮肿在内。《圣济总录·大小便门》云:"夫邪在五脏,则阴脉不和,阴脉不和则血留之。结阴之病,以阴气内结,不得外行,血无所禀,渗入肠间,故便血也。"而阴阳结聚之石水,森立之认为乃"阴血阳气相结聚而为鼓胀,则阴寒气盛多,而阳暖气衰少,故治以温溃。"

若阳明胃、肠燥热郁结,继而耗伤气血津液,则致消渴病。若太阳膀胱、小肠之气结聚,腑气不通、膀胱气化不利,可致二便不通的病症。太阴脾、肺气结,脾之运化水液、肺之通调水道功能失司,水湿泛溢而为水肿。若厥阴心包、肝,少阳三焦、胆气结聚,张介宾认为"肝胆属木,心主三焦属火,四经皆从热化,其脉并络于喉,热邪内结,故为喉痹"。

九、脉象阴阳划分的临床应用

上文讨论了从不同角度划分脉象之阴阳,最后一段原文则主要阐述了寸口脉象阴阳异变的诊断价值。如"阴搏阳别"即指尺脉滑疾有力明显异于寸脉,为气血旺盛妇人妊子之兆。若尺寸俱虚即阴阳虚,属气血不足,久痢见之则为化源将竭之症,预后不良。若尺脉盛于寸脉,属阴虚火盛蒸迫阴液外泄,故可见汗出。若尺脉虚而无力,寸脉搏击有力,属阴虚阳盛迫血妄行而见崩证。

若三阴三阳各脉搏击应手无阳和之气,则预后不佳。如三阴太阴肺、脾脉俱搏击于指,则二十日夜半死;二阴少阴心、肾脉俱搏击于指,则十三日夕时死;一阴厥阴肝、心包脉俱搏击于指,十日平旦死。三阳太阳膀胱、小肠脉俱搏击于指,三日死;二阳阳明胃、大肠脉俱搏击于指,病温则死不治。若肺、脾、膀胱、小肠四脉皆搏击于指,心腹胀满至极,二便不通,则五日死。关于具体的死亡日期,张介宾、马莳等以五行生成数为解,亦为术数推演,不可为据。森立之曰:"阳死,不言时刻,是古文隅反之教也。可知三阳三日,日中死也。二阳九日,晚暮死也。一阳四日,朝死之义。"可参。

【知识链接】

一、四时、十二月模式与经脉理论建构

四时本是春分、秋分、夏至、冬至的四时刻概念,因该四时刻实可断四季之节、四季之段,故又演化为指代春夏秋冬四季。一般认为殷代已有了分、至四时的概念,冯时[1]研究认为四方和四风构成了完整的标准时体系,也就是历制体系,这个体系从天文范畴发展而来,与农时概念无关。在这一体系中,四个基本方向由二分二至时的太阳位置来判断,四方风则是分至之时的物候征象。四时本为分至四节,非四季。四节构成标准时体系,季节则源于农业周期。在古代,人类对空间和时间的认识,常常成为人类认识其他事物的模式,而对四方和四时的认识,作为人类对时空认识的重要成果,势必影响到人类认识的许多方面。正如列维·布留尔[2]所说:"4这个基数和以4为基数的计数法,其起源可能归因于在所考查的民族的集体表象中,东南西北四方、与这四个方位互渗的四个方向的风、四种颜色、四种动物等的'数-总和'起了重要的作用。"早在战国时代,人们就已经认为四季的变化是由阴阳二气的推移造成的,即"春秋冬夏,阴阳之推移也"(《管子·乘马》)。为了更为精致地说明在不同季节阴阳的强弱变化,又提出了少阳、太阳、少阴、太阴的观念,分别与春、夏、秋、冬四时相对应。韩健平[3]认为在医学实践的基础上,古代医家在天人合一观的指导下,把这种太少阴阳的宇宙框架与人体相联系,在足部建立了脉的太少阴阳学说。足部天然地分为足外踝侧和足内踝侧,每侧的踝骨又将该侧二分,形成四个对称的部位。在阴阳观念中,内为阴,外为阳;前为阴,后为阳。依据这些原则,则足外踝侧为阳,足内踝侧为阴。内踝前侧又为阴中之阴,为太阴;内踝后侧又为阴中之阳,为少阴。足外踝侧可依次类推。由此,足踝部位完美地体现了太少阴阳这种宇宙框架。早期的灸刺疗法主要集中在足部附近,足踝部还是脉诊的重要部位,医家们对这些部位的动脉投入了更多的关注。另外,足踝部发现的若干处动脉,也助长了人们将它们的分布与这种宇宙论联系起来。人们在足踝部发现的若干处动脉分别是:足内踝后侧太溪部位(少阴)动脉、足内踝前侧(太阴)伪动脉—足大隐静脉、足外踝前侧丘墟部位(少阳)动脉。由此,形成了足部的太少阴阳四脉。在足部建构的脉的阴阳学说,后来又被复制到臂部,产生了臂太阳脉、臂少阳脉、臂太阴脉和臂少阴脉这些观念。为了以示区别,在足部的太少阴阳四脉上又加上了"足"字。即古人按照四时

---

①冯时.殷卜辞四方风研究[J].考古学报,1994,(2):131-154.

②列维·布留尔.原始思维[M].北京:商务印书馆,1995:200.

③韩健平.经脉学说的早期历史:气、阴阳与数字[J].自然科学史研究,2004,23(4):326-333.

模式建构了人体四条经脉。

十二经脉学说是继十一脉学说之后经脉学说的第二次整合,《灵枢·经脉》篇为其代表作。经脉之数定为十二,主要是由于在"天人合一"观念之下,"十二"之数与四时、四海、十二月、十二经水相配,能建立天人之间较为稳定的结构。《左传·哀公七年》说:"周之王也,制礼上物不过十二,以为天之大数也。""天之大数"的神圣性质,反映了十二与古代天象的密切联系,张政烺[①]认为"十二是天之大数首先是从十二月来的"。《周礼·春官·宗伯》曰:"冯相氏,掌十有二岁、十有二月、十有二辰、十日、二十八星之位,辩其叙事,以会天位。"岁、月、辰虽为三种东西,运行方法也不一样,但同为十二之数,则使十二为天之数的观念更加确立。《礼记·礼运》说:"五行之动,迭相竭也。五行、四时、十二月,还相为本也;五声、六律、十二管,还相为宫也;五味、六和、十二食,还相为质也;五色、六章、十二衣,还相为质也。"这里,月、管、食、衣,皆以十二为纪,把十二之数提到理论的高度,已经视做自然规律,因而也成为中国古代许多文化现象、文化模式的规范和依据。如历法有十二支,占卜有十二神,明堂分十二室,京城有十二门,冕服纹饰分十二章纹,音乐分十二律,吕不韦著《吕氏春秋》以"十二纪"记十二月,司马迁《史记》仿《吕氏春秋》"十二纪"而作"十二本纪",为示神圣庄严,内容不足则杂凑,过多则采取压抑的办法,以多报少。那么,按照"天人合一"的逻辑,人秉天而行,天为人立法,因此《淮南子·天文训》说:"天有四时以制十二月,人亦有四肢以使十二节。"本篇指出:"四经应四时,十二从应十二月,十二月应十二脉。"《灵枢·五乱》也说:"经脉十二者,以应十二月。"《灵枢·经别》更明确地指出:"阴阳诸经而合之十二月、十二辰、十二节、十二经水、十二时,十二经脉者,此五脏六腑之所以应天道也。"并由此产生了诸多由数字十二而构成的人体组织,如"人有大谷十二分""天有阴阳,人有十二节"、十二经别、十二经筋、十二皮部等,《素问·脉解》篇也以汉代盛行的十二辟卦来解释经脉病症的机理。由此可见,十二经脉学说的建构,明显受到了古人数字信念的影响,经脉之数不足十二则凑足,超出十二时则去除而另立一类。如《黄帝内经》对于督脉、任脉、冲脉这类位于前后正中线的脉已有较完整、具体的记载,而且对跷脉左右对称分布、循行部位及病候均有明确论述,与经脉的性质完全相符,由于受十二这一"天之大数"的限制,而只能另立"奇经八脉"以统之。

二、二阳之病发心脾的诠释

关于本篇所言"二阳之病发心脾",后世医家有多种不同解释,概括起来主要有以下三个方面。

(一)二阳之病发心脾说

此说认为原文表述无误,然对其理解又不尽一致,主要有四种不同观点。

1.肠胃病症影响心脾

以王冰为代表,认为"二阳,谓阳明大肠及胃之脉也。隐曲,谓隐蔽委曲之事也。夫肠胃发病,心脾受之。心受之则血不流,脾受之则味不化。血不流故女子不月,味不化则男子

---

①张政烺."十又二公"及其相关问题[J].//国学今论[M].沈阳:辽宁教育出版社,1991:85.

少精，是以隐蔽委曲之事不能为也。"张子和《儒门事亲》遵王冰之说，进一步指出了临床证候云："男子二十上下而精不足，女人二十上下而血不流，皆二阳之病也……《内经》本无劳证，由此变而为劳，烦渴、咳嗽涎痰，肌瘦，寒热往来，寝汗不止，日高则颜赤，皆以为传尸劳。"以阴虚劳热之证为经义所指。王履在《医经溯洄集》中指出："肠胃既病，则不能受，不能化，心脾何所资乎？心脾既无所资，则无所运化而生精血矣。故肠胃有病，心脾受之，则男为少精，女为不月矣。"并认为在整个发病过程中，心脾要统论而不能分论，男女都有心脾之病。姚止庵则力推王安道之说，认为"惟王安道论之最确"。

2.心脾病症影响肠胃

以张介宾为代表，认为"二阳，阳明也，为胃与大肠二经。然大肠小肠皆属于胃，故此节所言则独重在胃耳。盖胃与心，母子也；人之情欲本以伤心，母伤则害及其子。胃与脾，表里也，人之劳倦本以伤脾，脏伤则病连于腑。故凡内而伤精，外而伤形，皆能病及于胃，此二阳之病，所以发于心脾也……今化源既病，则阳道外衰，故为不得隐曲。其在女子，当为不月，亦其候也"。提出心脾先受内外劳倦、情欲之伤而发病，因心脾不足，而病及于胃，胃伤则精血更亏，而变生他病。张锡纯承继此说，提出对于闭经"治之者，自当调其脾胃，使之多进饮食，以为生血之根本"（《医学衷中参西录·治女科方》)，并创资生通脉汤，药用山药、白术、鸡内金、龙眼肉、山萸肉、枸杞、玄参、白芍、桃仁、红花、甘草。唐笠山在《吴医汇讲》中阐发更详，指出："二阳经，足阳明胃、手阳明大肠也。其病发于心脾，盖因思为脾志而实本于心，其始也，有不得于隐曲之事，于是思则气结，郁而为火，以致心营暗耗，既不能下交于肾，脾土郁结，又转而克肾，是以男子少精，女子不月，无非肾燥而血液干枯也。且夫脾有郁火，则表里相传，胃津亦枯，大肠为胃之传道，故并大肠而亦病也。此二阳之病，当以燥火之证言，在胃则为消为格，在肠则为闭为硬。至于胃腑既燥，而脾无以行其津液，则为风消。风消者，火甚而生风，脾惫而肌肉消削也。大肠之燥传入于肺，则为息奔。息奔者，息有音而上奔不下也。四脏二腑交相燔灼，阴液耗尽，故直断为死不治。"

郑建功[①]在临床实践中，对慢性胃炎、慢性结肠炎、月经不调、黄褐斑、习惯性便秘等属"二阳"及"女子不月""不得隐曲""风消"范畴的病症进行病机研究，发现这些病症都有不同程度的"心脾"因素，发病之前均有"情欲""劳倦"伤及心脾的情况，认为是因"心脾"之病而波及"二阳"发病。

3.肠胃、心脾病症相互影响

《黄帝内经素问校释》认为上述两种观点虽然因果相悖，但各从一个方面论述了脏腑经络在病理上的互相影响，义皆可取。试图从理论与临床两种情况均可出现，以融合二说。然就原文的语境而言，则只能有一种解释。

4.忧思为因引发闭经

上述三种观点，均将"隐曲"理解为一种临床表现，或为阳痿，或为二便不畅。然也有医家将"隐曲"理解为忧愁思虑等情志变化，认为女子由于隐情不发，谋虑拂逆，所愿不遂，以致心营暗耗，脾运失司，纳谷日少，气血化源匮乏，不能充盈血海，遂致月经闭止，甚而精伤风消，火逆于肺而喘息。如马莳云："正以女子有不得隐曲之事，郁之于心，故心

---

①郑建功."二阳之病发心脾"的机理及临床探讨[J].中国医药学报，2003，18（10）：615-616.

不能生血，血不能养脾，始焉胃有所受，脾不能运化，而继则胃渐不能纳受矣，故知胃病发于心脾也。由是则水谷衰少，无以化精微之气，而血脉遂枯，月事不能时下矣。《灵枢·营卫生会》篇云：中焦泌糟粕，蒸津液，化其精微，上注于肺脉，化而为血，以奉生身。今血既不化，月事何由而下？由是则血枯气郁而热生，热极则风生，而肌肉自尔消烁矣，故谓之风消也。又由是则火乘肺金，而喘息上奔，痰嗽靡宁矣。"其后不少医家承其余续，如武之望《济阴纲目·经闭门》云："盖人有隐情曲意，难以舒其衷者，则气郁而不畅。不畅则心气不开，脾气不化，水谷日少，不能变见气血，以入二阳之血海矣，血海无余，所以不月也。"并强调"当根不得隐曲上看，乃有本"。《医宗金鉴·妇科心法要诀》亦云："女子有隐曲不得之情，则心脾气郁不舒，以致二阳胃病，饮食日少，血无以生，故不月也。血虚则生内热，愈热愈虚，肌肉干瘦如风之消物，故名曰风消也。火盛无制，心乘肺金，金气不行，不能运布。水精留于胸中，津液悉化为痰，咳嗽不已，日久成劳，传为息贲，则不能医矣。"今人孙红[1]等认为本篇所提出的情志所伤，心、脾、二阳功能失调，气血失和，胞脉不通是经闭的发病机制，成为现代月经生殖理论中"肾–天癸–冲任–子宫轴""心（脑）–肾–子宫轴"两个核心学说的重要理论基础，并与脑–肠轴与月经相关性的观点相契合。在这一理论指导下，闭经证治可分为5型，即心血不足，心脾两虚；心火旺盛，心肾不交；脾胃虚弱，气血亏虚；阳明燥热，胃肠浊热聚结；心气不通，胞脉闭塞。

（二）二阳之病发心痹说

从文体上看，本段论三阴三阳经脉发病，"发"字之后皆言病症，无言脏腑者，唯此言"心脾"，与前后文例不合。其次，杨上善《太素·阴阳杂论》作"二阳之病发心痹"。其三，以《黄帝内经》的经文证之，《素问·四时刺逆从论》曰："阳明有余病脉痹，身时热，不足病心痹。"本身就有阳明发病为心痹之论。《素问·五脏生成》亦曰："赤，脉之至也，喘而坚，诊曰有积气在中，时害于食，名曰心痹，得之外疾，思虑而心虚，故邪从之。"其四，张仲景《金匮要略》治疗胸痹、心痛诸病的栝楼薤白半夏汤、橘枳姜汤，以心胃同病论治而取效。因此，"二阳之病发心痹"说更符合原文语境，也有临床实践的支持。而阳明经脉病症之所以发为心痹，是因为古人以阳明–南方–离卦–心–脉之关联为立论依据，今人不识，而造成种种误解，如有学者认为此处"心"实指胃脘，纵观本篇当指胃脘痛，属足阳明胃脉之病症[2]。关于古人对心与阳明关系的认识，具体参见《素问·四时刺逆从论》。

（三）二阳为脉诊之阳脉说

以往人们对"二阳之病发心脾"中"二阳"的解释没有歧义，均认为是指阳明经脉，包括胃与大肠，或如张介宾更重视胃而已。常虹等[3]则认为本篇主要讲分辨阴阳的方法，所言"阴"与"阳"就是脉象。其中"二阳"是指2种阳脉同时出现，"三阳"指3种阳脉同时出现，"一阳"指1种阳脉出现，"二阳一阴"指2种阳脉与1种阴脉同时出现，"二阴一阳"指2种阴脉与1种阳脉同时出现，"三阳三阴"指3种阳脉与3种阴脉同时出现。"二阳"之脉应为

①孙红,李晖,王祖龙.刍议"二阳之病发心脾,有不得隐曲,女子不月"[J].中医研究,2020,33(8):8–11.

②张登本.白话通解黄帝内经[M].西安:世界图书出版公司,2000:219.

③常虹,王栋,张光霁."二阳之病发心脾"之"二阳"新解[J].中华中医药杂志,2014,29(11):3366–3368.

"至、动、数"3种脉象其中的两种同时出现的情况,例如浮数脉,即可理解为"二阳"之脉,"二阳之脉"是对脉象阳脉数量的标识,而不可以理解为具体的某一种脉象。"二阳之脉"所传达的临床意义是以脉象阴阳的多寡来反映人体阴阳二气比例的辨脉思想。并以《难经·四难》所言"浮者阳也,滑者阳也,长者阳也;沉者阴也,短者阴也,涩者阴也。所谓一阴一阳者,谓脉来沉而滑也;一阴二阳者,谓脉来沉滑而长也;一阴三阳者,谓脉来浮滑而长,时一沉也。所谓一阳一阴者,谓脉来浮而涩也;一阳二阴者,谓脉来长而沉涩也;一阳三阴者,谓脉来沉涩而短,时一浮也",以及《脉经》所载"凡脉大为阳,浮为阳,数为阳,动为阳,长为阳,滑为阳;沉为阴,涩为阴,弱为阴,弦为阴,短为阴,微为阴,是为三阴三阳也"等为其佐证。然纵观本篇所论,生阳、死阴、结阳、结阴、二阳结等,并不能完全用脉象加以说明,其阴阳所指还涉及病传、经脉,脉象说也难以说明具体机理,况且在《黄帝内经》其他篇章中,也找不到三阴三阳指代阳脉、阴脉数量组合之说,陷入了孤证不立之困境。

三、关于"隐曲"的涵义

本篇见"隐曲"有两处:① "二阳之病发心脾,有不得隐曲,女子不月。"② "三阴三阳俱搏,心腹满,发尽,不得隐曲,五日死。"《黄帝内经》还有其他三处见"隐曲":①《素问·风论》:"肾风之状,多汗恶风……隐曲不利,诊在肌上,其色黑。"②《素问·至真要大论》有两处:"太阳之胜……寒厥入胃,则内生心痛,阴中乃疡,隐曲不利,互引阴股。""太阴在泉……湿客下焦,发而濡泄,及为肿隐曲之疾。"总括历代医家的注释,所指有三:①指阴部;②指房事;③指大小便。就本篇而言,则有房事与大小便二义。后世将"二阳之病发心脾,有不得隐曲,女子不月"之"隐曲",又解释为忧愁思虑等情志变化,可视为对《黄帝内经》文义的引申发挥。

四、关于"阴之所生,和本曰和"之解释

对于本句原文,注家多从人体本身阴阳的角度加以理解,而森立之从《太素》认为当作"阴之所生,和本曰味",犹如《素问·生气通天论》"阴之所生,本在五味;阴之五宫,伤在五味"之义。惟恽铁樵从人体阴阳与四时阴阳的关系角度解释,指出:"本,指四时,四时之主政,各为一阴一阳,故能有生长化收藏之功用。春时厥阴与少阳和,夏时太阳与少阴合,秋时阳明与太阴合,冬时太阳与少阴合。岁半以上阳主之,岁半以下阴主之,故春夏少阳、太阳为主,厥阴、少明为宾,秋冬太阴、少阴为主,阳明、太阳为宾。天覆地载,万物方生,阴为之主,阳予之正。故少阳、太阳,皆为阴中之阳,而太阴、少阴,则为阴中之阴。凡此,万物所生之本也。五脏之生,亦以此为本,能与本和者谓之和,须知四时之妙用,在阴阳相互,刚柔相济。否则不名为和。故曰刚与刚,阳气破散,阴气乃消亡。淖字,亦是阴阳不和……经气乃绝,谓人身脏气不能与天时相应,即不能和本也。"此说可作参考。

五、二阳结谓之消的临床应用

"二阳结谓之消",言胃肠邪热郁结,胃热则消谷善饥,发为消瘅或消渴。二阳为足阳

明胃、手阳明大肠。阳明之上，燥气主之。若过食肥甘、醇酒厚味，致使胃肠运化失常，积热内蕴，胃火炽盛，腐熟水谷亢进，故消谷善饥。临床多兼心烦口渴，大便秘结，舌红苔黄，脉滑实有力等。治宜清胃泻火，润肠通便。方用玉女煎。若胃热炽盛，宜加黄连、栀子清胃泻火；大便秘结难解者，宜加大黄泻热通便。

案例1 口甜属脾热，龈烂属胃火，口渴饮引，热在上焦无疑。脘嘈求食，热在中焦显著。小溲频多，热在下焦可知。照此形状，已成三消，脉象左大，舌苔薄腻。形肉未削，尚可挽救。滋五脏之阴，泻三焦之火。大熟地、木瓜、丹皮、金银花、淡竹叶、牛膝、石膏、知母、麦冬、生白芍、大生地。（《清代名医医案精华·金子久医案》）

本案口甜，龈烂，口渴引饮，脘嘈求食，证属热结二阳，阴津受灼之消渴，故治疗以清泻脾胃积热，滋阴生津之法而取效。

案例2 王庆其[1]曾治一男性中年患者，日饮水6热水瓶，小便20余次，形体日瘦，苦不堪言。经西医住院检查1月余，排除糖尿病、尿崩等病变，以口渴尿频待查出院。患者在当地医院选服中药80余剂，收效不显。药有补气、敛津、养阴、清胃、益肾等。邀诊后，遍览前方，余亦技穷，后追询病史发现，患者饮食必欲经冰箱之冷食、冷饮而为快，大便干结，察舌质红，苔根黄。此二阳结热，胃、肠热盛。前医虽曾投石膏、知母之类，恐病深药轻，不足以克邪。处方：生石膏90g，知母、寒水石各30g，甘草6g，乌梅12g，生大黄9g（后下），粳米60g（包煎）。14剂后，饮水、尿量皆减半，大便通调。前方续有增损，调治2月余，诸症皆除，照常工作。

此案二阳热结，取大剂白虎直折火势，伍大黄通阳明之腑，釜底抽薪，结果较短时间内热撤而渴平。

另外，夏弋钦等[2]从古代名方分析"二阳结"病机对应的治疗原则，发现其内涵是多层面的。从动态的视角理解"结"字的含义，更能深入理解消渴病的演变规律。从治疗的角度看"结"的内涵，大致有六个方面：①胃肠因"结"而郁热化火，治疗应予以清泻胃肠火热之品。②胃肠的消化功能受阻必生湿热，应加以益气健脾、行气助运以及芳香醒脾、燥湿健脾之品，以化"结"改善胃肠本身的生理功能。③因"结"而热，由"热"而伤阴，势必出现津液耗散，因此甘寒生津润燥是针对这一病机的主要用药思路。④胃中燥热为土旺，土旺必克水，肾必会因为"结"而受损，尤其是疾病的中后期，因此温补肾阳是疾病后期治疗大法。⑤胃肠"结"而化火日久，身体脏腑受煎灼，必定"壮火食气"导致气虚的发生。另外母病及子，必伤肺脏，肺主气，故应在治疗消渴病全程治以益气之品，防止消渴病的进一步恶化。⑥"结"虽可导致火热内生、运化失司，但是脾胃的运化功能要依靠脾阳的推动，因此疾病中后期过用寒凉不仅达不到理想的治疗效果，反而会助痰生湿，治疗中应适当加入温中健脾药物，动静结合、寒温并用方为深入理解"结"的病机内核。

六、三阳结谓之隔的诠释与应用

王琦[3]认为三阳包括足太阳膀胱与手太阳小肠，太阳主诸阳之气，若外感六淫之邪循

①王庆其.黄帝内经心悟[M].贵阳：贵州科技出版社，1998：236.

②夏弋钦，修丽梅.谈"二阳结，谓之消"在消渴病中运用与演变[J].辽宁中医药大学学报，2020，22（7）：82-85.

③王琦.中医经典研究与临床（上）[M].北京：中国中医药出版社，2012：305-306.

经入里化热，或体内素蕴积热，热阻太阳经脉，经气运行不利，外不得透达，内不得清解，郁结隔滞，故大便秘结与小便不利并见。临床常兼烦躁口渴，胸膈烦热，面赤气粗，口舌生疮，舌红苔黄干，脉滑数等症。治宜泻热通便，消隔利尿。方用凉膈导赤汤（自拟方：栀子、大黄、木通、生地、连翘、淡竹叶、生甘草、芒硝）。若兼太阳表证，宜加荆芥、薄荷疏风解表；如发热盛，宜加石膏、知母传热泻火；若尿赤涩痛，宜加滑石、金钱草清热通淋。

案例 魏某，女，52岁。患者高热，血淋五天，头晕，腿胀痛，少便频数、短赤、涩痛，纳呆，腹胀，烧心，口渴喜冷饮，大便干燥，继而眼睑与足浮肿，腿痛，遂入院治疗。诊为"肾盂肾炎"，体温38.9℃，尿蛋白（+++），红细胞5~10/HP，白细胞6~8/HP。脉沉弦滑，舌质红，苔黄腻。辨证：下焦湿热，膀胱蕴毒。治法：清化湿热，通淋止痛。处方：金银花、鲜茅根各30g，滑石24g，苍术、桑寄生、黄柏各15g，茜草根12g，生地榆、木通、蒲黄、栀子各9g，甘草梢、黄连、大黄各6g。

二诊：服上方2剂后，体温降至正常，腰不痛，小便不红，尿时稍痛，脉右弦细数，舌质红，苔腻。

三诊：又连服18剂，小便已正常，脉沉弦，舌苔正常。但因吃无盐饮食，患者食欲不好，喜酸食，遂给以清利湿热、健脾之品以善其后。（《邢锡波医案选》）

按 本病例系前后二阴闭塞不通，伴高热之证，正属三阳热结，二腑同病使然。膀胱湿热，非滑石、黄柏、茅根、栀子等清利不除，小肠之火，又当借黄连直折心火使之无以下移，大黄最擅峻下热结，如是则二便通利，二腑之隔开，诸恙自除。

七、三阴结谓之水的诠释与应用

"三阴结谓之水"，言肺脾阳气亏虚，寒湿郁结，气不布津，水湿内停，而成水肿病症。人体正常水液的代谢，有赖于肺气的通调，脾气的转输，肾气的开阖，从而使三焦能够发挥决渎作用，使膀胱气化畅行，小便通利。今肺脾亏虚，肺失通调，脾失健运，致使三焦决渎无权，膀胱气化不利，水湿内停，故成水肿等病。治宜调理肺脾，化气行水。临床因于肺脾功能失调所致的水湿内停证，又有偏肺与偏脾的不同。

肺为水之上源，又主一身之表，外合皮毛，如肺为风邪所袭，气失宣畅，不能通调水道，下输膀胱，以致风遏水阻，风水相搏，流溢于肌肤，发为水肿。临床表现为眼睑浮肿，继则四肢及全身皆肿，小便不利，多有恶寒发热，咳嗽而喘，舌苔薄白，脉浮等症。治宜祛邪散风，宣肺行水，方如越婢加术汤。

脾主运化，喜燥恶湿，为胃行其津液，散精于肺，以输布全身，如劳倦过度，饮食失调，或平素酒食不节，生冷太过，致脾气亏虚，健运失司，水湿不能蒸化，停聚不行泛滥横溢，遂成水肿。临床多以全身水肿，按之没指，小便短少，困倦乏力，食欲不振，舌苔白腻，脉沉缓等为特点。治宜健脾化湿，通阳利水，方如五苓散。

案例 秦某，女，49岁，工人。初诊：1975年6月21日。全身浮肿已八九年，腹胀食后更甚，身重无力，大便溏，小便甚多，每逢夏季加甚，冬日较舒，曾经中西医治疗，均未见效。舌质淡，苔灰厚腻，脉濡细。由于脾虚深重，气机运行失常，水湿充于肌肤，因而发生浮肿。治以健脾燥湿为主，用胃苓汤加减。

处方：苍白术各9g，川朴4.5g，茯苓12g，炙甘草4.5g，桂枝4.5g，木防己12g，赤芍12g，槟榔4.5g，焦神曲12g。14剂。

二诊：7月5日。腹胀浮肿已减，舌苔厚腻微黄未化，二便通利。仍守原法。前方加藿香、佩兰各9g。7剂。

三诊：8月2日。服药时续时断，病情尚未稳定。近来浮肿减轻，二便通调，舌苔淡黄，脉濡细。仍守原法。前方去川朴。

四诊：8月30日。浮肿基本退尽，略有轻度腹胀，精神已振，纳食有时欠香。舌苔薄腻中黄，脉濡细已较有力。余湿未清，脾胃功能渐复，从初诊以来，单服中药治疗，病情已趋稳定。仍拟前法加减。初诊方去槟榔，加陈皮9g。(《黄文东医案》)

按 本案浮肿多年不愈，时轻时重。证属脾虚不主健运，气机运行失常，水湿内停，泛溢肌肤所致。与本篇"三阴结谓之水"旨近，故治疗始终以燥湿健脾、理气行水获效[1]。

八、阳加于阴谓之汗的诠释与应用

张志聪注说："汗乃阴液，由阳气之宣发，而后能充身泽毛。若动数之阳脉，加于尺部，是谓之汗，当知汗乃阳气之加于阴液，而脉亦阳脉加于阴部也。"本文原意是指脉象而言，后世则逐渐理解为人体汗出乃是由于阳气蒸化津液的结果。如吴鞠通《温病条辨》卷四云："盖汗之为物，以阳气为运用，以阴精为材料。"如此，对于人体汗出异常的认识，即可着眼于阳气、津液两个方面。汗出过少，或由于津液不足，或由于阳虚蒸化失司；汗出过多，或由于阳虚不能摄津而盗汗、自汗，或由于阳盛疏泄太过，则汗出溱溱。故"阳加于阴谓之汗"，亦是临床汗证辨析之眼目。如对阳虚或阳气被遏所致不能作汗，表邪不解者，取用温阳或运动阳气之法促使汗解；邪热内逼，反常出汗者，以清热泻火为法等。

王庆其[2]报道曾治一盗汗患者，每晚汗出淋漓，衣衫俱湿，先作滋阴敛表法治，竟无寸效。后细审病证，患者全无阴虚表现，而白昼常阳虚肢冷，易罹感冒，转而从补气温阳固摄法治，数剂汗止。又治一患者，至夏天上半身无汗症，久治少效，后忽悟及《内经》谓"阳加于阴谓之汗"，无汗终因阳气不能激发腠理，汗孔开张无力，上半身属阳，此阳气怫郁之故，治仿桂枝汤加黄芪等，数剂后即微微汗出，全身顿觉舒然。

陈宝树[3]报道曾治张××，女，28岁，营业员。1981年7月23日初诊。产后旬日，突发恶寒，继则高热(40.8℃)。经某医院诊为"产后中暑"，以输液、冰水冷敷等处理，热虽稍挫，但撤冰后热复炽，只好再行冷敷以降温。如此一周，热终未能平，请中医会诊。证见高热，但时时憎寒，置冰于侧，并不凉爽，反见肢体酸痛难以转侧，周身干燥无汗，虽口渴但不欲饮，舌淡苔白略厚，苔中干燥，脉浮弦。证属阴暑。按吴鞠通"用辛温味薄急走之药，以运用阳气"，取辛温发汗退热法。处方：香薷6g，扁豆花9g，厚朴花9g，金银花10g，连翘10g，苍白术各6g，佩兰叶6g，淫羊藿6g，苦杏仁5g。且嘱药后暂撤冰块，并用温水擦其胸背颈项令其红赤为度。一剂后遍身汗出，再剂减香薷量为4g，加粉葛根6g，热势渐减，后改李氏清暑

①王琦.中医经典研究与临床(上)[M].北京：中国中医药出版社，2012：306.
②王庆其.黄帝内经心悟[M].贵阳：贵州科技出版社，1998：238-239.
③陈宝树."阳加于阴，谓之汗"临证举隅[J].福建中医药，1985，16(5)：28-30.

益气汤进退调理一周，病渐平复。

按 本例患者系新产之后，适暑热当令，加之素体偏虚，缘于起居不慎，终致寒邪袭于肌表，成为是证。虽处盛夏，仍取辛温少佐温阳之品以运用阳气，促其化汗，使"暑与汗皆出"而病解。此亦符合经旨"发表不远热"之意。

九、阴虚阳搏谓之崩的诠释与应用

"阴虚阳搏"，本义是指脉象的变化，或言尺脉虚而寸脉盛大，或沉取不足而浮取有余。后世则引申指出血性疾病的病机，即阴虚火旺，逼血妄行。二者本身也有着内在的一致性，如王琦①指出，因于"阴虚阳搏"所致的崩漏，临床多由素体阴虚，或伤精失血，或邪热伤阴，或气郁化火伤阴，致使阳动搏阴，冲任受损，固摄无权，血从内溢，发为血崩。临床表现为月经过频，经量增多，经期延长，经色鲜红，或突然出血量多，并见五心烦热、两颧发红、头晕耳鸣、腰膝酸软、舌质红、脉细数等症。治宜滋阴降火，固冲摄血，方如保阴煎。若兼血热证，宜加丹皮、栀子炭凉血止血；如出血量多，可加阿胶、血余炭收涩止血；若兼气短懒言、神疲倦怠、脉细无力等气虚症状者，宜加人参、黄芪等益气摄血。

案例 刘某，女，48岁。1981年5月27日初诊。以往月经周期正常，行经3日即净。近数月来经行先期，量少。此次行经半月淋沥不止，色黑，无块，五心烦热，腰脊酸软，神倦头晕，舌质红，无苔，脉细数。证属肝肾阴虚，虚火内动，热伏冲任。治以养阴清热，固冲止血。予清热固冲汤加味

处方：生地炭24g，地骨皮15g，生龟板21g，生牡蛎、旱莲草、女贞子各24g，乌贼骨15g，丹皮9g。水煎服，3剂。

二诊（5月30日）：阴道出血已止，烦热减轻，上药服数剂后诸症消失。嘱服六味地黄丸巩固治疗。半年后随访，月事已绝②。

按 患者正值更年期，肾气渐衰，精血不足，以致出现肝肾阴虚，阴虚阳搏，冲任受损，经血不守，妄行于下之"崩漏"。符合本篇"阴虚阳搏谓之崩"之理论，故以清热固冲而获效。

十、一阴一阳结谓之喉痹的诠释与应用

对"一阴一阳结谓之喉痹"，注家多从火热角度立论，认为肝胆属木，易化火，心包三焦属火，四经皆从热化，其经脉并络于喉，若邪结厥阴与少阳，则郁而化火，火性炎上，循经上行熏蒸咽喉，消灼阴液，出现咽喉红肿疼痛，吞咽不爽等症状，统称为"喉痹"。由于运气学说中少阴指代君火，少阳指代相火，故也常发生词义转换的释义，如尤乘《喉科秘知》曰："盖少阴、少阳君相二火，其脉并络于咽喉，故往往为火症之所结聚。君火势缓，则结而为疼为肿；相火势速，则肿甚不仁而为痹，痹甚不通，则痰塞而死。《经》云：一阳一阴结，谓之喉痹。"此中少阴、少阳已兼有运气三阴三阳之义。

---

①王琦.中医经典研究与临床（上）[M].北京：中国中医药出版社，2012：339-340.
②申伟平.治疗崩漏的体会[J].河南中医，1983，（2）：37-38.

另外，葛英华等①从四时阴阳消长转化的角度解释一阴、一阳，认为咽喉疾病与季节有关，如喉痹急喉风好发于冬春，急喉瘖多发于冬春，乳蛾好发于春秋，喉痛好发于夏秋。冬春季正是"一阳"生时，这"一阳"就是少阳三焦、胆，都是火。里有热，外界气候寒冷，风寒外袭，易热化，与里热相搏，或风寒袭表，闭伏内热，邪结于咽喉而为"喉痹"，可理解为"一阳结"。夏秋季正是一阴生，这一阴是足厥阴肝、手厥阴心包，二者为火，为里热。外界气候较热，风热易外袭，内外邪相合，发为"喉痹"，可理解为"一阴结"。此即"一阴一阳结谓之喉痹"之义。陈嘉兴②提出喉痹广狭义之分，认为广义喉痹包括喉痛、乳蛾、白喉、喉风及口腔疾病等，狭义喉痹专指咽部红肿疼痛或微红咽痒不适等急性实证或慢性虚证的咽病，相当于现代医学的咽炎。从临床实际而言，不能仅以一阴、一阳之结来总括喉痹的病因病机。李密密等③提出喉源性咳嗽属中医学"喉痹"范围，将"一阴一阳"的阴阳具体到"营卫"层面，认为一阴一阳，内应营卫，前者言属性，后者言物质及功能，进而提出"营卫气逆"是喉咳的关键病机，治疗上强调横向调营卫、纵向辨经。

十一、本篇所言死亡日期的术数探讨

关于本篇所论疾病死亡日期的问题，卓廉士④从术数的角度加以分析，认为五十是生命的节律，是生命之数，同时又是死亡之数。因此推测，各脏死期相加之总数应为五十以符合此数，而死亡之数有如符咒一样分藏于五脏之中。五脏源于五行，五行在河图上的成数为八（肝）、七（心）、十（脾）、九（肺）、六（肾），又据以推测，脏腑疾病的死亡时期应该整合了河图的相关数理。如真脏脉至的死期，肝为十八日，心为九日，肺为十二日，肾为七日，脾为四日，总数即为五十。明代周慎斋从数理的角度加以解释说："真脉之脏脉，即本脏之真脉，无胃气者也。死日有除成数算者，有除生数算者，有除生成之数算者。盖阴遇阴，阳遇阳，而逢受克则死也。如肝悬绝，肝之成数八，肺之成数九，八九十七，除十七而加一，至十八日则死矣。盖天三生木，地八成之。地，阴也。地四生金，天九成之，天虽阳而为成数则阴矣，故俱以成数算。心悬绝，地二生火，生数也，天一生水，地六成之，六与二，八也，除八而加一，故九日死也。肺悬绝，金之生数四，火之成数七，四与七，十一也，除十一而加一，十二日死矣。肾悬绝，水之生数一，土之生数五，一与五，六也，除六而加一，七日死。惟有脾悬绝四日死，人不易晓，盖土旺于四季而位居中，故脾悬绝，只逢克便死。天三生木，木数三，除三而加一，故四日死也。"（《周慎斋遗书·卷五·古经解》）周氏认为五脏病的死期来自"所不胜"的脏腑，其数理表现在本脏与所不胜之脏两者之间。文中"除"字，义同于用。"除十七而加一"，即用十七加一得十八。这一解释参照了易理。《易传·系辞上》曰："大衍之数五十，其用四十有九。"王弼解释说："演天地之数所赖者五十也，其一不用者太极也。"天人相应，同理，五脏阴阳之数五十，取一不用而象征太极，作为一个常量，或加

———

①葛英华，刘建华."一阴一阳结谓之喉痹"浅释 [J].北京中医药大学学报，1995，18（3）：21.

②陈嘉兴.雏议"一阴一阳结，谓之喉痹" [J].天津中医，1986，（8）：38–39.

③李密密，马金成，宗凯，等.从《黄帝内经》"一阴一阳结谓之喉痹"治疗喉咳新探 [J].环球中医药，2020，13（8）：1371–1373.

④卓廉士.中医感应、术数理论钩沉 [M].北京：人民卫生出版社，2015：251–253.

或减，生死以之。

以此律之，三阴太阴属土，成数为十，其死"二十日"当为十日之误；二阴少阴属火，成数为七，其死"十三日"疑为"十四日"；一阴厥阴属木，成数为八，其死"十日"当为八日之误。三阳太阳，又称巨阳，《素问·评热病论》曰："巨阳引精者三日。"根据生之数同于死之数的观念，太阳死亡之期亦为三日；二阳阳明成数为十，故阳明之病"不过十日而死"；文中独缺少阳，泛称"三阴三阳"是指五脏，五脏应数为五，故曰"五日死"。经此梳理之后，将各死亡时间相加正好是五十（10＋14＋8＋3＋5＋10＝50）。

灵兰秘典论篇第八

【导读】

　　隐喻思维是人类固有的一种基本思维方式，故英国著名科学哲学家玛丽·海西提出"一切语言都是隐喻的"。人类对人体自身的认识，也不约而同地运用了隐喻思维的方法，只是由于文化背景以及历史时期的不同，中、西医学分别采用了不同的结构性隐喻。十八世纪法国学者拉·梅特里曾提出"人是机器""是一架钟表"，而《黄帝内经》则认为人体脏腑犹如社会组织结构，两者反映了机械论与有机论的差异。本篇即以中国古代封建社会结构为喻体，阐述了人体十二脏腑的功能及其相互之间的协调关系，指出了心在生命活动中的主导地位，突出了人体生命活动的整体性，体现了中医理论体系的基本特点。因其内容至关重要，应藏于灵兰之室，故名"灵兰秘典论"。

【原文】

　　黄帝问曰：愿闻十二脏[1]之相使[2]，贵贱[3]何如？岐伯对曰：悉乎哉问也！请遂[4]言之。心者，君主之官也，神明[5]出焉；肺者，相傅[6]之官，治节[7]出焉；肝者，将军之官[8]，谋虑出焉；胆者，中正之官[9]，决断出焉；膻中[10]者，臣使之官，喜乐出焉；脾胃者，仓廪[11]之官，五味出焉；大肠者，传道[12]之官，变化出焉；小肠者，受盛[13]之官，化物出焉；肾者，作强[14]之官，伎巧[15]出焉；三焦者，决渎[16]之官，水道出焉；膀胱者，州都[17]之官，津液藏焉，气化则能出矣。凡此十二官者，不得相失[18]也。故主明则下安，以此养生则寿，殁世不殆[19]，以为天下则大昌。主不明则十二官危，使道[20]闭塞而不通，形乃大伤，以此养生则殃，以为天下者，其宗[21]大危，戒之戒之！

　　至道[22]在微，变化无穷，孰知其原！窘[23]乎哉，消者瞿瞿[24]，孰知其要！闵闵之当[25]，孰者为良！恍惚之数[26]，生于毫氂[27]，毫氂之数，起于度量，千之万之，可以益大，推之大之，其形乃制[28]。黄帝曰：善哉！余闻精光之道[29]，大圣之业，而宣明大道，非斋戒择吉日，不敢受也。黄帝乃择吉日良兆，而藏灵兰之室[30]，以传保[31]焉。

【校注】

〔1〕十二脏：张介宾："六脏六腑，总为十二。分言之，则阳为腑，阴为脏；合言之，则皆可称脏，犹言库藏之藏，所以藏物也。"

〔2〕相使：相互役使，相互为用。

〔3〕贵贱：指主次、主从。

〔4〕遂：尽。

〔5〕神明：指人的精神意识思维活动。

〔6〕相傅：谓辅助君主治国的宰相、相国。

〔7〕治节：正常节序。谓肺佐心调气血、行营卫、协调诸脏腑功能，使之和谐有序。

〔8〕将军之官：王冰："勇而能断，故曰将军。潜发未萌，故谋虑出焉。"

〔9〕中正之官：比喻指胆主决断而正直刚毅，不偏不倚。

〔10〕膻中：指心包。《灵枢·胀论》："膻中者，心主之官城也。"

〔11〕仓廪（lǐn凛）：贮藏粮食的仓库。《荀子·富国》杨注："谷藏曰仓，米藏曰廪。"

〔12〕传道：即传导。

〔13〕受盛（chéng成）：接受容纳。盛，以器受物。

〔14〕作强：谓强劲多力。

〔15〕伎巧：即技巧，技能。伎，同"技"。

〔16〕决渎：疏通水道之意。张介宾："决，通也；渎，水道也。"

〔17〕州都：水中陆地，此指水液汇聚之处。《尔雅·释水》："水中可居曰州，小州曰陼。"都，通"陼"。

〔18〕相失：谓失去彼此协调的关系。

〔19〕殁（mò末）世不殆：指终生没有危害。殁世，即终身。殆，危险。

〔20〕使道：十二脏腑相互联系之道。

〔21〕宗：指宗庙、社稷。此喻国家政权。

〔22〕至道：最好的医学理论。

〔23〕窘：困迫，穷迫。森立之："窘者，穷迫之谓也。'窘乎哉'，谓其尤穷迫也。"

〔24〕消者瞿瞿：《新校正》："按《太素》作'肖者濯濯'……与《气交变大论》文重，彼'消'作'肖'。"肖，道象。濯濯，广大无边。又，王冰："瞿瞿，勤勤也。人身之要者，道也，然以消息异同，求诸物理，而欲以此知变化之原本者，虽瞿瞿勤勤以求明悟，然其要妙谁得知乎！"

〔25〕闵闵之当：谓道理深奥而正确。王冰："闵闵，深远也。"森立之："言闵闵之妙理，得其正当、至当之说者。"

〔26〕恍惚之数：难以确切说明的数量。恍惚，隐约模糊，难以捉摸。

〔27〕毫氂：比喻极微小。氂，同"厘"。

〔28〕制：同"晰"。明晰。又，森立之："其形乃制者，谓布指知寸，布手知尺，舒肘知

寻……其人之形体，乃为之制度也。"

〔29〕精光之道：指精深而充满智慧之光的大道理。

〔30〕灵兰之室：相传是黄帝收藏典籍的地方。

〔31〕保：于鬯："保，读为宝。"

【释义】

本篇原文以古代封建社会结构系统比喻人体脏腑系统，阐述了人体十二脏腑的功能及其相互之间的协调关系，强调了心在生命活动中的主导地位。并赞叹医学理论之博大精深，强调应该加以珍藏秘传。

一、十二脏腑的主要功能

十二脏腑作为人体的有机构成部分，发挥着不同的作用。其中心主宰人体精神意识思维活动，协调各脏腑的生理功能，张介宾说：心"禀虚灵而含造化，具一理以应万几，脏腑百骸，惟所是命，聪明智慧，莫不由之"，故比喻为"君主之官"。肺主气而朝百脉，辅助心脏调畅全身气血和气机，气血的有序运行与之相关，故比喻为"相傅之官"。肺主气，司呼吸，通过宗气控制着人体呼吸、心跳、脉搏等表现出节律性运动，故称"治节出焉"。治节，即正常的节奏、节律。肝主升发条达，藏血而舍魂，既能防御外侮，又能产生智谋，犹如将军，运筹帷幄，智勇兼备，故比喻为"将军之官"。肝与胆相互为用，肝主谋虑，胆主决断，以做出正确的判断，故称胆为"中正之官"。心包犹如内臣，代君行令，主情志喜乐，故称为"臣使之官"。脾胃共同受纳腐熟水谷，化生水谷精微输送全身，滋养形体，犹如贮藏粮食的府库供人类生活之需，故称为"仓廪之官"。肾藏精生髓，以充脑养骨，使人运动强劲，动作精巧，神强聪慧，诚如唐容川所说："盖髓者，肾精所生，精足则髓足，髓在骨内，髓足则骨强，所以能作强，而才力过人也。精以生神……精足神强，自多伎巧。髓不足者力不强，精不足者智不多。"（《中西汇通医经精义·脏腑之官》）故称为"作强之官"。小肠受纳胃初步消化的食物，进一步分清别浊，精微在脾的转输作用下被吸收而运送至五脏，水液经下焦而转输于膀胱，残渣向下进入大肠，故称为"化物出焉"。大肠将食物残渣化为粪便，排出体外，故称为"传道之官"。三焦具有疏通水道，运行水液的功能，如张介宾谓："上焦不治则水泛高原，中焦不治则水留中脘，下焦不治则水乱二便。三焦气治，则脉络通而水道利，故曰决渎之官。"膀胱贮藏人体代谢后的水液，在肾的气化作用下，变为尿液排出体外，故称为"州都之官"。

二、十二脏腑的相互关系

十二脏腑各因其不同的生理功能，而在整体关系中具有不同的主次地位。但十二脏腑的功能活动不是孤立的，既分工明确，又相互合作，各脏腑之间"相使"协调，是一个统一的整体，共同维持人体的生命活动。故原文强调指出："凡此十二官者，不得相失也。"充分体现了藏象学说的整体观。

在十二脏腑的整体协调关系中，心神主宰着人体整体的生命活动和精神意识思维活动，为五脏六腑之大主，发挥着主导作用。故本篇将心比喻为"君主之官"，能调节各脏腑的功能活动，"主明则下安"，十二官协调，"以此养生则寿"；否则，"主不明则十二官危，使道闭塞而不通，形乃大伤，以此养生则殃"。除本篇外，这一思想在《黄帝内经》其他篇章亦有体现，如《素问·六节藏象论》云："心者，生之本，神之变也。"《灵枢·邪客》云："心者，五脏六腑之大主也，精神之所舍也。"《灵枢·口问》云："心者，五脏六腑之主也……悲哀忧愁则心动，心动则五脏六腑皆摇。"均强调心在五脏六腑中的主宰作用。

三、医学理论的产生与价值

本篇最后一段文字主要阐述医学理论的认识问题，认为医学理论精深玄妙，难以掌握。对人体这个复杂巨系统的认识，需要一点一点地去观察，只要从点点滴滴地去发现、去积累，就可以逐渐搞明白，故曰"毫氂之数，起于度量"。认识可以从少到多，从不清楚到清楚，逐步拓展，故曰"千之万之，可以益大"，最终可以做到"推之大之，其形乃制"。所谓"候之所始，道之所生"（《素问·五运行大论》），即通过对生命现象的长期观察，就可以归纳、总结出生命运动的规律以及诊治疾病的知识。最后强调了掌握医学理论的重要性及医道的神圣性、崇高性，所谓"大圣之业""乃择吉日良兆，而藏灵兰之室，以传保焉"。

【知识链接】

一、肺主治节的研究

本篇所论"肺者，相傅之官，治节出焉"，后世概括为肺主治节，历代医家有关"治节"认识争议较大，现分别将古代与现代相关研究概述如下。

（一）古代医家的解释

一是从肺行营卫之气的角度解释。王冰说："位高非君，故官为相傅。主行营卫，故治节由之。"滑寿、吴崑、张介宾、张志聪等均从其说。如吴崑云："主行荣卫，犹之调燮阴阳而赞化理，故曰治节出焉。"张介宾云："肺主气，气调则荣卫脏腑无所不治，故曰治节出焉。节，制也。"节，有控制之义。高世栻云："位高近君，犹之相傅之官，受朝百脉，故治节由之出焉。"其言"受朝百脉"，亦与营卫气血的运行密切相关。

二是从佐君行令，调节脏腑功能的角度解释。马莳认为："故肺为相傅之官，佐君行令，凡为治之节度，从是而出焉。"姚止庵曰："肺之为脏，上通呼吸，下复诸脏，亦犹相傅之职，佐一人以出治，而为百僚之师表也。端揆重任，揽其大节而已。"丹波元简认为："《五行大义》云：肺为相傅之官，治节出者，金能裁断。相傅之任，明于治道，上下顺教，皆有礼节。肺于五脏亦治节所出。"其释"节"有节度、礼节之义。

（二）现代学者的诠释

现代学者对"肺主治节"的讨论甚多，以"肺主治节"为主题词在中国知网可检索到论文达80余篇，其不同观点，概括起来大致有以下几个方面。

1.治理调节说

将"治节"理解为治理调节，是现代大多数学者的观点，如现代规划教材《中医基础理论》认为：治节，即治理调节，是对肺主要生理功能的总概括，包括调节呼吸运动、调节全身气机、调节血液运行、调节津液代谢四个方面。李泽庚等[1]、[2]对"肺主治节"多有研究，认为肺主治节是对肺各种生理功能的高度概括，是对全身气血及脏腑组织的治理调节，以使气血及各脏腑组织能发挥正常功能，包括治节气、血、津液、脏腑与经络，核心是对气、血、水的治节。其后又提出肺主治节包括对呼吸运动的调节、对津液输布的调控、对卫气布散的调节以及对宗气生成和布散的调节[3]。王旭东[4]认为肺在施行治节的环节中，"朝百脉"是实现"治节"之途径，"宣发、肃降"是实现"治节"之方式，而"司呼吸""通调水道""主皮毛"等则是"治节"作用的部分生理体现，肺治节功能应扩大到对全身功能的治理调节上来认识。

上述解释虽然从医理上可以讲通，但从文理与《素问·灵兰秘典论》原文语境的角度而言，却存在着以下问题：一是"节"在古汉语中没有调节之意；二是原文中"治节"与"神明""谋虑""伎巧"等相提并论，均为名词，而治理调节则成了动词，与原文体例不符；三是"神明""谋虑""伎巧"等所论均为五脏各脏功能的一个方面，故"治节"也当如此，不应视为对肺脏功能的概括。另外，在对"治节"所概括的肺脏功能的解释方面，亦有过度诠释之嫌或逻辑错误。如梁启军等[5]提出肺主治节是邪气外出的通道之一等。李家民等[6]提出肺主治节实乃肺主气功能的扩大和延伸，明确有逻辑错误。因为肺主治节应是以肺主气功能为基础的，并不是肺主气功能的扩大和延伸。

2.生命节律说

任应秋[7]在1978年研究生班的讲课时，较早提出肺主治节与人体生命节律有关，他认为"节"是节奏、节律之意；肺主呼吸，一呼一吸是有节律的，肺气、心血的运动节律，通过呼吸表现出来。人体营气、卫气都是通过宗气来带动的，而这个带动是有节奏的、有节律的……这就是"治节"的意思。马惠迪[8]提出，治节，就词义来讲，应该是正常而有秩序的节律。肺主治节，即肺通过主呼吸运动，调节其他脏腑的工作节律，使人体整体趋向协同

①李泽庚，王传博，彭波.肺主治节之我见[J].辽宁中医杂志，2010，37（1）：56–60.
②李泽庚，彭波，童佳兵，等.肺主治节与肺系"三角理论"[C].全国中医内科肺系病第十四次学术研讨会，2010：308–310.
③郑莉莉，王婕琼，李泽庚."肺朝百脉、主治节"之理论探析[J].长春中医药大学学报，2017，33（5）：693–695.
④王旭东."肺主治节"及临证治疗[J].中医研究，1991，4（1）：10–12.
⑤梁启军，李存霞，王鹏."肺主治节"理论的内涵及应用[J].河南中医，2010，30（9）：846–847.
⑥李家民，陈慧.肺主治节的理论内涵及临床意义[J].长春中医药大学学报，2014，30（6）：965–968.
⑦任廷革.任应秋讲《黄帝内经》（素问）[M].北京：中国中医药出版社，2014：90.
⑧马惠迪.浅谈"治节"[J].中医杂志，1986，17（4）：70.

有序。肖国钢[①]认为"治"者，平也，衡也；"节"，有节律、节度、节制之义。"治节"者，权衡节度也。提出肺主治节的含义指肺对机体"节律""节度"的权衡节度，涉及到心搏之数、呼吸之节、二便摄纳排泄之度、月经盈泻之期、气机升降出入之贯序、营血循行之次递、胃肠满实之互替、寤寐昼夜之交递等，都有一定的节度和规律。故肺主治节的理论，临床可用于调节心律失常，调治二便失节，调整月经周期。进一步扩展了肺主治节调理生命节律的范围。李亚莉[②]认为"治"为稳定、协调，"节"为节奏、节度。肺主治节，即指肺能统领各脏腑协调运动的节奏。并通过日常生活中人对呼吸的自主调节以及古代气功健身中"意守"与"吐纳"相结合、"心息相依"加以论证。李如辉等[③]提出肺主治节的含义是肺参与主持正常的生理节律（或比例），包括呼吸节律、心搏节律及心率与呼吸频率之间的比例、卫气节律与寤寐节律。他们认为对以上生理节律尤其是呼吸节律、心律、心率、心率/呼吸频率之间的比例的细密观察，是《黄帝内经》肺主治节理论赖以发生的必要条件。临床上，以上生理节律的破坏便构成了肺失治节的特定病理内容。由于肺主治节功能的根源在于肺气宣发肃降的动而中节状态，因此，治疗肺失治节，则从调理宣降着手。梁超等[④]也认为治节即治理、调节、有序、有度之义，是指肺脏负责、掌管并维持人体脏腑一切有秩序、有节制、有规律、有法度及节奏的功能。

叶发期[⑤]从《黄帝内经》语境出发，认为"治"作为形容词与"乱"相对而言，表达一种宁静有序的和谐状态；"节"则是节度、节律、规律等，对于人体而言则应包括生理活动的节律性与周期性，如呼吸节律、心搏节律、寝寐节律、月经盈泻节律等。治节不应是对肺的生理功能的高度概括，而是肺通过主气、宣发肃降等生理功能，实现对人体气机、血液运行、脏腑功能的协调，使天人相应，使机体达到一种周期和节律和谐有序的状态。但他在另一文献中又否定了肺主节律的观点，认为肺主治节是肺主治气节，即肺通过与天相应，感知天气季节之变化并传之于心及其余各官，使各官生理规律与天相应[⑥]。张洁[⑦]也提出肺主治节主要是通过肺气的宣发肃降调节一身气、血、津液，从而调节五脏六腑、形体官窍、经络百骸的功能，来调控和维持人体生命活动中各种生理节律。

上述解释从文字、语境的角度而言，较为符合《素问·灵兰秘典论》的原意，但将月经盈泻、二便摄纳排泄、胃肠满实互替等均纳入肺主治节的范围，则有过度诠释之嫌，不大符合中医临床实际。

3.功能节律综合说

近年来有学者试图综合上述两说，提出肺主治节是对肺的相关功能的节律性、周期性的概括。如孟令军[⑧]认为肺主治节表现在对呼吸运动、宗气合成与分布、卫气布散、血液运行、津液分布、脏腑气机的治理调节，其中治节呼吸运动包括了使呼吸节律与脉搏节律构

---

①肖国钢."肺主治节"探讨[J].四川中医，1993（6）：16-18.

②李亚莉.论"肺主治节"[J].陕西中医函授，1994，（6）：10-11.

③李如辉，张珍玉."肺主治节"理论的破译[J].浙江中医学院学报，1998，22（4）：48-50.

④梁超，谭漪.从肺主治节治疗节律紊乱疾病探讨[J].四川中医，2000，18（12）：9-10.

⑤叶发期.肺主治节原意及其临床应用价值[J].中医研究，2010，23（6）：4-5.

⑥叶发期."治节"本义考[J].中医杂志，2010，51，（增刊1）：61-62.

⑦张洁.浅谈肺主治节与人体的节律[J].福建中医药，2007，38（4）：62-63.

⑧孟令军.肺主治节的内涵[J].安徽中医学院学报，1997，16（1）：14-15.

成1:4的比例,以及调节呼吸节律和深度以适应机体变化需要;治节卫气布散具体表现在顺应四季气候寒热变化及御邪或驱邪两方面。李成立[1]认为治节乃平衡节度的意思。肺主治节包括肺脏基本生理功能、肺对其他脏腑的辅助作用及对人体生命节律性的平衡节度作用。肺失治节可导致气机逆乱、津液输布失常、气滞血瘀、生命节律失衡,并由此产生种种疾患。褚桂克等[2]认为"节"有节气、节律、节制的含义,肺主治节一方面是对肺的生理功能的概括,另一方面,还包括肺通过主气、司呼吸使人体与自然界气候变化及"节气"顺应一致,达到天人合一;通过主气、司呼吸,宣发肃降和通调水道等生理功能,对人体脏腑功能、气血运行、经络循行、气机变化的节律和周期性变化起到节制、协调和制约的作用。李家民等[3]认为肺主治节包括对"心主血脉"、人体正气、其他脏腑功能及津液代谢、生命节律、机体废物的治节。方莉等[4]认为肺主治节的核心功能是对呼吸运动、津液分布、卫气布散以及宗气合成和分布的调节,是肺通过主气、司呼吸、宣发肃降和通调水道等生理功能,对人体脏腑功能、气血运行、经络循行、气机变化的节律和周期性变化起到节制、协调和制约作用,使人体达到气血通畅、脏腑功能和谐、阴平阳秘的状态。

上述解释明显是为了弥合治理调节说与生命节律说二者的差异而提出的一种折中方案,仅仅是对两种不同解释的拼凑,并没有明确阐明二者的关系。

4. 生理秩序说

王玉兴等[5]从上下文意的角度考释认为,肺为相傅之官,包含了肺有佐心治理和协调其他脏腑及营卫气血的作用。"治节"一词的含义应指"安定有序",全句意谓肺的治理调节,可使全身机能活动和气血运行达到"安定有序"的生理状态。具体体现在肺司呼吸,可使呼吸运动保持一定的深度、频率和节律;肺主一身之气,可使全身之气生成有秩、运行有序;肺主宣发肃降,可使机体新陈代谢有条不紊;肺主通调水道,可使津液输布畅达通利;肺朝百脉,助心行血,可使气血调匀,循行有序。林琳等[6]认为"治"与"乱"相对,即治理有序之谓;"节",制也,犹适也,即限制无过之谓。"治节出焉"之涵义,即是通过肺脏的治理调节作用促进、协调脏腑营卫功能,维持其正常生理秩序。贺诗峰[7]也认为肺主治节并非肺主气、司呼吸、宣发肃降功能的简单概括,而是肺脏调节人体适应大自然气候变化、人体所处小环境的变化和机体自身状态变化的能力。也就是说肺能维持生命活动节律性,使生命与自然相应,和谐有序。

上述解释亦有过度诠释之嫌,因为要维持人体的生理秩序以及人与自然相应,和谐有序状态,必须以心为君主的十二脏相使方可,绝不是肺一脏之功能所能胜任。

5. 肺主治理关节说

由于"节"的本义为竹节,可引申为关节、节气。《黄帝内经》中"节"亦有关节与节气

---

①李成立. 浅谈肺主治节[J]. 天津中医药, 2004, 21(4): 304-306.

②褚桂克, 范梁松, 侯文光. 从"节"的内涵探讨"肺主治节"[J]. 中医学报, 2012, 27(9): 1094-1095.

③李家民, 陈慧. 肺主治节的理论内涵及临床意义[J]. 长春中医药大学学报, 2014, 30(6): 965-968.

④方莉, 王传博, 王婕琼, 等. 肺朝百脉主治节理论研究评述[J]. 中国中医基础医学杂志, 2016, 22(2): 149-152.

⑤王玉兴, 阴斌. "治节"含义再识[J]. 中国中医基础医学杂志, 1996, 2(1): 55.

⑥林琳, 郑杨, 张静, 等. "肺者, 相傅之官, 治节出焉"考略[J]. 中医药学报, 2000, (3): 78-79.

⑦贺诗峰. 从肺主治节谈变应性鼻炎的防治[J]. 中华中医药杂志, 2017, 32(10): 4525-4527.

之意，且从数术思想的角度，认为关节与节气有相应的关系。故有学者提出肺主治理关节之说。如崔世奎[1]通过考证认为"节"指关节。肺主治节是指肺有统帅治理关节的作用，对关节的控制通过卫气的作用实现。卫气在经络中循行时会停留在关节发挥卫外、温煦作用，同时有助于关节发挥神气之所游行出入、髓孔易髓、以应四时、主司运动等作用。并由此论证了肺主治节与痹证的关系。向勇等[2]也提出"治节"可以理解为使"节"的生理功能处于一种安定和谐的状态。肺的功能，就是在调节人体"节"的正常功能，维持人体关节正常的功能活动。仲梅等[3]认为在肺主治节包括治理全身诸关节理论的基础上，对肺系疾病出现的诸多关节症状及骨关节疾病并发的肺部症状，可以做出理论分析及指导临床治疗。虽然此说有一定的文字学基础，但缺乏充足的医理论据，明显为一种过度诠释。

按照哲学诠释学的观点，诠释对象具有其自身的历史境遇，诠释者带着主体的历史境遇与客体相周旋，在周旋中彼此交融渗透，诠释对象因诠释者的理解而昭显它在当下的真理性意义，诠释者则因诠释对象的提升而获得经验与创造力。对"肺主治节"的诠释也是如此。从《黄帝内经》所用语词、所论语境以及相关论述的角度而言，"治节"，可理解为正常节奏、节律，主要指人体呼吸、心跳、脉搏以及气行节律。《黄帝内经》认为肺主气，司呼吸，参与宗气的生成，《灵枢·邪客》说："宗气积于胸中，出于喉咙，以贯心脉，而行呼吸焉。"《灵枢·动输》曰："肺气从太阴而行之，其行也，以息往来，故人一呼脉再动，一吸脉亦再动，呼吸不已，故动而不止。"《难经·一难》曰："人一呼脉行三寸，一吸脉行三寸，呼吸定息，脉行六寸。"即肺通过宗气参与人体呼吸、心跳、脉搏以及气行节律的调节。现代规划教材将"治节"理解为治理调节，认为是对肺的功能的高度概括，只能说是站在现代语境下一种新的发挥。至于认为肺治节功能应扩大到对全身功能的治理调节上来认识；或将生理节律扩展到寤寐、二便、月经等方面；或认为肺主治节使人体与自然界气候变化及"节气"顺应一致，达到天人合一等解释，都有过度诠释之嫌，应加以摒弃。

（三）生物学机理研究

由于对肺主治节的含义认识并不一致，因此，有关肺主治节的生物学机理探讨，学者们的角度也差异较大。吴江昀[4]提出肺主治节指各脏器活动有赖于肺的治理调节，其作用与膈肌运动密切相关。膈肌运动是呼吸机制下产生的生理运动，膈肌运动的节律对肺与腹腔器官安定有序、和谐稳定的状态有重要作用。柴程芝等[5]借鉴生理病理学研究进展，提出"肺主治节"与血管内皮功能相关的观点，认为肺主治节体现了肺对血管舒缩以及血液供

①崔世奎.从肺主治节论治痹证探讨[J].国际中医中药杂志，2012，34（4）：338-339.
②向勇，王春林，董有康，等.从"肺主治节，忧伤肺"探讨焦虑、忧郁对骨关节疾病的影响[J].环球中医药，2018，11（1）：82-83.
③仲梅，陈宪海.从肺系疾病与骨关节疾病相关性探赜"肺主治节"[J].中国民族民间医药，2018，27（20）：60-61.
④吴江昀."肺主治节"与膈肌运动[C].2017世界针灸学术大会暨2017中国针灸学会年会，2017：657.
⑤柴程芝，庄先飞，陈茜，等.基于"肺主治节"理论探讨生脉散防治心血管疾病作用机制研究设想[J].中国中医基础医学杂志，2015，21（4）：390-392.

应的调节功能，在心血管疾病防治中具有重要的理论价值。白钢等[1]、[2]通过对植物神经相关的脏腑调节机制，以及肺主治节的药效物质基础与方剂配伍的探讨，提出肺主治节的内涵与植物神经节后纤维所支配的效应器的生理功能相关，并进一步通过肾上腺素能受体和胆碱能受体的功能探讨，受体激动剂/拮抗剂药物的作用机制和临床用药情况分析，以及治肺中药的药效物质基础解析等方式，诠释"肺气"的运行与交感及副交感神经功能的相关性。认为β-AR/cAMP/PKA信号通路是肺主宣发发挥效应的关键通路之一，肺主治节所体现的核心内容与肌球蛋白轻链的磷酸化水平的调控密切相关。

二、肾为作强之官的讨论

本篇所言"肾者，作强之官，伎巧出焉"，一般多从体力、智力两个方面加以诠释，但古今医家亦有不同见解，主要可概括为以下几个方面。

（一）生殖说

唐代王冰注云："强于作用，故曰作强。造化形容，故云伎巧。在女则当其伎巧，在男则正曰作强。"清代高世栻则云；"肾藏精，男女媾精，鼓气鼓力，故肾者犹之作强之官；造化生人，伎巧由之出焉。"以上二说认为肾之"作强""伎巧"与生殖有关。对于王冰注存在的问题，清代姚止庵明确指出："注又谓'在女则当其伎巧，在男则正曰作强'，是以作强、伎巧并对，分配男女，殊乖经旨。岂知男女各有伎巧，并能作强。此言人之伎巧，皆从肾出，非对作强而言也。"此说可从。武峻艳等[3]在对肾脑关系深入研究的基础之上，认为肾的"作强"之用应与"肾主骨"和"肾主外"关系密切。而其"出伎巧"功能的正常发挥，则离不开脑的协同作用。

（二）生殖、思维、行为综合说

李如辉[4]认为"作强之官"当理解为运用"社会官制模式"类比说理的结果，解作"职掌机体壮健之官"，包括人之生殖伎巧、思维伎巧、行为伎巧。崔远武[5]也认为"肾者，作强之官，伎巧出焉"是古人通过取类比象的方法来说明肾中精气对于生殖伎巧、思维伎巧、行为伎巧等人类认知功能多方面内容所起决定性作用的高度概括。郑洪新[6]也认为肾主作强的功能体现于生殖功能之强健灵巧、肢体动作强劲灵巧以及思维敏捷三方面。

---

[1]白钢，姜民，侯媛媛，等.试论"肺主治节"与植物神经功能的相关性[J].世界科学技术——中医药现代化，2014，16（7）：1451-1457.

[2]白钢，侯媛媛，姜民，等.基于"肺主宣发"与"肺主治节"的中药药效物质基础及其生物学机制研究[J].中草药，2017，48（19）：3901-3909.

[3]武峻艳，王杰.从"肾脑相关"看"作强之官"[J].中华中医药杂志，2017，32（9）：4198-4200.

[4]李如辉."肾者，作强之官，伎巧出焉"的发生学原理[J].浙江中医学院学报，2001，25（2）：6-7.

[5]崔远武，张玉莲.从认知功能角度探讨"作强之官，伎巧出焉"[J].江苏中医药，2011，43（9）：3-4.

[6]郑洪新.肾藏精藏象理论研究[M].北京：中国中医药出版社，2015：328-329.

（三）肾整体功能说

张鹏等①由汉字构字及字源字义出发，结合历史、技术及文化等其他古籍文献，认为"作强"原本可能为"作彊"，肾是制作彊弓的官员，掌握着精湛的技巧，在传抄流传过程中假借为"作强"。他还认为因脊椎多由骨结构组成，脊柱相关疾病多与肾脏联系，所以"肾主脊"，且肾能"作彊"将肾"主生长、发育"的生理功能具体化，推而演之，不仅形如弓之脊柱为肾所作，以此为主干而延伸出的胸廓、头颅以及四肢皆为肾所作。所以"肾者，作强之官"即是指肾脏主脊柱乃至全身的生长与发育，为"先天之本"的一部分②。韩东升等③通过对《黄帝内经》前后文义以及文字考据认为，"作强"即"作彊"，"肾者，作强之官"反映了肾据命门与先天精微而化生肾气；肾气有不断推动精微生成气化、通行经络、"水道"与开阖肌表腠理等功能，其作为人生命活动的动力是肾主"作"的含义所在，亦可谓之"起亟"；而肾气外充于肢节肌肉间，内布散于脏腑腠理，主七窍而摄其关，应外而抗拒邪气，从内而固护脏腑、调利周身，肾气所及，神气所使，肾气作为人身正气的主体和根本是肾主"强"作为"彊"的含义所在，亦"为固"之功。"起亟"与"为固"是"作强"的本质和功能的体现。伎谓艺而能，通神以为动作；巧谓工其致，筹谋以权衡。"伎巧"为"作强之官"所出，体现了肾主脏腑百骸之动作，又能权衡以为用的功能，见一身之伎巧即为"形与神俱"。韩东升等的解释，似有过度诠释之嫌。

另外，臧守虎④从道家思想文化背景的角度解读认为，在比类取象的思维方式下，"肾"对应于"道"，"作强"在《老子》中是"道"生万物的过程，对人体而言是肾精化生人体脏腑、血气、骨骼等的过程；"伎巧"在《老子》中指"道"化生万物的功能，对人体而言是指由肾精所化生的脏腑、血气、骨骼等功能。张卫国等⑤认为"肾者，作强之官，伎巧出焉"意为：肾乃是掌管国运命脉，使国祚昌盛，源远流长，推陈出新的器官。侯天保⑥认为"作强"乃为"作匠"，是"匠作大将"之误传。亦为一说，可供参考。

三、"气化则能出"新说

关于"膀胱者……津液藏焉，气化则能出矣"，一般都理解为膀胱气化而排出小便，也是肾的化气行水功能的体现，即膀胱所藏的津液在肾的气化作用下，其清者蒸化升腾，再经过三焦而输布全身，其浊者化为尿液，亦在肾的气化作用下，从尿道排出。

惟清代唐容川《血证论·脏腑病机论》说："气化则能出焉，此指汗出，非指小便……经所谓气化则能出者，谓膀胱之气，载津液上行外达，出而为汗，则有云行雨施之象，故膀胱称为太阳经，谓水中之阳，达于外以为卫气，乃阳之最大者也……皮毛与肺合，肺又为水

①张鹏，施杞，王拥军."肾者，作强之官，伎巧出焉"刍议［J］.中医杂志，2011，52（3）：259-262.
②张鹏，施杞，王拥军.论"肾者，作强之官，伎巧出焉"与肾脏生理功能［J］.中医杂志，2011，52（15）：1339-1340.
③韩东升，迟洋，王小平.再议"肾者，作强之官，伎巧出焉"［J］.山东中医药大学学报，2018，42（1）：15-18.
④臧守虎.从道家思想文化角度诠释"肾""作强""伎巧"［J］.中医药文化，2006（4）：8-10.
⑤张卫国.赵丽."肾者，作强之官，伎巧出焉"新解［J］.中医杂志，2011，52（21）：1878-1880.
⑥侯天保."作强"乃"作匠"考［N］.中国中医药报，2017-11-01（004）.

源，故发汗须治肺，利水亦须治肺，水天一气之义也。"清代沈实夫[①]指出："自古以来，接《内经》之统，以继往开来者，其唯仲景先师《伤寒论》乎! 其治太阳病，无汗用麻黄汤，有汗用桂枝汤，此津藏于膀胱，气化则能出之一证也。《金匮》用栝蒌桂枝汤以治柔痉，葛根汤以治刚痉，因邪伤太阳，液不养筋，故助太阳之气化以运行于皮毛，以流通津液，则筋脉得以濡润，此液藏于膀胱，气化则能出之又一证也。"他在阐释五苓散方义时又说："盖渴为阳气不足，水不上升也，不升则不降，故用肉桂以升之，二苓、泽泻以降之，而用白术一味以为中枢……表症为太阳不足，故用桂枝以宣阳气，通津液于周身，即《经》文'水精四布，五经并行'之旨，非用之以通水道下出也。里症为三焦之气化不宣，故用二苓之泻，以通三焦之闭塞，非开膀胱之溺窍也。夫下焦之气化不宣，则腹膨而小便不利，水蓄膀胱，此乃水蓄于膀胱之外，不能化入膀胱，故用五苓以化之。"沈氏强调气化不能囿于排尿，而是津液在全身的输布和排泄，并用以阐释五苓散的方义，不仅深悟仲景立方之旨，而且也是对膀胱津液气化之论的拓展。牟重临[②]认为，水液的排出，包括出汗与排尿都与膀胱的气化作用有关，由此提出汗尿相关的观点。其报道治疗一年轻女性患者，"诉手汗多3年余，不愿手术治疗，试以中药。刻诊患者手汗淋漓，肢凉畏寒，纳食减少，时有恶心，大便干燥，日一行，月经量多，口渴喜热饮。证属脾气虚亏，水运失司。处方：党参15g，防风6g，黄芪20g，白术15g，茯苓20g，怀山药30g，泽泻15g，猪苓15g，桂枝10g，五味子6g，葛根20g，化橘红3g，每天1剂。7日后复诊，手汗大减，畏寒改善，纳食增加，值月经来潮，有血块。于上方加当归10g、郁金10g、柴胡3g。服7剂，手汗已止，纳食如常，再服上方巩固1周"。本案即根据汗尿相关的思路，用通阳利水的五苓散疏导之，意在使水液从下焦膀胱分流，以减少汗液。加玉屏风散及党参、五味子、山药增强补脾益气，调节水液代谢，以求全功。张志聪《侣山堂类辨》曰："小便不利者，用麻黄、杏子配八正散，内加二味，其应如响，盖外窍通而内窍通，上窍通而下窍即利矣。予在苕溪，治一水肿者，腹大肤肿，久服八正散、琥珀散、五子、五皮之类，小便仍淋漓，痛苦万状。予曰：此虽虚证，然水不行则肿不消，肿不消则正气焉能平复? 时值夏月，予不敢用麻黄，恐阳脱而汗漏不止，以苏叶、防风、杏子三味，各等分，令煎汤温服，复取微汗，而水即利矣。"此乃通过发汗以促进利尿案例。

四、脏腑理论的应用

本段原文对脏腑功能的阐述，为临床分析病机与诊治疾病提供了理论指导，如"胆者，中正之官，决断出焉"，说明胆与人体精神情志活动有关，《灵枢·邪气脏腑病形》亦说："胆病者……心下澹澹，恐人将捕之。"故临床上胆气内虚，或被邪气所扰，可导致精神情志方面的疾病，如惊恐、畏惧、卧寐不安等。

刘渡舟曾治一患者，"患惊恐胆怯，最怕天空打雷声音，每于阴云四布，雷霆将作之时，令其子女环守身旁，执其手，捂其头，始觉心情安宁，否则一声雷响，则昏绝仆地，不知人事。患者身体肥硕，经常头晕，胸满，呕吐痰涎，睡眠极差。舌体胖大，舌苔微黄，脉来沉弦而滑。此证为胆气虚怯于内，痰热浊邪上扰心所致。治当利胆化痰，镇惊安神为先。处

①唐竺山.吴医汇讲[M].北京：中国中医药出版社，2013：56，58-59.
②牟重临.诊余思悟一得集[M].北京：人民卫生出版社，2018：50-55，253.

以温胆汤加味：竹茹20g，半夏18g，陈皮12g，生姜14g，枳实10g，茯苓20g，朱砂粉1g（分冲），琥珀10g，珍珠母30g，龙齿15g。服十余剂，头晕、胸满、呕吐、失眠等症皆愈，闻雷声亦不知恐惧，从此惊悸胆怯之证痊愈"（《刘渡舟验案精选》）。本案即依据胆主决断的理论，用温胆汤清痰热，和肝胆，除虚烦，定惊悸，因胆怯较甚，又加朱砂、琥珀、珍珠母、龙齿加强镇惊安神之力而获效。

再如"心者，君主之官，神明出焉"，故临床上神明失常的病变常可从心考虑论治。另外，从心与心包的关系而言，心为君主之官，心包（膻中）为臣使之官，《灵枢·邪客》基于此种关系指出："心者，五脏六腑之大主，精神之所舍也，其脏坚固，邪弗能客也……故诸邪在于心者，皆在于心之包络。"认为心包有保护心脏，代心行令，代心受邪的作用。后世温病学家叶桂进一步发挥此说，提出"温邪上受，首先犯肺，逆传心包"（《临证指南医案·温热论》），明清温病学家据此将外感热邪后出现的高热、神昏、谵语等症，称之为"热入心包"，用清热解毒化痰开窍之清宫汤、安宫牛黄丸治疗。将湿热酿痰上蒙心包后出现的神志时清时寐、似清似寐者，称之为"痰蒙心包"，用化浊开窍的菖蒲郁金汤等方治疗。

五、三焦理论的后世发挥与争议

本篇提出三焦为六腑之一，功能主要是转输水液。《灵枢·营卫生会》篇提出部位三焦的概念，即上焦、中焦、下焦合为三焦。《难经》主要从气的生成、输布运行的角度补充发挥了三焦的功能，《难经·三十一难》指出："三焦者，水谷之道路，气之所终始也。"《六十六难》说："脐下肾间动气者，人之生命也，十二经之根本也，故名曰原。三焦者，原气之别使也，主通行三气，经历五脏六腑。"《三十八难》曰：三焦"有原气之别焉，主持诸气，有名无形。"由此引起了历代医家对三焦形质的争鸣，主要有两种观点：一种认为三焦为六腑之一，和其他脏腑一样是具有综合功能的器官，由于其与五脏无表里配合关系，是分布于胸腹腔的一个大腑，故有"孤腑"之称；另一种认为三焦为划分内脏的区域部位，即膈以上为上焦，膈至脐之间为中焦，脐以下为下焦。上述两种认识又是相互联系的，从发生学的角度而言，可以说三焦是在中国古代天地人三才思维模式的影响下，为了说明机体整体功能活动，而把五脏六腑有关气化功能加以联系和概括所建立的一种功能模型，是一种系统存在，上、中、下焦及其所属脏腑即是三焦系统的子系统和构成要素。正如李梴《医学入门·脏腑》所说："观三焦妙用，而后知脏腑异而同，同而异，分之则为十二，合之则为三焦。约而言之，三焦亦一焦也。焦者，元也，一元之气而已矣。"三焦的经脉为手少阳三焦经，与手厥阴心包经相互络属，构成表里关系。

现代学者对三焦形质的认识，大多将《黄帝内经》中六腑三焦与部位三焦混为一体，而有通道说、膜腠三焦说、胰腺中心说、循环结构说、淋巴系统说、神经系统说等不同的解说，其中以通道说、膜腠三焦说较为接近古义。《金匮要略·脏腑经络先后病脉证并治》曰："腠者，是三焦通会元真之处，为血气所注。"今人张镜人[①]认为三焦应该是一种膜状组织的器官，决不是"有名而无形的"，它囊括着各个脏腑，又出入贯布于脏腑间隙与分肉

---

①张镜人.三焦初探（二）[J].上海中医药杂志，1960，（6）：243-246，278.

之间，沟通各个脏腑的物质输送与功能调节。陈潮祖[①]提出"膜腠三焦"说，认为膜腠无处不有，无处不包，外则布于皮里肉外，内则维系五脏六腑，上至巅顶，下至于足，随处异形，所在皆是，不似其他五脏，有一定形态。李其忠[②]认为三焦与腠理、气门之间内外贯通，上下相应，构筑了一个颇为周密的网络管道系统，以保证元气周流不息，津液运行四布，维持人体正常的生理功能。姚荷生等[③]指出三焦的实质是人体内遍布胸腔、腹腔的一大网膜（包括胸膜、肋膜、膈膜、腹膜等）；所有脏腑都分居在它的上、中、下三个地带，受着它的包裹与保卫，肌腠（腠理）为它的外应，其功能主要是行水，同时它又为肾之火腑，主宣气、血、津液。刘亚梅等[④]认为三焦是有名有形的，类似于解剖学中的网膜、脂膜，将人体内相对独立的其他脏腑连接成一个功能性的整体，是人体内气和津液运行的通道。其实从三焦腑的角度而言，三焦的实质更接近于腹腔内的网膜组织，一是从用字的角度而言，焦古人也多用"膲"，膲的意思为肉空或不实，《灵枢·根结》篇自注言："渎者，皮肉宛膲而弱也。"可见三膲"中渎之腑"可能与腹腔大小网膜相关；二是从《灵枢·经脉》所论三焦手少阳、心主手厥阴心包络之脉的循行而言，均在"下膈"之后与三焦腑相通，说明三焦腑的所在部位是居于膈下，与膈上毫无关系。

　　黄龙祥[⑤]从针灸学理论的角度，总结古人所论，提出三焦膜-原学说，认为三焦以"膜"为体，胸腹之内、脏腑之外的各类膜总谓之"三焦"，是为脏腑之府、脏腑之系。胸腹内之"肓膜"作为三焦之体，又称作"焦理"，"腠理"为三焦之外应，皆行卫气，故也称为"焦理"。三焦以气为用，以下焦为气之原，经营上焦、中焦，主持三气：上焦主卫气，中焦主营气，下焦主原气。独取寸口脉法，以尺脉为命门三焦脉之所出，是"三焦以下焦为原"观念的具体体现。同时还阐述了三焦膜-原之病机与主病、诊法以及输穴系统。指出三焦膜-原学说的意义，在于以分肉之间的肉肓作为三焦的外应，与胸腹之内的肓膜构成一个整体，从而将内脏与内脏，内脏与肢体，上下内外连成一个多层次的整体，提供了分部理论跨界整合的平台。

　　①陈潮祖.中医病机治法学[M].成都：四川科学技术出版社，1988：320-321.
　　②李其忠.气门、玄府、腠理、三焦联考[J].上海中医药杂志，1998，(3)：1-3.
　　③姚荷生，姚梅龄，姚芷龄.三焦辨证-焦膜病辨治[J].江西中医药，2009，40(1)：5-9.
　　④刘亚梅，王斌.论三焦实质[J].中国中医基础医学杂志，2010，16(9)：747-748.
　　⑤黄龙祥.中国古代针灸学大纲[M].北京：人民卫生出版社，2019：73-77.

六节藏象论篇第九

【导读】

　　如果说西方古代哲学与近代科学侧重于从实体认识事物,揭示事物的组织结构,那么,中国古代哲学与中医学则侧重于从关系认识事物,揭示事物的相互关系及功能。《黄帝内经》继承与发挥了中国传统思维的优势,从事物的功能之象及其相互联系来认识和界定人体之脏,把握人体脏腑的功能,由此形成了"藏象"这一中医理论的核心概念。本篇首次提出了"藏象"概念,着眼于脏腑的生理功能和与之相联系的心理活动、形体官窍、自然界物象等界定脏腑,充分体现了中医学"以象测藏"的认识方法,以及从时空相关的角度认识人体复杂的生命活动规律的基本思路。全篇从时脏相关的角度,先论天以六六为节等运气气化问题,继论藏象,以明天地阴阳之气与人体五脏相通应之理,故以"六节藏象论"名篇。

【原文】

　　黄帝问曰:余闻天以六六之节[1],以成一岁,人[2]以九九制会[3],计人亦有三百六十五节[4],以为天地,久矣。不知其所谓也?岐伯对曰:昭[5]乎哉问也,请遂[6]言之。夫六六之节,九九制会者,所以正天之度[7],气之数[8]也。天度者,所以制日月之行也;气数者,所以纪[9]化生之用也。天为阳,地为阴;日为阳,月为阴。行有分纪[10],周有道理[11],日行一度,月行十三度而有奇[12]焉,故大小月三百六十五日而成岁,积气余而盈闰[13]矣。立端于始[14],表正于中[15],推余于终[16],而天度毕矣。

　　帝曰:余已闻天度矣,愿闻气数何以合之?岐伯曰:天以六六为节,地以九九制会,天有十日[17],日六竟而周甲[18],甲六复而终岁[19],三百六十日法也。夫自古通天者,生之本,本于阴阳,其气九州九窍,皆通乎天气。故其生五,其气三[20],三而成天,三而成地,三而成人,三而三之,合则为九,九分为九野,九野为九脏,故形脏四[21],神脏五[22],合为九脏以应之也[23]。

　　帝曰：余已闻六六、九九之会也，夫子言积气盈闰，愿闻何谓气？请夫子发蒙解惑[24]焉。岐伯曰：此上帝所秘，先师传之也。帝曰：请遂闻之。岐伯曰：五日谓之候[25]，三候谓之气[26]，六气谓之时[27]，四时谓之岁，而各从其主治[28]焉。五运相袭[29]，而皆治之，终朞[30]之日，周而复始，时立气布[31]，如环无端，候亦同法。故曰不知年之所加[32]，气之盛衰，虚实之所起，不可以为工矣。

　　帝曰：五运之始，如环无端，其太过不及何如？岐伯曰：五气更立[33]，各有所胜[34]，盛虚之变，此其常也。帝曰：平气何如？岐伯曰：无过[35]者也。帝曰：太过不及奈何？岐伯曰：在经有[36]也。

　　帝曰：何谓所胜？岐伯曰：春胜长夏[37]，长夏胜冬，冬胜夏，夏胜秋，秋胜春，所谓得五行时之胜，各以气命其脏[38]。帝曰：何以知其胜？岐伯曰：求其至[39]也，皆归始春[40]，未至而至，此谓太过，则薄所不胜[41]，而乘[42]所胜也，命曰气淫[43]。不分邪僻内生，工不能禁[44]。至而不至，此谓不及，则所胜妄行，而所生受病，所不胜薄之也，命曰气迫[45]。所谓求其至者，气至之时也。谨候其时，气可与期[46]，失时反候，五治[47]不分，邪僻[48]内生，工不能禁也。

　　帝曰：有不袭[49]乎？岐伯曰：苍天之气，不得无常也。气之不袭，是谓非常，非常则变矣。帝曰：非常而变奈何？岐伯曰：变至则病，所胜则微，所不胜则甚，因而重感于邪，则死矣。故非其时则微[50]，当其时则甚[51]也。

　　帝曰：善。余闻气合而有形[52]，因变以正名[53]。天地之运，阴阳之化，其于万物，孰少孰多，可得闻乎[54]？岐伯曰：悉[55]哉问也，天至广不可度，地至大不可量，大神灵[56]问，请陈其方[57]。草生五色，五色之变，不可胜视；草生五味，五味之美，不可胜极。嗜欲不同，各有所通[58]。天食人以五气[59]，地食人以五味。五气入鼻，藏于心肺，上使五色修明[60]，音声能彰。五味入口，藏于肠胃，味有所藏，以养五气[61]，气和而生，津液相成，神乃自生。

【校注】

　　〔1〕六六之节：古人以十天干配十二地支纪日，干支相配完毕共六十日为一甲子，是谓一节。六六即六个甲子，谓之一年。又，十月太阳历以一年为十个月，一月为36日，六六之节即指36日为一个月。节，节序度数。

　　〔2〕人：应作"地"，下文言"地以九九制会"。森立之："据后文，'人'当作'地'。盖九州各有九野，九野者，八方中央是也。合而为九九八十一之数，故曰'以九九制会'也。"

　　〔3〕九九制会：王冰："九九制会，谓九周于九野之数，以制人形之会通也。"制会，节度会通。

　　〔4〕节：指腧穴。

　　〔5〕昭：张志聪："昭，明也。"

　　〔6〕遂：王冰："遂，尽也。"

　　〔7〕正天之度：确定天体运行的度数与规律。古人将周天定为三百六十五度，每度为周天的三百六十五分之一，太阳每昼夜运行一度，每年运行一周天。

〔8〕气之数：二十四节气之常数。

〔9〕纪：通"记"，标记。

〔10〕分纪：天体所划分的区域和度数。

〔11〕周有道理：日月环周运行有一定的轨道。道理，指轨道。

〔12〕奇（jī机）：余数。

〔13〕积气余而盈闰：古历月份以朔望计算，每月平均为29.5日，一年十二个月为354日；节气以太阳的运行计算，一年二十四节气合计为365.25日。因此，月份常不足，节气常有余，余气积满29日左右，即置一闰月。故三年必有一闰月，约十九年间须置七个闰月，才能使节气与月份保持一致。气，节气；闰，谓置闰。

〔14〕立端于始：确定冬至节为一年节气之始。端，岁首，即冬至子时。

〔15〕表正于中：以圭表测量日影的长短方位，推算日月运行度数，来校正时令节气。表，圭表，古代的天文学仪器。中，即中气，指处于下半月的节气。

〔16〕推余于终：推算节气的盈余而归之于岁终。

〔17〕十日：谓甲、乙、丙、丁、戊、己、庚、辛、壬、癸之日。

〔18〕日六竟而周甲：用十天干与十二地支相配纪日，十天干经过六次循环而成甲子一周，即六十日。

〔19〕甲六复而终岁：六个甲子周期重复累积而为一年。

〔20〕夫自古通天……其气三：《新校正》："详'夫自古通天者'至此，与《生气通天论》同，注颇异，当两观之。"张介宾："自阴阳以化五行，而万物之生莫不由之，故曰其生五。然五行皆本于阴阳，而阴阳之气各有其三，是谓三阴三阳，故曰其气三。"又，森立之："谓人受五行而生，然为其生育也，因阴阳和之三气而成也。"张琦："其生五，皆本五行之气而生也。其气三，天气、地气、人气也。"

〔21〕形脏四：张志聪："形脏者，藏有形之物也……藏有形之物者，胃与大肠、小肠、膀胱也。"

〔22〕神脏五：张志聪："神脏者，藏五脏之神也……藏五脏之神者，心藏神，肝藏魂，脾藏意，肺藏魄，肾藏志也。"

〔23〕三而成天……合为九脏以应之也：此45字又见于《素问·三部九候论》，在此与上文无涉，疑为该篇文字错简于此。

〔24〕发蒙解惑：启发蒙昧，解除疑惑。

〔25〕候：日行五度之物候。

〔26〕气：节气。

〔27〕时：季节。

〔28〕从其主治：王冰："谓一岁之日，各归从五行之一气，而为之主以王也。"

〔29〕五运相袭：木、火、土、金、水五行之气随时间运行而递相承袭。

〔30〕朞（jī机）：一周年。

〔31〕时立气布：高世栻："时立气布，言一岁之中，四时立，节气布，更如环之无端也。"

〔32〕年之所加：指各年六气客气与主气加临的情况。详见《素问·天元纪大论》等有关运气七篇大论。

〔33〕五气更立：五运之气更迭主时。

〔34〕所胜：五运之气相克关系中制约对方的运气。

〔35〕过：过失。凡五运之气的太过、不及均为过失。

〔36〕在经有：指古代经书中已有论及。如《素问·气交变大论》《素问·五常政大论》等。

〔37〕长夏：王冰："所谓长夏者，六月也，土生于火，长在夏中，既长而王，故云长夏也。"

〔38〕各以气命其脏：指时令气候各依五行属性影响五脏。姚止庵："以气命脏者，春之木内合肝，长夏土内合脾之类……命，名也。"

〔39〕至：张介宾："至，气至也。如春则暖气至，夏则热气至者是也。"

〔40〕始春：春之始，即立春日。

〔41〕薄所不胜：凌侮被制约的一行。薄，通"迫"，凌侮。所不胜，指五运之气相克关系中被制约的一方。

〔42〕乘：欺凌，以强凌弱。

〔43〕气淫：气太过而肆虐。张介宾："淫者，持己之强而肆为淫虐也。"

〔44〕不分邪僻……工不能禁：疑衍。王冰："此上十字，文义不伦，应古人错简次后五治下，乃其义也。"

〔45〕气迫：高世栻："命曰气迫，言主气不及，则所胜、所生、所不胜之气交相逼迫而为病也。"张介宾："迫者，因此不及而受彼侵迫也。"

〔46〕气可与期：吴崑："言谨候于四时，其温热凉寒可与相期。"期，合也。

〔47〕五治：王冰："五治，谓五行所治，主统一岁之气也。"又，姚止庵："按人之五脏，配合五行，外应四时，病时不同，治法亦异，故曰五治。"

〔48〕邪僻：邪气。

〔49〕袭：张志聪："袭，承袭也。木承水而王于春，火承木而王于夏，土承火而王于长夏，金承土而王于秋，水承金而王于冬。五运之气，交相沿袭而主治也。"

〔50〕非其时则微：张志聪："非其克我之时，为病则微。"

〔51〕当其时则甚：张志聪："当其克我之时，为病则甚。"

〔52〕气合而有形：谓天地之气和合而有万物之形体。

〔53〕因变以正名：谓因万物形态变化而定有不同名称。

〔54〕可得闻乎：《新校正》："详从前'岐伯曰昭乎哉问也'至此，全元起注本及《太素》并无，疑王氏之所补也。"

〔55〕悉：元刻本、道藏本等此下有"乎"字，宜补。

〔56〕大神灵：孙鼎宜："大神，赞帝之称。"灵，谓高明、深奥。

〔57〕方：道理。

〔58〕嗜欲……各有所通：言自然界万物之间的需求不同，各有一定的选择性。嗜欲，即嗜好，需求。通，应也。

〔59〕天食（sì饲）人以五气：吴崑："五气，非徒臊焦香腥腐而已，此乃地气，非天气也。盖谓风气入肝，暑气入心，湿气入脾，燥气入肺，寒气入肾。当其不亢不害，则能养人，人在气交之中，以鼻受之而养五脏，是天食人以五气也。"食，通"饲"，饲养，供给。又，王冰："天食人以五气者，臊气凑肝，焦气凑心，香气凑脾，腥气凑肺，腐气凑肾也。"

〔60〕修明：整洁鲜明。王冰："故气藏于心肺，上使五色修洁分明。"

〔61〕五气：五脏之气。

【释义】

当人类进入农业社会后，天文学乃是为农业生产提供准确时间的重要基础。对于农业社会而言，天文历法知识具有十分重要的意义，谁能把时间颁告人民，谁便可以获得统治的资格。因此，天文学不仅是古人赖以建立时空体系的重要手段，而且成为传统政治观、宗教观、祭祀观、礼仪制度、哲学观与科学观的渊薮，体现了古人对于天、地、人相互关系的深刻思考。本篇原文即基于天文历法知识，从天人合一的角度阐述天文、历法、气象等与人体生命活动的关系，故首论有关天文历法知识。

一、论天文历法知识

《汉书·艺文志》曰："天文者，序二十八宿，步五星日月，以纪吉凶之象，圣王所以参政也。"《汉书·数术略》云："历谱者，序四时之位，正分至之节，会日月五星之辰，以考寒暑杀生之实。故圣王必正历数，以定三统服色之制，又以探知五星日月之会。凶阸之患，吉隆之喜，其术皆出焉。此圣人知命之术也。非天下之至材，其孰与焉！"作为圣王"参政""知命之术"的天文历法，自然会深刻影响到中医对人体生命的认知及其理论建构，故本文开篇即先论述天度、气数等天文历法知识。

（一）关于日、月行度

原文指出："天度者，所以制日月之行也；气数者，所以纪化生之用也。"可见所谓天度、气数，主要是指日、月和地球之间的视运动规律，以及伴随的气候、物候等变化。古人把太阳在天球上的周年视运动轨迹称为黄道，太阳的视运动相对于地球上的观测者而言，每天呈现为在恒星背景中向东移动一度的角距离，一年大致行移一圈，故称"日行一度"。月球绕地球公转的恒星周期称为恒星月，即月球在天球上经过同一恒星的周期，其平均长度为27.32日。与太阳的视运动相比较，365.25÷27.32≈13.37，故得出"日行一度，月行十三度而有奇"的结论。对此，《淮南子·天文训》有明确记载："月，日行十三度七十六分度之二十八。"

（二）阴阳合历与置闰

中国古代的传统历法为阴阳合历，表现为既有反映回归年长度的二十四节气，又有反映朔望月长度的朔与望的日期，即融太阴历与太阳历为一体的复杂历制。冯时[①]认为这个传统的复杂历制只能是根深蒂固的阴阳观念的反映。古人通过对太阳视运动的观测建立了"气"的概念，通过对月亮运动的观测建立了"朔"的概念，又通过对日月轮替及昼夜变化的观测建立了"日"的概念，气朔的结合当然体现着阴阳的结合，而纪日之法更以属阳的十

---

①冯时.中国古代物质文化史·天文历法［M］.北京：开明出版社，2013：239.

天干与属阴的十二地支相互配伍,借历制体系完美地表达了阴阳思想。

由于回归年长度365.25日和朔望月长度29.53日无法相互整除,太阳年与太阴年每年相差11日称为"气余",所以需要添置闰月以调整二者的周期差,达到平衡太阳年与太阴年关系的目的。从甲骨文记载看,殷商时代已经产生了调节太阳历和太阴历的置闰方法,只是闰法的真实情况如何,远没有取得共识。春秋时代,已经提出了十九年间设置七个闰月的方法,正好使阴、阳历法从岁首基本同步一次。原文所言"大小月三百六十五日而成岁,积气余而盈闰",正是对置闰以校正两种不同历法中时差方法的反映。对此,《淮南子·天文训》记载曰:"二十九日九百四十分日之四百九十九而为月,而以十二月为岁,岁有余十日九百四十分日之八百二十七,故十九岁而七闰。"

(三)圭表测影定时令

本文指出:"立端于始,表正于中,推余于终,而天度毕矣。"《左传·文公元年》云:"履端于始,举正于中,归余于终。"杜预注:"步履之始,以为术之端首,期之日三百六十有六日,日月之行,又有迟速,而必分为十二月,举中气以正月,有余日则归之于终,积而为闰,故言归余于终。"《史记·律书》韦昭注:"谓正历必先称端始也,若十二月朔旦冬至也。气在望中,则时日昏明皆正也……终,闰月也。中气在晦,则后月闰,在望是其正中也。"由此可见,文中所谓"立端于始",即确立一年中周天度数的起点。表正于中,借圭表以正中气。中气,即二十四节气之在月初者为节,在月中者为气。推余于终,即将每年十二月之余数推之于岁末,积而成闰。这样,周天度数,就可以比较准确地推算出来。但是,殷商时期已有年中和年终两种置闰方法了[①]。

(四)六六为节,九九制会

十天干与十二地支相配以纪日,至迟在殷商时代已使用。殷商甲骨文中已有完整的六十甲子表,并已有大量干支纪日的记载,表明干支纪时至今已有三千年以上的历史。据考从春秋时鲁隐公3年(公元前720年)二月己巳日纪至清宣统三年(1911年),计2600多年未间断,是世界上最长的连续纪日资料。用十天干与十二地支相配纪日,十天干经过六次循环而成甲子一周,即六十日。六个甲子周期为360日,故原文言"天有十日,日六竟而周甲,甲六复而终岁,三百六十日法也。"森立之认为:"三百六十日,亦大概之言,其实三百六十五日四分之一也。若以大小月相为消息,则三百五十四五日也。此以六六之数合之,故此举其大数也。"

关于"九九制会",后世多认为指人之九窍九脏,地之九州九野,与天度气数相应。森立之指出:"'人'当作'地'。盖九州各有九野,九野者,八方中央是也。合而为九九八十一之数,故曰'以九九制会'也。""九"可谓是华夏文明的圣数之一,《吕氏春秋·有始》云:"天有九野,地有九州,上有九山,山有九塞,泽有九薮。"有学者认为,数字九崇拜之源,乃在于八分时空加中央的九方位[②]。《素问·三部九候论》曰:"天地之至数,始于一,终于

————————————
①冯时.中国古代物质文化史·天文历法 [M].北京:开明出版社,2013:263-267.
②张劲松.中国史前符号与原始文化 [M].北京:北京燕山出版社,2001:114.

九焉。"故《黄帝内经》常以"九"数来说明有关脏腑分类、疾病诊断、治疗乃至针具的制作等问题。本篇与《素问·三部九候论》相同，以"九"为模式数，从天人合一的角度建构了人体九脏说，故言"九分为九野，九野为九脏，故形脏四，神脏五，合为九脏以应之也"。

另外，黄元御《素问悬解·运气》注解说："周天三百六十五度四分度之一，一岁六六三百六十日，是为六六之节。其法原于黄钟之管，黄钟之管九寸，一寸九分，九九八十一分，三分损益，上下相生，律度衡量，莫不由之，是为九九制会。以九九之数，推六六之节，所以正周天之度，测四季之数也。"提出"九九制会"是音律、度量衡、历法的基础。此说则与古代律管候气有关。

（五）候、气、时、岁的建立

原文说："五日谓之候，三候谓之气，六气谓之时，四时谓之岁。"这就把一年三百六十五又四分之一日置于七十二候，二十四节气之中。由于太阳和地球的相互运动呈一年一周期的变化，所以候、气、时、岁也是年复一年周期性地更迭。

一般认为，二十四节气在战国之前已经形成，西汉《淮南子》记载了完整的二十四节气，这可能是目前见到的完整二十四节气的最早文字记载。二十四节气是中华民族几千年来特有的表达农业气象条件的一套完整的时令系统，其本质是由地球绕太阳公转的运动决定的，太阳在黄道上每偏转15度，就是一个节气。故二十四节气与圭表测影也有关系，《周髀算经》卷下之二记载：

凡八节二十四气，气损益九寸九分六分分之一。冬至晷长一丈三尺五寸，夏至晷长一尺六寸。问次节损益寸数长短各几何？

冬至晷长丈三尺五寸	夏至一尺六寸
小寒丈二五寸，小五分	小暑二尺五寸九分，小一分
大寒丈一尺五寸一分，小四分	大暑三尺五寸八分，小二分
立春丈五寸二分，小三分	立秋四尺五寸七分，小三分
雨水九尺五寸三分，小二分	处暑五尺五寸六分，小四分
启蛰八尺五寸四分，小一分	白露六尺五寸五分，小五分
春分七尺五寸五分	秋分七尺五寸五分
清明六尺五寸五分，小五分	寒露八尺五寸四分，小一分
谷雨五尺五寸六分，小四分	霜降九尺五寸三分，小二分
立夏四尺五寸七分，小三分	立冬丈五寸二分，小三分
小满三尺五寸八分，小二分	小雪丈一尺五寸一分，小四分
芒种二尺五寸九分，小一分	大雪丈二尺五寸，小五分

凡八节二十四气，气损益九寸九分六分分之一，冬至、夏至为损益之始。术曰：置冬至晷，以夏至晷减之，余为实，以十二为法。实如法得一寸。不满法者，十之；以法除之，得一分。不满法者，以法命之。

说得很明白，这张表里的影长，除冬、夏二至是实测值外，其余节气都为计算值。计算方法是用过去实测的冬、夏二至影长之差以十二除,得到气的损益值为9寸9$\frac{1}{6}$分,从冬至后顺减,从夏至后顺加。冯时[①]认为据其损益为律而系统求出二十四节气的晷长,这一工作却出于汉人的作为,书中所列二十四节气的次序已与太初改历之前不同,即已清楚地反映了这一事实。司马彪在《续汉书·律历志下》则列有目前所见二十四节气晷长最早的实测记录,观测年代约在东汉熹平三年(174年)。

候是物候义。每候有一个相应的物候现象,叫作候应。物候自然包括气象、物象两个内容。七十二候可说是我国古代的物候历。中国很早就有对于物候现象的应用,《尚书·尧典》中记载的四季物候至少可以追溯到殷代。约成书于战国时期的历法著作《夏小正》按月编排了涉及动植物、气象、农事及畜牧的物候80多条,其中包括了上古时期对物候的认识。战国末到秦汉之际,关于物候的记载主要见于与《夏小正》具有渊源关系的《吕氏春秋·十二纪》《礼记·月令》及《淮南子·时则训》。前者所列80余种物候中已含有完整的七十二候。最早将一年分为七十二候,以使物候与二十四气合并为一个体系的是成书于公元前后的《逸周书·时训解》,这一体系推动了人们对物候的认识,并使物候历在农业等方面得到了更广泛的应用。

二、论自然界气数变化对人体的影响

天体的运行可以引起季节气候、物候的变化,进而影响人体的生命活动,古人常借用阴阳五行理论加以说明。

(一)气数变化的规律

1.五运递相主时

原文指出:木、火、土、金、水五行之气随时间运行而递相承袭,各主不同时段的气候、物候变化,不断循环。在一岁之中,四时立,节气布,七十二候,均周而复始,如环无端。人体生命活动与时令气候、物候变化相应,故诊治疾病,必须掌握五运、六气太过不及的盛衰变化,六气客气与主气加临的情况,以及病气的虚实,否则不可能成为一名良医。诚如《素问·五常政大论》所说:"故治病者,必明天道地理,阴阳更胜,气之先后,人之寿夭,生化之期,乃可以知人之形气矣。"

2.五运之太过、不及与平气

五运之气递相主时,而有太过、不及、平气之分,《素问·气交变大论》《素问·五常政大论》等对此有具体的阐述,可参阅。但本篇对运气太过、不及、平气的判断则不同于运气七篇大论,主要依据气候变化与节令的关系,原文明确指出:"未至而至,此谓太过",即节令未至,而主时之气先至者为太过;"至而不至,此谓不及",即节令已至,而主时之气未至者为不及;节令与主时之气同步相符,则为平气。如张志聪所言:"无太过不及之岁,是为平气。"由于春为四时之首,故候气应以立春日为始点。《素问·六元正纪大论》亦曰:"常以正月朔日平旦视之,睹其位而知其所在矣。运有余,其至先,运不及,其至后,此天之道,气

---

①冯时.中国古代物质文化史·天文历法[M].北京:开明出版社,2013:324.

之常也。"张介宾言："盖春为四时之首，元旦为岁度之首，故可以候一岁盛衰之气。一曰在春前十五日，当大寒节为初气之始，则亦是。"这种太过、不及的盛虚变化，本来就是自然界的一种正常现象，故原文言"盛虚之变，此其常也"。

3.五运相互克制

原文以四时为例来说明五运之间的相互克制关系，如春属木，长夏属土，据五行木克土之说，故云"春胜长夏"；长夏属土，冬属水，据五行土克水之说，故曰"长夏胜冬"；其他以此类推。这种五运主时的气候变化，也与人体五脏功能活动有关，故原文言"所谓得五行时之胜，各以气命其脏"。对此，后世有两种不同理解：一是认为时令气候，各依五行属性影响五脏。如张志聪说："春木合肝，夏火合心，长夏土合脾，秋金合肺，冬水合肾，各以四时五行之气，以名其脏焉。"二是认为指时令邪气淫盛，导致所不胜之脏发病。如黄元御说："如春得风邪则伤在脾，夏得火邪则伤在肺，长夏得湿邪则伤在肾，秋得燥邪则伤在肝，冬得寒邪则伤在心，得一时之胜气，其所被克之脏必当受病，知其何气为邪，则知何脏受病矣。"对此，《素问·金匮真言论》也有类似的论述。

（二）气数变化与人体发病

自然界运气变化虽有"承袭"之规律，但也会出现异常变化，由此而导致人体发病，所谓"气之不袭，是谓非常，非常则变矣"。本段原文阐述了节气失时，五运异常变化，导致人体发病的基本规律，可概括为以下两点：一是按五行生克乘侮关系推论发病，认为运气太过"则薄所不胜，而乘所胜也"，不及"则所胜妄行，而所生受病，所不胜薄之"。张介宾解释说："太过则薄所不胜而乘所胜者，凡五行之气，克我者为所不胜，我克者为所胜，假如木气有余，金不能制而木反侮金，薄所不胜也。木盛而土受其克，乘所胜也，故命曰气淫。淫者，恃己之强而肆为淫虐也。余太过之气皆同。""所生者，生我者也。如木不及则土无畏，所胜妄行也。土妄行则水受克，所生受病也。金因木衰而侮之，所不胜薄之也，故命曰气迫。迫者，因此不及而受彼侵迫也。余不及之气皆同。"二是依据五行生克关系推论病情轻重，认为"变至则病，所胜则微，所不胜则甚，因而重感于邪，则死矣。故非其时则微，当其时则甚也"。对此，姚止庵解释甚为明畅："譬如木直之年，所能胜木者，金也。若人感不正之气，病在于肺，肺金也，金能平木，本不为害，虽病亦微。所不能胜木而为木所克者，土也。若人感不正之气，病在脾胃，脾胃土也，土本畏木，木旺土虚，其病必甚。病既已甚，而或更感外邪，邪依于肝，肝木愈盛，脾胃愈虚，虚不任邪，故不但病甚，而且必死也。然此特就生克之常而论，若木直之岁，而人病于秋冬之时则病微，病于春夏之日则病甚者，秋非木旺之时故微，春当木旺之时故甚也。"举例来说，如春天到了，而不是风木之气至，或是寒水主气不退，或是湿土之气提前到来，这些都是"非其时"之气，这种情况影响不会太大；若春天来了，风木之气异常旺盛，到了亢盛的程度，此即"当其时"之气，往往影响会比较大。如张介宾所言："邪不得令，非其时也，故为病微。邪气得令，当其时也，故为病甚。"另外，张志聪从运气胜复变化的角度阐述"变至则病"的问题，认为"五运相袭，气之常也，反常则为变易矣。变常之气至，则为民病矣。如春木主时，其变为骤注，是主气为风木，变气为湿土。变气为主气之所胜，而民病则微。如变为肃杀，是主气为风木，变气为燥金。变气为主气之所不胜，而民病则甚，因而重感于邪则死矣。故变易之气至，非其克我之时，为病则微，当其克我之时，为病则甚"。可备为一说。

（三）气数变化与疾病诊治

既然一年季节气候的变化与人体生命活动及疾病发生密切相关，故诊治疾病自然要掌握节气和气运之间的关系，所谓"谨候其时，气可与期"。若不掌握气运的规律，不懂得天度、气数，则五运之治，盛衰不分，邪气导致人体发病，而医生临床诊治却难以取得良好效果。也就是说，一个医生，必须掌握自然界的气候变化及其与人体发病的密切关系，才能提高疗效。这样的实例临床可谓屡见不鲜，如1955年石家庄流行乙型脑炎，根据当年气候特点，火气偏旺，按暑温证以白虎汤治疗，取得显效。次年，北京也流行乙型脑炎，有人仍以白虎汤治疗，效果却不好。著名老中医蒲辅周根据当年北京雨水较多，湿气较重的特点，按照湿温证采用白虎加苍术汤加减治疗，收到卓效。

三、论自然界与人体之气化

在论述了有关天度、气数之后，原文又从天地合气化生万物的角度，进一步讨论了天地阴阳之气与万物以及人体生命气化活动的关系。

（一）阴阳之气交合而生万物

中国古代学者主张气为宇宙万物的本原，《老子》四十二章即指出："道生一，一生二，二生三，三生万物。万物负阴而抱阳，冲气以为和。"认为万物的化生由道派生"气"（一），"气"之变化产生阴阳（二气），阴阳的交互作用产生了三（阴、阳、中），进而化生万物。《庄子·知北游》明确指出："人之生，气之聚也。聚则为生，散则为死。若死生为徒，吾又何患？故万物一也……故曰通天下一气耳。"认为万物都是一气化生，气聚则生，气散则死，生之与死，只是气的不同变化方式。《黄帝内经》继承了道家的思想，如本篇云："气合而有形，因变以正名。"《素问·至真要大论》也说："天地合气，六节分而万物化生矣。"说明天地间万物，无论是飞禽走兽，还是植物花草、矿石、泉水等，皆禀天地阴阳之气所生。因所禀之气的不同，故有不同的形态、气味和性能，被赋予不同的名字。正如吴崑所说："气合而有形，谓阴阳二气交合，而生万物之有形者也。因变以正名，谓万物化生各一其形，则各正其名而命之也。"

（二）嗜欲不同，各有所通

《易传·文言》指出："同声相应，同气相求。水流湿，火就燥。云从龙，风从虎……本乎天者亲上，本乎地者亲下，各从其类也。"本段原文则认识到"天至广不可度，地至大不可量""五色之变，不可胜视""五味之美，不可胜极"，但事物之间总有一定的联系，可以通过对事物关系的把握来加以认识，提出了"嗜欲不同，各有所通"的观点，认为不同事物之间有着不同的亲和力，亲和力强者相互为用，相互影响。从人体脏腑来讲，五脏与外界的色、味、气、时及人体的体、窍、华、情志等各有不同的亲合力，如心欲"软"，肝欲"收"，肾欲"坚"，脾欲"缓"等。又如心为阳中之太阳，通于夏气；肝为阴中之少阳，通于春气；肺为阳中之少阴,通于秋气等。正是由于"嗜欲不同,各有所通",从而形成了五脏各自的生理功能及特点,并构成了人体五脏系统,而且五脏之间又有生克制化的"所通"差异,因此建构了独具特色的中医藏象学说。另外,"嗜欲不同,各有所通"的思想,在指导对疾病发病与病机的认识,以及临床辨证、药性理论与临床用药、养生等方面都有重要的价值[①]。

(三)气味相合,滋养脏腑

人体与自然界相通应,由于内脏之间有本质的差别,所以五脏与外界所通不一。原文说:"天食人以五气,地食人以五味。"五气即风、暑、湿、燥、寒之气,五味即酸、苦、甘、辛、咸之滋味。这里泛指维持人体生命活动最基本的物质,如空气、水、食物等。自然界供给人们五气和五味,气虽通于肺,但心肺交会才能收藏为用;肠胃受纳水谷,经消化吸收,把营养物质输布全身,气味相合,产生机体所需的一切营养物质,供给脏腑才能发挥正常功能,从而表现出正常的生命活动,故曰"气和而生,津液相成,神乃自生"。

【知识链接】

一、古人对回归年、朔望月的认识

中国古人对太阳视运动的观测历史十分悠久,大约六千年前,人们显然已达到了能够测定春分、秋分和夏至、冬至的水平。在平气的原则下,回归年是太阳在天球上连续两次通过分至点中任意一点的时间,古人称之为岁实。随着古代历法岁首的不断后移,以冬至作为一个天文年度起算点的做法才逐渐形成,并且一直被坚持了下来。自古以来,中国历算家一直在追求回归年日数(岁实)奇零部分(岁余)的精确值,其基本方法就是用圭表对冬至影长做精细的测算。据《尚书·尧典》称"期三百有六旬有六日,以闰月定四时成岁",这是我国最早的回归年长度值。这种情况至迟在商代已经有所改变,卜辞中曾经提到过547日的数字,这恰好是四分历回归年一年半的时间,当时的岁实可能已经确定在365~365.3之间。先秦的古六历(黄帝、颛顼、夏、殷、周、鲁六种历法),回归年的长度已经精确到$365\frac{1}{4}$日,由于分母中有4,故又称为四分历。

朔望月长度测定无疑是古代天文学家最早也是最容易做的事情。因为月相的变化对于地面上的观察者显而易见。早在殷商时期就有大月和小月相间的安排,大月包含30天,小月包含29天,这就是说在3000多年以前中国天文学家已经确定了朔望月长度为29.5日。根据董作宾《殷历谱》的研究,在殷商时代,实际上已经确定朔望月的长度为29.53日。

古人治历,是以夜半为一日的开始,朔旦为一月的开始,冬至为一年的开始。所以规定从冬至到冬至为一岁,朔旦到朔旦为一月,夜半到夜半为一日。古人治历的基本观念,首先注重历元,一定要以甲子那天恰好是夜半朔旦冬至,作为起算的开始。古人于历元之外,还要求日月合璧、五星连珠定为上元,于是还要推算七政(日月、五星)的周期,使它们同时发

---

①邢玉瑞,傅贞亮.试论"嗜欲不同,各有所通"[J].陕西中医学院学报,1987,10(1):1-4.

生于上元,作为出发的始点,起算的开端。

另外,古代对于年岁尚有不同的称谓,各自含义不尽相同。冯时[①]认为,"祀"用于纪时一般仅见于记录王年,本身并不具有天文历年的含义,而是由其祭祖的本义发展出政治纪年的意义。"年"于殷周两代都用于天文历年。"祀""年"二字用于记录周王王年,"祀"字出现最早,这种做法不仅是对殷人以祭祀周期纪时传统的继承和发展,更重要的则是由于王朝的更替,周人需要借助具有政治意义的"祀"以建立新王朝政治与祭祀上的合法性。"祀"字用于纪年绝少直摄历月,西周早期更是如此,从而形成与"年"纪时的鲜明区别,也清楚地显示了其所具有的不同于天文历年而源出祭祖礼的强烈政治倾向。"岁"字的意义虽同于"年",或可互用,但记录王年却绝不书"岁"。因"岁"字用于年岁之称,而木星又以十二年周天,可用以纪年,故"岁"字便可移用以名星,已见西周利簋铭文。

二、关于立表测影

利用圭表测影确定方位、季节、节气和时间,是古代中国最重要的观测手段。所谓表是一个直立的杆,圭是表的投影的尺子,圭和表固定在一起就成为圭表。圭表的起源很早,立杆测影的方法约出现于新石器时代中期,作为天文仪器的"表"最早出现于《周髀算经》中,大约产生于春秋时期,规定长度为八尺,可能来自人的身高。铜表出现于西汉。圭表的用途非常广泛,首先,是用它来确定方位,其设想是通过对太阳投影方向的测定而实现的,这种方法最早见载于战国时代的《考工记》和《周髀算经》。其次,是利用圭表来测定节气与回归年的长度。由于地球的公转,太阳在一年中的视高度变化很大,夏至日行极北,日中时表影最短;冬至日行极南,日中时表影最长。这两个影长的尺寸被古人掌握之后,其中任意一点的循环都构成了回归年的周期。《后汉书·律历志》说:"历数之生也,乃立仪表,以校日景。景长则日远天,度之端也。日发其端,周而为岁,然其景不复。四周,千四百六十一日而景复初,是则日行之终。以周除日,得三百六十五四分日之一,为岁之日数。"即四分历的岁实$365\frac{1}{4}$日,是利用冬至日正午日影长度四年之后变化一周这一实测得出的数据。最后,冯时考证认为商代甲骨文和早期金文的"中"字作"≋",或作"ᛤ",又省作"Φ",其字形无疑再现了一种最古老的辨方正位的方法,这便是立表测影。由立表测影而产生的"中"的观念事实上包括了三个方面内涵:其一,因立表测定空间方位所获得的"中"具有"中央"的内涵,这是居中而治的传统政治观的基础,对中国传统政治制度及都邑制度的形成具有深刻影响。其二,立表测影的工作必须以校正表的垂直为前提,由此获得的"中"则具有"中正"的内涵,从而直接影响着"中庸"哲学观的形成。其三,表所居的位置在中央,其又以中正的状态呈现,这个位置显然是最为和谐且不偏不倚的,由此又引申出"中和"的内涵,这对传统宇宙观的形成具有深刻的影响[②]。

另外,表的最早的名称叫"髀",《周髀算经》曰:"周髀,长八尺。髀者,股也。髀者,表也。"可见"髀"的本义是人的腿骨,同时也指测量日影的表;而早期圭表的高度都规定

---

①冯时.中国古代物质文化史·天文历法 [M].北京:开明出版社,2013:283-284.

②冯时.中国古代物质文化史·天文历法 [M].北京:开明出版社,2013:39,24.

为八尺，这恰好等于人的身长。这种联系暗示了早期圭表测影本应由人体测影转变而来的事实。很明显，人类最初认识的日影只能是自己的身影，而影子随着太阳的移动而改变方向，这种变化恰好可以反映时间的变化。人类正是通过对自身影子的认识而最终学会了测度日影，并进而借助观测日影的长短及方向的变化记时定候。因此，从人身测影到圭表测影的转变，自然会使古人自觉地将早期圭表必须为模仿人的高度来设计，并将支撑人体得以直立测影的腿骨的名称"髀"移用于圭表。这种做法不仅古老，而且被先民们一代代地承传了下来[①]。

三、古代律管候气之术

《史记·律书》云："王者制事立法，物度轨则，壹禀于六律，六律为万事根本焉。"此称"六律"，实含六阳、六阴之分，阴吕阳律，其中黄钟、太簇、姑洗、蕤宾、夷则、无射为六律，林钟、南吕、应钟、大吕、夹钟、仲吕为六吕，共为十二律，其作用在于纪气正时。古人以律正历，故传统或名历曰"律历"。律管候气的方法甚古，出土遗物与传世文献都有明确的证据。河南舞阳贾湖遗址出土有距今约八千年的骨笛，冯时[②]考证认为，骨笛可能是最早的骨律。一墓随葬两支骨笛的现象证明当时的律制有雌雄之分，符合"雄律雌吕"的古制。当时可能已经产生了十二律，而墓主很可能掌握了八节历法，并能调音定历。《尚书·尧典》曰："协时月正日，同律度量衡。"郑玄注："律，音律。阴吕阳律也。"先秦《月令》系统已载各月所应之律，即见其历史的悠久。这一传统后为汉人所继承，《史记·律书》《淮南子·时则训》皆有系统的存留。

以往认为古代确定十二律管的长度以黄钟宫音为基础，采用三分损益法来确定。此法最早见于《管子·地员》："凡将起五音，凡首，先主一而三之，四开以合九九，以是生黄钟小素之首以成宫；三分而益之以一，为百有八，为徵；不无有三分而去其乘，适足以是生商；有三分而复于其所，以是成羽；有三分去其乘，适足以是成角。"这段话的意思是：凡是要起奏五音声调，先确立一弦而对其进行三等分，经过四次三等分的推演以合九九八十一之数（即三的四次方），由此产生黄钟小素的音调，这个作为基准音的声调就是宫声；三除八十一而将其一份加在八十一上，得一百零八，就是徵声；不再用三除而令一百零八减去其三分之一，得数七十二，即为商声；再用三除七十二，并加在它的原数上，得到九十六，就是羽声；对九十六进行三分再减去其三分之一，得数六十四，就产生角声。简单地说，三分损益法就是根据某一标准音的管长或弦长，依照三分之一的长度比例进行加减，从而推算出其余一系列音律的管长或弦长。《清史稿》的作者们考证了《管子》中"小素"即"小索"，意即为细小的绳索，今日所谓弦线，提出《管子》"以弦音合律吕之论"，纠正了汉以来历代诸儒对《管子》定律用管的误解，证明《管子·地员》是以弦线来确定音调的。明代朱载堉在《律吕精义》中提出纵黍定分，以九为法，认为古时度量衡定制，都是以黍为标准的。历代尺法，皆本黄钟。其立论是"有以黄钟为长，均作九寸，而寸皆九分者，此黄帝命伶伦始造律之尺也。是名古律尺，又名纵黍尺。选中式之秬黍，一黍之纵长命为一分，九分为一寸，九寸共计八十一分，是

①冯时.中国古代物质文化史·天文历法[M].北京：开明出版社，2013：36.
②冯时.星汉流年·中国天文考古录[M].成都：四川教育出版社，1996：78-79.

为一尺。"这一论点明确地提出了律尺的九进制。即黄钟之长为一尺，但此处的一尺并非十寸，而是九寸；也不是一百分，而是八十一分。黍为谷物名，如以黍的纵长为一分，则九黍为一寸，九九八十一为一尺之长。八十一黍为尺之说，早在《淮南子·天文训》中就可找到印证："黄钟之律九寸，而宫音调，因而九之，九九八十一，故黄钟之数立焉。"《灵枢·九针论》言："九而九之，九九八十一，以起黄钟数焉。"张介宾注云："自一至九，九九八十一而黄钟之数起焉。黄钟为万事之本。故针数亦应之，而用变无穷也。"亦是此方法的体现。

四、关于人体九脏说

九脏之说最早见于《周礼·天官冢宰·医师》中，该文指出："以五味、五谷、五药养其病，以五气、五声、五色视其死生，两之以九窍之变，参之以九脏之动。"郑玄注云："正脏五者，谓五脏肺、心、肝、脾、肾，并气之所藏，故得正脏之称……又有胃、膀胱、大肠、小肠者，此乃六腑中取此四者，以益五脏为九脏也。"本篇云："九分为九野，九野为九脏，故形脏四，神脏五，合为九脏以应之也。"神脏，是指肝、心、脾、肺、肾五脏，历代医家无异议，但对形脏的认识则有所不同。杨上善注云："头角一，口齿二，耳目三，胸中四。"王冰、吴崑、张介宾等宗此说，王冰并解释之所以称为形脏，是"形分为脏，故以名焉""所谓形脏者，皆如器外张，虚而不屈，含藏于物，故云形脏也"。张志聪《素问集注》则云："形脏者，藏有形之物也……胃与大肠、小肠、膀胱也。"此注与《周礼》郑玄注相同，也为后世多数学者所认可，如丹波元简《素问识》说："形脏四，诸家并仍王义，然头角耳目口齿，理不宜谓之脏。"然根据《素问·三部九候论》所论人体上、中、下三部九候之脉，诊候人体不同部位之气而言，"故下部之天以候肝，地以候肾，人以候脾胃之气"；中部"天以候肺，地以候胸中之气，人以候心"；上部"天以候头角之气，地以候口齿之气，人以候耳目之气"。可知九脏当指肝、肾、脾胃、肺、胸中、心、头角、口齿、耳目等三部九候脉所候之部位，正与杨上善、王冰等注释相符合。《灵枢·五癃津液别》云："五脏六腑，心为之主，耳为之听，目为之候，肺为之相，肝为之将，脾为之卫，肾为之主外。"其提及五脏六腑，除五脏外还列举目与耳，若以九脏之说来看，就容易解释了，似乎是九脏之说在《黄帝内经》中残留的影子。

九脏说的形成自然离不开对人体相关器官的解剖认识，神脏与形脏的概念则反映了古代医家对脏腑功能某种程度的认识与划分，但将诸多脏腑器官合称为"九脏"，则无疑是受传统文化影响的产物。《素问·三部九候论》云："一者天，二者地，三者人……三而成天，三而成地，三而成人，三而三之，合则为九，九分为九野，九野为九脏。故神脏五，形脏四，合为九脏。"这里"三"以及它的自乘积"九"作为模式数字，即蕴涵着原始宇宙观和原始哲学观念，人体划分为九脏，无非是想通过数的中介，而达到与天地合德，即天人合一的目标。

【原文】

帝曰：藏象何如？岐伯曰：心者，生之本，神之变[1]也，其华[2]在面，其充[3]在血脉，为阳中之太阳[4]，通于夏气。肺者，气之本，魄[5]之处也，其华在毛，其充在皮，为阳中之太阴[6]，通于秋气。肾者，主蛰，封藏之本，精之处也，其华在发，其充在骨，为阴中之少阴[7]，通于冬气。肝者，罢极[8]之本，魂[9]之居也，其华在爪，其充在筋，以生血气，其味酸，其色苍[10]，此为阳中之少阳[11]，通于春气。脾、胃、大肠、小肠、三焦、膀胱者，仓廪[12]之本，营之居也，名曰器[13]，能化糟粕，转味而入出[14]者也，其华在唇四白[15]，其充在肌，其味甘，其色黄，此至阴[16]之类，通于土气[17]。凡十一脏取决于胆[18]也。

故人迎一盛[19]病在少阳，二盛病在太阳，三盛病在阳明，四盛已上为格阳[20]。寸口一盛病在厥阴，二盛病在少阴，三盛病在太阴，四盛已上为关阴[21]。人迎与寸口俱盛四倍已上为关格[22]，关格之脉赢[23]，不能极[24]于天地之精气，则死矣。

【校注】

〔1〕变：《新校正》云："全元起本并《太素》作'神之处'。"当从。

〔2〕华：光华，荣华。即表现于外的荣华之象。

〔3〕充：充养的器官或组织。

〔4〕阳中之太阳：心居上焦胸中阳位，其性属火，故为阳中之太阳。

〔5〕魄：谓一些与生俱来的、本能的、较低级的神经心理活动。《左传·昭公七年》孔颖达疏："初生之时，耳目心识，手足运动，啼呼为声，此魄之灵也。"

〔6〕阳中之太阴：《新校正》云："按'太阴'，《甲乙经》并《太素》作'少阴'，当作'少阴'。"肺居胸中阳位，其性属金，主收敛、肃降，应于秋气，故为阳中之少阴。

〔7〕阴中之少阴：《新校正》云："按全元起本并《甲乙经》《太素》'少阴'作'太阴'，当作'太阴'。"肾居下焦阴位，其性属水，主闭藏，应于冬气，故为阴中之太阴。

〔8〕罢极：李今庸谓："'罢极'的'罢'字当为'能'字，而读为'耐'，其'极'字则训为'疲困'。所谓'能极'，就是'耐受疲劳'。人之运动在于筋力，肝主筋，而司人体运动，故肝为'能极之本'。"

〔9〕魂：神支配下的意识活动，如梦寐恍惚，变幻游行之境等。

〔10〕其味酸，其色苍：据林亿《新按正》，此六字与下文的"其味甘，其色黄"，均为衍文。

〔11〕阳中之少阳：《新校正》云："按全元起本并《甲乙经》《太素》作'阴中之少阳'，当作'阴中之少阳'。"肝居下焦阴位，其性属木，主少阳升发之气，故为阴中之少阳。

〔12〕仓廪：《荀子·富国篇》杨注："谷藏曰仓，米藏曰廪。"此喻脾胃受纳运化饮食水谷的功能。

〔13〕器：吴崑："盛贮水谷，犹夫器物，故名曰器。"

〔14〕转味而入出：指六腑对水谷精微与糟粕升降出入的运化。

〔15〕唇四白：指口唇四周的白肉。

〔16〕至阴：脾居中焦，位于上焦阳位与下焦阴位之间，通应于春夏与秋冬阴阳之交的长夏，均为由阳到阴之际，故称至阴。

〔17〕土气：森立之："谓四季各十八日之气也。"

〔18〕凡十一脏取决于胆：李杲："胆者少阳春升之气，春气升则万化安，故胆气春升，则余

脏从之，所以十一脏皆取决于胆。"又一说，"十一"乃"土"字之误，土脏即指脾与胃、大肠、小肠、三焦、膀胱等传化之腑。可参。

〔19〕一盛：大一倍。下文"二盛""三盛""四盛"，即大二倍、大三倍、大四倍。

〔20〕格阳：指阳盛极而阻隔不通的病机及病证。张介宾："以阳脉盛极而阴无以通，故曰格阳。"

〔21〕关阴：指阴盛极而阻隔不通的病机及病证。张介宾："以阴脉盛极而阳无以交，故曰关阴。"

〔22〕关格：指阴阳俱盛，不能相互营运的病证。临床见人迎与寸口脉盛极，或有呕吐及小便不通。森立之："'关格'二字，为闭拒之义。或以为脉体之义，或以为病证之义，共可通矣。"

〔23〕赢：为"嬴"之讹。嬴，音义同盈，有余之意。《新校正》："详'赢'当作'嬴'。脉盛四倍以上，非赢也，乃盛极也。古文嬴与盈通用。"

〔24〕极：到达，通达。

【释义】

本段继上文阐述天文、气象、物候等与人体生命活动的关系后，从关联性思维的角度，首次提出"藏象"的概念，论述了藏与象的关系，对"藏象"做了明确的诠释，并揭示了五脏的基本功能及其与精神、体表组织、四时阴阳的关系。

一、藏象概念

本段原文以"藏象何如"发问，主要讨论藏象的概念。张介宾注说："象，形象也。藏居于内，形见于外，故曰藏象。"《黄帝内经》正是着眼于五脏所表现出的主要生理功能，以及五脏与心理活动、体表组织、四时气候的联系，来界定人体不同的内脏，充分反映了从"象"来认识与界定"藏"的方法论特点，与现代解剖学立足于微观的实体解剖与描述不同，《黄帝内经》则侧重于对脏腑生理功能的宏观概括，由此也形成了中医藏象理论有机整体观的特点。

这种方法与胡塞尔现象学方法有相通之处，即把事物的存在悬置起来，存而不论，但把它体现出来的方式单独拿出来加以考察，把这些显现的东西的显现方式、它的现象拿出来加以考察。也就是说，考察一个对象，不是考察它的存在，而是考察这个对象的现象。这个现象就当然不是纯粹客观的，但也不是主观心理中的，而是你所看到的现象，你所看到的这个事物的存在方式，所以它已经扬弃了主客观的二分，不能说它是主观的，也不能说它是客观的。

二、五脏系统的建构

原文通过对藏象概念的讨论，指出五脏为人体生命活动之本，即心为"生之本"，肺为"气之本"，肝为"罢极之本"，肾为"封藏之本"，脾胃为"仓廪之本"，高度概括了五脏各自的生理功能特点，明确了藏象学说的核心是五脏。以五脏之本为中心，联系神、魂、魄等心理活动，以及体表五华、五体等，形成肝、心、脾、肺、肾五个系统的生理活动。这五个系统不仅相互之间密切联系，而且与天地四时相通应，从而形成了具有时间特点，并与自然界内外相联，以五脏为中心的藏象学说。由此，藏象学说作为中医理论体系的核心内容，并被后世医家不断丰富与完善。

三、"十一脏取决于胆"

"凡十一脏取决于胆"，后世学者有不同的理解。李杲从肝胆配属春木升发之气，以及脏腑气机升降间关系的角度加以论述。张介宾则认为："足少阳为半表半里之经，亦曰中正之官，又曰奇恒之腑，所以能通达阴阳，而十一脏皆取决乎此也。"现代有学者认为古籍竖排，"十一"二字乃"土"字之误，如此一是与上文所言传化五腑"通于土气"衔接顺理成章；二是有利于"腑"概念的规范，脾连及胃、大肠、小肠、三焦、膀胱传化五腑，因胆不直接传化糟粕，而不属于土脏，故特别补充"凡土脏取决于胆"，说明胆与土脏的内在联系，强调胆属六腑，而不属于传化之腑；三是有临床实践的支持，如疏利肝胆以健脾胃的治疗方法在临床有着广泛应用，李杲于补益脾胃的补中益气汤中用柴胡升发肝胆之气，促脾气上升，也正说明胆对土脏的重要作用。同时，本句命题也为中医治疗某些五腑病症提供了新的思路，如疏利胆腑治疗膀胱、三焦失常的淋浊、肿、胀等病变。

四、人迎、寸口比较脉法

本篇最后一段文字讨论了人迎、寸口比较脉法，相关论述亦见于《灵枢·禁服》与《灵枢·终始》篇。高世栻云："有形之脏腑经脉，合无形之三阳三阴，三阳主六腑，六腑以胃为本，故人迎之脉以候三阳。三阴主五脏，五脏以肺为先，故寸口之脉以候三阴。"《灵枢·禁服》指出："寸口主中，人迎主外，两者相应，俱往俱来，若引绳大小齐等，春夏人迎微大，秋冬寸口微大，如是者名曰平人。"即正常人寸口脉的搏动与人迎脉的搏动大体上是一致的。一盛、二盛，犹言一倍、二倍。比较人迎、寸口脉象，若人迎一盛，病在少阳胆、三焦，二盛病在太阳膀胱、小肠，三盛病在阳明胃、大肠，四盛以上者，为阳脉盛极而阴无以通，故曰格阳。"格"通"隔"，是"阻隔"之意，即阳气盛极，阴气阻绝，是阳热盛极的病变。寸口一盛病在厥阴肝、心包，二盛病在少阴心、肾，三盛病在太阴脾、肺，四盛以上者，为阴脉盛极而阳无以交，故曰关阴。"关"是关阳于内，"关阴"脉有点像热厥症的脉，属于火气郁积于内的病证。人迎寸口脉俱亢极，则阴阳离决，不能相营，发生关格的危证。"关格"的病机是阴阳离绝，是阳亢及阴而气绝。

【知识链接】

一、藏象理论的临床指导价值

本段原文构建了以五脏为核心的人体五大系统，揭示了人体内在脏腑与外观形象之间的有机联系，为临床各科辨证论治提供了理论依据。以肾"其华在发，其充在骨"为例，说明头发、骨骼在生理上与肾的关系密切，当骨发生病变，如小儿生长发育障碍，出现五迟（立迟、行迟、发迟、齿迟、语迟）、鸡胸、解颅等，或成年人出现腰膝酸软、头发花白或早脱等，可考虑从肾虚论治。如施今墨治疗一脱发患者，曾用理疗以及组织疗法，又注射维生素B、C等药，3个多月未见效果。饮食、二便、睡眠均正常。舌苔正常，六脉沉弱。辨证立法：经云肾气实发长。又《素问·六节藏象论》曰："肾者，主蛰，封藏之本，精之处也，其华在发。"由是肾气虚则发易脱，治以补肾养血。处方：紫河车6g，阿胶珠6g，败龟板10g，冬桑叶6g，黑芝麻30g（生研），生熟地各10g（酒炒），酒当归6g，血余炭10g（包煎），鹿角胶6g（另烊兑服），黑豆衣12g。二诊：前方服10剂，甚平和，病无进退，拟用丸方缓图。处方：黑芝麻120g（生研），桑椹子30g，紫河车60g，酒杭芍30g，女贞子30g，鹿角胶60g，制首乌60g，生熟地各30g，酒当归30g，酒川芎30g，冬桑叶60g，白蒺藜60g，血余炭30g，炙甘草30g，黑豆衣30g。共研细末炼蜜为小丸，每日早、晚各服10g，白开水送。三诊：丸药服3个月，已见效，头发新生如胎发，柔弱不长，仍用丸方图治（《施今墨医案解读》）。

藏象学说所确立的五脏与神、魂、魄等心理活动的关系，对于临床诊治神志病变具有重要的指导意义。如许叔微治疗一董性患者，"患神气不宁，每卧则魂飞扬，觉身在床而神魂离体，惊悸多魇，通夕无寐，更数医而不效。予为诊视，询之曰：医作何病治？董曰：众皆以为心病。予曰：以脉言之，肝经受邪，非心病也。肝经因虚，邪气袭之，肝藏魂者也，游魂为变。平人肝不受邪，故卧则魂归于肝，神静而得寐。今肝有邪，魂不得归，是以卧则魂扬若离体也……故予处此二方（珍珠丸与独活汤）以赠，服一月而病悉除。此方大抵以珍珠母为君，龙齿佐之。珍珠母入肝经为第一，龙齿与肝相类故也"（《普济本事方》）。此案即以肝藏魂为理论依据，判断病位在肝而不在心，从肝论治而获效。

二、五脏与时季关系的研究

（一）心气通于夏的研究

人体的阳气随着自然界阴阳之升降而发生周期性变化，夏季人体阳气隆盛，从五脏来说，心属火，为阳中之阳，为人体阳气之最盛，同气相求，夏季温热之气对心可起到相长之作用，使心阳常处于振奋状态，故曰"心通于夏气"[1]。袁卫玲等[2]探讨"心应夏"的机理，认为在夏季当令之时，心脏对外界感应性升高，总体上以心阳充盛为其生理基础，发挥着积极主动的调节作用，以保持生命体旺盛的活力。王志飞[3]从"心主血脉"的角度来理解"心应夏"，认为人体春生、夏长、秋收、冬藏的气化变化，也只有通过心对血脉的调控才能实现。心部于表，心气旺于夏季，故夏季时心气开达，调控血脉，以使阳气外达，与自然界的时令变化相通应。张华[4]对"心应夏"的中医理论内涵进行探讨，认为"心应夏"的涵义有

---

①印会河，童瑶.中医基础理论［M］.北京：人民卫生出版社，2009：2.

②袁卫玲，郭霞珍.论"心应夏"的适应性调节机理［J］.中华中医药学刊，2007，25（7）：1437-1438.

③王志飞."心应夏"理论及其受体调控机制研究［D］.北京：北京中医药大学，2010.

④张华.基于中医"心应夏"理论的冬夏变化对血管内皮功能物质影响的实验研究［D］.北京：北京中医药大学，2010.

以下两点：①夏季易发心血管病；②心血管病的病情冬季为重。罗颂明[①]研究发现，"心应夏"理论主要阐述了"心气"顺应自然之气，在夏季达到顶峰，心病发于夏季而重于冬季。宋观礼等[②]认为，心在上属阳而性热恶热，系心的生理特性之一，在临床上常表现为心对火热邪气、暑邪的特殊易感性，以及对于火热病症、暑病的易发性，故治疗用药常宜注意顺应心的生理特性以清心泻火、清暑以安神。杨阳等[③]认为四季变化是气机升降的表象，人与万物皆随此气机变化调节自身活动，使自身之气机变化与季节的气机变化相适应。"心应夏"的本质内涵，即心是机体应时而变在夏季起主要调节作用的时间调节系统。心在当旺的夏季，通过加强对血脉的调控，从而加强机体与外界环境的气化沟通，引入负熵以维持机体的有序性。

（二）肝气通于春的研究

陈玉萍等[④]通过分析当前对"肝应春"理论的不同认识，提出"肝应春"的理论内涵为：肝是机体应时而变在春季起主要调节作用的时间调节系统。在春季，并不是肝脏的所有功能都增强，而是肝的疏泄功能增强，并处于主导地位，而在其他季节则处于从属地位。肝的藏血功能在春季相对较弱。由于肝主疏泄与肝藏血的功能不能顺应春季的时序变化，从而在春季出现多发性疾病。并指出正确理解"肝应春"的本质内涵对认识情志病季节性发作的病理、诊断、治疗与预防，都具有指导意义。杨阳等[⑤、⑥]认为人体的五脏是应自然界四时阴阳消长而变化的时间自稳调节系统。五脏应五季之生、长、化、收、藏之气而分别主五时。在这一系列转化过程中，肝是五脏应时而变的内在推动力，主令于春，在其他季节转化成主时之脏的应时而变，从而发挥五脏应五时的功能。肝应五时而变，是多网络多层次的复杂联系。又进一步从生物钟理论探讨"肝藏血、主疏泄"的季节性调控机制。"肝藏血、主疏泄"也呈现应时而变的调控功能，在五季表现为如同生物钟一样，有着各自的峰谷，有规律、周而复始的遵循S曲线的变化。肝生理功能在一年中的应时而变是五脏应时的内在机制和推动力，对于探讨中医藏象本质及脏腑疾病季节性防治具有重要意义。袁卫玲等[⑦]认为，《内经》"五脏应时"理论所认识的"肝脏"，是对机体应时而变的整体内分泌免疫调节机制的一种概括。人体可能存在一条以肝脏为中心的调节链，当外界自然环境变化影响机体，中医肝脏功能随着季节性变化而对全身免疫状态进行适应性的调控，以适应自然环境时序变化。在春令当旺之时，积极主动地发生适应性调节，以加强对自身和他脏的调控，从而维持机体生命活动的整体稳定状态。中医肝脏的调节能力可能是过敏疾患季节性发作的重要病理生理学基础，这也可能是中医"肝应春"理论的内涵之一。

———————————

①罗颂明.基于"心应夏"理论探讨气温骤变对胸痹发病影响理论及实验研究[D].北京：北京中医药大学，2012.

②宋观礼，张启明，郭伟星.基于医案数据库的中医心藏象研究[J].中华中医药学刊，2011，29（2）：419-422.

③杨阳，马淑然，张明泉，等.中医"心应夏"理论内涵探讨[J].中医杂志，2012，53（18）：1534-1537.

④陈玉萍，马淑然，王庆国，等.中医"肝应春"理论内涵的探讨[J].中华中医药杂志，2011，26（5）：1172-1175.

⑤杨阳，马淑然，王庆国，等."肝藏血、主疏泄"应五时而变的机制探讨[J].北京中医药大学学报，2012，35（7）：441-444.

⑥杨阳，马淑然，王庆国，等.从生物钟理论探讨"肝藏血、主疏泄"的季节性调控机制[J].中医杂志，2012，53（22）：1891-1895.

⑦袁卫玲，杨云霜，秦子舒，等."肝应春"适应性调控机制的理论探讨[J].中国中医药信息杂志，2012，19（2）：5-6.

高丽波①研究认为肝应春与精神分裂症的发病存在一定的联系。春季气候不稳定，气压较低，人体为了适应气候变化，其体温调节中枢下丘脑会积极地对体内环境和内分泌系统进行调节，使人的情绪容易产生波动，造成精神分裂症在春季新发和复发率较高。肝是机体应时而变在春季起主要调节作用的时间调节系统。当肝脏的疏泄与藏血功能不能顺应春季的时序变化，就会出现精神分裂症等疾病的发作。

（三）肺气通于秋的研究

王琦②认为：肺与秋季相通应，是由于同气相求，肺气在秋季最为旺盛，而秋季也多见肺的病变。张俊龙等③认为：《素问·六节藏象论》中所说"肺者，气之本……通于秋气"中所谓"通"，即相互通应之意。根据"天人相应"的理论，肺气旺于秋，肺病在秋季得自然界之气的滋助可以好转，患者感到舒适。当然，秋季气候过于燥烈，又容易损伤肺气，耗伤肺之阴津，产生干咳少痰，皮肤干燥等病症。刘燕池等④认为：肺气通于秋，在生理上肺为清虚之体，性喜清润，与秋季气候清肃，空气明润相通应；病理上秋季气候干燥，容易损伤肺津，引起口鼻干燥，干咳少痰，痰少而黏的肺燥证。吴同玉等⑤认为，"肺应秋"的内涵是指肺的肃降功能在秋季旺盛，并在当令之季节具有重要的调节控制作用。即肺通过调节机体五脏及自身肺系统的生理功能，使机体做出某些相应的适应性变化，从而体现人与自然环境是一个协调、统一的整体。马淑然等⑥借助现代自稳调节的概念，对"肺应秋"的内涵阐释的较为合理，提出"肺应秋"的本质内涵：肺是机体应时而变在秋季起主要调节作用的时间调节系统。肺在当旺的秋季，其肃降功能增强，并且处于支配地位，发挥着对自身肺系统及其他四脏重要的调控作用。而在其他季节则处于从属地位，协助或抑制其他四脏以维持机体应时而变的调节稳态。而肺在秋季宣发卫气津液护卫肌表能力相对低下，表现为机体免疫力降低，易发呼吸系统疾病。杨超⑦认为，秋季乃万物生机归敛的季节，故而机体气机的运转亦应时而变，呈下降内敛的趋势，因而肺脏肃降功能得以增强。肺五行属金，其气肃降属秋，故而肺气通于秋。

马淑然等⑧还论述了中医"肺应秋"理论对临床的指导意义：一有助于分析呼吸系统季节性发病规律的机理。有研究发现，秋季出生的哮喘儿童占全部病例的32.0%，明显多于其他三季出生的患者，且哮喘发病年龄为（1.66±1.07）岁，早于春夏、冬季出生的患者。他们在外界气候变化的影响下，极易"外内合因"，发生呼吸系统疾病⑨。二有利于临床对

①高丽波.精神分裂症季节性发病的中医探讨［J］.辽宁中医杂志，2014，41（6）：1146-1147.

②王琦.中医藏象学［M］.北京：人民卫生出版社，2004：520、68.

③张俊龙，郭蕾.中医藏象学［M］.北京：科学出版社，2001：176.

④刘燕池，雷顺群主编.中医基础理论［M］.北京：学苑出版社，2004，61.

⑤吴同玉，刘燕池，马淑然.论肺应秋的适应性调控机理［J］.中国中医基础医学杂志，2004，10（7）：12-15.

⑥马淑然，郭霞珍，刘晓燕，等.从机体自稳调节机制探讨"肺应秋"内涵［J］.山东中医药大学学报，2006，30（5）：342-343.

⑦杨超.肺应秋理论对预防肺系疾病的相关性研究进展［J］.齐齐哈尔医学院学报，2015，36（4）：550-552.

⑧马淑然，郭霞珍，刘晓燕，等.从机体自稳调节机制探讨"肺应秋"内涵［J］.山东中医药大学学报，2006，30（5）：342-343.

⑨李敏，李兰.儿童哮喘发病的相关因素调查［J］.现代预防医学，2005，（3）：271.

呼吸系统季节性发病时间及其间甚的诊断。病情随四季更迭而有轻重变化，亦受四时之气及脏气应时衰旺的影响。三有益于指导临床呼吸系统疾病季节性发病的预防和养生。应该顺应秋气的内敛、肃降以养生保护肺的气阴，则机体会健康无病。四有益于指导临床呼吸系统疾病季节性发病的治疗。呼吸系统疾病存在着季节性发病规律，慢性阻塞性肺疾病在天气转暖或治疗后会缓解，但秋冬季节或感冒后易复发，其病机总由肺失肃降。用药上，要在辨证论治的基础上，考虑时间因素加用润肺、肃肺、降肺气的药物，并酌情配以宣肺之品，以辅助肺气宣发肃降的调节功能，使其恢复到正常的范围。

（四）肾气通于冬的研究

郑洪新[①]将"肾应冬气"的基本原理概括为：肾为水脏而藏精，为封藏之本，五行属水，为阴中之太阴；冬季寒冷，万物静谧闭藏；人与自然相参相应，同气相求，故以肾应冬。马淑然等[②、③]研究表明，"藏精"与生殖的关系并不是呈现"精足则生殖能力旺盛"的正相关关系，而是出现负相关关系。肾在对肾精的调节上，可能至少存在着两类不同的调节因素（物质）——抑制和促进生殖之精的物质，这两类物质同时对肾精的封藏和排泄发挥调节作用。冬天肾以贮存抑制生殖之精的物质为主，肾中生殖之精减少，因此，生殖能力下降。夏天时，肾以贮存促进生殖之精的物质为主，由于夏气具有亢旺之性，心气与夏气相应而旺盛，且心火下温肾阳，故肾阳蒸腾气化耗能过程加强，使肾中过多的生殖之精加快排泄，所以，夏天生殖能力增强。因此，机体才会表现为冬天肾藏精功能增强而生殖功能反而下降，夏天肾藏精功能减弱而生殖能力增强。因此，从"肾主生殖"角度来看，"肾藏精以应冬"的调控内涵是通过肾中两类不同的调节物质的节律性变化的自稳调节来实现的。覃骊兰等[④]认为"肾应冬"理论的本质内涵为：肾是机体应时而变在冬季起主要调节作用的时间调节系统，肾精、肾气、肾阴、肾阳构成肾脏调控的不同方面。就肾的功能而言，肾在当旺的冬季，封藏精气、主纳气功能加强，并处于支配地位，发挥着对肾系统及其他四脏重要的调控作用；在其他季节则处于从属地位，协助或抑制其他四脏以维持机体应时而变的调节稳态，而肾主气化水液功能在冬季减弱。就肾中阴阳消长而言，冬季其肾阴渐长且盛于外，机体宁静、滋润、制约阳热的作用增强；肾阳则渐消，蛰伏于内，机体温煦、兴奋、运动、化气的功能都相对低下，表现为机体生殖机能下降、体温下降、小便量多，易发生生殖泌尿系统疾病。

三、"肝者，罢极之本"的研究

从《素问·六节藏象论》提出"肝者，罢极之本"以来，古今医家对其解释争议不断，以"罢极"为主题词在CNKI可检索到论文达100篇以上，其中还有专门研究的学位论文，但

①郑洪新.肾藏精藏象理论研究[M].北京：中国中医药出版社，2015：307-308.
②马淑然，刘燕池，郭霞珍."肾主生殖"理论整理及实验研究概况[J].北京中医药大学学报，2000，23（S1）：49-52.
③马淑然，郭霞珍，刘燕池，等.从机体自稳调节机制探讨"肾藏精"内涵[J].北京中医药大学学报，2002，(6)：4-6.
④覃骊兰，蓝毓营，马淑然.关于中医"肾应冬"理论内涵的探讨[J].中国中医基础医学杂志，2013，19（5）：482-485.

至今尚没有共识性的认识。对肝为罢极之本的认识，核心是对"罢极"一词的解读，总括现代对"罢极"的诠释，大致可概括为以下几个方面。

（一）运动说

唐·王冰《补注黄帝内经素问》注云："夫人之运动者，皆筋力之所为也，肝主筋……故曰肝为罢极之本。"从肝-筋-运动相关联的角度，开创了以运动诠释罢极之先河，并为许多医家所遵从。成肇智[①]认为"罢"有疲困、衰竭之义，也有疲软、松弛之意；极，通"亟"，有急迫、紧急之意。"罢"和"极"二字在古代可分别描述弛缓和紧急这两种相反的动态。"肝者，罢极之本"，谓肝脏具有司筋膜舒缩而主肢体运动的功能。王洪图[②]主编《内经学》也认为肝藏血，主筋，人动则血运于诸经，以营养筋膜、肌肉及骨骼，从而产生人体的运动功能，故"罢极之本"称为人体肢体运动的根本。具体而言，此说又可分为以下三种观点。

1.疲劳、困倦说

古代医家多将"罢极"解释为疲劳、困倦。罢，音义同"疲"；极，谓"劳"。如吴崑、姚止庵、马莳、张介宾、李中梓、张志聪、森立之等均持此说。现代任宏丽等[③]从训诂学角度、《素问》原文分析和肝的藏象功能特点等三个方面，考释认为"罢极"即疲困、疲劳的意思，属同义词复用，并引用《汉书》中3处"罢极"的书证资料进行论证。潘秋平[④]也认为"肝者，罢极之本"指肝是人体疲倦的根本，而这与肝"生血气"的作用密切相关。但纵观《素问·六节藏象论》论心为"生之本"，肺为"气之本"，肾为"封藏之本"，脾胃为"仓廪之本"，均着眼于各脏的主要生理功能而言，将"罢极"解释为疲劳、困倦，则明显与其他四脏的文理、医理不合，故后世医家一般不再采纳此说。

2.耐受疲劳说

为了体现五脏为本论述的一致性，后世医家多持耐受疲劳说。但对其文意、机理的解释并不完全一致。清代高世栻《素问直解》云："肝者，将军之官，如熊罴之任劳，故为罢极之本。"罴是熊的一种，罢极是刚勇多力的象征，认为肝是人体力量的源泉，隐含耐受疲劳之意。倪法冲[⑤]遵从高氏之说，认为"罢"音义应同"罴"，《说文解字·木部》："极，栋也。"故"罢极"之义，则寓有刚勇多力之象征，《素问·灵兰秘典论》喻肝脏为"将军之官"，其命名盖取于此。但他认为肝主筋，职司运动；肝性条达，主升发疏泄；肝寄相火，资生血气；肝藏血，舍魂，主谋虑四方面的生理，乃"罢极"一词的真正内涵，则有过度诠释之嫌。李今庸[⑥]提出："'罢极'的'罢'当为'能'字，而读为'耐'，其'极'字训为'疲困'。所谓'能极'就是'耐受疲劳'。"但文字学依据不充分。傅贞亮[⑦]主编《内经讲义》注："罢，兔

①成肇智."罢极之本"正义[J].河南中医，1988，（5）：10.

②王洪图.中医药学高级丛书·内经学[M].北京：人民卫生出版社，2000：485.

③任宏丽，段逸山，孙文钟."罢极"音义考释[J].中华中医药学刊，2012，30（3）：476-477.

④潘秋平."肝者，罢极之本"新解[J].四川中医，2008，26（2）：37.

⑤倪法冲."罢极"考——兼论"肝者，罢极之本"的生理概念[J].福建中医药，1981，（1）：57-58.

⑥李今庸.读古医书随笔[M].北京：人民卫生出版社，1984：31-32.

⑦傅贞亮.内经讲义[M].长沙：湖南科学技术出版社，1986：41.

去、停止之义。极,劳也,困惫之义。""罢极",即免除疲劳之义。贾延利[①]、林绍志[②]等亦认为肝脏是解除疲劳的根本。

关于肝为耐受疲劳之本的机理,现代学者多从肝藏血与主疏泄的功能上加以解释。如娄永和[③]认为肝耐受疲劳与肝主疏泄、肝主藏血的功用密切相关。因此,罢极失常所致的肢体瘫痪可从肝论治。张德新等[④]也认为肝之气血是"肝者,罢极之本"的物质基础。肝病时人体活动及活动时耐受和消除疲劳的能力下降,治疗当用"补、柔、养、清、疏、泻"等法,调肝之气血,重建"肝者,罢极之本"的功能。高文柱[⑤]认为"罢极之本"犹言"劳用之本",肝藏血,主筋,凡人体运动,莫不由肝筋之劳,肝血之用。现代医学认为肝脏为能量储存之所,正合此义。

3.综合运动说

现代一些学者综合上述两种对立的解释,认为分别从生理与病机的角度都表达了肝与人体运动有关。如刘晓兰等[⑥]认为"罢极"可训释为"疲困",又可训释为"停止",均与运动有关,故"肝者,罢极之本"当可训为"肝者,运动之本"。马玉兰[⑦]认为"肝者,罢极之本"指肝与人体活动及活动时耐受和消除疲劳的能力之间关系密切。肝主藏血为人体耐受疲劳提供物质基础和功能保障,肝主筋是人体耐受运动性疲劳的组织基础,肝藏魂对人体耐受疲劳具有调节作用,肝主疏泄为人体耐受疲劳营造有利的内环境。"肝者,罢极之本"理论可为从肝论治疲劳提供依据。并从骨骼肌主要能源物质的贮备和代谢角度研究发现,"养肝柔筋方"抗运动性疲劳的可能机制是:增加体内糖贮备量,提高骨骼肌组织糖的有氧代谢率,改善骨骼肌的能量代谢,保护肌肉蛋白质,促进骨骼肌细胞的兴奋收缩耦联,增强机体运动能力,延缓运动性疲劳的产生。唐朋利等[⑧]、马佐英等[⑨]也持相同观点。黄海波[⑩]从文字学考释,认为"罢"既具疲弱无能之义,亦有补充能量之义。从病机角度而言,"罢极"是耗损能量,疲劳困乏;从正常功能而言"罢极"则是充实能量,修复疲劳。"罢极"当理解为修复疲劳、恢复体能的含义,因为肝脏"以生血气",是其重要的生理功能。

由此,一些学者提出慢性疲劳综合征与肝相关,如王火传[⑪]综合古今研究结果认为,慢性运动性疲劳虽与五脏均有相关性,但从根本而言,是从肝始发,而且以肝为关键。肝在慢性运动性疲劳的发生、发展、演变过程中起着重要的作用,具有一定的特异性。实验研究发现补肝汤可以有效缓解模型大鼠的疲劳症状,对慢性疲劳综合征有很好的疗效,

①贾延利."罢极"异说辨正[J].中医药文化,1992,(4):35.

②林绍志:"罢极之本"浅议[J].山东中医药大学学报,2006,30(46):444.

③娄永和.略论"肝者,罢极之本"的生理意义[J].天津中医学院学报,1985,(1):1-2.

④张德新,潘丰满."肝者,罢极之本"理论与气血关系探析[J].浙江中医学院学报,2006,30(1):14-15.

⑤高文柱.《素问》校读随笔[J].天津中医,1989,(5):32.

⑥刘晓兰,余自汉,程自勉,等.也释"罢极之本"[J].河南中医,1992,12(6):258.

⑦马玉兰."肝者,罢极之本"的理论探讨与实验研究[D].天津:天津中医学院,2001.

⑧唐朋利,陈钢,崔笛."肝者,罢极之本"初探[J].黑龙江中医药,2010,39(1):3.

⑨马佐英,史丽萍,何山,等.论"肝者罢极之本"[J].辽宁中医杂志,2007,34(8):1051-1052.

⑩黄海波."罢极之本"阐释与中医防治观[J].中国中医基础医学杂志,2010,16(7):545-546.

⑪王火传.慢性运动性疲劳与肝藏象相关性的理论与实验研究[D].武汉:湖北中医药大学,2011.

说明慢性运动性疲劳与肝藏象的相对特异性。凌家杰[①]认为肝主筋、藏血和主疏泄的功能从不同的方面对运动能力产生重要影响，提出以"理气扶正"或"理血扶正"为治则，以疏为补治疗运动性疲劳的思路。郭文娟[②]提出肝为罢极之本，说明肝有奉养心身劳作的作用，因此肝失其能是亚健康状态的核心病机，亚健康的防治应以调肝为主，调整人体功能恢复健康。

（二）疏泄说

肝主疏泄最早由元代朱震亨在《格致余论》中提出，但其思想渊源可追溯至《素问·五常政大论》之"木曰敷和"的论述。"木曰敷和"是对木运正常状态下基本性质和功用的概括，指敷布某种物质，使其不协调状态趋于和谐。朱邦贤[③]提出"木曰敷和"就人体而论即为肝胆敷和，肝主敷和是指肝敷布少阳生发之气，燮理阴阳气血，促进生化代谢，并随神往来以主持协调人体诸脏功能活动。王鑫杏等[④]也认为《黄帝内经》肝主敷和是指肝通过敷布条达人体脏腑气血阴阳，使人体各种功能状态趋于和谐平衡，是对肝的重要生理功能的全面阐释和高度概括。其中肝胆敷和，木气生发；肝敷卫气，达表抗邪；肝木敷和，气血通调；肝气敷散，畅达情志；肝枢气机，敷布津液；同时又可助脾散精、助肾封藏、助行心君、助肺宣降。

基于上述理解，一些学者提出肝为罢极之本即指肝主疏泄或敷和的作用。如杜廷贵等[⑤]认为"罢极"为同义词连用，寓有中正之意。《黄帝内经》正是以不偏不倚来形象描述肝的协调诸脏，调节气机功能的。因此，"罢极之本"，应释为"敷和之本"，肝主疏泄、肝主藏血均可概括于肝主敷和之中。马晓春[⑥]认为"罢"可理解为"疏通，布散"之意，"极"可理解为"适中，正常"之意。"肝者，罢极之本"可解释为肝脏疏通调理全身气机，使各通路处于流畅状态，以保证气的升降出入，维持机体的正常功能。而潘文奎[⑦]将"罢"字解为"遣散"，"极"在医学中可喻为人身躯体周身。从肝的生理功能来讲，肝主疏泄与藏血，气机畅达则人体气血调节有度，与遣散之义相合，明确指出肝主疏泄乃"罢极"之本义。房克英[⑧]也持相同观点。杨伟鹏[⑨]认为"肝者，罢极之本"表明肝是向外发散的中心，在医理上体现肝对气血有疏泄作用，是对血气疏泄机制归属的抽象。陆丽明[⑩]则认为"罢极"二字均有发放发射之义，与肾为封藏之本中的封藏二字相对应；在意思上，发放可引申为疏泄，也与肾的封藏相对应。考虑到"敷和"一词比"疏泄"合适的实际，"罢极之

①凌家杰.肝与运动性疲劳关系浅探[J].湖南中医学院学报，2003，23（6）：31-32.

②郭文娟.肝为"罢极之本"与亚健康状态的防治[J].山西中医，2007，23（1）：75-76.

③朱邦贤.溯源穷本论敷和——六经制化决乎肝胆[J].上海中医药杂志，1983，（9）：32-34.

④王鑫杏，陈家旭，刘燕.《黄帝内经》肝曰敷和理论探微[J].中医杂志，2015，56（5）：366-368.

⑤杜廷贵，朱心红，张康生."罢极之本"实义考辨[J].河南中医，1990，10（1）：10-13.

⑥马晓春."肝者，罢极之本"析疑[J].中医函授通讯，1992，（5）：10-11.

⑦潘文奎.肝主疏泄乃"罢极"之本意[J].中医函授通讯，1990，（3）：10-11.

⑧房克英."肝藏血主疏泄"的现代文献研究[D].北京：北京中医药大学，2013.

⑨杨伟鹏."肝者，罢极之本"新探[J].中医药学报，2000，（1）：7-8.

⑩陆丽明."肝者罢极之本"考义及新解[J].中医药学刊，2006，24（12）：2308-2310.

本"应作"敷和之本"解。樊雅梦[1]认为从文字本义上讲，"肝者，罢极之本"指肝木之脏是停止与遣散的本源；从上下文义来讲，"肝者，罢极之本"指肝是人体疏泄的本源；从整个《素问》对肝的认识上说，"肝者，罢极之本"指肝为疏达、疏泄的根本，三者殊途同归，共指一义，即肝为疏泄之本。并通过临床医案的统计分析，结合历代医家论述，提出"疲劳之本"当为脾。因此，无论是从理论还是临床的角度，把"疲劳之本"理解为肝，都十分牵强。

（三）刚柔说

肝在五行属木，木性曲直，兼具刚柔之特征。张登本等[2]主编《内经词典》云："罢，通疲；软弱，松弛。极，通急；刚强，紧张。罢极，软弱刚强，松弛紧张……罢极之本犹刚柔之本。"刚柔、弛张，可以形容肝主筋、为将军之官以及肝主疏泄的功能特点。如陈常富等[3]认为"罢"是指筋脉关节舒张、肌肉弛缓而灵活自如的状态；"极"是指因筋脉关节收缩、肌肉紧束而刚健有力的状态。"罢极"就是对肝主筋、诸筋"束骨而利机关"的生理功能和病理特性的高度概括。肝通过其气血阴阳对筋膜的滋润与温养，调节着肢体关节的舒张和收缩，表现出"罢""极"相济，协调自如的运动状态。杨维益等[4]认为"罢"指安静或抑制，"极"指紧张或兴奋，故将"肝者，罢极之本"解释为肝具有调节动与静、兴奋与抑制的生理功能。李成华等[5]、[6]也认为"罢极之本"是对肝生理功能的概括，是"木曰曲直"的反映。罢，即曲，松弛之义；极，即直，拘急之义。"罢极之本"是对肝相反相成的整体生理功能的概括，即通过肝的调节作用，人体各脏腑组织在气血运行、功能调节等方面，都维持着弛张有度、无太过也无不及的状态，是维持人体正常生命活动的内在机制。肝为罢极之本，能够调畅精神情志、气机升降、脏腑功能，以及男子精液、妇女月事等活动，使之维持中和无偏状态。肝为罢极之本，可以说明肝在整体视角下对全身的调节作用，病理上肝病常可导致五脏病变，临床上诸病调肝常获良效。

（四）调节说

调节说近年来被多数学者所认同。关凤玲等[7]较早将"罢极"训释为调节，"罢极之本"即是肝为藏血和调节血量的根本，指肝对阴阳气血的调节功能。高峰[8]认为"肝者，罢极之本"，即肝为调节、制止脏腑气血功能紊乱，使之恢复正常生理功能的根本。熊传榘[9]认为肝为罢极之本是对肝在人体一系列生理功能中双向调节作用深入研究后得到的必然结论。罢极的生理意义在于保持肝相对稳定的功能阈，生气通天是肝司罢极的前提条件，

①樊雅梦."肝者，罢极之本"的本义探讨[D].北京：北京中医药大学，2010.

②张登本，武长春.内经词典[M].北京：人民卫生出版社，1990：414.

③陈常富，唐瑜之.以"肝者，罢极之本"指导临床验案2则[J].环球中医药，2014，7（3）：225-226.

④杨维益，陈家旭，王天芳，等.运动性疲劳与中医肝脏的关系[J].北京中医药大学学报，1996，19（1）：17-18.

⑤李成华，张庆祥."木曰曲直"视域下的肝为"罢极之本"[J].长春中医药大学学报，2015，31（4）：666-668.

⑥张庆祥.论肝为罢极之本的理论及临床意义[J].山东中医杂志，2019，38（3）：205-208.

⑦关凤玲，关凤山."罢极"别解[J].北京中医学院学报，1989，12（2）：28.

⑧高峰."肝者，罢极之本"之我释[J].山东中医杂志，1990，9（1）：10.

⑨熊传榘.肝为罢极之本的研究[D].济南：山东中医药大学，1997.

体阴用阳是肝司罢极的生理基础,"疏泄"与"藏血"之间及其各自内部都存在罢极机制,筋的屈伸、魂的出入、谋虑决断、开窍于目等功能活动为肝司罢极的具体体现。马月香[①]认为"罢极"二字同时具有动词、副词之特征,能够表示"发放"和"极点"的双重含义,"肝者,罢极之本"的内涵,即肝是机体发散的根本,"散""动"是肝的本性,但这种发散作用要有程度的限定。肝气的这一作用可以引申为"调节"。因此,"肝者,罢极之本"也可以进一步解释为,肝是调节人体生命活动的根本。梁治学等[②]认为"罢"应解释为"遣散""发放",即向四处布散,包含肝主疏泄和藏血调血的功能在内,有布散调节之意。"極"本义为屋之正中至高处,体现了调节适中、正常之义。"肝者,罢极之本"包含肝的主要生理功能但又不是具体功能,并通过肝的主要功能予以体现,应理解为调节人体生命活动之根本。其中以藏血为基础,以调血为用,以疏泄为体现,调节着脏腑气血津液以及人顺应天地的变化。王琦等[③]《中医藏象学》认为,疏泄、调节本之于肝,此是肝为罢极之本的正确含义。因肝藏血而具长养生发之机,对人之气血有疏泄、调节的作用,说肝之疏泄本含有疏通气机、排泄废物之义,与"遣散""排除"之义合。

另外,刘力红等[④]认为"极"是宇宙运动变化过程中的一个周期时限;罢极,就是使极变终了,从而开始"万物复始"的新岁循环。肝为"罢极之本"的作用是在发生复变的层次上协调天人关系的重要保障。吕艳芝等[⑤]认为"罢",归也,止也;"极",古人认为是生数皆终和万物复始时的交替现象。因此"罢极"即是万物归止于终始的新陈代谢的矛盾现象,亦即是静与动的平衡和统一。"肝者,罢极之本,魂之居也"就是指肝气在心神指挥下对人身气血及功能的兴奋与抑制有双向调节作用。彭达池[⑥]提出《黄帝内经》肝系统有应对人体内外环境变化,反向调节气血运行,确保体内环境相对平衡的生理特点。在这一观点的指导下,对经典理解作了统一的说明,认为"罢极之本",即用开启对冲的方法,终止气血阴阳极端发展态势,回归中正平和的调节之本;"将军之官",即替天行道,重塑平衡之官;"开阖枢"即是"关阖枢","开"是针对发放人体气血调节而言,"关"是针对抗拒外邪入侵而言,开与关是着眼点殊异的同一调节的不同表述;肝系厥阴、少阳为"枢",是"先天本能的罢极之本",心系少阴为"枢",是"后天自主有为的罢极之本"。

(五)功能总括说

功能总括说从《素问·六节藏象论》五脏为人体之本的角度出发,提出"罢极之本"应是高度概括肝脏最重要功能的生理概念。如张朝录等[⑦]将"罢极"训为"能(néng)极",认为肝能广泛参与人体精、神、气、血、津液重要生命物质的生成与转化,为人身最重要的栋梁之脏。邓家刚[⑧]认为从文字上看,"罢极"即"归止于终始",是指肝集厥阴少阳于一身,

①马月香.肝主疏泄调节人体功能的理论与实验研究[D].济南:山东中医药大学,2005.

②梁治学,胡燕,何裕民.从"罢极之本"诠释肝的主要功能[J].中华中医药杂志,2010,25(3):340-342.

③王琦,吴承玉.中医藏象学[M].第3版.北京:人民卫生出版社,2012:661.

④刘力红,赵琳."天人相应"的藏象学基础[J].中国中医基础医学杂志,1996,2(5):23-24.

⑤吕艳芝,李文生.浅论肝为"罢极之本"[J].黑龙江中医药,1997,26(1):4-5.

⑥彭达池."罢极""枢"与反向调节[C].中华中医药学会第十五次内经研讨会,2015:284-289.

⑦张朝录,邵斗春."肝者罢极之本"之我见[J].北京中医学院学报,1986,9(3):41.

⑧邓家刚."罢极之本"实义辨析[J].广西中医药,1987,10(1):42-44.

阴尽于厥阴而阳始于少阳，血归藏于肝而始行于肝，以及应春气而主生发等特性，故"罢极之本"即"藏血生发之本"，而非"疲困之本""耐受疲劳之本"等。孙钧①也认为肝之生化生发气血之功能才是"罢极"的原因所在，而非主筋主运动所为。陈明②同意此说，认为肝为"罢极之本"是肝主敷和的具体表现，其关键在于肝有藏血、升发之功。肝藏血，能掌管脏腑血液，以供人体活动之需；肝升发，能鼓舞脏腑气化，以为气机升降之枢。陈震霖③通过对《素问·六节藏象论》中"五本"含义的比较分析，认为应将"罢极之本"解释为"藏血主疏泄"之本，才能高度概括肝脏最重要的生理功能，揭示肝脏作为人体"五本"之一的生理作用。周琼④也认为"罢极之本"是对肝脏生理功能活动总的概括，肝藏血，魂有所舍；又主疏泄，为气机升降的枢纽，调畅情志，维系一身气化，保证筋骨能源源不断地得到肝输注精血之荣养而润泽，使筋骨弛缩有度，屈伸自如。都亚楠等⑤指出后世将肝的正常生理功能总结为肝主藏血、主疏泄，这也是对"罢极之本"功能的扩展。肝为罢极之本揭示的是肝脏生化升发气血，是肝疏泄功能和藏血功能的充分反映和高度概括，也揭示了肝脏作为人体"五本"之一的生理作用。

另外，贾树林⑥认为肝之"罢极"是一个抽象的概念，是肝之多种功能共性的概括和缩影，肝就是执行两种相对功能的"罢极"之脏，或云"罢极"就是肝的某一功能中前一循环的终点和后一循环的起点的相遇，正是这样，才形成一个如环无端的肝的一个功能的往复回旋系统。姜青松等⑦依据王冰注"东方为发生之始，故以生血气也"，以及章虚谷《灵素节注类编》中"肝为厥阴，厥阴者，两阴交尽，故为罢极之本，罢极者，阴极也，阴极则阳生，阳出于肾，由肝胆而升也"之论，提出以"生发之本"来解释"肝者，罢极之本"较为妥帖。

（六）将军之官说

此说是将肝为罢极之本与《素问·灵兰秘典论》"肝者，将军之官，谋虑出焉""胆者，中正之官，决断出焉"之论相结合进行解释，如刘士敬等⑧认为"罢极"乃是"将军之官"的具体表现，有宽赦、放逐、诛杀等和军旅事宜相关的内容。其文字依据《说文》："罢，遣有罪也。""极"，通"殛"，有罪而殊杀之。张德英等⑨也认为"罢极"之义为"中正分析""正确判断"，与肝主谋虑，胆主决断之功能恰相契合。临床上老年痴呆和早老性痴呆患者，表现为头脑思维不清楚，遇到事情就心烦意乱，不知如何处理，可称为"罢极失准证"。

另外，有学者从肝与目的关系解释肝为罢极之本。如边海云等⑩认为"罢"即"放眼远

①孙钧.试论肝者罢极之本［J］.甘肃中医学院学报，2000，17（1）：13.

②陈明.肝为"罢极之本"纵横谈［J］.中医函授通讯，1993，（5）：4-5.

③陈震霖."肝者，罢极之本"释义［J］.山东中医杂志，2004，23（5）：259-260.

④周琼."肝者，罢极之本"小议［J］.湖北中医杂志，2007，29（9）：14-15.

⑤都亚楠，鞠宝兆.论"肝者罢极之本"［J］.辽宁中医药大学学报，2012，14（7）：55-56.

⑥贾树林.也谈"罢极之本"［J］.辽宁中医杂志，1993，20（2）：15-16.

⑦姜青松，罗才贵.也谈"肝者，罢极之本"［J］.浙江中医杂志，2017，52（10）：711-712.

⑧刘士敬，张晓阳."罢极"新解［J］.中医药信息，1991，（4）：10，38.

⑨张德英，宋春侠."繁木泻土"治疗"罢极失准证"［J］.北京中医药大学学报（中医临床版），2004，11（4）：42-43.

⑩边海云，陈利国.对"罢极之本"释义的商榷［J］.辽宁中医杂志，2009，36（1）：37-38.

观""极"即"登高远眺","罢极"即谓目之视力。"肝者,罢极之本"旨在强调眼睛视力的好坏强弱取决于肝。刘日才[①]认为"罢极"的本义是表示"闭目""开目"两种相反的目睛运动的生理功能,肝是人们"闭目""开目"运动的根本。

对肝为罢极之本的理解,之所以形成上述诸多不同的解释,一方面与诠释者的知识传统、时代精神及个人因素等诠释立场有关;另一方面也与诠释方法的使用不当有关。其中存在的问题主要有两方面。

1.脱离原文语境的诠释失误

对肝为罢极之本的理解,应受到文字、原文整体语境以及中医对肝功能认识的历史演进的制约,但在实际的诠释过程中,由于不了解文本的背景因素、思维特征等,违背诠释学的对象自主性、整体性、意义符合等原则,常常造成对经典的理解不全面甚或误读。如从文字学的角度而言,王济训等[②]认为"罢"疑为"能"误为"罴";"极"指四肢。日本学者丹波元坚《素问绍识》说"罢极当作四极……即言四支。肝其充在筋,故云四极之本也。"郭霭春[③]也赞同此观点。上述解释很明显文字学证据不足。再如将"罢极"解释为疲劳、困倦,明显与其他四脏从生理角度强调在人体生命活动的重要性不符。屈乐等[④]对此提出质疑,指出中医文献认为疲劳与多脏器有关,涉及五脏六腑与气血的功能正常与否,古代和现代医家多注重从心脾肾来认识此病,很少有把肝作为核心来论述疲劳和治疗疲劳的。若就运动言,非肝之筋独司运动,肾之骨、脾之肌肉也参与,而且肝主运动也难以说是其最主要的功能。其他如将军之官说、目功能说,以及刘绍龙等[⑤]提出从"肝者,血之本"来理解"肝者,罢极之本"等,也存在着类似的问题,而谢利恒《中国医学大词典》注以"罢癃之疾(背病)"之义,更与原文语境不符,都有违反诠释对象自主性原则与整体性原则之嫌。

2.中西医概念混淆

不少学者在对肝为罢极之本的理解中,将中医的肝藏象与西医的肝脏混为一谈。如陈列红等[⑥]认为肝主筋,司运动,耐受疲劳,是运动功能的根本。选择急性黄疸型甲型病毒性肝炎、慢性乙型病毒性肝炎、慢性重症病毒性肝炎、肝炎后肝硬化患者作为研究对象,其中肝胆湿热证31例,肝郁脾虚证25例,肝肾阴虚证11例,脾肾阳虚证14例,检测血清中铜、锌、铁、镁元素含量,试图从微量元素角度探讨肝为罢极之本的机理。结果四个证型均有不同程度的乏力,血清中4种微量元素大多呈逐步下降之势,并与乏力程度基本相一致。这里明显混淆了西医肝脏与中医肝藏象的概念,如14例肝病患者表现为脾肾阳虚证,则与中医肝藏象毫无关系。王辉武等[⑦]通过对3413例肝病患者的临床症状的分析,证明了疲乏症状的出现及减轻,与肝病的发生及好转关系密切。由此说明了正确理解"肝者,罢极之本"

①刘日才.纵论"肝者罢极之本"之本意[J].中华中医药学刊,2007,25(10):2023-2024.

②王济训,边海云."肝为罢极之本"新解[J].时珍国医国药,2007,18(3):733.

③郭霭春.黄帝内经素问校注语译[M].天津:天津科学技术出版社,1981:63.

④屈乐,邓艳芳,宋亚南,等.《中医基础理论》的"肝为罢极之本"质疑[J].中医教育,2015,34(4):75-77.

⑤刘绍龙,徐吉敏,叶放.浅论"肝者,罢极之本"[J].光明中医,2012,27(11):2179-2180.

⑥陈列红,潘雪飞,张长法,等.试从微量元素角度探讨肝为"罢极之本"[J].江苏中医,1997,18(3):46-47.

⑦王辉武,吴行明,邓开蓉.《内经》"肝者,罢极之本"的临床价值——附3413例肝病的临床分析[J].成都中医药大学学报,1997,20(2):9-10.

的重要临床价值。顾学兰[①]研究认为乏力症状是肝硬化主要临床表现，临床诊治过程中必须重视。史丽萍等[②]研究发现，小鼠力竭性运动可造成其肝脏的损害，肝糖原、肌糖原的减少，且随着力竭次数的增加其程度加重。认为此从一个侧面证明了中医"肝主藏血""久行伤筋"等中医理论，为"肝为罢极之本"的理论提供了部分依据。朱海峰[③]以西医之肝脏解释中医肝藏象，从肝内能量代谢机制与疲劳、乏力症状的关系，论证"肝为罢极之本"对治疗慢性疲劳症状有重要的指导意义。以上都犯了相同的错误。

综上所述，以"罢极"的文字训诂为依据，结合《素问·六节藏象论》五脏为本论述的语境，"罢极"最初的含义应该是唯一的，以高世栻的解释较为切合原意。但诠释常常就处在"向心"与"离心"这两种力量之间的紧张之中，一方面要遵循原文的旨意，另一方面又要有新的创见，加之文字的多义性特征以及人们对肝生理功能、特征认识的演变，故形成了运动说、疏泄说、刚柔说、调节说、功能总括说、将军之官说等不同的理解，从诠释学的角度而言，虽各有一定的理据，然从现代对肝功能的认识角度言，以调节说相对较为合理，即肝为调节人体生命活动的根本，运动说、疏泄说、将军之官说，是肝调节功能的某一部分，可隶属于调节说；功能概括说针对五脏都适用，没有明确反映出肝在生命活动中的功能特征；刚柔说可以说与调节说互为表里，调节言其作用机理，刚柔言其作用表现。

①顾学兰.75例肝硬化患者乏力量表分析——兼谈"肝为罢极之本"[J].江苏中医药，2006，27（4）：20-21.

②史丽萍.马东明，解丽芳，等.力竭性运动对小鼠肝脏超微结构及肝糖原肌糖原含量的影响——"肝为罢极之本"的实验研究[J].辽宁中医杂志，2005，32（9）：971-973.

③朱海峰.对"肝为罢极之本"的现代医学诠释[J].甘肃中医，2007，20（5）：7-8.

五脏生成篇第十

【导读】

　　《史记·扁鹊仓公列传》云："扁鹊虽言若是，必审诊，起度量，立规矩，称权衡，合色脉表里有余不足顺逆之法，参其人动静与息相应，乃可以论。"其中色脉诊可谓扁鹊诊法的特征。本篇主要从五脏与五体、五味、五色、五脉的关系上，阐述了诊色脉以察五脏的问题，以及色脉诊在临床上的具体应用，并提出了"能合色脉，可以万全"的命题，无疑是对扁鹊诊法的继承与发挥。由于色脉作为五脏气血盛衰的表象，是由内在五脏的气血所生成的，故篇名"五脏生成"。如森立之言："此说五脏所生而成作之脉证色病，故云生成，与五行生成之生成别义。"另外，《素问要语》言："此篇论五脏色脉死生之理，因改作《五脏生死篇》。"亦有一定的道理。

【原文】

　　心之合脉也，其荣[1]色也，其主[2]肾也。肺之合皮也，其荣毛也，其主心也。肝之合筋也，其荣爪也，其主肺也。脾之合肉也，其荣唇也，其主肝也。肾之合骨也，其荣发也，其主脾也。

　　是故多食咸，则脉凝泣[3]而变色；多食苦，则皮槁而毛拔；多食辛，则筋急而爪枯；多食酸，则肉胝䐃而唇揭[4]；多食甘，则骨痛而发落，此五味之所伤也。故心欲苦，肺欲辛，肝欲酸，脾欲甘，肾欲咸，此五味之合合五脏之气也[5]。

　　故色见青如草兹[6]者死，黄如枳实者死，黑如炲[7]者死，赤如衃血[8]者死，白如枯骨者死，此五色之见死也。青如翠羽[9]者生，赤如鸡冠者生，黄如蟹腹者生，白如豕膏[10]者生，黑如乌羽者生，此五色之见生也。生于心，如以缟裹朱[11]；生于肺，如以缟裹红[12]；生于肝，如以缟裹绀[13]；生于脾，如以缟裹栝楼实；生于肾，如以缟裹紫[14]，此五脏所生之外荣也。色味当[15]五脏：白当肺、辛，赤当心、苦，青当肝、酸，黄当脾、甘，黑当肾、咸。故白当皮，赤当脉，青当筋，黄当肉，黑当骨。

诸脉者皆属[16]于目，诸髓者皆属于脑，诸筋者皆属于节，诸血者皆属于心，诸气者皆属于肺，此四肢八溪之朝夕[17]也。故人卧血归于肝，肝[18]受血而能视，足受血而能步，掌受血而能握，指受血而能摄。卧出而风吹之，血凝于肤者为痹，凝于脉者为泣，凝于足者为厥，此三者，血行而不得反其空[19]，故为痹厥也。人有大谷十二分[20]，小溪三百五十四名[21]，少十二俞[22]，此皆卫气之所留止，邪气之所客也，针石缘[23]而去之。

诊病之始[24]，五决为纪[25]，欲知其始，先建其母[26]。所谓五决者，五脉也。是以头痛巅疾[27]，下虚上实[28]，过在足少阴、巨阳，甚则入肾。徇蒙招尤[29]，目冥[30]耳聋，下实上虚[31]，过在足少阳、厥阴，甚则入肝。腹满䐜胀，支鬲胠胁[32]，下厥上冒[33]，过在足太阴、阳明。咳嗽上气，厥[34]在胸中，过在手阳明、太阴。心烦头痛，病在鬲中，过在手巨阳、少阴。

夫脉之小大滑涩浮沉，可以指别；五脏之象，可以类推；五脏相音[35]，可以意识；五色微诊，可以目察。能合脉色，可以万全。赤，脉之至也，喘[36]而坚，诊曰有积气在中，时害于食，名曰心痹，得之外疾[37]，思虑而心虚，故邪从之。白，脉之至也，喘而浮，上虚下实，惊，有积气在胸中，喘而虚，名曰肺痹寒热[38]，得之醉而使内[39]也。青，脉之至也，长而左右弹[40]，有积气在心下支胠，名曰肝痹，得之寒湿，与疝同法，腰痛足清头痛。黄，脉之至也，大而虚，有积气在腹中，有厥气，名曰厥疝[41]，女子同法[42]，得之疾使四肢[43]，汗出当风。黑，脉之至也，上[44]坚而大，有积气在小腹与阴[45]，名曰肾痹，得之沐浴清水[46]而卧。

凡相五色[47]，面黄目青，面黄目赤，面黄目白，面黄目黑者，皆不死也；面青目赤，面赤目白，面青目黑，面黑目白，面赤目青，皆死也[48]。

【校注】

〔1〕荣：光华，荣华。森立之：“荣者，脏气之所灌注外见，故看其处之气色，而卜其脏病也。”

〔2〕主：指制约者，主宰者。张志聪：“心主火而受制于肾水，是肾乃心脏生化之主，故其主肾也。”

〔3〕凝泣：凝涩不通畅。泣，通“涩”。

〔4〕肉胝胎（zhī zhòu支皱）而唇揭：谓皮肤变厚皱缩，口唇掀起。胎，通“皱”。

〔5〕此五味之合五脏之气也：原作“此五味之所合也，五脏之气”，《新校正》：“按全元起本云：此五味之合五脏之气也。连上文。《太素》同。”按全元起本为是，故据改。

〔6〕草兹：死草，其色青而带白。张志聪：“兹，蓐席也。兹草者，死草之色，青而带白也。”

〔7〕炱（tái台）：烟气凝积而成的黑灰。

〔8〕衃（pēi胚）血：王冰：“谓败恶凝聚之血，色赤黑也。”

〔9〕翠羽：翠鸟的羽毛，其色青而光泽。

〔10〕豕（shǐ史）膏：猪的脂肪。

〔11〕以缟（gǎo槁）裹朱：缟，细白的生绢。朱，朱砂，一种红色的矿物。

〔12〕红：粉红色的丝织物。

〔13〕绀（gàn干）：深青透红的丝织物。

〔14〕紫：紫色物品。

〔15〕当：应也。

〔16〕属：联属，统属。

〔17〕八溪之朝夕：张介宾："八溪者，手有肘与腋，足有胯与腘也，此四肢之关节，故称为溪。朝夕者，言人之诸脉髓筋血气，无不由此出入，而朝夕运行不离也。《邪客篇》曰：'人有八虚，皆机关之室，真气之所过，血络之所游。'即此之谓。一曰朝夕即潮汐之义，言人身气血往来，如海潮之消长，早曰潮，晚曰汐者，亦通。"

〔18〕肝：《注解伤寒论·平脉法》《宣明论方》卷十一引并作"目"，义胜。

〔19〕反其空：反，同"返"。空，指血行之孔道。即下文所言大谷、小溪、十二俞之类。

〔20〕大谷十二分：张介宾："大谷者，言关节之最大者也。节之大者无如四肢，在手者肩、肘、腕，在足者髀、膝、腕，四肢各有三节，是为十二分。分，处也。按：此即上文八溪之义，夫既曰溪，何又曰谷？如《气穴论》曰：'肉之大会为谷，小会为溪，肉分之间，溪谷之会，以行营卫，以会大气。'是溪谷虽以小大言，而为气血之会则一，故可以互言也。"

〔21〕小溪三百五十四名：小溪，肉之小会，即腧穴。王冰："小络所会，谓之小溪也。然以三百六十五小络言之者，除十二俞外，则当三百五十三名。经言三百五十四者，传写行书误以三为四也。"

〔22〕少十二俞：张介宾："十二俞，谓十二脏之俞，如肺俞、心俞之类是也。此除十二俞皆通于脏气者，不在小溪之列。"

〔23〕缘：因。

〔24〕始：本始，根本。

〔25〕五决为纪：王冰："谓以五脏之脉为决生死之纲纪也。"

〔26〕母：指应时脉象中的胃气。吴崑："母，应时胃气也。如春脉微弦，夏脉微钩，长夏脉微软，秋脉微毛，冬脉微石，谓之中和而有胃气，土为万物之母，故谓之母也。"又，张介宾："母，病之因也。"杨上善："母，本也。"

〔27〕巅疾：指头部病症。

〔28〕下虚上实：李中梓："下虚，少阴肾虚也；上实，巨阳膀胱实也。肾虚不能摄巨阳之气，故虚邪上行而为头痛也。"

〔29〕徇蒙招尤：指目眩昏蒙，身摇动不定。俞樾："徇者，眴之假字；蒙者，矇之假字。"招，振掉；尤，通"摇"。

〔30〕目冥：即目瞑，目暗不明貌。

〔31〕下实上虚：指肝胆之气实于下而虚于上。

〔32〕支禹胠胁：谓胸膈胁肋部如有物支撑一样。支，撑；禹，隔塞；胠，腋下胁上部位。

〔33〕下厥上冒：指下部气逆，而致头目昏眩。冒，通"瞀"，目昏眩。

〔34〕厥：《新校正》："按《甲乙经》'厥'作'病'。"义胜。姚止庵："盖既云上气，不必更言厥矣。"

〔35〕五脏相音：谓五脏形质隐藏。相，形质；音，通"荫"，隐藏。又，张介宾："相，形相也。音，五音也。相音，如《阴阳二十五人》篇所谓木形之人，比于上角之类。又如肝音角，心音徵，脾音宫，肺音商，肾音羽。若以胜负相参，臧否自见，五而五之，二十五变，凡耳聪心敏者，皆可意会而识也。"森立之："相音者，五脏所出，宜相视占诊之音也。"

〔36〕喘：谓脉来急迫、急促。

〔37〕外疾：《素问释义》："外疾二字疑衍。"可从。

〔38〕寒热：于鬯："'寒热'二字，似当在'得之'之下，方与上下文例合。"

〔39〕醉而使内：指酒后行房事。

〔40〕长而左右弹：张介宾："言两手俱长而弦强也。弹，搏击之义。"

〔41〕厥疝：森立之："厥疝者，上冲痛疝之义。此云厥疝，不云脾痹者，厥疝乃脾痹之或名。"又，张志聪："土受木克，故不名曰脾痹，名曰厥疝。疝，肝病也。"

〔42〕女子同法：高世栻："女子无疝，肝木乘脾之法则同也。"

〔43〕疾使四肢：四肢运动过度之义。

〔44〕上：按上文诸脉均不言上下，惟此言"上"，疑为衍文。

〔45〕阴：指前阴部。

〔46〕清水：凉水。清，同"清"，凉也。

〔47〕色：此后原有"之奇脉"3字，《甲乙经》卷一无。考本节并无言脉文字，此乃衍文，故删。

〔48〕面青目赤……皆死也：王冰："无黄色而皆死者，以无胃气也。"

【释义】

本篇主要阐述了五脏内外的联系、五脏与色味的关系、脏腑组织与气血的关系以及色脉诊的临床应用等问题。

一、五脏内外的联系

原文开篇首先从生理方面叙述了五脏心、肝、脾、肺、肾与体表组织脉、皮、筋、肉、骨、色、毛、爪、唇、发之间的表里相配合的关系，同时根据五行生克的理论说明五脏之间相互制约、相互联系的关系。

（一）五脏与体表组织的联系

心有推动血液在脉管内运行以营养全身的功能，脉是血液运行的道路，血液能正常地运行，是心与脉互相配合共同起作用的结果。由于人之"十二经脉，三百六十五络，其血气皆上于面"（《灵枢·邪气脏腑病形》），心主血脉功能正常，脉道通畅，血液充盈，面部得到气血荣养则红润而有光泽，故曰"心之合脉也，其荣色也"，此处的色主要指面色。皮毛是人体体表最外在的组织，也是抵御外邪侵袭的第一道防线。肺主宣发肃降，能够把水谷精微输布于皮毛以滋养周身皮肤、毛发，又能宣发卫气到体表以抵御外邪。因此，皮毛之荣枯、体表抗邪能力的强弱与肺的功能有着极为密切的关系，故言"肺之合皮也，其荣毛也"。筋，即筋膜，是一种联络关节肌肉，主司运动的组织。肝之所以合筋，是因为全身筋膜都要依赖肝血的滋养。肝血充盈，筋脉可以得到充分濡养，人体可以维持正常的运动。爪为筋之余，其营养亦来源于肝之气血，故曰"肝之合筋也，其荣爪也"。脾有消化、吸收、运输营养物质的功能。脾气健运，营养充足，肌肉可以得到充分营养而丰满，若脾不健运，营养缺乏，则肌肉萎软瘦弱；脾开窍于口，所以从外在的肌肉丰满与口唇色泽的情况，可以了解脾脏的盛衰，故曰"脾之合肉也，其荣唇也"。肾藏精生髓，以充养骨骼，精可化血，精血滋养头发，张介宾曰："肾藏精，骨藏髓，精髓同类，故肾合骨。发为精血之余，精髓充满，其发必荣，故荣在发。"

正由于五脏与外在组织之间有如此联系，故临床上可通过对外在组织的观察，"司外揣内"，以诊察内在五脏的病变。

（二）五脏间的制约关系

原文所言心"其主肾"，肺"其主心"，肝"其主肺"，脾"其主肝"，肾"其主脾"，说明了五脏之间相互制约的关系。这种相互制约的关系，维持着脏腑间平衡协调的生理活动。正如《素问·六微旨大论》所说："亢则害，承乃制，制则生化。"如心"其主在肾"，说明心必须受肾的制约，才能发挥正常功能，心属火，肾属水，肾水上济心火，心火才不会过亢伤阴。同时肾之所以能发挥对心的有效制约作用，又是赖脾的制约，因为肾"其主脾"。余脏类推。五脏之间的这种制约关系一旦异常，就会造成五脏病理上的相互影响。如一脏制约作用太过，最易损伤被己所制之脏，同时也有害于制己之脏；若制约不及，除了容易被制己之脏伤害外，还可受到己所制之脏的伤害。

二、五脏与五色五味的关系

关于五脏与五味的关系，《黄帝内经》有多处论及，本篇从生理、病理两方面论述这一关系。

（一）五脏各有所喜之味

五脏对五味具有一定亲和性，一般来说，心喜苦味，肺喜辛味，肝喜酸味，脾喜甘味，肾喜咸味。掌握五脏与五味之间的这种关系，对于正确使用药食性味组方治病有一定意义。

（二）五味偏嗜损伤五脏

五味是五脏功能活动的必要物质，若食之不当，或者偏嗜，又会伤害五脏，成为导致疾病的原因。正如《素问·生气通天论》所说："阴之所生，本在五味；阴之五宫，伤在五味。"据《黄帝内经》所论，五味不仅可以伤本脏，也能伤他脏。本篇主要从五脏相互制约关系的角度，列举了伤害他脏所引起的病症。如咸味入肾，也入血，张介宾云："咸从水化，水能克火，故病在心之脉与色也。"即过食咸则水寒太盛，心阳不足，则血脉凝涩不畅而颜色改变。苦属火之味，多食苦则火气盛，火盛克金，伤损肺之精气，精气不能荣于皮毛，故皮肤干枯而毛脱。辛是金之味,多食辛则金气盛,金盛克木,耗散肝之精气,精血不养筋、爪,所以"筋急""爪枯"。酸是木之味,多食酸则木气太盛,木克脾土,脾之精不能荣于肌肉与口唇,故皮肉变厚皱缩而口唇干裂。甘是土之味,多食甘则土气太盛,土盛克水,肾之精气不能荣于骨、发,故骨痛、发落。上述"五味之所伤"均从五脏相克太过的角度阐述,临床不可过于拘泥。

(三)五脏与五色的关系

在长期临床实践中,《黄帝内经》的作者观察到体内五脏的变化,可以在面部反映出相应的色泽,并总结了一套比较系统的色脏相关理论和以五色察五脏的诊断方法。本篇重点介绍了五脏死、病、常三方面的色泽。无论青、黄、赤、白、黑,若色泽枯焦晦暗,或兼有制己之脏色,表明脏气衰败,是五脏之死色。若明润光泽,隐而不露,含蓄有神,如有"缟裹"一般,表明脏气充沛,为五脏的生色。凡色有光泽,则病易治,预后较好,如"青如翠羽""赤如鸡冠"等。正常情况下,五脏的脏真之气内充,五色的表现当含而不露,隐然内现。若五脏之色尽露于外,无一点含蓄之色,亦为脏真之气衰竭于内的危象。

综上所述,色、味、脏三者联系起来,在诊断上具有一定的指导意义。

三、脏腑组织与气血的关系

原文"诸脉者皆属于目……针石缘而去之"一段,主要论述了脉、髓、筋、血、气与某些脏腑组织的连属关系,以及血的功能、气血与腧穴关系等问题。

(一)脉髓筋血气与脏腑组织器官的联系

《灵枢·大惑论》说:"五脏六腑之精气,皆上注于目而为之精。"五脏六腑的精气之所以都能达"目",是通过"脉"的输运。《灵枢·口问》云:"目者,宗脉之所聚也。"故曰"诸脉者皆属于目"。脊髓上通于脑,脑为髓之海,故曰"诸髓者皆属于脑"。筋膜聚会于骨关节处,以发挥束骨、利关节而司运动的功能,故曰"诸筋者皆属于节"。高世栻云:"诸血者,周身经络内外之血也,心为君主,奉心化赤,故诸血者皆属于心。诸气者,周身营卫外内之气也,肺为脏长,受朝百脉,故诸气者皆属于肺。"

本段还指出了脉、髓、筋、血气与四肢肘、腋、髋、腘等部位密切关联,时刻不可分离的关系,所谓"此四肢八溪之朝夕也"。具体来说,"八溪"是许多经脉的必行之处,因此是气血汇聚灌注之地;"八溪"又是人身之主要关节,因而亦是筋膜会聚、骨髓濡养的地方。正如《灵枢·邪客》所说:"八虚者,皆机关之室,真气之所过,血络之所游。"因此,四肢八溪是气血及多种组织汇集之处。

(二)肝调节血量

"人卧血归于肝",是说随着人体动静状态的变化,肝具有调节血量,以适应整体需求的作用,如张介宾所说:"人寤则动,动则血随气行于阳分而运于诸经;卧则静,静则血随气行于阴分而归于肝。"也就是说,肝有藏血的功能。

（三）血的生理功能

血是维持组织器官功能活动的物质基础，原文分别从生理、病理两方面进行了阐述。生理方面，举例说明了眼、足、掌、指等组织器官，必须在足够血气的滋养下才能发挥正常的视、走、握、摄等功能，即所谓"肝（目）受血而能视，足受血而能步，掌受血而能握，指受血而能摄"。病理方面，则列举了邪气乘虚侵入人体，造成血液运行阻滞，使得组织器官失去正常的功能而为病，如"卧出而风吹之，血凝于肤者为痹，凝于脉者为泣，凝于足者为厥"。因为人卧时血归于肝，运行于体表的气血比较少，卫气相对不足，故刚起床人的生理状态还没有及时调整过来，极易感受风邪，影响人体气血运行，于是"血凝于肤"，体表经脉血液凝聚，出现麻木、疼痛等"痹"病的表现；若"凝于脉"则经脉不通，出现疼痛、肿胀等表现；若风寒邪气凝于足三阳经，形成阳衰阴盛的病机，阴寒之气重则为厥，出现种种不同的厥逆症。上述三种轻重不同的病症，其病机都是"血行不得反其空"，即由血气凝滞不行，局部经络受阻所致。从血的病理论述中，提示了两点：血在经脉之内以流动为正常，所谓"流行不止，环周不休"（《素问·举痛论》）；血液凝滞的部位不同，病症表现也不一样。

（四）气血与腧穴的关系

《黄帝内经》从天人相参的观点出发，提出天有三百六十五日，人有三百六十五穴，人体十二个大的关节与三百六十五个腧穴，都是气血流注出入之所，同时亦是邪气侵入之地，故为施针除邪的最佳部位，所以说"此皆卫气之所留止，邪气之所客也，针石缘而去之"。

四、色脉诊的临床应用

原文从"诊病之始，五决为纪"开始到篇末，主要讨论有关脉诊、色诊的临床应用问题，认为诊断疾病，应以五脏色脉为观察之纲领，提出了"能合色脉，可以万全"的命题。

（一）五脏十经的病变

高世栻曰："所谓诊病之始者，乃欲知其始，当先建其母。母，病本也。所谓五决为纪者，即以五脏之经脉而决之也。"即诊察疾病，应以五脏之脉为纲，以寻找疾病本源所在，包括其病位、病因等。故本段原文先论五脏十经病症之诊断，着眼于经脉之表里，列举了头痛等十多种病候的定位诊断。如足太阳之脉上额交巅络脑，而足少阴之脉与其相表里，所以头痛或头部疾患，应考虑其病位在足太阳、少阴经脉，为阳虚于下，浊阴上逆或阴虚而阳火上逆所致。经病不已，多传之于脏，故曰"其则入肾"。目眩昏蒙，身摇不定，为肝胆经脉阳亢阴伤之证，又森立之云："所云下实，谓邪在半表里，'胁下硬满，干呕不能食'之证。上虚者，谓阳气虚于上，目冥耳聋之证。"病情进一步发展，会伤及肝胆脏腑本身。腹满膜胀，胸膈胁肋如有物支撑，伴有头目昏眩，为病在脾胃经脉，森立之云："脾胃有蓄积，则必为腹满膜胀两胁支痛。所云下厥者，胃气闭塞，胃气闭塞则阳气厥。所云上冒者，胃气闭塞而气道不通，故上焦昏冒如以物冒覆之状，与人每饱食则郁冒欲睡之理同。"咳嗽、气喘，病在胸中，为手阳明大肠经、手太阴肺经的病变。心烦、头痛，病在胸膈、上焦，是手太阳小肠经、手少阴心经的病变，森立之谓："心烦头痛云云，谓饮热相搏之证也。栀子汤类，泻心汤类，陷胸汤类，青龙汤类，白虎汤、茯苓、四逆之类证是也。"

这段原文通过举例，主要强调诊病要落实在"五决"，即"五脏"；而"五脏"与"六腑"又有表里关系，一般病在"六腑"者病轻，在"五脏"者病重，所以有"甚则"的说法，如"甚则入肝""甚则入肾"等。

（二）五脏的病脉与病色

原文提出"夫脉之大小滑涩浮沉，可以指别"，即将脉象归纳为小、大、滑、涩、浮、沉等六类，作为诸多脉象的总纲，其中大小反映气血的盛衰，滑涩反映气血运行的状态，浮沉反映病位的深浅。这六纲脉，可通过手指分别。"五脏之象，可以类推"，张介宾注云："象，气象也。肝象木之曲直而应在筋，心象火之炎上而应在脉，脾象土之安静而应在肉，肺象金之坚敛而应在皮毛，肾象水之润下而应在髓骨。凡若此者，藏象之辨，各有所主，皆可以类而推也。"虽然五脏形质隐藏于内，但通过其外在气象可以认识；色泽的细小变化，可以用眼睛观察。由于色、脉是从不同侧面和角度反映疾病的，两者各有所长，也各有所短，因此本篇提出诊察疾病，必须脉诊与色诊合参，所谓"能合脉色，可以万全"。《黄帝内经》非常强调察色按脉，并要求以此为据，先从总的方面把握病症的阴阳类别，所谓"善诊者，察色按脉，先别阴阳"（《素问·阴阳应象大论》）。

具体到五脏病症，原文采用扁鹊《脉法》的典型体例，先述脉象、病症、病名，再以"得之"二字引出病因。如面色赤，脉来急盛如喘而坚硬不柔和，为气结胸中，有时会影响到饮食，病名为心痹；此因思虑太过，神伤心虚，外邪乘虚入侵，致心脉痹阻不通。面色白，脉来急盛而浮，杨上善认为脉"动如人喘，即知肺气并心，心实故惊，肺虚故有积气在于胸中，出气多噫，名曰肺痹……以因酒醉力意入房，喘呼伤肺之所致也。"亦有认为"上虚"是指肺气不足于上，"下实"是指心有邪热于下，病机为心火上炎，肺气受伤，肺失清肃，故见惊、喘噫等症状。面色青，脉来弦长弹指有力，为积气在心下，两胠胁支撑不舒，病名为肝痹；此因感受寒湿之邪所致。疝气也多由寒湿瘀滞于肝脉，与此肝痹病机相同，均可见腰痛、头痛、足冷等症状。张介宾云："总属厥阴之寒邪，故云与疝同法。肝脉起于足大指，与督脉会于巅，故病必腰痛、足冷、头痛也。"面色黄，脉来大而无力，为脾虚不运，积气在腹中；若下焦肝肾之气上逆，可见小腹疼痛等症状，病名为厥疝，男女同病；此因过劳汗出，风邪乘虚侵袭所致。面色黑，脉来沉实有力而大，为肾邪有余，积气在小腹与前阴部，病名为肾痹；此因沐浴清水而卧，寒湿内侵，同气相求，病在下焦而邪居于肾所致。

本篇将五脏积气所致病症称为痹，惟脾病积气在腹中称为厥疝，伊泽裳轩指出："以理推之，腹中下当有名曰脾痹四字，恐脱文也。"可见五脏气机闭塞之病症，可称为五脏痹。森立之认为："五积之名，殆胚胎于《灵枢·邪气脏腑病形》篇，虽本篇所论五积，其名虽异，盖五痹与五积，其义则一。"也可以理解为疾病发展相互联系的两个阶段，即先有痹证，进而发展为积证。五脏积证，可参阅《难经·五十六难》。

（三）望色以决死生

本篇末段指出，望色的要点在于面与目，而观察面色要注意黄色的有无，即胃气的存亡。因为黄色为脾胃所主,面有黄色说明胃气尚存,有胃气则生,故虽病"皆不死";面无黄色则表明胃气已败,无胃气则死,故病不得愈而曰"皆死也"。

【知识链接】

一、"朝夕"的诠释

本篇"此四肢八溪之朝夕也"中"朝夕"一词,历代注家解释不一,大致可概括为三种:一是认为朝夕,通"潮汐",是说气血在四肢八溪这些地方,好像大海之潮汐一样涨落,如环无端周流全身。如王冰注:"气血筋骨互有盛衰,故为之朝夕矣。"森立之曰:"朝夕则潮汐之古字,以血气之往来比海水之潮汐也。"张介宾、张琦等亦持此说。二是解释为早晚,如吴崑云:"朝夕,会也。古者君臣朝会谓之朝,夕会谓之夕。谓脉髓筋血气五者,与四肢八溪相为朝夕而会见也。"三是将早晚引申为时刻不离,如张介宾说:"朝夕者,言人之与诸脉髓筋血气无不由此出入,而朝夕运行不离也。"马莳亦云:"此四肢八溪朝夕各有所属,而流通无间者也。"

综合本篇上下文所论,前言心主血,肺主气,后又言"人卧血归于肝",可见此处之"朝夕"作"潮汐"解释更为合理,人体不管是骨节之间,还是骨会、肉会之溪谷,以及筋肉骨诸分间的凹陷处"气穴"等,均是气血涨落运行的处所,呈现出一定的时间周期性,同时也是邪气所侵犯之处,故本篇下文有曰:"此皆卫气之所留止,邪气之所客也,针石缘而去之。"

二、"欲知其始,先建其母"的诠释

历代医家对"欲知其始,先建其母"的注释分歧较多,争论的焦点是对"母"的理解,其代表性观点有:①应时之旺气。如王冰云:"母,谓应时之王气也。先立应时之王气,而后乃求邪正之气也。"②五脏相乘的病理关系。如马莳云:"母者,五脏相乘之母也,此正所谓病之始也。"③应时之胃气。如吴崑言:"母,应时胃气也。如春脉微弦,夏脉微钩,长夏脉微软,秋脉微毛,冬脉微石,谓冲和而有胃气,土为万物之母,故谓之母也。"④病因。如张介宾说:"母,病之因也。不得其因,则标本弗辨,故当先建其母,如下文某脏某经之谓。"⑤病本,病机。如高世栻曰:"母,病本也。"张志聪言:"欲知其病之始在某经,先分立五脏为根本,审其邪病某经之气,某脏之经也。"张琦亦云:"先建其母,谓脏气之阴阳也,经脉之流行本于脏气,是脏气为经脉之母也。"

根据上下文所述,原文强调要搞清五脏的经脉、脉象这个诊病的纲领,首先应抓住五脏经脉病症及五脏病脉的"母"。因此,"母"应指五脏经脉病症和五脏病脉的根源或基础,即高世栻所说的"病本"。故上述五种注释中,第五种认为"脏气为经脉之母",五脏病机(五脏阴阳失调、正邪虚实等)便是经脉病症和五脏病脉之"母",这同《黄帝内经》以脏腑为本、经脉为标,病机为本、证候(包括脉象)为标的学术观点相一致,而且本段后文在论述经脉病症、五脏病脉及病色时，都有五脏病机的明确表述，如"下虚上实""下厥上冒""厥在胸中""心虚""积气在腹中"等，都是以不同形式对五脏病机的概括。《素问·至真要大论》也说：诊治疾病"必伏其主，而先其所因"。因此，以"母"指病本的解释更佳。当然，其他解释也涉及到部分病机，只是更为局限而已。

三、"五脏相音"的诠释

对于"五脏相音"，虽然各家解释不尽一致，但大多数医家从五脏与五音相应的角度加以解释。王冰云："音，谓五音也。夫肝音角，心音徵，脾音宫，肺音商，肾音羽，此其常应也。然其互相胜负，声见否臧，则耳聪心敏者犹可以意识而知之。"张介宾、吴崑注释与此大同小异。森立之认为："相，与之古音甚相近。'相音'或'之音'讹，则与'五脏之象'正相切对。相音者，五脏所出，宜相视占诊之音也。"在此基础上，今人高也陶通过对二十五音频率及图谱的研究，创制二十五音分析仪，试图通过二十五音频率分析诊断相关病症，具体参见高也陶所著《五脏五音》。此均可视为基于《黄帝内经》一种理论阐发。

另外，于鬯认为："音字疑本作'言'。言、音隶书止争一笔，故误言为音。言，实倍字之借也，倍之言背也。五脏相音，实谓五脏相背也。上文云：五脏之象，可以类推，谓其常象也。至于五脏相背，亦可以意识之，故又云五脏相音，可以意识。四句似平而实贯，与上言脉下言五色分别一项者不同，故复言五脏也。音误为音，则义不可通。王注释为五音互相胜负，则当云五脏互音，不当云相音矣。或以相作形相解，益谬。《脉要精微论》云：'五脏者，中之守也。得守者生，失守者死。'五脏相背，即失守之谓。《玉机真脏论》云：'病之且死，必先传行至其所不胜，病乃死。此言气之逆行也，故死。'五脏相背，亦即逆行之谓也。"

四、"人卧血归于肝"的临床应用

《灵枢·本神》说："肝藏血，血舍魂。"本篇提出"人卧血归于肝"，即人体营血伴随卫气而行，昼行于阳以供白天活动之需，入夜则从外归内行于阴以蓄养精气。因此，肝脏对于睡眠具有举足轻重的作用，肝失其常则营血不藏，神魂不安，寤寐失常。如《普济本事方》卷一说："平人肝不受邪，故卧则魂归于肝，神静而得寐。今肝有邪，魂不得归，是以卧则魂扬若离体也。"《血证论·卧寐》也言："肝藏魂，人寤则魂游于目，寐则魂返于肝。若阳浮于外，魂不入肝，则不寐。"因此，治疗失眠不可忽视调肝养肝，肝得调则气血藏行有序，神魂得安，寤寐有度。

案例1 肝郁血虚，血不归藏失眠案[①]

屈某，女，36岁。1996年10月12日初诊：因工作紧张，久患失眠，每晚只能入睡三四个小时，寐亦多梦易醒，烦躁易怒，头痛，纳食较差，大便秘结，舌偏红，苔薄白，脉细弦。证属肝郁血虚。治宜疏肝和胃，养血安神。处方：柴胡10g，薄荷10g，当归10g，白芍10g，茯苓10g，白术10g，炙甘草5g，白蒺藜10g，首乌藤15g，女贞子10g，旱莲草10g，酸枣仁10g，五味子10g，白薇15g。7剂，每日1剂，水煎服，午休及晚睡前服。服药7剂，入睡好转，每晚不久

---

① 杨兵.祝谌予治疗不寐证经验［J］.中国医药学报，2002，17（9）：551–552.

即能入睡，但仍易醒梦多，随醒随睡，烦躁减轻，便干，守上方加夏枯草10g，半夏10g，再服14剂，大便顺畅，入睡佳。

按　本案属肝郁血虚，魂不守舍，心神不安而发生不寐，治以疏肝和胃，养血安神，方选逍遥散加减，方中当归、白芍补血养肝，敛阴益脾，重用白芍养血润便；白术、茯苓、炙甘草健脾和中祛湿；柴胡升阳疏肝，配薄荷芳香疏泄，何首乌、白蒺藜伍用益肾平肝，散风热，止疼痛；女贞子、旱莲草伍用，益肾平肝调和阴阳；酸枣仁、五味子、白薇养血安神祛虚热。二诊加入夏枯草与半夏相伍，引阳入阴，和胃安神。全方共奏疏肝养血安神之效，使气机条畅，肝血充足，则魂魄得安。

案例2　肝郁血瘀，血不归藏失眠案①

初诊（2013/10/18）患者陈某，女，53岁，主因失眠多梦3年余就诊。患者近3年来，睡眠不佳，常有难以入睡、多梦易醒等情况出现，常服用百乐眠、安定、地西泮等药物以助睡眠。近半年来，患者失眠情况加重，每晚需服用舒乐安定1~2片方能入睡，且多梦易醒，每日睡眠时间3~4小时。近半年间断服用汤药，睡眠情况时好时坏，遂今日再次于我院就诊。就诊时见：失眠多梦，胸闷憋气，善太息，心中懊恼，面色晦暗，舌暗有瘀点，苔薄黄，脉弦滑。高血压病史。查心电图示：窦性心律，左室高电压。西医诊断为神经衰弱，高血压病。中医诊断为不寐，证属肝郁血瘀夹火，魂神被扰不归。治以清肝解郁，活血安魂之法，方选化瘀还魂煎加减。

处方：柴胡10g，当归10g，川芎10g，赤芍10g，生地10g，枳壳10g，桔梗10g，牛膝10g，桃仁10g，红花10g，合欢皮15g，栀子10g，淡豆豉10g，珍珠母30g（先煎），三七粉3g（冲服）。7剂，水煎服，每日一剂，分早晚两次服用。

二诊（2013/10/25）患者服上方7剂，睡眠质量提高，每晚能入寐5~6小时，多梦情况减轻，大便干，2至3日一行，舌暗苔黄，脉弦滑，原方加大黄10g（后下），继服10剂。

三诊（2013/11/03）患者服上方10剂，失眠明显改善，余诸症减轻。又服用上方10剂后，水泛为丸，巩固治疗。

按　本案属肝郁血瘀夹火，魂神被扰不归之证。治疗宜清肝解郁，活血安魂，选用自拟化瘀还魂煎加减治疗。化瘀还魂煎以血府逐瘀汤为基础，合用栀子豉汤，再加合欢皮、珍珠母等安神之品而成。诸药合用，使瘀血得除，火郁得清，神魂自安而愈。

五、"头痛巅疾，下虚上实"的临床应用

本篇提出"头痛巅疾，下虚上实，过在足少阴、巨阳，甚则入肾"，下虚，即足少阴肾经及肾的亏虚；上实，指足太阳膀胱经气上逆为实。"下虚上实"病机是强调经气或脏气的上下病位的虚实失衡而造成"厥逆"的病理状态。后世医家对此加以拓展，明确下虚多为肾阴、肾阳亏虚，上实则不局限于足太阳膀胱经病变，可为肝阳、邪逆等多种病机。对于这种上下之气不相协调而"厥逆"所导致的头痛，治疗当明辨标本，或先治上，或先治下，或上下标本兼顾，总以达到扭转其"厥逆"的病理状态为目的。

---

①杜武勋.于志强临证经验辑录[M].北京：华夏出版社，2018：117-118.

张聿青^①治疗一患者，头痛眩晕，苔白厚腻，脉濡缓微滑。肝阳挟痰上腾，拟熄肝化痰。制半夏一钱五分，白蒺藜三钱，炒竹茹一钱五分，煨天麻一钱五分，甘菊花二钱，薄橘红一钱，净钩钩三钱，石决明四钱，茯苓三钱，白金丸七分（分二次服）。

二诊：化痰泄热，眩晕稍减未止，脉象细弦。经云：头痛巅疾，下虚上实。原因肾水内亏，阳气上冒。再拟育阴潜阳法。龟板六钱（先煎），牡蛎八钱，白菊花一钱五分，白蒺藜三钱，杞子三钱，生地四钱，黑豆衣三钱，粉丹皮二钱，煨天麻一钱五分。

按 本案为肾水亏虚，肝阳上冒的"下虚上实"头痛，理当滋肾平肝，但患者舌苔厚腻，有明显痰湿之象，故先以化痰平肝治其上，待痰湿去，然后再以育阴潜阳为治。

①张乃修.张聿青医案 [M].北京:中国医药科技出版社,2014:131.

五脏别论篇第十一

【导读】

分类是根据事物或对象的不同特征或属性加以归类的逻辑方法,它不仅可以使知识系统化,而且还能发现事物的规律性,从而推动科学认识的进一步发展,因而是人类重要的认识方法。本篇首先以"藏""泻""满""实"作为脏腑分类的基本依据,将内脏分为五脏、六腑、奇恒之腑三大类,规范了人们对脏腑的认识;继而论述了五脏病变的诊断方法,即上察鼻窍、下察魄门、中察气口,强调患者心理因素对疾病诊治的影响,提倡科学精神,反对鬼神迷信。因本篇主要从"藏""泻"的角度讨论人体内脏的分类,有别于其他论述脏腑的篇章,故名为"五脏别论"。

【原文】

黄帝问曰:余闻方士[1],或以脑髓为脏[2],或以肠胃为脏,或以为腑。敢[3]问更相反,皆自谓是。不知其道,愿闻其说。岐伯对曰:脑、髓、骨、脉、胆、女子胞[4],此六者,地气[5]之所生也,皆藏于阴而象于地[6],故藏而不泻[7],名曰奇恒之腑[8]。夫胃、大肠、小肠、三焦、膀胱,此五者,天气[9]之所生也,其气象天[10],故泻而不藏[11]。此受五脏浊气[12],名曰传化[13]之腑。此不能久留,输泻者也。魄门亦为五脏使[14],水谷不得久藏。所谓五脏者,藏精气而不泻也,故满而不能实[15]。六腑者,传化物而不藏,故实而不能满[16]也。所以然者,水谷入口,则胃实而肠虚;食下,则肠实而胃虚。故曰实而不满,满而不实也。

【校注】

[1]方士:指通晓方术的人。此指医生。

〔2〕脏：《太素》卷六"脏"下有"或以为府"四字。

〔3〕敢：谦词，自言冒昧之意。

〔4〕女子胞：森立之："此云女子胞，则在男则为精室，在女则为子脏之义在焉，盖谓男女共有此六者也。"

〔5〕地气：指阴气。

〔6〕藏于阴而象于地：指奇恒之腑具有贮藏阴精的功能，犹如大地藏纳万物一样。阴，指阴精。于，为音节助词，无义。

〔7〕藏而不泻：指奇恒之腑贮藏精气，而不转输水谷和排泄糟粕。

〔8〕奇恒之腑：高世栻："奇，异也。恒，常也。言异于常腑也。"

〔9〕天气：指阳气。

〔10〕其气象天：胃、小肠、大肠、膀胱、三焦的共同功能是运化水谷，传化不已，象天体之运转不息。

〔11〕泻而不藏：指胃、小肠、大肠、膀胱、三焦等腑转输水谷与排泄糟粕，而不贮藏精气。

〔12〕五脏浊气：指五脏在代谢中产生的浊物。

〔13〕传化：传导变化饮食物。

〔14〕魄门亦为五脏使：言肛门也受五脏支配而启闭。魄，通"粕"。魄门，即肛门。使，役使，支配。

〔15〕满而不能实：谓五脏精气宜盈满，但不能壅实不行。又，王冰："精气为满，水谷为实。"

〔16〕实而不能满：谓六腑水谷与糟粕宜暂时充实，但不能滞满不行。

【释义】

本段首先论述了内脏的分类及其各自的功能特点，阐述了脏腑在人体新陈代谢过程中的作用及其相互关系，强调了五脏与魄门之间的密切联系。

一、脏腑的功能特点和分类

本段原文以"藏""泻""满""实"四个字概括了脏腑的功能特点，并以此作为脏腑分类的依据，将内脏分为五脏、六腑、奇恒之腑三大类，从而统一和规范了人们对内脏的认识。

五脏的主要生理功能是贮藏精气，不转输水谷和排泄糟粕，故称其"藏而不泻"。贮藏于五脏的精气，要发挥其营养全身组织器官的作用，必须保持充满，同时要运行流畅，以不断地布散全身，而不能壅实不通，故五脏的功能特点可概括为"满而不实"。

六腑的主要生理功能是转输水谷与排泄糟粕，必须及时地把代谢后的糟粕排泄于体外，并不是贮藏精气，故称其"泻而不藏"。六腑的传化，以一定的顺序先后，虚实更替，局部有形成实，如原文所说："水谷入口，则胃实而肠虚；食下，则肠实而胃虚。"但六腑整体则不能被水谷糟粕所充满，充塞滞满则为患，故曰"实而不满"。

奇恒之腑的主要生理功能是贮藏精气，功能似脏；其形态中空，与六腑相似，但无脏腑之间的表里配属关系。因其异于一般的脏腑，故称奇恒之腑。其中胆既属于六腑，又属于奇恒之腑。

二、脏与腑的关系

脏腑"藏"与"泻"仅言其功能特点的区别，实际上五脏藏中有泻，六腑泻中有藏。五脏藏中有泻，一方面将所藏之精气输送到全身各处，如心血的运行，肺气宣发敷布水谷精气，脾气散精，肝气的疏泄等；另一方面是将自身新陈代谢过程中产生的浊气，输泻于六腑。六腑泻中有藏，是指六腑消化水谷，吸收精微，藏于五脏，如本篇所说："五味入口，藏于胃，以养五脏气。"只是六腑不能久藏而已。在生理情况下，五脏与六腑之间"藏""泻"相互为用，以维持人体正常的新陈代谢及功能活动。否则，若五脏藏精功能失常，六腑缺乏精气的濡养，其输泻功能就难以完成；六腑传化功能异常，水谷精微难以化生，体内废物及五脏浊气难以及时排出体外，则可导致五脏功能失常。

三、魄门与五脏的关系

魄门为六腑的终端，在脏腑藏泻功能的发挥中具有特殊的作用，故本段原文在"此受五脏浊气，名曰传化之腑"句后紧接着说："魄门亦为五脏使，水谷不得久藏。"揭示了魄门与五脏的密切关系。其一，五脏对魄门具有支配作用。魄门的启闭赖心神的主宰，肝气的条达，脾气的升提，肺气的宣降，肾气的固摄，方能不失常度。所以魄门的功能常可反映内在脏腑的活动状况。其二，魄门对脏腑气机有调节作用。魄门也为传化之器，不但排泄六腑传化后的糟粕，也排泄五脏代谢后的浊气，从而对五脏气机发挥着调节作用，魄门"受五脏浊气"传泻而出，必须传泻有度，即不能泻之太过，太过则洞泄而气陷神去；也不能泻之不及，不及则浊气壅塞，壅滞六腑，扰及五脏。故张介宾《类经·藏象类》说："虽诸脏糟粕固由其泻，而脏气升降亦赖以调，故亦为五脏使。"

【知识链接】

一、脏腑分类的演变与定型

中医对脏腑概念、功能与分类的认识，也有一个历史演变的过程，本篇所言"余闻方士，或以脑髓为脏，或以肠胃为脏，或以为腑"，正是其真实写照。脏腑，本作"藏府"，藏、府二字的本义都指仓库而言，古义可通。李今庸[①]指出："'藏''府'二字之义，在古代文献里，是对文则有异，散文则可通也。"随着人们对各个脏腑功能认识的深入，开始了对脏腑分类的探索，如于鬯《香草续校书·内经素问》说："脏腑之说，今医工一从《金匮真言论》，

---

①李今庸.古医书研究[M].北京：中国中医药出版社，2003：128.

而在古初无定论。故《灵兰秘典论》云：'愿闻十二脏之相使，贵贱何如？'又《六节藏象论》云：'凡十一脏，取决于胆也。'是合脏腑而通谓之脏矣。又《诊要经终论》言十二月，人气分两月配一脏，故五脏之外又有头，则头亦为一脏矣。又《六节藏象论》及《三部九候论》并言九野为九脏，故神脏五，形脏四。王注云：'所谓形脏四者，一头角，二耳目，三口齿，四胸中。'则头角、耳目、口齿、胸中，亦为脏矣。又《脉要精微论》云：'夫五脏者，身之强也。'而彼下文云：'头者精明之府''背者胸中之府''腰者肾之府''膝者筋之府''骨者髓之府'。则是五府也，而云五脏，五脏而又为头、背、腰、膝、骨矣。"

中国古代医家对脏腑的分类，大多以古代解剖知识为基础，重视从功能特征的角度加以划分，同时受到中国传统文化的诸多影响。根据对脏腑分类的逻辑演进历程，大致有九脏说、十一脏说、十二脏说三大类[1]。而本篇所论五脏、六腑、奇恒之腑的分类，可谓脏腑分类的定型，而为后世医家所遵从。

（一）五脏六腑分类的文化背景

"天六地五"，是春秋时期就已经出现的一对神秘数字，《左传·昭公元年》记载，公元前541年，晋侯求医于秦，秦伯派医和去给晋侯诊病，医和分析其病因时指出："天有六气，降生五味，发为五色，征为五声。"《国语·周语下》则概括为："天六地五，数之常也。"《汉书·律历志》进一步论述说："传曰：天六地五，数之常也。天有六气，降生五味。夫五六者，天地之中合，而民所受以生也。故日有六甲，辰有五日，十一而天地之道毕，言终而复始也。""天六地五"的神秘数字，可能从天干地支而来，与当时的历法内容有关。天干有十，地支有十二。早在殷商时期已用于纪日，后又用于纪月、纪年，干支相配六十为一循环周期，其中天干只能循环六次，地支只能循环五次，而形成"天六地五"之数。这种神秘的数字观念，作为一种信念影响着医家对脏腑认识的整合，成为五脏六腑分类体系形成的文化背景与依据。《难经·三十八难》曾提出了"脏唯有五，腑独有六者，何也"的问题，其答案曰："所以腑有六者，谓三焦也。"此解释并未真正说明腑何以为六，脏何以为五的问题，而且与《难经·三十九难》所提"经言腑有五，脏有六者"的问题自相矛盾。《难经集注》的解释可谓一语道破真谛："其言五脏六腑者，谓五脏应地之五行，其六腑应天之六气，其天之六气，谓三焦为相火，属手少阳，故言腑独有六也。"《白虎通·五行》也说："人有五脏六腑何法？法五行六合也。"《灵枢·经别》则指出："余闻人之合于天道也，内有五脏，以应五音、五色、五时、五味、五位也；外有六腑，以应六律，六律建阴阳诸经而合之十二月、十二辰、十二节、十二经水、十二时、十二经脉者，此五脏六腑之所以应天道。"可见，五脏六腑说的形成乃是人体脏腑与天道相应的产物。

（二）五脏六腑分类的演进痕迹

在历史文献中，脾与胃的脏腑归属变化，比较明显地展示了脏腑分类的变化情况，黄龙祥[2]对此有所考证。《史记·扁鹊仓公列传》载："所以至春死病者，胃气黄，黄者土气也，

①邢玉瑞《黄帝内经》研究十六讲[M].北京：人民卫生出版社，2018：364-366.
②黄龙祥.经脉理论还原与重构大纲[M].北京：人民卫生出版社，2016：61-63.

土不胜木，故至春死。"《淮南子·坠形训》亦云："中央四达……黄色主胃。"马王堆出土帛书《阴阳十一脉灸经》言："太阴脉：是胃脉也，被胃……是动则病：上当走心，使腹胀，善噫，食欲呕，得后与气则快然衰，是足太阴主治。"上述文献明确将胃视为五脏之一，与足太阴脉相配属。这种观点在《黄帝内经》中亦有所体现，如《素问·热论》曰："四日太阴受之，太阴脉布胃中络于嗌，故腹满而嗌干。"《灵枢·终始》云："所谓日二取之者，太阴（原作'太阳'，据《甲乙经》卷五改）主胃，大富于谷气，故可日二取之也。"《灵枢·根结》言："太阴根于隐白，结于太仓。"太仓，即胃，又指中脘穴。本篇言"或以肠胃为脏"，大概正是这一观点的反映。

　　黄龙祥[①]认为在《黄帝内经》中，脾胃的脏腑归属演变，经历了从"胃"到"胃脾"共主、"脾胃"连称，最后以"脾"取代"胃"的过程。在脾胃共主阶段，最突出的一个特征是，无论是论述五脏的生理或病理，往往都跟随一个"胃"的生理或病理的描述，既不说是脏，也不说是腑，以至于六朝谢士泰《删繁方》引扁鹊五脏疟说："五脏并有疟候，六腑则无，独胃腑有之。"实际上这时胃依然还是脏的概念，其病症也正是后来脾的病候，相反脾疟的病症呈现的却是胃肠的病症。《素问·三部九候论》论九个诊脉部位——脉口，只有足太阴脉一处诊候"脾胃之气"两脏，其具体的诊脉部位则为胃脉之冲阳脉。《灵枢·九宫八风》曰："风从西南方来，名曰谋风，其伤人，内舍于脾，外在肌……风从东南方来，名曰弱风，其伤人，内舍于胃，外在肌肉。"这里脾与胃并列，但外症均在肌肉。而《素问·气交变大论》则曰："土不及……其脏脾，其病内舍心腹，外在肌肉四肢。"已经由脾胃演变为脾了。

　　（三）关于奇恒之腑的讨论

　　以脏腑取义于"藏""府"，深藏于人体胸腹腔之内而律之，奇恒之腑的称谓就有许多值得商榷之处。奇恒之腑理论在《黄帝内经》中仅见于本篇。其中胆与女子胞位居于腹腔之中，符合"藏府"之本义。脉与骨虽分别内藏血和髓，其形态中空类似六腑，但脉与骨遍布全身各处，与脏腑之局限于某一处又截然不同，从此角度而言，似乎不可列入脏腑之类，况且本身又被列入五体之中。将脑、髓与胆、女子胞、脉、骨等相并列视为脏器，则更显不妥，从《黄帝内经》之论述来看，髓无疑属于精微物质，《灵枢·五癃津液别》即将髓作为五液之一，并认为髓与津液之间存在着相互转化的关系，指出："五谷之津液和合而为膏者，内渗入于骨空，补益脑髓，而下流于阴股。阴阳不和，则使液溢而下流于阴，髓液皆减而下，下过度则虚，虚故腰背痛而胫酸。"而"脑为髓之海"（《灵枢·海论》），"诸髓者，皆属于脑"（《素问·五脏生成》），故脑也被称为"髓海"。这样，将精微物质与精微物质的储藏之处并列称为奇恒之腑，则明显不合逻辑，可以说犯了"标准混乱"的逻辑错误。另外，《素问·五脏别论》以"藏""泻""满""实"论述脏腑的分类，本身也是对人体内脏进行分类的一种尝试，因为当时人们对脏腑概念的认识还比较混乱，正如其开篇所言："余闻方士，或以脑髓为脏，或以肠胃为脏，或以为腑。敢问更相反，皆自谓是。"故奇恒之腑的提出，只不过是当时医家为解决脏腑分类问题所提出的一家之言，并不完善。从本篇所述来看，其对脏腑的分类有奇恒之腑、传化之腑（胃、大肠、小肠、三焦、膀胱）、五脏、六腑等不

　　①黄龙祥.经脉理论还原与重构大纲[M].北京：人民卫生出版社，2016：62-63.

同的提法，也有学者认为本篇所言五脏六腑，与《黄帝内经》中其他篇之五脏六腑不同，六腑中缺胆，而应包括魄门。如于鬯《香草续校书·内经素问》说："上文言传化之腑，云：胃、大肠、小肠、三焦、膀胱，则止五腑。又云魄门亦为五脏使，水谷不得久藏，则魄门亦实传化之腑之一，合之成六腑。然则此六腑为胃、大肠、小肠、三焦、膀胱、魄门，与《金匮真言论》以胆、胃、大肠、小肠、膀胱、三焦为六腑者异。胆亦见上文，乃奇恒之腑，非传化之腑，故舍胆而取魄门为六，自来《素问》家俱略未说，故为拈出之。下文两言六腑，当同。"由此可见，本篇对脏腑的分类并不完善，现代应该提出新的更合逻辑的分类方法。

二、脏腑"藏""泻""满""实"的应用

本段原文对脏腑"藏""泻""满""实"功能特点的认识，为临床诊治脏腑病变提供了理论依据，对临床有一定的指导意义。五脏主藏精气，藏中有泻，"满而不实"。五脏所藏之精气既要充满，又要保持输布运行畅通。如果精气亏虚则五脏必然受病，故临床上有"脏病多虚"之说，治宜补益精气，强其功能，如常用的养心、益肺、健脾、补肝肾等法。但不可纯补、峻补，应该补中寓通，静中有动，如养心佐以活血、益肺伍以宣肃、健脾配以消导、补肝肾兼以行气等。若五脏所藏精气输布运行不畅，则可导致脏气壅实不行的病证，如肝气郁滞、心血瘀阻、肺气壅滞、脾虚气滞等，治当以疏通为主。

六腑主传化水谷，泻中有藏，"实而不满"。六腑传化不利，则必然壅滞而产生病变，因此，临床上"腑病多实"，治宜通腑泻浊，如常用的通里攻下、和胃降逆、通利膀胱、疏利三焦等法。所以，后世也有六腑"以通为用""以降为顺"的说法。

从脏腑"藏""泻"互用的关系而言，在治疗上一方面脏实者可泻其腑，如肺气壅实不降，喘促气逆之证，可用宣白承气汤清泄大肠腑实；心经热盛用导赤散利小肠实热等。另一方面，腑虚者可补其脏，如膀胱气虚小便失禁用《济生方》菟丝子丸以补肾，胃气虚呕吐用六君子汤补脾等。

三、"魄门亦为五脏使"的应用

魄门与五脏的密切关系充分体现了整体观念，魄门既赖五脏功能的制约，又能协调脏腑气机，反映着内脏活动的状况。因此，"魄门亦为五脏使"的观点，不仅对于诊治魄门以及五脏气机失调的病证具有指导意义，而且观察魄门的启闭状况，对于了解脏腑的功能状况，辨别疾病的寒热虚实，确定治则治法，判断预后也有重要意义。

（一）魄门病变，调理五脏

魄门启闭失常的泄泻、便秘等，常可通过调理五脏来治疗。如泄泻的临床治疗，有温中健脾的附子理中汤，温补肾阳的肾气丸，疏肝解郁的逍遥散、痛泻要方等。便秘证治有针对肾阳虚的济川煎、半硫丸，治疗肝气郁滞的五磨饮子，治疗热迫大肠之麻杏石甘汤等。脱肛证有益气升提的补中益气汤等。

朱丹溪治"一老人禀厚形瘦，夏末患泄泻，至秋深治不愈，神不悴，溺涩少不赤，脉涩颇弦，膈微闷，食减……朱曰此痰积在肺，肺为大肠之脏，宜大肠之不固也，当澄其源

而流自清。以苤莄、陈皮、青葱、薆苣根、生姜浓煎,和砂糖饮一碗,探吐痰半升如胶,利减半。次早又饮之,又吐半升,利止。与平胃散加白术、黄连,调理旬日而安"(《名医类案·泻》)。

(二)五脏病变,通调魄门

心经火盛,导热下行,方用导赤散;肝胆火盛,方用龙胆泻肝汤;邪热壅肺,方用凉膈散、防风通圣散;胃腑热结的心神狂乱,用大承气汤等,均有通调大便治疗五脏病变之义。如王庆其治"一狂证患者,语言错乱,独自歌咏嬉笑,或狂奔乱跑,或彻夜躁动……切得脉来弦数,家属云其十来日未睡,不大便,而食量未减。证属阳明腑热上攻,神明失守。拟大承气汤加生铁落、天竺黄、全瓜蒌、生龙牡、石菖蒲等,3剂后,解便甚多,且恶臭,精神躁动见缓。守法减其制调理数旬而症平定。有一冠心病患者,心绞痛屡发不止,诉大便数日不解,经用调胃承气汤合小陷胸汤,加丹参、赤芍等,7剂后痛止,胸痛泰然。继以调理,病情稳定,未见复发"(《内经临证发微》)。以上两例即通过通调魄门以治疗五脏病变。

(三)察魄门功能,测疾病预后

《素问·玉机真脏论》以虚实决死生,论述了预后不良的五种实证和五种虚证,其中实证之一就是"前后不通",虚证之一就是"泄利前后",并指出五虚、五实证的可生条件是"浆粥入胃,泄注止,则虚者活;身汗得后利,则实者活",说明观察魄门功能状况,可以判断疾病的转归和预后。

【原文】

帝曰:气口[1]何以独为五脏主?岐伯曰:胃者,水谷之海,六腑之大源也。五味入口,藏于胃,以养五脏气,气口亦太阴[2]也。是以五脏六腑之气味,皆出于胃,变见[3]于气口。故五气[4]入鼻,藏于心肺,心肺有病,而鼻为之不利也。

凡治病,必察其下[5],适[6]其脉,观其志意,与其病也。拘于鬼神者,不可与言至德[7]。恶于针石者,不可与言至巧[8]。病不许治者,病必不治,治之无功矣。

【校注】

〔1〕气口:又称脉口、寸口。指两手腕部桡骨内侧桡动脉的诊脉部位。

〔2〕气口亦太阴:张介宾:"盖气口属肺,手太阴也;布行胃气,则在于脾,足太阴也……所以气口虽为手太阴,而实即足太阴之所归,故曰亦太阴也。"

〔3〕变见:即变化表现。见,同"现"。

〔4〕五气:指自然界的清气。

〔5〕必察其下:《太素》卷十四作"必察其上下"。宜从。吴崑:"下,谓二便也。"

〔6〕适：观察。张介宾："适，测也。"
〔7〕至德：指至真至善的医学道理。
〔8〕至巧：指娴熟巧妙的针刺技术。巧，技巧。

【释义】

本段论述了气口诊病的原理，以及察鼻窍诊心肺病变的方法，强调诊治疾病必须全面诊察病情，提倡医学科学，反对迷信鬼神。

一、气口诊病的原理

本段原文以"气口独为五脏主"为题，讨论了气口诊病的道理。首先，气口属手太阴肺经，肺主气而朝百脉，故通过诊察气口可以了解全身脏腑经脉气血的盛衰状况。其次，气口所过之气血，源于脾胃。手太阴肺经起于中焦，而中焦脾胃为水谷之海，气血化生之源。正如原文所说："是以五脏六腑之气味，皆出于胃，变见于气口。"故通过诊察气口，可以把握脏腑精气和胃气的盛衰，了解脏腑功能、疾病变化及预后善恶等情况。

文中所论"气口亦太阴也"，黄龙祥①认为此太阴乃早期与足太阴相关联的胃，而不是我们今天所熟悉的脾，正以其太阴肺、胃上下同气，"故阴阳上下，其动若一"。前已述及，中医对脏腑的分类，有一个从"脾胃"共主到足太阴与脾关联的演变过程。

二、察鼻窍诊心肺病变的原理

"心肺有病而鼻为之不利"，说明察鼻窍可以诊断心肺病变。原理有三：其一，心脉系于肺。《灵枢·经脉》云："心手少阴之脉……其直者，复从心系却上肺。"所以心有病通过经脉联系可表现于鼻窍。其二，心肺共同摄藏自然清气。"五气入鼻，藏于心肺"，自然清气通过鼻窍进入肺中，心肺相通，共同摄藏自然清气，进而化生气血。故心肺有病可影响精气的纳藏，可导致鼻窍阻塞不利，嗅觉失灵。其三，鼻窍与心主神志的功能有关。心主感觉思维活动，而鼻之嗅觉为人的感觉之一，故心有病可见嗅觉异常或幻嗅等。

三、诊治疾病的注意事项

本段原文提出了诊治病人应注意的几点事项：一是要全面诊察，综合分析，将察形体与诊脉象结合起来，将诊察躯体病症与了解精神状态结合起来，充分体现了四诊合参的思想。二是要破除迷信，"拘于鬼神者，不可与言至德"。三是要考虑病人心理状态对疗效的影响，充分调动病人的主观能动性，争取其积极配合，诚如《素问·汤液醪醴论》所说："病为本，工为标，标本不得，邪气不服。"

---

①黄龙祥.经脉理论还原与重构大纲［M］.北京：人民卫生出版社，2016：100-101.

【知识链接】

一、"心肺有病而鼻为之不利"的临床应用

"心肺有病而鼻为之不利"的观点,为临床诊治鼻窍病变提供了新的思路。临床实践证明,鼻塞呼吸不利,嗅觉失灵或幻嗅有时是心功能失常的先兆,某些精神疾患出现的此类症状,从心论治也常有疗效。

王洪图教授曾见一"冠心病"患者,数月来病情平稳,未曾服药。一日突感鼻塞呼吸不利而就诊于某医院,医生检查鼻部无异常便未予治疗,但鼻塞症状加剧,乃求治。还曾见另一"冠心病"患者,因胸痛、憋气就诊,而兼有嗅觉失灵,鼻不闻香臭。两例都以治疗"冠心病"为主,方用茯苓杏仁甘草汤合旋覆花汤加减。数剂之后,患者在一般症状缓解的同时,鼻塞不利、嗅觉失灵均获解除(《黄帝医术临证切要·藏象临证发挥》)。

干祖望[①]遵《难经·四十难》"心主嗅"之说,常从心论治嗅觉障碍。若心火偏旺,烁灼肺阴,致鼻窍失养,同时亦可影响心神对嗅觉的感受,表现为鼻之嗅觉减退,甚则缺如,伴以鼻干、咽干、心烦、失眠、盗汗、舌苔薄、脉细数,治宜泻心火,补肺阴,常用导赤散合百合固金汤;若痰火上炎,幻嗅时作,心烦失眠,性情急躁,或有咳嗽、咳吐黄痰,舌红苔薄黄而腻,脉滑数,治宜镇心清火涤痰,方选生铁落饮合清气化痰丸;若阴虚火炽,幻嗅或伴嗅觉减退,心慌,心烦,夜寐多梦,盗汗,小便黄赤,舌红苔薄,脉细数,治宜滋阴清火,安神宁志,方选导赤散合天王补心丹;嗅觉过敏者多因心气心血不足,心神失养而致,伴有心悸而烦,怵惕不安,严重者惶惶不可终日,浮想联翩,猜疑善惊,治宜益气养血,宁心安神,方选归神丹,药如党参、酸枣仁、茯神、当归、远志、龙齿、夜交藤等。干老认为心的气血阴阳的亏虚或失衡是失嗅的重要致病因素,常取归脾汤与柏子养心汤合方加减,药用黄芪、党参、熟地黄、茯神、远志、当归、柏子仁、酸枣仁等。

二、"凡治病,必察其下"的诠释与应用

罗天益《卫生宝鉴》对此句的诠释别具一格,指出:"谓察时下之宜也。诸痛疮疡,皆属心火,言其常也;如疮盛形羸,邪高痛下,始热终寒,此反常也,固当察时下之宜而权治。故曰:经者常也,法者用也,医者意也,随所宜而治之,可收十全之功矣。"并举两个不同案例加以说明:"戊午冬,予从军住冬于成武县。有贾仓使父,年逾六旬,冬至后数日,疽发于背,五七日肿势约七寸许,不任其痛。疡医视之,曰脓已成,可开发矣。公惧不从。越三日,医曰:不开恐变证生矣。遂以燔针开之,脓泄痛减。以开迟之故,迨二日变证果生。觉重如负石,热如燔火,痛楚倍常,六脉沉数,按之有力,此膏粱积热之变也。邪气酷热,固宜以寒药治之,时月严凝,复有用寒远寒之戒。乃思《内经》云:有假者反之。虽违其时,以从其证可也。与疡医议,急作清凉饮子加黄连,秤一两五钱,作一服服之,利下两行,痛减七分。翌日

①严道南,黄俭仪,陈小宁. 医案中的辨证思维——百岁名医干祖望医案品析[M].北京:人民军医出版社,2011:129-132.

复进前药，其证悉除，后月余平复。又陈录判母，年七十有余，亦冬至后脑出疽，形可瓯面大，命疡医诊视，俟疮熟以针出脓。因怒笞侍妾，疮辄内陷，凹一韭叶许。面色青黄不泽，四肢逆冷，汗出身清，时复呕吐，脉极沉细而迟。盖缘衰老之年，严寒之时，病中苦楚，饮食淡薄，已涤肥脓之气，独存瘦瘁之形，加之暴怒，精神愈损，故有此寒变也，病与时同。与疡医议，速制五香汤一剂，加丁香、附子各五钱，剂尽疮复大发，随证调治而愈。"最后总结说："故曰：经者常也，法者用也，医者意也，随所宜而治之，可收十全之功矣。"

异法方宜论篇第十二

【导读】

《晏子春秋·杂下》云："橘生淮南则为橘，生于淮北则为枳，叶徒相似，其实味不同。所以然者何？水土异也。"俗话说，一方水土养一方人。那么，一方水土也生一方病，一方之病也应有一方独特的治疗方法。本篇即从天人合一的整体观念出发，较为系统地阐述了在东、西、南、北、中五方的地理、气候、物产等自然条件下，人们形成了不同的生活习惯与行为方式，导致不同地域人群体质的差异，故容易发生不同的病症。因此，对于疾病的治疗宜分别运用砭石、毒药、灸焫、微针、导引按摩等方法，达到各得其宜的目的，故篇名"异法方宜论"。全篇突出了中医学因地制宜、因人制宜的医疗思想，可谓古代医学地理学的重要文献。

【原文】

黄帝问曰：医之治病也，一病而治各不同，皆愈何也？岐伯对曰：地势[1]使然也。故东方之域，天地之所始生[2]也，鱼盐之地，海滨傍水，其民食鱼而嗜咸，皆安其处，美其食。鱼者使人热中，盐者胜血[3]，故其民皆黑色疏理，其病皆为痈疡，其治宜砭石[4]。故砭石者，亦从东方来。

西方者，金玉之域，沙石之处，天地之所收引[5]也。其民陵居[6]而多风，水土刚强，其民不衣而褐荐[7]，其民华食[8]而脂肥，故邪不能伤其形体，其病生于内，其治宜毒药[9]。故毒药者，亦从西方来。

北方者，天地所闭藏[10]之域也。其地高陵居，风寒冰冽，其民乐野处而乳食，脏寒生满病[11]，其治宜灸焫[12]。故灸焫者，亦从北方来。

南方者，天地所长养[13]，阳之所盛处也。其地下，水土弱，雾露之所聚也，其民嗜酸而食胕[14]，故其民皆致理[15]而赤色，其病挛痹[16]，其治宜微针[17]。故九针[18]者，亦从南方来。

中央者，其地平以湿，天地所以生万物也众，其民食杂而不劳，故其病多痿厥寒热[19]，其治宜导引按蹻[20]。故导引按蹻者，亦从中央出也。

故圣人杂合以治，各得其所宜，故治所以异而病皆愈者，得病之情，知治之大体[21]也。

【校注】

〔1〕地势：地理形势。此泛指地形高低、气候寒温、环境燥湿及生活习惯等。

〔2〕始生：开始生发。谓东方属木像春，天地之气生发。

〔3〕盐者胜血：谓盐味咸，易使血脉凝滞，营血不通。

〔4〕砭石：即刺治疾病的锐石。于鬯："但当是石之有刃者，不具针形，故无针名也。"森立之："砭石，即为铍针之所出，砭即石弩（砮），古昔以自然石之砭决疮疡，其后仿此作铍针、镶针。"砮，可做箭镞的石头。

〔5〕收引：收敛肃杀。谓西方属金像秋，天地之气收敛肃杀。

〔6〕其民陵居：于鬯《香草续校书》："此'其民'当本作'其地'，下文始云'其民不衣而褐荐'，则此不当出'其民'字，盖即涉彼而误也……下文又云'其民华食而脂肥'……彼'其民'又涉上而衍。"宜从。居，同踞。其地陵居，指西方之地，高陵盘踞，所以多风。又，姚止庵："按：西民穴居，至今犹然，以陵为居，故曰陵居，诗言陶穴是矣。注谓居室如陵，《新校正》言民居高陵，皆未之知也。"

〔7〕褐（hè赫）荐：褐，粗毛或粗麻做成的衣服。荐，细草，草席。森立之："褐荐，盖谓以褐布不成裁缝只如荐席，以缠绕其身也。"

〔8〕华食：王冰："华，谓鲜美，酥酪骨肉之类也。"又，《太素》卷十九作"笮食"。森立之："盖谓西方山中多食木食果子坚硬之物，不经压笮磨碎，则不可食……木实多油腻，故食之则令肥泽多脂也。"

〔9〕毒药：泛指药物。张介宾："毒药者，总括药饵而言，凡能除病者皆可称为毒药。"

〔10〕闭藏：封闭潜藏。谓北方属水像冬，天地之气封闭潜藏。

〔11〕脏寒生满病：张介宾："地气寒，乳性亦寒，故令人脏寒。脏寒多滞，故生胀满。"

〔12〕灸焫（ruò若）：王冰："火艾烧灼，谓之灸焫。"焫，烧也。

〔13〕长养：生长养育。谓南方属火像夏，天地之气生长养育。

〔14〕胕（fǔ腐）：通"腐"，指腌制或发酵后的食物。张介宾："物之腐者，如豉、鲊、曲、酱之属是也。"

〔15〕致理：肌肤腠理致密。

〔16〕挛痹：筋脉拘急，骨节疼痛麻木的病症。

〔17〕微针：即毫针。又，丹波元简："微针即是九针，对砭石而言，非九针之外有微针。"

〔18〕九针：九种不同规格的针具。即《灵枢·九针十二原》所载之镶针、员针、锃针、锋针、铍针、员利针、毫针、长针、大针。

〔19〕痿厥寒热：王冰："湿气在下，故多病痿弱、气逆及寒热也。"即痿病、寒或热厥之病症。

〔20〕导引按蹻：古代运动肢体、调节呼吸以及按摩等养生健体和防治疾病的方法。

〔21〕治之大体：即治病之大法。

【释义】

本篇原文在讨论地理环境与疾病诊治关系的基础上，阐明疾病空间分布差异的机理，以及"杂合以治"的综合治疗思想。这一由地域→气候→物产→生活习惯→体质类型→易发疾病→适宜治法等环节所组成的医学思维"链"，不仅从理论上为后世所说的因地、因时、因人制宜的治疗原则提供了依据，而且具体指导着诊疗实践。

一、地域与气候因素

我国幅员辽阔，古代先民早已认识到不同的地域，具有不同的气候特点。《素问·阴阳应象大论》已提出"东方生风""南方生热""中央生湿""西方生燥""北方生寒"的观点，本篇则在阐述五方地形地貌、气候特点的同时，说明各地物产也不同，认为东方像春天一样，得天地始生之气，气候温和，地处海滨，盛产鱼、盐。西方是金玉沙石之处，气候像秋天，有收引之象，水土强硬，气候多风。北方像冬天，有闭藏的气象，地势较高，气候寒冷。南方像夏天，自然界多长养之气，是阳气最盛的地方，地势低下，水土薄弱，雾露经常聚集。中央之地平坦多湿，利于种植，且与四方交往便利，所以物产资源丰富。

二、地域与体质差异

不同的地理环境，由于气候、物产的不同，造成了人们不同的生活习惯、饮食结构，进而形成了地域性体质类型。本篇指出东方之地靠近海边，人们习惯吃咸鱼类食品，如森立之所言："鱼味非咸，而海滨蟹甲草实之属，皆多味咸，且多以盐调味，盖所以嗜咸也。"故该地域的人大多皮肤色黑，腠理松疏；西方之地多山陵，水土刚强，多食鲜美的酥酪骨肉类食品，形体较肥壮，抵抗力较强，不易受外邪侵袭；北方之地人们依山陵而居住，经常处在风寒冰冽的环境中，过着游牧生活，多食乳类食品，容易导致寒性体质；南方之地的人们喜欢吃发酵酸腐的食品，肤理致密而色红；中央之地的人们吃的食物种类繁多，劳动比较少，生活相对安逸。这些论述初步概括了前《黄帝内经》时代五方之地人们的生活习俗、体质等特点。

三、地域与疾病发生

本篇在论述不同地区不同因素产生不同疾病时，比较重视饮食与发病的关系。如东方之人多食鱼盐，易使人积热于中，血脉凝涩不畅，发病以痈疡为多；西方之人"惟过于饱暖，则肥甘积于肠胃，情欲耗其真元，病不在外而在于内"（姚止庵《素问经注节解》）；北方之人多食酥酪之属，其性寒气腻，加之气候寒冷，易感风寒，导致脏寒胀满之病；南方之人嗜酸，多食酸味伤肉，且水土多湿，故病多挛痹；中央之人虽"食杂而不劳"，但湿邪偏盛浸淫，不劳则血气不通，加之中央为古代政治、经济中心，多喜怒悲忧恐及饮食男女过甚，耗伤精气，而发痿厥寒热之病。另外，如《素问·五常政大论》亦指出："地有高下，气有温凉，高者气寒，下者气热，故适寒凉者胀，之温热者疮。"《温疫论》云："西北高原之地，风高气燥，湿证希有；南方卑湿之地，更遇久雨淋漓，时有感湿者。"这些都从不同方面说明了地域与发病的关系。

四、地域与疾病诊治

本篇在逐一分析了五方区域各自的地理环境、人的生活习俗、体质特点以及发病情况后，也提出了相应的治法。东方之人易患痈疡，宜用砭石宣泄热毒，排除脓血；西方之人病多属内伤，宜服药物调治；北方之人多脏寒腹满，宜用艾火烧灼，以温经散寒；南方之人易生筋脉拘挛、肢体麻木，宜用针刺，以疏通经络气血，祛除湿热；中央之人生活安逸，易发生肢体痿弱、厥逆寒热等病，宜用导引按跷等方法，以活动肢体，疏通经脉气血。该篇认为砭石的治法来自东方，药物治法来自西方，灸焫的治法来自北方，九针的治法来自南方，导引按跷的治法来自中央。说明我国古代劳动人民在同疾病作斗争的过程中，结合各自所处的自然条件，创造出适宜各种不同病症的治疗方法。

五、"杂合以治"，治之大法

原文在论述了五方异治的基础上，又提出"圣人杂合以治，各得其所宜"，要求医生应该掌握多种诊疗技术，根据患者的具体情况，选择适宜的治疗方法，合理配合，从而达到更好地治疗疾病的目的。如《素问·评热病论》提出风厥的治疗为"表里刺之，饮之服汤"，即将针刺与药物治疗相结合；《素问·汤液醪醴论》治疗水肿，则综合运用导引、温覆、药物、针刺等多种治疗方法，共达祛邪通阳之目的。总之，要"得病之情，知治之大体"，以选择最切合病情的治疗方法。

【知识链接】

一、地域五方划分的依据

本篇将地域划分为五方，分别阐述不同地域的地理环境、人群体质、所患疾病以及治疗技术。至于何以划分为五方，李建民[①]认为是五行数术的产物，五方不能与当时中国具体范围一一对号入座。然从五方与五行观念的演变关系来看，东、南、西、北、中五方观念至迟到殷商时代已经存在，《山海经》中山经由南山经、西山经、北山经、东山经、中山经五经组成，根据山的分布，把中国大地划分为南区、西区、北区、东区、中区五大部分，体现了五

---

①李建民.发现古脉——中国古典医学与数术身体观[M].北京：社会科学文献出版社，2007：79.

方地理观。后来的五行学说保留并发扬了五方观念，表现了古代中华民族对地域空间的基本看法。因此，不好说本篇地域划分为五方，纯粹是五行数术的产物。

龚胜生等[①]研究认为《山经》各列山系中记载的疾病、药物一定程度上反映了当时疾病和药物的地理分布情况。大体而言，传染病主要流行于黄河中下游地区；精神与神经性疾病在豫西山地及南粤山地较为集中；地甲病和皮肤病主要分布在秦岭山脉；黄土高原外围的贺兰山、阴山、秦岭山脉分布着痈、疽、瘘、疣、痤等肿瘤、疮疡；湿病则主要分布在岭南地区和渭河南岸地区。钟以林等[②]通过对广西武鸣马头乡出土的二枚西周时期青铜针灸针的考证，认为该针的使用族体为壮族先民，并从广西的特殊的病种治疗需要、自然环境及民俗探讨其产生的历史背景，指出广西武鸣青铜针灸针为迄今为止国内发现的年代最早的金属针灸针具，旁证了《内经》九针从南方来的历史记载。袁婷[③]以历史学、考古学、历史地理学、区域社会史、科技史、民族学、社会学（社会人类学）、神话学、哲学、宗教学（道教）等领域为研究视角，重新解读《素问·异法方宜论》的医学疗法起源五方观。发现五种医学疗法分别起源于五个方位的不同民族。艾灸疗法起源于北方草原游牧民族，上古贬石疗法起源于东方东夷部族，九针疗法起源于南方百越部族，毒药疗法起源于西方古羌族，导引按跷疗法起源于中央华夏部族。陈盼碧等[④]结合历史人文、五行属性与民俗文化相关知识，也对《素问·异法方宜论》五大疗法分别出自五方、对应五方进行了系统化、多样化查证。

二、古代医学地理学思想溯源

中国古代对环境与健康、疾病的认识较为丰富，除本篇所论不同的地理气候、饮食习惯、体质等特点，造成某些疾病容易在某些地域多发、易感外，古人对水土因子与疾病的关系多有论述。《管子·水地》认为水是"万物之本原也，诸生之宗室也，美恶、贤不肖、愚俊之所产也"，并说黄河下游的齐国，水流迂回躁急，其人贪婪勇猛；长江流域的楚国，水流淖弱清澈，其人轻佻狡猾；长江下游的越国，水质重浊浸渍，其人愚笨多病；黄河中游的秦国，水质甘甜易淤，其人贪戾好事；黄河中游的晋国，水质滞重易淤，其人奸诈好利；黄河下游的燕国，水质沉滞易淤，其人愚蠢轻死；黄淮之间的宋国，水质轻快清澈，其人淳朴守法。虽然夸大了水质对人的影响，但在一定程度上反映了各地水文特征差异的认识。关于水质与疾病的关系，《吕氏春秋·尽数》云："轻水所，多秃与瘿人；重水所，多尰与躄人；甘水所，多好与美人；辛水所，多疽与痤人；苦水所，多尪与伛人。"意即水质轻、水流急的地区（一般是河流上游山区）其人易患秃疾瘿病；水质重、水流迟的地区（一般是河流下游平原）其人易患足肿及瘸腿；水质甘甜的地区，其人大多健康姣美；水质辛辣的地区，其人易患痈疽疮痤；水味苦涩的地区，其人易患鸡胸驼背。

---

①龚胜生，罗碧波.《山海经》的医学地理学价值[J].华中师范大学学报（自然科学版），2012，46（3）：351-357.

②钟以林，班秀文，黄瑾明.九针从南方来的实物例证——广西武鸣出土青铜针灸针初探[J].广西中医药，1987，10（3）：33-36.

③袁婷.中国传统医学疗法起源研究——《异法方宜论》的跨学科解读[D].济南：山东中医药大学，2016.

④陈盼碧，王莱，杨孝芳，等.中医五大疗法出自五方刍议[J].中医杂志，2017，58（20）：1720-1723.

地形与人类疾病的关系,往往和气候、水土条件分不开,表现出地理环境的综合作用。《周礼·大司徒》将地形分为五类:"一曰山林,其动物宜毛物,其植物宜皂物,其民毛而方;二曰川泽,其动物宜鳞物,其植物宜膏物,其民黑而津;三曰丘陵,其动物宜羽物,其植物宜覈物,其民专而长;四曰坟衍,其动物宜介物,其植物宜荚物,其民皙而瘠;五曰原隰,其动物宜羸物,其植物宜丛物,其民丰肉而痹。"指出不同的地形上生长着不同的动植物和人类,人类的某些特质包括"瘠""痹"等疾病的形成都与生态环境息息相关。至于西汉,《淮南子·坠形训》进一步指出:"土地各以其类生(人),是故山气多男,泽气多女,障气多暗,风气多聋,林气多癃,木气多伛,岸下气多肿,石气多力,险阻气多瘿,暑气多夭,寒气多寿,谷气多痹,丘气多狂,衍气多仁,陵气多贪。轻土多利,重土多迟。清水音小,浊水音大;湍水人轻,迟水人重;中土多圣人。皆象其气,皆应其类……坚土人刚,弱土人肥,垆土人大,沙土人细,息土人美,耗土人丑。"不难看出,这些记载有较浓的"地理环境决定论"意识,但尽管如此,它仍是西汉以前疾病地理思想的高度总结。

三、因地制宜治则的确立及意义

本篇提出的"异方法宜",因地制宜的思想,已成为中医治则的重要内容,被后世医家所遵循与发挥。如徐大椿《医学源流论》说:"人禀天地之气以生,故其气体随地不同。西北之人,气深而厚,凡受风寒,难于透出,宜用疏通重剂。东南之人,气浮而薄,凡遇风寒,易于疏泄,宜用疏通轻剂……至交广之地,则汗出无度,亡阳尤易,附桂为常用之品。若中州之卑湿,山陕之高燥,皆当随地制宜。故入其境,必问水土风俗而细调之,不但各府各别,即一县之中,风气亦有迥殊者。并有所产之物,所出之泉,皆能致病,土人皆有极效之方,皆宜详审访察。"张锡纯《医学衷中参西录》也指出:"如大江以南之人,其地气候温暖,人之生于其地者,其肌肤浅薄,麻黄至一钱即可出汗,故南方所出医书不过一钱之语;至黄河南北,用麻黄约可以三钱为率;至东三省人,因生长于严寒之地,其肌肤颇强厚,须于三钱之外,再将麻黄加重始能得汗,此因地也。"江杨清[1]认为南北地域差对辨证施治的影响原因主要是四时气候及水土、体质特征与饮食习惯。如同样是治疗胃胀痞满,北方患者多伴胃脘怕冷,受凉易诱发或加重,治疗常用厚朴温中汤、香砂二陈汤;南方气候偏热,体质多阴虚、湿热,治宜辛苦泄痞,寒热并用,或宣气化湿、芳香淡渗、悦脾养胃,多用半夏泻心汤、三仁汤、藿朴夏苓汤、七味白术汤、枳实消痞丸、胃苓汤、柴平汤等。

四、得病之情,杂合以治的意义

本篇虽以五方"地势"作为论述的起点,但其所论的内容已远超出"地势"的范围,涉及方位时令、气候、饮食习惯、生活起居、体质类型等多种因素对病情的影响,以及这些因素相互之间的因果联系,而所有这些对于临床作出准确诊断、制订有效的治疗方案,都是很重要的,所以,原文总结全篇说:"得病之情,知治之大体也。"可见,上述所论的因素都属于"病之情",都是治疗前必须了解和掌握的,因为这些都是选择不同治法,即"杂合以

①江杨清.南北地域差对辨证施治的影响[J].中医杂志,1991,32(1):49-51.

治"的基本依据,直接关系着治疗的效果。由此可见,本篇虽然以因地制宜为中心思想,但其中蕴含的地域→气候→物产→生活习惯→体质类型→易发疾病→适宜治法等环节所组成的思维"链",也是对因地、因时、因人(包括体质)制宜治疗原则的综合论述,寓具体病情要具体分析、区别处理的辩证法思想。对此,张志聪论述颇有借鉴意义,他指出:"所谓病同而异治者,如痈疽之热毒盛于外者,治宜针砭;毒未尽出者,治以毒药;阴毒之内陷者,又宜于艾焫也。又如湿邪之在四肢而病痿厥者,宜于针砭;气血之不能疏通者,宜按跷导引。所以治异而病皆愈者,得病之情者,知病之因于天时,或因于地气,或因于人之嗜欲,得病之因情也。或因五方之民,而治以五方之法;或因人气之生长收藏,而宜于针砭艾焫,或宜于毒药按跷,是知治之大体,而又不必胶执于东方之治宜砭石,西方之治宜毒药也,是以圣人杂合以治而皆得其所宜。"这一段话就正确地阐发了本篇的原意,反映了治疗疾病的大的法则,即治病求本,审因施治。

"圣人杂合以治,各得其所宜",也对医生的知识结构与技术能力提出了基本要求。一方面医生首先应掌握多种医疗技能,才能在临证时各取所需,应付自如。假若一个医生只会针灸,而不会用中药,若临床上遇到适宜中药内服而针灸疗效欠佳的病例,就会捉襟见肘;同样,一个医生如果只会开中药,不会按摩推拿,治疗那些按摩推拿疗效好而中药效果不显的疾病,也会治之无功。另一方面要善于"得病之情",真正实现各种治法"得其所宜"。这就要求临床医生要学会了解患者所处自然环境、生活习惯及个体体质等病情的诊察方法,更要在诊疗时细心耐心,全面分析病情,从而拟定最适合病情的治疗方案,才是真正实现了"杂合以治",而取得到"病皆愈"的效果。

五、医学地理学思想的现代呼应

本篇可谓《黄帝内经》有关医学地理学思想的专篇文献,《黄帝内经》虽然不可能有医学地理的概念,但已明确认为地理环境因素影响着人的健康与疾病,强调治必法天之纪、地之理,了解病人所处的地理环境,以因地制宜。本篇即分别论述了东、南、西、北、中五方的水文、地质、气候、物候、物产以及人们的生活习俗、体质特点与发病、治疗情况等,强调了自然地理环境及人文地理环境与疾病诊治的关系。这种将地域、气候、物产、生活习惯、体质特点、易发疾病、适宜治法等环节系统综合考虑的思维方式,体现了中医学整体观念的特点,要求临证时应充分认识和判断地理环境诸因素对病情的具体影响,从而选择最适宜的一种或数种治法施治,以期收到良好的疗效,同时也与现代医学地理学思想有相通之处。

医学地理学主要是研究人体健康状况、疾病发生流行及治疗与地理环境之间关系的一门学科。研究内容包括疾病与健康状况的时空分布规律;环境、发展与健康关系的平衡与调控;医学地理评价和健康风险评价;医疗保健系统和设施的地域配置等。研究领域包括疾病地理、营养与保健地理、疗养与健康地理、药物地理、环境医学地理、灾害健康地理、医学地理评价与区划、区域医学地理、医学地理信息和监测系统、环境致病因素实验研究、环境医学地理改良工程和医学地理制图等。

现代研究认为,地理环境本身是一个多级生态系统链,地域综合体是一切生物赖以生存的基地与活动场所。人类生存圈与生存方式的多元性，表现为疾病分布的地域差别性。生物地球化学因子、气象、水文、土质、生物、人文因子对人的体质与各种疾病的发生和流行以及地域分布的差异造成影响。从地理学的角度看，地球在自身漫长的演化过程中，逐渐形成了地壳元素分布的不均匀性。由于人类及生物体内的元素丰度曲线与地壳元素丰度曲线是一致的，因此，地壳元素分布的不均匀性便在一定程度上控制和影响了全球各地区人类和生物生态的明显地区性差异，而且，由于某些元素的过剩或缺乏，在一些地区还导致了许多地方性疾病和某些疾病的高发现象，如瑞典贝约克·G等研究了水质硬度与心血管疾病死亡率的关系，他们认为心脑血管病的死亡率在软水地区比硬水地区高[1]。

六、因地域制宜的具体应用

清代王燕昌《王氏医存》论"四方之人证治不同"，可谓对本篇思想的进一步阐发，指出："四方风土各异，人之禀受亦殊。西北方人，冬月表邪无汗之证，须羌活、麻黄、荆芥、防风、葱、姜之类，乃能发汗；若自汗之证，须白芍、桂枝、黄芪等药止之；若有积滞、内热、便闭等证，须芒硝、大黄、枳实、厚朴等药乃能下之。东南方人，冬月表证无汗，但用紫苏、薄荷，足以发汗，仍加白芍、乌梅、北沙参、甘草等味固其本；自汗之证，须白芍、北沙参、麦冬、浮小麦、生牡蛎、甘草等药，止汗而兼固本；若内热，但宜白芍、黄芩、麦冬、生地、知母、石斛等药；若大便闭，但宜当归、麻仁、蜂蜜、瓜蒌皮、山楂等药；小便结，宜车前、萹蓄等药；有积滞，宜枳、朴、楂、曲等药。西北方人感冒，多属风寒；东南方人感冒，多兼瘟疫。"其所论颇有临床指导意义。

①贝约克·G.水质硬度和心血管病死亡率的关系[J].环境地质与健康，1972，（1）：13-15.

移精变气论篇第十三

【导读】

　　精气是生命的本原，是脏腑功能活动的物质基础，具有移徙、聚散等运动特性。精气在人体的运动均在神的调控之下，而神又受心的引导，《素问·举痛论》说："心有所存，神有所归。"心能通过意念、专注、冥会、潜通等形式对神施以主动的操控，进而调节、改变脏腑气血的病理状态。本篇指出古人治病常用祝由之法，通过移易精神调节脏腑气血，以达到祛除疾病的目的。《黄帝内经》所论主要治疗方法——针灸，也离不开调神以调控气血，所谓"针石，道也。精神进，志意定，故病可愈"（《素问·汤液醪醴论》全元起本）"得神者昌，失神者亡"，正是此意。高世栻云："精气者，人身之主宰，病则精气有亏，惟上古祝由治病，能移精变气，理色脉而通神明。以我之神，合彼之神，两神相合，精气相通，故可祝由而已……精气以神为主，故曰得神者昌，失神者亡。"本篇与下篇《汤液醪醴论》之间密切相关，均通过上古、中古、今世之比较，强调神气在疾病治疗及其预后中的主导作用，重视医患之间的标本关系，宜综合研读。

【原文】

　　黄帝问曰：余闻古之治病，惟其移精变气[1]，可祝由[2]而已。今世治病，毒药治其内，针石治其外，或愈或不愈，何也？岐伯对曰：往古人居禽兽之间，动作以避寒，阴居以避暑，内无眷慕[3]之累，外无伸宦之形[4]，此恬憺之世，邪不能深入也。故毒药不能治其内，针石不能治其外，故可移精祝由而已。当今之世不然，忧患缘[5]其内，苦形伤其外，又失四时之从，逆寒暑之宜，贼风数至，虚邪朝夕，内至五脏骨髓，外伤空窍[6]肌肤，所以小病必甚，大病必死，故祝由不能已也。

　　帝曰：善。余欲临病人，观死生，决嫌疑，欲知其要，如日月光，可得闻乎？岐伯曰：色脉者，上帝之所贵也，先师之所传也。上古使僦贷季[7]，理色脉而通神明[8]，合之金木水火土四时八风六合[9]，不离其常，变化相移，以观其妙，以知其要，欲知其要，则色脉是矣。色以应日，脉以应月[10]，常求其要[11]，则其要也。夫色之变化，以应四时之脉，此上帝之所贵，以合于神明也，所以远死而近生。生道以长，命曰圣王。中古之治病，至而治之[12]，汤液十日，以去八风五痹[13]之病，十日不已，治以草苏草荄之枝，本末为助[14]，标本已得[15]，邪气乃服。暮世[16]之治病也则不然，治不本四时，不知日月，不审逆从，病形已成，乃欲微针治其外，汤液治其内，粗工凶凶[17]，以为可攻，故病未已，新病复起。

帝曰：愿闻要道。岐伯曰：治之要极[18]，无失色脉，用之不惑，治之大则。逆从倒行，标本不得，亡神失国。去故就新，乃得真人[19]。

帝曰：余闻其要于夫子矣，夫子言不离色脉，此余之所知也。岐伯曰：治之极于一[20]。帝曰：何谓一？岐伯曰：一者，因得之[21]。帝曰：奈何？岐伯曰：闭户塞牖，系之病者，数问其情，以从其意，得神者昌，失神者亡。帝曰：善。

【校注】

〔1〕移精变气：移动、变化人体精气。

〔2〕祝由：用符咒和语言祈祷治病的方法。

〔3〕眷慕：爱恋思慕。

〔4〕伸宦之形：谓过劳伤身之害。伸宦，为"臾官"之讹。臾官，通"痿瘇"，疲病。《尔雅·释训》："瘇瘇、痿痿，病也。"形，同"刑"，伤也。又，吴崑："伸宦，求进于宦也。"张介宾："伸，屈伸之情。宦，利名之累。"

〔5〕缘：《太素》卷十九作"琢"，当从。与下句"伤"互文对举，同义。

〔6〕空窍：即孔窍。

〔7〕僦（jiù就）贷季：人名，相传是岐伯的祖师。

〔8〕通神明：谓洞悉阴阳变化之理。

〔9〕八风六合：谓八方之风与天地四方。

〔10〕色以应日，脉以应月：森立之："色以候阳气，脉以候阴血，故曰以应日月也。"又，张介宾："色分五行而明晦是其变，日有十干而阴晴是其变，故色以应日。脉有十二经而虚实是其变，月有十二建而盈缩是其变，故脉以应月。"

〔11〕常求其要：《黄帝内经素问校义》："依王注当作常求其差。"王冰："常求色脉之差忒，是则平人之诊要也。"

〔12〕至而治之：张介宾："中古之治病，必病至而后治之。"

〔13〕五痹：指筋痹、脉痹、肌痹、皮痹、骨痹。

〔14〕治以草苏草荄（gāi该）之枝，本末为助：草苏，草叶；草荄，草根；枝，茎也。草根为本，枝、叶为末。即将药草的根、茎、叶同用，以相互协助。

〔15〕标本已得：指医者的诊治与病人的病情相符。

〔16〕暮世：晚近之世。

　　〔17〕粗工凶凶：谓医术不高明的医生不能详审病情而孟浪行事。张介宾："凶凶，好自用而孟浪也。"

　　〔18〕要极：关键。

　　〔19〕去故就新，乃得真人：高世栻："必去其逆从倒行之故疾，就色脉神变之日新，乃得同于上古，而称为真人。"又，张介宾："去故者，去其旧习之陋；就新者，进其日新之功。新而又新，则圣贤可以学至，而得真人之道矣。"

　　〔20〕治之极于一：张志聪："治之要道，原于至极，总归一而已矣。一者，神也，得其神，则色脉精气皆得矣。"又，高世栻："治之大要，研求其极，只有色脉一端，故治之极于一。"

　　〔21〕因得之：王冰："因问而得之也。"

【释义】

　　本篇提出了社会环境变迁，致病因素变化对疾病诊治的影响，强调了察色、切脉、问诊在疾病诊断中的重要性，突出了神的得失在疾病预后方面的重要意义。

一、社会环境变迁与疾病诊治的关系

　　原文开篇讨论了古今发病与治疗的差异，认为上古时代，人们的生活条件虽然极其简陋，所谓"人居禽兽之间，动作以避寒，阴居以避暑"，但人内无爱恋思慕之患，外无过劳伤身之害，处于"恬淡之世"，犹如庄子所言的"至德之世"，生活相对简单、安闲、快乐，能够顺应四时阴阳之变化，外邪也不易侵入人体，故患病相对较为单纯，治疗主要用符咒和语言祈祷的方法，以调节其精气，而不常用毒药、针刺等方法。《黄帝内经》时代，随着社会的发展，人们的欲望不断增强，导致"忧患缘其内，苦形伤其外"，加之不能顺应四时阴阳的变化，以致虚邪贼风屡屡伤人，这样就会小病加重，大病危殆，已经不能单纯使用祝由的方法治疗。

　　本段原文从另一个方面也说明精神上的恬静，形体上的劳逸适度，是保持身体健康、防止疾病的重要措施。否则忧患伤其内，苦形伤其外，耗伤神气，精气内虚，再失四时之从，逆寒暑之宜，不仅易招致疾病，且病后病势也重。

二、治之要极，无失色脉

　　《素问·调经论》曰："人之所有者，血与气耳。""血气不和，百病乃变化而生。"而脉为气血运行之通道，面部血脉分布丰富，故通过望面色、诊血脉能够确切判断人体气血的盛衰与运行状态，进而决定治疗的方法。故本篇特别重视色脉诊的临床诊断价值，反复强调"色脉者，上帝之所贵""理色脉而通神明""欲知其要，则色脉是矣"，并提出了"治之要极，无失色脉"的命题，以及色主气为阳以应日，脉主血为阴以应月。故张介宾《素问·五脏生成》注说："因脉以知其内，因色以察其外，脉色明则参合无遗，内外明则表里俱见，斯可万全无失矣。"同时原文认为色脉的变化与自然界四时气候以及地域环境有关，故对色脉的诊察，要"合之金木水火土四时八风六合，不离其常"。王冰注释说："先师以色白脉毛而合金应秋，以色青脉弦而合木应春，以色黑脉石而合水应冬，以色赤脉洪而合火应夏，以色黄脉代而合土应长夏及四季。然以是色脉，下合五行之休王，上副四时之往来，故六合之间，八风鼓坼，不离常候，尽可与期。"如此，方可以诊色脉而洞悉阴阳变化之理，"远死而近生""命曰圣王"。

三、标本相得，因时制宜

本篇在遵古思想的影响下，以古代为理想状态，通过对上古、中古、末世的诊疗效果不同的论述，指出了医患标本相得以及因时制宜在临床治疗中的重要价值。文中指出上古之人，能够参照色脉与天地"神明"的符合情况，认识人体的生理病理，从而远离疾病。中古时期，人们不太懂得预防的重要性，而是在患病以后才治疗，用汤液食疗以祛八风五痹之病；十日不愈，则用药物治疗。从植物标本之间同气相济的原理，取象比类，推演出医患之间也有标本关系。《素问·汤液醪醴论》曰："病为本，工为标，标本不得，邪气不服。"若医者的诊断、用药与病人病情切合，治疗及时，故疾病乃可痊愈。末世之庸医不能详审病情而孟浪行事，治不法天地四时阴阳的变化，不审色脉之顺逆，诊治与病人病情不符，所谓"逆从倒行，标本不得"，故致"故病未已，新病复起"。同时，本段亦告诫医者，疾病必须早期诊治，若"病形已成"方治之，则不容易治愈。

四、数问其情，察其神气

本篇最后在强调色脉诊为"治之要极""治之大则"的同时，论述了问诊的临床价值，指出医生要在安静的环境中（"闭户塞牖"），循循善诱（"以从其意"）精神专注于患者（"系之病者"），耐心细致反复询问病人的情况，以求全面了解病情，结合色诊、脉诊等方法，分析疾病之本质，了解病人神气的盛衰存亡。诚如《灵枢·邪气脏腑病形》所说："见其色，知其病，命曰明；按其脉，知其病，命曰神；问其病，知其处，命曰工……故知一则为工，知二则为神，知三则神且明矣。"

最后原文提出了"得神者昌，失神者亡"的著名论断，也与开篇祝由以移精变气治疗疾病相呼应。郭霭春认为："按'得神'两句，综前色脉而言。善'数问'之后，再观色脉。所谓'得失'者，简言之面色光泽，脉息平和，是谓'得神'；形羸色败，脉逆四时，是谓'失神'。得失之间，生死系焉"。意思是本文原意是从色脉方面辨得神、失神。从临床实际而言，举凡眼球转动灵活，炯炯有神，目光明亮，精彩内含，再加呼吸均匀，形色如常，肌肉不削，面色明润有光泽，神志清醒，应答不乱，动作如常，脉象平和者，即为得神。若眼球活动不灵，目无精彩，目光暗淡或呼吸异常，语言不清，动作失常（如循衣摸床），形羸色败，大肉清削，面色晦暗，脉象散乱、伏匿、微弱等即为无神。有神无神，可以从总体上判断疾病的轻重预后，具有十分重要的诊断价值。

【知识链接】

一、关于祝由的含义及其价值

本篇最早提出祝由治法，《灵枢·贼风》也云："先巫者，因知百病之胜，先知其病之所从生者，可祝而已也。"从《黄帝内经》所论可知，上古时祝由治病是基本的治疗方法，它适应于无邪气深入，而血气内乱的病症，具体实施由巫师操作，实施前必须先懂得疾病发生的原因。但《黄帝内经》并未介绍具体的操作方法。王冰以"祝说病由"释解祝由，后世医家多从其说。如张介宾注云："祝，呪同。由，病所从生也。"张氏在《类经·论治类》中还专论祝由之法，具体分析了祝由治病的机理，并结合具体案例介绍了祝由治法的具体应用：一是去其所恶。如"王中阳治一妇，疑其夫有外好，因病失心狂惑，虽投药稍愈，终不脱然。乃阴令人佯言某妇暴死，殊为可怜，患者忻然，由是遂愈"。二是去其所慕。如"韩世良治一女，母子甚是相爱，既嫁而母死，遂思念成疾，诸药罔效。韩曰：此病得之于思，药不易愈，当以术治之。乃赂一巫妇，授以秘语。一日夫谓其妻曰：汝之念母如此，不识彼在地下，亦念汝否？吾当他往，汝盍求巫妇卜之。妻忻诺，遂召巫至，焚香礼拜而母灵降矣。一言一默，宛然其母之生前也。女遂大泣。母叱之曰：勿泣！汝之生命克我，我遂早亡，我之死，皆汝之故。今在阴司，欲报汝仇，汝病恹恹，实我所为。我生则与尔母子，死则与尔寇仇矣。言讫，女改容大怒曰：我因母病，母反害我，我何乐而思之！自是而病愈。"三是以其所胜制之。如张氏"治一少年姻妇，以热邪乘胃，依附鬼神，殴詈惊狂，举家恐怖，欲召巫以治，谋之于余。余曰：不必，余能治之。因令人高声先导，首摄其气，余即整容，随而突入。病者亵衣不恭，瞠视相向。余施怒目胜之，面对良久，见其赧生神怯，忽尔潜遁，余益令人索之，惧不敢出。乃进以白虎汤一剂，诸邪悉退。此以威仪胜其亵渎，寒凉胜其邪火也。"四是知病所由，微言释之。如张氏"治一儒生，以伤寒后金水二脏不足，忽一日正午，对余叹曰：生平业儒，无所欺害，何有白须老者，素服持扇，守余不去者三日矣，意必宿冤所致也，奈之何哉？余笑曰：所持者非白纸扇耶？生惊曰：公亦见乎？余曰：非也。因对以《刺法论》人神失守五鬼外干之义，且解之曰：君以肺气不足，眼多白花，故见白鬼；若肾水不足，眼多黑花，当见黑鬼矣。此皆正气不足，神魂不附于体，而外见本脏之色也，亦何冤之有哉？生大喜曰：有是哉妙理也。余之床侧，尚有一黑鬼在，余心虽不惧，而甚恶之，但不堪言耳，今得教可释然矣。遂连进金水两脏之药而愈。"最后，张氏对祝由治法评价曰："使祝由家能因岐伯之言而推广其妙，则功无不奏，术无不神，无怪其列于十三科之一，又岂近代惑世诬民者流，所可同日语哉。"[①]吴鞠通总结平生从医生涯说："吾谓凡治内伤者，必先祝由。详告以病之所由来，使病人知之，而不敢再犯。又必细体变风变雅，曲察劳人思妇之隐情，婉言以开导之，庄言以振惊之，危言以悚惧之，必使之心悦情服，而后可以奏效如神。余一生得力于此不少，有必不可治之病，如单腹胀、木乘土、干血痨、噎食、反胃、癫狂之类，不可枚举。"[②]可见，后世已将祝由当作一种心理治疗措施来应用，明代吴崑已指出："移易精神，变化脏

①张介宾.类经［M］.北京：人民卫生出版社，1965，351–355.
②吴鞠通.医医病书［M］.见吴鞠通医学全书［M］.北京：中国中医药出版社，2000：150.

气，如悲胜怒，恐胜喜，怒胜思，喜胜悲，思胜恐，导引营卫，皆其事也。"现代学者尚认为祝由方法渗透着心理治疗的分析引导、疏泄劝慰、说服教育、支持保证、暗示转移等方法，也囊括了中医意疗法的意示入眠、语言开导、移情易性、暗示解惑等疗法①。可以说是对祝由疗法的不断发挥和扩展。

祝由之本源，实际上是古代的巫术治病。《尚书·无逸》曰："否则厥口诅祝。"疏："以言告神谓之祝。"《素问·移精变气论》张志聪注曰："对神之辞曰祝。"可见，"祝"作为一种治疗方法，是通过向鬼神祷告祈颂，并将鬼神的旨意转达给人，再遵照鬼神所示旨意以进行治疗活动的方法。有学者考证，查《说文》正篆无"由"字，而从"由"得声之字有"诇"，许慎训曰"诇也"，即今之呪字，是"祝告"的意思。又古韵"由""留"可以对转，《说文》从"留"之字有"褶"，许慎训曰："祝褶也"。徐灏曰："诇即祝、褶之合声，故与祝通，亦与褶同。"可见"褶""诇"是同源之字，故《说文解字注》谓："祝由，即祝诇也。"《玉篇》谓："诇，祝也。"《中华大字典》同。由此可见，祝由是一个同义复词，是古代医巫尚未完全分开时的一种通过祝祷治疗疾病的方法②。长沙马王堆出土的《五十二病方》，其中记载巫祝治病的方法就达30条，涉及病症13个，占所论病症的25%，大致可以分为祝愿辞、陈述祛邪方法的祝辞和诅咒、威慑辞三类。及至唐代孙思邈《千金要方》，尚有许多符咒治病之术的记载。

祝由作为一种巫术，其治疗疾病的机理，有学者归纳为以胜法胜之、辟邪以归揖正气、扶正以辟邪、伪托祝由之名而实为他效、解惑安神近于心理作用五个方面③。从现代科学的角度理解，主要是通过心理暗示以增强患者的信心，也有一定的调节感情、平衡心态和精神放松的作用。巫师在对病人的治疗过程中，所有的诵辞和动作都具有强烈的心理暗示功能，对于非常信赖巫师法术的公众和患者来说，其心理暗示的作用更大。对此，英国学者基思·托马斯④论述说："科学地研究暗示在治疗中的作用只是最近才开始的事情，但是其惊人的效果，已足以使历史学家不敢小视17世纪治疗者仅用符咒而产生的真正神效了……它对原始医疗的现实意义更大，因为试验表明，宽心药对于按时到教堂做礼拜者的成功率大于不可知论者，付酬患者的成功率大于通过卫生机构接受免费治疗的患者。在伴有一定数量的、令人印象深刻的仪式情况下进行治疗，会更加有效。"克洛德·莱维-斯特劳斯⑤则论述了实现心理暗示的条件，指出："我们没有理由怀疑某些巫术实践的效应。不过我们同时也看到，巫术的效应须以对它的迷信为其条件。后者有三个互补的方面：第一，巫师相信他的技术的效应；第二，病人或受难者相信巫师的威力；最后，共同体的信念和期望，它们始终像一种引力场那样起着作用，而巫师和受术者的关系便存在于和被规定于其中。"而且巫医对病因和治病原理尚有一套公众可以理解的"虚构的解释系统"，"这种其真实性本身就不明的虚构，它是由一些操作程序和表述所组成的虚构"，在一定程度上带有假说的性质，只不过古人不崇尚严格条件下的重复试验，只要是能够自圆其说的说法，就当作

①林韶冰，李秀云，李秀华.中医意疗移精祝由法治病机理探析[J].辽宁中医学院学报，2002，4（3）：184-185.
②王钊，贾鸿宝.《内经》"祝由"辨析[J].中医杂志，1990，31（4）：58-59.
③孔晓明.祝由辨[J].中国中医基础医学杂志，2005，11（8）：572-573.
④基思·托马斯.巫术的兴衰[M].芮传明，译.上海：上海人民出版社，1992：40-41.
⑤克洛德·莱维-斯特劳斯.结构人类学[M].谢维扬，俞宣孟，译.上海：上海译文出版社，1995：178，191.

是真实的存在,所以没有类似于假说的提法。例如《晏子春秋·内篇杂下第六》记载,齐景公患水病,卧床十多日,夜里"梦与二日斗,不胜"。第二天他见晏子说,他是不是要死了。晏子请召占梦者。占梦者要翻梦书,晏子说不要翻了,你可以这样对景公说:"公所病者,阴也;日者,阳也。一阴不胜二阳,公病将已。"齐景公听了占梦者的解释心里非常高兴,三日大愈。此案例即借用了"虚假的解释系统"。这里需要说明的是,原始人对神秘力量的信仰,犹如现代人对科学的信仰,并不像我们今天所说的完全是一种欺骗,正如恩格斯[1]所说:"事情很清楚,自发的宗教,如黑人对偶像的膜拜或雅利安人共有的原始宗教,在产生它的时候,并没有欺骗的成分。"也就是说,在当时的历史环境中,人们"信巫鬼、重淫祀"(《汉书·地理志》),唯一的愿望是驱除病邪,恢复健康,用祝由方法治病,恐怕是当时最常用、最使人信服而且确有疗效的一种治疗手段。当然,《黄帝内经》的祝由疗法尽管在基本原理上承袭了原始的祝由术,但它已基本脱离原始巫术,而更多心理治疗的内容,因而更具有科学性。况且从整个《黄帝内经》来看,巫医治疗为主的形式已被医药针石完全代替,《黄帝内经》的成书标志着医药为主体的医学已经战胜了巫术,医学已经冲破了巫术的束缚,进入了新的发展阶段。

二、"移精变气""极于一"新诠

卓廉士[2]从针刺的角度来诠释本篇所论"移精变气""极于一"的问题,别具一格,颇有启发意义。他认为在古人看来,精气是能够运行、移徙、聚散和变化的,尤其是当与神气结合起来之时移徙的作用会更为突出。从精气的存在状态上说,针刺在人体组织之任何部位都会出现"神应"的反应,"神应"能调节、改变精微物质——血气营卫的病理状态。这是"移精变气"的一层含义。如果血气虚弱,营卫衰竭致使五脏神伤,"精神魂魄"不应于内,针刺则难于见功,因此病人的精气状态是针刺获效的前提。在生理状态下,"精"的运行、移徙、聚散均在神的控制之下,而神受心的引导。《素问·举痛论》谓"心有所存,神有所归",心能通过意念、专注、冥会、潜通等一类超验形式对神施以主动的操控。《素问·解精微论》曰:"夫心者,五脏之专精者。"心神的物质基础是"精",心神之"所归",即专注于某处,实则为心脏之"专精"运动,这种运动常表现为气的运行、移徙、被体验和感受,它能改变"所存"之处的气血状态。这是"移精变气"的第二层含义。基于这种认识,使古人很容易想到,将针刺疗法与精、神、气的运动结合起来一定能够加强疏通气血调节阴阳的作用,获得更好的临床效果。当医患神气合一,医生的心神转移向患者,此时患者为本,医生为标。"病为本,工为标"是神气移徙、医患合一、主客易位的结果。"标本不得,邪气不服",谓神气不得进入患者,移精变气则不能成功,因而不能制服邪气。这是"移精变气"的第三层含义。所谓"得神"者,乃与患者之神气相得,守神者,护持患者之神气,如此乃能对患者的脉象、呼吸进行换位体验,对患者的病痛一如感同身受,此时"以移其神",通过神气以影响精气,从而调节经脉的气血以治疗疾病。此乃"移精变气"之最终义。

"极于一"的刺法大概可分三步:第一步,医生"闭户塞牖",将自己与患者闭入静室,

---

[1] 马克思,恩格斯.马克思恩格斯全集.[M].19卷.北京:人民出版社,1972:327.
[2] 卓廉士.营卫学说与针灸临床[M].北京:人民卫生出版社,2013:192-197.

力求医患实现心理沟通，让患者尽量处于虚静状态，以泯去医患之间的人我区别以及社会、环境产生出的后天差异；第二步，医生"专意一神"，以"占神往来"（《灵枢·终始》），了解病人的孔穴开合、气之疾徐等情况，并对之作出基本判断，从而决定具体治法；第三步，医生"必一其神，令志在针"（《灵枢·终始》），进入知觉一气的状态下，医生凭借着对针的操控——也就是对患者神气的操控——"浅而留之，微而浮之，以移其神，气至乃休"（《灵枢·终始》），从而实现守神诊疗。这里疗效的前提是"移神"，而不是像在守气的层面上那样以"得气"为满足。

卓廉士的认识，与瑞士学者方迪从微精神分析学角度对针灸机理的认识，无疑有相通之处，方迪[1]指出："代表'天轴'的金属针能沟通人与宇宙之间的能量；对人体的治疗完全可以建立在哲学、甚至形而上学的思考之上，或者，从精神分析角度讲，建立在超验心理认识之上。很难想象能超越中国的针灸学对心理物质虚空进行更微妙的开发！直到我熟悉了中国人机敏的才智，直到微精神分析学开始确立虚空的位置，我才不再对针灸感到那么惊讶。"

另外，刘征彦[2]借助方迪《微精神分析学》的观点，分析移精变气、祝由，认为精气就是虚空能量或生气或神，移精变气就是移动变化分布于人体的虚空能量，使其趋于合理化。祝由是通过研究病人的状态，结合当时具体的时空环境，运用"虚空恒在能量规律"及"共冲动的运动性"调整心理生物实体的紧张状态。上古的祝由是通过观察研究"色脉"，结合"四时""八风六合"（这些都是人体之外的宇宙虚空因素，而人体虚空与宇宙虚空通过人体的孔窍连为一体，虚空能量能在其间隙流动），而"合于神明"是关键。祝由之通神明或合于神明即是人与虚空通过伊德能量网互动关系的一种体现。谢元华[3]通过文献整理，发现移精变气论对按摩推拿学有很好的指向性和针对性，上古的移精变气的手段很可能指的就是按摩推拿。移精变气是运用某种特有的方式，调动人体的内在因素，使人身的精气与精微物质向着某一方面集中与移动，以治疗与改变某种疾病或改变某一局部与全身之机能。按摩推拿实现移精变气，最终的结果在于动摇或改变已经存在的某种主病之气，扶正祛邪，达到疾病的痊愈。

三、"移精变气"的临床应用

现代学者多将移精变气视为中医的心理疗法，因此，大多数讨论移精变气的论文，均是从心理学的角度出发，如程善廷等[4]报道炙甘草汤联合移精变气法治疗心脏神经官能症，所用移精变气法包括了语言开导、移情易性、心理暗示，乃至于饮食睡眠调护等，研究结果显示，在常规西药基础上加用炙甘草汤联合移精变气法治疗心脏神经官能症，能提高治疗效果，进一步减轻患者的抑郁程度。冯汉财等[5]采用释疑易性、以情制情、顺情遂意等移精变气法进行心理疏导，联合盐酸氟西汀胶囊治疗中晚期肿瘤合并抑郁症，研究结果认

[1]方迪.微精神分析学[M].尚衡译.北京:生活·读书·新知三联书店,1993:13.
[2]刘征彦.《移精变气论》探析[J].光明中医,2008,23(5):563-566.
[3]谢元华.按摩推拿学基础理论建构略论——兼移精变气的理论研究[D].北京:北京中医药大学,2005.
[4]程善廷,杨钦河.炙甘草汤联合移精变气法治疗心脏神经官能症临床研究[J].新中医,2019,51(1):59-62.
[5]冯汉财,陈国成,潘林平,等.移精变气法联合盐酸氟西汀胶囊治疗中晚期肿瘤合并抑郁症临床研究[J].新中医,2019,51(11):195-197.

为移精变气法可以减轻中晚期肿瘤伴抑郁症患者的抑郁程度，改善生存质量。王京喜[1]探讨了移精变气与针灸治疗的结合，认为其已经远远超出仅是涉及心理暗示层面的意义，而达到最佳的治疗效果，并列举了不安腿综合征、周身窜痛症、灼口症、慢性骨盆疼痛综合征四个案例加以说明。

四、恬惔之世与至德之世

本篇所论往古之恬惔之世与《庄子》所描述的至德之世有许多雷同之处。

《庄子》在继承发挥老子清静无为思想及小国寡民社会理想的基础上，提出"至德之世""建德之世"的社会理想，其相关描述引述如下。

彼民有常性，织而衣，耕而食，是谓同德；一而不党[2]，命曰天放[3]。故至德之世，其行填填[4]，其视颠颠[5]。当是时也，山无蹊隧，泽无舟梁；万物群生，连属其乡；禽兽成群，草木遂长。是故禽兽可系羁而游，鸟鹊之巢可攀援而窥。

夫至德之世，同与禽兽居，族与万物并，恶乎知君子小人哉！同乎无知，其德不离；同乎无欲，是谓素朴。素朴而民性得矣。（《马蹄》）

子独不知至德之世乎……当是时也，民结绳而用之，甘其食，美其服，乐其俗，安其居，邻国相望，鸡犬之声相闻，民至老死不相往来。若此之时，则至治已。（《胠箧》）

至德之世，不尚贤，不使能；上如标枝[6]，民如野鹿；端正而不知以为义，相爱而不知以为仁，实而不知以为忠，当而不知以为信，蠢动[7]而相使，不以为赐。是故行而无迹，事而无传。（《天地》）

古者禽兽多而人少，于是民皆巢居以避之，昼拾橡栗，暮栖木上，故命之曰有巢氏之民。古者民不知衣服，夏多积薪，冬则炀之，故命之曰知生之民。神农之世，卧则居居[8]，起则于于[9]，民知其母，不知其父，与麋鹿共处，耕而食，织而衣，无有相害之心，此至德之隆也。然而黄帝不能致德，与蚩尤战于涿鹿之野，流血百里。尧舜作，立群臣，汤放其主，武王杀纣。自是之后，以强陵弱，以众暴寡。汤武以来，皆乱人之徒也。（《盗跖》）

南越有邑焉，名为建德之国。其民愚而朴，少私而寡欲；知作而不知藏，与而不求其报；不知义之所适，不知礼之所将；猖狂妄行[10]，乃蹈乎大方[11]；其生可乐，其死可葬。（《山木》）

---

[1]王京喜.探讨移精变气理念与针灸临床实践[J].中华中医药杂志，2010，25（8）：1253-1255.
[2]一而不党：浑然一体而不偏私。
[3]天放：自然放任。
[4]填填：质朴稳重貌。
[5]颠颠：稳固专一貌。
[6]上如标枝：成玄英："君居民上，恬淡虚忘，犹如高树之枝，无心荣贵也。"
[7]蠢动：指动作单纯。
[8]居居：安静之貌。
[9]于于：自得之貌。
[10]猖狂妄行：从心所欲。
[11]大方：大道。

由以上引述可见，在"至德之世"的理想社会里，没有政治的管制和道德的约束，没有相互的争斗和贪婪的私欲，人们都能安居乐业，过着自给自足自由自在的快乐生活。概而言之，人人自由、平等、快乐。这种理想社会的根本出发点在于清静无为，如《庄子·刻意》所说："夫恬惔寂漠虚无无为，此天地之本而道德之质（至）也。故曰圣人休焉，休则平易矣，平易则恬淡矣。平易恬淡，则忧患不能入，邪气不能袭，故其德全而神不亏。"而本篇对往古之世的描述："往古人居禽兽之间，动作以避寒，阴居以避暑，内无眷慕之累，外无伸宦之形，此恬惔之世，邪不能深入也。"与庄子"至德之世"又何其相似。

陈鼓应[①]指出："'小国寡民'乃是基于对现实的不满而在当时散落农村生活的基础上所构幻出来的'桃花源'式的乌托邦。在这小天地里，社会秩序无需镇制力量来维持，单凭各人纯良的本能就可相安无事。在这小天地里，没有兵战的祸难，没有重赋的压迫，没有暴戾的空气，没有凶悍的作风，民风淳朴真实，文明的污染被隔绝。故而人们没有焦虑、不安的情绪，也没有恐惧、失落的感受。这单纯质朴的社区，实为古代农村生活理想化的描绘。"而传统的乌托邦主义，一般都采取了"历史叙事"的方式，即把乌托邦看成是"过去"历史中"发生过"的历史经验，把他们的理想放在历史时空中，或者是在遥远的已往，或者在与世隔绝的一个孤立的天地中。他们把"未来"应该实现的理想，看成是"已往"曾经"实现过"的理想；把改变现实境况的努力，看成是复兴和回归"已往"的过程。卢梭的"自然状态"是这样，道家的自然状态也是这样[②]。由此而言，"恬惔之世"与"至德之世"论与其说是要退回到原始社会，不如说是对现实社会的变革，它强烈地表达了对现实社会的不满和试图改变它的决心，而且对于当今社会为了追逐名利，人们勾心斗角，尔虞我诈，整个社会充斥着自私、贪婪、虚伪、争夺、倾轧等等违反人性的异化行为，呈现出"世丧道矣，道丧世矣，世与道交相丧也"（《庄子·缮性》）的局面而言，无疑是一副济世良药。现代社会，又有多少人期盼着"结庐在人境，而无车马喧。问君何能尔？心远地自偏。采菊东篱下，悠然见南山。山气日夕佳，飞鸟相与还。此中有真意，欲辨已忘言"（陶渊明《饮酒》）的生活境界呢？

另外，从现代人类学的一些研究资料来看，"至德之世"似乎并非纯粹的虚构，而以海市蜃楼的方式闪烁在人的虚空理念世界之中。人类学家对在非洲卡拉哈里沙漠地区极为恶劣的环境中过着狩猎和采集生活的多比·昆人的调查发现，在该地区采集的生产力是狩猎的2.4倍，妇女采集的植物食物是日常饮食的主要部分，男人打猎带回的肉食仅占食物消费量的20%～25%。男人每小时打猎可获取近600卡热量的食物，女人每小时采集可获取近2000卡热量的食物，营寨中每人每天摄取2140卡热量，42.1克蛋白质，他们平均每周的劳动时间是12～19小时，即每日平均工作1.7～2.7小时，剩余大量时间从事社交和娱乐活动[③]。由此可见，庄子提倡"至德之世"似乎是对一种原始而纯朴的社会生存状态的复归。罗漫[④]则以当代美国历史学家斯塔夫里阿诺斯的"普遍的互惠主义"理论，验证庄子及其学派的"至德之世"，作为一种社会形态和道德境界，确实存在于人类历史上。

———————

①陈鼓应.老子注译及评介[M].北京：中华书局，2015：333-334.

②王中江.道家学说的观念史研究[M].北京：中华书局，2015：307-316.

③理查德·B.李.博茨瓦纳的昆布须曼人[J].//见比契里.今日的狩猎和采集民族[M].纽约：1972，327-368.

④罗漫.《庄子》的"至德之世"与"富裕的食物采集文化"[J].广西民族研究，2000，（4）：22-31.

　　道家以反向思维为特征，最早深刻地领悟到文化对人的异化以及这种异化必将导致人类与自然界疏离，从而构想出依据理性的引导而复归于自然之"道"的理想出路。这无疑与后现代主义思想有相通之处，借用后现代主义科学家的话来说，就是"总体看来，人类对于自然界中的其他物种来说价值很小。事实上，若不是进化导致了人类的出现，整个生物圈今天也许会更加健康。如果人种在不荼毒大气层或不伤害其他物种的前提下而消失，我们相信，生物圈会渐渐从我们的劫持中恢复过来"[①]。

　　①大卫·格里芬.后现代科学[M].马季方译.北京：中央编译出版社，1995：139.

汤液醪醴论篇第十四

【导读】

古今中外，人类所发明的治疗疾病的方法可谓难以胜数，并且还在不断地创造与淘汰着，但从所有治疗方法对人体的作用而言，大致可以划分为两类：一是着眼于背景的功能调理，强调病人的自主性，充分发挥人类固有的阴阳自和的调节能力；二是着眼于前景的结构修理或实体对抗，强调医生的主动性，采用线性的对抗、补充、摘除的方法。中医对于疾病的治疗理念与方法，无疑属于前者。本篇原文即通过对汤液醪醴治疗作用以及两类不同疾病疗效的比较讨论，突出了病人神机在疾病治疗中的主导作用，指出病人"神使"与"神不使"是影响临床治疗成败的关键因素，进而提出了"病为本，工为标"的医患关系模式。由于全篇以酒的制作、疗效乃至过量饮酒致病为主线讨论，故名"汤液醪醴论"。

【原文】

黄帝问曰：为五谷汤液[1]及醪醴[2]奈何？岐伯对曰：必以稻米，炊之稻薪，稻米者完，稻薪者坚[3]。帝曰：何以然？岐伯曰：此得天地之和，高下之宜，故能至完，伐取得时，故能至坚也。

帝曰：上古圣人作汤液醪醴，为而不用何也？岐伯曰：自古圣人之作汤液醪醴者，以为备耳。夫上古作汤液，故为而弗服也。中古之世，道德稍衰，邪气时至，服之万全。帝曰：今之世不必已[4]何也？岐伯曰：当今之世，必齐毒药[5]攻其中，镵石[6]针艾治其外也。

帝曰：形弊血尽而功不立[7]者何？岐伯曰：神不使[8]也。帝曰：何谓神不使？岐伯曰：针石，道也[9]。精神不进，志意不治，故病不可愈[10]。今精坏神去，荣卫不可复收。何者？嗜欲无穷，而忧患不止，精气弛坏，荣泣卫除[11]，故神去之而病不愈也。

帝曰：夫病之始生也，极微极精，必先入结[12]于皮肤。今良工皆称曰病成，名曰逆，则针石不能治，良药不能及也。今良工皆得其法，守其数[13]，亲戚兄弟远近[14]，音声日闻于耳，五色日见于目，而病不愈者，亦何谓[15]不早乎？岐伯曰：病为本，工为标，标本不得，邪气不服，此之谓也。

帝曰：其有不从毫毛而生，五脏阳以竭[16]也，津液充郭，其魄独居[17]，孤精于内，气耗于外[18]，形不可与衣相保[19]，此四极急而动中[20]，是气拒于内而形施于外[21]，治之奈何？岐伯曰：平治于权衡[22]，去宛陈莝[23]，微动四极，温衣，缪刺[24]其处，以复其形。开鬼门，洁净府[25]，精以时服[26]，五阳已布，疏涤五脏，故精自生，形自盛，骨肉相保，巨气[27]乃平。

【校注】

〔1〕五谷汤液：五谷其说不一，《素问·金匮真言论》以麦、黍、稷、稻、豆为五谷。汤液，丹波元坚："恐是煮米取汁者。"

〔2〕醪醴：为汁渣混合的酒。醪谓浊酒，醴谓甜酒。丹波元坚："醪醴者，是酝酿所成也。"

〔3〕稻米者完，稻薪者坚：稻米的气味完备，稻薪的性质坚实。

〔4〕不必已：不一定痊愈。已，止也，此指病愈。

〔5〕必齐毒药：齐，通"剂"，调配。毒药，指药物。

〔6〕镵（chán馋）石：即砭石、石针。

〔7〕形弊血尽而功不立：谓形体衰败，血气竭尽，治疗无效。

〔8〕神不使：谓神气衰败，不能对各种治疗作出相应的反应。

〔9〕针石，道也：吴崑："言用针石者，乃治病之道也。道，犹法也。"杨上善："针石道者，行针石者须有道也。有道者，神不驰越，志不异求，意不妄思，神清内使。"

〔10〕精神不进……故病不可愈：《新校正》云："按全元起本云：'精神进，志意定，故病可愈。'"据后文义，全元起本义胜。

〔11〕精气弛坏，荣泣卫除：谓精气衰败，营血涩少，卫气失去正常作用。泣，通"涩"。

〔12〕结：《太素》卷十九作"舍"，居留。宜从。

〔13〕守其数：遵守治疗的法度。数，规律、法则。

〔14〕远近：偏义复词，言其近。

〔15〕谓：原作"暇"。《新校正》云："按别本'暇'一作'谓'。"《太素》卷十九作"可谓"。今据改。

〔16〕五脏阳以竭：谓五脏阳气已被阻遏，与下文"五阳已布"相对。

〔17〕津液充郭，其魄独居：谓水液充满胸腹、肌肤，而独盛于体内。津液，指水液。郭，通"廓"，指形体胸腹。魄，属阴，此指属阴的水液。

〔18〕孤精于内，气耗于外：谓水液独盛于体内，阳气耗散于外。

〔19〕形不可与衣相保：谓肿胀的形体与原有的衣服不相称。

〔20〕四极急而动中：谓四肢浮肿胀急，并损及内脏。

〔21〕气拒于内而形施于外：谓水液内停阻遏阳气于内而形体变易于外。施，通"易"，改变。

〔22〕平治于权衡：吴崑："平治之法，当如权衡，阴阳各得其平，勿令有轻重低昂也。"平治，即辨治。于，如也。权衡，秤锤与秤杆。

〔23〕去宛陈莝：谓去除郁积的水液与瘀血。沈祖绵："此句当作'去宛莝陈'。《说文》：'莝，斩刍也。'去、莝相对为文，宛、陈相对为文。"张介宾："宛，积也。陈，久也。莝，斩草也。"

〔24〕缪刺：病在左而刺右，病在右而刺左的刺络脉法。

〔25〕开鬼门，洁净府：即发汗、利小便的治法。张介宾："鬼门，汗空也。"净府，指膀胱。一说开鬼门为通大便。鬼为"魄"的坏字，魄门即肛门。

〔26〕服：行也。

〔27〕巨气：即人体正气。

【释义】

本篇从汤液醪醴的制作和用途起论，讨论了古今发病及治疗方法的不同，突出了患者神气在疾病治疗中的重要性，提出了"病为本、工为标，标本不得，邪气不服"的医患关系理论，并论述了水肿病的病机及治法。

一、汤液醪醴的制作与古今发病及治疗

汤液醪醴作为古代养正祛邪，治疗疾病的重要制剂，其制作方法原文仅指出用稻米为原料，以稻薪为燃料，其原因是"稻米者完，稻薪者坚"。此亦反映了《素问·至真要大论》"司岁备物"的思想，如张志聪注所说："夫天地有四时之阴阳，五方之异域，稻得春生夏长秋收冬藏之气，具天地阴阳之和者也，为中央之土，谷得五方高下之宜，故能至完，以养五脏。天地之政令，春生秋杀，稻薪至秋而刈，故伐取得时，金曰坚成，故能至坚也。"

本段原文以上古、中古、今世三个不同历史时期的比较，讨论了古今发病与治疗的差异，认为上古时代，人们清静无为，患病较少而单纯，故制作汤液醪醴以备用，一般不作医用，不当药服。中古时期，社会"道德稍衰，邪气时至"，致病因素多样化，疾病种类日增，病情虽较为复杂，但用汤液醪醴仍能治愈。当今之世，对疾病的治疗必须使用药物、镵石及针艾内外兼治，说明随着社会的发展，自然环境的变化以及精神因素对机体的影响越来越大，疾病谱也发生了变化，病情更加复杂难治。诚如《素问·移精变气论》所说："当今之世不然，忧患缘其内，苦形伤其外，又失四时之从，逆寒暑之宜，贼风数至，虚邪朝夕，内至五脏骨髓，外伤孔窍肌肤，所以小病必甚，大病必死。"这里一方面说明随着时代的发展，疾病谱的变化，治疗的方法和措施也应随之调整；另一方面，更为重要的是强调了精神因素与发病的关系，突出了精神因素对疗效的影响。当然，文中上古、中古的描述，也带有虚构、传说的成分。

二、神机与治疗的关系

原文认为汤液醪醴、药物针艾只是治疗疾病的手段、工具或方法，而是否产生治疗作用，关键在于患病机体神的作用状态，即"神机"。所谓"形弊血尽而功不立"，其原因就在

于"神不使",强调病人"神使"或"神不使"是影响临床治疗成败的关键因素。这里所说的"神机",一指机体脏腑气血的功能状态;二指精神意识活动对机体的调节控制作用。故"神不使"也包含两个方面:一属于躯体性的,即患病机体处于"形弊血尽"的状态,脏腑气血不能对各种治疗作出反应;二属于精神性的,即患病机体处于"精神不进、志意不治"的状态,不能对各种治疗作出调节反应。《素问·五脏别论》也指出:"拘于鬼神者,不可与言至德;恶于针石者,不可与言至巧;病不许治者,病必不治,治之无功矣。"关于神机与疗效的关系及其机理,张介宾《类经·论治类》论述甚为精辟,他指出:"凡治病之道,攻邪在乎针药,行药在乎神气。故施治于外,则神应于中,使之升则升,使之降则降,是其神之可使也。若以药剂治其内而脏气不应,针艾治其外而经气不应,此其神气已去,而无可使矣。虽竭力治之,终成虚废已尔,是即所谓不使也。"

三、医患标本关系与疾病治疗

原文说:"病为本,工为标,标本不得,邪气不服。"即病人所患病症及其神机为本,医生及其所采用的治疗方法、措施为标,故诊治疾病必须全面了解病人的病情、精神状态以及对治疗措施的反应,制定切合病情的治疗措施,建立良好的医患关系,调动病人的主观能动性,使标本相得而获取良好的疗效。否则,"标本不得",或者医生的治疗措施与病人的病情不相契合,或者病人"精神不进,志意不治"而神机不使,或者病人不能积极主动地配合治疗等,均可导致治疗失败。原文并采用比较的方法,强调了处理好医患标本关系在疾病治疗中的重要作用,指出有些疾病初起,病位浅表,病情单纯而轻微,但由于医患标本不得,而"良工皆称曰病成,名曰逆,则针石不能治,良药不能及也";有些水肿患者,病情虽然较重,但医患标本相得,也可取得"精自生,形自盛,骨肉相保,巨气乃平"的良好疗效。

四、水肿病的病机、病候与治疗

原文以水肿病的治疗为例,进一步说明治疗方法与病情相契合,标本相得,才能取得满意的治疗效果。

(一)水肿病的病机与病候

水肿病的病因病机既有外感所致,也有内伤所生,本篇所论水肿乃"不从毫毛而生,五脏阳以竭也",说明属于内伤水肿。阳气具有温煦、蒸化、推动的作用,若五脏阳气郁遏,气行不畅,蒸化失职,阻碍津行,津停为水,水泛肌肤,形成水肿。所谓"津液充郭,其魄独居,孤精于内,气耗于外",正是对阳气阻遏,失于蒸化,津液停滞成为水湿之邪而充斥肌肤病机的形象表述。水肿病的临床表现,原文形容为"形不可与衣相保,此四极急而动中,是气拒于内而形施于外",说明水肿甚为严重,可伴有心肺等脏功能障碍。

(二)水肿病的治疗

本篇所论水肿病的治疗原则为"平治于权衡",即辨治水肿病当如权衡,协调阴阳,以平为目标。具体治疗方法一是"开鬼门",即发汗利水;二是"洁净府",即利小便;三是"去宛陈",即祛除瘀血,《素问·针解》也说:"宛陈则除之者,去恶血也。"同时,还可采用一些辅助治疗方法,如活动四肢以疏通气血,振奋阳气;温衣,即穿着温暖的衣服,其作用也是为温暖形体,保护阳气;缪刺络脉,以去除血络中瘀阻,促进气血、津液输布等。上述诸法合用,既利水祛瘀以治其标,又温养顾护阳气以治其本,标本兼治,以使邪去正复而病愈。

另外,对"开鬼门"的理解,若从水肿病的病因病机为"不从毫毛而生,五脏阳以竭也"而论,即非外感所致,故"开鬼门"不应是发汗利水。"鬼门"疑为"魄门"之坏字,《素问·五脏别论》有"魄门亦为五脏使"之说,故"开鬼门"应为通便利水,如十枣汤、舟车丸等方,现代临床也常用通腑泻浊法治疗慢性肾功能衰竭,可为其佐证之一。

【知识链接】

本篇所论内容的临床应用,主要体现在以下几个方面。

一、重视神机和标本相得思想的应用

本篇对疾病的治疗重视患者躯体与心理两方面的反应性,强调一切治疗措施都是通过患者的自我调节机制而发挥作用,进而提出"病为本,工为标"的医患模式,无疑对当代临床医学具有重要的借鉴意义。

遵循"病为本,工为标"的医患模式,不仅要求医生要具有高超的医术,高度的责任心,必须对疾病本身有深刻的认识,对疾病的鉴别诊断熟练明晰,辨证施治仔细认真,治疗方法切实可行,所谓"得其法,守其数";另一方面,要加强医患沟通,在采用药物、手术等生物医学治疗手段的同时,也应注意采用帮助、安慰等心理治疗手段,树立患者战胜疾病的信心,充分调动患者自身的积极因素,发挥人类固有的阴阳自和的抗病自愈能力,使标本相得,神机内应,而达到治愈疾病的目的。如吴鞠通治一妇人丧夫奔丧,饥寒劳累而患单腹胀,"六脉弦,无胃气,气喘不能食,唇口刮白,面色淡黄,身体羸瘦。余思无情之草木不能治有情之病,必得开其愚蒙,使情志畅遂,方可冀见效于万一。因问曰:汝之痛心疾首十倍于常人者何故?伊答曰:夫死不可复生,所遗二子恐难成立。余曰:汝何不明之甚也。大凡妇人夫死曰未亡人,言将待死也。汝如思夫念切,即死于墓侧,得遂同穴之情,则亦已矣,虽有病何必医?医者求其更苏也。其所以不死者,以有子在也。夫未死,以夫为重,夫既死,以教子为重者,仍系相夫之事业也。汝子之父已死,汝子已失其荫,汝再死,汝子岂不更无所赖乎?汝之死,汝之病,不惟无益于夫,而反重害其子,害其子,不惟无益于子,而且大失夫心。汝此刻欲尽妇人之道,必体亡夫之心,尽教子之职,汝必不可死也。不可死,且不可病;不可病,必得开怀畅遂而后可愈。单腹胀,死症也。脉无胃气,死脉也。以死症而见死脉,必得心火旺相,折泄肝郁之阴气,而后血脉通,血脉通,脏气遂,死症亦有可生之道……伊闻余言大笑。余曰:笑则生矣。伊云:自此以后,吾不惟不哭,并不敢忧思,一味以喜乐从事，但求其得生以育吾儿而已。余曰：汝自欲生则生矣。于是为之立开郁方，十数剂而收全功。旋覆花新绛纱包三钱，香附三钱，广郁金三钱，姜半夏四钱，青皮二钱，苏子霜三钱，降香末三钱，广皮三钱，归横须二钱，川厚朴三钱。煮三杯，分三次服"（《吴鞠通医案·肿胀》）。本案堪称古今医案中"治在神使"之典范。

二、水肿病治疗思想的临床应用

本篇所论水肿病的治疗原则与方法，对后世水肿病的辨证施治具有重大影响，如张仲景在《金匮要略·水气病脉证并治》中提出："诸有水者，腰以下肿，当利小便；腰以上肿，当发汗乃愈。"并据此理论创制了许多治疗水肿病的名方，如越婢汤、麻黄连翘赤小豆汤、防己茯苓汤等。后世医家也常遵此法以治疗水肿，如丁甘仁治一患者，"初病春温寒热，经治已愈，继因停滞，引动积湿，湿郁化水，复招外风，风激水而横溢泛滥，以致遍体浮肿，两目合缝，气逆不能平卧，大腹胀满，囊肿如升，腿肿如斗，小溲涩少，脉象浮紧，苔白腻，此为风水重症，急拟开鬼门，洁净府。紫苏叶一钱，青防风一钱，川桂枝五分，连皮苓四钱，福泽泻钱半，陈广皮一钱，大腹皮二钱，水炙桑叶二钱，淡姜皮五分，鸡金炭钱半，莱菔子二钱炒研"。二诊、三诊、四诊仍守原法，三诊时并采用外治法，"以热水袋熨体，助阳气以蒸汗，使水气从外内分消也"。五诊时浮肿十去五六，气逆亦平，脉紧转和，改用温肾助阳，运脾利水法（《丁甘仁医案·肿胀》）。本案即"开鬼门，洁净府"之法同用，并取"微动四极，温衣"之意，以热水袋熨体，助阳气以蒸汗，可谓灵活运用本篇水肿病治法之典型。

另外，本篇提出"去宛陈莝""缪刺其处"，祛除瘀血治疗水肿的思路，为后世采用活血化瘀方法治疗水肿提供了借鉴。由于水、气、血在病理情况下常相因为患，故在水肿病后期，用活血利水法治疗，可截断水肿病脏腑气化功能失常、血瘀、水停的病理循环，疏涤五脏，为治疗水肿的一个重要环节。如《金匮要略》即用活血化瘀利水的蒲灰散、当归芍药散治疗水气病；现代临床治疗慢性肾炎、心源性水肿，也常用活血化瘀法。时振声论慢性肾炎水肿的治疗就强调要注意气、血、水的关系，考虑瘀血的因素，注意合并使用活血化瘀之剂，并报道治疗一慢性肾炎肾病型患者，"全身高度水肿，腹水明显，腹围102cm，在院外一直服用双氢克尿塞、氨苯喋啶，尿量维持在每日600ml左右，入院后加服中药，用桂枝茯苓丸加益母草、白茅根、刘寄奴、防己等，尿量增至每日1500~2400ml，治疗2个月，腹水及全身水肿均消失"（《当代名医临证精华——肾炎尿毒症专辑》）。

三、"精以时服"新解

"精以时服"，历代医家均解为水肿病经治疗后阴精得以运行敷布。成肇智[①]将其理解为水肿的饮食疗法，颇具新意。其理由如下，首先，"精"可作精良食物即富含营养食物的代词或简称，如《论语·乡党》云："食不厌精，脍不厌细。"《字汇·米部》曰："凡物之纯至者皆曰精。"而"服"可作食用解，如本篇前文有"夫上古作汤液，故为而弗服也"可证，汤液也是古代饮食疗法之一种。"以时服"就是按不同时令服用某些食物以防病、治病，《黄

---

①王洪图.中医药学高级丛书——内经[M].北京：人民卫生出版社，2000：503.

帝内经》中有这样的记载。其次，此句释作饮食疗法，前与"开鬼门，洁净府"等内治法相连属，即在祛邪的同时扶正；后则与"五阳已布，疏涤五脏"的治疗效果相应，而且"食入于阴，长气于阳"（《素问·病态论》），正可阐明食用精良与"五阳已布"的内在联系，可收上下文一气贯通的功效。再次，此与《黄帝内经》关于药物攻邪，食物扶正，药食配合的治疗思想完全一致。最后，此解同水肿病的临床实践相符，因为本篇所论水肿的病机为脏气受伤，气滞水停，属本虚标实，因此，治疗宜攻补兼施，在汗、利、放血等祛邪的同时，用食物补益精气是完全必要的，如《金匮要略》《千金要方》等都记载了用鲤鱼、黑豆等配合药物治疗慢性水肿的不少验方，就是例证。

四、酒的特性、功效及临床应用

酒在我国有悠久的历史，据史料记载，我们的先民远在6000多年前的新石器后期，即龙山文化时期就已经发明了用谷物酿酒的技术。殷商时期饮酒之风很盛行，而且酿酒技术也很发达。这可以从已发现的酿酒遗址和大量的古代酒器中得到证明。1974年在河北平山县出土的战国时期的古酒，距今已2200多年了。不过早期的酒如清酒、稠酒、甜酒，其酒精含量不高，多为米酒、果酒之类。酒似乎从其发明起就与医学结下了不解之缘，医，繁体字又作"醫"，许慎《说文解字》说："醫，治病工也……医之性然，得酒而使，从酉。"可见古代医生治病疗疾，多与酒有关。大概正由于此，《黄帝内经》对酒的制作、分类、特性与效用、临床应用及对人体的伤害等均有所论述。

（一）酒的特性与效用

《黄帝内经》对酒的特性有较为充分的认识，大致可概括为：一是熟谷之液，其性慓悍。如《灵枢·营卫生会》曰："酒者熟谷之液也，其气悍以清（滑），故后谷而入，先谷而液出。"《灵枢·论勇》亦曰："酒者，水谷之精，熟谷之液也，其气慓悍。"二是走上焦，先行皮肤络脉。如《灵枢·经脉》曰："饮酒者，卫气先行皮肤，先充络脉，络脉先盛，故卫气已平，营气乃满，而经脉大盛。"《素问·厥论》亦云："酒入于胃，则络脉满而经脉虚。"由于酒性慓悍，犹如辛味，可使人体气血运行加速，先是络脉充盈，继之经脉大盛，出现皮肤红润，感觉燥热，汗出等。《灵枢·五味论》指出："辛入于胃，其气走于上焦，上焦者，受气而营诸阳者也……辛与气俱行，故辛入而与汗俱出。"杨上善注言："辛气慓悍，走于上焦，上焦卫气行于脉外，营腠理诸阳……辛走卫气，即与卫气俱行，故辛入胃，即与卫气汗俱出也。"三是影响气的运行与气机升降。酒不仅如上所述，可以加速气血运行，同时也会影响脏腑气机升降，常导致气机上逆。如《灵枢·论勇》认为酒"其气慓悍，其入于胃中，则胃胀，气上逆，满于胸中，肝浮胆横"，即酒气可以使胃、肝胆、肺等脏腑气机上逆。由于气血为情志活动的物质基础，酒影响气血运行，进而又可对人的精神活动产生影响。如《灵枢·论勇》提到"酒悖"，认为胆小怕事的人，饮酒之后，酒气上冲，增气提神，助威壮胆，在酒力的作用下，把自己视如勇士，去做勇士一样的行为，酒劲过后则又自悔。此犹如现代人酗酒行为失控。

由上可见，《黄帝内经》认为酒是水谷之精、熟谷之液，其气慓悍滑利，因"同气相求"

之理论，故酒可以伴随卫气行皮肤而充溢于络脉，有活血散瘀，开结祛邪之功，可增强某些药物功效的作用。

（二）酒的临床应用

《黄帝内经》中多处记载了酒的临床应用，其所载十三首方剂，有四首方剂涉及到酒，可见酒在当时已广泛应用于临床医疗实践之中。如《素问·玉版论要》云："容色见上下左右，各在其要。其色见浅者，汤液主治，十日已。其见深者，必齐主治，二十一日已。其见大深者，醪酒主治，百日已。"即用醪酒通调营卫，治疗从面部色泽来看比较严重的疾病。《素问·缪刺论》记载治疗邪客"五络"引起的"尸厥"，若针刺诸穴、竹管吹耳等法无效，可用左角发酒灌服。《素问·腹中论》提出用鸡矢醴治疗鼓胀，杨上善注云："取鸡粪作丸，熬令烟盛，以清酒一斗半沃之，承取汁，名曰鸡醴。"《素问·血气形志》云："形数惊恐，筋脉不通，病生于不仁，治之以按摩醪药。"王冰注："醪药，谓酒药也。"《灵枢·寿夭刚柔》记载用药酒温熨疗法配合针刺治疗寒痹，药用淳酒、蜀椒、干姜、桂心，酒作为治疗辅剂，起温通经脉、辅助药力的作用。《灵枢·经筋》记载用白酒和桂治口僻，急者用马膏膏法（白酒、桂、桑枝、马膏）治疗，并饮美酒吃烤肉，缓者用白酒调和桂末涂抹。

由上可见，《黄帝内经》时代的医家已经较为普遍地用酒来治疗疾病，既有内服醴酒，又有外敷、外搽、药熨等，充分说明他们对酒的运用已经非常熟练；从单纯用酒发展到酒与药相结合，从内服用药发展到内服与外治相结合，对疾病的治疗手段日趋综合化，治疗水平逐渐提高。概括起来有以下特点：一是所治病证多属经络病；二是所用药物多为温热药；三是治疗多配合针刺按摩。

（三）酒对人体的危害

《黄帝内经》对饮酒过度致病已有深刻的认识，特别认为醉后房劳，耗伤人体精气，会导致诸多疾病的发生。如《素问·腹中论》记载血枯病"得之年少时，有所大脱血，若醉入房中，气竭肝伤，故月事衰少不来"。《素问·厥论》提出热厥的发病，乃因于"必数醉若饱以入房，气聚于脾中不得散，酒气与谷气相薄，热盛于中"。《素问·风论》云："饮酒中风，则为漏风。"《素问·病能论》提出"酒风"之名，认为醉酒使人腠理开泄，卫气不固，风邪趁机而入，以致营卫失和，同时，长期酗酒者，酒伤脾胃湿热内生，湿热郁蒸，二者共同可导致气津两伤。《灵枢·邪气脏腑病形》又曰："有所击仆，若醉入房，汗出当风，则伤脾。"《素问·生气通天论》曰："因而大饮，则气逆。"正由于此，《素问·上古天真论》称时人"以酒为浆，以妄为常，醉以入房，以欲竭其精，以耗散其真"，正是损耗阴精，酿生病变，导致"半百而衰"的罪魁祸首。

从上述可见，《黄帝内经》对过度饮酒致病的描述，主要可归纳为以下几个方面：一是酒醉入房，耗伤阴精；二是酒气酿生阳热，酒热熏灼，腠理疏松汗出，更易外感风邪；三是酒性悍疾，易使气机逆乱，导致阳盛阴虚之阴阳失调，甚或心神错乱。

另外，《灵枢·终始》还指出："已醉勿刺，已刺勿醉。"《素问·刺禁论》言："无刺大醉，令人气乱。"强调针刺前后均不能过量饮酒，过量饮酒使人气血运行无序，违背针刺调神、调气的宗旨，必然会使针刺疗效不佳或产生不良反应。

（四）后世的发挥应用

自《黄帝内经》以降，历代医家在长期的医疗实践中，对酒的药性和药理有了更深刻的认识。酒苦、甘、辛、大热，具有散寒滞、开瘀结、消饮食、通经络、行气血、温脾胃、祛寒湿、养肌肤的功能。用于药物的炮制，可助其升提，主行药势，改变药性，增强补益作用等。历代医家在治疗实践中也多用酒，如《伤寒杂病论》中酒即占有重要地位，其中用酒的方剂共23个，按方剂用酒的方法的不同，将其分为三类：用酒煎煮者有7方，如炙甘草汤、栝楼薤白白酒汤、栝楼薤白半夏汤、红蓝花酒等；用酒炮制者有6方，如大小承气汤、调胃承气汤、鳖甲煎丸、防己地黄汤等；用酒送服者有10方，薯蓣丸、肾气丸、当归散等。至于后世以酒入药或用酒制剂者，更是不可胜计，仅《本草纲目》就记录了数十种药酒，其中最具代表性的有五加皮酒、当归酒、虎骨酒、枸杞子酒等。李时珍在《本草纲目》卷二十五中还对酒的利弊作了客观分析："酒，天之美禄也。面曲之酒，少饮则和血行气，壮神御寒，消愁遣兴；痛饮则伤神耗血，损胃亡精，生痰动火……若夫沉湎无度，醉以为常者，轻则致疾败行，甚则丧邦亡家而陨躯命，其害可胜言哉？"

需要说明的是，《黄帝内经》时代的酒都是发酵酒，属于低度的米酒、黄酒、果酒之类。关于高度白酒（蒸馏酒）的发明时间，据考证起源于宋代[1]，至迟不晚于元代。

①李肖.白酒起源于宋代的新证据[J].北方工业大学学报，2018，30（4）：91-96.

玉版论要篇第十五

【导读】

古人将一些珍贵的文献镌刻在玉石上，以便永久保存，称之玉版。如贾谊《新书》云："书之玉版，藏之金柜，置之宗庙，以为后世戒。"论要，即重要的论述。本篇阐述了揆度、奇恒的意义，强调了"神"的重要性，然后具体论述了诊察色脉以辨病症的浅深、逆从。因文中提到将这些重要的知识要"著之玉版，命曰（合）《玉机》"，故篇名曰"玉版论要"。

【原文】

黄帝问曰：余闻《揆度》《奇恒》[1]，所指不同，用之奈何？岐伯对曰：揆度者，度病之浅深也；奇恒者，言奇病[2]也。请言道之至数[3]，《五色》《脉变》《揆度》《奇恒》，道在于一[4]。神转不回，回则不转，乃失其机[5]。至数之要，迫近以微[6]，著之玉版，命曰合《玉机》[7]。

客[8]色见上下左右，各在[9]其要。其色见浅者，汤液主治，十日已；其见深者，必齐[10]主治，二十一日已；其见大深者，醪酒[11]主治，百日已；色夭面脱，不治，百日尽已[12]；脉短气绝死，病温虚甚死。色见上下左右，各在其要。上为逆，下为从[13]。女子右为逆，左为从；男子左为逆，右为从。易[14]，重阳死，重阴死[15]。阴阳反作[16]，治在权衡相夺[17]，《奇恒》事也，《揆度》事也。

搏脉痹躄，寒热之交[18]。脉孤为消气[19]，虚泄为夺血[20]。孤为逆，虚为从[21]。行奇恒之法，以太阴始[22]。行所不胜曰逆[23]，逆则死；行所胜曰从[24]，从则活。八风四时之胜，终而复始[25]，逆行一过，不复可数[26]，论要毕矣。

【校注】

〔1〕《揆度》(kuí duó葵夺)《奇恒》：古经名或古经篇名。又，张介宾："揆度，揣度也。"杨上善："奇者，有病不得以四时死，故曰奇也。恒者，有病以四时死，不失其常，故曰恒也。"

〔2〕奇病：异于常候的疾病。又，《太素》卷十五作"奇恒病"。森立之："当从此《太素》之文而作谓'奇恒病'也。"

〔3〕至数：杨上善："数，理也……其至理者，五色五脉之变。"

〔4〕一：指神机。

〔5〕神转不回……乃失其机：言人体生命活动按照一定的规律运行而不可回转，回转则丧失生机。王冰："血气者，神气也。《八正神明论》曰：血气者，人之神，不可不谨养也。夫血气顺四时，递迁囚王，循环五气，无相夺伦，是则神转不回也。回，谓却行也。然血气随王，不合却行，却行则反常，反常则回而不转也。回而不转，乃失生气之机矣。"

〔6〕迫近以微：高世栻："至数之要，迫近而在于色脉，以微而在于神机。"迫近，接近。微，微妙。

〔7〕合《玉机》：本段与《素问·玉机真脏论》文重，该篇无"合"字。俞樾："合字衍。"宜从。吴崑《素问·玉机真脏论》注："玉机，以玉为机，所以象天仪也。至人之言符于天道，命曰玉机，言象天也。"又，森立之："。《玉机真脏论》与此同文而无'合'字。《太素》亦作'生机'。据此，则《素问》讹作'玉机'……合生机者，言人生之气机，以合天运之气机也。"

〔8〕客：原作"容"。《新校正》："按全元起本作客。"《太素》卷十五作"客"。王冰："容色者，他气也。"似王注所据本亦作"客"，故据改。客色，即病色。

〔9〕在：察，观察。

〔10〕必齐：即醯醬(mǐjì)。指食疗配方。《集韵·质韵》："醯，醯醬，酱也。"又，吴崑："上文色浅者治以汤液，下文色太深者治以醪酒，此言病色见深则非浅非太，故必汤液醪醴齐治之。"张介宾："齐，剂同，药剂也。"

〔11〕醪(láo劳)酒：浊酒。详见《素问·汤液醪醴论》。

〔12〕百日尽已：谓一百天命尽而死。又，王冰："色不夭，面不脱，治之百日尽，可已。"原文似脱"色不夭，面不脱"六字，如此与"色夭面脱，不治"为对文。

〔13〕上为逆，下为从：面部之色上行者病甚为逆，下行者病轻为顺。

〔14〕易：变易。指男女面部病色左右变换。

〔15〕重阳死，重阴死：重阳，指男子色见于左。因男子为阳，左亦为阳。重阴，指女子色见于右。因女子为阴，右亦为阴。以其反顺为逆，故死。

〔16〕阴阳反作：反作，原作"反他"，张介宾："作，旧作他，误也。《阴阳应象大论》曰'阴阳反作'者是，今改从之。"

〔17〕权衡相夺：指权衡病情，夺其逆而复其顺。

〔18〕搏脉痹躄(bì避)，寒热之交：按下文例，"脉"下似脱"为"字。意谓搏脉其病或为痹证，或为痿躄，或为寒热往来。搏脉，脉搏击有力。张介宾："搏脉者，搏击于手也，为邪盛正衰，阴阳怪乱之脉。"又，杨上善："脉动之时，二脉相搏。"

〔19〕脉孤为消气：脉孤，少胃气或无胃气之脉；消气，言阳气耗损。

〔20〕虚泄为夺血：《太素》卷十五作"虚为泄，为夺血"。杨上善："病泄利夺血者，其脉虚也。"宜从。夺血，即失血。

〔21〕孤为逆，虚为从：高世栻："脉孤而无胃气，则真元内脱，故为逆；虚泄而少血液，则血可渐生，故为从。"

〔22〕从太阴始：谓行《奇恒》所论之诊法，当从手太阴寸口脉着手。

〔23〕行所不胜曰逆：谓见四时或五脏克己之脉者为逆。如春得秋脉，肝病见肺之脉象等。

〔24〕行所胜曰从：谓见四时或五脏己所克之脉者为顺。如夏得秋脉，肝病见脾土之脉象等。

〔25〕八风四时之胜，终而复始：高世栻："八方之风，主于四时，各有所胜。如东风主春木而胜土，南风主夏火而胜金，西风主秋金而胜木，北风主冬水而胜火，四隅应中土而胜水。八风四时之胜，各主其时，循环无端，故终而复始。"

〔26〕逆行一过，不复可数：指对四时八风之胜的规律，一旦有违犯，奇恒之变，将不可胜数。过，失也，违也。姚止庵："如时气反常，风行乖逆，猝然而过，既无相胜之序，更何终始之可数，而奇恒之变所由起，所谓回则不转也。"

【释义】

本篇首先阐述了揆度、奇恒的意义，强调了"神"的重要性，然后具体论述了诊察色脉以辨病症的浅深、逆从。

一、揆度奇恒，道在于一

原文开篇指出，《揆度》《奇恒》等古籍所论，主要是通过色脉诊以判断人体生命活动的状态，是正常生理态还是疾病状态，是一般常见病症，还是异于常候的病症。如杨上善所说："切求其病，得其处，知其浅深，故曰揆度也。奇者，有病不得以四时死，故曰奇也。恒者，有病以四时死，不失其常，故曰恒也。"

通过色脉诊察疾病的根本，即"道在于一"。何谓"一"？大多数注家认为即下文之"神"。然何谓"神"？各家认识分歧很大，如王冰言："血气者，神气也。"张介宾认为："神者，阴阳之变化也。"吴崑则云："神，天真元神也。"张志聪言："神者，五脏血脉之神气也。"高世栻从色脉与神气关系的角度说："一者神也，色脉本神气以运行，左旋右转而不回。"然纵观各家所注，均是从一个较低层次的不同角度进行阐述，可以相互补充。从更高层次而言，这里的"神"当指事物运动变化的规律，可以指天人四时相应的规律，也可以指生命活动的正常规律，包括脏腑气血阴阳变化之规律，还可以指人体疾病的变化规律而言。张介宾在注释《素问·玉机真脏论》中同一文字时说："神即生化之理，不息之机也。五气循环，不愆其序，是为神转不回。"可谓是从较高层次的阐释。

二、察病色，辨病之浅深逆从

原文第二段主要论述审察病色以判断疾病的轻重，指导治疗，判断逆从。首先，以病色的浅深，判断疾病的轻重。一般说来，病色浅者，病情轻浅，只需补充一些水谷汤液即可，十日痊愈；色深者病较深，可用食疗的方法治疗，二十一日病愈；色大深者，病情深重，用浊酒治疗，百日病愈。若色不夭，面不脱，可治愈；而病色晦暗无光泽，面部消瘦者，预后不佳。若兼有脉短气绝，或温病精虚甚，皆为死症。如张介宾曰："脉短气绝者，中虚阳脱也，故死。病温邪有余，虚甚正不足，正不胜邪故死。"

其次，以病色的分布部位及走向判断病之顺逆。病色从下向上移动变化为逆，说明病势正盛，病情在发展加剧；病色由上向下移动变化者为顺，说明病势已衰，乃病情减轻之兆。一般认为男左女右，男属阳，左亦属阳，病色显现于左侧者，谓之重阳，为逆。男子色显现于右侧者，病情为顺。反之，女子亦然。对此阴阳反作的病症，当权衡病情之轻重，根据具体情况调理阴阳，补虚泻实。

本段所论色诊的应用，正体现了《灵枢·五色》"五色各见其部，察其浮沉，以知浅深，察其泽夭，以观成败，察其散抟，以知远近，视色上下，以知病处"的望色原则。

三、切脉诊病与辨预后

原文最后一段以手太阴寸口之脉的逆从变化为例，进一步阐述揆度奇恒的道理。从诊脉部位讲，"行奇恒之法，以太阴始"，即诊脉当以手太阴寸口脉为主，若脉搏指有力，其病或为痹证，或为痿躄，或为寒热往来；脉少胃气或无胃气为孤脉，乃正气耗脱之证，为逆证；脉虚乃泄利或失血，脉证相应，为顺证。

人体正常的脉搏，随四时气候的变化而显现春弦、夏洪、秋毛、冬石的变化，脉应四时，是谓常脉，属正常变化。若五脏有病而见其所不胜之时（如春见毛脉，金克木）或所不胜之脏（如心病见沉脉，水克火）的脉象，为逆症，预后不良，此即原文所谓"行所不胜曰逆，逆则死"；五脏有病而见其所胜之时（如夏见毛脉，火克金）或所胜之脏（如心病见毛脉，火克金）的脉象，属顺症，预后较好，此即原文所说"行所胜曰从，从则活"。虽然四时八风之胜，各主其时，循环无端，故终而复始，若"逆行一过，不复可数"。但此都是依据五行学说所进行的推演，临床不可过分拘泥。

【知识链接】

一、神在诊断中的意义

本篇重点论述了以诊察色脉作为"揆度奇恒"的重要内容，来权衡疾病的浅深常变。而神气的有无，又是诊察色脉的关键，故原文指出："五色脉变，揆度奇恒，道在于一。"高世栻说："一者神也，色脉本神气以运行。"张志聪说："一者，神也。神者，五脏血脉之神气也。"即揆度面色和脉象的奇恒，以辨别疾病的浅深常变，必须重视神。

人体之神与先天之精以及和后天饮食水谷精微均密切相关,《灵枢·本神》"两精相搏谓之神",《灵枢·平人绝谷》"神者,水谷之精气也",《素问·八正神明论》"血气者,人之神,不可不谨养"等论述,说明神是以脏腑气血为物质基础,又是整体生命活动的集中反映。人体脏腑经络功能正常,气血运行不已,色脉无异常变化,生命活动也就正常。如果脏腑经络功能受损,气血运行障碍,诸如气虚气滞、失血、血瘀等病理状态下,色脉也就会随之发生变化,生命活动失常,甚则失去生机,导致死亡。由此可见,色脉是外在变化,在一定程度上,能够反映脏腑经络气血的变化,故衡量色脉的常与变,能判断神气之得失,也可判断病情之轻重,病势之进退,预后之吉凶。

二、神转不回,回则不转的诠释

从气论哲学的角度而言,气是处于永恒的自发的运动之中,其运动的内部机制在于阴阳二气的相互作用。《黄帝内经》以气论哲学为基础,认为宇宙万物都处于永恒的运动之中,"动而不息"是自然界的根本规律。《素问·六微旨大论》指出:"夫物之生从于化,物之极由乎变,变化之相薄,成败之所由也……成败倚伏生乎动,动而不已,则变作矣。"一切事物的发生、发展、变化,乃至衰亡,都根基于运动,是在运动过程中进行的。人体的生命也是一个生长壮老死的运动变化过程,本篇指出:"道之至数……神转不回,回则不转,乃失其机。"认为有序的运动变化是生命存在的基本形式。"神转不回",是说存在于生命体内的"神机",永远循阴阳消长、五行制化方向有序运转,不可休止,亦不可逆转;"回则不转,乃失其机",是说神机逆转则开始疾病过程,乃至于死亡。《黄帝内经》并借助于气的升降出入运动,来阐明人体的生命活动过程,如《素问·六微旨大论》说:"非出入,则无以生长壮老已;非升降,则无以生长化收藏。是以升降出入,无器不有。""出入废则神机化灭,升降息则气立孤危。"生命活动,可以说就是气的运动变化过程。

生命的演进具有时间性和方向性的特点,所谓"神转不回,回则不转,乃失其机"。而中国古代哲学常以生命的观点看待天地万物,由此决定了中国古代重视时间的思维偏向,形成了以时间为统摄的时空观。"时"与"道"又相互渗透,相互包含。众所周知,"道"的基本涵义为道路,又作为表示规律、法则的概念,古人把规律与道路联系起来,意谓规律有如必须循蹈的道路,其作用的发挥是一个由此至彼的时间过程。《素问·天元纪大论》说:"至数之机,迫迮以微,其来可见,其往可追。""至数之机"即指道或规律发挥的玄妙作用;"其来可见,其往可追",则在肯定世界可以认识的同时,表明道或规律要通过一个有来有去的时间序列显示出来。由此可见,规律就意味着一定的时间序列;而时序又寓蕴着人们必须循蹈的法则。正由于如此,中国古代各家哲学都十分重视时间要素,强调要审时、趋时。中医学在此观念的影响下,无论是对人体生理、病理的分析,还是诊断和治疗行为,都具有明显的时间性特征,时间性被中医理解为人的基本存在方式,中医学也堪称为一种时态医学。

三、男女左右逆从的思想渊源

本篇讲色诊时曰:"色见上下左右,各在其要。上为逆,下为从。女子右为逆,左为从;

男子左为逆，右为从。"据《医宗金鉴·四诊心法要诀》解释："女子以右为主，女子之色，自右冲左为从，自左冲右为逆。""男子以左为主，男子气色，自左冲右为从，自右冲左为逆。"又有注家认为：男子为阳，色当在右，则阴阳和，反之，阳加之阳，自为"重阳"，逆也。女子亦然，本为阴，右又见客色，为重阴也。故又有"重阳死，重阴死"之说。这里，男左女右已区分得非常明确。而上述两种诠注尽管各有依据，都可成立，却又是适相抵牾的。因为就根本点来说，这种区分本身的实际意义是值得怀疑的。

《素问·大奇论》也说：病"偏枯，男子发左，女子发右，不瘖舌转，可治，三十日起。其从者瘖，三岁起。"认为若偏枯，男子见左侧异常，未失音，舌能转动，可治。即使已瘖，只要是发于左侧，仍能起，无非病程长些，三年可起。而女子却须发于右侧方可救治。同样的说法也见于王叔和《脉经》引自扁鹊之书。何以如此？王冰注曰："阳主左，阴主右，故尔。"其原因亦在于男左女右也。我们无法确定这种说法是否得到了一些个案或经验事实的支持，但立论的主要依据，却在于男女分左右，男宗天道，为左，属阳，故发左为顺为从，病易起；女本地道，为右，属阴，故病发右为顺为从。很明显，在这一思路中，"男-天-阳-左-吉"和"女-地-阴-右-吉"各自存在着"互渗"关系。我们知道，早期的阴阳男女并无明确的贵贱之分，至少理论上尚未作出系统阐述。到了董仲舒笔下，男尊女卑，阳尊阴卑不仅理论化了，而且可以说法典化、制度化了。男阳尊，女阴卑成了天经地义之理和纲常。很明显，男、阳、尊与左联系起来，女、阴、卑与右联系起来出现在中医理论中，可能是西汉以后的事。中医学视左为上，为尊，把它与男、阳相联系，视右为卑，为下，与女、阴相联系，主要是取自巫之卜筮、星象、堪舆等术的用法，亦即取天道而宗之；而没有沿袭当时社会仍非常盛行的右尊左卑之一般看法。个中旨趣，不难理解，因为当时医与卜筮，星象、堪舆等一类，皆属方技也。方士巫师也大多涉及健康、疾病之事，与医道多有瓜葛。

从其思想源头来看，西汉基于巫理巫技，形成了左阳右阴，左上右下的观念。但战国及秦汉的早期文献又有右尊左卑、右上左下之说，社会上亦广泛采纳此说，它与源自巫易和星象家的左阳右阴、左上右下适相抵触。郑玄融合二说，借助天道地道之分，以地道尊右，凡地上之物，或阴物以右为尊，为贵，为上，而不言之意是"天道尊左"，天为阳，阳物，天上均尊左，以左为上，为贵，为尊。从汉代起，尽管左右上下尊贱的认识有歧见，但左为东，左为阳，右为西，右为阴，却似乎已成定论，并无争议[①]。杨上善在注《素问·阴阳应象大论》"左右者，阴阳之道路也"时曰："阴气右行，阳气左行。"张介宾在《类经》中注释同一句话时也说："阳左而升，阴右而降。"其思想源头均来于此。

①何裕民，张晔.走出巫术丛林的中医［M］.北京：文汇出版社，1994：344-345.

诊要经终论篇第十六

【导读】

吴崑曰："诊要者，诊视之旨要；经终者，六经败绝而终之证也。"本篇根据人与自然息息相关的整体观念，论述了一年十二个月人气所在的脏腑部位，指出在诊治疾病时，必须重视四时的变化，进一步阐明了四时针刺的方法与逆四时而刺的危害，以及针刺应该避开五脏等重要脏器与误刺五脏的死期，最后论述了三阴三阳脉气终绝的临床表现。马莳指出：本篇"前七节论诊脉之要，后六节论十二经之终，故名篇。"

【原文】

黄帝问曰：诊要[1]何如？岐伯对曰：正月二月，天气始方[2]，地气始发，人气在肝；三月四月，天气正方，地气定发，人气在脾；五月六月，天气盛，地气高，人气在头；七月八月，阴气始杀，人气在肺；九月十月，阴气始冰[3]，地气始闭，人气在心；十一月十二月，冰复[4]，地气合，人气在肾。

故春刺散俞[5]，及与分理[6]，血出而止，甚者传气，间者环已[7]；夏刺络俞[8]，见血而止，尽气闭环[9]，痛病必下[10]；秋刺皮肤，循理[11]，上下同法[12]，神变[13]而止；冬刺俞窍[14]于分理，甚者直下[15]，间者散下[16]。春夏秋冬，各有所刺，法其所在。

春刺夏分[17]，脉乱气微，入淫骨髓，病不能愈，令人不嗜食，又且少气。春刺秋分，筋挛逆气，环[18]为咳嗽，病不愈，令人时惊，又且哭。春刺冬分，邪气著[19]脏，令人胀，病不愈，又且欲言语。

夏刺春分，病不愈，令人解㑊[20]。夏刺秋分，病不愈，令人心中欲[21]无言，惕惕如人将捕之。夏刺冬分，病不愈，令人少气，时欲怒。

秋刺春分，病不已，令人惕然，欲有所为，起而忘之。秋刺夏分，病不已，令人益嗜卧，又且善梦。秋刺冬分，病不已，令人洒洒时寒。

冬刺春分，病不已，令人欲卧不能眠，眠而有见[22]。冬刺夏分，病不愈，令人[23]气上，发为诸痹。冬刺秋分，病不已，令人善渴。

凡刺胸腹者，必避五脏。中心者环死[24]，中脾者五日死，中肾者七日死，中肺者五日死，中鬲[25]者，皆为伤中，其病虽愈，不过一岁必死。刺避五脏者，知逆从也。所谓从者，鬲与脾肾之处，不知者反之[26]。刺胸腹者，必以布憿著[27]之，乃从单布上刺，刺之不愈复刺。刺针必肃[28]，刺肿摇针，经刺[29]勿摇，此刺之道也。

帝曰：愿闻十二经脉之终[30]奈何？岐伯曰：太阳之脉，其终也，戴眼反折瘛疭[31]，其色白，绝汗[32]乃出，出则死矣。少阳终者，耳聋，百节皆纵，目𥆷绝系[33]，绝系一日半死，其死也，色先青白，乃死矣。阳明终者，口目动作[34]，善惊妄言，色黄，其上下经盛[35]，不仁[36]，则终矣。少阴终者，面黑齿长[37]而垢，腹胀闭[38]，上下不通而终矣。太阴终者，腹胀闭不得息，善噫善呕，呕则逆，逆则面赤，不逆则上下不通，不通则面黑皮毛焦而终矣。厥阴终者，中热嗌干[39]，善溺心烦，甚则舌卷卵[40]上缩而终矣。此十二经之所败也。

【校注】

〔1〕诊要：诊病的要领。

〔2〕方（fàng放）：同"放"，升发。森立之："方与旁、放同音同义……乃与'地气方发'之'发'相对成语。"

〔3〕冰（níng凝）：凝结。森立之："冰、凝，古今字。水冻之字，转注为凡凝结之义。"

〔4〕冰复：森立之："冰复，即凝复。谓阳阴气凝伏于地中也。"

〔5〕散俞：丹波元坚："按散俞对本输而言，譬若太阴肺经，除少商、鱼际、太渊、经渠、尺泽之外，共为间散之穴，谓之散俞。"王冰："散俞，谓间穴。"又，《新校正》："按《四时刺逆从论》云：'春气在经脉。'此散俞即经脉之俞也。"

〔6〕分理：肌肉纹理。张志聪："分理，分肉之腠理也。"

〔7〕甚者……间者环已：已，原作"也"，《新校正》："按《太素》'环也'作'环已'。"为是，故据改。周学海："按病甚者，得刺即流通其气，可渐愈矣；若轻者，病旋已也。"传，布散。环，通"旋"。旋已，即很快病愈。又，吴崑："病甚者，久留其针，待其传气日一周天而止；少差而间者，暂留其针，伺其经气环一周身而止。"

〔8〕络俞：即孙络。张介宾："络俞，谓诸经浮络之穴，以夏气在孙络也。"

〔9〕尽气闭环：张介宾："尽气，尽去其邪血邪气也。闭环，谓去针闭穴，须气行一周之顷也。"疑"闭环"为"环闭"之误，环闭，即旋闭，立刻闭其针孔。

〔10〕下：谓去除、痊愈。

〔11〕循理：谓顺着皮肉的纹理而刺。

〔12〕上下同法：谓手经与足经的刺法相同。

〔13〕神变：王冰："神变，谓脉气变易，与未刺时异也。脉者神之用，故尔言之。"又，森立之："神气即卫气，谓肌表之阳气也。卫气郁滞者，循环流通而复常，谓之神变。"

〔14〕俞窍：张介宾："孔穴之深者曰窍。冬气在骨髓中，故当深取俞窍于分理间也。"此后《甲乙经》卷五有"及"字，义顺。

〔15〕甚者直下：张介宾："察其所在而直取其深处也。"

〔16〕间者散下：张介宾："或左右上下，散布其针而稍宜缓也。"

〔17〕夏分：指夏天应刺的部位。秋分、冬分、春分仿此。

〔18〕环：通"旋"，旋即，立刻。

〔19〕著（zhuó灼）：留着。

〔20〕解墮：即懈惰。

〔21〕欲：《甲乙经》卷五作"闷"，义胜。

〔22〕眠而有见：王冰："肝主目，故眠而如见有物之形状也。"

〔23〕令人：原脱，据《甲乙经》卷五补，符合文例。

〔24〕环死：不久即死。环，通"旋"。又，《素问》的《刺禁论》《四时刺逆从论》《甲乙经》卷五均作"一日死"。《新校正》云："此经阙刺中肝日，《刺禁论》云：中肝五日死，其动为语。《四时刺逆从论》同也。"

〔25〕鬲：通"膈"，指膈膜。张介宾："鬲膜，前齐鸠尾，后齐十一椎。心肺居于鬲上，肝肾居于鬲下，脾居在下，近于鬲间。鬲者，所以鬲清浊、分上下而限五脏也。五脏之气，分主四季，若伤其鬲，则脏气阴阳相乱，是为伤中。"

〔26〕所谓从者……不知者反之：张介宾："膈连胸胁四周，脾居于中，肾著于脊。知而避之者为从，不知者为逆，是谓反也。"

〔27〕憿（jiǎo缴）著：于鬯："'憿'，当读为'缴'……《汉书·司马相如传》颜注云：缴绕，犹缠绕也。然则憿著之者，谓以布缠著于胸腹也。作'憿'者，借字。"

〔28〕肃：王冰"肃，谓静肃，所以候气之存亡。"

〔29〕经刺：《灵枢·官针》："经刺者，刺大经之结络经分也。"即刺结络放血的方法。

〔30〕经脉之终：经脉气绝的表现。终，尽也，绝也。

〔31〕戴眼反折瘛疭：谓目睛上视不能转动，角弓反张，四肢抽动，伸缩交替而作。

〔32〕绝汗：王冰："绝汗，谓汗暴出如珠而不流，旋复干也。"

〔33〕目睘（qióng穷）绝系：谓双目直视如惊，目系阻隔不通。睘，王冰："谓直视如惊貌。"系，指目系，为眼球内连于脑的脉络。

〔34〕动作：抽动。

〔35〕上下经盛：《新校正》："上谓手脉，下谓足脉也。经盛，谓面目颈领足跗腕胫皆躁盛而动也。"

〔36〕不仁：肢体麻木无知觉。又，《灵枢·终始》《甲乙经》卷二均作"而不行"，连上读，义胜。

〔37〕齿长：指牙龈萎缩而牙齿显得长。

〔38〕腹胀闭：腹胀而二便不通。

〔39〕嗌干：即咽干。

〔40〕卵：睾丸。

【释义】

本篇主要阐述了人体脏腑之气与时季的关系,四时针刺的方法及逆四时而刺的危害,针刺胸腹部的禁忌以及三阴三阳脉气终绝的临床表现。

一、论十二月人气所在脏腑部位

基于天人相应的理念,本篇认为人体之气随着一年十二月四季阴阳气的盛衰变化而变化,一月、二月在肝,三月、四月在脾,五月、六月在头,七月、八月在肺,九月、十月在心,十一月、十二月在肾,说明人体之气与自然界阴阳盛衰升降相应。

本篇所论与《黄帝内经》其他篇章均有所不同,难以用四时阴阳或五行模式加以解释,故王冰、张介宾、姚止庵等的注释既用五行模式,又用阴阳升降模式,以至于张琦认为:"按本文言人气所在,与《金匮真言论》《四时刺逆从论》诸义不同。三月、四月之在脾,九月、十月之在心,尤难曲解,姑依王义说之,以俟知者。"张志聪《黄帝内经素问集注》眉批曰:"此言人气之从下而上,上而下也。肾肝居下,脾位中央,心肺居上,荣气之原本,五脏发生于肝,故从东方肝木而上至于脾,从心主包络而上之于肺,从肺而复下至于心,由心而复归于肾,同天地之气而为上下出入者也,与四时脉气不同,故曰奇恒。"从人体四时气机升降的角度加以解释,而立一说。

二、论四时刺法及逆四时而刺的危害

人体之气随着季节更替而有升降浮沉的变化,故针刺治病应根据四时气候的不同,结合人体气之所在部位来确定针刺方法及部位,否则反生他病,引起不良后果。

(一)四时不同气,针刺不同法

原文提出了依春夏秋冬四时,而有刺散腧分理、络腧、皮肤、腧窍分理等不同部位之别,和轻重浅深之异。所谓"春夏秋冬,各有所刺,法其所在"。

《素问·四时刺逆从论》曰:"故春气在经脉,夏气在孙络……秋气在皮肤,冬气在骨髓中。"即人与自然息息相应,春季阳气始发而与经脉相应,夏季阳气外盛而与孙络相应,秋季阳气始收而与皮肤相应,冬季阳气潜藏而与骨髓相应。故本文提出春季针刺各经五输穴以外的腧穴,如丹波元简所言:"盖春气始生之际,邪气入浅,故其刺亦不欲深,故刺间散之穴也。"又因春气宜疏达,故针刺时使之出血而止。若病较重者,应久留其针,必待其气敷布以后才出针;病较轻者,得气后即可出针。而森立之认为:"其病甚者,其针处血出之后不扪闭其穴,则邪气自其穴所传送于表也,谓之'甚者传气'也;其病微者,其针处血出之后,直扪闭其穴,则邪去而正气循环于内也,谓之'间者环也'。"亦可供临床参考。夏季针刺诸经浮络之穴,又因夏气宜宣泄,故针刺时必见血而止,使邪气尽去,出针后以扪闭针孔,则病痛自可解除。秋季针刺皮肤,顺着皮肉纹理而刺,观察脉之盛衰变化而止针。不论手经足经,刺法都相同。冬季针刺"俞窍",类似

于《灵枢·寒热病》所言"冬取经输"，杨上善《灵枢·寒热病》言："冬时肾气方闭，阳气衰，少阴气紧，太阳沉，故取经井之输以下阴气，取荥输实于阳气，疗于骨髓五脏之病也。"病情重者，察邪之所在部位而直取其深处；病较轻者，或左或右刺之，上下散布其针而稍留针缓刺入。总之，四季十二月气之升降浅深不同，故各有其针刺的部位与方法。

（二）刺不法四时的后果

针刺治病，如果违反四时阴阳之气与人体脏气相应的规律，四时刺逆，非但不能治愈疾病，反而造成不良后果，致生他病（表16-1）。所论四时刺逆之变，犹如《礼记·月令》论述春季施行夏季的政令等所导致的灾异，以示禁戒于人。

表16-1　逆四时针刺的病机与临床表现

四时	针刺部位	病机	临床表现
春	夏分	损伤心气，邪入于骨，心火微胃土失养	脉乱，不嗜食，少气
	秋分	损伤肺肝，气逆，魂魄不安，筋失所养	筋挛，咳嗽，时惊，欲哭
	冬分	邪气入脏，病及心肝	心腹胀满，多欲言语
夏	春分	损伤肝气，筋失所养	肢体懈惰
	秋分	损伤肺气，母病及子，肾气亏虚	心中闷无言，恐惧
	冬分	损伤肾之精气，精亏肝失所养	少气，时欲发怒
秋	春分	损伤肝气，木不生火，心神不足	惕然不宁，善忘
	夏分	损伤心气，阳气内乏，心神不安	困倦嗜卧，多梦
	冬分	损伤肾气，精气耗散	洒洒寒栗
冬	春分	损伤肝气，神魂散乱	困倦不眠，眠而见怪异事物
	夏分	脉气外泄，营卫失和，邪气侵袭	诸痹
	秋分	损伤肺气，津液不能布化	善渴

三、凡刺胸腹，必避五脏

五脏居于胸腹腔中，藏人体精神、血气、魂魄，凡刺胸腹者，一定要谨慎从事，避免刺伤这些重要脏器。否则刺伤五脏，就有导致死亡的危险。诚如王冰注说："五脏者，所以藏精神魂魄意志，损之则五神去，神去则死至，故不可不慎也。"具体而言，一是针刺治病，若取胸腹部的穴位，一定要避免刺伤五脏；二是先用布巾缠缚针刺部位，从单布上进针，以保护胸腹免受风寒；三是"刺针必肃"，肃静以候气之存亡。另外，针刺治疗脓肿病变，可用摇针方法以出脓血；若刺络放血则不用摇针。凡此种种，亦刺法之纲要。

本段还论述了刺中心、脾、肺、肾的死亡时间，然与《素问》的《刺禁论》《四时刺逆从论》所论并不完全相同，文中未提及肝，必是脱简。如张介宾所说："此节止言四脏，独不及肝，必脱简耳。按《刺禁论》所言五脏死期，尤为详悉，但与本节稍有不同。"《素问·刺禁论》所论刺禁内容更为丰富，可参阅该篇。

四、三阴三阳脉气终绝的临床表现

三阴三阳脉气终绝的病症，是由于脏腑精气衰竭，经脉之气终绝而出现的临死症状。各经终绝的病症，一是表现出经脉所系脏腑精气衰竭的症状，二是表现出与其经脉循行路线相关联的症状。具体而言，太阳脉气终绝，由于膀胱主筋所生病，则筋脉挛急，目不转睛而仰视，角弓反张，四肢抽掣；手太阳主液，膀胱主藏津液，绝汗是津液外亡，津液外脱则血内亡，色白是为亡血，所以见绝汗出则将要死亡。

手足少阳经脉都入于耳中，其脉气终绝故耳聋；少阳主骨，诸关节皆与骨相连，少阳经气绝，所以全身关节都弛纵无力；手足少阳之脉都通于目内眦，其脉气绝，所以两目直视如惊而不能转动，目系与脑相通之气已绝，一天半就要死亡。色青系肝经之气外脱，色白系三焦之营气内亡，所以其面色先显青白则将死亡。

手足阳明经脉皆挟口入目，故其脉气终绝时，则口目均抽动而牵引歪斜；阳明为病，闻木音惕然而惊，骂詈不避亲疏，今阳明气绝，故善惊妄言。头项四肢手足皆阳明经脉之循行部位，上下经脉躁盛是胃气绝而无柔和之象，营卫气绝则体肤麻木不仁，色黄是土气外脱，这些症状出现则阳明脉气终绝而死亡。

心主血脉，其华在面，手少阴脉气终绝，则血败面色晦暗而不华。肾主骨，其色黑，足少阴脉气终绝则面色黑；齿为骨之余，肾气绝则骨先死，齿与齿龈附着不固密，所以齿长并满积污垢。手少阴之脉下膈络小肠，足少阴之脉络膀胱而上膈贯肝，少阴脉气终绝，则腹胀而便闭，心肾上下不交，乃阴阳离决，因而死亡。

足太阴经脉入腹属脾，故脉气绝则腹部胀闭。手太阴经脉下络大肠，上行循胃口贯膈属肺，肺主呼吸，其脉气绝则呼吸困难，下为胀闭，因而升降困难，气道阻滞，时时噫气呕逆，呕则气逆于上，故为面赤，不呕逆是为中焦闭塞。脾气绝，先天之本失去温养，肾水无制故面色黑；肺主皮毛，肺气绝则皮毛失于濡养，故皮毛焦枯无泽而死亡。

手厥阴心包经起于胸中，出属心包；足厥阴肝经循喉咙之后，上入颃颡而络于舌本，在下则循阴股入毛中过阴器。故厥阴脉气终绝则心中热，咽干，心烦，小便频数，甚至舌卷而语言不清，睾丸上缩，这些症状出现则厥阴脉气终绝而死亡。

三阴三阳脉气终绝的临床表现，《灵枢·终始》《灵枢·经脉》也有论述，可相互参阅。总之，脉气终绝的症状是古代医家在长期实践中的经验总结，对于分析疾病的严重程度，及时采取抢救措施，以及判断疾病的预后均有借鉴的意义。

【知识链接】

一、十二月人气配脏腑部位的争议

此段文字注家观点纷繁，皆未得其要，无论五行生克之说，还是脏腑应时之说，皆不适应于此。此段文字将一年分为六个阶段，故在五脏之外，又增加一个"人气在头"，既便将此去掉，"人气"在五脏的时日，亦与其他篇以五行、五方、五时分属五脏的观点相悖，难以

用五行之说来硬套。沈祖绵《读素问臆断》按：此节以十二月配五脏，每两月为一脏，月有十二，脏仅五，余两月，以"五月六月，人气在头"配之，取头为众阳之汇也。其说屈。而解者谓此与四时不同，故曰奇恒，亦谬……且以"五月六月""人气在头"，与《金匮真言论》"故春气者，病在头"之说两歧。五月、六月夏也，非春气也。"九月十月，人气在心"，亦谬。盖心主夏，今在秋冬之交，说亦不相符，疑皆浅人窜改。此节宜云："正月、二月、三月，人气在肝；四月、五月、六月，人气在心；七月、八月、九月，人气在肺；十月、十一月、十二月，人气在肾；四季土王十八日，人气在脾。"疑此篇文有错乱。《灵枢·阴阳系日月》篇云："正月二月三月，人气在左……四月五月六月，人气在右……七月八月九月，人气在右……十月十一月十二月，人气在左。"可证愚说之不虚也。且《夏小正》《逸周书·时训解》皆云："闭塞而成冬。"此言候气也。此篇强分"地气始闭""地气合"为二，以"人气在心"在"地气始闭"之时，说亦非是。下文分四时之刺，不言十二月分为六者之刺。又，《脉要精微论》以头、背、腰、膝、骨配五脏，未言月数。是头者配脏，未能别为一脏。据此，则"五月六月""人气在头"之说，其为浅人所窜，复何疑。

森立之《素问考注》云："因考五分一年，则春肝腹，夏心胸，秋肺背，冬肾腰，四季脾四肢头。六分一年以配身六分，则正二肝腹，三四脾四肢，五六心包头，七八肺背，九十心胸，十一十二肾腰。"由上可见，可能在古代人们依据不同的思维模式，而建构不同的时脏关系。此篇是在《黄帝内经》论五脏的基本观点之外的另一独立学说。

二、关于刺伤脏腑的死期

本篇所论为刺伤心者环死，伤脾、肺、肾者分别为5日、5日、7日死亡。《素问·刺禁论》则认为刺伤五脏的死期分别为心1日、肺3日、肝5日、肾6日、脾10日。对此，张介宾以五脏部位阴阳缓急为解，认为"盖死生之道，惟阳为主，故伤于阳者为急，伤于阴者稍迟。心肺居于膈上，二阳脏也，心为阳中之阳，肺为阳中之阴，故心为最急而一日，肺次之而三日；肝、脾、肾居于膈下，三阴脏也，肝为阴中之阳，肾为阴中之阴，脾为阴中之至阴，故肝稍急而五日，肾次之而六日，脾又次之而十日。此缓急之义也"（《类经·针刺类》），有脱离实际之嫌。王冰以河图生成数解释，诚如张介宾评价云："按《诊要经终论》，王氏以五行之数为注，脾言生数，肺言生数之余，肾言成数之余，心则不及言数，此其说若乎近理，然或此或彼，或言或不言，难以尽合，恐不能无勉强耳。"

分析古人所论刺伤脏腑的死期，恐怕既有临床经验的成分，又参杂了术数的思想。如古代针具粗糙，刺入心脏会立即导致死亡，最多不会超出一天，故言刺中心环死或一日死。此认识无疑源于针刺事故导致死亡的临床经验教训。另一方面，又借用了术数推演的方法，卓廉士[①]研究认为，《素问·阴阳别论》论述脏腑疾病出现真脏脉时，其死期的总数为五十，针刺伤及脏腑，发生了严重的医疗事故，死期则缩短一半，即二十五。《素问·刺禁论》论心、肺、肝、肾、脾的死期分别为一、三、五、六、十，相加正好是二十五，是"天数五，地数五"相乘之积。其中心、肺在上焦属阳，肝为阴中之少阳，分别应一、三、五之数；肾

①卓廉士.中医感应、术数理论钩沉［M］.北京：人民卫生出版社，2015：252-254.

在下属阴,脾为至阴,分别应六、十之数,也有取五行生成数之成数的可能性。本篇所论误刺五脏的死亡时间,仍然以五五二十五为中心进行推演,只是分配在各脏的日期不同。刺中心死期不出一日,中脾五日,中肾七日,中肺五日,文中肝的死期缺如,根据总数二十五推算,刺中肝的死期当为七日。这些与脏腑对应的数字常不相同,此或出于其他术家,今已无可考。

三、足厥阴病候与消渴病讨论

马王堆出土帛书《足臂十一脉灸经》中记载足厥阴经病候为:胻瘦,多溺,嗜饮,足跗肿,疾痹。这里"多溺,嗜饮"应视为有内在联系的一组病候,从其排列顺序推测,古人认为此嗜饮与多溺有关。如此很容易使人联想到消渴病。按照这一思路扩大推测的范围,则此组病候似属同一个病的症状表现,可能主要是对消渴病症状的综合记述。"胻瘦",有大腿消瘦、大腿部瘙痒、阳(阴)痿等多种解释,而《外台秘要》卷十一载"肾消病"的症状为"渴饮水不能多,但腿肿,脚先瘦小,阴萎弱,数小便",与《足臂十一脉灸经》中足厥阴经病候高度相似,也可说明该组病候为消渴病。《阴阳十一脉灸经》足厥阴经病候中"其所产病"之"热中",则是对消渴病部分症状的称谓。《素问·腹中论》说:"夫热中消中者,皆富贵人也。"《灵枢·五邪》也说:"邪在脾胃……阳气有余,阴气不足,则热中善饥。"

本篇提出"厥阴终者,中热嗌干,善溺心烦",《灵枢·终始》也云:"厥阴终者,中热嗌干,喜溺心烦。"《素问·脉解》云:"厥阴……所谓甚则嗌干热中者,阴阳相薄而热,故嗌干也。"由此可见,厥阴病候与消渴之间密切相关。《伤寒论》厥阴病提纲为"厥阴之为病,消渴,气上撞心,心中疼热,饥而不欲食,食则吐蛔,下之利不止",可谓是该理论的继承与发挥。由于《伤寒论》影响巨大,"消渴"病名出现于厥阴病的这种明确形式,对后人的影响不可低估。《甲乙经》已载有消渴病取治于足厥阴经腧穴的具体内容,卷第十一第六云:"黄瘅,热中善渴,太冲主治"。至《千金要方》有关的记载就更多,如卷二十一第一云:"消渴口干烦闷,灸足厥阴百壮。""消渴小便数……曲泉、阴谷、阴陵泉、复溜,此诸穴断小行最佳,不损阳气,亦云止遗溺也。"①

①赵京生,王为群.足厥阴经与消渴[J].中国针灸,2002,22(9):635-637.

脉要精微论篇第十七

【导读】

　　从《史记·扁鹊仓公列传》载扁鹊以脉象断人死生始，脉象作为人体"象"信息的重要组成部分，得到中医学家的普遍重视和发展，脉诊也成为中医学中最具特色的诊法技术。脉象信息不仅反映着人体脏腑气血的盛衰变化，同时负载着自然界时序变化影响于人体的信息，需要医师通过体验加以把握，其中又蕴含着医师的意象判断，其理其法精深微妙，正可谓"脉要精微"。本篇阐述了诊脉的最佳时间及原理，列举了十余种脉象及其临床意义，并从"天人合一"的角度论述了四时脉象的变化规律。指出脉诊必须与望目、察色、闻声、问疾、观形等诊法参伍，才能"决死生"，强调了四诊合参的重要性。篇中关于诊法的思想、方法一直为后世医家所遵循，并为中医诊断学的发展奠定了基础。

【原文】

　　黄帝问曰：诊法何如？岐伯对曰：诊法常以平旦[1]，阴气未动，阳气未散[2]，饮食未进，经脉未盛，络脉调匀，气血未乱，故乃可诊有过之脉[3]。切脉动静[4]，而视精明[5]，察五色，观五脏有余不足，六府[6]强弱，形之盛衰，以此参伍[7]，决死生之分。

【校注】

　　〔1〕平旦：即清晨。
　　〔2〕阴气未动，阳气未散：谓人体阴阳之气未被扰动和耗散，处于相对平静状态。
　　〔3〕有过之脉：谓有病之脉象。
　　〔4〕动静：言脉象的变化。

〔5〕精明：谓目之外观、功能及神气。

〔6〕六府：《太素》卷十六"六"作"五"。郭霭春："惟上既云'切脉动静'，似可不必再重言强弱，作'五府'为是。"五府，即下文"脉者，血之府""头者精明之府""背者胸中之府""腰者肾之府""膝者筋之府""骨者髓之府"。

〔7〕参伍：相参互证。

【释义】

本段论述诊病的最佳时间和四诊合参的诊法原则。

一、诊病的最佳时间

"诊法常以平旦"，提出了诊病的最佳时间。其原理如原文所说："阴气未动，阳气未散，饮食未进，经脉未盛，络脉调匀，气血未乱。"此时病人经过一夜的休息后，尚未劳作和进食，机体内环境还处于相对稳定状态，没有受到除疾病外其他体内外因素的干扰，望闻问切所诊察出的病理之象均为病气所致，因而如实地反映了脏腑经脉气血的盛衰状况，故此时诊病有利于对疾病的正确诊断。平旦诊病的精神实质在于保持患者就诊时体内外环境的安静，尽可能排除非疾病因素对病人的影响，以获取准确的病情资料，提高诊断的准确性。

二、四诊合参的重要性

在确定了平旦诊病的原则后，原文说："切脉动静，而视精明，察五色，观五脏有余不足，六府强弱，形之盛衰，以此参伍，决死生之分。"确立了四诊合参，全面诊察的诊法原则。四诊合参强调充分运用人的眼、耳、口、鼻、手等器官，分别从不同的角度对疾病进行诊察，多层次、多角度、广泛地收集临床资料，彼此相参互证，以全面掌握病情，把握病势，判断疾病的预后吉凶。

多种诊法参互印证，是《黄帝内经》诊法学的一贯思想，如《灵枢·邪气脏腑病形》指出："见其色，知其病，命曰明；按其脉，知其病，命曰神；问其病，知其处，命曰工……色脉形肉不得相失也。故知一则为工，知二则为神，知三则神且明矣。"清代医家李延昰形象地比喻说："望闻问切，犹人有四肢也。一肢废不成其为人，一诊缺不成其为医。"

【知识链接】

本段原文提出"以此参伍，决死生之分"的诊法原则，一直为后世医家所遵循和发展，有效地指导着中医临床实践。如清代医家章楠在《医门棒喝》中说："望、闻、问、切，名曰四诊，医家之规矩准绳也。四诊互证，方能知其病源，犹匠之不能舍规矩而成器皿也。盖望者，望面色之明晦、舌苔之有无，以辨病邪之轻重进退也。闻者，闻声音之怯壮、语言之伦次，以辨神气之爽昧强弱也。问者，问得病之由、痛苦之处，以辨内伤外感、脏腑经络，尤为要紧也。切者，切脉之浮沉迟数、有力无力，以辨虚实阴阳，而与外证参合逆顺吉凶也。"

《冷庐医话》载崔默庵治"一少年新娶，未几出痘，遍身皆肿，头面如斗。诸医束手，延默庵诊之……六脉平和，惟稍虚耳，骤不得其故。时因肩舆道远腹饿，即在病者榻前进食。见病者以手掰目，观其饮啖，盖目眶尽肿，不可开合也。问：'思食否？'曰：'甚思之，奈为医者戒余勿食何？'崔曰：'此症何碍于食？'遂命之食。饮啖甚健，愈不解。久之，视其室中，床榻、桌椅漆器熏人，忽大悟，曰：'余得之矣！'亟命别迁一室，以螃蟹数斤生捣，遍敷其身。不一二日，肿消痘现，则极顺之症也。盖其人为漆所咬，他医皆不识云"（《冷庐医话·今书》）。此案切脉、望诊、问诊皆未得其故，后因闻诊而明其病因，治疗使患者脱离致病之源，并采用外治而愈。

【原文】

夫脉者，血之府[1]也。长则气治，短则气病，数则烦心，大则病进，上盛则气高[2]，下盛则气胀[3]，代则气衰[4]，细则气少，涩则心痛，浑浑革革[5]至如涌泉，病进而危[6]；弊弊绵绵[7]其去如弦绝者[8]，死。

夫精明五色者，气之华也[9]。赤欲如白裹朱[10]，不欲如赭[11]；白欲如鹅羽，不欲如盐；青欲如苍璧[12]之泽，不欲如蓝[13]；黄欲如罗裹雄黄，不欲如黄土；黑欲如重漆色，不欲如地苍[14]。五色精微[15]象见矣，其寿不久也。夫精明者，所以视万物，别白黑，审短长。以长为短，以白为黑，如是则精衰矣。

五脏者，中之守[16]也。中盛脏满[17]，气胜伤恐者[18]，声如从室中言，是中气之湿[19]也；言而微，终日乃复言者，此夺气[20]也；衣被不敛[21]，言语善恶不避亲疏[22]者，此神明之乱也。仓廪不藏[23]者，是门户不要[24]也。水泉不止[25]者，是膀胱不藏也。得守者生，失守者死。

夫五脏者，身之强[26]也。头者精明[27]之府，头倾视深[28]，精神将夺矣。背者胸中之府[29]，背曲肩随[30]，府将坏矣。腰者肾之府，转摇不能，肾将惫[31]矣。膝者筋之府，屈伸不能，行则偻附[32]，筋将惫矣。骨者髓之府，不能久立，行则振掉[33]，骨将惫矣。得强则生，失强则死。

【校注】

〔1〕脉……血之府：言经脉为血气汇聚和运行之处。李中梓："营行脉中，故为血府。然行是血者，是气为之司也。《逆顺》篇曰：'脉之盛衰者，所以候血气之虚实。'则知此举一血而气在其中，即下文气治、气病，义益见矣。"

〔2〕上盛则气高：森立之："气高，全本作气鬲。《史记·仓公传》：气鬲，使人烦懑，食不

下, 时呕沫。案: 气高, 宜从全本作气鬲为是。案: 上盛者, 谓气口人迎其脉共盛大也……气鬲者, 谓心胸中气壅闭, 即是痰饮之类也。"

〔3〕下盛则气胀: 森立之: "下盛者, 谓趺阳太溪共盛大也……气胀者, 谓腹中气满胀, 即是宿食之类也。"

〔4〕代则气衰: 脉来缓弱而有规则的间歇, 主脏气衰弱。代, 谓代脉。

〔5〕浑浑革(jí吉)革: 革革, 原作"革", 脱一"革"字, 据《甲乙经》卷四、《脉经》卷一补。浑浑, 同"滚滚", 水流盛大貌。革革, 言脉来急速状。

〔6〕危: 原作"色", 形近致误, 据《甲乙经》卷四、《脉经》卷一改。

〔7〕弊弊绵绵: 弊弊, 原作"弊", 脱一"弊"字, 据《甲乙经》卷四、《脉经》卷一补。弊弊, 言脉似有似无, 若隐匿不见之意。绵绵, 王冰: "言微微似有, 而不甚应手也。"

〔8〕者: 原无, 据《甲乙经》卷四、《脉经》卷一补。

〔9〕精明五色……气之华也: 姚止庵: "精明以目言, 五色以面言。言目之光彩精明, 面之五色各正, 乃元气充足, 故精华发见于外也。"

〔10〕白裹朱: 张介宾: "白裹朱, 隐然红润而不露也。"白, 通"帛", 即白色的丝织物。朱, 朱砂。《太素》卷十六、《脉经》卷五"白"作"帛"。

〔11〕赭: 指代赭石, 其色赤而灰暗不泽。

〔12〕苍璧: 青色的玉石。张介宾: "苍璧之泽, 青而明润。"

〔13〕蓝: 蓼蓝。一年生草本。叶形似蓼而味不辛, 干后变暗蓝色, 可加工成靛青, 作染料。

〔14〕地苍: 森立之: "地苍, 《脉经》《甲乙》共作'炱'字。'地苍'二字未甚明, 盖谓土色之黑也。因考'苍'恐'壤'假借, 地壤即土壤, 谓土之黑而无光也。"

〔15〕精微: 于鬯: "微, 盖衰微之义。精微者, 精衰也。"

〔16〕五脏……中之守: 言五脏为精神藏舍之处, 各司职守。

〔17〕中盛脏满: 谓体内邪气壅盛, 脾胃气滞胀满。

〔18〕气胜伤恐者: 张琦《素问释义》云: "五字衍文。"

〔19〕中气之湿: 中土壅滞, 水湿不运, 湿邪内蕴。中气, 指脾胃。

〔20〕夺气: 正气被耗伤。森立之: "夺, 脱同。"

〔21〕衣被〔pì辟〕不敛: 谓衣冠不整。被, 同"帔", 下裳, 裙。

〔22〕言语善恶不避亲疏: 谓胡言乱语不回避陌生人。善恶, 偏义于恶。亲疏, 偏义于疏。

〔23〕仓廪不藏: 谓泄泻、大便失禁等。仓廪, 此喻肠胃。

〔24〕门户不要: 张介宾: "要, 约束也。幽门、阑门、魄门, 皆仓廪之门户。门户不能固, 则肠胃不能藏, 所以泄利不禁, 脾脏之失守也。"

〔25〕水泉不止: 指遗尿。水泉, 此喻小便。

〔26〕五脏……身之强: 吴崑《素问吴注》"脏"作"府", 注曰: "五府者, 乃人身恃之以强健。"即头、背、腰、膝、骨形体五府是身体强健的标志。又, 五脏为身体强健之本。

〔27〕精明: 精气神明。

〔28〕头倾视深: 谓头低垂不能抬举, 目深陷而无光。

〔29〕背者胸中之府: 张志聪: "心肺居于胸中, 而俞在肩背, 故背为胸之府。"

〔30〕随: 犹垂也。

〔31〕惫:犹败,衰竭之意。

〔32〕偻附:谓身体弯曲不能直立,需依附于他物而行。

〔33〕振掉:犹动摇。

【释义】

本段分别论述了切脉、望色察目、闻声问疾、观形诊病的原理及应用要领,说明四诊是从不同角度对病史资料的收集,诊病机理及意义各异,从而进一步强调了诸诊合参的必要性及重要性。

一、脉诊的原理及要领

"夫脉者,血之府也",扼要地概括了切脉诊病的原理,即脉为气血的藏聚流通之处,脉象的变化可反映气血的盛衰变化。原文举例叙述十余种脉象,并分述其临床意义。其中,长脉主气血充盛,为平脉;短、数、大、上、下、代、细、涩等为病脉;浑浑革革,至如涌泉以及弊弊绵绵,其去如弦绝等为死脉。同时,通过对上述脉象及主病的论述,说明脉诊的基本要领,提示在脉诊时,一要注意脉动的频率快慢,如"数则烦心"。二要注意脉动的节律齐差,如"代则气衰"。三要注意脉象的体态,如上、下、长、短几种脉象是对脉位的论述,浑浑、绵绵、大脉是论脉势,细脉论脉体的阔狭,涩脉论脉的流利程度。以上举例说明了脉诊的诊断要点,对脉诊的应用起到了提纲挈领的作用。另外,从文中以脉判断气之变化,说明脉诊已经从诊血气、气血转向为主要着眼于诊气了。据原文所述,脉象主病概括如下。

1.长脉 { 正常—超过本位,长而和缓—气治(气血充盛调和) / 异常—超过本位,长而 { 洪 / 大 / 实 } 邪气方张,正气充足(正邪相持)

2.短脉 { 脉象—不及本位,即中间有,两头无 / 所主—气病 { 虚—气虚血少 / 实—痰食阻滞,气滞血瘀 }

3.数脉 { 脉象—往来急速,一息六至以上 / 所主— { 数而有力—实热 / 数而无力—虚热 } (可见烦心)

4.大脉 { 正常—脉体宽大而和缓(气血充盛) / 异常— { 大而无力—虚证 / 大而有力—实证 } (病势发展)

5.上盛 { 脉象—上部脉大而有力 / 所主—气高（如：气逆、喘满）

6.下盛 { 脉象—下部脉大而有力 / 所主—气胀（如：腹部胀满）

7.代脉 { 脉象—动而中止，良久复动，止有定数 / 所主—气衰（脏气衰弱，尤以心虚常见）

8.细脉 { 脉象—脉细如丝，软弱无力 / 所主—气少（气虚血少）

9.涩脉 { 脉象—脉往来艰涩不畅 / 所主—心痛（气滞血瘀）

二、望色察目诊病的原理及要领

"夫精明五色者，气之华也"，是对望面色、察目原理的概括。《灵枢·邪气脏腑病形》说："十二经脉，三百六十五络，其血气皆上于面而走空窍，其精阳气上走于目而为睛。"说明全身脏腑气血之盛衰，可以由面部的色泽变化以及目之精光神气显露出来，因此，观察颜面五色和目之精光神气变化，可以了解脏腑精气的盛衰及其病变。

本段通过"五欲""五不欲"之色的论述，指出了望色的要点。大凡色诊，皆以润泽光亮含蓄为善色，反映胃气充沛，正气未衰，疾病预后良好；以晦暗枯槁外露无泽为恶色，反映胃气枯竭，正气衰败，疾病预后不良。望目的要点为了解目之视觉、色觉及神气正常与否。如果两目有神，视物清晰，辨色准确，为精气未衰；两目无神，视物大小相混，长短不分，黑白不辨，则为精气衰竭之征。

三、闻声问疾的原理及要点

人以五脏为本，五脏藏精舍神而居守于内，为生命活动的内在基础。人体生命活动的种种外在表现，包括语言、情志、二便等，都是五脏所藏之精气神反映于外的征象。故言"五脏者，中之守也"。若五脏精足、气充、神旺，藏而勿失，则语声、二便等功能活动正常，所谓"得守者生"；若五脏精亏、气虚、神衰，不能内守而妄泄，则语声、二便等失常，提示疾病预后不良，即所谓"失守者死"。具体而言，如声音重浊，为中土壅滞，水湿不运，脾脏失守；声低息微，言不接续，为气被劫夺，多为肺脏失守；衣着不整，胡言乱语不回避陌生人，为神明之乱，多为心神失守；泄利不止，大便失禁，为门户不固，脾及肠胃失守；遗尿小便失禁,为膀胱失约,肾脏失守。因此,察五脏得守、失守,可从闻声问疾入手。

四、望形诊病的原理与要点

"夫五府者,身之强也",是望形体的理论依据。头、背、腰、膝、骨代表了人体形体动态的五个重要部位,便于观察,被称为"五府",即头为精明之府,背为胸中之府,腰为肾之府,膝为筋之府,骨为髓之府,是心、肺、肾等脏及目、筋所居聚之处,而目为脏腑精气所注之处,筋乃肝脏所主,故与五脏有着密切的关系。因此,通过观察"五府"的动静状态可以了解五脏的功能状态。如头低垂不举,目陷无光,为五脏精气已衰,神气将失;背曲肩垂,为心肺精气衰败;腰身转侧困难,为肾气将败;膝关节屈伸不利,走路需扶物弯腰,为肝气将败;不耐久立,行则摇摆振颤,为骨不藏髓,肾脏失强。说明观察"五府"变化,可以了解相应脏腑组织的强弱与病变。

【知识链接】

本段论述的脉诊、望色察目、闻声问疾、望形诊病的原理及要点,在中医临床辨识病症中具有重要指导意义,且在临床实践中被普遍运用,今举例加以说明。

一、代则气衰案

本段论脉诊云:"代则气衰。"就《黄帝内经》所论而言,"代"泛指节律不齐之脉象,张仲景《伤寒论》始有促、结、代之分,并提出相应的治法说:"伤寒,脉结代,心动悸,炙甘草汤主之。"(第177条)后世医家治疗心动悸、脉结代多遵此法,如岳美中治一患者,"患心动悸症,脉小细无力,两腿酸软,予以炙甘草汤(炙甘草12g,桂枝9g,生姜9g,麦门冬18g,酸枣仁9g,人参6g,阿胶6g,生地黄48g,大枣10枚。以水4盅,酒3盅,先煮8味,取2盅,去渣,纳阿胶化开,分2次温服。)4剂而两腿觉有力,再4剂而心动悸基本消失"(《岳美中医案集·炙甘草汤治心动悸脉结代》)。

二、"水泉不止者,是膀胱不藏"案

王某,男,29岁,工人。初诊:1981年2月21日。
主诉:腰痛、尿床半年余。半年来精神萎靡,四肢乏力,腰膝酸痛,性欲减退,睡不安神,多梦,易惊醒,每夜尿床1～2次,开始因害羞,未及时就医,后经检查无器质性病变,中西药和针灸等治疗乏效来诊。诊时详询病史,方知除腰膝酸痛尿床,性欲减退,睡不安神,多梦,易惊醒,精神萎靡,四肢乏力外,尚有纳食减少,口淡乏味,四肢不温,大便稀溏。脉沉细弱,舌淡,苔薄白。
诊断:遗尿(脾肾阳虚,固摄失权)。
治则:益气健脾,补肾固涩。

处方：党参15g，白术15g，茯苓10g，炒白扁豆15g，龟甲30g，菟丝子30g，山药30g，桑螵蛸15g，覆盆子15g，益智仁30g，台乌药10g，远志10g，石菖蒲10g，甘草10g。5剂，每日1剂，加水煎服，每天服3次。

2月27日二诊：昨天已未尿床，精神食欲好转，睡梦减少，余症同前。脉沉细，舌淡苔薄白，上方加鹿角片15g。5剂，煎服法同前。

3月6日三诊：睡眠恢复正常，精神转佳，纳食正常，自2月27日至今再未尿床，大便基本正常，余症减轻。脉沉细，舌淡苔薄白，上方再5剂，以后按上方稍事加减10剂，用蜂蜜收膏服用，每天服2次，每次服1匙，调治近2个月而愈，追访2年，身体健康无恙（《中医名师程为玉薪传：从医50年医论医案精选》）。

按 本案患者脾肾阳虚，固摄失权，膀胱气化制约之能失权，故睡中遗尿。同时伴有心肾不交，神不守舍，而睡梦纷纭，易惊醒。治疗用党参、白术、茯苓、炒白扁豆等健脾益气，配龟甲、山药养血填精，菟丝子、益智仁、鹿角片、台乌药温肾壮阳，桑螵蛸、覆盆子益肾固涩，远志、石菖蒲交通心肾。诸药合用，能达到补脾气，温肾阳，止遗尿的功效而收治愈之功。

三、"腰者肾之府"诠释与应用

原文"腰者肾之府"的论述，为腰部病变的诊治提供了思路。后世医家非常重视肾与腰的关系，《金匮要略》不仅创八味肾气丸治疗虚劳腰痛，而且将寒湿留滞于腰部的病症称之为"肾着"，也与肾相联系。《诸病源候论·腰痛候》指出："肾主腰脚，肾经虚损，风冷乘之，故腰痛也。"认为肾气虚是腰痛发生的重要条件。杨士瀛《仁斋直指方论·腰痛方论》指出："腰者，肾之外候，一身所恃，以转移阖辟者也，盖诸经皆贯于肾而络于腰脊。肾气一虚，凡冲风受湿，伤冷蓄热，血沥气滞，水积堕伤，与夫失志劳作，种种腰痛，叠见而层出矣。冲风者，汗出乘风，风邪风毒之胚胎也。受湿者，践雨卧湿，重著肿滞之萌蘖也。腰间如水为伤冷，发渴便闭为蓄热，血沥则转侧如锥之所刺，气滞则郁郁闷闷而不伸，积水沉重则小肠不得宣通，坠堕损伤则瘀血为之凝结。沮锉失志者，肾之蛊；疲精劳力者，肾之斲。举是数证，肾家之感受如此，腰安得而不为痛乎？"

吴灼燊曾治一患者，"慢性二硫化碳中毒，证见腰部酸痛，下肢乏力，精神疲倦，手足震颤，小便量少色浓黄，口干不欲饮，诊查：面色嫩红，唇红而干，腰部屈伸叩击亦觉酸痛，手足不自主颤抖，不能倒退而行。脉弦细，双尺弱，重按无力……此属肝肾两虚，治宜滋肾养肝，收纳浮阳。治法：用加味肾着汤对症治疗。处方：黄柏10g，知母12g，桑寄生15g，干姜9g，龟板24g（先煎），茯苓15g，玉竹30g，炙甘草9g，肉桂3g（焗服），杜仲15g，菟丝子15g，肉苁蓉15g，3剂。二诊：上方服3剂后，精神好转，腰痛大减，下肢仍乏力颤抖。照上方加山萸肉15g，再服药7剂，口已不干，小便量正常，手足颤抖消失而愈"（《中国现代名中医医案精粹·吴灼燊医案》）。

按 本案乃硫类化合物灼伤肾阴，水不涵木，肝风内动所致，符合本篇"腰者肾之府，转摇不能，肾将惫矣"的论述。

【原文】

岐伯曰：反四时者，有余为精，不足为消。应太过，不足为精；应不足，有余为消。阴阳不相应，病名曰关格[1]。

帝曰：脉其[2]四时动奈何？知病之所在奈何？知病之所变奈何？知病乍[3]在内奈何？知病乍在外奈何？请问此五者，可得闻乎？岐伯曰：请言其与天运转大[4]也。万物之外，六合之内，天地之变，阴阳之应，彼春之暖，为夏之暑，彼秋之忿[5]，为冬之怒[6]，四变之动，脉与之上下[7]，以春应中[8]规[9]，夏应中矩[9]，秋应中衡[9]，冬应中权[9]。是故冬至四十五日，阳气微上，阴气微下[10]；夏至四十五日，阴气微上，阳气微下[11]。阴阳有时，与脉为期[12]，期而相失，知脉所分，分之有期[13]，故知死时。微妙在脉，不可不察，察之有纪[14]，从阴阳始，始之有经[15]，从五行生，生之有度[16]，四时为宜，补泻勿失，与天地如一，得一之情[17]，以知死生。是故声合五音，色合五行，脉合阴阳[18]。

是知阴盛则梦涉大水恐惧，阳盛则梦大火燔灼，阴阳俱盛则梦相杀毁伤，上盛则梦飞，下盛则梦堕，甚饱则梦予[19]，甚饥则梦取[20]，肝气盛则梦怒，肺气盛则梦哭，短虫[21]多则梦聚众，长虫[22]多则梦相击毁伤。

是故持脉有道，虚静为保[23]。春日浮，如鱼之游在波[24]；夏日在肤，泛泛乎万物有余[25]；秋日下肤，蛰虫将去[26]；冬日在骨，蛰虫周密，君子居室[27]。故曰：知内者按而纪之[28]，知外者终而始之[29]。此六者[30]，持脉之大法。

【校注】

〔1〕岐伯曰……病名曰关格：丹波元简《素问记闻》："吴（崑）本岐伯曰上补'帝曰：脉反四时，阴阳不相应，奈何？'十三字。今按：岐伯以下三十九字宜为它篇错文。《灵枢·禁服》篇可合考。新校正说是也，疑上下有脱文。"张介宾："此言四时阴阳，脉之相反者，亦为关格也。《禁服》篇曰：'春夏人迎微大，秋冬寸口微大，如是者命曰平人。'以人迎为阳脉而主春夏，寸口为阴脉而主秋冬也。若其反者，春夏气口当不足而反有余，秋冬人迎不足而反有余，此邪气之有余，有余者反为精也。春夏人迎当有余而反不足，秋冬寸口当有余而反不足，此血气之不足，不足者曰为消也。如春夏人迎应太过，而寸口之应不足者，反有余而为精；秋冬寸口应太过，而人迎之应不足者，反有余而为精，是不足者为精也。春夏寸口应不足，而人迎应有余者，反不足而为消；秋冬人迎应不足，而寸口应有余者，反不足而为消，是有余者为消也。应不足而有余者，邪之曰盛；应有余而不足者，正必曰消。若此者，是为阴阳相反，气不相营，皆名关格。前二'应'字平声，后一'应'字去声。"丹波元简《素问识》曰："此一顷三十九字，与前后文不相顺承，疑是它篇错简，且精消二字，其义不大明，姑从张注。"

〔2〕其：《甲乙经》卷四作"有"。宜从。

〔3〕乍：表示选择关系，相当于"或者"。

〔4〕请言其与天运转大：杨上善："人身合天，故请言人身与天合气运转之道也。"《太素》

卷十四无"大"字。

〔5〕怂：指秋气肃杀劲急之势。

〔6〕怒：指冬寒凛冽，北风怒号之势。

〔7〕四变之动，脉与之上下：春夏秋冬四季气候的运动变化，脉象也随之发生相应变化。上下，指脉象的波动。

〔8〕中：合也。

〔9〕规、矩、衡、权：比喻四季脉象的标准特征，即春脉弦如规，夏脉洪如矩，秋脉浮如衡，冬脉沉如权。

〔10〕冬至四十五日……阴气微下：冬至四十五日后为立春时节，阳气渐长，阴气渐消。

〔11〕夏至四十五日……阳气微下：夏至四十五日后为立秋时节，阴气渐长，阳气渐消。

〔12〕阴阳有时，与脉为期：谓四时阴阳有一定的时间节律，人体脉象因之有春规、夏矩、秋衡、冬权，与之相应而至。《说文·月部》："期，会也。"

〔13〕分之有期：言判断脉象变化有一定的尺度、标准。期，度也。

〔14〕纪：纲领、要领。

〔15〕经：法则、规律。

〔16〕度：法度。

〔17〕得一之情：即掌握人与天地如一之理。

〔18〕声合五音……脉合阴阳：张介宾："声合宫商角徵羽，色合金木水火土，脉合四时阴阳。虽三者若乎有分，而理则一也。"

〔19〕予：送物于人。

〔20〕取：谓夺人之物。

〔21〕短虫：即蛲虫。

〔22〕长虫：即蛔虫。

〔23〕虚静为保：言诊脉以清虚宁静至为重要。保，通"宝"。

〔24〕春日浮，如鱼之游在波：谓春季之脉虽浮动而未全出，故如鱼之游在水波之中。

〔25〕夏日在肤，泛泛乎万物有余：谓夏季之脉浮于肤表，盈满指下而洪大。泛泛乎，众盛貌。

〔26〕秋日下肤，蛰虫将去：谓秋季之脉由浮趋沉，在皮肤之下，如藏伏土中越冬的昆虫将要潜藏。去，藏也。

〔27〕冬日在骨……君子居室：谓冬季之脉沉在骨，如蛰虫潜藏，人们居室不出。周，《太素》卷十四作"固"。宜从。

〔28〕知内者按而纪之：谓要了解内脏的变化情况，可通过切脉进行诊察，找出头绪。内，指内脏。纪，丝缕的头绪。

〔29〕知外者终而始之：谓要了解经脉的变化情况，可据经脉的起止循行部位进行诊察。外，指经脉。

〔30〕六者：据杨上善《太素》注语，六条诊脉大法为：脉应四时回答"脉有四时动"，"知脉所分"回答"知病之所在"，色脉合阴阳五行回答"病之所变"，梦诊回答所脱之问，"知内者按而纪之"回答"病乍在内"，"知外者终而始之"回答"病乍在外"。另一说谓诊法常以平旦、

四诊合参、脉应四时、虚静为保、脉合阴阳、知内知外六种持脉大法。

【释义】

本段从天人合一的观点出发，主要讨论了脉时关系及诊脉方法，其次通过对论梦辨病的论述，补充了问诊的内容。

一、脉时关系及诊脉方法

（一）脉时关系

中医学作为一种时态医学，时间性被中医理解为人的基本存在方式，是健康的本性之一，时态性也是中医判断生理健康与否和病因的标准之一。本篇即认为自然界阴阳二气的消长决定了春、夏、秋、冬四时变化，而自然界阴阳的变化规律，以冬至和夏至为两个转折点，冬至一阳生，夏至一阴生，阴阳消长，四时更迭，从而有春温、夏暑、秋忿、冬怒的气候特征。人与天地相参，故"四变之动，脉与之上下"，脉象规矩衡权，相期而至，随四时阴阳的变化规律而呈现出周期性的变化，正所谓"阴阳有时，与脉为期"。在病理情况下，若脉象与四时阴阳消长变化不能相应而出现错乱，即可通过错乱之脉而诊知发病的脏腑部位，并可根据五行生克规律进一步推测疾病的预后吉凶。由此可见，脉时关系在说明生理、阐释病理、诊断疾病及判断预后等方面具有一定的意义。因此，原文进一步强调"微妙在脉，不可不察，察之有纪，从阴阳始，始之有经，从五行生，生之有度，四时为宜"，概括了诊脉的纲领为"四时阴阳五行"，进而也明确了"分之有期"的具体内涵。这里虽然以阴阳消长论四时变化，但原文以春规、夏矩、秋衡、冬权论脉象，并以五行生克规律论预后，则显示了五脏应时，对应五脉的特点，诚如《素问·宣明五气论》所说："五脉应象：肝脉弦，心脉钩，脾脉代，肺脉毛，肾脉石，是谓五脏之脉。"

另外，以阴阳学说论述四时脉象，则春夏属阳，其脉浮大；秋冬属阴，其脉沉细。如本段原文所述："春日浮""夏日在肤""秋日下肤""冬日在骨"。现代研究认为，脉位的深浅，与气压高低有关，而气压的高低与气温的高低成反比，即气温高时，气压低，对皮肤表面的压力小，从而使体表血管外周阻力减弱，血管扩张脉象趋于浮大。气温低时，气压高，对体表压力增大，从而使血管外周阻力增加，血管收缩，脉象趋于沉细。而气温的高低正是阴阳盛衰变化的结果。所以，脉象随阴阳的消长变化而上下浮沉。

（二）诊脉方法

"持脉有道，虚静为保"，是对诊脉的基本要求，与"诊法常以平旦"前后呼应，强调诊脉时医者、患者及环境要安静，以排除非疾病因素的干扰，体察四季脉象微妙的病理变化，以作出正确的诊断。就古人而言，主要是要求医者必须进入一种虚静的特定状态，如此感觉才会变得异常灵敏，在这种虚静高敏状态下诊脉才能心识分珠，明察秋毫。诚如宋代王贶《全生指迷方·脉论》所说："善诊脉者，静意视义，观其变于冥冥之中，以神合神，悠然独悟,口弗能言。"孙思邈《备急千金要方》卷二十八对诊脉的天赋及后天的修炼也有生动的描述:"夫脉者,医之大业也。既不深究其道,何以为医者哉!是以古之哲医,寤寐俯仰,不与常人同域,造次必于医,颠沛必于医,故能感于鬼神,通于天地,可以济众,可以依凭。若与常人混其波澜,是庶事堕坏,使夫物类将何仰焉?由是言之,学者必当屏弃俗情,凝心于此,则和鹊之功,因兹可得而致也。"

具体的诊脉方法,原文指出一要掌握四时正常脉象的特征,并根据季节变化及脉位的深浅,在诊脉时把握指力的大小及深浅度。如春季之脉"如鱼之游在波",显现部位浅,着力要轻;冬季之脉如"蛰虫周密,君子居室",脉位深在,需重按至骨,余仿此。二是在诊察出病理之脉后,究其病位所在,所谓"知内者按而纪之,知外者终而始之",即内脏在脉诊部位上各有所主,因而通过切脉可以确定其病变所在的部位。经脉起至循行有一定的变化规律,病变中常可出现某脏腑经脉循行部位上的症状,因此通过在经脉的起至循行部位进行切按诊察,便可了解病变所在的部位。

二、论梦辨病

本段原文认为梦与人的生理、病理密切相关,是体内脏腑经络、气血阴阳盛衰变化的反映,通过询问解析病人所述的不同梦境,可以判断人体脏腑功能之强弱、邪气的盛衰和病变的部位。其方法一是运用类比方法论梦定性,如水为阴,故阴盛可梦大水恐惧;火为阳,阳盛可梦大火燔灼;阴阳俱盛可梦见争斗等。二是根据发病脏腑的生理特点论梦定位。如肝气盛则梦怒,肺气盛则梦哭。除本篇外,《素问·方盛衰论》《灵枢·淫邪发梦》也采用上述两种方法阐释了多种与疾病相关的梦境。现代研究认为,梦是人体对外界事物刺激于入睡时在大脑中的再现,反复出现的同一梦境可能是疾病的先兆,常提示体内存在着某些隐匿性疾病。因此,梦作为发病的先兆以及疾病的客观反映,对诊断有一定的参考价值,有助于寻找体内潜伏着的某些病变部位及其性质,对疾病做出早期诊断。

【知识链接】

一、"此六者,持脉之大法"辨析

本篇"此六者,持脉之大法",绝大多数注家都释为紧靠此句之前提到的春、夏、秋、冬、内、外这六个方面,乃是诊脉的大法,如张介宾云:"然必知此四时内外六者之法,则脉之时动,病之所在,及病变之或内或外,皆可得而知也,故为持脉之大法。"马莳、高世栻等皆同此说。这一看法虽简单明了,但却存在一些疑问。一是把春、夏、秋、冬四时正常脉象作为四个持脉的大法明显欠妥。且对内、外所指为何,各家看法又不一致。王冰认为:"知内者,谓知脉气也,故按而为之纲纪。知外者,谓知色象,故以五色终而复始。"马莳从其说。但知色象则非持脉之大法。杨上善认为内、外指诊脉之四时浮沉而言,指出:"秋冬脉气为阴在内,故按得纲纪。春夏脉气为阳在外,故趣得终始也。"森立之则明确指出:"知内者按而纪之,以明脉之在里也,如秋日之下肤,冬日之在骨是也。知外者终而始之,以明脉之在表也,如春日之浮,夏日之泛是也。然知内者,必曰按而纪之者,盖脉之在内,非深按之无以得其实。知外者,必曰终而始之,则初按而病已见矣。"张介宾则认为内指脏腑,外指经脉:"内言脏气,藏象有位,故可按而纪之;外言经气,经脉有序,故可终而始之。"张志聪亦云:"欲知在内脏腑阴阳之虚实者,按其脉而记之。欲知外之四时阴阳者,终而始之。盖阳气之始者,阴气之将终;阴气之始者,阳气之将终也。以阴阳之出入,而应四时之脉也。"即对于发于阴的内伤病,要着重切按各脏腑的脉象来识别病机;对于发于阳的外感病,要通过诊察脉象随天时而呈现的终而复始的周期性变化来了解病机。二是此句作为本段的结语,应与本段起头提出的六个问题(杨上善指出"脱一问")相呼应,而"知内者""知外者"正是对所问"病乍在内""病乍在外"的答语,否则,此二问便没有着落,因此"持脉之大法"应从整个大段去寻求。三是杨上善在其注语中已明确指出六条大法的内容及其与问句的关系,并认为论梦境的内容正是对所脱一问的答语,且杨上善作为早于王冰的《黄帝内经》著名注家的看法值得重视。四是杨氏注释的六条大法从其深度和广度上看,都比春、夏、秋、冬、内、外六种脉象更有分量。所以,两相比较,杨氏之注可取。

二、脉时关系与辨证

本段有关脉时关系的认识,有助于疾病的诊断与病机分析,进而指导处方用药。如叶天士治一陈姓患者,"秋冬形体日损,咳嗽吐痰,诊脉两寸促数,大便通而不爽。此有年烦劳动阳,不得天地收藏之令,日就其消,乃虚症也。因少纳胃衰,未可重进滋腻,议用甘味养胃阴一法,《金匮》麦门冬汤"(《临证指南医案·咳嗽》)。脉应四时阴阳,当沉细而反促数,乃"烦劳动阳,不得天地收藏之令",叶氏断为阴虚阳盛,虚火扰肺之虚咳,当用滋阴清热之法,但"因少纳胃衰,未可重进滋腻",故治以麦门冬汤润肺清热,养胃生津。

三、脉时关系的现代研究

张伯讷等[1]在一年二十四节气日对16例18~35岁正常男青年的脉象分别进行观察,分析所测得的脉图发现,脉图波幅各参数具有明显季节性变化趋势,四季之间主波幅h_1差异显著,冬夏差约为1/3倍,经余弦法计算,表明正常人脉图h_1的四季变化存在着近似年节律,其特点符合《黄帝内经》所说四时正常脉象的变化。在脉象观测的同时,还进行了心功能检测,以及尿儿茶酚胺24小时排量的观察,发现心搏出量、心输出量、心脏指数及血管顺应性四季无显著差异,而总外周阻力、平均动脉压及尿儿茶酚胺量冬季高于夏季($P<0.05$),提示脉象变化的生理基础,可能是神经-体液因素受到外界气候因素影响后对血管舒缩状态的调节。闪增郁等[2,3]对夏、秋、冬3个季节6个节气(大暑、处暑、秋分、霜降、小雪、冬

①张伯讷,殷文治,费兆馥,等.正常人脉象四季变化规律的初步探讨[J].上海中医药杂志,1984,(10):42-45.
②闪增郁,陈燕萍,黄大威,等.基于动态标准化技术的平人夏秋冬6节气脉图参数比较研究[J].中国中医基础医学杂志,2013,19(11):273-1274.
③闪增郁,陈燕萍,黄大威,等.平人大暑、处暑、秋分脉图参数的比较研究[J].中医杂志,2013,54,(8):684-690.

至）的平人脉图参数进行比较研究，结果显示人体随季节的变化可以在脉图上反映出来，脉位变化是重要的影响因素，且与日照角度、气温等的相关性非常显著。对平人大暑、处暑和秋分的脉图模型及其参数变化规律进行比较研究，结果显示：①夏季与秋季节气脉图变化的重要影响因素是脉位。②秋季节气脉图变化的重要影响因素是谐波相位和能量。③左右手脉图参数在夏季和秋季的变化不均等。大暑与处暑、秋分比较，不同主要存在于右手，且脉位是最重要的影响因素；处暑与秋分比较，不同主要存在于左手，且谐波相位是最重要的影响因素。

四、梦诊的临床应用

梦诊，是通过对梦的分析，借以分析人的心理状态和致梦缘由，认识人体内部病变的一种诊断方法。杨上善在阐述本篇有关问梦诊病的原文时，首先提出了梦诊的概念，他指出："凡梦有三种：人有吉凶，先见于梦，此为征梦也；思想情深，因之见梦，此为想梦也；因其所病，见之于梦，此为病梦也。此十一种梦，皆病梦也，并因阴阳气之盛衰、内有饥饱、肝肺气盛、长短虫多以为梦也。此所以因伤致梦，即以梦为诊也，此为梦诊。"故对于病梦，可以通过对梦象的分析，以探求疾病的病因病机，进而加以治疗。如何传毅①论梦堕证治，患者每卧则梦堕山谷、水中，形瘦面苍者为多。常兼梦堕坠之前心悸动甚；坠堕之际，常易惊起；梦伏水中则恐畏不除；头时眩，耳时鸣，腰痠懈。梦遗或带下如崩后，梦堕益甚；梦后惊悸、怔忡、遗泄、带浊尤甚，少腹时痛。惊恐过度，梦堕必剧。此证多系肝肾同病，阴虚为主。《黄帝内经》云"下盛则梦堕""肾气虚则使人梦见舟船溺人，得其时则梦伏水中，若有畏恐。""（厥气）客于肾，则梦临渊，没居水中。""恐则气下""惊则气乱"，惊恐过度，肝肾益伤，故梦堕必剧。主治之方有龟鹿二仙膏加味，药用鹿角片、炙龟板、党参、枸杞子、黄精；或用远志丸加味，药用肉苁蓉、远志、石菖蒲、续断、龙骨、黄精。笔者体会，梦堕之治，主药为黄精、鹿角、龟板、远志，或合孔圣枕中丹益佳。另黄精一味，用治梦堕，确有效验，值得研讨。

【原文】

心脉[1]搏坚而长，当病舌卷不能言[2]；其耎而散者，当消渴自已[3]。肺脉[4]搏坚而长，当病唾血；其耎而散者，当病灌汗[5]，至令不复散发也[6]。肝脉[7]搏坚而长，色不青[8]，当病坠若搏[9]，因血在胁下，令人喘逆；其耎而散、色泽[10]者，当病溢饮[11]，溢饮者，渴暴多饮，而易[12]入肌皮肠胃之外也。胃脉[13]搏坚而长，其色赤，当病折髀[14]；其耎而散者，当病食痹[15]。脾脉[16]搏坚而长，其色黄，当病少气；其耎而散色不泽者，当病足胻[17]肿，若水状也。肾脉[18]搏坚而长，其色黄而赤者，当病折腰；其耎而散者，当病少血，至令不复也。

---

①何传毅.莫道梦纷无歇时——梦证别议[J].上海中医药杂志,1982,(10):36-38.

帝曰：诊得心脉而急，此为何病？病形何如？岐伯曰：病名心疝[19]，少腹当有形也。帝曰：何以言之？岐伯曰：心为牡脏[20]，小肠为之使[21]，故曰少腹当有形也。帝曰：诊得胃脉，病形何如？岐伯曰：胃脉实则胀，虚则泄。

帝曰：病成而变[22]何谓？岐伯曰：风成为寒热，瘅成为消中[23]，厥成为巅疾[24]，久风为飧泄[25]，脉风成为疠[26]，病之变化，不可胜数。

帝曰：诸痈肿筋挛骨痛，此皆安生？岐伯曰：此寒气之肿，八风之变也。帝曰：治之奈何？岐伯曰：此四时之病，以其胜治之[27]愈也。

帝曰：有故病五脏发动[28]，因伤脉色，各何以知其久暴至[29]之病乎？岐伯曰：悉乎哉问也！征其脉小色不夺者，新病也；征其脉不夺其色夺者，此久病也；征其脉与五色俱夺者，此久病也；征其脉与五色俱不夺者，新病也。肝与肾脉并至[30]，其色苍赤，当病毁伤不见血，已见血，湿若中水[31]也。

尺内两傍[32]，则季胁也，尺外[33]以候肾，尺里[34]以候腹。中附上[35]，左[36]外以候肝，内以候膈；右[36]外以候胃，内以候脾。上附上[37]，右外以候肺，内以候胸中；左外以候心，内以候膻中。前以候前，后以候后[38]。上竟上[39]者，胸喉中事也；下竟下[40]者，少腹腰股膝胫足中事也。

粗大者，阴不足阳有余，为热中[41]也。来疾去徐[42]，上实下虚，为厥巅疾[43]；来徐去疾，上虚下实，为恶风[44]也。故中恶风者，阳气受也[45]。有脉俱沉细数者，少阴厥也[46]；沉细数散者，寒热也；浮而散者，为眴仆[47]。诸浮不躁者皆在阳，则为热；其有躁者在手[48]。诸细而沉者皆在阴，则为骨痛；其有静者在足[49]。数动一代[50]者，病在阳之脉也，泄及便脓血。诸过者切之[51]，涩者阳气有余也，滑者阴气有余也。阳气有余为身热无汗，阴气有余为多汗身寒，阴阳有余则无汗而寒[52]。推而外之，内而不外，有心腹积也[53]。推而内之，外而不内，身有热也。推而上之，上而不下，腰足清也。推而下之，下而不上，头项痛也。按之至骨，脉气少者，腰脊痛而身有痹也[54]。

【校注】

〔1〕心脉：指手少阴心经的动脉，如神门穴处动脉。

〔2〕搏坚……当病舌卷不能言：姚止庵："心脉坚长，搏击指下，火盛气浮。舌为心苗，故卷而不能言也。"

〔3〕消渴自已：消渴，原作"消环"，据《太素》卷十五、《甲乙经》卷四、《脉经》卷六改。杨上善："奀而散者病消渴，以有胃气，故自已。"张琦："奀散者，虚也，心液耗伤，故见消渴，俟心气续复，津液得生，则自已矣。"

〔4〕肺脉：指手太阴肺经的动脉，如太渊穴处动脉。

〔5〕灌汗：汗出淋漓，身如灌洗。

〔6〕至令不复散发也：张介宾："汗多亡阳，故不可更为发散也。"张琦："至令七字衍文。"喜多村直宽："散发二字疑衍。"《新校正》云："详下文诸脏各言色，而心肺二脏不言色者，疑阙文。"

〔7〕肝脉：指足厥阴肝经的动脉，如太冲穴处动脉。

〔8〕色不青：《读素问钞》作"其色青"。森立之："案：或谓不青，青也。不，语助。"律以后文，似是。

〔9〕坠若搏：堕坠或搏击，即跌扑损伤之意。

〔10〕色泽：肤色润泽光亮。张志聪："《金匮要略》云：'夫水病人，面目鲜泽。'盖水溢于皮肤，故其色润泽也。"

〔11〕溢饮：病证名。由水饮内盛外溢所致，以四肢肿而无汗，身体疼痛为主症。

〔12〕易：《新校正》："按《甲乙经》'易'作'溢'。"似是。

〔13〕胃脉：指足阳明胃经的动脉，如冲阳穴处动脉。

〔14〕折髀：股部疼痛如折。髀，股部。

〔15〕食痹：病名。因胃气上逆，表现为胸膈闭阻闷痛、饮食不下的病症。

〔16〕脾脉：指足太阴脾经的动脉，如商丘、太白穴处动脉。

〔17〕胻：同"胻"，胫骨上部。

〔18〕肾脉：指足少阴肾经的动脉，如太溪穴处动脉。

〔19〕心疝：病名。指小肠疝气，临床见腹部疼痛，腹皮隆起，自觉有气从脐上冲心等症状。为脏病传腑所致。

〔20〕牡脏：即阳脏。

〔21〕小肠为之使：吴崑："小肠居于少腹，为之使，相为表里若役使也。"

〔22〕病成而变：张介宾："成言病之本，变言病之标。"

〔23〕瘅成为消中：吴崑："瘅，热邪也。积热之久，善食而饥，名曰消中。"消中，即中消病。

〔24〕厥成为巅疾：吴崑："厥，脏气逆也。巅，癫同，古通用。气逆上而不已，则上实而下虚，故令忽然癫仆，今世所谓五痫也。"巅疾，指神志失常的疾病，包括癫、狂、痫等。

〔25〕久风为飧泄：张志聪："风乃木邪，久则内干脾土，而成飧泄矣。"飧泄，指泄泻清稀，并有未消化的食物。

〔26〕脉风成为疠：谓风毒败坏血脉可致疠风病。《素问·风论》："风寒客于脉而不去，名曰疠风。"疠风，即麻风。

〔27〕以其胜治之：高世栻："寒风者，四时不正之邪。治之之法，当求其胜治之则愈也。如寒淫于内，治以甘热，风淫于内，治以辛凉之义。"

〔28〕有故病五脏发动：张介宾："有故病，旧有宿病也。五脏发动，触感而发也。"

〔29〕至：疑衍。《太素》杨上善注："何以知其久病新暴之别。"

〔30〕肝与肾脉并至：肝脉弦，肾脉沉。此言弦沉之脉象并至。

〔31〕湿若中（zhòng仲）水：张介宾："凡毁伤筋骨者，无不见血。已见血，其血必凝，其经必滞。气血凝滞，形必肿满；或如湿气在经，而同于中水之状也。"若，或者。中水，被水邪所伤。

〔32〕尺内两傍：谓尺肤部位的尺侧部分。尺，即尺肤，指前臂自腕横纹至肘横纹的皮肤。

〔33〕尺外：指尺肤近肘部三分之一下段的桡侧。将尺肤分为三段，近腕部三分之一为上段，近肘部三分之一为下段，中间三分之一为中段。

〔34〕尺里：指尺肤近肘部三分之一下段的中间。

〔35〕中附上：指尺肤部的中段。

〔36〕左、右：指左、右手。下同。

〔37〕上附上：指尺肤部的上段。

〔38〕前以候前，后以候后：谓尺肤部的臂内阴经之分，诊候胸腹部的病变，尺肤部的臂后阳经之分，诊候背部的病变。

〔39〕上竟上：即尺肤近腕部向上直达鱼际部。竟，尽也。

〔40〕下竟下：即尺肤近肘部向下直达肘窝处。

〔41〕热中：内热。

〔42〕来疾去徐：脉来应指急疾而去指徐缓。

〔43〕厥巅疾：森立之："上文曰厥成为巅疾，此曰厥巅疾，义同。谓厥逆及颠仆之疾也。"

〔44〕恶（è呃）风：恶厉之风。

〔45〕故中恶风……阳气受也：《太素》卷十五无此九字。森立之："《太素》无此九字，疑是傍记文。"

〔46〕有脉俱沉细数……少阴厥也：姚止庵："沉细而缓，肾之平脉也，数则为火。今沉细数者，是阴虚水亏而火上逆，名曰少阴厥。厥，逆而上也，所谓阴虚火动是矣。"

〔47〕眴（xuàn弦）仆：头晕目眩而跌倒。

〔48〕其有躁者在手：王冰："但浮不躁，则病在足阳脉之中。躁者，病在手阳脉之中也。"张介宾："此与《终始》篇人迎一盛病在足少阳，一盛而躁病在手少阳义同。"

〔49〕其有静者在足：王冰："细沉而躁，则病生于手阴脉之中。静者，病生于足阴脉之中也。"

〔50〕数动一代：脉动过速而有中止。数，频数。代，止也。

〔51〕诸过者切之：《甲乙经》卷四无此五字。吴崑："过，脉失其常也。"

〔52〕阴阳有余则无汗而寒：《太素》卷十五无此九字。张琦："滑脉为阳，与多汗身寒之证不合。阴阳有余二语，未详其义，恐有讹误。"丹波元简："滑涩相反，岂有二脉俱见之理乎？"故此文字疑有讹误。

〔53〕推而外之……有心腹积也：张介宾："此下言察病之法，当推求于脉以决其疑似也。凡病若在表而欲求之于外矣，然脉则沉迟不浮，是在内而非外，故知其心腹之有积也。"

〔54〕按之至骨……腰脊痛而身有痹也：姚止庵："重按之而脉微欲绝者，是为阳虚无气，命门火衰，在腰脊则阴寒而痛，在身中则不知痛痒处也。"

【释义】

本段主要阐述了脏腑脉诊、尺肤诊法、色脉合参以及分析疾病演变与预后等问题。

一、论脏腑脉诊

本段将脏腑脉象分为虚实两类，实脉"搏坚而长"，主邪气盛；虚脉"奭而散"，主正气衰。分别列举了心、肺、肝、脾、肾五脏与胃的实脉和虚脉主病的例子（表17–1）。

表17-1 脏腑脉象主病表

脏腑脉	病脉体象	色诊	主病及预后
心脉	搏坚而长		舌卷不能言
	耎而散		消渴自已
肺脉	搏坚而长		唾血
	耎而散		灌汗,至令不复
肝脉	搏坚而长	色青	坠若搏,因血在胁下,令人喘逆
	耎而散	色泽	溢饮,渴暴多饮,而易入肌皮肠胃之外
脾脉	搏坚而长	色黄	少气
	耎而散	色不泽	足䯒肿,若水状
肾脉	搏坚而长	色黄而赤	折腰
	耎而散		少血,至令不复
胃脉	搏坚而长	色赤	折髀
	耎而散		食痹
	实、虚		实则胀,虚则泄

关于文中所言心脉、肺脉等所指,多数医家从寸口脉论述或语焉不详,如杨上善云:"长,谓寸口脉长一寸也……肺脉浮短,今动坚长……肝脉耎而弦,今动坚而长。"姚止庵云:"肺脉浮涩而短,此其常也。今反搏击坚长,是为火邪犯肺,病必唾血。"余脏以此类推。惟丹波元简在《素问记闻》中指出:"以五脏配寸关尺者,盖昉于叔和氏。以此说《素问》者,非也,广指心经部位之脉言,不必指寸关尺。"纵观《黄帝内经》有关三部九候、标本脉法所论,此当为十二经标本脉诊法中的本脉,也常被称为手少阴脉、手太阴脉、足厥阴脉、足太阴脉、足少阴脉、足阳明脉,具体诊脉部位分别为神门、太渊、太冲、商丘、太溪、冲阳等腧穴处的动脉。而将胃与五脏并列,则与扁鹊医学中"太阴属胃,胃为五脏之一"的观点有关。在《黄帝内经》中有一个"太阴属胃"到"太阴属脾"的转换过程,先从胃到胃脾共主、脾胃连称,最后再以脾取代胃。在脾胃共主阶段,最突出的一个特征是,无论是论述五脏的生理或病理,往往都跟随一个"胃"的生理或病理的描述,既不说是脏,也不说是腑,以至于六朝谢士泰《删繁方》引扁鹊五脏疟曰:"五脏并有疟候,六腑则无,独胃腑有之。"实际上这时的胃依然还是脏的概念,其病症也正是后来脾的病症,相反脾疟的病症呈现的却是胃肠的病症[1]。

本段突出了以脉辨脏腑虚实的思想,如姚止庵所说:"按心、肺、肝、胃、脾、肾五脏一腑凡六经,其脉并以搏坚而长、耎而散分配病证……所谓搏坚而长者,以邪实而言也;其耎而散者,以正虚而言也。一经之内,有实有虚,脉病自各相应。"同时也突出了脉以胃气为本的思想,如张介宾所云:"盖五脏皆以胃气为本,脉无胃气则死,凡木强者土必衰,脉搏者胃多败,故坚搏为诸脏所忌。兹心脉搏坚而长者,以心脏之胃气不足而邪有余也。搏之微则邪亦微,搏之甚则几于真脏矣。故当以搏之微甚,而察病之浅深。后四脏者仿此。"另外,脏腑存在表里关系,脏病可以及腑,脏脉亦可反映腑病,因此心脉劲急,也可主小肠的病变,表现为"少腹当有形也"。

①黄龙祥.经脉理论还原与重构大纲[M].北京:人民卫生出版社,2016:62-63.

二、论疾病传变

本段对疾病形成后的演变亦有所论述,如"风成为寒热",即风邪侵袭人体,因其善行而数变,腠理开则洒然寒,闭则热而闷,故见发热恶寒之症。热积于内,则可演变为多食数溲的消中病症。气逆于上,可导致癫、狂、痫或眩仆等病症。《素问·生气通天论》言:"春伤于风,邪气留连,乃为洞泄。"因风从木化,久风不已则脾土受伤,病为飧泄而下利清谷。风客于血脉,营气热腐,则肤肉败坏,而发为麻风病。至于痈肿筋挛骨痛,乃是风寒之变而为痈肿之病,如张介宾所云:"惟风寒之变在经,所以兼筋骨之痛,今有病大项风、虾蟆瘟之属,或为头项咽喉之痛,或为肢节肌肉之肿,正此类也。"由此也说明了"病之变化,不可胜数"之理。

对于上述主要由外感所引起病症的治疗,原文提出其治疗原则为"此四时之病,以其胜治之"。大致可以从两方面理解:一是从治法的角度阐释,如张介宾说:"四时之病,即时气也。治之以胜,如《至真要大论》曰:治诸胜复,寒者热之,热者寒之,温者清之,清者温之,散者收之,抑者散之,燥者润之,急者缓之,坚者软之,脆者坚之,衰者补之,强者泻之,各安其气,必清必静,则病气衰去。此之谓也。"二是从五行气味的组方用药角度论述,如张志聪云:"以胜治之者,以五行气味之胜,治之而愈也。如寒淫于内,治以甘热。如东方生风,风生木,木生酸,辛胜酸之类。"

三、论脉色合参

五脏有故病,有新病,新故之病在脉色表现上是有区别的,脉色俱夺为久病,脉色俱不夺为新病,脉小色不夺为新病。对于其机理,张介宾解释说:"脉小者邪气不盛,色不夺者形神未伤,故为新病。病久而经气不夺者有之,未有病久而形色不变者,故脉不夺而色夺者为久病。"若见肝肾之脉,而见肝心之色,脉色不完全相符,森立之认为:"但击伤而不见血,则血郁而攻骨,故见肝肾二脉。血郁于内不外出,故见肝心二色也。若已见血,而其脉尚见肝肾并至之脉,且其色苍赤者,是疮口。或受湿气,或直中水气,故肝肾共得水湿而见此脉也。即破伤风也。诸注家皆不明,王(冰)注可从。"

四、论尺肤诊法

尺肤诊法主要是通过观察、触按尺肤皮肉的大小、缓急、滑涩、坚脆及寒温变化,了解疾病的寒热、虚实、表里及脏腑身形的病变,尤其是津液的盈亏。如《灵枢·论疾诊尺》所云:"审其尺之缓急、小大、滑涩,肉之坚脆,而病形定矣。"本段主要论述尺肤诊在病位诊断中的运用,具体方法是将尺肤划分为上、中、下三个部位,分别与脏腑器官相对应(图17-1)。其对应的基本原则是:上以候上,下以候下,前以候前,后以候后。

原文采用一分为三的方法,划分尺肤部位,并与脏腑器官上下部位对应,视局部为整体缩影的思想,不仅对后世寸关尺三部脏腑定位脉诊方法的形成有启迪作用,同时也体现了生物全息的思想,反映了中医学的整体观念。

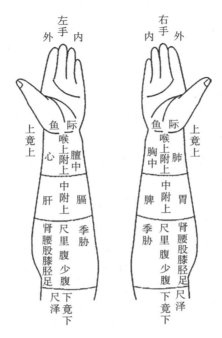

图 17-1 尺肤诊示意图

五、论脉象主病

最后，原文就一些具体脉象的变化来阐明病症的复杂多变。其中，除脉形和至数外，还论及脉的来去之势及内外上下的推法，其基本精神在于通过对脉象的分析，探求脏腑经络的阴阳升降和盛衰。

具体而言，原文从"粗大者"至"浮而散者，为眴仆"，似对上文"风成为寒热……厥成为巅疾"病机和脉象的补充。脉来洪大，阳实阴虚，病为内热，是补充"瘅为消中"病症的脉象和病机。脉来急促为上实，脉去徐缓为下虚；以及脉来沉细数，为阴虚火动，少阴之气厥逆；脉来浮而散，为气血亏虚，可致头眩仆倒，是对"厥成巅疾"的病机、脉象与症状的补充。脉来徐缓为上虚，脉去急促为下实，气虚于上，故风邪易入而为恶风之病，似对"脉风成为疠"的补充说明。"沉细数散者，寒热也"，高世栻云："热有阴阳，申明有脉沉细而数散者，非粗大有余之阳热，为阴盛阳虚之寒热也。"丹波元简谓"此亦虚劳寒热也"。

从"诸浮不躁者皆在阳"到篇末，主要阐述以脉象辨疾病之阴阳、内外、上下等问题。首先，以脉之浮沉躁静辨病之阴阳、手足。马莳注释甚为精辟："此言脉有浮沉，当分阳经阴经，又即其躁静而辨手足也。言诸脉皆浮，而浮中不躁，其病当在足之阳经。盖浮为阳，故属阳经，而不躁为阳中之阴，乃知其在足也。惟浮为阳脉，病当在表有热。若浮而带躁，则为阳中之阳，而火升于上，其病不在足经，而在于手经矣。诸脉皆沉细，而沉细中不静，其病当在手之阴经。盖沉细为阴，故属阴经，而不静为阴中之阳，乃知其在手也。惟沉细为阴脉，病当在里，骨痛。若沉细带静，则为阴中之阴，而寒入于下，其病不在手经而在足经矣。浮沉躁静之间，乃阴阳手足之所由分者如此。"至于"数动一代者"，乃阳热在经，故脉数动；热伤血分，故便脓血；经血下泄，故脉时有止息。张琦论其病机云："三阳邪滞，升降不运，水谷不消，木气郁冲，则为泄利，湿热菀积，久而腐败，是以化为脓血。"

其次，以滑涩辨虚实。脉涩主阳气有余而阴血不足，阳气有余则身热，阴血不足则无汗；脉滑主阴气有余而阳气不足，阴气有余则身寒，阳气不足则多汗。如高世栻注所言："诸脉涩者，内之阴血不足，阴血不足，则外之阳气有余也。诸脉滑者，阳气从阳入阴，阳气入阴，则内之阴气有余也。阳气有余则病在阳，不得阴气以和之，故身热无汗。阴气有余则病在阴，不得阳热以相济，故多汗身寒。"

最后，推脉以定病位。对此，张介宾阐述甚为清楚，其云："凡病若在表而欲求之于外矣，然脉则沉迟不浮，是在内而非外，故知其心腹之有积也。凡病若在里而欲推求于内矣，然脉则浮数不沉，是在外而非内，故知其身之有热也。凡推求于上部，然脉止见于上，而下部则弱，此以有升无降，上实下虚，故腰足为之清冷也。凡推求于下部，然脉止见于下，而上部则亏，此以有降无升，清阳不能上达，故为头项痛也。或以阳虚而阴凑之，亦为头项痛也。按之至骨沉，阴胜也。脉气少者，血气衰也。正气衰而阴气盛，故为是病。"但对脉之上下所指，表述并不十分清楚，或者有不同看法。如王冰云："推筋按之，寻之而上，脉上涌盛……推筋按之，寻之而下，脉沉下掣。"高世栻明确为寸关尺之上下，云："推而上之者，医之手指向寸关尺之上按之……推而下之者，医之手指向寸关尺之下按之。"森立之评述云："以上谓内、外、上、下、深之五诊法也。此五诊法，张（介宾）注以为寸口脉动，以内外为浮沉，以上下为上部下部脉，以按之至骨为沉阴胜也。以推按二字为同义。《素问识》据此。然推按二字未得正解，内外上下亦未确。今姑从王（冰）义为是。"

【知识链接】

一、尺肤诊法的争议、原则、临床意义

尺肤诊法是《黄帝内经》创立的特有诊病方法，但就本篇"尺内两傍……少腹腰股膝胫足中事也"一段文字而言，涉及到诠释之争议，以及尺肤诊法的临床意义、原则等问题。

（一）诠释争议

本篇"尺内两傍……少腹腰股膝胫足中事也"一段，历来有两种注释观点：一是杨上善、王冰等从尺肤诊分部解释，另一种是马莳、吴崑、张介宾等从寸口脉诊分寸、关、尺三部的脏腑定位作注。对此长期的学术之争，丹波元简在《素问识》中评述说："王注：'尺内，谓尺泽之内也。'此即诊尺肤之部位。《平人气象论》云：'尺涩脉滑，尺寒脉细。'王注亦云'谓尺肤也'。《邪气脏腑病形》篇云：'善调尺者，不待于寸。'又云：'夫色脉与尺之相应，如桴鼓影响之相应也。'《论疾诊尺》篇云'尺肤泽'，又云'尺肉弱'。《十三难》云：'脉数尺之皮肤亦数，脉急尺之皮肤亦急。'《史记·仓公传》亦云：'切其脉，循其尺。'仲景云'按寸不及尺'。皆其义也……明是尺即谓臂内一尺之部分，而决非寸关尺之尺也。寸口分寸关尺三部，昉于《难经》，马、张诸家以寸关尺之尺释之，与经旨差矣。"丹波元简此言甚

是。但杨上善认为尺肤诊法的切诊部位乃"从关至尺泽为尺也"，其范围是前臂的关脉至尺泽之间，尺分之中又有尺脉和尺之皮肤两部分，其中尺脉之部是指关后一寸动脉（与寸口脉法的尺脉相同），尺之皮肤则包括一寸以后至尺泽之间的皮肤，尺分、尺脉和尺之皮肤3个方面分别具有不同的临床意义。由此又形成了尺肤诊法的切诊部位范围之广义和狭义之分，广义的尺肤切诊部位范围是在前臂的掌横纹至肘横纹之间；狭义的尺肤切诊部位范围是从寸口脉法中的寸、关、尺三部脉之关脉开始，到尺泽穴之间[①]。

（二）尺肤诊法的原则

本篇论尺肤诊法的原则，可概括为上以候上，下以候下；前以候前，后以候后。其中"上以候上，下以候下"的诊法原则，对中医临床诊断方法形成影响甚大。本段原文虽非论寸口脉的寸关尺三部之脏腑定位，但却成为其后寸关尺三部分候脏腑理论的滥觞，后世许多学者也从寸关尺三部分候脏腑的角度加以诠释，李中梓甚至根据此段原文所述，创制了"《内经》分配脏腑诊候图"（图17-2）。"上以候上，下以候下"的诊法原则，则成为寸口脉诊法及其脏腑配位的重要依据之一。如《金匮要略·五脏风寒积聚病脉证并治》言："诸积大法，脉来细而附骨者，乃积也。寸口，积在胸中；微出寸口，积在喉中；关上，积在脐旁；上关上，积在心下；微下关，积在少腹；尺中，积在气冲。脉出左，积在左；脉出右，积在右；脉两出，积在中央。各以其部处之。"《古今医统大全·脉分三部主病》说："脉有三部，曰寸曰关曰尺……寸部候上，自胸膈心肺咽喉头目之有疾也。关部候中，自胸膈以下至小腹之有疾也，脾胃肝胆皆在中也。尺部候下，自少腹腰肾膝胕足也，大肠小肠膀胱皆在下也。皆《内经》所谓上以候上，下以候下，而理势之所不容间也。"张介宾在《景岳全书·脉神章》也指出："本经曰：上竟上者，胸喉中事；下竟下者，少腹腰股膝胫中事。所以脉之形见上者候上，下者候下，此自然之理也。"并以此批驳根据脏腑表里关系，将小肠、大肠配位于寸部的诊脉方法说："自王叔和云心与小肠合于左寸，肺与大肠合于右寸，以至后人遂有左心小肠，右肺大肠之说，其谬甚矣。夫小肠、大肠皆下部之腑，自当应于两尺。"清·沈镜《脉诀规正》也指出："以理言之，则大小肠皆居下部之地，今乃越中部候之寸上，谓理之可准乎？抑义之可通乎……殊不知经络相为表里，诊候自有部位，岂可以至下之脏腑，而诊之至上之位者乎？"由此并产生了左寸候心与心包，右寸候肺与胸中之说。

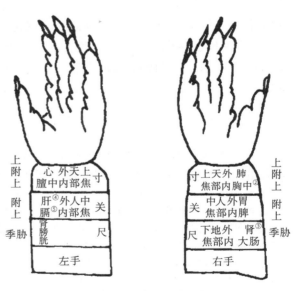

图17-2　《内经》分配脏腑候诊图

注：②胸中：经纶堂本、千顷堂本作"大肠"。③肾：经纶堂本、千顷堂本作"命门"。④肝：经纶堂本、千顷堂本作"小肠"。⑤膈：经纶堂本、千顷堂作"胆肾"。

---

①邓慧芳，陈子杰，翟双庆.《黄帝内经》尺肤诊理论的内涵［J］.中国中医基础医学杂志，2018，24（3）：296-298.

"上以候上，下以候下"的诊法原则不仅体现于脉诊之中，中医学有关望诊的方法也无不遵循此原则。如《灵枢·五色》论脏腑肢体在面部的望诊部位与《素问·刺热》所论五方配五脏的方法虽然不同，但就脏腑在面部的望诊部位而言，都遵循着"上以候上，下以候下"的原则。中医舌诊的脏腑部位划分，同样以此原则为基础。

（三）尺肤诊法的临床意义

尺肤诊法作为《黄帝内经》创立的特有诊病方法，除本篇外，还散见于其他篇章，如《灵枢·论疾诊尺》专篇论之。尺肤诊法的机理，如张志聪所说："血气之行于脉外者，从手阳明之大络，循经脉之五里，而散行于尺肤，故审其尺之缓急大小滑涩，肉之坚脆，而病形定矣。"尺肤诊法临床除用于判断病位外，亦用于判断病因病性，如《灵枢·论疾诊尺》云："尺肤滑，其淖泽者，风也。尺肉弱者，解㑊……尺肤滑而泽脂者，风也。尺肤涩者，风痹也。尺肤粗如枯鱼之鳞者，水泆饮也。"另外，尺肤诊与脉诊互参，有助于全面认识疾病。如《灵枢·论疾诊尺》云："尺肤热甚，脉盛躁者，病温也，其脉盛而滑者，病且出也。尺肤寒，其脉小者，泄，少气。"

现代学者对尺肤诊法也有所应用与研究，如杨季国[1]论述了尺肤诊法在儿科疾病诊断中的意义，主要是诊察尺肤的色泽、疏密、温凉、滑涩、润燥等，并参合四诊以了解疾病之新久、寒热、虚实、津液盈亏以及顺逆等。李果刚等[2,3]运用寒热湿诊测仪检测发现尺肤是判断冠心病心阴虚证与心阳虚证的体表湿度指标的最佳检测部位，以及脾胃虚寒型慢性胃炎患者的尺肤温度和湿度较正常人显著降低。在小儿湿疹和小儿过敏性鼻炎脾气虚证辨证体征初步量化的研究中，尺肤松软皆具明显的统计学意义[4,5]。雍小嘉等[6]指出，尺肤与脉象之间特定的对应关系，为脉诊客观化的研究提供了一个新视角。王永新等[7]编著出版了《中医尺肤诊断学》专著，系统梳理了历代医家有关尺肤诊的论述，探讨了尺肤诊断学的理论依据、与现代科学的关系、具体运用以及临床应用案例，为临床推广应用提供了便利。

（四）尺肤针法的提出与应用

根据本篇有关尺肤分区诊候脏腑的思想，以及当代全息论的影响，一些学者又创新性地提出尺肤针法。方宗畴[8,9]最早提出尺肤针疗法，基本思想是将尺肤部的腧穴按体表解

①杨季国.论尺肤诊法在儿科的运用[J].新中医,1995,(12):4-5.

②李果刚,程建丽,张妍妤,等.冠心病心阳虚证、心阴虚证患者体表与舌温度、湿度变化的临床实验研究[J].中华中医药学刊,2011,29(11):2477-2479.

③李果刚,程建丽,张妍妤,等.慢性胃炎脾胃虚寒证与胃阴亏虚证体表温度、湿度及舌温度变化的临床意义[J].上海中医药大学学报,2011,25(6):53-54.

④张海英.小儿湿疹脾气虚证辨证体征临床初步量化研究[D].济南:山东中医药大学,2007.

⑤周士英.小儿过敏性鼻炎脾气虚证辨证体征初步量化研究[D].济南:山东中医药大学,2007.

⑥雍小嘉,徐姗姗.脉诊客观化研究的新视角——尺肤状态与脉象特征对应关联[J].辽宁中医杂志,2010,37(11):2141-2142.

⑦王永新,王培禧.中医尺肤诊断学[M].贵阳:贵州科技出版社,1999.

⑧方宗畴.尺肤针理论探讨[J].铁道医学,1993,21(1):60-61.

⑨方宗畴.尺肤针疗法初探[J].江苏中医,1995,16(1):32-33.

剖的区线、部段加以定位，其中腕部相当于人体头颈部，臂上部近似于人体胸背部，臂下部近似于人体腰腹部，肘部则相当于人体骶盆部。同时，挠、内侧面相当于胸腹，尺、外侧面相当于背脊。若以虚线模拟人体各部内脏器官，恰好近似于一坐置的人体模型图。依据这一发现，可确立"尺肤针"这一新的系统疗法。赵海红等[1]给出了上肢前臂肌表对于全身各部包括内脏器官的病理、生理变化的具体对应点（图17-3），并论述了主要尺肤穴的定位、主治以及尺肤针疗法的临床应用等。临床报道应用尺肤针法可以治疗偏头痛、抽动–秽语综合征、中风偏瘫、足跟痛、四肢扭挫伤痛等，疗效满意。商淑慧等[2]研究发现尺肤针颅脑穴埋线疗法能有效改善轻度认知功能障碍病人日常生活自理能力，提高血清超氧化物歧化酶（SOD）水平，降低丙二醛（MDA）含量。当然，尺肤针法主要是依据本篇所论尺肤诊法，结合临床经验推演的一种针刺方法，还有待临床以及实验研究的进一步验证与完善。

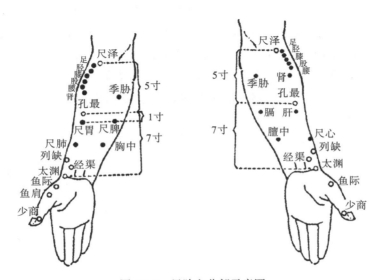

图 17-3　尺肤穴分部示意图

二、阴阳盛衰与寒热出汗的关系

成肇智[3]认为本篇所论"阳气有余，为身热无汗；阴气有余，为多汗身寒；阴阳有余，则无汗而寒"，明确指出阴阳盛衰与身体的寒热、出汗之间的联系，对于临床辨证审机具有重要的指导意义。阴阳的盛衰是相对的，阳气有余者阴气必受到一定的伤害，因而阴气会相对不足，反之亦然。阳主热，阴主寒，因而阳偏盛则身热，阴偏盛则身寒，此"热"包括发热和恶热，此"寒"亦包括肢冷和恶寒。人体出汗与阳气，特别是卫气的状态关系最密切。阳气正常，则腠理、汗孔开阖适度，人体汗出正常。若卫虚不固，则汗出过多；卫阳偏亢，亦可大汗；外邪束表，卫阳郁遏，则身热无汗；若津液大亏，或经络闭塞，则汗源缺乏，虽卫气

①赵海红，高社光，魏勇军，等.尺肤针疗法探析［J］.湖北中医杂志，2016，38（2）：72-75.
②商淑慧，靳贺超，李莉，等.尺肤针颅脑穴埋线治疗轻度认知功能障碍的临床观察［J］.中西医结合心脑血管病杂志，2018，16（11）：1599-1601.
③王洪图.内经［M］.北京：人民卫生出版社，2000：512.

无恙，必汗出偏少，甚至无汗。本句"阳气有余"的"身热无汗"，应属外邪束表、卫阳郁遏所致；"阴气有余"的"多汗而寒"，乃阴盛伤阳，卫虚不固所致；而"阴阳有余"的"无汗而寒"，则是一种特定病情，即外寒客表（阴气有余）而恶寒，卫阳郁遏（阳气有余）而无汗，宜辛温发汗，宜卫解表，表解则恶寒止，汗泄则卫气通，因而阴阳平复而病愈。

另外，王好古《医垒元戎·三阳拾遗例》对阴阳有余的脉、症、病机、治法论述说："病人两手脉浮数，或紧或缓，寸脉短反力小于关尺脉者，此名阴盛阳虚。若自汗出而恶风者，是邪气在表，阴气独有余也。《素问》曰'阴气有余，为多汗身寒'是也。即可投消阴助阳发表药治之。若立春以后清明以前，宜六物麻黄汤主之；清明以后至芒种以前，宜七物柴胡汤主之；芒种以后至立秋以前，宜发表汤主之……病人脉浮数，或紧或缓，其脉上出鱼际，寸脉力大如关尺者，此名阳盛阴虚也。若发冒闷，口燥咽干者，乃是邪气在表，阳气独有余也。《素问》曰'阳气有余，为身热无汗'是也。可投消阳助阴药以解表。若立春以后至清明以前，宜人参汤主之；清明以后至芒种以前，宜前胡汤主之；芒种以后至立秋以前，宜石膏汤主之……病人两手脉浮数，或紧或缓，三部俱有力，无汗恶风者，此是阴阳气俱有余。《素问》曰'阴阳有余，则无汗而寒'是也，可用药平之。若立春以后至清明以前，宜解肌汤主之；清明以后至芒种以前，宜芍药汤主之；芒种以后至立秋以前，宜知母汤主之。"可供参考。

平人气象论篇第十八

【导读】

医学是研究人的健康与非健康及其转归规律的科学技术知识和实践活动的体系，《黄帝内经》作为中医学理论体系的奠基之作，无疑必须研究人体生命活动过程中的"常"与"变"的状态及其转归规律，并将知常达变作为探索人体生命活动规律的认知方法。本篇可谓知常达变方法在脉诊中的具体运用，原文首先以平人脉象之常为标准，以判断是否患病以及疾病之虚实等；继则从"平人之常气禀于胃"的道理出发，强调脉以胃气为本，并以胃气的盛衰有无为标准，以判断四时五脏的平、病、死脉，体现了《黄帝内经》重视胃气的基本思想；最后从脉时、脉证的顺逆关系讨论了疾病状态下的常变关系。本篇充分展现了《黄帝内经》在掌握人体正常生命运动的基础上，把"过与不及"和"逆顺"作为推论的依据，由常达变以诊断疾病的思维方法。马莳曰："详论平人病人脉体气象，故名篇。"

【原文】

黄帝问曰：平人何如？岐伯对曰：人一呼脉再动，一吸脉亦再动，呼吸定息[1]脉五动，闰以太息[2]，命曰平人。平人者，不病也。常以不病调[3]病人，医不病，故为病人平息以调之[4]为法。

人一呼脉一动，一吸脉一动，曰少气[5]。人一呼脉三动，一吸脉三动而躁[6]，尺热曰病温[7]，尺不热脉滑曰病风，脉涩曰痹。人一呼脉四动以上曰死，脉绝不至曰死，乍疎乍数[8]曰死。

平人之常气[9]禀于胃，胃者平人之常气[10]也，人无胃气曰逆，逆者死。春胃微弦曰平[11]，弦多胃少曰肝病，但弦无胃曰死，胃而有毛曰秋病，毛甚曰今病[12]。脏真散于肝[13]，肝藏筋膜之气也。夏胃微钩[14]曰平，钩多胃少曰心病，但钩无胃曰死，胃而有石[15]曰冬病，石甚曰今病。脏真通于心，心藏血脉之气也。长夏胃微耎弱[16]曰平，弱多胃少曰脾病，但代[17]无胃曰死，耎弱有石曰冬病，弱[18]甚曰今病。脏真濡于脾，脾藏肌肉之气也。秋胃微毛[19]曰平,毛多胃少曰病,但毛无胃曰死,毛而有弦曰春病,弦甚曰今病。脏真高于肺,以行荣卫阴阳也。冬胃微石曰平,石多胃少曰肾病,但石无胃曰死,石而有钩曰夏病,钩甚曰今病。脏真下于肾,肾藏骨髓之气也。

【校注】

〔1〕呼吸定息:两次呼吸之间的间歇。张介宾:"谓一息既尽,而换息未起之际也。"

〔2〕闰以太息:张志聪:"太息者,呼吸定息之时,有余不尽而脉又一动,如岁余之有闰也。"闰,余也。

〔3〕调(diào钓):计算。这里有测度、测量之意。

〔4〕平息以调之:谓调节呼吸使之均匀,以衡量病人的脉息至数。

〔5〕少气:即呼吸气短。森立之:"少气,诸家无明解,唯以为阳气衰少。窃谓不然,后文曰病温、病风、病痹,并皆谓疾病,则此少气,亦当为病证而看。"

〔6〕躁:急也。

〔7〕尺热曰病温:尺肤发热提示为外感温病。

〔8〕乍疏乍数:谓忽快忽慢,节律紊乱。

〔9〕常气:正常的脉气。

〔10〕胃者平人之常气:谓胃气是健康人的正常脉气。

〔11〕春胃微弦曰平:谓春季脉有胃气而略带弦象为正常脉象。吴崑:"春脉宜弦,必于冲和之中微带弦,是曰平调之脉。"后皆仿此。

〔12〕胃而有毛……毛甚曰今病:张介宾:"毛为秋脉属金,春时得之,是为贼邪,以胃气尚存,故至秋而后病。春脉毛甚,则木被金伤,故不必至秋,今即病矣。"后皆仿此。

〔13〕脏真散于肝:五脏精气布散于肝。脏真,指五脏真元之气。高世栻:"盖肝主疏泄,故曰散。心主血脉,故曰通。脾主灌溉,故曰濡。肺位居上,故曰高。肾为水脏,故曰下也。"

〔14〕钩:形容夏季的洪脉,来盛去衰,如钩端微曲之象。

〔15〕石:形容脉沉实。

〔16〕耎弱:柔和之意。耎,同"软"。

〔17〕代:以上下文例,当作"弱"。

〔18〕弱:《脉经》卷三、《千金要方》卷十五均作"石"。宜从。

〔19〕毛:形容秋季脉浮之象。

【释义】

本篇首先提出诊脉要"知常达变",先掌握健康人的脉象特征,然后以常衡变,以判断疾病之脉象。健康人的脉象特征,主要涉及三个方面:即脉率一息4~5至、节律整齐与脉有胃气。

一、以脉率、节律辨平、病、死脉

本段原文论述了平息察脉的方法，并以健康人的呼吸与脉搏比率为标准，以判断患者之平脉、病脉及死脉。

古人运用健康人呼吸与脉搏（心搏）比率协调的生命规律，作为判断脉息至数正常与否的依据，提出"以不病调病人"的平息调脉法。即医生在诊脉时，通过平调自己的呼吸以测定患者脉搏的频率、节律。这种以常衡变的诊察方法，一方面使医生摆脱了对计时工具的依赖，同时也便于医生集中精力，专心致志地体察脉象。

脉息至数是辨别平脉、病脉、死脉的重要依据之一。正常人的脉息至数是一息四五至，且脉律规整均匀。若脉搏一息二三至者为迟脉，是气虚阳弱；迟之极者，脉绝不至，是气绝阳败。脉息至数过多，一息六七至者为数脉，是气盛阳亢；数之极者，一息八九至以上者，是阴竭阳极。若脉律极不规整而"乍疏乍数"者，是阴阳俱衰而败乱无主，亦为死候。此外，本段原文还举温病、风病、痹病的脉象，介绍了脉与尺肤相参的诊法。

以呼吸与脉搏比率判断病情的诊脉方法，简便、可行而有效，一直为中医临床所应用。通过脉息至数以辨别脉之迟、数，而迟、数脉又是判断病证寒热的主要脉象，而成为历代诊脉大纲的主要内容。如陈修园《医学实在易·八纲脉论》说："迟、数二脉，以息辨之，又显而易见也。"

二、以胃气多少有无辨平、病、死脉

本段原文论述了脉有胃气的重要性，以及从脉之胃气的多少有无以辨别四时五脏的平脉、病脉和死脉。

（一）脉以胃气为本

重视胃气思想的产生，是源于古人对饮食活动与生命及健康关系的认识。在古代缺乏其他途径供给人体营养的情况下，饮食水谷就成为人体营养物质供给的唯一来源，况且疾病情况下口服作为治疗用药的主要途径，也要经过胃而发挥作用。因此，胃的受纳腐熟功能正常与否，对人体生命活动而言就成为决定性因素。正是从这一角度，本段原文指出："胃者平人之常气也，人无胃气曰逆，逆者死。"

《黄帝内经》不仅认为脉中气血源自于胃，如《灵枢·玉版》所云："人之所受气者，谷也。谷之所注者，胃也。胃者，水谷气血之海也；海之所行云气者，天下也；胃之所出气血者，经隧也。"《灵枢·五味》亦云："胃者，五脏六腑之海也，水谷皆入于胃，五脏六腑皆禀气于胃……谷始入于胃，其精微者，先出于胃之两焦，以溉五脏，别出两行，营卫之道。"并在胃为气血之源头的生理学认识基础上，构筑起以胃为中心的循环体系，即中医经络学说体系的循环模式：气血的运行起始于手太阴肺之脉，而手太阴之脉并不起始于肺，而是"起于中焦"。经过五脏六腑十二经脉相互衔接所构成的循环圈后，复归之于肺[1]。在这个理论构想中，设想心脏与脉搏搏动的动力来源在胃，是胃的消化吸收功能所获

①廖育群.中国古代医学对呼吸、循环机理认识之误[J].自然辩证法通讯,1994,16(1):42-49.

得的力。如《灵枢·动输》说："胃为五脏六腑之海,其清气上注于肺,肺气从太阴而行之,其行也,以息往来,故人一呼脉再动,一吸脉亦再动,呼吸不已,故动而不止……足之阳明,何因而动? 岐伯曰:胃气上注于肺……此胃气别走于阳明者也。"本篇更明确指出:"胃之大络,名曰虚里,贯膈络肺,出于左乳下,其动应衣,脉宗气也。"位于"左乳下""其动应衣"的心尖搏动,被解释成为"胃之大络"的跳动。因而虽然在五行配属上为"心主血脉",但在实际的病理学解释上常可看到与胃的密切关联。大概正由于此,《素问·玉机真脏论》则指出:"五脏者,皆禀气于胃。胃者,五脏之本也。脏气者,不能自致于手太阴,必因于胃气,乃至于手太阴也。"因此形成了脉以胃气为本的观念。有趣的是王东生等[①]通过桡动脉、人迎、趺阳处血流能量、供氧能力、调整能力等血流动力学指标的分析,认为脉之"胃气"是血流满足全身需要,使代谢活动得以维持的能力。

对于有胃气之脉象,《素问·玉机真脏论》描述谓:"脉弱以滑,是有胃气。"《灵枢·终始》曰:"邪气来也紧而疾,谷气来也徐而和。"即以从容和缓,柔和有力,节律均匀为特征。

(二)四时五脏平脉、病脉、死脉的区别

四时五脏平脉、病脉与死脉的区别,主要反映在两个方面,一是胃气的多少有无,二是是否见应时之脉象。若脉象呈现出有胃气之象,而兼见应时之象为平脉;脉以应时之象为主,而胃气冲和之象较少为病脉;脉但见应时之象,而毫无胃气则为真脏脉,是胃气已竭、五脏精气外泄不藏的危候,为死脉。

(三)脉逆四时与发病

原文中有关今病、后病的论述,是根据脉时关系,结合脉之胃气的多少,运用五行乘侮规律推论的。如"胃而有毛曰秋病,毛甚曰今病",张介宾注说:"毛为秋脉属金,春时得之,是为贼邪,以胃气尚存,故至秋而后病。春脉毛甚,则木被金伤,故不必至秋,今即病矣。"其他依此类推。

【知识链接】

一、胃气与真脏脉之关系

胃气是胃腑发挥生理功能的物质基础。胃气的推动与温煦作用,是胃腑完成受纳、腐熟水谷生理功能的根本所在,胃的功能则是胃气的具体体现。古人认为胃气的强弱,除体现于胃受纳腐熟,为气血生化之源的功能方面外,尚可反映于脉象、舌苔等方面。人体脉象的形成,《黄帝内经》认为乃胃气与脏真之气共同形成,如《素问·玉机真脏论》曰:"脏气者,不能自致于手太阴,必因于胃气,乃至于手太阴也。"脏真之气又称先天精气,胃气又称

---

①王东生,袁肇凯,王小茹.从血流动力学看中医脉诊"胃气"实质[J].南京中医药大学学报,2003,19(6):332-333.

后天精气,简称谷气。《灵枢·刺节真邪》曰:"真气者,所受于天,与谷气并而充身也。"表明真气主要禀受于先天,但需要同后天的胃气相结合,才能输布全身以发挥功能,反映在脉象上,即表现为形势上柔和而有力,节律上从容而调匀,动态上流利而圆滑。若在疾病情况下,胃气衰败,不能与脏真之气共同体现于脉象上,而表现为坚硬不柔和之脉象,即为真脏脉。

二、脉以胃气为本的临床意义

本段提出"脉以胃气为本"的观点,以胃气的多少有无作为判断平、病、死脉的依据。何谓有胃气之脉,张介宾《类经》云:"自有一种雍容和缓之状者,便是有胃气之脉。"一般认为,脉来和缓均匀,不浮不沉、不大不小、不疾不徐、不长不短,应手柔和有力,来去节律整齐,有生机勃勃之象的脉,便为有胃气之脉。历代医家均将诊察脉象有无胃气作为临床判断疾病预后的重要内容。张介宾《景岳全书·脉神章中》即明确指出:"若欲察病之进退吉凶者,但当以胃气为主。察之之法,如今日尚和缓,明日更弦急,知邪气之愈进,邪愈进则病愈甚矣;今日甚弦急,明日稍和缓,知胃气之渐至,胃气至则病渐轻矣。即如顷刻之间,初急后缓者,胃气之来也;初缓后急者,胃气之去也。此察邪正进退之法也。至于死生之兆,亦唯以胃气为主。"

喻嘉言《寓意草》载一痢疾治案:"暑湿合内郁之火而成痢疾,昼夜一二百次,不能起床,以粗纸铺于褥上,频频易置,但饮水而不进食,其痛甚厉,肛门如火烙,扬手踢足,躁扰无奈。余诊其脉,弦紧劲急,不为指挠。谓曰:此症一团毒火蕴结在肠胃之内,其势如焚。救焚须在顷刻,若二三日外,肠胃朽腐矣。于是以大黄四两,黄连、甘草各二两,入大砂锅内煎,随滚随服。服下,人事稍宁片刻,少顷仍前躁扰,一昼夜服至二十余碗,大黄俱已煎化,黄连、甘草俱煎至无汁。次日,病者再求前药。余诊毕,见脉势稍柔,知病可愈。但用急法,不用急药,遂改用生地黄、麦门冬各四两,另研生汁,而以天花粉、牡丹皮、赤芍、甘草各一两,煎成和汁大碗咽之。以其来势暴烈,一身津液随之奔竭,待下痢止,然后生津养血,则枯槁一时难回。今脉势既减,则火邪俱退,不治痢而痢自止,岂可泥滞润之药而不急用乎?服此药,果然下痢尽止,但遗些少气沫耳。第三日思食豆腐浆,第四日略进陈仓米清汁,缓缓调至旬余,方能消谷。亦见胃气之存留一线者,不可少此焦头烂额之客耳。"(《寓意草·辨痢疾种种受症不同随症治验》)本案即以脉之胃气盛衰有无判断疾病的进退预后,与张介宾所论甚合。

三、脉之胃气的现代研究

王东生等[1]通过对桡动脉、人迎、趺阳处血流能量、供氧能力、调整能力等血流动力学指标的分析,从血流动力学角度对脉中胃气进行了一系列研究。认为脉诊中的胃气,与维持血循环所必需的能量,及与血液供氧能力相关,指出脉之"胃气"是血流满足全身需要,使

①王东生,袁肇凯,王小茹.从血流动力学看中医脉诊"胃气"实质[J].南京中医药大学学报,2003,19(6):332-333.

代谢活动得以维持的能力。此外,王东生等[①]还通过外周阻力系数(He/Hb)、心肌收缩系数(Tab/Tag)、心搏输出系数([Tae−Tab]/Tag)、平均灌流系数(1/2[Hb+Hd]/Tae)及脉图变化等血流动力学指标对"春胃弦,夏胃钩,秋胃毛,冬胃石"进行研究,认为中医学脉象"胃气"之实质是与血液流动有关的多种物理现象的综合形象分析。从血流动力学观点看,包括了血液的流量、能量与外周阻力,但突出表现在血流能量上。在供血量与需血量之间平衡就是"有胃气"的平脉;在一定范围内的失去平衡是"胃少"的病脉;出现严重供血不足,无法维持生命活动的属"无胃气"的死脉。

【原文】

胃之大络,名曰虚里[1],贯鬲络肺,出于左乳下,其动应衣[2],脉宗气[3]也。盛喘数绝[4]者,则病在中;结而横[5],有积矣;绝不至曰死。乳之下其动应衣,宗气泄也。

欲知寸口太过与不及,寸口之脉中手[6]短者,曰头痛;寸口脉中手长者,曰足胫痛;寸口脉中手促上击[7]者,曰肩背痛。寸口脉沉而坚者,曰病在中;寸口脉浮而盛者,曰病在外。寸口脉沉而弱,曰寒热及疝瘕少腹痛[8];寸口脉沉而横,曰胁下有积,腹中有横积痛;寸口脉沉而喘[9],曰寒热。脉盛滑坚者,曰病在外;脉小实而坚者,曰[10]病在内。脉小弱以涩,谓之久病;脉滑浮而疾[11]者,谓之新病。脉急者,曰疝瘕少腹痛。脉滑曰风,脉涩曰痹,缓而滑曰热中,盛而紧曰胀。脉从阴阳,病易已;脉逆阴阳,病难已。脉得四时之顺,曰病无他;脉反四时及不间脏[12],曰难已。

臂多青脉,曰脱血。尺缓脉涩[13],谓之解㑊[14]安卧。尺热[15]脉盛,谓之脱血。尺涩脉滑,谓之多汗。尺寒脉细,谓之后泄。脉尺粗常热[16]者,谓之热中。

肝见庚辛死,心见壬癸死,脾见甲乙死,肺见丙丁死,肾见戊己死,是谓真脏见皆死[17]。

【校注】

〔1〕虚里:位于左乳下,心尖搏动处,为足阳明胃经的又一络脉。杨上善:"虚,音墟。虚里,城邑居处也。此胃大络,乃是五脏六腑所禀居处,故曰虚里。"

〔2〕衣:《甲乙经》卷四作"手"。宜从。

〔3〕脉宗气:张志聪:"宗气者,胃腑水谷之所生,积于胸中……为脏腑经脉之宗,故曰宗气。胃之大络……乃胃腑宗气之所出,此脉以候宗气者也。"脉,诊也。

〔4〕盛喘数(shuò朔)绝:谓虚里处搏动明显而急促,且时有歇止。喘,形容搏动急促。数,频繁之意。绝,断绝,指搏动停止。

〔5〕结而横:指虚里搏动迟缓,时动时止,触诊明显且部位横移。

〔6〕中手:应手。

---

〔7〕促上击：姚止庵："促上击者，洪大急数之脉也，阳盛火炽之候。"促，急迫。

〔8〕寸口脉沉而弱……疝瘕少腹痛：《新校正》："按《甲乙经》无此十五字，况下文已有寸口脉沉而喘曰寒热，脉急者曰疝瘕少腹痛，此文衍，当去。"今本《甲乙经》卷四同《新校正》）。

〔9〕沉而喘：《甲乙经》卷四作"浮而喘"。喘，急促。形容脉象躁动急促。

〔10〕曰：原脱，据《太素》卷十五、《甲乙经》卷四补。

〔11〕疾：《甲乙经》卷四作"实大"。宜从。

〔12〕不间脏：谓传其所克之脏。如肝传脾，木乘土也。

〔13〕尺缓脉涩：原作"尺脉缓涩"，据下文"尺涩脉滑""尺寒脉细"之例乙改。丹波元坚："盖尺肤缓而脉涩也……《论疾诊尺》篇曰：尺肉弱者，解㑊安卧。缓与弱其义一也。盖《素》《灵》中尺位无诊脉之法。下文尺涩、尺滑及《通评虚实论》寸脉急而尺缓等，皆是尺肤之谓。"

〔14〕解㑊（xiè yì懈亦）：四肢懒惰，倦怠无力。

〔15〕尺热：原脱。《太素》卷十五有"尺"字。丹波元坚："此句当作尺热脉盛，谓之脱血。正与前后尺、脉对言例相合。《论疾诊尺》篇曰：尺炬然热，人迎大者，当夺血。此其明据矣。盖《太素》原有热字，而杨氏不知其脱，至王所见本，则并尺字而脱之。"据此补。

〔16〕脉尺粗常热：循上文例，当作"脉粗尺常热"。丹波元坚："先兄曰：此亦谓脉粗尺肤常热。《脉要精微论》云：粗大者，阴不足，阳有余，为热中也。"

〔17〕肝见庚辛死……是谓真脏见皆死：五脏的真脏脉出现时，各在其所不胜之日死。疑为《玉机真脏论》文错出于此。又，张琦："此《三部九候论》篇脱文，皆至其不胜之日死。"

【释义】

本段主要论述了虚里诊法、寸口脉主病以及尺肤合参等问题。

一、虚里诊法的原理及其临床意义

《黄帝内经》在胃为气血之源头的生理学认识基础上，构筑起以胃为中心的循环体系，如《灵枢·玉版》所说："人之所受气者，谷也。谷之所注者，胃也。胃者，水谷气血之海也。海之所行云气者，天下也。胃之所出气血者，经隧也。经隧者，五脏六腑之大络也。"即气血由胃生成而出，通过脉络而注于五脏六腑。故本段原文指出："胃之大络，名曰虚里，贯膈络肺，出于左乳下，其动应衣，脉宗气也。"位于"左乳下""其动应衣"的心尖搏动，被解释成为"胃之大络"的跳动。因而虽然在五行配属上为"心主血脉"，但在实际的病理学解释上可看到与胃的密切关联，认为胃气是心脏与脉搏搏动的动力来源。

虚里诊法可以了解人体宗气的盛衰状况，具体而言，若虚里搏动急促，并时有歇止，多系胸中心肺病变；搏动无常，触诊明显且横移，则是胸内积聚的征象；搏动断绝不续，必宗气衰败，预后不良；搏动剧烈，甚至其动应衣，散漫而数，乃宗气外泄，心肺气绝之兆。

二、寸口脉象主病

本段较为集中地讨论了寸口脉主病的情况,认为通过寸口脉可以辨别病症及其病因、病位、预后等。

（一）辨病位

首先,以寸口脉之短、长、促上击辨病位之在头、足胫、肩背部,大致体现了《黄帝内经》"上以候上,下以候下"的诊法原则。杨上善、王冰、张介宾等以阴气、阳气之多少解释其机理,大多难以自圆其说。森立之云:"以上三脉,以长短知上下之痛病,以促上击知肩背阳部之痛病。"张琦认为:"短为阳气不及,则浊阴乘之,故头痛,此见于寸部者。长则气治,然过长则为阴盛,故足胫痛,此见于尺部者……背为胸府,与肩相近,邪壅作痛,气结不宣,故促而上击。"其次,以浮沉、盛滑与小实辨病位之内外。即寸口脉沉坚或小实坚者主内,浮盛或盛滑坚者主外,如王冰注言:"沉坚为阴,故病在中;浮盛为阳,故病在外也……盛滑为阳,小实为阴,阴病病在内,阳病病在外也。"森立之结合《伤寒杂病论》举例言:"在中者,谓在胃中也。《伤寒论》阳明病脉沉紧,《金匮》宿食病,脉紧如转索无常者,有宿食也。共可以为征矣。中者,内因则宿食,外因则胃家实也。太阳病,脉浮缓、浮紧、洪大之类,皆为病太过于外之阳证也。《金匮》风水有脉浮而洪之文。外者,内因则水与饮,外因则表邪。"

（二）辨病症

文中论及从寸口脉之变化可以辨识积症、寒热、疝瘕少腹痛、风、痹、热中、胀等病症。如寸口脉沉而横斜于筋骨间,沉主在内,横主有积,故胁腹有积而痛。寸口脉沉而急促主寒热,张介宾认为乃"热在内而为寒热,即诸禁鼓栗,皆属于火之类"。脉弦急者,乃厥阴寒凝之象,故主疝瘕少腹痛。滑、涩、风、痹相对而言,张介宾云:"滑脉流利,阳也,风性动,亦阳也,故脉滑曰风。"杨上善云:"涩,阴也。按之指下涩而不利,是寒湿之气聚为痹也。"缓滑与盛紧相对,一主热一主寒,如王冰云:"缓,谓纵缓之状,非动之迟缓也。阳盛于中,故脉滑缓。寒气痞满,故脉盛紧也。"

（三）辨病程

通过寸口脉之大小、虚实、滑涩,还可辨别疾病病程之长短,一般而言,脉大、实、滑者病程短,小、弱、涩者病程长。如王冰曰:"小为气虚,涩为无血,血气虚弱,故云久远之病也。滑浮为阳足,脉疾为气全,阳足气全,故云新浅之病也。"

（四）辨预后

本段主要通过脉证、脉时关系的分析,以辨疾病的预后。从脉与症状关系的角度而言,一般二者所表现的属性一致,阳证见阳脉,或阴证见阴脉,说明病情相对单纯,预后较好;反之,脉证属性不符,阳证见阴脉,或阴证见阳脉,说明病情较为复杂,则预后较差。从脉时关系的角度而言,脉时相应者为顺,预后较好,如马莳云:"春病得弦脉,夏病得钩脉，秋病得毛脉，长夏病得缓脉，冬病得石脉，则脉得四时之顺，曰病无他。"反之，脉时不相应，而呈现出所不胜季节的脉象变化，则预后较差。如王冰曰："春得秋脉，夏得冬脉，秋得夏脉，冬得四季脉，皆谓反四时，故病难已也。"

另外，若脉象呈现出毫无胃气的真脏脉，还可根据五行相克理论，以推测病情加重或病人死亡的时日，所谓"肝见庚辛死，心见壬癸死，脾见甲乙死，肺见丙丁死，肾见戊己死"。张介宾云："此言真脏脉见者，遇克贼之日而死。"关于真脏脉的问题，可参见《素问·玉机真脏论》。

综上所述，以寸口脉的变化，不但可以辨别疾病部位、病程、相关病症，还可通过脉的顺逆推断预后，此正与"气口成寸，以决死生"（《素问·经脉别论》）的观点一致。

三、寸口脉与尺肤诊合参

尺肤诊法主要是通过观察、触按尺肤的缓急、滑涩、燥湿及寒温变化，了解疾病的寒热、虚实及脏腑身形的病变。《素问·脉要精微论》提出了尺肤诊的部位划分与诊候脏腑，《灵枢·论疾诊尺》对尺肤诊有较为详细的阐述，本篇仅从寸口脉与尺肤诊相结合的角度进行了论述，具体如臂多青脉，乃血脱而不荣于色；尺肤缓而脉涩，为气血衰少之象，故主四肢倦怠无力而多卧；尺肤热而脉盛，为火热有余之象，有可能迫血妄行而出血；尺肤热而脉数疾或脉粗大，则主温热病或内热；尺肤粗涩而脉滑，为阳盛阴虚，故多汗；尺肤寒而脉细，为脾肾虚寒，故主泄利。

【知识链接】

一、虚里诊原文断句问题

本段原文中"盛喘数绝者，则病在中；结而横，有积矣"一句的断句，清代小学家于鬯在《香草续校书·内经素问》中提出不同看法，有一定参考价值，特录于此："'则病在中结而横有积矣'十字，当一句读，'中结'二字连文。而王（冰）注于'中'字绝断，则'结而横有积矣'句，实不成文法。（或分作三字两句，亦不然。）然细验王于'中'字下，止出'绝谓暂断绝也'六字，其云'中，谓腹中也'，转出在'结而横有积矣，绝不至曰死'之下，则此处王注似传写失真。顾观光校以'中，谓腹中也'五字为当在'绝谓暂断绝也'之下，则仍以'中'字断句，窃疑未得。盖'绝谓暂断绝也'六字，或当断于'盛喘数绝者'下，所以解数绝之'绝'字也。不然，则当在'绝不至曰死'之下。盖断一节而始加注，所注'绝'字，仍数绝之'绝'字，非绝不至之'绝'字。盖后人正恐与'绝不至'之'绝'字相乱，故移写在上，而不省中字之不可断也。且今'绝不至曰死'下，尚有注文'皆左乳下脉动状也'八字，在'中，谓腹中也'上，与正文殊不应。是岂六字既移写在上，而又漫入此八字以补空邪？然则王氏原以'则病在中结而横有积矣'十字连读作一句，未可知矣。且下文云：'腹中有横积痛'，王解此中为腹中，正据彼而言，则其十字读作一句，盖可证。若下文谓'寸口脉沉而坚者，曰病在中'‘寸口脉浮而盛者，曰病在外’，犹其云‘脉盛滑坚者，曰病在外’‘脉小实而坚者，病在内’。中与内相对为文，犹外与内相对为文，自不可以彼中字绝句例此也。"

二、虚里诊法的临床应用

本段有关虚里诊的论述，与西医心脏的望诊、触诊类似，描述了心脏疾病逐步加重的过程，"盛喘数绝"类似于心功能不全时心脏功能性代偿心率增快；"结而横"是对心律失常及心脏肥大的描述，与结构性代偿心室重塑相似；"绝不至"，即心功能失代偿，心脏停止跳动。

虚里诊法对于判断病位、病性及预后等均有一定的临床价值，并被后世医家重视。如《柳洲医话》曰："凡治小儿，不论诸证，宜先揣虚里穴，若跳动甚者，不可攻伐，以其先天不足故也。"王士雄按："大人亦然。小儿则脉候难凭，揣此尤为可据。"此外，临床如遇暴厥、大虚或大实而脉伏不见之症，亦可应用虚里诊法以协助诊断。如冉雪峰诊治一尸厥案，武昌周某室，"晕厥瞑若已死，如是者半日许，其家已备后事，因族人以身尚微温，拒入殓，且争执不休，周不获已，托其邻居来我处婉商，请往视以解纠纷，当偕往。病人目瞑齿露，死气沉沉，但以手触体，身冷未僵，扪其胸膈，心下微温，恍惚有跳动意，按其寸口，在若有若无间，此为心体未全静止，脉息未全厥绝之症。族人苦求处方，姑拟参附汤：人参一钱，附子一钱，煎浓汁，以小匙微微灌之，并嘱就榻上加被。越二时许，复来邀诊，见其眼半睁，扪其体微温，按其心部，跳跃较明晰，诊其寸口，脉虽极弱极微，亦较先时明晰"（《冉雪峰医案·尸厥》）。此案即通过虚里诊以判断病情。当然，在现代诊疗技术条件下，虚里诊的应用价值就小多了。

【原文】

颈脉动喘疾咳[1]，曰水。目裹[2]微肿，如卧蚕[3]起之状，曰水。溺黄赤安卧者，黄疸。已食如饥者，胃疸[4]。面肿曰风，足胫肿曰水。目黄者曰黄疸。妇人手少阴脉[5]动甚者，妊子也。

脉有逆从[6]四时，未有脏形[7]，春夏而脉瘦[8]，秋冬而脉浮大，命曰逆四时也。风热而脉静，泄而脱血脉实，病在中脉虚，病在外脉涩坚者，皆难治，命曰反四时也。

人以水谷为本，故人绝水谷则死，脉无胃气亦死。所谓无胃气者，但得真脏脉[9]，不得胃气也。所谓脉不得胃气者，肝不弦，肾不石[10]也。

太阳脉[11]至，洪大以长；少阳脉[12]至，乍数乍疏，乍短乍长；阳明脉[13]至，浮大而短。

夫平心脉来，累累如连珠[14]，如循琅玕[15]，曰心平，夏以胃气为本。病心脉来，喘喘连属，其中微曲[16]，曰心病。死心脉来，前曲后居，如操带钩[17]，曰心死。平肺脉来，厌厌聂聂，如落榆荚[18]，曰肺平，秋以胃气为本。病肺脉来，不上不下，如循鸡羽[19]，曰肺病。死肺脉来，如物之浮，如风吹毛[20]，曰肺死。平肝脉来，耎弱招招，如揭长竿末梢[21]，曰肝平，春以胃气为本。病肝脉来，盈实而滑，如循长竿[22]，曰肝病。死肝脉来，急益劲，如新张弓弦[23]，曰肝死。平脾脉来，和柔相离，如鸡践地[24]，曰脾平，长夏以胃气为本。病脾脉来，实而盈数，如鸡举足[25]，曰脾病。死脾脉来，锐坚如乌之喙，如鸟之距[26]，如屋之漏，如水之流[27]，曰脾死。平肾脉来，喘喘累累[28]如钩[29]，按之而坚，曰肾平，冬以胃气为本。病肾脉来，如引葛[30]，按之益坚，曰肾病。死肾脉来，发如夺索[31]，辟辟如弹石[32]，曰肾死。

【校注】

〔1〕颈脉动喘疾咳：谓颈部人迎脉搏动明显而喘咳。颈脉，人迎脉，即颈动脉。

〔2〕目裹：眼胞。

〔3〕蚕：《太素》卷十五无"蚕"字。可从。

〔4〕胃疸：丹波元简："疸，瘅同。即前篇所谓消中，后世所称中消渴也。"

〔5〕手少阴脉：手少阴心经神门穴处。

〔6〕逆从：偏义复词，此谓脉之逆也。

〔7〕脏形：五脏应四时的正常脉象。张志聪："春弦夏钩秋毛冬石之脏形。"

〔8〕脉瘦：谓脉沉细。

〔9〕真脏脉：脉无胃气而真脏之气独见的脉象。

〔10〕肝……肾不石：张介宾："但弦、但石虽为真脏，若肝无气则不弦，肾无气则不石，亦由五脏不得胃气而然，与真脏无胃者等耳。"又，森立之："王引之《经传释词》以'不'为发声，于经典太多。今此'不弦'，弦也。'不石'，石也。亦宜为发声读。"

〔11〕太阳脉：指五月、六月阳气正旺时的脉象。《新校正》："吕广云：'太阳王五月、六月，其气大盛，故其脉洪大而长也。'"

〔12〕少阳脉：指正月、二月阳气始旺时的脉象。《新校正》："吕广云：'少阳王正月二月，其气尚微，故其脉来进退无常。'"

〔13〕阳明脉：指三月、四月阳气尚未旺盛时的脉象。《新校正》："吕广云：'阳明王三月、四月，其气始萌未盛，故其脉来浮大而短。'""详无三阴脉，应古文阙也。按《难经》云：太阴之至，紧大而长；少阴之至，紧细而微；厥阴之至，沉短以敦。"

〔14〕累累如连珠：形容脉来滑利如珠，连绵相贯。

〔15〕如循琅玕：形容脉来如玉石之圆润柔滑。琅玕，似珠玉的美石。

〔16〕喘喘……其中微曲：谓脉来急促相仍，略有钩象。

〔17〕前曲……如操带钩：杨上善："心脉来时，按之指下觉初曲后直，如操捉带勾前曲后直，曰心死脉。居，直也。"森立之："带钩者，前细而后大，与心脏平钩脉相反对。"

〔18〕厌厌……如落榆荚：谓脉来如榆荚下落，轻浮和缓之象。

〔19〕如循鸡羽：形容脉来毛中带有刚劲不柔和之象。

〔20〕如物……如风吹毛：形容脉来空虚无根，散乱无绪。

〔21〕耎弱……如揭长竿末梢：张介宾："招招，犹迢迢也。揭，高举也。高揭长竿，梢必柔软，即和缓弦长之义。"

〔22〕盈实……如循长竿：形容脉来满实滑利，缺少柔和之象。

〔23〕急益劲……新张弓弦：形容脉来劲急弦硬，毫无柔和之象。

〔24〕和柔……如鸡践地：形容脉来从容和缓，搏动均匀分明。

〔25〕实而盈数……举足：形容脉来满实急数，缺乏柔和之象。

〔26〕锐坚如乌……如乌之距：形容脉来坚硬劲急，毫无柔和之象。

〔27〕如屋……如水之流：形容脉来缓慢而节律不齐，或动止更迭模糊不清。

〔28〕喘喘累累：形容脉来圆滑连贯。

〔29〕钩：《太素》卷十五作"旬"。丹波元坚："如钩盖如钩讹……张晏曰：'陶家名模，下圆转者为钩。'其云如钩，即是此义，为沉濡而滑之象，始与夏平脉有别。"

〔30〕引葛：形容脉来坚紧，缺少柔和之象。

〔31〕发如夺索：形容脉来坚劲，毫无柔和之象。

〔32〕辟辟如弹石：形容脉来急促坚硬，毫无柔和之象。

【释义】

本段原文论述了水肿、黄疸等病症的诊察要点、脉证与脉时的顺逆以及四时五脏平、病、死脉的具体脉象。

一、水肿、黄疸等病的诊断

水肿为体内水液不化而郁积、泛滥所致，病多在肺脾肾。其诊察要点有三：一察人迎脉，若"劲脉动喘疾咳"，为水气上犯的特征之一。二察眼睑，若"目裹微肿，如卧蚕起之状"，是水肿病早期诊断的依据之一。三察部位，作为辨证治疗的依据，"面肿"是风邪上受，治当以疏风利水为主；"足胫肿"为水湿下注，治宜温阳化气利水为主。

黄疸以目黄、身黄、小便黄为主症，由湿邪内蕴，肝失疏泄，胆汁外溢所致。胃疸即中消，以多食易饥，消瘦为主症，由阴虚燥热，胃热炽盛所致。手少阴脉属心经，心主血脉。妇女妊娠时，月经闭止，聚血养胎，故脉盛而动甚。

二、脉证顺逆及预后

在疾病情况下，脉象与临床症状的性质是否一致，是《黄帝内经》判断疾病轻重与预后的重要指征之一。若脉证性质一致，所谓"脉从阴阳"，说明病情较为单纯，容易诊断治疗，预后较好；若脉证性质不符，如"风热而脉静，泄而脱血脉实"等，说明病情较为复杂，容易误诊误治，预后较差，所谓"脉逆阴阳，病难已"。张介宾《景岳全书·脉神章》对脉证关系发挥曰："凡有余之病，脉宜有力有神，如微涩细弱而不应手者，逆之兆也；凡不足之病，脉宜和缓柔软，若洪大实滑浮数者逆也。凡暴病脉来浮洪数实者为顺，久病脉来微缓软弱者为顺；若新病而沉微细弱，久病而浮洪数实者，皆为逆也。凡脉症贵乎相合，设若症有余而脉不足，脉有余而症不足，轻者亦必延绵，重者即危亡之兆。"

三、脉时顺逆及预后

《黄帝内经》将时间性理解为人存在之本性的本体论意义，时间性是健康的本性之一，那么，时态性就成为判断生理健康与否和病因的标准之一。在诊断上，观察人的脉象与自然四时变化节奏是否相一致是《黄帝内经》判别病情的主要依据之一。春夏脉浮大，秋冬脉沉细，脉时相符，说明人体正气不衰，自我调节能力较强，人体脏腑气血活动能适应自然界四时阴阳变化，既病易治，预后良好；否则，春夏脉沉细，秋冬脉浮大，脉时不符，说明人体正气亏虚，脏腑气血活动已不能适应自然界四时阴阳的变化，故预后不佳。

四、论真脏脉

脉以胃气为本，脉无胃气即谓真脏脉。《黄帝内经》认为构成平人脉象的主要因素有五脏应时之气与胃气，因此，若胃气衰败，不能涵养脏气，则脏气独现，表现为"但弦无胃""但石无胃"等真脏脉。如《素问·玉机真脏论》所说："病甚者，胃气不能与之俱至于手太阴，故真脏之气独见，独见者，病胜脏也，故曰死。"但还有一种情况，由于病情严重，胃气与脏气俱衰，不仅胃气不能显现于手太阴，脏气也不能至于寸口，则表现为"肝不弦，肾不石"之类，如张介宾所说："肝无气则不弦，肾无气则不石。"

五、三阴三阳六季脉象

三阴三阳作为一种分类模式，在《黄帝内经》中既可以用于经脉、脏腑、六气的分类，也可用于时间的划分。本篇即基于三阴三阳的时间划分，以论述一年之中十二个月分别与脉的浮沉、缓急、洪大、细小、长短、紧弦等不同变化相配，定为三阴三阳之平脉及其病脉，以说明临床诊断疾病时应随月份变化审察其脉象正常与否。诚如张介宾曰："此言人之脉气，必随天地阴阳之化，而为之卷舒也。太阳之气王于谷雨后六十日，是时阳气太盛，故其脉洪大而长也。少阳之气王于冬至后六十日，是时阳气尚微，阴气未退，故长数为阳，疏短为阴，而进退未定也。阳明之气，王于雨水后六十日，是时阳气未盛，阴气尚存，故脉虽浮大而仍兼短也。"很明显本段原文有脱简，缺少三阴主时之脉象变化。对此，《脉经》《难经》均有所论述，可参阅。

六、四时五脏平、病、死脉的体象

王叔和《脉经·序》云："脉理精微，其体难辨""在心易了，指下难明"。故本段原文最后针对上述四时五脏平、病、死脉的鉴别要点，以取象比类的方法，补充阐述了四时五脏平脉、病脉、死脉的脉体形象，突出了辨别脉象胃气之多少有无，关键在于脉动之中冲和之气的多少有无。

【知识链接】

本段对水肿、黄疸等病诊断的论述，以及从脉证、脉时的顺逆关系判断病情，常为后世医家临床所应用。

一、关于水肿病的辨治

关于水肿病的辨治，本段提出"面肿曰风，足胫肿曰水"，为后世诊治该类疾病的重要思路，即肿从头面起者，首先考虑为风水等；肿从足胫起者，当从水湿辨治。故《金匮要略·水气病脉证并治》说："诸有水者，腰以下肿，当利小便；腰以上肿，当发汗乃愈。"王庆其报道治一患者，"突发左部眼眶及颊面部突然肿胀，原因不明，素体康健，过去亦无肿胀史，查尿常规正常，血压正常。西医拟诊'血管神经性水肿'，拟用泼尼松每日30mg，患者惧用激素，遂求治于予。经云'面肿曰风''风者善行数变'。故其病来势急，悠忽之间即起肿胀。诊苔薄黄，脉浮数，肿胀处皮肤透亮，不痒。治法：祛风解肌。处方：荆防风各12g，桑叶12g，甘菊12g，金银花12g，连翘12g，蝉衣6g（捣），炙地龙12g，白蒺藜15g，浮萍草9g，甘草4.5g。随访：服药3剂，面肿全退"（《内经临证发微·病证篇》）。

二、脉证关系辨顺逆

《黄帝内经》十分重视从脉证关系辨别疾病的顺逆，除本篇所论外，《素问·玉机真脏论》也指出："病热脉静，泄而脉大，脱血而脉实，病在中脉实坚，病在外脉不实坚者，皆难治。"《灵枢·玉版》说："诸病皆有逆顺，可得闻乎？岐伯曰：腹胀，身热，脉小，是一逆也；腹鸣而满，四肢清，泄，其脉大，是二逆也；衄而不止，脉大，是三逆也；咳且溲血脱形，其脉小而劲，是四逆也；咳，脱形身热，脉小以疾，是谓五逆也。如是者，不过十五日而死矣。"认为脉证不符，实证见虚脉，虚证见实脉，脉证相逆，预后差。如果新病、实证而脉见沉细弱虚脉，说明邪盛而正衰，无力抗邪，故预后差。久病、虚证而脉见浮洪实数者，说明正气已衰而邪气亢盛，故病多凶险。由于脉、证相逆的病情时常见于临床，而且往往见于疑难重病，因而正确认识相逆的脉和证，正确决定脉和证的取舍，就成为历代医家探讨的热门话题。如李中梓《医宗必读》卷一说："大抵症之不足凭，当参之脉理；脉又不足凭，当取之沉候。彼假症之发现皆在表也，故浮取脉而脉亦假焉；真病之隐伏，皆在里也，故沉候脉而脉可辨耳。脉辨已真，犹未敢恃，更察禀之厚薄，症之久新，医之误否，夫然后济以汤丸，可以十全。"指出了舍证从脉和舍脉从证的临床依据和要领。

张锡纯曾治一伤寒夹痰案，"其人素有痰饮，曾患痰症甚剧，愚为治愈。隔数月又得伤寒证，经他医治愈两次，皆因饮食过度反复，医者再投以药不效，迎愚诊视。证候：卧床眩晕不起，头微觉疼，面有火色，而畏食凉物，食梨一口，即觉凉甚，食石榴子一粒，心亦觉凉，视其舌苔淡而润，不觉燥渴。诊断：脉洪长有力，右部尤甚，问其大便，数日未行，知其阳明腑热已实也。疗法：愚舍证从脉，欲投以大剂白虎汤……其脉洪长有力，原系阳明实热之确征，投以白虎汤，洵为对症的方。其不觉渴与热，且舌苔淡白而润者，以其素患痰饮，湿胜故也；其畏食寒凉者，因胃中痰饮，与外感之热互相胶漆，致胃腑转从其化，与凉为敌也……处方：生石膏细末四两，知母一两，清半夏、甘草各三钱，粳米四钱。俾煎汤一大碗，分三次温饮下。此方加半夏于白虎汤中者，因其素有痰饮也。效果：两日夜间，上方略有加减，共服药四大剂，计用生石膏斤许，霍然全愈，愚亦旋里。隔二日仓猝复来迎愚，言病人陡然反复，形状异常，有危在顷刻之虞。因思此症治愈甚的，何遽如此反复。及至，见其痰涎壅盛，连连咳吐不竭，精神恍惚，言语错乱，身体颤动，诊其脉象平和，微嫌胃气不甚畅舒。愚恍然会悟，因谓其家人曰：前者两次因饮食过度而病复，今又因戒饮食过度而复也。其家人果谓有鉴前失，每日所与饮食甚少。愚曰：此勿须用药，饱食即可愈矣。时已届晚八点钟，至明饮食三次，每次仍撙节与之，病若失"（《重印全国名医验案类编·伤寒夹痰案》）。此案即在脉证不符，病情复杂的情况下，二次诊治均以脉象为依据，充分说明了脉诊在诊断疾病，判断预后中的重要作用。

三、三阴三阳与脉象的关系

以三阴三阳论脉象，当出于扁鹊学派。《脉经·扁鹊阴阳脉法》有完整的记述："脉，平旦曰太阳，日中曰阳明，晡时曰少阳，黄昏曰少阴，夜半曰太阴，鸡鸣曰厥阴，是三阴三阳时也。少阳之脉，乍小乍大，乍长乍短，动摇六分，王十一月甲子夜半，正月、二月甲子王。太阳之脉，洪大以长，其来浮于筋上，动摇九分，三月、四月甲子王。阳明之脉，浮大以短，动摇三分……五月、六月甲子王。少阴之脉紧细，动摇六分，王五月甲子日中，七月、八月甲子王。太阴之脉，紧细以长，乘于筋上，动摇九分，九月、十月甲子王。厥阴之脉，沉短以紧，动摇三分，十一月、十二月甲子王。"这里先论一日分为三阴三阳六时，那么根据异级同构的原理，一年也可以划分为三阴三阳六时；其次，论述了三阴三阳六时与脉象的关系，强调临床诊病时应随月份变化审察其脉象正常与否；最后，反映了量化诊病的理念，如言脉之动摇六分、三分、九分等，而且三阴三阳的概念用于诊脉法中，本身就是阴阳盛衰的定量表示。此亦是扁鹊诊法的特点之一。

《难经·七难》云："经言少阳之至，乍大乍小，乍短乍长；阳明之至，浮大而短；太阳之至，洪大而长；太阴之至，紧大而长；少阴之至，紧细而微；厥阴之至，沉短而敦。然，皆王脉也。其气以何月各王几日？然冬至之后，得甲子少阳王，复得甲子阳明王，复得甲子太阳王，复得甲子太阴王，复得甲子少阴王，复得甲子厥阴王。王各六十日，六六三百六十日，以成一岁。此三阳三阴之王时日大要也。"即以冬至后甲子日起，将一年三百六十日分为六，各六十日，分主三阴三阳王时，各呈现不同的脉象，试图说明一年中脉象随季节更替而具有规律性的变化。不过，与《脉经·扁鹊阴阳脉法》相比较，二者在主时次序及脉象方面并不完全相同。扁鹊脉法六经相王的次序是：少阳、太阳、阴明、少阴、太阴、厥阴，此次序与马王堆汉墓帛书两部古《灸经》的六经次序有相似之处，大概与三阴三阳概念产生的早晚有一定的关系，即先阴阳二分为太、少，后形成了阳明、厥阴的概念。曹东义[1]认为《难经》改作少阳、阳明、太阳的次序，则纯是从阴阳之气有多少，从小到大，从少到多的次序排列，不

---

①曹东义.神医扁鹊之谜[M].北京：中国中医药出版社，1996：190.

再包含三阴三阳概念出现早晚的原始遗迹。将厥阴殿后正符合"三阴交尽为厥阴"的后起之意。

四、脉体形象的描述

本段原文对脉象的描述,可谓开创了后世脉象描述之范式,历代医家都力求借助于形象的比喻来说明指下脉象的感觉,以交流与规范脉象表述。同时,其对死脉的描述,也是中医学史上最早有关怪脉的记载,如弹石脉、屋漏脉等。后经《难经》《脉经》《千金要方》等发挥,至元代危亦林整理为"十怪脉",即釜沸脉、鱼翔脉、虾游脉、屋漏脉、雀啄脉、解索脉、弹石脉、偃刀脉、转豆脉、麻促脉。怪脉的出现,绝大部分表示病情深重,元气衰败,胃气已绝,病情危重。

玉机真脏论篇第十九

【导读】

医学作为研究人的健康与非健康及其转归规律的科学技术知识和实践活动的体系，那么对健康与非健康状态的辨识，以及对二者之间转化的预测判断，自然就成为临床医生面对病人时最为重要的事情。本篇讨论了四时五脏的平脉、太过不及的病脉与主病，五脏病气传变的规律，真脏脉的形态及死期判断，形气色脉辨别疾病治疗之难易，以及五实、五虚病症诊断及转机判断。由于上述内容都是临床医生判断健、病之变应该掌握的重要医学知识，故"著之玉版，藏之藏府，每旦读之，命曰玉机"。诚如姚止庵所说："名篇之义，单揭真脏，盖真脏之脉，以别死生，医家要务。玉机云者，即金匮名篇之义，皆珍重之辞也。"张介宾也谓："名曰玉机，以璇玑玉衡可窥天道，而此篇神理可窥人道，故以并言，而实则珍重之辞也。"

【原文】

黄帝问曰：春脉[1]如弦，何如而弦？岐伯对曰：春脉者肝也，东方木也，万物之所以始生也，故其气来，耎[2]弱轻虚而滑，端直以长，故曰弦，反此者病。帝曰：何如而反？岐伯曰：其气来实而强，此谓太过，病在外；其气来不实而微，此谓不及，病在中。帝曰：春脉太过与不及，其病皆何如？岐伯曰：太过则令人善怒[3]，忽忽眩冒而巅疾[4]；其不及则令人胸痛引背，下则两胁胠[5]满。

帝曰：善。夏脉[6]如钩，何如而钩？岐伯曰：夏脉者心也，南方火也，万物之所以盛长也，故其气来盛去衰，故曰钩，反此者病。帝曰：何如而反？岐伯曰：其气来盛去亦盛，此谓太过，病在外；其气来不盛去反盛[7]，此谓不及，病在中。帝曰：夏脉太过与不及，其病皆何如？岐伯曰：太过则令人身热而肤痛，为浸淫[8]；其不及则令人烦心，上见咳唾，下为气泄[9]。

帝曰：善。秋脉[10]如浮，何如而浮？岐伯曰：秋脉者肺也，西方金也，万物之所以收成也,故其气来轻虚以浮,来急去散[11],故曰浮,反此者病。帝曰:何如而反?岐伯曰:其气来毛[12]而中央坚,两傍虚,此谓太过,病在外;其气来毛而微,此谓不及,病在中。帝曰:秋脉太过与不及,其病皆何如?岐伯曰:太过则令人逆气而背痛,愠愠然[13];其不及则令人喘,呼吸少气而咳,上气见血,下闻病音[14]。

帝曰:善。冬脉[15]如营[16],何如而营?岐伯曰:冬脉者肾也,北方水也,万物之所以合藏也,故其气来沉以濡[17],故曰营,反此者病。帝曰:何如而反?岐伯曰:其气来如弹石者,此谓太过,病在外;其去如数[18]者,此谓不及,病在中。帝曰:冬脉太过与不及,其病皆何如?岐伯曰:太过则令人解㑊[19],脊脉痛[20]而少气不欲言;其不及则令人心悬如病饥[21],胁中清[22],脊中痛,少腹满,小便变[23]。帝曰:善。

帝曰:四时之序,逆从[24]之变异也,然脾脉独何主?岐伯曰:脾脉[25]者土也,孤脏以灌四傍[26]者也。帝曰:然则脾善恶[27],可得见之乎?岐伯曰:善者不可得见,恶者可见。帝曰:恶者何如可见?岐伯曰:其来如水之流者,此谓太过,病在外;如鸟[28]之喙者,此谓不及,病在中。帝曰:夫子言脾为孤脏,中央土以灌四傍,其太过与不及,其病皆何如?岐伯曰:太过则令人四肢不举;其不及,则令人九窍不通,名曰重强[29]。帝瞿然[30]而起,再拜而稽首曰:善。吾得脉之大要,天下至数,五色脉变,揆度奇恒,道在于一。神转不回,回则不转,乃失其机,至数之要,迫近以微,著之玉版,藏之于[31]府,每旦读之,名曰玉机[32]。

【校注】

〔1〕春脉:春季应时的脉象。即弦脉。

〔2〕耎:同"软"。柔软。

〔3〕怒:原作"忘"。王冰:"忘,当为怒,字之误也。"《新校正》:"按《气交变大论》云'木太过,甚则忽忽善怒,眩冒巅疾。'则忘当作怒。"故据此改。

〔4〕忽忽眩冒而巅疾:即精神恍惚,眩晕冒闷而头痛等。森立之:"盖忽忽者,形容眩冒之状。忽忽,又言恍忽,单言之曰忽,共为蒙昧之义……眩冒巅疾,则倒草法。"

〔5〕胠(qū区):人体腋下胁上的部位。

〔6〕夏脉:夏季应时的脉象。即洪脉,又称钩脉。

〔7〕其气来不盛去反盛:张介宾:"凡脉自骨肉之分,出于皮肤之际谓之来;自皮肤之际,还于骨肉之分谓之去。来不盛去反盛者,言来则不足,去则有余,即消多长少之意。"

〔8〕浸淫:即浸淫疮。因其搔破流黄水,蔓延迅速,浸淫成片,故名浸淫。

〔9〕气泄:指矢气。杨上善:"气,谓广肠泄气也。"

〔10〕秋脉:秋季应时的脉象。即浮脉。

〔11〕来急去散:谓脉轻取则有,重按则无。李中梓:"来急去散,亦是状浮之象也,即毛也。"

〔12〕毛:毛脉,其象轻虚而浮,势如毛羽。

〔13〕愠愠然:郁闷不舒貌。

〔14〕上气见血,下闻病音:指气上逆而咯血,喉间有喘鸣音。

〔15〕冬脉：冬季应时之脉。即沉脉。

〔16〕营：上古时掘地或垒土而成的住所。比喻冬令肾脉沉伏如深居营窟之中。又，营，通"莹"。《说文·玉部》："莹，玉色。一曰石之似玉者。"

〔17〕濡：原作"搏"，据《甲乙经》卷四改。《新校正》："按《甲乙经》'搏'字为'濡'，当从《甲乙经》为'濡'。何以言之？脉沉而濡，'濡'古'软'字，乃冬脉之平调脉。若沉而搏击于手，则冬脉之太过脉也。"

〔18〕其去如数：李中梓："如数者，非真数也，言去之速也。"

〔19〕解㑊：身体困倦，懈怠无力。

〔20〕脊脉痛：《太素》卷十四作"腹痛"。

〔21〕心悬如病饥：心中空虚如有饥饿之感。

〔22〕眇（miǎo 秒）中清：眇，指胁肋下虚软处。清，同"凊"，冷也。

〔23〕小便变：指小便发生异常改变。吴崑："变，谓变其常，或为清白，或为癃闭，或为遗沥不尽也。"

〔24〕逆从：马莳："四脏循四时之序，谓之曰顺，其有太过与不及而为诸病者，谓之曰逆。"

〔25〕脾脉：脾的应时脉象。即脉来和缓而稍弱。

〔26〕孤脏以灌四傍：谓脾运化水谷精微以营养其他四脏。孤脏，心、肝、肺、肾各与四季相配，唯独脾不与四时相配，所以称为孤脏。四傍，即四脏。

〔27〕善恶：指平脉与病脉。

〔28〕鸟：《素问·平人气象论》《甲乙经》卷四均作"乌"。

〔29〕重强（zhòng jiàng 众匠）：沉重拘强，不柔和貌。

〔30〕瞿然：肃然起敬之义。

〔31〕于：原作"藏"。据《太素》卷十四改。

〔32〕至数……名曰玉机：与《素问·玉版论要篇》第十五重复，参见该篇。

【释义】

本段原文继上篇《素问·平人气象论》，进一步阐述四时五脏的平脉与太过不及的病脉及其主病，并说明了脾脉的特殊性。

一、五脏应四时的平脉

人体正常脉象，不仅直接受脏腑功能状态的影响，同时还受四时阴阳消长、五行更替的影响，故五脏与四时相应，而呈现出四时五脏的不同脉象变化。本段原文采用取象比类的方法，以比较具体的象说明比较抽象的脉象，描述了四时五脏平脉的体象及其形成的机理。

杨上善云："凡人之身，与天地阴阳四时之气皆同，故内身外物虽殊，春气俱发。"肝在五行属木，与东方、春季相应，故春脉为肝所主。春季生发，草木初出，人体脉象与春季物候相应,表现为"轻虚而滑,端直以长",犹如弓弦,故云"春脉如弦"。心在五行属火,与南方、夏季相应,故夏脉为心所主。杨上善云:"夏阳气盛,万物不胜盛长,遂复垂下,故曰钩。"人体脉象与夏季物候相应,表现为来盛去衰,略似"钩"状,故云"夏脉如钩"。肺在五行属金,与西方、秋季相应,故秋脉为肺所主。杨上善云:"秋时阳气已衰,阴气未大,其气轻虚。"人体脉象与秋季物候相应,表现为"轻虚以浮,来急去散"之象,故曰"秋脉如浮"。肾在五行与北方、冬季相应,故冬脉为肾所主。冬季万物闭藏,人体脉象与冬季物候相应,表现为沉而濡,犹如深居营窟之中,故曰"冬脉如营"。脾在五行属土,独居中央,分旺四季,不单独主时,是为孤脏,主化生水谷精气以充养心、肺、肝、肾四脏。因此,脾之平脉寄旺于四时四脏的平脉之中,而不单独出现。如杨上善所云:"五行之中,土独为尊,以王四季。脾为土也,其味甘淡,为酸苦辛咸味液,滋灌四傍之脏,其脉在关中宫,独四时不见,故不主时也……弦、钩、浮、营四脉见时,皆为脾胃之气滋灌俱见,故四脏脉常得和平。然则脾脉以他为善,自更无善也,故曰善者不可见也。恶者,病脉也。脾受邪气,脉见关中,诊之得知,故曰可见也。"这与《素问·太阴阳明论》"脾者土也,常以四时长四脏,各十八日寄治,不得独主于时也"的精神一致。

对于四时五脏平脉形成的机理,《难经·十五难》亦有所申述:"春脉弦者,肝东方木也,万物始生,未有枝叶,故其脉之来濡弱而长,故曰弦。夏脉钩者,心南方火也,万物之所茂,垂枝布叶,皆下曲如钩,故其脉之来疾去迟,故曰钩。秋脉毛者,肺西方金也,万物之所终,草木华叶,皆秋而落,其枝独在,若毫毛也,故其脉之来轻虚以浮,故曰毛。冬脉石者,肾北方水也,万物之所藏也,盛冬之时,水凝如石,故其脉之来沉濡而滑,故曰石。此四时之脉也。"可与本篇互参。

二、五脏四时太过不及之病脉及其主病

本篇将五脏四时之病脉分为太过与不及两种,如果脉气来时应指充实有力而强劲则为太过,主病在外;如果脉气来时应指不充实而软弱无力则为不及,主病在内。足厥阴肝脉会于巅,贯膈布胁。故春脉太过,实而强者,盈实而如循长竿,主病在外,令人善怒,恍惚眩晕,冒闷而巅疾;春脉不及,表现为不实而微,主病在中,令人胸痛引背,两胁胠满。手少阴心脉起心中,出属心系,下膈络小肠,又从心系上肺。故夏脉太过,表现为来盛去亦盛,主病在外,阳热亢盛,令人身热肤痛,浸淫;夏脉不及,表现为来不盛去反盛,主病在中,阳气不足,令人烦心,影响于肺与小肠,则见咳唾与矢气。手太阴肺脉起于中焦,下络大肠,还循胃口,上膈属肺,从肺系横出腋下。故秋脉太过,表现为毛而中央坚,两旁虚,主病在外,令人气逆而背痛,郁闷不舒;秋脉不及,表现为毛而微,主病在中,令人喘咳短气,喉间有鸣音,气上逆则咯血。足少阴肾脉自股内后廉贯脊属肾络膀胱,其直行者,入肺中循喉咙挟舌本,其支别者,络心注肺中。故冬脉太过,表现为来如弹石而坚硬,主病在外,令人身体困倦,懈怠无力,脊脉痛而少气不欲言。森立之云:"解㑊、脊痛共是病在外也。少气不欲言者,脊痛甚之至,遂致如此证也。盖中风不随之类,其脉洪大而有力者,与解㑊见弹石脉同理耳。"冬脉不及,表现为脉去而速,主病在中,肾虚气化失司,令人心悬如病饥,胁肋下虚软处发凉,脊中痛,少腹满,小便异常。脾主肌肉四肢,脾之病脉太过,表现为如水之流滑

疾，主病在外，森立之云："令人四肢不举，是谓风寒湿邪中于表痹痹之类。"不及则表现为如鸟之喙而锐短，主病在中，令人九窍不通，身体拘强。

三、脾为孤脏以灌四傍

本段提出"脾为孤脏，中央土以灌四傍"，"脾脉者土也，孤脏以灌四傍者也"。强调了脾对人体脏腑、四肢的滋养作用。所谓"四傍"，即指脾以外的四脏以及四肢。同时，脾为孤脏以灌四傍作用的发挥，尚需胃的密切配合。如《素问·太阴阳明论》所说："四肢皆禀气于胃，而不得至经，必因于脾，乃得禀也……脾脏者，常著胃土之精也。"《黄帝内经》虽脾胃分论，但其多处所谈"胃气"，实则包括"脾气"在内，所谓"胃为五脏六腑之海"，实则指脾胃为五脏六腑之海。从而确立了脾胃在人体中的重要地位的理论，为后世"脾胃为后天之本"观点的提出奠定了基础。

【知识链接】

一、时脏脉形成的基本原理及现代研究

中医学认为，人体是以五脏为中心的有机整体，人体的五脏在适应自然界气候变化的过程中，各有与本脏相通应的时令，而在与本脏相通应的时令里其功能活动旺盛，即肝气旺于春，心气旺于夏，脾气旺于长夏，肺气旺于秋，肾气旺于冬。因此，在每个季节里，活动旺盛的脏气则反映于脉象，由此形成了时脏脉。

从现代科学的观点看，人体脉象呈现春弦、夏钩、秋毛、冬石的节律变化，主要是适应外界气温和气压变化的结果。如冬天气温低，气压高，气温低则人身经常处于拘束状态，脉呈紧象；气压高，血液流向体表的阻力大，故脉沉。这就造成了沉紧有力的冬脉。春天气温渐高，气压渐低，脉由沉紧转为肤浅，但仍带紧张之势，故春脉微弦。夏季气温高，气压低。气温高，则人体易出汗，脉管易扩张；气压低，血液流向体表时，受到外界的阻力小，就造成了夏天脉象洪大，来盛去衰，似钩状。秋天气温转低，气压渐高，人体出汗减少，血液流向体表不如夏日盛，但脉管仍有扩张的余势，呈现轻虚飘浮之感，故曰秋脉似毛。闪增郁等[①]应用高精度智能机械手中医脉诊信息采集分析系统，采集1年12个月内12个节气点的平人双手6部脉的脉诊信息，应用正弦函数谐波拟合方法构建脉图模型，对193个参数进行分析。结果发现1年里双手6部脉的脉位原始数据的分布，呈现了明显的同步、规律性的变化，随着季节由夏到冬再到夏的变化，脉位也呈现出由浮到沉再到浮的变化；并发现1年12个月的脉位、脉力均值与天地参数（日照角度、日落时间、气温等）同步变化且显著相关。说明脉随季节变化的现象是确实存在的，四时脉随季节的变化有规律性的反应。

①闪增郁，陈燕萍，黄大威，等.基于平人四时脉参数的"人应天地"之证据[J].世界中医药，2014，9（10）：1289–1292.

二、脾为孤脏以灌四傍观点的临床应用

脾为孤脏以灌四傍观点的临床应用,具体反映在中医学的发病、诊断、治疗、预防、养生等各个方面①。从发病方面而言,张仲景承《黄帝内经》之义,在《金匮要略》中提出"四季脾旺不受邪"的观点,阐明脾胃之气在外感发病中的重要意义。其后,金元医家李杲将脾胃理论引申到内伤病中,认为脾胃之气不足,元气虚弱是各种内伤病症产生的前提,其在《脾胃论》中明确提出"百病皆由脾胃衰而生"的观点。明·薛己《校注妇人良方》亦曰:"盖胃为五脏之根本,胃气一虚,五脏失养,百病出焉。"清·喻昌《医门法律》云:"胃气强,则五脏俱盛;胃气弱,则五脏俱衰。"这些以脾胃为主的发病学观点,直接导源于《黄帝内经》的脾胃理论。

从病症诊断方面而言,《黄帝内经》脉诊的一大特色是注重胃气有无,本篇还明确指出"脉弱以滑,是有胃气"。据此,后世总结出平脉三贵——胃、神、根,其中胃气为先。而且认为形色声音亦含胃气,如张介宾在《景岳全书》中指出:"凡欲察病者,必须先察胃气。"他认为"胃气之关于人者,无所不至,即脏腑、声音、脉候、形体,无不皆有胃气"。这些理论观点,至今仍被高等中医药院校《中医诊断学》教材继承。

从治疗方面而言,则强调治疗疾病当顾护胃气。如《素问·标本病传论》曰:"先热而后生中满者治其标……先病而后生中满者治其标,先中满而后烦心者治其本。"主张对中满者,无论其属标属本,都要先治、急治,道理之一就是中满者胃气不行,水浆难入,药食不纳,进而后天之源衰竭。同时提出"先泄而后生他病者治其本",认为先治泄泻,使脾胃运化正常,胃气得复。张仲景受此启发,在治疗疾病时,无论外感、内伤,均时刻顾护胃气,《伤寒论》许多方药中用姜、枣、粳米等,并嘱啜热粥助药等,即取意于此。至金元时期,李杲著《脾胃论》《内外伤辨惑论》,继承与发展了《黄帝内经》脾胃理论,强调调脾为主的治疗大法,创制了调脾的系列方剂,被后人称之为"补土派"创始人。周慎斋对《黄帝内经》"脾为孤脏以灌四傍"的观点更是心领神会,其在《慎斋遗书》中说:"诸病不愈,必寻到脾胃之中,方无一失,何以言之?脾胃一伤,四脏皆无生气,故疾病日多矣。万物从土而生,亦从土而归。补肾不若补脾,此之谓也。"

从疾病预后的角度而言,《黄帝内经》在判断病人预后与疾病转归时,以胃气的有无作为重要标准。如在本篇论及"五实"和"五虚"的转归时指出:"浆粥入胃,泄注止,则虚者活;身汗得后利,则实者活。"对此,张志聪注云:"五脏之气,皆由胃气之所资生,浆粥入胃,泄注止,胃气复也。"

【原文】

五脏受气于其所生[1],传之于其所胜[2],气舍于其所生[3],死于其所不胜[4]。病之且死,必先传行,至其所不胜,病乃死。此言气之逆行[5]也,故死。肝受气于心,传之于

---

①王洪图.内经[M].北京:人民卫生出版社,2000:521-522.

脾，气舍于肾，至肺而死；心受气于脾，传之于肺，气舍于肝，至肾而死；脾受气于肺，传之于肾，气舍于心，至肝而死；肺受气于肾，传之于肝，气舍于脾，至心而死；肾受气于肝，传之于心，气舍于肺，至脾而死。此皆逆死[6]也。一日一夜五分之[7]，此所以占死者[8]之早暮也。

黄帝曰：五脏相通，移皆有次，五脏有病，则各传其所胜。不治，法三月若六月，若三日若六日，传五脏而当死，是顺传所胜之次[9]。故曰：别于阳者，知病从来[10]；别于阴者，知死生之期[11]。言知至其所困而死[12]。

是故风者百病之长也。今风寒客于人，使人毫毛毕直，皮肤闭而为热，当是之时，可汗而发也；或痹不仁肿痛，当是之时，可汤熨及火灸刺而去之。弗治，病入舍于肺，名曰肺痹，发咳上气。弗治[13]，肺即传而行之肝，病名曰肝痹，一名曰厥，胁痛出食[14]，当是之时，可按若刺耳。弗治，肝传之脾，病名曰脾风，发瘅[15]，腹中热，烦心出黄[16]，当此之时，可按可药可浴。弗治，脾传之肾，病名曰疝瘕[17]，少腹冤热[18]而痛，出白[19]，一名曰蛊，当此之时，可按可药。弗治，肾传之心，病筋脉相引而急，病名曰瘛[20]，当此之时，可灸可药。弗治，满十日，法当死。肾因传之心，心即复反传而行之肺，发寒热，法当三岁[21]死，此病之次也。

然其卒发者，不必治于传，或其传化有不以次，不以次入者[22]，忧恐悲喜怒，令不得以其次，故令人有大病矣。因而喜大虚则肾气乘矣，怒则肝[23]气乘矣，悲则肺[24]气乘矣，恐则脾气乘矣，忧则心气乘矣，此其道也。故病有五，五五二十五变[25]，及其传化。传，乘之名也。

【校注】

〔1〕受气于其所生：谓遭受病气于自己所生之子脏。
〔2〕所胜：五行生克中，受我制约的一行。
〔3〕其所生：指生我之母脏。俞樾《内经辨言》："按两言其所生，则无别矣，疑下句衍'其'字也。"
〔4〕所不胜：五行生克中，制约我的一行。
〔5〕逆行：张琦："始则子病传母，终则至所不胜，皆逆行也。"
〔6〕逆死：郭霭春《黄帝内经素问校注》："'逆死'似应作'逆行'。与上'此言气之逆行'相应。"
〔7〕一日一夜五分之：即将一日一夜的时间划分为五个阶段，以配合五行五脏。如平旦属肝，日中属心，薄暮属肺，夜半属肾，午后属脾。
〔8〕者：原作"生"，据《甲乙经》卷六改。《新校正》："按《甲乙经》'生'作'者'字，云'占死者之早暮'。详此经文，专为言气之逆行也，故死，即不言生之早暮。王氏改'者'作'生'，义不若《甲乙经》中《素问》本文。"
〔9〕是顺传所胜之次：《新校正》："详上文'是顺传所胜之次'七字，乃是'次'前注，误在此经文之下，不惟无义，兼校之全元起本《素问》及《甲乙经》并无此七字，直去之，虑未达者

致疑,今存于注。"

〔10〕别于阳……知病从来:吴崐:"阳,至和之脉,有胃气者也……言能别于阳和之脉者,则一部不和,便知其病之从来。"

〔11〕别于阴……知死生之期:吴崐:"阴,至不和之脉,真脏偏胜,无胃气者也……别于真脏五阴脉者,则其死生之期可预知也。"

〔12〕知至其所困而死:谓病传至其所不胜的脏气当旺之时令则死。知,《甲乙经》卷八无,可从。

〔13〕弗治:张琦《素问释义》:"上脱治法一节,疑上或痹不仁二十字,当在此上也。"

〔14〕出食:即呕吐。

〔15〕发瘅:森立之:"发瘅,即发黄。疸、瘅古通用。"王冰:"脾之为病,善发黄瘅,故发瘅也。"又,吴崐:"瘅,热中之名,所谓瘅成为消中是也。腹中热,烦心而出黄,亦详瘅之为证耳。"

〔16〕出黄:排出黄色小便。

〔17〕疝瘕:病名。又称蛊。主症为少腹闷热而痛,小便白浊。

〔18〕冤热:郁热。

〔19〕出白:排出白浊小便。又,森立之:"'出白'二字未妥,对前文'出黄'二字,则似谓小便白浊。然有小腹冤热证,而小便白浊者甚可疑。《甲乙》作'少腹烦冤而痛汗出'者,似是……出黄、出白相对,言'黄汗'与'白汗'与?"

〔20〕瘛:指筋脉肌肉拘急挛缩的病症。

〔21〕三岁:滑寿:"三岁当作三日。夫以肺病而来,各传所胜,至肾传心,法当十日死,及肾传之心,心复传肺,正所谓一脏不复受再伤者,又可延之三岁乎?"

〔22〕不以次入者:《甲乙经》卷八无"不以次入"4字,"者"字连上句读。

〔23〕肝:张志聪:"肝应作肺。"似是。

〔24〕肺:张志聪:"肺应作肝。"似是。

〔25〕故病……五五二十五变:张介宾:"脏惟五,而五脏之传,又能各兼五脏,则有二十五变。"

【释义】

本段主要论述五脏疾病的传变规律、预后判断以及风寒伤及形体五脏引起的病症及其治疗。

一、五脏疾病的传变规律

疾病的发生与发展,尽管千变万化,纷繁复杂,但仍然有规律可循。本节运用五行理论,阐明了五脏疾病传变规律。一是认为某脏患病后,按照"五行相乘"的次序传至他脏,如肝病传脾,脾病传肾,肾病传心,心病传肺,肺病传肝。所谓"五脏相通,移皆有次,五脏有病,则各传其所胜"。二是涉及到五行生克两方面关系的复杂传变,即"五脏受气于其所生,传之于其所胜,气舍于其所生,死于其所不胜",如肝病来源于肾,其未愈可传至脾,亦可波及到肺与心。根据原文所述,可归纳如下(表19-1、图19-1)。

表19-1 五脏疾病传变规律表

五脏	受气于(其所生)	传之于(其所胜)	气舍于(所生)	死于(其所不胜)
肝	心	脾	肾	肺
心	脾	肺	肝	肾
脾	肺	肾	心	肝
肺	肾	肝	脾	心
肾	肝	心	肺	脾

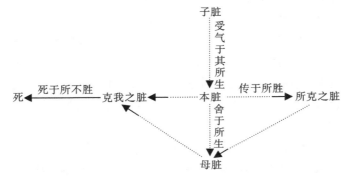

图19-1 五脏疾病传变规律示意图

对此,《素问·脏气法时论》也有"邪气之客于身也,以胜相加,至其所生而愈,至其所不胜而甚,至于所生而持,自得其位而起"的论述,彼此精神一致,相得益彰。上述传变,按照五行理论,可分为顺传与逆传两种情况。以五行相克关系而言,五脏疾病若按相克次序传其所胜之脏为顺,所谓"五脏有病,则各传其所胜……是顺传所胜之次";反之,若传其所不胜之脏为逆。以五行相生关系而言,若子病传母为逆,所谓"五脏受气于其所生……此言气之逆行也";反之,若母病传子为顺。

当然,自然界事物的变化总是有常也有变,常与变是相对待而存在的。由于内外因素的影响,临床上患者的疾病也是千变万化的,既有常规性变化,也有非常规性变化,所谓"或其传化有不以次"。这种情况的发生,本篇认为一是"卒发者",如本篇下文所言:"急虚身中卒至,五脏绝闭,脉道不通,气不往来,譬如堕溺,不可为期。"即高空堕坠与溺水之类的伤害,使得人体气机暴闭或元气暴脱,往往瞬间死亡,不能传变。姚止庵举出伤寒直中、中风眩仆、杂病厥逆亦属此类。二是情志因素的过激影响,所谓"忧恐悲喜怒,令不得以其次",即不完全按上述五脏生克规律传变。张琦认为:"忧当作思……凡诸相乘,各由衰盛。喜恐者衰,而所胜乘之也。怒悲者盛,而互乘诸脏也。忧者,母乘子也。举此三端,而相乘之道备。不言子乘母者,前文五脏受气于其所生,已言之也。"

本篇有关疾病传变有常有变的论述,也充分体现了《黄帝内经》在探究疾病传变规律过程中所坚持的"知常达变"和"实事求是"的认知原则。关于疾病传变规律的论述,还可见于《素问·热论》《标本病传论》以及《灵枢·病传》等篇章,归纳起来有表里脏腑相传、三阴三阳经络相传、五脏之间相传等。

二、疾病预后的判断

基于《黄帝内经》对人体生命活动节律问题的认识,本篇提出"一日一夜五分之"以预测"死生之早暮"。这是以五行学说作为理论建构的框架,五行配五脏、五时,从而形成一日"五时"的节律。即将一昼夜划分为五个时段,分别与五脏系统相配属,然后根据五行的生克关系推论预后。对此,《素问·脏气法时论》有具体的论述:"肝病者,平旦慧,下晡甚,夜半静。""心病者,日中慧,夜半甚,平旦静。""脾病者,日昳慧,日出甚,下晡静。""肺病者,下晡慧,日中甚,夜半静。""肾病者,夜半慧,四季(指辰、戌、丑、未脾土所主之时)甚,下晡静。"其基本规律为在某脏所主之时,自然之气有助于脏气,脏气旺而邪气却,则病情较轻,患者感觉清爽;在其所不胜之时,自然之气不利于脏气,病邪挟自然之克气肆虐,因而病情转重;在脏气非旺的时辰,若受相生之气的影响,则有助于受病之脏,病情表现较为平稳。根据邪正盛衰的理论分析,《黄帝内经》所论脏气在一日之内的变化基本上有四种状态:一是脏气旺盛期,本脏疾病处于缓解状态;二是脏气增长期,该脏病变往往有减轻的表现;三是脏气衰减期,相应之脏的疾病加重;四是脏气处于自稳态的平常期,则相应之脏的病情稳定,变化不明显。

本篇所论疾病的传变有两种类型:一种是按五行相克次序传变的五脏疾病,如肝病传脾,脾病传肾,肾病传心,心病传肺,肺病传肝,所谓"五脏有病,则各传其所胜"。另一种是不按五行相克次序传变,而是感而即发的,如卒感外邪之外感病、真气暴脱之急重症,以及情志异常之类病症。疾病传变的预后,概括起来有三点:一是五脏病传至其所不胜之脏时,病情多危重;二是病在体表较轻,病入五脏危重;三是五脏病的轻重吉凶与天时对脏气的不同影响有关。

三、风寒伤及形体五脏引起的病症及其治疗

本段论述了风寒之邪伤及人体,由表入里,传及五脏所导致的病症及其治疗。风寒先客于皮肤腠理,致使卫阳不宣,症见恶寒发热,治以汗法。如森立之言:"毫毛毕直者,即谓玄府粟起也,是为恶寒之候也。皮肤闭者,谓邪气入于肌中,与正气相争,此时皮肤腠理之气被阻隔而不通,故为热也……太阳病用麻黄桂枝诸汤是也。"若邪气入于经络,气血闭阻不通,则发为痹病,肢节肿痛,甚则肌肤不仁,治用烫熨、火灸、针刺等方法。疾病在表而不愈,由于肺合皮毛,外邪从皮毛犯肺,可导致咳逆上气之"肺痹"。肺病不愈,可传于肝,肝气善逆,故曰厥;肝气郁滞,且上逆犯胃,故胁痛而呕吐。森立之云:"胁痛出食者,即小柴胡汤下所云胸胁苦满,心烦喜呕是也。"治宜按摩或针刺。肝病不愈,可传于脾,汪机《读素问抄(续)》云:"肝应风,木胜土,土受风气,故曰脾风。脾病善发黄瘅。又脾脉入腹属脾络胃,上膈注心中,故腹中热而烦心,出黄色于便泄之所也。"森立之云:"脾风者,谷疸之类也,亦茵陈蒿汤之类。按、浴唯散表邪耳。"《金匮要略·黄疸病脉证并治》云:"心中懊憹而热,不能食,时欲吐,名曰酒疸……酒黄疸,心中懊憹或热痛,栀子大黄汤主之。"茵陈蒿汤方云:"小便当利,尿如皂角汁状,色正赤,一宿腹减,黄从小便去也。"可为其证。脾病不愈,可传于肾,王冰云:"肾少阴脉自股内后廉贯脊,属肾络膀胱。故少腹冤热而痛,

溲出白液也。冤热内结，消烁脂肉，如虫之食，日内损削，故一名曰蛊。"治疗可选用按摩或药物。肾病不愈，可传于心，王冰云："肾不足则水不生，水不生则筋燥急，故相引也。阴气内弱，阳气外燔，筋脉受热而自跳掣，故名曰瘛。"森立之认为："若邪气乘虚，内入侵于心肾二脏，则为半身不随，或全身瘛引之证，即卒中风是也。多是肾虚火动而波及于心脏之病，故精神不了，便可灸可药也。若是阳实掣引之证，则非可灸也。所谓火气虽微，内攻有力，不可不辨也。"若五脏传遍而病人未死亡，当又循五脏相克之序传变，传至肺病人出现寒热之象则病危。从临床实际看，慢性病特别是老年卧床病人，若出现感染发热，往往预后较差。

【知识链接】

本段原文对五脏疾病传变规律的认识，以及"一日一夜五分之"与五脏相配的理论，对于临床诊治疾病以及判断预后有一定的指导意义，也为后世医家所遵循。首先，掌握疾病的传变规律，有利于对疾病的早期诊治，做到既病防变，后世常说的见肝之病，知肝传脾，当先实脾，即是其应用的实例之一。其次，认识五脏昼夜应时节律，不仅可预测"死生之早暮"，而且有助于对疾病的辨证论治，如薛立斋《保婴撮要》论小儿发热的诊治，认为寅卯热甚为肝热，用泻青丸、柴胡饮子；巳午热甚为心热，用泻心汤、导赤散等；遇夜热甚为脾热，用泻黄散；日西热甚为肺热，用泻白散、凉膈散等；夜间热甚为肾热，用滋肾丸。又如张聿青论五更泄，认为"然肝病亦有至晨而泄者，以寅卯属木，木气旺时，辄乘土位也"，治疗用青皮引至厥阴之分，以柴胡升发木气，以白芍酸收之品摄入肝经，以人参培土坐镇（《张聿青医案》），即体现了从时间辨证论治的思想。

【原文】

大骨枯槁，大肉陷下[1]，胸中气满，喘息不便，其气动形[2]，期六月死，真脏脉见，乃予之期日。大骨枯槁，大肉陷下，胸中气满，喘息不便，内痛引肩项[3]，期一月死，真脏见，乃予之期日。大骨枯槁，大肉陷下，胸中气满，喘息不便，内痛引肩项，身热，脱肉破䐃[4]，真脏见，十日[5]之内死。大骨枯槁，大肉陷下，肩髓内消[6]，动作益衰，真脏未见[7]，期一岁死；见其真脏，乃予之期日。大骨枯槁，大肉陷下，胸中气满，腹内痛，心中不便[8]，肩项身热，破䐃脱肉，目眶陷，真脏见，目不见人，立死；其见人者，至其所不胜之时则死。急虚身中卒至[9]，五脏绝闭，脉道不通，气不往来，譬于堕溺，不可为期。其脉绝不来，若人一息五六至[10]，其形肉不脱，真脏虽不见，犹死也。

真肝脉至，中外急[11]，如循刀刃责责然[12]，如按琴瑟弦，色青白不泽，毛折，乃死。真心脉至，坚而搏，如循薏苡子累累然[13]，色赤黑不泽，毛折，乃死。真肺脉至，大而虚，如以毛羽中人肤，色白赤不泽，毛折，乃死。真肾脉至，搏而绝[14]，如指弹石辟辟然[15]，色黑黄不泽，毛折，乃死。真脾脉至，弱而乍数乍疏，色黄青不泽，毛折，乃死。诸真脏脉见者，皆死不治也。

黄帝曰：见真脏曰死，何也？岐伯曰：五脏者皆禀气于胃，胃者五脏之本也。脏气者，不能自致于手太阴，必因于胃气，乃至于手太阴也，故五脏各以其时，自为〔16〕而至于手太阴也。故邪气胜者，精气衰也。故病甚者，胃气不能与之俱至于手太阴，故真脏之气独见，独见者病胜脏也，故曰死。帝曰：善。

【校注】

〔1〕大骨……大肉陷下：张介宾："大骨大肉，皆以通身而言。如肩脊腰膝，皆大骨也；尺肤臀肉，皆大肉也。肩垂项倾，腰重膝败者，大骨之枯槁也。尺肤既削，臀肉必枯，大肉之陷下也。"

〔2〕其气动形：杨上善："喘息气急，肩膺皆动，故曰动形也。"

〔3〕内痛引肩项：杨上善："内痛谓是心内痛也。心腑手太阳脉从肩络心，故内痛引肩项也。"

〔4〕脱肉破䐃（jùn菌）：肌肉极度消瘦。脱肉，肉离骨也。䐃，肌肉突起部分。

〔5〕日：原作"月"，《读素问钞》《素问吴注》均改为"日"。按真脏脉已见，必不能延及十月，故从改。

〔6〕肩髓内消：即骨髓内消。张琦："肩髓，疑当作骨髓。"

〔7〕未见：原作"来见"，据《太素》卷十四改。《新校正》："按全元起本及《甲乙经》'真脏来见'作'未见'。'来'当作'未'，字之误也。"

〔8〕心中不便：即心中不安。

〔9〕急虚身中卒至：高世栻："急虚，正气一时暴虚也。身中，外邪徒中于身也。卒至，客邪卒至于脏也。"

〔10〕若人一息五六至：《新校正》："按人一息脉五六至，何得为死？必'息'字误，'息'当作'呼'乃是。"

〔11〕中外急：指浮取和沉取脉象皆劲急。

〔12〕责责然：锐利可畏的样子。

〔13〕累累然：连贯成串的样子。

〔14〕搏而绝：谓脉象搏动中有停歇。绝，断也。

〔15〕辟辟然：形容脉象沉而坚，如以指弹石之感。

〔16〕为：《素问释义》："为当作胃。"可从。

【释义】

本段主要论述久病、重病的预后判断，以及真脏脉的脉象、形成机理及其预后。

一、久病、重病的预后判断

本段专论久病、重病所出现的证候及其预后判断。肾为先天之本，主骨，脾为后天之本，主肉。故凡久病、重病、五脏损伤，临床表现虽然不同，但最终出现先、后天之本受损则是一致的，其共同症状为"大骨枯槁，大肉陷下"。另外，《灵枢·邪客》曰："宗气积于胸中，出于喉咙，以贯心脉而行呼吸焉。"律之以上下文，五脏损伤之重症，似当均有"胸中气满，喘息不便"的临床表现。对此，张介宾注云："肾主骨，骨枯则肾败矣。脾主肉，肉陷则脾败矣。肺主气，气满喘息则肺败矣。"若见上述三种衰竭之象，则皆称死证。因其所伤五脏不同，其伴见症状不同，死期亦有差异。若见喘息气急，肩膺皆动，为肺病重症；心内痛而牵引肩项，为心病重症；脾胃部痛引肩项，身热，脱肉破䐃，为脾病重症；骨髓内消，动作益衰，为肾病重症；腹痛，心中不安，身热，破䐃脱肉，目眶凹陷，为肝病重症。五脏病损重症而没有见真脏脉时，尚可稍延时日，若一当出现真脏脉，则可推断其近期死亡的大致时间，诚如《素问·平人气象论》所言："肝见庚辛死，心见壬癸死，脾见甲乙死，肺见丙丁死，肾见戊己死，是谓真脏见皆死。"

对于久病、重病的死期预测并非绝对如上述，还有许多例外情况。如"急虚""身中卒至"等，可因病起急骤，邪气甚重，五脏气机闭绝，脉道不通而突然死亡；还有一些病症，虽然形肉未脱，真脏脉未见，但若见脉来一呼五、六至者，表明正气衰竭，吸纳无根，亦属死证。从而说明了上述预测死期的方法要灵活掌握，不可拘泥刻板。

二、真脏脉的脉象与形成机理

真脏脉是临床上一种凶多吉少的死证脉，对其脉象的描述，除本篇外，还可见于《素问·平人气象论》中，现将其内容综合归纳于表19-2。

表19-2　五脏真脏脉象简表

五脏 篇名	肝	心	脾	肺	肾
玉机真脏论	中外急，如循刀刃责责然，如按琴瑟弦	坚而搏，如循薏苡子累累然	弱而乍数乍疏	大而虚，如毛羽中人肤	搏而绝，如指弹石辟辟然
平人气象论	急益劲，如新张弓弦	前曲后居，如操带钩	锐坚如乌之喙，如鸟之距，如屋之漏，如水之流	如物之浮，如风吹毛	发如夺索，辟辟如弹石

从上述真脏脉脉象形态描述中，不难得出这样的结论：所谓真脏脉，是指举按坚强，搏击有力，毫无和缓之象。真脏脉的出现，说明元气衰竭，胃气衰败，五脏真气内竭而败露，故又称之为死脉。

关于真脏脉的形成机理，原文指出："胃者，五脏之本也。脏气者，不能自至于手太阴，必因于胃气，乃至于手太阴也。"说明胃化生的水谷精微之气，由肺通过经脉而输布全身，使五脏得其濡养，只有胃气充实，五脏之气才能充沛，手太阴寸口才能反映出"肝脉微弦""心脉微钩"等从容和缓的脉象，正如本篇所云："脉弱以滑，是有胃气。"反之，若胃气衰败，不能化生水谷精微之气，则五脏失其滋养，胃气不能伴随五脏之气到达手太阴寸口，必然会出现"肝脉但弦无胃""心脉但钩无胃"等真脏之气独现的脉象。疾病的形成与发展取决于邪正盛衰，而真脏脉的产生，正是"邪气胜""精气衰"，胃气消亡，化源告竭，脏真独现的病理表现，为疾病过程中的垂危之象。

此外，本节还指出当各脏真脏脉出现，面部又呈现本脏色兼夹乘我脏之色，同时又合并"毛折"征象时，预示人体气血败竭，凶多吉少，预后极差。

【知识链接】

一、"大骨枯槁，大肉陷下，胸中气满，喘息不便"与疾病预后

本段用较大篇幅论述了数种死证，从列举几种死证的症状来看，其共同之处多有"大骨枯槁，大肉陷下，胸中气满，喘息不便"以及真脏脉之征。由此可见，在疾病过程中，病情发展到症见"大骨枯槁，大肉陷下，胸中气满，喘息不便"以及真脏脉的时刻，则凶多吉少，预后极差，生命危在旦夕。肾主骨，为先天之本，"大骨枯槁"，表明肾精欲竭，先天之本衰败；脾主肉，为后天之本，"大肉陷下"，显示后天之本告罄，气血生化之源断绝；"胸中气满，喘息不便"，是宗气衰竭之征；"真脏脉见"，是"邪气胜，精气衰"，脉失胃气之征象。先后天之本既竭，五脏之气衰败，病邪充斥体内，其病情的危重性则不言而喻。如癌症晚期病人，慢性病衰竭期患者，多出现"大骨枯槁，大肉陷下"征象，现代医学称之为"恶液质"。李中梓《医宗必读》卷九论喘证之预后言："余尝论证，因虚而死者十九，因实而死者十一。治实者攻之即效，无所难也；治虚者补之未必即效，须悠久成功，其间转折进退，良非易也。故辨证不可不急，而辨喘证为尤急也。"并论其脉候曰："喘逆上气，脉数有热，不得卧者死。上气面浮肿，肩息，脉浮大者危。"其治"叶振瀛夫人，喘急痞闷，肌肤如灼，汗出如洗，目不得瞑。余诊之，六脉皆大，正所谓汗出如油，喘而不休，绝证见矣，越三日殁。"可谓其典型案例。

二、"胃者五脏之本"理论的发生学研究

《灵枢·玉版》说："人之所受气者，谷也。谷之所注者，胃也。胃者，水谷气血之海也"。《素问·平人气象论》亦云："平人之常气禀于胃，胃者平人之常气也。人无胃气曰逆，逆者死。"在古代缺乏其他途径供给人体营养的情况下，饮食水谷就成为人体营养物质供给的唯一来源，况且疾病情况下口服作为治疗用药的主要途径，也要经过胃而发挥作用。因此，胃的受纳腐熟功能正常与否，对人体生命活动而言就成为决定性因素。正如李中梓《医宗必读》卷一所说："盖婴儿既生，一日不再食则饥，七日不食则肠胃涸绝而死。《经》云：安谷则昌，绝谷则亡。犹兵家之饷道也，饷道一绝，万众立散，胃气一败，百药难施。一有此身，必资谷气，谷入于胃，洒陈于六腑而气至，和调于五脏而血生，而人资之以为生者也。"《黄帝内经》及后世医家也正是从这一角度，来强调胃在人体的重要性。如《素问·五脏别论》说："胃者，水谷之海，六腑之大源也。五味入口，藏于胃，以养五脏气……是以五脏六腑之气味，皆出于胃。"本篇亦说："五脏者，皆禀气于胃。胃者，五脏之本也。"《中藏经·论胃虚实寒热生死逆顺脉证之法》亦说："胃者，人之根本也，胃气壮，则五脏六腑皆

壮。"由此可见，胃的受纳腐熟功能是历代医家凸现与重视胃气在人体生命活动中的重要性的根本依据。也正是在这一意义上，李东垣提出"人以胃气为本"，并指出："胃气者，谷气也，营气也，运气也，生气也，清气也，卫气也，阳气也"（《脾胃论·脾胃虚则九窍不通论》），即胃气的受纳腐熟功能是人体营卫等气赖以产生的基础。

有学者对胃气学说与肠外和肠内营养的关系研究认为，胃气学说和临床营养支持虽理论异曲，发展各殊，途径有别，但功用雷同[1]。现代医学临床营养支持是现代临床综合治疗中不可缺少的重要组成部分，有效的营养支持可提高疾病临床治愈率，降低病死率，增加机体抵抗力，减少并发症，有利于疾病的康复。营养支持的方式目前主要有两种，即肠外营养和肠内营养。许多研究已表明，肠外营养可导致肠黏膜上皮细胞萎缩，肠壁变薄，肠道激素分泌及功能降低，肠黏膜上皮通透性增加，肠道免疫功能障碍，导致肠道黏膜的正常结构和功能损害，肠道细菌易位而引起肠源性感染。肠内营养物质通过对肠黏膜上皮细胞局部营养、刺激作用，可促进肠上皮细胞的生长和修复，有助于维持肠黏膜结构和功能的完整，同时也使肠道固有菌群正常生长，保持肠道生物屏障功能。肠内营养是一种比较符合生理的供给途径，既避免了中心静脉置管可能带来的风险，又可以帮助恢复肠道功能。营养物质经门静脉系统吸收输送至肝脏，有利于内脏蛋白质合成和代谢调节，同时可改善和维持肠道黏膜结构和功能的完整性，从而有效防止肠道细菌易位的发生。目前，在临床营养支持的方式上，首先要选择肠内营养，在无法应用肠内营养的情况下，再考虑应用肠外营养或联合应用肠外与肠内营养[2]。此与中医学强调胃气可谓有异曲同工之妙。

【原文】

黄帝曰：凡治病，察其形气[1]色泽，脉之盛衰，病之新故，乃治之，无后其时。形气相得[2]，谓之可治；色泽以浮[3]，谓之易已；脉从四时，谓之可治；脉弱以滑[4]，是有胃气，命曰易治，取之以时。形气相失[5]，谓之难治；色夭不泽，谓之难已；脉实以坚，谓之益甚；脉逆四时，为不可治。必察四难，而明告之。

所谓逆四时者，春得肺脉，夏得肾脉，秋得心脉，冬得脾脉，其至皆悬绝沉涩[6]者，命曰逆四时。未有脏形[7]，于春夏而脉沉涩，秋冬而脉浮大，名曰逆四时也。病热脉静，泄而脉大，脱血而脉实，病在中脉实坚，病在外脉不实坚者，皆难治。

黄帝曰：余闻虚实以决死生，愿闻其情。岐伯曰：五实死，五虚死。帝曰：愿闻五实五虚。岐伯曰：脉盛，皮热，腹胀，前后不通[8]，闷瞀[9]，此为五实；脉细，皮寒，气少，泄利前后，饮食不入，此为五虚。帝曰：其时有生者何也？岐伯曰：浆粥入胃，泄注止，则虚者活；身汗得后利，则实者活。此其候也。

①杨小清.胃气学说与肠外和肠内营养[J].肠外与肠内营养，2004，11（6）：343-345.
②蔡威，邵玉芬.现代营养学[M].上海：复旦大学出版社，2010：897.

【校注】

〔1〕形气：形，指人形体之肥瘦刚脆。气，指脏腑气血功能的强弱，即人之正气。

〔2〕形气相得：谓形体与正气盛衰表现一致。王冰："气盛形盛，气虚形虚，是相得也。"

〔3〕色泽以浮：颜色润泽鲜明。泽，润泽；浮，明亮。

〔4〕脉弱以滑：谓脉象柔和滑利。脉弱，与下文"脉实"相对，指脉来柔和。

〔5〕形气相失：王冰："形盛气虚，气盛形虚，皆相失也。"

〔6〕悬绝沉涩：脉象浮而无根，或沉涩不起之状。

〔7〕未有脏形：未见到真脏脉象。又，"未有脏形……皆难治"一段文字又见于《素问·平人气象论》，文字稍有出入。

〔8〕前后不通：谓大小便不通。

〔9〕闷瞀：心中烦闷，眼目昏花。

【释义】

本段主要论述了察形气色脉辨疾病治疗之难易，以及五虚、五实的临床表现及其预后。

一、察形气色脉以辨病之易治难治

原文说："凡治病，察其形气色泽，脉之盛衰，病之新故，乃治之，无后其时。"旨在强调诊察疾病时，必须观察了解病人的形体、正气、色泽、脉象、病程等情况，综合分析，以保证正确的诊断，方可有利于及时治疗。不仅如此，对疾病的预后、转归问题，也同样需要从形、气、色、脉等方面综合考察。若形体征象与正气盛衰一致、面色明润光泽、脉象变化与四时相应、脉柔和滑利，说明病情比较单纯，气血未败，胃气充实，人体仍具有主动适应外环境变化的能力，故正能胜邪，疾病容易治疗。反之，形体征象与正气盛衰不一致，诸如"形盛脉细，少气不足以息者"和"形瘦脉大，胸中多气者"等（《素问·三部九候论》），面色晦暗，脉象变化与四时不相应，如"春得肺脉，夏得肾脉，秋得心脉，冬得脾脉，其至皆悬绝沉涩者"，或"春夏而脉沉涩，秋冬而脉浮大"，且脉实以坚，说明病情比较复杂且危重，血气已败，胃气已衰，人体失去了适应环境变化的能力，正不胜邪，难以治疗，故称之为"四难"。

另外，本段还讨论了脉证合参诊断疾病的问题，指出脉与证属性不符，亦属难治之列。如热病脉当躁数，而反沉静，为阳证见阴脉；下利、脱血脉当见虚象，而反见实大之象，为正衰而邪盛。至于"病在中脉实坚，病在外脉不实坚"，与《素问·平人气象论》"病在中脉虚，病在外脉涩坚者，皆难治"之论不同，《新校正》认为："此经误，彼论为得。"即本篇所论有误。但张介宾认为二者各有所据，只是病症不同而已，指出："惟病在中脉实坚，病在外脉不实坚者皆难治，与上文《平人气象论》者似乎相反。但上文云病在中脉虚，言内积之实者,脉不宜虚也;此云病在中脉实坚,言内伤之虚者,脉不宜实坚也。前云病在外脉涩坚,言外邪之盛者,不宜涩坚,以涩坚为沉阴也;此言病在外脉不实坚,言外邪方炽者,不宜无力,以不实坚为无阳也。四者之分,总皆正不胜邪之脉,故曰难治。词若相反,理则实然,《新校正》以谓经误,特未达其妙耳。"

二、五虚、五实的临床表现及其预后

《素问·通评虚实论》云:"邪气盛则实,精气夺则虚。"五实证是邪气亢盛,充斥于五脏所致的病症,其中邪气盛于心则脉盛,盛于肺则皮热,盛于脾则腹胀,盛于肾则二便不通,盛于肝则闷瞀。五虚证是五脏精气虚损所致的病症,其中心气虚则脉细,肺气虚则皮寒,肝气虚则气少乏力,肾气虚则二便不禁,脾气虚则不欲饮食。五实证因邪气盛于五脏不得外泄,五脏气机闭塞,邪无出路;五虚证因五脏精气俱夺,精化无源而又不断耗损,有出无入,故皆预后不良。

本段原文还提出了五实证、五虚证的预后转机问题,指出五实证预后转机的关键,在于邪气是否有出路,若"身汗,得后利",提示表邪已解,里实已除,故病可好转。五虚证预后转机的关键,在于脾胃功能的恢复,化源充足,临床表现为"浆粥入胃,泄注止"。根据原文所述,可概括如下。

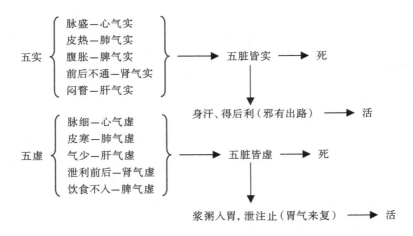

【知识链接】

一、五虚、五实的预后判断

本段有关五虚、五实死候的判断,是基于《黄帝内经》时代的认识而言,临床尚需视其邪正盛衰的程度而决定。若仅仅表现为面色苍白或萎黄、精神萎靡、身瘦乏力、心悸气短、形寒肢冷,或五心烦热、自汗盗汗、舌上无苔或少苔、脉虚无力等虚证,或见脉盛有力、舌苔厚腻、发热、腹胀、大便秘结、小便不利等实证时,并非猝死之候。假若虚证出现目合、口开、舌痿、汗出黏冷或如珠如油、二便失禁、舌淡、脉微细欲绝等五脏俱脱之证,或实证出现高热神昏、谵语、躁扰不宁、吐血衄血或肌肤瘀斑、舌红绛、脉细数等邪热亢盛，邪气侵入心营者，当属危候。即便如此，若急救得宜，亦有转危为安之机。

二、五虚、五实证治的临床意义

本段原文对预后转机的论述，提示临床对于虚证的治疗当以补益五脏精气为主，尤其要重视补脾益胃，培补后天。实证的治疗要用汗法、通法等各种因势利导的泻实疗法，使邪有出路，邪去则正安。故临床上对危急的实证，如高热不退，大小便不利，胸满气逆，腹胀如鼓，胃脘壅滞等，可采用泻法，以三承气汤等攻泻之。《本草纲目·牵牛子》载一案例谓："外甥柳乔，素多酒色，病下极胀痛，二便不通，不能坐卧，立哭呻吟者七昼夜。医用通利药不效。遣人叩予。予思此乃湿热之邪在精道，壅胀隧路，病在二阴之间，故前阻小便，后阻大便，病不在大肠、膀胱也。乃用楝实、茴香、穿山甲诸药，入牵牛加倍，水煎服。一服而减，三服而平。牵牛能达右肾命门，走精隧。"此案急在二便不通，属五实之一，邪在下焦，"其下者，引而竭之"（《素问·阴阳应象大论》），治以行气利水，通经活血之品，二便通而获效。

森立之对五实证之转机别有一解，颇具启发意义，特录于此："此曰五实死，若夫表实大青龙证，固非死证。则此亘言太阳病等不死之轻证也。盖五实者，悉是阳明证也。五虚者，少阴证也。曰：然则身汗何谓也？曰：是身汗用下剂后之愈候，必有自汗而解也。吴又可《瘟疫论》卷上内壅不汗篇曰：'务宜承气先通其里，里气一通，不待发散，多有自能汗解。'下后脉浮篇曰：'下后脉浮而数，原当汗解。'下后脉复沉篇：'下后脉浮者，当得汗解。'并可以征矣。且夫阳明大实热证，延捱耽搁必死无及，是所以此曰五实死也。近年戊午己未壬戌癸亥流行暴泻疫，与此五虚全合。故暴泻疫亦浆粥安于胃，而泄注止则活也。"

疾病好转向愈的趋势，也提示了相应的治疗思路。张从正即认为本段所言"浆粥入胃，泄注止，则虚者活；身汗得后利，则实者活"，并非他人理解的是对疾病预后的判断，而是针对五实、五虚证的治法，即五虚证当给予稀粥、止泻以使胃气和；五实证当用汗法泄表和泻法泄里，使上下表里之气通畅。所谓"此两证自是前二证之治法也。后人不知是治法，只作辨验生死之断句，直谓病人有此则生，无此则死，虚者听其浆粥自入胃，实者听其自汗自利，便委之死地，岂不谬哉！夫浆粥入胃而不注泄则胃气和，胃气和则五虚皆实也，是以生也；汗以泄其表，利以泄其里，并泄则上下通，上下通则五实皆启矣，是以生也"（《儒门事亲·五虚五实攻补悬绝法二十》）。此说对临床诊治也有一定的启迪意义。

三部九候论篇第二十

【导读】

三部九候属一种全身遍诊法，乃古代脉诊法之一。脉诊方法的形成及其临床运用，常常借助于模型化推理的方法。《素问·三部九候论》可谓脉诊经验与模式推理相结合的典范，其中即运用了三才模式、阴阳模式与五行模式等三种模式推理的方法。文中以三才分类以及异级同构的原理，将人体划分为上、中、下三部，每部又分天、地、人三候，以分别诊候不同脏腑器官之疾病，即形成了三部九候的脉诊法。同时在脉证合参的基础上，又借助阴阳模式与五行模式，以推论疾病的预后。三部九候诊脉的模式，对后世脉诊学的发展起到了重要影响。

【原文】

黄帝问曰：余闻《九针》[1]于夫子，众多博大，不可胜数。余愿闻要道，以属[2]子孙，传之后世，著之骨髓，藏之肝肺[3]，歃血[4]而受，不敢妄泄，令合天道[5]，必有终始，上应天光星辰历纪[6]，下副[7]四时五行，贵贱更立，冬阴夏阳，以人应之奈何？愿闻其方。岐伯对曰：妙乎哉问也！此天地之至数[8]。

帝曰：愿闻天地之至数，合于人形血气，通决死生，为之奈何？岐伯曰：天地之至数，始于一，终于九焉[9]。一者天，二者地，三者人[10]，因而三之，三三者九，以应九野[11]。故人有三部，部有三候，以决死生，以处[12]百病，以调虚实，而除邪疾。

帝曰：何谓三部？岐伯曰：有下部，有中部，有上部。部各有三候，三候者，有天有地有人也，必指而导之，乃以为真[13]。上部天，两额之动脉[14]；上部地，两颊之动脉[15]；上部人，耳前之动脉[16]。中部天，手太阴[17]也；中部地，手阳明[18]也；中部人，手少阴[19]也。下部天，足厥阴[20]也；下部地，足少阴[21]也；下部人，足太阴[22]也。故下部之天以候肝，地以候肾，人以候脾胃之气。帝曰：中部之候奈何？岐伯曰：亦有天，亦有地，亦有人。天以候肺，地以候胸中之气，人以候心。帝曰：上部以何候之？岐伯曰：亦有天,亦有地,亦有人。天以候头角之气,地以候口齿之气,人以候耳目之气。三部者,各有天,各有地,各有人。三而成天,三而成地,三而成人。三而三之,合则为九,九分为九野,九野为九脏。故神脏五[23],形脏四[24],合为九脏。五脏已败,其色必夭,夭必死矣。

【校注】

〔1〕《九针》:系古代文献,今已亡佚。

〔2〕属:同"嘱",嘱咐。

〔3〕肝肺:比喻心中,内心。

〔4〕歃(shà煞)血:古代表示坚决遵守誓言的一种饮血盟誓的仪式。

〔5〕令合天道:《新校正》:"按全元起本云:令合天地。"森立之:"案:作天地似是。乃地、始、纪为韵语,行、阳、方为韵语。"

〔6〕天光星辰历纪:王冰:"天光,谓日月星也。历纪,谓日月历于天二十八宿三百六十五度之分纪也。"

〔7〕副:相称,符合。

〔8〕至数:极其精深微妙的道理或事理。

〔9〕始于一……九焉:张介宾:"数始于一而终于九,天地自然之数也……九数之外是为十,十则复变为一矣,故曰天地之至数,始于一终于九焉。"

〔10〕一者天……三者人:吴崑:"一,奇也,阳也,故应天。二,偶也,阴也,故应地。三,参也,和也,故应人。"

〔11〕九野:九州之分野。

〔12〕处:断决。

〔13〕真:王冰:"《礼》曰:疑事无质,质,成也。"据此,则王注"真"作"质"。质,本也。

〔14〕两额之动脉:王冰:"在额两傍,动应于手,足少阳脉气所行也。"即颞浅动脉。

〔15〕两颊之动脉:王冰:"在鼻孔下两傍,近于巨髎之分,动应于手,足阳明脉气之所行。"即面动脉。

〔16〕耳前之动脉:王冰:"在耳前陷者中,动应于手,手少阳脉气之所行也。"即颞浅动脉。

〔17〕手太阴:王冰:"谓肺脉也。在掌后寸口中,是谓经渠,动应于手。"即桡动脉。

〔18〕手阳明:王冰:"谓大肠脉也。在手大指次指歧骨间合谷之分,动应于手。"即拇主要动脉。

〔19〕手少阴:王冰:"谓心脉也。在掌后锐骨之端神门之分,动应于手也。"即尺动脉。

〔20〕足厥阴:张介宾:"气冲下三寸动脉,五里之分,肝经脉气所行也,卧而取之。女子取太冲,在足大指本节后二寸陷中。"即跖背动脉。

〔21〕足少阴:张介宾:"内踝后跟骨傍动脉,太溪之分,肾经脉气所行也。"即胫后动脉分支。

〔22〕足太阴:张介宾:"鱼腹上越筋间动脉,直五里下箕门之分,沉取乃得之,脾经脉气

所行也。若候胃气者，当取足跗上之冲阳。"即股动脉或足背动脉。

〔23〕神脏五：即藏神、魂、魄、意、志的五脏。

〔24〕形脏四：指头角、耳目、口齿和胸中。

【释义】

本段主要阐述了三部九候诊法的思想渊源以及三部九候的部位划分与诊候脏腑。

一、三部九候诊法的思想基础

《老子》四十二章说："道生一，一生二，二生三，三生万物。万物负阴而抱阳，冲气以为和。"混沌未凿，乾坤未辟的状态为"一"，称为太极；由太极生成的阴阳为"二"；天地阴阳的交合产生出新的生命，这个新的生命用数字表示就是"三"，三而三之，新的生命呈几何级增长，于是大千世界生机勃勃，因而三也就成了宇宙创化的第一个完整的单元，万物生成发展的基数，故《史记·律书》云："数始于一，终于十，成于三。"数三包含一与二，是原始奇数与偶数的第一次合成，故被视为数之成。从哲学宇宙观的角度而言，《左传·昭公三十二年》注引服虔曰："三者，天地人之数。"《说文解字》也说："三，天地人之道也。"加之《周易》建立了天地人三才的宇宙模式，如《说卦》云："昔者圣人之作《易》也，将以顺性命之理。是以立天之道，曰阴与阳；立地之道，曰柔与刚；立人之道，曰仁与义。兼三才而两之，故《易》六画而成卦。"《系辞下》亦说："有天道焉，有人道焉，有地道焉，兼三才而两之，故六。"三才就此而成为表达天人合一思想的象征，"三"的宇宙论意义也由此而奠定。如此，"三"成为集体意识中的模式数字，形成了对世界进行宏观三分的宇宙观。到了西汉董仲舒，"三"则被崇尚为无所不归的"天之大经"，从而使它具有神秘意义。如《春秋繁露·官制象天》说："三起而成日，三日而成规，三旬而成月，三月而成时，三时而成功。寒暑与和三而成物，日月与星三而成光，天地与人三而成德。由此观之，三而一成，天之大经也。"《白虎通·封公侯》也指出："天道莫不成于三。天有三光，日月星；地有三形，高下平；人有三尊，君父师。故一公三卿佐之，一卿三大夫佐之，一大夫三元士佐之。天有三光，然后能遍照。各自有三法。物成于三，有始、有中、有终，明天道而终之也。"其表现在哲学层面为"太极元气，涵三为一"（《汉书·律历志》），表现在历史观上则为三统说，表现在历法上则为三统历[1]。

既然"物以三生"（《淮南子·天文训》），三是天地万物化生和发展的基数，因而也是内在生命的节律之数。不仅为呼吸的基数，所谓"人一呼，脉再动，气行三寸，一吸，脉亦再动，气行三寸，呼吸定息，气行六寸"（《灵枢·五十营》），同时也是古人诊脉的基础数，诊脉部位也是据"三"而设。本篇即将《周易》天、地、人三才模式具体化，用以构筑中医脉诊体系，在"天地之至数，合于人形血气"思想的指导下，指出："天地之至数，始于一，终于九焉。一者天，二者地，三者人，因而三之，三三者九，以应九野。故人有三部，部有三

①庞朴.一分为三论［M］.上海：上海古籍出版社，2003：115-119

候……三部者，各有天，各有地，各有人。"即将人体诊脉部位一分为三，进一步按照异级同构的原理，每一部再分天、地、人三部，以诊候不同脏腑部位的病证。诚如张介宾所说："以天、地、人言上、中、下，谓之三才。以人身而言上、中、下，谓之三部。于三部中而各分其三，谓之三候。三而三之，是谓三部九候。"[1]不仅如此，本篇还以天、地、人三才模式构建了有别于五脏六腑的九脏体系，所谓"三而成天，三而成地，三而成人。三而三之，合则为九，九分为九野，九野为九脏。故神脏五，形脏四，合为九脏"。即以五脏合胃、小肠、大肠、膀胱为九脏，以应合于天地之至数。

王符《潜夫论》说："是故天本诸阳，地本诸阴，人本诸和。三才异务，相待而成。"中医脉诊设天、地、人三部，医生须于遍诊三部之中考察阴阳之和气，从而决定病气所在，以有效地诊治疾病，所谓"以决死生，以处百病，以调虚实，而除邪疾"。

正由于上述原因，廖育群[2]认为三部九候论者在建立自己的理论框架时，并非依据十二经脉、五脏六腑，而是基于数术观念，如出于"三三为九"的数字需要，不得不在只有心、肺的"中部"，添入一个"胸中之气"以凑足"三"。这一特点与西汉时期崇尚"九"字有很大关系，特别是与王莽、刘歆时代制定的"三统历"，以及以一、三、九等数术观念统一度、量、衡、音律等有极大的共性，或可从中推测这种脉法出现的时期大概应在两汉中后期。以数术观念为基础的三部九候脉法，由于其本质是脱离客观实际的，因此不可能具有实用价值，故流传亦十分有限。

二、三部九候部位划分及所候脏腑器官

基于上述三才分类以及异级同构的原理，将人体划分为上、中、下三部，每部又分天、地、人三候，以分别诊候不同脏腑器官之疾病（图20-1、表20-1）。

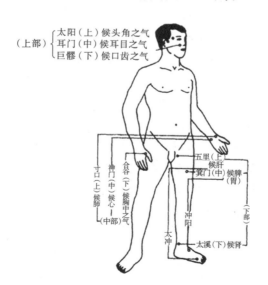

图 20-1 三部九候诊法示意图

[1]张介宾.类经[M].北京：人民卫生出版社，1982：119.
[2]廖育群.重构秦汉医学图像[M].上海：上海交通大学出版社，2012：301.

表20-1　三部九候诊脉部位及临床意义

三部	九候	相应经脉和穴位	所属动脉	诊断意义
上部（头）	天	足少阳经（两额动脉）太阳穴	颞浅动脉	候头角疾病
	地	足阳明经（两颊动脉）巨髎穴	面动脉（颌内动脉）	候口齿疾病
	人	手少阳经（耳前动脉）耳门穴	颞浅动脉	候耳目疾病
中部（手）	天	手太阴经　太渊、经渠穴	桡动脉	候肺病
	地	手阳明经　合谷穴	拇主要动脉	候胸中疾病
	人	手少阴经　神门穴	尺动脉	候心病
下部（足）	天	足厥阴经　足五里或太冲穴	跖背动脉	候肝病
	地	足少阴经　太溪穴	胫后动脉跟支	候肾病
	人	足太阴经　箕门或冲阳穴	股动脉或足背动脉	候脾胃疾病

　　上部天是指两侧颞动脉，可以反映头额及颞部的病痛；上部人是指耳前动脉，可以了解目和耳的情况；上部地，是指两颊动脉，可以了解口腔与牙齿的情况。中部天，是手太阴肺经的动脉处，可候肺气；中部人，是手少阴心经的动脉处，可候心气；中部地，是手阳明大肠经的动脉处，可候胸中之气。下部天，是足厥阴肝经的动脉处，候肝气；下部人，是足太阴脾经或足阳明胃经的动脉处，候脾胃之气；下部地，是足少阴肾经的动脉处，候肾气。诊察这些脉动部位的脉象，可以了解全身各脏腑、经脉的生理病理状况。其中足太阴脉候脾、胃二脏，与其他脉不同，是因为早期胃属五脏之一，与足太阴相配，后来脾与胃相提并论，并渐渐取代了胃的地位，而与足太阴脉相联系。《素问·三部九候论》即反映了中间过渡时期经脉与脏腑联系的情况。

【知识链接】

一、关于九脏的问题

　　本篇提出"九脏"的概念，无疑与三部九候诊法相关，即每一候诊断一脏之疾病。但由于三部九候、九脏的提出，都与术数模式有一定的关系，诚如本篇所言："天地之至数，始于一，终于九焉。"因为一为万数之始，九为单数之极，超过九，只是零的增加。古人认为天地虽大，万物虽多，都离不开数，而数又无不是从一开始，至九回复。对此，张介宾解释说："数始于一，终于九，天地自然之数也……故以天而言岁，则一岁四季，一季统九十日，是天数之九也。以地而言位，则戴九而履一，左三右七，二四为肩，六八为足，五位中宫，是洛书之九也。以人而言事，则黄钟之数起于九，九而九之，则九九八十一分，以为万事之本，是人事之九也。九数之外是为十，十则复变为一矣。故曰天地之至数，始于一终于九也。"（《类经·脉色类》）据上解释，可见宇宙间很多事物和现象都含有"九"，故人体的脏器也有九脏，以对应三部九候。王冰注云："所谓形脏者，皆如器外张，虚而不屈，含藏于物，故云形脏也。所谓形脏四者，一头角，二耳目，三口齿，四胸中也。"从本篇所论九候所诊断疾病部位而言，似以王冰注为妥。关于何为九脏的争议，参见《素问·六节藏象论》，此不赘述。

二、三部九候诊法的模式意义

三部九候诊脉法，实际是古代"遍诊法"的一种，在《黄帝内经》脉学中占有重要地位，如《素问·八正神明论》说："上工救其萌芽，必先见三部九候之气，尽调不败而救之，故曰上工。"三部九候脉法特别强调"九候相应，上下若一"的思想，认为只有把局部信息进行综合分析，整体联系后，才能得出正确的诊断。这种对人体病理变化的整体观察法，至今在临床上仍有着重要的指导意义。

三部九候诊脉的模式，对后世脉诊学的发展起到了重要影响。张仲景受此影响，在《伤寒论》建立了人迎、寸口、趺阳上中下三部诊脉法，即诊人迎以候胃气，诊寸口以候十二经，诊趺阳以候胃气。其在《伤寒论·序》中明确指出："观今之医，不念经旨……按寸不及尺，握手不及足，人迎趺阳，三部不参。"一定意义上来说，张仲景上中下三部诊脉法，是在继承《黄帝内经》三部九候脉法理论原则的同时，使之更具有可操作性。《难经·十八难》依据天、地、人三才模式异级同构而构建寸口诊脉体系，最早提出寸口诊脉的三部九候方法，指出："上部法天，主胸以上至头之有疾也；中部法人，主膈以下至脐之有疾也；下部法地，主脐以下至足之有疾也。"虽然《黄帝内经》《难经》都提到五脏六腑的病变均可反映于寸口部位，但还未与具体脏腑相配属。《脉经·两手六脉所主五脏六腑阴阳逆顺》首次提出了寸口脉的脏腑配位，即以心、肝、肾分别对应于左手的寸、关、尺三部，以肺、脾、肾分别对应于右手的寸、关、尺三部，其基本思路是以寸、关、尺三部分别对应于上、中、下三焦。这既是三部分类原则在寸口脉诊中的具体应用，也是独取寸口以决五脏六腑死生吉凶方法逻辑演进的必然结果。寸口脉脏腑配位的创立，是在天、地、人三部分类的基础上，根据脏腑在人体所在位置及寸口诊脉部位的上下对应原则，结合部位阴阳属性的划分及同气相求的归类方法，推演而形成的诊察脏腑病证的诊断方法。正由于其形成基于一定的模式推演，故在此基础上可离开临床实践作多种演绎。如李中梓的《诊家正眼》将左右手寸关尺六部再分浮、中、沉，分别与运气六气相配属，提出"六气分合六部时日诊候之图"，以一部之浮、中、沉分主20日。张介宾《景岳全书·脉神章》则推演认为左寸"主神明清浊"，右寸"主情志善恶"，左关"主官禄贵贱"，右关"主财帛厚薄"，左尺"主阴气之寿元"，右尺"主阳气之寿元"。由此可见，该诊脉方法的发生，主要依赖于模式推演，其实践基础尚待进一步考证。

【原文】

帝曰：以候奈何？岐伯曰：必先度其形之肥瘦，以调其气之虚实，实则泻之，虚则补之。必先去其血脉[1]而后调之，无问其病，以平为期。

帝曰：决死生奈何？岐伯曰：形盛脉细，少气不足以息者危[2]。形瘦脉大，胸中多气[3]者死。形气相得者生，参伍不调[4]者病，三部九候皆相失者死。上下左右之脉相应如参舂[5]者病甚；上下左右相失不可数者死。中部之候虽独调，与众脏相失者死。中部之候相减者死。目内陷者死。

帝曰：何以知病之所在？岐伯曰：察九候独小者病，独大者病，独疾者病，独迟者病，独热者病，独寒者病，独陷下者病。以左手足上去踝五寸而按之，右手当踝而弹之[6]，其应过五寸以上，蠕蠕[7]然者不病；其应疾，中手浑浑[8]然者病；中手徐徐[9]然者病；其应上不能至五寸，弹之不应者死。是以脱肉身不去[10]者死。中部乍疏乍数者死。其脉代而钩者，病在络脉。九候之相应也，上下若一，不得相失。一候后则病，二候后则病甚，三候后则病危。所谓后者，应不俱[11]也。察其腑脏，以知死生之期，必先知经脉[12]，然后知病脉，真脏脉见者，邪胜，死也[13]。足太阳气绝者，其足不可屈伸，死必戴眼[14]。

帝曰：冬阴夏阳奈何？岐伯曰：九候之脉，皆沉细悬绝[15]者为阴，主冬，故以夜半死。盛躁喘数者为阳，主夏，故以日中死。是故寒热病者，以平旦死。热中及热病者，以日中死。病风者，以日夕死。病水者，以夜半死。其脉乍疏乍数，乍迟乍疾者，日乘四季[16]死。形肉已脱，九候虽调，犹死。七诊[17]虽见，九候皆从者不死。所言不死者，风气之病及经月之病[18]，似七诊之病而非也，故言不死。若有七诊之病，其脉候亦败者死矣，必发哕噫。

必审问其所始病，与今之所方病，而后各切循其脉，视其经络浮沉，以上下逆从循之，其脉疾者病[19]，其脉迟者病，脉不往来者死，皮肤著[20]者死。

帝曰：其可治者奈何？岐伯曰：经病者治其经，络病者治其络[21]，血病[22]身有痛者治其经络。其病者在奇邪[23]，奇邪之脉则缪刺之。留瘦不移，节而刺之[24]。上实下虚，切而从之，索其结络脉[25]，刺出其血，以见通之[26]。瞳子高[27]者，太阳不足；戴眼者，太阳已绝。此决死生之要，不可不察也。手指及手外踝上五指留针[28]。

【校注】

〔1〕去其血脉：祛除脉中瘀血。
〔2〕危：王冰："危者，言其近死，犹有生者也。"《新校正》："按全元起注本及《甲乙经》《脉经》危作死。"
〔3〕胸中多气：谓喘息胸满。森立之："多气者，喘急之谓也。"姚止庵："胸中多气，为元气脱根。"
〔4〕参伍不调：指脉搏参差不齐，有似结代脉。
〔5〕参舂：谓舂杵上下交错。比喻脉象参差不齐。
〔6〕以左手足上去踝……右手当踝而弹之：原作"以左手足上，上去踝五寸按之，庶右手足当踝而弹之。"《新校正》："《甲乙经》及全元起注本并云：以左手足上去踝五寸而按之，右手当踝而弹之……今文中少一'而'字，多一'庶'字及'足'字。王注以手足皆取为解，殊为穿凿。当从全元起注旧本及《甲乙经》为正。"今据改。
〔7〕蠕蠕：张介宾："蠕蠕，虫行貌，谓其软滑而匀和也，是为不病之脉。"
〔8〕浑浑：同"滚滚"，水流不绝貌。喻脉来急疾无绪。
〔9〕徐徐：迟缓无力状。
〔10〕脱肉身不去：指肌肉极度消瘦而体弱不能行动。又，敦煌古医书《三部九候论》（希

伯和编号3287卷）作"其肌肉身充,气不去来者亦死（气不去来者,弹之似无）",似是。

〔11〕应不俱:指九候脉动不一致。王冰:"俱,犹同也,一也。"

〔12〕经脉:指常脉。正常的脉象。

〔13〕邪……死也:原作"胜死",义不甚明。据《甲乙经》卷四改。

〔14〕足太阳气绝者……死必戴眼:《新校正》:"按《诊要经终论》载三阳三阴脉终之证,此独纪足太阳气绝一证,余应阙文也。"此16字当为《诊要经终论》错简于此。戴眼,目睛上视而不能转动。

〔15〕悬绝:指脉浮大无根或断绝不至。杨上善:"来如断绳,故曰悬绝。"

〔16〕四季:指一日中辰、戌、丑、未四个时辰。

〔17〕七诊:指独小、独大、独疾、独迟、独热、独寒、独陷下七种病候。又,杨上善认为指脉沉细悬绝、盛躁喘数、寒热病、热中及热病、病风、病水、形肉已脱等七种病候。

〔18〕经月之病:有二说,一指妇女月经病。二指经年累月之病。

〔19〕病:此前原有"不"字,《素问释义》云:"不字衍。"为是,据删。

〔20〕皮肤著:谓病久肌肉极度消瘦,皮肤附着于骨。

〔21〕络病者治其络:原作"孙络病者治其孙络血",据《甲乙经》卷四改。《太素》卷十四亦无"血"字。

〔22〕血病:《甲乙经》卷四无此2字。可从。

〔23〕奇邪:张介宾:"奇邪者,不入于经而病于络也。"

〔24〕留瘦不移……刺之:杨上善:"留,久也。久瘦有病之人,不可顿刺,可节量刺之。"

〔25〕索其结络脉:指探索其脉络郁结的部位。

〔26〕以见通之:《甲乙经》卷四作"以通其气",义胜。《太素》卷十四作"以通之"。

〔27〕瞳子高……不可不察也:此26字与上文无涉,疑为错简,当在"足太阳气绝"条下。瞳子高,两目微有上视,但不若戴眼之定直不动。

〔28〕手指及手外踝上五指留针:王冰:"错简文也。"

【释义】

本段从整体观出发,主要论述脉诊的原则、具体操作方法以及不同病变的针刺法则。

一、脉诊的原则

（一）三部九候,脉象合参

三部九候脉象合参,是本段原文论述的一个重要观点。三部九候虽各有所属,各有所主,但又是不可分割的整体。因此,临床上必须从三部九候脉象之间是否相得协调来诊察全身脏腑气血的活动状态,进而"以决死生,以处百病"。这也可以说是三部九候诊脉法的基本原则,故原文指出:"九候之相应也,上下若一,不得相失。"九候脉象相应协调,说明内在脏腑气血功能活动也相互协调,是正常的标志,即所谓"先知经脉"。反之,若九候脉象相失，诸如"上下左右之脉相应如参春者""上下左右相失不可数者""中部之候虽独调，与众脏相失者""中部之候相减者""中部乍疏乍数者"，或呈现出独小、独大、独疾、独迟等等，便是脏腑气血功能失调的病态，甚至是脏腑气血衰竭的死症。因此，临床上只有对三部九候之间的脉象全面体察分析，才能掌握脉诊的要领。

另外，从三部九候诊法提出脉有独小、独大、独疾、独迟等情况来看，古人大概并没有意识到全身的脉搏跳动必然是一致的。故廖育群[①]指出，在没有认识到心脏跳动引起脉搏跳动的前提下，从属于各经脉的"动脉"跳动被认为是各自独立的，故常常可见言说某一处脉率改变的诊断意义。这种将脉搏跳动孤立化的态度，在明代李时珍之后竟然发展到将寸口脉的寸、关、尺三部亦区分出迟、数的脉率不同，明显失去了合理性。

（二）脉证结合，四诊合参

本段原文虽然集中讨论三部九候诊脉法，但又不片面强调重视脉诊，同时又提出了四诊合参的问题。原文"必审问其所始病，与今之所方病，而后各切循其脉"，诊病"必先度其形之肥瘦"，了解形气之盛衰及是否协调，正是在于强调问诊、望诊、闻诊与切诊相结合的诊病原则。此外，从原文所列举的"形盛脉细，少气不足以息者危。形瘦脉大，胸中多气者死。形气相得者生，参伍不调者病"，以及"形肉已脱，九候虽调，犹死"等案例中，不难明确，形气相得，脉证相符者，即使有病，其病可治；反之，形气相失，脉证不符者，其病较重，预后较差。进而表明，在临床上，只有坚持四诊合参的诊病原则，才能全面了解病情，对疾病做出正确的判断。

（三）阴阳五行，脉时合参

《素问·脉要精微论》指出："四变之动，脉与之上下。"人与天地相参，随四时阴阳的消长变化，脉象亦呈现出规矩衡权的周期性变化，正所谓"阴阳有时，与脉为期"。在病理情况下，若脉象与四时阴阳消长变化不能相应而出现错乱，即可以此诊断疾病，并推测疾病的预后吉凶。本篇指出："帝曰：冬阴夏阳奈何？岐伯曰：九候之脉，皆沉细悬绝者为阴，主冬，故以夜半死。盛躁喘数者为阳，主夏，故以日中死。"即首先依据脉象之浮沉、迟数、大小、粗细等区分病证的阴阳属性，然后再根据病证阴阳属性与自然界阴阳同气相助、异气相制的关系，推论疾病的预后。如吴崑注所说："以阴遇阴，以阳遇阳，各助其邪，故咸死也。"

从五行的角度而言，本段原文提到"上应天光星辰历纪，下副四时五行"，五行与季节相配，其中一种模式为春配肝，夏配心，脾配四季之末各18日，秋配肺，肾配冬，根据异级同构的原理，也可以将一日划分为五个时间段，分别与五行、五脏相配属，即寅卯配肝，巳午属心，申酉肺旺，亥子属肾，脾配辰、未、戌、丑四时。如此"一日一夜五分之，此所以占死生之早暮也"（《素问·玉机真脏论》）。本段所论"是故寒热病者，以平旦死。热中及热病者，以日中死。病风者，以日夕死。病水者，以夜半死。其脉乍疏乍数乍迟乍疾者，日乘四季死"，即是采用五行模式推理以脉诊判断病情预后。对此，高世栻曾有较为合理的解释："一日之

---

①廖育群.重构秦汉医学图像[M].上海：上海交通大学出版社，2012：264-265.

内亦有四时,是故寒热病者,肝血内虚,为寒为热也。平旦乃寅卯之时,肝木主气,肝脏病,故以平旦死。热中及热病者,心火燔灼,内外皆热也。日中乃巳午之时,心火主气,心脏病,故以日中死。病风者,秋金肃杀之气,病于肺也。日夕乃申酉之时,肺金主气,肺脏病,故以日夕死。病水者,冬令寒水之气,病于肾也。夜半乃亥子之时,肾水主气,肾脏病,故以夜半死。脾脏属土,土灌四旁,若其脉乍疏乍数,乍迟乍疾,乃中土内虚不能四布,故以一日所乘之四季死。辰戌丑未,寄旺于平旦、日中、日夕、夜半也。"这里依据五脏与五时之气相通应的原理解释疾病的预后,很明显不同于《素问·脏气法时论》所论之五行模式推理。由于模式推理的结论,往往为或然性结论,即可能是也可能不是,尚需临床实践的检验。正由于此,对本段"热中及热病者,以日中死"的理解,也有从阴阳模式解释者,如张介宾所言:"以阳助阳,真阴竭也。"而对"病风者,以日夕死",杨上善、张介宾则以五行相克的原理解释,如杨上善说:"风为肝病,酉为金时,金克于木,故日夕死。"但总不如高世栻解释具有逻辑的一致性,而更为合理。

二、弹按足踝诊法

弹按足踝诊法,可以认为是我国叩诊法的滥觞。具体方法为以左手于足内踝上五寸按之,右手当踝而弹之,以观察脉之振动范围、速度、形态等,来判断病与不病,以及病之吉凶,所谓"其应过五寸以上,蠕蠕然者不病;其应疾,中手浑浑然者病;中手徐徐然者病;其应上不能至五寸,弹之不应者死"。其诊病原理,《灵枢·经脉》说:"经脉十二者,伏行分肉之间,深而不见,其常见者,足太阴于外(当作"内")踝之上,无所隐故也。"因足太阴脾为后天之本,气血生化之源,弹此部位可以观察脾气的盛衰,进而判断正气之强弱,且其经脉于足内踝上五寸处较为显现,易于弹按与观察。另外,廖育群[①]认为,由于在古代医学中,脉的概念一直是很含糊的,并无确切定义,人体各种传导、联络系统均可用"脉"来表示。因此,医家既可对踝关节后的动脉进行触诊,又可叩弹该处之神经以观察传导情况,而将这两种不同事物统称为"脉",这或许是造成这段文字难以理解的根本原因。

三、辨死生的要点

本段原文从脉证合参的角度,也阐述了临床辨死生的一些要点,概括有以下几个方面:①三部九候相失者死。如原文所言"上下左右相失不可数者死""中部之候相减者死""中部乍疏乍数者死"等,突出了脉律严重异常为判断生死的重要标志。②形气相失者死。《素问·玉机真脏论》言:"形气相失,谓之难治。"王冰云:"形盛气虚,气盛形虚,皆相失也。"如本篇所言:"形盛脉细,少气不足以息者危。形瘦脉大,胸中多气者死。"③目内陷者死。五脏六腑之精气皆上注于目,目内陷说明脏腑精气衰竭,所以预后不良。④脱肉羸瘦者死。张介宾云:"脾胃竭则肌肉消,肝肾败则筋骨急,肉脱身重,死期至矣。"如原文所言"脱肉身不去者死""形肉已脱,九候虽调,犹死""皮肤著者死"等。⑤真脏脉见或脉绝不至者死。真脏脉即毫无胃气的脉象,《素问·玉机真脏论》对五脏之真脏脉有具体的描

①廖育群.重构秦汉医学图像[M].上海:上海交通大学出版社,2012:307.

述，并明确指出："诸真脏脉见者，皆死不治也。"脉绝不至，是精气竭绝的表现，如原文所言"弹之不应者死""脉不往来者死"等。

四、针刺治疗法则

本段原文提出针刺治疗的首要原则是"实则泻之，虚则补之"，在具体针刺时，尚需结合病人体型胖瘦而有所区别，如张志聪所言："肥人者，血气充盈，肤革坚固，其气涩以迟，刺此者，宜深而留之。瘦人者，皮薄色少，血清气滑，易脱于气，易损于血，刺此者，宜浅而疾之……宜泻者，迎而夺之；宜补者，追而济之。"无论用补法或泻法，如果血脉有瘀滞而不通的，必先去其血脉的瘀滞，即"必先去其血脉"，使血脉通畅，血气流行，然后毫针补泻调血气方可获效。换言之，脉通无阻是毫针补泻调经取效的前提。总的原则是使经脉畅通，气血阴阳达到相对的平衡协调，使身体恢复到健康状态，也就是"无问其病，以平为期"。

从病位与症状表现的角度而言，针刺治疗当随其病位不同刺治不同的部位，如病在经者刺其经；病在络者刺其络；血病而有身痛症状的，则治其经与络；病邪侵犯大络，左注右，右注左者，则用缪刺法；病邪久留而形体消瘦者，当以时消息而渐刺之，以病去为度；"上实下虚，可循其经络之脉，血之盛者，皆刺去其血，通而平之"（杨上善《太素》卷十四）。

【知识链接】

一、弹按足踝诊法的现代诠释

目前认为，古代医家所观察的是浮露于内踝及小腿内侧的皮下络脉，这段络脉即是大隐静脉的一部分。大隐静脉起于足背静脉弓内侧端，在内踝前沿小腿内侧上行，并逐渐转向前方，最后穿隐静脉裂孔汇入股静脉。大隐静脉具有较多的交通支和静脉瓣，能引导表浅静脉中的血液流入深静脉；反之，如果表浅静脉曲张，交通枝和静脉瓣失去作用，深静脉的血液也可流向浅静脉。古代医家可能利用了大隐静脉这一特点来观察静脉血液回流状态以诊断疾病、判断预后。

其观察方法，是以左手拇指按压内踝上五寸处浮露的大隐静脉上，阻断静脉血液回流，然后以右手拇指沿静脉壁向下轻推至内踝上，将静脉内的血液驱回足部；再放开右手拇指，观察血液回流充盈的速度和状态。

弹按足踝诊法的临床意义可归纳如下：①静脉充盈即所谓"脉中气动"或"其气来"，可达内踝上五寸所按处，且速度较快者为正常。②静脉充盈甚快，甚至曲张隆起，即所谓"浑浑然"者为有病，如下肢静脉曲张、髂股静脉血栓形成、妊娠子宫、盆腔肿瘤等使下肢静脉内压增高者均可出现这种体征。③静脉充盈甚慢，似有似无，达不到内踝上五寸指按处，且用指弹也不能改善者，有死亡的危险。④静脉塌陷，来去均无血液充盈者，也有死亡的危险。

以上③④两种情况可见于休克病人，由于微循环衰竭，血流缓慢，血压明显下降，脉压差进一步缩小，尿量减少甚至无尿，静脉回流量减少，中心静脉压降低，以致末梢静脉空虚塌陷，确实是危候①。

二、关于"七诊"的诠释

原文说："七诊虽见，九候皆从者不死。""七诊"究竟指什么，诸家看法不一。归纳起来大致有三种：其一，杨上善、张志聪认为，七诊谓沉细悬绝、盛躁喘数、寒热、热中及热病、病风、病水、形肉已脱七种病候。其二，王冰、张介宾认为，七诊即前文所说独小、独大、独疾、独迟、独热、独寒、独陷下七种病候。张志聪注云："大小者，脉之体象也。疾迟者，脉之气数也。寒热者，三部皮肤之寒热也。陷下者，沉陷而不起也。"其三，熊宗立《脉诀》认为，"七诊者，诊宜平旦，一也；阴气未动，二也；阳气未散，三也；饮食未进，四也；经脉未盛，五也；络脉调匀，六也；气血未乱，七也。"这种看法亦不足取，张介宾早就批判说："此七者，焉得皆谓之诊，总之一平旦诊法耳。后世遂尔谬传，竟致失其本原矣。"森立之对上述七诊之论有所评述，并结合《伤寒论》与《黄帝内经》所论而有自己的见解，今录之以供参考。森立之云："七诊诸家聚讼，共未得正解。今据杨注却得一说，曰：九候之脉皆沉细云云，故以日中死。此先举阴阳二证之死期，以示其大要耳。盖九候皆见阴脉者，是阴之极，以应冬令，故夜半死。九候皆见阳脉者，是阳之极，以应夏令，故日中死。此二节先答冬阴夏阳之问也。窃谓为阴是少阴病之类，为阳是太阳病之类。《伤寒论》：病欲解时，少阴在子丑寅间，太阳在巳午未间。据此则死期亦当在此时也，必然之理也。以上二证是为一诊二诊。寒热病，《太素》无病字，似是，谓往来寒热之证也。少阳厥阴之二证即是也。其愈期，少阳在寅卯辰，厥阴在丑寅卯。应知其死期，亦是在平旦之时也。是为三诊。热中及热病者，并举内外二因胃热之证而言，热中为内因胃热证，热病为外因胃热证，乃《热论》所云热病者，皆伤寒之类也是也。热中，又见《风论》中，可并考，此为四诊。病风者，盖如《风论》所说诸证是也，此为五诊。病水者，如《水热穴论》所说是也，此为六诊。以上寒热以下四病，并得其脉疏数不定者，皆无胃气之证也，故并为死病也。知此四病不在七诊之数也。形肉已脱者，即前篇所云大骨枯槁，大肉陷下之类，而脾气内绝之证，虽九候平调，未久而变可知，故预决死也，此为七诊。如此解之则稍觉平稳，故录存后考。"

①朱文锋.中医诊断学[M].北京：人民卫生出版社，1999：104.

经脉别论篇第二十一

【导读】

　　《素问·三部九候论》曰："必先知经脉，然后知病脉。"经脉，在古籍中可指正常脉象或诊脉。本篇原文以日常生活经验为基础，首先讨论劳倦、饮食、情志等内外因素影响肺、心功能而出现喘、汗的现象，以说明心肺、经脉、气血之间的联系；继则在有限的解剖知识的基础上，以临床经验为依据，推论饮食入胃后精气津液通过经脉转运在人体的输布过程，进而阐述了气口以决死生的原理；最后论述三阴、三阳脉气独至的病变、脉象和治法，以说明"经脉者，所以能决死生，处百病，调虚实，不可不通"（《灵枢·经脉》）的具体运用。故《针灸甲乙经》将本篇归于言正常脉象的"经脉"篇，《太素》也归之于言正常脉象的"脉论"篇，可见本篇是有别于《素问·脉要精微论》等篇的关于诊脉的阐述。

【原文】

　　黄帝问曰：人之居处动静勇怯，脉亦为之变乎？岐伯对曰：凡人之惊恐恚劳[1]动静，皆为变也。是以夜行则喘出于肾[2]，淫气[3]病肺；有所堕恐[4]，喘出于肝，淫气害脾；有所惊恐，喘出于肺，淫气伤心；度[5]水跌仆，喘出于肾与骨。当是之时，勇者气行则已，怯者则着而为病[6]也。故曰：诊病之道，观人勇怯、骨肉皮肤，能知其情，以为诊法也。故饮食饱甚，汗出于胃；惊而夺[7]精，汗出于心；持重远行，汗出于肾；疾走恐惧，汗出于肝；摇体劳苦，汗出于脾。故春秋冬夏，四时阴阳，生病起于过用，此为常也。

【校注】

　　[1] 恚（huì会）劳：忿怒与劳累。

〔2〕夜行则喘出于肾：张志聪："肾属亥子，而气主闭藏，夜行则肾气外泄，故喘出于肾。"喘，气喘。

〔3〕淫气：妄行逆乱之气。

〔4〕堕恐：丹波元坚："'堕恐'二字义似不属，且下有惊恐，此'恐'字疑讹。"《灵枢·邪气脏腑病形》有"有所堕坠……则伤肝"句，此"恐"字似应作"坠"。

〔5〕度：通"渡"。

〔6〕勇者气行……怯者则着而为病：谓身体强壮之人气血畅行而不发病，身体怯弱之人则气血留滞而患病。森立之："精气强壮者为勇，神气懦弱为怯。"

〔7〕夺：犹脱也。

【释义】

本段原文以喘、汗为例，说明劳倦、饮食、情志等内外因素，均能影响经脉中气血的正常运行，而引起所属脏腑功能失常，以论证"凡人之惊恐恚劳动静，（脉）皆为变也"的论点，并提出了"生病起于过用"的发病学观点。

一、喘、汗出与经脉变化的关系

肺主气司呼吸，心主血而在液为汗，心肺两脏共同主管着人体气血的运行，而气喘、汗出亦为心肺两脏常见的病理变化。"经脉者，所以行血气而营阴阳"（《灵枢·本脏》），为气血运行的通道，劳倦、饮食、情志等内外因素影响人体，先引起心肺功能的改变而使经脉气血失调，最常见而且是首先出现的就是呼吸急促与出汗，故本文举气喘、汗出为例，以说明经脉气血的变化，也是源于日常生活经验的总结。虽然气喘、汗出主要是心肺两脏的病变，但人体脏腑之间通过经脉的联系构成一个整体，其他脏腑的气血失调，也可通过经脉影响于心或肺，而发生气喘或汗出的现象，故文中又有"喘出于肾""喘出于肝""汗出于胃""汗出于肝""汗出于肾""汗出于脾"等论述，诚如《素问·调经论》所说："五脏之道，皆出于经隧，以行血气，血气不和，百病乃变化而生。"

二、性格与发病的关系

文中列举夜行、堕坠、惊恐、渡水、跌仆等异常情况对人体的影响，由于性格的差异而有不同的结果，所谓"当是之时，勇者气行则已，怯者则着而为病也"。所谓"勇"和"怯"，是性格差异的两种不同状态。一般而言，勇者多体质强壮，气血通畅，经脉和调，虽有惊恐、疲劳等突然刺激，只是出现一时性的生理反应，通过脏腑的自身调节，其一时性的生理反应很快消失，机体重新恢复平衡协调，可以不发病。怯者多身体虚弱，脏腑气血的自我调节能力较差，受到以上诸种不良刺激，难以自我调节恢复，则可能发生病变。由此说明性格勇怯与疾病的发生密切相关，故诊察疾病也必须充分考虑患者的性格差异，所谓"诊病之道，观人勇怯、骨肉皮肤，能知其情，以为诊法也"。

三、生病起于过用

本段原文在讨论了喘、汗与经脉变化的关系等内容之后，提出了"春秋冬夏，四时阴阳，生病起于过用"的观点，认为疾病的发生，因于"过用"，即超越了常度。本段的"过用"，虽是针对饮食过量、七情过极、劳作过度致"汗"而言，但概括了疾病发生的普遍规律。概而言之，"生病起于用"有时气失常过用、精神情志过用、饮食五味过用、劳逸过用、药物过用等。"过用"使脏腑经脉气血损伤，超出机体的生理调节限度，均会导致疾病的发生。因此，"生病起于用"的发病观，是对临床多种致病因素致病规律的概括，在发病学及疾病临床诊治和养生预防中具有普遍指导意义。

【知识链接】

一、五脏相关论喘、汗的意义

本段原文从五脏相关的角度论述气喘、汗出的机理，对临床辨证无疑具有启迪意义，提示人们对于疾病机理的认识，必须考虑脏腑经络间的相互联系和相互影响。

叶天士治一喘证患者，"脉细尺垂，形瘦食少，身动即气促喘急。大凡出气不爽而喘为肺病，客感居多。今动则阳化，由乎阴弱失纳，乃吸气入而为喘，肾何辞？治法惟以收摄固真，上病当实下焦，宗肾气方法意。熟地、萸肉、五味、补骨脂、胡桃肉、牛膝、茯苓、山药、车前子。蜜丸"（《临证指南医案·喘》）。《临证指南医案》华岫云按总结叶天士辨治喘证的经验云："喘症之因，在肺为实，在肾为虚，先生揭此二语为提纲……虚者有精伤气脱之分，填精以浓厚之剂，必兼镇慑，肾气加沉香，都气入青铅，从阴从阳之异也；气脱则根浮，吸伤元海，危亡可立而待，思草木之无情，刚柔所难济，则又有人参、河车、五味、石英之属，急续元真，挽回顷刻，补天之治，古所未及；更有中气虚馁，土不生金，则用人参建中。"正反映了从脏腑相关的角度辨治喘证的基本精神。

本段原文提出"五脏汗"的问题，提示临床汗出异常除遵"心在液为汗"论治外，尚可从其他脏辨证论治，如邪热在肺，迫津外泄而为汗，治当清肺泻热，可用泻白散或麻杏石甘汤之类；肝阴虚见多汗，伴见心烦、口干、口苦等，治宜滋阴柔肝，可选用一贯煎合酸枣仁汤；黄汗乃湿热熏蒸所致，多与脾相关，《金匮要略·水气病脉证并治》曰："黄汗之为病，身体肿，发热汗出而渴，状如风水，汗沾衣，色正黄如柏汁，脉自沉……宜芪芍桂酒汤主之。"肾虚自汗多见腰膝酸软，神疲乏力，腰股间汗多等特点，治疗当补肾固气敛汗，可选《杂病源流犀烛》之五味子汤（五味子、山茱萸、龙骨、牡蛎、首乌、远志、五倍子、地骨皮）等。

二、"生病起于过用"及其意义

"生病起于过用"的论述是中国古代哲学"中和观"在中医发病学中的体现，无论是时气失常、情志过极、饮食失节、劳逸失度等，均是失中为病的具体体现，对此，《黄帝内经》有较为充分的论述，大致可概括为以下几个方面。

（一）六气异变致病

《素问·至真要大论》论外邪致病，提出"百病之生也，皆生于风寒暑湿燥火，以之化之变也"。认为风寒暑湿燥火是自然界的六气，因其正常变化，万物得以化生不息，但其异常变化则成为致病之因，后世称谓"六淫"，"淫"就包含"过多""过甚"之意。《素问·阴阳应象大论》直言："喜怒不节，寒暑过度，生乃不固。"《素问·气交变大论》记载，五运太过与不及皆可成为致病因素，强调"善言应者，同天地之化"。由此可见，六气的正常与太过、不及即是六气的非致病性与演变为六淫的致病性的关键区别。

（二）情志过极致病

《素问·阴阳应象大论》曰："人有五脏化五气，以生喜怒悲忧恐。"七情是人体对客观外界的反应，若七情太过，则易成为内伤致病因素。《灵枢·百病始生》告诫人们，忧思伤心，愤怒伤肝，"喜怒不节则伤脏"，导致病从内生。《素问·阴阳应象大论》云："暴怒伤阴，暴喜伤阳。"《素问·生气通天论》说："大怒则形气绝"，造成血郁于上，使人发生薄厥。《素问·举通论》将七情致病影响脏腑气机的规律归纳为怒则气上，喜则气缓，悲则气消，恐则气下，惊则气乱，思则气结，提出"百病生于气也"的命题。《素问·奇病论》还明确指出，人生而有癫疾者，此得之在母腹中时，"其母有所大惊"。由此可见，"过用"乃情志致病与演变为致病因素的前提条件。

（三）饮食不节致病

《素问·六节藏象论》曰："天食人以五气，地食人以五味。"水谷饮食乃人类生存的必要条件。但"阴之所生，本在五味；阴之五宫，伤在五味"（《素问·生气通天论》），说明五味偏嗜，可造成五脏之气偏盛偏衰而发生疾病。《素问·生气通天论》还指出："高粱之变，足生大丁，受如持虚。"认为食物过分精细油腻不利于健康，且易于滋生湿热，促成疔疮等病变。《素问·痹论》明言："饮食自倍，肠胃乃伤。"《素问·奇病论》论脾瘅发病云："此人必数食甘美而多肥也，肥者令人内热，甘者令人中满，故其气上溢，转为消渴。"《素问·热论》则指出热病者"多食则遗"，认为热甚而强食之，可使病有所遗。《黄帝内经》反复强调饱食大饮，过食肥甘厚腻及偏嗜五味等，是多种疾病发生或复发的原因。

（四）劳逸过度致病

《灵枢·九针论》"五劳"所病提出，久视伤血，久卧伤气，久坐伤肉，久立伤骨，久行伤筋。《素问·举痛论》认为，劳则喘息汗出，外内皆越，故"劳则气耗"。《素问·生气通天论》说："阳气者，烦劳则张。"易导致精绝，反复积累到夏天可形成煎厥。《素问·腹中论》曰："若醉入房中，气竭伤肝，故月事衰少不来也。"分别从劳力、房劳方面"过用"和"久卧""久坐"过逸少动方面阐述了劳逸过度致病的情况。

（五）药物过用致病

《素问·至真要大论》曰："夫五味入胃，各归所喜……久而增气，物化之常也；气增而久，夭之由也。"指出药性皆偏，暂用以治病，而不可久用过量，即使所谓补药，过量也可以致病或使病情恶化。又如《素问·腹中论》说："夫芳草之气美，石药之气悍，二者其气急疾坚劲，故非缓心和人，不可以服此二者。"因为"石药发癫，芳草发狂"。故《素问·五常政大论》曰："大毒治病，十去其六；常毒治病，十去其七；小毒治病，十去其八；无毒治病，十去其九；谷肉果菜，食养尽之，无使过之，伤其正也。"强调临床治疗遣方用药，须注意适度，勿使之"过用"伤正，补偏救弊，刻刻不忘顾护脏腑阴阳气血之平衡。如《素问·六元正纪大论》所云："以平为期，而不可过。"

现代社会随着物质文明的高度发达，人类疾病谱也发生了显著的变化，由人类行为因素所导致的疾病居于主导地位，特别是现代人对物质享受无节制的追求，"务快其心，逆于生乐，起居无节"（《素问·上古天真论》），一方面导致人的心理、饮食、起居作息等紊乱无序，另一方面导致环境的严重污染破坏，由此而引发许多慢性疾病、"文明病"或新的传染性疾病。因此，"春秋冬夏，四时阴阳，生病起于过用"的论述，对现代人无疑具有一定的警示作用。

【原文】

食气入胃，散精于肝，淫气于筋[1]。食气入胃，浊气[2]归心，淫精于脉[3]，脉气流经，经气归于肺，肺朝百脉[4]，输精于皮毛。毛脉合精[5]，行气于府[6]，府精神明[7]，留于四脏[8]，气归于权衡[9]。权衡以平，气口成寸，以决死生。

饮入于胃，游溢精气[10]，上输于脾，脾气散精，上归于肺，通调水道[11]，下输膀胱。水精四布，五经并行[12]，合于四时五藏阴阳，揆度以为常[13]也。

【校注】

〔1〕淫气于筋：谓谷食精气充盈于肝而濡养于筋。淫，浸淫，此指滋养濡润。
〔2〕浊气：谓谷食之气中浓稠的部分。
〔3〕淫精于脉：谓转输精气到经脉之中。
〔4〕肺朝百脉：谓精气由肺通向全身经脉。
〔5〕毛脉合精：张志聪："毛脉合精者，血气相合也。"
〔6〕府：指经脉。《素问·脉要精微论》云："夫脉者，血之府也。"
〔7〕府精神明：谓经脉之中精气运动变化。神明，谓变化莫测。
〔8〕留于四脏：姚止庵："脏本五而此言四者，盖指心肝脾肾言。以肺为诸脏之盖，经气归肺，肺朝百脉，而行气于心肝脾肾，故云留于四脏也。"留，通"流"。
〔9〕权衡：森立之："盖权衡者，谓两手气口脉也。盖浮沉以候内外，谓之权；寸尺以候上下，谓之衡也。"又，孙鼎宜云："权衡，谓肺也……百脉既朝宗于肺，故独持寸口，可决百病之死生，故称曰权衡。"
〔10〕游溢精气：谓浮游涌溢水饮精气。张介宾："游，浮游也。溢，涌溢也。"

〔11〕水道：谓三焦水液运行之道。《素问·灵兰秘典论》说："三焦者,决渎之官,水道出焉。"

〔12〕水精四布,五经并行：张志聪："水精四布者,气化则水行,故四布于皮毛。五经并行者,通灌于五脏之经脉也。"

〔13〕揆度(kuí duó葵夺)以为常：王冰："揆度盈虚,用为常道。度,量也。以,用也。"

【释义】

本段原文主要论述了食物与水液在人体内的输布代谢过程,以及气口决死生之原理,强调了人与自然息息相应的整体观。

一、食物在体内的输布过程

本文指出谷食精微经脾胃的消化吸收后,一部分"散精于肝",经肝的疏泄作用,滋养全身的筋脉。这阐明了肝与筋的内在联系,为"肝主筋"的论点提供了依据。另一部分"浊气归心",在心的作用下注于血脉,再经过"肺朝百脉",将精气输布到全身,外达皮毛,经气血相合,交汇后再回还于经脉中而流于心、肝、脾、肾四脏。这一对人体谷食精气输布过程的概略认识,突出了经脉在精气输布中的重要作用,强调了心、肺、肝与精气输布的密切联系,提出了"肺朝百脉"的重要观点,是对肺主治节理论的补充与说明。

当然,《黄帝内经》时代人们对气血输布、运行的认识,是在有限的解剖知识基础上,依赖日常生活与临床实践经验,借助于古代"圜道"观等哲学思想,采用取象比类的方法推演而来的,它与西方医学血液循环理论,是两种不同认识路径与方法的产物,后者是在精确的解剖实验基础上,采用数学方法与逻辑推演而形成的理论。中医气血循环运行的认识与西医学血液循环理论并不完全相同。

二、水液在体内的代谢过程

本段原文论述了水液在体内的代谢过程,认为水饮入胃后,将水之精气即津液"上输于脾",脾将津液转输"上归于肺",经肺的宣发肃降作用"通调水道",既可将脾上输之水液布散全身,又可将代谢后的浊液通过三焦水道下输膀胱,浊者生成尿液排出体外。明确指出脾胃、肺、三焦、膀胱等脏腑都参与人体的水液代谢,为后世中医有关水液代谢理论的形成奠定了重要基础。

三、气口决死生的原理

在论述精气的输布过程中,原文指出"权衡以平,气口成寸,以决死生",补充说明了气口诊病的原理,即经脉为气血运行之通道,而"肺朝百脉",气口为手太阴肺脉之所在,因此,十二经脉及其所属脏腑的气血变化,可以从气口脉象的变化予以测知。诚如张介宾所说："脏腑之气既得其平,则必变见于气口而成寸尺也。气口者,脉之大会,百脉俱朝于此,故可以决生死。"另外，肺的经脉"起于中焦，下络大肠，还循胃口，上膈属肺"（《灵枢·经脉》），脾胃运化的水谷精微，必先上输于肺而布散全身，因此，气口脉象的变化亦可反映脾胃之气的盛衰。诚如《素问·五脏别论》所说："五味入口，藏于胃，以养五脏气；气口亦太阴也，是以五脏六腑之气味，皆出于胃，变见于气口。"即高度概括了作为后天之本的脾胃与气口脉的密切关系。

四、"四时五脏阴阳"的天人观

人与自然息息相应，自然界四时寒暑的变迁，人体五脏阴阳必然会发生相应的变化，因此，本段指出"合于四时五脏阴阳，揆度以为常也"。即结合四时五脏阴阳的变化，综合分析谷食精气的生成输布和津液的代谢是常规大法。这种"脏气法时"的观点，突出体现了《黄帝内经》人体本身的整体性以及人与自然的整体性思想，成为中医学分析和认识人体生命规律的基本方法之一。

【知识链接】

一、气血循环路径的不同认识

"食气入胃，浊气归心……气归于权衡"一段文字，历代医家多有不同解释，也反映了其对气血循环路径的不同认识。其中关键在于对"肺朝百脉""毛脉""行气于府"的理解，黄龙祥[①]认为此"朝"即"潮"，王充《论衡·书虚》言："夫地之有百川也，犹人之有血脉也。血脉流行，泛扬动静，自有节度。百川亦然，其朝夕往来，犹人之呼吸气出入也。天地之性，上古有之。《经》曰：'江、汉朝宗于海'。"文中明言血脉之流行犹如百川之"朝夕往来"。毛脉，指细脉，即细如毛发。府，当理解为心，《灵枢·邪客》曰："心者，五脏六腑之大主也，精神之所舍也。"毛脉所集之"精"上输于心后，心府之精足，神明而得以流行四脏。再结合《灵枢·痈疽》所述："中焦出气如雾，上注溪谷之分，而渗孙脉，津液和调，变化而赤为血，血和则孙脉先满溢，乃注于络脉，皆盈，乃注于经脉。"可见气血循环的完整路径是：心→肺→经脉→络脉→皮毛→毛脉→络脉→经脉→心，且呈现出潮汐式的运动。

另外，王冰注说："言脉气流运，乃为大经，经气归宗，上朝于肺，肺为华盖，位复居高，治节由之，故受百脉之朝会也……府，谓气之所聚处也，是谓气海，在两乳间，名曰膻中也。膻中之布气者分为三隧：其下者走于气街，上者走于息道，宗气留于海，积于胸中，命曰气海也。如是分化，乃四脏安定，三焦平均，中外上下各得其所也。"王冰将"府"解释为宗气所在之气海，强调了通过宗气之"贯心脉而行呼吸"（《灵枢·邪客》）以推动气血的循环运行。但其解释与上下文义不相协调。

---

①黄龙祥.经脉理论还原与重构大纲[M].北京：人民卫生出版社，2016：12-14.

二、水液代谢理论的临床应用

本段原文对水液在人体内输布代谢过程的论述，为后世治疗水液代谢障碍的水湿痰饮病症提供了理论基础，如肺"通调水道，下输膀胱"的论述，成为后世"肺为水之上源"的理论渊源，若肺失宣降，不能通调水道，则会导致痰饮阻肺，或水液停留的水肿病症，治疗时或宣肺化痰，或"提壶揭盖"以发越水气，张仲景《金匮要略》用越婢加术汤治疗风水，即是这一理论的具体应用。脾在水液代谢中起着运化、转输的作用，若脾的阳气亏虚，升清转输作用减退，水液不能上归于肺，停聚于体内则形成痰饮或水肿之病，对此当用培土制水法治疗。

丁甘仁治一产妇，"遍体浮肿，咳嗽气逆，难以平卧，脉象濡软而滑。《经》云'诸湿肿满，皆属于脾'，脾虚生湿，湿郁生水，水湿泛滥，无所不到。肺为水之上源，不能通调水道，下输膀胱，聚水而为肿也。肺病及肾，肾气不纳，肺虚不降，喘不得卧，职是故也。喘肿重症，拟五苓、五皮合苏子降气汤，肃运分消，顺气化痰，以望转机。生白芍一钱五分，肉桂心三分，炙白苏子二钱，淡姜皮六分，连皮苓四钱，化橘红八分，炙桑皮三钱，川椒目十粒，粉猪苓二钱，光杏仁三钱，象贝母三钱，济生肾气丸三钱（包煎）"（《丁甘仁医案》）。本案即结合《黄帝内经》理论分析病机，调理肺、脾、肾三脏而治疗。

三、中医水液代谢的发生学研究

郭瑨等[①]从隐喻认知的角度研究人体水代谢，认为在水代谢隐喻的类比替换和映射过程中，古人将水发生状态变化所涉及的自然界的自然物与人体的脏腑进行关联，形成类比关系。在自然界中，雨水渗入地下，又经过地表与植物的蒸发变成水气，在天空中遇冷形成云雨，再降落到地面形成湖泊与河流，其过程经过了土壤、地表及附着物、天空、湖泊河流4个自然物。古人需要为这个自然的过程构建出基于脏腑解剖知识的4个脏腑作为人体水代谢的载体。人体中很容易的观察到饮入的水在胃中被吸收逐渐减少，也可以观察到人体主要从小便排出水液，因此可以将胃和膀胱作为人体水液吸收和水液排除的脏腑依托。那么蒸发与降水过程在人体中必定也存在着载体，古人选择脾，作为人体蒸发过程的起点。水气不可能无限蒸腾，它需要一个上限，古人在这里选择了肺作为蒸发过程的终点，也就是降水过程的起点。因此出现了"饮入于胃""上输于脾""上归于肺"以及"下输膀胱"的描述。在人体中也就形成了基于脏腑的水代谢过程：胃→脾→肺→膀胱。在这个过程中就又形成了土壤与胃、植被与脾、天空与肺、河流湖泊与膀胱的类比映射关系。在类比迁移的过程中，古人把土壤与下渗水液，植被蒸发水液，天空下降水液，河流湖泊储存排出水液进行了关联，而将这样的关联映射到脏腑之中，进而形成了新的组合，胃与下渗水液，脾与蒸发水液，肺与下降水液，膀胱与储存排出水液。并认为脾主升清、肺主肃降就是在"人体的水代谢就像是自然界的水循环"根隐喻指导下，经过演绎推理得来的。

① 郭瑨，贾春华，赵勇.基于隐喻结构理论的中医水代谢分析 [J].世界中医药，2016，11（11）：2240-2247.

【原文】

太阳脏独至[1]，厥喘虚[2]气逆，是阴不足阳有余[3]也，表里[4]当俱泻，取之下俞[5]。阳明脏独至[6]，是阳气重并[7]也，当泻阳补阴，取之下俞[8]。少阳脏独至[9]，是厥气[10]也，跷前卒大[11]，取之下俞[12]。少阳独至者，一阳之过[13]也。太阴脏搏[14]者，用心省真[15]，五脉气少，胃气不平，三阴[16]也，宜治其下俞，补阳泻阴[17]。二阴独啸，少阴厥也[18]，阳并于上，四脉争张，气归于肾[19]，宜治其经络，泻阳补阴。一阴[20]至，厥阴之治也，真虚痸心[21]，厥气留薄[22]，发为白汗[23]，调食和药，治在下俞[24]。

帝曰：太阳脏何象[25]？岐伯曰：象三阳而浮[26]也。帝曰：少阳脏何象？岐伯曰：象一阳也，一阳脏者，滑而不实[27]也。帝曰：阳明脏何象？岐伯曰：象大浮[28]也。太阴脏搏，言伏鼓[29]也。二阴搏至，肾沉不浮也[30]。

【校注】

〔1〕太阳脏独至：太阳脉象独盛于寸口。脏，泛指脏腑。吴崑：“独至，谓失其冲和之脉，独见太阳脉象，下文象三阳而浮是也。”

〔2〕喘虚：谓喘息嘘吸。森立之：“窃谓‘喘虚’二字熟语，虚即嘘古字。喘嘘，谓喘息嘘吸。”

〔3〕阴不足阳有余：森立之：“所谓阴不足阳有余者，非谓阴虚阳实，乃膀胱经阳热尤盛，故见浮脉，遂令肾经之气屈曲而不舒畅，此谓阴不足阳有余也。”

〔4〕表里：表里经，此处指足太阳膀胱经与足少阴肾经。

〔5〕下俞：足部的腧穴。此指足太阳之腧穴束骨和足少阴之腧穴太溪穴。

〔6〕阳明脏独至：吴崑：“阳明之脉独至，下文象大浮是也。”

〔7〕阳气重并：阳明经感受阳邪而阳热偏盛。

〔8〕下俞：指足阳明之腧穴陷谷和足太阴之腧穴太白。

〔9〕少阳脏独至：吴崑：“少阳脉独至，下文滑而不实也。”

〔10〕厥气：即逆气。

〔11〕跷前卒（cù猝）大：森立之：“少阳经气盛则逆气不通，故为跗上水肿也……此云跷前，即谓跗上也。”

〔12〕下俞：指足少阳之腧穴临泣。

〔13〕一阳之过：张介宾：“此释独至之义，为一脏之太过。举少阳而言，则太阳、阳明之独至者，其为三阳、二阳之太过可知矣。一阳，少阳也。”

〔14〕太阴脏搏：森立之：“太阴脏搏者，后文所云‘伏鼓’之脉是也，谓脾经之盛实也。”

〔15〕省真：省，察也。真，真脏脉。用心诊察，是否为真脏脉。

〔16〕三阴：指太阴经脉。

〔17〕补阳泻阴：张介宾：“补足阳明之陷谷，泻足太阴之太白。”

〔18〕二阴……少阴厥也：原作“一阳独啸，少阳厥也”。《新校正》云：“详此上明三阳，

此言三阴，今此再言少阳而不及少阴者，疑此'一阳'乃'二阴'之误也。又按全元起本此为少阴厥，显知此即二阴也。"张介宾亦同此。故据改。二阴，指少阴经。独啸，独盛。

〔19〕阳并于上……气归于肾：少阴肾经之相火并于上，以致肺、心、肝、脾四脉不和，失其调柔之常态。

〔20〕一阴：指厥阴经脉。

〔21〕真虚痟（yuān渊）心：谓真气虚弱，心中酸痛不适。

〔22〕厥气留薄：逆气留滞并侵害经脉。薄，通"迫"，侵害义。

〔23〕白汗：即大汗。

〔24〕下俞：即足厥阴之腧穴太冲。

〔25〕象：指脉象。

〔26〕象三阳而浮：森立之："三阳，即谓太阳也。太阳主表阳，故其脉浮也。伤寒太阳证是也。"

〔27〕滑而不实：森立之："少阳为表里之中间，故其脉不浮不沉而滑也。伤寒少阳证是也。"

〔28〕大浮：森立之："大浮者，谓大而浮也。此中自寓长洪之意，为胃实之证也。"

〔29〕伏鼓：谓脉沉伏而鼓指有力。

〔30〕肾沉不浮也：森立之："此下当有'一阴搏至者，沉而迟也'九字，盖沉微、沉紧、沉迟，共为厥阴之脉。"

【释义】

本段原文论述了三阴三阳经脉失常的病机、主症和刺治方法，指出了三阴三阳脉的脉象特征。太阳经气偏盛，阳盛有余，阴气不足，证见气逆之喘嘘，针刺取膀胱经之束骨，肾经之太溪均泻之；阳明经气偏盛，泻胃经之陷谷，补脾经之太白；少阳经气偏盛，阳跷脉前的少阳脉处突然肿大，刺取胆经之临泣；太阴经气偏盛，五脏脉气皆为不足，故补胃经之陷谷，泻脾经之太白；少阴经气偏盛，相火妄动，诸脏失调，则泻膀胱经之昆仑、飞扬，补肾经之复溜、大钟；厥阴经气逆乱，逆乱之气与正气相搏，表现为心酸痛不适，大汗出，治取肝经之太冲穴，并可配合药物治疗和饮食调养。

三阴三阳经正常脉象特征为：太阳主表，其脉浮；少阳属半表半里，其脉滑而不实；阳明热盛，其脉浮大；太阴主里，其脉沉伏；少阴之脉沉而不浮。

【知识链接】

一、关于本段原文阙疑

本段所论诸经气偏盛之针刺疗法，多有补有泻，而"少阳""一阴"未言补泻，且仅厥阴处指出"调食和药"。对此，张介宾解释说："诸经皆言补泻，而惟少阳、一阴不言者，以少阳承三阳而言，一阴承三阴而言，因前贯后，义实相同，虚补实泻，皆可理会也。至若一阴调食和药一句，盖亦总结上文而言，不独一经为然。古经多略，当会其意。"可供参考。从少阳经气偏盛的临床表现而言，马莳注言"当泻胆经之腧穴临泣"，可从。

本段所论三阴三阳经脉偏盛的脉象，太阳主表，故其脉浮；少阳为半表半里，其脏为阳之初生，故滑而不实；阳明为两阳合明，阳气合并，脉气盛实，故大而浮；太阴经系于脾，脾为气血生化之源，太阴经循行于里，故太阴脉伏而有力；少阴经系于肾，肾者主水，且有冬脉之称，故少阴脉沉而不伏。唯独缺少厥阴之脉，《新校正》云："详前脱二阴，此无一阴，阙文可知。"森立之补充曰："此下当有'一阴搏至者，沉而迟也'九字，盖沉微、沉紧、沉迟，共为厥阴之脉。"森立之并将此三阴三阳脉象与《伤寒论》之太阳病、阳明病、少阳病、太阴病、少阴病、厥阴病相联系，具有一定的启示作用。

二、关于"调食和药"

森立之曰："食药并举者，谓食宜立身，药宜治病也。"对此，孙思邈《千金要方》论之甚为精当，特摘引如下。

《千金要方·食治》云："安身之本，必资于食；救疾之速，必凭于药。不知食宜者，不足以存生也；不明药忌者，不能以除病也。是故食能排邪而安脏腑，悦神爽志以资血气。若能用食平疴释情遣疾者，可谓良工……夫为医者，当须先洞晓病源，知其所犯，以食治之。食疗不愈，然后命药。药性刚烈，犹若御兵。兵之猛暴，岂容妄发？发用乖宜，损伤处众。药之投疾，殃滥亦然。高平王熙称：食不欲杂，杂则或有所犯，有所犯者或有所伤，或当时虽无灾苦，积久为人作患。又食啖鲑肴，务令简少。鱼肉果实，取益人者而食之。凡常饮食，每令节俭。若贪味多餐，临盘大饱，食讫觉腹中膨胀短气，或至暴疾，仍为霍乱。又夏至以后迄至秋分，必须慎肥腻饼臛酥油之属，此物与酒浆瓜果理极相妨。夫在身所以多疾者，皆由春夏取冷太过，饮食不节故也。"

《千金要方·服饵》云："凡饵汤药，其粥食肉菜皆须大熟，熟即易消，与药相宜。若生则难消，复损药力。仍须少食菜及硬物，于药为佳。亦少进盐醋，乃善。亦不得苦心用力及房室喜怒。是以治病用药，力唯在食治将息，得力太半，于药有益。所以病者务在将息节慎，节慎之至，可以长生，岂惟愈病而已？"

脏气法时论篇第二十二

【导读】

　　"时"的本义指自然的时间节律变化。王夫子说："道之所行者时也。"时间序列蕴含着道，道即规律，通过时间序列来显示。宇宙中的万事万物都在时间的节律中遵循一定的时序变化着，于是自然的节律时序就成为世界变化的秩序象征。一切事物都在此时序节律的秩序框架中流转，人体的生命活动亦是如此。生命的演进具有时间性和方向性的特点，所谓"神转不回，回则不转，乃失其机"（《素问·玉机真脏论》），故五脏之气的生理及其病症的传变、转归、治法与药食五味所宜等，皆取法于四时五行的演变规律，诚如马莳所说："五脏之气，必应天时，而人之治脏气者，当法天时，故名篇。"

【原文】

　　黄帝问曰：合人形以法四时五行而治，何如而从？何如而逆？得失之意，愿闻其事。岐伯对曰：五行者，金木水火土也，更贵更贱[1]，以知死生，以决成败，而定五脏之气[2]，间甚[3]之时，死生之期也。

　　帝曰：愿卒[4]闻之。岐伯曰：肝主春，足厥阴、少阳主治[5]，其日甲乙。肝苦急，急食甘以缓之[6]。心主夏，手少阴、太阳主治，其日丙丁。心苦缓，急食酸以收之。脾主长夏，足太阴、阳明主治，其日戊己。脾苦湿，急食苦以燥之。肺主秋，手太阴、阳明主治，其日庚辛。肺苦气上逆，急食苦以泄之。肾主冬，足少阴、太阳主治，其日壬癸。肾苦燥，急食辛以润之，开腠理，致津液，通气也[7]。

　　病在肝，愈于夏，夏不愈，甚于秋，秋不死，持[8]于冬，起[9]于春，禁当风。肝病者愈在丙丁，丙丁不愈，加于庚辛，庚辛不死，持于壬癸，起于甲乙。肝病者，平旦慧[10]，下晡[11]甚，夜半静。肝欲散，急食辛以散之，用辛补之，酸泻之[12]。病在心，愈在长夏，长夏不愈，甚于冬，冬不死，持于春，起于夏，禁温食热衣。心病者，愈在戊己，戊己不

愈，加于壬癸，壬癸不死，持于甲乙，起于丙丁。心病者，日中慧，夜半甚，平旦静。心欲
耎，急食咸以耎之，用咸补之，甘泻之[13]。病在脾，愈在秋，秋不愈，甚于春，春不死，
持于夏，起于长夏，禁温食[14]饱食、湿地濡衣。脾病者，愈在庚辛，庚辛不愈，加于甲
乙，甲乙不死，持于丙丁，起于戊己。脾病者，日昳[15]慧，日出[16]甚，下晡静。脾欲缓，
急食甘以缓之，用苦泻之，甘补之[17]。病在肺，愈在冬，冬不愈，甚于夏，夏不死，持于长
夏，起于秋，禁寒饮食寒衣。肺病者，愈在壬癸，壬癸不愈，加于丙丁，丙丁不死，持于戊
己，起于庚辛。肺病者，下晡慧，日中甚，夜半静。肺欲收，急食酸以收之，用酸补之，辛泻
之[18]。病在肾，愈在春，春不愈，甚于长夏，长夏不死，持于秋，起于冬，禁犯焠㶽[19]热
食、温灸衣。肾病者，愈在甲乙，甲乙不愈，甚于戊己，戊己不死，持于庚辛，起于壬癸。
肾病者，夜半慧，四季[20]甚，下晡静。肾欲坚，急食苦以坚之，用苦补之，咸泻之[21]。

　　夫邪气之客于身也，以胜相加，至其所生而愈，至其所不胜而甚，至于所生而持，自
得其位[22]而起，必先定五脏之脉，乃可言间甚之时，死生之期也。

【校注】

　　〔1〕更贵更贱：吴崑："五行之道，当其王时则贵，非其王时则贱。"

　　〔2〕定五脏之气：判断五脏脏气的虚实常变。

　　〔3〕间甚：疾病的减轻与加重。

　　〔4〕卒：详尽。

　　〔5〕主治：主宰。森立之："主治者，谓足厥阴经即肝脏所主，足少阳经即胆腑所治也。下
文仿此。"

　　〔6〕肝苦急，急食甘以缓之：肝为刚脏，在志为怒，过怒则气急而肝伤，多致筋脉拘急、痉
挛，可用甘味之品以缓急止痛，以柔制刚，缓解肝急。苦，苦于。

　　〔7〕开腠理……通气也：滑寿："此一句九字，疑原是注文。"

　　〔8〕持：病情平稳，不增不减。

　　〔9〕起：指疾病减轻。

　　〔10〕平旦慧：天亮的时候病情减轻。慧，清爽。

　　〔11〕下晡：下午申时之末，相当于13~15时。王冰："下晡，谓日下于晡时，申之后五刻也。"

　　〔12〕肝欲散……酸泻之：张介宾："木不宜郁，故欲以辛散之。顺其性为补，逆其性为泻，
肝喜散而恶收，故辛为补，酸为泻。"

　　〔13〕心欲耎……甘泻之：高世栻："心病则火炎，故心欲软。治之之法，当急食咸味以软
之，咸能软坚也。心气炎而欲软，软之即所以补之，故用咸补。咸软为补，则甘缓为泻，故甘
泻之。"耎，同"软"。

　　〔14〕温食：张琦："疑当作'冷食'，生冷最败脾也。"可参。

　　〔15〕日昳：太阳偏西。相当于下午两点左右。

　　〔16〕日出：《新校正》云："按《甲乙经》'日出'作'平旦'，虽'日出'与'平旦'时等，按
前文言木旺之时，皆云'平旦'而不云'日出'，盖'日出'于冬夏之期有早晚，不若'平旦'之为得

也。"当以"平旦"义胜。

〔17〕脾欲缓……甘补之：张介宾："脾贵充和温厚，其性欲缓，故宜食甘以缓之。脾喜甘而恶苦，故苦为泻，甘为补也。"

〔18〕肺欲收……辛泻之：高世栻："肺病则气散，故肺欲收。治之之法，当急食酸味以收之。酸主收也，肺气散而欲收，收之即所以补之，故用酸补之。酸收为补，则辛散为泻，故辛泻之。"

〔19〕焠焫：烧烤之意。

〔20〕四季：指一日中辰、戌、丑、未四个时辰。

〔21〕肾欲坚……咸泻之：张介宾注："肾主闭藏，气贵周密，故肾欲坚，宜食苦以坚之也。苦能坚，故为补，咸能软坚，故为泻。"

〔22〕自得其位：到了五脏本气自旺之时。

【释义】

顾颉刚[1]指出："五行，是中国人的思想律，是中国人对于宇宙系统的信仰；二千余年来，它有极强固的势力。"五行模式以数术的方式力图说明宇宙的根本秩序，强调事物之间的相互影响与联系，对中国古代人文科学、自然科学和应用技术的发展影响巨大。本段从"人与天地相参"的整体观出发，明确提出了"合人形以法四时五行而治"的命题，但主要借用五行模式推演，阐述了时间要素与人体生命活动的关系，以及五味对五脏的作用等问题。关于"合人形而治"，可参阅《灵枢》的《通天》《阴阳二十五人》等篇。

一、五脏与时令的关系

《素问·天元纪大论》说："夫五运阴阳者，天地之道也，万物之纲纪，变化之父母，生杀之本始，神明之府也。"阴阳家则把阴阳五行作为天道变化定数，认为天道变化定数即体现为阴阳五行的天时运行节律，"时"即阴阳五行定数周回运转的结果，阴阳五行定数的周回运转直接上应日月五星天象，同时也映射到人体生命的活动之中。按照阴阳五行理论，宇宙整体和万事万物具有统一的时间节律，即宇宙间阴阳二气的消长转化和五行生克制化过程中所表现出来的五行轮流当令。阴阳五行构成中医学的理论框架，而阴阳五行本是时间性范畴，由此决定了中医学的全部内容和所揭示的生理病理具有鲜明的阴阳消长、五行递相主时的时间性特征。

本段原文即运用五行生克理论阐释五脏与时令的关系，提出在生理上，脏腑功能与季节、日期、时辰的变化相应，所谓"肝主春，足厥阴、少阳主治，其日甲乙"等；在病理上，五脏病变受着时令气候的影响，其疾病变化的规律是"以胜相加，至其所生而愈，至其所不胜而甚，至于所生而持，自得其位而起"。即对某一脏病症而言，脏气旺盛期则疾病处于缓解状态，脏气增长期则病变往往有减轻的表现，脏气衰减期则疾病加重，脏气处于自稳态的

①顾颉刚.五德终始说下的政治和历史[J].//古史辩[M].上海：上海古籍出版社，1982：404.

平常期则病情稳定。由此可以预测判断"五脏之气，间甚之时，死生之期"。

二、五脏所苦的五味调治

本段原文指出，五脏在病变情况下，最容易发生"急""缓""湿""气上逆""燥"五种病症，提出了甘缓急，酸收缓，苦燥湿，苦泄（降）气，辛润燥的五味调治方法。肝急是指肝脏疏泄太过引起的相应病症，多表现体阴不足而阳用有余的眩晕震颤，肢麻拘急，脘腹疼痛，烦躁多怒等，临床常用养肝血、滋肝阴以缓急的治法。

心缓是指心神弛逸不守、心气涣散不敛的一类病症，常见喜笑不休，惊悸怔忡，健忘不寐，自汗盗汗等。神浮气散，自当以收敛为治。费伯雄制大安汤治惊恐伤神，心气浮越，方以五味、白芍、木瓜、枣仁，酸以收缓，参、苓、地黄、柏子仁，补心收缓，龙齿、牡蛎镇以固缓，堪称酸敛收缓的代表方（《医醇賸义》卷二）。

脾湿是湿阻中焦，影响脾运而引起的相应病症，临床上有寒湿和湿热二类。华岫云在《临症指南医案·湿门》中分析指出："湿滞中焦者……用药总以苦辛寒治湿热，以苦辛温治寒湿，概以淡渗佐之，或再加风药。"可谓经验之谈。

肺气上逆是指肺的宣发与肃降功能失常引起的咳嗽、气喘等病症，多由邪气壅肺所致，治宜苦降，叶天士常以杏仁、桑叶、牛蒡子、薄荷、前胡、连翘、枇皮、黄芩、桔梗、枳壳、郁金、滑石等增损，微苦以清降，微辛以宣通。喻嘉言治陆令仪尊堂，病上气喘急，诸药不效，投葶苈大枣泻肺汤，即觉气平（《寓意草》）。

肾燥是指肾脏虚冷引起大便秘结的病症，辛以润之，是指用辛味药物补肾通便。黄宫绣《本草求真》解释说："水寒而冻，火不生水，水反凝结如土如石，则补不在水而在于火，是有宜于附、桂、硫黄、细辛之味矣。"张介宾治朱翰林太夫人便秘腹胀半月，群议凉下。张曰："肾恶燥，急食辛以润之，正此谓也。"投理阴煎（当归、干姜、熟地、甘草）加附子、人参、柴胡，数剂而愈（《景岳全书》卷三十四）。

三、五脏之五味苦欲与补泻

本段原文在《黄帝内经》有关五味分入五脏理论的基础上，进一步阐述了五味与五脏苦欲补泻的关系，即根据五脏性能以及病理情况下的喜恶特性，选用五味的特异作用以补泻调理。其补泻之义，是就五脏本身喜恶而言，顺其性者为补，逆其性者为泻，如李中梓《医宗必读·苦欲补泻论》所云："违其性则苦，遂其性则欲。本脏所恶，即名为泻；本脏所喜，即名为补。"即肝欲散而苦急，心欲软而苦缓，脾欲缓而苦湿，肺欲收而苦气上逆，肾欲坚而苦燥，在药食调治上，顺其性选择辛散、甘缓以补肝，咸软、酸收以补心，甘缓、苦燥以补脾，酸收、苦降以补肺，苦坚、辛润以补肾。逆其性为泻，故以酸、甘、苦、辛、咸味的药食分别泻肝、心、脾、肺、肾五脏。

五脏所欲，意味着意不得遂而有所求的意思。本段主要内容，是针对"肝气郁结""心血瘀积""脾土刚燥""肺气虚逆""肾失坚固"五种不同病症，提出辛散、咸软、甘缓、酸收、苦坚五种治则。如肝失疏泄故欲升散，临床常见气郁、血瘀、火郁之证，治宜辛散郁气，方如柴胡疏肝汤、丹栀逍遥散、归芍丹参饮。心主一身之血脉，血行瘀阻不畅，应从心论治,以咸软活血为法,水蛭、地鳖虫、穿山甲、龟板、鳖甲、玄参、五灵脂等都是其代表药,张仲景以鳖甲煎丸治疟母,硝石矾石散治瘀血黄疸,是为咸以软坚,活血祛瘀的最早方剂。脾喜燥恶湿,湿盛则燥之以苦,燥胜则缓之以甘,缪仲淳《本草经疏》言:"脾过燥则复欲缓之以甘。"蔡定芳等[①]认为本条经文是后世脾阴学说的重要理论依据。由于脾阴虚和胃阴虚在治疗上都用甘凉柔润法。缪仲淳谓:"脾阴亏则不能消,世人徒知香燥温补为治脾之法,而不知甘凉滋润之有益于脾也。"叶天士本此说而以沙参、麦冬、玉竹、扁豆、川石斛、梨汁、蔗汁之属,治脾胃阴虚之不饥不纳。肺气虚散,常见慢性咳嗽,喘息无力,动则加剧,声低气短等症,治宜收敛,药如乌梅、五味子、五倍子、诃子等。肾失固坚是指火热或湿热等阳邪伤及肾阴,以致封藏失司,作强无力,临床以遗精、滑精、带浊白淫、阳痿不举,四肢瘫痪等"不固""不坚"的证候为主要表现,一般采用苦寒清热保阴,或清热滋阴同用,方如封髓丹、加味二妙丸、大补阴丸等。

总之,本篇所论五脏苦、欲是十类不同的病症,每脏之苦欲各有侧重,如肝以太过不及言,心以气血言,脾以湿燥言,肺以虚实言,肾以寒热言,其提出的治则针对性较强。

四、疾病的调养护理禁忌

注重生活调护,勿犯五脏禁忌,既是治疗疾病的辅助手段,更是促使患者早日康复的重要措施。本段"病在肝……禁当风""病在心……禁温食热衣""病在脾……禁冷食饱食,湿地濡衣""病在肺……禁寒饮食寒衣""病在肾……禁犯焠㷊热食、温炙衣",就是从四时五行生克关系和五脏所恶的角度提出的调护方法。如临床上,肺病感冒、咳喘等,多与外受风寒,内伤寒饮有关,故治疗时除辨证用药外,强调患者注意保暖,避免风寒、冷饮至关重要。否则疾病难愈,即使经治疗病情好转,亦易复发。脾胃病多因饮食不当,或过饥过饱,或过寒过热,或过于肥腻,以及居处低凹潮湿,或感受湿邪而发。冷食饱食,损伤脾气,而湿地濡衣可助湿困脾,均不利于治疗,故当禁忌。等等。总之,调护禁忌在治疗疾病和促进康复、防止疾病复发方面十分重要,临床亦当重视。

【知识链接】

本段所论时间要素与人体生命活动的关系,是中医时间医学的重要素材,为历代医家所重视。有关五味对五脏作用的阐述,现代医家也多有发挥。

一、昼夜五脏主时节律的现代研究

《素问·玉机真脏论》所说:"一日一夜五分之,此所以占死生之早暮也。"本篇则具体阐述了昼夜五脏主时的病理节律,其基本规律为在某脏所主之时,自然之气有助于脏气,脏气旺而邪气却,则病情较轻,患者感觉清爽;在其所不胜之时,自然之气不利于脏气,病

---

①蔡定芳,徐荣斋.《脏气法时论》治则部分试析——五脏的苦欲补泻[J].辽宁中医杂志,1982,(1):5-8.

邪挟自然之克气肆虐，因而病情转重；在脏气非旺的时辰，若受相生之气的影响，则有助于受病之脏，病情表现较为平稳。根据邪正盛衰的理论分析，《黄帝内经》所论脏气在一日之内的变化基本上有四种状态：一是脏气旺盛期，本脏疾病处于缓解状态；二是脏气增长期，该脏病变往往有减轻的表现；三是脏气衰减期，相应之脏的疾病加重；四是脏气处于自稳态的平常期，则相应之脏的病情稳定，变化不明显。

目前的研究资料证实，正常情况下人体各生理变量一昼夜中并不固定，处于有规律的变动状态[1]，其峰值期是病理情况下病情反应性最敏感的时间。李莱田[2]以人体多种生理变量的昼夜节律峰值相位及95%可信限为基础，分析五脏病慧、甚、静的昼夜节律，发现其具有客观的生理病理学基础。如血浆中蛋白质、糖、脂的节律变化，从某种意义上说其峰值相位应是肝脏代谢旺盛、生理功能反应最敏感的时间，肝脏有病，三者的代谢显然不能达到正常的峰值相位，正常生理功能不能维持，因而疾病处在这样的时刻就容易加重。血浆蛋白质、糖、脂及峰值相位及其95%可信限分别在17~18时、17~19时、14.5~18时，而这一时限与肝病甚的"下晡"时相吻合。脾主运化，若以基础胃液的分泌作为脾主运化的客观指标，胃液分泌在清晨5~11时最低，则与脾病平旦甚的时限相合。肺主气司呼吸，职司卫外，与体温、脉搏、血压、氧气的摄取有关，四者的峰值相位及95%可信限分别为16~18时、14.5~17.5时、16~18时、12~19时。肺病者，下晡慧，似又说明肺病在其峰值相位期间表现轻浅等。花美君等[3]从骨髓细胞DNA合成率的昼夜变化对肾主时进行研究，实验发现骨髓细胞DNA合成率呈现出以子时为峰值的昼夜变化曲线。从脏气盛衰节律分析，肾旺于亥子，此时肾的活动力最旺盛，骨髓细胞DNA合成率子时达峰值，与此相符合。严冬等[4]提出DNA分子结构和生物学功能决定了DNA具有时间生物学特征，推测在晚间至午夜存在一个DNA复制和修复的最佳时间窗口。在这个时间窗内，DNA先复制，然后进入损伤修复状态：不进行分裂的细胞可能在这个时间窗内直接启动DNA损伤修复机制。田云培[5]对80例肝癌病人的腹痛、腹胀、发热、出血等四种主要症状与时间变化关系进行观察，结果表现为：上午5时左右，诸症基本消失，中午以后逐渐出现，并在夜半前达高峰，夜半后诸症又渐平稳而消失。其中腹痛、腹胀、发热的昼夜变化，基本符合"肝病者，平旦慧，下晡甚，夜半静"的规律，出血则主要发生在早晨卯时和下午酉时。

二、昼夜五脏主时节律的临床应用

昼夜五脏主时节律可指导临床对病变的预测，而且有助于判断疾病的脏腑病位、病性，从而指导治疗。如《症治准绳·幼科》载薛立斋论小儿发热的治疗，提出五脏有邪，各有身热，察热发时辰，可推知病起于何脏。若寅卯时发热，乃肝热之外发，治宜泻青丸；若巳午时发热，乃心火之外发，治宜泻心汤、导赤散；申酉时发热，属肺经之热，治宜泻白散、凉

① 参阅伊藤真次.人体昼夜节律[M].重庆：重庆出版社，1983.

② 李莱田.五脏病昼夜节律科学本质探讨[J].云南中医杂志，1985，（6）：1-3.

③ 花美君，司秀春，高秀玉，等.骨髓细胞DNA合成率与肾时辰节律关系的实验研究[J].辽宁中医杂志，1985，（11）：44-45.

④ 严冬，鲁海峰，方辉，等.关于DNA的时间生物学特征的猜想[J].空军军医大学学报，2022，43（1）：123-126.

⑤ 田云培.肝癌病人时间节律分析[J].浙江中医杂志，1988，（12）：363-364.

膈散；夜半亥子时发热，属肾经之火，治宜滋肾丸。薛氏之论，指出了辨时论病，据脏用药，临床运用此节律的基本原则。具体操作可考虑以下几方面：首先，根据病变发作的时间规律诊断病变，如低血钾性周期性麻痹患者病在四肢为甚，以晨间发生多见，脾主四肢，其病平旦甚，故可诊断为脾虚不主四肢的结果。其次，根据五脏间生克关系解释临床某些症状的定时发作，制定治疗补泻法则。如疾病在某时辰内出现或加重，说明是与该时辰相对应的脏腑为实，或是本脏腑所不胜脏腑之虚证，治宜泻本脏腑或补所不胜脏腑；疾病在某时辰消失或减轻，说明是与该时辰相对应脏腑为虚，或是本脏腑所胜脏腑之实证，治当补益本脏腑或泻所胜脏腑之实。最后，根据此节律择时用药，可趁五脏病慧、精气旺盛之时用药，乘其旺势，以收事半功倍之功。

三、五脏苦欲补泻的应用

本篇对五脏苦欲补泻的论治、配方规律有较为详细地论述，这里的"欲"是顺其性，"苦"是指易出现不利的情况，补泻是根据五味入五脏的理论，顺其性为补，反其性为泻。李祖伦[①]认为这里所说的补泻，也就是治疗作用与副作用的关系。如同样是辛散、酸收，药能对症即起治疗作用（补），反之则为副作用（泻）。这里包含着一条重要的原理，即药物的治疗作用与副作用是相对的。这种相对性与药物的使用目的直接相关，在一定条件下可以相互转化。临床用药应尽量发挥其治疗作用，避免其副作用。这便是该篇所谓"病随五味所宜"的精神实质。

张元素《医学启源》在此理论指导下，结合临床实践加以阐发，提出以甘草之甘缓肝急，用五味子之酸收心缓，用白术之苦燥脾湿，用黄连之苦泄肺热，用黄柏、知母之辛润肾燥。并指出以川芎散肝，细辛补肝，白芍泻肝；以芒硝软心，泽泻补心，黄芪、甘草、人参泻心；以甘草缓脾，人参补脾，黄连泻脾；以白芍收肺，五味子补肺，桑白皮泻肺；以知母坚肾，黄柏补肾，泽泻泻肾。王好古在《汤液本草》篇首即论"五脏苦欲补泻药味"。李中梓在《医宗必读》中也专列"苦欲补泻论"，并指出："夫五脏之苦欲补泻，乃用药之第一义也，不明乎此，不足以言医。"以上所论为临床运用五味调治五脏病症提供了另一种的思路，诚如缪希雍《神农本草经疏》所说："故知苦欲者，犹言好恶也。违其性故苦，遂其性故欲。欲者，是本脏之神之所好也，即补也。苦者，是本脏之神之所恶也，即泻也。补泻系乎苦欲，苦欲因乎脏性，不属五行，未落阴阳，其神用之谓欤！"

五脏苦欲补泻理论也被运用于临床用药组方，如"肝欲散，急食辛以散之，用辛补之，酸泻之"，"肝苦急，急食甘以缓之"，逍遥散中既有生姜、薄荷之辛散，又有芍药之酸甘，辛散顺其性为补，疏理肝气，酸甘逆其性为泻，柔肝养血，防止辛散太过，且能缓急止痛。如此配伍，充分体现了《黄帝内经》调肝之大法。又如小青龙汤治寒饮伤肺，以芍药味酸微寒，五味子味酸温为佐，以收敛肺之逆气；以干姜、细辛、半夏之辛，行水散结止呕咳，辛酸相合符合"肺欲收，急食酸以收之，用酸补之，辛泻之"的用药理论。一散一收，体现出肺的生理特点，全方不仅祛邪，更照顾肺的整体生理功能，以期取得更好治疗效果。

①李祖伦.《黄帝内经》药学思想探析［J］.成都中医药大学学报，1996，19（4）：1-3.

缪希雍《神农本草经疏·五脏苦欲补泻并续解五条》所论甚详，特录之以供参考。

肝苦急，急食甘以缓之，甘草。欲散，急食辛以散之，川芎。以辛补之，细辛。以酸泻之，芍药。虚以生姜、陈皮之类补之。经曰：虚则补其母，水能生木，肾乃肝之母。肾，水也。苦以补肾，熟地黄、黄檗是矣。如无他证，钱氏地黄丸主之。实则白芍药泻之，如无他证，钱氏泻青丸主之。实则泻其子，心乃肝之子，以甘草泻心。

肝为将军之官，言不受制者也，急则有摧折之意焉，故苦而恶之。缓之，是使遂其性也。甘可以缓，甘草之属是已。扶苏条达，木之象也；升发开展，魂之用也。故其性欲散，辛以散之，解其束缚也，是散即补也。辛可以散，川芎之属是已。若其太过，则屈制之，毋使逾分。酸可以收，芍药之属是已。急也，敛也，肝性之所苦也。违其性而苦之，肝斯虚矣。补之以辛，是明以散为补也，细辛、生姜、陈皮之属是已。

心苦缓，急食酸以收之，五味子。欲软，急食咸以软之，芒硝。以咸补之，以甘泻之，人参、黄芪、甘草，虚以炒盐补之，虚则补其母。木能生火，肝乃心之母。肝，木也，以生姜补肝。如无他证，钱氏安神丸主之。实则甘草泻之，如无他证，钱氏方中重则泻心汤，轻则导赤散。

心为形君，神明之性，恶散缓而喜收敛。散缓则违其性，敛则宁静清明，故宜酸以收其缓也。软者，和调之义也。心君本自和调，邪热乘之则躁急，故复须芒硝之咸寒，除其邪热，以软其躁急坚劲之气，使复其平也。以咸补之，泽泻导心气以入肾也。烦劳则虚而生热，故须人参、黄芪、甘草之甘温，以益元气而虚热自退，故谓之泻也。心以下交于肾为补，炒盐之咸以润下，即得心与肾交也。火空则发，盐为水味，得之俾心气下降，是既济之道也，有补之义焉，故软即补也。

脾苦湿，急食苦以燥之，白术。欲缓，急食甘以缓之，甘草。以甘补之，人参。以苦泻之，黄连。虚以甘草、大枣之类补之，如无他证，钱氏益黄散主之。心乃脾之母，以炒盐补心。实则以枳实泻之，如无他证，以泻黄散泻之。肺乃脾之子，以桑白皮泻肺。

脾为仓廪之官，主运动磨物之脏。燥，其性也，宜健而不宜滞。湿，斯滞矣。违其性，故苦而恶之。急食苦以燥之，使复其性之所喜，脾斯健矣。白术之苦温是已。过燥则复欲缓之以甘，甘草之属是已。稼穑之化，故甘先入脾。性欲健运，气旺则行。补之以甘，人参是已。长夏之令，湿热主之。脾气斯困，故当急食苦以泻之，黄连之苦寒是已。虚则宜补，炙甘草之甘以益血，大枣之甘温以益气，乃所以补其不足也。

肺苦气上逆，急食苦以泄之，诃子皮，一作黄芩。欲收，急食酸以收之，白芍药。以辛泻之，桑白皮。以酸补之，五味子。虚则五味子补之，如无他证，钱氏阿胶散补之。脾乃肺之母，以甘草补脾。实则桑白皮泻之，如无他证，以泻白散泻之。肾乃肺之子，以泽泻泻肾。

肺为华盖之脏，相傅之官，藏魄而主气者也。气常则顺，气变则逆，逆则违其性矣，故宜急食苦甘以缓之以泄之，黄芩之属是已。肺主上焦，其政敛肃，故其性喜收，宜急食酸以收之，白芍药之属是已。贼肺者，热也，肺受热邪，急食辛以泻之，桑白皮之属是已，不敛，则气无所管束，是肺失其职也，故宜补之以酸，使遂其收敛之性，以清肃乎上焦，是即补也。五味子之属是已。

肾苦燥，急食辛以润之，知母。欲坚，急食苦以坚之，黄檗。以苦补之，地黄。以咸泻之，泽泻。虚则熟地黄、黄檗补之。肾本无实，不可泻，钱氏止有补肾地黄丸，无泻肾之药。

肺乃肾之母,以五味子补肺。

肾为作强之官,藏精与志,主五液,属真阴,水脏也。其性本润,故恶涸燥,宜急食辛以润之,知母之属是已。欲坚,急食苦以坚之。盖肾非坚,则无以称作强之职。四气以遇湿热即软,遇寒冷即坚。五味以得咸即软,得苦即坚,故宜急食苦以坚之。黄檗味苦气寒,可以坚肾,故宜急食,以遂其欲坚之性也。以苦补之,是坚即补也,地黄、黄檗之属是已。咸能软坚,软即泻也,泽泻之属是已。虚者,精气夺也。藏精之脏,苦固能坚,然非益精,无以为补,故宜熟地黄、黄檗之属以补之是已。

四、辛以润之的机理与应用

本篇提出"肾苦燥,急食辛以润之,开腠理,致津液,通气也。"《素问·至真要大论》也有相同论述。对此,张介宾解释说:"肾为水脏,藏精者也。阴病者苦燥,故宜食辛以润之。盖辛从金化,水之母也。其能开腠理,致津液者,以辛能通气也。水中有真气,惟辛能达之,气至水亦至,故可以润肾之燥。"张琦注:"肾主水而苦燥者,肺郁不降,水乏化源,肝郁不升,温气留于下焦,故燥也。辛味开腠理以泄肺郁,又能升散木气,故津液致而气通。"说明辛能润燥,是由于辛能行散宣通人体之气,推动津液的输布运行而达到润燥之功。具体而言,辛散表卫以宣通肺气,则水之上源畅通;辛通气机以畅通阳气,阳气通则气化行,津液自旺,均可以润肾之燥。如五苓散之桂枝,既可外解太阳之表,又能助膀胱气化以行水;真武汤之生姜,既能辛散外寒,又能温通阳气,都体现了辛味药辛散温通的特点和作用。

【原文】

肝病者,两胁下痛引少腹,令人善怒;虚则目䀮䀮[1]无所见,耳无所闻,善恐,如人将捕之。取其经,厥[2]阴与少阳。气逆则头痛,耳聋不聪颊肿,取血者[3]。心病者,胸中痛,胁支满,胁下痛,膺背肩甲[4]间痛,两臂内痛;虚则胸腹大,胁下与腰背[5]相引而痛。取其经,少[6]阴太阳,舌下血者。其变病,刺郄中[7]血者。脾病者,身重,善肌[8]肉痿,足不收,行善瘛[9],脚下痛;虚则腹满肠鸣,飧泄食不化。取其经,太[10]阴阳明少阴血者。肺病者,喘咳逆气,肩背痛,汗出,尻阴股膝髀腨胻[11]足皆痛;虚则少气不能报息[12],耳聋嗌干[13]。取其经,太阴足太阳之外厥阴内[14]血者。肾病者,腹大胫肿[15],喘咳身重,寝汗[16]出,憎风;虚则胸中痛,大腹小腹痛,清厥[17]意不乐。取其经,少[18]阴太阳血者。

【校注】

〔1〕䀮䀮(huāng荒):视物不清。森立之:"䀮䀮者,目视昏蒙不明之貌也。"

〔2〕厥：此前《甲乙经》卷六、《脉经》卷六均有"足"字。

〔3〕取血者：即取络脉结聚处刺络放血。

〔4〕肩甲：即肩胛。

〔5〕背：原脱。据《脉经》卷六、《素问·气交变大论》补。

〔6〕少：此前《脉经》卷六有"手"字。

〔7〕郄中：穴名，指阴郄穴，位于前臂掌侧，当尺侧腕屈肌腱桡侧缘，腕横纹上0.5寸。又，丹波元简："据《刺腰痛论》郄中即委中……古法以委中为郄中也。"

〔8〕肌：《素问·气交变大论》新校正引本文、《甲乙经》卷六、《脉经》卷六均作"饥"，义胜。

〔9〕瘈（chì斥）：筋脉拘急牵缩。

〔10〕太：此前《脉经》卷六有"足"字。

〔11〕尻阴股膝髀腨胻：尻，尾骨处。阴，指二阴。股，大腿。膝，膝关节。髀，股骨部。腨，小腿肚。胻，胫部。

〔12〕不能报息：张介宾："报，复也。不能报息，谓呼吸气短，难于接续也。"

〔13〕嗌干：即咽干。

〔14〕太阴足太阳之外厥阴内：《脉经》卷六作"手太阴足太阳之外厥阴内少阴"，《甲乙经》卷六同，惟无"之"字。按：太阴，手太阴也。足太阳之外厥阴内，即足太阳之前足厥阴之后，乃足少阴也。

〔15〕胫肿：《甲乙经》卷六、《脉经》卷六均作"胫肿痛"。

〔16〕寝汗：津液浸渍汗出而身体濡湿。寝，通"寖"，同"浸"。

〔17〕清厥：即四肢厥冷。

〔18〕少：此前《脉经》卷六有"足"字。

【释义】

本段讨论了五脏虚实的常见病候，以及针刺治疗的方法。其所载五脏虚实病候，又见于《素问·气交变大论》，该篇在五脏病候下皆有"太冲绝者，死不治"等脉诊内容，据此推知，五脏病候中之"虚则""气逆"等本指脉象而言。就五脏虚实的临床表现而言，主要表现为本脏功能失调以及所属经脉受累的病理改变。

肝主藏血与疏泄，喜条达而恶抑郁，在志为怒，开窍于目；足厥阴肝经循股阴，过阴器，抵小腹，属肝络胆，上贯膈，布胁肋，循喉咙之后，连目系，上出额，与督脉会于巅；足少阳胆经一支从耳中出走耳前，下颊部。肝实则经气不畅，气火上逆，故胁痛牵引少腹，善怒，头痛，耳聋，颊肿；肝虚则精不濡窍，血不舍魂，故视物不明，耳聋，善恐。

手少阴心经起于心中，出属心系，下膈络小肠，其直者，复从心系却上肺，下出腋下，下循臑内后廉，下肘内，循臂内后廉，抵掌后锐骨之端。心实则经气不畅，不通则痛，表现为经行部位的胀满疼痛；张介宾云："心虚则阳虚而逆气不行，故为胸腹大。心主血脉，血虚则不能荣养筋脉，故腰胁相引而痛。"

足太阴脾经起于大指之端，循指内侧上内踝前廉，上腨内，循胫骨后，上膝股内前廉，入腹属脾络胃。脾实则湿邪或湿热困滞，而见身重肉痿，足不收，行善瘈，脚下痛等；热伤脾阴，运化失司，则致善饥；脾虚运气失司，湿邪内停，则见腹满肠鸣，飧泄食不化。

肺主气，司呼吸，肺实邪盛气逆，故喘咳逆气，肩背痛，汗出；肺虚司呼吸功能失常，则少气不能报息。至于肺病见尻阴股膝髀腨胻足皆痛，耳聋嗌干，涉及其他脏腑经脉，下文讨论另述。

肾主水，主纳气，足少阴肾经，属肾络膀胱，从肾上贯肝膈，入肺中，循喉咙，其支者，从肺出络心，注胸中。肾实则水湿泛溢，纳气失常，故腹大胫肿，喘咳身重；阴盛阳微，则寝汗出，憎风；肾虚经脉失荣，故胸中痛，大腹小腹痛；阳衰失于温煦，则见肢厥，意不乐。

关于五脏病症的针刺治疗，主要取相表里脏腑的经脉穴刺治，以刺络放血为主。对病候较为复杂，涉及多个脏及经脉者，则兼取相关经脉腧穴刺治，如脾病之兼取足少阴，张介宾云："脾主湿，肾主水，水能助湿伤脾，故当取少阴之血以泄其寒实。如《厥病》篇治脾心痛者，亦取肾经之然谷、太溪，义犹此也。"黄元御亦云："兼取少阴之血者，水泛则土湿，泻肾水以泻土湿也。"肺病之兼取足少阴，姚止庵注云："此肺病也，亦何以并及于肾？盖肺者母也，肾者子也，母病必及其子，相因之势也。"另外，心病还同时取舌下血络以及阴郄穴，均体现了随证施治的观点。

【知识链接】

一、五脏病候经脉分属演变

黄龙祥[1]认为本篇五脏病候中明显掺入了相应的经脉病候（特别是典型的"所生病"内容），应当是经络学说形成之后的产物。又此篇病候见于《素问·气交变大论》，该篇于各组病候下皆载有脉诊内容，其脉诊部位与《三部九候论》载之候五神脏脉位同：即太冲脉——肝，太溪脉——肾，冲阳脉——脾胃，太渊脉——心。说明《脏气法时论》所载五脏病候中还包含了相应的脉诊病候。但本篇所载五脏病候分类，与《黄帝内经》以及出土古医书并不完全一致。如肝之病候"虚则目䀮䀮无所见，耳无所闻，善恐，如人将捕之"诸症，《脉书》《阴阳十一脉》《经脉》篇皆作为足少阴经之"是动"病；其"头痛，耳聋不聪，颊肿"诸症见于《素问·厥论》"少阳之厥"候，《脉书》《阴阳十一脉》《经脉》之手足少阳经病候与之相合。

肺之病候部位与手太阴经循行出入较大，而与足少阴、太阳经循行相近，故其取穴也取足部穴。赵京生[2]认为，在"肺病者"下所述的症状明显为两部分，"喘咳逆气，肩背痛，汗出……虚则少气不能报息"，乃《灵枢·经脉》手太阴脉病候；"尻阴股膝髀腨胻足皆痛"，乃足太阳脉病候的修改。唯耳聋、嗌干二症似难理解，检简帛医书的记载，原来《足臂》与《阴阳》的足太阳脉病候中都有耳聋，嗌干，在《灵枢·刺节真邪》留有痕迹："是

①黄龙祥.中国针灸学术史大纲[M].北京：华夏出版社，2001：581-582.
②赵京生.针意[M].北京：人民卫生出版社，2019：65-67.

阳气有余而阴气不足，阴气不足则内热，阳气有余则外热，内热相搏……则汗不出，舌焦唇槁，腊干嗌燥。"《灵枢·寒热病》也有类似论述。这些散见的病候及辨证内容，被《素问·脏气法时论》统作"肺病"表现而为辨证依据。很明显，本篇非常少见地把手太阴脉与足太阳脉二者联系起来。外感表证的主病经脉，从《灵枢·经脉》记载的经脉病候看，涉及手太阴和足太阳二脉。究其原因，与经脉的形成过程有关。古脉书中清楚地显示：手太阴脉连系心脏而主心痛，表明在手太阴名义下的脉行和病候实际是后来的手厥阴脉内容，其时与肺脏相关的脉行及病候尚未形成。部分外感表证症状反映于足太阳脉的病候中。与肺脏病变及外感表证相关的手太阴脉在后来的《灵枢·经脉》中才出现。也就是说，外感表证的主病经脉，足太阳脉形成在前，手太阴脉形成在后。手太阴脉是由脏腑角度形成的主表之脉，足太阳脉是由经脉角度形成的主表之脉，尽管肺与膀胱并无密切的脏腑关系、手太阴脉与足太阳脉并无密切的经脉关系，却因同与卫表相关而关系密切了。因此，本篇所列肺病表现，是手太阴和足太阳两脉部分病候的合二为一，依据的文献较复杂，其中有的文献早于《灵枢·经脉》篇。

由此可以说明，本篇有关五脏病候的分类尚未完全成熟，不仅各脏病症常有重叠，而肾的病症也分见于其他脏的病候中，前已述及，肝病中的"虚则目䀮䀮无所见，耳无所闻，善恐，如人将捕之"，为《经脉》篇足少阴经之"是动"病；肝病中的"耳无所闻，耳聋不聪"，符合《素问·阴阳应象大论》中的"肾在窍为耳"的病症；肺病中的"尻阴股膝髀腨胻足皆痛……耳聋"，也有医家认为与足少阴肾相关。

二、关于肾实证

五脏病证有虚有实，古往今来，莫不皆然，肾亦如此。惜明清以降，不少医家只知补肾，而忽略肾之实证。本段"肾病者，腹大胫肿，喘咳身重，寝汗出，憎风"即肾实证之一。此外，《灵枢·本神》言："肾气虚则厥，实则胀。"《素问·调经论》亦说："志有余则腹胀飧泄，不足则厥。"均明确讨论了肾水停积之肾实证。其实，肾实证不独有实寒证、寒湿证、水积证，还可见火热证、湿热证和瘀血证等，后世医家论述颇详。《金匮要略·五脏风寒积聚病脉证并治》云："肾着之病，其人身体重，腰中冷，如坐水中，形如水状，反不渴，小便自利，饮食如故，病属下焦……腰以下冷痛，腰中如带五千钱，甘姜苓术汤主之。"即是肾的寒湿证。《备急千金要方·肾虚实第二》则明确提出"肾实热"，不仅脉证俱详，还列举了方药。另外，《脉经》《太平圣惠方》《圣济总录》《普济本事方》《三因方》《素问玄机原病式》《格致余论》《丹溪手镜》《脏腑标本虚实用药式》及《医学衷中参西录》等医著也都从不同角度对肾实证作了大量阐述，于临床多有裨益。

【原文】

肝色青，宜食甘，粳米、牛肉、枣、葵[1]皆甘。心色赤，宜食酸，小豆、犬肉、李、韭皆酸。肺色白，宜食苦，麦、羊肉、杏、薤[2]皆苦。脾色黄，宜食咸，大豆、豕肉、栗、藿[3]

皆咸。肾色黑，宜食辛，黄黍[4]、鸡肉、桃、葱皆辛。辛散，酸收，甘缓，苦坚，咸耎。

毒药攻邪，五谷[5]为养，五果[6]为助，五畜[7]为益，五菜[8]为充，气味合而服之，以补精益气。此五者，有辛酸甘苦咸，各有所利，或散或收，或缓或急[9]，或坚或耎，四时五脏，病随五味所宜也。

【校注】

〔1〕葵：菜名，指冬葵。

〔2〕薤：俗称野蒜，鳞茎名薤白。

〔3〕藿：豆叶。

〔4〕黄黍：张介宾："黄黍，即糯小米，北方谓之黄米。"

〔5〕五谷：王冰："谓粳米、小豆、麦、大豆、黄黍也。"

〔6〕五果：王冰："谓桃、李、杏、栗、枣也。"

〔7〕五畜：王冰："谓牛、羊、豕、犬、鸡也。"

〔8〕五菜：王冰："谓葵、藿、薤、葱、韭也。"

〔9〕或急：《太素》卷二无此2字。丹波元简："考前文无物性急者，疑是衍文。"

【释义】

本段论述了五脏与五色、五味的关系及五味的功用，指出"肝色青，宜食甘""心色赤，宜食酸""肺色白，宜食苦""脾色黄，宜食咸""肾色黑，急食辛"，五味的主要功用即"辛散，酸收，甘缓，苦坚，咸软"。提出五脏病的药食疗养原则有三：一是药食配合，相得益彰。所谓"毒药攻邪，五谷为养，五果为助，五畜为益，五菜为充"。二是气味相合，补益精气。即"气味和而服之，以补精益气"。三是五味随五脏所宜。所谓"此五者，有辛酸甘苦咸，各有所利……四时五脏，病随五味所宜也"。

至于上文言"脾苦湿，急食苦以燥之"，此节则言脾病宜咸，张介宾解释说："咸从水化，其气入肾，脾宜食咸者，以肾为胃关，胃与脾合，咸能润下，利其关窍，胃关利则脾气运，故宜食之。上文云脾苦湿，急食苦以燥之。此复言咸者，盖咸之利湿，与苦之泻者，各有宜也。故诸脏皆同前，惟此独异耳。"

【知识链接】

一、五味功效的认识

《黄帝内经》对于五味功效已有了较为全面的认识，但大多散在于五味的临床应用之中，仅本段较为集中地论述五味的功用，指出："辛散，酸收，甘缓，苦坚，咸耎……此五者，有辛酸甘苦咸，各有所利，或散或收，或缓或急，或坚或耎，四时五脏，病随五味所宜也。"归纳《黄帝内经》所述，辛味有发散、散郁、润燥的作用，所谓"肝欲散，急食辛以散之""肾苦燥，急食辛以润之"。甘味有缓急、补益的作用，所谓"肝苦急，急食甘以缓之""阴阳俱不足，补阳则阴竭，泻阴则阳脱，如是者可将以甘药"（《灵枢·终始》）。酸味有收敛固涩的作用，《灵枢·五味论》云："酸入于胃，其气涩以收。"苦味有降气、泻下、燥湿、坚阴等作用，如本篇所说："肺苦气上逆，急食苦以泻之""脾苦湿，急食苦以燥之"。咸味有催吐、泻下、软坚的作用，本篇说："心欲耎，急食咸以耎之。"《素问·至真要大论》云："咸味涌泄为阴，淡味渗泄为阳。"

根据五味分入五脏以及五味各自的功效，以防治五脏的病症，具体方法大致可分为三种：一是根据五脏精气亏虚，分别补之以本味。如肝血不足常用白芍、五味子、酸枣仁、山茱萸等酸味药补之，脾气虚弱常以党参、山药、莲米、大枣等甘味药补之，肾精亏损常用鹿茸、龟板、淡大云、紫河车等咸味药滋补之类。二是根据五脏的喜恶特性分别施治。如肝喜条达而恶抑郁，则常用柴胡、橘皮、佛手、香附、枳壳等辛味药疏肝理气，以顺其性；脾喜冲和而恶积滞，则常用茯苓、白术、炒三仙、鸡内金等甘味药补中消食，以顺其性。三是根据五脏的病理变化，选择有针对性的性味治疗。如"肺苦气上逆"，则常用葶苈子、枇杷叶、紫菀、马兜铃、杏仁、百部、贝母等苦味药以泄肺降气；"脾苦湿"，则常用苍术、厚朴、木香、枳实、黄芩、黄连、蒲公英等苦味药以燥湿助运。

二、饮食五味的调养价值

《黄帝内经》对疾病的饮食调养也十分重视，《素问·五常政大论》曰："谷肉果菜，食养尽乱，无使过之，伤其正也。"说明病在大势已去、正气尚未恢复时，可用谷肉果菜等饮食予以调养，使病得以痊愈。本篇明确指出："毒药攻邪，五谷为养，五果为助，五畜为益，五菜为充，气味和而服之，以补精益气。"并对五脏疾病的饮食调理做了示范性的说明，指出："肝色青，宜食甘，粳米牛肉枣葵皆甘"，此即"肝苦急，急食甘以缓之"之意；"心色赤，宜食酸，小豆犬肉李韭皆酸"，此即"心苦缓，急食酸以收之"之意；"肺色白，宜食苦，麦羊肉杏薤皆苦"，此即"肺苦气上逆，急食苦以泄之"之意；"肾色黑，宜食辛，黄黍鸡肉桃葱皆辛"，此即"肾苦燥，急食辛以润之"之意。而"脾色黄，宜食咸，大豆豕肉栗藿皆咸"，则与"脾苦湿，急食苦以燥之"的原则不符，王冰认为"肾为胃关，脾与胃合，故假咸柔软以利其关"。总之，惟有"谨和五味"，才能"长有天命"（《素问·生气通天论》）。

本段所论，也可谓开食疗、食养之先河。后世《寿亲养老新书》力倡食疗之法，《饮膳正要》强调药物与食物相结合，历代医家也多有发挥，食疗学、药膳学等应运而生。食疗的应用，一是要根据"五味各归所喜"和"病随五味所宜"，分辨病变属性及所在脏腑，调以相应的饮食；二是要根据患者的年龄、性别、体质及饮食习惯而选择食物和烹调方法；三是注意随时令气候及地理环境的不同，选取不同的饮食；四是在用法上，既可单用饮食疗疾，也可以将食物与药物相配合，取药物之性，用食物之味，药借食力，食助药威，相辅相成, 充分发挥饮食的营养保健作用和药物的治疗强身作用。食养, 又称"食补", 即利用饮食物以营养机体, 保健强身, 达到预防疾病, 延缓衰老的目的。本篇倡导以"五谷""五果""五畜""五菜"等食物充养人体, 补精益气。后世历代有所发展, 逐渐形成为专门的营养之学。

宣明五气篇第二十三

【导读】

本篇运用阴阳五行学说，以五脏为中心，论述了五脏的部分生理功能及其外在联系，五脏失调的病因、病机和病症，提出调治五脏病的五味宜忌，对中医临床辨证论治及养生等具有指导意义。吴崑云："宣，发也。五气，木火土金水也。言五气有入，有病，有并，有恶，有液，有禁，有发，有乱，有邪，有藏，有主，有伤，有应，是篇皆发明之。"本篇也可谓以五行分类法则，对《黄帝内经》其他篇章有关五脏生理、病机、诊治理论的概括性提要。故张志聪总结本篇说："夫九候之道，必先定五脏五脉，审辨其五实五虚，而后立五法，调五味以治之，故此篇宣明五脏之气焉。"

【原文】

五味所入：酸入肝，辛入肺，苦入心，咸入肾，甘入脾，是谓五入。

五气所病[1]：心为噫[2]，肺为咳，肝为语[3]，脾为吞[4]，肾为欠、为嚏[5]，胃为气逆、为哕[6]，大肠、小肠为泄，下焦溢为水[7]，膀胱不利为癃，不约为遗溺，胆为怒[8]，是谓五病。

五精所并[9]：精气并于心则喜，并于肺则悲，并于肝则忧[10]，并于脾则畏[11]，并于肾则恐，是谓五并，虚而相并者也[12]。

五脏所恶[13]：心恶热，肺恶寒[14]，肝恶风，脾恶湿，肾恶燥[15]，是谓五恶。

五脏化液[16]：心为汗，肺为涕，肝为泪，脾为涎，肾为唾，是谓五液。

五味所禁：辛走气，气病无多食辛；咸走血，血病无多食咸；苦走骨，骨病无多食苦；甘走肉，肉病无多食甘；酸走筋，筋病无多食酸。是谓五禁，无令多食[17]。

五病所发[18]：阴病发于骨[19]，阳病发于血[20]，阴病发于肉[21]，阳病发于冬[22]，阴病发于夏[23]，是谓五发。

五邪所乱[24]：邪入于阳则狂[25]，邪入于阴则痹[26]，搏阳则为巅疾[27]，搏阴则为瘖[28]，阳入之阴则静[29]，阴出之阳则怒[30]，是谓五乱。

五邪所见[31]：春得秋脉，夏得冬脉，长夏得春脉，秋得夏脉，冬得长夏脉，名曰阴出之阳，病善怒不治[32]，是谓五邪，皆同命死不治[33]。

五脏所藏：心藏神，肺藏魄，肝藏魂，脾藏意，肾藏志，是谓五脏所藏。

五脏所主：心主脉，肺主皮，肝主筋，脾主肉，肾主骨，是谓五主。

五劳所伤：久视伤血，久卧伤气，久坐伤肉，久立伤骨，久行伤筋，是谓五劳所伤。

五脉应象：肝脉弦，心脉钩，脾脉代[34]，肺脉毛，肾脉石，是谓五脏之脉。

【校注】

[1]五气所病：五脏气机失调所出现的主要病症。

[2]噫：嗳气。

[3]语：多言，妄言。

[4]吞：通"涒"，食后复吐。森立之："脾气不调，则胃中食不化，故食已而吐之也……吞即涒之段字，《说文》：'涒，食已而复吐之。'"。

[5]为嚏：《灵枢·九针论》及《太素》卷六均无此2字，疑衍。

[6]哕：呃逆。此后原有"为恐"2字，《灵枢·九针论》及《太素》卷六均无，且与胃病无涉，故删。

[7]水：指水肿。

[8]胃为气逆……胆为怒：此33字与"五气所病"不合，疑为后人注语误入正文。

[9]五精所并：指五脏精气偏聚。

[10]忧：《素问释义》："当作怒。"又，森立之："肺精来并合于肝精则忧。《十六难》云：得肝脉，外证善洁、善怒。盖怒在外者，内必有忧也，此谓内证也。"

[11]畏：《素问释义》："当作思。"又，森立之："肝脾二精气相并则畏。《十六难》云：得脾脉，外证善噫、善思。盖善思虑在于内，则外必有畏惧之状也。"

[12]虚而相并者也：律以上下文例，此6字疑为后人注语误入正文。

[13]恶（wù务）：憎厌。

[14]肺恶寒：喜多村直宽《素问札记》："寒、燥二字疑互错。"又，姚止庵："肺合皮毛，寒气易入，故曰形寒饮寒则伤肺也。"

[15]肾恶燥：《素问悬解》"燥"作"寒"。又，张介宾："肾属水而藏精，燥胜则伤精，故恶燥。"

[16]化液：指五脏接受水谷精微，化生滋养外窍之津液。

[17]无令多食：据前后文例，疑此4字为后人注语误入正文。

[18]五病所发：谓五脏病的好发部位或好发时令。

[19]阴病发于骨：森立之："阴病发于骨，盖腰痛痿躄之类是也。肾为阴脏，故曰阴病也。"

[20]阳病发于血：森立之："阳病发于血者，盖发狂、痛、疔之类是也。心为阳脏，故曰阳病也。"

〔21〕阴病发于肉：森立之："阴病发于肉者，盖麻痹、水肿之类也。"张志聪："脾为阴中之至阴，在体为肉，是以太阴之病而发于所主之肌肉。"

〔22〕阳病发于冬：张志聪："肝为阴中之少阳，逆冬气则奉生者少，春为痿厥，故肝脏之阳病发于冬。"

〔23〕阴病发于夏：张志聪："肺为牝脏，逆夏气则奉收者少，秋为痎疟，故肺脏之阴病而发于夏也。"

〔24〕五邪所乱：指邪气扰乱五脏而引起阴阳失调的病症。

〔25〕邪入于阳则狂：张介宾："邪入阳分，则为阳邪。邪热炽盛，故病为狂。《生气通天论》曰：'阴不胜其阳，则脉流薄疾，并乃狂。'"

〔26〕邪入于阴则痹：张介宾："邪入阴分，则为阴邪。阴盛则血脉凝涩不通，故病为痹。《寿夭刚柔》篇曰：'病在阴命曰痹。'《九针论》曰：'邪于阴，则为血痹。'"

〔27〕搏阳则为巅疾：谓邪入阳经，导致头痛、眩晕等头部病变。黄元御："邪搏阳经，则为巅疾，手足六阳皆会于头也。"又，张介宾："搏，击也。巅，癫也。邪搏于阳，则阳气受伤，故为癫疾。上文言邪入于阳则狂者，邪助其阳，阳之实也。此言搏阳则为巅疾者，邪伐其阳，阳之虚也。故有为狂为巅之异。《九针论》曰：邪入于阳，转则为癫疾。言转入阴分，故为癫也。"

〔28〕搏阴则为瘖（yīn阴）：谓邪入阴经，导致声音嘶哑，或失音。张介宾："阴者，五脏之阴也。盖心主舌，而手少阴心脉上走喉咙系舌本；手太阴肺脉循喉咙；足太阴脾脉上行结于咽，连舌本，散舌下；足厥阴肝脉循喉咙之后上入颃颡，而筋脉络于舌本；足少阴肾经循喉咙系舌本，故皆主病瘖也。"

〔29〕阳入之阴则静：张志聪："阳分之邪而入之阴，则病者静，盖阴盛则静。"之，即于。

〔30〕阴出之阳则怒：张志聪："阴分之邪而出之阳，则病者多怒，盖阳盛则怒也。"

〔31〕五邪所见：五脏受邪所显现的脉象。吴崑："此皆胜己之脉，故谓之邪。"

〔32〕名曰阴出之阳，病善怒不治：《新校正》曰："按阴出之阳病善怒，已见前条，此再言之，文义不伦，必古人错简也。"此11字当属衍文。

〔33〕皆同命死不治：沈祖绵《素问臆断》："律以上下文，'皆同命死不治'六字衍。"又，张志聪："五脏之气为邪所胜，见四时相克之脉，皆为死不治。"

〔34〕代：张介宾："代，更代也。脾脉和软，分王四季，如春当和软而兼弦，夏当和软而兼钩，秋当和软而兼毛，冬当和软而兼石，随时相代故曰代，此非中止之谓。"

【释义】

本篇以五行分类法则，对《黄帝内经》其他篇章有关五脏生理、病机、诊治理论进行了概括总结，可与《素问·阴阳应象大论》《灵枢·本神》等篇章结合学习。

一、五脏的生理

本篇对五脏生理的论述，主要涉及到五脏与五液、五体、五神、五脉以及自然界六气的关系,反映了五脏的部分生理及其特性,同时这种关系又为中医临床疾病诊断确定病位提供了依据。

津液来源于水谷精微,经五脏气化后滋养人体肌肤、官窍,肺开窍于鼻而在液为涕,肝开窍于目而在液为泪,脾开窍于口而在液为涎,足少阴肾脉循喉咙挟舌本而在液为唾,心与汗液在生理病理情况下高度关联,故心在液为汗。

人的神志活动以五脏精气为物质基础,分由五脏主管,即心总管人体神志活动;肺主人体与生俱来的、本能性的、较低级的神经心理活动(魄);肝主人的意识活动,包括人的感性、知性、悟性等(魂);脾主回想、联想(意);肾主识记(志)。具体可参阅《灵枢·本神》的论述。

五脏与身形五体密切相关,心主血行,脉是血液运行的通道,故心与脉相关联,而有"心主身之血脉"(《素问·痿论》)之说;肺主气,宣发卫气,以熏肤、充身、润泽皮毛,故肺与皮毛相关,而有"肺主身之皮毛"(《素问·痿论》)之说;肝藏血而为血海,全身筋膜皆赖肝血的滋养,才能发挥正常的生理功能,故言"肝主筋";脾主运化,化生气血以濡养肌肉,故脾与肌肉相关联,而有"脾主身之肌肉"(《素问·痿论》)之说;肾藏精生髓,而骨为髓之府,髓居于骨中以滋养骨骼,所以说"肾主骨"。

人与自然界息息相关,五脏应四时五行之变表现在脉象上,则为春配肝而弦,夏配心而洪(钩),季节交替之际各18日配属脾而脉代,秋配肺而浮(毛),冬配肾而沉(石)。对此,《素问》的《平人气象论》和《玉机真脏论》均有详细阐述,必须参阅。

五脏所恶,则从五脏与五行、五气的关系,说明了五脏的生理特性,张志聪云:"五脏之气,喜于生化,故本气自胜者恶之。"心属火,火性炎热,火热炽盛则伤心,因此"心恶热"。肺属金,燥气通于肺,燥邪易于伤肺,故"肺恶燥";另外,外感寒邪,饮食生冷也易伤肺,《灵枢·邪气脏腑病形》言:"形寒寒饮则伤肺,以其两寒相感,中外皆伤,故气逆而上行。"《素问·脏气法时论》提出"病在肺……禁寒饮食寒衣",故又有"肺恶寒"之说。脾属阴土,土性湿,湿盛则困脾,使脾运失司;同时脾主运化水液,脾的运化功能失常,又可导致水湿内生,故病机十九条有"诸湿肿满,皆属于脾"的病机概括。姚止庵云:"脾本湿土,而性则喜燥,盖湿极则气滞而不能运化矣。"肝属木,与风气相通应,外风易于伤肝,肝病易于动风,病机十九条有"诸风掉眩,皆属于肝"之说,《素问·脏气法时论》提出"病在肝……禁当风",故言"肝恶风"。肾属水,与寒气相通应,外寒易于伤肾,肾阳亏虚则易生内寒,病机十九条有"诸寒收引,皆属于肾"之说,故言"肾恶寒";另外,张介宾主张原文无错简,认为"肾属水而藏精,燥胜则伤精,故恶燥"。《素问·脏气法时论》亦有"肾苦燥,急食辛以润之,开腠理,致津液,通气也"之论,供参考。

二、五脏的病变

本篇所论属于五脏病变的内容有五病、五并、五恶、五发、五乱、五邪、五劳。

(一)五气所病

本篇在论述五脏病症表现的同时,由于衍文等原因,亦涉及到了部分六腑病症的表现。肺气上逆表现为咳嗽；胃气上逆出现呃逆；大肠、小肠之化物、传导功能失常出现泄泻；下焦决渎功能失常，水道不畅，水湿泛溢则发为水肿；膀胱气化失司，开阖不利，排尿功能障碍，或表现为小便不利的癃闭，或表现为约束失司的遗尿等。

心的病症表现嗳气，《素问·刺禁论》云："刺中心，一日死，其动为噫。"《素问·脉解》曰："太阴……所谓上走心为噫者，阴盛而上走于阳明，阳明络属心，故曰上走心为噫也。"《素问·诊要经终论》曰："太阴终者，善噫善呕。"《灵枢·口问》则云："寒气客于胃，厥逆从下上散，复出于胃，故为噫。"故张介宾认为："由此观之，是心脾胃三脏皆有是证，盖由火土之郁，而气有不得舒伸，故为此证。"

肝的病症表现为自言自语、多语，森立之言："今肝气郁屈不伸之证，必为多言妄语，乃为肝木郁，则心火不能安，遂令魂魄不定，故为妄言也。"或因七情所伤，思虑过度，而使肝气被郁，脾气不升，气郁痰结，影响心神，不能自制，而见多言独语，自言自语。肝与胆相表里，胆为中正之官，性秉刚决，病则气郁而为怒，故森立之言："此'肝为语'之类证，盖肝木气郁，则心火不伸，胆气益弩张，所以为忿怒也。"

脾的病症表现为食后而吐，乃因脾失健运，胃所受纳的食物不能正常被运化所致。另外，张志聪云："脾主为胃行其津液，脾气病而不能灌溉于四脏，则津液反溢于脾窍之口，故为吞咽之证。"张琦亦云："脾病则口常作吞咽声。"可见于脾瘅患者，如叶天士《温热论》所说："有舌上白苔黏腻，吐出浊厚涎沫者，其口必甜，此为脾瘅。"后世医家亦多解释为吞酸，则为肝脾不和而有郁热，非单一脾的病症。

肾的病症表现为反复呵欠，《灵枢·口问》云："阳者主上，阴者主下。故阴气积于下，阳气未尽，阳引而上，阴引而下，阴阳相引，故数欠。"张志聪云："盖少阴之气在下，病则反逆于上，而欲引于下，欲引于下则欠，反逆于上则噫，盖肾络上通于胃也。"即临床上经常呵欠频作，伴见精神疲惫、萎靡不振等，乃属肾精不充，气虚阳衰之征象。

（二）五精所并

五脏精气是人体情志活动的物质基础，《素问·阴阳应象大论》曰："人有五脏化五气，以生喜怒悲忧恐。"其中心志为喜，肺志为悲忧，肝志为怒，脾志为思，肾志为恐。五脏精气充足各藏于本脏则不病，若某脏腑本身失调，其他脏腑的精气乘势相并，合而偏聚于该脏，则造成脏气阴阳的偏胜，从而导致异常的情志变化。如高世栻云："五精所并者，脏虚而精气并之也……精气并于心，则心受所并而为喜。喜，心之情也。并于肺，则肺受所并而为悲。悲，肺之情也。并于肝，则肝受所并而为忧。肝主怒，今曰忧者，上文胆为怒，故此肝为忧，怒为有余，忧为不足也。并于脾，则脾受所并而为畏。思虑者，脾之情，今曰畏者，虑之至也。并于肾，则肾受所并而为恐。恐，肾之情也。"

（三）五病所发

五病所发，主要是根据阴阳学说，结合五脏与五体、四时阴阳的相应关系，论述五脏疾病的发病规律。从五脏与五体关系而言，"阴病发于骨"，即指肾病多发于骨，如肾虚精亏髓少，骨骼失养，小儿则见囟门迟闭、骨软无力，成人多见腰膝酸软，骨骼脆弱，牙齿动摇，甚至脱落等。"阳病发于血"，指心病多影响血脉，如心之阳气不足，推动、温煦失常，可致血行不畅，血液瘀阻，脉见涩滞或结或代等。"阴病发于肉"，指脾病多发于肌肉，如脾虚气弱，失于健运，则营养匮乏，必致肌肉痿软，四肢倦怠，消瘦无力。从五脏与四时阴阳关系而言，"阳病发于冬"，指肝病缘起于冬季，乃因肝应时为春，主生发之令，若冬季失于封藏，耗泄太过，无以奉养春生之气，则导致肝病发生。如张志聪说："肝为阴中之少阳，逆冬气则奉生者少，春为痿厥，故肝脏之阳病发于冬。""阴病发于夏"，指肺病缘起于夏季，乃因肺应时为秋，主肃杀之令，若夏时失于摄养，无以奉养秋收之气，则导致肺病发生。如张志聪说："肺为牝脏，逆夏气则奉收者少，秋为痎疟，故肺脏之阴病而发于夏也。"

（四）五邪所乱

五邪所乱，主要论述正气为邪气所侵扰，因其侵扰阴阳部位不同而临床表现各异。邪入于阳分，阳热亢盛，则发为狂病。如心肝火旺，扰乱神明，魂不守舍，则狂乱无知，骂詈不避亲疏，逾垣上屋等。邪入阴分，阴盛则血脉凝涩不通而发为痹。阳邪侵犯于阳经，头为诸阳之会，阳盛于上，故致头晕目眩、头痛等头部病症。邪入阴经，喉咙闭塞，则致声音嘶哑，或失音。阳邪入于阴分，阴主静，故安静沉默少言。阴邪入于阳分，阳主动，故患者烦躁易怒。

（五）五邪所见

五邪所见，主要阐述五脏气虚，机体不能适应四时气候变化而出现的危重脉象，示人从脉象判别邪正之盛衰。五脏与四时五行相配，在脉象方面也有相应的反映，如肝主春而脉弦，心主夏而脉钩，脾主长夏而脉代，肺主秋而脉毛，肾主冬而脉应石。五脏病在四时见其本脉，为脉得四时之顺，则主正能胜邪，病轻预后良好。反之，五脏患病，其脉与四时五行相逆，则主正不胜邪，病重预后不良。如春得秋之毛脉，是金（肺）乘木（肝），夏见冬之石脉，是水（肾）乘火（心），长夏见春之弦脉，是木（肝）乘土（脾），秋见夏之钩脉，是火（心）乘金（肺），冬见长夏之濡脉，是土（脾）乘水（肾），皆为"病胜脏也"，即正不胜邪。正如《素问·玉机真脏论》说："脉从四时，谓之可治……脉逆四时，为不可治。""所谓逆四时者，春得肺脉，夏得肾脉，秋得心脉，冬得脾脉，其至皆悬绝沉涩者，命曰逆四时。"

（六）五劳所伤

五劳所伤，主要论述劳逸失度对人体的损害。视、卧、坐、立、行，是人类五种常见的生理活动，各种活动贵在有节有时，如果活动太过，则使体内气血耗损，阴阳失调，脏腑失和，从而造成血、气、筋、骨、肉的相应损伤。长期用眼过度，易耗心肝阴血；久卧不运动，容易损伤脾肺之气；久坐肌肉缺乏运动，必致肌肉痿软无力；长期站立，易于劳伤腰腿骨骼；长期过度的行走，则易造成筋膜损伤。提示在日常生活中，无论是过度的劳累（如久视、久行、久立等），或是过度的安逸（如久卧、久坐等），都有致病的可能。这种认识对日常养生保健和治病都有一定的指导意义。

三、五脏的五味宜忌

五味与五脏，在《黄帝内经》的多个篇章中皆有论述。本篇从"五味所入"与"五味所禁"两个方面，阐明五味与五脏的特异亲和关系，并以五味各归所喜之脏的规律为基础，阐述饮食与药物的五味禁忌。由于人身五脏的生理功能和特点不同，因此对药食五味也具有不同的选择性，即五味进入人体后，其趋向亲和的侧重点各有不同，所谓五味各从其类，同气相求。《素问·至真要大论》亦指出："夫五味入胃，各归其所喜，故酸先入肝，苦先入心，甘先入脾，辛先入肺，咸先入肾。"这一观点也是后世创立药物性味归经理论的依据，至今对临床仍具有指导意义。例如"酸入肝"，归经理论认为酸味药物多入肝经，治疗肝病须补肝时应选取味酸的药物，诸如芍药、酸枣仁、山茱萸等，若欲使药物入肝经，则宜用醋来炮制。

五脏赖五味以养，但是五味偏嗜太过，又会伤害五脏，导致各种疾病。《素问·生气通天论》说："阴之所生，本在五味；阴之五宫，伤在五味。"故在五脏及其气血筋骨肉的病理状态下，一些五味相关的药物、食物不可过多地使用，以免造成新的损伤。如辛味善入气分，具有发散、行气等作用，因此肺病气虚之人不可多食辛味药食。咸味善入血分，偏嗜则有凝涩助水生渴之弊，因此血病（心病）之人不可多食咸味药食。甘味大多质腻壅中，若因湿困脾土，肢体倦怠困重者，则不可多食甘味药食。酸走筋，吴崑云："筋得酸则病拘挛收引者益加矣，故筋病无多食酸。"关于苦与骨的关系，张志聪曰："肾主骨，炎上作苦，苦走骨者，火气下交于肾也。骨病而多食之，则火气反胜矣。此与并于心则喜，并于肾则恐之义相同，盖心肾水火之气，时相既济，故所走互更，其余三脏，是本脏之味，而走本脏所主之筋肉也。"

总之，五味与五脏的关系，体现了中医学一分为二的辩证观点，人们应合理应用药食五味，尽可能地趋利以避害。

【知识链接】

一、藏象理论的临床应用

本篇以五脏为中心，论述了五脏的部分生理功能及其外在联系，五脏失调的病因、病机和病证，可谓是藏象学说的概要。相关知识在临床也有广泛应用，今举例如下。

（一）心为噫

王洪图治疗一男性患者，62岁。1989年12月14日诊。嗳气频作已两月余，兼有胸脘痞闷，短气偶有胸痛，睡眠不实，多梦，大便调。曾在某医院诊治，服用和胃降逆类药物无效。舌质暗，苔薄微黄略腻，脉象左弦滑、右弦细，节律欠调，呈"中有微曲"之象。血压160/80mmHg。鉴于其脉有"其中微曲"及症状以"噫气不除"为主，故予作心电图检查，结果：①电轴左偏30度；②房内传导阻滞。证属痰湿阻滞，心脉不畅。治以通心脉，化痰浊。方用茯苓杏仁甘草汤合旋覆花汤加减。云茯苓15g，杏仁10g，生苡仁15g，炙甘草6g，红花10g，广郁金10g，炒枳壳10g，茜草10g，浙贝母10g，旋覆花10g（布包），沉香粉1g（冲服），炒栀子10g，荷梗8g。五剂，水煎服，每日一剂。忌食生冷、油腻、酸辛食物。

12月18日二诊：嗳气已除，胸痛未作，脘痞明显减轻。舌暗红，苔薄黄，脉弦缓。上方去沉香，加三七粉3g冲服，五剂，煎服法及忌口如前。嗳气全除，余症悉减。

本例患者在治疗过程中，前医只重视了嗳源于脾胃，而忽略"心为噫"之理，故其病不减。我们将重点放在通畅心脉，调和气机方面，而用《金匮要略》茯苓杏仁甘草汤以利胸中之气，化痰湿宣痹阻；用旋覆花汤宣畅气机而通血脉；加郁金、枳壳、沉香，行气降逆止痛，前人有云"左枳壳，右郁金"以治胸部两侧之痛；荷梗、浙贝母二药，善于开散中上焦之气。中上二焦气机得开，经脉通畅，因之胸痛、脘闷、嗳气可除。复诊时嗳气已除，故减行气降逆之沉香，而加用三七粉，以助旋覆花汤化瘀活血定痛之功（《黄帝医术临证切要》）。

（二）肝为语

肝为语，言人之话语与肝胆之气是否能正常疏泄有关，若肝胆之气条达，则话语适当、语气和平。反之若其气机失调，无论过亢或抑郁，均可使人话语失宜，或喋喋不休，或默然寡语。故见有此类病症，应当考虑从肝胆论治。

王洪图报道治疗一女性患者，37岁，1987年4月诊治。患者自1985年4月出现睡眠差，不爱言语，不愿见人，无故哭泣，呕吐、腹泻，思维迟钝，不想上班工作。某精神病医院给予阿米替林治疗。至同年11月开始兴奋多语不休，睡眠少，自觉精力充沛，爱管闲事，本不会打乒乓球，见人打球却前去"指导"。爱花钱，喜欢逛商店买东西，忽哭忽笑。原经治医院诊为"躁郁症"（双向型），轻躁狂状态。给服妥明当、碳酸锂等药物治疗。其病症状转变规律为春季抑郁不语，秋季开始兴奋多话。西药使用则随病情而改换。到我处就诊时值抑郁状态，见其沉默不语，哭泣不止，想自杀。脉弦，舌红苔薄黄。证属肝胆气郁，痰热内扰。治用疏泄肝胆气机、清热化痰之法。予柴芩温胆汤加味。醋柴胡8g，黄芩12g，广陈皮6g，清半夏10g，青皮6g，云茯苓15g，炒枳实10g，杏仁10g，浙贝母10g，炙甘草6g。水煎服，每周六剂，连服六周，同时逐渐减少西药用量。

服中药后症状逐渐减轻。至同年九月，停用西药，情绪平稳，继用上方加桃仁15g，隔日一剂服之，予20剂。

11月12日再诊：今年未发生兴奋状态，情绪平稳，语言适当，一切表现如常人，已上班工作数月。上方配制丸药，少量服之，两月量，以巩固疗效。随访半年余，未再发（《黄帝医术临证切要》）。

（三）心为汗

日常生活中，剧烈运动或情绪较大波动，都可引起人体心跳、脉搏加快，面红，汗出等现象同时出现，而在某些疾病情况下，汗出也与心脉异常密切相关，故古人提出"心为汗"之说。因此，临床上对于一些疾病的汗出异常，也可以从心来思考。如胡大中曾治疗一2岁儿童，入夏以来，汗出颇多，白天汗出，夜晚寐亦汗出。家长认为是虚汗，请熟识的中医开补药敛汗，服药多剂无效，反生痱子满身。来诊时，见小儿精神活泼，唇舌皆红，渴喜冷饮，小便短赤，大便尚调，夜寐不安，时发脾气，大哭大闹。胡氏认为汗乃心之液，夏气通于心，心经蕴火。宜清心火为主，兼泻肝火。黄连1.5g，穿心莲1.5g，栀子3g，竹叶3g，莲子心3g，生地10g，麦冬10g，白芍5g，胡黄连1.5g，木通3g，虎杖3g，粉甘草3g，水煎服。患儿服药3剂，汗减寐安。再服3剂而愈（《长江医话》）。

孟伟等[①]报道诊治一男性患者，57岁，多汗5年余，加重1年。患者于5年前开始无明显诱因出现多汗，偶有心慌，无胸闷憋气，无心前区及后背部疼痛，就诊于山西老家当地多家医院，查血糖、甲状腺功能、心电图均正常，查Holter示：窦性心律，偶发房性期前收缩，偶发室性期前收缩，在当地医院未能明确诊断。近1年来，患者汗出症状加重，遂到北京就诊，于阜外、安贞医院行全面系统检查未发现异常，西医考虑为自主神经功能紊乱，建议看中医，遂来我院就诊。入院时症见，阵发汗出，汗出较多，动则加重，白天汗出，夜间无汗出，偶有心慌，伴气短、乏力，无胸闷、胸痛，无畏寒怕冷，无五心烦热，纳眠可，二便调。住院检查排除了糖尿病、低血糖反应、甲亢、嗜铬细胞瘤等导致多汗的常见几种疾病。后作冠状动脉造影检查，结果显示：严重的三支弥漫性病变。治疗：支架手术加保元汤加减补益心气、敛汗，随访3个月，患者汗出正常，未再出现多汗症状。

本例患者以多汗为主要症状，而无明显的胸闷、胸痛等冠心病患者常见症状，临床上确实很难考虑到这是一位严重冠心病患者。事实证明，患者在多家大医院诊治都未能明确诊断。以至于5年来延误治疗，病情进行性加重。中医认为心在液为汗，而临床上经常可以见到有心脏疾病的患者同时伴有容易出汗、汗出较多的表现，如心绞痛、心衰发作时。正是基于以上考虑，认为本例患者多汗，可能是心脏疾病的表现，患者可能患有严重的心血管疾病。所以，入院后作了冠状动脉造影检查，结果证实为严重的三支弥漫病变，从而证实了此推断是正确的，从临床实践上验证了"心在液为汗"理论的正确性。

（四）脾为涎，肾为唾

本篇认为脾为涎，肾为唾，但涎与唾均为口腔分泌液，临床流涎异常时，须结合兼见症状辨证论治，既要考虑到脾，同时也要注意脾肾同治，甚则以治肾为主。《素问·阴阳应象大论》说："年六十，阴痿，气大衰，九窍不利，下虚上实，涕泣俱出矣。"故对多汗、多泪、多涕、多唾、多涎等五液病证久治不愈，兼见肾虚征象者，宜从补肾入手加以调治。

王洪图诊治一男性患者，24岁，2月来口涎过多，昼则不断吞咽，夜卧则流湿枕席。舌色正，苔薄白，脉略弦实。询其口液性状，言稍有苦味，浸渍衣物干燥后发硬。此属脾热之证，治以清泻脾热，方用泻黄散加味。防风6g，炒栀子10g，生石膏15g，丹皮10g，藿香10g，生牡蛎15g。3剂，每日一剂水煎服。三日后复诊：白天口涎已基本正常，惟每清晨起床前流涎仍多。再以前方加柴胡、茵陈各6g，两剂。病愈。本例患者，年轻体健，偶然脾脏失调，津液上溢，实证居多，又因其涎味苦乃火热之象，渍物发硬则是"混浊"的表现，故以清热之泻黄散而收效显著。又其清晨涎液仍多，清晨盖在寅卯时（3~7时），此时辰则与少阳肝胆之气相应，当是少阳疏泄不利而木来乘土，以致脾病又有反复。故加用柴胡、茵陈以疏泄之而收全功（《黄帝医术临证切要》）。

李海峰报道治疗一口臭多涎案，男，27岁。口臭伴流涎半年余，诉略有早泄，房事后右腰疼痛，余无所苦，纳便睡眠皆安。有高脂血症史，血糖略高。舌苔薄，舌质淡红，脉弦滑，按之略弱，尺脉尤弱。辨证：肾气不足，痰浊壅滞。治法：补肾涩精，化痰祛浊。处方：生熟

---

①孟伟，常佩芬，王显，等.关于"汗为心之液"的思考[A].//第二届长城国际中西医结合心脏病论坛论文集[C].2011:153-155.

地各18g，怀山药15g，山萸肉9g，巴戟天12g，福泽泻15g，粉丹皮9g，云茯苓12g，生白术9g，肉苁蓉9g，法半夏12g，化橘红9g，石菖蒲6g，五味子3g，石莲肉9g，苏芡实9g。患者服药14剂后，口臭消，流涎减，腰痛亦缓，早泄未消，药证对路，守方加减，治疗2个月余，诸症皆愈。本案流涎乃肾虚兼夹痰浊，以六味地黄丸加二陈汤加减治疗而愈（《黄帝内经临证发微》）。

（五）脾为吞

关某，女，12岁，1990年2月14日诊。患者于1989年5月，突然发生手足抽搐，两眼上翻，神志昏迷，面色发青，喉中痰鸣。7月前发作一次，经某医院作脑电图检查：轻度异常，诊为癫痫，给予鲁米纳口服。服药至今未再发作。但有心烦急躁，入睡困难，卧床后需一小时左右才能入眠。入睡后不断吞咽口涎，咚咚作响，家长惧其"被呛死"，要求用中药治疗。就诊时患儿坐立不宁，脉象弦，舌质红，舌苔薄黄，大便调。证属脾热，兼挟痰浊，治以清热化痰。生大黄1g，厚朴6g，炒枳实6g，炒栀子8g，黄芩10g，花槟榔6g，赤芍药8g，知母8g，草果仁8g，石菖蒲12g，丹参12g，生龙骨15g，生牡蛎15g。六剂，水煎服，每日一剂。忌食辛辣及油腻饮食。

2月28日二诊：服药后心烦急躁明显减轻，入睡较快，卧床十余分钟便入眠，眠后吞咽口水已除。上方去龙骨、牡蛎，再进六剂以善其后。

本例患儿宿有癫痫，虽用西药控制发作，但入眠"吞咽"有声不止，是脾病之征。又见心烦、舌红、苔黄，乃有热之象，故以清泻脾热为主治之。为"癫痫"之病，乃加用祛痰镇惊开窍诸品，数剂而收到满意效果（《黄帝医术临证切要》）。

（六）肾恶燥

宋代医家许叔微，以"肾恶燥"的理论指导补肾用药，在《普济本事方·肺肾经病》中主张暖补肾气，但不主张使用刚燥之药。他认为："肾恶燥，如硫磺、附子、钟乳炼丹之类，皆刚剂，用之人以助阳补接真气则可，若云补肾，则肾所恶者。古人制方益肾，皆滋润之药，故仲景八味丸，本谓之肾气丸，以地黄为主，又如肾沥汤之类，皆正补肾经也。"肾虚，有肾阴虚和肾阳虚。肾阴虚者，固然要用滋补肾阴的药物，但肾阳虚者，也不宜一味使用温燥药物。故肾气丸中，以少量肉桂、附子，纳入滋补肾阴药中，于"阴中求阳"，化生肾气。许氏的香茸丸（鹿茸、熟干地黄、肉苁蓉、破故纸、炮附子、当归、麝香、沉香）就以地黄、肉苁蓉、当归等滋润药为主，并稍加温阳之品以益肾气。许氏除主张用滋润药益肾外，还主张治高年下焦阳气衰弱，投以温暖，必借血气有情、辛香走窜之药，方能速效，故在香茸丸中使用了鹿茸、麝香等药。

二、《黄帝内经》代脉含义考辨

《黄帝内经》中对代脉的描述，在不同的篇章中其含义并不一致，与后世所言脉来一止、止有定数、良久复来之代脉也不尽相同。大致可分为生理性代脉与病理性代脉两类。生理之代脉，如本篇云："五脉应象，肝脉弦，心脉钩，脾脉代，肺脉毛，肾脉石，是谓五脉应象。"王冰注代为"软而弱也"，后世注家大多宗此，认为代脉其形软弱，为脾之常脉。唯莫枚士《研经言·释代一》指出："古说脉代有数种。《素·宣明五气》：脾脉代，注：软而弱也。案：软弱则气未尽畅，有乍数乍疏之意，此与《灵·邪气脏腑病形》：黄者，其脉代。皆谓脾之平脉。以《脉经》：脾平脉，长长而弱，来疏去数参之，则此所云代，实即乍数乍疏之意。盖有数有疏，则气不调匀，如相更代，故曰代……所以谓之代者，取其变更不常，如四时代更，日月代明，父子代嬗，盛衰代迁之比。"莫氏认为代为脾之常脉，其象乍数乍疏。并在《释代二》中进一步指出："有胃气则虽无力，而其动犹觉不匀而匀，故但谓之乍数乍疏；无胃气则虽有动，而极无力以久持，故谓之弱而乍数乍疏。《素·玉机真脏》：真脾脉至，弱而乍数乍疏。"莫氏虽两次释代，以乍数乍疏为脾之常脉，终未得此代脉之真谛。考《素问·平人气象论》云："春胃微弦曰平，弦多胃少曰肝病，但弦无胃曰死。"余脏准此，即对四时五脏平、病、死脉以胃气的多少有无为判断标准，脉有胃气而兼见应时之象者为平脉，以应时之脉为主而少有胃气者为病脉，但见应时之脉而毫无胃气者为死脉。脉象的柔和则为脉之胃气的具体表现，所以仅以脉柔软释脾之正常代脉，则未反映出脾脉应时之象的特征，与其他四脏脉体例不符。又考《广雅·释诂》："更迭，代也。"《尔雅·释诂》："显，代也。"郝懿行："显，明也。"说明代有更迭明显之意。况且《素问·平人气象论》曰："平脾脉来，和柔相离，如鸡践地，曰脾平，长夏以胃气为本；病脾脉来，实而盈数，如鸡举足，曰脾病；死脾脉来，锐坚如乌之喙，如鸟之距，如屋之漏，如水之流，曰脾死。"由此推之，则脾的平脉代脉，当为来去动止更迭分明，兼有胃气（和柔相离）的正常脉象；若但代无胃，动止更迭过分明显，无柔和之象（锐坚如乌之喙，如鸟之距），或动止更迭模糊不清（如水之流），或动止更迭无常（如屋之漏），皆为脾的死脉。

病理之代，脉如《素问·脉要精微论》曰："代则气衰，细则气少。"王冰注："代脉者，动而中止，不能自还。"认为代脉指脉动有中止，且中止时间较长的一种病理脉象，与促、结脉相对而言。对此历代注家认识基本相同。然考之《素问·平人气象论》论四时五脏平、病、死脉之标准，则病理之代脉当以代象为主，而缺少或毫无胃气，脉之胃气的具体表现为脉象柔和，节律一致。若动止更迭分明而无柔和之象，或节律不整，即为病理之代脉或称脾之病脉。《素问·玉机真脏论》曰："真脾脉至，弱而乍数乍疏。"《素问·三部九候论》亦云："病水者，以夜半死，其脉乍疏乍数乍迟乍疾者，日乘四季死。"王冰注："辰戌丑未土寄王之脾气内绝，故日乘四季而死也。"况且《黄帝内经》所言促脉并非节律不齐，由此可知病理之代脉以乍疏乍数节律不齐为特点，概后世所言促、结、代三脉在内。此正如莫枚士所言："至仲景而下，别代于结，始以动而中止，不能自还，为代之专称矣。至李时珍而下，别代于促、结，始以止有常数，为代之专称矣。于此见古今号之沿革。"

血气形志篇第二十四

【导读】

　　形志，指形体和神志。本篇主要讨论六经的气血多少、出气出血的治疗所宜、三阴三阳互为表里的关系、形志苦乐所致各种病症及治疗，同时介绍了背部五脏腧穴的取穴方法等。高世栻曰："人之有身，不离血气。人之应物，不离形志。形者，血气之立乎外者也。志者，血气之存乎内者也。血气有多少，形志有苦乐。天人有常数，灸刺有所宜。此岐伯继上篇《宣明五气》，而更为血气形志之说也。"换言之，形体以血气为物质基础，血气的变化又受神志的影响，三者之间密切相关，故合为一篇加以讨论。

【原文】

　　夫人之常数[1]，太阳常多血少气，少阳常少血多气，阳明常多气多血，少阴常少血多气，厥阴常多血少气，太阴常多气少血，此天之常数[2]。足太阳与少阴为表里，少阳与厥阴为表里，阳明与太阴为表里，是为足阴阳[3]也。手太阳与少阴为表里，少阳与心主[4]为表里，阳明与太阴为表里，是为手之阴阳[5]也。今知手足阴阳所苦[6]，凡治病，必先去其血[7]，乃去其所苦，伺之所欲[8]，然后泻有余，补不足。

　　欲知背俞[9]，先度[10]其两乳间，中折之，更以他草度去半已，即以两隅相拄[11]也，乃举以度其背，令其一隅居上，齐脊大椎，两隅在下，当其下隅者，肺之俞也。复下一度[12]，心之俞也。复下一度，左角肝之俞也，右角脾之俞也。复下一度，肾之俞也。是谓五脏之俞，灸刺之度[13]也。

　　形乐志苦，病生于脉，治之以灸刺。形乐志乐，病生于肉，治之以针石[14]。形苦志乐，病生于筋，治之以熨引[15]。形苦志苦，病生于咽嗌[16]，治之以百药[17]。形数惊恐，经络不通，病生于不仁[18]，治之以按摩醪药[19]。是谓五形志[20]也。

　　刺阳明出血气，刺太阳出血恶[21]气，刺少阳出气恶血，刺太阴出气恶血[22]，刺少阴出气恶血，刺厥阴出血恶气也[23]。

【校注】

[1] 常数：人体各经脉气血多少的正常之数。

[2] 天之常数：张介宾："十二经血气各有多少不同，乃天禀之常数。"

[3] 足阴阳：即上文所言足三阴经与足三阳经。

[4] 心主：指手厥阴心包络经。

[5] 手之阴阳：即上文所言手三阴经与手三阳经。

[6] 所苦：指所患疾病。

[7] 先去其血：王冰："谓见血脉盛满独异于常者乃去之。"

[8] 伺之所欲：观察了解病人的意愿、需要，以判断病情，决定治疗。伺，观察，了解。森立之："又伺候其人所欲，觉快通之处，刺以补其气，是为补不足之法也。"

[9] 背俞：位于背部的五脏俞穴。

[10] 度：度量。

[11] 两隅相拄：两边支撑形成夹角。即将三根草组成一个等边三角形。

[12] 一度：指上述等边三角形顶角至底边垂线的长度。

[13] 度：法度。

[14] 石：砭石。

[15] 熨引：王冰："熨，谓药熨。引，谓导引。"

[16] 嗌：咽喉。

[17] 百药：《灵枢·九针论》《甲乙经》卷六均作"甘药"，宜从。

[18] 不仁：麻木而没有知觉。

[19] 醪（láo劳）药：药酒，酒剂。

[20] 五形志：指上述五种身体与情志的异同情况。

[21] 恶（wù务）：不宜，忌。

[22] 出气恶血：《太素》卷十九作"出血气"。杨上善："此二太阴与二阳明虽为表里，其气血俱盛，故并泻血气也。"

[23] 刺阳明出血气……出血恶气也：《新校正》："此刺阳明一节，宜续前泻有余补不足下，不当隔在草度法五形志后。"此说是。

【释义】

本篇主要阐述经脉气血多少及其针刺治疗宜忌、经脉表里关系、背俞穴取穴方法以及形志苦乐致病与治疗等问题。

一、经脉气血多少与刺治

气血是维持人体生命活动的基本物质，《素问·调经论》说："人之所有者，血与气耳。""血气不和，百病乃变化而生。"针刺治疗的根本，即在于调节经脉气血使之复归于协调。正由于如此，诊治疾病就必须了解人体经脉气血的分布状况。原文开篇即以气血平衡为原则，结合经脉脏腑的功能特点，阐述了各经气血多少的状态，认为阳明经多气多血，太阳和厥阴经多血少气，少阳、少阴和太阴经多气少血。

经脉气血的多少，与手足阴阳表里经脉有关，一般表里相合的经脉构成气血协调平衡的状态，如太阳多血少气与少阴多气少血。或者说经脉气血的多少也为经脉的表里相合关系奠定了基础，故原文紧接着又阐述了手足三阴三阳经的表里关系：太阳与少阴为表里，少阴与厥阴为表里，阳明与太阴为表里。

经脉气血的多少，直接关系到针刺补泻的方法，原文最后一段提出了根据各经气血多少之不同的针刺治疗原则，即血多宜出血，气多宜出气，血少、气少则不宜出血、出气。正如张介宾所说："十二经血气各有多少不同，乃天禀之常数。故凡用针者，但可泻其多，不可泻其少，当详查血气而为之补泻也。"

另外，文中还提出了针刺调治疾病，"必先去其血，乃去其所苦"，然后泻有余、补不足的原则。《素问·三部九候论》也说："必先去其血脉，而后调之，无问其病，以平为期。"也就是先采用刺络放血等方法疏通经脉，这是针刺补泻的前提，只有在脉通无阻的情况下，才能进行经脉针刺补泻的调治。

二、背俞穴的取穴方法

本篇说明了五脏俞穴的取穴方法，即用草做一个等边三角形，每边长等于病人两乳间距离的一半。先把三角形的一个角放在大椎穴上，底边与脊柱垂直交叉，这时下边两角所在的部位，就是所取的俞穴。每往下移动"一度"，便取得两个俞穴（图24-1）。

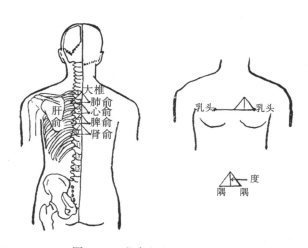

图 24-1 背俞穴取穴法示意图

三、形志苦乐致病与治疗

形体的劳逸，精神情绪的变化，都能影响气血的运行和脏腑功能活动，从而引起不同的病理变化，伤及机体不同的部位，因此，治疗措施也必须进行相应的调整。具体而言，形苦者，谓身形劳苦，过于劳力；志苦者，谓精神苦闷，思虑忧郁，心情痛苦，过于劳心。形乐者，则谓安逸舒适，不事劳作，懒于活动；志乐者，指精神愉快，无忧无虑，亦无所用心。原文认为形体安逸而精神情志劳伤者，由于竭尽心机，忧思深虑，常致气血不和，而病生于血脉，治宜灸刺以疏通血脉。若形体、情志皆休闲安逸，"形乐则无筋骨之劳，志乐则无血脉之滞，但过于膏粱而已。膏粱之变能生痈肿，故病生于肉，宜治之以针石，决其大脓也"（《黄帝内经素问吴注》）。情志和调而形体过劳者，劳伤筋脉，宜治以热敷、导引之法，疏通经脉，调畅气血，缓解挛急，减轻疼痛。若形体、情志皆劳伤，"内苦其心神，外劳其形体，则火焰而水亏矣。水不胜火，火无所制而上浮于咽嗌，与恣食炙煿以致实热结聚者不同也。治此之法，或滋阴以降火，或引火以归原，少佐辛凉，以开其结滞"（《素问经注节解》），或"脾肺气伤，则虚而不行，气必滞矣。脾肺之脉，上循咽嗌，故病生于咽嗌。如人之悲忧过度则喉咙哽咽，食饮难进；思虑过度则上焦否隔，咽中核塞，即其征也。《通评虚实论》曰：隔则闭绝，上下不通，则暴忧之病也。亦此之谓。病在嗌者，因损于脏，故当以甘药调补之"（《类经》卷十二）。又，森立之认为："咽，非咽喉之义，为噎之或字……盖形志俱苦之人，津液必乏少，血气必凝滞，故咽膈不利之诸证起，非是灸刺熨引之所能治，所以用百药也。百药，总称凡可服用药物，玉石草木虫兽也。"此说亦可供临证参考。若情志数有惊恐，致气血散乱，经络不通，营卫不行，肌肤失养，导致肌肉顽麻不仁，治宜按摩以疏通经络，导引气血，并配合药酒内服以养正活血。

上述五种形志苦乐的不同，导致病生于脉、肉、筋、咽嗌及不仁，诊治时应重视形与志统一的整体观，采取不同的治疗方法。

【知识链接】

一、关于经脉气血多少问题

（一）各经气血多少的不同认识

关于经脉气血多少的论述，除本篇外，《灵枢》的《五音五味》和《九针论》等亦有记载，且文字并不完全相同（表24-1）。如本篇言太阴多气少血，《灵枢·九针论》则云"多血少气"，《太素·知形气所宜》中则记作"太阴多血气"，相应地针刺宜忌也不同。《灵枢·五音五味》也有血气多少的记载，但没有讲到刺法，其中又将厥阴说成"少血多气"。《太素·任脉》载此，又将厥阴说成"多气少血"，少阴说成"多血少气"。张介宾认为："须知《灵枢》多误，当以此篇为正。"

表24-1　历代医籍对六经血气多少的记载

	《素问》	《灵枢》		《针灸甲乙经》		《黄帝内经太素》	
	血气形志	五音五味	九针论	阴阳二十五人形性血气不同	十二经水	任脉	知形志所宜
太阳	多血少气	多血少气	多血少气	多血少气	多血气	多血少气	多血少气
少阳	多气少血	多气少血	多气少血	多气少血	少血气	多气少血	多气少血
阳明	多气多血	多血多气	多血多气	多血多气	多血气	多血气	多血气
少阴	多气少血	多血少气	多血少血	多血少气	多气少血	多血少气	多气少血
厥阴	多血少气	多气少血	多血少气	多气少血	多血少气	多气少血	多血少气
太阴	多气少血	多血少气	多血少气	多血少气	多血少气	多血气	多血气

（二）各经气血多少不同的机理

古人何以认识到人体各经脉之气血多少有所不同？对此，历代医家解释也不一，大致可概括为以下几个方面。

1.从气血阴阳的关系诠释

经脉气血的多少，《灵枢·经水》曰："十二经脉之多血少气，与其少血多气，与其皆多血气，与其皆少血气，皆有大数。"即可以分为四类，其中"皆少血气"在正常状态下不应存在，那么剩余的三项与三阳经脉相配，即阳明多血多气，太阳多血少气，少阳少血多气。三阴经的气血多少表述较为复杂，一种是与三阳经表里一致，如本篇与《灵枢·五音五味》，除太阴外，均一致；另一种是与三阳经表里相反，如《灵枢·九针论》，只是太阴不能作"多气少血"外，均相反。《太素·知形志所宜》载，除了太阴作"多血气"之外，其余各经仍与《灵枢·九针论》一致。

从理论建构的逻辑关系而言，脾胃为仓廪之官，气血生化之源，故阳明、太阴可称为多气多血之经脉；然后从阴阳平衡的角度而言，太阳为阳气偏盛，少阳阳气偏少，故太阳多血少气，少阳多气少血，以形成阴阳气血平衡之势；少阴与厥阴相对而言，少阴阴气偏多，厥阴为阴尽阳生，故少阴多气少血，厥阴多血少气，也形成阴阳气血平衡之势。再从经脉表里关系而言，太阳多血少气与少阴多气少血，少阳多气少血与厥阴多血少气，又构成了表里经脉之间气血平衡之态。如张志聪说："夫气为阳，血为阴；腑为阳，脏为阴；脏腑阴阳，雌雄相合，而气血之多少，自有常数。如太阳之多血少气，则少阴少血多气；少阳少血多气，则厥阴多血少气。阳有余则阴不足，阴有余则阳不足，此天地盈虚之常数也。惟阳明则气血皆多，盖血气皆生于阳明也。"由此而言，上述不同经脉气血多少的论述，以《太素·知形志所宜》的记载更为合理一些，其本质是基于阴阳气血平衡的一种理论推演。森立之亦说："《太素》作'太阴多血气'，则与阳明相合，是脾胃肺大肠共为生气血之根源，不待辨而自明矣。"

另外，李鼎[①]认为，从表里两经气血多少相反，阴阳互济的角度而言，唯有太阴不能"少血少气"，而与厥阴一样"多血少气"，从后世脾统血、肝藏血的理论看，似仍以多血少

[①]李鼎.十二经血气多少问题[J].中医杂志，1983，（10）：47-48.

气为合。刘衡如[1]则认为表里两经气血多少应当相同，这样才有规律性，故《太素·任脉》属经文原意。联系《灵枢·经水》篇及《甲乙经·十二经水》关于各经针刺深度及留针时间长短（呼数），则针刺深度的分数足三阴经分别为一、二、三，足三阳经分别为四、五、六；留针呼数，足三阴分别为二、三、四，足三阳分别为五、七、十。把这些常数列入《太素·任脉》栏内，就显得理论与实践非常吻合。张耀民[2]认为六经气血多少，三阴与三阳应完全相反，既然阳明多气多血，那么，太阴应以"少气少血"为正，这才符合阴阳协调的关系。从临床看，病在阳明者多实，病在太阴者多虚，所谓"实则阳明，虚则太阴"也。

2. 从运气三阴三阳说解

徐春甫《古今医统大全·内经旨要·经度》从天人合一的理念出发，借用运气三阴三阳之气变化解释经脉三阴三阳气血之多少，指出："人身之经络气血多少与天道寒热盛衰相应。气为阳，而配乎热；血为阴，而配乎寒。夫太阳为天之六气，斯时天气寒盛而热衰，应人之手足太阳二经，多血而少气。少阳为天之三气，斯时天气热盛而寒衰，应人之手足少阳二经，少血而多气。阳明为天之五气，斯时天先热而后寒，应人之手足阳明二经，多气而多血。少阴为天之二气，斯时天气寒少而热多，应人之手足少阴二经，少血而多气。厥阴为天之初气，斯时天气寒盛而热衰，应人之手足厥阴二经，多血而少气。太阴为天之四气，斯时天气热盛而寒衰，应人之手足太阴二经，多气而少血。故曰天道之常数云耳。"很明显，此是将两类不同的概念、学说牵强附会的拉在一起，对经脉气血多少不同的机理，并没有做出合理的解释。

另外，有学者结合《灵枢·五音五味》及《灵枢·阴阳二十五人》有关观察面部颜色、毛发的分布来推测经脉气血多少的论述，以及《灵枢·经水》"足阳明，五脏六腑之海也，其脉大，血多气盛，热壮"之说，认为对六经气血多少认识的提出，是源于长期临床医疗实践的观察总结[3]。此种解说，亦缺少完整的逻辑的论证。

（三）各经气血多少不同的意义

古人建构经脉气血多少不同的目的，无非是为了指导临床针灸治疗，对此，本篇也有所论述。李鼎[4]认为其中出血和不出血意思比较明白，出气、不出气就不太好理解。他认为《灵枢·官针》所言"所谓三刺则谷气出者，先浅刺绝皮以出阳邪；再刺则阴邪出者，少益深，绝皮至肌肉，未入分肉间也；入分肉之间则谷气出"，所讲的"谷气出"似指"出气"。"阳邪"居浅部，"阴邪"居较深部，达到谷气至则邪气亦出。血气多少与针刺的深浅和补泻的运用有一定联系。《灵枢·经水》曰："足阳明，五脏六腑之海也，其脉大，血多气盛，热壮，刺此者不深弗散，不留不泻也。足阳明刺深六分，留十呼。足太阳深五分，留七呼。足少阳深四分，留五呼。足太阴深三分，留四呼。足少阴深二分，留三呼。足厥阴深一分，留二呼……其少长大小肥瘦，以心撩之，命曰法天之常。"意指足阳明血气盛大，只有深刺和久留针，才能散气泻邪。其余各经，太阳、少阳、太阴、少阴、厥阴的针刺深度，依次递减为五

①刘衡如，刘永山.试论六经血气多少之常数[J].上海中医药杂志，1982，（8）：42-43.
②张耀民."太阴"气血小议[J].吉林中医药，1984，（4）：46.
③张登本.白话通解黄帝内经[M].第一卷.西安：世界图书出版公司，2000：637-638.
④李鼎.中医针灸基础论丛[M].北京：北京：人民卫生出版社，2009：95-96.

分、四分、三分、二分、一分；留针呼吸数，依次递减为七呼、五呼、四呼、三呼、二呼。这种深度，大致符合足六经在小腿部的深浅情况。

二、关于背俞穴的取穴方法

背俞穴的取穴方法在《黄帝内经》里有两种：一是本篇的草度法（图24-1）；一是《灵枢·背俞》的取穴法。按本篇取穴方法，肺俞以下各背俞之间距离相等，若肺俞为第三胸椎，则以下约为第六胸椎心俞、第九胸椎肝俞及脾俞（左右水平）、第十二胸椎肾俞，则至少脾、肾之俞的定位与《灵枢·背俞》相差很大。后世医家及现代针灸学对五脏背俞穴的定位，不采用本篇的草度法，均以《灵枢·背俞》和《甲乙经》的取穴法为标准。

赵京生[①]将背俞定位多歧的原因，主要归结为"相对固定"和"个人经验"两个方面，前者是指背俞穴按压而出现反应的部位，是小片区域，不是微小的点，准确位置须在一定范围内探寻，而且背俞对胸腹部和背部病症的治疗效应，属腧穴局部作用，相邻腧穴局部作用多相近（甚至相同），作用范围有所交叉。后者涉及医者经验、技术水平，乃至患者病症情况与个体反映等。杨上善《素问·血气形志》注说："以上量背俞法也。经不同者，但人七尺五寸之躯虽小，法于天地，无一经不尽也。故天地造化，数乃无穷，人之输穴之分，何可同哉……身体之上，移于分寸，左右差异，取病之输，实亦不少。至如《扁鹊灸经》取穴及名字，即大有不同。近代《秦承祖明堂》《曹子氏灸经》等所承别本，处所及名亦皆有异，而除疴遣疾，又复不少，正可以智量之，适病为用，不可全言非也。而并为非者，不知大方之论。所以此之量法，圣人设教有异，未足怪之也。"表明其所见文献中此类腧穴差异并不少见，认为只要"适病为用，不可全言非也"。张介宾《类经·经络类》则说："按肝俞、脾俞、肾俞，以此法折量，乃与前《背腧》篇及《甲乙经》《铜人》等书皆不相合，其中未必有误，或古时亦有此别一家法也，仍当以前《背腧》篇及《甲乙》等书者为是。"

三、凡治病，必先去其血（脉）

《素问·三部九候论》曰："实则泻之，虚则补之。必先去其血脉而后调之，无问其病，以平为期。"补虚泻实也是针灸治疗的总原则，与病机的对应丝丝入扣，但在临床实践中，古人发现取经脉本输调虚实，有效有不效，寻找其原因，发现不效的情形多为脉不通，血气流行不畅，由此认识到脉通无阻是保证"补虚泻实调血气"这一治疗原则有效实施的前提条件。故本篇强调指出："凡治病，必先去其血（脉），乃去其所苦，伺之所欲，然后泻有余，补不足。"即凡见脉结血瘀，不论是疾病的原因，还是疾病的结果，也不说脉是实还是虚，治疗都是"先去其血脉"，泻血祛瘀通脉，脉通血气流畅以后，再补虚泻实，以平为期。诚如王冰《脏气法时论》注所言："凡刺之道，虚则补之，实则泻之，不盛不虚，以经取之，是谓得道。经络有血，刺而去之，是谓守法。犹当揣形定气，先去血脉，而后乃平有余不足焉。"也就是说先去"血脉"为针灸治则中优先级别最高的治则。这种刺血通脉的方法，以血脉、血络、结络为诊治部位，诊血脉、结络以脉形、脉色为主，针具主要为锋针、镵针、铍针，以

---

①赵京生.针灸关键概念术语考论［J］.北京：人民卫生出版社，2012：211-212.

泻血泄热、祛瘀通脉为刺法，目的在于解结通脉。

当然，这种针灸诊疗理论有一个从特殊到一般的演化过程，在这个过程中痹症的诊疗经验常常成为理论推导的第一步。如《灵枢·寿夭刚柔》曰："久痹不去身者，视其血络，尽出其血。"《灵枢·终始》云："久病者邪气入深，刺此病者，深内而久留之，间日而复刺之，必先调其左右，去其血脉。"再到本篇所言"凡治病，必先去其血（脉），乃去其所苦，伺之所欲，然后泻有余，补不足"，从"久痹"到"久病"，再到"凡治病"，从"久痹"这一特定病症推至"久病"，最后延伸为一切病的治疗原则，展示了理论一步步从特殊到一般的推导步骤[①]。

四、形志苦乐，病治所宜的意义

形体的劳逸，精神情绪的改变，都能影响气血运行及脏腑功能活动，从而引起不同的生理病理变化，因而治疗措施也必须进行相应调整。如精神思虑忧郁苦闷，形体逸居饱暖的形乐志苦之人，多致气血异常的血脉病，治宜针灸，以疏通经络，调和气血；而形苦志乐之人，内在气血无碍，但外在形体筋肉劳伤，治宜温熨导引，以疏利筋肉。形志苦乐虽可单独为患，亦可相互影响，情志伤人多以损伤脏腑之气，导致气虚或气机逆乱，气血失调，并表现出神志症状。

形体劳倦，首先伤及筋骨肌肉，进一步内耗精气，如《素问·举痛论》说："劳则喘息汗出，外内皆越，故气耗矣。"由于形神之间的密切关系，无论形劳，还是志伤，终致形神两伤。如《素问·疏五过论》所述的"脱营"与"失精"病症，均为贫富贵贱的社会地位变迁，使心志屈辱抑郁，神气不畅，导致内在精气耗损，外在形体失养。虽然初期"不在脏腑，不变躯形"，但内在精神情志的抑郁不伸，造成营血不生，血脉虚减，精华日损，久则形体败坏，故治疗必须审因论治，调畅情志为急务。可见，人体生命活动的正常进行，是形神关系的和谐统一，而人体病理变化则是形神关系失调的表现，因此，在诊治疾病过程中，必须全面审察形体劳损和精神情志内伤，以确定准确的治疗方法。

①黄龙祥.中国古典针灸学大纲[M].北京：人民卫生出版社，2019：209，256.

宝命全形论篇第二十五

【导读】

　　"宝"通"保"，保全、珍重。全形，保全形体。清·高世栻言："宝命全形者，宝天命以全人形也。形之疾病，则命失其宝，形不能全。若欲全形，必先治神。治神，所以宝命，宝命，则能全形矣。"本篇认为人虽为天地万物中最为宝贵者，但人类生命是天地自然演化的产物，与天地自然具有相同的阴阳、五行等空间或时间结构，遵循相同的阴阳消长以及五行生克制化等规律。只有掌握人与天地自然联系的规律，才能养生疗疾、保命全形。因此，文中重点阐述了法天则地在防治疾病中的重要作用，以及针刺以保命全形的要求和方法，突出了治神的重要性，提出了"人以天地之气生，四时之法成""凡刺之真，必先治神"等命题。

【原文】

　　黄帝问曰：天覆地载，万物悉备，莫贵于人。人以天地之气生，四时之法成[1]。君王众庶[2]，尽欲全形，形之疾病，莫知其情，留淫[3]日深，著[4]于骨髓，心私虑之，余欲针除其疾病，为之奈何？岐伯对曰：夫盐之味咸者，其气令器津泄；弦绝者，其音嘶败；木敷者，其叶发[5]；病深者，其声哕[6]。人有此三者[7]，是谓坏府[8]，毒药无治，短针无取，此皆绝皮伤肉，血气争黑[9]。

　　帝曰：余念其痛[10]，心为之乱惑反甚[11]，其病不可更代，百姓闻之，以为残贼，为之奈何？岐伯曰：夫人生于地，悬命于天，天地合气，命之曰人。人能应四时者，天地为之父母；知[12]万物者，谓之天子。天有阴阳，人有十二节[13]；天有寒暑，人有虚实[14]。能经[15]天地阴阳之化者，不失四时；知十二节[16]之理者，圣智不能欺也；能存八动之变[17]，五胜更立[18]；能达虚实之数者，独出独入，呿吟[19]至微，秋毫在目。

【校注】

〔1〕四时之法成：随着春生、夏长、秋收、冬藏的规律而成长。法，规律、法度。

〔2〕众庶：众民，百姓。

〔3〕留淫：浸淫，积久漫衍。

〔4〕著：贮藏。

〔5〕木敷……其叶发：于鬯："敷与陈义本相通……木陈，谓木久旧也。《汉书·文帝纪》颜注云'陈，久旧也'，是也，则木敷亦若是义矣。发，当读为废……其叶废，即其叶落也。"《太素》卷十九作"木陈者，其叶落发。"

〔6〕哕：呃逆。

〔7〕此三者：张琦："'三'字疑衍。"又，俞樾："疑'此皆绝皮伤肉血气争黑'十字当在'人有此三者'之上。'绝皮'一也，'伤肉'二也，'血气争黑'三也，所谓'三者'也。"

〔8〕坏府：谓内脏有严重损害。森立之："府，泛称脏腑而言也。"

〔9〕血气争黑：《太素》卷十九作"血气争异"，宜从。谓血气不和。

〔10〕痛：《太素》卷十九作"病"。

〔11〕反甚：益甚。

〔12〕知：森立之："知，主也。犹知事、报知之知也。"《太素》卷十九作"荷主"，有承担、主宰之义。

〔13〕十二节：高世栻："人身手足十二骨节之气，开阖运行，一如天昼开夜阖之阴阳也。"又，王冰："外所以应十二月，内所以主十二经脉也。"

〔14〕天有……人有虚实：吴崑："寒暑者，天之阴阳消长也；虚实者，人之阴阳消长也。"

〔15〕经：效法，遵循。

〔16〕知十二节：《太素》卷十九前有"能"字，宜从。十二节，指十二个大的节气。

〔17〕能存八动之变：《太素》卷十九"变"下有"者"字，宜从。谓能察八风的变化。存，察也。王冰："八动，谓八节之风变动。"八节，即四立、二至、二分。

〔18〕五胜更立：谓五行相胜各有衰旺之时。

〔19〕呿（qū驱）吟：呼吸。森立之："呿，呼。吟，吸也。"

【释义】

本段原文主要阐述了人与天地自然的关系问题，认为人虽为天地万物中最为宝贵者，但人类生命是天地自然演化的产物，故人体生命活动必须遵从天地自然的变化规律。

一、生命源于自然

关于人类生命的起源，《黄帝内经》受中国古代精气论宇宙观的影响，认为人类生命是天地自然长期演化的结果，是自然界天地阴阳之气交感和合的产物，如本篇所言："夫人生于地，悬命于天，天地合气，命之曰人。"《灵枢·本神》也有类似的论述，所谓"天之在我者德也，地之在我者气也，德流气薄而生者也"。不仅天地自然用自己的物质材料产生了人，而且把自身的基本属性即"阴阳四时"传输给人，所谓"人以天地之气生，四时之法成"，所以四时阴阳这一时间节律既是天地之气合而为人所依据的主要法则，也是人体本身所具有的最重要的规律，人体生命活动也具有了与天地自然相同或相近的时间节律变化。上述观点彻底摆脱了神创造人类的说法，充分体现了唯物主义无神论的生命观。

人类作为天地自然演化的产物，是迄今为止宇宙间一切生命现象的最高存在形式。故本篇言："天覆地载，万物悉备，莫贵于人。"在天地万物之中，人类较其他生物具有更高级、更复杂的生命活动，人区别于其他生物的关键在于精神、意识与思维，人不仅具有对外部世界的意识，而且还有自我意识，使之能认识和掌握自然规律，因此，人类不仅能够适应自然，而且具有改造自然的能力，以维持人与自然的协调和人体内环境的平衡，从而保持身体健康。

二、人与自然相通

既然人体与天地自然有着相同的物质构成，人体生命活动与天地自然有着相同的时间节律变化，故人与自然相通，所谓"天有阴阳，人有十二节；天有寒暑，人有虚实。"杨上善注云："天有十二时，分为阴阳，子午之左为阳，子午之右为阴，人之左手足六大节为阳，右手足六大节为阴，此为一合也。十二爻寒暑之气，十一月阳气渐息，阴气渐消；至四月阳气在盈，阴气正虚；至五月阴气渐息，阳气渐消；至十月阴气在盈，阳气正虚。阴阳即为寒暑者也，盈虚以为虚实者也。人亦如之，消息盈虚，有虚有实，为二合也。"人体的生理活动、病理变化与自然界阴阳、五行的变化密切相关，诚如《素问·四气调神大论》所说："夫四时阴阳者，万物之根本也，所以圣人春夏养阳，秋冬养阴，以从其根，故与万物沉浮于生长之门。"因此，人类养生以及诊疗疾病，都必须顺应自然界阴阳、五行的变化规律，如张介宾注说："人能合于阴阳，调于四时，处天地之和以养生者，天必育之寿之，故为父母……知周万物，则能参天地，赞化育，以寿国寿民，是谓天之子也。"文中进一步通过"四能"强调了人与自然相通应，生命活动顺乎自然变化的重要性，杨上善概括说："能知天地阴阳变化，理与四时合契，此一能也。知人阴阳十二节气与十二时同，循之而动，不可得失，虽有圣智，不能加也……此二能也。八节之气，合金、木、水、火、土五行之气，更废更立，血气亦然，此三能也。能达寒暑之气虚实相移者，则寿蔽天地，能独出死地，独入长生。其言也，咮吟至真微妙之道；其智也，目察秋毫深细之理。此四能也。"说明了掌握天地阴阳变化、节气的交替、八风变动、五行生克制化以及虚实之理，对于认识与防治疾病之重要价值。此也是《黄帝内经》所一贯强调的，无论是养生，还是诊治疾病，坚持法天则地的原则，可收事半功倍之效；违逆这一原则，不但效果不好，还可能加重病情。

三、取象比类诊察疾病

由于人与天地自然具有相同的阴阳、五行等空间或时间结构，遵循相同的阴阳消长以及五行生克制化等规律，因此，人与天地自然在许多方面具有相似性，通过对自然事物变化的观察，也可以类推出人体生命活动的一些规律。本段原文即通过对自然器物现象的观察，类推出万物"有诸内必形诸外"的原理，故通过人体外在的表现，可以判断人体脏腑精气的盛衰变化。如杨上善注说："言欲识病征者，须知其候。盐之在于器中，津泄于外，见津而知盐之有咸也。声嘶，知琴瑟之弦将绝。叶落者，知陈木之已蠹。举此三物衰坏之征，以比声哕识病深之候也。人有声哕同三譬者，谓是府坏之候也。府者，中府，谓五脏也。坏者，则声哕也。中府坏者，病之深也。其病既深，故针药不能取也，以其皮肉血气各不相得故也。"对此方法，《灵枢·刺节真邪论》也有所论，指出："下有渐洳，上有苇蒲，此所以知形气之多少也。"

哕，即呃逆，是以气逆上冲，喉间呃呃连声，声短而频，令人不能自制为特征的病症。《素问·宣明五气》说："胃为气逆，为哕。"说明胃气上逆动膈是哕逆的基本病机。一般哕逆病症较轻，预后良好，但若大病、久病出现哕逆，提示脾胃衰败，病势可能转向危重，应引起高度重视。

【知识链接】

本段"人以天地之气生，四时之法成"的论述，从物质构成与时间节律两个方面，说明生命的起源与演化问题，不仅与中国古代哲学思想一脉相承，而且也暗合有关生命起源、演化的现代研究成果。

中国古代哲学认为人类生命本源于气的演化。《老子》四十二章说："道生一，一生二，二生三，三生万物。"即作为宇宙终极本原的道，首先产生出混沌未分的一元之气，进而生成天地阴阳之气，再由天地阴阳二气交合而产生出冲气，由阴气、阳气、冲气的和合而派生出宇宙万物。《易传》继承了老子宇宙生成的思想，认为天地阴阳二气交感产生万物，《系辞传》云："易有太极，是生两仪。""天地絪缊，万物化醇；男女构精，万物化生。"庄子从本体论的角度首先提出了气的聚散学说，认为气是构成宇宙万物以及人类的共同的本始物质，气凝聚而人物成，气消散而人物死，"故曰：通天下一气耳"（《庄子·知北游》）。荀子也将气看作是天地万物之本，用气的观点阐明整个物质世界的统一性，《荀子·王制》曰："水火有气而无生，草木有生而无知，禽兽有知而无义。人有气有生有知亦且有义，故最为天下贵也。"虽然水火、草木、禽兽、人隶属于自然界物质的不同层次，但都是由气构成的。《黄帝内经》继承了先秦哲学家精气化生万物的思想，除本篇外，《素问·至真要大论》指出："天地合气，六节分而万物化生矣。"即时间的变化、万物的生成，源自天地阴阳二气的相互作用。《素问·五常政大论》说："气始而生化，气散而有形，气布而蕃育，气终而象变，其致一也。"即无论动植物的生育繁衍，还是无生命物体的生化聚散，万物的生成、发展和变更，无不本源于气，无不是气的敷布和化散所造成。也就是说，人的生命与宇宙万物具有相同的物质构成。

现代科学也得出了类似的结论，认为生命是由天地之中无生命的小分子物质在一定条件和一定时空内演化而来的。当生命开始形成时，生物系统元素的分布是地球化学组成的一张图片或复制品。作为在自然环境这个大系统中产生、进化的子系统——生命体无不打上自然的烙印，处处蕴藏着自然环境的信息。有关对生物节律的研究发现，生物体在其漫长的发生和进化过程中，为了与环境影响及其变化相适应，把外界环境的刺激接收转化成为自身固有的并存在于基因中的与自然环境周期变化相近似的生命活动节律。当机体生活于自然环境和正常的社会环境中时，这种生物节律总是呈现与环境节律性变化相同的周期，两节律间有固定的相位关系，机体节律的峰值稳定地出现于环境节律的某一特定相位上，即生物节律与环境节律同步[①]。这也可以说是对人以"四时之法成"的现代诠释。

【原文】

帝曰：人生有形，不离阴阳，天地合气，别为九野[1]，分为四时，月有小大，日有短长，万物并至，不可胜量，虚实呿吟，敢问其方[2]？岐伯曰：木得金而伐，火得水而灭，土得木而达[3]，金得火而缺，水得土而绝，万物尽然，不可胜竭[4]。故针有悬布天下者五，黔首共余食[5]，莫知之也。一曰治神，二曰知养身，三曰知毒药为真[6]，四曰制砭石小大，五曰知腑脏血气之诊。五法俱立，各有所先。今末世之刺也，虚者实之，满者泄之，此皆众工[7]所共知也。若夫法天则地，随应而动，和[8]之者若响，随之者若影，道无鬼神，独来独往[9]。

帝曰：愿闻其道。岐伯曰：凡刺之真，必先治神，五脏已定，九候已备[10]，后乃存针[11]；众脉不见[12]，众凶弗闻[13]，外内相得，无以形先，可玩往来，乃施于人。人有虚实，五虚勿近[14]，五实勿远[15]，至其当发，间不容瞚[16]。手动若务[17]，针耀而匀，静意视义[18]，观适之变[19]，是谓冥冥[20]，莫知其形，见其乌乌，见其稷稷[21]，徒[22]见其飞，不知其谁，伏如横弩[23]，起如发机[24]。

帝曰：何如而虚？何如而实？岐伯曰：刺虚者须[25]其实，刺实者须其虚，经气已至，慎守勿失，深浅在志，远近若一[26]，如临深渊，手如握虎[27]，神无营[28]于众物。

【校注】

〔1〕九野：指八方与中央九个方位。
〔2〕方：杨上善："方，道也。"
〔3〕土得木而达：于鬯："《说文·辵部》云：'达，行不相遇也。'行不相遇为达字本义，则达之本义竟是不通之谓……上文云：'木得金而伐，火得水而灭。'下文云：'金得火而缺，水得土而绝。''达'字与伐、灭、缺、绝等字同一韵，义亦一类。"
〔4〕不可胜竭：即不胜枚举之义。
〔5〕黔首共余食：谓老百姓只顾追求饱食终日。《新校正》云："按全元起本'余食'作'饱

食’。注云：‘人愚，不解阴阳，不知针之妙，饱食终日，莫能知其妙益。’”

〔6〕知毒药为真：张志聪：“毒药所以攻邪者也，如知之不真，用之不当，则反伤其正气矣。”

〔7〕众工：一般的医生。

〔8〕和：应也。张介宾：“如响应声，如影随形，得心应手，取效若神。”

〔9〕独来独往：谓针刺能得心应手，运用自如。

〔10〕九候已备：谓三部九候之诊已明。备，《甲乙经》卷五作“明”。宜从。

〔11〕后乃存针：王冰：“然后乃存意于用针之法。”

〔12〕众脉不见：即使有众人在旁边看着，也要视而不见。脉，通“眿”，视。孙鼎宜：“脉，应从目。《尔雅》：‘眿，视也。’”

〔13〕众凶弗闻：即使有众人在旁边喧嚷，也要充耳不闻。凶，通“讻”，喧嚷之声。森立之：“众凶不闻者，统言气息声音也。”

〔14〕五虚勿近：五虚，即脉细、皮寒、气少、泄利、饮食不入等五种虚证。勿近，即不宜用针或不宜泻。

〔15〕五实勿远：五实，即脉盛、皮热、腹胀、二便不通、心中闷乱等五种实证。勿远，即不能放弃针刺泻法。

〔16〕瞚：同“瞬”。眨眼。森立之：“瞬、眴、瞚俱是瞚俗字，以音借用……盖瞬之为言迅也。目眦开阖甚迅疾，故名曰瞬也。”

〔17〕手动若务：王冰：“手动用针，心如专务于一事也。”张介宾：“务，专其务而心无二也。”

〔18〕静意视义：森立之：“言静稳自己之心意，而视察虚实补泻之微义。”又，郭霭春：“‘义’字误，应作‘息’。”即静心观察患者的呼吸。

〔19〕观适之变：观察针刺后腧穴的反应变化。吴崑：“适，针气所至也。变，形气改易也。”

〔20〕冥冥：幽深难明。王冰：“冥冥，言血气变化之不可见也。”

〔21〕见其乌乌……稷稷：乌乌、稷稷，象声词。鸟鸣或风声。形容针刺时经气已至之象。杨上善：“乌乌稷稷，凤凰雄雌声也。”森立之：“乌乌者，即后文所云‘伏如横弩’是也，言针下有气至乌乌然，微动未发起也……稷稷者，后文所云‘起如发机’是也，言针下气应其貌稷稷然，严利而有力势也。”

〔22〕徒：原作“从”。于鬯：“‘从’字盖‘徒’字形近之误……不知与徒见，意义相合。徒误为从，便失其旨矣。”据改。

〔23〕横弩：拉满的弓弩。横，通“彉”，拉满。丹波元简：“按杜思敬《拔萃方》引经文作彉弩，《孙子·兵势》篇：‘势如彉弩。’《说文》：‘彉，弩满也。’知是横、彉通用。”

〔24〕发机：拨动弩弓的发矢机关。

〔25〕须：等待。

〔26〕远近若一：《素问·针解》：“近远如一者，深浅其候等也。”

〔27〕虎：指虎符。古代帝王授予臣下兵权和调发军队的信物，为虎形。森立之：“虎固非可握持之物，因考虎即琥之古字。握虎者，谓持发兵之瑞玉符，为谨严之极也……医之治病，仿佛于兵道，于针法尤为然，故往往以兵理为譬喻。”

〔28〕营：惑乱。《淮南子·本经》：“目不营于色，耳不淫于声。”高诱注：“营，惑。”

【释义】

本段原文在论述阴阳、五行基本理论的基础上，主要讨论了针刺治疗的基本要求，突出强调了针刺治神的方法及其重要性。

一、人生有形，不离阴阳

由元气→阴阳交感化生万物，分为九野、四时、日月乃至万物，不可胜量，自然可以推导出人体与自然万物一样，都具有阴阳结构以及阴阳对待统一的规律。因此，本篇提出了"人生有形，不离阴阳"的命题。从形体结构而言，《素问·金匮真言论》说："夫言人之阴阳，则外为阳，内为阴。言人身之阴阳，则背为阳，腹为阴。言人身脏腑中阴阳，则脏者为阴，腑者为阳。"人体的结构再复杂，均可以用阴阳来划分，阴阳之中又可分为阴中之阳和阳中之阴等。人的生命活动过程，就是人体阴阳对待双方在矛盾运动中此消彼长、此盛彼衰，不断维持动态平衡的过程。所谓"阳化气，阴成形"（《素问·阴阳应象大论》），从有形物质转化为无形物质，是"化气"的过程，是"阳"作用的结果；从无形物质转化为有形物质，是"阴"作用的结果。阴阳之间化气、成形，生生化化，从而维持着正常的生理过程。"阴平阳秘，精神乃治"，是对正常生理活动的概括，一旦阴阳失和，即是病态。"阴胜则阳病，阳胜则阴病。阳胜则热，阴胜则寒。重寒则热，重热则寒"，"重阳必阴，重阴必阳"（《素问·阴阳应象大论》），"阴阳离决，精气乃绝"（《素问·生气通天论》）。《黄帝内经》理论体系就是运用阴阳对待统一的观点来分析、解释人体的生理、病理现象。疾病的发生发展既然是阴阳失调所致，因而协调阴阳，就成为治病的基本准则。诚如《素问·至真要大论》所说："谨察阴阳所在而调之，以平为期。"恢复阴阳的动态平衡是治疗的最终目的，于是养生的基本要求是顺从阴阳，维护阴阳之间的和谐。

二、论五行相胜规律

五行相胜的思想，可以溯源到殷商时的巫术思想。商代中期以后的墓葬多有腰坑，主要位于墓室的中央。在商代狗几乎全被作为祭品来贡献，腰坑中一般埋有狗或殉葬者。对此，日本学者井上聪[①]考证认为，这些习俗的目的在于宁风御蛊，可分为相克型和金气克杀型巫术两种，此已反映了五行相胜的思想。《左传》中五行相胜理论已被用于实际之中，但尚零散而不成体系。如《左传·哀公九年》载宋国军队讨伐郑国，晋国的赵鞅为是否救郑而求助于卜，遇水适火，史墨解释此卦象说："炎帝为火师，姜姓其后，水胜火，伐姜则可。"其后的《孙子兵法》则明确提出"故五行无常胜"的思想。墨子同样主张"五行无常胜"，并认识到五行之间的相胜要看量的多少，《墨子·经说》云："然火铄金，火多也。金靡炭，金多也。金之府水，火离木，识若虋与鱼之数，惟所利。"继墨子之后，邹衍将五行相胜的理论引入历史领域，使之与政治结合，而提出五德终始之说。本段"木得金而伐，火得水而灭，

①井上聪. 先秦阴阳五行 [M].武汉：湖北教育出版社，1997：192.

土得木而达,金得火而缺,水得土而绝",是关于五行相胜规律最直率、全面的表述。并指出五行之理,"万物尽然,不可胜竭",人体脏腑之间的生理病理联系,也可以用五行生克制化的原理予以解释。

三、论针刺五法

"针有悬布天下者五",提出临床应用针刺治疗疾病时,应当注意的五个关键问题,也是对临床医生的一些具体要求。

(一)知治神

张介宾云:"医必以神,乃见无形,病必以神,血气乃行,故针以治神为首务。"医生的职责是救死扶伤,病人的生命安危及其家庭的幸福全掌握在医生手中。因此,医生在临证时,不仅要精神高度集中,"如临深渊,手如握虎,神无营于众物",全身心地为患者服务。更重要的是医生通过导引行气、致虚极守静笃等功夫,达到医者与针合一、与病者合一、与天合一的境界,所谓"若夫法天则地,随应而动,和之者若响,随之者若影,道无鬼神,独来独往",如此持针纵舍才能"耳不闻,目明心开而志先;慧然独悟,口弗能言,俱视独见;适若昏,昭然独明,若风吹云"。这也是本段一再强调治神的意义所在。正如本文所说,只有"必先治神",才能"无以形先,可玩往来";只有"必先治神",才能"至其当发,间不容瞚","静意视义,观适之变";也只有"必先治神",才可能取得良好的治疗效果。《素问·刺法论》亦云:"刺法有全神养真之旨,亦法有修真之道,非治疾也,故要修养和神也。"表明治神是指治病和养生总的要求和原则。同时,治神,也就是唐代医家孙思邈在《备急千金要方·大医精诚》中所要求的:"凡大医治病,必当安神定志,无欲无求。"民国针灸大家承淡安[①]根据先父庭训结合自己的临床经验,提出了针效的三大要点:第一是精神的感应,第二是心理的专注,第三是物理的刺激。三者配合,奇功立显。

(二)知养身

对此"养身",后世医家有不同的理解,杨上善从养生的角度加以阐述,森立之等多从其说。然本篇从针刺的角度提出"知养身",张介宾注说:"不知养身,置针于无用之地,针家不可不知,如《终始》篇云'新刺勿内,已刺勿醉,已刺勿怒,已刺勿劳,已刺勿饱,已刺勿饥,已刺勿渴'之类是也。"王冰云:"知养己身之法,亦如养人之道矣。"姚止庵则指出:"按《平人气象论》曰:'医不病,故为病人平息以调之为法。'然则欲治人之病者,可不自养其身乎?"结合以上诸家之论,此"养身"似可理解为针刺治疗既要调养医生的身体,同时也要了解患者的身体状况并加以调养。

(三)知毒药为真

张介宾云:"治病之道,针药各有所宜,若真知非药不可而妄用针者,必反害之。如《邪气脏腑病形》篇曰:诸小者,阴阳形气俱不足,勿取以针而调以甘药也。《根结》篇曰:形气

---

①承淡安.承淡安针灸师承录[M].北京:人民军医出版社,2008:14.

不足，病气不足，此明阳气俱不足也，不可刺之。此即《病传论》所谓守一勿失，万物毕者之义。"即针刺与药物治疗各有其适应的范围，临床当根据实际情况加以选择。况且中医认为，药物治病主要是利用药性之偏，来纠正病理状态下机体阴阳的偏盛偏衰。药性之偏，即就是毒。所以凡用于祛邪治病的药物皆有一定的毒性。药物用之不当，不仅难以达到补偏救弊治病的目的，而且还会损伤人体正气，造成新的损害。因此，要求医生必须准确地掌握各种药物的性味、功效、配伍以及用药禁忌等，做到选药精当，配伍合理，祛邪除疾而无伤正之弊。否则，药性不明，辨证不清，妄投毒药，损伤正气，则有悖于"宝命全形"之旨。

（四）知制砭石大小

张介宾云："古者以砭石为针，用为外治之法，自黄帝始造九针以代石，故不曰九针而曰砭石。然制有小大，必随病所宜，各适其用也。"即医生在临证之前，要了解针刺用具等医疗工具的大小规格及其用途，临证时选择合适的针具，如此才能提高疗效。所谓"工欲善其事，必先利其器"也。九针，即镵针、员针、锃针、锋针、铍针、员利针、毫针、长针和大针等九种针具，其具体形制、用途等，参见《灵枢·九针十二原》和《灵枢·九针论》。

（五）知脏腑血气之诊

要求医生针刺前应通晓人体脏腑经络、营卫气血的病理变化，审证求机，准确地辨别出脏腑气血失调的具体证候，而施以恰当的针刺方法。对此，王冰解释甚为精当，他指出："诸阳为腑，诸阴为脏。故《血气形志》篇曰：'太阳多血少气，少阳少血多气，阳明多气多血，少阴少血多气，厥阴多血少气，太阴多气少血。是以刺阳明出血气，刺太阳出血恶气，刺少阳出气恶血，刺太阴出气恶血，刺少阴出气恶血，刺厥阴出血恶气也。'精知多少，则补泻万全。"

此外，针刺治疗还应"法天则地"，即以天地阴阳的变化规律为法则，明确人与自然的关系，掌握适应自然变化规律以保养身体、防病治病的方法。只有具备了上述五点基本要求，又精于法天则地之术，养生才"不失四时"，能长生久视；诊病才能"独出独入，呿吟至微，秋毫在目"；治疗才可"随应而动，和之者若响，随之者若影""独来独往。"总之，才能达到保命全形的目的。

四、论针刺的要领

本篇有关针刺要领的论述，大致可总括为以下几个方面：第一是医生要精神专一，"众脉不见，众凶弗闻"，细心地体察患者的病情。第二，明确诊断，辨证准确，掌握虚实，所谓"五脏已定，九候已备"。第三，进针之后，必须"手动若务"，"如临深渊，手如握虎，神无营于众物"，"静意视息，观适之变"，聚精会神于手下，密切观察病人的针刺反应。第四，运用手法，注意得气。此时，医生要精神专注于针下，候气之时，要"伏如横弩"，体会经气运行"见其乌乌，见其稷稷，徒见其飞"，当"经气已至"，则"慎守勿失"。第五，施以补泻，法天则地。气至即运针，"虚者实之，满者泄之"，"刺虚者须其实，刺实者须其虚"，且要"法天则地，随应而动"，"起如发机"，这样才能获得"和之者若响，随之者若影"的疗效。

另外，"帝曰：何如而虚……神无营于众物"一段文字，又见于《素问·针解》篇，参见该篇，此不赘述。

【知识链接】

关于"治神"的古今诠释

"治神"一词在《黄帝内经》中凡两见，均出于本篇。其一是"故针有悬布天下者五……一曰治神，二曰知养身，三曰知毒药为真，四曰制砭石大小，五曰知腑脏血气之诊"。这里提出"宝命全形"的五个关键问题，包含养生、诊断、治疗等多个方面。其一曰"治神"，其二曰"知养身"，符合先秦哲学中形神观的一般顺序。马莳即从医者平日养神的角度加以诠释说："'一曰治神'，盖人有是形，必有是神，吾当平日预全此神，《上古天真论》云'积精全神'，使神气既充，然后可用针以治人也。"其一为"凡刺之真，必先治神"。此是从心神的概念出发引申的术语，是针刺时的具体原则要求，诚如王冰注言："专其精神，寂无动乱，刺之真要，其在斯焉。"马莳亦云："上曰治神者，平日之功，而此曰治神者，临针之法，盖惟神气既肃，而后可以专心用针也。"但由于对"神"的含义以及"治神"范围理解的差异，后世对"治神"的理解亦多有争议。

（一）《黄帝内经》的相关论述

关于针刺治神，除本篇外，《黄帝内经》其他篇章多有论述，并由此影响了后世医家对针刺治神的不同理解。

《灵枢·终始》说："深居静处，占神往来，闭户塞牖，魂魄不散，专意一神，精气之分，毋闻人声，以收其精，必一其神，令志在针，浅而留之，微而浮之，以移其神，气至乃休。男内女外，坚拒勿出，谨守勿内，是谓得气。"对医者在针刺全过程中的精神状态及与操作的关系提出了具体要求和方法，包括环境安静，排除干扰，精神内敛，专注于针刺操作，调整针刺深度，引导得气的产生等。

《灵枢·九针十二原》曰："持针之道，坚者为宝，正指直刺，无针左右，神在秋毫，属意病者，审视血脉，刺之无殆。方刺之时，必在悬阳，及与两卫（衡），神属勿去，知病存亡。"提出医者在针刺时须凝神于针，并注意患者眉目间神情变化，判断和把握其针刺反应。

《灵枢·小针解》说："气至而去之者，言补泻气调而去之也。调气在于终始一者，持心也。"要求在针刺补泻操作中，一直要专意一心于调气，得气即是调气的具体体现。

《素问·调经论》说："帝曰：补虚奈何？岐伯曰：持针勿置，以定其意，候呼内针。"意谓针刺之前，先要定神敛气，集中精神，专注于针刺之事。

《素问·针解》云："经气已至，慎守勿失者，勿变更也。深浅在志者，知病之内外也。近远如一者，深浅其候等也。如临深渊者，不敢堕也。手如握虎者，欲其壮也。神无营于众物者，静志观病人，无左右视也。义无邪下者，欲端以正也。必正其神者，欲瞻病人目，制其神，令气易行也。"强调针刺之时，要求专心操作，静心体会针下感觉，及时了解和把握病人的反应；得气后谨慎操作，守气勿失。

（二）古代医家的诠释

古代医家对治神极为重视，且广为发挥。有言医者当先养己神，神充方能治病。如马莳说："盖人有是形，必有是神，吾当平日预全此神……使神气既充，然后可用针以治人也。"有言医生当先正己之神，神专方可治人。如吴崑说："专一精神，心无他务，所谓神无营于众物是也。"有言医生必察患者之神，如张志聪说："神在秋毫，属意病者，神属勿去，知病存亡。"高世栻说："以我之神，合彼之神，得神者昌。"有言治病须治病人之神，对疾病的治疗，不惟治形，不惟药食，更当调治患者的心理失衡，使其情绪稳定，精神愉快，充满信心，则可事半功倍。如杨上善说："魂神意魄志，以神为主，故皆名神。欲为针者，先须理神也。故人无悲哀动中，则魂不伤，肝得无病，秋无难也；无怵惕思虑，则神不伤，心得无病，冬无难也；无愁忧不解，则意不伤，脾得无病，春无难也；无喜乐不极，则魄不伤，肺得无病，夏无难也；无盛怒者，则志不伤，肾得无病，季夏无难也。是以五过不起于心，则神清性明，五神各安其脏，则寿近遐算，此则针布理神之旨也。"但其针布理神，似乎包含了医患两个方面。张介宾也认识"治神"包括医患两个方面，但他根据《素问·汤液醪醴论》所论"形弊血尽而功不立者，神不使也"的观点，提出"此以病者之神为言。神者，正气也。得神者昌，失神者亡，故刺之真要，必先以正气为主"（《类经·针刺类》），则偏离了经文本义。

基于《黄帝内经》及其注家的认识，古代医家在论述针刺要求时，也大都强调专心凝神。从医者角度言者，如唐代孙思邈《备急千金要方·用针略例》说："夫为针者不离乎心，口如衔索，目欲内视，消息气血，不得妄行。"汪机《针灸问对·十四法》从反面强调医者须专心用针："或曰：今医置针于穴，略不加意，或谈笑，或饮酒，半晌之间，又将针捻几捻，令呼几呼，仍复登筵，以足其欲，然后起针，果能愈病否乎？曰：经云凡刺之真，必先治神；又云手动若务，针耀而匀，静意视义，观适之变；又云如临深渊，手如握虎，神无营于众物；又云如待所贵，不知日暮。凡此数说，敬乎怠乎？"从患者角度言者，如《针经指南·针经标幽赋》云："凡刺者，使本神朝而后入；既刺也，使本神定而气随。神不朝而勿刺，神已定而可施。"《针灸大全·标幽赋》卷二解释说："凡用针者，必使患者精神已朝，而后方可入针。既刺之，必使患者精神才定，而后施针行气。若气不朝，其针为轻滑，不知疼痛，如插豆腐者，莫与进之，必使之候。如神气既至，针自紧涩，可与依法察虚实而施之。"从医患双方论者，如《针灸大成·四明高氏补泻（<聚英>）》云："医者之心，病者之心，与针相随上下。"以上均可视为对针刺治神内涵的发展。

（三）现代学者的探讨

现代学者对针刺治神也有较为深入的讨论。赵京生[①]较早而且系统深入探讨了治神的含义、条件、方法、目的、意义等，他认为治神即"理神"，它不是指属于诊察范围的了解病人精神状态和机体变化，而是对医者进行针刺诊治活动所须具有的一种精神状态的要求。治神要求医者要高度地集中精神，而一个安静的良好环境，乃是保障医者能排除干扰、定

---

①赵京生."治神"精义［J］.南京中医学院学报，1991，7（3）：164-165.

心敛神、专心一意于针刺治疗的必要条件。治神要求达到一种较高水平的精神安定、心境平静状态，颇似气功之"入静"，故敛神内视的"入静"方法为其具体方法。治神的目的体现在三个方面：一是将注意力集中于指下之针，认真操作，减轻痛感，浅深有度，补泻无误；同时细心体察持针之手的指下感觉，了解得气与否及强弱快慢的情况，以及时调整手法。二是注意观察病人表现于外的针刺反应，主要是面部表情的变化，以了解病人对针刺的耐受情况。三是注视病人双目，以制其神气，通过暗示的心理影响，引导病人注意于施术部位，使经气易于运行，而产生针刺反应。治神理论强调了医者的主导地位，通过医者调理自身的精神志意并在针刺过程中进而影响患者的精神状态的自觉活动，有意识地利用、发挥精神因素对疾病疗效的积极作用；同时，治神对针灸医生的较高要求，对于认真诊察、明确诊断、正确施针、防止不良后果、提高针灸疗效等方面，都有积极的临床意义。

邵素菊等[1]认为治神是针灸治病获得疗效的关键，贯穿于针灸治病之始终，可分为审神、调神、守神、养神四个方面。进针前审神是治神之关键，在详察病情，准确辨证的同时，还应掌握病人的精神症状、心理状态，了解患者对针灸治疗的认知程度，并加以心理疏导。进针时调神，要求精神专一，令志在针，同时要细察病人的神气，使医患之间神气相随，神至气至。进针后守神，要求行针时精神集中，手法灵巧，神寄于思，神现于指，心静指灵，意念在针，同时要注意病人的反应，通过暗示引导其精神专一，意守病所，使神气相随，神行而气通。出针后须安心养神，调畅情志，切忌大怒、大喜、大悲、大忧，以免其气复散，前功尽弃。只有重视和掌握全面治神、审神、调神、守神、养神，医患双方密切配合，方能达到提高疗效，避免各种针刺意外发生，使针刺治疗获取良效。王文远[2]认为"神"是广义之神和狭义之神的辩证统一，其定位是指人的心理活动和遗传基因程序，中医中的"神"符合现代科学大脑中枢的定位。求真治神是研究针灸技术的核心，其中求真是针对医生掌握知识技能的要求，治神是对医生整体素质的要求，得气（针感）是"凡刺之真"的具体体现，调节心神（中枢）是"必先治神"的关键。求真治神在临床中的具体应用，包括针前调神、得气效应与针后养神三个方面。张智龙[3]在赞同针刺治神，当求神应、调神为先、针后养神等观点的同时，创立了意气针法，即将术者"意念"与针刺手法相结合的一种针刺方法，包括意气进针法、意气行针法、意气热补法、意气凉泻法。这种针法要求术者在针刺过程中，聚精会神，意守针尖，以意行针，以意领气，将"意念"融于针法的全过程，使针法形神合一，以攻邪祛病。由此可对针法能起到删繁就简的作用，且得气快，疗效高，进针无痛，易于被患者接受。赵吉平[4]认为针刺治神除治医者之神、四诊查神以治神、治疗时调动患者精神情绪以治神、出针后患者要摄调精神外，还应体现在选穴处方中，即在治疗许多疾病时常选用调神治神的腧穴，能明显提高治疗效果。

卓廉士[5]提出治神是古代针灸医生必须从事的一项基本训练。治神的治即指训练。治神原本是道家的修炼手段，要求塞聪蔽明，使内心空彻明净，然后才能心与物接，与物相

①邵素菊,邵素霞,李鸿章."刺之要,治神而有效"之我见[J].中华中医药杂志,2010,25（2）:190-191.

②王文远."凡刺之真,必先治神"是针刺的核心[J].中国针灸,2009,29（2）:87-90.

③张智龙.《素问》"凡刺之真,必先治神"临证发微[J].中医杂志,2007,48（6）:498-499.

④赵吉平.论《素问·宝命全形论》"凡刺之真,必先治神"[J].北京中医药大学学报,2009,32（2）:77-79.

⑤卓廉士.营卫学说与针灸临床[M].北京:人民卫生出版社,2013:189-193.

通。古人坚信在静漠虚无中,人能与客观世界一起进入物化(物化为气)或精通(通过精气的形式进行沟通)的境界,在这个物我合一的境界里,能通过感应去体悟一切。这种天人感应、心物一元的认识论,一直被后世针灸医家作为不传的秘术继承下来,被视为针刺臻于极至、入于化境的理想境界。明代针灸学家杨继洲在《针灸大成·头不可多灸策》中说:“然则善灸者奈何? 静养以虚此心,观变以运此心,旁求博采以旷此心,使吾心与造化相通,而于病之隐显,昭然无遁情焉。则由是而求孔穴之开阖,由是而察气候之疾徐,由是而明呼吸补泻之宜,由是而达迎随出入之机,由是而酌从卫取气、从荣置气之要,不将从手应心,得鱼兔而忘筌蹄也哉! 此又岐黄之秘术,所谓百尺竿头进一步者。”这是对中医治神理论最具代表性的阐述。针刺的理想境界,大约是医生从有我入于无我,从有执达于无执,身心趋于合一;从知有针而不知有针,人针融为一体;“以神遇而不以目视,官知止而神欲行”,甚至不遇之以心而遇之以气(参看《庄子·人间世》),才是道化圆通之境,这样才能成就一番“道也,进乎技矣”,与道合一的完美技艺。本篇“至其当发,间不容瞚。手动若务,针耀而匀,静意视义,观适之变,是谓冥冥,莫知其形,见其乌乌,见其稷稷,徒见其飞,不知其谁,伏如横弩,起如发机”的论述,即是其类似理想境界的记叙。当然,这种理想境界可能更多的是经验与体会,在技术上并无多少可以规范的支撑点。罗健等[1]也认为治神是指修炼人的精神,如同道家修炼气功一样,使人进入一种较高水平的精神安定、心境平静的物我两忘入静状态,此时医者能反观内视,对身体上下、内外进行调整,医者身体与患者之气就会相互感应,内外气机相通,透过形体知道气机的往来而进行补泻治疗。治神是对医者进行针刺前应具有的一种精神状态基本要求,它强调长期的精神专注积累,而非临证时单一的精神专注。

①罗健,邬志雄.谈“凡刺之真,必先治神”[J].中国针灸,2016,36(6):657-660.

八正神明论篇第二十六

【导读】

从时空关系的角度而言,中医学更重视时间范畴,无论是对人体生理、病理的分析,还是诊断和治疗行为,都具有明显的时间性特征,中医学堪称为一种时态医学。在中医学中,时又与道、气、神、机、阴阳等概念密切相关。"道"即宇宙万物按照一定时序自然而然的变化,故"时"与"道"相互渗透,相互包含。古人坚持"时"是"以身为度",与人的活动存在密切关联,把时间定义为生命化的时间,而生命的本质在于气化,生命化的时间也不外乎为一种气化的时间,时间也就被贴上了"气"的标签。《管子·四时》云:"阴阳者,天地之大理也;四时者,阴阳之大经也。"阴阳五行定数的周回运转上应于日月五星天象,下映射到人体生命的活动之中,成为天地之间的气化主宰者以及万物运动变化的规律,故《素问·天元纪大论》说:"夫五运阴阳者,天地之道也……神明之府也……阴阳不测谓之神。"如此,"时"通过气、阴阳五行范畴又与"神"密切相关。本篇主要讨论日月星辰、四时八节变化对人体气血的影响及其与针刺补泻的关系,同时也阐述了形与神的涵义,将"时"与"神"有机结合起来,故名"八正神明论"。

【原文】

黄帝问曰:用针之服[1],必有法则焉,今何法何则?岐伯对曰:法天则地,合以天光[2]。帝曰:愿卒闻之。岐伯曰:凡刺之法,必候日月星辰,四时八正[3]之气,气定乃刺之[4]。是故天温日明,则人血淖液[5]而卫气浮,故血易泻,气易行;天寒日阴,则人血凝泣[6]而卫气沉。月始生,则血气始精[7],卫气始行;月郭[8]满,则血气实,肌肉坚;月郭空,则肌肉减,经络虚,卫气去,形独居。是以因天时而调血气也。是以天寒无刺,天温无疑,月生无泻,月满无补,月郭空无治,是谓得时而调之。因天之序,盛虚之时,移光定位,正立而待之[9]。故曰月生而泻,是谓脏虚[10];月满而补,血气扬溢,络有留血,命曰重实^[11]；月郭空而治，是谓乱经。阴阳相错，真邪不别，沉以留止，外虚内乱，淫邪乃起。

帝曰：星辰八正何候？岐伯曰：星辰者，所以制日月之行也^[12]。八正者，所以候八风之虚邪以时至者也。四时者，所以分春秋冬夏之气所在，以时调之也^[13]。八正之虚邪，而避之勿犯也。以身之虚，而逢天之虚，两虚相感，其气至骨，入则伤五脏，工候救之，弗能伤也，故曰：天忌^[14]不可不知也。

【校注】

〔1〕服：王冰："服，事也。"此指针刺技术。

〔2〕天光：指日月星辰的运行规律。

〔3〕八正：马莳："八正者，八节之正气也。四立、二分、二至曰八正。"又，张介宾："八正者，八方之正位也。八方之气以时而至，谓之八风。"

〔4〕气定乃刺之：王冰："谓八节之风气静定，乃可以刺经脉，调虚实也。"又，高世栻："定，安静也。人气安静乃行针以刺之。"

〔5〕淖液：按《离合真邪论》有"暑则气淖泽"，《经络论》有"热多则淖泽"，疑此为"淖泽"之误。淖泽，即濡润。

〔6〕泣：吴崑："泣，涩同。"

〔7〕精：张介宾："精，正，流利也。"又，杨上善："精者，谓月初血气随月新生，故曰精也。"

〔8〕月郭：指月亮的轮廓。郭，通"廓"。

〔9〕移光定位，正立而待之：张介宾："日月之光移，则岁时之位定。南面正立，待而察之，则气候可得也。"

〔10〕脏虚：郭霭春："'脏'字误，疑作'重'。'重虚'与下'重实'对文。《太素》杨注作'重虚'。"

〔11〕重实：即实上加实。重，重叠。

〔12〕星辰者制日月之行也：吴崑："星，谓二十八宿。辰，躔度之次也。制，裁度也。所以裁度日月之行，次于某宿某度也……日月有躔度，营卫有气舍，故用针者，知日月之行度，则能候营卫之气舍而取之矣。"

〔13〕以时调之也：《内经辩言》："调下衍'之也'二字，本作四时者，所以分春、秋、夏、冬之气所在，以时调八正之虚邪，而避之勿犯也。今衍'之也'二字，文义隔绝。"

〔14〕天忌：指不宜针刺的时日。杨上善："法天候之以禁，故曰天忌也。"

【释义】

本段从"天人合一"观出发，主要论述了针刺必须"因天时而调血气"的原理、方法，以及天时气候变化与人体发病的关系。

一、日月阴阳与针刺

太阳、月亮是人类最早认识的最明亮的天体。太阳出没方位和高度的变化，形成了昼夜长短交替、四时八节寒暑往来。它又直接关系到作物的种长收藏和人类的生产、生活和社会活动。月亮光度适中，肉眼可以直接观察。人们早就观测到月轮的盈亏变化有一定的循环规律。在天人合一思想基础上所构建的"天—地—人"模式中，古人认为天常动，地喜静。天上的日月星辰永无休止地旋转，云雨风雾、阴晴冷暖从无常驻，地上动植物的生死枯荣以及几乎所有的人事活动，都随昼夜和季节而转移，而昼夜季节的形成，直接根源于天体的运动。因此，《灵枢·岁露论》提出了"人与天地相参也，与日月相应也"的观点，本篇则提出"因天时而调血气"，故"凡刺之法，必候日月星辰，四时八正之气，气定乃刺之"。

（一）太阳与针刺

太阳在黄道上视运动，产生了昼夜、四时八节寒热温凉的气候变化。古人认为，气属于阳，感应于太阳，气特别是卫气与太阳在功能上相似，在时间节律上同步。因此，太阳的光照一方面能影响人体之气的运行，所谓"天温日明，则人血淖液而卫气浮，故血易泻，气易行；天寒日阴，则人血凝泣而卫气沉"，医生应该根据天气的情况来选择针刺的时机以及补泻手法，如天气温暖，人体气血运行流畅，则宜于针刺；否则，天气寒冷，人体气血运行不畅，则不宜针刺。另一方面，卫气与太阳的昼夜运行同步，而呈现出昼行于阳，夜行于阴的节律变化，故针刺须"移光定位，正立而待之"，即根据日光以确定针刺治疗三阳或三阴的时机，如《灵枢·卫气行》说："是故谨候气之所在而刺之，是谓逢时。病在于三阳，必候其气在于阳而刺之；病在于三阴，必候其气在阴分而刺之。"关于候卫气所在而针刺，具体参见《灵枢·卫气行》篇。

（二）月亮与针刺

《黄帝内经》在论述人体生理病理变化的月周期时，采用月亮的朔望周期作为计时标准，将人体、月相和潮汐现象联系起来加以考察，发现人体的气血随着月相的盈亏变化而有盛衰变化节律。本篇即认为人体气血的盛衰、对疾病的反应性以及对治疗的敏感性和耐受性，都随月节律而变化，由此提出了根据气血盛衰的月节律来确定补泻的治疗原则："月生无泻，月满无补，月郭空无治，是谓得时而调之。"即在月亮刚开始生起的时候（上弦月），人体阴血也开始旺盛，卫气开始畅行，此时可顺应天时用补法，而不宜用泻法；满月之时，人体气血旺盛，此时可用泻法，而不宜用补法；月亮由圆到缺（下弦或月晦）时，人体气血随之衰减，经络空虚，此时不宜针刺。否则，就会导致使虚者更虚，实者更实，或经脉气血逆乱的变端，所谓"外虚内乱，淫邪乃起"。

关于月相与人体气血盛衰的关系，《灵枢·岁露论》也有类似的论述。《素问·缪刺论》并具体论述了针刺治疗行痹时，必须以月相的盈亏、人体气血的盛衰为依据来确定针刺取穴的多少，可相互参阅。

二、八正虚邪与天忌

古人认为，一年中立春、春分、立夏、夏至、立秋、秋分、立冬、冬至八个大的节气，是季节气候变化规律的标志与度数。四时八节又与地之八正四方四隅相对应，由此可以根据风之方位及其与季节是否相应，来判断气候的正常与否。如《灵枢·九宫八风》说："风从其所居之乡来为实风，主生，长养万物。从其冲后来为虚风，伤人者也，主杀主害者。"也就是说风来自当令的方位，且与季节时令相适应者，叫作实风，又名正风、正气，主生长、养育万物；若风从当令相反的方向来，且与季节时令不符，就叫虚风，又名贼风、虚邪，八风虚邪是致人生病的主要病邪。因此，对于八风虚邪，应避之而勿犯，所谓"虚邪贼风，避之有时"（《素问·上古天真论》）。若摄养不慎，在正气不足，身体虚弱的前提下，又感受了八风虚邪，邪气乘虚而入，由表及里，由浅到深，进而伤及五脏，造成严重的疾患。故作为高水平的医生，必须懂得天地四时八风及其对人体生理、病理的影响，所谓"天忌不可不知也"。

【知识链接】

一、月相变化与针刺禁忌

《淮南子·天文训》曰："日为德，月为刑。月归则万物死，日至则万物生。"古人认为太阳之大德能长养万物，促进人体生命活动，营卫气血的运行与之相应，故针刺借助太阳与卫气之感应来治疗疾病，则可获得较好的疗效。月亮代表着阴冷、幽暗、刑杀或死亡，月亮感应的刑杀之气极可能对人体造成损害，其影响多为负面，故月相的圆缺多与针灸的禁忌有关。系统讨论月相与针灸禁忌的书籍当推《黄帝虾蟆经》，该书列述了每月三十日的月相与人体部位的感应关系以及针灸禁忌，初一至十五，月亮由朔而望，谓之"月生"；十五至三十，月亮由望而晦，谓之"月毁"。医生治病应考虑月亮上弦、望日、下弦、月晦之盈缺情况，根据月中虾蟆与玉兔之显现或消失以判断"人气"所在。其中从"虾蟆生"之初一到初八，月光少时感应足少阴，月光多时感应足太阴，而与"兔头生"相交时感应足厥阴，显然有阴气由少渐多及阴阳相交之意；从"兔生"之初九到十五，月相感应于足阳明经，阳明多气多血，这与本篇"月郭满，则血气实，肌肉坚"之说正相符合；而月毁从"虾蟆省"之十六日到二十三日，分别感应于足太阳、少阳，随着月相由盈而缺，月光亦由多而渐少；从"兔省"之二十四日到三十日，感应于足太阴、厥阴，取阴尽阳生，月死即将复生之意。此时，"人气阴阳气促，关元至阴孔（会阴）皆不可灸"，与本篇"月郭空无治"之说相符合。卓廉士[①]认为，《黄帝虾蟆经》中所列禁的腧穴以及针灸后出现的不良反应，经过两千多年的临床实践证明多为子虚，估计这与古代一些医疗事故未能得到合理的解释与总结有关。

①卓廉士.中医感应、术数理论钩沉[M].北京：人民卫生出版社，2015：49-56.

二、有关月节律的研究

李时珍在《本草纲目》中指出:"女子,阴类也,以血为主。其血上应太阴,下应海潮,月有盈亏,潮有朝夕,月事一月一行,与之相符,故谓之月水,月信,月经。"已经很明确地把月相、海潮与月经联系起来加以认识。现代统计资料表明,女性月经周期的平均值为29.5日,与朔望月周期极为接近,而且在月经周期中,人体的体温、激素、代谢活动,性器官状态及心理状态等,都具有月节律变化。因而现代学者根据《黄帝内经》理论,对经脉气血盛衰在月周期内时间性特征的研究,涉及最多的是女性月经周期。但就相关的报道来看,各自的结论并不一致,甚至自相矛盾。如有报道月经在潮人数在上弦附近5天内处于高潮[1];有的认为行经时间以月满为中心呈正态分布,月满时经潮人数明显多于其他时间[2];另有报道则认为朔日附近月经来潮的人数比例高于同一朔望月其他时段[3]。对此现象,还需设计严密的研究方案,进行大样本的统计观察。另外,人体的体温在一定程度上代表人体的代谢活动,是人体生命活动的指标之一。何裕民等[4~6]以500例非体温变化疾病的病人为对象,结合同期大戢山海潮观测站正点潮位预测值作为客观参数,用以观察病人体温变化,统计发现374例病人在月相周期内体温变化曲线与潮位曲线有着明显相同或近似的变化趋势,占总例数的74.8%。提示人体体温变化与同一时期、同一地域的海潮潮位变化有着明显的正相关系,说明体温及体温所反映的人体生理功能可能与海潮一样受月球的引力作用,因而表现出生命活动的月节律。从海洋潮汐探讨死亡时间与月相关系,发现501例老年人的死亡时间与潮汐之涨落似存在着某种联系,落潮时死亡率升高,涨潮和高潮相对降低。实验结果表明:小鼠的肛温、氧耗量、周围血液中的红、白细胞计数等重要的生理参数都与同一时间、相近地点的海潮潮位波动有着显著的相关性。王洪琦[7]研究报道,西北、华北、华东及东北地区心脑血管疾病的死亡时间在朔望月中的分布存在一定规律性:朔日附近死亡最多,望日附近死亡最少,差异十分显著。采用月相亮度变化参数作对照,进行相关分析,结果死亡人数在朔望月中的分布与月相变化呈显著负相关,进一步进行多层次分析,发现以上现象在不同地区、不同气候条件下及不同病种等情况下有变异。提示《黄帝内经》月人相关理论有一定的客观依据。

三、《黄帝四经》与本篇之渊源关系

八正,作为古人观天授时建立起的记载天道运行规律的法度,起源较早,可见于出土帛书《黄帝四经》。该书《经法》篇说:"天执一以明三,日信出信入,南北有极,度之稽也。

①西安医学院天文与医学学生科研小组.月经与天文现象[J].西安医学院学报,1982,(2):83-85.

②孟琳升.月经周期与月亮圆缺[J].浙江中医学院学报,1985,(2):8-10.

③罗颂平.月经节律与月相联系初探[J].上海中医药杂志,1984,(12):8-9.

④何裕民,严清,张晔.月廓盈亏与人体功能[J].北京中医学院学报,1986,(2):2-5.

⑤何裕民,严清.从海洋潮汐探讨死亡时间与月相关系[J].安徽中医学院学报,1986,5(3):6-9.

⑥何裕民,张俊,陆志宏,等.月廓盈亏对小白鼠血象、体温等影响的实验观察[J].中国医药学报,1987,2(6):20-22.

⑦王洪琦.心脑血管疾病死亡日期与月相变化关系[J].四川生理科学杂志,1989,(3):63-65.

月信生信死，进退有常，数之稽也。列星有数，而不失其行，信之稽也。天明三以定二，则壹晦壹明，壹阴壹阳，壹短壹长。天定二以建八正，则四时有度，动静有位，而外内有处。"记述了八正是在观察日、月、星辰的运行规律的基础上建立的。"建八正"，则春夏秋冬四时有度，顺四时，调阴阳，以便掌握自然气候的变化规律。

《黄帝内经》引入八正的概念并赋予其医学意义，认为八节之正常气候变化，为八正之气，即刺法之候。八节之异常气候变化，为八正之虚邪，亦称八风之虚邪，当以时调之，当避而勿犯。本篇所言针刺"法天则地，合以天光"，就是要合日信出信入之度，月信生信死之数，星辰不失其行之信。明于此则知法天即法日，则地为则月，合以天光即合于星辰的运行规律。日有寒温阴晴，应于人则卫气有沉浮，是以"天寒无刺，天温无疑"；月有生、满、空，应之于人则营血有弱盛虚，是以"月生无泻，月满无补，月郭空无治"；星辰定八正，八正定四时，知四时气之所在而知人气在经在络之浮沉，且人气与天周二十八宿相应，每宿三十六分，留针催气必在28分48秒左右，以期气行一周。由此可见，本篇所论之思想渊源与《黄帝四经》也有关联。

【原文】

帝曰：善。其法星辰者，余闻之矣，愿闻法往古者。岐伯曰：法往古者，先知《针经》[1]也。验于来今者，先知日之寒温，月之虚盛，以候气之浮沉[2]，而调之于身，观其立有验也。观其冥冥者，言形气荣卫之不形于外，而工独知之，以[3]日之寒温，月之虚盛，四时气之浮沉，参伍相合而调之，工常先见之，然而不形于外，故曰观于冥冥焉。通于无穷[4]者，可以传于后世也。是故工之所以异也，然而不形见于外，故俱不能见也。视之无形，尝之无味，故谓冥冥，若神髣髴[5]。

虚邪者，八正之虚邪气也。正邪[6]者，身形若用力，汗出腠理开，逢虚风，其中人也微，故莫知其情，莫见其形。上工救其萌牙[7]，必先见三部九候之气，尽调不败而救之，故曰上工。下工救其已成，救其已败[8]。救其已成者，言不知三部九候之相失，因病而败之也。知其所在者，知诊三部九候之病脉，处而治之，故曰守其门户[9]焉，莫知其情而见邪形[10]也。

帝曰：余闻补泻，未得其意。岐伯曰：泻必用方[11]，方者，以气方盛也，以月方满也，以日方温也，以身方定也，以息方吸而内针[12]，乃复候其方吸而转针，乃复候其方呼而徐引针[13]，故曰泻必用方，其气乃行焉。补必用员[14]，员者行也，行者移也，刺必中其荣[15]，复以吸排针[16]也。故员与方，非针也。故养神者，必知形之肥瘦，荣卫血气之盛衰。血气者，人之神，不可不谨养[17]。

帝曰：妙乎哉论也！合人形于阴阳四时，虚实之应，冥冥之期，其非夫子[18]孰能通之。然夫子数言形与神，何谓形？何谓神？愿卒闻之。岐伯曰：请言形，形乎形，目冥冥，问其所病[19]，索之于经，慧然在前[20]，按之不得，不知其情，故曰形。帝曰：何谓神？岐伯曰：请言神，神乎神，耳不闻，目明心开而志先，慧然[21]独悟，口弗能言，俱视独见，适若昏，昭然独明，若风吹云，故曰神。三部九候为之原，九针之论不必存也[22]。

【校注】

〔1〕《针经》：马莳："针经者，即《灵枢经》也。"丹波元简："按以下历解《官能》篇第三节之语，凡九释，颇似韩非《解老》篇。"

〔2〕气之浮沉：森立之："气之浮沉者，后文所云'四时气之浮沉'是也。盖春夏之日为温，春夏之气为浮；秋冬之日为寒，秋冬之气为沉。"

〔3〕以：《太素》卷二十四"以"下有"与"字，义顺。

〔4〕通于无穷：张志聪："承上文而言，通于天地阴阳无穷之道者，可传于万世也。"又，杨上善："无穷者，谓血气之妙也。有通之者，可传于万代。不通之者，以杀生人，故不能传之。"

〔5〕髣髴：隐约，似有似无。丹波元简："按《说文》作仿佛。曰：仿，相似也。佛，见不审也。"

〔6〕正邪：八方正常之风气，亦称为正风。

〔7〕上工救其萌牙：高明的医生能早期诊治疾病。牙，通"芽"。

〔8〕救其已成，救其已败：《太素》卷二十四无此8字。疑此8字为衍。

〔9〕守其门户：即诊察三部九候之脉搏变化。王冰："三部九候为候邪之门户也。"张介宾："三部九候，即病脉由行出入之所，故曰门户。"

〔10〕莫知其情而见邪形：吴崑："虽众莫知其情实，而九候病脉已见，是先见其邪形也。"

〔11〕方：杨上善："方，正也。气正盛时，月正满时，日正温时，身正安时，息正吸时，此五正，是内针时也。"

〔12〕内针：即纳针。

〔13〕引针：即出针。

〔14〕员：通"圆"。张介宾："员，员活也。行者行其气，移者导其滞。"

〔15〕中其荣：王冰："针入至血，谓之中荣。"荣，血脉。

〔16〕以吸排针：在吸气时出针。排，除去也。

〔17〕故养神者……不可不谨养：此28字，似当在后文"故曰神"之后。

〔18〕夫子：对人的尊称，犹言先生。

〔19〕问其所病：《甲乙经》卷五作"扪其所痛"，义胜。

〔20〕慧然在前：《内经辨言》："慧然在前，本作卒然在前……（王冰）注中两卒然字，正释经文卒然在前之义。"

〔21〕慧然：清醒貌。王冰："慧然，谓清爽也。"

〔22〕三部九候……不必存也：张介宾："以三部九候为之本原，则神悟可得矣。九针之论，特具其形迹耳。既得其神，奚借于迹？虽不存之，亦无不可。"高世栻："此一节，言用针之道，贵得其神，得其神而形可不存也。"

【释义】

本段主要论述了掌握针刺技术必须法古验今，针刺的方员补泻方法，以及虚邪、正邪的含义,强调了早期诊治的意义以及三部九候诊法的价值,最后阐述了形神的含义等。

一、法古验今,学医的必要路径

如何学习针灸或医学技术,本文提出一是"法往古者,先知《针经》也",也就是说要学习前人的医学理论与经验,作为针灸医生,首先应学习《针经》。二是要"验于来今",即将前人的知识用之于临床,结合日之寒温,月之盈亏,四时气候之浮沉,而调治于病人。如此方可达到"观于冥冥"的境界,即虽然营卫气血的变化不显露于外,而医生独能晓得;参合日之寒温,月之盈亏,四时气候之浮沉而调治病人,医生常常能够获效;病情不显露于表面,一般人看不到,而学验俱丰的医生则可以明察秋毫,所谓"视之无形,尝之无味,故谓冥冥,若神髣髴"。

法古验今,理论联系实际,既是对医生本身学术修养的基本要求,也是对中医教育原则的阐发,很有实际指导意义。

二、论正邪、虚邪的含义

本段继上文有关八风之虚邪所论,进一步说明正邪、虚邪的含义,所谓"虚邪者,八正之虚邪气也",即非时之气,如《灵枢·刺节真邪》说:"邪气者,虚风之贼伤人也,其中人也深,不能自去。"所谓正邪,乃四时八节之正常气候,也称之为"正风",如《灵枢·刺节真邪》说:"正风者,其中人也浅,合而自去,其气来柔弱,不能胜真气,故自去。"当人在用力劳动后,汗出腠理开,乘表虚伤人,病情轻微,一般无明显症状,但仍可被上工诊察到。有关虚邪、正邪的内容,可参见《灵枢·刺节真邪》。

三、上工救其萌芽,下工救其已成

在论述了虚邪、正邪的致病特点,上工、下工诊疗水平之差异后,原文又强调了早期诊治的重要意义,所谓"上工救其萌芽""下工救其已成"。这种思想可谓贯穿于《黄帝内经》全书,并对后世产生了重要影响,如张仲景《金匮要略·脏腑经络先后病脉证》即指出:"若人能养慎,不令邪风干忤经络,适中经络,未流传脏腑,即医治之;四肢才觉重滞,即导引吐纳,针灸膏摩,勿令九窍闭塞。"

如何做到早期诊治,原文认为关键在于通过三部九候脉象的细微变化而诊察出疾病,在气血尚未混乱、衰败的疾病早期就给予必要的调治。所谓"必先见三部九候之气,尽调不败而救之",并将三部九候诊法视为诊察病邪之关键,提出"三部九候为之原,九针之论不必存",因为正确的诊断是治疗获效的基本前提,如果诊断错误,则治疗势必无效。

四、泻必用方,补必用员

本篇提出"泻必用方",是指"以气方盛,以月方满,以日方温,以身方定"之时,针刺治疗可用泻法,具体刺法是"以息方吸而内针,乃复候其方吸而转针,乃复候其方呼而徐引针"。可见，这里所言之"方"，在于强调实施泻法过程中时机选择问题。关于"补必用员"，论述较简略，但从"泻必用方"之意推之，正如马莳所云："用针以天温日明为主，而欲行泻法，宜于朔望月满之时，欲行补法，宜于两弦初生之际。""员"，就是导引经气圆活而至病所，针刺时必须达到荣分，再等其吸气时出针，防止气随针泄。

另外，"人之所有者，血与气耳""血气不和，百病乃变化而生"（《素问·调经论》），而且"血气者，人之神"，因此，懂得调养神气的医生，必须观察病人的肥瘦，始能考虑用针的深浅，必须了解气血的盛衰，才能运用方圆补泻之法。

五、论"形"与"神"

本段所论"形"与"神"，可谓是对中医临床诊断过程中两种不同感知形式的最早描述。"请言形"之形，是指形体之知。低水平的医生只会以自己的形体感官去感知病人的形体变化（"形乎形"），所见所知限于病人形体的外部状态，其内在机理——气的运行，则完全不得知晓（"目冥冥"），还处于望、闻、问、切的初级阶段，所谓"问其所病，索之于经"，只见其形，不知其情。

"请言神"之"神"，是指神气之知。高水平的医生能够以自己的心神观照病人体内之气的运行状况，从而知晓病本所在和病之机理，而这是一般感官所不能企及的（"神乎神，耳不闻"）。"上工"有这样高超的本领，故别人不得见，他却了悟冥冥，昭然独见（"慧然独悟""俱视独见""昭然独明"），因而心明眼亮，成竹在胸（"目明心开而志先"）。此也可谓是对灵感思维的描述，即当注意力高度集中于思考的对象时，似乎与外界隔绝一样，而内在"目明""心开""志先"，意识都处于极度的明晰和敏锐状态，或许有些问题平时也冥思苦想，但仍若昏然，今天却"昭然独明""若风吹云"，丽日当空，意识达到独明、独见、独悟的水平。此时却又"口弗能言"，只可意会难以言传。形象地说明灵感思维的突破性和创造性。当然，临床医生长期的经验积累与思维训练，也往往伴随着其思维由形体感知→直觉思维或灵感思维的提升。

【知识链接】

在《黄帝内经》中，补泻与方圆的对应关系除本篇所论外，《灵枢·官能》还有一种相反的说法："泻必用员，切而转之，其气乃行，疾而徐出，邪气乃出，伸而迎之，遥大其穴，气出乃疾。补必用方，外引其皮，令当其门，左引其枢，右推其肤，微旋而徐推之，必端以正，安以静，坚心无解，欲微以留，气下而疾出之，推其皮，盖其外门，真气乃存。"对二书之异，后人的认识无非三种情况：一是两说各有所指而并存。如杨上善说："泻必用方，补必用员，彼出《素问》，此是《九卷》方圆之法，神明之中，调气变不同故尔。"（《太素·知官能》）。马莳说："其辞虽不同，大义则两相通"（《素问注证发微·八正神明论》）。张介宾注解《官能》篇云："按：补泻方员义，与后章《八正神明论》之文，似乎相反，然详求其意，各有发明，不可谓其误而忽也"（《类经·针刺类》）。《针灸医籍选读》教材认为，《灵枢》

"泻必用员""补必用方"是指针刺具体方法,而本篇所论是指运用补泻法的时机,二者不可混为一谈①。二是倾向于选择《素问》之说。多数重要医著如《针经指南》《普济方》《针灸集书》《针灸问对》《医学入门》《针灸大成》《针方六集》等皆只录《素问》之文。马莳还提出《灵枢》文有误,当从《素问》,所谓"但《灵枢》之圆当为方,方当为圆耳"。三是认为《素问》之文有误,当从《灵枢》说。如森立之曰:"此篇九解,全为《官能》篇之注解。但'泻必用方,补必用员',宜从《官能》篇作'泻必用员,补必用方'。《素问》及《太素》'以气方盛也,以月方满也'云云,有五'方'字,因遂互误欤?抑亦别传有如此者欤?今不可考究也。"

赵京生②对补泻方圆之说进行了系统深入的考证,他认为补泻方圆的概念,首出《灵枢·官能》,比喻和概括补泻刺法的操作特点,即泻法操作以动为特点而称圆,补法操作以静为特点而称方。《灵枢·官能》所说的"补必用方""泻必用员",方、圆的含义不是指具体的针刺补泻操作方法,而是对补泻操作方法特点的整体概括和抽象。《素问·八正神明论》虽然错误地解释方圆含义,但却正确指出了"故员与方非针也"。《黄帝内经灵枢集注》中朱卫公做了更明白的说明:"盖方与圆非针也,乃用针之意耳。"对用针之意,注家之中惟杨上善的阐释最为精辟:"员,谓之规,法天而动,泻气者也;方,谓之矩,法地而静,补气者也。"(《太素·知官能》)阐释出方圆之义为自然界天动地静的运动特性,以之比喻和概括补泻刺法的操作特点。"泻必用圆",是说泻法操作要以动为特点;"补必用方",是说补法操作要以静为特点。天阳地阴,阳动阴静,所以,刺法泻圆补方合于阴阳理论。并分析了后世之所以倾向于选择《素问》之说的原因,一是不明《素问·八正神明论》为《灵枢·官能》的释文。二是《甲乙经》对《黄帝内经》相关文献加工的影响。在《甲乙经》中,补泻方圆之文按先《灵枢》后《素问》顺序辑集,并且本《素问》而径改《灵枢》方圆二字,将《素问·八正神明论》论补泻方圆的句首简化为"泻者……补者……"因此,《黄帝内经》补泻方圆之二说,在《甲乙经》中就只有"泻必用方""补必用员",这实际上起到强化《素问·八正神明论》补泻方圆说法的作用。三是重《素问》轻《灵枢》的影响。

①常小荣.针灸医籍选读[M].北京:中国中医药出版社,2016:85.
②赵京生.针灸关键概念术语考论[M].北京:人民卫生出版社,2012:375-377.

离合真邪论篇第二十七

【导读】

　　真，指人体的正气。邪，指邪气。合，指外来邪气和人体正气结合在一起，或者说是邪气停留下来，固定在某一局部。离，指邪气尚未与正气结合，也指用针刺泻法使已经结合起来的正气和邪气分离，即泻去邪气。真气强，足以抗御邪气甚或祛除邪气，则真邪相离；真气弱，邪气便会趁虚而入，真气不能抗拒之，势必真邪相合而致病。故针刺之道，贵在扶真祛邪，尤贵在及早祛邪，使邪去而真气得以保全。本篇取象于自然界气候变化对江河水流的影响，论述了邪气入于血脉之中，与真气有离有合的情形、诊候、针刺治疗原则与方法，故以"离合真邪"名篇。如罗天益《卫生宝鉴》所言："盖圣人欲使其真邪相离而勿合之谓也。"

【原文】

　　黄帝问曰：余闻《九针》九篇，夫子乃因而九之，九九八十一篇，余尽通其意矣。经言气之盛衰，左右倾移，以上调下，以左调右，有余不足，补泻于荥输，余知之矣。此皆荣卫之倾移，虚实之所生，非邪气从外入于经也。余愿闻邪气之在经也，其病人何如？取之奈何？岐伯对曰：夫圣人之起度数[1]，必应于天地，故天有宿度[2]，地有经水[3]，人有经脉。天地温和，则经水安静；天寒地冻，则经水凝泣；天暑地热，则经水沸溢[4]；卒风暴起，则经水波涌而陇[5]起。夫邪之入于脉也，寒则血凝泣，暑则气淖泽，虚邪因而入客，亦如经水之得风也，经之动脉，其至也亦时陇起，其行于脉中循循[6]然，其至寸口中手[7]也，时大时小[8]，大则邪至，小则平，其行无常处，在阴与阳，不可为度，从而察之，三部九候，卒然逢之，早遏其路。吸则内针[9]，无令气忤，静以久留，无令邪布，吸则转针，以得气为故[10]，候呼引针，呼尽乃去，大气[11]皆出，故命曰泻。

　　帝曰：不足者补之，奈何？岐伯曰：必先扪而循之[12]，切而散之[13]，推而按之[14]，弹而怒之[15]，抓而下之[16]，通而取之[17]，外引其门，以闭其神[18]。呼尽内针，静以久留，以气至为故，如待所贵，不知日暮，其气以至，适而自护，候吸引针，气不得出，各在其处,推阖其门,令神气[19]存,大气[20]留止,故命曰补。

帝曰:候气[21]奈何?岐伯曰:夫邪去络入于经也,舍于血脉之中,其寒温未相得[22],如涌波之起也,时来时去,故不常在。故曰方其来也,必按而止之,止而取之,无逢其冲而泻之[23]。真气者,经气也。经气太虚,故曰其来不可逢[24],此之谓也。故曰候邪不审,大气已过,泻之则真气脱,脱则不复,邪气复至,而病益蓄,故曰其往不可追[25],此之谓也。不可挂以发[26]者,待邪之至时而发针泻矣。若先若后者,血气已尽[27],其病不可下[28],故曰知其可取如发机[29],不知其取如扣椎[30]。故曰知机道者不可挂以发,不知机者扣之不发,此之谓也。

帝曰:补泻奈何?岐伯曰:此攻邪也,疾出以去盛血,而复其真气,此邪新客,溶溶[31]未有定处也,推之则前,引之则止,逆而刺之,温血[32]也。刺出其血,其病立已。

帝曰:善。然真邪以合,波陇不起,候之奈何?岐伯曰:审扪循三部九候之盛虚而调之,察其左右上下相失及相减者[33],审其病脏以期之。不知三部者,阴阳不别,天地不分。地以候地,天以候天,人以候人,调之中府[34],以定三部。故曰刺不知三部九候病脉之处,虽有大过且至,工不能禁也。诛罚无过[35],命曰大惑,反乱大经,真不可复;用实为虚,以邪为真,用针无义[36],反为气贼,夺人正气;以从为逆,荣卫散乱,真气已失,邪独内著,绝人长命,予人夭[37]殃,不知三部九候,故不能久长。因不知合之四时五行,因加相胜[38],释邪攻正,绝人长命。邪之新客来也,未有定处,推之则前,引之则止,逢而泻之,其病立已[39]。

【校注】

〔1〕度数:法则、标准。

〔2〕宿度:按二十八星宿的位置划周天为三百六十五度,谓之宿度。

〔3〕经水:指我国古代的十二支河流。张介宾:“经水,谓清、渭、海、湖、汝、渑、淮、漯、江、河、济、漳,以合人之三阴三阳十二经脉也。”

〔4〕沸溢:森立之:“沸者,水流之滑利也。溢亦同义,不必溢涨之义。”

〔5〕陇:同“垄”,高丘。此喻波涌腾起如丘垄状。丹波元简:“陇,垄同……犹言拥起为陇,而过此渐平迤也。”

〔6〕循循:王冰:“循循然,顺动貌。言随顺经脉之动息,因循呼吸之往来,但形状或异耳。”

〔7〕中手:《太素》卷二十四无此2字。张介宾:“邪气随脉,必至寸口。”其义与《太素》合。

〔8〕时大时小:王冰:“大,谓大常平之形诊。小者,非细小之谓也。以其比大,则谓之小,若无大以比,则自是平常之经气尔。”

〔9〕内针:即进针。内,同“纳”。

〔10〕故:常法,准则。吴崑:“故,常法也。”

〔11〕大气:指邪气。王冰:“大气,谓大邪之气。”

〔12〕扪而循之:张介宾:“先以手扪摸其处,欲令血气温舒也。”

〔13〕切而散之:张介宾:“以指切捺其穴,欲其气之行散也。”

〔14〕推而按之：张介宾："以指揉按其肌肤，欲针道之流利也。"

〔15〕弹而怒之：张介宾："以指弹其穴，欲其意有所注则气必随之，故脉络膜满如怒起也。"

〔16〕抓而下之：张介宾："以左手爪甲掐其正穴，而右手方下针也。"

〔17〕通而取之：张介宾："下针之后，必候气通以取其疾"。

〔18〕外引其门，以闭其神：指出针后按闭针孔，不使经气外泄。门，孔穴。神，经气，真气。

〔19〕神气：《甲乙经》卷十作"真气"，义胜。后文言"真气"3处。

〔20〕大气：经气。王冰："谓大经之气流行荣卫者。"

〔21〕候气：张介宾："此欲候其邪气也，非针下气至之谓。"

〔22〕寒温未相得：寒热之邪气未与正气相合。杨上善："邪之寒温，未与正气相得。"

〔23〕无逢其冲而泻之：谓不要在邪气最盛时用泻法。张志聪："逢，迎也。冲者，邪盛而隆起之时也。《兵法》曰：无迎逢逢之气，无击堂堂之阵。故曰：方其盛也，勿敢毁伤，刺其已衰，事必大昌。"

〔24〕其来不可逢：谓邪气来势凶猛时不可妄用泻法。

〔25〕其往不可追：谓邪气已去，不可再用泻法。

〔26〕不可挂以发：掌握针刺时间，不可以有丝毫迟疑。

〔27〕血气已尽：《新校正》："按全元起本作血气已虚，尽字当作虚字，此字之误也。"《甲乙经》卷十"尽"亦作"虚"。宜从。

〔28〕病不可下：即病不愈。高世栻："下，犹退也。"又，《太素》卷二十四无"可"字。

〔29〕发机：拨动弩机。机，弩机。

〔30〕扣椎：敲击木椎，顽钝不灵。椎，木椎。

〔31〕溶溶：张介宾："溶溶，流动貌。"

〔32〕温血：即瘀血。温，通"蕴"，郁积。《素问释义》："温疑作蕴，蓄血也。"

〔33〕相失及相减者：张介宾："相失者，如七诊之类，失其常体，不相应也。相减者，形气虚脱也。"

〔34〕中府：杨上善："中府，五脏也。欲调五脏之气，取定天地人三部九候也。"又，吴崑："中府，胃也。土主中宫，故曰中府。谓之中府者，言三部九候，皆以冲和胃气调息之。"

〔35〕诛罚无过：张介宾："不知邪正虚实，而妄施攻击，是谓诛罚无过。"

〔36〕用针无义：杨上善："义，理也。用针不知正理。"

〔37〕夭：原作"天"，据《太素》卷二十四、《甲乙经》卷十改。

〔38〕因加相胜：丹波元简："盖谓不知五胜之理反补之。"

〔39〕邪之新客来也……其病立已：《素问释义》："二十六字衍文。"

【释义】

本篇首先以自然界气候变化对江河水流的影响，来说明不同性质的病邪侵犯人体经脉后引起气血运行失常的各种病变。继则论述针刺补泻的方法及其应用，以及三部九候诊法在针刺治疗中的价值等。

一、经脉气血循环理论的构建

古人基于"人与天地相参也,与日月相应也"(《灵枢·岁露论》)的哲学理念,从天道以推论人道,采用类比的方法,认为人身是一小宇宙,与天地的宿度、经水相应,通过与天地结构、运行的类比,以推论经脉的构成以及气血运行的规律,所谓"天有宿度,地有经水,人有经脉"。天上二十八宿作为日月五星运行的轨道,形成了一个闭合的循环圈,《吕氏春秋·圜道》曰:"月躔二十八宿,轸与角属,圜道也。"人体的经脉气血自然也是循环运行的,如《素问·举痛论》说:"经脉流行不止,环周不休。"古代中国有十二条河流,故人体有十二经脉,所谓"地有十二经水,人有十二经脉"(《灵枢·邪客》)。水流动不止,环流不休,则人体经脉气血亦"如水之流,如日月之行不休……如环之无端,莫知其纪,终而复始"(《灵枢·脉度》)。故《灵枢·痈疽》总括性地说:"夫血脉营卫,周流不休,上应星宿,下应经数。"这里的"经数"即常数,也就是天地之数。

二、六淫对经脉气血运行的影响

原文以自然界水的流动会受到气候变化的影响,类推人体气血的运行也会受到风、寒、暑热等邪气的影响。如天气温和,则河水流动平静,人的经脉亦呈平和之象;天气寒冷,则河水有凝结之态,人之经脉气血运行亦涩滞不畅;天气暑热,则水流滑利,人的经脉亦现淖泽之象;天有卒起之风暴,则河水有波涌而隆起之态,人的经脉亦有隆起之象。以此说明六淫邪气致病对人体经脉气血的影响,而且这种影响可通过三部九候的脉象得以反映,其反映于手太阴寸口部位,"时大时小,大则邪至,小则平"。其中所言"经之动脉"者,张志聪云:"谓经血之动于脉也。言虚风之邪,因而入客于经,亦如经水之得风,其至于所在之处,亦波涌而陇起。"

三、根据真邪离合变化确定治法

外邪入侵,在不同阶段有不同的变化,治疗也应有所差异。初期,在未与真气相合的情况下,其表现如同自然界的河水受风一样,行无常处,在阴在阳,不可为度。对于此类情况,首先要运用三部九候诊法,诊察疾病所在,治疗要求"卒然逢之,早遏其路",以防微杜渐。若"邪去络入于经也,舍于血脉之中,其寒温未相得",则须针刺放血,所谓"疾出以去盛血,而复其真气",如此"刺出其血,其病立已"。

当病邪迁延,与正气结合在一起时,病证就会产生虚实之变化。对此,仍然要求通过三部九候诊法来进行诊断。但除辨明疾病部位外,还应明辨虚实,治疗时要根据虚实情况,选择相应的补泻方法,同时要了解四时五行的相胜情况,避免犯虚虚实实之戒。

四、针刺呼吸补泻方法

呼吸补泻是常用的补泻方法之一,是用针刺手法时配合病人的呼吸而行的一种补泻方法。本篇所论针刺补泻,即以呼吸补泻法为主,当在吸气时进针、转针,呼气时退针、出针为泻法；反之，在呼气时进针、转针，吸气时退针、出针为补法。其中所论补法中，还涉及到开合补泻的内容，即"推阖其门，令神气存"。但不管是补法还是泻法，均强调以"气至"（得气）为获得疗效的关键，所谓"以气至为故"。

另外，本篇经文提到了许多针刺辅助手法，这些手法虽然是出现在补法操作中，但对于泻法的操作同样适用，如扪而循之、切而散之、推而按之等。通过针刺辅助手法的使用，可达到取准穴位，减少疼痛，促进得气，产生感应，增强疗效，借以疏通经络，调和气血，取得最佳的治疗效果。

五、审察时机，顺势而治

外邪侵入人体，有真邪未合与已合的不同阶段，临床表现也有所不同。如张志聪注说："邪新客于经脉之中，真邪未合，则如波涌之起，时来时去，无有常处；如真邪已合，而波陇不起矣。盖邪正已合，则正气受伤，荣卫内陷，邪随正而入深，是以经脉无波陇之象。"因此，针刺治疗，亦须准确把握治疗的时机，顺势而治。首先，当邪气方来未盛之时，真邪未合，"时来时去""推之则前，引之则止"，祛之较易，宜及时祛邪，以免邪盛而后泻，戕害真气，所谓"方其来也，必按而止之，止而取之"。其次，若邪气方盛，可避其锐气，所谓"无逢其冲而泻之"。《灵枢·逆顺》亦云："无迎逢逢之气，无击堂堂之阵。"《素问·阴阳应象大论》则言："其盛可待衰而已。"此乃兵家思想在中医治疗学中的反映，《黄帝内经》多用于定时发作性疾病如疟疾等的治疗。如果从祛邪要时时注意正气，以防邪气未除、正气反伤的角度来理解，尚有意义，但在邪气过盛、病势凶险、不及时祛邪就危及病人生命时，则应该采取积极措施，迎头痛击，祛除病邪，及时截断或扭转疾病的发展。第三，若诊候不慎，当邪气已过之后，才取用泻法，反会使真气随之虚脱，真气虚脱，反引邪气复至，使病势更甚。

总之，掌握针刺泻邪的时机十分重要，机不可失，时不再来，所谓"不可挂以发者，待邪之至时而发针泻矣"；否则，针刺时机不当，非但不能去邪，反而耗损气血，病情则有进无退。所以说"知其可取如发机，不知其取如扣椎""知机道者不可挂以发，不知机者扣之不发"。

六、掌握三部九候诊法的意义

针刺补泻，必须辨明病证的虚实，即要治病必先识病。同时，古人对针刺疗效的判定——气至而有效，也依赖于脉象，如《灵枢·终始》说："所谓气至而有效者，泻则益虚，虚者脉大如其故而不坚也……补则益实，实者脉大如其故而益坚也。"这种以脉象转为平和为气调的标志，正是《黄帝内经》时代的一大法则。正是基于上述认识，本篇反复强调了三部九候脉诊法在针刺治疗中的意义。首先，审察三部九候，可知病之虚实，所谓"审扪循三部九候之盛虚而调之"。其次，诊三部九候，可知病之部位，即原文所说"察其左右上下相失及相减者，审其病脏以期之"。张介宾云："察三部九候之左右上下，则知其病之所在，脏之所属，阴阳气候皆可期矣。"第三，根据三部九候之脉象变化，自然也可以判断针刺的疗效。正由于此，原文强调"不知三部者，阴阳不别，天地不分""刺不知三部九候病脉之处，虽有大过且至，工不能禁也"。

七、虚实不分而妄行补泻的后果

最后，原文指出诊治疾病因不知三部九候，不明病证之虚实，不辨邪正，妄行补泻，不当泻而泻，不当补而补，用针失去理据，非但不能治病，反而损伤正气，致营卫散乱，气血乖戾，予人夭殃。因为不晓得结合四时五行相互胜负的道理，反而犯了胜者补之和弃邪攻正的错误，从而断丧人的生命。所以要切忌勿犯"诛罚无过"之戒。《灵枢·邪气脏腑病形》也云："补泻反则病益笃。"特别是危重病人，若辨证不明，误用补泻，则祸不旋踵，应切实注意。

【知识链接】

呼吸补泻刺法的概念，出于本篇。其形成大概源于日常生活经验的类推，即人体的新陈代谢无非表现为进食、吸入空气与排泄浊物、呼出浊气的出入活动，前者为补充，后者为排泄。如此伴随着呼吸出纳运动的反向操作为补，正向操作为泻。高武《针灸聚英·附辨》借用气球的胖瘪变化，对此进行了形象描述："或问：针形至微，何以能泻有余补不足？曰：如气球然。方其未有气也，则屬塌不堪蹴踢，及从窍吹之，则气满起胖，此虚则补之义也。去其窍之所塞，则气从窍出，复屬塌矣，此实则泻之之义也。"

赵京生等[①]对呼吸补泻刺法的演变研究认为，呼吸补泻刺法的概念出自《素问》，经《难经》而著，术语出自《素问要旨论》。其操作要旨是随患者"呼吸出内针"，以进针于呼气时而出针于吸气时为补法，进针于吸气时而出针于呼气时为泻法。本篇所述针刺补泻除呼吸进出针外，还有留针、气至、得气、针孔开阖等内容。元代窦汉卿《针经指南·真言补泻手法》则认为呼吸补泻刺法仅局限于呼吸和出纳针两方面的重要内容。明代张介宾总结为："故用补用泻，必于呼吸之际，随气下针，则其要也。""欲补先呼后吸，欲泻先吸后呼。"指出随呼吸下针为呼吸补泻要点，这可说是对呼吸补泻的简明定义，与本篇所论基本一致。《难经·七十八难》提出手指补泻云："针有补泻，何谓也？然：补泻之法，非必呼吸出内针也。知为针者，信其左；不知为针者，信其右。当刺之时，先以左手厌按所针荣俞之处，弹而努之，爪而下之，其气之来，如动脉之状，顺针而刺之，得气，因推而内之，是谓补；动而伸之，是谓泻。"《针经指南·真言补泻手法》对手指补泻有所发挥。明代徐凤《针灸大全》卷三所载《金针赋》云："原夫补泻之法，妙在呼吸手指。男子者，大指进前左转，呼之为补，退后右转，吸之为泻，提针为热，插针为寒；女子者，大指退后右转，吸之为补，进前左转，呼之为泻。"明确提出将呼吸与左右捻转、提插等手指操作相配合，呼吸已被作为多种补泻法的操作要素之一，并有男女之别。对于男女之别的问题，明代吴崑明确提出异议，在《针

①赵京生.针灸关键概念术语考论 [M].北京：人民卫生出版社，2012：378-380.

方六集·附修金针赋》中说："嗟夫！补泻之法，经有随济迎夺，推纳动伸之论，至善至当。独奈何男子者大指进前左转为补，退后右转为泻？提针何以为热？插针何以为寒？男女何以各异？左右何以相殊？胸背何以更别？早暮何以背弛？不知男女无二道，左右无二理，胸背无二因，早暮无二法。假令谬妄者曰人参补男而泻女，巴豆泻左而补右，苓（芩）连凉胸而热背，桂附朝温而暮寒，不知人亦信之乎？针学不明，何以异此。"

明代杨继洲在《针灸大成·经络迎随设为问答》中，基于《难经·十一难》"吸者随阴入，呼者因阳出"之理，进一步阐述了呼吸针刺补泻与营卫的关系，指出："十二经脉，皆以荣为根本，卫为枝叶，故欲治经脉，须调荣卫，欲调荣卫，须假呼吸。经曰：卫者阳也，荣者阴也。呼者阳也，吸者阴也。呼尽纳针，静以久留，以气至为故者，即是取气于卫。吸则纳针，以得气为故，即是置气于荣也。"并论针刺"呼吸之理"说："问：呼吸之理。答曰：此乃调和阴阳法也。故经言呼者因阳出，吸者随阴入。虽此呼吸分阴阳，实由一气而为体……三焦之升降而为荣卫。经脉之循环，以合天度。然则呼吸出入，乃造化之枢纽，人身之关键，针家所必用也。诸阳浅在经络，诸阴深在脏腑，补泻皆取呼吸出内其针。盖呼则出其气，吸则入其气。欲补之时，气出针入，气入针出；欲泻之时，气入入针，气出出针。"

呼吸补泻刺法被列为当代针灸学中的常规补泻法之一，然其预设的条件是古人将呼吸之气与针刺所调之气视为一体。但是，呼吸之气与针刺补泻之气本质是不同的，呼吸之气与针刺补泻主旨也并不直接相关。故李素云等[①]认为，也许正因于此，论述针刺原则与方法较多的《灵枢》对呼吸补泻并没有记载，而是强调候针下气至的方法。到目前为止，虽然有零散的研究试图证明呼吸补泻的疗效，如有研究生采用呼吸补泻与平补平泻为对照，研究呼吸补泻法针刺治疗感染后咳嗽的临床疗效，结果提示，呼吸补法针刺治疗感染后咳嗽临床疗效令人满意，该方法可明显改善感染后咳嗽患者的咳嗽次数及咳嗽程度，并改善咳嗽对患者生命质量的影响[②]。但对呼吸补泻刺法的疗效及适应病症还有待科学、系统的研究，相关机理的研究几乎还是空白，需要在疗效验证的基础上展开研究。

① 李素云，赵京生.《内经》针刺补泻两种候气进出针方法探讨[J].中国针灸，2017，37（4）：448-452.
② 常馨.呼吸补泻法针刺治疗感染后咳嗽的临床疗效观察[D].北京：北京中医药大学，2019.

通评虚实论篇第二十八

【导读】

　　"虚""实"是中医八纲辨证的重要内容之一，是临床决定补泻治疗的关键。本篇首次从邪气与正气的角度提出中医学关于"虚""实"的经典定义，即"邪气盛则实，精气夺则虚"，并以此为纲，较为全面地论述了脏腑、经络、脉象和有关病证的虚实病机、治法及其预后。篇名"通评虚实论"，如高世栻所说："犹言统论虚实也。"《黄帝内经》对疾病虚实的论述，虽然以邪正虚实为主，然《素问·调经论》尚有"有无虚实"之论，认为"有者为实，无者为虚"，即气血在不同部位之间的配置，呈异常聚盛者称"有"名"实"，反之为"无"名"虚"，这是关于物质和能量在空间的动态关系的概念，二者可相互参阅。

【原文】

　　黄帝问曰：何谓虚实？岐伯对曰：邪气盛则实，精气夺[1]则虚。帝曰：虚实何如？岐伯曰：气虚者肺虚也，气逆者足寒也[2]，非其时则生，当其时则死[3]。余脏皆如此[4]。
　　帝曰：何谓重实[5]？岐伯曰：所谓重实者，言大热病，气热脉满，是谓重实。
　　帝曰：经络俱实何如？何以治之？岐伯曰：经络皆实，是寸脉急而尺缓[6]也，皆当治之，故曰滑则从，涩则逆[7]也。夫虚实者，皆从其物类始，故五脏骨肉滑利，可以长久也。帝曰：络气不足，经气有余，何如？岐伯曰：络气不足，经气有余者，脉口热[8]而尺寒也，秋冬为逆，春夏为从，治主病者。帝曰：经虚络满，何如？岐伯曰：经虚络满者，尺热满脉口寒涩[9]也，此春夏死，秋冬生也。帝曰：治此者奈何？岐伯曰：络满经虚，灸阴刺阳；经满络虚，刺阴灸阳。
　　帝曰：何谓重虚？岐伯曰：脉虚气虚尺虚[10]，是谓重虚。帝曰：何以治之？岐伯曰：所谓气虚者，言无常[11]也。尺虚者，行步恇然[12]。脉虚者，不象阴[13]也。如此者，滑则生，涩则死也。

　　帝曰：寒气暴上[14]，脉满而实，何如？岐伯曰：实而滑[15]则生，实而逆[16]则死。帝曰：脉实满，手足寒，头热，何如？岐伯曰：春秋则生，冬夏则死。脉浮而涩，涩而身有热者死。帝曰：其形尽满[17]何如？岐伯曰：其形尽满者，脉急大坚，尺涩而不应[18]也。如是者，故从则生，逆则死。帝曰：何谓从则生，逆则死？岐伯曰：所谓从者，手足温也；所谓逆者，手足寒也。

　　帝曰：乳子[19]而病热，脉悬小[20]者，何如？岐伯曰：手足温则生，寒则死。帝曰：乳子中风病[21]热，喘鸣肩息者，脉何如？岐伯曰：喘鸣肩息者，脉实大也，缓则生，急则死。帝曰：肠澼[22]便血何如？岐伯曰：身热则死，寒则生。帝曰：肠澼下白沫何如？岐伯曰：脉沉则生，脉浮则死。帝曰：肠澼下脓血何如？岐伯曰：脉悬绝[23]则死，滑大则生。帝曰：肠澼之属，身不热，脉不悬绝，何如？岐伯曰：滑大者曰生，悬涩者曰死，以脏期之[24]。帝曰：癫疾[25]何如？岐伯曰：脉搏大滑，久自已；脉小坚急，死不治。帝曰：癫疾之脉，虚实何如？岐伯曰：虚则可治，实则死。帝曰：消瘅[26]虚实何如？岐伯曰：脉实大，病久可治；脉悬小坚，病久不可治。

【校注】

　　〔1〕夺：王冰："夺，谓精气减少，如夺去也。"

　　〔2〕气逆者足寒也：《太素》卷十六作"气逆足寒"。张琦："者、也二字衍。"气逆足寒，谓气逆于上，肺气壅塞，阳气不布，下肢失于温煦，故足寒。

　　〔3〕非其时则生，当其时则死：谓非相克之时则生，正当相克之时则死。

　　〔4〕气虚者……脏皆如此：马莳："夫帝问虚实，而伯先以虚为对，未及于实也。"又，森立之："此答以脏虚者，平脏乃为实，不别为病也。若其实为病者，则为重实。见下文。"

　　〔5〕重实：指脉证俱实。重，重复。

　　〔6〕寸脉急而尺缓：丹波元简："此节以脉口诊经，以尺肤诊络。盖经为阴为里，乃脉道也，故以脉口诊之；络为阳，为浮而浅，故以尺肤诊之。"即寸口脉紧，尺肤缓纵。

　　〔7〕滑则从，涩则逆：王冰："物之生则滑利，物之死则枯涩，故涩为逆，滑为从。从，谓顺也。"

　　〔8〕脉口热：《太素》卷三十无"口"字，宜从。丹波元简："脉口热，依下文寒涩而推之，谓脉滑也。"

　　〔9〕尺热满脉口寒涩：《太素》卷三十无"口"字。王冰："秋冬阳气下，故尺中热脉口寒为顺也。"王注无"满、涩"二字。疑当为"尺热脉涩"，与上文"脉滑尺寒"相对。

　　〔10〕脉虚气虚尺虚："气虚"原作"上虚"，据《甲乙经》卷七改。《新校正》："按《甲乙经》作'脉虚气虚尺虚是谓重虚'。此少一虚字多一上字。"丹波元简："当从《新校正》，下文历举脉虚气虚尺虚之状，明是脱误。"

　　〔11〕言无常：言语不能持久。

　　〔12〕怵然：怯弱貌。

　　〔13〕不象阴：姚止庵："人脉之虚，皆由阴血不足，不能荣养，故曰脉虚者不象阴，谓失其阴血之本也。"

〔14〕寒气暴上：阴寒之气突然上逆。

〔15〕滑：《脉经》卷四作"顺滑"，《甲乙经》卷七作"滑顺"。宜从。

〔16〕逆：《脉经》卷四作"逆涩"。宜从。又，《新校正》："古文简略，辞多互文，上言滑而下言逆，举滑则从可知，言逆则涩可见。"

〔17〕其形尽满：谓全身浮肿。姚止庵："形满谓虚浮肿胀之类，尽满则遍于周身内外矣。"

〔18〕尺涩而不应：谓尺肤滞涩，与脉象不相应。

〔19〕乳子：即产妇。

〔20〕脉悬小：张琦："悬，当作弦，声之误也。产后气血空虚，病热而得弦细之脉，弦为寒郁，细为气少，是亦阳病见阴脉也。"

〔21〕病：原脱，据《太素》卷十六、《甲乙经》卷十二补。

〔22〕肠澼：即痢疾。

〔23〕脉悬绝：谓脉细弱无力，难以接续。与下文"滑大"相对。姚止庵："绝谓微细，悬者犹言无力异常也。"

〔24〕以脏期之：根据五脏五行克胜关系来判断其脏的死期。如肝病之真脏脉现，则死于庚辛，余脏类推。

〔25〕癫疾：指癫痫。

〔26〕消瘅：即消渴病。

【释义】

本段原文主要论述了虚实的概念，并阐述了五脏虚实、经络虚实、脉证虚实、重虚、重实和乳子病、肠澼、消瘅等病的虚实表现、预后。

一、虚实的概念

原文开篇即提出"邪气盛则实，精气夺则虚"，可谓是中医学关于"虚""实"的经典定义，成为八纲辨证的重要组成部分，也是临床决定补泻治疗的关键，故一直为历代医家所遵奉。一般来说，"实"针对邪气而言，邪实的形成原因，一是六淫、疫气、毒邪等外邪的入侵；二是体内有病理产物及有形之邪的滞留，如水湿痰饮、瘀血、结石、食积、虫积、燥屎等；三是由于情志内伤等原因导致的滞气，或内生之火热、寒湿等。"虚"针对正气而言，正虚的形成原因，一是先天亏虚，禀赋不足；二是后天饮食失宜或过度劳伤等；三是见于疾病的后期或慢性疾病，日久耗伤人体的正气。

在疾病过程中，虚、实之间的关系较为复杂，大致可分为四类情况：一是单纯的虚证或实证。单纯虚证是指在疾病过程中，由于机体正气衰弱，脏腑经络等组织器官功能减退，而邪气已退或不明显，故难以出现邪正斗争剧烈的病理反应，临床上出现一系列以虚弱、衰退、不固为主要特征的虚性病机变化的证候。单纯实证是指在疾病过程中，由于致病邪气亢盛，机体正气尚未虚衰，正邪相争剧烈，病理反应明显，在临床上出现一系列以亢奋、有余、不通为主要特征的实性病机变化的证候。二是虚实夹杂，即既有邪盛，又有正虚，临床上分为以正气虚损为主兼见邪气方盛的虚中夹实证和以邪气盛为主兼见正气虚的实中夹虚证。三是虚实病证在一定条件下可以互相转化，即由于失治或误治，或久补，或久泻等原因，虚证可以转化为实证，实证也可以转化为虚证。四是虚实真假，指在疾病过程中，由于气机紊乱或气化失常，有时可以出现部分证候与其虚实本质不一致甚至相反的情况，即"真实假虚"和"真虚假实"。

二、虚实的例证

在明晰虚实概念的基础上，本段以较大篇幅，举脏腑、经络、气血、脉象、病症为例，阐述虚实病机的临床表现。

（一）五脏虚实

本段以肺病为例，来阐述五脏的虚实。然对所论肺病的病机、病症，注家大多认为与肺虚有关。如张琦曰："此明五脏之虚实，从肺起例也。肺主气，肺虚故气虚，气逆足寒，肺虚之证也。肺宜清降，虚则治节不行，故上则喘逆，而下则足寒。浊阴不降，则清阳不升也。"马莳则明确指出："夫帝问虚实，而伯先以虚为对，未及于实也。"森立之言："此答以脏虚者，平脏乃为实，不别为病也。若其实为病者，则为重实。"此说明显牵强。

另外，原文亦指出病变的预后与时令逆顺有密切关系，即病变当非相克之时则生，遇相克之时则死，很明显是一种五行理论的推演。

（二）重实、重虚

本段在虚实病机基础上进一步论述重实与重虚证的病机与症状，认为人身大热之病，气盛而热，脉盛而满，阴阳血气皆实，故谓之重实。重虚即脉虚、气虚、尺虚之谓，说明人体阴阳气血俱虚，其症上为语声低微，气不接续，下为行步怯弱无力，同时气虚鼓动无力，血亏不能充盈脉道而见脉虚弱无力。《素问·脉要精微论》云："言而微，终日乃复言者，此夺气也。"丹波元简云：尺虚"谓尺肤脆弱。《论疾诊尺》篇云：'尺肉弱者，解㑊安卧。'乃与步行怯然同义。"

另外，张琦认为："言无常，即《脉要精微论》言而微，终日乃复言，为夺气也。尺以候肾，肾气虚，故行步怯然。不象阴，未详，疑有脱误。"于鬯认为原文"脉虚者，不象阴也"一句，"阴下疑脱阳字。阳与上文常字、框字为韵，脱阳字则失韵矣。且脉不能有阴无阳，脉虚而第谓不象阴，亦太偏举矣……《素问》有《阴阳应象论》篇，然则不象阴阳者，谓阴阳失其所应象耳。"此说可供参考。

（三）经络虚实

原文以寸口诊经，尺肤察络的方法，以判断经脉、络脉的虚实变化，并提出相应的针刺治疗方法。经络虚实的变化，具体又可分为三种情况：一是经络俱实。表现为寸口脉急而尺肤纵缓。《灵枢·邪气脏腑病形》曰："脉急者，尺之皮肤亦急；脉缓者，尺之皮肤亦缓。"

故吴崑改本篇"尺缓"为"尺紧",认为急与紧皆为太过,治疗当经络同用泻法。然森立之认为:"盖寸脉急者,内诊经之脉也。经血充满,故见急数脉也。尺肤脉缓者,外诊络之脉也。经血已充满则络脉被遏而不快通,故不得寸脉与尺肤共急,只在皮肤则缓脉也。"并指出《灵枢·邪气脏腑病形》是言其常,本篇则是言其变,故"不可以彼律于此也"。二是经实络虚。即经气有余,络气不足,根据丹波元简注,由于邪盛于经,而寸口脉滑,络气不足,肌表失去卫气温养而尺肤寒。此阳虚阴盛之证,故遇秋冬阴盛之时病情加重为逆,春夏阳盛之时病情缓解为顺。治疗当察其病变所在,刺阴灸阳,即泻经补络。如张志聪言:"络为阳,经为阴。刺者,泻其盛满之气;灸者,启其陷下之阳。"三是经虚络实。即经气不足而见寸口脉涩,络气有余而见尺肤热。此阳盛阴虚之证,故春夏阳盛之时病情加重为逆,秋冬阴盛之时病情缓解为顺。治疗当灸阴刺阳,即补经泻络。

（四）脉症虚实

上文重实言气热脉满,滑则从,涩则逆。本段原文提出气寒脉满,即阴寒之气卒然上逆而见脉满实者,同样也以滑、涩判断预后,如《脉经·诊百病死生诀》说:"寒气上攻,脉实而顺滑者生,实而逆涩者死。"

脉实满,手足寒而头热,为阴阳乖离,上实下虚之证。此病证患者遇春秋阴阳平和之时则生,逢冬夏阴阳盛极之时则死。

脉浮而涩,身热,此乃外实内虚之虚阳浮越证,故预后不佳。张介宾注言:"浮而身热,阳邪盛也。涩为气血虚,阴不足也。外实内虚则孤阳不守,故死。"

若形体肿满,脉急大坚,多为阳虚阴盛,寒水上泛之证。《灵枢·邪气脏腑病形》言:"色脉与尺之相应也,如桴鼓影响之相应也,不得相失也。"脉急大坚,而尺肤滞涩,故言不相应。手足温者,阳气未衰,故生;手足寒者,阳气已衰,故死。高世栻指出:"上文云:滑则从,涩则逆。今脉急大坚,尺涩不应,如是者,故滑从则生,涩逆则死,帝复问之。而所谓从者,手足温和,温和则滑也。所谓逆者,手足寒冷,寒冷则涩也。反复辩论,乃明滑则从,涩则逆也。"亦可谓抓住了本篇辨疾病预后之关键。

对于本篇以上所论,森立之总结说:"以上九章,一论正邪之虚实,二论五脏之虚实,三论表里之实,四论经络之虚实,五论表里之虚,六论里之寒实,七论头热足寒,八论表之虚热,九论水肿之虚实,其条理整然如此。但古经文简而义奥,且往往有错简,恐非旧次。则唯当斟酌其义,而供活用也。此是自家古经之读法也。"可供参考。

（五）疾病的虚实

主要讨论了产妇发热、肠澼、癫疾、消瘅等疾病的虚实及其预后问题。

1.哺乳期发热

哺乳期妇人发热,脉悬小,阳证见阴脉,手足温和,正气犹存,故可以得生;如手足寒者,正气大虚不能温养四肢则死。张琦注言:"悬,当作弦,声之误也。产后气血空虚,病热而得弦细之脉,弦为寒郁,细为气少,是亦阳病见阴脉也。足温,木气尚存。足寒,脾阳已绝。"姚止庵亦云:"人凡病热,脉当浮大,况兼乳子之妇,尤宜洪滑。今反见悬小,是证阳脉阴,为真原不足,外假热而内真寒。"

产后外感风热，气喘肩息者，邪实而见实大之脉，如脉气和缓，为有胃气，则无意外之虞；脉来弦急，为胃气衰败之真脏脉，则预后不佳。《金匮要略·妇人产后病脉证治》"产后中风发热，面正赤，喘而头痛，竹叶汤主之"，可与此互参。

2.肠澼

肠澼，又称滞下，即痢疾。原文讨论了痢疾临床的三种情况以及预后问题。高世栻言："肠澼者，寒热之邪，伤其阴络，泄泻下利也。热气盛而血溢肠外，则便血；寒气盛而津溢肠外，则下白沫；寒热相持，血与白沫相兼而下，则下脓血，帝故各举以问。"①赤痢，身热则死，寒则生。后世医家有不同解释，当根据病程以及患者全身状况加以判断。如疾病初起，赤痢身热，多为实热损伤肠络，治以清热凉血为主，方用白头翁汤等，每可获效。故朱丹溪说："《内经》所谓身热则死，寒则生，此是大概言，必兼证详之方可。今岂无身热而生，寒而死者？"（《丹溪心法》卷二）但若日久不愈，液脱肉燥，出现烦热之症，则攻补两难，预后不佳。故森立之谓："身热者，为表热，表热而便血，是为虚阳上泛之里寒无疑也。身寒者，为虚阳未上，胃阳未脱，故曰身热则死，寒则生也。"姚止庵则从表里兼证的论治角度加以解释，指出："下利之病，多由七情郁结，食饮内伤，积而未化，或肾虚气衰，不能腐熟，以致成痢。若更外感风寒，又加身热等证，有如伤寒，有如疟状。治此证者，单表外邪，则痢积逼迫，专攻痢积，则痢下里虚，外邪乘虚而入愈深，治之最难，故多死者。用是精求其义，别内外之因，推致病之理，风寒之袭，皆由内虚。若非先托外邪，则邪与积混，寒热更作，急重不休。《至真要大论》曰：'从外之内而盛于内者，先治其外而后调其内。'余师其意而变通之，常用东垣补中益气方，去术加黄芩、芍药、苏叶、防风之类，扶正气而托外邪，一汗再汗，寒热渐解，急重亦稀……其间调养之法，仿佛伤寒，尤禁多食。身凉痢止，继以培补，肾虚者大进地黄，痢久虚寒者佐以桂附。危转为安，十全六七。世俗不知此理，多以疟、痢两证，非比伤寒，每不禁食，稍愈即复。岂知真疟、真痢，亦当节食，况疟、痢相兼，即是伤寒类证，不用补散，单用苦寒消导等剂，直使正气大虚，外邪内陷而死，殊可叹也！予自初阅《内经》，见此二语，反复寻绎，乃得其解，始知伯言肠澼身热者死，其理有固然者。"姚氏之论，亦可供临证参考。②白痢，脉沉则生，脉浮则死。姚止庵云："白沫今世谓之白积，多属之寒，刘河间则指为热。要而论之，痢之寒热，诚不可以色之红白拘。然白者毕竟多寒，今之如鱼冻是也。惟白属阴寒，故其脉宜沉而不宜浮也。"即白痢脉沉，为脉症相应则生，脉浮为脉症相反则死。③赤白痢，脉悬绝则死，滑大则生。下痢赤白脓血，脉细弱无力，难以接续者，为津血内脱，阳气亏虚，故死；脉滑大者，为阴阳和合，气血充盛，故生。

另外，若痢疾患者，凡出现微弱难以接续、涩滞而不滑利的真脏脉，预后均不佳，可根据五脏五行相克关系来判断其脏的死期。如姚止庵说："若见悬涩，是阴血大亏，身虽不热，脉虽不绝，法亦当死。"以脏期之者，肝见庚辛死，心见壬癸死，肺见丙丁死，脾见甲乙死，肾见戊己死。

3.癫痫

原文以脉象判断癫痫的虚实及预后，认为脉搏大滑者向愈，脉小坚急者死不治；脉虚而柔缓可治，脉实而弦急则死。张介宾谓："搏大而滑为阳脉，阳盛气亦盛，故久将自已。若小坚而急，则肝之真脏脉也，全失中和而无胃气，故死不治。虚则柔缓邪气微也，故生。实则弦急,邪气盛也,故死。"

4.消瘅

原文讨论了消瘅病的预后,认为脉实大者,邪气虽盛而精血尚充,病虽久仍可治;脉悬小坚者,邪气盛而精气渐衰,故病久不可治。姚止庵言:"消瘅之病,实火者少,虚火者多,其原起于肾亏无水,津液枯槁,欲得外水以自救。脉实大,病虽久而可治者,火近于实,非尽水亏,故犹可救;脉坚小而悬绝者,明属真水干槁,故病愈久,愈不可治也。"

【知识链接】

一、虚实辨证的临床应用

邪正盛衰的虚实变化贯穿于疾病全过程,掌握病证的虚实,对于判断疾病的预后和正确施治具有决定性意义。故张介宾《类经》卷十四指出:"邪气盛则实,精气夺则虚,二句为病治之大纲……余请析此为四,曰孰缓孰急,其有其无也。所谓缓急者,察虚实之缓急也。无虚者急在邪气,去之不速,留则生变也;多虚者急在正气,培之不早,临期无济也。微虚微实者,亦治其实,可一扫而除也;甚虚甚实者,所畏在虚,但固守根本,以先为己之不可胜,则邪无不退也。二虚一实者,兼其实,开其一面也;二实一虚者,兼其虚,防生不测也。总之实而误补,固必增邪,犹可解救,其祸小;虚而误攻,真气忽去,莫可挽回,其祸大。此虚实之缓急,不可不察也。所谓有无者,察邪气之有无也。凡风寒暑湿火燥皆能为邪,邪之在表在里在腑在脏,必有所居,求得其本则直取之,此所谓有,有则邪之实也;若无六气之邪而病出三阴,则惟情欲以伤内,劳倦以伤外,非邪似邪,非实似实,此所谓无,无则病在元气也。不明虚实有无之义,必至以逆为从,以标作本,绝人长命,损德多矣,可不惧且慎哉!"李中梓《内经知要》亦说:"此二语为医宗之纲领,万世之准绳……盛则实者,邪气方张,名为实症,三候有力,名为实脉。实者泻之,重则汗吐下,轻则清火降气是也。夺则虚者,亡精亡血,用力劳神,名为内夺。汗之下之,吐之清之,名为外夺。气怯神疲,名为虚症,三候无力,名为虚脉。虚者补之,轻则温补,重则热补是也……精于法者,止辨虚实二字而已。其中大实大虚,小实小虚,似实似虚,更贵精详。大虚者,补之宜峻宜温,缓则无功也。大实者,攻之宜急宜猛,迟则生变也。小虚者,七分补而三分攻,开其一面也。小实者,七分攻而三分补,防其不测也。至于似虚似实,举世淆讹,故曰至虚有盛候,反泻含冤,大实有羸状,误补益疾,辨之不可不精,治之不可不审也。或攻邪而正始复,或养正而邪自除,千万法门,只图全其正气耳。"上述医家的发挥,可谓精辟地阐述了虚实辨证的临床应用。

二、关于以滑、涩辨生死

人们在日常生活中,通过对草木、动物乃至人类生命现象的观察与体悟,发现存在着柔软、滑利与坚硬、枯涩两组相反的现象,分别标示着生命力的旺盛与衰竭。诚如《老子》

七十六章所说："人之生也柔弱，其死也坚强。草木之生也柔脆，其死也枯槁。"并由此断言："故坚强者死之徒，柔弱者生之徒。"《老子》十章言："抟气致柔，能如婴儿乎？"故《老子》五十五章并用赤子来比喻具有深厚修养境界的人，能返到婴儿般的纯真柔和；否则，"物壮则老，谓之不道，不道早已"。

正是基于对生命现象的观察，总结出一切生物生时呈现滑利，死时呈现枯涩的规律，那么由人是一种生物的小前提，就可以推出机体滑利的人生命力强，枯涩的人生命力弱的结论。而这种机体滑利、枯涩又可以从脉象、尺肤皮肤的状态加以判断，本篇反复论及，并总结性地指出："故曰滑则从，涩则逆也。夫虚实者，皆从其物类始，故五脏骨肉滑利，可以长久也。"其中已经包含着一种三段论式的推理过程。

> 所有生物，机体滑利者生命力强。
> 人是一种生物。
> 所以，机体滑利的人生命力强。

> 所有生物，机体枯涩者生命力弱。
> 人是一种生物。
> 所以，机体枯涩的人生命力弱。

三、关于肠澼的论治

关于肠澼的论治，张介宾结合《黄帝内经》其他篇章内容，以及后世医家的认识，在《类经》卷十七中论述甚为精辟，特录于下，以供参考。

肠澼一证，即今之所谓痢疾也。自仲景而后，又谓之滞下。其所下者，或赤或白，或脓或血，有痛者，有不痛者，有里急后重者，有呕恶胀满者，有噤口不食者，有寒热往来者。虽其变态多端，然总不外乎表里寒热，而尤于虚实之辨更为切要，知此六者，庶不致杀人矣。若以表里言之，如《论疾诊尺》等篇曰：春伤于风，夏为后泄肠澼。《百病始生》篇曰：虚邪之中人也，留而不去，传舍于肠胃之间，多寒则肠鸣飧泄，食不化，多热则溏出糜。是皆由于外邪，此即时气相传之属也。凡邪因表者必有表证，但兼其表而行散之，表邪解而痢自愈。如无表证，则必由口腹，悉属内伤。但伤于内者极多，因于表者则间或有之，此内外之不可不辨也。

若以寒热言之，则古以赤者为热，白者为寒。至刘河间而非之曰：如赤白相兼者，岂寒热俱甚于肠胃而同为痢乎？盖泻白者肺之色也，青者肝之色也，黄者脾之色也，赤者心之色也。至若色黑亦言为热者，由火热过极，则反兼水化制之，故色黑也。或言痢色青白为寒者，误也。若果为寒，则不能消谷，何由反化为脓乎？又曰：若完谷不化而色不变，吐利腥秽，澄澈清冷，小便青白不涩，身凉不渴，脉迟细而微者，寒证也。凡谷消化者，无问色及他证，便为热也。故其言治，则曰苦能燥湿，寒能胜热，或微加辛热以佐之。又云：治诸痢者，黄连、黄柏为君，以至苦大寒，正主湿热之病。又曰：行血则便自愈，调气则后重除。是皆河间之说也。及至丹溪则因之曰：赤痢乃自小肠来，白痢乃自大肠来，皆湿热为本。自二子之言出，则后世莫敢违之。虽二家方书，非无从温之治，然亦不过备立言之缺略，而其大意则专以湿热为主。故今之医家悉遵其训，一见痢证，无分寒热虚实，咸谓欲清其火，非芩、连、栀、柏不可；欲去其积，非大黄、芒硝不可；欲行血者，必用桃仁、红花之类；欲利水除湿者，必用五苓、益元之类；欲调气行滞者，必用木香、槟榔、枳实、厚朴之类；欲和血凉血者，必用当归、生地、芍药、地榆之类。朝更夕改，不过如此，及至濒危，犹云湿热未除，积滞未尽，举世皆然，可胜其害。

兹以愚见，则大有不然。夫疟痢发于夏秋，本因溽暑，岂云非热？但炎蒸之令，出乎天也，苟能顺天之气，焉得为病？惟因热求凉而过于纵肆，则病由乎人耳。故凡风寒之中于外者，其邪在经，病多为疟；生冷之伤于内者，其邪在脏，病多为痢；或表里俱伤，则疟痢并作。未有不中于寒而为疟为痢者，此致病之本，其为寒为热可知也。若暑湿之郁，久则成热，所以痢多热证，此固自然之理；然有偶因瓜果，过伤生冷，未及郁积，随触而痢者，岂郁热耶？又有素慎口腹，或中雨水之阴寒，或因饮食之相犯者，皆能致痢，是又何热之有哉？至有年有衰迈，禀有素弱，则尤易于染，此等极多，岂皆热证？且凡病痢者，必有脓血，使无脓血，焉得为痢？盖伤其脏腑之脂膏，动其肠胃之脉络，故或寒或热皆能脓血，若谓脓必因热，岂痢疾绝无寒证耶？使必待完谷不化，痢色不变及澄彻清冷等证，始认为寒，则其阳已尽去，脾已尽败，几于危矣，岂无其渐而遽至是哉？不知致此之始，即寒证也。

矧痢因于湿，湿生于土。夫五行之理，热因火化，寒因水化，此阴阳之不易者也。惟湿土寄王于四者之中，故从乎火，则阳土有余而湿热为病，从乎水，则阴土不足而寒湿生灾。若但言湿热而不言寒湿，岂非医家之误乎？至以白赤分寒热，此自古法，本不为谬。而河间乃谓白者属肺，赤者属心。盖言白主于气，赤主于血，是亦理也。若以愚见言之，则赤中岂必无白，白中岂必无赤，赤白相兼者，岂真寒热同病乎？但其清浊微甚，自有阴阳可辨耳。虽赤痢亦有寒证，然终是热多；白痢亦有热证，然终是寒多。其有白而热者，则脉证必热；赤而寒者，则脉证必寒，亦易辨也。若谓白必属肺，恐白痢非无血化；赤必属心，恐血痢不离乎气也。观《局方》之治痢，则利用温热，河间之治痢，则专用苦寒，何其相去之远耶？未免各有所偏，皆失中和之道矣，此寒热之不可不辨也。

再以虚实言之，如头疼身热，筋骨酸痛者，表邪之实也；胀满恶食，急痛拒按者，里邪之实也；烦渴引饮，喜冷畏热者，阳邪之实也；举按滑数，来往有力者，脉息之实也；火土之胜，而见敦阜、赫曦之化者，时气之实也。舍此之外，则无可言实，多属虚矣。今有以口渴为实热者，不知凡系泻痢，必亡津液，液亡于下，则津涸于上，焉得不渴？故当以喜热喜冷分虚实也。有以腹痛为实者，不知痢出于脏，则肠胃必有损伤，脓血切肤，安能无痛？故当以痛之缓急、按之可否、脏之阴阳、腹之胀与不胀分虚实也。有以小水之黄赤短少为实热者，不知水从痢去，溲必不长，汁以阴亡，尿因色变，故当以便之热与不热、液之涸与不涸分虚实也。有以里急后重为实热者，但知湿热壅于大肠，因而重坠，不知气陷则仓廪不藏，阴亡则门户不摄，故当以病之新久、质之强弱分虚实也。若邪正不明，则祸如反掌，此虚实之不可不辨也。

再以治法言之，则当必求其所感之邪，所受之脏，以明致病之本，其他所变，皆为标也。如因于湿热者，去其湿热则愈；因于积滞者，去其积滞则愈。因于气者调其气，因于血者和其血。新感而实者，可以通因通用；久病而虚者，当以塞因塞用。是皆常法，无待言矣。

第见今人之病痢者，虚常六七；而今之治痢者，补无一二焉。若气本陷矣，而复行其气，后重不将甚乎？中本虚矣，而再攻其积，元气不将竭乎？湿热伤血，自宜调血，若过用推陈，血愈伤矣。津亡作渴，自宜止泄，若专于渗利，津愈耗矣。使必待血清痛止而后补，则事已无及矣。此无他，特以本末未明，故但据见在者为有形之疾病，而不知可虑者在无形之元气也。夫元气既虚，不补将何以复？诸当补者，自有所据，请尽悉之。凡脉息微弱者可补，知其非实邪也。形体虚羸者可补，知其不可攻也。口腹素慎者可补，知其本无所积也。胸膈宽快者可补，知其中无留滞也。因病后而偶感者可补，以元气之有所伤也。因攻伐而愈剧者可补，以攻所不当攻也。后重之可补者，陷则升而补之，热则凉而补之。腹痛之可补者，滑泄则涩而补之，虚寒则温而补之。凡阳邪盛则阴虚者病，非纯美甘凉之剂，不足以养脏气。阴邪胜则阳虚者病，非辛甘温厚之剂，不足以回元阳。是皆用补之法也。然尤有其要，则在脾肾二脏，不可不辨。如《卫生宝鉴》曰：太阴主泻，传于少阴为痢。此正言脾肾也。盖泻因于脾，其邪犹浅；传于肾而为痢，病则甚矣。夫肾为胃关，开窍于阴，未有久痢而不亡阴者，亦未有阴亡而肾不虚者，欲治痢而不治阴，非其治也。故如四君、归脾、补中、十全之类，皆治脾虚之剂，非为不善。若病在化源，势属危急，使非大补命门，以复肾中之阳，以壮脾土之母，则真阴何由以复，门户何由以固？所谓川源不能实，漏卮不能满，将何益于事哉？近惟薛立斋独得其义，欲相资借，当并察其医按。

四、肠澼的诠释

肠澼一词，《黄帝内经》见14次，后世医家多解释为痢疾。"痢"之名始于两晋，其证候分型始见于《诸病源候论》，至宋代《太平惠民和剂局方》正式提出"痢疾"病名。澼，指垢腻黏滑似脓的液体。如《外台秘要方》卷二十五云："肠澼痢者，由积冷在肠，肠间垢溲不能自固，便有此痢。""又，肠澼痢候，食（矢）稀或稠，便但似脓，每便极滑，痢有常期，有如此者，宜依后豆蔻子等八味散服之方。"肠澼除本篇论述较多外，《素问·生气通天论》云："因而饱食，筋脉横解，肠澼为痔。"《灵枢·论疾诊尺》言："春伤于风，夏生后泄肠澼。"《素问·太阴阳明论》则云："下为飧泄，久为肠澼。"《金匮要略·五脏风寒积聚病》云："大肠有寒者，多鹜溏；有热者，便肠垢。"《诸病源候论·下痢便肠垢候》指出："肠垢者，肠间津汁垢腻也。由热痢蕴积，肠间虚滑，所以因下痢而便肠垢也。"

综合以上所论，王若铨[①]认为，肠澼一证乃久利之便肠垢，甚至便血或便脓血者。其病因有寒有热，有虚有实或虚中夹实。大抵因热者多由痢疾迁延失治，转为慢性者而致。其与痢疾之别在于痢疾之病程短暂，且有里急后重；而肠澼则病程较长，虽有里急但无后重，甚或"每便极滑"。其虚寒者多由飧泄迁延失治而来，其病因为摄生不善，饮食无节。其与飧泄之别在于：飧泄为胃肠消化功能低下，以至水谷不分而下利，多属功能病变，病程较短；肠澼则为下利日久（久痢）导致肠道本身"虚滑"，因而"肠间垢溲不能自固"而便肠垢，甚或肠道溃破而便血或便脓血，病程较长，其病因亦往往是新陈相兼，寒热错杂。肠澼当包括：①肠结核（有脓血便则为溃疡性肠结核）；②慢性溃疡性结肠炎、慢性结肠炎；

① 王念红，王兵.王若铨黄帝内经讲稿［M］.北京：科学出版社，2021：207-208.

③慢性细菌性痢疾；④长鞭毛虫病（亦有黏液便，但儿童多见）；⑤结肠癌；⑥阿米巴痢疾。此观点可供参考。当然，古人所言痢疾，乃是以症状特点命名，并不完全等同于细菌性痢疾。就古今病名外延而言，肠澼与痢疾大多重复，有些情况下难以截然划分。

【原文】

帝曰：形度、骨度、脉度、筋度，何以知其度也[1]？帝曰：春亟[2]治经络[3]，夏亟治经俞[4]，秋亟治六腑[5]，冬则闭塞。闭塞者，用药而少针石也。所谓少针石者，非痈疽之谓也，痈疽不得顷时回[6]。痈不知所，按之不应手，乍来乍已[7]，刺手太阴傍三痏[8]与缨脉[9]各二。掖[10]痈大热，刺足少阳[11]五，刺而热不止，刺手心主[12]三，刺手太阴经络者、大骨之会[13]各三。暴痈筋緛[14]，随分而痛，魄汗[15]不尽，胞气不足[16]，治在经俞[17]。

腹暴满，按之不下，取手太阳经络者，胃之募[18]也，少阴俞去脊椎三寸傍五[19]，用员利针。霍乱，刺俞傍[20]五，足阳明及上傍[21]三。刺痫惊脉五[22]，针手太阴[23]各五，刺经太阳[24]五，刺手少阴经络傍[25]者一，足阳明[26]一，上踝五寸刺三针。

凡治消瘅、仆击[27]、偏枯[28]、痿厥、气满发逆[29]，甘肥[30]贵人，则高梁[31]之疾也。隔塞闭绝，上下不通，则暴忧之病也。暴厥而聋，偏[32]塞闭不通，内气暴薄[33]也。不从内，外中风之病，故瘦留[34]著也。蹠跛[35]，寒风湿之病也。黄帝曰：黄疸、暴痛、癫疾、厥狂，久逆之所生也。五脏不平，六腑闭塞之所生也。头痛耳鸣，九窍不利，肠胃之所生也。

【校注】

〔1〕形度……知其度也：王冰："形度，具《三备经》。筋度、脉度、骨度，并具《灵枢经》中，此问亦合彼经篇首，错简也。"马莳："按《灵枢》有《骨度》《脉度》篇名，而又有《经筋》篇名，至于形度则无之。今帝以为问，而下文无答语，乃他篇之错简也。"

〔2〕亟：频数。又，王冰："亟，犹急也。"

〔3〕经络：经脉之络穴。

〔4〕经俞：各经的五输穴。

〔5〕六腑：指六腑之合穴。张志聪："治六腑者，取之于合也。胃合于三里，大肠合入于巨虚上廉，小肠合入于巨虚下廉，三焦合入于委阳，膀胱合入于委中央，胆合入于阳陵泉。"

〔6〕不得顷时回：不得有片刻的迟疑徘徊。回，同"徊"，徘徊，迟疑。

〔7〕乍来乍已：言疼痛部位不固定。

〔8〕手太阴傍三痏（wǔi委）：谓手太阴经脉穴（太渊、经渠、鱼际穴处）旁三次。痏，本指针灸后穴位处遗留的瘢痕，此引申为针刺次数。又，王冰："手太阴傍，足阳明脉，谓胃部气户等六穴之分也。"

〔9〕缨脉：颈两侧帽带结系部位的动脉，属足阳明经，即人迎穴处。王冰："缨脉，亦足阳明脉也，近缨之脉，故曰缨脉。缨，谓冠带也。"

〔10〕掖：通"腋"。

〔11〕足少阳：指足少阳经脉穴。又，马莳："宜是胆经之渊腋穴也。"

〔12〕手心主：指手厥阴经脉穴。又，马莳："宜是天池穴。"

〔13〕手太阴经络……大骨之会：张介宾："刺手太阴经络者，列缺也。大骨之会各三者，谓肩后骨解中，手太阳肩贞穴也。"

〔14〕緛（ruǎn软）：缩也。

〔15〕魄汗：体汗。

〔16〕胞气不足：膀胱经气不足。胞，通"脬"，即膀胱。

〔17〕经俞：指四肢部的五输穴。

〔18〕手太阳经络……胃之募：《太素》卷三十、《甲乙经》卷九均无"手"字。宜从。张介宾："太阳经络，谓手太阳之络，即任脉之中脘，胃之募也。"

〔19〕少阴俞去脊椎三寸傍五：王冰："谓取足少阴俞，外去脊椎三寸，两旁穴各五痏也。少阴俞，谓第十四椎下两傍，肾之俞也。"

〔20〕俞傍：张介宾："俞傍，即上文少阴俞之旁，志室穴也。"又，森立之："俞傍，宜从吴注为五脏六腑俞之傍，自四椎至二十椎之间随所取之也。假令上吐则宜在上部而刺之，膏肓至阳纲六穴，下利则宜在下部而刺之，意舍至胞肓五穴也。"

〔21〕足阳明及上傍：足阳明经脉穴及其上旁。又，王冰："足阳明言胃俞也，取胃俞，兼取少阴俞外两傍向上第六穴，则胃仓穴也。"

〔22〕刺痫惊脉五：指下文五种刺法。痫惊，指惊风。

〔23〕手太阴：手太阴经脉穴。王冰："手太阴五，谓鱼际穴也。"

〔24〕经太阳：指足太阳经脉穴。又，王冰："经太阳，谓足太阳也……谓承山穴。"

〔25〕手少阴经络傍：即手少阴经之络穴旁。马莳："手少阴经络穴通里，然谓之络旁，则是手太阳小肠经支正穴也。"

〔26〕足阳明：足阳明经脉穴，即趺阳脉处。

〔27〕仆击：指突然昏仆。楼英《医学纲目》："其卒然仆倒，经称为击仆，世又称为卒中风是也。"

〔28〕偏枯：即半身不遂。

〔29〕气满发逆：指气机壅逆而喘促气急。

〔30〕甘肥：《甲乙经》卷十一无"甘"字。

〔31〕高梁：通"膏粱"，指肥甘厚味的食物。

〔32〕偏：《甲乙经》卷十二"偏"上有"耳"字。

〔33〕薄：通"搏"，搏击，争斗。吴崑："薄，雷风相薄之薄，击荡之称也。"

〔34〕瘦留：疑为"留瘦"之讹。《素问·三部九候论》："留瘦不移。"留瘦，久病而形瘦。又，《内经评文素问》云：瘦，"痹之讹也。"

〔35〕蹠跛：张志聪："蹠，足也。跛，行不正而偏废也。"

【释义】

本段文字与上文相比较,行文风格迥异,只有"帝曰"或"黄帝曰"之词语,而无黄帝、岐伯问答之辞,且内容也与总论虚实关系不大,故可能原本并非同一篇章内容。分析其所述内容,主要可概括为以下几点。

一、论四时针刺法则

《素问·四气调神大论》曰:"夫四时阴阳者,万物之根本也。"人体的生命活动外应于四时之气升降变化,与自然界春生、夏长、秋收、冬藏的规律相适应。因此,针刺治疗疾病也要顺应四时之气的升降浮沉变化,掌握针刺的深浅及部位。本篇提出春季针刺各经之络穴,夏季针刺各经的五输穴,秋季针刺六腑之合穴,冬季用药而少用针刺方法。对此机理,张志聪解释说:"春气生升,故亟取络脉;夏取分腠,故宜治经俞,盖经俞隐于肌腠间也。治六腑者,取之于合也……秋气降收,渐入于内,故宜取其合,以治六腑也。冬时之气,闭藏于内,故宜用药而少针石。盖针石治外,毒药治内者也。"但特殊情况也应采取特殊的方法,经文以痈疽为例,"冬月虽气门闭塞,然痈疽气烈,内作大脓,不急泻之,则烂筋腐骨,故虽冬月,亦宜针石以开除之"(《素问经注节解》),所谓不得有片刻的迟疑徘徊。

关于四时针刺的发生、演变等,参见《灵枢·顺气一日分为四时》篇。

二、论疾病的针刺治疗

本段文字阐述了痈肿、腹满、霍乱、痫惊等病症的针刺治疗方法。

(一)痈肿刺法

痈肿初起,时痛时止,按之不应,取手太阴经脉穴(太渊、经渠、鱼际穴处)旁针刺3次,并针刺足阳明经的人迎穴。吴崑曰:"盖痈不知所,按之不应手,乍来乍已者,皆气病而血未病也,故刺手太阴之傍与缨脉以泻气,气泻而痈肿去矣。"腋痈高热,因足少阳胆经行身之侧部,合于腋,故取足少阳经脉穴针刺5次;针刺后热不退,取手厥阴经脉穴以及列缺、肩贞等穴各刺3次。若突然发生痈肿,筋脉为热邪所伤,失于濡养,拘急而缩,肌肉疼痛,汗出不止,乃膀胱经气不足,治疗应随其所痛之处,取其五输穴针刺。

(二)腹满刺法

腹部突然胀满,按之不下,乃中焦失调,关门不利所致。高世栻谓:"腹中卒暴而满,太阴脾土病也,按之不下,既满且硬,不应指而下也。"据此当是胃之实证。治疗取中脘与肾俞,各刺5次。中脘穴属任脉,又是胃之募穴,取之以疏泄手太阳、少阳、足阳明经气,而调理中焦之气机,中焦得宣;又肾为胃关,刺肾俞以开胃之关,使清气得升,浊气得降,气机调畅,脾胃升降有权而胀满可除。用员利针者,《灵枢·九针十二原》曰:"员利针者,尖如氂,且员且锐,中身微大,以取暴气。"高世栻曰:"盖肾俞两旁,不可深刺,故用氂针。"

（三）霍乱刺法

霍乱虽病在脾胃、大小肠，但与肾有关。盖肾为阳气之根，又为胃之关，肾阳虚衰，火不暖土，则脾胃升降失司而发霍乱。故治疗除取足阳明经脉穴及其上旁针刺3次外，同时取志室穴针刺5次，以达到温补肾阳，健运脾胃之功效。另外，森立之认为："'俞傍'宜从吴注为五脏六腑俞（一寸半）之傍（三寸），自四椎至二十椎之间随所取之也。假令上吐则宜在上部而刺之，膏肓至阳纲六穴，下利则宜在下部而刺之，意舍至胞肓五穴也。盖于一处刺五次也。'足阳明'谓胃俞（十二椎下左右各一寸半），'上傍'谓意舍（十一椎下左右各三寸也），亦一处三刺。"可供参考。

（四）痫惊刺法

痫惊针刺五脉之腧穴，分别是针刺手太阴经脉穴5次，足太阳经脉穴5次，手太阳小肠经支正穴1次，足阳明经脉穴1次，足少阳络穴光明3次。对于针刺痫惊的取穴，后世注家认识不一致。王冰认为分别取鱼际、承山、支正、解溪与光明，马蒔认为取经渠、阳谷、支正、解溪、筑宾，张介宾认为取经渠、阳谷、灵台、解溪、筑宾。关于各经经脉穴，可参阅《灵枢·终始》篇。

三、论疾病的病因病机

原文最后一段，讨论了多种疾病的病因病机，如消瘅、突然昏仆、半身不遂、气逆喘满，是肥胖权贵之人，嗜食肥甘厚味，导致中焦气机壅滞，痰浊内生，日久化热，气滞血瘀，进而瘀阻血脉、脑窍而成。丹波元坚谓："在肥贵人则为膏粱所致，盖甘肥之过，中气缓滞，肺胃壅隔，郁生痰热，故见诸症。"

饮食不下，大便不通之"隔塞闭绝，上下不通"的病症，乃由暴忧使人体气机壅滞不通所致。《灵枢·本神》言："愁忧者，气闭塞而不行。"森立之认为："鬲塞，即胸膈中塞也。闭绝者，闭即郁闭，绝即闷绝运绝之绝，言郁闷气绝也。上下不通者，亦详谓闭塞之义也。言上绝通咽喉之气，下绝通二便之气也。"此与噎隔即食管癌的发病也密切相关。

突然气逆耳聋，是因为体内气机逆乱，闭塞于一侧所致。杨上善《太素》将此与下句联系一起解释说："暴厥耳聋，偏塞也。内气暴满薄，不从于内中，风病也。以脾气停壅，不顺于内，故瘦留著之也。"森立之认为："杨注以为一条，可从。言卒暴气逆而为耳聋，其声或左或右一偏塞闭而不通者，是盖痰饮结于气道，而内气暴薄之所为也。此证或有不从内而外中风寒邪气之所为者，是即邪气直入于内，廋留付着之故也。"然滑寿认为后一句是针对膏粱之疾、暴忧之病、内气暴薄三种情况而言，瘦当作廋，匿也。"膏粱、暴忧及内气暴薄，此三者非风之中内，亦非风之伤于外，故廋匿住着而不去也。"张介宾则将"不从内……瘦留著也"一句作为另一种疾病解释："有病不从内，而外中风寒，藏蓄不去，则伏而为热，故致燔烁消瘦，此以表邪留薄，而著于肌肉筋骨之间也。"亦可以为一说。

另外，足病跛行，每由风寒湿之邪所致，王冰云："湿胜于足则筋不利，寒胜于足则挛急，风湿寒胜则卫气结聚，卫气结聚则肉痛，故足跛而不可履也。"黄疸、暴痛、癫疾、厥狂，由阳气久逆所生，张琦云："阴不升阳不降，则为逆。其在脾胃则为湿淫、为黄疸，其在经脉则为暴卒而痛，若在上焦则癫疾、厥狂，皆气逆所致。"五脏之气不和，乃因六腑闭塞所致，张介宾言："六腑闭塞，则水谷无以化，津液无以行，精气失所养，故五脏不平矣。"头痛、耳鸣、九窍不利，乃由于肠胃痞塞，清气不升，浊气不降所导致。

【知识链接】

一、本篇疾病针刺方与扁鹊学派的关系

黄龙祥[1]研究认为，本篇所述针刺方充分体现了扁鹊针方的特点：第一，针刺工具与治疗病种，在经脉学说诞生之前，扁鹊以镵针刺血治痈名于世，本篇所论针方与之完全相合。另外，《灵枢·官针》曰："病在皮肤无常处者，取以镵针于病所，肤白勿取。"《灵枢·痈疽》曰："发于腋下赤坚者，名曰米疽，治之以砭石。"可谓其旁证。第二，量化治疗，本篇所说"三痏""各二""各三"等数，均指针刺次数，体现了扁鹊针灸的数量化特征。第三，针刺部位的命名与标注，相当于脉口部位的"经脉穴"，直接以三阴三阳命名，因其部位是固定且唯一的，故无须标注。而"经脉穴"之外的穴皆标注部位而不言穴名，这类穴即仓公所言之"砭灸处"，可能当时就没有专门的名称。总之，那些"经脉穴"方、"经脉穴"与标注部位而无穴名的穴共见的针灸方、镵针刺血方、特别注明针刺数量的针灸方，皆出自扁鹊学派。

二、头痛与肠胃关系理论的临床应用

本篇提出"头痛耳鸣，九窍不利，肠胃之所生也"，说明有些头痛，可能是由于肠胃病变引起的。《素问·脉解》也指出："阳明……所谓客孙脉则头痛鼻衄腹肿者，阳明并于上，上者则其孙脉络太阴也，故头痛鼻衄腹肿也。"头为精明之府，诸阳之会，脑为髓之海，其气与肾相通，故六淫外感、七情内伤、食滞浊气上逆、精气亏虚、髓海不足等，均可导致头痛。而因胃肠病所致的头痛，多缘于胃之火热上冲、胃肠食滞浊气上逆所致。其中胃火上炎者，常见头痛剧烈，头胀面赤，口渴引饮，舌红苔黄等；而胃肠食滞浊气所致者，多表现为头痛，腹胀，嗳腐食臭，便秘，苔腐。《张氏医通·诸痛门》较详细地论述了由于肠胃病所导致的头痛的治法方药，指出："或劳役动作则痛，此气虚火动也，补中益气汤加川芎、蔓荆子；胃热火炎者，动作则痛，烦渴引饮，面赤便秘者，川芎茶调散加酒炒芩、连、栀子、石膏；热盛脉实者，酒炒大黄末五钱，浓茶调服。"《类证治裁·头痛论》亦载有伤食头痛用香砂枳术丸，可供临床选用。

曹颖甫《经方实验录·大承气汤证其三》记载用大承气汤治疗头痛验案："吴姓妇人，病起已六七日，壮热，头汗出，脉大，便秘七日未行，身不发黄，胸不结，腹不胀满，唯满头剧痛，不言语，眼张瞳神不能瞬，人过其前，亦不能辨，证颇危重。余曰：目中不了了，睛不和，燥热上冲，此《阳明篇》三急下之第一证也。不速治，病不可为矣。于是遂书大承气汤方

---

①黄龙祥.经脉理论还原与重构大纲[M].北京：人民卫生出版社，2016：66.

与之。大黄四钱、枳实三钱、川朴一钱、芒硝三钱。并嘱其家人速煎服之,竟一剂而愈。"此患者"满头剧痛"乃阳明腑实所致,曹氏果断地采用大承气苦寒下夺,釜底抽薪,使胃热下泄,无上冲巅顶之害,则头目清明,元神自复,病遂霍然而愈。当然,辨肠胃病变所致头痛,必然在头痛症状之外,具有比较明确的肠胃及其经脉的临床表现,如胃腹的胀满疼痛、便秘或泄泻、恶心呕吐、泛酸嗳腐等症状。

三、"高粱之疾"发为偏枯案例

本节原文提出饮食膏粱厚味者,易致痰浊壅滞经络而发为偏枯,治疗当以芳香化浊为主,配合健脾和胃、通经活络法。特举一案例如下[①]。

胡某,男,58岁,干部,2011年3月12日就诊。20日前,其因突然昏倒、不省人事送某医院急救,后住院治疗。右半身不遂,口眼㖞斜,偏于右侧。曾用补阳还五汤合血府逐瘀汤治疗,同时接受针灸治疗。约2周后,除神志清醒外,半身不遂、口眼㖞斜并无进展,于是自动出院,至田医生处就诊时,患者面色黧黑,精神不振,短气懒言,右半身不能动弹,脘腹胀满,不欲饮食,大便结,数日一行,小便不利。舌质淡,苔白厚腻,脉沉缓。处方以藿朴夏苓汤加味。藿香10g,厚朴15g,法半夏10g,茯苓15g,苍术10g,豆蔻6g,陈皮10g,砂仁6g,焦山楂15g,建曲10g,炒麦芽15g,炒谷芽15g,广木香10g。共服5剂。

二诊:厚腻白苔已减大半,腹满已减,食欲增加,精神好转,大便通畅,小便自利。调整上方加减:炒白术15g,薏苡仁30g,山药20g,厚朴15g,法半夏10g,茯苓15g,陈皮10g,砂仁6g,焦山楂15g,建曲15g,炒麦芽15g,炒谷芽15g,广木香10g,鸡血藤30g。服药5剂。

三诊:面部颜色转变,腹不满,患肢活动逐渐恢复,食欲很好,精神饱满,二便正常。舌质淡红,苔薄白,脉弦缓。治以调理脾胃,活血通络作为善后。处方:党参15g,炒白术15g,茯苓15g,炙甘草6g,当归15g,川芎3g,鸡血藤30g,川牛膝15g,薏苡仁30g,赤芍15g,陈皮10g,法半夏10g,焦三仙各15g。

患者系痰湿困滞于胃肠,涉及经络,致经络不通而发病,治以芳香化浊法,酌配健脾和胃药,使水谷精微得化,肌肉经络得养,三诊后痰湿除,经络通而显效,继以调理脾胃、活血通络善后。

---

①李乐,徐云生.田玉美辨治中风病的临床经验[J].湖北中医药大学学报,2013,15(6):66-67.

太阴阳明论篇第二十九

【导读】

阴阳五行学说作为中医学的哲学基础与推理工具，贯穿于《黄帝内经》藏象理论的建构之中，其中阴阳学说通过经脉与脏腑的阴阳相互配属，以说明脏腑之间的联系；五行学说则通过五行与五脏的配属关系，分别以五行的特点及相互关系，说明五脏的生理特征及其相互联系。本篇以足太阴、阳明经脉分别配属脾与胃，又以脾胃配属中央土，专门论述脾胃在生理、病理上的密切关系及发病特点，提出了"阳道实，阴道虚""脾病而四肢不用"以及脾"常以四时长四脏"等观点，突出了脾胃在人体生命活动中的重要作用，反映了《黄帝内经》重视脾胃后天之本的思想，对后世脾胃学说的形成以及相关疾病的治疗有着重要的影响。

【原文】

黄帝问曰：太阴阳明为表里，脾胃脉也，生病而异者何也？岐伯对曰：阴阳异位[1]，更虚更实，更逆更从[2]，或从内，或从外[3]，所从不同，故病异名也。帝曰：愿闻其异状也。岐伯曰：阳者天气也，主外；阴者地气也，主内。故阳道实，阴道虚[4]。故犯贼风虚邪者，阳受之；食饮不节，起居不时者，阴受之。阳受之则入六腑，阴受之则入五脏[5]。入六腑，则身热不时卧[6]，上为喘呼；入五脏，则䐜满闭塞，下为飧泄[7]，久为肠澼[8]。故喉主天气，咽主地气[9]。故阳受风气，阴受湿气[10]。故阴气从足上行至头，而下行循臂至指端；阳气从手上行至头，而下行至足。故曰阳病者上行极而下，阴病者下行极而上[11]。故伤于风者，上先受之；伤于湿者，下先受之。

帝曰：脾病而四支不用[12]何也？岐伯曰：四支皆禀[13]气于胃，而不得至经[14]，必因于脾，乃得禀也。今脾病不能为胃行其津液[15]，四支不得禀水谷气，气日以衰，脉道不利，筋骨肌肉，皆无气以生，故不用焉。

帝曰：脾不主时[16]何也？岐伯曰：脾者土也，治中央[17]，常以四时长[18]四脏，各十八日寄治[19]，不得独主于时也。脾脏者常著胃土之精[20]也，土者生万物而法天地，故上下至头足，不得主时也。

帝曰：脾与胃以膜相连耳，而能为之行其津液何也？岐伯曰：足太阴者三阴[21]也，其脉贯胃属脾络嗌[22]，故太阴为之行气于三阴[23]。阳明者表也，五脏六腑之海也，亦为之行气于三阳[24]。脏腑各因其经而受气于阳明，故为胃行其津液。四支不得禀水谷气，日以益衰，阴道不利，筋骨肌肉无气以生，故不用焉[25]。

【校注】

[1] 阴阳异位：指足太阴脾经与足阳明胃经循行部位不同。

[2] 更虚更实，更逆更从：谓太阴、阳明与四时的虚实顺逆关系不同。春夏阳气偏盛，阴气偏虚，故阳明为实为从，太阴为虚为逆；秋冬阴气偏盛，阳气偏虚，故太阴为实为从，阳明为虚为逆。

[3] 或从内，或从外：张志聪："或从内者，或因于饮食不节，起居不时，而为腹满飧泄之病；或从外者，或因于贼风虚邪，而为身热喘呼。"

[4] 阳道实，阴道虚：谓阳明胃多病外感而为实证，太阴脾多病内伤而为虚证。

[5] 阳受……阴受之则入五脏：贼风虚邪易袭阳分而传入六腑，饮食劳伤易损阴分而传入五脏。

[6] 不时卧：《甲乙经》卷七作"不得眠"。即不能入睡。

[7] 飧（sūn 孙）泄：泄泻清稀，并有未消化的食物。

[8] 肠澼：即痢疾。

[9] 喉主天气，咽主地气：谓喉呼吸天之阳气，咽受纳地之水谷之气。

[10] 阳受风气，阴受湿气：风为阳邪，故人体阳分受之；湿为阴邪，故人体阴分受之。

[11] 阳病者……下行极而上：张志聪："此言邪随气转也。人之阴阳出入，随时升降，是以阳病在上者，久而随气下行；阴病在下者，久而随气上逆。"

[12] 四支不用：指四肢不能随意运动。支，同"肢"。

[13] 禀：禀受，得到。

[14] 至经：《太素》卷六作"径至"，当从。径至，直接到达。

[15] 津液：指水谷之精气。

[16] 脾不主时：指脾不单独主管一个时令。

[17] 治中央：指脾按五行归类属土，土在五方位居中央。治，主宰，掌管。

[18] 长：马莳："长、掌同，主也。"

[19] 各十八日寄治：张志聪："春夏秋冬，肝心肺肾之所主也。土位中央，灌溉于四脏，是以四季月中，各旺十八日。是四时之中皆有土气，而不独主于时也。五脏之气，各主七十二日，以成一岁。"

[20] 常著胃土之精：谓脾常使胃中水谷精气布达昭著于全身。高世栻："著，昭著也。"

[21] 三阴：即太阴。厥阴为一阴，少阴为二阴，太阴为三阴。

[22] 嗌：即咽。

〔23〕太阴为之行气于三阴：指脾将胃受纳腐熟的水谷精气转运输送到厥阴、少阴、太阴。

〔24〕亦为之行气于三阳：谓脾也将胃受纳腐熟的水谷精气转运输送到三阳经及六腑。

〔25〕四支不得……故不用焉：此28字与上文重复，疑是衍文。

【释义】

本篇为《黄帝内经》有关脾胃理论的专篇论述，主要阐述了足太阴脾与足阳明胃互为表里的脏腑经脉发病不同的机理，"脾病四肢不用"的机理，脾与时季的关系等问题，反映了病邪伤人，同气相求的思想，突出了脾胃在人体生命活动中的重要性。

一、脾胃发病不同的机理

脾与胃经脉相互络属，功能上密切相关，而发生的疾病却各不相同，原文认为其原因主要有以下三方面：一是阴阳异位。即脾与胃，一脏一腑，脾阴胃阳，其脏腑所在及经脉循行部位各不相同，各具有不同的生理功能和特点。二是虚实逆从不同。由于脏腑经脉阴阳属性不同，同气相助，异气相斥，故与四时气候阴阳之通应关系有逆从、虚实之差异。春夏为阳，阳明之气与之相应，故春夏阳明为实为从，而太阴为虚为逆；秋冬为阴，太阴之气与之相应，故秋冬太阴为实为从，而阳明为虚为逆。三是感伤的病邪不同。阳明胃属阳，主外，通于天气，贼风虚邪之外感六淫阳邪，侵犯人体从外而入，传及六腑，多为阳热有余之证，而有身热、不得眠、喘呼等症；脾属阴，主内，通乎地气，食饮不节、起居不时等因素伤人，病从内生，伤及五脏，多为里虚之证，而见腹胀、飧泄、肠澼等症。

二、病邪伤人，同气相求

病邪有阴阳之分，人体体表部位及脏腑、经脉各具有不同的阴阳属性，因此，不同病邪伤人亦表现出相类相从、同气相求的规律。就外感与内伤而言，外感六淫之邪属阳，饮食不节、起居不时等内伤因素属阴，其伤人规律是"犯贼风虚邪者，阳受之；食饮不节、起居不时者，阴受之。阳受之则入六腑，阴受之则入五脏"。仅就外感病因而言，亦有阴阳属性之不同，损伤人体的部位亦有区别，所谓"阳受风气，阴受湿气""伤于风者，上先受之；伤于湿者，下先受之"。既病之后，其疾病的传变，则呈现出"阳病者，上行极而下；阴病者，下行极而上"的规律。对此，《金匮要略·脏腑经络先后病脉证治》发挥说："清邪居上，浊邪居下，大邪中表，小邪中里，馨饪之邪，从口入者，宿食也。五邪中人，各有法度，风中于前，寒中于暮，湿伤于下，雾伤于上，风令脉浮，寒令脉急，雾伤皮肤，湿流关节，食伤脾胃，极寒伤经，极热伤络。"

关于不同性质的病邪与人体受病部位的关系，亦是相对而言，不可绝对化。如林珮琴《类证治裁》论湿邪致病说："湿为阴邪，乃重浊有质……其自外受者，雾露泥水，由地气之上蒸，《经》所谓地之湿气，感则害人皮肉筋脉也。其自内生者，水谷生冷，由脾阳之不运，《经》所谓诸湿肿满，皆属于脾也。湿蒸于上，则头胀如蒙，《经》所谓因于湿，首如裹也。湿感于下，则跗肿攻注，《经》所谓伤于湿者，下先受之也。在经络则痹痿重着，《经》所谓'湿热不攘，大筋緛短，小筋弛长，緛短为拘，弛长为痿'也。在脏腑则呕恶肿胀，小水赤涩，《经》所谓湿胜则濡泄也。"林珮琴从临床实践和《黄帝内经》不同篇章之论，进一步说明了邪气伤人病位的相对性。另外，《素问·阴阳应象大论》说："天之邪气，感则害人五脏；水谷之寒热，感则害人六腑。"从另一角度讨论了邪气伤人的规律。与本篇所论看似矛盾，实则相反相成。张琦《素问释义》注云："以形气言，邪气无形故入脏，水谷有形故入腑；以表里言，腑阳主外，故贼风虚邪从外而受，脏阴主内，故食饮不节从内而受，实则脏腑皆当有之。盖内外之邪，病情万变，非一端可尽，故广陈其义耳。"

三、脾病四肢不用的机理

本篇从脾胃为水谷精气化生之源的角度，强调了四肢与脾胃的关系，为后世脾主四肢理论的形成奠定了基础。四肢之所以能正常运动，是由于它不断地得到胃中水谷精气的充养，然而胃中水谷精气"不得径至"于四肢，"必因于脾，乃得禀也"。若"脾病不能为胃行其津液"，则"四肢不得禀水谷气"，进而"脉道不利，筋骨肌肉皆无气以生"，四肢失养而不用。因此，在临床上对四肢痿废不用的病证，亦多从脾胃治疗。《灵枢·根结》尚有"痿疾者，取之阳明"之说。

四、脾与胃的关系

脾与胃一脏一腑，"阴阳异位"，虽然生理功能不同，但二者之间关系密切。一是从解剖结构上看，"脾与胃以膜相连"。二是经脉上"太阴阳明为表里"，经脉相互络属，脾"其脉贯胃属脾络嗌"。三是生理功能上，胃主受纳水谷，为"五脏六腑之海"，然脾为"胃行其津液"，胃受纳、腐熟水谷之后，必须经过脾的运化作用，转化为水谷精气，并输布到全身各脏腑器官，所谓"太阴为之行气于三阴""亦为之行气于三阳"，使"脏腑各因其经而受气于阳明"。《素问·刺禁论》形象地比喻为"脾为之使，胃为之市"。后世将脾胃的生理关系概括为纳运相协，升降相因，燥湿相济，阴阳相合，共同为气血生化之源，后天之本。四是在病理上，二者又常相互影响，如脾病不能为胃行其津液，则势必影响胃之受纳，而阳明伤食，则气阻而脾不运化。

五、脾与时季的关系

本篇对脾与时季关系的认识，采用了一年分为四季与五行、五方相配属的方法，即东—春—木—肝，南—夏—火—心，西—秋—金—肺，北—冬—水—肾，中—不独主时—土—脾。认为脾土寄旺于四季之末各十八日，共主七十二日。对此，《素问·刺要论》亦说："刺皮无伤肉，肉伤则内动脾，脾动则七十二日四季之月，病腹胀烦不嗜食。"这种思想，早在《管子·四时》篇已有所述："中央曰土，土德实辅四时入出。"一方面，由于土养万物，故不独主一个时令，而旺于四季；另一方面，土配方位之中央，中央以统驭四方；此外，五行要与一年时令固定相配,一年三百六十天要以五平均分配,则每一行各主七十二日。此说虽然将四个十八日即七十二日分配于脾土,似有固定时日相配,但其实质则在于强调脾土的重要性。由于土能生养万物,春、夏、秋、冬四时之物皆靠土养,故四时之中皆有土气;而脾主运化,转输水谷精微以营养全身脏腑组织,故五脏中皆有脾胃之气。因此,周慎斋提出"心之脾胃,肝之脾胃,肺之脾胃,肾之脾胃,脾胃之脾胃"的说法。脾不独主时,强调脾在五脏中的重要作用,提示防治疾病必须重视脾胃后天之本。

【知识链接】

一、"阳道实,阴道虚"的含义及临床应用

对"阳道实,阴道虚",历代医家注说不一。一从天地阴阳解,如杨上善注:"阳为天气主外,故阳道实也;阴为地气主内,故阴道虚也。"张志聪拓展其说云:"阳刚阴柔,故阳道常实,阴道常虚。《系辞》曰:'阴阳之义配日月。'《白虎通》曰:'日之为言实也,常满有节;月之为言阙也,有满有阙也。'"一从外感内伤发病解,如张介宾注:"阳刚阴柔也。又外邪多有余,故阳道实;内伤多不足,故阴道虚。"一从阴阳六经之气解,如马莳云:"人身本与天地相参,故天在外,主包夫地,地在内,主承于天。人身六阳气犹天气也,主运于外;人身六阴气犹地气也,主运于内。阳运于外者为实,阴运于内者为虚。"三说虽然不同,但又有内在的联系。从人体生理而言,五脏属阴,主贮藏精气,藏而不泻,满而不实,静而主内;六腑属阳,主传化水谷,泻而不藏,实而不满,动而主外。从发病角度而言,阳主外,阴主内,所以外感病邪先伤人阳分,由表入里,传于阳腑,故阳经、阳腑之病多热多实;内伤饮食劳倦,先伤人阴分,病发于内,脏气受损,故阴经、阴脏之病多寒多虚。故治疗上五脏病证当以扶正补虚为本,六腑病证则当以祛邪通降为先。即或是六腑的虚证,要补中不忘通降;五脏的实证,也要泻中不忘补益,此所谓顺脏腑之性而为,也寓"治病必求于本"之意。由此可见,"阳道实,阴道虚"揭示了五脏六腑的病理、病证规律,是辨证所必须掌握的重要内容。

从脾胃言之,阳明之病,津液易伤,病多从燥化、热化,故以热证、实证为多见,如阳明热盛,症见身热、大汗、烦渴、脉洪大者,宜辛寒清热,方如白虎汤或白虎加人参汤;若热结阳明,腑气不通,症见腹满而痛、大便不通、潮热谵语者,宜苦寒泻下,方如大承气汤。若太阴阳虚,寒湿不化,症见腹满时痛、呕吐、自利不渴、舌淡苔白者,治宜温中健脾,方如理中汤之类。故从病理而言,脾为阴脏多虚,胃为阳腑多实,故有"实则阳明,虚则太阴"之论。虽然胃亦有虚寒之证,但此类病证常兼脾虚表现,治疗时亦常从补脾入手,如理中汤也是治疗胃虚寒的重要方剂;脾亦偶有实热证,治疗时也往往从泻胃入手,如泻黄散虽为泻脾而设,但方中石膏、栀子均为泻胃之药。

二、"阳受风气,阴受湿气"的应用

不同性质的邪气,对人体不同部位的伤犯有一定的易感趋向,风为阳邪,其性轻扬,故

风邪易伤人体属阳的上部、外部，多表现为头痛、头晕及体表瘙痒肿痛等症；湿为阴邪，其性沉滞，故湿邪易伤人体属阴的下部、内部，多表现为下肢重痛、肿胀，脘腹胀满，呕恶等症。因此，临床辨证论治，可考虑病邪伤人部位之差异加以判断。

丁甘仁治一患者，"风温伏邪，夹痰交阻，肺胃不宣，少阳不和，寒热往来，咳嗽胸闷，甚则泛恶，脉象弦滑，舌前半无苔，中后薄腻。和解枢机，宣肺化痰治之。前柴胡各五分，云苓三钱，光杏仁三钱，炒谷麦芽各三钱，象贝三钱，苦桔梗一钱，橘红一钱，冬桑叶三钱，枳实炭三钱，半夏钱半，炒竹茹钱半，冬瓜子三钱。复诊：寒热轻减，咳嗽痰多，口干欲饮，五六日未更衣，舌前半光绛，中后腻黄，脉数不静。阴液已伤，阳明腑垢不得下达。今拟存阴通腑，清肺化痰。天花粉三钱，生草六分，象贝三钱，生枳实钱半，杏仁三钱，元明粉钱半（冲），川军三钱，冬瓜子三钱，炒竹茹三钱，干芦根一两（去节）"（《丁甘仁医案》）。此案风温之邪初在肺卫，复诊时邪气"上行极而下"，病传于腑，故首用宣化和解，后用清肺通腑而获效。

《王九峰医案》载一案例："阴湿袭虚，病起于下，两足蒸蒸而热，肿痛至膝，蠕蠕而动，酸软无力，病名脚气。本为壅疾，然必少阴血虚，阳明气馁，湿邪得以乘之，脉来细数无神，有拘挛痿躄之虑，法当除湿通经为主，辅以宣补少阴阳明之品……槟榔、苍术、独活、南星、藿香、生地、牛膝、归身、桂枝、木瓜、防己、乳香、没药、橘红、半夏、通草。"此即"伤于湿者，下先受之"之例，治以宣逐湿邪为法。

三、"脾病而四肢不用"的临床应用

本段提出"脾病而四肢不用"的观点，为后世诊治痿证提供了重要思路。王洪图治一患者双上肢前臂至手指端肌肉呈进行性萎缩2年余，自觉两手毫无力气，手掌尺侧及小指、无名指发麻。睡眠多梦，食欲尚可，二便调。视其两手大、小鱼际肌肉全无，呈凹陷状，手指不能伸直，五指亦不能展开和并拢。辨证为脾虚不能温养肌肉，年老久病及肾而兼有肾虚之证。治以两补脾肾，方以四君子汤加味：党参10g，炒白术10g，云茯苓12g，炙甘草10g，续断12g，炙黄芪20g，当归12g，肉苁蓉12g，枸杞子10g，桑枝10g，桂枝10g，片姜黄10g，生龙骨30g，生牡蛎30g，路路通10g。服用30余剂，上肢及手部活动已灵活，力量虽未能恢复如初，但生活已基本可以自理，肌肉也微显增长（《黄帝医术临证切要》）。邓铁涛也以此理论为依据辨治重症肌无力，并研制了以补脾益气为主要功效的强肌健力饮等方药，临床疗效显著。

四、"脾者土也，治中央"对后世的影响

本文提出"脾者土也，治中央，常以四时长四脏"的观点，强调了脾胃与其他脏腑的关系，凸显了脾胃在人体生命活动中的重要性，为后世脾胃学说之肇端。金元医家李杲结合临床实践，撰《脾胃论》等著作，发展成为脾胃学说，对中医学的发展产生了重要影响。如明代周慎斋在《慎斋遗书》中说："诸病不愈，必寻到脾胃之中，方无一失。何以言之？脾胃一伤，四脏皆无生气，故疾病日多矣。万物从土而生，亦从土而归。补肾不若补脾，此之

谓也。"张介宾则着眼于临床正确处理脾胃与其他脏腑的关系,指出:"故善治脾者,能调五脏,即所以治脾胃也。能治脾胃,而使食进胃强,即所以安五脏也。"(《景岳全书·杂证谟》)清代王三尊《医权初编》亦说:"凡饮食先入于胃,俟脾胃运化……若脾胃有病,或虚或实,一切饮食药饵,皆不运化,安望精微输肺而布各脏耶?是知治病当以脾胃为先。"均强调了调理脾胃在临床疾病诊治中的重要作用。

五、"脾主为胃行其津液"的临床应用

"脾主为胃行其津液"的观点,后世常用于指导对脾虚不运,脾胃阴液不足的消渴、便秘等病的治疗。如杨悦娅治疗一老年便秘患者,病程达20余年,长年用龙荟丸、番泻叶、大黄片等通腑泻下以助排便,近年来便秘干结愈加严重,前药加量也难维持正常排便,甚为痛苦。诊其舌红少苔,脉细稍涩,纳谷不香,饥不欲食,时有痞满嗳气。此乃脾气不运,胃阴不足,脾不为胃行其津液,加之年逾花甲,肝肾精血均有亏损,故使肠腑失于濡润。治以健脾气,充肾阴,养肝肾为法。药用增液汤和润肠丸合之加山药、太子参健脾运,女贞子、枸杞子、何首乌养肝肾之阴,海藻润燥软坚,3剂奏效,维持1周后,每日能正常排便(《内经临证发微》)

六、基于方位结构模型的脾主时问题

人类对时空的认识,往往成为人类认识其他事物的模型或前见而发挥着基础性作用。而对时间的认识又以空间来分割,故空间方位结构就成了人类认识的最基本模型之一,这种模型化推理也反映在中医藏象理论之中。

(一)四方/中心结构观的形成

人类对方位的认识,大致经历了二方位→四方位→五方位的认识演变过程。王爱和[①]对中国古代宇宙观的研究认为,商代宇宙观是一个四方/中心三维时空结构观,它起到了文化总体结构的作用。氏族群体间的相互政治作用,人类与神灵间的祭祀沟通,都是在此结构中进行。此结构的中心是政治、宇宙观的关键所在,占有中心位置,就意味着获得神界的认可和统治的权力。周继承了商的宇宙观,强化了中心对四方的政治统治,并发展出一套更为有效的君权和管理系统。作为一个文化总体,四方-中心宇宙观涵盖了生活的许多层面,拥有多层意义,称为后世关联宇宙观的核心和基础。由此形成了中国传统文化尚中的思想,"中"字的字形即来源于立表测影定时与聚众建旗的特殊活动,而立表与建旗都体现着四方之中央的空间思想。葛兆光[②]研究也认为,由天地四方的神秘感觉和思想出发的运思与想象,是中国古代思想的一个原初起点,换句话说,是古代中国人推理和联想中不证自明的基础和依据。它通过一系列的隐喻,在思维中由此推彼,人们会产生在空间关系上中央统辖四方、时间顺序上中央早于四方、价值等级上中央优先于四方的想法……当这种观

---

①王爱和.中国古代宇宙观与政治文化[M].金蕾,徐峰译.上海:上海古籍出版社,2011:94-95.
②葛兆光.中国思想史[M].第一卷.上海:复旦大学出版社,2001:19.

念延伸到社会领域，就会成为中央帝王统领四方藩臣的政治结构的神圣性与合理性依据。《周易》即具有明显的尚中思想，据黄沛荣《易学乾坤》统计，在《周易》中，二、五两爻吉辞最多，合计占47.06%，几达总数之半；其凶辞最少，合计仅占13.94%。这是尚中思想的一种早期表现。《易传》进一步发挥了尚中的思想，除提倡"时中"外，多次称赞"正中""中正""中道""中行"，如《象传》释临卦六五爻辞说："大君之宜，行中之谓也。"六五居中位，象征大君按照中正之道行事，故占吉。

（二）空间结构与五脏的配属关系

五脏与时空配属关系的定型，见于《礼记·月令》《吕氏春秋·十二纪》等有关论述时令、月令的著作中，说明五脏的五行化是根据时令、月令里的时空方位一体化原理比拟而来。《礼记·月令》指出：春"祭先脾"，夏"祭先肺"，中央"祭先心"，秋"祭先肝"，冬"祭先肾"。五脏与时空的对应关系是脾—春，肺—夏，心—中央，肝—秋，肾—冬。其配属原理是根据《礼记·礼运》"死者北首，生者南乡"的原则，人面南而立，按照古人的时空方位观念，肺在上，配南方属夏、火；脾在左，配东方属春、木；肝在右，配西方属秋、金；心居中央以配土；肾在下，配北方属冬、水。对此，东汉郑玄解释说："《月令》祭四时之位，乃其五脏上下次耳。冬位在后而肾在下，夏位在前而肺在上，春位小前，故祭先脾，秋位小却，故祭先肝。肾也，脾也，俱在膈下，肺也，心也，肝也，俱在膈上，祭者必三，故有先后焉，不得同五行之气。"郑玄明确指出《月令》里五脏安排是按"上下次耳"来的，却不清楚《月令》正是战国时正宗五行体系，到东汉时五脏与五行的对应关系，有过一次重大变化，因而说"不得同五行之气"。唐·孔颖达对五脏与时空的配属原理，则从畜牲的三牢（牛、羊、猪）祭礼，以动物的头首向南，摆于祭礼上的方位而论："所以春位当脾者，牲立南首，肺祭在前，而当夏也；肾最在后，而当冬也；从冬稍前而当春，从肾稍前而当脾，故春位当脾；从肺稍却而当心，故中央主心；从心稍却而当肝，故秋位主肝。此据牲之五脏所在而当春、夏、秋、冬之位也。"虽然郑玄、孔颖达注疏有人、牲之别，但两者的共同点在于用实体脏器对应时空方位以祭祀。郭瑨等[1]从隐喻认知的角度研究人体水代谢时，认为土壤与胃、植被与脾、天空与肺、河流湖泊与膀胱形成了类比映射关系。而在论述选择脾、肺的原因，则借用了上述五脏时空配属关系，认为肺在南方居于上，可以据此将肺与天空相对应；脾属木，而植物在水循环中具有重要作用，植被茂盛的地方水气较重，那么脾与自然物相对应的应当是地表植物。很明显有将五脏实体-时空配属与五脏功能-五行配属混为一谈的嫌疑。

（三）中央-脾土配属模式的形成

中央-脾土的配属关系，可以说是人的社会、自然经验与生命体验的完美结合，而不仅仅是五行学说的内容。虽然在公元1世纪前后，五脏与五行的配属关系，从实体脏器的五行方位配属，发展到了五脏功能的五行特性配属[2]，形成了现在流行的肝木、心火、脾土、肺金、肾水模式，但在五行模式中，五脏的地位平等，不可能推演出重视脾土的思想。从中

①郭瑨，贾春华，赵勇.基于隐喻结构理论的中医水代谢分析[J].世界中医药，2016，11（11）：2240-2247.
②邢玉瑞.《黄帝内经》研究十六讲[M].北京：人民卫生出版社，2018：187-193.

国古代社会经验的角度而言，尚中思想无疑与四方/中心结构观有关，已如上述。从自然经验的角度而言，则与中国传统的农业生产有关，农耕社会的食物主要来源于土地，土地是最重要的生产资料。"土"作为农耕时代物质生活资料生产的基本物质条件，是人们生于斯、长于斯、作息居止于斯而不可须臾分离的生存的自然根基，由此也孕育了人们对万物生长的土地的崇拜，集中表现在古时就流行于皇家和民间的祀地、祭土地神的仪式。从人的生命体验的角度而言，古代在缺乏其他途径供给人体营养的情况下，饮食水谷就成为人体营养物质供给的唯一来源，况且疾病情况下口服作为治疗用药的主要途径，也要经过脾胃而发挥作用。因此，脾胃的功能正常与否，对人体生命活动而言就成为决定性因素。如《素问·平人气象论》云："平人之常气禀于胃，胃者平人之常气也。人无胃气曰逆，逆者死。"李中梓《医宗必读》卷一说："盖婴儿既生，一日不再食则饥，七日不食则肠胃涸绝而死。《经》云：安谷则昌，绝谷则亡。犹兵家之饷道也，饷道一绝，万众立散，胃气一败，百药难施。一有此身，必资谷气，谷入于胃，洒陈于六腑而气至，和调于五脏而血生，而人资之以为生者也。"《黄帝内经》及后世医家也正是从这一角度，来强调胃在人体的重要性。

　　正是基于上述三点认识，古代医家建构了中央-脾土模式，本篇无疑是较为完整的最早表述，《素问·玉机真脏论》则云："脾为孤脏，中央土以灌四傍。"这种思想《管子·四时》篇表述云："中央曰土，土德实辅四时入出"。一方面，由于土养万物，故不独主一个时令，而旺于四季；另一方面，土配方位之中央，中央以统驭四方；此外，五行要与一年时令固定相配，一年三百六十天要以五平均分配，则每一行各主七十二日。此说虽然将四个十八日即七十二日分配于脾土，似有固定时日相配，但其实质则在于强调脾土的重要性。由于土能生养万物，春、夏、秋、冬四时之物皆靠土养，故四时之中皆有土气；而脾主运化，转输水谷精微以营养全身脏腑组织，故五脏中皆有脾胃之气。因此，周慎斋《慎斋遗书》中提出"心之脾胃，肝之脾胃，肺之脾胃，肾之脾胃，脾胃之脾胃"的说法，以强调脾胃在五脏中的重要作用。

　　另外，杨晓媛[1]从隐喻认知的角度，研究了"土"作为始源域对中医脾胃理论及其相关治法建构的影响，从"土"类推脾胃的功能，主要有土生万物—脾胃化生气血营养四肢百骸，土化万物—脾胃化水谷，土输养分—脾运水湿散精微，土调节水体—脾统血；从"土"类推脾胃的病机，主要有土壤贫瘠不用-脾胃虚弱，土壤壅滞-胃强脾弱，土受水害-湿困脾胃；从"土"类推脾胃病证的治法，主要有土壤施肥灌水—补养脾胃气阴，天阳升腾土气—升发脾阳，疏松土壤—和降胃气，利土壤之水涝—化脾胃之湿，休耕及去除土壤杂草—"损谷则愈"。对理解和运用中医脾胃理论虽多有启发，但亦不乏牵强附会之处。

七、脾胃理论的后世发展

　　关于传统脾胃理论的后世发展，《叶天士临证指南·脾胃》华岫云按论之甚详，指出："脾胃之论，莫详于东垣。其所著补中益气、调中益气、升阳益胃等汤，诚补前人之未备。察其立方之意，因以内伤劳倦为主，又因脾乃太阴湿土，且世人胃阳衰者居多，故用参、芪

---

①杨晓媛.一个以"土"为始源域的中医概念隐喻认知系统的研究［D］.北京：北京中医药大学，2013.

以补中，二术以温燥，升、柴升下陷之清阳，陈皮、木香理中宫之气滞，脾胃合治。若用之得宜，诚效如桴鼓。盖东垣之法，不过详于治脾，而略于治胃耳。乃后人宗其意者，凡著书立说，竟将脾胃总论，即以治脾之药，笼统治胃，举世皆然。今观叶氏之书，始知脾胃当分析而论。盖胃属戊土，脾属己土，戊阳己阴，阴阳之性有别也。脏宜藏，腑宜通，脏腑之体用各殊也。若脾阳不足，胃有寒湿，一脏一腑，皆宜于温燥升运者，自当恪遵东垣之法。若脾阳不亏，胃有燥火，则当遵叶氏养胃阴之法。观其立论云：纳食主胃，运化主脾；脾宜升则健，胃宜降则和。又云：太阴湿土，得阳始运；阳明阳土，得阴始安。以脾喜刚燥，胃喜柔润也。仲景急下存津，其治在胃。东垣大升阳气，其治在脾。此种议论，实超出千古。故凡遇禀质木火之体，患燥热之症，或病后热伤肺胃津液，以致虚痞不食，舌绛咽干，烦渴不寐，肌燥熇热，便不通爽，此九窍不和，都属胃病也。岂可以芪、术、升、柴治之乎？故先生必用降胃之法，所谓胃宜降则和者，非用辛开苦降，亦非苦寒下夺，以损胃气。不过甘平，或甘凉濡润，以养胃阴，则津液来复，使之通降而已矣。此义即宗《内经》所谓六腑者，传化物而不藏，以通为用之理也。今案中所分胃阴虚、胃阳虚、脾胃阳虚、中虚、饥伤、食伤，其种种治法，最易明悉，余不复赘。总之，脾胃之病，虚实寒热，宜燥宜润，固当详辨。其于升阳二字，尤为紧要。盖脾气下陷固病，即使不陷，而但不健运，已病矣。胃气上逆固病，即不上逆，但不通降，亦病矣。故脾胃之治法，与各门相兼者甚多，如呕吐、肿胀、泄泻、便闭、不食、胃痛、腹痛、木乘土诸门，尤宜并参，互相讨论，以明其理可也。"

阳明脉解篇第三十

【导读】

科学的发展有时也会呈现出常人难以预料的机缘巧合,《黄帝内经》基于阳明-南方-离卦-心-脉之关联的模式推演,以及临床经验的检验与筛选,首先阐述了心与阳明胃病症相关的理论,历经《伤寒论》《肘后备急方》等历代医家的传承与发挥,而成为中医学重要的诊疗理论与方法之一。现代有关肠与脑、心血管系统关系的研究,与中医学心与阳明胃病症相关的理论暗合,不仅为其提供了新的实验证据,而且也为中医药通过调理胃肠功能治疗精神、神经系统等疾病的理论基础研究提供了新的思路。杨上善云:"十二经脉而别解阳明者,胃受水谷以资脏腑,其气强大,气和为益之大,受邪为病之甚,故别解之。"

【原文】

黄帝问曰:足阳明之脉病,恶[1]人与火,闻木音[2]则惕然[3]而惊,钟鼓不为动,闻木音而惊何也?愿闻其故。岐伯对曰:阳明者胃脉也,胃者土也,故闻木音而惊者,土恶木也。帝曰:善。其恶火何也?岐伯曰:阳明主肉[4],其脉血气盛,邪客[5]之则热,热甚则恶火。帝曰:其恶人何也?岐伯曰:阳明厥则喘而悗[6],悗则恶人。帝曰:或喘而死者,或喘而生者,何也?岐伯曰:厥逆连脏则死,连经则生。

帝曰:善。病甚则弃衣而走,登高而歌,或至不食数日,踰垣[7]上屋,所上之处,皆非其素所能也,病反能者何也?岐伯曰:四支[8]者,诸阳之本也,阳盛则四支实,实则能登高而歌[9]也。帝曰:其弃衣而走者何也?岐伯曰:热盛于身,故弃衣欲走也。帝曰:其妄言骂詈[10],不避亲疏者何也?岐伯曰:阳盛则使人妄言骂詈,不避亲疏,而不欲食,不欲食故妄走也[11]。

【校注】

〔1〕恶(wù务)：厌恶，怕。

〔2〕木音：古代八音之一。《周礼·春官·大师》："皆播之以八音：金、石、土、革、丝、木、匏、竹。"八音是中国古代对乐器的统称，通常为八种不同材质所制，如钟、铃等属金类，磬属石类，埙属土类，鼓属革类，琴、瑟属丝类，柷、敔属木类，笙、竽属匏类，管、箫属竹类。

〔3〕惕(tì替)然：惶恐貌。

〔4〕肉：《甲乙经》卷七"肉"上有"肌"字。

〔5〕客：用作动词。即侵袭。

〔6〕悗：郁闷，烦闷。丹波元简："按《集韵》悗、懑、宛、惋同，音郁，心所郁积也。"《甲乙经》卷七"悗"作"闷"，《太素》卷八"悗"作"悗"。

〔7〕踰垣：越墙。

〔8〕四支：即四肢。

〔9〕而歌：此2字原错简于下文"不避亲疏"之后，据《甲乙经》卷七改。

〔10〕骂詈：骂，斥骂。詈，诟骂。

〔11〕而不欲食……故妄走也：《甲乙经》卷七无此11字。按黄帝并无此问，疑衍。

【释义】

本篇主要是对《灵枢·经脉》足阳明经病症病因病机的解释，原文从经脉脏腑气血盛衰、阴阳五行的角度，阐释了足阳明经病症出现神志症状的机理。阳明胃属土，闻八音之木音而惊者，因木克土之故。阳明为多气多血之经，邪气入客则血气壅滞化热，热盛故恶火。如姚止庵所云："阳明本多气血，邪客之则热益甚，故恶火。"由于火热内盛，热扰心神，故见心胸烦闷，恶人打扰；甚或神识混乱而见踰垣上屋，登高而歌，弃衣而走，妄言骂詈，不避亲疏等狂证，诚如《素问·至真要大论》云："诸躁狂越，皆属于火。"腑气不通，浊气上逆，导致肺气肃降失常，故见气喘。森立之注云："此诸证，并是邪热与阳气相抗争之所为，犹饮酒大醉人改易其精神，恰如狂人，骂詈奔走，或至不食数日者然也。是无他，胃气盛溢，则引及五脏，肝心尤先被漂摇，为之蒙昧，故为发狂诸证也。"

足阳明经病症预后的好坏，视其是否涉及内脏而有生死之别。"厥逆连脏则死，连经则生。"张志聪解释说："盖手太阴之脉还循胃，阳明之络通于心，如热邪厥逆于上，干于心肺之经而为喘悗者生，干于心肺之脏则死矣。"黄元御云："阳明以下行为顺，阳明厥逆，胃口填塞，肺气壅阻，则喘促烦乱，是以恶人，以其助烦也。厥逆连脏，则气闭而死，连经则经闭而脏通，是以生也。"二说可互参。《金匮要略·脏腑经络先后病脉证》论"卒厥"曰："问曰：寸脉沉大而滑，沉则为实，滑则为气，实气相搏，血气入脏即死，入腑即愈，此为卒厥，何谓也？师曰：唇口清，身冷，为入脏，即死；如身和，汗自出，为入腑，即愈。"尤在泾解释云："五脏者，藏而不泻，血气入之，卒不得还，神去机息，则唇青身冷而死；六腑者，传而不藏,血气入之,乍满乍泻,气还血行,则身和汗出而愈。"其义与本篇所论可谓相互发明。

【知识链接】

一、木音简介

木音为古代八音之一,《尚书·尧典》云:"三载,四海遏密八音。"孔传:"八音:金、石、丝、竹、匏、土、革、木。"《周礼·春官·大师》:"皆播之以八音:金、石、土、革、丝、木、匏、竹。"郑玄注:"金,钟、镈也;石,磬也;土,埙也;革,鼓、鼗也;丝,琴、瑟也;木,柷、敔也;匏,笙也;竹,管、箫也。"

柷(zhù 祝),古代打击乐器,木制,形如方斗,以木棒击奏,用于宫廷雅乐,表示乐曲开始。相传是夏启所作,迄今已有四千多年的历史。《尔雅·释乐》云:"所以鼓柷谓之止。"郭璞注:"柷如漆桶,方二尺四寸,深一尺八寸,中有椎柄,连底挏之,令左右击。止者,其椎名。"传世清代柷,通高约50cm,每边长65cm(图30-1)。

敔(yǔ 与),古代的一种打击乐器,木制,形如伏虎,背有锯齿形薄木板,用一支一端劈成数根细茎的竹筒,逆刮虎背的锯齿演奏,凡3次,作为乐曲的终结,用于宫廷雅乐。传世清代敔,长68.5cm 高32.5cm(图30-2)。

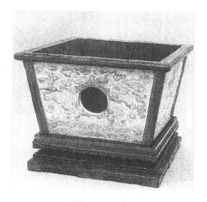

图30-1 柷

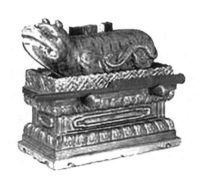

图30-2 敔

二、"四肢者,诸阳之本"诠释

"四肢者,诸阳之本",古代医家多从经脉气血循环的角度加以解释,如王冰曰:"阳受气于四肢,故四肢为诸阳之本。"此后,张介宾、张志聪等皆本此说。高世栻解释说:"手之三阳,从手走头,足之三阳,从头走足,故四肢者,诸阳之本也。"二者看似不同,其本质则一致。《灵枢·终始》篇说:"阴者主脏,阳者主腑,阳受气于四末,阴受气于五脏。"即阳经中的气血,源始于四肢末端,由四肢流向六腑而终于五脏;阴经中的血气,则源始于五脏，由五脏流向躯干，终于四肢末端而与阳经交接。王玉川[①]将此概括为"阴出阳入循环学说"。并认为凡是涉及"四肢为诸阳之本"的生理、病理，只能用这种阴出阳入循环学说方可讲通，否则就很难做出合乎逻辑的圆满解释。

由于现代人不了解此阴出阳入循环学说，故对"四肢者，诸阳之本"理解多有歧义，有以"本"为"末"之误者；或认为"本"为"夲"（《说文》："进趋也，从十犹兼人也。"）之误；或认为"四肢"为"脾胃"的代名词，"四肢为诸阳之本"实际上是指"脾胃为诸阳之本"，大多缺乏充分的理据。洪素兰[②]认为阳气是本，四肢是标，究其文义而言，四肢本于诸阳。从生理而论，四肢禀天阳之气、脏腑阳气等以为动用；从病理来讲，阳气或盛或衰，四肢便发狂、肿、痰、痹诸疾。故四肢随阳而动，阳气充，则四肢有力或温暖；阳气衰，则四肢无力或厥冷；阳气盛，则四肢躁动或消烁。如此则将"诸阳"理解为人体所有的阳气。

另外，结合《灵枢·经脉》"唇舌者，肌肉之本也，脉不荣则肌肉软，肌肉软则舌萎人中满，人中满则唇反，唇反者肉先死"，以及《灵枢·五变》"颧骨者，骨之本也，颧大则骨大，颧小则骨小"的论述体例，"本"也可理解为标记、标志，是用以观察本体整体状态的一个局部。如此，则四肢即为观察人体阳气盛衰的标志。结合临床阳气亢盛则四肢热，阳气虚衰或阻遏则四肢逆冷的实际，此可谓另一种解读。《素问·通评虚实论》也说："手足温则生，寒则死。"《伤寒论》第288条云："少阴病，下利，若利自止，恶寒而蜷卧，手足温者，可治。"第368条云："下利后，脉绝，手足厥冷，晬时脉还，手足温者生。"即将这一理论用之临床的实例。

三、足阳明脉与神志病症的关系

关于足阳明脉与神志病症的关系，本篇提出足阳明病常见心胸烦闷，恶人打扰，甚或登高而歌，弃衣而走，妄言骂詈等神志症状，《黄帝内经》多篇原文也有所论述与解释，如《灵枢·经脉》《素问·四时刺逆从论》《素问·脉解》《素问·刺腰痛》等。究其原因，大致也可从理论推演与临床经验两方面加以阐释。从理论推演的角度而言，阳明脉与脏腑的关系，有一个从心到胃的演变过程。就阳明之命名而言，《灵枢·阴阳系日月》云："此两阳合于前，故曰阳明。""两火并合，故为阳明。"《素问·至真要大论》亦云："帝曰：阳明何谓也？岐伯曰：两阳合明也……两阳合明，故曰明。"黄龙祥[③]认为"所谓'两阳合明''两火并合'系直接取自《易经》'离'卦的卦象"。《说卦传》云："离为火，为日。"即离卦取象于火、日，而离卦是由两个火卦重合而成，故《象》曰："明两作，离。"孔颖达《周易正义》曰："今'明'之为体，前后各照，故云'明两作，离'。是积聚两明，乃作于'离'。"即《黄帝内经》所言之"两阳合明""两火并合"。而离卦正与前面之南方相配，如《说卦传》云："离也者，明也，万物皆相见，南方之卦也。圣人南面而听天下，向明而治，盖取诸此也。"《素问·阴阳离合论》正是以此方位论三阴三阳之划分，指出："圣人南面而立，前曰广明，后曰太冲。"王冰注谓："广，大也。南方丙丁，火位主之，阳气盛明，故曰大明也。向明治物，故圣人南面而立。《易》曰：相见乎离。盖谓此也。然在人身中，则心脏在南，故谓前曰广明。"

①王玉川.运气探秘[M].北京：华夏出版社，1993：67-68.
②洪素兰."四肢者诸阳之本"探源[J].中医函授通讯，1994，（4）：12-13.
③黄龙祥.中国针灸学术史大纲[M].北京：华夏出版社，2001：281.

如此，则将阳明脉通过离卦之中介与心相关联。《灵枢·九宫八风》正以离卦配南方与心，指出："风从南方来，名曰大弱风，其伤人也，内舍于心，外在于脉，气主热。"《太素》九宫八风图扩展其内容，以离卦配南方、丙午、夏至、主热；在人内应心，外应脉，身形应膺喉首头。《素问·脉解》借助汉代易学的卦气说，从四时阴阳变化的角度，将阴阳变化-干支-历法-经脉-病症联为一体，以解释六经病症的机理，其对阳明脉病症的解释曰："阳明者午也，五月盛阳之阴也。"杨上善云："阳明，三阳之长也，午为五月，阳之盛也，在于广明，故曰阳明。五月盛阳，一阴爻生，即是阳中之阴也。"明显也是基于上述之关联关系的说明。《素问·阳明脉解》始提出："阳明者胃脉也，胃者土也。"明确以阳明属于胃，且用五行学说进行解说。《素问·太阴阳明论》不仅以阳明属于胃，而且还体现了脏腑表里相合的思想，反映了藏象学说定型期的特征。由此可见，由于时代的差异、解释的角度不同，人们对同一医学现象给出了不同的理论解释。

当然，理论推演的结果尚待临床实践经验的检验与筛选，没有经验事实的支持，其推演结果势必遭到淘汰。临床上阳明经脉及其胃腑的病症常见神志障碍的症状，《素问·逆调论》即言："胃不和则卧不安。"阐述了胃腑失和与失眠的关系。《素问·厥论》中论述了六经脉之厥状病态，唯独阳明致脑神失常，言及"阳明之厥，则癫疾欲走呼，腹满不得卧，面赤而热，妄见而妄言"。《伤寒论》认为邪犯阳明多正盛邪实之实热，壅滞经络，邪气下降不畅，实热浊毒循经上扰心神，而表现为烦躁、懊憹、谵语、神昏、狂乱，或瘀血内结，新血不生，脑神失养而表现为喜忘。如《伤寒论》238条云："阳明病，下之，心中懊憹而烦，胃中有燥屎者可攻。"212条云："伤寒若吐、若下后，不解，不大便五六日，上至十余日，日晡所发潮热，不恶寒，独语如见鬼状。若剧者，发则不识人，循衣摸床，惕而不安……脉弦者生，涩者死。微者但发热谵语者，大承气汤主之。"237条云："阳明证，其人喜忘者，必有蓄血。所以然者，本有久瘀血，故令喜忘。屎虽硬，大便反易，其色必黑者，宜抵当汤下之。"森立之对《素问·四时刺逆从论》阳明脉异常病候机理的解释，即结合《伤寒论》所论，从临床经验的角度加以阐述，认为"脉痹身热者，是为阳明胃经有余之邪实热病，即《伤寒论》所云'阳明胃家实'之证是也。[眉]脉痹，即血痹也"。而解释"时善惊"则云："盖水饮迫于心窍，则必发惊证。柴胡加龙蛎之烦惊，救逆汤之惊狂，太阳伤寒者，加温针必惊之类，可以征也。"现代学者研究发现电针足阳明胃经足三里穴、手少阴心经神门穴均可改善抑郁症大鼠病理状态，具有防治抑郁症的作用，其机理与海马CREB含量增加有关，而电针足三里穴对整个海马组织CREB含量增加的影响强于电针神门穴[①]。由此可见，基于临床经验的检验与筛选，是阳明脉与神志病症相关的理论确立，并得到后世医家传承与发挥的重要前提条件，正是基于经验事实的支持，《灵枢·动输》还总结出"胃气上注于肺，其悍气上冲头者，循咽，上走空窍，循眼系，入络脑"的脉络联系。

历史往往有常人难以预料的机缘巧合，中医学除上述对阳明脉、腑与神志关系的认识外，晋代葛洪《肘后备急方》中有运用粪汁治病的记载："饮粪汁一升，即活。"粪汁新鲜者葛洪谓之黄龙汤，陈久者历代医家谓之金汁（粪清用棉纸过滤后贮藏一年以上的粪汁），并且中医认为金汁入心、胃、小肠，因此在临床运用方面既可以治疗温热暑疫，还可以缓解意

---

①杨丹.脾胃为五脏藏神关键及针刺足三里干预抑郁症的理论与实验研究[D].北京：北京中医药大学，2013.

识不清、发狂等症状。《伤寒论》180条云:"阳明之为病,胃家实是也。"《灵枢·本输》曰:
"大肠、小肠,皆属于胃。"一般认为"胃家"实赅胃与大肠而言[①]。现代研究认为神经系统
与胃肠道之间在起源与功能上,有较为密切的关系,两者信息传递物质的产生、释放和作
用等方面都具有一些共同点,并具有双向的反射回路,脑与胃肠道组织之间的这种广泛联
系被称为脑-肠轴。近年又提出了"肠道微生物-肠道-脑轴"的概念,认为肠道菌群不仅与
脑发育有关,胎儿出生后,环境中的微生物在胎儿肠道内定植并且在大脑的发育过程中起
着非常重要的作用,肠道菌群参与多种维生素和脂肪酸的合成,并可调节脑源性神经营养
因子(BDNF)、突触素、突触后密度蛋白(PSD-95)等多种影响大脑发育及大脑可塑性的
营养因子或蛋白质。而且肠道菌群可以调节机体的情绪、认知、疼痛和睡眠等,并与阿尔茨
海默病、帕金森、多发性硬化、脑卒中、焦虑抑郁和孤独症等多种疾病密切相关,也是多种
神经系统疾病发生和发展的关键调节者[②、③]。"肠道微生物-肠道-脑轴"机制主要通过以
下三种方式来调节大脑功能:一是肠道微生物直接产生神经递质通过肠神经细胞上行至
中枢神经系统;二是肠道微生物代谢产物刺激肠内分泌细胞产生神经肽类和胃肠激素类
物质,影响大脑功能;三是肠道微生物或其代谢产物直接刺激肠道免疫系统,产生干扰素
类物质干扰大脑免疫反应[④](图30-3[⑤])。大量的研究证据表明肠道微生物可通过刺激迷[⑥]

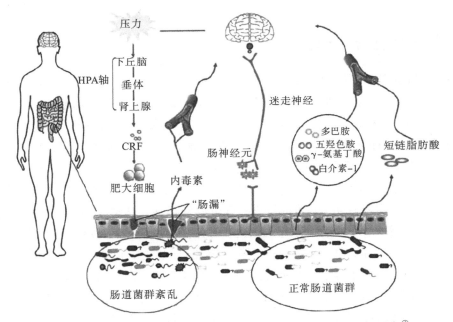

图 30-3　肠道菌群-肠-脑轴:菌群与机体双向互动交流的新通路[⑥]

①熊曼琪.伤寒学[M].北京:中国中医药出版社,2003:199.

②吴巧凤,尹海燕,徐广银,等.肠道菌群与脑科学[J].世界华人消化杂志,2017,25(20):1832-1839.

③刘萍,罗本燕.肠道微生态与中枢神经系统疾病的相关性[J].中国神经精神疾病杂志,2016,42(4):251-254.

④冉淦侨,戴佳锟,肖潇,等."肠道微生物-肠道-脑轴"机制——肠道微生物干预神经退行性病变研究进展[J].现代生物医学进展,2018,18(14):2792-2798.

⑤Ho P, Ross DA. More than a gut feeling: the implications of the gut microbiota in psychiatry. Biol Psychiat, 2017, 81: e35-e37.

⑥李波,侍荣华,李宗杰.肠道菌群-肠-脑轴与心身疾病的相互关系[J].生理科学进展,2018,49(3):221-226.

走神经、调节下丘脑–垂体–肾上腺轴功能、参与调节机体免疫系统、合成分泌神经递质、产生多种自身代谢产物（如短链脂肪酸、Lip-id456、BDNF等小分子物质）机制参与中枢神经系统自身免疫性疾病、癫痫、神经变性疾病、抑郁症、自闭症、精神分裂症的发病过程[1]。因而调整肠道菌群结构有望成为治疗相关疾病的新靶点，粪便微生物群移植也给相关疾病的治疗带来了新的方向。同时"肠道微生物–肠道–脑轴"的提出，也将为通腑泄热法治疗神经、精神疾病的机制，以及针灸调节胃肠功能的效应与针刺调理胃肠功能治疗脑病的理论基础研究提供了新的思路。李建香等[2]即提出脑–肠轴为阐明通腑泄热法治疗中风的机制奠定了基础，脑肠肽是研究通腑泄热法治疗中风的物质基础，而肠道菌群则是治疗的重要靶点。认为机体通过脑–肠轴调节脑肠功能，形成脑肠互动，脑肠肽、肠道菌群在其中发挥重要作用，可为脑肠相关疾病的防治研究提供新思路。

综上所述，中医对心与阳明胃病症关系的认识，一方面来源于阳明–南方–离卦–心–脉之关联的模式推演，与中国古代哲学有着密切的关系；另一方面，基于临床经验的检验与筛选，是心与阳明胃病症相关理论确立，并得到后世医家传承与发挥的重要前提条件；现代有关肠与脑、心血管系统关系的研究，不仅为中医古老的理论提供了新的实验证据，而且也为中医药通过调理胃肠功能治疗精神、神经以及心血管系统等疾病的理论基础研究提供了新的思路。

四、癫狂从阳明论治

本篇提出阳明实热可导致心胸烦闷，甚或踰垣上屋，登高而歌，弃衣而走，妄言骂詈，不避亲疏等神明狂乱之症，森立之解释云："此篇一章，说阳明热实邪盛之病，而其邪实者即为正气之虚，其正虚不甚而邪盛者为阳实之证，宜用承气之类也……病甚以下数证并属狂证，伤寒内因诸狂证与此同理，宜活看也。此狂证系之于胃，不系心家，可知瘟疫之脉证之狂而非失心之狂者也。"明确指出此狂乱病症乃阳明实热所致，治疗当用承气汤类。古今医家也常用承气汤类治疗阳明实热的精神狂躁，失眠谵妄等病症。如《卫生宝鉴》载罗谦甫医案云："甲寅岁四月初，予随斡耳朵，行至界河里住。丑厮兀阑病五七日，发狂乱，弃衣而走，呼叫不避亲疏，手执溺乳，与人饮之。时人皆言风魔了。巫师祷之，不愈而反剧。上闻，命予治之。脉得六至，数日不得大便，渴饮溺乳。予思之，北地高寒，腠理致密，少有病伤寒者。然北地此时，乍寒乍热，因此触冒寒邪，失于解利，因转属阳明证。胃实谵语，又食羊肉以助其热，两热相合，是谓重阳则狂。阳胜宜下，急以大承气汤一两半，加黄连二钱，水煎服之。是夜下利数行，燥屎二十余块，得汗而解。翌日再往视之，身凉脉静。"

①龚雪，周东，洪祯.肠道微生物与神经及精神疾病的研究现状［J］.中国微生态学杂志，2018，30（3）：350-357.
②李建香，过伟峰，傅淑平，等.基于脑肠互动探讨通腑泻热法治疗中风的机制［J］.中医杂志，2018，59（4）：292-295.

热论篇第三十一

【导读】

发热作为临床最为常见的情况，而引起古代医家的高度重视与研究。如何科学地认识外感发热性疾病，掌握其传变规律，分类其证候，即成为医学必须率先解决的问题之一。《黄帝内经》将外感发热性疾病总归为一类，称之为热病或广义伤寒，研究其共同的发病与传变规律，以及诊治原则与方法，其中专门论述热病的篇章有《素问》的《热论》《刺热》《评热病论》《水热穴论》和《灵枢》的《热病》《寒热病》等。本篇系统论述了外感热病的概念、病因病机、传变规律、六经证候特点、治疗大法、预后及饮食宜忌等问题，形成了外感热病较为系统的理论体系，对后世中医外感热病理论的发展有着深远的影响。

【原文】

黄帝问曰：今夫热病者，皆伤寒[1]之类也，或愈或死，其死皆以六七日之间，其愈皆以十日以上者，何也？不知其解，愿闻其故。岐伯对曰：巨阳[2]者，诸阳之属也，其脉连于风府[3]，故为诸阳主气也[4]。人之伤于寒也，则为病热，热虽甚不死。其两感[5]于寒而病者，必不免于死。

【校注】

〔1〕伤寒：指感受四时邪气引起的外感热病，为广义伤寒。
〔2〕巨阳：即太阳。
〔3〕风府：督脉经穴位，在项后正中入发际一寸处。为足太阳、督脉、阳维脉会合之处。
〔4〕巨阳……故为诸阳主气也：《读素问钞》将此移于"伤寒一日，巨阳受之"之下。可参。

〔5〕两感：表里两经同时感受邪气发病。如太阳与少阴两感，阳明与太阴两感，少阳与厥阴两感。

【释义】

本段原文论述了外感热病的概念、病因病机和预后。

一、热病的概念

"今夫热病者，皆伤寒之类也"，明确指出一切外感热病，皆属于伤寒的范畴。《难经·五十八难》指出："伤寒有五：有中风，有伤寒，有湿温，有热病，有温病。"这里前一"伤寒"为广义伤寒，是一切外感热病的总称。后一"伤寒"为狭义伤寒，指感受寒邪而致发热性疾病。很明显，本篇所论伤寒是指感受四时邪气引起的外感热病。一般认为，称外感病为"热病"是从症状而言；称外感病为"伤寒"是从其病因而言，因为从日常生活经验而言，人们最容易觉察到引起发热的原因是气候的寒冷变化。

二、外感热病的预后

外感热病的预后，取决于邪正斗争的力量对比。若寒邪束表，正气强而邪气盛，邪正交争，热甚而正气未衰，预后良好，所谓"热虽甚不死"。若表里两经同时感受邪气发病，邪盛正虚，病情复杂，传变迅速，则预后较差，所谓"必不免于死"。这里的"死"与"不死"，仅是相对而言，意指病情的轻重，预后的吉凶。

【知识链接】

一、外感热病取名为"伤寒"的原因

本段原文中"热病"与"伤寒"互称，提出广义伤寒的概念，对后世外感热病的研究有重要影响，如《伤寒论》即直接引用了这一概念，并在此基础上创立了伤寒六经辨证论治的理论体系。

外感热病何以取名"伤寒"？历代医家认识不一，大致有三种不同说法：一是因人体感受寒邪则发热，"人之伤于寒也，则为病热"，发热是外感病的共有症状，叫"热病"是从症状而言，称"伤寒"是从病因而言，故"伤寒"和"热病"之名可以相互并称。如杨上善云："夫伤寒者，人于冬时，温室温衣，热饮热食，腠理开发，快意受寒，腠理因闭，寒居其□□□寒极为热，三阴三阳之脉、五脏六腑受热为病，名曰热病。斯之热病，本因受寒伤多，亦为寒气所伤，得此热病，以本为名，故称此热病，伤寒类也。"二是认为寒邪代称六淫，泛指外邪。如森立之云："凡邪气入于肌肉，必与血气相搏，故发热……此总括风寒暑湿,故云皆伤寒之类也。皆字、类字并可着眼,盖发热之病其因非一,故曰皆。中于人之邪不啻风寒,故曰伤寒之类也。即是外感总称之伤寒也。"三是认为太阳为寒水之经,六经之藩篱,统摄人身营卫,外邪伤人,太阳寒水之经首当其冲,若从发病而言,外感病则可命曰"伤寒"。本文篇首论及发热机理时说:"巨阳(太阳)者,诸阳之属也,其脉连于风府,故为诸阳主气也。"又说:"伤寒一日,巨阳受之。"故陈修园说:"太阳主一身之表,司寒水之经,凡病自外来者,皆谓伤寒,非寒热之寒也。"上述三种解说,当以第一种为妥。从人类对疾病认识的发展而言,人们最明显的感受是受凉以后往往导致发热,犹如今人仍然在日常生活中将感冒称之为受凉。另一方面,古人经过长期大样本的观察发现,恶寒发热常常是疾病发生的初始症状,并且常常是旧病复发或病情恶化的先兆,古人发现外邪侵犯人体,都有一个共同的初始症状——恶寒,如《素问·调经论》说:"邪客于形,洒淅起于毫毛,未入于经络也,故命曰神之微。"《素问·皮部论》言:"邪之始入于皮也,泝然起毫毛,开腠理。"《素问·骨空论》曰:"风从外入,令人振寒,汗出头痛,身重恶寒。"《灵枢·刺节真邪》也说:"虚邪之中人也,洒淅动形,起毫毛而发腠理。"而且恶寒越重,发热也越重。由此认为百病初始症状恶寒发热的病因为寒邪,由"先病者为本",自然推导出寒邪为引起疾病的主要原因,自然也是引起发热的最主要因素。如丹波元简《素问记闻》所说:"盖热病固多,而特以伤寒为首,其他皆为伤寒之类也者,六气之中,独寒邪之伤人最多故也。"而称太阳为寒水之经,则是清代六经气化说的产物,即将伤寒六经与运气学说之三阴三阳六气相联系,太阳为寒水,阳明为燥金,少阳为相火等,以此称太阳为寒水之经。由此可见,该说与《黄帝内经》称外感发热病为伤寒,没有本质上的联系。故第二、三种解说,大多为古代医家的臆说。

《难经·五十八难》说:"伤寒有五:有中风,有伤寒,有湿温,有热病,有温病。"据以上说法可知,伤寒范围极广,泛指外感六淫邪气所伤而引起的一切病证的总称。如王焘说:"此病方家称为伤寒,而所以为外感之总称也。"伤寒,同时也包括现代所说的多种传染性疾病。如《千金方》引用《小品方》说:"伤寒,雅士之称,云天行、温疫,是田舍号耳。"再如张仲景《伤寒论》自序说,其宗族在十年之内,死亡三分之二,伤寒十居其七,可见伤寒是包括传染病在内的所有外感疾病。

二、"热虽甚不死"的临床意义

本段指出发热是外感病邪正交争,正气不衰的表现,诚如《素问·调经论》论外感发热的机理说:"上焦不通利,则皮肤致密,腠理闭塞,玄府不通,卫气不得泄越,故外热。"由此提示我们治疗外感热病时要因势利导地投以解表发散之品,借药力鼓动正气以驱逐外邪,而不要见热就妄用寒凉,以防寒凉冰伏,邪气难以外泄。

王庆其治一患者,发热3天,最高达39.2℃,头身困重,恶寒无汗,小有咽痛,偶有咳嗽,痰多色黄白。二便可,舌淡胖,苔薄腻,脉浮滑。乃寒湿束表,为《内经》之伤寒之类也。高热3天,提示正气尚盛,故以发汗祛邪论治。拟方如下:麻黄9g,桂枝10g,银花20g,连翘15g,桔梗15g,苡米30g,荆芥10g(后下),牛子10g,大豆黄卷10g,甘草6g。每日服2剂。次日复诊,诉汗出热退身凉,唯见咳嗽痰多,仍略觉头重。遂原方去麻黄、桂枝,加青陈皮各9g，薄荷10g（后下），玉蝴蝶9g，滑石30g，继服2剂而愈（《王庆其内经讲稿》）。

【原文】

帝曰：愿闻其状。岐伯曰：伤寒一日[1]，巨阳受之，故头项痛，腰脊强。二日阳明受之，阳明主肉，其脉侠鼻络于目，故身热[2]，目疼而鼻干，不得卧也。三日少阳受之，少阳主胆[3]，其脉循胁络于耳，故胸胁痛而耳聋。三阳经络皆受其病，而未入于脏[4]者，故可汗而已。四日太阴受之，太阴脉布胃中，络于嗌，故腹满而嗌干。五日少阴受之，少阴脉贯肾络于肺，系舌本，故口燥舌干而渴。六日厥阴受之，厥阴脉循阴器而络于肝，故烦满而囊缩[5]。三阴三阳，五脏六腑皆受病，荣卫不行，五[6]脏不通，则死矣。

其不两感于寒者，七日[7]巨阳病衰，头痛少愈。八日阳明病衰，身热少愈。九日少阳病衰，耳聋微闻。十日太阴病衰，腹减如故，则思饮食。十一日少阴病衰，渴止不满[8]，舌干已而嚏。十二日厥阴病衰，囊纵，少腹微下[9]，大气[10]皆去，病日已矣。

帝曰：治之奈何？岐伯曰：治之各通其脏脉[11]，病日衰已矣。其未满三日者，可汗而已；其满三日者，可泄而已[12]。

帝曰：热病已愈，时有所遗[13]者，何也？岐伯曰：诸遗者，热甚而强食之，故有所遗也。若此者，皆病已衰，而热有所藏，因其谷气相薄[14]，两热相合，故有所遗也。帝曰：善。治遗奈何？岐伯曰：视其虚实，调其逆从[15]，可使必已矣。帝曰：病热当何禁之？岐伯曰：病热少愈，食肉则复，多食则遗，此其禁也。

【校注】

〔1〕一日：与下文二日、三日、四日、五日、六日，都是指外感热病传变的次序及发展的阶段，不能理解为具体的日数。

〔2〕身热：张介宾："伤寒多发热，而独此云身热者，盖阳明主肌肉，身热尤甚也。"

〔3〕胆：《甲乙经》卷七、《太素》卷二十五均作"骨"。当从。《新校正》云："按全元起本'胆'作'骨'。元起注云：'少阳者肝之表，肝候筋，筋会于骨，是少阳之气所荣，故言主于骨。'"丹波元简："且《灵》经脉篇云胆主骨，如阳明不云主胃，而云主肉，则理宜于少阳亦云主骨。盖太阳主皮肤，阳明主肉，少阳主骨，从外而内，殆是半表半里之部分，故改胆作骨，于义为长。"

〔4〕脏：《新校正》云："按全元起本脏作腑。"《太素》卷二十五、《甲乙经》卷七亦作"腑"。似是。

〔5〕烦满而囊缩：心中烦闷而阴囊收缩。满，同"懑"，烦闷之意。

〔6〕五：《太素》卷二十五作"府"。

〔7〕七日：与下文八日、九日、十日、十一日、十二日都是指热病过程中，正气恢复，邪气渐退，病情转愈的次序规律，并非具体日数。

〔8〕不满：丹波元简："《甲乙》《伤寒例》并无'不满'二字。简按上文不言腹满，此必衍

文。"可从。

〔9〕囊纵,少腹微下:阴囊收缩与少腹拘急的症状渐见舒缓。

〔10〕大气:指邪气。王冰:"大气,谓大邪之气也。"

〔11〕各通其脏脉:即疏通调治病变所在的脏腑经脉。

〔12〕其未满三日者……可泄而已:杨上善:"未满三日,热在三阳之脉,皮肉之间,故可汗而已;三日以外,热入脏腑之中,可服汤药泄而去也。"

〔13〕遗:指热邪遗留,迁延不愈。

〔14〕薄:通"搏",互相冲突扭结之意。

〔15〕逆从:偏义词,偏"逆",反常之意。

【释义】

本段原文主要论述外感热病的六经分证、传变规律、治疗大法及预后禁忌。

一、六经分证

本段原文对六经证候的归纳,主要以各经脉的循行部位为依据,其证仅限于足之六经,未涉及手之六经,而且六经病皆为实证、热证,未涉及虚证、寒证。现将三阴三阳病症归纳如下表(表31-1)。

表31-1 伤寒三阴三阳病症表

病传次第	六经	阴阳序	经脉循行部位	症状
一日	太阳经	三阳	从巅入络脑,下项,挟脊抵腰中	头项痛,腰脊强
二日	阳明经	二阳	挟鼻,络目	目痛鼻干,身热不得卧
三日	少阳经	一阳	循胁,络于耳	胸胁痛而耳聋
四日	太阴经	三阴	布胃中,络于嗌	腹满而嗌干
五日	少阴经	二阴	贯肾,络于肺,系舌本	口燥,舌干而渴
六日	厥阴经	一阴	循阴器,络于肝	烦满,囊缩

二、传变规律

外感热病的传变规律是由表入里,由三阳入三阴,其先后次序是太阳、阳明、少阳、太阴、少阴、厥阴。单经感邪的外感热病,其病证有一定的转愈规律,各经症状的缓解时间大约是在受病后的第七天,说明外感热病在演变过程中有一定的自愈倾向。张仲景具体指出了太阳病传与不传的症状特点,《伤寒论》第4条说:"伤寒一日,太阳受之,脉若静者为不传。颇欲吐,若躁烦,脉数急者,为传也。"张氏还结合临床实践,提出了越经、直中、合病、并病等多种传变形式,更加全面地概括了外感热病复杂多变的传变规律。

三、治疗大法

外感热病的治疗大法为"各通其脏脉"，即疏通调治病变所在脏腑的经脉。"其未满三日者，可汗而已；其满三日者，可泄而已。"提示邪在表当用发汗解表法，热邪在里当用清泄里热法，体现了外感热病的治疗以祛邪为主的原则。需要说明的是，这里的汗法、泄法，是指针刺治疗而言，如顾尚之《素问校勘记》引程郊倩语："汗、泄二字俱是刺法，刺法有浅有深，故云可汗可泄。"

四、热病遗、复的病因病机及饮食宜忌

外感热病之遗，是指病邪遗留，余热未尽。遗热的发生，是因热病稍有好转，勉强进食，以致邪热与谷气相搏，使病情迁延，余热不清。复，指病愈而复发，乃因热病后过早食肉所致。提示热病后期，不可多食或过早进食油腻类食物，诚如姚止庵所说："病热少愈，胃气尚虚，食肉难化，郁而助热，热病当复发如故矣。肉固不可多食，凡不可多食者而多食之，则病热有所遗焉，当禁者也。"遗、复的治疗原则为"视其虚实，调其逆从"，即辨其虚实而予以或补或泻，或补泻兼施。

【知识链接】

一、本篇与《伤寒论》的关系

本篇奠定了中医外感热病的理论基础，对后世影响甚大。《伤寒论》即在本篇的基础上，结合临床实践经验加以丰富和发展。张仲景根据本篇"今夫热病者，皆伤寒之类也""人之伤于寒者，则为病热"之说，认为所伤之寒为病因，发热则是因寒所致的症状，于是按其病因对疾病命名，用伤寒概称所有的外感发热病证，故名曰《伤寒论》。《伤寒论》的六经分证沿用了本篇中以六经为纲领的辨证方法，但二者有明显区别：本篇以经脉病症为中心，范围较小，只提到实热证而无虚寒证。《伤寒论》以辨证论治为核心，以八纲的内容（虽未明确提出）为纲领，根据病位、病性、抗病能力将复杂多变的外感热病归纳在六经病证之中，使之条目清晰，井然有序；其二，从本篇所说的三阳经证看，相当于《伤寒论》中六经病中的太阳证；三阴经证相当于阳明证。故本篇说："其未满三日者，可汗而已；其满三日者，可泄而已。"而《伤寒论》结合临床实践，补充了外感热病后期出现的虚证和寒证，丰富和发展了本篇的证候分类。在症状归纳方面二者亦同中有异。

本篇与《伤寒论》对外感热病传变规律的认识原则上是一致的，由于感受外邪发病，所以疾病传变的总规律是从表入里，由阳入阴。本篇中论及了循经以次相传和表里两经同时受病两种。《伤寒论》在循经传变的基础上，又提出了"越经""直中""合病""并病"等多种形式。另外，对本篇中提到日传一经的说法不可拘泥。在治疗方面，本篇只提及汗、泄二法，《伤寒论》提出了汗、吐、下、和、温、清、消、补八法，并且方药俱备，不仅为后世治疗外

感热病提供了借鉴,而且成为辨证论治和方书之祖。总之,张仲景遵古而不泥古,他在本篇的基础上,结合临床实践,有很大的丰富和发展。

清代医家汪琥[①]对本篇与《伤寒论》的关系概括甚为精当,指出:"《内经·热论》一篇,乃伤寒之根本也。张仲景著《伤寒论》,其六经传变,即从此篇之文而推广之。故凡治伤寒者,必先明究《内经·热论》,后读仲景《伤寒》,庶几学有源流,心有主宰。"

二、热病遗、复认识的临床意义

本段对热病遗、复的认识,为后世医家所遵循并发挥,《伤寒论》及后世医家,又提出"劳复",即病新瘥因过劳而复发。论其治法,总以清其余邪为主,劳复者,有用小柴胡汤和枳实栀子豉汤解热之法,《伤寒论》394条:"伤寒差以后,更发热,小柴胡汤主之"。393条又云:"大病差后劳复者,枳实栀子豉汤主之。"江瓘《名医类案》卷一载:"一人病伤寒后劳复发热,自汗,经七日或以为病后虚劳,将补之。滑(寿)曰:不然。劳复为病,脉浮,以汗解,奚补为?柴胡汤三进,再汗而安。"

食复或因食而热遗,其轻微者,如《伤寒论》所说"损谷则愈"。损谷不能愈者,可酌情依本段经文"视其虚实,调其逆从",偏清、偏消,总以"调"为法。《医宗必读》论伤寒食复曰:"新瘥胃虚,食稍多则复,羊肉及酒尤忌。腹满脉实,烦热便秘,大柴胡汤;轻者,二陈汤加山楂、麦芽、砂仁、神曲。消导后热不退者,补中益气汤。"即是对"视其虚实,调其逆从"原则的灵活应用。今人胡天雄治"慈亲病伤寒,多方清解未效,少腹闷热,时有谵语,舌苔灰黑,脉沉数。余以小承气汤投之,未几,即解大便一次,解时寒战咬牙,漐然汗出,扶之卧床休息,战汗后,热随退去,全身顿觉舒适。翌日,房兄禄庆蒸鲜鲫鱼加肉片少许,送来慰问,时慈亲已热退神爽,余捧之床前,请慈亲品尝,仅吃肉片数点,是晚体温又复升高,余惊悟曰:此所谓'热病少愈,食肉则复'也。猪肉生痰助火,又经高热蒸煮,致令余热复燃,唯有急进清化之品可救。时已秋深,乃至园中采萝卜数个,切碎捣汁,每以一匙,配于相应汤剂中,频频少量与服,旋即热退,饮食调理而愈"(《素问补识》)。

三、外感热病的饮食护理

本段提出热病患者的饮食禁忌,这是热病调养中的一个重要问题。热病患者体内本已邪热过胜,而正气必已受损。当其热胜之时,强进谷食,则谷气与热邪相搏结,而使热势更胜,久而热势不退,或退而不彻底;也有病势虽稍减轻,但热邪并未退尽之时,若饮食过多,尤其进食肉类等助热难化之物,便可使余热再起,而病复发。正如姚止庵所说:"病热少愈,胃气尚虚,食肉难化,郁而助热,热病当复发如故矣。肉故不可多食,凡不可多食者而多食之,则病热有所遗焉,当禁者也。"本篇这一谷食之气与热邪相合而使热遗不去或热病复发的理论,被历代医家所接受,并予以发挥,在临床实践中起着指导作用,收到良好效果。张仲景《伤寒论》专列有"辨阴阳易差后劳复病脉证并治"有云:"病人脉已解,而日暮微烦,以病新差,人强与谷,脾胃气尚弱,不能消谷,故令微烦,损谷则愈。"不仅继承了本

---

①汪琥.伤寒论辨证广注 [M].北京:中国中医药出版社,2016:2.

篇理论,在临床实践加以验证,同时提出其"日暮微烦"的轻微症状,可以用适当限制饮食的方法来解除。巢元方《诸病源候论·热病诸候》进一步将热病患者的饮食禁忌具体化,云:"凡病新瘥后,食猪肉及肠血、肥鱼腻脂,必大下利,医所不能复治也,必至于死。若食饼饵、粢饴、脯炙脍、枣、栗诸果物脯,及牢实难消之物,胃气尚虚弱,不能消化,必结热复病,还以药下之。"吴鞠通针对温热病后以伤阴为主,因而调理之法多用养阴之品,但也间或有素体阳虚者,也可采用甘温之物温养之,其云:"调理大要,温病后一以养阴为主,饮食之坚硬浓厚者,不可骤进。间有阳气素虚之体质,热病一退,即露旧亏,又不可固执养阴之说,而灭其阳火。"(《温病条辨·下焦篇》)

热势旺盛不可强食,热病初愈亦不可多食难化之物,尤其是肉类肥腻食品更不可食。但此是就一般情况而言,至若病后正气大虚,如不能给以足够营养,则会影响康复者,也应适当进食肉类等物,只是应该严格选择易于消化之品,又当控制食用量。如张介宾所说:"凡病后脾胃气虚,未能消化饮食,故于肉食之类皆当从缓,若犯食复,为害非浅。其有挟虚内馁者,又不可过于禁制,所以贵得宜也。"

四、"治之各通其脏脉"的临床应用

本段原文认为热病传变最后的病机变化为"三阴三阳,五脏六腑皆受病,荣卫不行,五脏不通,则死矣",强调经络之气运行停滞在死亡病机上有重要意义。结合下文两感于寒"五脏已伤,六腑不通,荣卫不行"之论述,说明重危病症的病机主要为:①五脏受损不通,导致重要脏器功能衰竭;②六腑不通,导致二便排泄障碍,胆液泛逆;③营卫不行,能量、物质传输障碍。此与西医学多系统脏器衰竭时微循环障碍和广泛的血小板微聚物的形成,不仅引起机体重要脏器毛细血管阻塞,还可释放生物活性物质导致毛细血管通透性增加,内皮损伤和血管收缩,从而造成组织缺氧缺血和组织受损有相通之处。在此情况下,通畅脉络,是恢复受病脏腑经络功能的必要条件,故通调气机,疏通脏腑脉络,也就成为中医治疗各种重危病症的重要治法。后世治疗厥逆之回阳救逆、益气回阳、回阳益气救阴、调达气机等治法,治疗神昏闭证之透窍通络,治疗温病热入营血常佐以通窍,均反映了这一治疗思想。由此可见,"通其脏脉"不仅适用于外感热病,而是提供了一个外感、内伤危重症治疗的思路,具有普遍指导意义。

【原文】

帝曰:其病两感于寒者,其脉应[1]与其病形何如?岐伯曰:两感于寒者,病一日则巨阳与少阴俱病,则头痛口干而烦满。二日则阳明与太阴俱病,则腹满身热,不欲食,谵言[2]。三日则少阳与厥阴俱病,则耳聋囊缩而厥[3],水浆不入,不知人,六日死。帝曰:五脏已伤,六腑不通,荣卫不行,如是之后,三日乃死,何也?岐伯曰:阳明者,十二经脉之长[4]也,其血气盛,故不知人,三日其气乃尽,故死矣。

凡病伤寒而成温[5]者,先夏至日者为病温,后夏至日者为病暑,暑当与汗皆出,勿止[6]。

【校注】

〔1〕脉应：指脉的异常反应。

〔2〕谵言：即谵语。王冰："谵言，谓妄谬而不次也。"

〔3〕厥：指四肢逆冷。

〔4〕阳明者，十二经脉之长：谓足阳明为后天之本，水谷之海，气血化生之源，多气多血之经。

〔5〕温：指温热病而言。

〔6〕暑当与汗皆出，勿止：谓汗出有助于暑邪外泄，故治疗暑病不可见汗止汗。

【释义】

本段原文论述两感于寒的主症、传变规律、预后，以及外感热病温病与暑病的区别。

一、关于两感于寒

两感于寒，指表里两经同时感受邪气而发病，其传变次序是先太阳与少阴同病，次为阳明与太阴同病，最后是少阳与厥阴同病。两感于寒的临床症状，不单纯等于表里两经症状相加，不仅有实证、热证，也有"不欲食""谵言""厥"之虚证、寒证。随着病情发展，邪气不断深入，正气日渐虚损，病情随之恶化，还可以出现"五脏已伤，六腑不通，荣卫不行"，邪气炽盛，正气衰竭，胃气竭尽的危重情况，预后大多不良。原文强调阳明经脉气血与热病预后的关系，说明热病预后的吉凶，不仅取决于邪正的盛衰，而且与胃气的盛衰存亡有着极其重要的关系。

二、温病与暑病的区别

本段指出外感热病由于发病时间不同，而有温病与暑病的区别。以季节而言，温病发于夏至以前，暑病发于夏至之后（即大、小暑之间）。至于发病因素，一种是从寒邪发病分析，如姚止庵说："伤寒有不即病，而过时成温、暑者也。中而即病者，名曰伤寒；不即病者，寒毒藏于肌肤，先夏至发者为病温，后夏至发者为病暑，病则热极重于温耳。"另一种是从四时邪气发病分析，认为"伤寒"指广义伤寒，泛指一切外感热病，其病因为四时不同时邪，冬日感受寒邪为伤寒，春日感受温邪为温病，夏日感受暑邪为暑病。这种按感受四时不正之气所患病症的分类方法，对后世温病学的发展有较大影响。

三、暑病的治疗

关于暑病的治疗，本段提出"暑当与汗皆出，勿止"。由于暑为阳邪，易升散疏泄而致汗出，暑邪亦常随汗出而解。故治疗暑病，切勿见汗止汗，应以清泄暑热为主。若误用止汗收敛之法,必酿暑热内闭,关门留寇,引起邪陷心包的危重证候。

【知识链接】

一、对两感于寒的认识

两感于寒的病证,并不等于单纯的表里两经症状的相加。其"五脏已伤,六腑不通,营卫不行"以及"其气乃尽"的临床表现,说明"两感"病证邪盛正衰的矛盾比较突出,是外感热病中最严重的病证。正如钱祯所说:"两感者,本表里之同病,似若皆以外邪为言,而实有未必尽然者,正以内外俱伤,便是两感。今见少阴先溃于内,而太阳继之于外者,即纵情肆欲之两感也;太阴受伤于里,而阳明重感于表者,即劳倦竭力、饮食失调之两感也;厥阴气逆于脏,少阳复病于腑者,必七情不慎,疲筋败血之两感也。人知两感为伤寒,而不知伤寒之两感,内外俱困,病斯剧矣。"(《类经·疾病类》)所以,两感证具有起病急、发病快、病情重、预后差的特点,开始既见表证,又见里证,随即迅速出现谵语、厥冷、水浆不入、神昏等危重征象。两感证的临床症状有轻有重,发病情况很不一致,不能千篇一律地断为死症。

二、外感热病预后与阳明关系的意义

原文阐述外感热病预后不佳的原因,一是邪气充斥,脏腑气血不行;二是胃气竭绝,水浆不入;三是神气绝而"不知人",即不省人事。其中提出"阳明者,十二经脉之长也,其血气盛",强调胃气的盛衰存亡,是决定外感热病预后吉凶的关键。这一观点对于后世治疗外感热病具有重要的指导意义。《伤寒论》在治疗外感热病过程中,即十分重视顾护胃气,桂枝汤用大枣并饮热粥,白虎汤中用粳米,调胃承气汤中用甘草等,均体现了顾护胃气的思想。在古代缺乏其他途径供给人体营养的情况下,饮食水谷就成为人体营养物质供给的唯一来源,况且疾病情况下口服作为治疗用药的主要途径,也要经过脾胃而发挥作用。因此,胃气的盛衰存亡,对人体生命活动而言就成为决定性因素,所谓"人无胃气曰逆,逆者死"(《素问·平人气象论》)。

三、"暑当与汗皆出,勿止"的临床意义

本段所说"暑当与汗皆出,勿止",对临床治疗暑病具有重要的指导意义。暑病本多汗,且有因汗多而致气阴两伤证候,故有"暑易伤气"之说。但不论其多汗或已伤气,治疗之法均不可用止汗收敛之法。暑热之邪,最易燔炽阳明,其症状特点为壮热渴饮、多汗、喘喝气粗。治法应清气泄热,可选用白虎汤。若挟湿而烦闷、苔腻者,可用竹叶石膏汤。今举丁甘仁医案一则说明如下。

计左,暑温一候。发热有汗不解,口渴欲饮,胸闷气粗,入夜烦躁,梦语如谵,小溲短赤,舌苔薄黄,脉象濡数。暑邪湿热,蕴蒸阳明,漫布三焦。经所谓因于暑,烦则喘渴,静则

多言是也。颇虑暑热逆传厥阴,致有昏厥之变。

清水豆卷四钱,青蒿梗钱半,天花粉三钱,朱茯神三钱,绛通草八分,黑山栀钱半,带心连翘三钱,益元散三钱包,青荷梗一支,竹叶心三钱,广郁金钱半,万氏牛黄清心丸一粒包煎。

二诊:暑温九天。汗多发热不解,烦闷谵语,口渴欲饮,舌边红苔黄,脉象濡数,右部洪滑。良由暑湿化热,蕴蒸阳明之里。阳明者胃也,胃之支脉,贯络心胞。胃热上熏心胞,扰乱神明,故神烦而谵语也。恙势正在鸱张,还虑增剧。今拟竹叶石膏汤加味。

生石膏五钱,茯苓三钱,郁金钱半,仙半夏钱半,通草八分,竹黄二钱,鲜竹叶心三钱,益元散三钱包,鲜石菖蒲五分,白茅根三钱去心,荷梗一支,万氏牛黄清心丸一粒包煎。

三诊:神识渐清,壮热亦减。原方去石膏、牛黄清心丸,加连翘心、花粉、芦根(《丁甘仁医案》)。

四、伤寒治法发挥

张介宾总结伤寒治法为吐、汗、下、温、清、补六法,其于补法论述尤为精辟,特录如下。

凡治伤寒,其法有六,曰吐、汗、下、温、清、补也。盖吐中有发散之意,可去胸中之实,可举陷下之气,若无实邪在上,不可用之,所用既少,法亦无多,故舍吐之外而切于用者,惟汗、下、温、清、补五法而已。所谓汗者,治表证也,寒邪在表,不汗何从而解?然汗法有三:曰温散,曰凉解,曰平解。温散者,如以寒胜之时,阴胜之脏,阳气不充,则表不易解。虽身有大热,亦必用辛温,勿以寒凉为佐,此即寒无犯寒之谓也。凉解者,如炎热炽盛,表里枯涸,则阴气不营,亦不能汗,宜用辛凉,勿以温热为佐,此即热无犯热之谓也。若病在阴阳之间,既不可温,又不可凉,则但宜平用,求其解表而已也……所谓下者,攻其内也,实邪内结,不下何从而去……所谓温者,温其中也,脏有寒气,不温之何自而除,有客寒者,寒自外入者也。有主寒者,气虚者也。盖气为阳,气不足则寒生于中,寒即阴证之属,温即兼乎补也。所谓清者,清其热也,有热无结,本非大实,不清之何由而散?表热者宜于清解,里热者宜于清降,热即阳证之属,清即类乎泻也。若此四者,古人发明已尽,余不过述其要耳,学者仍当由博而约,勿谓止于是也。惟补之一字,则所系尤切,而人多不知之。夫用补之法,岂止因于中气,盖实兼乎表里。如表邪不解,屡散之而汗不出者,中虚无力,阴气不能达也。盖汗即水也,水既不足,汗自何来?人知汗属阳分,升阳可以解表,而不知汗生于阴,补阴最能发汗,今有饮水而汗出者,即其义也。又如内热不解,屡清之而火不退者,阴不足也。人知惟寒可以去热,而不知壮水方能息火也。又如正气不足,邪气有余,正不胜邪,病必留连不解。有如是者,不可攻邪,但当实其中气,使正气内强,则根本无害,逼邪外出,则营卫渐平,所谓温中自有散寒之意,此不散表而表自解,不攻邪而邪自退,不治之治,尤非人之所知也。惟是用补之法,则脏有阴阳,药有宜否,宜阳者必先于气,宜阴者必先乎精。阳以人参为主,而芪、术、升、柴之类可佐之;阴以熟地为主,而茱萸、山药、归、杞之类可佐之。然人参随熟地,则直入三阴;熟地随芪、术,亦上归阳分。但用药当如盘珠,勿若刻舟求剑。且人伤于寒而传为热,则阳胜伤阴者多,故利于补阴者十之七八,利于补阳者十之二三。然阴中非无阳气,佐以桂、附,则真阳复于命门;佐以姜、草,则元气达于脾胃。药不及病,与不药同。故当随病重轻以为增减,此余之百战百胜者,所活已多,非谬说也。或曰:古人之治伤寒,皆重在汗吐下三法而后于补;今子所言,则似谆谆在补而后于攻者何也?曰:三法已悉,无待再言,独于用补,殊未尽善,故不得不详明其义,以补古人之未备(《类经·疾病类》)。

五、本篇所采用经络学说的特点

关于本篇所采用的经络学说的特点,黄龙祥[①]认为主要有:其一,足阳经与内脏之间的关系均尚未建立,这表明这一时期的经脉循行中尚未引入"经别"的理论,也可能"经别"的概念尚未建立;其二,足阴经虽已与内脏相联系,但相互关系与《经脉》篇明显不同,足太阴与胃而不是与脾联系;其三,足厥阴主要与阴器而不是与肝相联系,说明阴经与内脏的关系尚未最后确立;其四,还没有出现经脉与表里脏腑的属络关系的迹象;其六,在经脉循行部位及经脉病候上也均有不同。

本篇所采用的经络学说既带有马王堆帛书经脉文献的特点,又有某些《经脉》篇赖以发展的基胚。例如《灵枢·经脉》篇虽然借助于"经别"的联系建立了六阳经与六腑的相关联系,但在六阳经的"所生病"中仍作"是主筋所生病者""是主骨所生病者""是主气所生病者"等,很可能是受了本篇中所谓"太阳主气""阳明主肉""少阳主骨"学说的影响,或者直接采自另一篇相类似的前代文献。在经脉病候方面,阳明脉病候与《灵枢·经脉》篇及马王堆帛书出入较大,但与《素问·厥论》及《阳明脉解》篇中病候非常相近。少阳脉病候"耳聋"也不见于《灵枢·经脉》篇及马王堆帛书,而见于《素问·厥论》《诊要经终论》《灵枢·终始》。此外,与《素问·脉解》篇一样,本篇也只载有足六经,所述之病候也多相当于"是动"病,这些都说明本篇所采用的经络学说另有所本。

刺热篇第三十二

【导读】

　　发热作为临床最常见的现象之一，受到古代医家的更多关注，并从不同角度加以探讨。本篇即在上篇《热论》从三阴三阳论述外感热病的辨证论治之后，按五脏病位论述了五脏热病的临床表现、诊断、针刺选穴原则和方法及热病的预后等问题，只是与《热论》相比较，《热论》更具实践经验的成分，而本篇更多模式推演与术数的色彩。姚止庵指出："热畜于内，则证见于外，故首言五脏之证。证见则色自异，故次言五脏之色。既验其色，又辨其证，则知病之所在，而可以刺而去之矣，故又次言五十九刺及诸应刺之穴，乃以刺热名篇焉。"

【原文】

　　肝热病者，小便先黄[1]，腹痛多卧，身热。热争[2]则狂言及惊，胁满痛，手足躁，不得安卧。庚辛甚，甲乙大汗[3]，气逆则庚辛死。刺足厥阴、少阳[4]。其逆则头痛员员[5]，脉引冲头[6]也。

　　心热病者，先不乐，数日乃热。热争则卒心痛，烦闷善呕，头痛面赤无汗。壬癸甚，丙丁大汗，气逆则壬癸死。刺手少阴、太阳[7]。

　　脾热病者，先头重颊痛，烦心颜青[8]，欲呕身热。热争则腰痛不可用[9]俛仰，腹满泄，两颔痛。甲乙甚，戊己大汗，气逆则甲乙死。刺足太阴、阳明[10]。

　　肺热病者，先淅然厥[11]，起毫毛，恶风寒，舌上黄，身热。热争则喘咳，痛走胸膺背，不得大息[12]，头痛不堪[13]，汗出而寒。丙丁甚，庚辛大汗，气逆则丙丁死。刺手太阴、阳明[14]，出血如大豆，立已[15]。

　　肾热病者，先腰痛胻酸[16]，苦渴数饮，身热。热争则项痛而强，胻寒且酸，足下热，不欲言，其逆则项痛员员淡淡[17]然。戊己甚，壬癸大汗，气逆则戊己死。刺足少阴、太阳[18]。诸汗者，至其所胜日汗出也[19]。

肝热病者，左颊先赤；心热病者，颜先赤；脾热病者，鼻先赤；肺热病者，右颊先赤；肾热病者，颐[20]先赤。病虽未发，见赤色者刺之，名曰治未病。热病从部所[21]起者，至期而已[22]；其刺之反者，三周[23]而已；重逆[24]则死。诸当汗者，至其所胜日[25]，汗大出也。

【校注】

〔1〕小便先黄：《素问识》："据下文四脏之例，先字当在小便上。"

〔2〕热争：即热甚。争，甚，厉害。张琦："争者，邪正相搏则病进。"

〔3〕庚辛甚，甲乙大汗：庚辛为金日，金克木故病甚；甲乙日属木，肝旺正气来复故大汗。余四脏仿此。

〔4〕足厥阴、少阳：指足厥阴、足少阳的经脉穴，相当于太冲、足临泣穴脉动处。又，王冰："厥阴，肝脉。少阳，胆脉。"

〔5〕员员：眩晕。张志聪："员员，周转也。"

〔6〕脉引冲头：逆气循肝经而冲于头。

〔7〕手少阴、太阳：指手少阴、太阳的经脉穴，相当于神门、后溪穴脉动处。又，王冰："少阴，心脉。太阳，小肠脉。"

〔8〕颜青：《新校正》："按《甲乙经》《太素》云：'脾热病者，先头重颜痛。'无'颜青'二字也。"宜从。

〔9〕用：介词，犹言以。

〔10〕足太阴、阳明：指足太阴、阳明的经脉穴，相当于商丘、太白与冲阳穴脉动处。又，王冰："太阴，脾脉。阳明，胃脉。"

〔11〕淅然厥：《太素》卷二十五"然"下无"厥"字，宜从。淅然，寒冷貌。

〔12〕大息：深呼吸。一呼一吸谓之一息。

〔13〕不堪：《太素》卷二十五、《甲乙经》卷七均作"不甚"，宜从。杨上善："肺热冲头，以肺脉不至，故头痛不甚也。"

〔14〕手太阴、阳明：指手太阴、阳明的经脉穴，相当于鱼际、阳溪穴脉动处。又，王冰："太阴，肺脉。阳明，大肠脉。"

〔15〕出血如大豆，立已：《素问直解》将此7字移于下文"肾热病者……刺足少阴、太阳"之后。《素问识》："余脏热病不言出血，独于肺热病而言之，实为可疑，高（世栻）说近是。"又，《黄帝内经素问校注》："按：'大豆'二字误倒。《伤寒总病论》卷四引作'豆大'可证。"

〔16〕骱酸：胫骨酸楚。

〔17〕淡淡：同"澹澹"，水波动貌。比喻动摇不定。

〔18〕足少阴、太阳：指足少阴、太阳的经脉穴，相当于太溪、然谷与昆仑穴脉动处。又，王冰："少阴，肾脉。太阳，膀胱脉。"后文同此。

〔19〕诸汗者，至其所胜日汗出也：《太素》卷二十五无此11字。《素问直解》："此衍文也。下文云：'诸当刺者，至其所胜日，汗大出也。'误重于此。"此说是。

〔20〕颐：口的下部。

〔21〕部所：指五脏病色反映于面部的位置。

〔22〕至期而已：谓到其当旺之日，如肝病到甲乙日，心病到丙丁日等，疾病痊愈。

〔23〕三周：张介宾："三周者，谓三遇所胜之日而后已。"

〔24〕重（chóng虫）逆：反复误治。

〔25〕所胜日：气旺之日为所胜之日，如戊己是土胜之日。

【释义】

本段论五脏热病的临床表现、发展变化、病情预后和针刺治疗方法。

一、五脏热病的临床表现

本段原文论述了五脏热证的临床表现，包括先病症状、邪正交争时的症状和热逆于内的症状，分为"先病""热争""气逆"三个阶段。

《灵枢·经脉》载："肝足厥阴之脉……循股阴入毛中，过阴器抵小腹，挟胃属肝络胆，上贯膈布胁肋。"故肝热病初起则见小便色黄，腹痛多卧，身热；热邪亢盛上扰，肝之主语功能失常，神魂不安，肝气壅滞，则见狂言及惊，胁肋满痛，手足躁动，不得安卧；若进一步循经上扰清窍，则出现头痛，眩晕。

心主神明，热邪犯心，症状首先表现在精神意识方面，先出现郁闷不乐，几天后方发热；热邪亢盛，影响血脉运行及心主神明，则见突然心痛，心胸烦闷；热邪充斥上扰，胃气失于和降，故见头痛，面红，恶心欲呕；热邪耗伤心阴，汗源减少故见无汗。

脾与胃相表里，病理情况下相互影响，足阳明胃经循颊车上耳前，至额颅，因此，脾热病初起表现为头沉重，颊痛，心烦，恶心欲呕，身热等；张介宾云："腰者肾之府，热争于脾则土邪乘肾，必注于腰，故为腰痛不可俯仰；太阴之脉入腹属脾络胃，故腹满而泄；阳明脉循颐后下廉出大迎，故两颔痛。"由此可见，脾热病并非单纯的热证，当夹杂有湿的因素。

肺热病初起，外邪犯表，由于肺主表，邪正相争于卫表，出现卫表失和的表现，如恶风寒，汗毛竖立，发热，舌苔发黄；热邪壅盛，肺失宣降，则出现咳嗽气喘，胸膺部及背部疼痛，不能深呼吸；杨上善："肺热冲头，以肺脉不至，故头痛不甚也。"热邪蕴结于肺，则皮毛腠理空疏，而有汗出怕冷等症。

肾主骨，腰为肾之府，故肾热病的初期，先出现腰痛，小腿酸楚，口渴多饮，发热。足少阴与足太阳为表里，太阳经脉从巅顶下项背抵腰走足，足少阴之正系舌本，故热盛病情加重，则见项强疼痛，胫寒且酸，足下热，舌不能言；若邪气循经上逆，上扰清窍，则见项痛，头眩。

二、五脏热病的转归预后

原文运用五行生克理论分析五脏热病的轻重转归规律，根据本脏五行属性与所遇旺衰之日，以推测五脏热病的转归。甲乙日属木则肝气旺，丙丁日属火则心气旺，戊己日属土则脾气旺，庚辛日属金则肺气旺，壬癸日属水则肾气旺。五脏热病遇此旺日，加之恰当治疗，正气胜邪，则大汗出而愈。另外，庚辛日属金，肝之所畏；壬癸日属水，心之所畏；甲乙日属木，脾之所畏；丙丁日属火，肺之所畏；戊己日属土，肾之所畏。五脏热病，遇此所畏之日则病情加重。若病重而正气逆乱，则死于所畏之日。很明显这种认识虽然体现了"天人相参"和时间医学的思想，但仅仅是一种模式推演，其实际价值则值得商榷。

三、五脏热病的针刺治疗

本篇提出针对五脏热病，首先可选取表里两经的经脉穴针刺以泻其热邪；其次，提出针刺"出血"即刺络放血治疗热病的观点，为后世针刺出血治疗热病提供了理论依据；第三，发汗是退热的重要途径，原文反复提到大汗而愈，认为"诸当汗者，至其所胜日，汗大出也"。

此外，临床也可选取表里两经上的其他腧穴针刺治疗，如心痛、发热、呕吐、烦闷等症，取手厥阴心包经的内关、少冲，以及手太阳小肠经的腕谷穴，常有较明显的效果。脾热病可取足太阴脾经的太白和足阳明胃经的足三里穴，并可取足厥阴肝经的章门穴，往往有出人意料的效果。

四、五脏热病色诊与早期治疗

本篇突出"治未病"的防治原则，提出"病虽未发，见赤色者刺之，名曰治未病"，还提出如何望颜面各部先出现的赤色，以测知某脏将出现热病。"肝热病者，左颊先赤；心热病者，颜先赤；脾热病者，鼻先赤；肺热病者，右颊先赤；肾热病者，颐先赤"，为"治未病"提供了诊断依据。进而又提出："热病从部所起者，至期而已；其刺之反者，三周而已；重逆则死。诸当汗者，至其所胜日汗大出也。"这说明适时而恰当的治疗热病就会痊愈；反之，病程势必延长。如果一误再误，还会导致患者死亡。

本篇关于五脏热病在面部的赤色先见部位，纯粹是基于五行五方对应五脏的推演，历代医家均有明确论述。如马莳说："此言治五脏之热病，必于其所先见者治之也。肝属木，主东方，左颊应之，故左颊先赤。心属火，主南方，颜应之，故颜先赤。颜，额也。脾属土，主中央，鼻应之，故鼻先赤。肺属金，主西方，右颊应之，故右颊先赤。肾属水，主北方，颐应之，故颐先赤。其热病虽未发，而有此先见之赤色，乃从而先治各部，谓之治未病也。"然其实际临床价值值得商榷。

【知识链接】

按五脏对热病进行分类是本篇的首创，根据原文内容，此处的热病，除肺热病外，多属于内伤发热的病症。由于五脏热病，后世多视为不同疾病下的证候表现，而分散在不同疾病的辨证论治中，较少集中论述。唯宋代钱乙《小儿药证直诀》继承了本篇五脏热病学说，提出了心热用导赤散，肝热用泻青丸，脾热用泻黄散，肺热用泻白散等方剂。他认为"肾主虚，无实也"，所以没有肾热之论，然将《金匮要略》肾气丸化裁为六味地黄丸，为后世治疗阴虚内热者提供了理论依据。

本篇所论五脏热病，未及方药治疗，根据原文所述，肝热症候的症状为发热，胁肋胀痛，烦躁不安，腹部胀痛，小便发黄，倦怠嗜卧，眩晕头痛，据症推测脉舌，舌苔黄腻，脉象滑数或弦数。治宜疏肝利胆，清利湿热，方用龙胆泻肝汤加减。心热症候的症状为心前区疼痛，心烦欲呕，头痛面赤，郁闷不乐，可有发热，据症推测，还可能有少寐易惊，失眠多梦，舌尖红苔薄黄，脉细数。治宜清心安神，化瘀通脉，方用黄连清心饮加减。脾热症候的症状为头身困重，身热不扬，心烦欲呕，腰痛不可俯仰，腹满泄泻，两颊疼痛，据症推测，还可能有纳呆脘痞，大便溏而不爽，舌苔黄腻或白腻，脉象濡数。治宜清化湿热，健脾和中，方用三仁汤加减。肺热症候的症状为恶寒发热，咳嗽气喘，胸背疼痛，深吸气则更甚，头痛不甚，舌苔黄，据症推测，类似于肺痈初起或悬饮早期，伴有外邪犯肺、卫表失和的情况，还可能有胸闷气短，转侧不利，咯痰黄而不爽，脉浮数。治宜疏风清热，宣肺散邪，方用银翘散加减。肾热症候的症状为发热口渴，头项强痛，腰痛胫痠，眩晕摇摆，足下发热，倦怠懒言，据症推测，类似于消渴病阴虚燥热之候，还可能有心烦，耳鸣，眼花，舌质红苔少或薄黄脉细数。治宜滋阴降火，方用麦味地黄汤加减。

也有学者认为，结合具体症情，肝热病可投以平肝息风之剂，如羚角钩藤汤、紫雪散等。心热病可灵活运用大黄黄连泻心汤与栀子豉汤合方治疗。脾热病应从湿热论治，可投泻黄散（生石膏、藿香、栀子、甘草、防风）较为对证。肺热病的早期属于风温初起，邪在卫分，可投桑菊饮辛凉疏解在表之邪；"热争"阶段属热壅于肺，肺失宣降，当以辛凉宣肺配合清热解毒之品进行治疗，可投以麻杏石甘汤加金银花、连翘、鱼腥草等药治疗。肾热病的早期可用滋阴退热法，诸如增液汤之类可投；"热争"阶段肾精已伤，可用益气滋阴之法进行治疗，如加减复脉汤等可投[①]。

【原文】

诸治热病，以[1]饮之寒水，乃刺之；必寒衣之，居止寒处，身寒而止也。

热病先胸胁痛，手足躁，刺足少阳，补足太阴[2]，病甚者为五十九刺[3]。热病始手臂痛[4]者，刺手阳明、太阴而汗出止。热病始于头首者，刺项太阳[5]而汗出止。热病始于足胫者，刺足阳明而汗出止[6]。热病先身重骨痛，耳聋好瞑[7]，刺足少阴，病甚为五十九刺。热病先眩冒而热，胸胁满，刺足少阴、少阳。

太阳之脉，色荣颧骨[8]，热病也，荣未夭[9]，曰今且得汗，待时而已。与厥阴[10]脉争见者，死期不过三日，其热病内连肾，少阳之脉色也[11]。少阳之脉，色荣颊前，热病也，荣未夭，曰今且得汗，待时而已，与少阴[12]脉争见者，死期不过三日[13]。

①张善忱，张登部，史兰华.内经针灸类方与临床讲稿[M].北京：人民军医出版社，2009：92-96.

热病气穴：三椎下间主胸中热，四椎下间主鬲中热[14]，五椎下间主肝热，六椎下间主脾热，七椎下间主肾热。荣在骶也，项上三椎陷者中也[15]。

颊下逆颧为大瘕[16]，下牙车[17]为腹满，颧后为胁痛，颊上者鬲上也[18]。

【校注】

〔1〕以：《甲乙经》卷七作"先"，义胜。

〔2〕足太阴：《新校正》："详'足太阴'，全元起本及《太素》作'手太阴'。"

〔3〕五十九刺：治疗热病的五十九个穴位，详见《素问·水热穴论》。

〔4〕痛：《灵枢·寒热病》《甲乙经》卷七均无此字。

〔5〕项太阳：指足太阳天柱穴。

〔6〕热病始……刺足阳明而汗出止：《新校正》："按此条《素问》本无，《太素》亦无，今按《甲乙经》添入。"系误补所致。

〔7〕瞑：通"眠"，睡眠。

〔8〕色荣颧骨：赤色现于颧部。张介宾："荣，发见也。"又，王冰："荣，饰也。谓赤色见于颧骨如荣饰也。"

〔9〕荣未夭：原作"荣未交"，《新校正》："按《甲乙经》《太素》作'荣未夭'，下文'荣未夭'亦作夭。"《香草续校书》："荣未交，似当从林校正，据《甲乙经》《太素》作'荣未夭'为是……荣即承色荣言，是荣即色矣。荣未夭即色未夭也。《玉机真脏论》云：'色夭不泽，谓之难已。'然则色夭者难已，色未夭者，不至难已。故下文云'曰今且得汗，待时而已'。"其说是，故从改。

〔10〕厥阴：《素问释义》："厥阴当作少阴。若与少阴脉争见，则是一日腑脏俱病，三日遍六经而死。"可参。又，张介宾："六经热病之序，其始太阳，其终厥阴。今终始争见，则六经两感俱已传遍，故当三日而死。"

〔11〕少阳之脉色也：《新校正》："旧本无'少阳之脉色也'六字，乃王氏所添。王注非，当从上善之义。"宜删。

〔12〕少阴：《素问释义》："当作厥阴。"可参。

〔13〕期不过三日：《新校正》："旧本及《甲乙经》《太素》并无'期不过三日'五字，此是王氏足成此文也。"今本《太素》卷二十五亦无此5字。又，《素问识》："阳明太阴之争见，无不必言之理，必为阙文。"

〔14〕四椎下间主鬲中热：森立之："四椎下间无穴名，非穴处，此特刺之者，自是古昔一种之刺法，仅存于今日者也。"《太素》卷二十五"鬲"作"胃"。

〔15〕荣在骶……三椎陷者中也：此12字与上下文不协，义颇费解，疑《气穴论》错简之文。《太素》卷二十五无"骶也"2字，"荣在"连下读。又，张介宾："荣，阴气也。骶，尾骶也，即督脉之长强穴……盖既取阳邪于上，仍当补阴于下，故曰荣在骶也……此取脊椎之大法也。项上三椎者，乃项骨三节，非脊椎也。三椎之下陷者中，方是第一节，穴名大椎，由此而下数之，则诸椎循次可得矣。"

〔16〕颊下逆颧为大瘕：病色从面颊下上至于颧部的是大瘕泄。大瘕，即大瘕泄，指痢疾。《难经·五十七难》："大瘕泄者，里急后重，数至圊而不能便，茎中痛。"叶霖："此即古之滞下，今名痢疾者也。"

〔17〕牙车：指下颌部。

〔18〕颊下逆颧为大瘕……颊上者膈上也：此24字与刺热病无涉，疑为错简。张介宾："此以面部之色，察腹中之病也，然义莫详于《五色篇》。"

【释义】

本篇论述热病的物理疗法，根据热病的先发症状采用相应刺法以及取穴方法、热病预后等，原文错简内容较多。

一、热病的物理疗法

本段提出凡治热病，先让患者喝清凉饮料，再行针刺，并且要穿衣单薄，居处凉爽，可促使热退身凉而痊愈。杨上善注说："诸病热病，以寒疗之，凡有四别：一、饮寒水使其内寒；二、刺于穴令其脉寒；三、以寒衣使其外寒；四、以寒居令其体寒。以四寒之，令身内外皆寒，故热病止也。"这与现代医学对发热患者的物理降温法是一致的。

二、根据热病始发情况选穴针刺

热病始发部位和症状不同，取穴方法也不同。足少阳之脉，下胸中、循胁里，热病发于少阳故为胸胁痛，手足躁动不安，针刺当取足少阳、足（手）太阴。手臂为手太阴肺经和手阳明大肠经脉所过，热病首先表现为手臂，应针刺手太阴与手阳明，使热从汗解。热病首先从头首部出现症状的，当取足太阳经在项部的天柱穴，施以泻法，使患者汗出，热邪从汗而解，疾病可愈。《总病论》载："热病始于头首者，刺项太阳而汗出止，天柱穴可刺五分泻之。"热病始于足胫之论，来自于《灵枢·寒热病》"病始于足胫者，先取足阳明而汗出"之说，张介宾认为可取足阳明内庭、陷谷二穴。内庭为胃经荥穴，可泻足阳明胃经之邪热。陷谷为其俞穴，可治其体重节痛之苦。譬如，针刺足胫部的丹毒、疖肿或其他感染，表现热病证候者，即可选用上述穴位或酌情配合其他输穴进行治疗。热病初起先身体困重，骨节酸痛，耳聋，嗜睡，是足少阴肾经受邪，治疗应取足少阴肾经，王冰认为"当补泻井荥"，临床上泻然谷以祛肾热，补涌泉可滋肾阴，实为常用有效之方。热病初起眩晕发热，胸胁胀满，病在足少阴和足少阳，针刺治疗时当补足少阴之俞，而泻足少阳之井荥。

若病情严重时，可选用治疗热病的五十九穴针刺，具体参见《素问·水热穴论》。

三、太阳、少阳热病的色诊及预后

原文"太阳之脉，色荣颧骨……死期不过三日"一段，主要论述太阳热病和少阳热病的诊断、演变及预后问题，错简较多。太阳热病，赤色先见于颧骨部位，面色未见晦暗之夭色，说明病情较轻，尚属太阳表热之证，得汗可解。杨上善云："赤色未夭之日，且得汗者，至胜时病自得已也。"若见少阴脉象，为表里同病，邪入少阴肾经，预后不佳，所谓"死期不过三日，其热病内连肾"。少阳热病，赤色先见于面颊部位，面色未见晦暗之夭色，病情较轻，可得汗而解，待其本气当旺之日即可痊愈。若见厥阴脉象，为表里同病，邪入于厥阴肝经，说明病情危重，死期亦不超过3日。

四、部分治疗热病的腧穴

原文提出治疗热病腧穴，分别为三椎下间主胸中热，四椎下间主膈中热，五椎下间主肝热，六椎下间主脾热，七椎下间主肾热。从颈项三椎以下凹陷的中央是大椎穴，以上椎序以大椎穴为基点，依次向下推算。即所取腧穴都在脊柱棘突间隙，腧穴还处于没有特定名称的阶段，仅仅根据所在脊椎的序列号码进行命名。

最后，原文还提及诊察面部的颜色，可以测知腹部的疾病，如面颊赤色从下向上逆行到颧骨的为"大瘕泄"，赤色从颊下行至颊车的为腹胀；赤色见于颧后的为胁痛，若赤色见于颊上的是膈上疾病。关于面部望色诊病，具体参见《灵枢·五色》。

【知识链接】

本篇有关"热病气穴"一段文字，后世解说不一。王冰说："寻此文，椎间所主神脏之热，又不正当其脏俞，而云主疗，在理未详。"张介宾也说："按本节诸椎皆不合脏俞，而云主疗，义本难明。故王氏（王冰）但曰未详。或以中行督脉之穴为言，尤无所据。考之《水热穴论》云：'五脏俞傍五，此十者，以泻五脏之热也。'盖指魄户、神堂等五穴为言。虽与本节椎穴未皆尽合，然泻脏热之法必不外此，故引以为注，惟明者再正之。"

张善忱等[①]认为张介宾不同意"以督脉之穴为言"，斥之为"无所据"。考之经文却均云椎"下间"，并无"傍"字，而张氏以"傍"为训，亦难令人信服，故不可从。据马莳注："三椎下间名身柱；四椎下间无穴，五椎下间名神道，六椎下间名灵台，七椎下间名至阳。"则三椎下间乃是督脉的身柱穴。《甲乙经》载："身热狂走，谵语见鬼，瘛疭，身柱主之。"《扁鹊神应针灸玉龙经》载："忽然咳嗽腰膂痛，身柱由来穴更真。"据此在临床上用本穴治疗因肺热而致的咳嗽气喘，如支气管炎、肺炎、百日咳以及小儿发热等证，均有一定效果。四椎下间古无穴名，今有谓之"巨阙俞"。按膈之上下为心胃所在，四椎下间旁一寸五分，是"厥阴俞"。在临床上此处即可除心胃之热，又可除胸肺之疾，如心肌炎、心绞痛、心动过速等心脏疾患，此处常有明显压痛，取之亦常可奏效。五椎下间乃督脉的神道穴，《针灸甲乙经》云："身热头痛，进退往来，神道主之。"又主"疟疾"。在临床上此穴可用于治疗肝胆脏器病变，如肝炎、胆囊炎等。六椎下间为督脉的灵台穴，此穴《针灸甲乙经》未载，而见于

①张善忱，张登部，史兰华.内经针灸类方与临床讲稿[M].北京：人民军医出版社，2009：106-107.

《素问·气府论》王冰的注文，今云主治脾热病，但诸经如《铜人腧穴针灸图经》《针灸资生经》等书均不载主病，不知为何。明高武说："窃意诸书，岂因灵道、灵墟名治相混而泯没欤。先儒谓心曰灵台，经谓心者君主之官，神明出焉，岂主病同手少阴神门，而针刺浅深、艾炷多寡同至阳、神道欤。"高氏之论甚当，据此则在临床上用于胃溃疡、胃炎、肝炎等，此处每有压痛，并刺之出血，常有改善症状之明显效果。七椎下间为督脉的至阳穴，主治肾热病，此穴诸书均不载治肾病，在临床上大凡泌尿系疾患，如肾炎、肾盂炎、肾结石、肾结核、膀胱炎等，此处多有明显压痛，刺之每有效果。

本文论述了在督脉所过的椎间取穴治热病，但其中部分内容难以理解，历代诸家对此有不同注解。但在脊柱取穴治疗内脏疾病确有一定的疗效，说明该部与内脏有一定的联系，值得在临床上探讨。

评热病论篇第三十三

【导读】

　　常与变主要是反映宇宙万物的一般性和特殊性的范畴，反映在疾病诊治过程中，则表现为疾病的典型性与变异性。诚如徐大椿《医学源流论》说："病有经有纬，有常有变，有纯有杂，有正有反，有整有乱，并有从古医书所无之病，历来无治法者，而其病又实可愈。"故医生在诊治疾病时，务必要知常达变，方可提高诊治的准确性与有效性。本篇原文即着眼于外感热病的变异性，讨论了阴阳交、风厥、劳风、肾风等特殊热病的病因病机、症状、治疗和预后等。如高世栻《素问直解》所说："《热论》论热病之在脉，《刺热》论热病之先见，《评热》论热病之变证。风厥、劳风、肾风、风水，皆热病之变。举而评之，故曰'评热病论'。"

【原文】

　　黄帝问曰：有病温者，汗出辄[1]复热，而脉躁疾[2]不为汗衰，狂言不能食，病名为何？岐伯对曰：病名阴阳交[3]，交者死也。帝曰：愿闻其说。岐伯曰：人所以汗出者，皆生于谷，谷生于精[4]，今邪气交争于骨肉而得汗者，是邪却而精胜也。精胜，则当能食而不复热。复热者邪气也，汗者精气也，今汗出而辄复热者，是邪胜也，不能食者，精无俾[5]也，病而留者，其寿可立而倾也。且夫《热论》[6]曰：汗出而脉尚躁盛者死。今脉不与汗相应，此不胜其病也，其死明矣。狂言者是失志，失志者死。今见三死[7]，不见一生，虽愈必死也。

【校注】

　　[1]辄（zhé 哲）：立即之意。

〔2〕脉躁疾：指脉象躁动不安而疾数。

〔3〕阴阳交：是外感热病过程中阳热之邪入于阴分而交结不解，邪盛正衰的一种危重证候。

〔4〕谷生于精：谓水谷化生精气。于，助词，无义。

〔5〕俾：补充、补益之意。

〔6〕《热论》：指《灵枢·热病》篇。该篇"热病已得汗而脉尚躁盛，此阴脉之极也，死；其得汗而脉静者，生"一段，与本段义同。又，王冰："谓上古《热论》也。"

〔7〕三死：指汗出复热而不能食、脉躁盛、狂言三种预后凶险之症。杨上善："汗出而热不衰，死有三候：一不能食，二犹脉躁，三者失志。汗出而热，有此三死之候，未见一生之状，虽差必死。"

【释义】

本段论述阴阳交的病候、病机及预后。

阴阳交是外感热病过程中，阳邪入于阴分交结不解，邪盛正衰的危重证候，属热病的一种变证，可见于多种热病的中后期。其基本病机是阴精不足，热邪亢盛，病位相对深在。主要症状为发热，汗出复热，脉躁疾，狂言，不能食。

阴阳交的预后不良，即原文所谓"今见三死"，一是汗出辄复热而脉躁疾，乃邪热炽盛，正不胜邪的表现；二是不能食，为胃气衰败，气血津液化生乏源；三是狂言失志，乃肾精耗竭，热扰心神。有此三者，说明邪热亢盛，阴精枯竭，不能制伏阳热邪气，病情严重，预后凶险，故言"交者死也"。但并非一定"虽愈必死"，实践证明，用甘凉益阴或大剂益气增液之剂进行救治，亦可取效，方如加减复脉汤以及大、小定风珠等。故吴鞠通《温病条辨》说："《经》谓必死之证，谁敢谓生，然药之得法，有可生之理。"

【知识链接】

一、"阴阳交"理论的指导价值

本段原文以温热病"阴阳交"的病机为讨论的中心，提示一切温热病的基本病机不外乎阳热邪气和阴精正气两方面的制约与胜负。阳邪胜则发热，在正常情况下，若汗出后则当邪随汗解，而脉静身凉，并且能进饮食，从而正气可以恢复。若汗出而热不退，脉仍躁疾，说明尽管汗出损伤津液，而热邪并未衰去。若邪不去而反复汗出，且不能进饮食，正气来源枯竭，则终将使阴精衰败而难复。狂言则是五脏精气衰不能养神之象，由于心藏神、肾藏志，肾为水脏、阴精之根，故狂言失志尤能反映心、肾衰败。

本段所论观点对临床实践及后世温病学说的形成与发展有重要指导意义。温热病的预后吉凶，可以从有汗无汗和汗出后证候的变化来判断，本段经文八处提及汗，强调汗与人体精气、津液之间的关系，视汗出状况为观察病情进退、吉凶的重要指征。凡汗出而热退身凉,脉静能食,为邪随汗出之佳兆,预后良好;若汗出而热不退,脉象躁盛,不能食,是正不胜邪的凶象;如更见烦躁不安,汗出如豆,神昏谵语等症状,则是温邪劫烁津液,精气耗竭的危候。后世温病学说"治温宜刻刻顾其津液""留得一分津液,便有一分生机"的观点,以及"热病以救阴为先,救阳以泄热为要"等治疗大法和相应措施,无不受此观点的启发和影响。

其中"今邪气交争于骨肉而得汗者,是邪却而精胜也"的论述,奠定了后世战汗透邪的理论基础。如叶天士《温热论》说:"若其邪始终在气分流连者,可冀其战汗透邪,法宜益胃,令邪与汗并,热达腠开,邪从汗出。"《温热论笺正》说:"若未入里,流连气分者,则属三焦。在上焦者,可冀其战汗而解,法宜益胃。胃者水谷之海,发生津液,布濩三焦。且上焦出于胃口,居阳明经之间,故益胃助汗,可使邪从汗出。《素问》热病论篇,岐伯曰:人所以汗出者,皆生于谷,谷生于精。王冰注:言谷气化为精,精气胜乃为汗。又曰汗者精气也。益胃之法,如《温病条辨》中之雪梨浆、五汁饮、桂枝白虎等方,均可采用。热盛者食西瓜,战时饮米汤白水。所谓令水与汗并,热达腠开,得通泄也。若在中下焦,则有分消之法矣。"《温热经纬·叶香岩外甘温热篇》说:"益胃者,在疏瀹其枢机,灌溉汤水,俾邪气松达,与汗偕行,则一战可以成功矣。"

二、"阴阳交"治验案

严二陵报道治一患者,发热半月,汗出不解,渐至神志昏迷。舌垢唇焦,烦闷不安,脉弦数带滑,苔浊腻如糊,质红。乃邪毒内陷,痰浊蒙蔽清窍。亟以救液生津,涤痰开窍。方用鲜生地60g(捣水汁冲)、鲜石斛15g、鲜沙参15g、苦桔梗4.5g、白僵蚕12g、清豆卷15g、双钩藤12g、陈胆星9g、鲜菖蒲9g、鲜竹沥60g(冲)、牛黄至宝丹2粒(分2次研冲)。服药1剂后,涌吐痰涎黏浊甚多,神志略清,频欲饮水,脉象弦滑且数,肌肤烧热,烦躁不安。原方去沙参、桔梗、钩藤,加西洋参9g(另煎冲)、朱连翘12g、金银花12g、鲜茅芦根各30g,牛黄至宝丹减至1粒。服后红疹白瘔齐布,身热渐退,思吃稀粥,唯咳嗽,大便不通。上方加减调理,经过匝月,竟收全功(《中国现代名中医医案精粹·严二陵》)。

本案发热半月,汗出不解,烦闷不安,渐至神昏,脉弦滑数,符合阴阳交的证候表现。治疗以救液生津,涤痰开窍之法,一剂而神清,再剂则促疹瘔外发,以泄热毒,也体现了"阳热之邪,惟借阴精以制胜"的思想。

三、汗生于谷的临床意义

谢映卢《得心集医案·汗不得法》载:"辛卯冬月,有同道长子患伤寒病,畏寒头痛,发热无汗。屡服发散,汗不能出,热不能止,变痉而逝。其次子旋得此症,连进发表,皮肤干涩,发热愈炽。同道骇怖请视,告余曰:明是寒邪伤营,见症俱属外感,奈何汗之不应,又岂死症耶?余曰:辨症虽真,未能相体故耳。郎君关弦尺迟,面白露筋,乃中气虚而血不足。故寒邪外感,非滋其血液,何能作汗?汗既不出,热何由解?宜与当归建中汤。同道又欲减除饴糖,余曰:建中之用,妙义正在于此。且糖乃米谷所造,所谓汗生于谷也。如法啜之,果微汗热退而安。"

本案虽寒邪外感，前医"辨症虽真，未能相体故耳"，故致诊治失误。现患者症见面白露筋，关弦尺迟，乃中气虚而血不足，无源作汗，故连进发表而汗不得出，热亦不能随汗以解。谢映卢根据《黄帝内经》"汗生于谷"之论，选小建中汤加当归以补益气血，培补汗源为主。方中以饴糖补益中焦，因其为熟谷所化，更易补气益阴，再用桂枝汤柔润之剂发表，配当归以辛助发散、温补阴血，于是得微汗而安。此案也体现了中医治病，察体为先的思想。

【原文】

帝曰：有病身热，汗出烦满，烦满不为汗解，此为何病？岐伯曰：汗出而身热者，风也；汗出而烦满不解者，厥[1]也，病名曰风厥[2]。帝曰：愿卒闻之。岐伯曰：巨阳主气[3]，故先受邪，少阴与其为表里也，得热则上从之[4]，从之则厥也。帝曰：治之奈何？岐伯曰：表里刺之[5]，饮之服[6]汤。

【校注】

〔1〕厥：气逆，此指少阴肾经之气上逆。
〔2〕风厥：马莳："以其太阳感风，少阴气厥，名为风厥之证。"
〔3〕巨阳主气：谓足太阳经主全身阳经之气。
〔4〕上从之：指少阴经气随从太阳之气上逆。王冰："谓少阴从于太阳而上也。"
〔5〕表里刺之：谓刺太阳、少阴两经。张介宾："阳邪盛者阴必虚，故当泻太阳之热，补少阴之气，合表里而刺之也。"
〔6〕服：《太素》卷二十五、《脉经》卷七均无"服"字。宜从。

【释义】

本段原文论述了风厥的病因、病机、症状及治疗。

风厥亦属外感热病的一种，病因为风邪外袭，病位在太阳少阴两经，基本病机为太阳感受风邪，传入少阴，邪伤阴精，引动少阴虚火上逆。临床表现既有表证之身热汗出，又有里证之烦满。治疗宜内外同治，表里同调，先用针刺的方法以泻太阳之邪，补少阴精气，然后配合汤液内服。犹如《伤寒论》第24条曰："太阳病……先刺风池、风府，却与桂枝汤则愈。"根据其阴虚于里，风袭于表的病机，治宜滋阴解表，可选用加减葳蕤汤，或用栀豉汤加银花、连翘，少加麦冬、生地之类，以清胸膈郁热，辛凉发散太阳之邪，少佐甘寒以顾少阴。

【知识链接】

一、《黄帝内经》风厥的含义

风厥之名,《黄帝内经》中凡三见,所指不同,治法当各异。除本篇所论外,《素问·阴阳别论》曰:"二阳一阴发病,主惊骇背痛,善噫善欠,名曰风厥。"二阳,指足阳明胃。一阴,指厥阴心主及肝之脉。心主之脉起于胸中,出属心,心病则胸背痛。又"心主噫",肝主惊骇,故惊骇善欠。如张志聪注云:"此厥阴风木厥逆之为病也。风木为病,干及胃土,故名风厥。"治法当疏肝和胃,柴胡疏肝汤类可供选择。

《灵枢·五变》曰:"人之善病风厥漉汗者……肉不坚,腠理疏,则善病风。"此因腠理疏松,感受风邪,风邪逆于腠理,故以汗出多为主症。治法当益气固表,可选用玉屏风散之类。上述与本篇所论风厥含义不同,应加以区别。

二、风厥临床验案

黄锦芳治林国柱患风温,汗出,倦怠,鼻鼾语难,嗜卧不休,微恶寒而不甚。或欲用清暑益气汤。黄曰:此热扰肾之症,幸胃气尚存,可用滋阴之药以救之。若误用清暑益气,则热得参、芪而益盛,火得升、柴而益炽,直视失溲与瘛疭等症,必相继而出矣。用熟地三钱,山药二钱,丹皮一钱,龟板一钱,防风一钱,阿胶一钱,桂枝二钱。一剂而神清,四剂而诸症悉除(《续名医类案》卷三)。

此案乃风温之邪外受,故见微恶寒,汗出;风热伤阴,水不上济,故鼻鼾而语言难出;热伤元气,故怠倦而嗜卧不休。治以养阴祛风解表,用药如尤怡《医学读书记》所说:"温邪之发,阴必先伤。设有当行解散者,必兼滋阴之品于其中,昔人于葱豉汤中加童便,于栀豉汤内加地黄、麦冬,亦此意也。"此说与经论、临床两相符合。

【原文】

帝曰:劳风[1]为病何如?岐伯曰:劳风法在肺下[2],其为病也,使人强上冥视[3],唾出若涕,恶风而振寒,此为劳风之病。帝曰:治之奈何?岐伯曰:以救俯仰、巨阳[4],引精者[5]三日,中年者五日,不精者七日,咳出青黄涕,其状如脓,大如弹丸,从口中若鼻中出,不出则伤肺,伤肺则死也。

【校注】

〔1〕劳风:杨上善:"劳中得风为病,名曰劳中,亦曰劳风。"
〔2〕法在肺下:谓劳风病的病位通常在肺部。法,常也。肺下,即肺部。

〔3〕强上冥视：谓头项强急不舒，视物不清。于鬯《香草续校书》云："上，疑工字之误。工，盖项字之借。项谐工声，故借工为项。强工者，强项也。"

〔4〕救俛仰、巨阳：即宣肺利气，解表散邪。尤怡："肺主气而司呼吸，风热在肺，其液必结，其气必壅，是以俯仰皆不顺利，故曰当救俯仰也。救俯仰者，即利肺气，散邪气之谓乎。"俛，同"俯"。

〔5〕引精者：谓精气旺盛者。引，《说文》："开弓也。"引申为盛满，旺盛。

【释义】

本段原文主要讨论劳风的病因、病位、病机、症状、治则和预后。

劳风为因劳受风，化热壅肺的病症，病位在肺，病机为太阳感受风邪，卫阳郁遏，肺失清肃，痰热壅积。主要症状有恶风而振寒，头项强急，视物不清，唾出若涕，甚则咳出青黄黏痰。治疗宜宣肺利气，解表散邪，排出痰液以通气道。劳风的预后转归与精气的盛衰、年龄、体质强弱密切相关，少壮之人气血充盛，病程较短，预后良好；中年之人病程稍长；年老体弱者，则病程较长。

【知识链接】

一、劳风理论的临床意义

劳风病的治疗和护理，文中提出"不出则伤肺，伤肺则死也"，说明古人已认识到痰液不能及时排出，阻塞气管，可发生窒息而死亡。提示后人对于痰涎壅盛之病，应因势利导，及时排痰祛邪，给邪以出路，以免损伤脏气。

劳风病和《金匮要略》中对肺痈的症状描述极为相似。张仲景治疗肺痈总以清热泻肺排脓为原则，设立葶苈大枣泻肺汤、桔梗汤、千金苇茎汤等治疗。《金匮要略·肺痿肺痈咳嗽上气病脉证治》云："风舍于肺，其人则咳，口干喘满，咽燥不渴，多唾浊沫，时时振寒。热之所过，血为之凝滞，蓄结痈脓，吐如米粥。始萌可救，脓成则死。"其治疗之法，"喘不得卧"之属于邪实气闭的实证，葶苈大枣泻肺汤主之；"咳而胸满，振寒脉数，时出浊唾腥臭，久久吐脓如米粥者，为肺痈，桔梗汤主之"；"咳有微热，烦满，胸中甲错，是为肺痈"，方用《千金》苇茎汤排脓消痈。

盛国荣治一患者，恶寒发热3天，口干咳嗽，痰稠黏而黄，治疗半月未效。近日咳嗽加剧，痰稠黏带腥味，时带血丝，咳时胸痛加剧。呼吸短促，眠食不佳，口苦而干，喜冷饮，小便深黄，大便干燥，脉滑数。辨证为风热犯肺，热毒瘀结，酿脓成痈。方用千金苇茎汤合喻氏清燥救肺汤加减，处方：桑白皮10g，麦冬10g，枇杷叶10g，苦杏仁10g，桔梗10g，银花15g，鱼腥草15g，冬瓜仁15g，红藤20g，桃仁7g，薏仁30g。另生茅根300g，苇茎60g，生石膏60g，糙米20g，水5大碗先煎开20分钟，去渣将汤分2次煎上药，每日服1剂。加用福建漳州产"片仔癀"每次服2分,早晚各服1次。服药3剂,诸症悉减,热退身凉,痰不带血,腥臭之味已愈,唯觉全身无力,胃纳欠佳,咳嗽减轻。正气未复,继用养阴健脾,以善其后(《中国现代名中医医案精粹·盛国荣》)。

本案初期有恶寒之象,继则呈现出风热犯肺、热毒瘀结之征,故治以千金苇茎汤加鱼腥草、桔梗之类,佐以片仔癀清热解毒,消痈排脓而愈。

另外,《柳选四家医案·评选继志堂医案》记载了清代名医曹仁伯用柴前连梅煎加减治疗劳风的经验。其《咳嗽证治括要》曰:"有劳风一门,咳吐浊涕青黄之痰,由劳碌伤风,恋而不化,最为难治。浅者秦艽鳖甲,表虚汗多者黄芪鳖甲,深则柴前连梅煎,《千金》法也,此皆劳风之治也。"

二、"以救俛仰巨阳引精者三日"的理解问题

本段原文中"以救俛仰巨阳引精者三日",后世有不同的理解。《素问吴注》断句为:"以救俛仰,巨阳引精者三日,中年者五日,不精者七日。"吴崑注说:"巨阳与少阴肾为表里,肾者精之府。精,阴体也,不能自行,必巨阳之气引之,乃能施泄,故曰巨阳引精,是为少壮之人也,水足以济火,故三日可愈;中年者,精虽未竭,比之少壮则弱矣,故五日可愈;年老之人,天癸竭矣,故云不精,不精者真阴衰败,水不足以济火,故治之七日始愈。"然此病位在肺,并未影响肾脏藏精功能,故吴氏解释有牵强附会之嫌。

《内经选读》按"以救俛仰,巨阳引,精者三日,中年者五日,不精者七日"断句,"救俛仰"即宣肺利气;"巨阳引",是指在太阳经上取穴,针刺以引动经气的治法。精者与不精者相对而言,前者指青壮年,后者指老年。但对"巨阳引"之注释似嫌根据不足。

本文按"以救俯仰、巨阳。引精者三日,中年者五日,不精者七日"断句。"救俯仰"即宣肺利气,"救巨阳"即解表散邪。"引精者三日",即指精气充满之人患此病三日可愈。因本病为太阳受风,表邪未解,入里化热,使肺失清肃,痰热壅积,故治疗时既要宣肺利气,排除痰液,畅通气道,使呼吸通利,而解除患者因胸闷咳嗽、呼吸困难而不停俯仰的痛苦,即所谓"救俯仰"。太阳表邪虽已入里,但邪仍有在表者,故应同时解表散邪,即救"巨阳"。由此可见,"以救俯仰、巨阳",为劳风的治疗原则。"引精者三日,中年者五日,不精者七日",为劳风预后、康复的规律。劳风的康复规律,说明预后的好坏与年龄的大小及精气的盛衰有直接关系,但不可拘泥于具体日数。

【原文】

帝曰:有病肾风[1]者,面胕痝然壅[2],害于言[3],可刺不[4]?岐伯曰:虚不当刺,不当刺而刺,后五日[5],其气必至[6]。帝曰:其至何如?岐伯曰:至必少气时热,时热[7]从胸背上至头,汗出手热,口干苦渴,小便黄,目下肿,腹中鸣,身重难以行,月事不来,烦而不能食,不能正偃[8],正偃则咳甚,病名曰风水[9],论在《刺法》[10]中。

帝曰:愿闻其说。岐伯曰:邪之所凑,其气必虚。阴虚者,阳必凑之,故少气时热而汗

出也。小便黄者，少腹中有热也。不能正偃者，胃中不和也。正偃则咳甚，上迫肺也。诸有水气者，微肿先见于目下也。帝曰：何以言？岐伯曰：水者阴也，目下亦阴也，腹者至阴[11]之所居，故水在腹者，必使目下肿也。真气上逆[12]，故口苦舌干，卧不得正偃，正偃则咳出清水也。诸水病者，故[13]不得卧，卧则惊，惊则咳甚也。腹中鸣者，病本于胃[14]也。薄脾[15]则烦不能食，食不下者，胃脘隔也。身重难以行者，胃脉在足也。月事不来者，胞脉闭也，胞脉者属心而络于胞中，今气上迫肺，心气不得下通，故月事不来也[16]。帝曰：善。

【校注】

〔1〕肾风：病名，风邪客于肾脏所致的疾患。

〔2〕面胕痝然壅：面目浮肿貌。胕，浮肿。王冰："痝然，肿起貌。壅，谓目下壅，如卧蚕形也。"

〔3〕害于言：妨碍语言。

〔4〕不：同"否"。

〔5〕后五日：张介宾："后五日者，脏气一周，而复至其所伤之脏，病气因而甚矣。"

〔6〕其气必至：谓病气来至。

〔7〕时热：《太素》卷二十九、《甲乙经》卷八无此2字。

〔8〕正偃：即仰卧。

〔9〕风水：肾风误治而发生的水病。

〔10〕《刺法》：王冰："《刺法》，篇名，今经亡。"张介宾："即《水热穴论》也。"

〔11〕至阴：谓脾肾。《素问·金匮真言论》："腹为阴，阴中之至阴，脾也。"《素问·水热穴论》："肾者至阴也。"

〔12〕真气上逆：指心气上逆。又，滑寿《读素问抄》"真"作"其"。

〔13〕故：《甲乙经》卷八作"皆"。义胜。

〔14〕胃：张琦："胃当作脾。邪正相激，故腹中鸣，本于脾虚不能制水。"

〔15〕薄脾：影响及脾。薄，通"迫"。张琦：脾"作胃是。胃近于心，风水薄之，故令心烦；阴水泛滥，关门不利，胃逆故不能食。"

〔16〕也：此后王冰云："考上文所释之义，未解'热从胸背上至头，汗出手热，口干苦渴'之义，应古论简脱，而此差谬之尔。"

【释义】

本段主要论述风水的病因、症状和病机，也阐明了中医邪正发病的重要观点。

一、风水的病因、症状和病机

风水是由肾风误刺而产生的变证，其基本病机是肾虚受风，阴虚阳乘，水停内外。肾为水脏,具有化气行水的功能。肾阴不足,风邪侵袭,聚水为肿,形成面目浮肿、目下壅起的肾风证。肾风正气虚,不当用刺法,不当刺而刺,一方面使正气更虚,虚而生火,另一方面使水邪更盛,而水泛周身。阴虚生火,故见少气时热,热从胸背上至头,汗出手热。水邪盛而泛溢,上迫于肺,则咳嗽,仰卧尤甚;水与目下及腹皆属于阴,同气相求,故水在腹,而目下肿;水邪凌心,虚火外越,故仰卧则惊,口苦舌干,小便色黄;水邪侮脾,则烦不能食,身重难以行;水邪于胃,则腹中鸣响,不得仰卧,咳出清水;水邪闭阻女子胞之脉络,则月事不来。

二、邪之所凑,其气必虚的发病观

本段提出"邪之所凑,其气必虚",用以说明风水病"时热"等症状的机理,即肾阴不足,不能制火,而见阳亢发热。不过,此句经文含义尚不止于此,而是反映了《黄帝内经》关于发病学说的重要观点,即正气虚是发病的根据,邪气是发病的条件。邪气之所以能够引起疾病发生,其前提是由于正气不足,否则虽有外邪,一般不会生病。这一观点在《黄帝内经》中论述颇多,如《素问·遗篇·刺法论》"正气存内,邪不可干";《灵枢·口问》"邪之所在,皆为不足";《素问·生气通天论》"顺之则阳气固,虽有贼邪,弗能害也";"清静则肉腠闭拒,虽有大风苛毒,弗之能害";《灵枢·百病始生》"风雨寒热,不得虚,邪不能独伤人;卒然逢疾风暴雨而不病者,盖无虚,故邪不能独伤人。此必因虚邪之风,与其身形,两虚相得,乃客其形"。这些论述,都表明了"邪之所凑,其气必虚"的观点。

后世医家对此多有发挥,如高世栻《医学真传·原病》云:"五脏充足,六腑调和,经脉强盛,虽有所伤,亦不为病。若脏腑经脉原有不足,又不知持重调摄,而放纵无常,焉得无病?如脏气不足,病在脏;腑气不足,病在腑;经脉不足,病在经脉。阴血虚而不为阳气之守,则阳病;阳气虚而不为阴血之使,则阴病。且正气内虚,而淫邪猖獗,则六淫为病。"姚止庵《素问经注节解·通评虚实论》亦云:"精气者,禀受于父母……精气克全,外邪亦无自而入。若所受虽强,而不能保摄其天真,纵恣无度,精气日耗,经络空疏,外邪乘之而入于内。"可见,"邪之所凑,其气必虚"是中医发病学的基本学术观点之一,同时也是养生学的重要理论依据。

三、胞脉与闭经的病机

胞脉属心而络于胞中,与冲任脉关系密切。心主血,心血下行于胞中而为月事。由于情志抑郁等原因,导致心肺之气闭郁,郁而化火,心火上炎,则心之气血不得下通于冲任胞脉,血海亏虚,故月事不来,同时可伴有胸闷、心烦、失眠、舌尖红等症。治疗当以泻心火为主,辅以宽胸下气,使心气下通。如刘完素《素问病机气宜保命集·妇人胎产论》云:"如女子不月,先泻心火,血自下也……今气上迫肺,心气不得下通,故月事不来也。先服降心火之剂,后服《局方》中五补丸,后以卫生汤治脾养血气也。"今人刘奉五创瓜石汤治疗闭经,药用瓜蒌、黄连、生地黄、瞿麦宽胸下气、清泻心火,使心气下通,从而使心血下达于胞宫,正是此理论的具体运用。同时配用石斛益胃生津,玄参、麦冬、生地黄合为增液汤,养阴生津、清热润燥;四味合用,治取阳明,益阳明津液,清阳明燥热,使冲任精血满盈,可谓《素问·阴阳别论》"二阳之病发心脾，有不得隐曲，女子不月"理论的运用。结合《素问》两篇文章所述，可见"胞脉闭阻，心气不得下通"与"阳明亏虚，燥热津伤"是闭经的两个主要病机。

【知识链接】

一、肾风与风水的关系

肾风病与风水病在《黄帝内经》中多次论及，而将两者联系起来论述者，仅见于本篇。从两者联系中可以看到，风水病可以由肾风病误刺发展而成。正如丹波元简所云："本篇所谓风水者，乃因肾风误刺而变之称。"除本篇外，《黄帝内经》中有多篇文章论及肾风，如《素问·风论》曰："以冬壬癸中于邪者，为肾风""肾风之状，多汗恶风，面瘟然浮肿，脊痛不能正立，其色炲，隐曲不利，诊在肌上，其色黑。"《素问·奇病论》云："有病瘟然如有水状，切其脉大紧，身无痛者，形不瘦，不能食，食少，名为何病？岐伯曰：病生在肾，名为肾风。肾风而不能食，善惊，惊已心气痿者死。"论及风水的原文如《素问·水热穴论》曰："勇而劳甚则肾汗出，肾汗出逢于风，内不得入于脏腑，外不得越于皮肤，客于玄府，行于皮里，传为胕肿，本之于肾，名曰风水"。"水病下为胕肿大腹，上为喘呼，不得卧者，标本俱病，故肺为喘呼，肾为水肿。"《灵枢·诊疾诊尺》云："视人之目窠上微痈，如新卧起状，其颈脉动，时咳，按其手足上，窅而不起者，风水肤胀也。"《素问·大奇论》曰："肝肾并沉为石水，并浮为风水。"

综合上述所论，从病因而言，肾风为感受风邪，从"冬壬癸中于邪"及"其脉大紧"分析，似是风夹寒邪；风水病以肾虚为内因，以风邪侵袭为外因。从病位而言，皆以肾脏为主，而肾风病可影响到心脏；风水则以肾为本，以肺为标，病可影响到脾、胃、心脏，从"肝肾并沉为石水，并浮为风水"观之，则其病也影响到肝脏。从症状表现而言，肾风病见面部瘟然浮肿；风水见目下先肿，一身尽肿，腹中有水而腹大，手足及腹部按之凹而不起。总体而言，两病互有异同，而风水较肾风更为复杂、严重。风水病可以从肾虚受风而发病，也可从肾风病发展而成。当然，如果考虑到《黄帝内经》"并非出自一人之手，亦非一时之作"的话，则肾风与风水在古代也有本为一病而有两名，或是一病的两个不同阶段的可能性。

二、肾风、风水临床治疗及验案

本段所论肾风、风水二病，均以浮肿为主要症状，应属"水肿"病范畴。关于水肿病的治疗，《黄帝内经》已经提出"开鬼门"发其汗、"洁净府"利小便、"去宛陈"活血等治法，以及针刺治疗"水俞五十七处"等。张仲景于《金匮要略·水气病脉证并治》中增加了补气、补肾、调和营卫诸法，并总结出"诸有水者，腰以下肿，当利小便；腰以上肿，当发其汗乃愈"的治疗原则。后世医家根据水液代谢与肺脾肾三脏关系最为密切，故尤其重视宣肺行水、健脾利湿、益肾化水等法。同时，注意到外邪入里化热以及人体内热等病机，因而宣郁清热也是治疗水肿病的重要方法之一。

（一）"肾风"案例

侯某，男，12岁。两月前因周身水肿、少尿，到某医院诊治，诊为急性肾小球肾炎，用西药治疗。症情虽有缓解，但浮肿及尿检查均未能恢复正常。查其咽部微红，舌红略暗，苔薄黄。周身轻度浮肿，下肢为甚。有汗，腰不痛。血压146/100mmHg；尿检：蛋白（+++），红细胞（++），白细胞（+）。此为内有郁热，外受风邪之"肾风"病。治以清热散风行水，佐以和血。方用越婢汤合麻黄连翘赤小豆汤加减。

麻黄粉1g（冲服），桑白皮12g，杏仁10g，生苡仁12g，连翘12g，赤小豆12g，生石膏20g，丹皮10g，红花10g，生甘草4g，大枣12枚，4剂，水煎服。

二诊：服上方一剂后，夜间排尿1000ml，次日浮肿即消。无不适，血压120/90mmHg。脉渐缓，舌苔薄白。尿常规：蛋白（++），红白细胞少许。用上方加倍量，共为末，沏水代茶饮。每日二次，每次4克。另每天服一丸六味地黄丸，早晚分服。服用20余日，一切恢复正常（《黄帝医术临证切要》）。

（二）"风水"案例

杜。风水相搏，一身暴肿，上则咳嗽，喉有痰声，下则溏泄，小便不利。发汗而利小便是其大法。计不出此，迁延匝月，节近清明，天气温暖，肺胃久蕴之风，从中暗化为热。反服肾气汤方，意欲通阳化水，阳未通而阴先劫，水未化而火反起矣。于是舌燥唇焦齿黑，心烦囊缩，胸腹肤红，危险之象，已造极中之极。勉拟清肃肺胃，存阴泄热，以冀转机为幸。生石膏，杏仁，通草，茯苓皮，豆豉，北沙参，麦冬，川贝，丹皮，芦根，鲜薄荷根。绿豆汤代水。

复诊：肺得热而不降，肝有火而上升，胃居于中，受肝火之冲激，欲降不能而反上逆，由是呕吐不纳矣。昨用清金以通决渎，幸水道已通，高原得清肃之令。然中焦格拒，艮阳失游溢之权，似宜转运其中。但肝火炽甚，徒运其中无益也。当清肝之亢，以衰木火之威，胃不受肝之克，而中气得和，则呕可以宁矣。川连（姜汁炒），黄芩（姜汁炒），半夏，泽泻，陈皮，黑山栀，竹茹（姜汁炒），茯苓皮，川贝，芦根，枇杷叶。当归龙荟丸三钱，绿豆生姜汤送下（《王旭高临床医案》）。

本案患者初诊时乃外感风温之邪与内在水湿之气相搏，肺脾两脏受病，津液的运行代谢失常，突发全身浮肿。由于误治，遂致病情迁延。时至清明节后，天气温暖，久蕴未祛之风，从阳化热。此时医者不察，反用金匮肾气汤以通阳化水，水肿未除而肺胃火热蔓延，遂以清肃肺胃，存阴泄热为治疗大法。二诊时，小便已通，水肿减轻，但现肝火亢盛，肝木横逆犯胃之呕吐，治以清肝火、平肝亢为主，和胃、健脾、利水为辅而获效。

三、"风水"考释

本段所述肾风误治导致的风水，由于"风水"名称以及文中提到"目下肿"的影响，后世多与西医肾小球肾炎、肾病综合征相联系，但考察所论病症涉及脾胃、心、肾、肺、女子胞等多个脏腑，临床表现可划分为：①水肿，不能平卧，平卧则惊而咳甚，咳出清水；②心烦，少气；③肠鸣，不能食；④时热，从胸背上至头，汗出手热，口干苦渴；⑤小便黄；⑥月事不来；⑦身重难以行。其中以第1组为核心症状，即水肿，呼吸困难，不能平卧，平卧则喘咳加剧。

心功能衰竭的临床表现以呼吸困难及心源性水肿为特点。左心衰竭的临床表现主要有：①程度不同的呼吸困难，包括劳力性呼吸困难、夜间阵发性呼吸困难、端坐呼吸。夜间阵发性呼吸困难，表现为患者已入睡后突然因憋气而惊醒，被迫采取坐位，呼吸深快，重者可有哮鸣音，称之为"心源性哮喘"。其发生机制为：平卧时静脉回流增加，心脏前负荷增加；平卧时膈肌上升，肺活量减少；夜间迷走神经张力增高。②咳嗽、咳泡沫痰、咯血。③乏力，疲倦，头晕，心慌。④少尿及肾功能损害症状。⑤肺部湿啰音及心脏体征。右心衰竭的临床表现主要有：①胃肠道症状：长期胃肠道瘀血、水肿，可引起消化不良、食欲不振、恶心、呕吐、腹胀及上腹部疼痛等。②劳力性呼吸困难。③水肿，其特征为首先出现于身体最低垂的部位，常为对称性可压陷性，随病情加重而呈上行性发展。严重右心衰竭患者，可出现全身性水肿。④颈外静脉、手背静脉及舌下静脉充盈，并可出现静脉搏动。⑤肝肿大，胸水、腹水以及心脏体征等。比较本篇所论"风水"与心功能衰竭的临床表现，可发现二者均具有水肿，呼吸困难，不能平卧，平卧则喘咳加剧，甚或惊醒，咳吐白色浆液性泡沫状痰，食欲不振等症状，此"风水"很明显类似于心功能衰竭，高世栻注也明确说："正偃则咳甚，乃水气凌心。"较难解释的是一组带有热象的症状，有可能与心力衰竭的最常见诱因感染有关，感染引起发热，交感神经兴奋，代谢率增高。

对心力衰竭的中医病机的现代研究结果显示，心力衰竭本虚以气虚为主，常兼有阴虚、阳虚；标实以血瘀为主，常兼痰、饮等，常因外感、劳累等加重。其基本证候可概括为气虚血瘀、气阴两虚血瘀、阳气亏虚血瘀3种，均可兼见痰、饮（图33-1）。其中气阴两虚血瘀证主症为气短、乏力、心悸，次症可见口渴咽干、盗汗、手足心热，面色、口唇紫暗，舌脉表现为舌质暗红或紫暗，舌体瘦，少苔，或无苔，或剥苔，或有裂纹，脉细数无力或结代[1]。此气阴两虚血瘀证的相关表现，从另一个角度也证明了"风水"热象之存在。

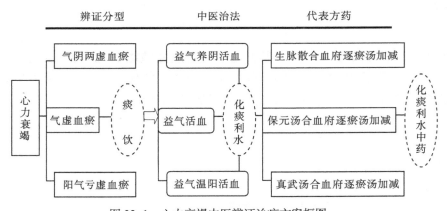

图 33-1 心力衰竭中医辨证治疗方案框图

---

①张开滋，田野，肖传实.临床心力衰竭学［M］.长沙：湖南科学技术出版社，2014：871-872.

逆调论篇第三十四

【导读】

王夫子《周易外传·杂卦传》曰："道之所行者时也。""时"与"道"相互渗透，相互包含，"道"本身处于周而复始的运动状态，要通过一定的时间序列显示出来，而时序又寓蕴着人们必须遵循的法则。故《黄帝内经》认为，人体正常生命活动总是遵循着一定的时序规律，脏腑气血阴阳的功能活动处于有机和谐的状态。否则，"反顺为逆，是谓内格"（《素问·四气调神大论》），脏腑气血阴阳失调则发生病变。本篇主要论述人身阴阳、水火、营卫、脏腑气机失调引起的寒热、肉烁、骨痹、肉苛以及不得卧等病症，如高世栻所说："调，调和也。逆调，逆其寒热水火营卫之气，不调和也。寒热逆调，则为烦为痹；水火逆调，则为肉烁，为挛节；营卫逆调，则为肉苛；脏气逆调，则为息喘也。"

【原文】

黄帝问曰：人身非常温^[1]也，非常热也，为之热而烦满者，何也？岐伯对曰：阴气少而阳气胜，故热而烦满也。帝曰：人身非衣寒也，中^[2]非有寒气也，寒从中生者何？岐伯曰：是人多痹气^[3]也，阳气少，阴气多，故身寒如从水中出。

【校注】

〔1〕非常温：谓非衣厚的温热。《香草续校书》："'常'本'裳'字。《说文·巾部》云：'常，下帬也。'或体作裳，是常、裳一字。书传多以'常'为恒常义，而下帬之义乃习用'裳'，鲜作'常'。致王注于此误谓异于常候，故曰非常，而不知下文云'人身非衣寒也'，以彼'衣寒'例此'常温''常热'，则其即裳温裳热明矣……裳衣本可通称。裳温裳热，犹衣温衣热也。此言

裳，下文言衣，变文耳。"又，森立之："盖人身所病之热气，非常例外感之温病与热病。"

〔2〕中：张琦："中字疑误。"按"中非"二字互倒，当作"非中"。中，即伤之意。

〔3〕痹气：指阳虚气少引起的气机闭滞不通，血脉凝滞不畅。痹，闭也。

【释义】

本段论述人体阴阳失调产生寒热病变的病机和主症。人体在没有明显感受外邪的情况下，由于"阴气少而阳气胜"，阴虚不能制阳，阳气偏亢，虚热内生，故"热而烦满"；或由于"阳气少，阴气多"，阳虚不能制阴，使阴寒偏盛，气血闭阻不畅，寒从中生，故见"身寒如从水中出"。本段原文亦从病理的角度，强调了人体阴阳和谐的重要性。

【知识链接】

本段原文从阴阳失调的角度分析寒热的病机，为临床辨治虚热、虚寒病症提供了思路。岳美中曾治一女性患者，3年来下午低烧，常达37.7～37.8℃，每到夜间两腿发麻，精神萎顿不振，切其脉细而稍数，左关稍弦，舌无苔略红，有阴虚肝阳旺现象，投予都气丸加柴、芍、桂作汤用，以滋肾调肝。服药7剂后，低烧下降到37℃，嘱再服前方十余剂，以巩固疗效（《岳美中医案集》）。此例即真阴亏损而肝阳偏旺，方用都气丸以益气强阴，加柴胡疏理滞气，抑肝散火，加白芍以敛虚热护营阴，要点在加紫肉桂作反佐，使引火归原，以退久虚低烧。

"痹气"作为病名，指由于阳衰而阴盛，阳气不得运行，寒从中生的病症。《圣济总录》卷二十专列"痹气"一节，指出："夫阳虚生外寒，阴盛生内寒，人身阴阳偏盛，则自生寒热，不必外伤于邪气也。痹气内寒者，以气痹而血不能运，阳虚而阴自胜也。血凝泣而脉不通，故其证身寒如从水中出也。"提出治疗可选用温补鹿茸丸、巴戟天丸、补益黄芪丸等方。

【原文】

帝曰：人有四支热，逢风寒[1]如炙如火[2]者，何也？岐伯曰：是人者阴气虚，阳气盛，四支者阳也，两阳相得[3]，而阴气虚少，少水不能灭盛火[4]，而阳独治[5]，独治者，不能生长[6]也，独胜而止耳。逢风而如炙如火者，是人当肉烁[7]也。

帝曰：人有身寒，汤火不能热，厚衣不能温，然不冻栗[8]，是为何病？岐伯曰：是人者，素肾气胜，以水为事[9]，太阳气衰，肾脂枯不长[10]，一水不能胜两火[11]，肾者水也，而生于[12]骨，肾不生，则髓不能满，故寒甚至骨也。所以不能冻栗者，肝一阳也，心二阳也[13]，肾孤脏[14]也，一水不能胜二火[15]，故不能冻栗，病名曰骨痹，是人当挛节[16]也。

【校注】

〔1〕寒：观下文"逢风而如炙如火者"，"寒"应作"而"。

〔2〕如炙如火：《新校正》云："《太素》云'如炙于火'，当从《太素》之文。"

〔3〕两阳相得：四肢属阳，风亦属阳，四肢热而逢风邪，故称两阳相得。

〔4〕少水不能灭盛火：谓阴气衰少不能制约亢盛之阳。

〔5〕阳独治：指阴虚之极，而阳气独旺。

〔6〕不能生长：即独阴不生，独阳不长。

〔7〕肉烁：肌肉因热消烁而干枯消瘦。

〔8〕冻栗：寒冷而战栗。

〔9〕以水为事：指涉水冒雨，居处低湿等。又，张志聪："肾气胜者，肾水之气胜也。以水为事者，膀胱之水胜也。谓其人水寒之气偏胜，水寒偏胜，则太阳气衰。"

〔10〕肾脂枯不长：谓肾中阴精枯竭不充。

〔11〕一水不能胜二火：高世栻："七字在下，误重于此，衍文也。"

〔12〕生于：《太素》卷二十八、《甲乙经》卷十并作"主"。宜从。

〔13〕肝一阳也，心二阳也：肝为阴中之阳，故称一阳；心为阳中之阳，故称二阳。

〔14〕肾孤脏：承上文肝、心二阳，而肾为一水，所以称孤脏。

〔15〕一水不能胜二火：肾为水脏，是为一水，心为君火，肝胆内寄相火，是谓二火。肾阴精亏虚，一水已竭，二火犹存，所以一水不能胜二火。

〔16〕挛节：指骨节拘挛。

【释义】

本段讨论肉烁、骨痹水火失调的病机与临床表现。

肉烁是因患者素体阴气衰少而阳气偏盛，加之复感属阳之风邪，两阳相得，则阳热愈盛，耗伤阴津，燔灼肌肉，致四肢发热，日久则肌肉消瘦。

关于骨痹，除本篇所述之外，《黄帝内经》中多有记载。如《素问·长刺节论》云："病在骨，骨重不可举，骨髓酸痛，寒气至，名曰骨痹。"《灵枢·寒热病》云："骨痹举节不用而痛，汗注烦心。"由此可见，骨痹是以骨节沉重、酸痛、拘挛，全身尤其是骨节寒冷为主要表现的病症。本篇指出骨痹寒冷具有汤火不能使之热，厚衣不能使之温，身虽寒冷，但不冻栗的特点，究其病机，乃因阴寒虽盛，而阳气未衰，所谓"一水不能胜二火，故虽寒甚至骨，而不能冻栗也"（《黄帝素问直解》）。

【知识链接】

一、肉烁治疗验案

熊继柏治一患者，男，39岁，患者自述两个月前开始感到四肢发热，上肢自肩至肘乃至手指，下肢自股至胫乃至足掌，肌肤感到灼热，宛如涂抹了辣椒水一般，其火辣之状，昼夜不减。并兼四肢麻，入夜则麻木尤甚。但其胸腹及腰背等躯干部位却并无灼热麻木感，自用体温表屡测体温均为正常。去医院做过一系列检查，均未发现异常病变。诊见其四肢皮肤不红不肿，以手触之，其温度并不显高，略发低热状。然其四肢肌肉则较显松弛。询及四肢疲乏无力，伴有口渴、尿黄、自汗、微微畏风等症。舌红，苔少而黄，脉象细数。辨证：阴津损伤，风热之邪客于四肢。治法：养阴清热，疏风通络。主方：当归六黄汤合黄芪赤风汤。黄芪30g，当归10g，生地15g，熟地15g，黄连3g，黄芩10g，黄柏6g，防风10g，赤芍10g，知母15g。10剂，水煎服。

二诊：诉四肢发热明显减轻，四肢麻木亦减轻，自汗、畏风已止，四肢乏力已明显改善。舌红，苔少而黄，脉仍细数。拟原方再进10剂。10日后，患者复至，诉病已痊愈（《熊继柏临证医案实录1》）。本案自觉四肢灼热而躯干并不发热，与本篇原文所述症状、病机极为相似，故可谓"肉烁"之实例。

二、骨痹与历节及其治疗

本段原文对骨痹病因及主症的论述，对后世历节病的认识有一定的启发作用。《金匮要略·中风历节病脉证并治》论历节病的病机谓："寸口脉沉而弱，沉即主骨，弱即主筋，沉即为肾，弱即为肝。汗出入水中，如水伤心，历节黄汗出，故曰历节。"说明历节病也是肾阳虚水气内侵骨节造成。其论寒湿历节的主症和治疗则说："病历节不可屈伸，疼痛，乌头汤主之。"历节不可屈伸，正是挛节的表现。乌头汤是温肾实卫，散寒逐湿之剂。乌头温肾，其性雄烈，可散骨中之寒湿；黄芪温分肉，益气固表行湿；麻黄发汗解表，以散寒湿；白芍、甘草缓急止痛；白蜜解乌头之毒。可见此方亦符合本篇所论骨痹的病机。

【原文】

帝曰：人之肉苛[1]者，虽近衣絮，犹尚苛也，是谓何疾？岐伯曰：荣气虚，卫气实也[2]。荣气虚则不仁[3]，卫气虚则不用[4]，荣卫俱虚，则不仁且不用，肉如故[5]也，人身与志不相有[6]，曰死。

【校注】

〔1〕肉苛：病名。以肌肉顽麻沉重为主症的疾病。

〔2〕荣气虚，卫气实也：丹波元简："下文云：荣气虚则不仁，卫气虚则不用，荣卫俱虚，则不仁且不用。则此七字不相冒，恐是衍文。"

〔3〕不仁：指肢体不知冷热痛痒。

〔4〕不用：谓肢体不能随意活动。

〔5〕故：《太素》卷二十八、《甲乙经》卷十二并作"苛"。当从。

〔6〕人身与志不相有：谓意志不能感觉身形所受到的刺激，也不能支配身形的活动。

【释义】

本段讨论肉苛的病机与主要症状。

肉苛的病机如张介宾《类经·疾病类》所说："营卫俱虚，则血气俱病，血虚故为不仁，气虚故为不用。"生理情况下，营行脉中，卫行脉外，营血主濡养，卫气主温煦，营卫调和，则冷热痛痒感觉如常；否则，营卫气虚，发为肉苛，临床见冷热痛痒感觉迟钝而不仁，肢体不能随意运动，身形与神志不相协调，而且预后不佳。对此，《黄帝内经》其他篇章也有所述，如《素问·痹论》说："营卫之行涩，经络时疏……皮肤不荣，故为不仁。"《灵枢·刺节真邪》云："卫气不行，则为不仁。"均强调了营卫失调与肉苛的关系。

【知识链接】

本段对肉苛病机的认识，为后世辨治皮肉顽麻不仁，肢体活动不遂等病症提供了理论指导。如《金匮要略·血痹虚劳病脉证并治》说："血痹阴阳俱微，寸口关上微，尺中小紧，外证身体不仁，如风痹状，黄芪桂枝五物汤主之。"即体现了补益气血，调和营卫的治疗思想。

《续名医类案·麻木》载："陆养愚治丁慕云，患麻木，左手足不能举，恶风，或时自汗，服小续命十剂不效。或谓风症，宜大汗之，小续命汤参以补养气血之品，故不效耳。因倍风药，减参、芍辈，二剂汗如雨，反觉一身尽痛，游走不定，并左手足不能举，昏沉厥逆甚危。诊之阳脉弦细而数，阴脉迟涩而空。谓此虽似风，然昔人云：麻者气虚，木者血虚，手足不任者脾虚。具此三虚，止宜调养气血，则风症自除，小续命正以风药过倍，血药殊少，何反倍风药而去参、芍，宜其剧矣。仲景云：大法夏宜汗，以阳气在外也。春月阳尚稚，初出地下，大汗之，使卫气亟夺而失守，荣血不随，所以遍身走痛，昏沉厥逆，皆气血垂绝之象也。急用大料十全大补汤，浓煎灌之，少苏。为灸风池、百会、肩井、曲池、间使、三里六穴各数壮，以防中脏之危。自此诸症渐减，饮食渐进，第大便常结，痞闷微热，此汗多津液不足，故下不去则上不舒,以润字丸五分,日二服,便行犹燥,以八物倍归加麦冬、知母以润之,少佐槟榔、木香、豆仁以调其气,自后每燥结,服润字丸五分,甚则一钱,月余全愈。"本案即营卫气血亏虚之证,前医以风症治之,大汗则气随津脱,使气血垂绝而病情危重。陆氏急用大料十全大补汤,大补气血以救危,续进调理气血及补阴之剂,随证调理而获痊愈。

【原文】

帝曰:人有逆气不得卧而息有音者,有不得卧而息无音者,有起居如故而息有音者,有得卧行而喘者,有不得卧不能行而喘者,有不得卧卧而喘者,皆何脏使然?愿闻其故。岐伯曰:不得卧而息有音者,是阳明之逆也,足三阳者下行,今逆而上行,故息有音也。阳明者,胃脉也,胃者,六腑之海,其气亦下行,阳明逆不得从其道,故不得卧也。《下经》[1]曰:胃不和则卧不安[2]。此之谓也。夫起居如故而息有音者,此肺之络脉逆也,络脉不得随经上下,故留经而不行[3],络脉之病人也微,故起居如故而息有音也。夫不得卧卧则喘者,是水气之客也。夫水者,循津液而流也,肾者水脏,主津液,主卧与喘[4]也。帝曰:善[5]。

【校注】

〔1〕《下经》:古代医书。已佚。
〔2〕胃不和则卧不安:胃失和降,气上迫肺,则喘息不能平卧。
〔3〕留经而不行:指络脉之气留滞本经,而不行于别经。
〔4〕主卧与喘:谓不能平卧及喘促的病机皆与肾有关。
〔5〕善:王冰:"寻经所解之旨,不得卧而息无音,有得卧行而喘,有不得卧不能行而喘,此三义悉阙而未论,亦古之脱简也。"

【释义】

本段主要论述脏腑经络之气逆乱所致喘息的病机及临床表现,提出了"胃不和则卧不安"的论点。由于气机逆乱的脏腑病位不同,故临床症状各异。若气逆于上,肺络之气闭阻不畅,则症见起居如故而息有音,病情相对较轻;若气逆于中,胃气上逆,肺胃同病,则症见不得卧而息有音,病情相对较重;如果气逆于下,肾虚水饮之气上逆,肺肾同病,则症见不得卧卧则喘,病情最重。此段所论,也反映了上、中、下三焦脏腑功能失常与喘息病症之间的内在联系。

【知识链接】

一、"胃不和则卧不安"的诠释与机理探讨

"胃不和则卧不安"是讨论较多的命题之一，在CNKI上以"胃不和则卧不安"为主题，可检索到论文达220余篇，主要集中于相关机理探讨与临床应用两个方面。

（一）"胃不和则卧不安"的诠释

对"胃不和则卧不安"，历代医家的解释，大致可以分为两种情况。

1.胃不和则不能平卧

对于何谓"卧不安"，大多注家仅随文释义，没有给出明确的解释，张介宾解释"不安"为"反复不宁之谓"。唯高世栻引《素问·评热病论》"不能正偃者，胃中不和也"文，指出："正偃，安卧也。"似乎认为"卧不安"为不能平卧之义。今人廖鸿灵[①]认为"胃不和则卧不安"，实属上气喘息等症，"卧不安"指喘息不能平卧。常见于许多心血管疾病、呼吸系统疾病的患者，往往因过食或并发胃肠道疾患，加重胃肠负担，影响膈肌活动，造成呼吸困难加重，喘息不得平卧。纵观本篇原文所论，始终围绕"逆气"的病机与症状展开，分为肺、胃、肾三个层次，即"起居如故而息有音""不得卧而息有音""不得卧卧则喘"，全文用了12个"卧"，在同一语境下，应该具有相同的语义。从文字学的角度而言，"卧"的本义是臣子"伏着"或"俯偻"事君之义，可引申为"伏着、趴着、躺着"，这与"睡眠"在形式上虽有相同之处，但若将"卧"释为"睡眠"则很难自圆其说，"卧"强调的是一种行为动作和状态，"睡眠"则是一种心理和精神活动，古代称为"寐"。上述解释虽然符号原文语境以及临床实际，但关于文字学的考据则值得商榷，如《灵枢·营卫生会》云："夜半而大会，万民皆卧，命曰合阴。"《灵枢·水胀》所言"目窠上微肿，如新卧起之状"，《伤寒论》第303条说："少阴病，得之二三日，心中烦，不得卧，黄连阿胶汤主之。"这里的"卧"，均有睡眠之义。

从临床疾病表现而言，不得卧与喘息相联系，犹如《金匮要略·痰饮咳嗽病脉证并治》言："咳逆倚息，气短不得卧，其形如肿，谓之支饮。"故森立之曰："阳明胃经之气宜下行，今逆而上行，不得从其道，则胸间必生饮为患，故不得平卧。不得平卧者，乃倚息之谓也。"《伤寒论》第242条云："病人小便不利，大便乍难乍易，时有微热，喘冒不能卧者，有燥屎也，宜大承气汤。"也为其例证。

自《黄帝内经》以降，后世对"胃不和则卧不安"的喘促也有丰富的论述。孙一奎在《赤水玄珠·喘门》中则引此言作为论述喘证的经言之一，并称这种原因引起的喘证为"胃喘"，提出用"加减白虎汤之类"治疗。《太素·卧息喘逆》则将"胃不和则卧不安"视作"倚卧不安，不能悬定病处，数起动也"的原因之一。《诸病源候论》把"胃不和则卧不安"列入了气病诸候中的逆气候。张锡纯在《医学衷中参西录·滋培汤》方论中明确指出："论喘者恒责之于肺、肾二脏，未有责之于脾、胃者。不知胃气宜息息下行，有时不下行而转上逆，并迫肺气亦上逆即可作喘。"胃与大肠同属阳明，肺为太阴，太阴与阳明，一阴一阳，由经络互

---

①廖鸿灵."胃不和则卧不安"辨［J］.北京中医药大学学报，1998，21（3）：13-14.

相联系。另则肺为华盖，与心同处上焦，胃居中焦，为人身气机升降之枢纽，胃气不降，腑气不行，脘腹胀甚，上迫于肺，乃至肺气不能宣肃，故气息不利，呼吸有音。平卧则因体位改变而使气机更受阻滞，喘息加剧。

现代医学研究表明胃食管反流也可直接导致哮喘加重或表现为难治性哮喘，从另一个侧面说明了"胃不和"与"息有音"及"喘"的关系，"胃不和则卧不安"也类似于支气管哮喘、喘息型支气管炎等病的发作状态。张庆荣等[1]从胃食管反流症与慢性支气管哮喘关系的角度，探讨了胃不和则卧不安与哮喘的关系，认为这类哮喘的主要临床表现是夜间发作性咳嗽，甚则喘促，痰鸣，胸闷，卧不安，严重者呈端坐呼吸，不能平卧；同时多伴有"胃不和"的消化道症状，如胃脘部或胸骨后灼热疼痛，嗳气，泛酸，或吞咽困难，腹胀腹痛，大便不调。治疗宜从脾胃入手，有宿食停滞者，宜消导和胃，方药如保和丸或调胃承气汤之类；宿食已除或本无宿食停滞，当以治本为主，健脾和胃。宋桂华等[2]认为"胃不和则卧不安"是针对哮喘病因病机的论述，并且与现代医学中的胃食管反流致婴幼儿哮喘、咳嗽变异性哮喘等有着内在联系。把"胃不和则卧不安"理论应用于小儿哮喘的临床治疗也可获殊效。

2.胃不和则不得卧眠

明·李中梓《内经知要》较早明确从睡眠的角度解释"胃不和则卧不安"谓："凡人之寤寐由于卫气。卫气者昼日行于阳则动而为寤，夜行于阴则静而为寐。胃气逆上，则卫气不得入于阴，故不得卧。"清·张琦从其说。而从临床实践的角度而言，《伤寒论》已有"太阳病，发汗后，大汗出，胃中干，烦躁不得眠，欲得引水者，少少与饮之，令胃气和则愈"（71条）的记载，明·陶华撰《伤寒六书·不眠》言："不得眠者，阳盛阴虚，则昼夜不得眠。盖夜以阴为主，阴气盛，则目闭而卧安。若为阳所胜，故终夜烦扰而不得宁，所谓阴虚则与夜争者也。汗出鼻干，不得卧者，邪在表，干葛解肌汤。若胃有燥屎，大热错语，及大汗，胃中干，不得眠者，邪在里也，用大承气汤下之。胃不和则卧不安，故宜彻热和胃也。"指出胃中有热会导致"胃不和则卧不安"，宜泄热，邪在表用干葛解肌汤，邪在里用大承气汤。李中梓《医宗必读·不得卧》指出："不寐之故，大约有五……一曰胃不和，橘红、甘草、石斛、茯苓、半夏、神曲、山楂之类。"此"胃不和"实指痰湿凝滞胃中，用化痰消食之类药物治疗。清·张璐在《张氏医通·不得卧》中论曰："脉数滑有力不眠者，中有宿滞痰火，此为胃不和则卧不安。"清·程国彭《医学心悟·不得卧》也云："有胃不和卧不安者，胃中胀闷疼痛，此食积也，保和汤主之。"清·沈金鳌在《杂病源流犀烛·不寐多寐源流》中，从阴阳升降角度解释"胃不和"引起不寐的机理说："有由胃不和者，胃之气本下行，而寐亦从阴而主下，非若寤之从阳主上，今胃气上逐，则壅于肺而息有音者，得从其阴降之道，故亦不寐。"清·《张聿青医案·不寐》则认为胃居于中州，若痰湿内生，阻滞气机，气机升降失常，影响阴阳相交、水火相济，使不能成寐。指出："胃有湿痰，甲木不降，肝阳暗动，将寐之际，体辄跳动，以阳入于阴，而胆阳不降，致阳欲入而不能遂入也。""胃为中枢升降阴阳，于此交通。心火俯宅坎中，肾水上注离内，此坎离之既济也。水火不济，不能成寐，人尽知之。不知

①张庆荣，赵世芬.胃不和则卧不安与哮喘[J].山东中医杂志，1996，15（1）：5-6.

②宋桂华，郑贵珍，赵时雨."胃不和则卧不安"与小儿哮喘的临证治疗[J].中国中医基础医学杂志，2010，16（8）：709-710.

水火之不济,非水火之不欲济也,有阻我水火相交之道者,中枢是也。"

现代医家在继承经旨的基础上,结合自己的医疗实践,不断丰富和发展了"胃不和则卧不安"的内涵和临床应用,现代中医内科学在失眠论治中也将胃气不和作为失眠的类型之一。

(二)胃不和则不得卧眠的机理探讨

如上所述,古代医家对胃不和则不得卧眠的机理,已经从营卫不合、阴阳不交、水火不济或是升降失常等方面有所解释,现代学者所论大多不出其范围。如李德顺[①]认为邪阻阳明,不仅导致阳明失"阖",还可以导致阳跷交通阴阳失职,从而使卫阳不能正常入阴,是"胃不和则卧不安"的内在机理之一。李雁等[②]从卫气运行的角度探讨了"胃不和"与不寐的相关性。认为脾胃功能受损,引发营卫化生虚少或枢机不利,而致营卫不循脉道运行障碍才是失眠的主要原因,故而治疗上以调理脾胃、固护卫气为主。李志宇等[③]从气机升降的角度认为,脾胃位居中州,是人体气机升降的枢纽,胃气以降为顺,若其不调,必使营卫之气不能顺其道而行,导致失眠的发生。李斌等[④]也主要从脾胃为营卫之源与气机之枢的角度探讨"胃不和则卧不安"的机理,认为营卫之气就如同寤寐之开关,而脾胃则主导着此开关,胃不和则营卫失常,枢机不利,阳不入阴以致失眠。

从脏腑关系的角度而言,李景[⑤]认为脾胃与心经络相通,在五行中,心、脾为母子相连,子病及母,心失所养,不仅脾胃病变可以引起失眠,失眠日久,暗耗心血,也会引起脾胃失和。赵波等[⑥]从"心胃相通",二者解剖位置上相近、经络相互联系、气血相因、病理相因等角度探讨"胃不和则卧不安"的内在机理。赵立凝等[⑦]认为"卧不安"与心胃(脾)关系更为密切,提出"卧不安"其标在神(心),其本在胃(脾)。脾胃功能失常,化生精微不足,则营卫虚少;或脾胃枢机不利,影响营卫之气的运行,均导致营卫失调而不寐;胃气不降反而上逆,上扰心神,或劳倦思虑太过,耗伤血液,心神失养则致失眠。于海亭[⑧]提出"胃不和则卧不安"是躯体化障碍的症候之一,古人所论"胃不和则卧不安",是指饮食所伤导致的胃失和降,以及肝郁所致的脾胃不和引起的失眠和情绪郁闷,治疗宜从肝入手,从气机与情志入手。

大多数学者则从气血、营卫、阴阳、神志等多方面阐述"胃不和则卧不安"的机理,如赵进喜等[⑨]认为胃不和不得卧眠的病机,常常是痰阻食滞,胃气失和而致营卫出入失度,水火升降失常,以及胃肠腑气壅实,浊阴不降,心神失用。李绍旦等[⑩]、[⑪]构建不寐的中医

①李德顺.从卫阳交会的角度探究"胃不和则卧不安"的内在机理[J].陕西中医学院学报,2008,31(2):1-2.
②李雁,闫晓天.从卫气运行谈"胃不和"与不寐[J].中国中医基础医学杂志,2001,7(7):14-16.
③李志宇,陈国庆.再论"胃不和则卧不安"[J].吉林中医药,2007,27(5):9.
④李斌,闵寅,纪立金.论"胃不和则卧不安"[J].辽宁中医杂志,2017,44(3):496-497.
⑤李景.失眠证从脾胃论治[J].中国中医基础医学杂志,2002,8(1):28.
⑥赵波,梁超,张磊.从心胃相通角度探析胃不和则卧不安内在机理[J].云南中医中药杂志,2014,35(12):6-7.
⑦赵立凝,周福生."胃不和则卧不安"的内涵与外延研究[J].中医药学刊,2005,23(2):328-329.
⑧于海亭."胃不和则卧不安"与躯体化障碍关系及治疗探讨[J].浙江中医杂志,2006,41(9):520-521.
⑨赵进喜,黄文政."胃不和则卧不安"临证探讨[J].天津中医学院学报,1992,(2):16-18.
⑩李绍旦,杨明会.不寐之中医"脑""胃"学说体系构建的理论初探[J].中医杂志,2010,51(S2):25-26.
⑪李绍旦,杨明会."胃不和则卧不安"新悟[J].中华中医药学刊,2007,(10):2055-2056.

"脑""胃"学说体系,认为不寐之主宰在"脑",基础在"胃"。"胃和"为"卧安"之前提条件,指出"胃和"则气血盛而夜瞑、营卫行而寐安、阴阳调而寐成。郑利星等[1]提出"胃和"则营卫化生有源,营卫和调,人始安寐;"胃和"则阴阳升降有序,寤寐有常;"胃和"则神有所藏,神藏则寐瘥自晓;"和胃"安神,神安瞑寐乃知。崔东祥等[2]认为胃不和可致营卫失调则卧不安,胃腑不和,无以运水谷而化精微,必致卫气薄弱,运行失序,卫气不得入于阴,常留于阳,则目不瞑而卧不安也。胃不和可致心肾难交则卧不安,心阳位在上焦,肾阴府居下焦,二者上下的交通是靠中焦脾胃传递水火的媒介作用来完成的。若痰浊湿热阻隔中焦,使上下之路隔绝,阴不能纳阳,阴阳不交,于是心神受扰而不能入静,则夜难眠而卧不安。汪文丽等[3]从胃经与心经的经脉联系、脾胃为气机阴阳升降及五脏藏神的枢轴、现代的腹脑学说及实验研究等方面探讨失眠从胃论治的机制。

综观上述,现代医家对"胃不和则卧不安"的机理认识大致可概括为营卫运行出入失度,阴阳水火升降失常,宿食痰火上扰心神,气血亏虚心神失养等几个方面。

(三)胃不和则不得卧眠的现代科学诠释

现代研究发现,肠道微生物通过微生物–肠–脑轴调节宿主大脑功能和行为。寄居在消化道内的肠道菌群可通过肠道菌群–肠–脑轴这一通路实现与大脑之间的双向交流和相互作用。一方面,情绪变化可以通过激活肠道免疫系统引起肠道菌群的结构改变;另一方面肠道菌群可以通过作用于迷走神经、免疫系统、内分泌系统等多种途径影响大脑的结构和行为变化(参见《素问·阳明脉解》)。当肠道菌群失调时,可对脑缺血、帕金森病、阿尔茨海默病、多发性硬化、肝性脑病以及精神障碍等CNS疾病的发生发展产生影响。

肠道功能失常会引起神志症状,与神经内分泌有密切关系的肠壁内神经丛接受来自肠壁的刺激后,可通过自主神经系统将刺激的冲动反馈到大脑。因此,胃肠道功能失调和病变所引起的各种刺激也可反馈到中枢神经系统,影响人的情绪和心态。功能性胃肠病患者往往存在焦虑、抑郁状态。其中,有多部位症状的患者抑郁和焦虑程度更高,男性与焦虑有关,而女性更多与抑郁相关,而焦虑、抑郁都会表现出睡眠功能的改变。反过来,神经系统机能障碍是功能性胃肠病发病的重要因素。临床上,很多神经刺激或神经系统疾病会导致大肠转导功能失司,如长期过度的精神紧张、劳累等各种因素均可导致迷走神经反射性亢进,造成胃酸过度分泌、胃运动增强,引起胃肠疾病的发生。帕金森病、肝性脑病、肺性脑病等也常伴有便秘、腹胀等胃肠道症状。促肾上腺皮质激素释放因子(CRF)是一种中枢脑肠肽物质,对胃肠运动起着抑制作用。给大鼠侧脑室注射CRF,发现可抑制胃酸的分泌和降低摄食。另外,胃肠道的肽类分泌细胞和脑内的肽类神经元在胚胎发生上共同起源于神经外胚层,这可能是二者存在相互联系的结构基础。

①郑利星,杨明会."胃不和则卧不安"刍议[J].军医进修学院学报,2009,30(3):396–398.
②崔东祥,阳易."胃不和则卧不安"临证心得[J].内蒙古中医药,1994,4:36–37.
③汪文丽,刘建武,陈立国,等."胃不和则卧不安"理论在针灸治疗失眠中的运用[J].中国针灸,2014,34(12):1228–1230.

谌剑飞等[①]采用[14]C呼气试验对90例失眠伴明显消化系统症状者进行幽门螺杆菌测定。结果观察组（失眠组）Hp感染阳性率显著大于对照组（P<0.01）；Hp感染程度两组之间具有非常显著性差异（P<0.01）；认为失眠与Hp感染密切相关，为"胃不和则卧不安"经典理论提供现代医学理论支撑。唐显群等[②]认为中医学从"胃"论治失眠，与现代医学研究失眠与肠道菌群的代谢产物相关理论相似，从"脾胃"论治失眠，通过短链脂肪酸调节肠道菌群代谢，刺激肠道蠕动，恢复肠道微生态环境，调理脾胃功能以调整整体脏腑功能，使机体达到"阴平阳秘"的一种平衡状态，从而"胃和"则"神安"。

马伯艳等[③]通过大鼠腹腔注射对氯苯丙氨酸复制大鼠失眠模型，取脑组织，按照免疫组织化学方法处理，在CMIAS多功能真彩色病理图像分析系统下分析发现温胆汤可以明显增强失眠大鼠大脑皮质、下丘脑胆囊收缩素8的阳性表达，进而增加大鼠睡眠，推测胆囊收缩素可能是"胃不和"与"卧不安"之间的物质基础。赵学军等[④]通过研究疏肝和胃颗粒的催眠作用和促胃肠动力作用，发现疏肝和胃颗粒能显著延长小鼠戊巴比妥钠阈剂量睡眠时间，提高阈下剂量的入睡率；促进正常及硫酸阿托品造模动物的胃肠推进和排便，认为促胃肠动力作用可能是其催眠效应的部分机制。

二、胃不和则不得卧眠的临床辨治

刘兴武[⑤]提出"胃不和则卧不安"的神经衰弱，其病机有中焦湿热、痰浊内扰、胸膈郁热、食滞胃脘、腑实肠壅、中焦痞结、中焦虚寒、中土阴虚，分别治以清热化湿、祛痰化浊、清泄郁热、消食导滞、通腑开壅、消痞降逆、温阳建中、滋润中土等法，使胃气调和收功。肖玉英[⑥]提出不寐从胃论治五法，即清化和胃法、化痰和胃法、消滞和胃法、温中和胃法、养阴和胃法。毛臻[⑦]提出调和脾胃治疗失眠的方法有补脾和胃法、疏肝和胃法、暖肝和胃法、化痰和胃法、攻下和胃法。石伟[⑧]提出对"胃不和则卧不安"的失眠症治疗，以"和之"为总的法则，从肝气犯胃、痰火宿滞、饮食停积、燥屎内结、脾胃虚弱、胃阴不足6个方面治疗，使机体阴阳得和，不寐得愈。梁柳文[⑨]提出运用《伤寒论》的理法方药，辨治胃不和则不得卧眠，胃虚寒用茯苓甘草汤、小建中汤、理中汤等加减化裁，补脾益（温）胃；胃热者用白虎汤、白虎加人参汤加减，清泄胃热以安神；痰热者用小陷汤加味治疗，清热豁痰以安神；

①谌剑飞，谭薇，严颂琴，等.失眠与幽门螺旋杆菌感染关系研究及中西医病机探讨[J].中华中医药学刊，2007，25（12）：2466.

②唐显群，韩祖成，张晓乐，等.基于"胃不和则卧不安理论"的短链脂肪酸与失眠关系探讨[J].中西医结合心脑血管病杂志，2019，17（21）：3434-3437.

③马伯艳，张福利，周景华，等.温胆汤的睡眠改善作用与失眠大鼠脑中胆囊收缩素8表达的关系[J].中国临床康复，2006，10（35）：45-47.

④赵学军，熊天琴，李卓明，等.疏肝和胃颗粒的催眠和促胃肠动力作用实验研究[J].成都中医药大学学报，2006，29（1）：40-43.

⑤刘兴武.浅谈"胃不和则卧不安"[J].北京中医，1995，（4）：41-42.

⑥肖玉英.不寐从胃论治五法[J].安徽中医学院学报，1998 17（3）：35-36.

⑦毛臻.调和脾胃法在治疗失眠中的作用[J].中国中医药现代远程教育，2005，3（2）：45-46.

⑧石伟.从"胃不和则卧不安"辨治失眠症[J].吉林中医药，2012，32（3）：228-229.

⑨梁柳文.伤寒方治"胃不和"之"卧不安"[J].新中医，1988，（3）：18-19.

胃肠食滞者用生姜泻心汤加减,消食化滞,安神定志;湿热者用茵陈蒿汤、栀子柏皮汤,清利湿热以安神;虫积者用乌梅丸加减,以温脏补虚,安蛔而定神;胃津不足者用芍药甘草汤加味,以填补胃津,润燥安神;胃肠素有蓄血用抵当汤(丸)、桃核承气汤,荡攻瘀血,安神定志。李绍旦等[1]总结"和胃"之法有多种,如胃热炽盛之"胃不和",用清胃散合泻心汤加减,以清胃泻火;痰湿中阻之"胃不和",用二陈汤加味,以燥湿化痰;宿食停滞之"胃不和",方用保和丸加减,以消食导滞;肝郁犯胃之"胃不和",用柴胡疏肝散加减,以疏肝解郁;胃气亏虚之"胃不和",方宗四君子汤加味,以益气补中;胃阴不足之"胃不和",方用益胃汤加味,以益胃养阴;胃阳虚衰之"胃不和",方用黄芪建中汤加味,以温中补虚。黎发根等[2]提出"胃不和则卧不安"失眠的辨证思路主要有:①胃热炽盛,以清胃散合泻心汤加减,清胃泻火而"和胃";②痰湿中阻,以二陈汤加味,燥湿化痰而"和胃";③痰热内扰,用黄连温胆汤加减,以清热化痰而"和胃";④宿食停滞,用保和丸加减,以消食导滞而"和胃";⑤肝郁犯胃,以柴胡疏肝散加减,行气化滞而"和胃";⑥胃气亏虚,以四君子汤加味,益气补中而"和胃";⑦胃阴不足,用益胃汤加味,益胃养阴而"和胃";⑧胃阳虚衰,以黄芪建中汤加味,温中补虚而"和胃"。

古代医家多认为由于饮食不节,肠胃受损,宿食停滞,痰火内扰,使胃气不和,而导致卧不安。许良[3]对1000例失眠症临床调查发现,伴见躯体疾病者553例,而属中医脾胃本病兼不寐者136例,即失眠症伴见慢性胃炎、萎缩性胃炎、十二指肠球部溃疡、慢性结肠炎等病约占躯体疾病的24.59%,其中无1例是由饮食不节、宿食停滞所致的实证患者。由此可见,既往那种"胃不和"实火证患者,当今临床上已不多见,更多为慢性疾患,证候表现为虚实夹杂,多属脾胃虚弱、肝胃不和,治以平肝和胃、健脾益气,每获良效。

三、卧不安则胃不和观点的提出

师冉[4]运用统计学的方法分析临床所调查的301例失眠患者的中医胃肠证候及各因素间的相关关系,结果显示:有80.40%的患者存在胃肠证候,主要表现为口部异常,如口苦、口臭;胃气上逆,如恶心;胃纳异常,如纳呆;胃失和降,如胃胀满;肠腑气机失调,如便秘等病症。并且胃肠证候与患病病程、匹茨堡睡眠指数量表(PSQI)各成分得分、焦虑自评量表(SAS)和抑郁自评量表(SDS)得分、中医心理紊乱状态、中医病因等因素间存在密切关系。失眠与胃肠疾病互为因果、相互影响。一方面胃腑不和,卫气运行失序,或胃气受损,变生他邪,循经扰心,或胃虚失运,气血乏源,心神失养,或脾胃积热,热扰心神均可导致不寐;另一方面,夜卧不安,思虑过度,久之暗耗营血,气机郁结,脾胃升降运化失司,亦可引起或加重"胃不和"。这里"胃"概括了中医脾、胃、肠三方面的功能,"胃不和"体现了脾胃功能的失常,在西医方面则表现为消化系统胃肠疾病。因此,在对"胃不和则卧不安"研究

①李绍旦,杨明会."胃不和则卧不安"新悟[J].中医药学刊,2007,25(10):2055-2056.
②黎发根,周登峰,李绍旦,等.基于"胃不和则卧不安"临床诊治失眠探析[J].北京中医药,2014,33(11):809-811.
③许良."胃不和则卧不安"今析[J].上海中医药杂志,2000,(1):22.
④师冉."胃不和则卧不安"在失眠症中的应用研究[D].济南:山东中医药大学,2007.

的基础上，现代学者提出了"卧不安则胃不和"的新观点①。

临床多见患者因为生活中的某些事件影响情绪的变动，如抑郁、焦虑、发怒等，引起胃肠病的发作，或痛、或泻、或胀，严重者可以引起胃出血。素有失眠病者若伴有胃肠病，久久难以取效。或者正值更年期阶段的患者，有抑郁、焦虑、失眠等症状，久而出现胃肠道症状，以致茶饭不思，睡眠不安，而"卧不安"又加重了胃肠病的症状。对于此类患者，应该"治胃先治心"，把心理治疗放在第一位，首先要解除患者的心理纠结，说明情绪与胃肠病的关系，"告之以其败，语之以其善，导之以其所便，开之以其所苦"。然后，采用疏肝解郁、调肝和脾、养心安神、泻心和胃等方法安其心、宁其神，再佐以治胃肠的方药，可以提高疗效。姚乃礼②基于"胃不和则卧不安"的理论，诊治慢性胃炎伴失眠患者，认为其基本病机是脾胃虚弱，肝失条达，升降失常，阴阳失交，心神不安。以健脾和胃，调肝安神为基本治则，用健脾调肝安神汤为基础方治疗肝郁脾虚型慢性胃炎伴失眠，疗效显著，与治疗前相比，治疗8周及随访时慢性胃炎症状总积分降低，PSQI各成分积分均降低，汉密尔顿焦虑量表（HAMA）、汉密尔顿抑郁量表（HAMD）总积分均降低，经检验差异具有统计学意义（$P<0.01$）。

现代医学研究认为，睡眠障碍可导致大脑皮层功能失调，迷走神经兴奋，引起壁细胞与G细胞大量分泌胃酸，和（或）因肾上腺皮质激素的分泌亢进，促使胃酸与胃蛋白分泌增多，胃部血流量减少，胃的自我修复能力下降，胃黏膜变薄，发生溃疡及浅表性胃炎。因睡眠障碍可引起胃肠周期性运动出现异常，导致胃肠功能紊乱，而成为促进消化性溃疡的发病原因之一。抑郁、焦虑等心理因素通过脑–肠交通轴使胃肠运动及内分泌发生紊乱和内脏敏感性增高。胃动力不足应是功能性消化不良发生的始动因素，胃食管反流可能是造成患者胃肠道症状加重的促发因素，以失眠、抑郁为代表的精神症状则可能是病情反复的诱发因素。动物实验中发现，睡眠剥夺对实验动物的胃黏膜、胃肠运动、胃肠激素、胃电活动以及支配胃运动的神经中枢均有影响。

四、三焦脏腑功能失常与喘的关系

本段原文提出肺、胃、肾三脏的气逆都可以引起呼吸功能的改变而致喘息，且从上焦经中焦到下焦，病情不断加重，类似于西医的支气管炎或哮喘，发展为肺气肿、肺源性心脏病的过程，这一认识也为后世临床辨证治疗喘病提供了思路。崔红生等③提出哮喘的脏腑论治，分别为从肺、脾、肾、肝、胃、肠论治。从胃与哮喘的关系而言，近年来，对胃–食管反流（GER）与哮喘关系的研究表明，哮喘患者中GER的发生率为30%～75%，明显高于一般人群。另一方面，在对合并GER的哮喘患者进行抗反流治疗的同时，发现随着反流症状的减轻，哮喘症状亦显著改善甚至痊愈。因此，GER可看作是诱发夜间哮喘的一个重要原

---

①王庆其."胃不和则卧不安"与"卧不安则胃不和"——论睡眠与胃肠病的关系［N］.上海中医药报，2014-2-14-007.

②胡伶姿.姚乃礼教授基于"胃不和则卧不安"理论诊疗慢性胃炎伴失眠的临床研究［D］.北京：北京中医药大学，2019.

③崔红生，武维屏，靳德社.哮喘的脏腑论治［J］.中医杂志，2004，45（7）：546-547.

因。其典型的临床表现为哮喘多于夜间发作，呛咳少痰，夜寐不安，伴胸骨后烧灼、疼痛，两胁不舒，呕恶泛酸，进食后尤甚，舌质红、苔白或薄黄，脉弦。患者食管24小时pH监测阳性。析其病因病机，乃原发于胃，后传于肺，涉及肝气。辨证为肝胃气机失调，升降失司，肺失清肃。正如本篇所云"不得卧而息有音者，是阳明之逆也"。本病论治，当以肺为标，肝胃为本；止咳为标，降逆为本。故治以疏肝和胃，降逆止咳。方选旋覆代赭汤合半夏厚朴汤加减。

李聪甫治疗一肾虚喘咳案，男，71岁。素有支气管扩张症、肺气肿，入冬加剧，上气喘急，不能平卧，痰中带血，喘咳甚则冷汗出，口干思饮，小溲频数，合目则呓语喃喃，形神俱窘。检视前方，类多清肺化痰之剂。脉象浮洪无力，舌光无苔。考《素问·逆调论》"肾者水脏，主津液，主卧与喘"。肾虚则水上泛为痰，肾气不纳而贲越于上，肺气虚，复难清肃，脉虽洪大，重按无力，喘必夜甚，冷汗不止，此阴损及阳，况当七旬高龄人病之质，肺肾竭绝之机已露。治法：固肾保肺，摄气扶元。

处方：熟地黄（益智仁0.9g拌）、怀山药、煅牡蛎（布包）、紫衣胡桃肉各9g，朱茯神、灵磁石（醋煅）、山萸肉各6g，款冬花（蜜炙）、北紫菀（蜜炙）、川贝母各4.5g，北五味1.5g，黑锡丹（分吞）3g。

服药后，喘咳汗出均见缓解。"喘出于肾，淫气病肺。"肾不纳气，肺难清肃。仍应固摄肾气为主，原方去紫菀，加蛤蚧尾1对（研末分服）。前后共服此方10余剂，日渐好转，喘平汗止。前方再去胡桃、牡蛎、黑锡丹，加潞党参（米炒）、酸枣仁（炒）各9g，炙甘草1.5g。诸症渐释，形气日佳（《李聪甫医案》）。

疟论篇第三十五

【导读】

　　疟疾是以寒战高热，头痛，烦渴，而后汗出热退，如此寒热往来，反复定时发作为特征的疾病。"寒""热""痛"是古代医家高度重视的临床症状，因此，如同热病、疼痛性疾病在《黄帝内经》受到重视一样，寒热之疟亦有《疟论》《刺疟论》以及《灵枢·岁露论》专篇论述。本篇专题论述疟病的病因、病机、临床证候表现、诊断和治疗原则等，故以"疟论"名篇。吴崑云："疟病之至也，如水之寒，如火之热，如风雨之不可当，居然酷虐之政也，故曰疟。"

【原文】

　　黄帝问曰：夫痎疟[1]皆生于风，其蓄作[2]有时者何也？岐伯对曰：疟之始发也，先起于毫毛，伸欠[3]乃作，寒栗鼓颔[4]，腰脊俱痛，寒去则内外皆热，头痛如破，渴欲冷饮。

　　帝曰：何气使然？愿闻其道。岐伯曰：阴阳上下交争，虚实更作[5]，阴阳相移也。阳并于阴，则阴实而阳虚，阳明虚则寒栗鼓颔也；巨阳[6]虚则腰背头项痛[7]；三阳俱虚则阴气胜，阴气胜则骨寒而痛；寒生于内，故中外皆寒；阳盛则外热，阴虚则内热，外内皆热则喘而渴，故欲冷饮也。此皆得之夏伤于暑，热气盛，藏于皮肤之内，肠胃之外，此荣气之所舍[8]也。此令人汗空疏[9]，腠理开，因得秋气，汗出遇风，及得之以浴，水气舍于皮肤之内，与卫气并居。卫气者，昼日行于阳，夜行于阴，此气得阳而外出，得阴而内薄[10]，内外相薄，是以日作。

　　帝曰：其间日而作者何也？岐伯曰：其气之舍深，内薄于阴，阳气独发，阴邪内著，阴与阳争不得出，是以间日而作也。

　　帝曰：善。其作日晏[11]与其日早者，何气使然？岐伯曰：邪气客于风府[12]，循膂而下[13]，卫气一日一夜大会于风府，其明日日下一节，故其作也晏。此先客于脊背也，每至于风府则腠理开，腠理开则邪气入，邪气入则病作，以此日作稍益晏也。其出于风府，日下一节，二十五日下至骶骨，二十六日入于脊内[14]，注于伏膂之脉[15]，其气上行，九日出于缺盆之中[16]，其气日高，故作日益早也。其间日发者，由邪气内薄于五脏，横连募原[17]也，其道远，其气深，其行迟，不能与卫气俱行，不得皆出，故间日乃作也[18]。

帝曰：夫子言卫气每至于风府，腠理乃发，发则邪气入，入则病作。今卫气日下一节，其气之发也不当风府，其日作者奈何？岐伯曰：此邪气客于头项，循膂而下者也，故虚实不同，邪中异所[19]，则不得当其风府也。故邪中于头项者，气至头项而病；中于背者，气至背而病；中于腰脊者，气至腰脊而病；中于手足者，气至手足而病。卫气之所在，与邪气相合，则病作。故[20]风无常府，卫气之所发，必开其腠理，邪气之所合，则其府也[21]。

帝曰：善。夫风之与疟也，相似同类，而风独常在，疟得有时而休者何也？岐伯曰：风气留其处，故常在；疟气随经络沉以内薄[22]，故卫气应乃作。

【校注】

〔1〕痎（jiē接）疟：疟疾的总称。

〔2〕蓄作：李中梓："蓄者，伏也。作者，发也。"

〔3〕伸欠：伸懒腰，打呵欠。张介宾："伸者，伸其四肢，邪动于经也。欠，呵欠也，阴阳争引而然。"

〔4〕鼓颔：因寒栗而下颔鼓动。

〔5〕虚实更作：由于阴阳交争，阴胜则阳虚，阳胜则阴虚，阴阳交替相胜。

〔6〕巨阳：即太阳，指足太阳膀胱经。

〔7〕痛：滑寿："此下当有少阳虚一节。"然卢之颐《痎疟论疏》云："不列少阳形证者，以太阳为开，阳明为阖，少阳为枢，而开之能开，阖之能阖，枢转之也。"

〔8〕荣气之所舍：杨上善："皮肤之内，肠胃之外，脉中营气，是邪之舍也。"

〔9〕汗空疏：汗孔疏松。空，通"孔"。又，《新校正》："按全元起本作汗出空疏，《甲乙经》《太素》并同。"

〔10〕薄：同"迫"，迫近，侵迫。

〔11〕日晏：即逐日推迟。晏，晚也。

〔12〕风府：穴名，属督脉，位于项后中央入发际一寸处。

〔13〕循膂（lǚ吕）而下：沿着脊椎骨下行。膂，脊椎骨。

〔14〕二十五日……二十六日入于脊内：《新校正》："按全元起本二十五日作二十一日，二十六日作二十二日，《甲乙经》《太素》并同。"今本《甲乙经》卷七、《太素》卷二十五及《灵枢·岁露论》均同《新校正》。张介宾："盖彼兼项骨为言，此则单言脊椎也。"

〔15〕伏膂之脉：即冲脉。张介宾："盖冲脉之循背者，伏行脊膂之间，故又曰伏膂也。"丹波元简："太冲、伏冲、伏膂，皆一脉耳。"

〔16〕缺盆之中：任脉的天突穴部位。《灵枢·本输》："缺盆之中，任脉也，名天突。"

〔17〕募原：同"膜原"。指腹腔内肠胃外的肓膜。《新校正》："按全元起本'募'作'膜'。《太素》、巢元方并同。《举痛论》亦作'膜原'。"

〔18〕其间日发者……故间日乃作也:《素问直解》将此44字移于前"其间日而作者何也"句后,《素问识》云:"此一节乃前节答语,其为错简明矣。"

〔19〕邪中异所:邪气侵入不同部位。中,侵入。

〔20〕此邪气客于头项……故:《新校正》:"按全元起本及《甲乙经》《太素》自'此邪气客于头项'至下'则病作故'八十八字并无。"今本《甲乙经》卷七、《太素》卷二十五及《灵枢·岁露论》均同《新校正》。《素问识》:"八十八字《外台》有,此疑古注文。"

〔21〕则其府也:《新校正》:"按《甲乙经》、巢元方'则其府也'作'其病作'。"

〔22〕沉以内薄:《甲乙经》卷七作"次以内传"。

【释义】

本段主要论述疟病的临床表现、病因病机以及鉴别诊断等。

一、疟病的临床表现与鉴别诊断

中医学对疾病的命名大多依据临床表现,疟病也如此。本篇首先描述了疟病的典型临床表现,即毫毛竖直,寒战鼓颔,腰背疼痛,寒罢则一身壮热,头痛,口渴喜冷饮,而后汗出,热退身凉,如此寒热往来,反复发作,间日一发,或一日一发,或三日一发。总之,以阵发性寒战、高热、汗出、热退身凉为主要特征。如姚止庵说:"疟者,邪正纷争之病,邪乘正虚,寒热交攻,止而复作,最为暴虐,故病名疟也。"

由于"痎疟皆生于风""风之与疟也,相似同类",故临床上疟病须与一般风邪所导致的疾病进行鉴别。鉴别的关键是"风独常在",风病的症状经常存在;而疟病则是"有时而休者",即有时发作,有时不发作。其原因是疟邪随经络循行,沉而内迫,必须等到与卫气相遇,才能发病。

二、疟病的病因病机

本篇认为虽然"痎疟皆生于风",疟病的发生与风邪密切相关,但与暑热、寒湿之邪也有关。一般由于夏伤于暑,暑热过亢,藏于皮肤之内,肠胃之外。暑热内伏,汗孔疏松,腠理开泄,人体正气受伤,秋季风寒湿邪易于乘虚而入,与卫气相搏乃生疟病。《素问·生气通天论》也说:"魄汗未尽,形弱而气烁,穴俞以闭,发为风疟。""夏伤于暑,秋必痎疟。"说明伏邪必待秋季新感外邪诱发后,才会发为疟病。

疟病的主要症状为阵发性的寒战高热,休作有时,其机理为"阴阳上下交争,虚实更作,阴阳相移也"。邪气与卫气相争的方式表现在两个方面:一是疟邪致卫气闭塞,使体表完全失去卫气之温煦,从而出现"阴实而阳虚"的病机与表现——"阳明虚则寒栗鼓颔也,巨阳虚则腰背头项痛,三阳俱虚则阴气胜,阴气胜则骨寒而痛,寒生于内,故中外皆寒"。由于卫气闭阻,积热于内,"寒去则内外皆热",出现高热口渴,欲饮冷水等症状。二是疟邪移徙与卫气相搏。卫气布于体表,在标本呈现上下聚散之势,当卫气与疟邪相遇,体表卫气立即与之"上下交争",而见"伸欠乃作""头痛如裂"等症。

《素问·热论》云:"巨阳者,诸阳之属也,其脉连于风府,故为诸阳主气也。"风府穴乃督脉与六阳经脉交会之处,也是卫气会聚之处,当疟邪行至风府,体表阳经即会出现强烈反应,所以疟邪"每至风府,腠理乃发",立即出现寒战高热的症状。

三、疟病发于不同时日的机理

由于疟病的发作,是因疟气与卫气相搏,卫气昼行于阳,夜行于阴,疟邪随人身之卫气出入,故其发作有迟、早以及一日、间日之发等不同情况。

(一)一日而发的机理

由于疟邪"气得阳而外出,得阴而内薄",而卫气昼夜周行于人身阴阳之分,各二十五周而大会,疟邪与卫气亦一昼夜而相合,故疟一日一发。张介宾注说:"风寒自表而入,则与卫气并居,故必随卫气以为出入。卫气一日一周,是以新感之疟,亦一日一作。然则日作之疟,邪在卫耳,其气浅,故其治亦易。"

(二)间日而发的机理

疟疾间日发作的原因,是由于邪气侵犯人体组织的部位较深,距离体表的道路较远,不易与卫气相遇之故。所谓"其间日发者,由邪气内薄于五脏,横连募原也,其道远,其气深,其行迟,不能与卫气俱行,不得皆出,故间日乃作也"。张介宾注云:"其气之舍深,则邪居荣气之间,连乎脏矣。荣为阴,卫为阳,阳气独发者其行本速,阴邪内著者其行则迟,一迟一速,相拒而争,则阴邪不得与卫气俱出,故间日而作也。"募原乃腹腔内肠胃外的肓膜,"邪气内薄于五脏,横连募原"之说应与临床症状相关。间日疟多伴有食欲不振、腹部不适或腹泻的症状,所以古人认为这是疟邪深藏于肠胃外之"募原"附近,是一个卫气循行不易到达的地方。

(三)疟发有早晚的机理

古人还观察到疟病的发作时间并非完全固定,而有早晚的差异,认为这是因为卫气昼夜运行五十周次,而大会于风府,此乃一日一夜卫气周行之常度。而疟邪侵入人体有一条潜在的循行线路:从风府开始,沿脊柱下行,"日下一节",经过二十一日下至骶骨,二十二日再入脊内,流注于伏冲之脉,循脉上行,因无关节之阻,故走得较快,九日达于缺盆,形成了30日的循环周期。由于疟邪沿脊柱下行,每日下行一节,故卫气与之相遇的时间会逐日后延,发作的时间也会逐日滞后;当疟邪遍历二十一节之后,再沿伏冲之脉上行,于是在二十一日之后,发作时间又逐日提前。

(四)风无常府与疟病的发作

在日常生活中,人项背部容易感觉到受风寒冷,由此经验出发,古人推测风邪常从项部风府穴处侵入人体,上述所讨论的疟病发作,正是基于此推论而言的,所谓"每至于风府则腠理开,腠理开则邪气入,邪气入则病作"。然人体"虚实不同,邪中异所,则不得当其风府也","虚实不同",是指疟邪有行于体表与体内的不同,如上所述,由于疟病发作时间的延后和提前,使得卫气与疟邪相争的部位并非全在于"风府"部位。另外,疟邪侵入人体多沿脊柱、伏冲之脉循行,但亦有不拘此途者,如邪中于头项,则卫气行至头项,与疟邪相遇而病作;邪中于背,则卫气行至背,与疟邪相遇而病作;邪中于腰脊,则卫气行至腰脊,与疟邪相遇而病作;邪中于手足,则卫气行至手足,与疟邪相遇而病作。因此说:"风无常府,卫气之所发,必开其腠理,邪气之所合,则其府也。"即无论疟邪在于背部、腰脊、手足,只要与卫气相遇,并引发寒热,其处即为风府,此可谓广义之风府。

【知识链接】

一、卫气与疟病发作的现代诠释

本篇论疟病的发作,反复强调邪气与卫气相搏而发病,相离则病休,所谓"卫气之所在,与邪气相合,则病作""卫气相离,故病得休,卫气集,则复病也",并且,卫气的循行方式及其与邪气之相搏,决定着疟病发作的时日及其早晚,所谓"疟气随经络沉以内薄,故卫气应乃作"。从现代医学对疟疾病理认识的角度而言,似乎在两千多年前的中医经典里,已经蕴含着现代医学的最新思想,二者可谓有异曲同工之妙。

现代医学认为疟疾由疟原虫所导致,包括间日疟原虫、恶性疟原虫、三日疟原虫和卵形疟原虫。疟原虫在人体内的发育,分为肝细胞内和红细胞内发育两个阶段。在红细胞内的发育,经历着环状体、滋养体、裂殖体、裂殖子的循环过程。当经过几代红细胞内期裂体增殖后,血中原虫的密度达到发热阈值,红细胞内期成熟裂殖体胀破红细胞后,大量的裂殖子、原虫代谢产物及红细胞碎片进入血流,其中一部分被巨噬细胞、中性粒细胞吞噬,刺激这些细胞产生内源性热原质,它和疟原虫的代谢产物共同作用于宿主下丘脑的体温调节中枢,引起发热。随着血内刺激物被吞噬和降解,机体通过大量出汗,体温逐渐恢复正常,进入发作间歇阶段。由于红细胞内期裂体增殖是发作的基础,因此发作具有周期性,此周期与红细胞内期裂体增殖周期一致。典型的间日疟和卵形疟隔日发作1次;三日疟为隔2d发作1次;恶性疟隔36~48h发作1次。若寄生的疟原虫增殖不同步时,发作间隔则无规律。不同种疟原虫混合感染或有不同批次的同种疟原虫重复感染时,发作也多不典型。疟疾发作次数主要取决于患者治疗适当与否及机体免疫力增强的速度。随着机体对疟原虫产生的免疫力逐渐增强,大量原虫被消灭,发作可自行停止。

由上可见,面对同一经验事实,中西医学运用不同的语言表述了各自的认识,二者之间无疑是相互通约的,在一定程度上可以相互翻译。古人提出"先发如食顷乃可以治,过之则失时也"(《刺疟论》)的治疗思想,是否与影响红细胞内期裂体增殖有关,值得进一步研究。

二、关于募原的认识

本篇提到"募原"一词,《素问·举痛论》有"膜原"之说,《灵枢·百病始生》《岁露论》亦作"募原"。一般认为二者通假相通，或认为"募"乃是"幕"字之讹，而"幕"与"膜"相通，故只应称"膜原"，而不可称其为"募原"。如日·丹波元简在其著作《医賸附录·膜原考》指出："募原未详其义，检字书'募'，广求也，无干人身之意。因考《素》《灵》诸篇，'募'者'幕'之讹也。"并在《素问识·疟论篇第三十五》"横连募原"条下分析曰："按《举痛论》及全本、《太素》《巢源》，作膜原……盖膜本取义于帷幕之幕，膜间薄皮，遮隔浊气者，犹幕之在上，故谓之幕，因从肉作膜。其作募者，幕之讹尔。《太阴阳明论》：'脾与胃以膜相连尔'，《太素》'膜'作'募'，知此募幕互误"。但也有学者从"膜原"与"募原"在《黄帝内经》中出现的情形来分析，《灵枢》中共计4次，皆以"募原"称之；《素问》则"膜原""募原"并存，其中"膜原"出现2次，"募原"出现1次；而整部《黄帝内经》仅《素问·举痛论》一篇有"膜原"的出现。若单以《素问·举痛论》及全元起本、《太素》《巢源》，皆作"膜原"之说，作为称"膜原"而不称"募原"的依据，似乎理由稍嫌不足。进而从文字学的角度，考据了"膜""募"二字分别有其所代表的独特内涵。认为"膜"代表了人体内的肉膜状组织，是实体有其固定的形质，并有血脉行于其间，当突出膜原之形质时多写作"膜"。"募"则代表了"力"所表现出以招募、凝聚为主的功能，是虚体没有其固定的形质，仅论功能时多写作"募"[①]。并认为膜原、募原所指有三：指其本质为机体内之膜状组织；言其宽广平坦，具有覆盖、保护的筋膜状组织；广泛分布于躯体、脏腑、分肉、腠理、形体、官窍之间，无处不有，具有维系连络作用的膜状组织结构[②]。

就《黄帝内经》所论而言，膜原已有广、狭义之区分。本篇及《灵枢·岁露论》所言募原泛指五脏六腑间隙之处，与五脏相连。张介宾《类经·疾病类·瘵证》曰："膜，犹幕也。凡肉理脏腑之间，其成片联络薄筋，皆谓之膜……凡筋膜所在之处，脉络必分，血气必繁，故谓之膜原，亦谓之脂膜。"指明膜原是广泛分布于躯体、脏腑、分肉、腠理、形体、官窍之间具有维系联络作用的膜状组织。另外，《素问·举痛论》说："寒邪客于肠胃之间，膜原之下，血不得散，小络急引故痛……寒气客于小肠膜原之间，络血之中。"《灵枢·百病始生》篇亦云：邪气"留而不去，传舍于肠胃之外，募原之间，留著于脉，稽留不去，息而成积。"狭义的膜原主要局限于肠胃之间，与肠胃有着密切的关系。故有学者认为无论从称谓或临床表现，都表明膜原与肠胃在生理上相互联系，发生病变时相互影响，它们之间存在着内在的关系。中医学之膜原，大致近似于现代解剖学中的腹腔结缔组织，具有以下生理功能：①屏障血气。膜原是腹腔中广大的薄皮形组织，犹如幕，其间布满了血脉，是血气聚散的场所，故有屏障血气的功能。②联络脏腑内外，通达气机。膜原位于中焦，介于表里之间，除与胃肠有直接连系外，它上可连胸膈，下可达膀胱，因而具有通达内外上下脏腑组织气机的功能，对血气流行发挥着重要的调节作用。③保护胃肠。膜原与肠外相近，为三焦之门户，卫气熏蒸走行其间，因此，膜原具有保护胃肠的功能。膜原是具实体的膜状结构组织，必然是邪气易于侵犯和客留的场所[③]。

后世医家对膜原的认识进一步深化，一方面从广义的角度，突出其分布部位的整体性，指出膜原是人体内相互联系并且广泛分布于躯体、脏腑、分肉、胸腹、腠理之间，与

①高嘉骏.《内经》"膜原"异文考辨[J].中医药通报，2005，4（3）：21-23.

②高嘉骏.膜原部位初探[J].北京中医药大学学报，2005，28（5）：14-16.

③邵学鸿.膜原的实质及其病证浅探[J].南京中医药大学学报，1998，14（3）：139-140.

其空隙之处的一个膜状组织系统。另一方面从狭义的角度，着重阐发以中焦，尤其是围绕"胃"的部位，作为表里气机通行的中心位置，将脾、胃、肠之间的膜原，从原本形态上的部位观念，升华成为调达表里气机之关口，并且成为疾病发展至某一阶段的部位所在。又因其居于表里之间及空隙之处，为人体表里之分界；位于中焦，为上、中、下三焦气机升降之必经之处；位于三焦之门户，为腠理、三焦之中介位置。膜原位一身表里、上下、内外之间，故实属一身半表半里之部位。吴又可是"狭义膜原说"的代表，他在《温疫论》中说："邪从口鼻而入，则其所客，内不在脏腑，外不在经络，舍于夹脊伏膂之内，去表不远，附近于胃，乃表里之分界，是为半表半里。即《内经·疟论》所谓'横连膜原'是也……凡邪在经为表，在胃为里，今邪在募原者，正当经、胃交关之所，故为半表半里。""邪气盘踞于膜原，内外隔绝，表气不能通于里，里气不能通于表。"继而提出了"邪伏膜原""疫有九传"等学说，邪气入侵的巢穴也正是生理屏障之所在，此即"巢穴膜原说"，并创制达原饮方以治疫疟邪伏膜原。薛生白《湿热病篇》中说："膜原者，外通肌肉，内近胃腑，即三焦之门户，实一身之半表半里也。邪由上受，直驱中道，故病多归膜原。"此即"门户膜原说"。叶天士亦云："时令湿热之气，触自口鼻，则膜原先病，由膜原分布三焦"。后章虚谷云："外经络，内脏腑，膜原居其中，为内外交界之地。凡口鼻肌肉所受之邪，皆归于此也。其为三焦之门户，而近胃口。"故它是三焦运行水谷、痰湿决渎、五脏向外通会流注气血津液的一个中转站，也是抗邪的"防御要塞"。膜原证则是各类邪气阻滞三焦该起始地带后出现的证候总称。并认为中医"广义膜原"是三焦心包形气体系少阳相火气运的结构态存在形式，与西医形态学中腹膜体系乃至全身膜体系中的淋巴、网状内皮、神经等组织有关。"狭义膜原"是三焦中与脾胃密切关系的特殊部位，是三焦的门户①。

【原文】

帝曰：疟先寒而后热者何也？岐伯曰：夏伤于大暑，其汗大出，腠理开发，因遇夏气凄沧之小寒[1]，藏于腠理皮肤之中，秋伤于风，则病成矣。夫寒者阴气也，风者阳气也，先伤于寒而后伤于风，故先寒而后热也，病以时作，名曰寒疟。帝曰：先热而后寒者何也？岐伯曰：此先伤于风而后伤于寒，故先热而后寒也，亦以时作，名曰温疟。其但热而不寒者，阴气先绝，阳气独发，则少气烦冤[2]，手足热而欲呕，名曰瘅疟[3]。

帝曰：夫经[4]言有余者泻之，不足者补之。今热为有余，寒为不足。夫疟者之寒，汤火不能温也，及其热，冰水不能寒也，此皆有余不足之类。当此之时，良工不能止，必须其自衰乃刺之，其故何也？愿闻其说。岐伯曰：经言无刺熇熇[5]之热，无刺浑浑[6]之脉，无刺漉漉[7]之汗，故为其病逆，未可治也。夫疟之始发也，阳气并于阴，当是之时，阳虚而阴盛，外无气[8]，故先寒栗也。阴气逆极，则复出之阳，阳与阴复并于外，则阴虚而阳实，故先[9]热而渴。夫疟气者，并于阳则阳胜，并于阴则阴胜，阴胜则寒，阳胜则热。疟者，风寒之气不常也，病极则复至[10]。病之发也，如火之热，如风雨不可当也。故经言

---

① 宋起佳，苏云放."膜原（证）"的研究思路 [J].中医研究，2006，19（1）：4-7.

曰:方其盛时,勿敢毁伤[11],因其衰也,事必大昌。此之谓也。夫疟之未发也,阴未并阳,阳未并阴,因而调之,真气得安,邪气乃亡,故工不能治其已发,为其气逆也。

帝曰:善。攻之奈何?早晏何如?岐伯曰:疟之且[12]发也,阴阳之且移也,必从四末始[13]也。阳已伤,阴从之,故先其时坚束其处[14],令邪气不得入,阴气不得出,审候见之,在孙络盛坚而血者皆取之,此真往而未得并者也[15]。

帝曰:疟不发,其应何如?岐伯曰:疟气者,必更盛更虚。当[16]气之所在也,病在阳,则热而脉躁;在阴,则寒而脉静;极则阴阳俱衰,卫气相离,故病得休;卫气集,则复病也。

帝曰:时有间二日或至数日发,或渴或不渴,其故何也?岐伯曰:其间日者,邪气与卫气客于六腑[17],而有时相失,不能相得,故休数日乃作也。疟者,阴阳更胜也,或甚或不甚,故或渴或不渴。

帝曰:论言夏伤于暑,秋必病疟[18],今疟不必应者何也?岐伯曰:此应四时者也。其病异形者,反四时也。其以秋病者寒甚[19],以冬病者寒不甚[20],以春病者恶风[21],以夏病者多汗[22]。

帝曰:夫病温疟与寒疟[23]而皆安舍?舍于何脏?岐伯曰:温疟者,得之冬中于风,寒气藏于骨髓之中,至春则阳气大发,邪气不能自出,因遇大暑,脑髓烁,肌肉消,腠理发泄,或有所用力,邪气与汗皆出,此病藏于肾,其气先从内出之于外也。如是者,阴虚而阳盛,阳盛则热矣,衰则气复反入[24],入则阳虚,阳虚则寒矣,故先热而后寒,名曰温疟。帝曰:瘅疟何如?岐伯曰:瘅疟者,肺素有热,气盛于身,厥逆上冲[25],中气实而不外泄,因有所用力,腠理开,风寒舍于皮肤之内、分肉之间而发,发则阳气盛,阳气盛而不衰则病矣。其气不及于阴[26],故但热而不寒,气内藏于心,而外舍于分肉之间,令人消烁脱肉,故命曰瘅疟。帝曰:善。

【校注】

〔1〕小寒:原作"水寒",《新校正》:"按《甲乙经》《太素》'水寒'作'小寒迫之'。"《香草续校书》:"此水字为小字之误,无疑。不特林校正引《甲乙经》《太素》作小寒迫之,可证。迫之二字或不必依补,而水寒之作小寒,则如《气交变大论》王注云:凄沧,薄寒也。薄寒即小寒,以薄寒释凄沧,正本此凄沧之小寒立说。又,《五常政大论》注云:凄沧,大凉也。大凉亦即小寒之义,盖在寒犹为小,在凉已为大矣。"此说是,故据改。又,张介宾:"凄沧之水寒,谓浴水乘凉之类也。因暑受寒则腠理闭,汗不出,寒邪先伏于皮肤之中,得清秋之气,而风袭于外,则病发矣。"

〔2〕烦冤:即烦闷。

〔3〕瘅(dān单)疟:但热不寒的疟疾。王冰:"瘅,热也,热极为之也。"

〔4〕经:指《灵枢·逆顺》篇。

〔5〕熇(hè贺)熇:热势炽盛的样子。

〔6〕浑(gǔng滚)浑:水流不绝貌,喻脉来急疾无绪。

〔7〕漉（lù 鹿）漉：王冰："漉漉，言汗大出也。"

〔8〕外无气：张介宾："卫气并于阴分则表虚，故曰外无气。"

〔9〕先：《内经评文》："据上两'复'字，则先热当作复热，文气乃顺。"义胜。

〔10〕至：原"至"字连下句读。《新校正》："按《甲乙经》作'疟者，风寒之暴气不常，病极则复至。'全元起本及《太素》作'疟，风寒气也，不常，病极则复至'。至字连上句，与王氏之意异。"今本《甲乙》卷七、《太素》卷二十五同《新校正》。故据改。

〔11〕勿敢毁伤：原作"必毁"，语韵不协，据《灵枢·逆顺》《太素》卷二十五改。

〔12〕且：将也。

〔13〕必从四末始：马莳："四末者，手足之指也。四末为十二经井荣俞经合之所行，故阴阳相移，必从此始。"

〔14〕先其时坚束其处：在疟疾发作之前，以绳索紧束其四肢末端。束，绑、捆。

〔15〕此真往而未得并者也：《新校正》："按《甲乙经》'真往'作'其往'，《太素》作'直往'。"马莳："此则真气自往，而邪未得并。"疑此9字为衍文。

〔16〕当：《太素》卷二十五、《甲乙经》卷七均作"随"。

〔17〕六腑：《素问识》："考上文，并无客于六腑之说，疑是风府之讹。"此说为是。

〔18〕夏伤于暑，秋必病疟：《素问·生气通天论》《素问·阴阳应象大论》以及《灵枢·论疾诊尺》等篇，皆有"夏伤于暑，秋为痎疟"句。

〔19〕以秋病者寒甚：王冰："秋气清凉，阳气下降，热藏肌肉，故寒甚也。"

〔20〕以冬病者寒不甚：王冰："冬气严冽，阳气伏藏，不与寒争，故寒不甚。"

〔21〕以春病者恶风：王冰："春气温和，阳气外泄，内（肉）腠开发，故恶于风。"

〔22〕以夏病者多汗：王冰："夏气暑热，津液充盈，外泄皮肤，故多汗也。"

〔23〕寒疟：《内经评文》："寒，似当作瘅。"下文论温疟与瘅疟，未及寒疟，此说似是。但张志聪、高世栻等以为寒疟已悉于前，故不复论。

〔24〕衰则气复反入：谓热极而衰则邪气又入于阴分。

〔25〕厥逆上冲：气逆上冲。厥，逆。

〔26〕其气不及于阴：《新校正》："按全元起本及《太素》作'不反之阴'。"高世栻："上文温疟，气复反入，故先热后寒。瘅疟，其气不反于阴，故但热而不寒。"

【释义】

本段原文主要论述了疟病的分类、针刺治疗的原则及方法，以及疟发应四时与反四时的病机等问题。

一、疟病的分类与临床表现

《黄帝内经》对疟病的分类，一是根据病邪性质划分，主要有寒疟、温疟、瘅疟等；二是根据脏腑经脉部位划分，主要有脏腑疟和六经疟。本篇所论为病邪性质分类，关于病位分类,参见《刺疟论》。

(一)寒疟

寒疟,乃因为夏天伤于暑热,腠理开泄,而遇小寒侵袭,邪藏伏于腠理皮肤之间,秋又伤于风而发病。临床表现以先寒而后热,寒多热少,发有定时为特征,可伴有口不渴,或渴喜热饮,胸胁痞闷,欲吐不吐,精神困惫,苔白腻,脉弦迟等。从本篇所论寒疟的病因病机及临床表现而言,可包括后世所言的正疟、寒疟在内。

(二)温疟

温疟,是因冬季感受风寒,寒邪内伏,至春阳气大发,化热伤及肾阴,复遇暑热,发为温疟。其临床表现以先热而后寒,热重寒轻,发有定时为特征,同时可伴有少气烦闷,手足热而欲吐,头痛,骨节烦痛,口渴引饮,舌红苔黄,脉弦数等。

(三)瘅疟

瘅,热也,瘅疟为温疟之类。由于肺素有热,复感风寒,风寒舍于皮肤之内、分肉之间,致阳热亢盛,发为瘅疟。由于阳气独盛,气不反于阴,故临床以但热不寒,热势较高,发作无定时为特征,同时伴有上述温疟的症状。高世栻云:"温疟,气复反入,故先热后寒;瘅疟,其气不反于阴,故但热而不寒。"

另外,《黄帝内经》还有风疟之说,如《素问·金匮真言论》云:"夏暑汗不出者,秋成风疟。"说明风疟的病机为夏伤于暑,卫气虚弱,邪气伏内与卫气相搏故为疟,其主症即《素问·刺疟》所谓之"疟发则汗出恶风"。

二、疟病的刺治原则及方法

本段关于疟病的治疗,一是提出了"必须其自衰乃刺之"的针刺原则,二是论述了疟病发病前的通用方。

(一)"必须其自衰乃刺之"的治则

原文指出:"方其盛时,勿敢毁伤,因其衰也,事必大昌。"突出地指出了治疗疟疾要掌握时机,治其未发和邪气已消退,而避其邪气正盛时。"熇熇之热""浑浑之脉""漉漉之汗"等是对邪盛时之高热、脉急乱、大汗出的形容,此时卫气闭阻于内,针刺难以激发卫气以治病,况且邪气来势太猛,针刺则易为邪气所乘,加重病情,造成逆证,故曰"无刺";必在"阴未并阳""阳未并阴"的疟尚未发作时治疗,才可使邪气消亡,正气安定,获得较好的治疗效果。

(二)疟病发病前的通用方

由于疟疾的基本病机为"阴阳上下交争,虚实更作,阴阳相移",而阴阳之会在四肢末端,如《灵枢·动输》说:"夫四末阴阳之会者,此气之大络也。"所以"阴阳之且移也,必从四末始"。由此可推知,如果在发病之前紧缚四末,使阴阳不得倾移,那么就不会发病。

因此，本篇提出治疗疟病，当"先其时坚束其处，令邪气不得入，阴气不得出"。《外台秘要》卷五引《集验方》"夫疟必从四肢始疗方"，具体操作为"先其时一食顷，用细左索绳紧束其手足十指，过发时乃解之"，徐大椿《兰台轨范》还指出"此即《内经》之法"。当然，"坚束其处"也可视为刺络放血的辅助手法，目的在于"审候见之，在孙络盛坚而血者皆取之"。即适度地束缚四肢，使血管充盈，有利于放血。如张介宾注说："故治之者，当于先时未发之顷，坚束其处，谓在四关之上也，使邪气不得流行，乃察其孙络之坚盛者皆取之。今北人多行此法，砭出其血，谓之放寒，其义即此。"说明直到明代民间仍用此方治疟。

三、补述疟病的病机

本节还进一步补充说明了疟病的发病机理，不外阴阳相移、相并、相离，所谓"夫疟气者，并于阳则阳胜，并于阴则阴胜，阴胜则寒，阳胜则热""病在阳，则热而脉躁；在阴，则寒而脉静；极则阴阳俱衰，卫气相离，故病得休；卫气集，则复病也"。并解释了疟病间二日至数日而发的原因，乃在于邪客于风府，不能与卫气经常相合，故隔数日乃作也。这里需要说明的是，虽然卫气日行于阳，夜行于阴，但这里卫气"在阳""在阴"都是发生在白天。因为卫气日行于表，沿六阳经脉循行环周二十五度，其中有四分之一的时间行于"阴分"（参见《灵枢·卫气行》），因此，无论卫气与疟邪争于阳或阴，都是发生在白天，故疟病发作多在白天。

其次，阐述了疟应四时与反四时的问题。疟疾多发于夏秋之际，其他季节偶有发生，比较少见。夏伤于暑，邪气藏伏，秋遇风邪而病作，此即"应四时"。"反四时"者，指不独在秋季发病，其他季节也有发病，且病症各异，"以秋病者寒甚，以冬病者寒反不甚，以春病者恶风，以夏病者多汗"，所谓"其病异形"。

【知识链接】

一、疟病治则与兵法思想的关系

本篇论疟病的治疗原则，强调"方其盛时，勿敢毁伤，因其衰也，事必大昌""必须其自衰乃刺之"，固然与疟病的发病特点有关，另一方面，也受到了中国古代兵家思想的影响。《孙子兵法·军争篇》曰："善用兵者，避其锐气，击其惰归，此治气者也……无邀正正之旗，勿击堂堂之阵，此治变者也。"《灵枢·逆顺》则借此以阐释治则治法说："兵法曰：无迎逢逢之气，无击堂堂之阵。刺法曰：无刺熇熇之热，无刺漉漉之汗，无刺浑浑之脉，无刺病与脉相逆者……上工，刺其未生者也。其次，刺其未盛也。其次，刺其已衰者也。下工，刺其方袭者也，与其形之盛者也，与其病之与脉相逆者也。故曰：方其盛也，勿敢毁伤，刺其已衰，事必大昌。"本篇所论疟病"必须其自衰乃刺之"的治则，正是上述兵法思想的体现。

另外，《史记·孙子吴起列传》云："善战者，因其势而利导之。"《孙子兵法》列专篇论

"势"，认为与事物自身是什么相比，事物所处之"势"是更重要的，所以说："故善战者求之于势，不责于人，故能择人而任势。"兵法因势利导的宝贵思想，也是中医治则的精髓之一。《黄帝内经》认为治疗疾病应抓住最佳时机和方向，顺应患者体内正气抗邪的趋向，采用切中病情的治法方药，从最近的途径以祛邪外出，达到在最短时间内治愈疾病的目的，诚所谓"临深决水，不用功力，而水可竭也；循掘决冲，而经可通也"（《灵枢·逆顺肥瘦》）。对此，《素问·阴阳应象大论》有很明确的表述："故因其轻而扬之，因其重而减之，因其衰而彰之……其高者，因而越之；其下者，引而竭之；中满者，泻之于内。"分别阐明了疾病初、中、末三期及病位上、中、下不同的顺势治疗措施。《黄帝内经》对疟病的治疗，也贯穿着因势求机的思想，具体参见《刺疟论》。

二、后世对疟病诊治理论的发展

疟疾是人类的一种古老的疾病，我国早在3000多年前的殷商时代就已有疟疾流行的记载，《黄帝内经》全面总结了秦汉及其以前人们对疟疾的认识，形成了较为系统的疟疾医学理论。其后，历代医家从病名、病因病机及治疗等方面又不断加以补充完善。

（一）疟疾的病症名称

《金匮要略·疟病脉证并治》称疟为疟病，以"脉如平，身无寒但热，骨节疼烦，时呕"为温疟，称"疟多寒者"为牝疟，并认为疟久不瘥，结为癥瘕，名曰疟母。《肘后备急方》提出"瘴疟""劳疟"病名。隋代巢元方《诸病源候论》称为"山瘴疟"。《三因极一病证方论·疟病》记载了"湿疟""疫疟""食疟""久疟"等名称。"疟疾"的病名在宋代已开始使用，如《太平圣惠方·治小儿疟疾诸方》中就明确使用"疟疾"作为病名。清代韩善征在《疟疾论·案》里，明确提出"三日疟"的病名。疟病一门又根据临床证候、脏腑经络部位以及流行病等特点，又有许多不同的名称，如正疟、寒疟、瘴疟、疟母等等。

（二）疟疾的病因病机

《诸病源候论·疟病诸侯》指出瘴疟多发于岭南，由"瘴湿毒气"所致，并在《劳疟候》中谓"凡疟积久不差者则表里俱虚，客邪未散，真气不复，故疟虽暂间，小劳便发"，指明劳疟正气已虚，疟邪未尽，遇劳即发的特点。陈无择在《三因极一病证方论·疟病不内外因证治》中明确指出："病者发寒热，一岁之间，长幼相若，或染时行，变成寒热，名曰疫疟。"并认为疟疾发生"备内、外、不内外三因"，"外则感四气，内则动七情、饮食饥饱、房室劳逸"（《三因极一病证方论·疟叙论》）。后世张从正、张介宾等力辩其非，认为非感外邪不能生疟，如张从正在《儒门事亲·疟非脾寒及鬼神辨》中说："又或因夏日饮冷过常，伤食生硬瓜果梨枣之属，指为食疟，此又非也。"《济生方·诸疟门》率先提出"无痰不成疟"论点。张介宾在《景岳全书·疟疾》说："疟疾之作无非外邪为之本，岂果因食因痰有能成疟者耶？"进一步肯定了疟疾因感受疟邪所致并非痰食引起。《脉因证治·疟》谓："母疟有母，传染者也。"提出疟疾传染的概念。《证治要诀》针对疟与如疟的寒热往来作了明确辨别："寒热发作有期者，疟也，无期者，诸病也。"《症因脉治》认为瘴疟病机为"瘴气入于脏腑,血聚于上,败血瘀于心窍,毒涎聚于肝脾"。

(三)疟疾的治疗

后世医家在《黄帝内经》辨疟分类的基础上,对疟的辨证要点有了更明确的阐述,并提出了很多治疟的专药专方。《金匮要略·疟病脉证并治》立专篇论疟,认为疟疾脉象多弦,提出以白虎加桂枝汤治温疟,蜀漆散治牝疟,鳖甲煎丸治久疟成胁下癥瘕的疟母,这些治方一直沿用至今。葛洪《肘后方·治寒热诸疟方》以常山作为多个治疟方剂主药,最早记载了单独应用青蒿及砒霜作丸治疟。《备急千金要方·温疟》单独采用马鞭草治疟。唐代盛行以截疟方治疗疟疾,明代龚廷贤的《万病回春·疟病》对截疟的原则作了详细论述:"人壮盛者,宜单截也""人虚者,截补兼用也""疟久不愈者,先截而后补也""疟已后者,须调养血气也"。

对于《黄帝内经》所称的脏腑疟,后世医家也有阐发。《诸病源候论·疟病诸候》补充了脏腑疟的症状。《太平圣惠方》卷第五十二以知母散、蜀漆圆等治疗肝疟,恒山散等治心疟,恒山圆治脾疟,犀角散治肺疟,乌梅圆治肾疟,其中均用了常山治疟兼辨五脏以治之。明代卢之颐《芷园素社痎疟论疏》以《黄帝内经》有关疟疾理论为基础,选方38首,对各种疟疾病证的治则治法、选方用药及药物炮制配伍等,按主方、痎转方、太阳、少阳、少阴、厥阴、肺疟、心疟、脾疟、肾疟、胃疟、温疟、寒疟、瘅疟、牝疟、冬病、春病、夏病等分类列方。清代吴鞠通对疟疾的治疗有所发展,如《温病条辨·上焦篇》将热多昏狂,谵语烦渴的疟疾称为"心疟",以加减银翘散及安宫牛黄丸治疗。在中焦篇及下焦篇里拟订了青蒿鳖甲汤、温脾汤、扶阳汤等治疗疟疾不同证候的方剂。

现代中医一般分正疟、温疟、寒疟、湿疟、瘅疟、劳疟、痢疟进行辨证论治,具体参见《实用中医内科学》。

三、疟疾治验举隅

(一)瘅疟治案

书吏高士谦,年逾四十,至元戊寅七月间,因事出外劳役,又因过饮,午后大发热而渴,冰水不能解,早晨稍轻减,服药不效。罗诊其脉弦数。《金匮要略》云:"疟脉自弦,弦数者多热",《内经》云:"瘅疟者,肺素有热,气盛于身,厥逆上冲,中气实而不外泄,因有所用力,腠理开,风寒舍于皮肤之内、分肉之间而发,发则阳气盛而不衰,则病矣。其气不及于阴,故但热而不寒。气内藏于心,而外舍于分肉之间,令人消烁肌肉,故名瘅疟"。士谦远行劳役,又伤暑气,酒热相搏,午后时助,故大热而渴,如在甑中。先以柴胡饮子下之,后以白虎加栀子汤,数服而愈(《宋元明清名医类案·罗谦甫医案》)。

此症因劳役饮酒而起,热入于肺,转为瘅疟,是肝、胆、肺、胃均有热。用柴胡饮子以宣泄肝胆之气,合白虎汤以清肺胃之热,加柏子一味以清心热,是瘅疟证治的常规之法。

(二)寒疟治案

寒热而呕,罢则汗出,四日一发,牝疟也。《素问·疟论》云:"邪气客于六腑,而有时与卫气相失，不能相得，故休四五日或数日乃作也。"今脉沉弦迟，发必大吐大汗，阳气与中气乏竭，应扶阳补中，以固元气。制川附，人参，炮姜，炒白芍，草果仁，牡蛎，炙甘草，加大枣一枚（《叶天士医案大全》）。

此案脾肾阳虚，元气亏虚，治以温补脾肾，温阳益气，化痰截疟而取效。

刺疟篇第三十六

【导读】

本篇承接上文"疟论"篇，进一步阐述了疟病的辨病、辨证与针刺治疗方法，主要论述了足三阴三阳六经疟、五脏疟、胃疟的症状表现和治疗方法，疟病治疗的基本原则及各种不同脉症的针刺方法。其中包括了辨病、辨脉、辨部位、辨经穴、辨脏腑、择时等完整的辨病程式。纵观《黄帝内经》论疟病的诊治，既有针对疟病发作前与发作后的通用方，又有经脉、脏腑十二疟的辨证施治，还有针对不同症状、脉象的对症治疗，已经体现出辨病、辨证、对症诊治相结合的中医临床诊疗模式。

【原文】

足太阳之疟，令人腰痛头重，寒从背起，先寒后热，熇熇暍暍[1]然，热止汗出，难已，刺郄中[2]出血。足少阳之疟，令人身体解㑊[3]，寒不甚，热不甚，恶见人，见人心惕惕[4]然，热多汗出甚，刺足少阳[5]。足阳明之疟，令人先寒洒淅[6]，洒淅寒甚，久乃热，热去汗出，喜见日月光火气乃快然[7]，刺足阳明跗上[8]。足太阴之疟，令人不乐，好大息[9]，不嗜食，多寒热[10]汗出，病至则善呕，呕已乃衰，即取之[11]。足少阴之疟，令人呕吐甚，多寒热，热多寒少，欲闭户牖而处[12]，其病难已[13]。足厥阴之疟，令人腰痛少腹满，小便不利如癃状，非癃也，数便[14]，意恐惧，气不足，腹中悒悒[15]，刺足厥阴[16]。

肺疟者，令人心寒，寒甚热，热间善惊，如有所见者，刺手太阴阳明[17]。心疟者，令人烦心甚，欲得清水，反寒多，不甚热，刺手少阴[18]。肝疟者，令人色苍苍然[19]，太息，其状若死者，刺足厥阴见血[20]。脾疟者，令人寒，腹中痛，热则肠中鸣，鸣已汗出，刺足太阴[21]。肾疟者，令人洒洒[22]然，腰脊痛宛转[23]，大便难，目眴眴[24]然，手足寒，刺足太阳少阴[25]。胃疟者，令人且病[26]也，善饥而不能食，食而支满腹大，刺足阳明太阴横

脉^{〔27〕}出血。

疟发身方热，刺跗上动脉^{〔28〕}，开其空，出其血，立寒。疟方欲寒，刺手阳明太阴、足阳明太阴^{〔29〕}。疟脉满大急，刺背俞，用中针，傍伍胠俞^{〔30〕}各一，适肥瘦出其血也。疟脉小实急，灸胫少阴，刺指井^{〔31〕}。疟脉满大急，刺背俞，用五胠俞、背俞各一，适行至于血也^{〔32〕}。疟脉缓大虚，便宜用药，不宜用针。凡治疟，先发如食顷乃可以治，过之则失时也。诸疟而脉不见^{〔33〕}，刺十指间出血，血去必已，先视身之赤如小豆者尽取之。

十二疟者，其发各不同时，察其病形，以知其何脉之病也。先其发时如食顷而刺之，一刺则衰，二刺则知，三刺则已。不已，刺舌下两脉出血；不已，刺郄中盛经出血，又刺项已下侠脊者^{〔34〕}，必已。舌下两脉者，廉泉^{〔35〕}也。

刺疟者，必先问其病之所先发者，先刺之。先头痛及重者，先刺头上及两额两眉间出血。先项背痛者，先刺之。先腰脊痛者，先刺郄中出血。先手臂痛者，先刺手少阴阳明^{〔36〕}十指间。先足胫酸痛者，先刺足阳明十指间出血^{〔37〕}。

风疟，疟发则汗出恶风，刺三阳^{〔38〕}经背俞之血者。骬^{〔39〕}酸痛甚，按之不可，名曰胕髓病^{〔40〕}，以镵针^{〔41〕}针绝骨^{〔42〕}出血，立已。身体小痛，刺^{〔43〕}诸阴之井无出血，间日一刺。疟不渴，间日而作，刺足太阳。渴而间日作，刺足少阳。温疟汗不出，为五十九刺^{〔44〕}。

【校注】

〔1〕熇熇暍（yē耶）暍：热势炽盛貌。王冰："熇熇，甚热也。暍暍，亦热盛也。"

〔2〕郄中：委中穴，位于腘窝横纹中央。

〔3〕解㑊（yì易）：四肢懈怠，懒于活动的病症。

〔4〕惕惕：惶恐不安貌。

〔5〕足少阳：王冰："侠溪主之。"杨上善："可取足少阳风池、丘墟等穴也。"

〔6〕洒淅：恶寒战栗貌。又，李今庸："洒淅，寒甚为上一洒淅注语，误入正文。"

〔7〕令人先寒洒淅……喜见日月光火气乃快然：《素问释义》："此与少阴节错简，当在足少阴其病难已之上，阴病多寒，喜见日月光火气者，阳虚故也。"可参。

〔8〕足阳明跗上：即足阳明之冲阳穴。

〔9〕大息：深而长的呼吸。

〔10〕多寒热：《甲乙经》卷七作"多寒少热"。似是。

〔11〕即取之：此后《甲乙经》卷七有"足太阴"3字。王冰："即取之井俞及公孙也。"森立之："王冰所据盖与《千金》合，其云井俞者，井者隐白，俞者太白是也。"

〔12〕令人呕吐甚……欲闭户牖而处：《素问释义》："此阳明疟脱文也。胃逆则呕吐，阳盛故热多，阳明病恶人与火，故欲闭户牖而处。"

〔13〕已：此后《甲乙经》卷七有"取太溪"3字。

〔14〕数便：《太素》卷二十五作"数小便"。数便，即小便次数频繁。

〔15〕悒悒：气滞不畅貌。

〔16〕刺足厥阴：王冰："太冲主之。"又，杨上善："可刺足厥阴五输、中封等穴也。"

〔17〕刺手太阴阳明：王冰："列缺主之……阳明穴，合谷主之。"

〔18〕刺手少阴：王冰："神门主之。"

〔19〕苍苍然：面色呈深青色。

〔20〕刺足厥阴见血：王冰："中封主之。"

〔21〕刺足太阴：王冰："商丘主之。"

〔22〕洒洒：寒冷的样子。

〔23〕宛转：屈曲转动。《医垒元戎》卷五引有"不能"2字，此疑上脱2字。

〔24〕眴眴：视物昏花不清貌。张介宾："眴眴然，眩动貌。目视不明，水之亏也。"

〔25〕刺足太阳少阴：刺足太阳委中、足少阴大钟穴。

〔26〕且病：《新校正》："按《太素》'且病'作'疸病'。"杨上善："疸，音旦，内热病也。"森立之："杨注以为内热病，盖是以'疸'为消瘅之字也。"即疸病，指瘅病。

〔27〕足阳明太阴横脉：王冰："厉兑、解溪、足三里主之……横脉，谓足内踝前斜过大脉，则太阴之经脉也。"

〔28〕跗上动脉：足阳明胃经之冲阳穴。

〔29〕刺手阳明太阴、足阳明太阴：王冰："当随四经之井俞而刺之。"

〔30〕傍伍胠俞：张介宾："胠，胁也，一曰旁开也……乃五脏俞傍之穴，以其傍开近胁，故曰傍五胠俞，即魄户、神堂、魂门、意舍、志室也。"又，王冰："伍胠俞，谓噫嘻。"

〔31〕灸胫少阴，刺指井：灸足少阴经胫部的复溜穴，刺足太阳经井穴至阴。

〔32〕疟脉满大……适行至于血也：《甲乙经》卷七无此22字。《新校正》："详此条从疟脉满大至此……当从删削，经文与次前经文重复。"

〔33〕脉不见：谓脉沉伏不显。

〔34〕项已下侠脊者：指足太阳经之大杼、风门穴。

〔35〕廉泉：丹波元简："诸家为任脉之廉泉非也。任脉廉泉只一穴，不宜言两脉，此言足少阴廉泉也。《气府论》云：足少阴舌下各一。王注：足少阴舌下二穴，在人迎前陷中动脉前，是曰舌本，左右二也。《根结篇》云：少阴根于涌泉，结于廉泉。可以互证。"

〔36〕手少阴阳明：《新校正》："按别本作'手阴阳'，全本亦作'手阴阳'。"似是。张介宾："手少阴阳明，皆以井穴为言，又刺十指间者，各随其所病之经也，亦取井穴。"

〔37〕足阳明十指间出血：马莳："先足胫酸痛者，先刺足阳明胃经及足十指间之井穴以出其血。"

〔38〕三阳：《甲乙经》卷七作"足三阳"，义较明。王冰："三阳，太阳也。"

〔39〕骺（héng横）：胫骨。

〔40〕胕髓病：邪气深附于髓而造成的疾病。张介宾："其邪深伏，故名曰胕髓病。"

〔41〕镵（chán馋）针：九针之一。详见《灵枢·九针十二原》。

〔42〕绝骨：穴名。属足少阳胆经，位于小腿前外侧，足外踝尖上4寸，腓骨前缘，当趾长伸肌与腓骨短肌之间凹陷处。

〔43〕刺：此后原有"至阴"2字，《甲乙经》卷七、《太素》卷二十五均无。后文"诸阴之井"已含至阴，故删。

〔44〕五十九刺：指治疗热病的五十九个腧穴。详见《素问·水热穴论》。

【释义】

本篇主要论述了疟病的脏腑、经脉辨证,针刺治疗原则以及不同病证的具体治疗方法。

一、疟病的经脉辨证与治疗

足三阴三阳经脉是古人论述经脉病症及其辨证最早使用的模式之一,《素问》的《热论》《厥论》《脉解》《诊要经终论》《刺腰痛》以及《灵枢》的《终始》《根结》等,均采用此模式。本篇论疟病的六经辨证,也是以足三阴三阳经脉为模式,所论症状以经脉循行症状为主,涉及相关脏腑功能失常的部分病症。其中足阳明与足少阴经脉病症相互错简,现将疟病的经脉辨证与治疗整理如下表(表36-1)。

表36-1 疟病经脉辨证与治疗表

经脉名称	经脉循行与脏腑	疟病寒热症状	经脉病症	针刺腧穴
足太阳	头下背挟脊抵腰	寒从背起,先寒后热,热势炽盛,热止汗出多,难已	腰痛头重	合穴委中
足少阳	行身之侧,半表半里;胆主决断	寒热俱不甚,热多于寒,汗出较多	身体懈惰,不欲见人,见人则恐惧	荥穴侠溪
足阳明	多气多血之经;胃主受纳	多寒热,热多寒少	呕吐,病则恶人与火,欲闭户牖而处	原穴冲阳
足太阴	脾脉注心中;脾主运化	发寒热,出汗多	抑郁不乐,喜叹气,不欲食,易呕吐,吐后觉快	经穴商丘
足少阴	少阴阳虚	先寒洒淅,恶寒持久则发热,热退汗出	喜阳光火热	输穴太溪
足厥阴	绕阴器,抵少腹,布胁肋;肝主疏泄		腰痛,腹胀满不适,小便不利如癃状而数,恐惧	输穴太冲

本篇所论足少阳之疟,实为疟疾之主症,即身体解㑊,寒热往来,热多而汗出,证居半表半里。所谓"疟疾不离少阳",正是此意。喻嘉言《医门法律·疟证门》说:"外邪得以入而疟之,每伏藏于半表半里,入而与阴争则寒,出而与阳争则热。半表半里者,少阳也,所以寒热往来,亦少阳所主,谓少阳而兼他证则有之,谓他经而不全涉少阳,则不成其为疟矣。"这说明疟疾主要病位在少阳经,但是可以兼见他经他脏之证候。

二、疟病的脏腑辨证与治疗

本篇论疟病的脏腑辨证治疗,主要涉及到五脏与胃,对症状的描述也比较简单,现归纳如下表(表36-2)。

表36-2　疟病脏腑辨证与治疗表

分类	病机	临床表现	针刺治疗
肺疟	疟邪伤肺,邪气迫心	寒战发热,易见幻视而惊	列缺、合谷
心疟	心热内盛,热极反寒	烦心甚,欲饮冷水,寒重热轻	神门
肝疟	肝气郁滞,气逆而厥	面青色,叹息,其状若死	中封穴出血
脾疟	脾脉入腹,运化失司	寒则腹中痛,热则肠中鸣响,响后汗出	商丘
肾疟	阳虚精亏,形体失养,传导失司	洒洒恶寒,腰脊疼痛辗转,大便困难,视物不清,手足寒冷	委中、太溪
胃疟	胃热脾虚,受纳运化失司	善饥不能食,食则腹胀满	厉兑、解溪、三里、足太阴经横脉出血

疟病的脏腑辨证采用五脏加胃的模式,而没有其他六腑的证型,与古人对于脏腑的认识胃先于脾有关,早期的经脉理论中,足太阴联系的是胃而非脾,如《阴阳十一脉灸经》,后来脾归入五脏而代替胃,但仍然脾胃并称。这种观念影响于脏腑辨证,而形成对病症的五脏分型常伴有胃的证型,除疟病外,亦见于厥心痛等五脏辨证中。

上述经脉脏腑辨证的诊法原则,原文概括为“十二疟者,其发各不同时,察其病形,以知其何脉之病也”,即察其病形以定脉部,也就是根据疟病症状所表现的部位关联确定哪一经脉、脏腑受病,然后再看部选穴设方。当然,更常用更可靠的诊法应是“脉应”与“病形”的合参,《素问·热论》即明确提出“帝曰:其病两感于寒者,其脉应与其病形何如”,即辨热病六经也当诊脉察“脉应”。

三、疟病的随症刺治

如果说上述两部分阐述疟病的脏腑经脉辨证论治,那么,原文继则探讨了疟病的对症治疗,分别根据临床表现症状、脉象的不同,采用不同的治疗方法。若疟疾发作,身先发热,刺足背动脉处的冲阳穴放血,以清泻阳明实热,而身热自退;刚要发冷的时候,可刺手阳明的商阳、三间穴,手太阴的少商、太渊穴,或足阳明的厉兑、陷谷穴,足太阴的隐白、太白穴,以调理太阴阳明之阴阳偏胜偏衰。

疟病脉象呈现满大而急者,为阳邪炽盛,可刺五脏的俞穴,再用中等针取魄户、神堂、魂门、意舍、志室等穴,观其胖瘦,刺以浅深,务令出血,以泻经络脏腑实热之邪,而病可除。疟病脉搏小实而急者,可灸足少阴经在胫部的复溜穴或太溪穴,以升发经脉的生气;并刺足小趾的井穴,以泄经络中的邪气。

四、疟病的治疗原则与方法

(一)疟病的治疗原则

1.选择治疗时机

一般应选在疟病发作之前,或虽已发作,但其势未盛,或发作之后,邪气稍衰之时,本篇谓“凡治疟,先发如食顷乃可以治,过之则失时也”,《疟论》则云:“必须其自衰乃刺之。”

《灵枢·逆顺》也说："上工，刺其未生者也；其次，刺其未盛者也；其次，刺其已衰者也。"

若疟病发作之后，根据《疟论》有关疟病病机为阳明、太阳虚，其发病机制为"卫气应乃作"，故可取足太阳委中；疟邪沿督脉从风府逐日而下，沿冲脉上行，故"取项以下夹脊""舌下两脉"。如与病机契合更密，可添加冲阳（足阳明、冲脉）穴。此亦可视为疟病发作后针刺的通用方①。

2.治疗其先病者

本篇曰："刺疟者，必先问其病之所先发者，先刺之。"如先头痛、头重者，应先刺督脉的上星、神庭、百会等穴和足少阳经的悬颅穴，以及足太阳经的攒竹穴，均使之出血。先项背部痛者，如张介宾说："在项者，风池、风府主之；在背者，大杼、神道主之。"以疏调项背经脉之气血。若先腰脊痛者，可刺足太阳膀胱经合穴委中出血，以泻除足太阳经的邪热。先手臂痛者，先刺手阴、阳经脉十指间的井穴出血。先足胫酸痛者，先刺足阳明胃经及足十指间之井穴出血。总之，应问其先发者先刺，以疗病之始而治病之本。

3.疟病正虚不宜针刺

疟病若见脉搏缓大而虚，说明病人气血俱虚，治宜甘药以补脾胃而固后天之本，而不宜针刺治疗。《灵枢·邪气脏腑病形》也说："诸小（脉象小弱）者，阴阳形气俱不足，勿取以针，而调以甘药也。"尽管针刺可以施用补法，能够治疗虚证，但针刺毕竟是通过调气来治病，调气则须动气，动气则会耗气，此于气虚之甚者颇为不宜，故对于虚甚者最好采用服药的方法。即使对于气虚不甚的患者，针刺补法也应在选取腧穴及施术手法上加以注意，避免较为剧烈的刺激。

（二）疟病的治疗方法

刺络放血是针刺治疗疟病的重要方法，文中多次论及，并指出："诸疟而脉不见，刺十指间出血，血去必已，先视身之赤如小豆者尽取之。"即疟病因瘀血络脉阻滞，而导致脉与症不合甚至"脉不见"的现象，针灸治疗须先检查患者体表有瘀点或脉络瘀阻之处，刺破放血，并刺十指井穴出血，使瘀血消除，血气流行，血出邪去，病必自止。张子和《儒门事亲》卷一载一验案曰："会陈下有病疟二年不愈者，止服温热之剂，渐至衰羸，命予药之。余见其羸，亦不敢便投寒凉之剂，乃取《内经·刺疟论》详之。曰：诸疟不已，刺十指间出血。正当发时，余刺其十指出血，血止而寒热立止，咸骇其神。"

另外，《疟论》还提到于发作前束缚患者四肢末端，参见该篇。

五、风疟、温疟的治疗

本篇最后讨论了风疟、温疟的有关治疗问题，指出风疟，发作时汗出恶风，因风邪先伤太阳经，所以针刺治疗应取太阳经之在背部的俞穴，如风门、大杼等穴，针刺出血，以祛风解表泻热。若小腿酸痛厉害，甚至不能触按者，此为附髓病，可用镵针刺绝骨穴出血，其痛可以立止。若身体疼痛较轻者，可刺诸阴经的井穴，但不可出血，出血则泄其真阴之气，每隔一天针刺一次。如疟疾口不渴，间日而作，刺足太阳；若口渴，间日一发，刺足少阴。

---

① 黄龙祥.中国古典针灸学大纲[M].北京：人民卫生出版社，2019：268.

温疟汗不出,乃阳热盛,腠理闭塞所致。张介宾《景岳全书·杂证谟》说:"凡古人治疟之法,若其久而汗多,腠理开泄,阳不能固者,必补敛之;无汗则腠理致密,邪不能解,必发散之。故曰有汗者要无汗,扶正为主;无汗者要有汗,散邪为主。此大法也。"故温疟汗不出者,可根据临床证候,选取五十九穴中的相应穴位,施以泻法,以发其汗而解热邪。

黄龙祥[①]认为《黄帝内经》记载的治疗热病的"五十九刺"是典型的横向分部设方,方中所列五十九处腧穴是经过大量临床观察归纳出的热病"脉应"出现的高频点,以及针对热病先发部位的最佳治疗点,临床实际诊疗时可以在其给定的范围内诊察"脉应",或根据病之先发部位按部取方中给定的腧穴。热病"五十九刺"并不是临床直接使用的具体的针方,而是为针工临床选穴设方提供了不同的选择方案"套餐"。例如温疟表现热多寒少,无汗,骨节酸痛,头痛,少气烦冤,口渴引饮,便结溲黄,舌红苔黄,脉弦细而数者,为里热炽盛兼有表证,应表里双解,可取五十九穴中的百会、上星、魄户、委中等穴,发其汗以解表邪;足三里清其里以泻内热;刺百会、上星以越诸阳之热逆。

【知识链接】

一、针灸治疗疟病的理论贡献

黄龙祥[②]研究认为,针灸治疗疟病的理论贡献,主要体现在以下几个方面:一是为血气倾移所致"虚实"概念提供了临床解读的实例。二是给出了血气未并"刺微法"的临床示范。三是为《黄帝内经》确立的针刺治疗时机的治则提供了临床应用的实例。四是实践了《黄帝内经》倡导基于病机导出治则,基于治则选穴设基础方的理念。五是确立了疾病诊疗规范的完整程式,包括诊病辨症环节的辨病、知病机,辨症、知病之分部在经在脏,诊脉知虚实及定可治,辨病先部位而知标本,诊血络以先去血脉;设方模式的基于病机设基本方,基于病先发处设横向分部方,基于经脉分部设经脉针方,基于脏腑分部设脏腑针方,据脉设方,据病型设方。《疟论》《刺疟论》关于疟病的诊疗实为《黄帝内经》最完整的疾病诊疗程式及应用示范。针灸治疗的本质是以症定病之分部,看部选穴设方,凭脉决定补泻手法,脉平则为病愈指标。

二、现代研究对针刺治疟的评价

《黄帝内经》论疟病的治疗主要采用针刺方法,后世也多有针刺治疗疟病的记载,但对其疗效与适应证,现代则有不同的看法。王振琴[③]通过45例疟症患者的针刺治疗,认为掌握针刺时间是一个关键性的问题,需在发病前2小时针刺,疗效方佳。有报道针刺大椎穴可增加白细胞的计数,而2小时后正是血液中白细胞增长到高峰的时间,对游离于血液中的裂

①黄龙祥.中国古典针灸学大纲[M].北京:人民卫生出版社,2019:268.
②黄龙祥.中国古典针灸学大纲[M].北京:人民卫生出版社,2019:269-271.
③王振琴.针刺治疗疟疾45例临床疗效观察[J].中国针灸,1986,(5):18.

殖子起到大量吞噬作用。此亦验证了本篇所论针刺疟病当"先发如食顷乃可以治,过之则失时也"的观察经验。王志祥等[1]总结了现代针灸治疗疟疾的概况,其结论为:①针刺治疗以间日疟更为适应,本地人口的疗效优于外来人口;②针刺时机选择在发病前1~2小时最为合适;③针刺穴位以大椎为主,随症配穴为辅;④留针时间一般在20~30分钟,每隔5分钟运针一次,刺激量可稍大,如根据病情和患者体质施以补泻手法疗效更佳;⑤除针刺外,如配合穴位注射、穴位敷贴、温灸等法亦可提高或加强疗效。李国桥[2]结合自己多年从事针刺治疟研究的体会,认为针刺治疗无疟史的疟疾患者是无效的,过去报道的针灸治疟疗效,可能主要是由于半免疫力疟疾患者(稳定疟区的恶性疟当地患者)的自然停发规律起作用。

三、刺血通脉法的临床应用

本篇提出"诸疟而脉不见,刺十指间出血,血去必已,先视身之赤如小豆者尽取之",清代郭志邃《痧胀玉衡》将此刺血通脉疗法应用于痧胀的治疗,明确指出:"痧症轻者,脉固如常,重者,脉必变异。若医家但识其脉,不识痧筋,势必据脉用药,而脉已多变,则实病变虚,虚病变实,诚不可恃。曷若取脉症不合者,认痧筋有无,有则据痧用药,无则据脉用药,乃无差误。故余谓医家当识痧筋。""凡痧有青筋紫筋,或现于数处,或现于一处,必须用针刺之,先去其毒血,然后据痧用药。治其脾、肝、肾及肠、胃经络痧,万不失一。"即痧胀多有因"痧筋"而脉症不合或脉不见者,首先当辨治其痧筋,所谓"脉症不合,须识其痧,一取青紫筋色而辨之,自有确见。""治疗之法,结于血者散其血;结于食者,消其食而攻之;结于痰积者,治其痰积而驱之。则结散之后,痧筋必然复现,然后刺而放之,其痧可得而理也。""又有痧毒方发,而为食物积滞所阻,食积与痧毒凝结于中,即放之不尽,刮之不出者,食物积滞为之害也。此当先消食积,而再放刮。或又有痧毒瘀滞,热极血凝,而瘀血不流,阻于胸腹,故放之、刮之,有不尽者,此当先散瘀血而后放刮。"犹如《素问·血气形志》所云:"凡治病必先去其血(脉),乃去其所苦,伺之所欲,然后泻有余,补不足。"

《痧胀玉衡》载一验案云:"余尝治一劳弱吐红之症,其脉洪实有力,他医遇此,以为劳弱吐红,脉忌洪实,兼之症候凶危,谢事而去。余惟见其病势之暴而疑之,爰视其腿弯有青筋色,先放其痧,六脉遂和,症候亦平。又付散痧消食去积之药,气血无阻,凶暴潜消,饮食渐进,后用六味地黄丸及十全大补汤服之,劳弱不足之症亦愈。盖因其向来病气,俱从痧气而泄,所以一用补药遂得全效也。"此案例正好反映了郭志邃"症脉稍有不合,便当审其痧筋有无,有则俟其放痧之后,再诊其脉之来复何如,以断其病之寒热虚实施治;若无,即以其脉断其寒热虚实用药"的诊治思路。

四、解㑊的后世诠释

解㑊病症的记载,最早见于《黄帝内经》,指身体感觉困倦,懈怠无力,懒于行动的病症。《素问·脉要精微论》云:"尺缓脉涩,谓之解㑊。"张介宾注说:"解㑊者,困倦难状之

①王志祥,赵善祥.针灸治疗疟疾概况[J].上海针灸杂志,1994,13(3):132-133.
②李国桥.疟疾治疗的中西医结合研究[J].新中医,1987,(7):48-52.

名也。"《素问·玉机真脏论》言：冬脉"太过，令人解㑊，脊脉痛而少气不欲言。"本篇曰："足少阳之疟，令人身体解㑊，寒不甚，热不甚，恶见人，见人心惕惕然，热多汗出甚。"这里解㑊仅仅指懈怠乏力的症状，也是疟疾的症状之一。然《素问·四时刺逆从论》云："夏刺经脉，血气乃竭，令人解㑊。"王冰注："血气竭少，故解㑊然不可名之也。解㑊，谓寒不寒，热不热，壮不壮，弱不弱，故不可名之也。"则将解㑊解释为一组症状。宋·郭雍《仲景伤寒补亡论》认为，解㑊是与百合病相类的病症，书中卷十五"百合病十四条"记载这样一个病例："然少时见先生言，以百合汤治一仆，病得愈。是时雍未甚留意，不解仔细。看症虽见其似寒似热，似饥似饱，欲行欲卧，如今百合之症，又自呼其姓名，有终夕不绝者，时至醒时问之，皆云不知。此症殊不可晓，岂所谓如有神灵所加者乎？恐人有如是症者，因笔于此后。此症又与《素问》所谓解㑊者相类。"现在很多研究认为，百合病与抑郁症关系密切，郭雍认为解㑊类似百合病，也说明解㑊与抑郁症有联系。

明清时期，在解㑊的描述中出现了异常的精神症状，明·李梴解释说："解者肌肉解散，㑊者筋不束骨，其症似寒非寒，似热非热，四肢骨节解散，怠惰烦疼，饮食不美。"清·沈金鳌言及解㑊精神症状，如"恹恹悒悒，涽涽闷闷"。今人韩锺搏[1]认为解㑊类似于抑郁性精神病，其症状中肌肉、骨节松懈即肢体的沉重感，懈怠无力的状态即抑郁症中精神运动性抑制；"寒不寒，热不热"，可以是"似寒非寒，似热非热"或"寒不甚，热亦不甚"的现象，往往与植物神经功能紊乱有关；"恶见人，见人心惕惕然"，即恐惧不安的精神状态；"恹恹悒悒，涽涽闷闷"的内心体验，是表示情绪低沉，郁郁不乐，心神不定，自责自卑，消极厌世等，属于典型的抑郁症状。刘雅芳等[2]认为早期中医学对解㑊证的认识较为简单，主要指疟疾，从明清时期对解㑊的症状描述逐渐有了抑郁症的特征。解㑊的辨证治疗，大致可以分为肝肾不足、脾虚肝郁、阴虚内燥、气滞血瘀等证型施治[3]。

---

①韩锺搏.解㑊证与抑郁性精神病［J］.天津中医，1985，（6）：35-37.

②刘雅芳，程伟.与抑郁症相关的若干病证医籍考略［J］.中国中医基础医学杂志，2012，18（5）：491，493.

③韩锺搏.解㑊与抑郁性精神障碍的关系浅探——附58例临床报道［J］.上海中医药杂志，1994，（2）：14-16.

气厥论篇第三十七

【导读】

姚止庵云："厥，逆也。人之运行一身者，气也。气顺则治，气逆则病。此篇所言，皆气逆行之为病，故云气厥也。"高世栻也说："五脏六腑，主十二经脉，一气运行，环转不息。脏腑不和则气厥，气厥则寒热相移。寒热相移，此皆得之气厥，故帝问寒热相移，伯举而论之，终言得之气厥也。"本篇主要讨论寒热之气在脏腑之间相移传化而发生的各种病变，说明脏腑之间密切相关，寒热之气厥逆，可以为患多端。

【原文】

黄帝问曰：五脏六腑，寒热相移者何？岐伯曰：肾移寒于脾[1]，痈肿[2]少气。脾移寒于肝，痈肿筋挛。肝移寒于心，狂，隔中[3]。心移寒于肺，肺消[4]，肺消者，饮一溲二，死不治。肺移寒于肾，为涌水，涌水者，按腹不坚，水气客于大肠，疾行则鸣濯濯[5]，如囊裹浆，水之病也[6]。

脾移热于肝，则为惊衄[7]。肝移热于心，则死。心移热于肺，传为鬲消[8]。肺移热于肾，传为柔痓[9]。肾移热于脾，传为虚[10]，肠澼[11]死，不可治。胞[12]移热于膀胱，则癃溺血。膀胱移热于小肠，鬲肠不便，上为口糜[13]。小肠移热于大肠，为虑瘕[14]，为沉痔[15]。大肠移热于胃，善食而瘦[16]，谓之食亦[17]。胃移热于胆，亦曰食亦。胆移热于脑，则辛頞[18]鼻渊，鼻渊者，浊涕下不止也，传为衄蔑瞑目[19]，故得之气厥[20]也。

【校注】

〔1〕脾：原作"肝"，《新校正》："按全元起本云：肾移寒于脾。"《太素》卷二十六、《甲乙经》卷六均作"脾"，故据改。

〔2〕痈肿：张介宾："痈者，壅也。肾以寒水之气反传所胜，侵侮脾土，故壅为浮肿。"

〔3〕隔中：中焦隔塞不通。森立之："饮邪迫于心则为狂，不迫于心则为膈塞不通，食饮吐逆之证。"

〔4〕肺消：张介宾："心移寒于肺者，君火之衰耳。心火不足则不能温养肺金，肺气不温则不能行化津液，故饮虽一而溲则倍之。夫肺者水之母也，水去多，则肺气从而索矣，故曰肺消。"

〔5〕濯濯：水激荡声。

〔6〕水之病也：《太素》卷二十六、《甲乙经》卷六作"治主肺者"。

〔7〕衄：鼻出血。

〔8〕鬲消：因膈上有热所致，临床见烦渴、多饮症状的病症。张介宾："鬲消者，鬲上焦烦，饮水多而善消也。"

〔9〕柔痓（zhì志）：《太素》卷二十六作"柔痉"。《素问识》："痓字，乃痉之误。盖肺属太阴，肾属少阴，肺移热于肾而发痉，故曰柔痉。"姚止庵："痉者，筋脉抽掣，木之病也。木养于水，今肾受肺热，水枯不能养筋，故令搐搦不已。但比刚痉少缓，故曰柔也。"

〔10〕虚：《素问释义》："虚字衍。"或"虚"后脱一"泄"字。

〔11〕肠澼：痢疾。

〔12〕胞：指子宫与男性精室。吴崑："胞，阴胞也。在男则为精室，在女则为血室。"

〔13〕鬲肠不便，上为口糜：王冰："故受热已，下令肠隔塞而不便，上则口生疮而糜烂也。"鬲，通"隔"，阻隔。糜，通"糜"，糜烂。

〔14〕虙（fú伏）瘕：古病名。又作伏瘕、虙疝。因大肠热结，大便秘涩不通而见小腹结块的病症。森立之："虙瘕者，宿饮伏结而为瘕聚也。"

〔15〕沉痔：原作"沉"，《素问直解》作"沉痔"。高世栻："痔字简脱，今补……火热下行，而为沉痔。"《灵枢·邪气脏腑病形》篇有"微涩为不月、沉痔"之文，故据补。

〔16〕瘦：原作"瘦入"，按"入"字无义，据《甲乙经》卷六删。

〔17〕食亦：病名。其症消谷善食，而身体消瘦无力。王冰："食亦者，谓食入移易而过，不生肌肤也。亦，易也。"

〔18〕辛頞（è遏）：鼻梁处有辛辣的感觉。頞，鼻梁凹陷处。

〔19〕衄蔑（miè灭）瞑目：衄蔑，泛指鼻出血。瞑目，指目昏不明。

〔20〕气厥：气机逆乱。

【释义】

本篇主要讨论寒热之气在脏腑之间相移的病症，可分为五脏之间寒气相移、五脏之间热气相移以及六腑之间热气相移三个方面。

一、五脏之间寒气相移

从五行的关系角度而言，本篇所论五脏之间寒气相移并没有明显的规律。肾为水脏，潜纳元阳,元阳衰微则寒,寒邪移传于脾,脾肾阳虚,则水液蒸化失常,水湿壅滞泛溢而为水肿;脾运化水谷精微失司,则致气虚而使人少气。

脾受寒邪,移传于肝,因肝主疏泄,调畅气血,寒邪伤肝,使肝之气血凝滞而为痈肿;肝主筋,寒性收引,肝寒则筋脉拘急挛缩。

肝受寒邪,移传于心,心为阳脏而藏神,寒邪上迫,使神无所主而狂乱;阴寒凝结,阳不能化,中焦隔塞不畅,故食入即吐。又,森立之认为:"寒邪在膈幕上下者,宿饮为之薮也。盖饮邪迫于心则为狂,不迫于心则为膈塞不通,食饮吐逆之证,是饮邪在上为狂,在下为隔中也。"

心移寒于肺,是由于心火衰微,不能温养肺金,肺为水之上源,心火衰微,不能蒸化津液以输布全身,则饮入之水,直奔膀胱,而体内组织之水液亦随之渗入膀胱,故见"饮一溲二"的情况。黄元御云:"肺消者,收敛失政,精溺溢泄,饮一溲二,死不可治也。"又,张琦认为:"肺脏受寒,脾阳亦败,饮入于胃不复消化精微,而直输水府,上则相火烁金,下则膀胱寒滑,风木竭力冲决,是以饮一而溲二也。是其上热下寒,中焦湿滞。"

肺之寒邪,移传于肾,由于肾为水脏,主持全身的水液代谢,寒邪犯肾,元阳损伤而不能蒸水化气,水失节制,则泛涌上逆成为涌水,临床表现为全身浮肿,腹水,水行肠中沥沥有声,就像用皮囊包裹水浆一样的感觉。

二、五脏之间热气相移

五脏之间热气相移的顺序与寒气相移相同,只是起始之脏从脾论述。脾中之热移传于肝,肝病主惊骇,肝热则血上逆而衄,因惊衄并作,故为惊恐和鼻出血之病。

肝、心俱为阳脏,肝之热移于心,则为两阳相并,木火燔灼,热盛已极,故为死候。张介宾注云:"心本属火,而肝以风热移之,木火相燔,犯及君主,故当死也。"临床可见高热、神昏、惊厥等症。

心之热移于肺,则热灼肺津,津液消耗过甚,则为烦渴引饮等膈消证。张介宾云:"肺属金,其化本燥,心复以热移之,则燥愈甚而传为膈消。膈消者,膈上焦烦,饮水多而善消也。按:上文言肺消者因于寒,此言膈消者因于热,可见消有阴阳二证,不可不辨。"

肺之热移于肾,肾不能生髓化精,阴液日耗,不能荣养筋脉,久则发为柔痉。此与《金匮要略》太阳病,发热汗出,项背强急之柔痉有所不同,当互参。

肾之热移于脾,脾之阴液被热邪灼烁,久久耗伤而成虚损;热甚则下利脓血而为肠澼之症,此乃水土俱伤之象,故死不可治。张介宾云:"肾移热于脾者,阴火上炎也。邪热在下,真阴必亏,故传为虚损。肾本水脏而挟热侮脾,故为肠澼。下利脓血,阴虚反克,则水土俱败,故死不治也。"又,张琦云:"脾阳湿陷,肾复以热移之,湿热相合,脏腑脂血摧剥而下,水土双败,故死不治。"

三、六腑之间热气相移

六腑之间热气相移,亦缺乏明确的规律性。膀胱主藏津液,排泄小便。精室或女子胞移热于膀胱,热灼津液则为小便不通,若再热甚伤及血络,则发生尿血。膀胱之热移于小肠,可使肠道隔塞,大便不通;热气上逆,可致口疮糜烂。小肠之热移于大肠,热结不散,或气滞血瘀结于肠中,大肠传导功能失常,导致大便秘涩不通,小腹结块,或为痔疮。大肠之热移于胃,胃主受纳腐熟,胃中热甚,则消谷善饥;由于食物不能转化为精微滋养全身,加之邪热耗伤阴精,形体反见消瘦,此病称之为"食亦"。胃热移于胆,胆为相火,热与火并,则胆胃热盛,精汁不布,善食而瘦,亦名之为食亦。胆脉起于目外眦,曲折布于脑后,脑通于颃,今胆热移于脑,则颃中有辛辣感,且鼻流浊涕而成鼻渊;日久则热邪伤及血络,可致鼻衄;邪热循经犯目,则目昏不明。

【知识链接】

本篇有关脏腑之间寒热相移及其病症的论述,后世多有所阐发与运用,总结如下。

一、肺消的发挥与运用

本篇认为肺消的病机是心移寒于肺,病在心肺,系心肺之阳气不足,阳虚生寒,不能运行、气化水津,以致水津降而不能升,出现饮一溲二之重症,其病机为水津不布,心肺俱病,体液的升降出入之机将废之死证

关于本病的治法,历代医家所论不多,《医部全录》卷二百八十一载刘完素用"黄芪汤(黄芪三两,五味、人参、桑皮、麦冬各二两,枸杞子、熟地黄各一两半),治心移寒于肺,为肺消,饮水溲多",乃"补肺平心"之法。戴思恭《证治要诀》首重益气,用黄芪饮。近人王进全《内经类证论治》认为此与《金匮要略》甘草干姜汤证类似,提出温肺益气,用甘草干姜汤治疗。然肺消饮一溲二已属气衰津脱之重症,若以温肺之甘草干姜汤,加益气之黄芪饮,更合以固气生津之生脉散,则似更为妥当。张介宾《景岳全书》卷十八载一验案:"省中周公者,山左人也,年逾四旬,因案牍积劳,致成羸疾,神困食减,时多恐惧……或有少饮则沃而不行,然每夜必去溺二三升,莫知其所从来,且半皆如膏浊液,尪羸至极,自分必死。及余诊之,岂其脉犹带缓,肉亦未脱,知其胃气尚存,慰以无虑,乃用归脾汤去木香,及大补元煎之属,一以养阳,一以养阴,出入间用至三百余剂,计人参二十斤,乃得痊愈。此神消于上,精消于下之证也,可见消有阴阳,不得尽言为火。"

二、鬲消的发挥与运用

鬲消,指热熏膈间,消灼津液,发为消渴之病,临床以心烦口干、口渴多饮为主要特点。张介宾在《景岳全书·三消》说:"上消者,渴证也。大渴引饮,随饮随渴,以上焦之津液枯涸。古云其病在肺,而不知心、脾、阳明之火皆能熏灸而然,故又谓之膈消也。"

鬲消的治疗重在清肺生津,李东垣主张用白虎加人参汤。张洁古谓"不能食而渴者,钱氏白术散倍加葛根"。《医学入门·万病衡要》提出膈消"由火盛克金,肺热叶焦,津液枯涸而然。治法:人虚治以消渴方主之,人强用白虎加花粉、葛根、乌梅、杷叶及清肺药"。骆龙

吉《增补内经拾遗方论》并提出:"心经有热,移之于肺,久久传变,熏蒸鬲间,消渴而饮水也……三和甘露饮(滑石、石膏、知母、人参、白术、泽泻、猪苓、赤茯苓、甘草)"。

《清代名医医案精华》载叶桂医案:"渴饮不解,《经》谓之鬲消,即上消症也。言心移热于肺,火刑金象。致病之由,操心太过,刻不宁静。当却尽思虑,遣怀于栽花种竹之间,庶几用药有效。生地、天冬、枣仁、人参、柏子仁、知母、金石斛、生甘草、元参。"本案析鬲消之因为操心过度,刻不宁静,因操心太过,则心营必伤,心营伤,则心火必旺。心火旺,久之,肺被心火熏灼,津液被耗,此所以渴饮不解而成鬲消,故嘱病者,当却尽思虑,庶几用药有效。此可谓发前人所未发。

三、膀胱移热于小肠,鬲肠不便,上为口糜

膀胱与小肠俱为太阳之经,乃同气之经。膀胱热移于小肠,小肠受邪,肠腑之气火不降,火邪循经上扰,小肠与心经相表里,火邪循经弥漫心经,故见舌疮、口糜,同时可伴见心烦,夜寐不安等,治疗可用导赤散、清宫汤之类,以清热凉血,利尿泻火。

王庆其曾治疗一患儿,男,1岁半。因口舌糜烂2周就诊。患儿2周前外感发热,最高达38.5℃,血常规提示病毒感染,经予抗病毒、退热治疗后,热退;口腔内多发溃疡,舌、颊黏膜、牙龈糜烂,口气重,大便干结。近日大便畅,进食少,稍烦躁,小便色黄。观舌、颊黏膜、牙龈多发点状糜烂,以红为主。舌质红,苔薄白。"膀胱移热于小肠,鬲肠不便,上为口糜",故治疗以清热凉血、清心利尿。取钱乙导赤散加减。生地9g,赤芍9g,通草3g,淡竹叶6g,金银花9g,连翘6g,蒲公英9g,人中白9g,大青叶6g,3剂。患儿服用2剂后,口内溃疡、糜烂消失(《黄帝内经临证发微》)。

四、胆移热于脑,则辛頞鼻渊

鼻渊是以鼻流浊涕量多,鼻塞,嗅觉减退,头晕胀闷,鼻道有脓为主要临床表现的病症。本文记述鼻渊是胆热上传于脑所致,这也是后世认识鼻渊的理论基础。在历代文献中,还有诸多别名。如《普济方》称"脑泻",《外科大成》称"脑崩",《外科正宗》称"脑漏",还有脑渗、控脑砂等名称,其缘由概源于本篇原文。后世医家对鼻渊病因病机的认识不断深化,多从胆热肺热、外感风寒风热以及虚证等方面进行论述,由此而治疗也更加多样化,大约明代以前治疗多从《黄帝内经》胆热学说,明清以后医家则从补肾、健脾,如《疡科心得集·辨鼻渊鼻痔鼻衄论》提出治疗宜"滋肾清肺为君,开郁顺气为臣,补阴养血为佐,俾火息金清,降令胥行,气畅郁舒,清窍无壅,阳开阴阖,相依相附,脏腑各司乃职,自慎以培其根,药饵以治其病,间有可愈者","主治之方,如初期用苍耳散,久则六味地黄汤、补中益气汤、麦味地黄汤、加味逍遥散,酌而用之可也"。

张锡纯《医学衷中参西录》载一验案:"近治奉天郭某,得脑漏证半载不愈,鼻中时流浊涕,其气腥臭,心热神昏,恒觉眩晕,其脉左右皆弦而有力,其大便恒干燥,知其肝移热于脑,其胃亦移热于脑矣。恐其病因原系风袭,先与西药阿司匹林以发其汗,头目即觉清爽,继为疏方。处方:生石膏两半,龙胆草、生杭芍、玄参、知母、花粉各四钱,连翘、金银花、甘

草各二钱,薄荷叶一钱。连服10剂,石膏皆用两半,它药则少有加减,其病遂脱然痊愈。"本案为肝胃郁热,上移于脑案例,作者以生石膏重用大泻胃热,以龙胆草、芍药泻肝胆之火,配以玄参、知母、连翘、金银花清泻肺胃,全方共奏清泻肝胃郁热之功效。此案作者特崇石膏之治鼻渊的功效,认为"石膏之性,又善治脑漏。方书治脑漏之证,恒用辛夷、苍耳。然此证病因,有因脑为风袭者,又因肝移热于脑者。若因脑为风袭而得,其初得之时,或可用此辛温之品散之,若久而化热,此辛温之药即不宜用,至为胆移热于脑,则辛温之药尤所必戒也"。

王琦[①]论本病的治疗,认为前贤李冠仙以凉肝法为主,方用犀角地黄汤合温胆汤加减治疗鼻渊,以及重庆陈伯勋老中医治疗本病,亦以清胆热为主,佐以宣肺窍,方用取渊汤(《疡医大全》:玄参、黑栀子、柴胡、贝母、辛夷、当归),善后治疗用补中益气汤以巩固之,疗效满意。自己屡用,也获良效。曾治一女性患者,53岁。鼻渊时经10年,曾服苍耳散、奇授藿香丸等方未效。近年鼻流黄浊涕,味殊臭,头痛午后为甚,舌隐红,苔薄黄,两脉弦细。盖鼻乃清气出入之道,塞则气壅热郁,清浊混乱而成渊,良由肝胆湿热上移于脑所致,拟以本治。治法:清肝火,泻胆热。处方:龙胆草3g,炒栀子5g,炒黄芩5g,醋柴胡2g,炙甘草3g,泽泻5g,木通3g,车前子9g,当归3g,桑叶10g,菊花10g。连服7剂,诸恙悉退,迄今随访未复发。

————————

①王琦.中医经典研究与临床(上)[M].王东坡整理.北京:中国中医药出版社,2012:270-271.

咳论篇第三十八

【导读】

　　本篇是《黄帝内经》有关咳嗽的专论，主要阐述了咳嗽的病因病机、脏腑分证、传变规律及治疗原则，提出了"五脏六腑皆令人咳"和咳嗽"皆聚于胃，关于肺"等重要观点。其对咳嗽病机的演变，除脏腑表里传变外，最早提出了上、中、下三焦传变，所谓"久咳不已，则三焦受之"，病情由单纯的咳嗽发展为腹满纳差，甚则气喘、水肿。这一认识与现代西医学对慢性支气管炎发展演变为慢性阻塞性肺病，最后形成肺源性心脏病乃至心功能衰竭的认识，可谓有异曲同工之妙。

【原文】

　　黄帝问曰：肺之令人咳，何也？岐伯对曰：五脏六腑皆令人咳，非独肺也。帝曰：愿闻其状。岐伯曰：皮毛者，肺之合也，皮毛先受邪气，邪气以从其合[1]也。其寒饮食入胃，从肺脉上至于肺则肺寒，肺寒则外内合邪，因而客[2]之，则为肺咳。五脏各以其时受病[3]，非其时[4]，各传以与之。人与天地相参，故五脏各以治时[5]，感于寒则受病，微则为咳，甚者为泄为痛。乘秋则肺先受邪，乘春则肝先受之，乘夏则心先受之，乘至阴[6]则脾先受之，乘冬则肾先受之。

【校注】

　　[1]邪气以从其合：指邪气侵害皮毛所合的肺脏。

　　[2]客：留止、滞留之意。

　　[3]五脏各以其时受病：指五脏各在其所主的时令感邪发病。

〔4〕非其时：指非肺所主的秋季。

〔5〕治时：即五脏所主旺的时令。

〔6〕至阴：指长夏。

【释义】

本段原文主要论述咳嗽的病因病机及其与季节的关系，提出了"五脏六腑皆令人咳，非独肺也"的重要观点。

一、咳的病因病机

本篇指出咳嗽的病因主要有两个方面：一是外感风寒等邪气，"皮毛者，肺之合也"，风寒等邪气外侵，则"皮毛先受邪气"，并传舍其合而内伤于肺。二是内伤饮食生冷，其寒"从肺脉上至于肺"，导致肺寒。肺为娇脏，不耐寒热，内外寒邪合并伤，使肺失宣降，则致咳嗽。《灵枢·邪气脏腑病形》篇亦明确指出："形寒寒饮则伤肺，以其两寒相感，中外皆伤，故气逆而上行。"正由于咳嗽与肺胃关系最为密切，故本篇原文又指出："此皆聚于胃，关于肺。"就咳的病因而言，除上述两寒相感外，《黄帝内经》尚有风、燥、湿、火热等外邪伤肺，以及水气射肺、针刺外伤等致咳之论。

二、咳与脏腑的关系

关于咳的脏腑病位，原文指出："五脏六腑皆令人咳，非独肺也。"即明确了咳与脏腑之间的关系。

（一）咳为肺之本病

本篇首先肯定"肺之令人咳"，《素问·宣明五气》篇说："肺为咳。"《灵枢·九针论》明确指出："肺主咳。"《黄帝内经》其他篇章对肺病表现的论述，大多均涉及咳嗽，可见咳嗽为肺之本病。故《灵枢·经脉》说："是主肺所生病者，咳，上气，喘渴。"陈修园《医学三字经》亦指出："《内经》云五脏六腑皆令人咳，非独肺也。然肺为气之主，诸气上逆于肺则呛而咳，是咳嗽不止于肺，然亦不离于肺。"

（二）五脏六腑皆令人咳

虽然咳为肺之本病，但由于人是一个有机整体，肺与其他脏腑生理上相互配合，病理上常相互影响。一方面，其他脏腑受邪或功能失调，可病传于肺，导致肺失宣降而发咳病，即所谓"五脏各以其时受病，非其时，各传以与之"。如肝火犯肺、土不生金、水不润金、心肺气虚、水寒射肺等，张志聪注言："肺主气而位居尊高，受百脉朝会，是咳虽肺证，而五脏六腑之邪皆能上归于肺而为咳。"另一方面，肺脏先病，久咳不愈，亦可影响到他脏，并发他脏病变。

（三）咳与肺胃关系密切

下文指出："此皆聚于胃，关于肺。"对咳嗽的病机进行了高度的概括。咳嗽虽然与五脏六腑有关，但其病位之重点则在于肺与胃。咳为肺之本病，已如上述。其与胃的关系，主要反映在以下三方面：其一，肺之经脉"起于中焦，下络大肠，还循胃口"（《灵枢·经脉》），所以胃之邪气可通过肺脉上传于肺而致咳嗽。其二，胃为五脏六腑之海，与脾同居中焦属土，为气血生化之源。若脾胃运化失司，气血生化乏源，一方面可导致土不生金，使肺之气阴不足，宣降失司而病咳；另一方面，由于营卫之气不充，卫外御邪能力减弱，则易使外邪侵犯皮毛，内舍于肺而发咳嗽。其三，胃主纳，脾主运，若脾胃受损，水津失运，停聚而为痰为饮，痰饮上逆于肺，亦可为咳嗽。因此，陈修园《医学三字经》说："《内经》虽分五脏诸咳，而所尤重者，在'聚于胃，关于肺'六字。"咳与肺胃的密切关系，实为后世"脾为生痰之源，肺为贮痰之器"理论的渊源，也为培土生金法治疗咳嗽奠定了理论基础。

三、咳与季节气候的关系

本篇从"人与天地相参"的观点出发，提出"五脏各以其时受病，非其时，各传以与之"的发病观，认为五脏各在其相应的季节感邪发病，若是其他季节感邪发病，而非肺所应之秋季感邪，则他脏之病变亦可影响于肺而发咳嗽。五脏各以治时感邪发病，是《黄帝内经》四时五脏发病的基本观点，《素问》的《金匮真言论》《风论》等亦有类似的论述。这也说明虽然风寒袭肺致咳具有普遍性，但咳嗽的外因并不局限于风寒之邪。

四、感寒轻重与发病

原文指出感受寒邪，"微则为咳，甚则为泄为痛"，高世栻注曰："微则手太阴受寒而为咳，甚者足太阴受寒，而为泄为痛。"但从本篇对脏腑咳证的论述来看，也可以认为甚者是病及于五脏与六腑，在五脏表现为疼痛，如心咳之心痛，肝咳之两胁下痛，脾咳之右胁下痛，肾咳之腰背相引而痛；在六腑则表现为六腑传导排泄失常，如胃与胆咳之呕吐，大肠咳遗矢，小肠咳矢气，膀胱咳遗尿等，并不局限于脾失健运之泄泻。

【知识链接】

"五脏六腑皆令人咳，非独肺也"，充分揭示了咳与肺及其他脏腑的关系，对临床咳病的辨治有重要的指导意义。提示对咳病的论治不能只局限于肺，必须同时考虑脏腑间的相互影响，"必先五胜"（《素问·至真要大论》），抓住在疾病过程中起主导作用的因素予以治疗。咳有外感、内伤的不同，肺与其他脏腑在导致咳嗽上有着标、本之区别，张介宾《景岳全书·咳嗽》言："外感之咳，其来在肺，故必由肺以及脏，此肺为本而脏为标也；内伤之咳，先因伤脏，故必由脏以及肺，此脏为本而肺为标也。"因此，论治时要辨明咳嗽的病因病机及其标本关系,或治本,或治标,或标本兼治。尤在泾《静香楼医案》载:"久嗽便溏,脉虚而数,脾肺俱病,培补中气为要,恐后泄不食,则瘦削日增也。人参、白芍、扁豆、薏仁、广皮、茯苓、炙草、山药、蜜炙炮姜炭。"此即土不生金致咳之例。"阴虚于下,阳浮于上,咳呛火升,甚于暮夜。治肺无益,法当补肾。熟地、杞子、天冬、白芍、茯苓、山药、丹皮、龟板。"此则为肾阴亏虚,虚火上炎灼肺之咳嗽。"干咳无痰,是肝气冲肺,非肺本病。仍宜治肝,兼滋肺气可也。黄连、白芍、乌梅、甘草、归身、牡蛎、茯苓。"此乃肝火犯肺之咳嗽案例。由此可见尤在泾对"五脏六腑皆令人咳"理论体会之深刻,运用之娴熟。

本段关于咳嗽发病与季节关系的认识,对后世医家论治咳嗽亦有启迪作用,如林珮琴《类证治裁》论咳嗽的治疗说:"以四时论之,春季咳,木气升也,治宜兼降,前胡、杏仁、海浮石、栝蒌仁之属。夏季咳,火气炎也,治宜兼凉,沙参、花粉、麦冬、知母、玄参之属。秋季咳,燥气乘金也,治宜清润,玉竹、贝母、杏仁、阿胶、百合、枇杷膏之属。冬季咳,风寒侵肺也,治宜温散,苏叶、川芎、桂枝、麻黄之属。"林氏还根据异级同构的原理,提出一日之内不同时段咳嗽的治疗方法,指出:"以一日计之,清晨嗽为气动宿痰,二陈汤加贝母、枳壳、桑白皮、枇杷叶、橘红。上午嗽属胃火,石膏、川斛之属。午后嗽属阴虚,四物、六味等汤。黄昏嗽属火浮于肺,当敛而降之,五味子、五倍子之属。夜半嗽为阳火升动,宜滋阴潜阳,六味丸加牡蛎、淡菜之属。"可谓是对咳与季节关系理论的发挥,临证可参考。

【原文】

帝曰:何以异之?岐伯曰:肺咳之状,咳而喘息有音,甚则唾血。心咳之状,咳则心痛,喉中介介如梗状[1],甚则咽肿喉痹。肝咳之状,咳则两胁下痛,甚则不可以转,转则两胠[2]下满。脾咳之状,咳则右胁下痛[3],阴阴[4]引肩背,甚则不可以动,动则咳剧。肾咳之状,咳则腰背相引而痛,甚则咳涎[5]。

帝曰:六腑之咳奈何?安所受病?岐伯曰:五脏之久咳,乃移于六腑。脾咳不已,则胃受之,胃咳之状,咳而呕,呕甚则长虫[6]出。肝咳不已,则胆受之,胆咳之状,咳呕胆汁。肺咳不已,则大肠受之,大肠咳状,咳而遗矢[7]。心咳不已,则小肠受之,小肠咳状,咳而失气[8],气与咳俱失。肾咳不已,则膀胱受之,膀胱咳状,咳而遗溺。久咳不已,则三焦受之,三焦咳状,咳而腹满,不欲食饮,此皆聚于胃,关于肺[9],使人多涕唾而面浮肿气逆也。

帝曰:治之奈何?岐伯曰:治脏者治其俞[10],治腑者治其合[10],浮肿者治其经[10]。帝曰:善。

【校注】

〔1〕喉中介介如梗状:形容咽喉部如有物梗塞。

〔2〕胠：腋下胁肋部位。

〔3〕右胁下痛：王冰："脾气主右，故右胠下阴阴然深慢痛也。"

〔4〕阴阴：即隐隐。

〔5〕咳涎：咳吐痰涎。

〔6〕长虫：指蛔虫。《说文·虫部》："蛕，腹中长虫也。"蛕，蛔的异体字。

〔7〕遗矢：原作"遗失"，据《甲乙经》卷九、《太素》卷二十九改。遗矢，即大便失禁。

〔8〕失气：即矢气。

〔9〕此皆……关于肺：张介宾："诸咳皆聚于胃，关于肺者，以胃为五脏六腑之本，肺为皮毛之合，如上文所云皮毛先受邪气及寒饮食入胃者，皆肺胃之候也。"

〔10〕俞、合、经：指五输穴中的输穴、合穴、经穴。又，合，指六腑之下合穴。

【释义】

本段主要论述五脏六腑咳的辨证分型、传变规律以及治疗原则。

一、咳的脏腑辨证

本篇对咳嗽采用脏腑辨证之方法，分为五脏咳与六腑咳两大类。五脏咳的临床表现总与该脏功能活动障碍及所属经脉气血运行紊乱有关；六腑咳是由于"五脏之久咳，乃移于六腑"所致，是五脏咳病变的进一步加重，其临床表现以相应之腑功能失常为特点。现将五脏咳与六腑咳之病机、临床表现等归纳如下表（表38-1、表38-2）。

表38-1 五脏咳的病机与表现

分型	季节	病机	临床表现
肺咳	秋	邪气阻肺，肺气不利	咳嗽，喘息有音，甚则唾血
心咳	夏	心脉不畅，热蕴咽喉	咳嗽，心痛，喉中介介如梗状，甚则咽喉肿痛
肝咳	春	肝气郁结，络脉不畅	咳嗽，两胁下痛，甚则不可以转，转则两胠下满
脾咳	长夏	脾气不运，胁络不畅	咳嗽，右胁下痛，隐隐引肩背，动则咳剧
肾咳	冬	肺肾气虚，水液不化	咳嗽，腰背相引而痛，甚则咳涎

表38-2 六腑咳的病机与表现

分型	传变	病机	临床表现
胃咳	脾咳不已，则胃受之	胃气上逆	咳而呕，甚则吐蛔
胆咳	肝咳不已，则胆受之	胆气上逆	咳呕胆汁
大肠咳	肺咳不已，则大肠受之	传导失职	咳而遗矢
小肠咳	心咳不已，则小肠受之	传化失职	咳而失气
膀胱咳	肾咳不已，则膀胱受之	膀胱失约	咳而遗尿
三焦咳	久咳不已，则三焦受之	气化不利	咳而腹满，不欲饮食，多涕唾面浮肿气逆

二、咳病的治疗

本篇提出了"治脏者治其俞,治腑者治其合,浮肿者治其经"的针刺治疗原则。即五脏咳取其相应的输穴刺治,马莳谓:"五脏俞穴者,肺俞太渊,脾俞太白,心俞神门,肾俞太溪,肝俞太冲是也。"六腑咳取其相应的合穴刺治,马莳谓:"六腑合者,大肠合曲池,胃合三里,小肠合小海,膀胱合委中,三焦合天井,胆合阳陵泉是也。"久咳引起浮肿者,取其相应的经穴刺治,以疏通经络,调畅气血,马莳曰:"若脏腑之咳而面皆浮肿,则随脏腑之经穴,而各分治之。肺之经穴经渠,大肠之经穴阳溪,胃之经穴解溪,脾之经穴商丘,心之经穴灵道,小肠之经穴阳谷,膀胱之经穴昆仑,肾之经穴复溜,心包络之经穴间使,三焦之经穴支沟,胆之经穴阳辅,肝之经穴中封是也。"这种随证取穴分治的原则,也体现了辨证论治的思想。

三、咳病的传变

原文指出:"久咳不已,则三焦受之,三焦咳状,咳而腹满,不欲食饮……使人多涕唾而面浮肿气逆也。"明确指出咳病的传变具有三焦传变之规律。咳病初起,外感内伤诸病因多伤于肺,肺咳反复不愈,可导致肺气胀满,肺失敛降而成肺胀。继则子盗母气,病及于脾,脾失健运,一方面土不生金,可致肺脾气虚;另一方面,脾为生痰之源,肺为贮痰之器,导致痰湿阻肺,疾病由实转虚,形成虚实错杂之证。若病情进一步发展,则可由脾及肾,一方面肾之纳气功能障碍,疾病表现为咳嗽伴喘;另一方面肾阳衰微,气不化水,水饮内停又可射肺凌心,表现为喘咳心悸之症。由于肺为水之上源,脾为水之中州,肾为主水之脏,肺脾肾三脏功能失常,势必导致水液代谢障碍,水湿泛溢则为水肿,痰湿水饮阻肺则多痰,最终病及于心,而造成恶性后果(图38-1)。

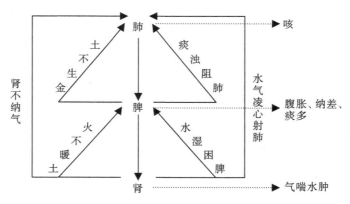

图38-1 咳病三焦传变示意图

中医学对于咳病始于上焦,传于中焦则腹胀、纳差、痰多,继则传于下焦而见气喘、肿胀,最后水气凌心而病人死亡的认识,与西医学对呼吸系统疾病常见气管炎或慢性支气管炎,继而发展成慢性阻塞性肺病,进一步导致肺心病乃至心功能衰竭的认识,可谓有异曲同工之妙。

【知识链接】

一、咳病脏腑辨证的临床应用

本段对咳嗽的脏腑分证及治疗原则的论述，为后世咳嗽的脏腑辨证论治提供了思路。对于咳嗽的脏腑辨证论治用药，后世医家论之甚详。一般认为，肺咳的治疗，须重视外寒内饮之主因，宜用小青龙汤以宣肺散寒化饮；若肺咳"甚则唾血"者，当考虑寒邪化热，损伤肺络，宜用千金苇茎汤合桑杏汤之类，以肃肺降逆，清热化痰。心咳为心肺火热证，治当降肺气，清心火，《证治准绳》提出用桔梗汤，《类证治裁》提出用凉膈散去硝、黄，加黄连、竹叶，或加用杏仁、桔梗、木蝴蝶等。肝咳乃肝气郁结，肺气不利，治宜疏肝降气，方用金铃子散、柴胡疏肝散、四逆散等加减；若肝火灼肺，则当清肝泻火，方用泻白散合黛蛤散之类；若肝阴不足，气逆而咳，治则宜养阴柔肝，方用一贯煎合沙参麦冬汤加减。脾咳乃脾肺气滞，升降失司，治当调理脾肺之气，《医宗必读》载用升麻汤，《类证治裁》用六君子汤加枳壳、桔梗；若属脾肺气虚，则须培土生金，可用六君子汤加百合、五味子、款冬花之类。肾咳乃阳虚水泛，治宜温肾散寒化水，方用真武汤加减；若属肾阴虚者，可用七味都气丸加人参、麦冬。关于六腑咳的治疗，王肯堂《证治准绳》曰："胃咳，用乌梅丸；胆咳，用黄芩加半夏生姜汤；大肠咳，用赤石脂禹余粮汤、桃花汤；小肠咳，用芍药甘草汤；膀胱咳，用茯苓甘草汤；三焦咳，用钱氏异功散。"秦伯未《内经类证》则提出："咳时小便不禁，用五苓散加党参。咳时频转矢气，且欲大便，用补中益气汤加麦冬、五味子。"可供临床参考。

后世医家对咳嗽的药物治疗，多采用脏腑辨证论治的方法，今选录部分案例如下。

（一）心咳案

《丁甘仁医案》载：五脏六腑皆令人咳，不独肺也。六淫外感，七情内伤，皆能致咳。今操烦过度，五志化火，火刑于肺，肺失安宁，咳呛咯痰不爽，喉中介介如哽状，咳已两月之久，《内经》谓之心咳。苔黄，两寸脉数，心火灼金，无疑义矣。拟滋少阴之阴，以制炎上之火，火降水升，则肺气自清。京元参钱半，大麦冬钱半，生甘草五分，茯神三钱，炙远志一钱，甜光杏三钱，川象贝各二钱，瓜蒌皮二钱，柏子仁三钱（研），肥玉竹三钱，干芦根一两（去节），冬瓜子三钱，梨膏三钱（冲）。

（二）脾咳案

《中国现代名中医医案精华》第4集载高辉远医案：张某，男，40岁。初诊：1990年9月5日。主诉及病史：咳嗽月余，加重三天。一个月前无明显诱因出现咳嗽。咯痰色白量多，痰出咳减，晨起为重。伴胃脘痞满，体倦神疲，大便干稀不调。屡服复方新诺明、红霉素、必嗽平、咳必清等药，罔效。

诊查：面色不华，舌质淡红，舌苔薄白，脉沉细。闻其咳嗽连声重浊。

辨证：脾虚生痰，上渍于肺，壅遏肺气。

治法：益气健脾，化痰止咳。

处方：党参10g，白术10g，茯苓10g，陈皮10g，炙甘草6g，木香6g，砂仁6g，杏仁10g，桔梗10g，前胡10g，生姜3片，大枣6枚。水煎服，6剂。

二诊，9月12日。服上方药1剂即感咳嗽减轻，服药3剂病去多半，药进6剂咳嗽愈，精神爽，体力增，证告愈。

（三）肝咳案

《当代名医临证精华·奇症专辑》载王少华医案：戴某某，男，36岁，1988年3月11日初诊。7载来每逢仲春必咳，今又发作1周，咳痰不爽，牵及两侧胁肋下作痛，今晨痰中夹血，色鲜红，咽干口燥而苦，胸闷气道不畅，易怒，时有太息。脉象弦数，舌红，苔薄白，中部薄黄。此肝咳也，由木火刑金而起。法当清肝凉营，润肺宁嗽，和络，仿费氏方。药用：

黛蛤散（包）12g，大麦冬12g，铁石斛12g，南沙参12g，粉丹皮10g，桑叶10g，菊花10g，黄郁金10g，京川贝6g，旋覆花（包）3g，广橘络3g。

上方服3剂后，痰血即止，咳嗽亦有所减，胁痛减轻过半。于上方去粉丹皮、石斛，加光杏仁（打碎）10g、枇杷叶（包）10g，较往年提前半月咳止而瘥。三诊时处方为黛蛤散100g，嘱于翌年发作前半月每晚服10g。

（四）肾咳案

柳育泉《中医临床思辨录》载肾咳案：陈某，女，63岁，2002年8月30日初诊。主诉：27岁坐产时，产后刚半月，下水洗衣服，没想到早上洗，晚上即发咳嗽，此后虽多方求治，延续36年，终未能治愈，俗谓产后症终身难愈，已失去治疗信心，近经人介绍慕名来试治。

诊见：胸闷，头昏重，咳嗽每早阵作，多痰艰咳，腰板硬痛，膝关节痛，入秋背部恶寒，冬月但欲寐，脉沉细弱，舌淡苔薄白。证属寒湿直中少阴之肾咳。宜温养少阴，托邪外出。拟麻黄附子细辛汤合理阴煎加味：麻黄6g，附子6g，细辛3g，熟地30g，当归12g，炙甘草3g，干姜3g，肉桂2g，茯苓、杏仁、半夏各10g，川断15g。服7剂，胸闷、头昏重、咳嗽均有减，继服7剂，腰、膝关节舒展自如，疼痛消失，陈年不愈之咳嗽亦告愈。

本例产后刚半月，肾阴未充，血气未复，下水洗衣，寒湿乘虚直中足少阴肾经，以致当晚即发咳嗽，咳则腰背相引而痛，其脉沉细，但欲寐，此皆系足少阴中寒，病气上干肺脏之肾咳特征。治当温养少阴，扶正托邪透达外出为法，药用麻黄附子细辛汤合理阴煎加味，使足少阴病气除而不上干于肺，不治嗽而嗽自愈。

（五）胃咳案

凌耀星曾治一"11岁男童患咳嗽，间隙阵发已多年，干咳无痰，吃各种咳嗽药水，不能断根，曾拍过X线片子，没有病，要求诊治。患儿形体瘦小，面色少华，诉说脐周少腹时有疼痛，大小便均正常，见面颊有多个浅白色斑，唇下口腔黏膜有不少针尖状小点。均提示体内有寄生虫可能。询问是否检查过大便，有无虫卵？其母告知去年曾呕出蛔虫一条。考虑咳嗽可能因蛔虫所致，乃胃咳也……问孩子夜眠时有无流涎及磨牙等情况，母谓每日都有。乃作祛蛔治疗。3日后，其母欣然来告：药后次日即泻下大小蛔虫数十条之多。希望医生再给咳嗽治好。余笑曰：孩子现在没有咳嗽，等他发作时再开方吃药吧。2月后等返校前，母子来送别，咳嗽未再发作过"（《内经临证发微》）。

（六）大肠咳案

刘渡舟曾治疗一老年患者，"咳嗽二十余日，痰多而黏稠，汗出微喘。患者平素大便偏干，四五日一行。今咳甚之时，反见大便失禁自遗，问小便则称频数而黄。舌红，苔滑，脉来滑数。证属热邪犯肺，肺与大肠相表里，下连于肠，迫其津液使其传导失司，则见失禁之象。治宜清热宣肺止咳为要。处方：麻黄5g，杏仁10g，炙甘草6g，生石膏30g，芦根30g，葶苈子10g，枇杷叶15g，竹茹15g，薏米30g。服药七剂，咳嗽之症大减，遗矢之症已愈，口又见干渴，大便转为秘结，乃与宣白承气汤：生石膏20g，杏仁10g，瓜蒌皮12g，大黄2g，甜葶苈10g，花粉10g，枇杷叶10g，浙贝10g。三剂而愈"（《刘渡舟验案精选》）。此案即"肺咳不已，大肠受之"之例，肺与大肠相表里而同病，故肺与大肠并调，上下表里同治。

（七）膀胱咳案

《焦树德从病例谈辨证论治》载膀胱咳案：李某，女，55岁，北京某厂退休工人。初诊日期：1981年1月29日。问诊：主诉咳嗽尿裤已3个多月。

自1976年地震时期，冬季受凉感冒而咳嗽1个多月，此后每年冬季即发咳嗽，咳甚时则尿随咳出而尿裤，咳1个多月则渐愈，每冬复发。1980年冬季又发咳嗽，日渐加重，至今未愈，咳吐白痰，气短，自觉无底气，吸气比呼气难，咳则尿出而尿裤，稍咳即尿出，尿后放屁多。2个多月来，即未上厕所排过尿，蹲在厕所等亦无点滴尿出，但一咳尿即出。裤中经常垫尿布，十分痛苦。曾服用中西药品，并且在某医院做脱敏注射1个月，均未见效。

望诊：发育、营养均正常，略有焦急之情。舌质正常，舌苔薄白。闻诊：咳嗽声音不甚高亢，呼吸略快，言语正常。切诊：胸腹、四肢未见异常。脉象略滑，尺沉。

辨证：《素问·咳论》中说："五脏六腑皆令人咳，非独肺也。"又说："人与天地相参，故五脏各以治时感于寒则受病，微则为咳，甚则为泄为痛，乘秋则肺先受邪……乘冬则肾先受之。"此患者咳由冬季受寒引起，不但咳嗽气短，并且感觉无底气及吸气难，前人论呼吸有："呼出心与肺，吸入肾与肝"及"肾主纳气"之说，再观其脉象尺脉沉，故知是为肾经受寒所致之咳嗽。《咳论》中还说："五脏之久咳，乃移于六腑……肾咳不已，则膀胱受之，膀胱咳状，咳而遗溺。"此患者发病已有五冬，知肾咳已波及膀胱，故咳则遗尿。四诊合参，诊为膀胱咳。

治法：温肺祛寒，益肾固脬，佐以降气化痰。

处方：炙麻黄6g，杏仁10g，桔梗6g，紫菀15g，桑螵蛸10g，覆盆子10g，乌药12g，炒苏子10g，炒莱菔子10g，炒白芥子3g，半夏10g，化橘红12g，五味子5g，炒内金10g。7剂。

2月19日随访：咳嗽遗尿之病均已痊愈，服用7剂药时咳及遗尿即明显减轻，可去厕所排尿。服完第8剂时，咳嗽完全消失，遗尿也完全止住，数月痛苦全部解除。为了巩固疗效，又服用3剂，共服用11剂，则与常人无异，即停药。

二、张介宾论咳病辨治纲领

张介宾《类经·疾病类》论述咳嗽的辨证论治，颇有心得，特录以供临床参考："咳证必由于肺，而本篇曰五脏六腑皆令人咳，又曰五脏各以其时受病，非其时各传以与之，则不独在肺矣。盖咳有内伤外感之分，故自肺而传及五脏者有之，自五脏而传于肺者亦有之。如风寒暑湿伤于外，则必先中于皮毛，皮毛为肺之合，而受邪不解，此则自肺而后传于诸脏也；劳欲情志伤于内，则脏气受伤，先由阴分而病及上焦，此则自诸脏而后传于肺也。但自表而入者，其病在阳，故必自表而出之，治法宜辛宜温，求其属而散去外邪，则肺气清而咳自愈矣；自内而生者，伤其阴也，阴虚于下则阳浮于上，水涸金枯则肺苦于燥，肺燥则痒，痒则咳不能已，治此者宜甘以养阴，润以养肺，使水壮气复而肺则宁也。大法治表邪者，药不宜静，静则留连不解，久必变生他病，故最忌寒凉收敛之剂，如《五脏生成》篇所谓肺欲辛者此也。治里证者，药不宜动，动则虚火不宁，真阴不复，燥痒愈增，病必日甚，故最忌辛香助阳等剂，如《宣明五气》篇所谓辛走气，气病无多食辛者此也。然治表者虽宜从散，若形气病气俱虚者，又当补其中气而佐以温解之药，若专于解散，恐肺气益弱，腠理益疏，外邪乘虚易入，而病益甚也。治里者虽宜静以养阴，若命门阳虚，不能纳气，则参姜桂附之类亦所必用，否则气不化水，终无济于阴也。至若因于火者宜清，因于湿者宜利，因痰者降其痰，因气者理其气，虽方书所载，条目极多，求其病本，则惟风寒劳损二者居其八九。风寒者，责在阳实；劳损者，责在阴虚。此咳证之纲领，其他治标之法，亦不过随其所见之证，而兼以调之则可，原非求本之法也。至于老人之久嗽者，元气既虚，本难全愈，多宜温养脾肺，或兼治标，但保其不致羸困则善矣；若求奇效而必欲攻之，则非计之得也。夫治病本难，而治嗽者为尤难，在不得其要耳，故余陈其大略如此，观者勿谓治法不详而忽之也。"

举痛论篇第三十九

【导读】

　　疼痛是临床最为常见的症状之一，也是反映人体健康状态较为敏感的指征，故本篇举疼痛的诊断与辨证为例，以说明问诊、望诊、切诊的临床应用，并剖析了疼痛发生的原因与机理，认为疼痛的主要病因为寒邪客于脏腑经脉，其基本病机为经脉气血凝滞不通与虚损不荣，后世概括为"不通则痛"和"不荣则痛"。由于疼痛的病机与气的运行及虚损密切关联，以此类推，从气的角度而言，人体疾病亦无非此两方面异常变化而已。故文中又进一步论述了怒、喜、悲、恐、惊、思、寒、炅、劳等九种因素太过，导致正气失调发病的机理及病症，提出了"百病生于气"的著名论点。

【原文】

　　黄帝问曰：余闻善言天者，必有验于人；善言古者，必有合于今；善言人者，必有厌[1]于己。如此，则道不惑而要数[2]极，所谓明也。今余问于夫子，令言[3]而可知，视而可见，扪而可得，令验于己而发蒙解惑[4]，可得而闻乎？岐伯再拜稽首[5]对曰：何道之问也？帝曰：愿闻人之五脏卒痛，何气使然？岐伯对曰：经脉流行不止，环周不休，寒气入经而稽迟[6]，泣[7]而不行，客于脉外则血少，客于脉中则气不通[8]，故卒然而痛。

　　帝曰：其痛或卒然而止者，或痛甚不休者，或痛甚不可按者，或按之而痛止者，或按之无益者，或喘动[9]应手者，或心与背相引而痛者，或胁肋与少腹相引而痛者，或腹痛引阴股[10]者，或痛宿昔[11]而成积者，或卒然痛死不知人，有少间复生者，或痛而呕者，或腹痛而后泄者，或痛而闭不通者，凡此诸痛，各不同形，别之奈何？岐伯曰：寒气客于脉外则脉寒，脉寒则缩蜷，缩蜷则脉绌急[12]，绌急则外引小络，故卒然而痛，得炅[13]则痛立止；因重中于寒，则痛久矣。寒气客于经脉之中，与炅气相薄则脉满，满则痛而不可按也。寒气稽留，炅气从上[14]，则脉充大而血气乱，故痛甚不可按也。寒气客于肠胃之间,膜原[15]之下,血不得散,小络急引故痛,按之则血气散,故按之痛止。寒气客于侠脊之脉[16],则深按之不能及,故按之无益也。寒气客于冲脉,冲脉起于关元,随腹直上,寒气客则脉不通,脉不通则气因之,故喘动应手矣。寒气客于背俞之脉[17]则脉泣,脉泣则血虚,血虚则痛,其俞注于心,故相引而痛,按之则热气至,热气至则痛止矣。寒气客于厥阴之脉,厥阴之脉者,络阴器,系于肝,寒气客于脉中,则血泣脉急,故胁肋与少腹相引痛矣。厥气[18]客于阴股,寒气上及少腹,血泣在下相引,故腹痛引阴股。寒气客于小肠膜原之间,络血之中,血泣不得注于大经,血气稽留不得行,故宿昔而成积矣。寒气客于五脏,厥逆上泄,阴气竭,阳气未入[19],故卒然痛死不知人,气复反则生矣。寒气客于肠胃,厥逆上出,故痛而呕也。寒气客于小肠,小肠不得成聚,故后泄腹痛矣。热气留于小肠,肠中痛,瘅热[20]焦渴[21],则坚干不得出,故痛而闭不通矣。

帝曰:所谓言而可知者也。视而可见奈何?岐伯曰:五脏六腑固尽有部[22],视其五色,黄赤为热,白为寒,青黑为痛,此所谓视而可见者也。帝曰:扪而可得奈何?岐伯曰:视其主病之脉,坚而血及陷下者[23],皆可扪而得也。

【校注】

〔1〕厌:合也。

〔2〕要数:重要的道理。数,理也。

〔3〕言:谓问诊。

〔4〕发蒙解惑:启发蒙昧,解除疑惑。

〔5〕稽首:古时的一种跪拜礼,叩头至地。

〔6〕稽迟:谓血脉运行阻滞不利。稽,留止。

〔7〕泣:同"涩"。

〔8〕客于脉外……客于脉中则气不通:谓客于脉外、脉中则血气少或血气不通。为互文句式。

〔9〕喘动:谓跳动。喘,动之义。

〔10〕阴股:指大腿内侧近前阴处。

〔11〕宿昔:经久之意。宿,久留;昔,久。

〔12〕绌急:屈曲拘急。

〔13〕炅(jiǒng炯):热。

〔14〕上:郭霭春:"疑'之'字之误。"当从。

〔15〕膜原:腹腔内的肓膜。

〔16〕侠脊之脉:指脊柱两侧深部之经脉。

〔17〕背俞之脉:指背俞与相关内脏之间的联系之脉。

〔18〕厥气:指寒逆之气。疑与下文"寒气"误倒。应作"寒气客于阴股,厥气上及少腹。"

〔19〕阴气……阳气未入:张琦:"竭,当作极。阴寒之气,厥逆之极,阳气郁遏不通,故猝然若死,气得行则已。"

〔20〕瘅热:热盛。

〔21〕渴：《太素》卷二十七作"竭"。义胜。

〔22〕五脏六腑固尽有部：张志聪："五脏六腑之气色，皆见于面，而各有所主之部位。"

〔23〕坚而血及陷下者：此指局部按诊。张介宾："脉坚者，邪之聚也；血留者，络必盛而起也；陷下者，血气不足，多阴候也。"

【释义】

本段原文首先论述了研究医学的思维方法，即天人相参，古为今用，理论联系实际；继则重点讨论疼痛的病因病机、诊断与辨证等。

一、研究医学的思维方法

本篇开篇即指出："余闻善言天者，必有验于人；善言古者，必有合于今；善言人者，必有厌于己。"《素问·气交变大论》也云："善言天者，必应于人；善言古者，必验于今；善言气者，必彰于物；善言应者，同天地之化；善言化言变者，通神明之理。"均体现了一种重视效验的思想方法。从医学的角度而言，所谓"善言天者，必有验于人"，是指研究日月运行和天时气候变化规律时，必须要结合人体的生理病理乃至临床诊治用药，因为天与人有其共同的规律和统一性；所谓"善言古者，必有合于今"，是指研究学习古人的经验时，一定要联系并结合当今医学技术的发展和人们的认识观念；所谓"善言人者，必有厌于己"，是指研究和应用别人的医学经验或成果时，一定要结合自己的心得体会而融会贯通之，并且为自己所用。诚如张介宾注所说："天与人一理，其阴阳气数，无不相合，故善言天者必有验于人。古者今之鉴，欲察将来，须观既往，故善言古者必有合于今。彼之有善，可以为法，彼之有不善，可以为戒，故善言人者必有厌于己。"

中医学毕竟是一门实践性很强的经验科学，《黄帝内经》医学理论的发生、发展及其指归，都是建立在实践基础之上的。因此，学习、研究《黄帝内经》医学理论就必须以实践效验为切入点，必须将相关理论与实践紧密结合在一起，否则，非但不能深刻地理解《黄帝内经》所论述的医学理论，也不能使所学的相关知识落在实处，同时也就失去了学习《黄帝内经》医学理论的必要价值。

另外，"善言天者，必有验于人"，尚蕴含着从天道推论人道，通过对自然现象的研究发现人体生理、病理中存在的问题，从自然界的某些物质运动规律中领悟人体生命活动的规律，将自然界的规律类推转化为具体的医学原理，以解释人体的生理以及疾病病机，并由此找出治疗方法或药物的研究思路。以天论人，以古论今，以人论己，可谓是中国传统文化中具有广泛意义的论证方法。

二、疼痛的病因病机

《黄帝内经》论疼痛的病因，有六淫外邪侵袭、瘀血、虫积、跌仆等。然其主要因素，则为寒邪。《素问·调经论》说："血气者，喜温而恶寒，寒则涩不能流，温则消而去之。"故一旦寒气入经，则易使经脉拘急，气血滞涩，从而产生疼痛。如本篇所言："寒气入经而稽迟，泣而不行……故卒然而痛。"其所举十四种痛证中，仅"热气留于小肠，肠中痛"一条属热，其余均为寒邪所致。《素问·痹论》亦指出："痛者寒气多也，有寒故痛也。"均说明痛证的病因，以寒邪为主。

疼痛的病机，本篇概括为"客于脉外则血少，客于脉中则气不通"，此两句原文相互补充，即邪气侵犯经脉内外，既可导致气血不通，亦可导致气血虚少，二者均可引发疼痛。换言之，疼痛的病机无外乎虚实两端。然具体言之，结合《黄帝内经》其他篇章所述，又可分为以下几种：其一，不通作痛。本篇云："寒气客则脉不通，脉不通则气因之，故喘动应手矣。"又曰："热气留于小肠……坚干不得出，故痛而闭不通矣。"不通则痛，包括气机不通、气血不通、腑气不通等，其原因有寒邪凝滞所致，也可因燥屎内结、食积、结石等实物堵塞所为。其二，脉络拘急收引作痛。原文曰："寒气客于脉外则脉寒，脉寒则缩蜷，缩蜷则脉绌急，绌急则外引小络，故卒然而痛。"此种疼痛亦常表现出牵引疼痛，如寒客厥阴之脉，"血泣脉急"，可致胁肋与少腹相引而痛。其三，失养作痛。气虚、血虚、阴精亏少或因血脉不畅，脏腑组织不能得到充足的气血濡养，而致不荣作痛。如本篇言寒邪客于背俞之脉，"脉泣血虚"而致心与背相引而痛。《灵枢·五癃津液别》则指出："髓液皆减而下，下过度则虚，虚故腰背痛而胫酸。"其四，气逆作痛。本篇曰："寒气稽留，炅气从之，则脉充大而血气乱，故痛甚不可按也。"《素问·骨空论》则指出："督脉者……此生病从少腹上冲心而痛，不得前后，为冲疝。"

另外，由于疼痛是痹的主症，痹和积两种病症不仅有着相同的病因和病机，而且脉象也相同，如《脉经》卷八所说："夫寒痹、癥瘕、积聚之脉，皆弦紧。"故本篇也将痛证与积证视为同一类疾病的不同发展阶段，论述了积证的形成病机，所谓"血气稽留不得行，故宿昔而成积矣"。

三、疼痛的诊断与辨证

本段所论十四种疼痛，虽涉及胸胁痛，但以腹痛为主。其对疼痛的诊断与辨证，可分为以下几个方面。

（一）疼痛的时间特点与程度

疼痛的时间特点与程度，常可反映病情的轻重程度。如"其痛或卒然而止者""按之痛止者"，其疼痛较轻，痛有休止，说明病情轻浅；若"痛甚不休""痛甚不可按"，说明病情较重；更甚者则"卒然痛死不知人，气复反则生"，即出现疼痛性休克。

（二）疼痛的按压反应

疼痛的按压反应常反映着病情的虚实与轻重。疼痛拒按者，是寒热交争剧烈，按之则气血愈加逆乱，故拒按。按之痛不减者，是寒邪深伏于里，按之不能达于病所，故按之不减。痛而喜按者有两证：一是邪伤肠外小络，按之血气畅通；一为按之可使阳热之气直抵病所，使邪气消散，故此两者喜按。按之搏动应手，则是邪在冲脉的病症。

（三）疼痛的牵引部位

牵引性疼痛所表现的部位，常可作为辨证定位的依据。如寒客背俞之脉，则心与背相引而痛。寒伤厥阴，因厥阴脉络阴器系于肝，布胁肋，抵少腹，故寒邪犯之，经气不利，胁肋与少腹相引而痛，或少腹痛引阴股。此处厥阴之脉与夹脊之脉、背俞之脉相提并论，则厥阴之名非以三阴三阳命名，厥阴之本义指阴器，可能是以部位而得名。

（四）疼痛的寒热属性

一般而言，疼痛喜温、喜按，"得炅则痛立止"者，为寒证，常伴有面白、身寒肢冷、舌淡脉迟等一系列寒象；疼痛喜冷、拒按，得凉缓解者，为热证，常伴有面赤、身热、口渴、尿赤、舌红脉数等一系列热象。

（五）疼痛的兼症辨证

疼痛的兼症，亦是辨别疼痛病位及其寒热虚实的重要依据。如邪客小肠膜原之间，日久气血凝聚，故痛久而兼积聚。寒邪伤脏，阳气被阴寒壅阻不能入内，阴阳之气不相交通，气机大乱，故发生疼痛性昏厥。胃肠之气下行为顺，寒邪犯之，气反上逆，故腹痛而兼呕吐。寒犯小肠，食物不得消化，清浊不分，并走大肠，故痛兼腹泻。当寒邪从阳化热，或热邪直犯小肠，灼津化燥，故痛兼大便秘结。

四、四诊的临床运用

中医学是实践性很强的一门科学，理论只有与实践密切结合，并有效地指导实践，方可"道不惑而要数极，所谓明也"。因此，对理论的学习与掌握，都必须以实践为核心，要"善言天者，必有验于人；善言古者，必有合于今；善言人者，必有厌于己"。从此观点出发，本篇专举疼痛为例，以说明四诊的实际应用，上述所论十四种疼痛，主要是通过问诊所获得的情况，要明辨疼痛之寒热虚实、阴阳表里，尚需四诊合参。从望诊而言，一方面"五脏六腑，固尽有部"，故通过望色可辨病变所在之脏腑部位；另一方面，亦可根据五色以辨寒热虚实等，如原文曰："黄赤为热，白为寒，青黑为痛。"切诊可辨其病位与病性，如按其病变部位之血脉，若坚硬而血络瘀阻隆起，属实；按之陷下濡软，为虚。

【知识链接】

一、天人、古今相关思想的渊源

司马迁在《报任安书》中说到自己撰著《史记》的目的是"究天人之际，通古今之变，成一家之言"。《汉书·董仲舒传》记载："善言天者，必有征于人；善言古者，必有验于今。"本篇所说言天者必有验于人，言古者必有合于今的思想，无疑与之相关。

"究天人之际"的目的何为？《汉书·艺文志》说："天文者，序二十八宿，步五星日月，以纪吉凶之象,圣王所以参政也。历谱者,序四时之位,正分至之节,会日月五星之辰,以考寒暑杀生之实。故圣王必正历数,以定三统服色之制,又以探知五星日月之会。凶厄之患,吉隆之喜,其术皆出焉,此圣人知命之术也。"可见研究天人之道,是为了统治者治国施政用的。如章启群[①]认为司马迁的"究天人之际"是占星学背景下的一个命题,其中的"天"指占星学理论中的天象及其运行规律,"究天人之际"实质上是力图把占星学的理论与实际的社会生活结合起来,追求思想与经验统一,在其中找到历史发展的规律。司马迁正是从天上和人间的交错中,从历史和现实的交互中,从空间和时间的交叉中,采用理论推演与史实考辨包括经验实证(田野调查)结合的方法,来描述历史事件,探寻人类历史发展的规律。另一方面,中国古代学者习惯于由历史看天人关系,从历史角度看形上世界,追根溯源,寻求世界万物的本源和规律。司马迁将"究天人之际"的天人之学和"通古今之变"的历史之学并提,实际上暗含了以历史的经验理性来思考和解决"天人之际"的形上之学问题的独特思路[②]。而这一学术思路的渊源,可以追溯到春秋战国时期诸子百家与上古的巫史的渊源关系。梁启超[③]指出:古代掌握学术的关键者有二职焉:"一曰祝,掌天事者也……二曰史,掌人事者也。吾中华既天、祖并重,而天志则祝司之,祖法则史掌之。史与祝同权,实吾华独有之特色也。重实际故重经验,重经验故重先例,于是史职遂为学术思想之所荟萃。周礼有大史、小史、左史、右史、内史、外史。'六经'之中,若《诗》、若《书》、若《春秋》,皆史官之所职也;若《礼》、若《乐》,亦史官之支裔也。故欲求学者,不可不于史官。周之周任、史佚也,楚之左史倚相也,老耼之为柱下史也,孔子适周而观史记也,就鲁史而作《春秋》也,盖道术之源泉,皆在于史。史与祝皆世其官……而史之职,亦时有与祝之职相补助者。盖其言吉凶祸福之道,祝本于天以推于人,史鉴于祖以措于今。"比较清楚地说明了"究天人之际"与"通古今之变"的联系。

二、对疼痛因机证治认识的临床意义

本篇对疼痛的病因病机、诊断与辨证的阐述,对后世医家临床辨治疼痛有很重要的启迪作用。如张介宾《类经·疾病类》在对本篇原文分析的基础上,总结疼痛的虚实辨证治疗说:"痛证亦有虚实,治法亦有补泻,其辨之之法,不可不详。凡痛而胀闭者多实,不胀不闭者多虚;痛而拒按者为实,可按者为虚;喜寒者多实,爱热者多虚;饱而甚者多实,饥而甚者多虚;脉实气粗者多实,脉虚气少者多虚;新病壮年者多实,愈攻愈剧者多虚。痛在经者脉多弦大,痛在脏者脉多沉微。必兼脉证而察之,则虚实自有明辨,实者可利,虚者亦可利乎?不当利而利之,则为害不浅。故凡治表虚而痛者,阳不足也,非温经不可;里虚而痛者,阴不足也,非养营不可。上虚而痛者,心脾受伤也,非补中不可;下虚而痛者,脱泄亡阴也,非速救脾肾、温补命门不可。"其所论对疼痛的辨治具有重要的临床指导价值。

---

①章启群.司马迁"究天人之际"释义——从占星学的角度[J].安徽大学学报(哲学社会科学版),2010,(6):9-16.

②韩星.由古今之道而天人之际——董仲舒天人之学的历史根源与王道政治构建[J].江苏社会科学,2015,(2):38-45.

③梁启超.论中国学术思想变迁之大势[M].上海:上海古籍出版社,2001:14-15.

三、本篇论痛症临床案例

本篇从疼痛的时间特点、程度、按压反应、牵引部位、寒热反应以及兼症等方面详辨其病机，所论痛症的临床表现及病机多为临床所常见，故相关临床案例较多，选录如下。

（一）心与背相引而痛案

董建华曾治一老年患者，"心痛逾年，反复不已。昨日气候阴冷，外出迎寒，致绞痛又作，达8次，每次持续数秒至5分钟，痛时全身颤抖，胸闷憋气，有2次心痛彻背，冷汗出。舌暗苔薄白，脉细小紧。辨证：寒邪凝滞，心脉不通。治法：祛寒宣痹。方药：桂枝6g，薤白10g，干姜3g，丹参10g，三七粉（冲）3g，川芎10g，金玲子10g，元胡6g，旋覆花（包煎）10g，广郁金10g，葛根10g，6剂。服上药1剂后，心痛始缓；6剂后，心痛大愈。乃于方中去干姜，入全瓜蒌15g。继服20余剂，随访3个月，未见心痛发作"（《董建华老年病医案》）。本案疼痛为"心与背相引而痛"，且"重中于寒"，心痛逾年，反复不已。治以温阳散寒、活血化瘀、行气止痛，方证相合而缓解。

（二）寒气客于肠胃致腹痛呕吐案[①]

秦化珍治疗一患者，男，40岁，农民。1992年11月4日初诊。上腹疼痛反复发作5年，随季节转换有缓急之分，一般秋冬加重，甚则腹泻，喜得热，春暖减轻。痛剧时伴有呕吐，有时夜半发作，其状更烈，需得热熨，方可缓解。平素视每日三餐为畏途，每进食则胀，甚则痛。运用中西药、针灸、推拿、偏方秘方等多种治疗手段，疼痛始终不停。诊其脉弱，舌质淡，苔薄白而水滑。纤维胃镜示胃角溃疡。

辨证：下焦虚寒，中阳不足。

治法：益火温中，行气止痛。

处方：熟附片10g，肉桂3g，高良姜6g，香附10g，白芍15g，白术10g，半夏10g，陈皮10g，乳香6g，山楂15g，炙甘草6g，生姜5片，大枣7枚。5剂。

11月9日复诊：自诉服药1剂则胃中舒坦，2剂后疼痛大减，5剂服完，疼痛顿失。后又续服25剂以巩固之，随访2年未再复作。

此即本篇所言寒气客于肠胃，厥逆上出，故痛而呕，因重中于寒则痛久，小肠不得成聚，乃后泄腹痛之典型案例。

（三）小肠热闭而腹痛便秘案

仝小林治一患者，"男，25岁。1982年6月5日初诊。患者半年前因肠扭转在县医院行剖腹探查术。术后经常上腹痛，自服酵母片、去痛片可缓解。1982年6月5日中午上腹痛又作，疼痛剧烈伴呕吐，日10余次，腹微胀，未排气。在大队卫生所注射阿托品、口服泻药及灌肠，排出硬粪块1枚，但疼痛、呕吐不缓解，当晚由急诊以粘连性不全肠梗阻收入我院。现症：胃及食管灼热，呕吐，身热，体温38℃，口渴喜冷饮，小便黄，大便未行，舌质偏红，苔白厚，脉沉实有力。当即针刺中脘、天枢、内关、足三里，行强刺激，大幅度捻转提插，腹

①秦化珍.胃脘痛辨治举隅[J].南京中医药大学学报（自然科学版），2001，17（3）：187-188.

痛顿减。辨证：阳明腑实兼阳明经热。治法：通腑泻热。处方：大承气汤加味。方药：生大黄15g（后下），玄明粉9g（冲服），枳实15g，厚朴9g，生石膏60g（先煎），知母15g，蒲公英60g，紫花地丁60g。1剂急煎成300ml顿服。药后安睡一夜，大便2次为稀便，腹微痛，干哕呕吐已止，上方减半量续服2剂，腹痛消失出院，随访两年未发。"（《仝小林经典名方实践录》）

森立之曰："小肠热闭，即阳明胃实证是也……《金匮·腹满第十》云：'痛而闭者，厚朴三物汤主之。'又云：'按之心下满痛者，此为实也。当下之，宜大柴胡汤。'又云：'病者腹满，按之不痛为虚，痛者为实，可下之。'与本文合。"

【原文】

帝曰：善。余知百病生于气[1]也，怒则气上，喜则气缓，悲则气消，恐则气下，寒则气收，炅则气泄，惊则气乱，劳则气耗，思则气结，九气不同，何病之生？岐伯曰：怒则气逆，甚则呕血及飧泄[2]，故气上矣。喜则气和志达，荣卫通利，故气缓[3]矣。悲则心系急[4]，肺布叶举，而上焦不通，荣卫不散，热气在中，故气消矣。恐则精却[5]，却则上焦闭，闭则气还，还则下焦胀，故气下行[6]矣。寒则腠理闭，气不行，故气收[7]矣。炅则腠理开，荣卫通，汗大泄，故气泄。惊则心无所倚，神无所归，虑无所定，故气乱矣。劳则喘息汗出，外内皆越[8]，故气耗矣。思则心有所存，神有所归，正气留而不行，故气结[9]矣。

【校注】

〔1〕百病生于气：谓众多疾病的发生，都是由于气的失调所致。

〔2〕飧泄：《甲乙经》卷一、《太素》卷二均作"食而气逆"，义胜。

〔3〕气缓：气涣散不收。

〔4〕心系急：指心与肺相连的脉络拘急。

〔5〕精却：谓精气下陷而不能上承。又，《甲乙经》卷一作"神却"，可参。

〔6〕气下行：原作"气不行"，《新校正》："当作'气下行'也。"与上文"恐则气下"合，故改。

〔7〕气收：谓营卫之气收敛而郁滞不畅。

〔8〕外内皆越：马莳："夫喘则内气越，汗则外气越，故气以之而耗散也。"

〔9〕气结：气机郁结。

【释义】

本段通过对寒热邪气、情志过激、过劳所伤病机的论述，阐发了"百病生于气"的观点,提出各种致病因素只有在造成气的失调情况下才会发生疾病。

一、寒热邪气所伤病机

寒性凝滞,主收引,寒邪入侵,常致人体气机收敛,甚则筋脉拘挛,故称"寒则气收"。《灵枢·刺节真邪》篇亦指出:"寒则地冻水冰,人气在中,皮肤收,腠理闭,汗不出。"暑热之邪有升散之性,侵犯人体后可使人体腠理开张,迫津外泄,由于津能载气,故在津液外泄的同时,气无所依附也随津外泄,故称"炅则气泄"。

本篇以寒、热为例,其他六淫邪气致病同样会造成人体气的失调,如风邪致病,使营卫失调;湿邪伤人,阻遏气机,损伤阳气等。

二、情志所伤病机

本篇提出的"九气"为病,其中情志致病占了六种,足见情志因素多使脏腑之气失调而致人发病。不同的情志有不同的致病特点,造成气的不同形式的失调。

(一)怒则气上

怒为肝之志,过度愤怒,影响肝的疏泄功能,导致肝气上逆,甚者血随气逆,并走于上,临床表现为头胀头痛,面红目赤,急躁易怒,甚则呕血,或卒然昏厥等。《素问·生气通天论》即云:"大怒则形气绝,而血菀于上,使人薄厥。"若肝气横逆乘脾,使脾失健运升清,"清气在下,则生飧泄"(《素问·阴阳应象大论》)。

(二)喜则气缓

喜为心之志,是一种良性的情志反应,喜悦适度,可使气血和调,营卫通利,心情平静舒畅,以缓和精神紧张。但大喜过度,又易引起心气涣散,神不内守,表现出心神不宁,注意力不集中,失眠,甚则喜笑不休,语无伦次,举止失常。如《灵枢·本神》所说:"喜乐者,神惮散而不藏。""肺喜乐无极则伤魄,魄伤则狂,狂者意不存人。"

(三)悲则气消

悲为肺之志,过度悲哀,易致肺气耗伤,宣降失常,临床可见气短懒言,声低息微,神疲乏力,意志消沉,易伤风感冒等。本篇则认为过悲使上焦气滞,郁而化热,消灼肺气。

(四)恐则气下

恐为肾之志,恐惧过度,可使肾气不固,气泄于下,表现为二便失禁,男子遗精,女子月经紊乱或白带增多;由于精气耗损,又可见腰膝酸软,两足萎软等症。《灵枢·本神》即指出:"恐惧而不解则伤精,精伤则骨酸痿厥,精时自下。"

(五)惊则气乱

突然受惊,常使气行紊乱,气血失调,心神失常,轻则心神不宁,见心悸,失眠,惊恐不安等；重则精神错乱，而见语无伦次，哭笑失常，狂言叫骂，躁动不安等。

（六）思则气结

思为脾之志，思虑过度，可致气行交阻，气机郁滞，所谓"正气留而不行"，特别是脾胃气机升降不畅，纳运失职，表现出纳差食少，腹胀，便溏等症；日久则致气血生化不足，可见头目眩晕，倦怠乏力，肌肉消瘦等。另外，思虑太过，亦可暗耗心血，使心神失养，而见心悸，失眠，多梦等症。

三、过度劳伤病机

过度劳伤，常会导致正气耗伤，所谓"劳则喘息汗出，外内皆越，故气耗矣"。即劳力过度，常见喘息汗出，汗出过多，气随津泄；喘息不止，使肺气内耗。临床常表现出神疲乏力，四肢倦怠，少气懒言等。

【知识链接】

一、"百病生于气"的原理与临床意义

气是生成人体和维持人体生命活动的精微物质，人体脏腑经络等组织器官，都是气活动的场所，脏腑经络的一切活动，又无一不是气活动的体现，所以说气是人体生命的根本。本篇提出"百病生于气"，认为人体疾病的发生，无外乎气的失调，或是气的功能减弱之气虚，或为气的运行失常的气机失调。上述论述成为后世分析气的失调病机的重要依据，对指导临床辨证论治有重要的价值，也得到后世医家的重视与发挥。如张介宾《景岳全书·杂证谟·诸气》谓："气之为用，无所不至，一有不调，则无所不病。故其在外则有六气之侵，在内则有九气之乱。而凡病之为虚为实、为热为寒，至其变态，莫可名状，欲求其本，则止一气字足以尽之。"《景岳全书·传忠录》也说："所以病之生也，不离乎气；而医之治病也，亦不离乎气。但所贵者，在知气之虚实及气所从生耳。"因此，中医在养生、治疗中都强调以调气为要，"存想者，以意御气之道，自内而达外者也；按摩者，开关利气之道，自外而达内者也"（《古今医统大全·刺节真邪》）。药物治疗也重在调和人体之气，"凡气有不正，皆赖调和，如邪气在表，散而调也；邪气在里，行而调也；实邪壅滞，泻即调也；虚羸固愈，补即调也。由是类推，则凡寒之、热之、温之、清之、升之、降之、抑之、举之、发之、达之、劫之、夺之、坚之、削之、泄之、利之、润之、燥之、收之、涩之、缓之、峻之、和之、安之、正者正之、假者反之，必清必静，各安其气，则无病不除，是皆调气之大法也。此外，有如按摩、导引、针灸、熨洗，可以调经络之气；又如喜能胜忧，悲能胜怒，怒能胜思，思能胜恐，恐能胜喜，可以调情志之气；又如五谷、五果、五菜、五畜，可以调化育之气；又如春夏养阳，秋冬养阴，避风寒，节饮食，慎起居，和喜怒，可以调卫生之气"（《景岳全书·杂证谟》）。

二、情志因素伤气临床案例

本篇所论情志因素导致气虚或气机失调,后世临床多有所报道,特选录部分典型案例如下。

(一)怒则气上案

张锡纯《医学中中参西录》载:"冯松庆,年三十二岁,原籍浙江,在津充北宁铁路稽查,得吐血证久不愈。

病因:处境多有拂意,继因办公劳心、劳力过度,遂得此证。

证候:吐血已逾二年,治愈,屡次反复。病将发时,觉胃中气化不通,满闷发热,大便滞塞,旋即吐血,兼咳嗽多吐痰涎。其脉左部弦长,右部长而兼硬,一息五至。

诊断:此证当系肝火挟冲胃之气上冲,血亦随之上逆,又兼失血久而阴分亏也。为其肝火炽盛,是以左脉弦长;为其肝火挟冲胃之气上冲,是以右脉长而兼硬;为其失血久而真阴亏损,是以其脉既弦硬而又兼数也。此宜治以泻肝降胃之剂,而以大滋真阴之药佐之。

处方:生赭石(轧细)一两,玄参八钱,大生地八钱,生怀山药六钱,瓜蒌仁(炒捣)六钱,生杭芍四钱,龙胆草三钱,川贝母三钱,甘草钱半,广三七(细末)二钱。药共十味,先将前九味煎汤一大盅,送服三七细末一半,至煎渣重服时,再送服其余一半。

效果:每日煎服一剂,初服后血即不吐,服至三剂咳嗽亦愈,大便顺利。再诊其脉,左右皆有和柔之象,问其心中闷热全无。遂去蒌仁、龙胆草,生山药改用一两,俾多服数剂,吐血之病可从此永远除根矣。"

(二)过喜致病案

《续名医类案》载一治案:"先达李其性,归德府鹿邑人也。世为农家,癸卯获隽于乡,伊父以喜故,失声大笑。及春举进士,其笑弥甚,历十年擢谏垣(提拔为谏院的官员),遂成痼疾。初犹间发,后宵旦不能休。大谏甚忧之,从容与太医某相商,因得所授。命家人给父云:大谏已殁。乃父恸绝几阕,如是者十日,病渐瘳。佯而为邮语云:赵大夫治大谏,绝而复苏。李因不悲,而症永不作矣。盖医者意也,喜则伤心,济以悲而乃和,技进乎道矣。"

(三)悲则气消案[①]

孟某,女,53岁,农民,1993年12月2日初诊。患者半年前丧子悲伤过度,情志抑郁,默默不语,继则烦躁,精神错乱,喋喋不休,口服、肌注镇静药物症状缓解,以后每因情志不舒即复发。3天前又复发此症。伴头晕,胀痛,双下肢沉胀,失眠,舌尖红,苔薄白,脉细弦。患者悲伤过度,致阴阳气血逆乱,治疗重在调整阴阳。

处方:桂枝、白芍各15g,生龙骨、生牡蛎各20g,甘草10g,生姜10g,大枣10枚。

复诊:服6剂后,患者言语平稳,头胀痛明显减轻,舌淡红,苔薄白,脉沉细,上方加磁石15g,龟板10g,以加强重镇之功,7剂后症状消失,追访1年未再复发。

---

①张秀云.桂枝加龙骨牡蛎汤临床应用举隅[J].河南中医,1995,15(6):343.

（四）恐则气下案

张锡纯《医学衷中参西录·医方》载："一妇人，年二十余。资禀素羸弱，因院中失火，惊恐过甚，遂觉呼吸短气，心中怔忡，食后便觉气不上达，常作太息。其脉近和平，而右部较沉。知其胸中大气因惊恐下陷，《内经》所谓恐则气陷也。遂投以升陷汤，为心中怔忡，加龙眼肉五钱，连服四剂而愈。""恐则气下"，不仅常导致肾气下陷，也可导致胸中宗气下陷，后者亦可因肾气下陷所致。肾气下陷，治以补肾法；宗气下陷，张锡纯专设升陷汤以治之。

（五）思则气结案

《古今医案按》载："丹溪曰：一蜀僧，出家时，其母在堂，及游浙右，经七年。忽一日，念母之心甚切，欲归无腰缠，徒尔朝夕西望而泣，以是得病，黄瘦倦怠。时僧年二十五岁，太无罗先生见之，令其隔壁泊宿。每日以牛肉、猪肚甘肥等，煮糜烂与之，凡经半月余，且时以慰谕之言劳之，又许钞十锭作路费，曰不望报，但欲救汝之命耳。察其形稍苏，脉稍充，与桃仁承气，一日三帖下之，皆是血块痰积方止。次日只与熟菜、稀粥将息；又半月，其僧遂如故；又半月有余，与钞十锭，遂行。"本案乃思虑过度，一方面导致脾胃气滞，纳运失职，气血生化乏源而见形体黄瘦倦怠；另一方面，气机郁滞，气不行血而血瘀，气不行津而痰滞，痰瘀交阻于内。治疗以扶正、祛邪交替进行，并解除其思虑之病因而获愈。

腹中论篇第四十

【导读】

本篇讨论了鼓胀、血枯、伏梁、热中、消中、厥逆等一些腹中疾病的病机、临床表现与治法等。这种以部位分类疾病的方法，无疑具有鉴别诊断的意义。高世栻曰："腹中之气，不能从脐腹而行于胸膈，达于四肢，则为鼓胀、肿痛之病。腹中之血，不能从脐腹而内通于胞中，外通于经络，则为血枯、脓血之病。前节论腹中气血不和，则有腹中之病；后节论土气不和而厥逆，经血不和而热甚，亦有腹中之病，故曰'腹中论'也。"

【原文】

黄帝问曰：有病心腹满，旦食则不能暮食，此为何病？岐伯对曰：名为鼓胀[1]。帝曰：治之奈何？岐伯曰：治之以鸡矢醴[2]，一剂知[3]，二剂已。帝曰：其时有复发者何也？岐伯曰：此饮食不节，故时有病[4]也。虽然其病且已，时故当病，气聚于腹也。

帝曰：有病胸胁支满者，妨于食，病至则先闻腥臊臭[5]，出清液[6]，先唾血，四支清[7]，目眩，时时前后血[8]，病名为何？何以得之？岐伯曰：病名血枯，此得之年少时，有所大脱血，若醉入房中[9]，气竭肝伤，故月事[10]衰少不来也。帝曰：治之奈何？复以何术？岐伯曰：以四乌鲗骨[11]一藘茹[12]二物并合之，丸以雀卵[13]，大如小豆，以五丸为后饭[14]，饮以鲍鱼[15]汁，利肠中[16]及伤肝也。

帝曰：病有少腹盛[17]，上下左右皆有根，此为何病？可治不[18]？岐伯曰：病名曰伏梁[19]。帝曰：伏梁何因而得之？岐伯曰：裹大脓血，居肠胃之外，不可治，治之每切按之致死。帝曰：何以然？岐伯曰：此下则因阴[20]，必下脓血，上则迫胃脘，出[21]鬲，侠胃脘内痈，此久病也，难治。居脐上为逆，居脐下为从，勿动亟夺[22]。论在《刺法》[23]中。帝曰：人有身体髀股胻[24]皆肿，环脐而痛，是为何病？岐伯曰：病名伏梁[25]，此风根[26]也。其气溢于大肠而著于肓[27]，肓之原[28]在脐下，故环脐而痛也[29]。不可动之，动之为水溺涩之病[30]。

帝曰：夫子数言热中消中[31]，不可服高粱[32]芳草石药，石药发瘨[33]，芳草发狂。夫热中消中者，皆富贵人也，今禁高粱，是不合其心，禁[34]芳草石药，是病不愈，愿闻其说。岐伯曰：夫芳草之气美，石药之气悍，二者其气急疾坚劲，故非缓心和人，不可以服此二者。帝曰：不可以服此二者，何以然？岐伯曰：夫热气慓悍，药气亦然，二者相遇，恐内伤脾，脾者土也而恶木，服此药者，至甲乙日更论[35]。

帝曰：善。有病膺肿[36]颈痛，胸满腹胀，此为何病？何以得之？岐伯曰：名厥逆[37]。帝曰：治之奈何？岐伯曰：灸之则瘖[38]，石[39]之则狂，须其气并[40]，乃可治也。帝曰：何以然？岐伯曰：阳气重上，有余于上，灸之则阳气入阴，入则瘖；石之则阳气虚，虚则狂；须其气并而治之，可使全[41]也。

帝曰：善。何以知怀子之且生[42]也？岐伯曰：身有病而无邪脉[43]也。

帝曰：病热而有所痛者何也？岐伯曰：病热者，阳脉也，以三阳之动[44]也，人迎一盛少阳，二盛太阳，三盛阳明，入阴也[45]。夫阳入于阴，故病在头与腹，乃膜胀[46]而头痛也。帝曰：善。

【校注】

〔1〕鼓胀：王冰："心腹胀满，不能再食，形如鼓胀，故名鼓胀也。"

〔2〕鸡矢醴：药酒名。矢，通"屎"。鸡粪焙黄，入酒渍泡，取汁温服，下气消积，通利大小便，主治鼓胀。

〔3〕知：见效。吴崑："知，效之半也。"

〔4〕病：《内经评文》："'病'字疑当作'发'字。"

〔5〕臭（xiù秀）：气味。

〔6〕出清液：谓口泛清水。

〔7〕四支清：四肢清冷。支，同"肢"。

〔8〕前后血：大小便出血。

〔9〕入房中：指性交。

〔10〕月事：月经。

〔11〕乌鲗（zé泽）骨：中药名。即乌贼骨，又名海螵蛸。咸、涩，温。入肝、肾经。收敛止血，固精止带，制酸止痛，收湿敛疮。

〔12〕藘茹：中药名。张介宾："亦名茹藘，即茜草也。气味甘寒无毒，能止血治崩，又能益精气，活血通脉。"

〔13〕雀卵：麻雀蛋。甘、酸，温。入肾经。补肾阳，益精血，调冲任。主治男子阳痿，疝气，女子血枯、崩漏、带下。

〔14〕后饭：王冰："饭后药先，谓之后饭。"

〔15〕鲍鱼：鳆鱼的别名。王冰："鲍鱼味辛臭，温平，无毒，主治瘀血、血痹在四肢不散者。"又，张介宾："鲍鱼，即今之淡干鱼也，诸鱼皆可为之，唯石首鲫鱼者为胜，其气味辛温无

毒，鱼本水中之物，故其性能入水脏，通血脉，益阴气，煮汁服之，能同诸药通女子血闭也。"

〔16〕肠中：《新校正》："按别本一作伤中。"

〔17〕少腹盛：小腹胀满。张志聪："盛，满也。"

〔18〕不（fǒu否）：同"否"。

〔19〕伏梁：指小腹内的痈肿。姚止庵："伏梁本为心之积。今本篇又有两伏梁，详求其义，彼此殊别，乃知凡胸腹之间，病有积而成形者，皆得谓之伏梁，所谓名同而实异。"

〔20〕因阴：迫近前后二阴。因，迫近。又，孙鼎宜："因当作困，形误，'困阴''迫胃'对文。"

〔21〕出：原作"生"，据《太素》卷三十改。王冰："'生'当为'出'，传文误也。"又，孙鼎宜："'生'当作'至'，形误。"

〔22〕勿动亟（qì气）夺：不可屡用攻夺之法。亟，屡次。

〔23〕《刺法》：古医籍名，已佚。

〔24〕髀股骺（héng恒）：髀股，指大腿，自髋至膝盖的部分。骺，指小腿。

〔25〕人有身体髀股骺……病名伏梁：王冰："此二十六字错简在《奇病论》中，若不有此二十六字，则下文无据也。"《太素》卷三十、《甲乙经》卷八此二十六字，连同"不可动之，动之为水溺涩之病"均在上文"帝曰：病有少腹盛"之前。

〔26〕风根：谓病的根由是风寒之邪。张介宾："风根，即寒气也，如《百病始生篇》曰：积之始生，得寒乃生，厥乃成积，即此之谓也。"

〔27〕肓：脏腑之间的网膜。

〔28〕肓之原：十二经原穴之一。气海穴部位，在脐下一寸五分处。

〔29〕其气溢于大肠……故环脐而痛也：此22字，《甲乙经》卷八在上文"勿动亟夺"之后，《太素》卷三十在上文"论在《刺法》中"之后。

〔30〕水溺涩之病：小便涩滞不畅的病症。

〔31〕热中消中：王冰："多饮数溲，谓之热中；多食数溲，谓之消中。"

〔32〕高梁：通"膏粱"，指肥甘厚味的食物。

〔33〕瞋：同"癫"，精神错乱的疾病。王冰："多喜曰瞋，多怒曰狂。"

〔34〕禁：《素问识》："按据张（介宾）注，'禁'上阙一'不'字。"《素问考注》："禁芳草石药'禁'字，或曰'服'误，愚谓：宜禁芳草石药，若不禁则病不愈也。此是一种文法，每每有例。"

〔35〕更论：《甲乙经》卷十一作"当愈甚"。甲乙日属木，为脾所畏，故病加重，则更当别论。

〔36〕膺肿：《太素》卷二十六、《甲乙经》卷十一均作"痈肿"，义胜。王冰："膺，胸傍也。"

〔37〕厥逆：张介宾："此以阴并于阳，下逆于上，故病名厥逆。"

〔38〕瘖（yīn阴）：失音。

〔39〕石：用砭石治疗。

〔40〕须其气并：王冰："并，谓并合也。"姚止庵："盖言气逆之证，上冲胸膺，散漫腹胁，攻之急则气不归经而逆愈甚，故须因势利导，使气合而并于一，然后中满者补其母，阳浮者滋其阴，火盛气壅者消散而清利，则上冲者必降而顺下，散漫者自敛而归于原也。"

〔41〕全：同"痊"。痊愈。

〔42〕怀子之且生：谓怀孕与将生。之，与也。且，将也。

〔43〕身有病而无邪脉：王冰："病，谓经闭也……今病经闭脉反如常者，妇人妊娠之证，故云身有病而无邪脉。"又，张介宾："身有病，谓经断恶阻之类也。"

〔44〕三阳之动：张介宾："阳脉者，火邪也。凡病热者，必因于阳，故三阳之脉其动甚也。"动，《甲乙经》卷七作"盛"，义胜。

〔45〕入阴也：《太素》卷三十、《甲乙》卷七第一无此3字，疑为衍文。

〔46〕䐜（chēn琛）胀：胀满。

【释义】

本篇主要论述了鼓胀、血枯、伏梁、热中、消中、厥逆等腹中疾病的诊治问题。

一、鼓胀的诊治

本篇论述鼓胀的临床表现、治方以及复发的原因，并未涉及其病因病机。根据注家所论，多由于饮食劳倦损伤，导致"脾土气虚，不能磨谷，故旦食而不能暮食，以致虚胀如鼓也"（《黄帝内经素问集注》），或"内伤脾肾，留滞于中，则心腹胀满，不能再食，其胀如鼓"（《类经》卷十六）。结合《素问·至真要大论》"诸湿肿满，皆属于脾""诸腹胀大，皆属于热"之论，以及鸡矢醴方分析，这里所论鼓胀脏腑以脾胃为主，病机为湿热阻气，水湿失运，遂成本病。

鼓胀的临床表现，本篇仅提到胸腹胀满，朝轻暮重，得食胀甚。《灵枢·水胀》指出："鼓胀者，腹胀身皆大，大与肤胀等也，色苍黄，腹筋起，此其候也。"补充了鼓胀的临床症状。

鼓胀的治疗，治以鸡矢醴清热利水，下气宽中。张介宾注说："鸡矢之性，能消积下气，通利大小二便，盖攻伐实邪之剂也。一剂可知其效，二剂可已其病。凡鼓胀由于停积及湿热有余者，皆宜用之。若脾肾虚寒发胀及气虚中满等证，最所忌也，误服则死。"鸡矢醴的制作及服用方法，《本草纲目》引何大英云："用腊月干鸡矢白半斤，袋盛，以酒焙一斗，渍七日，温服三杯，日三；或为末，服二钱亦可。"一说认为"鸡矢醴"应该是指用"鸡矢藤"为主药浸泡的酒药[①]，可参。

鼓胀病脾胃损伤，病根难除，每遇饮食不节，以致重伤脾胃，则病情反复。如高世栻云："病已而土虚，土虚而饮食不节，故当病气聚于腹而复发也。是知病已之后，饮食当慎择而有节也。"

二、血枯的诊治

血枯，即精血枯竭，月经闭止不来的病症。究其成因，可由少年时有所大脱血，如吐、衄、崩漏，失血过多；或因醉后行房，阴精尽泄，精血两伤，气亦耗散。肝主藏血，肾主藏精，肺主气。血亡、精竭、气耗，则肝、肾、肺三脏俱伤，以致清气不升，浊气不降，气逆于

---

① 郭平，范仲疏."鸡矢醴"小议［J］.中国医药指南，2009，7（24）：81-82.

上,则见胸胁胀满,甚则妨碍饮食,常闻到腥臊气味及鼻流清涕等症状。气血两虚,冲任失养则月经衰少,甚至闭而不行;元神失养则头目眩晕。由于血不归经则唾血,气不荣于身则四肢清冷,气血逆乱则时常大小便出血。

血枯的治疗,方选四乌鲗骨一藘茹丸补血填精,活血止血,先药后饭,鲍鱼汁送服。方中乌鲗骨入肝肾,涩精止血;茜根活血止血;雀卵益肝肾,补精血;鲍鱼汁益精气,通血脉。四味合用,肝肾得补,精血得复,血脉得通,是以血枯证能愈。

三、伏梁的诊治

伏梁,为腹部肿块一类病症,主要表现为腹部肿块、胀大,不能按压,环脐而痛等。张介宾曰:"伏,藏伏也。梁,强梁坚硬之谓……盖凡积有内伏而坚强者,皆得名之,故本篇独言伏梁者,其总诸积为言可知也。"森立之云:"伏梁,《难经·五十六难》以为心积名,盖伏梁古之俗名,谓积也。五积异形,因又异名耳。伏梁之急言为旁,不论上下左右,其积旁出者,名曰伏梁也。"本篇分别叙述两种伏梁病症的症状、病机、预后以及治疗时应注意的问题。

(一)气血化热成脓之伏梁

本篇所言"病有少腹盛,上下左右皆有根""裹大脓血,居肠胃之外"之伏梁,其病因病机主要是气血郁结化热,热腐成脓。临床表现为少腹胀满疼痛,拒按,按之痛剧欲死,触诊有明显界限。由于其病位上邻胃脘,下迫二阴,故病变向上可至于膈,夹胃脘而发生内痈;向下会造成便下脓血。原文没有涉及具体的治疗,根据其病机,治疗当行气活血、排脓、清热解毒,可选用李东垣的伏梁丸随证加减。《儒门事亲》称此为"肚痈",用穿山甲散治疗。注意治疗时不可妄用攻下。

此类伏梁预后总体不佳,同时原文认为"居脐上为逆,居脐下为从",张介宾解释说:"居脐上则渐逼心肺,故为逆;在下者其势犹缓,故为从。"吴崑则认为:"脐上,胃之分也。胃,土也,万物资生,是为百骸之母,胃气受伤,则五脏百骸无以受气而失其养,未有不危者也,故为逆。脐下之分,小大肠膀胱之所部也,皆能受伤,即脓血穿溃,而不系人之生死,故为从,从者顺也。"二种解释可相参。

(二)寒凝血瘀水停之伏梁

本篇所言"人有身体髀股胻皆肿,环脐而痛"之伏梁,亦见于《奇病论》。就病因病机而言,张介宾认为:"风根,即寒气也,如《百病始生篇》曰:积之始生,得寒乃生,厥乃成积,即此之谓也。"即外寒入侵经脉,致气血运行不畅,血瘀成积于内,故环脐而痛;血积导致水津不布,溢于全身,故见肢体肿满。此乃寒、瘀、水三者为患,故治疗当祛寒、活血、利水,方选桂枝茯苓丸加减。治疗也须注意不可妄攻,否则会导致小便涩滞不畅的病症。

以上两种伏梁病症,从经脉的角度而言,古人多认为与冲脉有关。如汪机《读素问抄》注文云:"此冲脉病也。冲脉与足少阴络起肾下,出气街,循阴股入腘中,循胻骨下内踝,其上行者,出脐下关元之分,侠脐直上循腹各行,故病如是。"张介宾等也如此认识。

另外，关于伏梁，《灵枢·邪气脏腑病形》指出：心脉"微缓为伏梁，在心下，上下行，时唾血。"此乃心经郁热，血热上溢所致。《难经·五十六难》认为"伏梁"为"心之积"，"起脐上，大如臂，上至心下，久不愈，令人病烦心"。《济生方·癥瘕积聚门》曰："伏梁之状，起于脐下，其大如臂，上至心下，犹梁之横架于胸膈者，是为心积。诊其脉沉而芤，其色赤，其病腹热面赤，咽干心烦，甚则吐血，令人食少肌瘦。"可参。

四、热中消中的诊治

张介宾云："热中消中者，即内热病也，惟富贵之人多有之。"森立之言："热中者，即内热也，谓胃中干燥也。消中，即消瘅，谓消渴也。"由此可见，这里言"热中"重在其病机，言"消中"重在其表现。故消中，又称"热中"，即是以多食易饥、心烦不宁、肌肉消瘦为主要特点的中消病。

本篇言消中的病因病机，认为"皆富贵人也"，张介宾云："盖富贵者以肥甘为事，肥者令人内热，甘者令人中满，气积成热，则转为消中消渴之病。"另一方面，富贵人追求长寿，长期服食芳草石药，辛热助火，化燥伤阴是导致热中消中的重要原因。总之，膏粱厚味、芳草辛香、金石之品，三者皆能助热，最终导致中焦阴亏燥热，而成消中之病。如《灵枢·师传》所言："胃中热则消谷，令人县心善饥。"《素问·脉要精微论》提出"瘅成为消中"，吴崑注释说："瘅，热邪也，积热之久，善食而饥，名曰消中。"其临床表现当如张介宾注所说："若饮食多，不甚渴，小便数而消瘦者，名曰消中。"

关于消中的药物治疗，本篇并未论及，根据其所论病机治当清胃泻火润燥，治疗消中重在清胃泻火润燥。王叔和主张用调胃承气汤或三黄丸下之，张介宾提出用玉泉散以清胃火，张介宾又创立益气生津的玉泉丸（人参、黄芪、麦冬、茯苓、乌梅肉、甘草、天花粉、粉葛根），皆可随证选用。

消中病的饮食宜忌，本篇明确指出"不可服高粱芳草石药""夫芳草之气美，石药之气悍，二者其气急疾坚劲……夫热气慓悍，药气亦然，二者相遇，恐内伤脾"，严重者甚或导致精神错乱一类的病症。其提倡消中患者要节制饮食，限制膏粱厚味的摄入，与现代人对消渴的调摄原则是一致的。

五、厥逆病的诊治

厥逆，即气逆于上所致的病症。张志聪言："今复论腹中之气反厥逆于上，则为膺颈、胸腹之肿痛满胀。"对于此种厥逆病症的治疗，原文提出应当"须其气并"即上下之气渐通合并后，方可言治。提示治疗要掌握时机，因势利导。如张介宾注所说："气并者，谓阴阳既逆之后，必渐通也。盖上下不交，因而厥逆，当其乖离而强治之，恐致偏绝。故须其气并，则或阴或阳，随其盛衰，察而调之，可使保全也。"姚止庵也说："盖言气逆之症，上冲胸膺，散漫腹胁，攻之急则气不归经而逆愈甚。故须因势利导，使气合而并于一，然后中满者补其母，阳浮者滋其阴，火盛气壅者消散而清利，则上冲者必降而顺下，散漫者自敛而归之原也。"否则，人身阳气上升，加之患者气逆于上，是阳与气并，形成阳气重逆于上，则上部有余，若再用炙法，是以火济火，阳盛则阴虚，阴虚不能上养舌本，就会发生失音之症。若用砭石刺之，则阳气出于外，气虚神失其守则狂。

对此厥逆病症，森立之别有一解，可供参考。他指出："颈痛，胸满腹胀共为痈毒内攻之证。内攻必四肢冷，故曰'名厥逆'。此际当温养，使血气合并不得分离，而厥逆渐回，则颈痛胸满腹胀，亦当渐愈。若用药则宜发散解毒，荆防尧栀大黄芒硝之类，须其血气相并之后，乃可施艾灸针石之治法也。"

六、妊娠与疾病的鉴别

正常妊娠属生理现象，但亦属腹中之事，妊后有停经、恶心、腹部隆起等变化，如何与患病加以区别，文中提出"身有病而无邪脉也"，就是说虽然身有不适似有病状，但不见病脉，反见脉象滑而有力。如张介宾所说："身有病，谓经断恶阻之类也。身病者脉亦当病，或断续不调，或弦涩细数，是皆邪脉，则真病也。若六脉和滑而身有不安者，其为胎气无疑矣。"

另外，原文最后还讨论了病热而痛的脉诊问题，若病热而人迎脉大于寸口脉，为病在阳经，可见头痛之象，根据人迎脉大的程度，可以区分病在少阳、太阳或阳明。相关人迎、寸口比较诊脉法，参见《灵枢·终始》篇。若病由阳入阴，则病腹胀，表里俱病，故见腹胀和头痛。如果从热病阳脉与妊娠脉也属于阳脉的角度而言，也具有鉴别诊断的意义在内。

【知识链接】

一、鸡矢醴方的后世应用

自《黄帝内经》创制此方后，历代医家在临证中也时有发挥运用。《本草纲目》记载："鸡屎能下气消积，通利大小便，故治鼓胀有殊功。"张仲景《金匮要略》用鸡矢白散治疗转筋入腹症。《宣明论方》有鸡矢醴散，以鸡矢加大黄、桃仁，对本方有所发挥。明代虞抟《医学正传》称此为羯鸡矢。其以羯鸡矢一升炒焦为末，置于地上出火毒再研细，百沸汤三升淋汁。每服一大盏，调木香、槟榔末各一钱，日三次，空腹服。《素问补识》中对此评价说：虞氏取木香、槟榔二味，用少量鸡矢袋中浸酒，消胀之效当更胜。岳美中认为"鸡矢醴"确有"显著利水"的功效，盐亭王励斋以此篇所论为指导，用鸽粪、陈葫芦、鲜鲤鱼治疗肝硬化腹水，据称疗效甚佳，且认为"验之临床，鸽粪优于鸡粪醴"[①]。

现附验案二则：峨眉僧治一人肚腹、四肢肿胀，用干鸡矢一升炒黄，以酒醅三碗，煮一碗，滤汁饮之。少顷腹中气大转动，利下，即脚下皮皱……其人牵牛来谢，故以名方（《本草纲目》）。

菜佣某，初患腹胀，二便不利，予用胃苓之属，稍效。渠欲求速功，更医目为脏寒生满病，猛进桂、附、姜、萸，胀甚，腹如抱瓮，脐突口干，溲滴如墨，揣无生理。其兄同来，代为

---

①袁跃旭.《内经》十三方的治疗学思想和学术贡献[J].成都中医学院学报，1990，13（3）：46-48.

恳治。予谓某曰：尔病由湿热内蕴，致成单胀，复被狠药吃坏，似非草木可疗，吾有妙药，汝勿嫌秽可乎？某泣曰：我今只图愈疾，焉敢嫌秽。令取干鸡矢一升，炒研为末，分作数次，每次加大黄一钱，五更清酒煎服，有效再商。某归依法制就，初服肠鸣便泻数行，腹胀稍舒，再服腹软胀宽。又服数日，十愈六七，更用理脾末药而瘳。众以为奇，不知此本《内经》方法，何奇之有。予治此证，每服此法，效者颇多，视禹功神佑诸方，其功相去远矣（《程杏轩医案》）。

二、关于血枯病的认识及治方新用

血枯病的核心是血液不能发挥正常的濡养功能，导致血海、机体的失养，其病机可分为血液衰少与血液瘀阻两个方面，而且二者常互为因果，血虚则运行不畅而瘀滞，血瘀则新血不生而亏虚。对此，张琦注说："凡血枯经闭，固属虚候，然必有瘀积，乃致新血不生，旧积日长，脏腑津液俱为所蚀，遂成败症。徒事补养，无救于亡。《金匮》治虚劳有大黄䗪虫丸，盖本此也。由血气本虚，夹痰、夹寒、夹气，即着而为瘀，治宜先去其瘀，继养其正，则得之矣。乌鲗，厥阴血药，蘆茹即茜草，二味主平肝行瘀；雀卵温补精血，鲍鱼腐物也，亦利瘀血。补益精气兼以活血散瘀，虚劳治法不出于此。"后世之治法，大体可分为补肾生血法、益气生血法、化瘀生血法三类。

四乌鲗骨一蘆茹丸有活血化瘀、推陈出新之功，又有益精化血之用，故用治血枯证，疗效颇佳。《谢映庐医案》卷五载一案例：丁桂兰内人，年近五十，得崩漏之病，始则白带淫溢，继则经行不止，甚则红白黄黑各色注下，绵绵不绝，迁延五载，肌肤干瘦，面浮跗肿，胸胁作胀，谷食艰进，所下已有腥秽，自分必死。所喜脉无弦大，可进补剂，然阅前方，十全、归脾之药，毫无一效……仿《内经》血枯血脱方法，特制乌鲗丸，义取咸味就下，通以济涩，更秽浊气味为之引导，参入填下之品，立成一方（熟地、枸杞、苁蓉、鹿角霜、故纸、茜草、牡蛎、锁阳、海螵蛸、桑螵蛸）。似于奇经八脉，毫无遗义。且令其买闽产墨鱼，间日煮服，亦是同气相求之意。如此调理两月，按日不辍，五载痼疾，一方告痊。后黄鼎翁之内，悉同此症，但多有少腹下坠，未劳思索，径取前方加黄芪而痊。

后世医家对本方的应用每有发挥，临床将其加减广泛地用于治疗妇女月经过多、月经先期、经间期出血、崩漏、闭经及内伤杂病等。如有报道用本方加味治疗崩漏、闭经等，疗效满意[1,2]。有报道用本方化裁治疗慢性肝炎和早期肝硬化，疗效颇佳[3]。岳美中对本方颇有心得，他在《岳美中医话集》中说："此方可以移治输卵管狭窄。其中乌贼骨味咸性温，能通经络，祛寒湿，善破癥瘕。蘆茹，即今之茜草，可以通经。雀卵甘温，最能旺盛性功能。鲍鱼汁亦为血肉有情之品，除补之以味外，能入肝散血，气臭腥秽，可引诸药入于胞中，亦同气相感之意。四药合用能兴阳开结，疏化积滞。曾在印尼治一妇人，结婚二十年，久不怀孕，西医诊断为左侧输卵管狭窄阻塞，求治于我，思索良久，径投本方，服二月后，经X光片检查，左侧输卵管闭塞已通。"

①张太柱.四乌贼一蘆茹丸加味治疗崩漏[J].长春中医学院学报,1996,12（3）:45.
②章勤.朱南孙应用四乌贼骨一蘆茹丸经验介绍[J].浙江中医药大学学报,2010,34（2）:199-200.
③刘赤选.血瘀络阻古方治四乌鲗骨一蘆茹[J].中国乡村医生杂志,1999,（9）:47-48.

三、伏梁验案

金，脐以上有块一条，直攻心下作痛，痛连两胁，此属伏梁，为心之积，乃气血寒痰凝聚而成。背脊热而眩悸，营气内亏也。法当和营化积。当归，半夏，瓦楞子，香附，丹参，茯苓，陈皮，木香，延胡索，川楝子，砂仁。

复诊：投化积和营，伏梁之攻痛稍缓，背脊之热亦减，仍从前制。前方去茯苓、瓦楞子、木香，加茯神、玫瑰花（《王旭高医案》）。

本案初诊治以行气活血、化痰散结为要，方用香附、木香、川楝子、砂仁调肝胃之气；当归、丹参、延胡索活血化瘀，延胡索且能止痛；半夏、陈皮、茯苓、瓦楞子健脾化痰，瓦楞子尚能软坚散结。复诊时攻痛缓解，减少行气化痰散结之品，加茯神宁心安神，玫瑰花行气活血而取效。

四、关于"虚则狂"的问题

一般认为狂属阳热实证，如《素问·至真要大论》云："诸躁狂越，皆属于火。"《素问·宣明五气》云："邪入于阳则狂。"《难经·二十难》也说"重阳者狂"。本篇原文则提出"石之则阳气虚，虚则狂"，与其他篇章的论述有所不同。其实《黄帝内经》论狂症，有实有虚，如《灵枢·通天》谓："阳重脱者易狂。"《灵枢·本神》言："肺喜乐无极则伤魄，魄伤则狂，狂者意不存人。"说明狂病亦有狂惑、狂越之分，狂惑神识错乱，不能自持，多由悲哀动中或喜乐无极，伤及魂魄所致，属虚证；狂越言语错谬，妄言骂詈不避亲疏，逾垣上屋，毁物伤人，气力逾常，多由所欲不遂，郁怒伤肝，五志化火引起，证属实热。虚证之狂多因虚阳浮越所致，如《伤寒论》112条言："伤寒脉浮，医以火迫劫之，亡阳，必惊狂，卧起不安者，桂枝去芍药加蜀漆牡蛎龙骨救逆汤主之。"此即心阳亡越之惊狂。临床对此阳气之虚实，当审慎辨之。

刺腰痛篇第四十一

【导读】

　　腰痛是临床常见症状之一,《黄帝内经》中有40余篇论述到有关腰痛的问题,涉及腰痛的病因病机、分类与临床表现、辨证论治、针刺治疗等。本篇则为腰痛的专篇论述,主要阐述了腰痛的分类与针刺治疗方法。理论是对经验的说明和组织,而经验事实是构建理论的基石,经脉理论的发生亦不例外。本篇对腰痛临床诊治的阐述,大致可以分为腰痛及其具体刺治部位、不规范的络脉腰痛(解脉、同阴之脉、阳维之脉、衡络之脉、会阴之脉、飞阳之脉、昌阳之脉、散脉、肉里之脉)、三阴三阳经脉腰痛三大类,反映了经脉理论从起源到定型的演变过程,可谓研究经脉理论发生学的典型样本。

【原文】

　　足太阳脉令人腰痛,引项脊尻[1]背如重状,刺其郄中[2],太阳正经出血,春无见血[3]。少阳[4]令人腰痛,如以针刺其皮中,循循然不可以俛仰[5],不可以顾[6],刺少阳成骨之端[7]出血,成骨在膝外廉之骨独起者,夏无见血。阳明令人腰痛,不可以顾,顾如有见[8]者,善悲,刺阳明于胻前[9]三痏[10],上下和之[11]出血,秋无见血。足少阴[12]令人腰痛,痛引脊内廉[13],刺少阴于内踝上[14]二痏,春无见血,出血太多,不可复也。厥阴之脉令人腰痛,腰中如张弓弩弦,刺厥阴之脉,在腨踵鱼腹之外[15],循之累累然[16],乃刺之,其病令人言默默然不慧[17],刺之三痏。

　　解脉[18]令人腰痛,痛引肩,目䀮䀮然[19],时遗溲,刺解脉,在膝筋肉分间郄外廉之横脉[20]出血,血变而止。解脉令人腰痛如引带[21],常如折腰状,善恐[22],刺解脉,在郄中结络如黍米,刺之血射以[23]黑,见赤血而已。同阴之脉[24]令人腰痛,痛如小锤[25]居其中,怫然[26]肿,刺同阴之脉,在外踝上绝骨之端[27],为三痏。阳维之脉[28]令人腰痛,痛上怫然肿,刺阳维之脉,脉与太阳合腨下间,去地一尺所[29]。衡络之脉[30]令人腰痛,不可以俛仰[31]，仰则恐仆，得之举重伤腰，衡络绝[32]，恶血归之，刺之在郄阳之筋间[33]，上郄数寸，衡居为二痏[34]出血。会阴之脉[35]令人腰痛，痛上漯漯然[36]汗出，汗干令人欲饮，饮已欲走，刺直阳之脉[37]上三痏，在跷上郄下五寸横居[38]，视其盛者出血。飞阳之脉[39]令人腰痛，痛上拂拂然[40]，甚则悲以恐，刺飞阳之脉，在内踝上五寸，少阴之前，与阴维之会[41]。昌阳之脉[42]令人腰痛，痛引膺，目䀮䀮然，甚则反折，舌卷不能言，刺内筋[43]为二痏，在内踝上大筋前太阴后，上踝二寸所。散脉[44]令人腰痛而热，热甚生烦，腰下如有横木居其中，甚则遗溲，刺散脉，在膝前骨肉分间，络外廉束脉[45]，为三痏。肉里之脉[46]令人腰痛，不可以咳，咳则筋缩急，刺肉里之脉为二痏[47]，在太阳之外，少阳绝骨[48]之后。

【校注】

〔1〕尻（kāo 考）：尾骶部。

〔2〕郄中：穴名。即委中穴。位于腘窝横纹中央，为足太阳膀胱经之合穴。

〔3〕见血：针刺放血。

〔4〕少阳：按前后文例，疑"少阳"下脱"脉"字。下文"阳明""足少阴"似亦脱"脉"字。

〔5〕循循然不可以俛仰：谓腰部渐渐不能前后俯仰。循循，渐次。俛，同"俯"。

〔6〕顾：回头看。《甲乙经》卷九"顾"上有"左右"二字。

〔7〕成骨之端：指膝阳关穴。成骨，即胫骨。又名骭骨。

〔8〕顾如有见：回顾好像看见异物。

〔9〕骭前：指胫骨前的足三里穴。骭，指胫骨。

〔10〕痏：指针刺的次数。

〔11〕上下和之：谓同时针刺上巨虚、下巨虚。

〔12〕足少阴：《新校正》："此前少足太阴腰痛证并刺足太阴法，应古文脱简也。"

〔13〕脊内廉：《新校正》："按全元起本'脊内廉'作'脊内痛'。《太素》亦同。"内廉，即内侧缘。

〔14〕内踝上：王冰："当刺内踝上，则正复溜穴也。"

〔15〕腨（shuàn 涮）踵鱼腹之外：下肢小腿肚与足跟之间的外侧，指蠡沟穴。腨，指小腿肚。踵，足跟。鱼腹，指小腿肚突起之肌肉状如鱼腹。

〔16〕循之累累然：用手触摸，有如串珠状。

〔17〕令人言默默然不慧："言"前原有"善"字，《新校正》："详善言与默默二病难相兼，全元起本无'善'字，于义为允。"《太素》卷三十亦无"善"字。故删。《素问识》云："其病云云以下十五字，与前四经腰痛之例不同，恐是衍文。"言默默然不慧，意谓沉默不语，精神不爽。

〔18〕解脉：王冰："解脉，散行脉也，言不合而别行也。此足太阳之经……两脉如绳之解股，故名解脉也。"森立之："王注可从。足太阳经自委中两分，入背部为二行，又分络腰部八髎，名曰解脉，是亦上古之俗称耳。"

〔19〕䀮䀮（huāng 荒）然：视物不明的样子。

〔20〕郄外廉之横脉：森立之"即腘中横纹委中、阳关间之横脉，见紫黑血络者是也。"

〔21〕如引带：《太素》卷三十作"如别"，《甲乙经》卷九作"如裂"。

〔22〕恐：《太素》卷三十、《甲乙经》卷九并作"怒"。

〔23〕以：《太素》卷三十作"似"。

〔24〕同阴之脉：足少阳之别络。王冰："足少阳之别络也，并少阳经上行，去足外踝上同身寸之五寸，乃别走厥阴，并经下络足跗，故曰同阴脉也。"

〔25〕小锤：《太素》卷三十作"小针"。宜从。

〔26〕怫然：肿胀貌。

〔27〕绝骨之端：张介宾："即足少阳阳辅穴也。"

〔28〕阳维之脉：即阳维脉，奇经之一。

〔29〕脉与太阳合……去地一尺所：指承山穴。承山穴位于腓肠肌两肌腹之间凹陷的顶端，距地约一尺左右。所，许也。

〔30〕衡络之脉：指腰间横行的脉络。王冰："衡，横也，谓太阳之外络，自腰中横入髀外后廉，而下与中经合于腘中者。"又，张志聪："衡，横也，带脉横络于腰间，故曰横络之脉。"

〔31〕不可以俛仰：《甲乙经》卷九作"得俛不得仰"。据下文"仰则恐仆"，宜从。

〔32〕绝：阻绝不通。

〔33〕之筋间：原作"筋之间"，据《甲乙经》卷九乙改。

〔34〕上郄……衡居为二痏：王冰："横居二穴，谓委阳、殷门，平视横相当也。郄阳，谓浮郄穴上侧委阳穴也。筋之间，谓膝后腘上两筋之间殷门穴也。二穴各去臀下横纹同身寸之六寸，故曰上郄数寸也。"痏，穴的代称。

〔35〕会阴之脉：循行于会阴部位的经脉。高世栻："会阴，在大便之前，小便之后，任督二脉相会于前后二阴间，故曰会阴。"又，森立之："足太阳之中经，别入会阴，故谓之会阴之脉也。"

〔36〕漯漯然：汗出貌。《甲乙经》卷九"漯漯然"作"澸然"。

〔37〕直阳之脉：任脉与督脉相合之脉。《新校正》云："详上云会阴之脉令人腰痛，此云直阳之脉者，详此直阳之脉即会阴之脉也，文变而事不殊。"丹波元简："任脉与督脉相合之脉，盖直、值通用，遇也。即两脉会遇之义……知是二脉分歧之处，即其会遇之地，故名之会阴，亦名直阳耳。"

〔38〕跻上郄下五寸横居：《太素》卷三十"五"作"三"。宜从。森立之："所云横居者，飞阳、承山是也。"

〔39〕飞阳之脉：足太阳之别络。杨上善："足太阳之别，名曰飞阳，有本飞作蜚。太阳去外踝上七寸，别走足少阴。"又，王冰："是阴维之脉也，去内踝上同身寸之五寸腨中，并少阴而上也。"

〔40〕拂拂：心烦不安貌。《甲乙经》卷九作"怫然"。

〔41〕在内踝上五寸……阴维之会：高世栻："乃阴维之郄，筑宾穴也。"《太素》卷三十、《甲乙经》卷九"五"均作"二"，可从。

〔42〕昌阳之脉：指足少阴肾脉。马莳："昌阳，系足少阴肾经穴名，又名复溜……故昌阳之脉，令人腰痛，其痛引膺，足少阴脉所行也。"又，高世栻："阴跻之脉亦起于跟中……合于足太阳，故曰昌阳。"

〔43〕内筋：张介宾："内筋，筋之内也，即复溜穴，在足太阴经之后，内踝上二寸所，此阴

跷之郄也。"又，森立之："交信、复溜二穴是也……二穴共为足少阴肾经穴，又为阴跷脉也。"

〔44〕散脉：足太阴之别络。王冰："散脉，足太阴之别也，散行而上，故以名焉。"又，吴崑："散脉，阳明别络之散行者也。"

〔45〕膝前骨肉……络外廉束脉：楼英《医学纲目》云："既云膝前骨肉分间，络外廉束脉，当在三里、阳陵泉二穴上之骨上，与膝分间是穴，横刺三痏也。"

〔46〕肉里之脉：指足少阳之脉。王冰："肉理之脉，少阳所生，则阳维之脉气所发也。"森立之："肉里之脉，即阳辅也，足少阳胆经之病是也。"

〔47〕刺肉里之脉为二痏：针刺阳辅穴两次。

〔48〕绝骨：穴名。又名悬钟。在小腿外侧，当外踝尖上3寸，腓骨前缘处。

【释义】

腰痛是临床常见症状之一，可以由先天性疾患、肿瘤、外伤、代谢疾病、感染性疾病、变性疾病以及姿势、生活环境、外因性、心因性等许多疾病引起，就疼痛的病因而言，可分为肌性疼痛、骨骼、韧带、关节性疼痛、椎间盘性疼痛、神经损伤性疼痛、神经阻断性疼痛（去神经性疼痛）和疼痛行为等。

一、六经腰痛的临床表现及治疗

本篇首先讨论了足三阴三阳经脉腰痛的临床表现、针刺治疗及注意事项。高世栻言："腰者，足三阳三阴之脉及奇经八脉，皆从腰而上，故举足太阳、少阳、阳明、少阴、厥阴及奇经八脉，并解脉肉理，皆系于腰而为痛，各随其脉以刺之。"

（一）六经腰痛的临床表现与治疗（表41-1）

表41-1 六经腰痛临床表现与刺法

经脉名称	经脉循行	临床表现	针刺方法
足太阳脉	下项，循肩膊内，挟脊抵腰中，入循膂	腰痛，引项脊尻背如重状	刺委中出血
足少阳脉	循颈……从缺盆下腋，循胸，过季胁，下合髀厌中	腰痛，如以针刺其皮中，渐渐不能前后俯仰，不可以顾	刺膝阳关出血
足阳明脉	循颐后下廉出大迎……其直者，从气街以下髀关	腰痛，不可以顾，回顾好像看见异物，善悲	刺足三里、上下巨虚出血
足少阴脉	上股内后廉，贯脊属肾	腰痛，痛引脊内廉	刺复溜出血
足厥阴脉	其支别者，与太阴少阳结于腰髁下侠脊第三第四骨空中（王冰注）	腰痛，腰中如张弓弩弦，沉默不语，精神不爽	刺蠡沟穴处瘀滞的络脉出血
足太阴脉	足太阴之络，从髀合阳明，上贯尻骨中，与厥阴、少阳结于下髎，而循尻骨内入腹（《素问·缪刺论》王冰注）	腰痛引少腹控䏚，不可以仰	刺下髎，左取右，右取左

本段原文论述六经腰痛，独缺足太阴腰痛，张介宾认为："少足太阴腰痛一症，必古文

之脱简也。"主张原文有脱简。张志聪云："足三阴三阳及奇经之八脉，皆循腰而上，惟足太阴之脉，从膝股内廉，入腹属脾，以主腹中，故不论于外也。"认为足太阴主腹，经脉不循行于腰部，故无太阴腰痛。其实，通观《黄帝内经》所论，本篇最末一段原文"腰痛引少腹控䏚，不可以仰，刺腰尻交者，两髁胂上。以月生死为痏数，发针立已，左取右，右取左"，《素问·缪刺论》作"邪客于足太阴之络，令人腰痛，引少腹控䏚，不可以仰息，刺腰尻之解，两胂之上，是腰俞，以月死生为痏数，发针立已，左刺右，右刺左"。王冰曰："足太阴之络，从髀合阳明，上贯尻骨中，与厥阴、少阳结于下髎，而循尻骨内入腹，上络嗌，贯舌中。故腰痛则引少腹，控䏚中也。"《灵枢·经别》云："足太阴之正，上至髀，合于阳明，与别俱行，上络于咽。"仅言足太阴脉循行于髀，传世本《黄帝内经》已经见不到关于足太阴之络行于腰尻的记载，而王冰却描述了足太阴脉这一分支的循行，目的仅仅是对针灸八髎治疗腰痛引少腹、胁这一临床经验的理论解释而已，所谓主治所及，经脉所至。由此可见，太阴腰痛《黄帝内经》有所论述，只是整理传抄过程中错简混乱而已。

目前临床上所说的骶丛神经炎、肌纤维炎等疾患，出现腰痛牵引少腹、季胁之下以及窜至腹股沟部疼痛的，取用骶部八髎穴，有较好疗效，特别是次髎和下髎穴，疗效更为显著。

（二）六经腰痛针刺治疗注意事项

本段提出针刺放血要注意适应四时变化，具体而言，刺太阳、少阴腰痛，春无见血；刺少阳腰痛，夏无见血；刺阳明腰痛，秋无见血。对此，王冰注说："太阳合肾，肾王于冬，水衰于春，故春无见血也。少阳合肝，肝王于春，木衰于夏，故无见血也。阳明合脾，脾王长夏，土衰于秋，故秋无见血。"少阴合肾，当同于太阳。后世医家基本遵循此解释。王冰的解释，先将经脉与脏腑配属，再依据五行休王说，即五行之气随着一年中时间的推移而递相旺盛，交替主事，春季木气旺盛主时用事，是为木王；木既王则其母水已衰老，衰老则退休而不治事，故水为休。以此类推，则夏季为火王木衰，长夏为土王火衰，秋季为金王土衰。故依据五行休王学说，经脉及所属脏腑病症，在其脏腑之气衰弱的时间段，不宜针刺放血治疗。至于文中未提及"冬无见血"，森立之认为："盖谓无见血，独在冬时不言者，周密之时不可叨泻血者固然。故在冬时则不云'无见血'，而至春时言之者，言冬时不可刺，至春发陈之时，宜微针泄气。若出血太多，则大虚不可复，或至于死也。"其说有一定道理。

二、络脉腰痛的临床表现及治疗

中医对经脉的认识，历经了人为的规范化、术数化的过程，在"天六地五""十二""二十八"这些天之大数的影响下，出于人应天道的理念，古人分别建构了十一脉、十二脉、二十八脉等经脉理论，其中以十二脉的影响最大。在"十二"经数框架中，那些不能进入"经数"框架的大量的"脉"和"络"，或者迅速消亡，或者被归入另一大类——"络"，不管它之前的性质是"脉"还是"络"[1]。本篇所论解脉、同阴之脉、阳维之脉、衡络之脉、会阴之脉、飞阳之脉、昌阳之脉、散脉、肉里之脉等腰痛，正是这一演化过程的真实反映，大致都可以归属于与十二经脉相对的络脉范畴。只不过由于后世医家对此演变过程认识的缺失，而造成了

---

① 黄龙祥.经脉理论还原与重构大纲［M］.北京：人民卫生出版社，2016:272-273.

不同的理解。

（一）解脉腰痛的临床表现及治疗

解脉乃足太阳脉之分支，王冰注说："解脉，散行脉也，言不合而别行也。此足太阳之经，起于目内眦，上额交巅上，循肩髆侠脊抵腰中，入循膂，络肾属膀胱，下入腘中。故病斯候也。又其支别者，从髆内别下贯胛，循髀外后廉而下合于腘中。两脉如绳之解股，故名解脉也。"森立之言："足太阳经自委中两分，入背部为二行，又分络腰部八髎，名曰解脉。是亦上古之俗称耳。"故解脉腰痛，其经脉循行部位表现为腰痛如折，疼痛牵引肩部，目视物不清；足太阳脉属膀胱络肾，膀胱不约而遗尿；病及于肾，肾志伤则善恐。

治疗当针刺委中、委阳部位瘀滞之络脉出血，等到血色由黑变红而止针。血中之邪祛而经脉畅通，诸症可除。

另外，尤怡《医学读书记》曰："详本篇备举诸经腰痛，乃独遗带脉，而重出解脉。按带脉起于少腹之侧，季胁之下，环身一周，如束带然。则此所谓腰痛如引带，常如折腰状者，自是带脉为病。云解脉者，传写之误也。"

（二）同阴之脉腰痛的临床表现及治疗

同阴之脉，一般认为是足少阳之别络。王冰注说："足少阳之别络也，并少阳经上行，去足外踝上同身寸之五寸，乃别走厥阴，并经下络足跗，故曰同阴脉也。"森立之也云："同阴之脉与居阴之脉同义，为古之俗称，即为少阳之络也。"《灵枢·经脉》载："足少阳之别，名曰光明，去踝五寸，别走厥阴，下络足跗。"故王冰谓此乃"同阴之脉也"。其病腰痛而沉重，并且怫郁发肿。森立之云："痛如小锤居其中，怫然肿者，言非全腰为痛，只如小锤子居在其皮肤中，怫然起小肿，小肿之处作痛也，亦通。"

治疗可取足少阳胆经的阳辅穴，泻之以疏导足少阳之气机，使气血畅通，腰部沉重肿痛可解。《甲乙经》卷九云："腰痛如小锤居其中，怫然肿痛，不可以咳，咳则筋缩急，诸节痛，上下无常，寒热，阳辅主之。"即其例证。

（三）阳维之脉腰痛的临床表现及治疗

阳维脉属奇经八脉之一，联络一身在表之阳，故曰阳维。阳维脉发于足太阳的金门穴而上行，所以阳维脉发生病变，可致腰痛，怫郁而肿。

治疗可针刺足太阳经与阳维脉会合于小腿肚的承山穴，泻之以疏泄足太阳经与阳维脉的实邪，通其经络瘀滞，腰痛郁肿可除。

（四）衡络之脉腰痛的临床表现及治疗

衡络之脉，即横行腰间的脉络，主要有两说：一是王冰认为："衡，横也，谓太阳之外络，自腰中横入髀外后廉，而下与中经合于腘中者。今举重伤腰，则横络绝，中经独盛，故腰痛不可以俯仰矣。"张介宾、马莳、吴崑等同此说，森立之亦云："足太阳，自委中别横行入腰中八髎之脉，谓之衡络之脉也。"二是认为衡络之脉即带脉，如张志聪说："衡，横也。带脉横络于腰间，故曰横络之脉。夫足之三阳，循腰而下；足之三阴及奇经之脉，皆循腰而上，病则上下不通，阴阳间阻，而为腰痛之证。"张善忱等[①]亦认为带脉起于季胁，回身一周，如束带然，以约诸脉。故带脉为病，腰溶溶如坐水中，文中所说"得之举重伤腰，衡络绝，恶血归之"即带脉断伤。临床表现为腰痛只可向前俯，而不能向后仰，后仰恐怕跌倒。

衡络之脉腰痛的治疗，一般认为应针刺委阳、殷门两穴，其部位离臀下横纹数寸。要刺两次，使之出血。而楼英在《医学纲目》中说："王注谓：郄阳之间衡居二痏，为委阳、殷门二穴者非也。今详委阳，正在郄外廉横纹尽处是穴，非上郄也。殷门，上郄一尺是穴，非数寸也。盖郄阳筋者，按郄内外廉各有一大筋上结于臀，今谓外廉之大筋，故曰阳筋也。上郄数寸者，谓上郄数寸于外廉大筋之两间，视其血络盛者，横居为二痏出血。"丹波元简同此说。而森立之认为："宜据王注，以委阳、殷门横居二痏为正。"

（五）会阴之脉腰痛的临床表现及治疗

会阴之脉，即循行于会阴部位的经脉，其具体所指历代医家亦有不同认识：一是马莳曰："会阴者，本任脉经之穴名，督脉由会阴而行于背，则会阴之脉自腰下会于会阴，其脉受邪，亦能使人腰痛也。"张介宾、吴崑、高世栻、张志聪等同此说。由于任脉、督脉、冲脉皆起于会阴，一源而三歧。由于会阴是任、督阴阳二脉相遇之所，故又被称为直阳之脉。如丹波元简所说："任脉与督脉相合之脉。盖直、值通用，遇也，即两脉会遇之义。新校正：直阳之脉，即会阴之脉。是也。王注《骨空论》云：任脉、冲脉、督脉者，一源而三歧也。以任脉循背者，谓之督脉，自少腹直上者，谓之任脉。是以背腹阴阳，别为名目尔。知是二脉分歧之处，即其会遇之地，故名之会阴，亦名直阳耳。"杨上善注："直阳者，有本作会阳。"可为其证。二是王冰云："足太阳之中经也，其脉循腰下会于后阴，故曰会阴之脉。"姚止庵、森立之等同此说。王冰认为："直阳之脉，则太阳之脉侠脊下行贯臀，下至腘中，下循腨过外踝之后，条直而行者，故曰直阳之脉也。"张介宾则视会阴之脉与直阳之脉为两脉，会阴之脉乃督脉从会阴所行，而"直阳，谓是足太阳正经之脉"。会阴之脉腰痛，主要与任、督二脉相关，任脉统诸阴，邪在阴分，可使汗出漯漯；汗出伤阴，故使人大渴欲饮；多饮后则阴气下溢，所以欲走而散其液。

治疗可针刺委中、申脉和其上下三五寸之间的络脉横居处，出血以泻实邪。丹波元简云："跷上郄下，但刺横居之血络，不必拘于穴也。"此法也是目前临床上常用的"上病下取"和刺络之法。另外，张志聪《素问集注》云："按会阴节后，当有刺条。刺直阳前，宜有腰痛。或简脱与？抑督与任交，病在阴而取之阳耶？"此可为另一说。

（六）飞阳之脉腰痛的临床表现及治疗

关于飞阳之脉，历代医家认识不一，主要有以下四种观点：一是指足太阳之别络。如杨上善云："足太阳别，名曰飞阳，有本'飞'作'蜚'。太阳去外踝上七寸，别走足少阴。当至内踝上二寸，足少阴之前，与阴维会处，是此刺处也。"森立之曰："案：飞阳，名义未审。今此说以为腓阳之义，可从。杨注《太素》云：有本飞为蜚。依此，则飞之为腓，益明矣。"张介宾、马莳、吴崑同此说。二是指阴维脉。如王冰曰："是阴维之脉也，去内踝上同身寸

---

①张善忱，张登部，史兰华.内经针灸类方与临床讲稿［M］.北京：人民军医出版社，2009：216.

之五寸腨分中，并少阴经而上也。"姚止庵、张志聪、高世栻、森立之等从此说。张志聪并以此解释飞阳命名的含义说："阴维之脉，起于足少阴筑宾穴，为阴维之郄，故名飞阳者，谓阴维之原，从太阳之脉，走少阴而起者也。"三是指足厥阴之别络。如丹波元简云："考《经脉》篇：飞阳，在去踝七寸，且在少阴之后。而下文云在内踝上五寸，又云少阴之前，乃知飞阳非太阳经之飞阳也。下文云阴维之会，亦知飞阳是非阴维之脉也，盖此指足厥阴蠡沟穴。《经脉》篇云：足厥阴之别，名曰蠡沟，去内踝五寸，别走少阳。从阴经而走阳经，故名飞阳，义或取于此欤？"张善忱等[1]指出以上三说均有不合经意之处。杨上善谓"当至内踝上二寸，足少阴之前，与阴维会处，是此刺处也"，当是复溜穴，虽治腰痛，而非阴维之会，故不可从。王冰谓"是阴维之脉"，则与下文"与阴维之会"亦不可解。而丹波元简指厥阴之蠡沟，虽为络穴从阴而走阳，但非阴维所会。但只是存而不论，并没有提出自己的见解。四是指足少阴肾脉发出的一支络脉。邓良月[2]认为，从《素问》原文叙述来看，飞扬之脉与足少阴肾经筑宾穴关系最为密切。因为筑宾穴的位置正在内踝上五寸，且为阴维脉的郄穴。腰为肾之府，恐为肾志，所以本脉似应为足少阴肾脉发出的一支络脉。虽然对经脉所指认识不一，但对其临床表现为痛处怫郁而肿，严重时使人悲伤、恐惧的机理，大多从疾病影响到心、肾而解释，如张介宾曰："足太阳之脉络肾，其别者当心入散，故甚则悲以恐。悲生于心，恐生于肾也。"

治疗当针刺飞阳脉，在内踝上五寸，足少阴之前，与阴维相会的地方，具体腧穴如筑宾、复溜等。

（七）昌阳之脉腰痛的临床表现及治疗

昌阳之脉，一般认为是足少阴肾脉，如马莳注云："昌阳，系足少阴肾经穴名，又名复溜。足少阴之脉，其直行者，从肾上贯肝膈，入肺中，循喉咙，夹舌本，其支者，从肺出络心，注胸中，故昌阳之脉，令人腰痛，其痛引膺，足少阴脉所行也。"张介宾注云："少阴属肾，故为腰痛。肾脉注胸中，故痛引于膺。肾之精为瞳子，故目䀮䀮然。少阴合于太阳，故反折。肾脉循喉咙，故舌卷不能言。"另外，一些注家虽认为是阴跷脉，但又与足少阴相合，如王冰注云："阴跷脉也。阴跷者，足少阴之别也。"黄元御明确指出："昌阳之脉，足少阴之别络，即阴跷之脉也。起于然谷之后，上内踝之上，循股阴而行腹，上胸膈而入缺盆。"故邓良月[3]认为本脉似为发于阴跷与足少阴肾经交会穴交信的一支足少阴络脉。

针刺治疗可取足少阴肾经的复溜穴。《甲乙经》曰："复溜者，金也，一名伏白，一名昌阳，在足内踝上二寸陷者中，足少阴脉之所行也，为经，刺入三分，留三呼。"森立之则云："昌阳之脉之腰痛，宜针交信、复溜而愈也。"

（八）散脉腰痛的临床表现及治疗

关于散脉为何，历代医家认识多有分歧，主要有以下四种不同解读：一指足太阴之别络。如王冰说："散脉，足太阴之别也，散而上行，故以名焉。其脉循股入腹中，与少阴少阳结于腰髁下骨空中，故病则腰下如有横木居其中，甚乃遗溲也。"张介宾、姚止庵、张琦从

①张善忱,张登部,史兰华.内经针灸类方与临床讲稿[M].北京:人民军医出版社,2009:218.
②邓良月.中国针灸经络通鉴[M].第3版.青岛:青岛出版社,2004:1102.
③邓良月.中国针灸经络通鉴[M].第3版.青岛:青岛出版社,2004:1103.

之,马莳对此有疑,但仍从王注。二指足厥阴、足少阳之别名。如杨上善云:"散脉在膝前肉分间者,十二经脉中,惟足厥阴、足少阳在膝前主溲。故当是此二经之别名。"森立之从其说,并指出:"散脉者,谓横散腰部之脉,与解脉同义,亦古之俗名耳。《经脉》篇云:胆足少阳之脉,其支者,横入髀厌中。其直者,下合髀厌中,以下髀阳,出膝外廉云云。即横解之地也。诸注皆非是。"三指阳明别络之散行者。如吴崑云:"散脉,阳明别络之散行者也。阳明之脉至气街而合,故令遗溲。"四指冲脉。如高世栻曰:"散脉,冲脉也。冲脉起于胞中,秉阴血而澹渗皮肤,一如太阳通体之解脉,故曰散脉。"张志聪从其说,并解释临床表现之机理说:"冲脉为十二经脉之原,心主血脉,故痛而热,热甚生烦。其循于腹者,出于气街,侠脐下两旁各五分,至横骨一寸,经脉阻滞于其间,故腰下如有横木居其中。起于胞中,故甚则遗尿。"上述四种不同观点,大多倾向于王冰注,如邓良月[1]认为足太阴络脉别于公孙,上行入络肠胃,膝前分肉间正是其走行的部位。脾、胃、肝、肾经的经筋皆结聚于阴器,故足太阴络脉为病亦可影响到溲便。据此可见王冰注为足太阴之别是有其根据的。

由于对于散脉所指认识不一,故有关治疗的论述自然也不一致。王冰认为针刺膝前内侧,取地机穴。张介宾虽从王注,但又说:"此节云膝前骨肉分间络外廉束脉,似指阳明经为散脉,而王氏释为太阴,若乎有疑,但本篇独缺太阴刺法,而下文又有云上热刺足太阴者,若与此相照应,及考之地机穴主治腰痛,故今从王氏之注。"吴崑曰:"阳明之脉,下膝膑中,循胫外廉,故刺其处。"高世栻认为取犊鼻、三里、上廉穴针刺。楼英《医学纲目》说:"王注为地机者,非也。既云膝前骨肉分间络外廉束脉,当在三里、阳陵泉二穴上之骨上与膝分间是穴,横刺三痏也。"森立之则认为:"膝前骨肉分间,络外廉束脉者,谓足少阳经阳交、阳陵泉、阳关之三穴。"纵观以上诸说,以楼英之说似为可从。张善忱等[2]认为若综合王、楼二家,似称完备。本条所述之病,乃属足太阴之脉,所以有王氏之说,而其治疗,实为阳明之经,为楼氏所本。《灵枢·终始》载;"从腰以下者,足太阴阳明皆主之。"

(九)肉里之脉腰痛的临床表现及治疗

肉里之脉,一般认为即足少阳之脉,如张介宾注说:"肉里,谓分肉之里,足少阳脉之所行,阳辅穴也,又名分肉。少阳者筋其应,咳则相引而痛,故不可以咳,咳则筋缩急也。"王冰云:"肉理之脉,少阳所生,则阳维之脉气所发也。"肉里之脉的腰痛不能咳嗽,咳则筋脉挛急而疼痛加重,此种情况与现代的"椎间盘脱出症"极为相似。

针刺治疗可取足少阳胆经的阳辅穴,泻阳辅以降少阳之逆,而调阳维之气血。森立之云:"肉里之脉,即阳辅也,足少阳胆经之病是也……《气穴论》云分肉,此云肉里之脉,其义正同,乃是阳辅之俗名耳。"但阳辅穴在绝骨之前,而非其后。王冰也明言"绝骨之前,足少阳脉所行,绝骨之后,阳维脉所过",后世注家不察王注,不考《明堂》,视"阳辅""分肉"为同一穴。邓良月[3]认为分肉穴见于《素问·气穴》,据王冰注,该穴与阳辅穴同高,但水平距离相距约五分。王冰又说古本《素问》中有云分肉穴在"绝骨之前"者,则与阳辅穴部位相同,而且阳辅穴主症与肉里之脉腰痛相同。但王冰明确指出别本《素问》所记分肉穴

①邓良月.中国针灸经络通鉴[M].第3版.青岛:青岛出版社,2004:1099.
②张善忱,张登部,史兰华.内经针灸类方与临床讲稿[M].北京:人民军医出版社,2009:219-220.
③邓良月.中国针灸经络通鉴[M].第3版.青岛:青岛出版社,2004:1098.

部位系传抄之误,未详所本。

另外,黄龙祥[①]研究认为,本段原文上述脉名,以往人们都想当然地视为与"十二经脉""十二络脉"同类的经络概念,其实这些脉名都是指具体的刺络部位名,相当于"腧穴"的概念。其依据有二:其一,本篇凡取十二经脉之穴均作"取××于××",而其余诸脉均作"刺××脉",然后指出脉的部位;其二,称十二经脉只言三阴三阳名,而其他脉则谓"××之脉"。故此类脉均为穴的概念,而不是"经脉"或"络脉"的概念。

【知识链接】

一、《黄帝内经》有关腰痛的分类

《黄帝内经》对腰痛的论述,除本篇专论外,还有40余篇涉及到腰痛的问题,所论包括了腰痛的病因病机、分类与临床表现、针刺治疗等,其中尤以对腰痛分类及针刺治疗的内容丰富。

《黄帝内经》对于腰痛的分类,主要是根据腰痛的部位、临床特征、外邪的性质、经络循行等方面来进行分类。一是按照部位分类:①腰背痛,指腰痛引及背部。如《素问·疟论》说:"巨阳虚则腰背头项痛。"②腰脊痛,指腰痛引及脊柱。《素问·标本病传论》云:"肾病少腹腰脊痛。"③腰脽痛,指疼痛引及臀部。如《素问·六元正纪大论》云:"感于寒,则病人关节禁固,腰脽痛。"④腰尻痛,指腰痛引及尾骶部疼痛。如《素问·至真要大论》云:"太阳在泉,寒复内余,则腰尻痛。"⑤腰股痛,指腰痛引及股部。《素问·气交变大论》说:"岁水不及,湿乃大行……腰股痛发,腘腨股膝不便。"⑥腰腹痛,腰痛引及腹痛。如《素问·至真要大论》说:"少阳在泉,客胜则腰腹痛而反恶寒。"⑦腰胁痛,腰痛引及季胁部。《素问·脏气法时论》说:"心病者……虚则胸腹大,胁下与腰相引而痛。"⑧腰腿痛,腰痛引及下肢。如《素问·刺热》说:"肾热病者,先腰痛胻酸,苦渴数饮。"二是按经络分类,如上所述,有太阳腰痛、阳明腰痛、少阳腰痛、太阴腰痛、少阴腰痛、厥阴腰痛,以及解脉腰痛、同阴之脉腰痛、阳维之脉腰痛、衡络之脉腰痛、会阴之脉腰痛、飞阳之脉腰痛、昌阳之脉腰痛、散脉腰痛、肉里之脉腰痛等。三是按病机分类,可分为肾虚腰痛、寒湿腰痛、湿热腰痛、瘀血腰痛等[②]。

二、关于络脉的实质

在《灵枢·经脉》篇中,十五络以腧穴的名称命名,反映了络脉的循行表达了络穴的主病机制,是以"脉"的循行联系来说明腧穴主治作用。本篇所提到的同阴之脉、衡络之脉、会阴之脉、昌阳之脉、肉里之脉、飞扬之脉等,与十五络脉类似,虽以脉称,实际均为腧穴。《甲乙经》有关文字为其提供了佐证(表41-2)。

①黄龙祥.中国针灸学术史大纲[M].北京:华夏出版社,2001:293.
②王庆其.黄帝内经病证学概论[M].北京:中国中医药出版社,2016:365-378.

表41-2　《素问·刺腰痛》与《甲乙经》有关文字比较①

《素问·刺腰痛》	《甲乙经》
同阴之脉令人腰痛,痛如小锤居其中,佛然肿,刺同阴之脉,在外踝上绝骨之端。	阳辅者,火也。在足外踝上辅骨前绝骨端……腰痛如小锤居其中,佛然肿痛。
衡络之脉令人腰痛,不可以俯仰,仰则恐仆,得之举重伤腰,衡络绝,恶血归之,刺之在郄阳筋之间,上郄数寸衡居,为二痏出血。	殷门,在肉郄下六寸……主腰痛得俯不得仰,仰则恐仆,得之举重,恶血归之。
会阴之脉令人腰痛,痛上漯漯然汗出,汗干令人欲饮,饮已欲走,刺直阳之脉上三痏,在跷上郄下五寸横居,视其盛者出血。	承筋,一名腨肠,一名直肠。在腨肠中央陷者中,足太阳脉气所发……腰痛漯漯汗出,令人欲食,欲走。
昌阳之脉令人腰痛,痛引膺,目䀮䀮然,甚则反折,舌卷不能言,刺内筋为二痏,在内踝上大筋前太阴后,上踝二寸所。	复留者,金也,一名伏白,一名昌阳,在足内踝上二寸陷者中,足少阴脉之所行也……舌卷不能言……坐起目䀮䀮……腰痛引脊内廉。
肉里之脉令人腰痛,不可以咳,咳则筋缩急,刺肉里之脉为二痏,在太阳之外,少阳绝骨之后。	阳辅者……在足外踝上辅骨前绝骨端,如前三分,去丘墟七寸,足少阳脉之所行也……腰痛如小锤居其中,佛然肿痛,不可以咳,咳则筋缩急。
飞阳之脉令人腰痛,痛上怫怫然,甚则悲以恐,刺飞阳之脉,在内踝上五寸,少阴之前,与阴维之会。	蠡沟,足厥阴之络,在足内踝上五寸,别走少阳……主阴跳腰痛……数噫恐悸。

三、五行休王说

五行休王说是指五行之气随着一年中时间的推移而递相旺盛,交替主事,支配一定时期的气候、物候等变化。《淮南子·坠形训》已有五行休王之论:"木壮,水老,火生,金囚,土死……水壮,金老,木生,土囚,火死。"《白虎通·五行》的论述则标志着五行休王说的成熟与定型,其文说:"是以木王,火相,土死,金囚,水休。"隋·萧吉《五行大义》则明确论述了五行与季节的休王关系,指出:"五行体休王者,春则木王,火相,水休,金囚,土死;夏则火王,土相,木休,水囚,金死;六月则土王,金相,火休,木囚,水死;秋则金王,水相,土休,火囚,木死;冬则水王,木相,金休,土囚,火死……凡当王之时,皆以子为相者,以其子方壮,能助治事也。父母为休者,以其子当王,气正盛,父母衰老,不能治事……所畏为死者,以其身王,能制杀之。所克者为囚者,以其子为相,能囚雠敌也。"由此可见,所谓五行休王,实际上是五行休王囚相死的简称,是指当某一行气盛主时用事时,其他四行所处的状态,这种状态是由五行之间的生克关系所决定的,同时也标志着五行之气随时季而呈现出的盛衰消长变化。如以春木王为例,春季木气旺盛主时用事,是为木王;木王则其子火始壮,能辅助其母治事,故火为相;木既王则其母水已衰老,衰老则退休而不治事,故水为休;木既王则金难以克制木,而且木之子火始壮反克金,金被抑制而不能行其事,故为囚;木王则气盛力猛,克土太过几近于死,故土死。其他依次类推。可见,王即旺盛而用事,相即辅助之意,囚乃被抑制之意,休有退休不主事之意,死即被克甚剧之意。其基本规

①赵京生.针灸经典理论阐释[M].修订本.上海:上海中医药大学出版社,2003:93.

律是生我者休，我生者相，我克者死，克我者囚。

五行休王作为一种时间节律学说，《黄帝内经》常用此说明发病、病势转归和判断预后等。其具体的时间节律，则主要有一年、旬和一日或一昼夜等三类节律周期（表41-3）。

表41-3　五行休王与五脏休王的时间节律表

时间节律				五行休王					五脏休王				
年	旬	日	昼夜	休	王	相	死	囚	肝木	心火	脾土	肺金	肾水
春	甲乙	寅卯	平旦	水	木	火	土	金	王	相	死	囚	休
夏	丙丁	巳午	日中	木	火	土	金	水	休	王	相	死	囚
长夏	戊己	辰戌丑未	日仄	火	土	金	水	木	囚	休	王	相	死
秋	庚辛	申酉	下晡	土	金	水	木	火	死	囚	休	王	相
冬	壬癸	亥子	夜半	金	水	木	火	土	相	死	囚	休	王

【原文】

腰痛侠脊而痛，至头几几然[1]，目䀮䀮欲僵仆[2]，刺足太阳郄中出血。腰痛上寒，刺足太阳、阳明[3]；上热，刺足厥阴；不可以俛仰，刺足少阳；中热而喘，刺足少阴，刺郄中出血。腰痛上寒，不可顾，刺足阳明；上热，刺足太阴；中热而喘，刺足少阴。大便难，刺足少阴。少腹满，刺足厥阴。如折，不可以俛仰，不可举，刺足太阳。引脊内廉，刺足少阴[4]。腰痛引少腹控䏚[5]，不可以仰，刺腰尻交者[6]，两髁胂[7]上。以月生死为痏数[8]，发针立已，左取右，右取左[9]。

【校注】

〔1〕几几（shū殊）然：项背强急不舒的样子。

〔2〕僵仆：身体强直而倒地。

〔3〕足太阳、阳明：指足太阳、足阳明经脉穴，即早期以经脉命名的穴位名称。下文足厥阴、足少阳等，同此例。

〔4〕腰痛上寒……刺足少阴：《新校正》云："按全元起本及《甲乙经》并《太素》自'腰痛上寒'至此并无，乃王氏所添也。"此段与上文或异或重，有误衍。

〔5〕控䏚（miǎo秒）：张介宾："控，引也。䏚，季胁下之空软处也。"

〔6〕腰尻交者：王冰："腰尻交者，谓髎下尻骨两傍四骨空，左右八穴，俗呼此骨为八髎骨也。此腰痛取腰髎下第四髎，即下髎也。足太阴、厥阴、少阳三脉，左右交结于中，故曰腰尻交者也。"

〔7〕髁（kuà胯）胂（shēn申）：髁，髋骨。胂，脊柱两旁丰满的肌肉。王冰："髁骨即腰脊两傍起骨也。侠脊两傍，腰髁之下，各有胂肉陇起，而斜趣于髁骨之后，内承其髁，故曰两髁胂也。"

〔8〕以月生死为痏数：根据月亮圆缺变化确定针刺次数。王冰："月初向圆为月生，月半向空为月死。死月刺少，生月刺多。《缪刺论》曰：月生一日一痏，二日二痏，渐多之，十五日十五痏；十六日十四痏，渐少之。其痏数多少，如此即知也。"

〔9〕左取右，右取左：《太素》卷三十、《甲乙经》卷九均无此六字。《新校正》云："详此'腰痛引少腹'一节，与《缪刺论》重。"

【释义】

本段主要论述根据腰痛伴随症状选取经脉穴的刺治方法，原文有误衍。具体而言，若腰痛挟脊两旁疼痛，头项强急不舒，目视物不清，昏昏欲倒，可刺足太阳膀胱经的合穴委中出血，以疏泄太阳之表邪。腰痛，同时伴有身体上部寒冷者，取足太阳、足阳明之经脉穴昆仑、冲阳刺治；身体上部有热感者，取足厥阴之经脉穴太冲刺治。如张介宾所说："寒刺阳经，去阳分之阴邪。热刺厥阴，去阴中之风热也。"腰痛不可俯仰，取足少阳之经脉穴临泣刺治，以和其枢机。腰痛伴"中热而喘"者，取足少阴肾之经脉穴太溪刺治，以疏泄肾经上逆之热邪，并刺委中穴放血，以清泻血中之热。腰痛伴大便困难者，取足少阴之经脉穴太溪刺治，以泻其热。王冰云："涌泉主之。"临床上治疗肾虚所致的大便秘结，可取肾经照海穴配支沟，有较好的效果。腰痛伴少腹胀满，取足厥阴之经脉穴太冲刺治，以调畅足厥阴肝之经气。《甲乙经》云："腰痛，少腹满，小便不利如癃状……太冲主之。"腰痛如折，不可俯仰，不可举，取足太阳之经脉穴昆仑刺治，王冰云："如折，束骨主之。不可以俯仰，京骨、昆仑悉主之。不可举，申脉、仆参悉主之。"后世医家多从此说。腰痛牵引脊柱内侧，取足少阴之经脉穴太溪刺治，王冰云："复溜主之。"后世医家也多从此说。至于"腰痛引少腹控䏚……左取右，右取左"一段，已见前足太阴腰痛释义中，此不赘述。

【知识链接】

一、经脉穴与腰痛刺治取穴

本段所论根据腰痛不同伴随症状，分别刺治足太阳、阳明等，古今医家多解释为选取该经脉上的腧穴。惟黄龙祥[①]提出《黄帝内经》中相关论述当指经脉穴，即位于腕踝附近与经脉名同名的腧穴。经脉穴与十二脉口、十二原穴以及经脉的起点有很高的一致性，在阅读早期医学文献时，对于"手太阴""手少阴""足少阴"这类三阴三阳之名，凡见于针灸方者，多为"经脉穴"穴名；凡见于针灸方而其缀以"脉"字者，多为十二（或十一）经脉脉口名，切不可想当然地将其一概理解为经脉名。需注意的是，《黄帝内经》非一时一人之作，而且有些篇中五输穴已归经，故我们还不能排除这样的可能性：即有些晚期篇针灸处方中

———————
①黄龙祥.中国针灸学术史大纲[M].北京：华夏出版社，2001：218-219.

三阴三阳之名或指相应的五输穴。

《黄帝内经》之后的医书，如东汉张仲景刺灸方中的"手少阴"也指"经脉穴"，原书已有明确的说明（见《金匮玉函经》卷六）。同书中"少阴""厥阴""足阳明"也指"经脉穴"，朱肱、周扬俊等《伤寒论》注家均有明确注解。仲景以后的医书如《脉经》《诸病源候论》《龙门石刻药方》《千金要方》等所载针灸方中"经脉穴"下多注明其部位，或附有取穴图，不易混淆。

二、经脉理论的发生与演变

关于经脉理论的形成，黄龙祥[①]有着独到而深入的研究，他提出经脉学说是关于"机体远隔部位纵向关联律"的一种解释，而"诊-疗一体"观念的确立——所诊之病，即取所诊之处以治之，是发现经脉理论的独特思路和模式。在阴阳理论的影响下，经脉理论的发生与演变，大致经过了经验事实、理论初创、理论规范的不同阶段，本篇所论腰痛的分类与针刺治疗，可谓反映经脉理论发生与演变之典型文本。

（一）经验事实

理论是对经验的说明和组织，而经验事实是构建理论的基石，经脉理论的发生亦不例外。在"诊-疗一体"观念下，古人通过切按腕踝部诊脉处，可以诊断远隔部位的疾病，并通过针刺该部位以治疗远隔部位的疾病，如此则推论腕踝部诊脉处与所诊治疾病的远隔部位存在着某种关联关系，由此而产生了最初的联系之脉的观念。在早期，一个腧穴只要具有远隔治疗作用，便会有一条特定的脉连接相关联的两端，其循行路线即起于腧穴所在处，终于该穴主治所及。本篇"腰痛侠脊而痛，至头几几然，目䀮䀮欲僵仆，刺足太阳郄中出血……引脊内廉，刺足少阴"一段文字，可谓早期一穴一脉形态的遗存。经脉穴与十二脉口、十二原穴以及经脉的起点有很高的一致性，即是诊断、刺治远隔部位疾病的腧穴，也是十二经脉的起点，与经脉理论的发生密切相关，可谓经脉理论发生之渊源。

（二）理论初创

《素问·刺腰痛》"解脉令人腰痛，痛引肩……肉里之脉令人腰痛，不可以咳，咳则筋缩急，刺肉里之脉为二痏，在太阳之外，少阳绝骨之后"一段，可谓经脉理论初创阶段的反映，其主要特点有：一是经脉命名缺乏明显的逻辑统一性，如解脉、衡络之脉、散脉从其循行特点命名，如王冰云："解脉，散行脉也，言不合而别行也。""衡，横也，谓太阳之外络，自腰中横入髀外后廉。"会阴之脉、昌阳之脉、肉里之脉则是从其经脉起始部位或腧穴命名，如马莳注会阴之脉说："会阴者，本任脉经之穴名，督脉由会阴而行于背，则会阴之脉自腰下会于会阴，其脉受邪，亦能使人腰痛也。"昌阳，一般认为是复溜穴的别名；肉里，又名分肉，即阳辅穴。同阴之脉命名取义于足少阳别走足厥阴，飞阳之脉命名可能取义于循行于腓骨之外侧，而阳维之脉则为奇经八脉之一。二是《黄帝内经》中对上述脉之循行并没有明确的论述，同时也导致历代医家解读的困难，故对解脉、飞阳之脉等的解释，有的多达四

---

①黄龙祥.经脉理论还原与重构大纲[M].北京：人民卫生出版社，2016：281-282.

种以上。中医对经脉的认识，历经了人为的规范化、术数化的过程，本篇所论解脉、同阴之脉、阳维之脉、衡络之脉、会阴之脉、飞阳之脉、昌阳之脉、散脉、肉里之脉等，正好反映了经脉理论规范前的状况，在经脉理论规范后被逐渐淘汰，而由于后世医家对此演变过程认识的缺失，以规范后的经脉理论加以解释，故造成了不同的理解。

（三）理论规范

中医经脉理论的规范，是在"天人合一"理念的支配下，借用中国古代哲学、天文学等范式而实现的。其中影响较大的有三种：一是"天六地五"模式。《国语·周语下》云："天六地五，数之常也。"《汉书·律历志》进一步论述说："传曰：天六地五，数之常也。天有六气，降生五味。夫五六者，天地之中合，而民所受以生也。故日有六甲，辰有五日，十一而天地之道毕，言终而复始也。"马王堆帛书《足臂十一脉灸经》《阴阳十一脉灸经》及张家山简书《脉书》所记载的经脉数都为十一条，即五条阴脉和六条阳脉，缺少十二脉中的手厥阴脉。这种阳六、阴五的十一脉学说的建构，廖育群认为它不是一种经脉学说尚未完善的结果，而是按照"天六地五"这种阴奇阳偶的数术观念决定的[①]。廖氏的观点揭示了十一脉学说的建构与"天六地五"这一神秘数字的关系。二是三阴三阳模式。将经脉之数定为十二，既是因于古人对"十二"的数字信念和"天人合一"的哲学观念，也是为了满足以三阴三阳模式建构经脉学说，形成经脉"阴阳相贯，如环无端"（《灵枢·营卫生会》）的循环理论。三阴三阳分部为经脉划分了明确的脉道，促进了经脉循行描述的规范化。三是二十八宿模式。《黄帝内经》根据"天人合一"的观念，从天有二十八宿，推论出人有二十八脉，如《灵枢·五十营》说："日行二十八宿，人经脉上下、左右、前后二十八脉，周身十六丈二尺，以应二十八宿。"在"天六地五""十二""二十八"这些天之大数的影响下，出于人应天道的理念，古人分别建构了十一脉、十二脉、二十八脉等经脉理论，只是十二脉理论，能够更好地说明人体经脉气血的循环，也较之二十八脉理论更少内在的逻辑冲突，故十二脉的影响最大。在"十二"经数框架中，那些不能进入"经数"框架的大量的"脉"和"络"，或者迅速消亡，或者被归入另一大类——"络"，不管它之前的性质是"脉"还是"络"[②]。本篇第一段所论足三阴三阳经脉腰痛的临床表现、针刺治疗等，正是人体之脉被三阴三阳法则规范化、术数化的反映。

由此可见，中医经脉理论起源于临床"诊–疗一体"观念下腧穴对远隔部位疾病诊治的经验事实，对此经验事实的最初解释形成了一穴一脉理论，流传于现代的阴跷、阳跷脉可谓其代表；随着经验事实的积累，对相同功能诊疗腧穴认识的丰富，人们试图将同一功能的节点联系起来，并给予一定的名称，但最初的命名尚没有统一的规则，缺乏内在的逻辑性，可谓经脉理论的初创时期；后来在"天人合一"理念的支配下，借用中国古代哲学、天文学等范式，以阴阳法则划分脉道，规范命名经脉，使经脉理论得以定型。《素问·脉解》篇的三部分内容，恰好充分体现了经脉理论发生与演变的这一过程，可谓认识经脉理论发生与演变的典型文本。

---

①廖育群.岐黄医道[M].沈阳：辽宁教育出版社，1991：187.
②黄龙祥.经脉理论还原与重构大纲[M].北京：人民卫生出版社，2016：272–273.

风论篇第四十二

【导读】

　　风为自然界最为常见的气候变化,风向的变化、风力的大小又常与气候的寒热、晴雨密切相关。因此,风受到了古人的高度关注,也是《黄帝内经》中设专篇论述最多的六淫邪气。本篇专论风邪侵入人体之后,所引起的各种病变的机理、证候及诊断要点,阐明"风者善行而数变"和"风为百病之长"的道理,说明了风邪致病的广泛性和多变性。姚止庵云:"风者六淫之一,诸邪之首也。故经言风者百病之长,又言风者百病之始。妙矣哉! 善行数变,其尽风之形容乎。篇中所论,浅深不同,要之风之为病,其义尽于此矣。"

【原文】

　　黄帝问曰:风之伤人也,或为寒热,或为热中[1],或为寒中[2],或为疠风[3],或为偏枯[4],或为风也[5],其病各异,其名不同,或内至五脏六腑,不知其解,愿闻其说。岐伯对曰:风气藏于皮肤之间,内不得通,外不得泄[6]。风者善行而数变,腠理开则洒然[7]寒,闭则热而闷,其寒也则衰食饮,其热也则消肌肉,故使人怢慄[8]不能食,名曰寒热。

　　风气与阳明入胃,循脉而上至目内眦,其人肥则风气不得外泄,则为热中而目黄;人瘦则外泄而寒,则为寒中而泣出。风气与太阳俱入,行诸脉俞[9],散于分肉之间,与卫气相干,其道不利,故使肌肉愤䐃[10]而有疡,卫气有所凝而不行,故其肉有不仁也。疠者,有荣气热胕[11],其气不清,故使其鼻柱坏而色败,皮肤疡溃。风寒客于脉而不去,名曰疠风,或名曰寒热[12]。

　　以春甲乙[13]伤于风者为肝风,以夏丙丁伤于风者为心风,以季夏戊己伤于邪[14]者为脾风,以秋庚辛中于邪者为肺风,以冬壬癸中于邪者为肾风。

　　风中五脏六腑之俞[15],亦为脏腑之风,各入其门户[16]所中,则为偏风[17]。风气循风府[18]而上,则为脑风[19]。风入头系[20],则为目风[21],眼寒。饮酒中风,则为漏风。入房汗出中风,则为内风[22]。新沐[23]中风,则为首风。久风入中,则为肠风飧泄[24]。外在腠理,则为泄风。故风者百病之长也,至其变化乃为他病也,无常方,然致有风气也。

【校注】

〔1〕热中:病症名。病邪积留体内而化热,热邪内聚的一类病症。

〔2〕寒中:病症名。阳气素虚,邪从寒化的里寒病症。

〔3〕疠风:即麻风病,又称大风、癞病、大麻风等。

〔4〕偏枯:即半身不遂。又,《读素问钞》:"偏枯,当作偏风,下文以春甲乙云云,则为偏风是也。"

〔5〕或为风也:《素问识》:"下文有脑风、目风、漏风、内风、首风、肠风、泄风,恐为风之间有脱字。"《香草续校书》:"或字当涉上文诸或为字而误。盖本作同,故下文云:其病各异,其名不同,同误为或,则句不成义。"

〔6〕风气藏于皮肤……外不得泄:《素问释义》:"此错简,当在风气与太阳俱入节其道不利之下。"

〔7〕洒然:寒冷貌。

〔8〕怢(tū突)慄:《新校正》:"详怢慄,全元起本作失味,《甲乙经》作解㑊。"《素问识》:"《甲乙》作解㑊,于文理为要。"又,王冰:"怢慄,卒振寒貌。"

〔9〕脉俞:指经脉腧穴。

〔10〕愤䐜:肿胀。吴崑:"愤䐜,肿起也。"

〔11〕胕:同"腐",腐烂。森立之:"'胕'即'腐'之异构,王注亦以'胕'为胕坏,则为腐而读也。"

〔12〕或名曰寒热:《素问识》:"此衍文,诸注属强解。"可从。

〔13〕春甲乙:春指春季,甲乙指日期。春季属木,甲乙亦属木,总之是木旺之时。张志聪:"夫天之十干,化生地之五行,地之五行,化生人之五脏。十干之气化,而各以时受病也。"以下各条义类此。

〔14〕邪:《甲乙经》卷十作"风"。此邪与风同义。

〔15〕五脏六腑之俞:指五脏六腑的背俞穴。杨上善:"脏腑之输者,当是背输。近伤脏腑之输,故曰脏腑之风也。"

〔16〕门户:指腧穴,就如同房屋的门户一般,邪气侵犯人体,必由此入。

〔17〕偏风:丹波元简:"《神巧万全方》云:经有偏风候,又有半身不遂候,又有风偏枯候。此三者,大要同,而古人别为之篇目,盖指风则谓之偏风,指疾则谓之半身不遂,其肌肉偏小者,呼为偏枯。"又,王冰:"随俞左右而偏中之,则为偏风。"

〔18〕风府:穴名,属督脉。位于项后入发际一寸处。

〔19〕脑风:指风邪侵入脑部而致的病症。吴崑:"脑风,脑痛也。"

〔20〕头系:原作"系头",《素问识》云:"《甲乙》注一本作头系……简按:若不作头系,

则头字无着落,今据《甲乙》注改头系。头系,乃头中之目系。"此说是,故据改。目系,指眼球通于脑的脉络。

〔21〕目风:张介宾:"风邪入之,故为目风,则或痛或痒,或眼寒而畏风羞涩也。"

〔22〕内风:指因房事汗出,腠理开泄,致外风侵袭而成的病症。

〔23〕沐:洗头。

〔24〕肠风飧泄:张介宾:"久风不散,传变而入于肠胃之中,热则为肠风下血,寒则水谷不化,而为飧泄泻痢。"

【释义】

本篇首先围绕"风者善行而数变""风者百病之长"的命题,阐述了风邪致病的多样性、从化性、时变性等,充分说明了风邪在各类疾病发生中的普遍意义。

一、风性善行而数变

风者善行而数,言风性游走不定,所致病症变化多端。风邪伤人,可由不同途径侵入人体的不同部位,加之人的体质差异、诱发因素、受邪时间等发病条件不同,其病理变化多样。如张介宾说:"风之伤人,若惟一证;及其为变,则或寒或热,或表或里,或在脏腑,或在经络,无所不至。"

(一)风邪侵入部位不同,病变各异

风邪侵入人体的途径、部位不同,所导致的病症也有寒热、寒中、热中、疮疡、不仁、疠风等区别。

1.寒热

风邪侵袭人体潜藏于皮肤之间,内不得通于经脉,外不得泄于毫毛,若患者腠理开疏,出现洒然寒冷之症状,其寒使阳气虚微,故饮食减退;若腠理开而复闭,就会出现发热而烦闷的表现。阳盛而热的,由于热耗津液,消烁肌肉,则日渐瘦削。如寒热交作,会使人振寒战栗而不能进食,此病名为寒热。

2.疮疡、不仁

风邪由太阳经脉入侵,行于各经脉的俞穴,散布于分肉之间,与卫气相搏结,则经脉流行受阻,营卫之气不行,"营气不从,逆于肉理,乃生痈肿"(《素问·生天通天论》),所以使肌肉愤然肿胀而生疮疡。卫气凝滞不得循行于周身的肤表,"营卫虚则不仁"(《素问·逆调论》),故感觉肌肤麻木而不知痛痒。

3.疠风

风邪侵入血脉之中,留而不去,郁久化热,致气血污浊不清,营卫俱热,热盛则肉腐,所以造成鼻柱损坏而颜色毁败,皮肤生疡而溃烂,而发为疠风。这是由于风寒久留于经脉而不去所致,也称为寒热。

另外,风邪伤于五脏六腑的俞穴,顺俞而入其脏腑,则为五脏六腑之风;偏着于一处,即为偏风。从督脉风府而入,则为脑痛的脑风;风邪侵入头中之目系,则形成目痛,羞涩而畏惧风寒的目风;风邪入中胃肠,则为肠风飧泄;风邪客于腠理,风迫汗泄,称为泄风。

（二）风邪伤人,因体质而从化

风邪从阳明胃经侵入,可因人的体质而异,发生热中或寒中的不同病症。若其人肥胖,由于腠理致密而风邪不得外泄,积留体内,久则化热,成为热中,而目珠发黄;如患者体质瘦弱,腠理开疏,阳气随风邪易于外泄,因而感到寒冷,成为寒中,寒气上行,而两眼时常流泪。说明人的体质不同,同受风邪,可有寒热不同转化,体质强壮者从阳化热,体质虚弱者则从阴化寒。

（三）风邪伤人,因时而异

古人认为,六淫邪气伤人致病,常与时令有关,并根据五行理论来说明其发病的规律。风邪的致病也如此,同为一种风邪,在不同的季节、时日里,侵袭人体后,损伤脏腑各有所偏重,而表现出不同脏腑的风病。所谓"以春甲乙伤于风者为肝风……以冬壬癸中于邪者为肾风。"五行中的木,在季节为春,在天干为甲乙,在脏为肝,故风邪在春季及甲乙时日侵犯人体,最容易伤肝,而为肝风。其余心、脾、肺、肾风以此类推。《素问·金匮真言论》也有类似的论述。张志聪解释说:"夫五脏之气,外合于四时,故各以时受病者,病五脏之气也。"

当然,对此五行推论之说,不可拘泥。如张介宾所说:"本节以四时十干之风分属五脏,非谓春必甲乙而伤肝,夏必丙丁而伤心也。凡一日之中,亦有四时之气,十二时之中,亦有十干之分,故得春之气则入肝,得甲乙之气亦入肝,当以类求,不可拘泥。"

（四）不同生活状态伤人发病

风邪无时不有,无处不在,人体在多种生活状态下都可能感受风邪而发病,如饮酒则毛孔开而汗出,风邪乘虚而入,发为漏风。洗头则头部毛孔开,风邪乘而中之,名为首风。漏风、首风的临床表现,下文有具体表述。

房事耗损精气,使阴精内竭,汗出则阳气弛于外使腠理开泄,此时风邪乘虚而入,直中于内,称为内风。张志聪说:"此论入房中风而为内风也。夫内为阴,外为阳;精为阴,气为阳。阳为阴之卫,阴为阳之守。入房则阴精内竭,汗出则阳气外弛,是以中风,则风气直入于内,而为内风矣。"其与后世内风涵义迥然不同。张仲景有"虚劳诸不足,风气百疾,薯蓣丸主之"的治法,于补不足中散风邪。

二、风为百病之长

正由于风邪无处不在,无时不有,致病变化多端,为六淫致病之首,故本篇又提出"风者百病之长也"的命题,集中反映出风邪致病的又一突出特性。

依据原文及后世医家的发挥,"风为百病之长"可以从以下三方面加以理解:一是由于风性开泄,善开腠理,易入人体,各种状态下都可能导致发病。二是风为四季之常邪,不仅四季皆可致病,而且其他邪气多依附于风邪侵入人体,如叶天士《临证指南医案》中说:"盖六气之中,惟风能全兼五气,如兼寒则风寒,兼暑则曰暑风,兼湿曰风湿,兼燥曰风燥,兼火曰风火。盖因风能鼓荡此五气而伤人,故曰百病之长也。其余五气,则不能互相全兼,如寒不能兼暑与火,暑亦不兼寒,湿不兼燥,燥不兼湿,火不兼寒。由此观之,病之因乎风而起者自多也。"古人又谓风为百病之始也。三是风者善行而数变,风邪导致人体发病,可根据病位、患者体质状态等而有多种变化,如偏风、脑风、目风、肠风、泄风、肺风、肝风、心风、脾风、胃风、肾风、漏风等,其变化多端。因此,原文指出:"故风者百病之长也,至其变化,乃为他病,无常方,然致有风气也。"

【知识链接】

一、风邪的性质和致病特征

《黄帝内经》对风邪性质和致病特征的认识,大致可概括为以下几个方面:①风行迅疾,发病急促。《素问·阴阳应象大论》曰:"邪风之至,疾如风雨。"张介宾注:"至疾者莫如风,故又主于暴速。"《素问·至真要大论》曰:"诸暴强直,皆属于风。"临床上见到急性发作的病症,如中风、癫痫等,多与风有关。另外,《灵素节注类编·辨阴阳脏腑脉象病证》云:"若风邪客于胃,风性疏泄迅利,谷食不及消化而即下泄,病名飧泄也。"即风性迅疾,能推动肠胃加速运行,可致完谷不化的泄泻。②风为阳邪,易伤阳位。《素问·太阴阳明论》云:"阳受风气。""伤于风者,上先受之。""故犯贼风虚邪者,阳受之。"《素问·平人气象论》云:"面肿曰风。"说明风邪伤人以头面、鼻咽、体表等阳位为主。③风性开泄,多汗恶风。《素问·骨空论》云:"风从外入,令人振寒,汗出头痛,身重恶寒。"《灵枢·营卫生会》所述因风而毛蒸理泄的漏泄及本篇所述脏腑风、泄风、漏风,均见汗出恶风的症状,说明风袭肌表,内开腠理,营卫失和,表现出风阳开泄的致病特性。④风性主动,其病振摇。"风胜则动"(《素问·阴阳应象大论》),"诸风掉眩,皆属于肝"(《素问·至真要大论》)等论述,说明风邪常致头目、肢节动摇不定,其机理与"风气通于肝""风伤筋"密切相关。⑤风邪性燥,伤精耗液。风性燥,燥能胜湿,风胜则能伤津液。《素问玄机原病式·燥类》云:"俗云皴揭为风者,由风能胜湿而为燥也。《经》言厥阴所至,为风府,为璺启。由风胜湿而为燥也。"《素问·生气通天论》云:"风客淫气,精乃亡,邪伤肝也。"风邪易伤肝之阴血。故张介宾《类经·疾病类》说:"凡旱则多燥,燥则多风,是风木之化从乎燥,燥即阴虚之候也。故凡治类风者,专宜培补真阴,以救根本,使阴气复则风燥自除矣。"⑥风邪为患,变化多端。如上文所述,风邪随着伤人途径和部位不同、患者体质的差异、诱因不同、发病的时令季节的不同,以及兼夹外邪的不同,所致病症各异。由于风邪致病极为广泛,成为外感病邪之首,六淫之先导,故有"风者,百病之始也"(《素问·骨空论》)之论。⑦风者善行,病无定处。风邪伤人,外而五体,内而五脏,无处不到,具有善动不居,易行而无定处的特征。据此,在临床上凡见到病位游走不定者,即可判断为风邪为患。如《素问·痹论》云："风寒湿三气杂至合而为痹也,其风气胜者为行痹。"⑧风邪伤肝,多及脾土。六淫与五行五脏相对应,《素问·阴阳应象大论》中说："东方生风,风生木,木生酸,酸生肝,肝生筋。"将风、木、肝、筋等一一对应紧密联系。《素问·宣明五气》曰："五脏所恶……肝恶风。"《素问·五运行大论》曰："风伤肝,燥胜风。"《素问·至真要大论》曰："风木受邪,肝病生焉。"可见肝脏最易受到风邪的侵犯。病机十九条中明确提出了"诸风掉眩,皆属于肝"的理论,将肢体动摇、头目眩晕等这样一类具有"风胜则动"特征的病证明确归属于肝,成为后世肝阳化风说的理论基础。风邪入肝,常引起肝木亢盛,而乘侮脾土。如《素问·气交变大论》曰："岁木太过,风气流行,脾土受邪。民病飧泄食减,体重烦冤,肠鸣腹支满。"《素问·生气通天论》云："春伤于风,邪气留连,乃生洞泄。"张介宾注:"春伤于风,木邪胜也。留连既久,则克脾土,故为洞泄。"⑨风邪善藏,留蓄不去。风邪有善藏之性,如杜文燮《药鉴·麻黄》说:"盖风至柔也,而善藏。"汪机《读素问钞·病能》说:"春伤风,藏蓄不散。"《素问·通评虚实论》曰:"不从内,外中风之病,故瘦留着也。"张介宾注:"有病不从内,而外中风寒,藏蓄不去,则伏而为热,故致燔烁消瘦,此以表邪留薄,而着于肌肉筋骨之间也。"风邪侵袭人体后,常藏于肌肉筋骨之间,经久不去,郁而化热,消烁肌肉使人消瘦。此风病难治,所以后世常用搜剔风邪之法。

二、脑风的后世发挥与临床案例

本篇提出脑风病名,后世多有发挥,《甲乙经》卷十云:"脑风目瞑,头痛,风眩目痛,脑空主之。"《圣济总录》卷十五云:"夫风生高远,始自阳经。然督脉、阳维之会,自风府而上至脑户。脑户者,督脉、足太阳之会也。又太阳之脉,起于目内眦,上额交巅,上入络脑。今风邪客搏其经,稽而不行,则脑髓内弱,故项背怯寒,而脑户多风冷也。"并列举了诸治疗方剂,其用药多用川芎、藿香叶、白附子、天麻、石膏、防风、荆芥、白芷、僵蚕、菊花、麻黄、细辛、白花蛇、羌活之属。骆龙吉《增补内经拾遗方论》云:"夫风府一穴在项后,入发际一寸,大筋内是也。风气循行风府而上,则脑户痛也。风中脑户,则为脑风,怯寒而脑痛也。"提出用三五七散(附子三两,山茱萸五两,干山药七两)治疗。

《全国名医验案类编·脑风头痛》载:"郑姓,年五十二岁,业商,住象山石铺。病名:脑风头痛。原因:由于风邪入脑。证候:头连巅痛,经十阅月,百方无效。诊断:脉浮缓而大。脉症合参,断为脑风头痛。疗法:苍耳治头风为君,佐藁本以治顶痛。处方:苍耳子二钱,川藁本一钱。效果:服一剂,明日发厥,正不胜邪,人谓升散药之咎,殊不知苏后,其病遂失。"

按　经谓"风气循风府而上,则为脑风。风从外入,令人振寒汗出头痛,治在风府"。此案头连巅痛,确是脑风头痛,方用苍耳能使清阳之气上升巅顶为君,藁本专治巅顶痛为佐,药虽简单,却合病机,宜其一击而中,病邪即退。《尚书·说命》言:"药弗瞑眩,厥疾弗瘳。"此例当之。

三、"久风入中,则为肠风飧泄"的应用

本篇提出"久风入中"可导致肠风与飧泄两种疾病。从肠风的角度而言,张介宾认为

"久风不散，传变而入于肠胃之中，热则为肠风下血"，即风邪入客于肠，郁久化热，肠络损伤，故大便下血，血色鲜红。治宜清肠泻热，祛风止血，临床常用槐花散、地榆散加减。从飧泄的角度而言，姚止庵注云："中者，脾胃也。脾胃者，土也。风久则木胜，木胜则入而伤土，是故风居肠脏，而令水谷不分也。"《素问·气交变大论》说："岁木太过，风气流行，脾土受邪，民病飧泄。"《素问·阴阳应象大论》有"春伤于风，夏生飧泄"之说，对飧泄的病因病机进行了阐述。肝为阴中之少阳，通于春气，感于风邪则肝气有余，横逆侮脾，脾失健运，水谷不化，发为飧泄。因此，临床上在辨证治疗泄泻时选择加入一些祛风药，如葛根、白芷、防风、苍术、羌活、藿香、苏叶、柴胡等，往往能取得较为理想的效果。

赵海燕等[①]曾诊治一男性患者，45岁，患慢性结肠炎5年余，反复发作，迁延不愈，晨起即大便1~2次，稀便夹不消化食物。每于饮食不当、受凉或精神紧张时腹泻加重，大便日5~6次，夹大量黏液，甚为黏冻样便，伴腹痛，里急后重。服各种补肾健脾药物疗效不显。患者形体消瘦，神疲纳差，舌暗红，舌体胖，苔白，脉弦。辨证为肝脾不和，夹风夹瘀。给予痛泻要方加味治疗，药用陈皮10g，防风10g，白术15g，白芍12g，党参15g，木香10g，葛根6g，车前子（包煎）10g，鸡内金15g，苍术10g，乳香10g，没药10g，服药5剂后痛泻大减，以此方加减调治月余，多年的腹泻终告痊愈。喻嘉言《医门法律》卷一指出："风邪伤人，必入空窍，而空窍惟肠胃为最。风既居于肠胃，其导引之机，如顺风扬帆，不俟脾之运化，食入即出，以故飧已即泄也。不知者以为脾虚，完谷不化，如长夏洞泄寒中，及冬月飧泄之泄，反以补脾刚燥之药，助风性之劲，有泄无已，每至束手无策。倘知从春令治之，用桂枝领风从肌表而出，一二剂而可愈也。"本案亦可谓从其法而之例。

【原文】

帝曰：五脏风之形状不同者何？愿闻其诊及其病能[1]。岐伯曰：肺风之状，多汗恶风，色皏[2]然白，时咳短气，昼日则差[3]，暮则甚，诊在眉上，其色白。心风之状，多汗恶风，焦绝[4]善怒嚇[5]，赤色，病甚则言不可快，诊在口，其色赤。肝风之状，多汗恶风，善悲，色微苍，嗌干善怒，时憎女子，诊在目下，其色青。脾风之状，多汗恶风，身体怠惰，四肢不欲动，色薄微黄，不嗜食，诊在鼻上，其色黄。肾风之状，多汗恶风，面痝然[6]浮肿，脊[7]痛不能正立，其色炲[8]，隐曲不利[9]，诊在颐[10]上，其色黑。胃风之状，颈多汗恶风，食饮不下，鬲塞不通[11]，腹善满，失衣则䐜胀，食寒则泄，诊[12]形瘦而腹大。

首风之状，头面多汗恶风，当先风一日则病甚，头痛不可以出内，至其风日，则病少愈。漏风之状，或多汗，常不可单衣，食则汗出，甚则身汗[13]，喘息恶风，衣常濡[14]，口干善渴，不能劳事。泄风[15]之状，多汗，汗出泄衣上，口中干，上渍，其风[16]不能劳事，身体尽痛则寒[17]。帝曰：善。

---

①赵海燕，郭雁玲，徐琴轩.《内经》脏腑风证与临床[J].中国中医基础医学杂志，2005，11（4）：304，306.

【校注】

〔1〕病能：即病态，指疾病的临床表现。

〔2〕䩉（pěng捧）：淡白色。王冰："䩉，谓薄白色也。"

〔3〕差（chài瘥）：同"瘥"，减轻之义。

〔4〕焦绝：指唇舌焦燥，津液干涸。又，姚止庵："焦绝者，心主火，心病则火炽而焦急。"

〔5〕善怒嚇：指热盛心烦而多怒状。嚇，怒叱声。

〔6〕痝（máng芒）然：肿起貌。

〔7〕脊：《太素》卷二十八、《甲乙经》卷十"脊"上均有"腰"字。

〔8〕炲（tái台）：张志聪："炲，烟煤，黑色也。"

〔9〕隐曲不利：大小便不得通利。隐曲，即隐蔽委曲之处。一说指性功能减退。滑寿："肾者作强之官，精液藏焉，故病隐曲不利。"

〔10〕颐：原作"肌"，据《太素》卷二十八、《甲乙经》卷十改。杨上善："颐上肾部也，有本为'肌上'，误也。"颐，指面颊。

〔11〕鬲塞不通：胸膈阻塞不通。鬲，同"膈"。

〔12〕诊：《圣济总录》卷十七引作"注"，连上读，义胜。

〔13〕身汗：《圣济总录》卷十七引作"身寒"，义胜。

〔14〕衣常濡：谓衣服常被汗液浸湿。常，与"裳"通。濡，即湿。

〔15〕泄风：《新校正》："按孙思邈云：'新房室竟取风为内风，其状恶风，汗流沾衣裳。'疑此泄风乃内风也。按本论前文先云漏风、内风、首风，次言入中为肠风，在外为泄风，今有泄风而无内风，孙思邈载内风乃此泄风之脉，故疑此'泄'字，'内'之误也。"

〔16〕上渍，其风：《素问识》："四字未详，或恐是衍文。"《素问释义》"其风二字衍。"可参。

〔17〕则寒：《内经评文》："'上渍其风'与'则寒'均疑有误字。今曲为之说……若见身体尽痛之证，则更挟寒矣。"或疑此2字当与前"上渍"连读，此错简也。

【释义】

本段具体阐述了肺风、心风、肝风、脾风、肾风、胃风、首风、漏风、泄风的临床表现，其共有的症状为"多汗恶风"，反映了风行开泄的特征，如张介宾说："多汗者，阳受风气，开泄腠理也；恶风者，伤风恶风也。"

一、脏腑风证

脏腑风证初起阶段，均有营卫失和"多汗恶风"的风邪致病的共有特征，此外，可见各脏腑功能失调的相关症状，具体分析如下。

（一）肺风

肺风的临床表现为多汗恶风，面色淡白，时常咳嗽气短，白天病情较轻，夜晚加重，眉上出现白色。其病机为风邪伤肺，肺失清肃，气道涩滞，故见咳嗽短气；昼日阳气盛，入暮阳气衰，故病入暮则重；肺五行属金，其色白，外候部位在眉上，故肺病眉上色白。

（二）心风

心风的临床表现为多汗恶风，口唇干焦，心烦多怒，甚则言语不利，面、口舌色赤。其病机为心为火脏，易于化热，风邪侵袭，风动火炎，消灼津液，故见唇舌焦干；心主藏神，风热扰心，心神不安，故心烦多怒；舌为心之苗，心火盛则舌本强直而语言不利；心五行属火，其色赤，诊候部位在口舌，故心病见面与口舌色赤。

（三）肝风

肝风的临床表现为多汗恶风，易怒善悲，咽干，厌憎女子，面色微青，目下色青。其病机为风邪伤肝，损伤肝之阴血，肝失所养，疏泄失常，则情志不调，而见易怒善悲；肝脉循喉咙之旁，阴血亏虚，咽失滋养，故见咽喉干燥；肝脉循阴器入少腹，肝气顺则悦色而喜接近女子，肝气病则恶色而厌憎女子；肝五行属木，其色青，外候部位在目下，故肝病见面与目下色青。

（四）脾风

脾风的临床表现为多汗恶风，肢体倦怠，四肢懒于活动，食欲减退，面色微黄，鼻色黄。其病机为脾主肌肉及四肢，又主运化水谷，脾病则使人周身倦怠，面色黄，四肢不欲动，不嗜食；脾五行属土，其色黄，外候部位在鼻，故脾病见面与明堂色黄。

另外，《素问·玉机真脏论》云："肝传之脾，病名脾风，发瘅，腹中热，烦心出黄。"王冰注言："脾之为病，善发黄瘅……腹中热而烦心，出黄色于便泻之所也。"说明脾风也可生湿化热，而发为黄疸。

（五）肾风

肾风的临床表现为多汗恶风，面目浮肿，脊痛不能立，小便不利，面色黑。其病机为肾主水，风邪入肾，挟水气上泛于面部故见浮肿；肾主骨，肾病则腰脊疼痛而不能直立；肾藏精主生殖，开窍于二阴，风伤肾气，故隐曲不利；肾五行属水，其色黑，外候部位在面颊，故见面及颊部色黑。

（六）胃风

胃风的临床表现为颈部多汗恶风，饮食不下，腹胀满，饮食寒凉则腹泻，形体消瘦。其病机为胃脉从大迎前下人迎，循喉咙入缺盆，所以胃风之多汗恶风见于颈部；胃主受纳水谷，胃受风邪，则胃气上涌，使饮食不下，隔塞不通，腹多胀满；受寒或饮食寒凉则中焦阳气更伤，腹胀加重，或导致泄泻；日久可致形体消瘦而腹部胀大之象。

二、其他风证

（一）首风

首风的临床表现为头面多汗恶风，头痛于风将至时加重，甚至不敢外出，到风气胜发之日，疼痛反而减轻。张志聪解释说："头乃诸阳之会，因沐中风，则头首之皮腠疏而阳气弛，故多汗恶风也。风者天之阳气，人之阳气，以应天之风气，诸阳之气上出于头，故先一日则病甚，头痛不可以出户内，盖风将发而气先病也。至其风发之日，气随风散，故其病少愈。"治疗宜祛风散邪止头痛，《增补内经拾遗方》用羌活散，《证治准绳》用白芷丸，余如川芎茶调散、菊花茶调散之类，亦可选用。

（二）漏风

漏风的临床表现为有时出汗甚多，有时不甚出汗，由于怕风，所以不能穿单薄的衣服；每到吃饭时就出汗，病情严重的，经常全身汗出，喘息怕风，衣服常被汗液浸湿；汗多亡津，所以口干善渴，稍事劳动，则喘汗更甚。本篇言此漏风乃饮酒中风所致，《病能论》称之为酒风，并载有治疗方药，可互参。

（三）泄风

泄风为体表阳虚失固，风邪侵袭肌表，腠理开疏所致，临床表现为多汗，汗出湿衣，口中干燥，特别是上半身汗多如浸渍，全身酸痛，不耐劳动。治疗当以温阳固表，调和营卫为要，方宜玉屏风散或桂枝附子汤之类。

【知识链接】

一、风的涵义探讨

风本义是指空气的流动，一般指自然界正常的六种气候之一，即常说的风气。二指外感六淫致病因素之一，医家常称之为风邪，也称之为外风。如《素问·生气通天论》说："故风者，百病之始也……因于露风，乃生寒热。"《素问·太阴阳明论》说："伤于风者，上先受之。"他如《灵枢·九宫八风》与《灵枢·岁露论》之虚风、实风，以及《素问·疟论》之疟生于风，《素问·评热病论》之大风等，均指风邪而言。三是泛指外感六淫之邪，如《素问·阴阳应象大论》"故邪风之至，疾如风雨"之邪风，《素问·上古天真论》所言的"虚邪贼风"等。四是指病理机制，如《素问·至真要大论》所说："诸暴强直，皆属于风。"五是指病症，如《素问·脉要精微论》言："尺不热脉滑曰病风……脉滑曰风。"本篇也多以风来命名病症名。

由风邪所引起的五脏六腑、肌肉筋骨、经脉官窍等病症，统称之为外风病，或外感风症，也有简称外风，本篇所讨论诸风病症皆属此类。风性来去迅速，轻扬开泄，善行数变而主动，凡临床见起病急，病程短，传变快而有明显外感因素者，症见恶风、发热、汗出，痛痒无定处，颜面抽搐，口眼歪斜等，可以外风论，究其病因为风邪所致。另有一类在疾病过程中，因脏腑功能失常而产生类似外风致病特点，但没有表证特征的病症，中医称为内风，如肢体震颤、抽搐、麻痒无定处，头晕目眩，突然仆倒，不省人事，颈项强直，角弓反张等。内风多由热极生风、阴虚阳亢或血虚生风所致，与风邪无关。其治疗也不同，如"外风宜祛，内风宜息"，虽则内、外风两者之间有联系，但临证决不能混同，必须明确加以区分。

二、五脏风证的后世演变与诠释

历代医家对五脏风甚为重视，《桂林古本伤寒杂病论·伤风脉证并治》明确论述了五脏风的成因及其证治，指出："风病，头痛，多汗，恶风，腋下痛，不可转侧，脉浮弦而数，此风邪干肝也，小柴胡汤主之；若流于腑，则口苦，呕逆，腹胀，善太息，柴胡枳实芍药甘草汤主之。风病，胸中痛，胁支满，膺背肩胛间痛，嗌干，善噫，咽肿，喉痹，脉浮洪而数，此风邪乘心也，黄连黄芩麦冬桔梗甘草汤主之。风病，四肢懈惰，体重，不能胜衣，胁下痛引肩背，脉浮而弦涩，此风邪乘脾也，桂枝去桂加茯苓白术汤主之；若流于腑，则腹满而胀，不嗜食，枳实厚朴白术甘草汤主之。风病，咳而喘息有音，甚则唾血，嗌干，肩背痛，脉浮弦而数，此风邪乘肺也，桔梗甘草枳实芍药汤主之；若流于大肠，则大便燥结，或下血，桔梗甘草枳实芍药加地黄牡丹汤主之。风病，面目浮肿，脊痛不能正立，隐曲不利，甚则骨痿，脉沉而弦，此风邪乘肾也，柴胡桂枝汤主之。"《金匮要略·五脏风寒积聚病脉证并治》《华氏中藏经·风中有五生死论》均有五脏"中风"的临床表现描述，孙思邈的《千金要方》也列有五脏风专条和灸治各脏俞之法。宋·骆龙吉撰《内经拾遗方论》，罗列了治疗相关风证的方剂与药物，可供参考。宋代《圣济总录》收载其前世医家有关五脏风证条文，并增补方药，扩大了五脏风的范围，逐渐将五脏风证演变为内风、中风病症的范畴之内，而使原有的内涵渐渐流失。

关于《黄帝内经》五脏风证所指，尹荟萃等[1]提出五脏风相当于现代临床的急性感染性疾病，肾风相当于急性肾小球肾炎，肝风相当于流行性乙型脑炎，心风相当于急性心肌炎，脾风相当于急性病毒性肝炎，肺风相当于急性肺感染。任继学[2]则从多方面论证肾风与慢性肾小球肾炎密切相关。均颇有一定的道理。然翁逸群等[3]探讨《黄帝内经》五脏六腑风的证治，将脏腑风证与《黄帝内经》所论煎厥、薄厥、大厥、厥病、偏枯、昏仆等混为一谈，大多指向当代所言中风病，则明显偏离了经旨。

三、脾风的现代研究与临床意义

王秀梅[4]基于古文献中关于脾风相关概念存在误解及对古文献不加辨析而直接引用以阐述脾风病的病因证治，导致脾风理论脉络丢失，故通过对古代文献的系统梳理，力图重

---

①尹荟萃,郑杨,鞠海洋,等.《黄帝内经》五脏风探析[J].黑龙江中医药,2013,(2):9-10.
②杨利.任继学教授对肾小球肾炎的中医理论见解[J].广州中医药大学学报,2003,20(1):79-81.
③翁逸群,包素珍.《黄帝内经》五脏六腑风病理论初探[J].中华中医药杂志,2017,32(1):67-70.
④王秀梅.脾风的理论及证治规律研究[D].哈尔滨:黑龙江中医药大学,2012.

新构建脾风理论。认为脾风是指风邪中于脾脏，或立即发病，或伏留而缓慢发病的脾脏病。又可称为脾中风、脾脏中风。脾风最早见于《素问·玉机真脏论》，脾中风最早见于《金匮要略·五脏风寒积聚病脉证并治》，脾脏中风最早见于《诸病源候论·劳黄候》。脾风的病机关键表现为两方面：急发者病因为偏风，属于风壅。风为阳邪，其性开泄，易伤血分。脾风之邪入于脾脏，伤脾脏血分，易化热成瘀，脾失健运而生湿，湿郁热结而生黄疸；缓发者病机为伏风结于血分，耗气伤血损精，化燥生瘀成积聚。日久则阴阳两伤，脾脏衰竭，脾病及肾，出现脾肾两伤。

脾风的治疗原则：急发者，为风壅化热，瘀结生湿，宜急则治其标，以退黄为主；脾风缓发者，为伏风结于血分，化燥成瘀渐成积聚，治宜理脾和阴、消瘀散结、养精血、振脾阳、祛伏风、防积聚。五脏传变，视气血脏腑之不同而随证治之。脾风传变是血分传变，治法不一。可视其轻重，治疗疾病的主要矛盾，传变轻者主治脾，传变重者主治传变。并具体论述了脾风的临床辨证及其治法方药，提出黄疸病的理论应回归中医的脾理论核心。

四、肺风证治验案

赵海燕等[①]报道治疗一男性患者，45岁，每年于初冬季节即发咳嗽，常持续1个冬季，待来年春天天气转暖后，方可渐渐缓解。适年冬季，患者咳嗽又发，用止咳化痰及抗生素抗炎治疗无效，咳嗽渐重，咽干、咽痒难忍，稍有刺激即引起阵阵呛咳，痰少难咯，时有自汗出。查：咽轻度充血，双肺（−）。舌质红，苔薄黄根部略腻，脉弦数。考虑风邪犯肺，久而不去，郁而化热。治以疏风清肺，化痰止咳。方药如下：荆芥10g，防风10g，紫菀10g，冬花10g，薄荷（后下）10g，僵蚕10g，蝉衣10g，生石膏30g，杏仁10g，百部10g，白前10g，桔梗10g，牛蒡子10g，白茅根10g，甘草10g，3剂，水煎服，每日1剂。二诊，患者咳嗽大减，咽痒明显减轻，上方加减继服6剂后咳嗽、咽痒消失。

《外科大成·诸痒》说："风盛则痒，盖为风者，火之标也。"手太阴肺经循喉中，风邪犯肺，肺之气机不利，肺失清肃之功，风热循经上扰咽喉，故咽痒。患者咽痒难忍，提示有风邪为患，属于典型的肺风证，故治疗重在疏风清肺而取效。

———————
　①赵海燕，郭雁玲，徐琴轩.《内经》脏腑风证与临床［J］.中国中医基础医学杂志，2005，11（4）：304，306.

痹论篇第四十三

【导读】

在《黄帝内经》时代，痹证泛指感受风寒湿等邪气，导致经络闭阻、营卫凝涩、脏腑气血运行不畅，引起以肢体关节疼痛酸楚、麻木沉重以及脏腑功能障碍，气机升降出入阻滞为特点的一类病症。随着后世医家认识的不断深化、规范，痹证则主要指以肢体关节疼痛酸楚、麻木沉重为主症的一类病症，故皮痹、骨痹、筋痹、肌痹等五体痹还常被提及，但脏腑痹等大多被归入其他病症的范畴，说明古今同一病症名称，其内涵不尽完全相同。本篇是《黄帝内经》专门论述痹证的纲领性文献，系统阐述了痹证的病因、病机、分类、预后与辨证、治疗等，不仅奠定了现今痹证论治的理论基础，而且对风湿性心脏病、系统性红斑狼疮、硬皮病等疾病的诊治都具有一定的指导意义。

【原文】

黄帝问曰：痹之安[1]生？岐伯对曰：风寒湿三气杂至合而为痹也。其风气胜者为行痹[2]，寒气胜者为痛痹[3]，湿气胜者为著痹[4]也。

帝曰：其有五者何也？岐伯曰：以冬遇此者为骨痹[5]，以春遇此者为筋痹，以夏遇此者为脉痹，以至阴[6]遇此者为肌痹，以秋遇此者为皮痹。

帝曰：内舍[7]五脏六腑，何气使然？岐伯曰：五脏皆有合[8]，病久而不去者，内舍于其合也。故骨痹不已，复感于邪，内舍于肾；筋痹不已，复感于邪，内舍于肝；脉痹不已，复感于邪，内舍于心；肌痹不已，复感于邪，内舍于脾；皮痹不已，复感于邪，内舍于肺。所谓痹者，各以其时重感于风寒湿之气也。

【校注】

〔1〕安：疑问代词。王冰："安，犹何也。言何以生。"

〔2〕行痹：指感受风邪为主，临床以肢节疼痛，游走无定处为特点，也称为风痹。

〔3〕痛痹：指感受寒邪为主，临床以疼痛剧烈，痛处固定为特点，也称为寒痹。

〔4〕著痹：指感受湿邪为主，临床以酸痛重滞固定，或顽麻不仁为特点，也称为湿痹。

〔5〕骨痹：与下文筋痹、脉痹、肌痹、皮痹合称为五体痹。楼英《医学纲目》云："皆以所遇之时，所客之处命名，非此行痹、痛痹、著痹之外，又别有骨痹、筋痹、脉痹、肌痹、皮痹也。"

〔6〕至阴：指长夏，即农历六月。

〔7〕舍：张介宾："舍者，邪入而居之也。"

〔8〕五脏皆有合：谓五脏分别有与之相联系的骨、筋、脉、肌肉、皮五体。

【释义】

本段主要论述痹证的病因及其分类。首先，明确了痹证的病因是"风寒湿三气杂至，合而为痹""所谓痹者，各以其时重感于风寒湿之气也"，说明风寒湿等外邪的共同作用是痹证发病的条件和特点，提示了痹证病情的复杂性。对此，《灵枢·贼风》论寒痹的形成也说："尝有所伤于湿气，藏于血脉之中，分肉之间，久留而不去，若有所堕坠，恶血在内而不去……其开而遇风寒，则血气凝结，与故邪相袭，则为寒痹。"亦强调了风寒湿邪为形成痹的主因。

其次，提出了对痹证按病因和病位进行分类的方法。按病因分类，根据其感受风、寒、湿邪的主次不同，分为行痹、痛痹、著痹。其中，风邪偏盛的为行痹，因风性善行数变，善动不居，故以疼痛游走无定处为其临床特点。寒邪偏盛的为痛痹，因寒为阴邪，其性凝滞收引，闭塞气血，经脉不通，故以疼痛部位固定，遇寒冷痛重，疼痛剧烈为特点。湿邪偏盛的为著痹，因湿性重浊黏滞，着而难去，故以肢体重着麻木，酸痛不移，缠绵难愈为特点。按痹证发生的病位，则可分为筋、脉、肌、皮、骨等五体痹和脏腑痹。

最后，论述了五体痹向内脏传变的病理机制，一是"病久而不去"，即五体痹久延不愈，久病正气耗损；二是"重感于风寒湿之气"，即反复感受痹邪，造成痹邪内传入脏，从而形成五脏痹。

【知识链接】

一、痹的范围

痹，闭也。《黄帝内经》泛指感受风寒湿等邪气，导致经络闭阻、营卫凝涩、脏腑气血运行不畅而引起的一类病症。《黄帝内经》对痹的论述甚为丰富,除本篇及《灵枢·周痹》予以专论外,另有四十余篇涉及到痹的内容,以痹命名的病症有五十余种。从分类与辨证而言,除上述内容外,尚有根据症状特征命名的周痹、众痹,根据病程长短命名的远痹、久痹,以十二经筋分布区域并结合受病时间命名的孟春痹、仲春痹、季春痹等十二种类型的筋痹等。

《黄帝内经》痹证的范围十分广泛,除肌肉、关节的风湿性疾病外,还包括了其他系统的多种病变。如皮痹类似于硬皮病;肌痹可包括多发性肌炎、皮肌炎、流感病毒引起的肌炎、重症肌无力等;脉痹包括静脉炎、大动脉炎及雷诺病,血栓闭塞性脉管炎、结节性动脉炎、闭塞性动脉粥样硬化、下肢静脉曲张、肢体动脉栓塞等周围血管病未发生溃疡或坏疽时,亦属脉痹之列;筋痹可涉及坐骨神经痛、腱鞘炎、肩周炎,以及一些创伤、慢性劳损等因素引起的肌腱粘连而活动不便的病症;骨痹如骨质增生症、骨质疏松症、强直性脊椎炎、大骨节病等。他如心痹与冠心病、风心病等,脾痹与多发性肌炎、进行性肌营养不良、系统性红斑狼疮、重症肌无力,肺痹与间质性肺炎、肺间质纤维化等,肾痹与红斑狼疮、痛风病损及肾等,胞痹与前列腺增生或炎症等之间有一定的联系。另外,由于痹症以疼痛为主症,而古代疝包括阴部肿痛以及腹部气聚肿痛的病症,故《素问·四时刺逆从论》也将前阴肿痛之疝病,以痹命名。具体参见该篇。

二、痹证分类的临床意义

本段原文从病因与形体部位的角度对痹症进行分类,对临床诊治具有重要的指导意义。

(一)病因分类

1.行痹

行痹,又称风痹,即风邪偏胜侵袭于形体而形成的痹病。因风性善行数变,善动不居,故以疼痛游走无定处为其临床特点。张介宾《景岳全书》说:"风者善行数变,故其为痹则走注历节无有定所,是为行痹。"行痹的治疗,《素问·缪刺论》提出了"凡痹往来行无常处,在分肉间痛而刺之"的针刺治疗方法。针对风邪偏胜的特点,李中梓《医宗必读》指出:"治行痹者,散风为主,御寒利湿仍不可废,大抵参以补血之剂,盖治风先治血,血行风自灭也。"可选用防风汤或蠲痹汤加减,若行痹日久不愈,脉浮涩者,宜用《罗氏会约医镜》之养血祛风汤。

2.痛痹

痛痹,又名寒痹,即寒邪偏胜侵袭于形体形成的痹病。《灵枢·贼风》认为寒痹乃素有湿滞血瘀,复感风寒邪气,新邪与宿邪搏结,血气不通乃成。因寒为阴邪,其性凝滞收引,闭塞气血,经脉不通,故以疼痛部位固定,遇寒冷痛重,疼痛剧烈为特点,如本篇言:"痛者,寒气多也,有寒故痛也。"痛痹的治疗,《灵枢·寿夭刚柔》提出火焠药熨之法,指出:"刺寒痹内热奈何?刺布衣者,以火焠之;刺大人者,以药熨之。"后世用雷火针及艾灸或辛热药热敷等治法,都本源于此。针对寒邪偏胜的特点,程国彭《医学心悟》指出:"治痛痹者,散寒为主,而以疏风燥湿佐之,大抵参以补火剂,所谓热则流通,寒则凝涩,通则不痛,痛则不通也。"方选桂枝加附子汤、当归四逆汤或活络效灵丹加减。

3.著痹

著痛,又名湿痹,即湿邪偏胜侵袭形体形成的痹病。因湿性重浊黏滞,着而难去,故以肢体关节重着麻木,酸痛不移,缠绵难愈为其特点。著痹的治疗,《灵枢·四时气》提出:"著痹不去,久寒不已,卒取其三里。"针刺足三里,温健脾胃,以消散寒湿。针对湿邪偏胜的特点,程国彭《医学心悟》指出:"治著痹者,燥湿为主,而以祛风散寒佐之,大抵参以补脾剂,盖土旺则能胜湿,而气足自无顽麻也。"可选用薏苡仁汤或《罗氏会约医镜》之补土燥湿汤加减。

4.热痹

本篇下文指出:"其为热者,阳气多,阴气少,病气胜,阳遭阴,故为痹热。"认为素体阳盛阴虚,感受风寒湿邪,邪从阳化则为热痹。后世进一步认识到,感受风湿热邪,热郁湿阻,气血不通而成热痹。其临床表现以关节或肌肉灼热、红肿、疼痛,甚则痛不可触,得冷则舒为特点。治疗热痹,宜清热祛湿通络,可根据湿与热的轻重不同,酌情选用宣痹汤、加味二妙散及白虎加桂枝汤、清瘟败毒饮等。

(二)形体部位分类

根据风寒湿邪侵袭的形体部位不同,将痹病分为筋痹、脉痹、肌痹、皮痹、骨痹等,亦合称为五体痹。

1.筋痹

筋痹的症状特点为筋脉挛急,屈伸不利,关节疼痛。《素问·长刺节论》说:"病在筋,筋挛节痛,不可以行,名曰筋痹。"张志聪注:"诸筋皆属于节,故筋挛节痛;病在筋者,屈而不伸,故不可行也。"治疗筋痹,《素问·长刺节论》提出针刺"筋上为故";《灵枢·官针》倡用恢刺和关刺之法。马莳注:"恢刺,以针直刺其旁,复举其针前后,恢荡其筋之急者,所以治筋痹也。""关刺,直刺左右手足,尽筋之上,正关节之所在,所以取筋痹也。"由于筋痹乃风寒湿合邪伤筋所致,故治宜散寒祛风除湿,舒筋缓急,可选用活血舒筋汤之类。现代多分为寒湿阻滞、湿热蕴结、瘀血痹阻、肝肾亏虚证辨治。

陈泽江治疗一女性患者,27岁,工人。1972年3月23日初诊。患者15个月前,生下双胞胎时,开始双下肢筋痛,从臀部痛至足跟,坐着不痛,动则痛剧。多次治疗效果不显。近两天痛甚,不能行走,由丈夫背来就诊,现症:双下肢稍事活动面部即现痛苦表情,纳差,神疲,二便自调,月经正常。右肾曾行切除术,脉沉小滑,舌质淡红,苔淡薄黄。诊断:筋痹。治则:舒筋活络,柔筋止痛。方剂:防己木瓜薏苡仁汤加减。药用:防己10g,木瓜10g,薏苡仁10g,鸡血藤10g,杭白芍10g,炙甘草6g,怀牛膝10g,熟地10g,丹参10g,桑枝10g。服上药2剂痛减,服8剂能行走,但下肢无力。上方加减30剂而愈。后用此方合圣愈汤加减善后。随访13年未见复发(《当代名医临证精华·痹证专辑》)。

2.肌痹

肌痹以肌肉顽麻不仁、酸痛为其特点。《素问·长刺节论》说:"病在肌肤,肌肤尽痛,名曰肌痹,伤于寒湿。"寒湿侵于肌肉之间,寒则脉凝,湿则阻滞气血,使肌肉间脉络不通,气血凝滞,故肌肤尽痛;若寒湿阻滞营卫气血,肌肤失养,则为顽麻不知痛痒,故本篇言:

"以至阴遇此者为肌痹……在于肉则不仁。"治疗肌痹,《素问·长刺节论》提出应"刺大分、小分,多发针而深之,以热为故",即取分肉之间而刺之。《灵枢·官针》指出用合谷刺法,马莳云:"合谷刺,左右用针如鸡足然,针于分肉之间,以取肌痹。"由于肌痹乃寒湿所致,故治宜祛湿散寒,方用除湿蠲痹汤加减,《类证治裁·痹证论治》载薏苡汤、三痹汤、神效黄芪汤,亦可选用。现代多分为毒热入络、湿热阻络、寒湿痹阻、脾肾两虚证辨治。特举一案例如下[①]。

曹某,女,45岁,职员。患者于1980年1月1日因感冒出现咽部疼痛,恶寒发热,体温38.2℃,按感冒治疗不见好转,半个月后出现肌肉无力,以致不能翻身,四肢活动受限,面部、双下肢轻度凹陷性浮肿,生活不能自理,1月29日以发热待查抬入病房,住院治疗。化验:血浆蛋白电泳分析γ球蛋白25%,GPT280单位,GOT290单位,尿肌酸393mg/24h。病理检查:肌纤维变性,横纹消失,肌浆透明化,血管周围炎性浸润,皮肤未见改变。符合多发性肌炎诊断。因患者有肺结核不宜用激素治疗,故只用中药治疗。

症见面色萎黄,神疲乏力,语声低弱,恶风自汗,食少纳呆,双下肢轻度浮肿,软弱无力,不能直立和高举,头不能直立呈低垂状态。五心烦热,舌体胖嫩,苔黄腻,脉细数。证属气阴两虚、湿热内蕴之肌痹。投以黄芪50g,党参20g,白术2g,茯苓50g,生地50g,丹参15g,地骨皮20g,知母20g,青蒿15g,柴胡10g。水煎服。服上方5剂后,体温降至正常,上肢能抬举,握力增强,双下肢能抬高20°左右。头能直立,但只能维持1小时左右。下肢浮肿减轻。为了增强肌力,用补中益气汤加减,重用黄芪。黄芪100g,党参50g,茯苓50g,白术20g,陈皮15g,赤芍15g,鸡血藤25g,杜仲15g,当归25g,柴胡15g,升麻10g。服上方10剂后,病人头颈可正常抬举,下肢逐渐能站立,并能扶床移动。又连服上方20剂,即能独立行走。经化验:尿肌酸降为161mg/24h,GPT128单位,GOT40单位,于1980年3月25日痊愈出院。

3.皮痹

皮痹以皮寒不仁为特点。此乃风寒湿邪乘表卫不固而侵袭皮肤,留而不去,营卫受阻,卫阳不温肌肤则皮寒,营卫不养皮肤则不仁。治疗皮痹,《灵枢·官针》载用毛刺法刺治。张志聪注云:"毛刺者,邪闭于皮毛之间,浮浅取之。"由于皮痹乃风寒湿袭于皮肤,营卫不和,故治宜祛风寒湿邪,调和营卫,方用黄芪建中汤合羌活胜湿汤加减。《张氏医通·痿痹门》指出:"痹在皮,越婢汤加羌活、细辛、白蒺藜。"现代多分为寒湿痹阻、湿热痹阻、气血亏虚、痰阻血瘀、脾肾阳虚证辨治。

艾儒棣治疗一患者,刘某,男,36岁,农民。2010年4月14日就诊。患者于2009年6月在某医院确诊为硬皮病,在外院诊治无效,遂来艾老处治疗。症见左胸、双前臂数块大小不等暗红色斑片,皮肤纹理消失,弹性下降,硬肿压痛,自觉瘙痒及紧绷感。实验室检查无异常,ENA多肽抗体谱(-),病理检查示真皮胶原纤维增生、肿胀。舌苔薄黄腻、质红,脉弦滑。西医诊断:局限性硬皮病;中医诊断:皮痹。证属肺虚夹邪,瘀毒阻络。治宜宣肺开窍,益气固表,化瘀通络。

药物:生黄芪40g,丹参、浙贝母各30g,玄参、牡蛎、生地、白芍各20g,白术、当归、土鳖虫、乌梢蛇各15g,防风、麻黄、桃仁、红花各10g,川芎、甘草各6g。并嘱患者每日研末冲

①陈敏,金友.中药治愈多发性肌炎1例[J].中医药学报,1986,(5):54.

服一条小白花蛇,以加强软坚散结之功。1月后复诊,皮损明显变软,肌肉紧绷感降低,色素亦减,上方加蜈蚣1条、水蛭10g,鹿角霜10g。药尽复诊,皮肤红肿消退,紧绷感消失,皮肤纹理完全恢复。至今随访,病情较稳定,坚持常人工作,无复发加重倾向(《当代中医皮肤科临床家丛书·艾儒棣》)。

4.脉痹

本篇曰:"以夏遇此者为脉痹……在于脉则血凝而不流。"马莳注云:"心主夏,亦主脉,心气衰,则三气入脉,故名之曰脉痹。"说明本证乃心气不足,风寒湿侵袭于血脉,使血脉凝滞而发为脉痹。临床表现可见肢体疼痛,痛位固定,遇寒痛甚;或见局部冷痛青紫,或脉显露成索条状。若寒湿邪郁而化热,脉有瘀热,则可见身热,肌肤灼热、疼痛,局部色赤紫等,如《素问·四时刺逆从论》所言:"阳明有余,病脉痹,身时热。"治疗脉痹,以"血实宜决之"为原则,宜散寒除湿,活血化瘀,可用当归四逆汤合活络效灵丹之类;若以局部血脉凝涩为主,可选用《赵炳南临床经验集》中的温经通络汤;若脉有瘀血郁热者,则宜活血清热,方用桃红四物汤加茜草根、丹皮、连翘等。现代多分为风寒阻络、阳虚寒凝、寒凝血瘀、气郁血瘀、湿热瘀结、痰浊瘀阻、阴虚内热、气血两虚、脾肾阳虚证辨治。

房芝萱治疗一女性患者,28岁。初诊日期:1974年9月29日。患慢性痢疾一年余,住某医院治疗,曾静脉输液,出院已数天。近三天来左侧腕部疼痛,活动受限,左上肢起一条索,肿痛,睡眠不佳。检查:左前臂直至上臂,有一明显条索,长28.5厘米,质硬,触痛拒按,沿条索皮肤潮红,左前臂微肿,左腕及左肘屈伸略受限。苔白,脉弦略数。辨证:湿热凝结,血瘀阻络(西医诊断:左上肢浅静脉炎)。治法:清热利湿,活血散结。方药:银花24g,蒲公英24g,连翘18g,茵陈30g,条芩9g,猪苓9g,元参18g,泽泻9g,炒山甲15g,赤芍9g,归尾12g,车前子9g,红花9g,延胡9g,川楝子18g,升麻9g,甘草3g。

10月6日复诊:药后肿消,痛轻,夜寐安,皮肤潮红已退,但局部条索同前。前方去黄芩、甘草,加地龙15g,泽兰叶12g继服。

10月17日三诊:疼痛已止,条索变软,无触痛,缩短至20厘米。方药如下:三棱9g,赤芍9g,莪术9g,半夏9g,元参18g,炒山甲15g,连翘15g,生芪15g,鸡血藤18g,云苓12g,红花9g,炒僵蚕9g,桃仁9g,归尾9g,酒军3g,升麻9g。

10月31日四诊:条索基本消失,按之已不明显。改服活血主力丸,每早服5丸,八珍丸,每晚服2丸,以巩固疗效(《房芝萱外科经验》)。

5.骨痹

骨痹以骨重不可举,骨酸痛,身寒为其症状特点。《素问·长刺节论》曰:"病在骨,骨重不可举,骨髓酸痛,寒气至,名曰骨痹。"本证《灵枢·五邪》称为阴痹,证见骨痛,腹胀,腰痛,大便难,肩背颈项痛等。张志聪注:"阴痹者,病在骨,按之而不得者,邪在骨髓也。腹胀者,脏寒生满病也。腰者肾之府,肾开窍于二阴,大便难者,肾气不化也。肩背颈项痛,时眩者,脏病而及于腑也"。治疗骨痹,宜温肾散寒,方用右归饮合肾着汤之类。《张氏医通·痿痹门》载用安肾丸。《灵枢·五邪》认为可取涌泉、昆仑穴,《灵枢·官针》提出用短刺和输刺法治疗,均可参考。现代多分为风寒湿痹、湿热蕴结、肝肾亏虚、痰瘀互结证辨治。

关幼波认为骨质增生俗称"骨刺",中医亦称之为"骨痹",拟骨痹汤,药用杭白芍30~60g,生甘草10g,木瓜10g,威灵仙15g。若颈椎骨质增生,加葛根30g、姜黄10g;气虚者加生黄芪15~30g；疼痛剧烈者加桃仁10g、红花10g。腰椎骨质增生，加川续断30g、桑寄生30g。足跟骨质增生，加牛膝15g、淫羊藿10g。关幼波曾治疗一男性患者，67岁，农民。患腰腿疼30余年，近来日益增剧，不能转侧翻身，夜间痛甚，彻夜不眠，自觉腰背如针刺似刀割，痛苦万分，一次曾服5片去痛片，其痛未止，经服中药数剂未效。来诊时正值数九寒天，经检查发现第四、五腰椎有显著侧弯，右腿肌肉萎缩，X线拍片示：颈Ⅵ、胸椎Ⅴ、腰椎Ⅳ、Ⅴ和骶椎大部均显示唇样增生，但未发现肿物，曾有多次外伤史，脉象沉紧、尺脉沉细，舌淡苔黑润。此乃"骨痹"，为肾虚劳损、寒湿滞络、瘀血内阻，宜急则治标、缓则治本的原则，先作活血化瘀、祛寒除湿治其标，定其痛，再以温补肝肾、养血温经固其本。处方：白芍30g，赤芍30g，生甘草10g，木瓜10g，威灵仙15g，川牛膝15g，骨碎补15g，血竭3g，川椒9g，当归10g，制乳没各9g。每日水煎服1剂，服用3剂疼痛大减，夜能安睡3小时。原方又进3剂，由剧痛转为隐痛，能翻身和扶杖下床。

以上方为基础加减：白芍150g，赤芍150g，生甘草60g，木瓜60g，威灵仙80g，川牛膝80g，骨碎补80g，杜仲80g，炮山甲80g，熟地80g。上药共为细末，炼蜜为丸，每丸重9g，日3次，每次1丸，温酒调服，服药3个月，疼痛全止。随访3年未复发，现患者行动自如，余症消失（《首批国家级名老中医效验秘方》）。

【原文】

凡痹之客五脏者，肺痹者，烦满喘而呕；心痹者，脉不通，烦则心下鼓[1]，暴上气而喘，嗌干，善噫[2]，厥气[3]上则恐；肝痹者，夜卧则惊，多饮数小便，上为引如怀[4]；肾痹者，善胀，尻以代踵，脊以代头[5]；脾痹者，四肢解堕[6]，发咳呕汁，上为大塞[7]；肠痹者，数饮而出不得，中气喘争[8]，时发飧泄；胞痹[9]者，少腹膀胱按之内痛，若沃以汤[10]，涩于小便，上为清涕[11]。

阴气[12]者，静则神藏，躁则消亡[13]。饮食自倍，肠胃乃伤。淫气[14]喘息，痹聚在肺；淫气忧思，痹聚在心；淫气遗溺，痹聚在肾；淫气乏竭[15]，痹聚在肝；淫气肌绝[16]，痹聚在脾。

诸痹不已，亦益内[17]也。其风气胜者，其人易已也。帝曰：痹，其时有死者，或疼久者，或易已者，其故何也？岐伯曰：其入脏者死，其留连筋骨间者疼久，其留皮肤间者易已。

帝曰：其客于六腑者，何也？岐伯曰：此亦其食饮居处，为其病本也。六腑亦各有俞，风寒湿气中其俞，而食饮应之，循俞而入，各舍其腑也。

帝曰：以针治之奈何？岐伯曰：五脏有俞[18]，六腑有合[19]，循脉之分，各有所发[20]，各随其过则病瘳[21]也。

【校注】

〔1〕烦则心下鼓：即过劳则心悸。烦，疲劳。心下鼓，心悸。又，烦，心烦。

〔2〕噫：嗳气。

〔3〕厥气：逆气。

〔4〕上为引如怀：谓腹部胀大如引满之弓，有似怀孕之状。引，《说文》曰："开弓也"。

〔5〕尻以代踵，脊以代头：谓足不能行，以尻代之，头俯不能仰，以致脊高于头。尻，尾骶部。踵，足跟。

〔6〕解㑊：倦怠乏力。解，通"懈"。

〔7〕大塞：大，当作"不"，形误。不，通"否"。否，通"痞"。大塞，即痞塞。又，《太素》卷三"塞"作"寒"。杨上善注："胃寒，呕冷水也。"

〔8〕中气喘争：谓肠中之气剧烈斡旋转动，即肠鸣。《广雅·释诂》："斡，喘，转也。"争，有甚、厉害之意。

〔9〕胞痹：即膀胱痹。胞，脬也，指膀胱。

〔10〕若沃以汤：谓如热水灌之，有灼热感。沃，灌溉。汤，热水。

〔11〕上为清涕：即鼻流清涕。

〔12〕阴气：指五脏精气。

〔13〕静则神藏，躁则消亡：张介宾："人能安静，则邪不能干，故精神完固而内藏；若躁扰妄动，则精神耗散，神志消亡，故外邪得以乘之，五脏之痹因而生矣。"

〔14〕淫气：指五脏失和之气。

〔15〕乏竭：疲乏力竭。又，《太素》卷三作"渴乏"。森立之："渴乏者，渴燥匮乏之义，内渴乏，故引饮甚多也，是亦邪结饮闭在肝经之证。"亦通。

〔16〕肌绝：肌肉消瘦。又，《太素》卷三作"饥绝"，其下为"痹聚在胃；淫气壅塞，痹聚在脾"。森立之："'肌绝'不成语，亦从《太素》作'饥绝''在胃'为是。盖饥绝，即绝饥，谓甚饥也。但甚饥而不能食者，是邪饮闭结在胃中之证。"

〔17〕益内：谓病甚向内发展。益，通"溢"，蔓延之意。

〔18〕五脏有俞：指五脏经脉在四肢的五输穴。

〔19〕六腑有合：谓六腑在下肢的合穴。

〔20〕各有所发：各经受邪，均在经脉所循行的部位发生病变而出现症状。

〔21〕各随其过则病瘳（chōu抽）：各随其病变部位而治之则病愈。过，指病变。瘳，病愈。又，随，《太素》卷三、《甲乙经》卷十作"治"。可参。

【释义】

本段原文主要阐述痹症的脏腑辨证、形成机制以及针刺治疗的原则。

一、痹症的脏腑辨证

1. 五脏痹的形成与临床表现

五脏痹形成的内在原因，本段指出："阴气者，静则神藏，躁则消亡。"认为五脏精气之内藏，宜静忌躁，若躁扰妄动，导致五脏精气损伤，加之复感风寒湿邪，则五体痹内传相应之脏而成五脏痹症。

肺痹乃风寒湿邪内舍于肺，肺气闭郁，宣降失职而成，如《素问·玉机真脏论》言："今风寒客于人……弗治，病入舍于肺，名曰肺痹，发咳上气。"其临床主要表现为烦闷，喘促，若肺失肃降而致胃气上逆，则发呕吐。心痹乃心气不足，风寒湿邪内侵，心脉被阻所致，临床主要表现为劳作则心悸，突然气喘，咽干，嗳气，时或气逆而恐惧。肝痹因风寒湿邪内舍于肝，肝的疏泄及藏血舍魂功能失常，故临床主要表现为夜卧则惊，多饮而数小便，腹部胀满，易倦乏力等。肾痹乃风寒湿邪内舍于肾，肾的气化开合及藏精主骨功能失常，故临床主要表现为善胀，遗尿，以及身体伛偻不能直起，下肢痿软行动不便等。脾痹乃风寒湿邪闭阻于脾，脾失健运，水饮内停上泛，故临床主要表现为倦怠乏力，呕吐清水，胸脘痞塞，咳嗽等。

本节所论五脏痹症，实际上是指痹邪侵扰五脏导致其功能紊乱的病症，包括西医学心功能衰竭等多种疾病，与后世痹症仅指肢体关节病变有别。

2. 六腑痹的形成与临床表现

六腑痹形成的内在因素，是因饮食不节等损伤，使六腑功能失调，所谓"此亦其食饮居处，为其病本也"，风寒湿邪循六腑之腧穴侵入，内传于腑则发为六腑痹症。其临床表现也与相应之腑功能及经气失调有关，如邪入于大小肠，其受盛、化物的功能失常，以致水停气胀而肠鸣飧泄。邪气痹阻膀胱，气化不利，郁而化热，则表现为少腹膀胱灼热疼痛，小便短涩；在上清阳不升，收摄失常，则上流清涕。

二、痹症的传变及预后

对于痹症的传变，原文指出："诸痹不已，亦益内也。"一般而言，痹之初发，多为五体痹，五体痹日久不愈，则风寒湿邪内传，导致脏腑功能失调，而发为脏腑痹症。如张志聪说："是以在脏腑经俞诸痹，留而不已，亦进益于内，而为脏腑之痹矣。"

痹症的预后，受诸多因素的影响，本篇认为与感邪的性质、病位的深浅有关。从病邪性质而论，由于风为阳邪，其性轻扬，易于祛除，故风邪偏胜者易愈；由于寒性凝滞，湿性黏腻，难以祛除，故寒湿之邪偏胜者难于治愈。从病位深浅而论，邪在皮肤之间者，病位轻浅，邪气易于祛散，故容易治愈；邪气留滞筋骨，病位深在，病邪不易祛散，故病情缠绵持久；若邪气侵及内脏，损伤精神气血，病位更为深在，正虚邪盛，预后较差，所谓"其入脏者死"。

三、痹症的治疗

关于痹症的治疗，本篇言之甚简，仅提出"各随其过则病瘳"的辨证施治原则，以及五脏痹取其五输穴，六腑痹取其下合穴，五体痹根据发病部位循经取穴的针刺治疗方法。

【知识链接】

本段有关脏腑痹的论述,对后世关于痹的辨治很有指导价值,也常为后世医家所发挥与应用。

一、五脏痹的理论与应用

(一)心痹

心痹是由心气不足,风寒湿邪内侵,心脉被阻所致,临床主要表现为心悸不宁,突然作喘,并常伴有胸闷叹息,甚则气短不舒等表现。张介宾注:"心合脉而痹气居之,故脉不通。心脉起于心中,其支者上挟咽,其直者却上肺,故病此诸症。"治疗心痹,针刺可选取心经之五输穴、心俞外,《灵枢·官针》提出用偶刺法,即当其痛所,一针刺于胸前,一针刺其背部。根据心痹的形成机制,治宜温补心阳、祛寒除湿、通脉安神,方用苓桂术甘汤合活络效灵丹加减。若心阳不足,肾水上泛,见心下悸,喘不能卧,则治宜温心肾、化水饮、通血脉,方用真武汤、黑锡丹之类;若心阳不足,痰浊内阻,见胸闷,胸痛彻背者,宜温阳化痰通脉,方用苓桂术甘汤合瓜蒌薤白半夏汤加减。现代多分为心气不足、气阴(肺肾)两虚、肺络瘀阻、血瘀水阻、心肾阳虚、脾肾阳虚、阳气虚脱、气血阻络证辨治。

临床上关节酸痛日久不愈,发为心慌、胸闷的心痹症,多见于风湿性心脏病心力衰竭,冠心病也常被归于心痹范畴。朱良春自拟心痹汤,药物:生黄芪、党参、炒白术、茯苓各15g,当归尾、丹参、桃仁、红花各9g,水蛭粉1.5g(胶囊装,分吞),虻虫1.5g,炙甘草10g。主治风湿性心脏病心衰属心气不足,心脉瘀阻者。曾治疗一患者,女性,36岁,工人。主诉:咳喘、怔忡、足肿已经6年有余,迭治未愈。病史:宿有风湿性关节炎,经常发作,6年前自觉心悸气短,活动后更甚,其势日益加剧,胸闷如窒,有时刺痛,咳喘,有时痰中带血。入暮足肿,翌晨稍退。乃去医院检查,确诊为风湿性心脏病,二尖瓣狭窄。因之近几年来,经常服药休息,改调轻工作仍不能坚持正常上班。检查:两颧紫红,呼吸较促,活动后则加剧……脉细数结代,苔薄腻,质紫黯,舌下瘀筋粗黑。诊断:心痹(风湿性心脏病,二尖瓣狭窄合并二尖瓣关闭不全)。治疗:养心通脉,温阳利水,泄化痰瘀。生黄芪30g,炒白术、紫丹参、炙桑白皮、茯苓各15g,苏木、花蕊石各20g,桃杏仁各10g,制附片8g,炙甘草6g,红参6g(另炖兑服)。7剂。

二诊:药后胸闷较舒,咳喘减缓,痰红已止,心悸怔忡趋定,足肿略消,舌质紫黯见化,脉细,偶见结代。此佳象也,效不更方,继进之。上方去花蕊石,7剂。

三诊:诸象续有好转,惟口微干,苔薄质衬紫,脉细,阳虚渐复,阴血暗耗,治宜兼顾之。上方去制附片,加麦冬、玉竹各10g,柏子仁15g。7剂。

四诊:口干已润,喘咳心悸趋定,精神渐振,足肿全消,舌质衬紫稍淡,脉细。症情已见稳定,续守前法巩固之。一年后随访,病人已能坚持正常工作(《中国百年百名中医临床家丛书·朱良春》)。

（二）肝痹

肝痹为风寒湿邪内舍闭阻于肝之证。其形成的途径，一是筋痹日久不愈，肝之气血耗损，复感风寒湿邪，邪气内传而为肝痹；一为肺受风寒之邪，肺病不愈，传之于所胜之脏，肝木受邪而成肝痹。如《素问·玉机真脏论》言："今风寒客于人……弗治，肺即传而行之肝，病名曰肝痹。"肝痹的主要症状有"夜卧则惊，多饮数小便，上为引如怀"，以及"乏竭""胁痛出食"，色青脉弦等。因肝被邪气痹阻，失其调节血液之职，血运失常，魂不守舍，故夜卧则惊；肝失疏泄，水液代谢紊乱，故多饮而数小便；气机不畅，水液内聚则腹部胀满；肝之阴血不足，筋失所养，则易倦乏力；肝之经气不畅，故胁痛；肝气横逆犯胃，胃气上逆故吐食。肝痹的治疗，根据其肝虚邪气痹阻所致的病机，治宜补益肝血，祛邪通络，可选用《类证治裁·痹证论治》所载五痹汤加枣仁、柴胡。若以胸胁痛、呕吐、惊恐为主者，可选用《辨证奇闻》肝痹汤加减，以调补气血，除痹安神。现代多分为湿热痹阻、肝气郁滞、痰瘀痹阻、气血两虚、肝肾阴虚、寒凝肝脉等证辨治。

邹云翔治一患者，女，45岁，干部，1973年9月29日初诊。病者诉近10年来腹部作胀，逐渐加重，如怀胎七月。心烦，头痛，夜寐多梦，易于惊惕。曾做过多次检查，西医结论为"神经官能症"，药之无效。脉象细弦，苔色薄白。邹老诊之曰，此肝痹也。治拟疏肝开郁，扶脾养胃。春柴胡3g，大白芍12g，炒当归9g，川石斛9g，南沙参9g，白蒺藜4.5g，枸杞子12g，香橼皮15g，云茯苓9g，太子参12g，法半夏9g，绿萼梅（后下）9g，北秫米（包煎）30g，左牡蛎（先煎）30g。

10月9日复诊：称服上方颇合气机，药后2小时就觉肠鸣，矢气频转，大便通畅，诸恙随之而减，效不更方。予原方5帖继服。

10月22日三诊：肝痹向愈，腹小而软，唯觉头痛，眠差，脉小弦，舌苔薄，治从原法化裁之。春柴胡3g，白蒺藜9g，大白芍12g，川石斛12g，南沙参12g，夏枯草4.5g，蔓荆子9g，香橼皮15g，绿萼梅（后下）9g，青龙齿（先煎）15g，杭菊花（后下）9g，左牡蛎（先煎）30g。

1月17日四诊：诸恙已告消失，嘱再服原方一段时间，以巩固疗效（《邹云翔医案选》）。

（三）肺痹

肺痹乃风寒湿邪内舍于肺，肺气闭郁，宣降失职而成。如《素问·玉机真脏论》言："今风寒客于人……弗治，病入舍于肺，名曰肺痹，发咳上气。"由于肺主气，司呼吸，主宣发肃降，肺为邪气痹阻，则肺失宣降，肺气上逆，表现为喘息、咳嗽、胸闷；肺气上逆，致胃气上逆，则发呕吐。肺痹的治疗，根据肺胃气逆之病机，治当宣肺去痹，降气和胃，可选用越婢加半夏汤加减，或选用林珮琴《类证治裁·痹证论治》五痹汤加半夏、杏仁、麻黄、紫菀。《临证指南医案·肺痹》华岫云按提出治疗肺痹，"一切药品，总皆主乎轻浮，不用重浊气味，是所谓微辛以开之，微苦以降之，适有合乎清轻娇脏之治也"，亦宜参考。现代多分为风寒痹阻、痰热壅阻、肺虚气痹、肺虚血瘀、肾不纳气等证辨治。

程杏轩治一幼女外感咳嗽误药酿成肺痹忌证：靖兄外贸，幼女在襁褓中，时值冬寒，感冒外邪，发热咳嗽。其妻误听人言，往求神签。药用贝母三钱，女流不谙药性，即市煎灌，咳嗽顿止，以为神验。少顷忽痰涌气促，头仰胸高，彻夜搅扰。次早迓予，视其儿身热肢冷，口张鼻扇，啼声如鸦，乃姑告其所以。予曰：此肺痹大证，危期甚速。夫肺主皮毛，皮毛受邪，肺气闭塞，因而发热咳嗽，不为疏解，反投寒敛之品，且单味重用，为害更烈。《经》云：风寒客于人，使人毫毛毕直，皮肤闭而为热，病入舍于肺，名曰肺痹。孩提弱质，焉能堪乎？辞不举方。友人谭萃升翁，代恳试施一匕，以图侥幸。予思病既濒危，药非精锐，料难应效。方用麻黄、桂枝、杏仁、桔梗、橘红、半夏、姜汁，并嘱服药竖抱，旋走，勿令卧倒。如此一昼夜，始得咳嗽出声，痰喘略定。知其痹象稍宽，但病势过重，药虽见效，未便骤松，麻黄昨用三分，令其减半，余照原制，再进一剂，汗出肤润，热退喘平。更用六安煎，加桔梗，卧稳嗽稀。予曰：痹开病去，大局无虞。古云小儿勿多服药，盖儿质薄弱，脏腑娇嫩，药多恐伤真气，今可停药，乳哺调之，自然恢复。果如予言，识此为乡愚信求神药者戒（《程杏轩医案》）。

（四）脾痹

脾痹乃风寒湿邪闭阻于脾之证。其主要表现为"四肢解堕，发咳呕汁，上为大塞。"由于脾主四肢，职司运化，脾与胃相表里。脾失健运，四肢失养，故倦怠乏力；脾气失运，水液不化，水湿痰饮内生，上阻于肺则咳，停滞于胃则呕吐清水；脾胃气滞，故胸脘痞塞。脾痹的治疗，根据寒湿困阻，脾气不运的病机，治宜化湿祛寒，调和气机，方用苓桂术甘汤合厚朴温中汤加减。秦景明《症因脉治·痹症论》指出："脾痹之治，脾虚不能磨化，枳术消痞丸；脾有停滞者，保和丸；脾虚失健运之机，四君子汤；大便不实，异功散、参苓白术散。"现代多分为外邪困脾、湿热内蕴、气血瘀滞、痰浊瘀阻、脾虚邪陷、脾肾两虚、阴虚内热、脾痹重证等辨治。

李济仁治一男性患者，38岁。1993年10月20日就诊。上肢肌肉萎缩加重2月，四肢怠惰2年余。肌肉麻木不仁，松弛无力，肌萎右上肢尤甚。病始于过劳后，上肢疼及肩背，渐有肌萎麻木，纳呆，吞咽不适，便溏，舌淡苔白，脉沉弱。曾服中药治疗未愈，发现肌萎后经查诊为进行性肌营养不良症，求诊于此。辨证：证属脾痹虚证，乃脾肾两虚型。用自拟生肌养荣汤治之。熟地15g，制首乌15g，怀山药12g，阿胶9g（烊化），鹿角胶9g（烊化），山萸肉9g，淡附片9g（先煎），肉桂5g，巴戟天9g，潞党参9g，全当归9g，鸡血藤9g，砂仁6g，广陈皮9g，炙马钱子粉0.6g（随汤送下）。本方用血肉有情之品大补阴血，求阳于阴血之上；投桂、附、巴戟天温补命门之火；用培补中气及养血活络、行气健脾等药，使补而不滞。炙马钱子粉意在增强肌肉收缩力，每日应小于0.6g。经治2月有余，随病情变化调整药物，配合适当的功能锻炼，病情大有好转（《痹证通论》）。

（五）肾痹

肾痹由骨痹不愈，复感于邪，风寒湿邪内舍于肾，或"沐浴清水而卧"，寒湿内侵于肾而成。其症状特点为"善胀，尻以代踵，脊以代头"，遗尿。由于肾为胃之关，肾被邪气痹阻，关门不利则胃气不得下通，气机阻滞，故善胀，或因寒湿内客于肾，肾居下焦，寒湿阻滞则气滞，"积气在小腹"而见小腹胀。肾藏精，主骨，经脉起于足下，上贯脊，邪气痹阻于肾，精气不能濡养脊骨，故身伛偻不能直，骨萎不能行，而"尻以代踵"。肾痹的治疗，根据寒湿内阻、肾阳不足之病机，治当散寒祛湿，温补肾阳，方用《辨证奇闻》肾痹汤加减。现代多分为邪犯肾经、痰瘀互阻、阴虚内热、肾阳亏虚等证辨治。

娄多峰治一患者，男，35岁，农民。初诊：1992年4月21日。患者腰、项部痛9年，加重3年。1983年4月无明显原因渐见项部晨僵不适，1年后腰痛辗转不利。1986年髋、膝亦痛，背驼，曾在某省级医院给非甾体类药物治疗1年欠效。目前腰背及项、髋、膝部僵硬疼痛，痛处固定、发凉，久坐久卧后及夜间痛僵明显。下肢麻木，全身畏寒，倦乏，情绪悲观，多恶梦，阳痿。检查：平腰驼背，下肢肌肉萎缩，形瘦。腰脊及双髋活动受限明显。舌质淡暗，苔薄，脉弦滑……诊断：肾痹（强直性脊柱炎）。证属督虚邪闭，治以壮督蠲痹通络。处方：桑寄生60g，狗脊30g，首乌30g，怀牛膝20g，千年健30g，萆薢30g，木瓜20g，香附20g，甘草6g，10剂，水煎服。医嘱避寒湿、劳累，适当进行功能锻炼。二诊（4月29日）：每日服1剂。7剂腰项等痛僵若失。昨日因感冒病有反复。守方继服10剂。三诊（5月20日）：服上方10剂。服至3剂感冒除，10剂后腰髋等痛僵不明显。目前左髋关节功能受限，下蹲不便，行走呈鸭步，舌脉如常。4月21日方加炒山甲9g，9剂共为细面。每服9g，每日服3次，以巩固疗效。1993年6月13日追访：体质大好，背尚驼，已从事正常劳动（《娄多峰论治痹病精华》）。

二、六腑痹的理论与应用

（一）肠痹

肠痹系大小肠为风寒湿邪气阻闭所致的病证。邪入于肠，其受盛及化物的功能失常，以致水停气胀而肠鸣飧泄。张介宾注："肠痹者，兼大小肠而言，肠间病痹，则下焦之气不化，故虽数饮而水不得出……盖其清浊不分，故时发飧泄。"肠痹的治疗，据本篇所述，针刺可取上巨虚、下巨虚。由于本证属于邪客于肠，气化失职，故治当化气行水，《证治准绳·杂病》载用五苓散加桑皮、木通、麦门冬或吴茱萸散，可供参考。《症因脉治·痹症论》指出："肠痹之治，数饮，病在上，当清肺，知母石膏汤；小便不出，五苓散；气窒小腹，病在下，青皮饮；中气喘争，枳壳汤；若有飧泄，当分利阴阳，四苓车前散；飧泄脉迟，异功散合八味肾气丸。"

叶天士治一肠痹患者，"食进脘中难下，大便气塞不爽，肠中收痛，此为肠痹（肺气不开降）。大杏仁，枇杷叶，川郁金，土瓜蒌皮，山栀，香豉"（《临证指南医案》）。本案治疗一不用消导，二不用通泄阳明胃肠，而用开降肺气，此举高人一筹，经验独到。华岫云按曰："肠痹本与便秘同类，今另分一门者，欲人知腑病治脏，下病治上之法也。盖肠痹之便闭，较之燥屎坚结欲便不通者稍缓，故先生但开降上焦肺气，上窍开泄，下窍自通矣。若燥屎坚闭，则有三承气、润肠丸及温脾汤之类主之。"

（二）胞痹

胞痹乃风寒湿邪痹阻于膀胱所致的病证。其主要症状为少腹膀胱"按之内痛，若沃以汤"，小便短涩。张介宾注云："胞，膀胱之胞也……膀胱气闭，故按之则内痛，水闭不行，则蓄而为热，故若沃以汤，且涩于小便也。膀胱之脉从颠入络脑，故上为清涕。"胞痹的治疗，据本篇所述，针刺可取委中穴。本证属下热上寒，主要病机在于邪气痹阻膀胱，膀胱气闭，湿热郁结。故治宜清热利湿通痹，《证治准绳·杂病》载用肾著汤、肾沥汤；《张氏医通·痿痹门》载："痹在胞，肾沥汤；虚寒，茯苓丸；虚寒甚者，巴戟丸。"《症因脉治·痹症论》云："胞痹之治脉沉而数者，八正散去大黄；脉虚而数，清心莲子饮；津液干竭，生脉散；气化不及，补中益气汤；脉沉迟者，金匮肾气丸。"均可供临证选择。

石顽治吴兴闵少江，年高体丰，患胞痹一十三年，历治罔效。一日偶述其证于张涵高，涵高曰：此病隐曲难明，非请正于石顽张子，不能测识也。少江素忝交识，因是延余，备陈所患。凡遇劳心嗔恚，或饮食失宜，则小便频数，滴沥涩痛不已，至夜略得交睫，溺即渗漉而遗，觉则阻滞如前。十三年来，服人参、鹿茸、紫河车无算，然皆平稳无碍，独犯牡丹、白术，即胀痛不禁，五犯五剧，究竟此属何疾？余曰：病名胞痹，惟见之于《内经》，其他方书不载，是以医不加察，并未闻其病名。此皆膏粱积热于上，作强伤精于下，湿热乘虚结聚于膀胱之内胞也。《素问》云：胞痹者，小腹膀胱按之内痛，若沃以汤，涩于小便，上为清涕。详此节经文，则知膀胱虚滞，不能上吸肺气，肺气不清，不能下通水道，所以涩滞不利，得热汤之助，则小便涩涩微通，此气循经蒸发，肺气暂开，则清涕得以上泄也。因举肾沥汤方，服之其效颇捷。但原其不得宁寝，寝则遗溺，知肝虚火扰，而致魂梦不宁，疏泄失职，所以服牡丹疏肝之药则胀者，不胜其气之窜，以击动阴火也；服白术补脾之药亦胀者，不胜其味之浊，以壅滞湿热也。服人参、鹿茸、河车温补之药平稳无碍者，虚能受热，但补而不切于治也。更拟加减桑螵蛸散，用羊肾汤泛丸服，庶有合于病情。然八秩年高，犹恃体丰，不远房室，药虽中窾，难保前证不复也（《张氏医通·小便不禁》）。

三、饮食自倍肠胃乃伤治验

癸丑岁，予在王府承应，至爪忽都地面住冬。有博儿赤马刺，约年三旬有余，因猎得兔，以火炙食之，各人皆食一枚，惟马刺独食一枚半。抵暮至营，极困倦，渴饮湩乳斗余，是夜腹胀如鼓，疼痛闷乱，卧而欲起，起而复卧，欲吐不吐，欲泻不泻，手足无所措。举家惊慌，请予治之，具说饮食之由。诊其脉，气口大二倍于人迎，乃饮食伤太阴经之候也。右手关脉又且有力，盖烧肉干燥，因而多食，则致渴饮，干肉得湩乳之湿，是以滂满于肠胃，肠胃乃伤，非峻急之剂则不能去。遂以备急丸五粒，觉腹中转矢气，欲利不利。复投备急丸五粒，又与无忧散五钱，须臾大吐，又利十余行，皆物与清水相合而下，约二斗余，腹中空快，渐渐气调。至平旦，以薄粥饮少少与之。三日后再以参术之药调其中气，七日而愈。

或曰：用峻急之药，汝家平日所戒，今反用之何也？予对曰：理有当然，不得不然，《内经》曰：水谷入胃，则胃实而肠虚，食下，则肠实而胃虚。更虚更实，此肠胃传化之理也。今饮食过节，肠胃俱实，胃气不能腐熟，脾气不能运化，三焦之气不能升降，故成伤也。大抵内伤之理，伤之微者，但减食一二日，所伤之物自得消化，此良法也。若伤之稍重者，以药内消之。伤之太重者，以药除下之。《痹论》有云：阴气者，静则神藏，躁则消亡。饮食自倍，肠胃乃伤。今因饮食太过，使阴气躁乱，神不能藏，死在旦夕矣。孟子云：若药不瞑眩，厥疾弗瘳。峻急之剂，何不可用之有？或者然之（《罗谦甫治验案》）。

四、痹症治疗发挥

叶天士《临证指南医案·痹》华岫云按总结叶天士有关痹症治验,对痹症治法的总结比较精辟,特录于此:痹"病症多端,治法亦异,余亦不能尽述。兹以先生治痹之法,为申明一二。有卫阳疏,风邪入络而成痹者,以宣通经脉,甘寒去热为主;有经脉受伤,阳气不为护持而为痹者,以温养通补,扶持生气为主;有暑伤气,湿热入络为痹者,用舒通经络之剂,使清阳流行为主;有风湿肿痛而为痹者,用参、术益气,佐以风药壮气为主;有湿热伤气,及温热入血络而成痹者,用固卫阳以却邪,及宣通营络,兼治奇经为主;有肝阴虚,疟邪入络而为痹者,以咸苦滋阴,兼以通逐缓攻为主;有寒湿入络而成痹者,以微通其阳,兼以通补为主;有气滞热郁而成痹者,从气分宣通为主;有肝胃虚滞而成痹者,以两补厥阴、阳明为治;有风寒湿入下焦经隧而为痹者,用辛温以宣通经气为主;有肝胆风热而成痹者,用甘寒和阳,宣通脉络为主;有血虚络涩及营虚而成痹者,以养营养血为主;又有周痹、行痹、肢痹、筋痹及风寒湿三气杂合之痹,也不外乎流畅气血,祛邪养正,宣通脉络诸法。"

五、六腑痹无胃、胆、三焦痹之原由

对于六腑痹,本段原文只提到肠痹和胞痹,而没有胃、三焦与胆痹之论述。对此,历代医家亦有所讨论,一是认为胃、三焦与胆痹概括于他痹之中。如《医宗金鉴·杂病心法要诀》说:"三焦之痹附于膀胱,从水道也;胃痹附于大、小二肠,从传化也;胆为清净之府,不受痹邪,故曰无忧也。"高世栻也说:"言六腑之痹,不及胃、胆、三焦者,肠胃皆受糟粕,言肠不必更言胃矣。胞为经血之海,胆为中精之府,言胞不必更言胆矣。三焦者,中渎之府,水道出焉,属膀胱,言膀胱不必更言三焦矣。"二是因胃、三焦、胆三腑的功能特异,故不言痹。如张志聪注:"愚按六腑之痹,止言其三,盖营气者,胃腑之精气也;卫气者,阳明之悍气也。营卫相将,出入于外内,三焦之气,游行于上下,甲胆之气,先脏腑而升。夫痹者,闭也。正气运行,邪不能留,三腑之不病痹者,意在斯欤?"

六、"静则神藏,躁则消亡"的思想渊源

本段提出"静则神藏,躁则消亡"的观点,张介宾解释说:"阴气者,脏气也。五脏者,所以藏精神魂魄志意者也。人能安静,则邪不能干,故精神完固而内藏。若躁扰妄动,则精气耗散,神志消忘,故外邪得以乘之,五脏之痹因而生矣。"《素问·上古天真论》亦云:"恬惔虚无,真气从之,精神内守,病安从来。"王冰注:"恬惔虚无,静也。法道清静,精气内持,故其气从,邪不能为害。"这种静以养神气的思想,可以说与道家思想是一脉相承的。在养生实践上,道家普遍倡导主静,大致又可分为两种情况:一是崇静息动或崇静斥动,以老子、稷下道家等是其代表;二是静主动辅或虽主静不废动(静作相养),庄子、《黄帝四经》《淮南子》等为其代表。

老子是主静说之首倡者,《老子》第二十六章指出:"重为轻根,静为躁君。"意思是说静为动的主宰和根本。第十六章说:"夫物芸芸,各复归其根,归根曰静,静曰复命,复命

曰常,常乃久。"万事万物变动不居,但最终都要回归它的老根,回归道之虚静,虚静才是事物的最佳归宿,主静才能常久不殆。故于养生,老子提出修养的总原则为"致虚极,守静笃"(《老子》第十六章)。从境界层面来说,"虚"是形容心境本是空明状态,近同于佛家的"空";"静"是形容心境淡泊清静的状态,惟其清静,才能达到无欲无求,不受外在私欲贪心之诱惑的无为境界。换言之,人的心境原本是空明宁静的状态,只因私欲的活动和外界的扰动,而使得心灵闭塞不安,所以要"致虚极,守静笃",以恢复心灵的清明。

庄子阐发老子致虚守静的道理,主张养心之静是养神的重要方法,"纯粹而不杂,静一而不变,淡而无为,动而以天行,此养神之道也"(《庄子·刻意》)。这里的"静"不是指与物理运动相对的存在状态,而是指不受外物干扰的心灵虚静状态,"圣人之静也,非曰静也善,故静也;万物无足以铙心者,故静也"(《庄子·天道》),"无视无听,抱神以静,形将自正"(《庄子·在宥》)。庄子将心之虚静比喻为镜子,以一尘不染的镜子体现淳朴自然之心,表征心之澄明境界,所谓"水静犹明,而况精神!圣人之心静乎!天地之鉴也,万物之镜也"(《庄子·天道》)。庄子进而由主静引申出"心斋"和"坐忘"的修炼方法和目标,对后世产生了重大影响。《庄子·人世间》曰:"若一志,无听之以耳,而听之以心;无听之以心,而听之以气。耳止于听,心止于符。气也者,虚而待物者也,唯道集虚。虚者,心斋也。"即心斋分为两步,一是感官拒绝受纳("无听之以耳""耳止于听"),一是心神彻底入静("无听之以心""心止于符")。这里将心与气对言,"心"含有主观人为之义,"气"含有本然质朴之义。"听气"就是以空灵明觉的心境,任气在体内自然流行,而勿人为造作干扰之,从而保持气的本然质朴状态。人只有做到虚志静心,才能集气于心,而通于道,提高心灵系统的有序程度和水平。对此,《管子·内业》也说:"彼道自来,可藉与谋,静则得之,躁则失之。灵气在心,一来一逝,其细无内,其大无外。所以失之,以躁为害;心能执静,道将自定。"《管子·心术》则云:"人能正静者,筋肕而骨强,能戴者大圆,体乎大方,镜者大清,视乎大明。正静不失,日新其德,昭知天下,通乎四极。"《淮南子·原道训》也指出:"夫精神气志者,静而日充者以壮,躁而日耗者以老。是故圣人将养其神,和弱其气,平夷其形,而与道沉浮俯仰。"这是主张以"静"的方法"将养其神"。唯"静"才可以平和其气息,安定其形躯,而与道为一体。

《黄帝内经》吸收了道家静以养神的思想,同时又被后世继承发挥,清代曹庭栋在《老老恒言》中提出"养静为摄生首务",主张神宜相对的静,所谓"静时固戒动,动而不妄动,亦静也""心不可无所用,非必如槁木,如死灰,方为养生之道"。后世并总结出涵养道德、凝神敛思、抑目静耳、多练静功等静以养神的方法[1]。

【原文】

帝曰:荣卫之气,亦令人痹乎?岐伯曰:荣者,水谷之精气也,和调于五脏,洒陈[1]于六腑,乃能入于脉也,故循脉上下,贯五脏,络六腑也。卫者,水谷之悍气也,其气慓

---

①邓沂.黄帝内经养生智慧解密[M].北京:中国中医药出版社,2017:154-155.

疾滑利，不能入于脉也，故循皮肤之中，分肉之间[2]，熏于肓膜[3]，散于胸腹，逆其气则病，从其气则愈，不与风寒湿气合，故不为痹。

帝曰：善。痹，或痛，或不痛，或不仁，或寒，或热，或燥，或湿，其故何也？岐伯曰：痛者，寒气多也，有寒故痛也。其不痛不仁[4]者，病久入深，荣卫之行涩，经络时疏[5]，故不痛[6]，皮肤不营，故为不仁。其寒者，阳气少，阴气多，与病相益[7]，故寒也。其热者，阳气多，阴气少，病气胜，阳遭[8]阴，故为痹热。其多汗而濡者，此其逢湿甚也，阳气少，阴气盛，两气相感[9]，故汗出而濡也。

帝曰：夫痹之为病，不痛何也？岐伯曰：痹在于骨则重，在于脉则血凝而不流，在于筋则屈不伸，在于肉则不仁，在于皮则寒。故具此五者，则不痛也。凡痹之类，逢寒则虫[10]，逢热则纵。帝曰：善。

【校注】

〔1〕洒陈：布散。姚止庵："洒陈者，遍布不遗。"

〔2〕分肉之间：皮下肉上之皮肉相分处。

〔3〕肓膜：胸腹腔内的薄膜组织。张介宾："凡腔腹肉理之间，上下空隙之处，皆谓之肓。""盖膜犹幕也，凡肉理脏腑之间，其成片联络薄筋，皆谓之膜。"

〔4〕不仁：杨上善："故皮肤不觉痛痒，名曰不仁。"

〔5〕疏：同"疏"。张介宾："疏，空虚也。"

〔6〕痛：原作"通"，据《太素》卷二十八、《甲乙经》卷十改。

〔7〕阳气少……与病相益：指阳虚阴盛之体，又感受风寒湿邪，其寒更甚。益，增加、助长之意。

〔8〕遭：《甲乙经》卷十作"乘"。乘，战而胜之也。宜从。

〔9〕两气相感：指人体偏盛的阴气与湿邪相互作用。

〔10〕虫：《甲乙经》卷十、《太素》卷二十八均作"急"。即拘急。又，孙诒让《札迻》："虫，当为痋之借字……段玉裁《说文》注谓：'痋'即疼字。"

【释义】

本段原文进一步申述有关痹症发生的机理以及临床常见症状的病机。

一、营卫与痹症发生的关系

营卫之气，皆由水谷所化，从其特性而言，营气为"水谷之精气"，其性精专柔和；卫气为"水谷之悍气"，其性慓疾滑利。从分布部位与功能而言，营气能入于脉中，循脉上下而灌注五脏六腑，濡养全身；卫气不能入于脉中，行于皮肤分肉之间，温煦肓膜，布散胸腹，以发挥其"温分肉,充皮肤,肥腠理,司开阖"(《灵枢·本脏》)的作用。

营卫之气与人体防御功能有密切关系,营卫和调,则卫外御邪能力强,邪气不易侵入人体;若营卫不和,腠理疏松,防御功能减退,则风寒湿邪侵袭,易使脉络闭阻,气血凝滞,而形成痹症。故原文曰:"逆其气则病,从其气则愈,不与风寒湿气合,故不为痹。"《灵枢·阴阳二十五人》亦云:"血气皆少则无须,感于寒湿则善痹。"均强调了痹症的发生既有风寒湿邪的侵袭,更有脏腑营卫气血的失调,突出了《黄帝内经》既重视内因,也不忽视外因的发病学思想。

二、痹症主要症状的病机

本段原文补述了痹症的一些常见症状及其病机,如痛、不痛不仁、或寒、或热、或湿、或燥等。痛是痹症最常见的主要症状,其发生机理是感受风寒湿之邪,以寒邪偏胜,或患者素有寒气,寒性凝滞收引,致使经脉凝涩收引,气血不通,不通则痛,故疼痛明显。不痛不仁乃痹症日久邪深,伤及正气,致营卫虚弱,运行不畅,不能温养肌肤,而表现为麻木不仁。痹症之偏寒偏热,总与阴阳失调有关,原文从阴阳之多少盛衰论寒热。痹症之寒者,是因素体阴盛,邪从阴化寒,或感受寒湿阴邪所致;痹症之偏热者,是因素体阳盛,邪从阳化热,或感受风湿热邪所致。痹症之湿与燥,可以多汗与无汗加以区分,如张志聪云:"燥者,谓无汗;湿者,多汗而濡湿也。"湿的病机为患者阳虚阴盛,虚寒内生,复感湿邪偏胜,寒湿合邪伤阳阻气,使阳气更虚,卫外不固,腠理疏松,则多汗而濡湿。燥之病机,原文并未述及,马莳云:"痹之所以燥者,虽未之言,而即湿者以反观之,则卫气多,而营气少,遇热太甚,两热相感,则可以知其为燥矣。"

此外,本段并补述了五体痹的临床表现,一般而言,筋痹表现为筋脉挛急,屈伸不利,关节疼痛;肌痹表现为肌肉顽麻不仁、酸痛;皮痹表现为皮寒不仁;脉痹临床表现可见肢体疼痛,痛位固定,遇寒痛甚,或见局部冷痛青紫,或脉显露成索条状,或脉有瘀热,则可见身热,肌肤灼热、疼痛,局部色赤紫等;骨痹表现为骨重不可举,骨酸痛,身寒等。

总之,痹症的临床表现,可因其发病部位、患者体质以及病邪性质、偏重而有所不同,这对临床分析痹症病机的思路有启发作用。

三、痹症与季节气候的关系

本篇论痹症的发病,认为与季节气候密切相关,指出:"以冬遇此者为骨痹,以春遇此者为筋痹,以夏遇此者为脉痹,以至阴遇此者为肌痹,以秋遇此者为皮痹。"论痹症的症状,亦认为与气候变化相关,所谓"凡痹之类,逢寒则虫,逢热则纵"。有报道约90%的关节炎病人对气候变化敏感,在阴雨天及气候寒冷时,关节疼痛加重;晴天或温暖季节舒适。

【知识链接】

一、卫气循行的路径

关于卫气在人体的具体循行路径，本段明确指出："卫者……不能入于脉也，故循皮肤之中，分肉之间，熏于肓膜，散于胸腹。"肌指皮下、肉上的部分，俗称为"白肉"。分肉之间，指"肌"与"肉"的分界，是表里、营卫之分界，肉之上至皮曰表曰卫，肉以下曰里曰营。分肉之间的筋膜曰"肉肓"，为卫气常规循行的主干道。胸腔的膈膜、腹腔的肓膜，也是卫气分布循行之处。《灵枢·本脏》又说："卫气者，所以温分肉，充皮肤，肥腠理，司开阖也。"皮肤之汗孔乃卫气出入之口，《素问·生气通天论》称之为"气口"。由此，黄龙祥[1]认为卫气运行路径有三：主干道为表里之分的"分肉之间"；其二，皮下肌上的分腠之间；其三，从分肉之间发出众多的细小的通道外达于肤表，名曰"气穴"。气门、气穴、气道构成卫气运行的完整路径，同时也是邪气出入路径和住留之处。其中气道即分肉之间卫气运行的主干道，气穴乃卫气从分肉间气道外达肤表的细小通道，气门即卫气出入之口，其开合由卫气司控。当然，体腔内的膈膜、肓膜也是卫气运行之处。

二、营卫与痹症发病的临床意义

本段所论营卫与痹症发病关系的认识，为后世分析痹症病机以及进行治疗提供了思路。如林佩琴《类证治裁》说："诸痹……良由营卫先虚，腠理不密，风寒湿乘虚内袭，正气为邪所阻，不能宣行，因而留滞，气血凝涩，久而成痹。"在营卫失调为痹症发生主要内在因素的理论指导下，后世医家在论治痹症时，十分重视调和营卫，张仲景在论述历节"疼痛如掣"时，认为其病机为"风血相搏"（《金匮要略·中风历节病脉证并治第五》），应用桂枝芍药知母汤治疗历节痛，方中用桂枝、芍药、甘草、白术调和营卫，即突出了治疗痹症应用调和营卫扶助正气的原则。

三、痹症寒热转化的临床应用

本段提出痹症因体质因素可转化为痹热的认识，也开启了后世热痹论治之肇端。冉雪峰治一患者，"体弱瘦小，气血不充，又加操劳过度，风湿乘虚袭人经隧，关节强直麻痹。窃风湿成痹，证属常有，但脉象乖异，参伍不调，十余至或二十余至一止，数急兼涩，在似促似结之间，诊察多次，脉均如是。曰：痹症羁延，久而不愈，皮肉消脱，肌肤少泽，肘腕、胫膝和手足指关节硬肿突起，隐约显红色，疼痛不能按摩，盖寒已化热，湿已化燥，风燥风热相搏。拟方养血润液，沃燥撤热，柔筋通络，侧重清通而不用温通，甚至加用苦寒。方用：当归须、桑寄生各三钱，牛膝四钱，地龙三钱，青木香三钱，鲜石菖蒲一钱，山茱萸、地骨皮各三钱，鳖甲四钱（代犀角用），胡黄连八分。一星期小效，二星期痹痛显著解缓，四星期已愈其

[1]黄龙祥.中国古典针灸学大纲［M］.北京：人民卫生出版社，2019：23.

半,两阅月全愈"(《冉雪峰医案》)。本案即痹症日久耗伤气血津液,邪气从阴虚阳亢之体化热、化燥,故治以滋阴养血,润燥清热,柔筋通络而获效。

四、寒邪致痛的临床应用

本篇提出"痛者寒气多也,有寒故痛也。"《素问·举痛论》也说:"寒气入经而稽迟,泣而不行,客于脉外则血少,客于脉中则气不通,故卒然而痛。"寒性收引,凝滞血脉,气机不通,不通则痛。《黄帝内经》在许多篇章中强调寒凝气滞为导致疼痛的首要原因,因此,从寒治痛特别是剧痛,也就成了临床治疗痛证的重要思路和途径。其临床应用广泛,可用于治疗痹症疼痛、胸痹疼痛、脘腹绞痛、癌症剧痛等多种疼痛重证,往往可收意想不到的效果。邱幸凡曾治疗一中年男子,右足跗红肿,剧烈疼痛,昼夜难安,不能行走,已有半月余。住院会诊后,使用抗炎、止痛药(红霉素等之类)治疗,收效甚微,出院时排除了痛风和类风湿关节炎性疾病,诊断为足背趾骨关节感染性病变。初诊辨为热痹(湿热内结,经络阻滞),用三妙散加清热解毒止痛之品,药后红肿稍减,疼痛略有缓解,但仍较剧烈,行走困难。后因思"痛者寒气多也,有寒故痛也"之句而猛醒,遂改用祛风散寒、温通血脉之法,药用生麻黄、桂枝、川乌、草乌、干姜、细辛、当归、川芎等味,1周痛减肿消,复加减半月而愈。本案就诊前曾住院中西医治疗,前医叠进中药清热通痹、西药抗炎止痛之剂而未愈,说明虽红肿属热,但其剧痛则属寒,证为寒热兼夹之证,因经前法治疗而其热已清,故后治则只用温通散寒之法而收效(《黄帝内经临证发微》)。

从临床用药看,具有止痛作用的中药,大多属温热性质的药物,如延胡索、细辛、乌头、马钱子、沉香、木香、乳香、没药等。即使证非属纯寒,只要配伍得当,温热止痛的药也可以运用。王庆其[1]报道常用麻黄附子细辛汤、乌头汤、桂枝芍药知母汤、阳和汤等温经散寒止痛方药,治疗顽固的三叉神经痛、血管神经性头痛、坐骨神经痛、胃脘痛、粘连性腹痛等取效满意。一般用量偏大,如虑其温热太过,可配伍阴柔之品反佐,则可达到"去性取用""相反相成"的功效。

---

①王庆其.黄帝内经临证发微[M].北京:人民卫生出版社,2019:394-395.

痿论篇第四十四

【导读】

痿，犹萎也。痿病是指肌肉萎缩，四肢不能随意运动的一类病症。现代诸如脊髓炎、重症肌无力、肌营养不良症、周期性麻痹、多发性神经炎、多发性硬化症以及运动神经元病等多种疾病，均可划入痿病的范畴，因而也是临床常见疑难病。本篇是《黄帝内经》论述痿病的专篇，文中依据五脏合五体的理论，集中讨论了痿躄、脉痿、筋痿、肉痿、骨痿的病因病机与辨证，提出了针刺治疗痿病的原则和"治痿独取阳明"的命题，开启了后世痿病论治之先河。马莳云："内详五脏之痿，必始于肺，其本脏自有所合，其成痿各有其由，其验之有色有证，其治之有法有穴，故名篇。"

【原文】

黄帝问曰：五脏使人痿，何也？岐伯对曰：肺主身之皮毛，心主身之血脉，肝主身之筋膜[1]，脾主身之肌肉，肾主身之骨髓。故肺热叶焦[2]，则皮毛虚弱急薄[3]，著[4]则生痿躄[5]也。心气热，则下脉厥而上，上则下脉虚，虚则生脉痿，枢折挈[6]，胫纵而不任地也。肝气热，则胆泄口苦，筋膜干，筋膜干则筋急而挛，发为筋痿。脾气热，则胃干而渴，肌肉不仁，发为肉痿。肾气热，则腰脊不举[7]，骨枯而髓减，发为骨痿。

帝曰：何以得之？岐伯曰：肺者，脏之长[8]也，为心之盖也，有所失亡[9]，所求不得，则发肺鸣[10]，鸣则肺热叶焦。故曰五脏因肺热叶焦[11]，发为痿躄，此之谓也。悲哀太甚，则胞络绝[12]，胞络绝则阳气内动，发则心下崩[13]，数溲血也。故《本病》[14]曰：大经空虚，发为脉痹[15]，传为脉痿。思想无穷，所愿不得，意淫于外，入房太甚，宗筋[16]弛纵，发为筋痿，及为白淫[17]。故《下经》[18]曰：筋痿者，生于肝，使内[19]也。有渐[20]于湿，以水为事，若有所留，居处相湿[21]，肌肉濡渍，痹而不仁，发为肉痿。故《下经》曰：肉痿者，得之湿地也。有所远行劳倦，逢大热而渴，渴则阳气内伐[22]，内伐则热舍于肾,肾者水脏也,今水不胜火[23],则骨枯而髓虚,故足不任身,发为骨痿。故《下经》曰:骨痿者,生于大热也。

【校注】

〔1〕筋膜:张介宾:"盖膜犹幕也,凡肉理脏腑之间,其成片联络薄筋,皆谓之膜,所以屏障血气者也。"

〔2〕肺热叶焦:形容肺叶受热灼伤,津液损伤的病理状态。《太素》卷二十五、《甲乙经》卷十四"肺"下并有"气"字。可参。

〔3〕急薄:形容皮毛干枯无泽,拘急不舒的样子。

〔4〕著:有甚之意。又,留着。

〔5〕痿躄:指四肢痿废不用。躄,指下肢痿软行动不便。

〔6〕枢折挈:据王冰注:"故膝腕枢纽如折去而不相提挈。""挈"上疑脱"不"字。枢折不挈,形容关节弛缓,不能提举,如枢轴折断不能运动。

〔7〕腰脊不举:谓腰脊不能活动。

〔8〕肺者,脏之长:指肺居五脏的上部,又主气朝百脉。

〔9〕失亡:谓事不随心之义。

〔10〕肺鸣:指呼吸喘息有声。

〔11〕故曰五脏因肺热叶焦:《甲乙经》卷十无此九字。钱熙祚:"按上下文皆五脏平列,未尝归重于肺。此处但言肺痿之由,不当有此九字。"

〔12〕胞络绝:谓心包之络脉阻绝不通。

〔13〕心下崩:指包络阻绝不通,阳气妄动,使络破血溢,流于膀胱而尿血。崩,大量出血。

〔14〕《本病》:古医书名。已佚。

〔15〕脉痿:原作"肌痿",与前"大经空虚"不合。据《太素》卷二十五改。

〔16〕宗筋:指众筋,泛指全身筋膜。于鬯:"宗当训众。《广雅·释诂》云:'宗,众也。'"

〔17〕白淫:指男子滑精,女子带下等。

〔18〕《下经》:古医书名。已佚。

〔19〕使内:即入房。

〔20〕渐:浸渍之意。《广雅·释诂》:"渐,渍也。"

〔21〕相湿:《甲乙经》卷十作"伤湿"。可从。

〔22〕阳气内伐:谓阳热邪气内侵。伐,侵也。

〔23〕水不胜火:谓肾之阴精受损,不能制胜火热之邪。

【释义】

本段原文依据五脏外合五体的理论,主要阐述痿病发生的病因病机,提出了"五脏使人痿"的观点。

一、痿病的病因病机

根据本段原文,结合《黄帝内经》其他篇章有关痿病的论述,痿病的病因病机可概括如下。

(一)五脏气热

由于五脏分主五体,肺主皮毛,心主血脉,肝主筋膜,脾主肌肉,肾主骨髓。所以,五脏气热,熏灼津液,导致筋、脉、肉、皮、骨五体失养,从而发生五体痿。杨上善云:"以五脏热,遂使皮肤、脉、筋、肉、骨缓痿屈弱不用,故名为痿。"至于形成五脏气热的原因,本篇所论有情志太过、劳伤过度、湿邪浸淫和触冒暑热等因素。王肯堂《证治准绳·杂病》认为:"是用五志、五劳、六淫,从脏气所要者,各举其一以为例耳。若会通八十一篇而言,便见五劳、五志、六淫,尽得成五脏之热以为痿也。"

(二)肺热叶焦

本篇提出"五脏因肺热叶焦,发为痿躄",说明痿的病变部位虽在肢体,但产生根源却在五脏,而五脏之中尤以肺为关键。《素问·经脉别论》曰:"肺朝百脉,输精于皮毛。"《灵枢·决气》云:"上焦开发,宣五谷味,熏肤,充身,泽毛。"可见全身各脏腑组织所需的营养物质,都是经肺的敷布而获得的,所以"肺为脏之长也"。如果肺受邪热熏灼,使津伤叶焦,高源化绝,则筋、脉、皮毛、骨、肉失养,势必导致痿病。故张介宾《景岳全书》言:"观所列五脏之证皆言为热,而五脏之证又总以肺热叶焦,以致金燥水亏,乃成痿证。"丹波元坚亦云:"肺所以行营卫,治阴阳,饮食之精,必自肺家传布,变化津液,灌输脏腑,肺脏一伤,五脏无所禀受,故因之以成痿躄也。"说明肺热熏灼是致痿的重要病机。

(三)脾胃气虚

《素问·五脏别论》说:"胃者,水谷之海,六腑之大源也……五脏六腑之气味,皆出于胃。"人有四海,胃居其一,脾胃为气血津液之化源,后天之本。人之筋脉肌肉,四肢百骸,无不赖脾胃化生的水谷精气以资养。故本篇下文曰:"阳明者,五脏六腑之海,主润宗筋,宗筋主束骨利机关也。"《素问·太阴阳明论》亦指出:"四肢皆禀气于胃,而不得至经,必因于脾,乃得禀也。"正由于如此,本篇指出:"阳明虚则宗筋纵,带脉不引,故足痿不用也。"《素问·脏气法时论》更为明确地说:"脾病者,身重,善肌肉痿,足不收引。"均强调脾胃气虚,不能化生水谷精微,精血津液亏虚,使筋骨肌肉失养,从而发生痿病。

(四)肝肾亏虚

肝主筋,为罢极之本;肾主骨,为作强之官。肝肾功能正常,精血充盛,则筋骨坚强,活动正常。假如"思想无穷,所愿不得,意淫于外,入房太甚,宗筋弛纵,发为筋痿""有所远行劳倦……阳气内伐,内伐则热舍于肾……发为骨痿"。说明思想无穷,情志过用,房室不节,形体劳伤,均可导致肝肾精血亏虚而发生痿病。

(五)湿邪浸淫

《黄帝内经》认为湿邪浸淫是形成痿病的主要外在因素。本文提出:"有渐于湿,以水为事,若有所留,居处相湿,肌肉濡渍,痹而不仁,发为肉痿。"另外《素问·生气通天论》云:"湿热不攘,大筋緛短,小筋弛长,緛短为拘,弛长为痿。"指出湿热浸淫可致痿病。《素问·六元正纪大论》亦曰:"太阳司天之政……民病寒湿,发肌肉痿,足痿不收。"说明长期因气候或居处环境影响,感受湿邪或者寒湿之邪,均能导致痿病的发生。

综上所述,《黄帝内经》论痿有虚实之分。实证因暑热、湿热和寒湿所致,虚证多因脾肺虚弱,肝肾精血亏虚所致,病位涉及五脏,以肺脾肝肾为主。

二、痿与痹的关系

本篇提出脉痿之形成,乃由于发为脉痹,传为脉痿;肉痿乃由于肌肉濡渍,痹而不仁,发为肉痿。说明痹病日久不愈,常可导致肢体肌肉萎缩,萎废不用而发为痿病。

另外,痹、痿之发病多与湿邪有关,临床表现均可见肌肤不仁等相似症状,由于关系密切,故《黄帝内经》有时亦痿痹合称。但痿与痹毕竟为两种不同的疾病,所以,二者在发病、传变、临床表现方面有明显的区别,临床当注意鉴别。

【知识链接】

一、痿的概念及与痹的关系

痿,即萎,指肌肉萎缩,四肢不能随意运动的一类病症。《黄帝内经》又称为"痿躄""痿疾""痿易"等。从其症状特点而论,主要有弛缓不收性("胫纵")和挛缩不伸("筋急而挛")两大类。

由于痿和痹的病因均与感受湿邪有关,都属肢体病,多表现于筋骨肌肉的形体、功能的异常,见肌肤不仁、"足不任身"等某些相似的症状,况且痹病日久,可以演变为肌肉萎缩,肢体运动障碍之痿病,因此古人常将痹病、痿病混称,如《素问·气交变大论》说"岁火不及,寒乃大行""复则…暴挛痿痹,足不任身"。《灵枢·阴阳二十五人》亦曰:"血气皆少……善痿厥足痹。"但痿和痹毕竟是两种不同类型的疾病,二者的鉴别可从以下几个方面考虑:其一,病源不同。痹病纯属外感风寒湿邪所得;而痿病有外感,亦有内伤,如情志所伤、房劳所伤等。其二,病性不同。痹病以实证、寒证为多见,虽有热痹,此不过是缘于患者体质而病从热化;痿病则以虚证、热证为主。其三,病传有别。痹病是外邪先犯形体,体痹病久不愈,内传五脏而致五脏痹;但是,痿病则相反,先有"肺热叶焦"、五脏有热,消灼精、血、津液,五体失养,发为五体痿。所以张志聪云:"夫五脏各有所合,痹从外而合病于内,外所因也;痿从内而合病于外,内所因也。"其四,症状特点有别。痿病以手足痿弱无力,不能随意运动为主,一般无疼痛、酸楚等症,病情与季节气候无明显的相关性;痹病则以肢节疼痛、酸楚、困重、麻木为主症，病情变化常受季节气候的影响。对痿与痹的区别，古代医家论之甚详，如《儒门事亲》卷一说："不仁或痛者为痹，弱而不用者为痿……痹者，必风湿寒相合；痿者，必火乘金……痿之为状，两足痿弱不能行用。"《证治百问·痿》说："痿与痹二症，天渊不同，痿本虚证……惟有软弱无力，起居日废，行走艰难，未有痛楚者也。若痹症……必为麻木疼痛，行动艰难者也。故痹病在表，本风寒湿之外感……痿症在里，属精神气血不足。"

二、五脏因肺热致痿与治痿取阳明的关系

本段提出"五脏因肺热叶焦发为痿躄"的观点，引发了后世医家对痿病病机的深入思考，促进了有关痿病学术的争鸣与发展。如李中梓《医宗必读》说："经言病本虽五脏各有，而独重太阴肺经；经言治法虽诸经各调，而独重阳明胃经。此其说何居乎？肺金体燥，居上而主气化，以行令于一身，畏火者也。五脏之热火熏蒸则金被克，而肺热叶焦，故致疾有五脏之殊，而手太阴之地未有不伤者也。胃土体湿，居中而受水谷，以灌溉于四肢，畏木者也。肺金之受邪失正，则木无制而侮其所胜，故治法有五脏之分，而足阳明之地，未有或遗者也。夫既曰肺伤，则治之亦宜在肺矣，而岐伯独取阳明，又何也？《灵枢》所谓真气所受于天，与谷气并而充之，阳明虚则五脏无所禀，不能行气血，濡筋骨，利关节，故百体中随其不得受水谷处，不用而为痿，不独取阳明而何取哉？"即指出了病机上突出"肺热叶焦"与治疗上强调阳明胃之间的矛盾，并试图加以解决。清·罗美《内经博义》从治疗的角度论之曰："是以欲除肺热，必先除阳明之热而养其阴，调其虚实，和其逆从，则病自已矣。"提出"取阳明"不局限于补益脾胃，还包括清泄阳明实热，进一步拓展了临床治疗思路。

从中医痿病所涉及的疾病而言，既有脊髓空洞症、脊髓压迫症、进行性肌营养不良症、重症肌无力、营养性肌病等非炎症性疾病，又包括急性感染性多发性神经炎、急性脊髓炎、急性脊髓灰质炎等。后者急性期多表现为风热、温热外邪侵袭肺卫之症，痿病表现多出现在肺热已退的中后期。故就此类疾病而言，其发病多因肺热叶焦，但治痿则当重视阳明，二者并不矛盾。

三、五脏外合五体理论的临床应用

本段原文提出五脏分主五体，肺主皮毛，心主血脉，肝主筋膜，脾主肌肉，肾主骨髓，用以说明五脏有病皆可导致痿病发生的生理基础，从临床角度而言，也提示五体的病症可以从相应的五脏来治疗。如肝主身之筋膜，那么筋膜的病症即可考虑从肝论治。熊继柏曾治疗一全身阵发筋膜挛急案，女性，37岁。初诊（2000-09-25）：诉半年前生小孩后发病，全身阵发性痉挛，发作时四肢痉挛掣痛，僵直不能屈伸，但四肢并不抽搐振动，腹部肌肉痉挛并有拘紧感。同时全身瘫软无力，每日数发，每次发作时间为半小时左右，甚则持续达1小时许。精神特别疲乏，不能活动，甚至连行步都感觉困难，成天只能卧床休息，若稍事活动则痉挛必发，小动则小发，大动则大发。伴有失眠、心悸、头晕等症。面色淡白少华，舌淡，苔薄白，脉细而弱。辨证：血不养筋。治法：补肝柔筋。主方：补肝汤加参芪。红参片10g，黄芪20g，当归身10g，白芍30g，川芎6g，熟地15g，木瓜20g，麦冬10g，炒枣仁15g，炙

甘草10g。10剂,水煎服。

二诊(2000-10-10):诉服药后痉挛发作次数已明显减少,精神亦见好转,但仍不能活动,更不能劳累,劳则痉挛必作。面色及舌色仍显淡白,脉细。拟原方再进10剂。

三诊(2000-10-20):一身痉挛已明显减轻,精神明显转佳。近日试着擦了两次地板,仍感疲乏,并自觉有欲发痉挛之兆。其痉挛虽未发,但觉腰腿酸痛。面色较前略红,舌淡红,苔薄白,脉细。拟原方加味,巩固疗效。

红参片10g,黄芪20g,当归身10g,白芍20g,川芎6g,熟地15g,木瓜20g,麦冬10g,炒枣仁15g,炙甘草10g,续断15g,炒鹿筋10g。10剂,水煎服。

四诊(2000-11-04):诉痉挛全止,精神转佳,腰腿酸痛亦显减。现已能从事如擦地板、做饭等轻度的家务活动,并准备去上班。嘱以前方再进15剂,善后收功(《一名真正的名中医:熊继柏临证医案实录1》)。本篇云:"肝主身之筋膜。"《素问·六节藏象论》又云:"肝者,罢极之本。"罢极者,劳困疲乏之意也。此案患者一身痉挛并劳困疲乏,又见一派气血虚衰之候。故以补虚为治,肝血足而筋自柔。

【原文】

帝曰:何以别之?岐伯曰:肺热者,色白而毛败;心热者,色赤而络脉溢[1];肝热者,色苍而爪枯;脾热者,色黄而肉蠕动[2];肾热者,色黑而齿槁。

帝曰:如夫子言可矣。论[3]言治痿者,独取阳明何也?岐伯曰:阳明者,五脏六腑之海,主闰[4]宗筋,宗筋主束骨而利机关[5]也。冲脉者,经脉之海也,主渗灌溪谷[6],与阳明合于宗筋,阴阳揔宗筋之会[7],会于气街[8],而阳明为之长,皆属于带脉,而络于督脉。故阳明虚,则宗筋纵,带脉不引,故足痿不用也。帝曰:治之奈何?岐伯曰:各补其荥而通其俞[9],调其虚实,和其逆顺,筋脉骨肉,各以其时受月[10],则病已矣。帝曰:善。

【校注】

〔1〕络脉溢:指浅表部位的脉络充盈。

〔2〕肉蠕动:蠕,《太素》卷二十五作"濡",濡亦有软意。动,郭霭春疑为"蠕"之旁记,误入正文。肉蠕,即肌肉软弱。

〔3〕论:张介宾:"论言者,即《根结》篇曰:痿疾者,取之阳明。"

〔4〕闰:同"润"。滋养也。《太素》卷二十五、《甲乙经》卷十并作"润"。

〔5〕束骨而利机关:谓约束骨节而使关节滑利。机关,指关节。

〔6〕溪谷:谓肌肉腠理。

〔7〕阴阳揔宗筋之会:谓阴阳经脉会聚于宗筋。阴阳,指阴经、阳经。揔,同"总"。宗筋,此特指前阴。张介宾:"宗脉聚于前阴,前阴者,足之三阴、阳明、少阳及冲、任、督、跷九脉之所会也。"

〔8〕气街：穴名，又名气冲。位于横骨两端，鼠蹊上1寸。

〔9〕各补其荥而通其俞：吴崑："十二经有荥有俞，所溜为荥，所注为俞。补，致其气也。通，行其气也。"

〔10〕各以其时受月：谓在各脏所主的季节或时日进行针刺治疗。《太素》卷二十五"月"作"日"。森立之："谓肝木痿证，以甲乙日刺之也。他四脏皆仿此。"

【释义】

本段原文主要论述了痿证的鉴别诊断和治疗原则。

一、痿证的鉴别诊断

五脏气热，各生其痿，故可通过五脏主色，以及五脏气热所反映的五体、五华等异常改变鉴别诊断，辨明诸痿之病本。结合上文所述，痿躄由于肺热叶焦，不能敷布津液，以致四肢肌肉失养，痿废不用，故以皮肤憔悴、肌肉枯萎不用为特征，可伴有肺鸣咳喘等；筋痿以筋急、拘挛为特点，可伴有色苍、爪枯、口苦等；骨痿以腰脊不能伸举、足不能任地为特点，并可见面色黧黑少泽、齿枯等；脉痿以关节松弛痿软、胫部软弱不能站立、膝踝关节不能提屈为特点，可伴有面赤、络脉充盈等；肉痿以面色黄、肌肉消瘦、麻木不仁、两下肢痿软无力为特点，可并见口渴等。

二、痿证的治疗原则

对于痿证的治疗，本篇在重视脾胃的同时，提出了辨证论治与因时制宜的原则。

（一）治痿取阳明

本段提出"治痿独取阳明"的问题，强调调理脾胃在痿证治疗中的重要性，并详述其机理有三个方面：其一，"阳明者，五脏六腑之海"，乃人身气血津液化生之源泉。其二，阳明"主润宗筋，宗筋主束骨而利机关"。《素问·五脏生成》篇曰："诸筋者，皆属于节。"阳明盛，气血充，诸筋得以濡养，则关节滑利，运动自如。三是阴经阳经总会于宗筋，合于阳明。会于前阴者虽有九脉，但冲脉、阳明脉占重要地位，而冲脉通过气街与阳明相会，以接受阳明的气血，故冲脉气血本于阳明。所以高世栻说："阳明者，胃也，受盛水谷，故为五脏六腑之海，皮、肉、筋、脉、骨，皆资于水谷之精，故阳明主润宗筋……痿则机关不利，筋骨不和，皆由阳明不能濡润，所以治痿独取阳明也。"

（三）辨证论治

本段指出："各补其荥而通其俞，调其虚实，和其逆顺。"即强调治痿须根据其相关的脏腑经脉进行辨证论治，虚则补之，实则泻之。诚如张介宾所说："上文云独取阳明，此复云各补其荥而通其俞。盖治痿者，当取阳明，又必察其所受病之经而兼治之也。如筋痿者，取阳明厥阴之荥俞；脉痿者，取阳明少阴之荥俞；肉痿、骨痿，其治皆然。"

（三）因时制宜

原文指出：痿证在辨证论治的同时，还要考虑时间因素的影响，"筋脉骨肉，各以其时受月，则病已矣"，即强调了因时制宜的原则。然对其具体操作，各家认识不一。高世栻认为："肝主之筋，心主之脉，肾主之骨，脾主之肉，各以其四时受气之月而施治之，则病已矣。受气者，筋受气于春，脉受气于夏，骨受气于冬，肉受气于长夏也。"张志聪则认为："《诊要经终》篇曰：正月二月，人气在肝；三月四月，人气在脾；五月六月，人气在头；七月八月，人气在肺；九月十月，人气在心；十一月十二月，人气在肾。"然从临床实际应用而言，难以实施。"各以其时受月"，杨上善《太素》作"各以其时受日"，并注曰："各以其时者，各以其时受病之日调之皆愈也。"此与临床实际较为符合。

另外，《灵枢·本输》曰："春取络脉诸荥大经分肉之间，甚者深取之，间者浅取之。夏取诸俞孙络肌肉皮肤之上。秋取诸合，余如春法。冬取诸井诸俞之分，欲深而留之……痿厥者，张而刺之，可令立快也。"阐述了春夏秋冬不同季节应选取的针刺部位，也可视为"筋脉骨肉，各以其时受月"的一种运用。

【知识链接】

一、五体痿分类的临床意义

本篇从五脏外合五体立论，将痿病分为痿躄、筋痿、骨痿、脉痿、肉痿五种，提出总的治疗原则为"各补其荥而通其俞，调其虚实，和其逆顺"，实为后世从脏腑论治痿病奠定了基础。

（一）痿躄

痿躄的治疗，依据本篇所论治疗原则，可取鱼际、太渊穴针刺。针对肺热叶焦之病机，治宜清肺养阴，可用清燥救肺汤，或李杲门冬清肺饮治之。明代医家王肯堂在《证治准绳·杂病》中载用黄芪、天冬、麦冬、石斛、百合、山药、犀角（以水牛角代）通草、桔梗、栀子仁、杏仁、秦艽之属，可供选用。

熊继柏曾治疗一肺热痿躄患者，5月起发热，咳嗽气喘，留连月余，渐觉两足酸重以致痿弱，迁延至9月，双足痿躄。患者形体羸瘦，皮肤毛发干枯，身热咳嗽气短，咳出稠黏黄痰并夹血丝，口燥咽干，声音嘶哑，食少便秘，舌红无苔，脉细而数。综观此病，起病肺热咳喘，由于热邪久羁，灼伤肺津，进而耗损胃阴，此即"肺热叶焦，发为痿躄"。治当清肺益胃，清热生津。初以吴鞠通之益胃汤合千金苇茎汤加减治之。处方：玉竹15g，沙参15g，麦冬15g，生地15g，芦根12g，桃红9g，花粉9g，石斛9g。水煎，冲冰糖适量服之。服药十剂，身热喘咳、口燥咽干及声嘶、便秘诸症悉解，饮食亦进。肺热已清，津液将布，原方加减再进，以冀布津起痿，处方：玉竹15g，沙参15g，麦冬15g，生地15g，白芍药20g，甘草15g，淮牛膝9g,阿胶9g(烊化)。此方服至十剂,双足能动,原方加减,再进二十剂,痿躄痊愈(《熊继柏医论集·医话二则》)。

(二)筋痿

筋痿的治疗,依据本篇所论治疗原则,可取太冲、行间穴针刺。筋痿总属肝热阴亏之证,治宜清肝养阴,可用清代医家陈士铎《辨证奇闻》之伐木汤加减。明代医家秦景明在《症因脉治》中根据热盛与阴虚的轻重不同,提出"肝热痿软之治,两胁刺痛,清肝顺气饮;筋膜干急,补阴丸;筋急挛踡,舒筋活络丹;肝肾水虚火旺,家秘肝肾丸"。明代医家王肯堂在《证治准绳·杂病》中载用生地黄、天冬、百合、紫葳、白蒺藜、杜仲、萆薢、菟丝子、川牛膝、防风、黄芩、黄连之属,可供参考。

陆养愚治一患者,中年后,宦于岭南蕃司幕属,莅任数月,患手足挛拘,屈伸不利。彼处医家以风湿治之,不效。自制史国公药酒服之,亦不效……至见之床褥,肌肉半削,面貌惨黯,忧容可掬。诊其脉,左手细数,重按则豁,右手稍和,重按亦弱。询其发病之由,答曰:始偶不谨慎而冒寒,便发寒热,口觉苦,筋骨疼痛,服发散药,寒热已除,而口苦、疼痛不减。至月余,先左足拘挛,难以屈伸,渐至右足亦然,又渐至两手亦然,手更振掉不息。医数十人,议论不外疏风顺气,及行气行血而已。数月前,稍能移动,更振掉疼痛不可忍,今虽不能移动,幸不振掉疼痛。予曰:若不疼痛,大事去矣。答曰:不移动则不痛,若移动极其酸痛。予曰:幸矣!尚可药也。此筋痿症也。兄少年房帏间,曾有所思慕而不得遂愿否?答曰:幼年拙荆带一婢来,其色颇妍,予实昵之,拙荆觉而私黜他方,后极想念,如醉如痴,半年间与拙荆欲事反纵,后患遗精、白浊几半年,至中年,此病亦常发。予又问曰:兄今阳事何如?答曰:久已不起矣。予跃然曰:兄无怪有此病也。《内经·痿论》中一条云:肝气热则胆泄,口苦,筋膜干,筋膜干则筋急而挛,发为筋痿。帝问:何以得知?岐伯曰:思想无穷,所愿不得,意淫于外,入房太甚,宗筋弛纵,发为筋痿,及为白淫。故《下经》曰:筋痿者,生于疾使内也……盖思愿不遂,遇阴必恋,风寒乘虚袭筋骨而不觉。至中年之后,气血既衰,寒变为热,风变为火,消金烁髓,及病发,医者又不溯病源,而徒以风热之药治之,风药耗血,夫手得血而能握,足得血而能步,血耗无以荣筋,筋无所养,又何以束骨而利机关?宜其疼痛、拘挛,而屈伸俱废也。今所幸者,饮食未减,大便犹实。盖痿症独取阳明,阳明盛则能生气生血,未为难治。因用当归、地黄养血为君,然不补气无以生血,又用人参、黄芪、白术以为臣;丹皮、黄柏、青蒿以清骨髓之热,山茱萸、枸杞子、牛膝入肝以为佐;少加秦艽、桂枝、羌活、独活以为使。又虑非气血之属,无以取捷效,乃以紫河车、鹿角、龟板、虎胫骨共煎为胶,酒服。每日煎药2剂,胶、药两许。十日手足便少能运,半月运动不痛,一月而起矣(《陆氏三世医验》)。

(三)骨痿

骨痿的治疗,依据本篇所论治疗原则,可取然谷、太溪穴针刺。针对肾热髓枯的主要病机,治宜滋阴清热,补肾壮骨,可选用《血证论》之地黄汤、大补阴丸。王肯堂《证治准绳·杂病》载:"肾热色黑而齿槁,宜金刚丸;肾肝俱损,骨痿不能起于床,筋弱不能收持,宜益精缓中,宜牛膝丸、加味四斤丸。"

余听鸿《诊余集》载一案例：琴川（常熟市）小东门王姓，年约十七八，素有滑泄遗精，两足痿软，背驼腰屈，两手扶杖而行，皮枯肉削。彼云：我有湿气，已服三妙汤数十剂，罔效。予曰：瘦人以湿为宝，有湿则肥，无湿则瘦。观其两腿，大肉日削，诊脉两尺细软。《难经》曰：下损于上，一损于肾。骨痿不能起于床，精不足者，补之以味，损其肾者益其精。如再进苦燥利湿，阴分愈利愈虚，两足不能起矣！进以六味地黄汤，加虎骨（注：此药现已禁用）、龟板、鹿筋、苁蓉，大剂填下滋阴。服十余剂，两足稍健。再将前方加鱼鳔、鹿角霜等，服十余剂，另服虎潜丸，每日五钱，两足肌肉渐充，步履安稳（《诊余集》）。本案滑泄遗精，元精斫伤，骨失其养，发为骨痿，而骨枯髓减，腰脊不举，足不任身。无精化血，则肌肉大削，其脉两尺细软，纯属肾精亏损之征。因此用六味地黄汤和龟板、鹿筋、苁蓉等填补肾精而获效。

（四）脉痿

脉痿的治疗，依据本篇所论治疗原则，可取神门、少府穴针刺。本证乃心热所致，故治当清热通络。秦景明《症因脉治》曰："心热痿软之治，左寸洪数者，导赤各半汤；左关上朝者，泻青丸合龙胆泻肝汤；尺脉躁疾，水中火发，六味丸合丹溪大补阴丸。"唐宗海《血证论》认为心阴虚内热者，可用天王补心丹加丹皮治之。

李士材治一脉痿患者，"八年痿废，屡治无功。诊之六脉有力，饮食如常，此实热内蒸，心阳独亢，症名脉痿，用承气汤下六七行，左足便能伸缩，再用大承气，又下十余行，手中可以持物，更用黄连、黄芩各一斤，酒蒸大黄八两，蜜丸，日服四钱，以人参汤送，一月之内，去积滞不可胜数，四肢皆能展舒，曰今积滞尽矣，煎三才膏十斤与之，服毕而痊"（《续名医类案》）。本案六脉有力，饮食如故而痿废，显是实痿。因此先用承气攻除积热，再用人参汤送服蜜丸，攻补兼施，缓图泄热，终以三才膏调理收功。

（五）肉痿

肉痿的治疗，依据本篇所论治疗原则，可取大都、阴陵泉穴针刺。药治宜清热健脾养阴，可用《医学心悟》之易痿汤加减。明代医家王肯堂在《证治准绳·杂病》中认为"脾热者色黄而肉蠕动，宜苍白术、二陈入霞天膏之属主之"，林珮琴在《类证治裁》应用二陈汤加参芪治疗，可供临证选用。

刘继安[①]治一男性患者，21岁。夏秋之交，放鸭为务，白天担鸭棚赶鸭去放，夜晚鸭棚内随遇而眠，如此辛劳半月有余。忽一日晨起突患痿证，来门诊观察治疗七日无功，始来中医科就诊。就诊时由兄背负，尚需一人在后扶持。症见面色苍黄，两脚痿废，不为己用，不痛不麻不痒而微肿，两手软弱，不能自行举至诊断桌上，饮食不思，脘部痞闷，小便黄而不利，大便尚可，苔黄厚腻，脉濡数。此为肉痿，得之湿地，湿热困脾渍肉所致，治当清热除湿并举，务使湿热分消，方可望其痊愈。以二妙散加味治之，药用苍术18g，黄柏18g，水黄连15g，防己12g，萆薢12g，牛膝15g，白芍12g，蚕沙12g，狗脊12g，泽泻9g。上方服1剂，次日痿废全无，自己走来就诊，继予苍柏六君子汤调理而安。

---

① 刘继安.肉痿初探［J］.成都中医学院学报，1982，（3）：29-30.

二、"治痿独取阳明"阐发

(一)"治痿独取阳明"的正确理解

对于痿证的治疗，本段提出"治痿独取阳明"，在临床应用时，应予以正确理解。首先，从原文中"论言"二字引用文献来看，一般认为是指《灵枢·根结》篇"痿疾者取之阳明"。而《灵枢·根结》经文是以太阳、阳明、少阳三者相提并论，其中治暴病独取太阳，治痿疾独取阳明，治骨繇独取少阳，可见并不是说治疗痿疾只单独取阳明。其次，从本篇及《黄帝内经》其他篇章论痿证的病因病机而言，除阳明虚衰致痿外，尚有五脏气热、肺热叶焦、湿邪浸淫、肝肾亏虚等，凡此种种，亦不可用独取阳明一法以治之。其三，本篇论痿证的治疗，在重视阳明的基础上，明确指出要"各补其荥而通其俞，调其虚实"，即要辨其病变所在脏腑经脉及虚实，分经取穴，补虚泻实。由此可见，治痿取阳明固然为治疗痿证的重要法则之一，但它决不是治痿的独一之法，总要观其脉证，知犯何逆而随证治之。

另外，对"取阳明"不能仅理解为补阳明，顾靖远《顾氏医镜》曾明确指出："取阳明者，或清胃火以救肺热，或培胃土以生肺金皆是也。"可见"取阳明"包括扶阳明之正和祛阳明之邪两个方面。扶阳明之正以治痿，若气虚者，兼有食少便溏，肌肉萎缩，舌苔薄白，脉细，治宜健脾益气，方用补中益气汤。血虚者，症见面色萎黄，肢体肌肤麻木不仁，舌质淡红，脉细弱，治宜健脾养血，方如人参养荣汤合六君子汤加减。阴虚者，常见下肢痿弱无力，腰膝酸困，口干舌燥，脉细数，舌质红，治宜补脾滋阴养胃，方如沙参麦门冬饮加减。祛阳明之邪以治痿，因于阳明热炽者，常见肢体痿软，便秘面赤，舌苔黄而脉沉实有力等症状，治宜清泻阳明实热，方用承气汤加减。痰湿阻滞者，常伴有眩晕脘胀，舌胖苔浊，脉滑等症状，治宜清化阳明痰浊，方用十味温胆汤加减；湿热浸淫者，多有下肢萎软无力，手足麻木，身重胸脘痞闷，舌苔黄腻，脉濡数等症状，治宜清热化湿，方如加味二妙散。

《临证指南医案》邹滋九按云："夫痿症之旨，不外乎肝肾肺胃四经之病……故先生治痿，无一定之法，用方无独执之见，如冲任虚寒而成痿者，通阳摄阴，兼实奇脉为主；湿热沉着下焦而成痿者，用苦辛寒燥为主；肾阳奇脉兼虚者，用通纳八脉，收拾散越之阴阳为主；如下焦阴虚，及肝肾虚而成痿者，用河间饮子、虎潜诸法，填纳下焦，和肝息风为主；阳明脉空，厥阴风动而成痿者，用通摄为主；肝肾虚而兼湿热，及湿热蒸灼筋骨而成痿者，益下佐以温通脉络，兼清热利湿为主；胃虚窒塞，筋骨不利而成痿者，用流通胃气，及通利小肠火腑为主；胃阳肾督皆虚者，两固中下为主；阳明虚，营络热及内风动而成痿者，以清营热息内风为主；肺热叶焦而成痿者，用甘寒清上热为主；邪风入络而成痿者，以解毒宣行为主；精血内夺，奇脉少气而成痿者，以填补精髓为主。"另外，《实用中医内科学》将痿病分为五种证候论治，即肺热伤津，治宜甘寒清上，清热润燥，选用清燥汤；肝肾亏虚，治宜滋阴清热，补益肝肾，选用虎潜丸；脾胃虚弱，治宜健脾益气，或滋濡胃阴，用补中益气汤或琼玉膏；湿热浸淫，治宜清热化湿，方用加味二妙散；瘀阻脉络，治宜益气养营，活血行瘀，方用圣愈汤加味[①]。这些均体现了治痿应辨证论治的根本原则。

---

①王永炎，严世芸.实用中医内科学[M].第2版.上海：上海科学技术出版社，2009：604-610.

(二)"治痿独取阳明"新诠

治痿重视阳明,除应用于肌肉萎缩,四肢不能随意运动的一类病症的治疗外,现代学者也将其发挥应用于慢性萎缩性胃炎、慢性阻塞性肺疾病(肺痿)等病的治疗。王庆其[①]认为萎缩性胃炎经胃镜和活组织检查,黏膜多呈苍白或灰白色,皱襞变细或平坦,黏膜变薄,严重胃萎缩时,黏液量极少或无,称"干胃"。痿证由阳明虚,不能主润宗筋以束骨利机关。萎缩性胃炎由脾胃虚,不能濡养胃之黏膜以磨水谷、化精微,病虽不一,其理则同。从《黄帝内经》"治痿独取阳明"得到启示,遂立健脾养胃以治本,佐以养血活血,作为治疗萎缩性胃炎的大法。临床选用黄芪、党参、炒白术、茯苓、甘草、当归、丹参、莪术、三棱、大枣为基本方。肝胃不和者佐以柴胡、枳壳、制香附、郁金、苏梗、制半夏、延胡索、佛手等;脾胃湿热者加苍术、制半夏、薏苡仁、厚朴、黄连、黄芩、蒲公英、苏梗、砂仁、豆蔻等;胃阴不足者酌加北沙参、川石斛、玉竹、白芍、麦冬、黄精、山楂等;气虚血瘀者佐以延胡索、五灵脂、九香虫、鸡血藤、制香附、乌药等。多年的实践证明,应用上述方法治疗萎缩性胃炎,效果满意。

王庆其曾治疗一患者,陈某,男,59岁,2004年1月20日初诊:患者过去有胃病史,未曾介意,近因工作应酬经常喝酒,自觉胃部不适。2004年9月20日在某医院做胃镜示:慢性萎缩性胃窦炎,胆汁反流性胃炎;病理报告:慢性炎症(+)~(++),萎缩(+),肠化(+++)。辨证:脾虚湿热内蕴,气滞血瘀内结。治法:以健脾清热利湿,理气化瘀散结。

处方:黄芪30g,太子参15g,炒白术12g,土茯苓30g,甘草4.5g,棱莪各30g,蛇舌草30g,石见穿30g,龙葵20g,大丹参20g,木香9g,佛手9g,枳壳12g,半枝莲15g,14剂。

上方加减:泛酸加海螵蛸、煅瓦楞;胃痛加延胡索、五灵脂;湿重加薏苡仁、制半夏、苍术;嗳气时作加炒枳壳、藿苏梗;养血加当归、鸡血藤、丹参等。连续服药近5月,自觉症状完全正常。2005年2月1日在原医院做胃镜示浅表性萎缩性胃炎;病理报告:慢性炎症(+)。患者不放心,仍以上方续服数月。

三、"宗筋"与肝的关系及其临床意义

本篇提出"思想无穷,所愿不得,意淫于外,入房太甚,宗筋弛纵,发为筋痿,及为白淫",又言"阴阳揔宗筋之会",张介宾解释说:"宗脉聚于前阴,前阴者,足之三阴、阳明、少阳及冲、任、督、跷九脉之所会也。"《素问·厥论》又指出:"前阴者,宗筋之所聚,太阴、阳明之所合也。"提示我们前阴不仅与阳明有关,与肝的关系亦不可忽视。临证之时,阳痿之人,非皆因肾虚而成,抑郁伤肝、肝经湿热下注、阳明受损等亦可导致阳痿,临证不可忽视。

肝主疏泄而喜条达,肝的经脉与前阴相关,若肝气抑郁,气血运行不畅,宗筋失充,则可致阳痿不举。王文正治疗一阳痿患者,28岁,主诉及病史:患者素体强健,无其他疾患,已订婚年余,两人感情甚浓,每次相约,性情则激动不已。婚前因住房等诸事,所愿不遂,即抑郁不乐,失眠头痛,烦躁易怒,纳呆腹胀,未能及时就诊。婚后发现阳痿早泄,且逐渐加重,终致痿而不举,曾就医于某院,服用补肾壮阳之剂,自服男宝、鹿茸丸等中成药,病

---

①王庆其.黄帝内经临证发微[M].北京:人民卫生出版社,2019:579-580.

情未见减轻，遂来本院就诊。诊查：体壮，舌质略红，苔略黄，脉沉弦。辨证：脉证合参，当属情志抑郁，肝失和调。治法：疏肝解郁。处方：柴胡15g，杭白芍15g，炒枳实9g，川木香6g，香附15g，合欢花15g，龙胆草6g，黑栀子6g，石燕子15g，青葱管30g，甘草6g。

上方服6剂后，自感心情舒畅，纳增，睡眠浓，阳事已举，性生活正常，舌脉同前，照上方加枸杞15g、路路通15g、威灵仙12g。再服6剂后，诸症均失，舌脉正常，嘱服逍遥丸半月以善后（《中国现代名中医医案精粹》第3集）。本案以疏肝散加减，针对病机而设，加入石燕子理肝气壮阳道，青葱管辛散通阳，且理气机，肝气易郁，郁则化热，故加入龙胆草、黑栀子以清之，合欢花解郁安神，使心气自平。

厥论篇第四十五

【导读】

　　《素问·方盛衰论》曰："是以气多少逆皆为厥。"厥证即是由气血逆乱、阴阳失调所引起的以突然昏倒、不省人事，或四肢寒热异常为主要表现，可伴有剧烈疼痛的一类病症。《黄帝内经》对厥证的论述较多，除本篇外，《素问·气厥论》《灵枢·厥病》等均有较为集中的阐述，散在论述的篇章亦不少。本篇专论寒厥、热厥、十二经厥逆诸种厥证的病因病机、临床表现、治疗原则以及预后等，正如吴崑所说："篇内悉论诸厥之证。"此是讨论厥证的专篇，故以"厥论"名篇。

【原文】

　　黄帝问曰：厥之寒热者何也？岐伯对曰：阳气衰于下，则为寒厥[1]；阴气衰于下，则为热厥[2]。帝曰：热厥之为热也，必起于足下者何也？岐伯曰：阳气起[3]于足五指之表[4]，阴脉者[5]集于足下而聚于足心，故阳气胜则足下热也。帝曰：寒厥之为寒也，必从五指而上于膝者何也？岐伯曰：阴气起于五指之里[6]，集于膝下而聚于膝上，故阴气胜则从五指至膝上寒，其寒也，不从外，皆从内也。

　　帝曰：寒厥何失[7]而然也？岐伯曰：前阴者，宗筋[8]之所聚，太阴阳明之所合[9]也。春夏则阳气多而阴气少，秋冬则阴气盛而阳气衰。此人者质壮，以秋冬夺于所用[10]，下气上争不能复[11]，精气溢下[12]，邪气因从之而上[13]也，气因于中[14]，阳气衰，不能渗营其经络，阳气日损，阴气独在，故手足为之寒也。

　　帝曰：热厥何如而然也？岐伯曰：酒入于胃，则络脉满而经脉虚，脾主为胃行其津液[15]者也。阴气虚则阳气入[16]，阳气入则胃不和，胃不和则精气竭[17]，精气竭则不营其四支也。此人必数醉若饱以入房，气[18]聚于脾中不得散，酒气与谷气相薄，热盛于中，故热徧[19]于身，内热而溺赤也。夫酒气盛而慓悍，肾气有衰[20]，阳气独胜，故手足为之热也。

帝曰：厥，或令人腹满，或令人暴不知人^[21]，或至半日远至一日乃知人者何也？岐伯曰：阴气盛于上则下虚，下虚则腹胀满^[22]；阳气盛于上，则下气重上而邪气逆^[23]，逆则阳气乱，阳气乱则不知人也。

【校注】

[1] 阳气衰于下，则为寒厥：谓足三阳脉气衰于下，则阳气少阴气盛，阴盛则寒，故发为寒厥。

[2] 阴气衰于下，则为热厥：谓足三阴脉气衰于下，则阴气少阳气盛，阳盛则热，故发为热厥。

[3] 起：《新校正》云："按《甲乙经》'阳气起于足'作'走于足'。'起'当作'走'。"

[4] 五指之表：指足趾外侧。指，通"趾"。表，外也。

[5] 阴脉者：《太素》卷二十六无此3字。据下文论寒厥例，宜从。

[6] 五指之里：指足趾内侧。里，内也。

[7] 失：据下文"何如而然"句，此疑为"如"之误。

[8] 宗筋：指众多筋脉。张介宾："宗筋者，众筋之所聚也。"

[9] 太阴阳明之所合：脾胃二经行于腹部，皆近前阴。前阴周围有九条经脉循行，此独言脾胃二脉，是因脾胃为气血化生之源，五脏六腑之海，主润宗筋之故。

[10] 以秋冬夺于所用：指违逆秋冬收藏之道，纵欲过度，强力劳作，耗伤肾之阴精。

[11] 下气上争不能复：谓肾之精气亏耗太过，脾胃水谷精气补充不及。张介宾："精虚于下，则取足于上，故下气上争也。去者太过，生者不及，故不能复。"

[12] 精气溢下：指肾气亏虚，精关不固而滑精。

[13] 邪气因从之而上：谓元阳虚衰，下焦阴寒之气上逆。

[14] 气因于中：指阴寒之气居留于内。《太素》卷二十六"因"作"居"。宜从。

[15] 津液：此指水谷精气。

[16] 入：孙鼎宜："入当作实，声误。胃阳脾阴，酒入胃必归脾，湿热在脾则脾阴虚，湿热熏胃则胃阳实。"

[17] 精气竭：指水谷精气虚少。

[18] 气：指酒食之气。

[19] 徧：同"遍"。

[20] 肾气有衰：《甲乙经》卷七作"肾气日衰"。宜从。谓肾之精气日渐衰少。

[21] 暴不知人：谓突然昏仆，不省人事。

[22] 下虚则腹胀满：高世栻："阴寒之气盛于上，则上下皆阴，而阳气虚于下，下虚则腹胀满，以明腹满而为寒厥之意。"

[23] 下气重上而邪气逆：谓下焦阴虚不能制约阳气，元阳上逆而为邪气。重，并也。邪气，指逆乱之气。

【释义】

本段原文集中论述了寒厥、热厥的病因病机及临床表现。

一、寒厥

寒厥即阴盛阳虚而致四肢厥冷之证,《黄帝内经》又称为"阴厥",王冰注:"阴厥,谓寒厥也。"寒厥的病因,本篇认为是秋冬阴盛阳衰之时,秋主收敛,冬主闭藏,应使阳气固藏于内。如"秋冬夺于所用",即强力过劳或房事过度等。因为肾为作强之官,伎巧出焉,强力过劳则伤肾,肾失闭藏,阳气耗伤,而致肾阳虚衰。又肾主藏精,房事过度,精气耗伤,亦可致肾阳不足,阳虚生寒,病起于内。即由于下焦元阳不足,阴寒之气上逆所致,所谓"阳气衰于下,则为寒厥"。由于三阳经脉行于足之外表,三阴经脉聚于足心,阴气盛则阳气虚,阴乘阳位,故手足寒冷,五趾至膝上先寒,或伴有滑精,腹满等。治当用温阳散寒之法,四逆汤、当归四逆汤可酌情选用。

另外,《黄帝内经》认为寒厥亦可由外感寒邪,阴寒极盛所致,如《素问·阴阳应象大论》说:"阴胜则身寒,汗出,身常清,数栗而寒,寒则厥,厥则腹满死,能夏不能冬。"

二、热厥

本篇所论热厥指阴虚阳盛而致手足发热之证。其发病乃因"数醉饱食入房",伤及脾肾阴精,致使阴虚阳亢,虚热内生而成。由于三阳经脉行于足之外表,三阴经脉聚于足心,阳气盛则阴气虚,阳乘阴位,故热厥之热起于足下。其具体病因病机可归纳如下。

$$
醉饱入房
\begin{cases}
酒\to胃
\begin{cases}
酒与卫气先行皮肤络脉\to络脉满 \\
精气聚于脾中不得散\to经脉虚
\end{cases} \\
饱食\to酒气与谷气相薄\to热盛于中 \\
入房\to伤伐肾中阴精\to阴虚生热
\end{cases}
\to
\begin{matrix}
阴虚阳亢,脾胃 \\
不和,精气衰竭 \\
\downarrow \\
不营四肢 \\
\downarrow \\
热厥
\end{matrix}
$$

阴虚阳盛热厥的主要症状是手足发热,同时伴见尿赤,甚则"热遍于身",若阴虚进一步加重,亢阳无制而上扰,尚可见猝然昏仆,不省人事之症。与后世热盛于内,阳郁不达四肢,反见四肢厥冷的热厥证显然有别。治疗当以滋阴降火为法,大补阴丸、知柏地黄丸等可酌情选用。

三、寒厥、热厥的兼症

本段原文补充了寒厥、热厥的症状及病机,指出寒厥的症状还有腹部胀满,其病机乃阳气虚衰,阴寒内盛,寒凝气滞不行,脾土运化功能失常所致。故马莳说:"夫曰阴气盛于上则腹满者,乃上文之寒厥。"热厥的症状还有突然昏倒,不省人事,其病机乃阴精亏虚,阳气偏亢而逆乱于上,神明被扰所致。故高世栻说:"阳热之气盛于上,则下气重上,而邪气逆,逆则阳气乱,乱则心神不宁,故暴不知人……以明暴不知人,而为热厥之意。"其中"或至半日远至一日乃知人者",说明此类昏厥是暂时性的,犹如《素问·调经论》所说:"血之与气,并走于上,则为大厥,厥则暴死,气复反则生,不反则死。"

【知识链接】

一、本篇热厥与后世热厥的区别

本篇所论热厥,类似于后世所论阴液亏虚的虚热证。另外,《黄帝内经》亦有阳盛格阴之热厥证的论述,如《素问·热论》曰:"两感于寒者……三日则少阳与厥阴俱病,则耳聋囊缩而厥。"《素问·五常政大论》亦说:"火政乃宣……其动铿禁瞀厥。"即由于高热鸱张,阳热内郁不达,寒厥于外而致四肢厥冷。其临床特点是在出现一系列实热症状的同时,并见手足厥冷,诚如《伤寒论》第335条言:"厥者必发热,前热者后必厥,厥深者热亦深,厥微者热亦微。"治疗常用白虎汤、承气汤之类。从《伤寒论》起,后世所论热厥即以此内涵为标准。下文特举刘渡舟两个案例加以说明。

案例1 李某,男,43岁。1980年1月11日初诊。于1978年10月无明显诱因而自觉双下肢发凉,厂医诊为肾阳虚证,曾用金匮肾气丸、虎骨丸、青娥丸等大量温补药,而病情未能控制,仍逐渐发展。冷感向上至腰部,向下则冷至足心,如赤足立冰上,寒冷彻骨。同时伴有下肢麻木,痒如虫行,小便余沥与阳痿等症。曾先后在多家医院检查,均未见异常,而建议中医治疗。虽服补肾壮阳、益气和血等中药200余剂,未能见效。就诊时:患者素体健康,面部丰腴,两目有神,舌质色绛,少苔,脉弦而数。问其饮食如故,大便不爽,小便短少而发黄。初投四逆散,按阳厥之证治之,药进3剂,厥冷依然,乃又反复追询其病情,患者才说出睡眠不佳,且多乱梦,而心时烦,容易汗出。视其舌尖红如杨梅,脉来又数。反映了阴虚于下而心火独旺于上之证。其证与黄连阿胶汤颇为合拍,乃疏下方治疗。

处方:黄连9g,黄芩3g,白芍6g,阿胶9g(烊化),鸡子黄2枚(自加)。以上5味,用水3碗,先煮3物,取1碗,去滓,纳胶烊尽,小冷,纳鸡子黄,搅合相得,分2次服下。

服药3剂后,患者即觉下肢寒冷麻木之感逐渐消退,心烦、汗出、失眠多梦等症均有明显好转,小便余沥和阳痿亦有所改善。察其舌,仍红赤而少苔,脉弦而微数。继宗原法治之。

处方:黄连9g,阿胶10g(烊化),黄芩3g,白芍9g,鸡子黄2枚(自加),丹皮6g。6剂,煎服法同前。

1月30日,适值降雪,寒风凛冽,但患者并无异常寒冷之痛苦,腰以下厥冷证基本告愈。1个月后,据患者言,未再复发[1]。

按 本案以肢厥逆冷为主症,虽屡用温肾助阳而厥冷如故,经详询病情,始得真象。证属阴衰于下,阴阳上下阻绝不通,水火不相既济,与本篇"阴气衰于下,则为热厥"病机相同,故投以黄连阿胶汤泻南补北,交通心肾而获效。

---

[1]刘渡舟,尉敏廷.下肢厥冷治验[J].中医杂志,1980,(12):19.

案例2 吕某，男，48岁，农民。初秋患外感，发热不止，体温高达39.8℃，到本村医务室注射"氨基比林"等退热剂，旋退旋升。四五日后，发热增至40℃，大渴引饮，时有汗出，而手足却反厥冷，舌绛苔黄，脉滑而大。此乃阳明热盛于内，格阴于外，阴阳不相顺接的热厥之证。治当辛寒清热，生津止渴，以使阴阳之气互相顺接而不发生格拒。急疏白虎汤：生石膏30g，知母9g，炙甘草6g，粳米一大撮。仅服两剂，即热退厥回而病愈(《刘渡舟验案精选》)。

二、关于精气衰于下的讨论

本篇开篇即言："阳气衰于下，则为寒厥；阴气衰于下，则为热厥。"着眼在"衰于下"。对此各家注释不一，有指足之阳气阴气者，如杨上善云："下，谓足也。足之阳气虚也，阴气乘之，足冷，名曰寒厥。足之阴气虚也，阳气乘之，足热，名曰热厥也。"有指足三阳经与足三阴经之气者，如王冰注："阳谓足之三阳脉，阴谓足之三阴脉。下，谓足也。"张介宾则注为全身阴阳之气，指出："凡物之生气，必自下而升，故阴阳之气衰于下，则寒厥热厥由之而生也。"然综合《黄帝内经》所论，此阴阳之气的虚衰，当主要指肾而言，如《灵枢·本神》明言："肾气虚则厥。"《素问·至真要大论》亦指出："诸厥固泄，皆属于下。"此"下"即指下焦肾肝等而言。本篇论热厥亦言："肾气有衰，阳气独胜，故手足为之热也。"说明此寒厥、热厥，主要由于肾中阴阳精气亏虚所致。

【原文】

帝曰：善。愿闻六经脉之厥状病能[1]也。岐伯曰：巨阳[2]之厥，则肿首头重，足不能行，发为眴仆[3]。阳明之厥，则癫疾欲走呼，腹满不得卧，面赤而热，妄见而妄言。少阳之厥，则暴聋颊肿而热，胁痛，𱔉不可以运[4]。太阴之厥，则腹满䐜胀，后不利[5]，不欲食，食则呕，不得卧。少阴之厥，则口干溺赤，腹满心痛。厥阴之厥，则少腹肿痛，腹胀泾溲[6]不利，好卧屈膝，阴缩肿[7]，𱔉内热。盛则泻之，虚则补之，不盛不虚，以经取之[8]。

太阴厥逆，𱔉急挛，心痛引腹，治主病者[9]。少阴厥逆，虚满呕变[10]，下泄清[11]，治主病者。厥阴厥逆，挛，腰痛，虚满前闭[12]，谵言，治主病者。三阴俱逆，不得前后[13]，使人手足寒，三日死。太阳厥逆，僵仆[14]，呕血善衄，治主病者。少阳厥逆，机关不利[15]，机关不利者，腰不可以行，项不可以顾，发肠痈不可治，惊者死。阳明厥逆，喘咳身热，善惊，衄呕血[16]。

手太阴厥逆，虚满而咳，善呕沫[17]，治主病者。手心主、少阴厥逆，心痛引喉，身热，死不可治[18]。手太阳厥逆，耳聋泣出，项不可以顾，腰不可以俯仰[19]，治主病者。手阳明、少阳厥逆，发喉痹[20]，嗌肿痓[21]，治主病者。

【校注】

〔1〕病能：疾病的临床表现。能，通"态"。

〔2〕巨阳：太阳。

〔3〕眴（xuàn绚）仆：头晕眼花而突然昏倒。

〔4〕骱（héng衡）不可以运：两腿不能活动。骱，同"胻"，胫骨上端，此指小腿。

〔5〕后不利：大便不利。

〔6〕泾溲：指小便。《太素》卷二十六无"泾"字。

〔7〕阴缩肿：《甲乙经》卷七无"肿"字，宜从。又，高世栻："阴缩肿，前阴萎缩而囊肿也。"

〔8〕不盛不虚，以经取之：王冰："谓邪气未盛，真气未虚，如是则以穴俞经法留呼多少而取之。"

〔9〕治主病者：指患病经脉的经脉穴。又，张介宾："治主病者，谓如本经之左右上下及原俞等穴，各有宜用，当审其所主而刺之也。"

〔10〕呕变：即呕逆。

〔11〕下泄清：泻下稀薄清冷之物。

〔12〕前闭：即小便不通。

〔13〕不得前后：即大小便不通。

〔14〕僵仆：杨上善："后倒曰僵，前倒曰仆。"

〔15〕机关不利：关节活动不利。

〔16〕衄呕血：《太素》卷二十六、《甲乙经》卷四此后并有"不可治，惊者死"6字。《甲乙经》卷四"衄"下有"血"字。

〔17〕呕沫：姚止庵："肺受寒，故呕沫。沫，痰水之轻浮白色者。"《甲乙经》卷四"呕"下有"吐"字。

〔18〕身热，死不可治：《甲乙经》卷四作"身热者死，不热者可治。"《太素》卷二十六作"身热死，不热可治。"义长。疑本文"不"后脱一"热"字。

〔19〕腰不可以俯仰：王冰："腰不可以俯仰，脉不相应，恐古错简文。"宜从。

〔20〕喉痹：指咽喉肿痛，吞咽困难。

〔21〕痓（zhì至）：《新校正》云："按全元起本'痓'作'痓'。"《甲乙经》卷四作"痛"。作"痛"义胜。

【释义】

本段从经脉的循行部位、所属脏腑的功能和经气逆乱等几方面阐发了十二经脉厥逆的情况，它和上述寒厥和热厥产生的机理并不相同。从内容上看，先论足六经厥病，后再论十二经脉厥逆，对此，《新校正》云："详从太阴厥逆至篇末，全元起本在第九卷，王氏（冰）移于此。"张介宾亦指出："按：六经之厥已具上文，此复言者，考之全元起本，自本节之下，另在第九卷中，盖彼此发明，原属两篇之文，乃王氏类移于此者，非本篇之重复也。"

一、经脉厥证的病机

本段在上文对厥证之寒热定性后,继则论其经脉定位与治疗。经脉运行气血,循环无端,若经脉之气逆乱,则可形成多种病症,其病机变化不外以下几方面。

(一)经脉循行部位功能障碍

经脉之气厥逆,功能失调,则各经循行部位上就会产生相应症状,如足太阳经起于睛明,过头顶下行足小趾端,所以"巨阳之厥,则肿首头重,足不能行";手太阳脉"从缺盆循颈上颊,至目锐眦,却入耳中"(《灵枢·经脉》),故手太阳经气厥逆可有"耳聋泣出,项不可以顾"等症状。

(二)经脉络属脏腑功能障碍

十二经脉每一经均与脏腑有络属关系,若经脉之气厥逆,势必影响其所络属脏腑,导致脏腑功能失常而发病。如足太阴脉属脾络胃,故"太阴厥逆",可致脾胃虚寒,升降受纳运化失职,而见"腹满䐜胀,后不利,不欲食,食则呕"的症状。又如手太阴厥逆,肺失宣降,主气司呼吸功能障碍,故有咳嗽之症等。

(三)厥证阴阳盛衰失调

厥证的病性不外寒热虚实,寒厥的病机为阳虚阴盛,热厥的病机为阴虚阳盛。在六经厥证中,太阴与厥阴厥证为阳虚阴盛,阳明、少阳厥证为阴虚阳亢,太阳与少阴厥证则具有两种病机变化。如太阳厥证,既可见阳虚阴盛之"肿首头重""眴仆",又可见阴虚阳热迫血妄行之"呕血,善衄";少阴厥证,既有阳虚阴盛,火不暖土之"虚满呕变,下泄清",又有阴虚阳盛之"口干溺赤"等。

二、经脉厥证的治疗

原文对经脉厥证治疗的论述,可概括为以下两方面。

(一)补虚泻实

原文曰:"盛则泻之,虚则补之。"即察其脉之虚实变化,分别予以补泻。但从本篇所述病机"阳气衰于下""阴气衰于下"来看,当以补为主,佐以泻其亢越之阳或偏胜之阴。"不盛不虚,以经取之",王冰注指出:"谓邪气未盛,真气未虚,如是则以穴俞经法留呼多少而取之。"即疾病轻微时,针灸治疗也采用不补不泻的手法。这里所论虚实补泻问题,是针对经脉"是动"病而言,且脉诊法为"十二经脉标本脉法"。该论述亦见于《经脉》《禁服》等篇,具体参见《灵枢·禁服》篇相关内容。

(二)分经施治

原文对十二经厥逆之治疗,提出"治主病者",即取发病之经脉的经脉穴而治疗。但张介宾云:"治主病者,谓如本经之左右上下及原俞等穴,各有宜用,当审其所主而刺之也。"

此亦体现了辨证取穴，循经施治的思想。

现将经脉厥逆的病机、临床表现、治则归纳如下表（表45-1、表45-2）。

表45-1 六经厥病

病名	病机	临床表现	治则
太阳之厥	经气上逆，上实下虚	肿首头重，足不能行，眴仆	
阳明之厥	阳热内炽，热扰神明，胃不和则卧不安	癫疾欲走呼，腹满不得卧，面赤而热，妄见而妄言	盛则泻之，虚则补之，不盛不虚，以经取之
少阳之厥	经气阻滞，热盛于上	胁痛，骺不可以运，暴聋颊肿而热	
太阴之厥	脾失健运，胃失和降	腹满䐜胀，后不利，不欲食，食则呕，不得卧	
少阴之厥	阴虚内热，循经上扰	口干溺赤，腹满心痛	
厥阴之厥	肝经热郁，经气不畅，气化失司	少腹肿痛，骺内热，好卧屈膝，腹胀，小便不利，阴缩肿	

表45-2 十二经厥逆

病名	病机	临床表现	治则
足太阴厥逆	筋脉拘急，脾脉入腹注心	骺急挛，心痛引腹	
足少阴厥逆	肾阳虚衰，火不暖土，升降失司	虚满呕逆，下泄清	治
足厥阴厥逆	筋脉拘急，肝失疏泄，肝魂失守	挛，腰痛，虚满前闭，谵言	
足太阳厥逆	气火上逆，血随气逆	僵仆，呕血善衄	主
足少阳厥逆	枢机不利，相火结毒，火毒及脏	腰、项转动不便，肠痈，惊	
足阳明厥逆	阳热内炽，逆气乘肺，迫血扰神	身热喘咳，衄血呕血，善惊	病
手太阴厥逆	肺气上逆，肺不布津	虚满而咳，善呕沫	
手厥阴、少阴厥逆	君相火旺，循经上灼	心痛引喉，身热	者
手太阳厥逆	气逆液不固，经气不利	耳聋泣出，项不可以顾	
手阳明、少阳厥逆	火热内炽，循经上灼	喉痹，嗌肿痛	

【知识链接】

一、厥的含义与范围

厥，逆也，厥证是由气血逆乱、阴阳失调所引起的以突然昏倒、不省人事或四肢逆冷为主要表现的一类病症。《素问·方盛衰论》曰："是以气多少逆皆为厥。"指出厥证的形成，是由于气逆不和所致。高世栻注："是以阴阳之气，无论多少，若逆之则皆为厥矣。"姚止庵认为："厥凡三义：一谓逆也，下气逆而上也，诸凡言厥逆是也；一谓极至也，本篇之热厥寒厥，盖言寒热之极也；一谓昏迷不省人事也，本篇之言阴盛阳乱是也。乃世之云厥者，止以手足逆冷、不知人事为言，合之经旨，偏矣。"熊继柏在《内经理论精要》中概括厥的含义有四：一指气逆的病机；二指昏仆的病证；三指四肢厥冷的病证；四指手足发热的病证。然《黄帝内经》对厥证的命名，是以病机之气血阴阳逆乱为依据，突然昏仆，或四肢感觉寒热异常则是此病的主要症状，不可将病机与症状表现并列。

《黄帝内经》所言厥证，范围相当广泛，概言之，一是指四肢厥冷之证，类似后世所论外感热病过程中之热厥、寒厥，而《黄帝内经》之热厥尚有阴虚而致手足热者，则相当于后世阴虚五心烦热之证。二是指气血阴阳逆乱之昏厥证，究其实质，又不完全等同于现今《中医内科学》之厥证，其论薄厥、太阳厥证，类同于后世之中风，尸厥类似于后世之昏迷，暴厥、太阴之厥（食积而厥）、少阴之厥（吐泻虚脱致厥）等，则与后世所言厥证相当。三是泛指脏腑经脉气血阴阳失调所导致的多种病症，《灵枢·经脉》又有踝厥、骭厥、臂厥、骨厥等名，踝厥实指足太阳膀胱经病症，骭厥乃足阳明胃经病症，臂厥指手少阴心经及手太阴肺经之病症，骨厥为足少阴肾经之病症，均为各经的"是动病"。由此可见，随着人类对疾病认识的深化，病症名称亦不断进行着分化、合并等演变，因此，造成了古今病名之间名同实异或名异实同等错综复杂的局面。

二、厥证的病因病机

《黄帝内经》中厥证的病因大致可以分为外因和内因两个方面。《证治汇补·厥》说："或外因六淫，内因七情，气血痰食，皆能阻遏运行之机，致阴阳二气不相接续，而厥作矣。"从外因言，《黄帝内经》认为外感寒湿、火热及风邪等均可致厥，如《灵枢·五色》言："厥逆者，寒湿之起也。"《素问·五常政大论》则指出："火政乃宣……其动铿禁瞀厥。"《素问·五脏生成》认为"卧出而风吹之"，血"凝于足者为厥"。从内因言，有酒色劳倦、情志不遂、悲忿恼怒等。如本篇认为热厥之因为"数醉若饱以入房"，寒厥之因为"秋冬夺于所用"，《素问·生气通天论》指出薄厥的病因为大怒，煎厥之病因为烦劳，《素问·通评虚实论》认为"偏枯痿厥，气满发逆，甘肥贵人，则高粱之疾也"等。

厥证的病机，核心是气血阴阳逆乱。根据《黄帝内经》所论，大致可概括为以下几点。

（一）肾精亏虚，下虚则厥

本篇论寒厥的病机为"阳气衰于下"，热厥的病机为"阴气衰于下"。《素问·脉解》曰："少阴不至者，厥也。"王冰注："少阴，肾脉也，若肾气内脱，则少阴脉不至也。"《灵枢·本神》明确指出："肾气虚则厥。"《素问·至真要大论》亦指出："诸厥固泄，皆属于下。"可见肾中精气耗伤，阴阳、气血虚衰于下，是厥证形成的主要病机之一。

（二）气血阴阳，逆乱致厥

人体气血阴阳，应是互根互用，阴以阳为根，阳以阴为根，气为血之帅，血为气之母，这样气血、阴阳在人体各司其守，又以对方为存在前提，如果气血阴阳失于互根互用，或者在人体上下、左右、内外、表里分布不均匀，则气血阴阳可发生逆乱而产生厥逆之症。如本篇曰："厥或令人腹满，或令人暴不知人，或至半日远至一日乃知人者何也……阳气盛于上，则下气重上而邪气逆，逆则阳气乱，阳气乱则不知人也。"《素问·调经论》曰："血之与气并走于上则为大厥。"《素问·生气通天论》所论煎厥是精绝，阳气外张；薄厥是阳气暴逆，血瘀于上。

（三）清浊相干，升降失常

《灵枢·五乱》论述了营卫逆乱、清浊相干、升降失常之厥，指出："清浊相干……乱于臂胫，则为四厥；乱于头，则为厥逆，头重眩仆。"

三、厥证的分类

根据厥证病机及表现的不同，《黄帝内经》将厥证大致分为三类。

（一）阴阳极至之肢厥证

此类厥证临床表现以四肢寒热感觉异常为特征，又可分为寒厥与热厥。

1.寒厥

寒厥即阴盛阳虚而致四肢厥冷之病症，本篇对寒厥的病因病机、临床表现已有明确阐述。

寒厥的治疗，《黄帝内经》主要采用热敷及针刺治疗，《灵枢·刺节真邪》言："治厥者，必先熨调和其经，掌与腋、肘与脚、项与脊以调之，火气已通，血脉乃行，然后视其病，脉淖泽者，刺而平之，坚紧者，破而散之，气下乃止。"针刺可取足阳明、少阴经脉穴，当"留针反为热"，目的在于温阳散寒。分别参见《灵枢·官针》《灵枢·终始》篇。寒厥为阳虚阴盛之证，方药治疗亦当温阳散寒为要。《类证治裁·厥证论治》指出："寒厥初病即肢冷，腹痛脉微，附子理中汤；或表热里寒，下利清谷，厥逆干呕咽痛，脉沉细而微，四逆汤；独指尖冷，名清厥，理中汤。"《伤寒论》所载"大汗，若大下利而厥冷者，四逆汤主之"（353条）"下利清谷，里寒外热，汗出而厥者，通脉四逆汤主之"（369条）"少阴病……利不止，厥逆无脉，干呕烦者，白通加猪胆汁汤主之。"（315条）"少阴病，身体痛，手足寒，骨节痛，脉沉者，附子汤主之。"（305条）"少阴病，吐利，手足逆冷，烦躁欲死者，吴茱萸汤主之"（309条）"手足厥寒，脉细欲绝者，当归四逆汤主之"（351条），凡此诸条，皆属寒厥之类，可参考。

2.热厥

《黄帝内经》所论热厥，依其病机可分为阴虚阳盛之热厥和阳盛格阴之热厥两种，本篇所论即为阴虚阳盛之热厥。阳盛格阴之热厥证，如《素问·热论》言："两感于寒者……三日则少阳与厥阴俱病，则耳聋囊缩而厥。"《素问·五常政大论》亦说："火政乃宣……其动铿禁瞀厥。"即由于高热鸱张，热盛燔灼，阳热内郁不达，寒厥于外而致四肢厥冷。其临床特点是在出现一系列实热症状的同时，兼见手足厥冷，诚如《伤寒论》35条言："厥者必发热，前热者后必厥，厥深者热亦深，厥微者热亦微。"

热厥的治疗，当以清泄内热为主，方用白虎汤加减；若属燥热内结，可用承气汤加减。《类证治裁·厥证论治》指出："热厥初病身热烦躁脉滑，数日后忽肢冷，乍温，乃热深发厥，火郁汤。便秘，大柴胡汤。烦渴躁妄，失下而手足冷，乃阳极似阴，热极似寒，不可疑作阴症，轻用热药。热微厥亦微，四逆散。热深厥亦深，承气汤。"

（二）阴阳气血暴乱之昏厥证

此类厥证临床表现以突然昏倒，神志不清为特征，《黄帝内经》所论主要有煎厥、薄厥（参见《素问·生气通天论》）、暴厥（参见《素问·大奇论》《素问·通评虚实论》）、深度昏迷的尸厥（参见《素问·缪刺论》）、剧烈疼痛所致的痛厥（参见《素问·举痛论》）等。

（三）经脉之气逆乱之厥证

经脉内属脏腑，外络肢节，运行气血，循环无端。若经脉之气逆乱，则形成十二经之厥病,对此,本篇作了具体阐述。另外,《灵枢·经脉》亦论及六经气逆之厥证,并称足太阳经病变为踝厥,足阳明经病变为骭厥,手少阴和太阴经病变为臂厥,足少阴经病变为骨厥。

此外,《黄帝内经》中尚有阳厥、风厥之名。阳厥所指有二:一指足少阳胆经经气厥逆,表现为口苦、心胁痛、足外反热之症,见于《灵枢·经脉》篇;二指阳气厥逆所致的怒狂证,属癫狂病范畴,见于《素问·病能论》。风厥所指亦有二:一指热病之太阳少阴并病,表现为汗出身热,烦满不解,见于《素问·评热病论》;一指肝木乘胃,表现为惊骇背痛,善噫善欠,见于《素问·阴阳别论》。

四、厥证的预后

《黄帝内经》认为厥证之预后以气机能否及时恢复正常的升降出入运动为关键,所谓"气复反则生,不反则死"(《素问·调经论》)。若气的运行得以及时恢复,则逆乱之阴阳气血可调,可望治愈;反之,则阴阳离决而亡。另外,厥之预后与其气逆范围及程度有一定关系。如本篇指出:"三阴俱逆,不得前后,使人手足寒,三日死。"三阴经脉逆乱,其病变范围较一经气逆广泛,故气机难以恢复正常,预后凶险。《素问·阳明脉解》说:"厥逆连脏则死,连经则生。""连脏",表现厥逆程度严重;"连经",表示厥逆程度相对轻浅。厥越深重者预后越差,厥越轻浅者预后多良。

五、六经厥病候与"根结"之"结"的关系

三阴三阳经脉根结理论,表达了足经肢端腧穴远部主治病症的范围、远治作用的规律。赵京生[①]研究发现,本篇所论六经厥的症状与足三阴三阳"结"的部位高度吻合(见表45-3),几乎都属于足六经病候中的远道特征性病候,说明"结"是对足六经所治头身病症部位的归纳概括。

表45-3 足六经厥与"结"的部位比较

归经	结	部位	足六经厥
太阳	命门	目	肿首头重,足不能行,眴仆
阳明	颡大	(面)额	癫疾欲走呼,腹满不得卧,面赤而热,妄见而妄言
少阳	窗笼	耳(颊)	暴聋颊肿而热,胁痛,骱不可以运
太阴	太仓	(上)腹	腹满䐜胀,后不利,不欲食,食则呕,不得卧
少阴	廉泉	舌	口干溺赤,腹满心痛
厥阴	玉英	前阴、少腹	少腹肿痛,小便泾溲不利,骱内热,好卧屈膝,阴缩肿

对此足六经厥状的治疗,《灵枢》其他篇章有所论述,如《灵枢·杂病》记载:"厥挟脊而痛者,至顶,头沉沉然,目䀮䀮然,腰脊强,取足太阳腘中血络。""聋而不痛者,取足少阳。""嗌干,口中热如胶,取足少阴。""腹满食不化,腹向向然,不能大便,取足太阴。""小腹满大,上走胃至心,淅淅身时寒热,小便不利,取足厥阴。"《灵枢·厥病》言:"厥头痛,面苦肿起而烦心,取之足阳明、太阴。"这里所言三阴三阳名称,即指各经的经脉穴。

①赵京生.针意[M].北京:人民卫生出版社,2019:101-104.

病能论篇第四十六

【导读】

病能,即疾病之形态,包括疾病的症状、体征等临床表现。本篇以胃脘痈、颈痈、卧不安、不得仰卧、腰痛、怒狂、酒风等七种疾病为例,论述了观察病态,分析病情的重要意义及具体方法,提出了"同病异治"的诊治观念。高世栻云:"上篇论六经脉之厥状病能,而病能未畅其旨,故复论之。十二经脉秉气于胃,故首论胃脘痈,其次有病厥者,有病颈痈者,有病怒狂者,有病酒风者,举病气之合于四时者而论之,皆病能也。"故篇名"病能论"。

【原文】

黄帝问曰:人病胃脘痈[1]者,诊当何如? 岐伯对曰:诊此者当候胃脉[2],其脉当沉细[3],沉细者气逆,逆者人迎[4]甚盛,甚盛则热。人迎者胃脉也,逆而盛,则热聚于胃口而不行,故胃脘为痈也。

帝曰:善。人有卧而有所不安者何也? 岐伯曰:脏有所伤,及情有所倚,则卧不安[5],故人不能悬[6]其病也。

帝曰:人之不得偃卧[7]者,何也? 岐伯曰:肺者脏之盖也,肺气盛则脉大[8],脉大则不得偃卧。论在《奇恒阴阳》[9]中。

帝曰:有病厥[10]者,诊右脉沉而紧,左脉浮而迟,不知[11]病主安在? 岐伯曰:冬诊之,右脉固当沉紧,此应四时,左脉浮而迟,此逆四时[12]。在左当主病在肾,颇关[13]在肺,当腰痛也。帝曰:何以言之? 岐伯曰:少阴脉贯肾络肺,今得肺脉[14],肾为之病,故肾为腰痛之病也。

帝曰:善。有病颈痈[15]者,或石[16]治之,或针灸治之,而皆已,其真[17]安在? 岐伯曰:此同名异等者也。夫痈气之息者[18],宜以针开除去之;夫气盛血聚者[19],宜石而泻之,此所谓同病异治也。

帝曰：有病怒狂者，此病安生？岐伯曰：生于阳也。帝曰：阳何以使人狂？岐伯曰：阳气者，因暴折而难决[20]，故善怒也，病名曰阳厥[21]。帝曰：何以知之？岐伯曰：阳明者常动[22]，巨阳少阳不动[23]，不动而动大疾，此其候也。帝曰：治之奈何？岐伯曰：夺其食即已[24]，夫食入于阴，长气于阳[25]，故夺其食即已。使之服以生铁洛[26]为饮，夫生铁洛者，下气疾[27]也。

帝曰：善。有病身热解墯[28]，汗出如浴，恶风少气，此为何病？岐伯曰：病名曰酒风[29]。帝曰：治之奈何？岐伯曰：以泽泻、术[30]各十分，麋衔[31]五分，合，以三指撮为后饭[32]。

所谓深之细者[33]，其中手如针也，摩之切之，聚者坚也，博[34]者大也。《上经》[35]者，言气之通天也；《下经》者，言病之变化也；《金匮》者，决死生也；《揆度》者，切度之也；《奇恒》者，言奇病也。所谓奇者，使奇病不得以四时死也；恒者，得以四时死也；所谓揆者，方切求之也，言切求其脉理也；度者，得其病处，以四时度之也[36]。

【校注】

〔1〕胃脘痈：又名胃痈。因血气壅塞，聚于胃所致的痈疡。丹波元简："胃脘痈者，由寒气隔阳，热聚胃口，寒热不调，故血肉腐坏……令人寒热如疟，身皮甲错，或咳或呕，或唾脓血。"

〔2〕胃脉：张琦："当候胃脉者，指跗阳也。阳明之气自头至足，跗阳沉涩而人迎甚盛，则经气下降，故知热聚于胃口也，故曰沉涩者气逆。"

〔3〕沉细：《甲乙经》卷十一作"沉涩"。下"沉细"同。

〔4〕人迎：张志聪："人迎者，结喉两旁之动脉也。"是胃经的动脉。

〔5〕情有所倚，则卧不安：原作"精有所之寄则安"，义难通，据《甲乙经》卷十二改。《三因极一病证方论》卷十三引作："脏有所伤，情有所倚，人不能悬其病，则卧不安。"义明。

〔6〕悬：量度，测知。森立之："故他人不能见察其病也。"又，郭霭春："'悬'作'消'解。"

〔7〕偃卧：仰卧。

〔8〕肺气盛则脉大：杨上善："肺居五脏之上，主气，气之有余，则手太阳脉盛，故不得偃卧也。"

〔9〕《奇恒阴阳》：王冰："上古经篇名，世本阙。"

〔10〕厥：气逆。

〔11〕知：原作"然"，义不明，据《甲乙经》卷九、《素问吴注》改。

〔12〕此逆四时：脉合四时，冬气伏藏，左右脉皆当沉紧，今左脉反见浮而迟，是为逆四时。

〔13〕关：吴崑："关，关系也。"

〔14〕肺脉：指浮迟的脉象。

〔15〕颈痈：颈部的痈疽。

〔16〕石：砭石。古时治病用的石针。王冰："石，砭石也，可以破大痈出脓，今以铍针代之。"

〔17〕真：正。指正确的方法。吴崑："真，正治之法也。"《甲乙经》卷十一"真"作"治"。

〔18〕痈气之息者：张介宾："息，止也。痈有气结而留止不散者。"此指颈痈之脓未成者。

〔19〕气盛血聚者：指颈痈之脓已成者。

〔20〕暴折而难决：马莳："因猝暴之顷，有所挫折，而事有难决，志不得伸。"暴，突然。

〔21〕阳厥：阳气浮越上逆。王冰："皆阳逆躁极所生，故病名阳厥。"

〔22〕阳明者常动：马莳："足阳明独动不休，故凡冲阳、地仓、大迎、下关、人迎、气冲之类，皆有动脉不止，而冲阳为尤甚。"

〔23〕巨阳少阳不动：吴崑："谓巨阳有委中、昆仑，少阳有悬钟、听会，其脉皆不甚动。"

〔24〕夺其食即已：谓剥夺患者饮食则疾病自止。夺，《太素》卷三十、《甲乙经》卷十一均作"衰"，义同。

〔25〕食入于阴，长气于阳：张介宾："五味入口而化于脾，食入于阴也；藏于胃以养五脏气，长气于阳也。"

〔26〕生铁洛：即锻铁时锤落之铁屑。甘，寒，无毒。重镇心神。张介宾："生铁洛，即炉冶间锤落之铁屑，用水研浸，可以为饮，其属金，其气寒而重，最能坠热开结，平木火之邪，故可以下气疾，除狂怒也。"洛，通"落"。

〔27〕下气疾：谓降气迅速。

〔28〕解㑊：指肢体倦怠懒惰。"解"，同"懈"。"㑊"，通"惰"。

〔29〕酒风：王冰："饮酒中风者也。《风论》曰：饮酒中风，则为漏风。是亦名漏风也……因酒而病，故曰酒风。"

〔30〕术：即白术。

〔31〕麋（mí弥）衔：中药名。张介宾："麋衔，即薇衔，一名无心草，南人呼为吴风草，味苦平，微寒，主治风湿。"

〔32〕以三指撮为后饭：用三个指头撮药末，以计算药量。后饭，即先服药，后吃饭。

〔33〕深之细者：重按之而得细脉。

〔34〕博：通"搏"，指脉来搏指有力。

〔35〕《上经》：与下文的《下经》《金匮》《揆度》《奇恒》等，俱古医籍名，今已亡失。

〔36〕所谓深之细者……以四时度之也：王冰："凡言所谓者，皆释未了义。今此所谓，寻前后经文，悉不与此篇义相接，似今数句少成文义者，终是别释经文，世本既阙第七二篇，应彼经错简文也。古文断裂，缪续于此。"《素问释义》："王注以为阙经错简文是也。义既无当，应从删削。"

【释义】

本篇分别论述了胃脘痈、卧不安、不得偃卧、腰痛、颈痈、怒狂、酒风等病证的病因、症状、诊断、治法，示人以临床分析疾病的方法。

一、胃脘痈的脉症

本篇认为胃脘痈的病机为气逆于上，郁而化热，热聚胃口，腐肉成脓而发为痈。以胃脉沉细，人迎脉盛为其诊断依据。由于胃为水谷之海，其经多气多血，其脉象应当洪盛，当胃气上逆,上实下虚时,则在下的胃脉沉细,而在上的人迎脉盛大,人迎脉盛说明胃中有热,热气聚集于胃口而不散,所以胃脘发生痈肿。

本篇没有涉及胃脘痈的症状与治疗,秦伯未《中医临证备要·胃脘痛》有所记载:"胃痈证,亦中脘作痛,久则破溃咯吐大量脓血。初起用芍药汤,痈成用托里散,已溃用排脓散。本证在早期不易诊断,大概脘痛开始,舌苔先见灰黑垢腻,隐痛不剧,口甜气秽,结喉旁人迎脉大;痈已成,则寒热如疟,脉象洪数,或见皮肤甲错。"

二、卧不安的病机

卧不安,即辗转反侧难以入睡,也就是常说的失眠。五脏主藏精舍神,人体五脏受到损伤,精气亏虚,则不能正常主司神志活动,情志有所偏倚,就会导致睡卧不安。偏倚包括了偏亢、偏衰两个方面,所以治疗也有补虚泻实的不同。如肾精不足,则不能上济心火,心肾不交,则卧不安,此其虚者,可选用黄连阿胶汤、酸枣仁汤,加减复脉汤;至于肝火上亢而卧不安,可选用龙胆泻肝汤;痰湿阻滞中焦而卧不安,可选用温胆汤、半夏秫米汤之类治疗。

三、不得仰卧的病机

不得偃卧,是指不能仰面而卧。五脏六腑,肺为华盖,行荣卫阴阳而朝会百脉。若肺脏邪气充盛,肺气壅塞而不得正常宣降,则会导致喘息而不能平卧。如马莳所说:"以其肺之邪气盛也,肺气盛满,偃卧则气促喘奔,故不得偃卧也。"临床如水寒射肺之小青龙汤证,支饮胸满之厚朴大黄汤证等,均属此例。

四、腰痛的病机

脉应四时,冬季脉象应沉,今诊其左脉浮而迟,这是反四时的脉象,肾主冬,冬季出现反常的脉象,其病变主要在肾,亦与肺颇有关系,腰部当有疼痛。足少阴肾经之脉贯肾络肺,现冬季而现浮迟的肺脉于肾脉的部位,是肾气不足,腰为肾之府,故腰痛。

五、颈痈的治法

本篇论颈痈的治疗,提出根据疾病类型及病机的不同,采用不同治法的"同病异治"原则。若颈痈病在气分,属于邪气郁滞而不散的,当用针刺以开导消除它;属于气盛壅滞而血液结聚的,当用砭石来泻其瘀血。如张介宾所说:"颈痈之名虽同,而证则有异,故治亦各有所宜。""痈有气结而留止不散者,治宜用针以开除其气,气行则痈愈矣……欲泻其血,宜用砭石,血泄则气衰而痈亦愈,此病同而治异也。"

六、怒狂的病机与治法

本篇阐述了怒狂的病因、病机与治疗,指出因为患者在精神上突然受到严重的刺激,情志抑郁于内,既不能发泄,又得不到及时解决,肝阳之气被郁遏,阳气暴逆于上,以致多怒发狂，故病名亦称为"阳厥"。如马莳所说："此人者，因猝暴之顷，有所挫折，而事有难决，志不得伸，故三阳之气，厥逆上行而善怒，而病狂，名曰阳气之厥逆。"由于三阳之气厥逆上行，故表现在脉象上为三阳之脉搏动过甚，所谓"不动而动大疾，此其候也"。

怒狂的治疗，一是减少或剥夺患者的饮食。如马莳云："盖食化于太阴脾经，而气乃长于阳明胃经，故胃本多气多血，而又加多食，则阳愈盛，而狂愈甚，所以必减其食也。"二是内服生铁落饮以降气开结，重镇安神。

七、酒风及其治疗

酒风，也称漏风，因饮酒后汗出感受风邪所致。临床表现为全身发热，倦怠无力，汗出如浴，怕风，呼吸气短等。张介宾解释其病机说："此即前《风论》中所谓漏风也。酒性本热，过饮而病，故令身热。湿热伤于筋，故解惰。湿热蒸于肤腠，故汗出如浴。汗多则卫虚，故恶风。卫虚则气泄，故少气。因酒得风而病，故曰酒风。"治宜燥湿醒脾，疏风祛邪，可选用泽泻、白术、麋衔配成药末，饭前服用。

另外，原文最后一段与上下文内容明显割裂，不相衔接，各家注释大都认为古文错简，似当存疑待考，不再解释。

【知识链接】

一、关于"胃脉"的诠释

文中所提之"当候胃脉"之"胃脉"，历代注家大致有两说：一是认为胃脉在寸口部位。如杨上善云："得胃脉者，寸口脉也。"张志聪也云："胃脉者，手太阴之右关脉也。人迎者，结喉两旁之动脉也。盖胃脉逆，则不能至于手太阴，而胃脉沉细矣。气逆于胃，则人迎甚盛，人迎甚盛，则热聚于胃矣。"张介宾、马莳、吴崑同此。二是认为胃脉乃趺阳脉。上引张琦注即为趺阳脉，《医学读书记》说："云当候胃脉者，谓趺阳也。趺阳脉不必沉且细，而今沉且细者，气逆于上，而下乃虚，下虚则沉细也。人迎甚盛者，气逆于上则上盛，上盛故人迎甚盛。夫气聚于上而热不行，胃脘壅遏，得不蓄积为痈耶？"对此两种不同说法，后世似乎难以抉择，如丹波元简云："以寸关尺配五脏六腑者，《难经》以后之说，此言胃脉者，必别有所候。"丹波元坚则云："然诊趺阳刱于仲景，《内经》所未见，则此说亦难从。"森立之则说："胃脉，杨以为寸口脉，不可从。盖传来之古说欤？"并认为"因考'当候胃脉'云者，谓下文所云'人迎者胃脉也'，'其脉当沉细'云者，谓寸口脉也。"纵观《黄帝内经》三部九候遍体诊脉法，以及所论三阴三阳也涉及脉诊内容而言，此"胃脉"当指趺阳脉，更为合理一些。

二、"脏有所伤"卧不安的临床意义

本篇提出五脏受损，不能藏精舍神，会导致卧而不安，然论述较为笼统。后世医家多认为卧不安与心、脾、肝、肾、胆、胃有关，尤与心、肝二脏关系密切。心火炽盛、心神被扰与心血不足、心神失养是最常见的导致卧寐不安的原因。《伤寒论·辨少阴病脉证并治》曰："少阴病，得之二三日以上，心中烦，不得卧，黄连阿胶汤主之。"《伤寒溯源集》注曰："阴经邪热亦能燔灼心神，使之烦闷搅乱而不得卧……以黄连阿胶汤主之者，所以泻心家之烦热，益肾脏之真阴也。"《景岳全书·不寐》曰："无邪而不寐者，必营气之不足也。营主血，血虚则无以养心，心虚则神不守舍，故或为惊惕，或为恐畏，或若有所系恋，或无因而偏多妄思，以致终夜不寐，及忽寐忽醒，而为神魂不安等证。皆宜以养营养气为主治。"可以选用归脾汤、养心汤等。

就肝脏而言，肝虚而魂不归藏，或肝热而魂魄不安，是导致卧寐不安的重要原因。《金匮要略·血痹虚劳病脉证并治》提出："虚劳虚烦不得眠。"《金匮要略心典》注曰："人寤则魂寓于目，寐则魂藏于肝，虚劳之人，肝气不荣，则魂不得藏，魂不藏，故不得眠。"认为虚劳伤肝，肝血不足，魂不得藏会导致不眠，治疗以酸枣仁汤加减。宋代医家许叔微认为卧寐不安多系肝虚而邪气侵袭，魂不得归藏所致。其《普济本事方·中风肝胆筋骨诸风》载："绍兴癸丑，予待次四明，有董生者，患神气不宁，每卧则魂飞扬，觉身在床而神魂离体，惊悸多魇，通夕无寐，更数医而不效。予为诊视。询之，曰：医作何病治？董曰：众皆以心病。予曰：以脉言之，肝经受邪，非心病也。肝经因虚，邪气袭之，肝藏魂者也，游魂为变。平人肝不受邪，故卧则魂归于肝，神静而得寐。今肝有邪，魂不得归，是以卧则魂扬若离体也。"治宜酸枣仁、柏子仁等养肝补肝，真珠母、龙齿等安魂定魄。另外，肝藏血舍魂，肝热则肝魂被扰，也常致多梦易怒，卧寐不安。国医大师颜德馨[1]认为肝郁日久，最易化火，肝火拂逆，冲激肝魂，则魂摇而睡卧不宁，临床常见入夜烦躁，难以入睡，或梦呓频作，或有梦而遗；兼有急躁易怒，头晕目眩，便秘溲赤，舌红苔黄，脉弦数。肝火多缘气郁不解所致，故治疗毋忘疏肝解郁。若专事苦寒泻火，将致气血凝结，郁火愈盛，症情更甚。柴胡加龙骨牡蛎汤治此最为合拍，取小柴胡汤清泻肝郁，配以龙骨牡蛎镇肝安魂，随证化裁，得效甚多。

三、阳厥怒狂的诠释

本篇所论阳厥怒狂，张介宾解释说："阳气宜于畅达，若暴有折刲，则志无所伸，或事有难决，则阳气被抑，逆而上行，故为怒狂。"从病因与临床表现而言，类似于现代医学急性应激障碍呈精神运动性兴奋者。急性应激障碍，又称急性心因性反应。在遭受强烈精神刺激之后数分钟至数小时内起病。精神运动性兴奋者表现有强烈恐惧体验的不协调性精神运动性兴奋，激越、喊叫，过度乱动，无目的漫游、逃遁，言语增多，内容与发病因素或个人经历有关，并伴有自主神经功能紊乱症状，如心动过速、震颤、出汗、面色潮红等。一般持续数小时至1周，通常在1个月内缓解。

丁德正[2]认为阳厥怒狂的临床表现可见怒而面青肢抖，怒目圆睁，怒狂刚暴，怒吼大骂，怒呼狂奔，伤人毁物，怒烦躁急，胁肋胀痛，胸闷，怒忿叹息，脉沉实有力搏指，舌质红等。怒狂除由肝气失疏难助神明之"出"而出现短时神识昏蒙及错觉等外，总的来说意识

---

① 颜乾麟.国医大师颜德馨 [M].北京：中国医药科技出版社，2011：142.
② 丁德正.试论《素问·病能论》之怒狂及其治疗 [J].中国中医基础医学杂志，2011，17（3）：304-305.

还是较清楚的，即怒骂和狂奔皆指向使其"暴折"的人和事。非如痰火扰心类狂，由痰火淆乱神明而出现"骂詈不避亲疏"，及胡奔乱去之"妄走"者。诊治时宜尽快将患者转移和离开发病处境，置于暗室，于安静气氛中予以劝慰，不予之食；若怒而索食，婉拒之、拖之，以促其饥甚倦甚而入眠；往往随其一场酣睡而怒狂若失。后再以生铁落为饮，续服数日以善后。曾治一男性患者，28岁，1978年3月2日诊。患者突闻其妻被邻人王某杀害，当即昏厥，众人唤醒后，伏其妻尸上大哭；未几，蓦地蹿起，抓起菜刀，面青肢抖，目射凶光，怒呼大骂；遂举刀狂奔王某家，王某已逃，则怒砸其门，怒毁其物，众人莫敢拦；且逢过路男子则指为王某，举刀怒吼狂追；逢年轻女子则指为其妻复活，大呼其妻之名而追之紧拉不放，悲恸大哭。其家人急邀余诊，诊为怒狂，嘱迅将患者转送他村，置于暗室，于安静之气氛中做思想安慰；初犹怒不可遏，怒叫狂骂不已，且怒呼索食；余嘱婉拒之、拖之而不予之食；约3h许，患者饥甚倦甚而渐入眠。睡约5h，醒后怒狂若失；然面有愠色，长叹不已，遂嘱取生铁落90g，日煎3次饮之；服7d，神情正常。

四、生铁落的临床应用

自本篇提出用生铁落治疗怒狂后，后世常以生铁落为主药，加入清肝泻火、涤痰开窍、养心安神之品治疗狂证。如《景岳全书》生铁落饮一方，用石膏、龙齿、茯苓、防风、玄参、秦艽咬咀，入铁汁中煮取五升，并入竹沥一升和匀，温服，治疗痰火热狂。《张氏医通》生铁落饮中加入天冬、麦冬、贝母、胆星、橘红、远志、石菖蒲、连翘、茯苓、茯神、玄参、钩藤、丹参、辰砂等药，以涤痰开窍醒神。《医学心悟》在本方基础上，配以胆星、橘红、远志、石菖蒲、茯神、朱砂等药，亦名生铁落饮。其镇心坠痰、安神定志之功倍增，治痰火上扰之癫狂，功效卓著，为治狂证之名方。由于生铁落气重而寒，能除热开结，平木火之邪，又能重镇心神，所以用于治怒狂为历代医家首肯并沿用至今。如临证报道有用生铁落饮治疗12例癫狂病人，其中治愈（症状全部消失，能劳动或上班工作，观察2~11年未复发）8例；显效（发病间隔时间延长，1年以上未复发）2例；有效（症状基本消失，1个月以上未复发）1例；无效1例[1]。也有用生铁落四两煎汤取水，再煎煮天门冬五钱，麦门冬五钱，浙贝母四钱，胆南星钱半，化橘红二钱，远志二钱，石菖蒲一钱，云茯苓二钱，连翘二钱，朱茯神二钱，黑玄参二钱，钩藤勾二钱，血丹参三钱，辰朱砂五分，用于治疗癫狂症，取得满意效果[2]。亦有认为狂证多为肝郁化火，火热炼液为痰，痰火扰乱心神而成，故用生铁锈加生大黄90g，煅青礞石60g，郁金50g，枳实40g，胆南星、天竺黄、九节菖蒲、芒硝各30g，明矾20g，西牛黄、琥珀各15g，醋甘遂10g，共为细末，分30包，每日2次，每次服1包。治疗120例，痊愈76例，显效21例，好转15例，无效8例，总有效率为93.3%[3]。生铁落治怒狂确有良效，由于怒狂多由恼怒伤肝，肝气不得疏泄，郁而化火，煎熬津液，结为痰火而成，因此近世治疗多佐以化痰开窍之品。

另外，生铁落重镇降逆治怒狂的思路，常为后世医家所采用。如喻嘉言治吴添官生母，

---

①黄典清.中药治疗癫狂病12例临床观察[J].湖北中医杂志，1985（6）：24.
②裴慎.用生铁落饮治愈癫狂症五例报告[J].中医杂志，1957（12）：655.
③李长远，李飞.效验定狂散治疗狂证120例[J].山东中医杂志，1997，16（8）：352.

时多暴怒,致经行复止。入秋以来,渐觉气逆上厥,如畏舟船之状,动则晕去,久久卧于床中,时若天翻地覆,不能强起,百治不效。因用人参三五分,略宁片刻。最后服至五钱一剂,日费数金,至家财尽费,病转凶危,大热引饮,脑间如刀劈,食少泻多,已治木矣。喻诊之,谓可救。盖怒甚则血菀于上而气不返于下者,名曰厥巅疾。厥者逆也,巅者高也。气与血俱逆于高巅,故动辄眩晕也。又上盛下虚者,过在足少阳。足少阳胆也,胆之穴皆络于脑。郁怒之火上攻于脑,得补而炽,其痛如劈,同为厥巅之疾也。风火相煽,故振摇而蒸热;木土相凌,故艰食而多泻也。于是会《内经》铁落镇坠之意,以代赭石、龙胆草、芦荟、黄连之属,降其上逆之气;以蜀漆、丹皮、赤芍之属,行其上菀之血;以牡蛎、龙骨、五味之属,敛其浮游之神。最要在每剂中入生猪胆汁二枚。盖以少阳热炽,胆汁必干,亟以同类之物济之,资其持危扶颠之用。病者药入口,便若神返其舍,忘其苦口,连进数十剂,热退身凉,食进泻止,能起行数步。然尚觉身轻如叶,不能久支。因恐药味太苦,不宜多服,减去猪胆及芦荟等药,加入当归一钱,人参三分,姜、枣为引,平调数日,痊愈(《续名医类案·厥》)。此案例未用生铁落,但蕴含其义,所谓"会《内经》铁落镇坠之意"是也。

五、脉诊在临床的应用

《黄帝内经》在强调四诊合参的同时,十分重视脉诊的临床价值。《素问》的《脉要精微论》《平人气象论》《玉机真脏论》《三部九候论》《大奇论》等篇,都从不同角度阐述了脉诊的机理与临床应用。本篇对疾病的诊断、辨证也充分应用了脉诊方法,如对胃脘痛的诊断,以胃脉沉细、人迎脉甚盛为其判断的关键性依据。又通过对此脉象的分析,认为胃脘痛是因热毒聚于胃口,胃气不降,势必挟热上逆,而见人迎脉甚盛,趺阳脉出现沉细之象。肺气盛而脉大,又是不得偃卧的重要诊断依据。对于腰痛乃通过脉象与四时顺逆关系及左右脉之不同来诊断。再如对阳厥(怒狂)的病机判断,也是通过足阳明、太阳、少阳脉的异常搏动而诊断。这些都说明脉诊在辨识疾病过程中占有十分重要的地位。

另外,本篇最后所引《上经》《下经》《揆度》,也多与古代脉书相关。

奇病论篇第四十七

【导读】

　　《孙子兵法·兵势》篇说："凡战者，以正合，以奇胜。""战势不过奇正，奇正之变，不可胜穷也。奇正相生，如环之无端，孰能穷之？"就临床诊治而言，疾病在特定时空条件下的发生有常见、少见与罕见的概率不同，犹如兵势之奇正，也随时空条件的变化而变化。故在临床诊断思维中必须处理好常见、少见与罕见的关系，按照诊断概率的大小依次推进，既要先考虑常见病与多发病，也要适当考虑少见病与罕见病。本篇论述了子喑、息积、伏梁、疹筋、厥逆头痛、脾瘅、胆瘅、胎病、肾风等十种疾病的病因、病机、症状、治法及预后，如丹波元简所说："此篇所载，重身声喑、息积、疹筋等，率皆奇特之病，故以奇病名篇。"

【原文】

　　黄帝问曰：人有重身[1]，九月而瘖[2]，此为何也？岐伯对曰：胞之络脉绝[3]也。帝曰：何以言之？岐伯曰：胞络者系于肾，少阴之脉贯肾系舌本，故不能言。帝曰：治之奈何？岐伯曰：无治也，当十月复。《刺法》[4]曰：无损不足，益有余，以成其疹[5]。所谓无损不足者，身羸瘦，无用镵石[6]也；无益其有余者，腹中有形而泄之[7]，泄之则精出，而病独擅中[8]，故曰疹成也。

　　帝曰：病胁下满气逆，二三岁不已，是为何病？岐伯曰：病名曰息积[9]，此不妨于食，不可灸刺，积为导引[10]服药，药不能独治也。

　　帝曰：人有身体髀股骺皆肿，环脐而痛，是为何病？岐伯曰：病名曰伏梁，此风根也。其气溢于大肠而著于肓，肓之原在脐下，故环脐而痛也。不可动之，动之为水溺涩之病也[11]。

　　帝曰：人有尺脉数甚[12]，筋急而见[13]，此为何病？岐伯曰：此所谓疹筋[14]，是人腹必急，白色黑色见[15]，则病甚。

帝曰：人有病头痛，以数岁不已，此安得之？名为何病？岐伯曰：当有所犯大寒，内至骨髓，髓者以脑为主，脑逆[16]故令头痛，齿亦痛，病名曰厥逆[17]。帝曰：善。

帝曰：有病口甘者，病名为何？何以得之？岐伯曰：此五气[18]之溢也，名曰脾瘅[19]。夫五味入口，藏于胃，脾为之行其精气，津液[20]在脾，故令人口甘也。此肥美[21]之所发也，此人必数食甘美而多肥也，肥者令人内热，甘者令人中满，故其气上溢，转为消渴。治之以兰[22]，除陈气[23]也。

帝曰：有病口苦，取阳陵泉[24]，口苦者病名为何？何以得之？岐伯曰：病名曰胆瘅[25]。夫肝者，中之将也，取决于胆，咽为之使[26]。此人者，数谋虑不决，故胆虚[27]气上溢，而口为之苦，治之以胆募俞[28]，治在《阴阳十二官相使》[29]中。

帝曰：有癃[30]者，一日数十溲，此不足也。身热如炭，颈膺如格[31]，人迎躁盛，喘息气逆，此有余也。太阴脉微细如发者，此不足也。其病安在？名为何病？岐伯曰：病在太阴，其盛在胃，颇[32]在肺，病名曰厥[33]，死不治，此所谓得五有余二不足也。帝曰：何谓五有余二不足？岐伯曰：所谓五有余者，五病之气[34]有余也；二不足者，亦病气之不足也。今外得五有余，内得二不足，此其身[35]不表不里，亦正死[36]明矣。

帝曰：人生而有病巅疾[37]者，病名曰何？安所得之？岐伯曰：病名为胎病。此得之在母腹中时，其母有所大惊，气上而不下，精气并居，故令子发为巅疾也。

帝曰：有病痝然[38]如有水状，切其脉大紧，身无痛者，形不瘦，不能食，食少，名为何病？岐伯曰：病生在肾，名为肾风。肾风而不能食，善惊，惊已[39]心气痿者死。帝曰：善。

【校注】

〔1〕重（chóng虫）身：谓怀孕。王冰："重身，谓身中有身，则怀妊者也。"

〔2〕瘖（yīn因）：声音嘶哑，失音。

〔3〕绝：阻绝不通。

〔4〕《刺法》：古医经名。

〔5〕疹（chèn趁）：指疾病。又，此后原有"然后调之"4字。《新校正》："按《甲乙经》及《太素》无此四字。按全元起注云：'所谓不治者，其身九月而瘖，身重不得为治，须十月满生后复如常也，然后调之。'则此四字本全元起注文，误书于此，当删去之。"今本《太素》卷三十、《甲乙经》卷十二均无此4字，故删。

〔6〕镵（chán谗）石：镵针和砭石。详见《灵枢·九针十二原》。

〔7〕无益其……有形而泄之：张介宾："胎元在胞而刺之，则精气必泄，精泄则胎气伤而病独专于中，是益其有余。"又，孙鼎宜："泄当作补，字误，下同。形谓积聚之类，有形自当泻，今反补之，故曰益有余也。"

〔8〕擅中：盘据其中。擅，据也。

〔9〕息积：森立之："胁下满气逆，为喘息之状。二三岁不已者，是后世所云哮喘也。《五十六难》谓之'息贲'，此谓之'息积'，一也。盖息贲者，气息奔迫之义。其沉久不愈渐瑜岁月者，谓之息积，即息贲不愈留结为积之义。"

〔10〕导引：导气引体。即以肢体运动、呼吸运动和自我按摩等相结合的养生方法。

〔11〕帝曰……动之为水溺涩之病也：王冰："此一问答之义，与《腹中论》同，以为奇病，故重出于此。"具体参见《腹中论》。

〔12〕尺脉数甚：《甲乙经》卷四作"尺肤缓甚"；《太素》卷三十作"尺数甚"，杨上善注云："有本为尺瘦也。"疑本文有误。

〔13〕筋急而见：尺肤部筋脉拘急而明显。

〔14〕疹筋：谓病在筋，即所谓筋病。

〔15〕白色黑色见：面部出现白色或黑色。

〔16〕脑逆：寒邪上逆于脑。

〔17〕厥逆：张介宾："是因邪逆于上，故名曰厥逆。"

〔18〕五气：张志聪："五气者，土气也，土位中央，在数为五。"又，张介宾："五气，五味之所化也。"

〔19〕脾瘅：病名。以口中甜腻为主要症状的疾病。

〔20〕津液：指水谷精气。

〔21〕肥美：指肥甘厚腻的食物。

〔22〕兰：兰草，即佩兰。气味辛平芳香，有醒脾化湿，清暑辟浊之功效。

〔23〕陈气：久积脾胃的湿热邪气。

〔24〕口苦，取阳陵泉：《新校正》："全元起本及《太素》无'口苦，取阳陵泉'六字，详前后文势，疑此有误。"可从。

〔25〕胆瘅：病名。由于胆热，临床表现以口苦为主症的疾病。

〔26〕咽为之使：张介宾："足少阳之脉上夹咽，足厥阴之脉循喉咙之后上入颃颡，是肝胆之脉皆会于咽，故咽为之使。"

〔27〕虚：《甲乙经》卷九无，疑衍。

〔28〕胆募俞：胆的募穴为日月，位于胸部乳头下三肋处；胆俞穴在背部第十胸椎棘突下旁开1.5寸处。

〔29〕《阴阳十二官相使》：古医经名，今已亡佚。

〔30〕癃（lóng龙）：指淋病。即小便频急涩痛，淋沥不断的病症。姚止庵："癃者数十溲，谓小便涩而频数也。"

〔31〕颈膺如格：张介宾："颈言咽喉，膺言胸臆。如格者，上下不通，若有所格也。"

〔32〕颇：偏近。

〔33〕厥：逆也。此病阳明胃热过盛，太阴脾肺衰竭，阴阳之气均逆于上而不相交通，故名为厥。

〔34〕五病之气：即上文身热如炭、颈膺如格、人迎躁盛、喘息、气逆五种有余之症。又，《甲乙经》卷九无"五"字。《素问释义》认为"五"字衍。"之气"二字误倒，应乙作"气之"，"病气之有余"与下文"病气之不足"句法同。

〔35〕身：《甲乙经》卷九无此字。按"身"似当作"病"。

〔36〕正死：《甲乙经》卷九作"死证"。

〔37〕巅疾：即癫痫。巅，同"癫"。《太素》卷三十、《甲乙经》卷十一并作"癫疾"。

〔38〕痝（máng茫）然：肿起貌。

〔39〕善惊,惊已:《甲乙经》卷八作"善惊不已",义胜。

【释义】

吴崑云:"奇病,特异于常之病也。"本篇即讨论10种奇病的病因病机以及治疗等问题。

一、重身而瘖

重身而瘖,即妊娠期间,因妊娠而出现声音嘶哑,甚或不能出声,亦称"子瘖",多发生在妊娠第八到第九个月间。由于胎儿增大,压迫胞络,胞脉受阻,气血流行不畅。胞脉联系于肾,少阴经脉下贯于肾而上系于舌根,舌者音声之机。现胞脉阻绝,肾脉不通,肾之精气不能上荣于舌,所以发生失音。

此是妊娠期间的一种变化,一般无须治疗,待足月分娩后,经脉畅通,气血上充,自然而愈。切勿过度治疗,而致"损不足,益有余"。所谓"无损不足",就是身体瘦弱的病人,不可用针刺和砭石治疗;"无益其有余",是指已经怀孕,不宜采用补法,但也不宜用针泄之,泄之则损伤精气,精气伤则邪气独居于中,所以说如果处理不当,就会造成疾病。

重身而瘖,后世称为"妊娠失音",其发生的主要机制是肺肾阴虚,不能上荣喉舌而致失音,治疗重在滋肾、养阴、润肺,可分别选用《沈氏尊生书》养金汤、麦味地黄丸治疗。《女科证治约旨》卷三提出"如必欲治之,宜加味桔梗汤主之。桔梗、甘草、元参、麦冬、金石斛、细辛",均可参考。另外,临床尚需与外感而声音不扬有表证者相鉴别,若妊娠早期外感六淫之邪以致失音,当疏散表邪。

二、息积

息积为肺之积证,临床表现为胁下胀满,喘咳气逆,食饮如常。本病类似于慢性阻塞性肺病,临床治疗难获速效,宜采用服药配合体育疗法、气功等多种方式进行治疗,一般不可艾灸、针刺。《圣济总录》卷五十七载有治疗息积的沉香丸、桔梗丸、赤茯苓汤、白术丸、槟榔汤、陈橘皮汤等方,可根据辨证选用。

三、伏梁

本篇所论伏梁,与《腹中论》重复,参见该篇。

四、疹筋

疹筋,即筋脉拘急一类的病症。临床表现为筋脉拘急,少腹挛急,尺脉疾数,后期面部出现白色或黑色。这里尺脉数甚看似与症状表现之寒象不符,其实并不矛盾。因为数脉亦见于虚阳外越之假热证,其数必大而无力,按之豁然而空,如《四诊抉微》说:"数按不鼓,虚寒相搏。"《圣济总录》卷三明确指出："数亦为虚,以腹内气虚故也。"面色黑白,又是寒甚之象,说明阴寒内盛,真阳愈衰,因此病情加重,预后不良。由于其病机以阳虚外越,肾病及肝为主,故治疗急当温里回阳,若以脉疾数为热,而误投寒凉,必致真阳败而难复。《圣济总录》卷四十二载有薏苡仁汤、补肝汤、、柏子仁饮、柏子仁丸、羌活汤、茯苓汤等方,可根据辨证选用。

五、厥逆头痛

由于大寒伤人,寒邪至髓,上逆于脑,导致顽固性头痛,头痛连齿,本篇称之为"厥逆",类似于现代的三叉神经痛。《圣济总录》卷三解释说:"盖脑为髓海,系于头,齿为骨余,属于肾。因犯大寒,寒气内著骨髓,髓以脑为主,脑逆,故令头痛齿亦痛也。"至于该病的治疗,丹波元简云:"《圣济总录》方附于五十一卷,李氏《兰室秘藏》有羌活附子汤,罗氏《卫生宝鉴》有麻黄附子细辛汤,危氏《得效方》有白附子散,并治大寒犯脑头痛。"可参。

六、脾瘅

脾瘅病的发生,缘于"必数食甘美而多肥",肥者味厚助阳,阳气滞而不畅,故为内热;甘者性缓不散,留滞于中,故中满。湿热困脾,转运之枢机不利,脾土之气上泛,故临床表现以口中甜腻为主症。诚如叶天士《外感温热》篇所说:"舌上白苔黏腻,吐出浊厚涎沫,口必甜味也,为脾瘅病,乃湿热气聚与谷气相搏,土有余也。"其治疗可用兰草,以醒脾化湿,清暑辟浊,除脾胃中的湿热陈腐之气。《圣济总录》也载:"治脾瘅口甘中满,兰草汤。兰草一两,切,右一味,以水三盏,煎取一盏半,去滓,分温三服。"假若失于治疗,湿热蕴结日久,进一步耗伤阴液,则有可能转为消渴病。

七、胆瘅

胆瘅病是由于谋虑不决,肝胆疏泄失职,胆气逆胃,胆胃失降所致,临床以口苦、呕苦、嘈杂、脘胁胀痛等为特征,或与其他胃病症状并见的一种疾病。类似于胆汁反流性胃炎等疾病。《灵枢·四时气》亦指出:"邪在胆,逆在胃,胆液泄则口苦,胃气逆则呕苦。"基本治法为和胃降逆,通降胆胃,可针刺胆之募穴和背俞穴,或方选黄连温胆汤加减。

八、厥病

《伤寒论》337条曰:"凡厥者,阴阳气不相顺接便为厥。"人迎、寸口脉诊相对而言,人迎胃脉候阳,寸口肺脉候阴。今人迎躁盛,说明阳明胃热亢盛;太阴脉微细如发,说明太阴肺气虚衰。病变主要在肺胃两脏,故言"病在太阴,其盛在胃,颇在肺"。阳明胃热亢盛,经气上逆不降,脉气不通,故见身热如炭、颈膺如格、喘息、气逆、人迎躁盛的五种有余之症;太阴肺气虚衰,通调水道失司,故可见小便不利、淋沥不畅以及太阴脉微细如发的二种不足之症。本病正气虚衰，邪气亢盛，虚衰夹杂，表里同病，攻补难施，故预后不良，所谓"亦死证明矣"。

九、胎病

本篇认为，小儿癫痫发生的原因之一，是母体在孕期因屡受惊恐，气机逆乱，影响到胎儿的发育所致。这说明癫痫发病有先天因素。后世承续此说而更为全面，如陈无择《三因极一病证方论》说："夫癫痫病，皆由惊动，使脏气不平，郁而生涎，闭塞诸经，厥而乃成；或在母腹中受惊，或少小感风寒暑湿，或饮食不节，逆于脏气。详而推之，三因备具。"钱乙《小儿药证直诀》也说："小儿发痫，因血气未充，神气未实，或为风邪所伤，或为惊怪所触，亦有因妊娠时七情惊怖所致。"

孕期精神刺激引发癫痫的认识，提示妇女在孕期要保持心情愉快，避免精神刺激，才能保证胎儿的正常发育。这一观点，对于现代优生优育仍有重要的指导意义。

十、肾风

本篇最后论述了肾风的病因、病机、症状特点及其传变和预后。肾风，"其脉大紧""病生在肾"，顾名思义，是肾虚受风。而"肾者水脏，主津液"，肾病则水气不化而泛溢为肿，其状"胕然如有水状"。若风水之邪乘侮脾土，脾运失司，则"不能食，食少"；若水气凌心，则"善惊……心气痿者死"。大约肾风病的初期类似于西医的急、慢性肾炎，后期病传于心，则类似于慢性肾功能衰竭以及心力衰竭。

《素问》的《评热病论》《风论》《水热穴论》诸篇，对肾风病发生的原因、机理、症状表现等言之甚详，可相互参阅。

【知识链接】

本篇所论10种病症的内容，后世多有所发挥或应用，特别是对脾瘅的认识更加深化，并有效指导着临床实践。

一、重身而瘖案例

郭某，27岁。1996年9月7日初诊。妊娠8个月余，10天来音哑难忍，虽经咨询医生说此无大碍，但自觉声嘶着急，伴有咽干心烦，大便偏干，小便尚正常。舌质红，苔薄黄，脉细数。此乃妊娠胎体增大，阴血聚于下以养胎，致肾精不能上涌而致音哑。辨证：血虚不能上荣。治则：滋肾润肺，佐以开窍。方药：自拟方。处方：生、熟地黄各25g，山药30g，山茱萸15g，牡丹皮15g，茯苓15g，泽泻15g，木蝴蝶15g，麦冬25g，胖大海12g，桑寄生25g，黄芩15g，甘草梢6g。上方服4剂后，音哑逐渐缓解，大便日行1次，心烦减轻，继服3剂而愈（《门成福妇科经验精选》）。本案治以六味地黄汤滋阴为主，佐木蝴蝶、胖大海清咽升音为辅,其他可随证加减。木蝴蝶凉血升音,而不用或少用桔梗,因为桔梗能下气,对胎儿发育不利。

二、厥逆头痛案例[①]

李患,男,48岁。1976年12月5日诊。头痛3年,连及齿痛,遇冷增剧,得热稍减,秋冬加重,春夏减轻,但从未终止。多方求治无效。现症头以帛裹,呻吟不舒,面色青黑,形体消瘦,常喜热饮。舌质淡、苔白润,脉紧。诊为风寒头痛,予川芎茶调散方2剂无效。细问之,乃得之严冬雪天早晨着冷,初起恶寒头身疼痛,渐至但头痛连齿。诊为厥逆头痛。《内经》有论无方,乃予《医宗金鉴》治客寒犯脑,头连齿痛之温风散加减:麻黄、羌活、白芷、藁本、荜拨、川芎、当归、熟附子各10g,骨碎补30g,细辛3g。水煎,半含半服。药后吐涎,痛得少止,续进3剂而愈。1年后随访,痛未再作。本例患者的症状、病因、病机均与经文相吻合,药用麻黄、羌活、细辛、藁本、白芷,辛温散寒宣窍、通络止痛;荜拨、附子辛热,温中助阳逐寒;当归、川芎辛温,活血通络止痛;骨碎补苦温,引诸药入肾透骨逐寒止痛。

三、脾瘅的现代认识

本篇有关脾瘅以及与消渴病关系的论述,对后世消渴病的防治具有重要的指导意义,提示辨治消渴病不能拘泥于燥热阴虚及气虚,还应考虑到湿热内蕴或湿浊内阻的情况,可用芳香化湿、淡渗利湿之法加以治疗。仝小林[②]著《脾瘅新论》,明确提出脾瘅的形成和发展过程与代谢综合征基本一致。脾瘅核心病机是中满内热,其发展演变可分为郁、热、虚、损四个阶段,其主要病理产物为膏脂和血浊,进而由血浊导致痰、湿、瘀、毒等病理产物的产生,使之相兼为病,加重病情。脾瘅的临床分期为"脾瘅前期(肥胖)、脾瘅期(代谢综合征)、脾瘅后期(糖尿病并发症、心血管疾病、中风)"。脾瘅的辨证分型,在郁、热、虚、损四个不同阶段病机及证候表现不同,如郁的阶段主要表现为脾胃壅滞证、脾虚痰湿证、六郁互结证,热的阶段主要表现为胃肠实热证、痰热互结证、肝胃郁热证等,虚的阶段主要表现为"泻心汤"证、脾虚内热证等,损的阶段主要表现为脾胃虚寒证、肾阳亏虚证等。其证候演变为肝胃郁热——肥胖2型糖尿病,肝胆火盛——代谢性高血压,浊入血脉、膏聚脏腑——血脂异常、脂肪肝,湿热下注——高尿酸血症、痛风,痰瘀阻脉——冠心病。病理转归为瘀毒损络——络脉并发症,痰瘀积脉——脉络并发症。

在《素问·奇病论》的基础上,根据"态靶因果"的思想确立了脾瘅的治疗方略。首先,针对脾瘅的核心病机,也就是脾瘅核心之"态",以开郁清热启脾为治疗原则。治疗当以大剂量消导,以消中满;重用苦寒,以清内热为主。若伴湿、浊、痰、瘀等病理产物,在清热的同时可灵活运用清降、清化、清利、清补等法对证治疗。同时,应该在处方中加入靶方、靶药,加入对代谢综合征的客观指标、病理改变有明确治疗作用、对患者的主症有明显改善作用的方药,从而增加治疗的精准性。如黄连、知母、苦瓜、天花粉具有确切的降血糖

①叶益丰.《素问·奇病论》之奇病治例[J].浙江中医杂志,1981,(6):250.
②仝小林.脾瘅新论——代谢综合征的中医认识及治疗[M].北京:中国中医药出版社,2018:1-31.

作用,红曲、五谷虫、绞股蓝具有降脂作用,天麻、钩藤、夏枯草可以降压等。另外,肥胖、脾瘅、大/微血管并发症三者间是动态的演进过程,脾瘅为三部曲的过渡阶段,所以治疗应"瞻前""顾后"。"瞻前"是指提早预防其并发症的发生,脾瘅发展为消渴、历节风、胸痹、卒中等,治疗时要防其传变,及早应用活血通络药物,如鸡血藤、夜交藤、桃仁、三七、水蛭、地龙等药物。"顾后"指的是应该消除脾瘅的基石——肥胖,总以消膏降浊为原则,如病性属实,应配以消导、通腑泄浊之法,如病性属虚实夹杂,应注重健脾助运。

附:半夏泻心汤加减治疗代谢综合征(2型糖尿病,脂肪肝,血脂异常,高血压)中焦壅滞证。

刘某,女,56岁,2008年2月14日初诊。患者血糖升高8年,2000年因口中不适至当地医院就诊,查FBG8.7mmol/L,先后服用消渴丸、二甲双胍、格列齐特等。现口服消渴丸6粒,日3次;二甲双胍1片,日3次;格列齐特1片,日3次。既往高血压史20年,血压最高达210/140mmHg,服心痛定2片,日3次;复方降压片2片,日3次;血压控制可,135/85mmHg。症见:口干易饥,自觉口中异味,胃脘不适,不能进食生冷硬物,自觉有气上逆,纳呆,不欲食,时有入睡困难,舌暗淡,舌底滞,苔白,脉沉。2008年1月25日查HbAlc10.2%,FBG14.92mmol/L,TG4.59mmol/L,CHO5.98mmol/L;1月29日查随机血糖(PBG)20.33mmol/L,交感神经测定示周围神经病变,腹部B超示中度脂肪肝。身高155cm,体重68kg,BMI28.3kg/cm²。

西医诊断:糖尿病,脂肪肝,高脂血症,高血压。

中医诊断:脾瘅。中医辨证:中焦壅滞,膏浊积聚证。

治法:辛开苦降,消膏降浊。处方:半夏泻心汤加减。

清半夏15g,黄连30g,生姜30g,生山楂30g,红曲9g,鸡血藤30g,夜交藤30g。14剂,水煎服,日1剂,分2次服。

2008年3月3日二诊:患者饥饿感减轻约40%,但仍畏食生冷,且进食后不易消化,自觉口中异味减轻50%,眠差,醒后不易入睡,偶有劳累后手指麻木。2008年3月1日查FBG7.62mmol/L,PBG12.3mmol,TG1.76mmol/L,CHO4.42mmol/L。上方加枳实12g、炒白术30g、炒酸枣仁30g。

2008年4月14日三诊:患者因家中有事,自上次复诊至今,仅服药7剂,近期血糖偏高,FBG10~13mmol/L,PBG14~18mmol/L。自觉消化功能好转,口中异味较上次减轻,舌暗,苔厚,舌底滞,脉沉略弦。2008年4月8日查FBG13.75mmol/L,PBG20.68mmol/L。另立新方:龙胆15g,苦参15g,苦瓜30g,黄连30g,葛根30g,怀牛膝30g,生大黄6g,红曲6g,生姜5片。

2008年6月2日四诊:患者服药45剂,饥饿感及口中异味较初诊减轻70%,消化功能较初诊好转60%。2008年5月30日查HbAlc7.0%,FBG7.4mmol/L,PBG9.6mmoL/L。另立新方:清半夏9g,黄连15g,黄芩15g,干姜9g,炙甘草9g,党参15g,葛根30g,肉桂30g。

按 此案以中焦壅滞,气机不畅所致之胃脘症状为主要表现,故治疗重在辛开苦降,恢复气机运转,兼以消膏降浊。初诊时,因患者血糖较高,同时表现气上逆等症,所以辛开苦降之法应重在苦降,佐以辛开。故重用黄芩、黄连,同时以生姜易干姜。二诊时,患者胃脘部症状改善,血糖、血脂等较初诊时下降明显,故可守方继服,并于首方中加枳实、炒白术增强胃肠动力,进一步改善消化道症状,加炒酸枣仁养心安神,改善失眠。三诊,因患者中断治疗,导致病情变化，血糖偏高成为主要矛盾，内热壅盛则是病机主要方面，故应重用苦寒以清内热。龙胆、苦参均是大苦大寒之品，合苦瓜、黄连苦寒泻火，直折热势；生大黄通腑泻热活血；怀牛膝引火下行，降低血压；葛根生津，防火热伤津；生姜护胃。全方以苦寒清热泻火立法，为急则治标之治，故患者服药45剂。四诊时，患者血糖显著下降，火热平息，胃脘症状亦随之改善。燃眉之急既解，当从本论治，仍以辛开苦降立法，然此时应平辛平苦，苦辛平等，故四诊处方为寒热平和之剂。

四、口甘的中医治疗

依本篇所论，口甘缘于中焦湿浊蕴热，脾气上逆所致，治以佩兰，气味芳香化浊醒脾。这一论述对后世临床具有较大指导意义，叶天士《外感温热篇》即指出："舌上白苔黏腻，吐出浊厚涎沫，口必甜味也，为脾瘅病。乃湿热气聚与谷气相搏，土有余也，盈满则上泛，当用省头草芳香辛散以逐之则退。"省头草即佩兰，可芳香辛散、化浊醒脾，以祛湿浊之邪。秦伯未[1]也认为，一般疾病中见到口有甜味的症状，大多脾胃有湿，根据《内经》理论，诊断十分可靠。他曾治一口甘病例，一年来只觉口甜，饮白水如糖汤，经各医院治疗得不到结论。结合舌苔厚腻，胸膈有时痞闷，依照《内经》治之以兰的原则，用佩兰、藿香、朴花、蔻壳、佛手、竹茹、苡仁等轻灵清化之品，一周内即告痊愈。当然，临床中口甘也并非全由脾胃湿热所致，亦有脾虚不能摄津的情况，则当详细鉴别。鉴别要点在于舌质、小便及涎浊情况。

五、伏梁验案

凌耀星[2]曾诊治一男性患者，50岁，1993年8月20日初诊。病史已5年，起于饮高粱人参酒后，每月发病四次左右，全年不断，尤以4月至10月为甚。每次发作先感觉有热气自小腹向上冲，旋即全身皮肤发红肿起，有风团状，瘙痒难忍，约20分钟后开始剧烈腹痛，大汗淋漓，伴腹泻如水状，或有呕吐，泻4~5次后，疲惫不堪，昏昏入睡，曾有多次昏厥倒下，送医院急诊。醒后一切恢复正常。脉象弦滑，舌质淡，苔薄白。平素畏热易汗，口干欲饮。近数年来，发作更趋频繁，最后一次距今5日。上海华山、新华、八五、杨浦区中心医院等均诊断为腹型荨麻疹。

治疗原则以疏风、祛风、平肝息风为主，合清热解毒、清热凉血、利水渗湿、潜阳镇逆。处方：紫背浮萍、薄荷、晚蚕沙、蝉衣、忍冬藤、白鲜皮、地肤皮、地骨皮、牡丹皮、赤芍、生甘草、土茯苓、代赭石、生牡蛎、川牛膝。

7月25日复诊，35日内发作4次，最后1次程度明显减轻，无腹痛。上药续服

8月22日复诊，1月来发作2次较轻，无热气上冲现象，无腹泻，出现红色小痒疹0.5小时消退。仅前臂大腿外侧有汗，鉴于本病发作已5年，元气已伤，舌淡苔白，改用健脾资肾，养血息风。

---

①秦伯未.秦伯未讲内经[M].北京：中国医药科技出版社，2014：150.
②王庆其.黄帝内经临证发微[M].北京：人民卫生出版社，2019：465-466.

处方：黄芪、白术、熟地、生牡蛎、龙骨、乌梅、赤芍、晚蚕沙、生甘草、代赭石。

11月21日第九次复诊。自10月7日至今1月多未有发作，情况良好。再服14剂以资巩固。随访1年，未再发作。

本例患者病情与原文所述伏梁颇有相合之处：①此风根也。风者善行而数变，荨麻疹来速去疾，变在瞬息，故称"风瘙隐疹"。②病名伏梁。《素问·阴阳应象大论》云："风气通于肝。"肝木生火，一旦暴发，风火相扇，尤似凶暴强梁之徒，到处冲撞，故名"伏梁"。③冲脉为病，逆气而里急。本例病发之初先是热气自少腹向上冲，正是冲脉所在。受风毒、大邪所鼓动，冲脉挟风气、热气、水气、血气如海潮汹涌，澎湃奔腾，夹脐上行；着于肓之原则环脐而痛；溢于大肠则水泻频数；散于胸背腠理则红肿痒疹，大汗淋漓。

六、《黄帝内经》对胆瘅的认识与现代诠释

本篇提出胆瘅之病名，主症为口苦。口苦在《灵枢·邪气脏腑病形》中为胆病主症，并无专名，《灵枢·四时气》再次整理时称"呕胆"，治疗取穴也从阳陵泉一穴增为"取三里以下胃气逆，则刺少阳血络以闭胆逆，却调其虚实以去其邪"。至本篇称"胆瘅"，治法除阳陵泉外，又增胆的募穴和背俞。由此可见，古人对口苦一症的认识和治疗经验的积累、方法的发展，初为远取下肢一穴，即足少阳经下合穴；后增刺络放血及足阳明经的足三里穴，但仍属远取；本篇则发展为远取近取结合，即下肢穴加躯干部穴，方法较为完善。《黄帝内经》以后，张仲景、孙思邈、罗天益《卫生宝鉴》等也有论述。

王永炎等①主编《中医内科学》专列胆瘅病症，提出胆瘅是指由胆邪上逆犯胃，胆胃失于和降，以口苦、呕苦、嘈杂、脘胁胀痛为主要表现的疾病。西医学中胃术后碱性反流性胃炎、胆汁反流性胃炎、反流性食管炎及胆系感染性疾病等，以口苦、嘈杂、胃脘胀痛等为主要临床表现者，与此相关。其病因病机可概括如下。

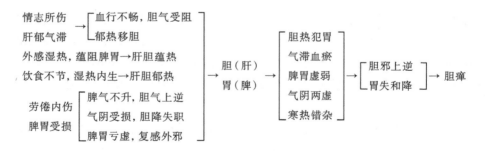

胆瘅初期，一般以实证居多，故治疗以祛邪为主；后期多虚实互见，故祛邪兼以扶正。本为胆邪上逆犯胃所致，病理改变主要在胆胃两腑。胃主通降，胆汁、胆火亦以沉降为顺，故以通降胆胃之气，和胃降逆作为贯穿始终的基本治疗大法。一般可分为：胆热犯胃证，治宜泻胆清热，降逆和胃，方用黄连温胆汤、小柴胡汤合左金丸加减。气滞血瘀证，治宜行气降气，化瘀活络。气滞为主者，选用香苏饮合四逆散加减；血瘀为主者，选用猬皮香虫汤合

———————
①王永炎，鲁兆麟.中医内科学［M］.北京：人民卫生出版社，1999：585-593.

金铃子散加减。寒热错杂证,治宜辛开苦降,温胃泻胆,方用半夏泻心汤合黄连温胆汤加减。脾胃虚弱证,治宜健脾和胃,调其升降,方用异功散、黄连温胆汤、吴茱萸汤加减。气阴两虚证,治宜平补气阴,和中降逆,常用方麦门冬汤合黄连温胆汤加减。另外,在胆瘅的治疗上,众名家都突出强调了"通则不痛"的通达原则,用药主张重用大黄。动物实验表明,大黄、巴豆均具利胆作用,有利于解除胆道梗阻。当然,"通"虽为本病治疗的常法,但当病情缓解时,也要着重一个"补"字。尤其是久病不愈,肝经亏虚者,宜以"补"代"攻",切不可过于拘泥于"六腑以通为用"之说。可用党参、黄芪、茯苓益气健脾;当归、丹参、枸杞子、酸枣仁养血柔肝安神;稍佐柴胡、金钱草、虎杖等疏利之品。

大奇论篇第四十八

【导读】

从临床疾病诊断概率的角度而言，疾病有常见、少见、罕见的不同，而对于临床脉、症而言，同样有常见、少见、罕见的差异。本篇可谓一篇脉诊学的专论，阐述了一些少见、罕见的脉象以及病症，包括后世所言的一些怪脉在内。由于少见而异于常候，又是继上篇《奇病论》之后的扩展论述，所述脉、症更奇，故篇名"大奇论"。如姚止庵云："此篇因脉辨证，洵医家要领。然尚未详备，当与《平人气象》《玉机真脏》等篇参看。然彼言其常，而此近于异，故以大奇名篇焉。"

【原文】

肝满肾满肺满[1]皆实，即为肿。肺之雍[2]，喘而两胠[3]满。肝雍，两胠满，卧则惊，不得小便。肾雍，胠下[4]至少腹满，胫有大小[5]，髀胻大，跛，易偏枯[6]。

心脉满大，痫瘛筋挛[7]。肝脉小急，痫瘛筋挛。肝脉鹜暴[8]，有所惊骇，脉不至若喑，不治自已。肾脉小急，肝脉小急，心脉小急，不鼓皆为瘕[9]。

肾肝并沉为石水[10]，并浮为风水[11]，并虚为死，并小弦欲惊。肾脉大急沉，肝脉大急沉，皆为疝[12]。心脉搏滑急为心疝[13]，肺脉沉搏为肺疝[14]。三阳急为瘕，三阴急为疝，二阴急为痫厥[15]，二阳急为惊。

脾脉外鼓沉为肠澼[16]，久自已。肝脉小缓为肠澼，易治。肾脉小搏沉为肠澼下血，血温身热者死[17]。心肝澼[18]亦下血，二脏同病者可治，其脉小沉涩为肠澼，其身热者死，热见[19]七日死。

胃脉沉鼓涩，胃外鼓[20]大，心脉小坚急，皆鬲[21]偏枯。男子发左，女子发右，不喑舌转，可治，三十日起；其从者[22]，喑，三岁起；年不满二十者，三岁死。

脉至而搏[23]，血衄身热者死，脉来悬钩浮[24]为常脉。脉至如喘[25]，名曰暴厥，暴厥者，不知与人言。脉至如[26]数，使人暴惊，三四日自已。

脉至浮合[27]，浮合如数，一息十至以上，是经气[28]予不足也，微见九十日死[29]。脉至如火新然[30]，是心精之予夺也，草干而死[31]。脉至如散叶[32]，是肝气予虚也，木叶落而死[33]。脉至如省客[34]，省客者，脉塞而鼓[35]，是肾气予不足也，悬去枣华[36]而死。脉至如丸泥[37]，是胃精予不足也，榆荚落[38]而死。脉至如横格[39]，是胆气予不足也，禾熟[40]而死。脉至如弦缕[41]，是胞[42]精予不足也，病善言，下霜而死，不言可治。

脉至如交漆[43]，交漆者，左右傍至也，微见三十日死。脉至如涌泉，浮鼓肌中，太阳气予不足也，少气味[44]，韭英[45]而死。脉至如颓土[46]之状，按之不得，是肌气[47]予不足也，五色先见黑，白垒[48]发死。脉至如悬雍[49]，悬雍者，浮揣切之益大，是十二俞气[50]之予不足也，水凝而死。脉至如偃刀[51]，偃刀者，浮之小急，按之坚大急，五脏菀熟[52]，寒热独并于肾也，如此其人不得坐，立春而死。脉至如丸，滑不直手[53]，不直手者，按之不可得也，是大肠气予不足也，枣叶生而死。脉至如华[54]者，令人善恐，不欲坐卧，行立常听[55]，是小肠气予不足也，季秋而死。

【校注】

〔1〕肝满肾满肺满：张介宾："满，邪气壅滞而为胀满也。此言肝、肾、肺经，皆能为满，若其脉实，当为浮肿。"

〔2〕肺之雍：肺气壅滞。雍，同"壅"。吴崑："雍，壅同。气滞而不流也。"之，律以下文肝雍、肾雍，疑衍。

〔3〕胠：腋下胁上的部位。

〔4〕胠下：原作"脚下"。《新校正》："按《甲乙经》'脚下'作'胠下'。'脚'当作'胠'，不得言脚下至少腹也。"《太素》卷十五亦作"胠下"，故据改。

〔5〕胫有大小：谓小腿时肿时消。

〔6〕偏枯：又名偏风，即半身不遂。

〔7〕痫瘛（chì）筋挛：痫，癫痫。瘛，抽搐。筋挛，筋脉拘挛。

〔8〕骛（wù务）暴：急疾而乱。王冰："骛，谓驰骛，言其迅急也。"

〔9〕瘕：病名。马莳："瘕者，假也。块似有形，而隐见不常，故曰瘕。"

〔10〕石水：张琦："石水者，水结少腹，坚如石也。"

〔11〕风水：病名。因风邪袭表，肺失宣肃，以至于水湿泛溢于肌肤而水肿的病症。症见头面四肢浮肿，甚则身体亦肿。

〔12〕疝：病名。又称疝气，为心腹气积作痛之病。《说文·疒部》："疝，腹痛也。"王冰："疝者，寒气结聚之所为也……气实寒薄聚，故为绞痛为疝。"

〔13〕心疝：心经受寒所导致的疾病，临床见腹部疼痛，腹皮隆起，自觉有气从脐上冲心等症状。

〔14〕肺疝：寒邪侵犯肺经所导致的一种疝病。

〔15〕痫厥：张志聪："痫厥者，昏迷仆扑，卒不知人。"

〔16〕肠澼：指痢疾。

〔17〕血温身热者死：《素问绍识》："血温二字难解。"《素问释义》："下血家，脉静身凉者愈，身热则阴阳离绝，故死。温字疑误。"《医学读书记》："温当作溢……血既流溢，复见身热，则阳过亢而阴受逼，有不尽不已之势，故死。"此说义胜。

〔18〕心肝澼：高世栻："言心脉肝脉不和而病肠澼也。"

〔19〕热见：《甲乙经》卷四作"热甚"，义胜。

〔20〕外鼓：王冰："谓不当尺寸而鼓击于臂外侧也。"

〔21〕鬲：《内经评文》："鬲当作'为'。"可从。又，森立之："鬲者，谓血气隔绝也。"

〔22〕其从者：即男子发于右，女子发为左皆为顺。从，顺也。

〔23〕脉至而搏：谓脉至中手有力。吴崑："脉来中手太过名曰搏。"

〔24〕脉来悬钩浮：谓脉呈浮大中空之状，即芤脉。张琦："悬钩即芤脉，为失血之常脉，以去血故中空也。"

〔25〕喘：张介宾："喘者，如气之喘，言急促也。"

〔26〕如：《甲乙经》卷四作"而"。如，义同"而"。

〔27〕浮合：王冰："如浮波之合，后至者凌前，速疾而动，无常候也。"形容脉象如水的波浪，忽分忽合，极难分辨清楚。

〔28〕经气：指十二经脉中的精气。

〔29〕微见九十日死：吴崑："微见，始见也。"九十日，即九日或十日。张琦："始见此者，九日十日死。"

〔30〕新然：原作"薪然"，据《太素》卷十五、《脉经》卷五改。然，同"燃"。吴崑："火之新燃，或明或灭也。"喻脉形不定之状。

〔31〕草干而死：吴崑："草干，冬也。草干而死者，寒水之令行，火受其克也。"

〔32〕脉至如散叶：散叶，《甲乙经》卷四作"丛棘"。张琦："丛棘，弦硬杂乱之象。"可从。脉至散叶，谓脉如落叶飘散，浮泛无根。

〔33〕木叶落而死：高世栻："秋时木叶落而死，金刑木也。"

〔34〕省客：张介宾："省客，如省问之客，或去或来也。"比喻来去不定的异常脉象。

〔35〕脉塞而鼓：脉搏闭塞似无，忽又应指有力。张介宾："塞者或无而止，鼓者或有而搏。"

〔36〕悬去枣华：张介宾："枣华之候，初夏时也。悬者，华之开；去者，华之落。言于枣华开落之时，火王而水败。"华，通"花"。

〔37〕脉至如丸泥：张介宾："丸泥者，泥弹之状，坚强短涩之谓。"森立之："以泥为丸，喻其柔脆不滑也。"

〔38〕榆荚落：张介宾："榆荚，榆钱也，春深而落。木王之时，土败而死。"

〔39〕脉至如横格：王冰："脉长而坚，如横木之在指下也。"

〔40〕禾熟：张介宾："禾熟于秋，金令王也，故木败而死。"

〔41〕弦缕：张介宾："如弦之急，如缕之细，真元亏损之脉也。"

〔42〕胞：心包。森立之："胞精，谓心包膈幕也……云心精、云胞精者，以心、胞共藏精血也。《经脉篇》云：'心主手厥阴心包络之脉，起于胸中，出属心包络，下膈历络三焦。'而心主是动则病喜笑不休，与此云'病善言'同理。盖心包主血脉，今胞精不足，血脉乏少，其害及于心

家，故令妄言妄笑也。"

〔43〕脉至如交漆：形容脉搏如绞滤漆汁，四面流散。张介宾："交漆者，如泻漆之交，左右傍至，缠绵不清也。"

〔44〕少气味：《素问释义》："少气味三字衍。"又，周学海："谓精神短乏也。"

〔45〕韭英：《甲乙经》卷四作"韭花生"，义较明。英，即花也。吴崑："韭至长夏而英，长夏属土，太阳壬水之所畏也，故死。"

〔46〕颓土：张介宾："颓土之状，虚大无力，而按之即不可得。"

〔47〕肌气：指脾之精气。森立之："肌气者，即脾气。"

〔48〕垒：藤葛之类。张介宾："垒，蘽同，即蓬蘽之属。蘽有五种，而白者发于春，木旺之时，土当败也。"

〔49〕悬雍：倒悬的瓮，形容浮取而小，稍按即大的脉象。丹波元简："盖雍，瓮通……《广雅》：'瓶也。'盖取其大腹小口，而形容浮揣切之益大之象也。"又，《新校正》："按全元起本'悬雍'作'悬离'。元起注云：'悬离者，言脉与肉不相得也。'"

〔50〕气：原无，据《甲乙经》卷四补，以与前文例合。

〔51〕偃刀：刀刃向上卧置的刀。比喻脉象浮取细而坚硬，重按坚大急。张介宾："偃刀，卧刀也。浮之小急，如刀口也；按之坚大急，如刀背也。"

〔52〕菀（yù玉）熟：为菀热之讹。即郁热。王冰："菀，积也。熟，热也。"

〔53〕直手：《甲乙经》卷四作"著手"，义胜。

〔54〕脉至如华：脉来轻浮软弱如花。华，通"花"。华，《脉经》卷五作"春"。

〔55〕听：指幻听或耳鸣。杨上善："心虚耳中如有物声，故恒听。"张志聪："常有所听者，如耳作蝉鸣，或如钟磬声，皆虚证也。"

【释义】

司马迁在《史记·扁鹊仓公列传》中称："至今天下言脉者，由扁鹊也。"今本《黄帝内经》完全有可能吸收了扁鹊脉法的内容。本篇全部内容见于《脉经》所载"扁鹊诊诸反逆死脉要诀第五"，而且自首至尾不见黄帝、岐伯之名或任何问答形式，与全书体例明显有别，可谓是采纳扁鹊脉法内容的典型案例。其内容可概括为两大方面。

一、脏腑脉象及其主病

原文论述了五脏与胃不同脉象的主病及其预后。

（一）肺、肝、肾脏气壅滞脉实的病候

肺、肝、肾三脏气滞胀满，若其脉实，可出现浮肿。对此可通过不同兼症加以鉴别。如肺气壅滞，由于肺主气，司呼吸，居于膈上而其系横出腋下，故见气喘而两胁胀满。肝气壅滞，因肝脉布胁肋，环阴器，故见两胁胀满，小便不利；肝藏魂，魂不内守，故卧则惊。肾气壅滞,由于肾脉循内踝之后,上腨出腘内廉,上股内络膀胱而上行,故可见胠胁至少腹胀满,小腿时肿时消,大腿和小腿都肿大而成跛行,容易发生偏瘫。

(二)脏腑脉象主病及其预后

1.癫瘕筋挛

心脉、肝脉之主病变都可见"癫瘕筋挛",但因其病位不同,病之寒热性质不同,所以脉象表现不一样。"心脉满大",是心经热盛,血受热灼,不能濡润筋脉而致癫瘕筋挛。"肝脉小急",是肝血不足,筋脉失养,以及寒滞肝脉,筋脉不利而致癫瘕筋挛。提示癫瘕筋挛有病位和病性的不同,如张介宾言:"夫癫瘕筋挛,病一也,而心肝二经皆有之,一以内热,一以风寒,寒热不同,血衰一也,故同有是病。"临床上需要分辨。

2.肝脉骛暴

肝脉急疾而乱,甚至会出现脉不至,或失音,这是突然受惊气逆所致,不必治疗,气平即可自愈。张介宾云:"惊骇者肝之病,故肝脉急乱者,因惊骇而然。甚有脉不至而声瘖者,以猝惊则气逆,逆则脉不通,而肝经之脉循喉咙,故声瘖而不出也。然此特一时之气逆耳,气通则愈矣,故不治自已。"

3.脉小急不鼓

肾、肝、心三脏之脉细小而急,又不鼓击于指下,说明阴寒邪气聚积于阴分,气血积聚于腹内,易出现瘕聚病症。王冰云:"小急为寒甚,不鼓则血不流,血不流而寒薄,故血内凝而为瘕也。"

4.肾肝脉辨证

原文论述了肝、肾不同脉象的主症。若肾脉、肝脉同时出现沉象,为阳虚阴盛,水湿不化,停留于内,而见腹水、下肢肿等症的石水病。张介宾云:"肾肝在下,肝主风,肾主水。肾肝俱沉者,阴中阴病也,当病石水。"若肾脉、肝脉同时出现浮象,则为风水病,因风水病邪在表,故见浮脉。若肾肝之脉均见虚象,因肾是生气之本源,肝又主生发之气,二经俱虚,生气之源断绝,故为死候。若肾肝之脉小而弦,则为肝肾精血亏虚,邪扰肝脏,肝主惊,则将发生惊病。

5.疝病脉象辨证

疝,又称疝气,为心腹气积作痛的病症。脉大主邪盛,脉急是寒,脉沉是病在里。肝肾位居下焦,其脉络小腹环阴器,故肾脉大而急且沉,或肝脉大而急且沉,都是寒气结聚的疝气病。若疝病心脉搏动滑而紧,这是寒邪乘心的征象,所以为心疝。若肺脉沉而搏动,是寒邪乘肺的征象,所以为肺疝。

6.急脉主病

同一急脉,出现在不同脏腑经脉,主病不同。太阳脉急,是膀胱、小肠经受寒而血气凝聚的征象,则为瘕病。太阴脉急,是寒邪侵入于脾肺,脏气结聚,拘急而痛,故为疝病。少阴脉急,是心肾受邪,故为痫厥。阳明脉急,是胃肠受邪伤,邪入阳明而化热,则发为惊骇。

7.肠澼的脉象与预后

肠澼,即痢疾。病变所涉及的脏腑不同,而呈现出不同的脉象,预后也有所差异。肠澼见脾脉沉而又有向外鼓动之象,是脾阳发动的脉象表现,说明脏气尚未大伤,脾阳发动运化正常,肠之邪气排出就能自愈,故曰"久自已"。肝脉忌大急,今脉象小而缓,为病邪轻微,故易治。肠澼见肾脉沉小而搏,是阴血虚而阳热盛,若兼有便血、身热,则真阴败绝,故为死候。心肝二脉不和而患痢疾时也有下血的症状,若二脏同病,是木火相生为顺,故可治。若二脏之脉小而沉涩,小为阴衰,涩为血伤,阴衰血伤而再发热的,是阳盛阴竭,预后不良,高热持续七天以上,便会死亡。

8.偏枯的脉象与预后

胃为"水谷之海",是五脏六腑筋骨肌肉营养供给的源泉,多血多气。若脉沉取时搏动中带有涩象,浮取时搏动中带有虚大象,为气血不足,阴血耗损,阳气外浮;心主血脉,其脉小为血不足,坚急为寒,心气虚寒而血脉不行。心胃既病,气血不足,且运行不畅,筋骨肌肉皆失所养,遂发为偏枯。

偏枯病若男子发于左侧,女子发于右侧,此虽为逆,但说话正常,舌转动灵活的,是肾气未伤,病犹未甚,大约经过三十天可能痊愈。若男子发于右侧,女子发于左侧的,此虽为从,但说话发不出声音,是肾气内竭,其病必甚,大约需要三年才能痊愈。《脉解》曰:"内夺而厥,则为喑俳,此肾虚也。"若年不满二十岁而患此病,是气血早衰的现象,大约三年就要死亡。

9.衄血暴厥脉之常变

出血性疾病,若脉来大而有力,并且全身发热,说明邪热亢盛,病情危重;若脉来浮如悬钩,呈现扎脉之象,为失血常见脉象。

脉来急促如喘,是气逆于上的暴厥,临床表现为卒然神识昏闭,不省人事,不能言语。若突然受到惊骇,使脉搏加快的,大约经过三四天便自行恢复,不需治疗。张介宾认为:"盖以猝动肝心之火,故令人暴惊。然脉非真数,故俟三四日而气衰自愈矣。"可为一说。

二、脏腑精气虚衰的怪脉及其预后

原文从"脉至浮合,浮合如数"开始到全篇结束,主要论述了脏腑经脉之精气虚衰所见到的怪脉的体象、主病及预后,为临床诊断疾病提供了借鉴,有一定的参考价值。依据原文参考后世医家注释归纳列表如下(表48-1)。

表48-1 怪脉体象主病表

脉体取象	脉体形象	主病	预后
脉至浮合,好像水波后浪推前浪	一息十至以上,极难分辨	十二经气绝	九或十日死
脉至如火新然,或明或暗,飘忽不定	脉形不定,忽大忽小	心之精气被夺	冬季草干时死
脉至如散叶,浮泛无根	散乱无根	肝之精气虚衰	秋天叶落时死
脉至如省客,忽来忽去	来去不定,节律不齐	肾之精气虚衰	初夏枣花开落时死
脉至如丸泥,圆硬涩短	坚而短涩	胃之精气虚衰	春天榆荚落时死
脉至如横格,像木头横在指下	脉来长而坚硬	胆之精气虚衰	秋天稻谷成熟时死
脉至如弦缕	脉弦紧而细	心包精气虚衰	善言者秋天下霜时死,不言者可治

续表

脉体取象	脉体形象	主病	预后
脉至如交漆,左右傍至	脉来四处散流,搏动不清	脏腑阴阳衰败	过三十天后而死
脉至如涌泉,有升无降	盛大而浮,外实内虚	太阳经脉精气不足	长夏韭花生时死
脉至如颓土,溃散无形	虚大无力,按之不得	脾之精气不足	春天白蘲发时死
脉至如悬雍,上小下大	脉浮取小而沉取大	五脏六腑精气不足	冬天水冻时死
脉至如偃刀,上小下大而坚	浮取小而急,按之坚大而急	五脏郁热,肾阴衰竭	立春阳盛阴衰时死
脉至如丸滑,光滑流利	圆滑流利,按之不得	大肠精气不足	早夏枣叶生时死
脉至如华,如花漂浮	脉软无力,轻浮虚弱	小肠精气不足	晚秋时死

以上十四种脉象及其主病、预后的论述,大多只论述具体脉象、病机,而不涉及伴随症状,只有"脉至如华"等极少数脉象提及相关症状,如神气不足而善恐,神志不宁而坐卧不安,虚阳上扰而耳中常有蝉鸣或钟磬之声等。其次,所论脉象大多呈现出无胃、无根、无神的特征。无胃即脉来坚搏,无冲和之象;无神即脉形散乱,脉律无序,或有或无;无根即脉浮大散乱或微弱不应指。第三,出现怪脉以后的死期判断,基本是根据其病机的脏腑五行,按照五行相克规律的推演。如心的精气衰竭,心在五行属火,水克火,故在冬季死亡,其他以此类推。

【知识链接】

一、脉诊理论对后世的影响

本篇作为《黄帝内经》所保留的扁鹊脉法的典型内容,专门讨论从脉象的变化中,来认识疾病的病位、邪正盛衰,判断疾病的预后与死期,特别是所论怪脉的内容,对后世有较大影响。

怪脉,又称为"真脏脉""死脉""绝脉""败脉"等。纵观本篇所论怪脉,从体象上讲,怪脉节律不齐,浮散无根,弦硬坚急,往来无伦。从病机上看,怪脉皆由脏腑精气竭绝,神气将脱,胃气大伤所致。从预后讲,说明生机已绝,死期不远。元代危亦林《世医得效方》列怪脉为雀啄、屋漏、弹石、解索、鱼翔、虾游、釜沸、偃刀、转豆、麻促十种,称为"十怪脉"。十怪脉中除偃刀、转豆、麻促三脉以外,名为"七怪脉"。《医学入门·死脉总诀》说:"雀啄连来三五啄,屋漏半日一滴落,弹石硬来寻即散,搭指散乱真解索,鱼翔似有又似无,虾游静中跳一跃,更有釜沸涌如羹,且占夕死不须药。"其中釜沸脉,脉在皮肤,浮数之极,至数不清,如釜中沸水,浮泛无根。主三阳热极,阴液枯竭。鱼翔脉,脉在皮肤,头定而尾摇,似有似无,如鱼在水中游动。主三阴寒极,阳亡于外。虾游脉,脉在皮肤,来则隐隐其形,时而跃然而去,须臾又来。为阴绝阳败,主死。屋漏脉,脉在筋肉之间,如屋漏残滴,良久一滴,溅起无力。主脾气衰败,化源枯竭,胃气营卫俱绝。雀啄脉,脉在筋肉间,连连数急,三五不调,止而复作,如雀啄食。为脾之谷气已绝于内。解索脉,脉在筋肉之间,乍疏乍密,散乱无序,如解乱绳状。主肾与命门之气皆亡。弹石脉,脉在筋骨之下,如指弹石,辟辟凑指,毫无柔和软缓之象。主肾水枯竭,阴亡液绝,孤阳独亢,风火内燔。

二、痢疾脉象的讨论

本篇对痢疾的脉象叙述尤为详细,如果下痢而肝脉小缓,脾脉外鼓,表示木不侮土,脾阳来复,其病易愈。如果下痢脉来涩小搏,又见发热不退,表示阴液大虚而邪热尚炽,多预后不良。从临床实际看,不少痢疾,如果脉象滑数,下痢虽甚,易于向愈;如果脉象涩小弱,下痢不甚而又高热不退,其病危重,预后往往较差。《素问·通评虚实论》对痢疾的脉象辨证也有专门论述,指出:"帝曰:肠澼便血何如?岐伯曰:身热则死,寒则生。帝曰:肠澼下白沫何如?岐伯曰:脉沉则生,脉浮则死。帝曰:肠澼下脓血何如?岐伯曰:脉悬绝则死,滑大则生。帝曰:肠澼之属,身不热,脉不悬绝,何如?岐伯曰:滑大者曰生,悬涩者曰死,以脏期之。"所以通过脉象可认识下痢的邪正盛衰关系,使医者心中有数,权衡二者轻重比例,或扶正,或祛邪,或补泻同用,或补多泻少,或泻少补多,及早给予正确治疗。

蒲辅周[1]总结治疗痢疾虚实夹杂的经验说:"久痢伤及阴血,而湿热未尽,引起午后潮热,腹痛绵绵,舌红少苔,脉细数,用连理汤加当归、白芍、阿胶,阴阳并调,肝脾共滋。若寒热错杂,虚实互见,消渴,呕吐不能食,烦躁,久利者,亦可选用乌梅丸或椒梅汤。"亦可作为"脉小搏沉为肠澼下血,血温身热者死"的治疗方法。

三、偏枯病机的临床意义

本篇提出心胃虚损导致偏枯的论断,《傅青主男科》发挥其说,认为"盖心为天真神机开发之本,胃是谷府,充大真气之标。标本相得,则心膈间之膻中气海,所留宗气盈溢,分布五脏三焦,上下中外,无不周遍。若标本相失,不能致其气于气海,而宗气散矣。故分布不周于经脉则偏枯,不周于五脏则瘖",并据此提出了半身不遂"宜于心胃而调理之"的独到见解。心主血脉,胃为水谷之海,两脏亏虚则全身失养,病久而致不遂,并伴有精神倦怠、胃脘胀闷、纳差、二便不调、脉沉弱等表现,且足阳明之脉夹口环唇,经脉虚而风邪窜扰,可致口㖞、言语不利。临床见此证者,可宗傅氏调补心胃、祛风散邪之法,"宜黄芪为君,参、归、白芍为臣,防风、桂枝、钩藤、竹沥、姜、韭、葛、梨、乳汁为佐,治之而愈。若杂投之乌、附、羌活之类,以涸营而耗卫,如此死者,医杀人也"。

四、肝雍诊治验案

《刘渡舟验案精选》载:"林某某,男,49岁。1992年1月4日初诊。腹部胀满疼痛半年,屡治不验。胀满每于情志急躁时加重,旁连两胁。坐卧不宁,身热,口苦,目赤,小便短涩,大便正常,脉弦责责。刘老辨为肝郁化热,气机壅塞,三焦不利所致,拟化肝煎疏肝解郁,利气消胀。青皮10g、陈皮10g、丹皮10g、白芍30g、土贝母10g、泽泻20g、栀子10g、茯苓30g、柴胡15g。服5剂后,腹胀消失,小便自利。"

①中医研究院.蒲辅周医疗经验[M].北京:人民卫生出版社,1976:72.

本案患者腹部胀痛连及两胁,脉现弦象,每于情绪激动急躁时加重,可见与肝气郁结,疏泄不利关系很大,类似于本篇所言"肝雍,两胠满,卧则惊,不得小便"。肝郁不得疏泄,则土气壅滞,三焦水道不利,故见腹胀,小溲不利。不仅如此,肝气郁结则易化火,表现为身热、口苦、目赤等症。治疗以疏肝解郁清热,通利三焦水道为主,化肝煎为其代表方,加柴胡、茯苓,以疏肝健脾,利水消胀,斡旋气机,从而达到治疗之目的。

五、疝病含义辨析

本篇提到心、肝、肺、肾的脉象异常,均可主疝病。这里所谓疝是指腹部绞痛一类的疾病,与后世所说疝气指人体内某个脏器或组织离开其正常解剖位置,通过先天或后天形成的薄弱点、缺损或孔隙进入另一部位,并不完全相同。元代曾世荣在《活幼心书·明本论·疝证》中论之甚详,他指出:"盖疝者,寒气结聚之所为,故令脐腹绞痛者是也。又巢元方曰:诸疝者,阴气积于内,复为寒气所伤,荣卫不调,二气虚弱,风冷入腹而成。故《脉经》云:急者,紧也,紧则为寒、为实、为痛。血为寒泣则为瘕,气为寒聚则为痛。皆因本脏气虚,外感于寒湿,内伤于生冷,遂使脐腹绞刺激搏而痛,无有定处,仓卒之际,不堪忍者,谓之疝也。并宜先用五苓散沸汤调服和解,轻则但以白芍药汤、乌梅散、钩藤膏为治,重者金茱丸、散气丸,未有不愈也。"

脉解第四十九

【导读】

一般认为，《周易》对《黄帝内经》的影响，主要在于《周易》的哲学观及其思维方式与独特的结构框架，如天地人三才之道、卦气说、九宫图式，为《黄帝内经》提供了系统思维的范畴系统和综合模型，取象比类的方法论与象、数、理综合结构系统整体性动态原理，为《黄帝内经》探索人体生命现象的奥秘提供了理论依据和结构模型。本篇即是借助汉代易学的卦气说，从四时阴阳变化的角度，将阴阳变化-干支-历法-经脉-病症联为一体，以解释六经病症的机理，为病症机理的解释提供了一个新的视角。但这种解释仍然是一种阴阳术数的推演，不属于临床经验基础上的内生理论。

【原文】

太阳所谓肿腰脽痛[1]者，正月太阳寅[2]，寅，太阳也，正月阳气出在上，而阴气盛，阳未得自次[3]也，故肿腰脽痛也。所谓病[4]偏虚为跛者，正月阳气冻解地气而出也，偏虚者，冬寒颇有不足者，故偏虚为跛也。所谓强上引背[5]者，阳气大上而争，故强上也。所谓耳鸣者，阳气万物[6]盛上而跃，故耳鸣也。所谓甚则狂巅[7]疾者，阳尽在上，而阴气从下，下虚上实，故狂巅疾也。所谓浮为聋[8]者，皆在气也。所谓入中为喑[9]者，阳盛已衰，故为喑也。内夺而厥[10]，则为喑俳[11]，此肾虚也。少阴不至者，厥也。

少阳所谓心胁痛者，言少阳戌[12]也，戌者心之所表[13]也，九月阳气尽而阴气盛，故心胁痛也。所谓不可反侧[14]者，阴气藏物也，物藏则不动，故不可反侧也。所谓甚则跃[15]者，九月万物尽衰，草木毕落而堕，则气去阳而之阴[16]，气盛而阳之下长[17]，故谓跃。

阳明所谓洒洒振寒[18]者，阳明者午也[19]，五月盛阳之阴也，阳盛而阴气加之，故洒洒振寒也。所谓胫肿而股不收[20]者，是五月盛阳之阴也，阳者衰于五月，而一阴气上，与阳始争，故胫肿而股不收也。所谓上喘而为水者，阴气下而复上[21]，上则邪客于脏腑间，故为水也。所谓胸痛少气者，水气在脏腑也，水者阴气也，阴气在中，故胸痛少气也。所谓甚则厥，恶人与火，闻木音[22]则惕然而惊者，阳气与阴气相薄[23]，水火相恶，故惕然而惊也。所谓欲独闭户牖[24]而处者，阴阳相薄也，阳尽而阴盛，故欲独闭户牖而居。所谓病至则欲乘高而歌，弃衣而走者，阴阳复争，而外并于阳，故使之弃衣而走也。所谓客孙脉则头痛鼻衄[25]腹肿者，阳明并于上，上者则其孙脉络[26]太阴也，故头痛鼻衄腹肿也。

太阴所谓病胀者，太阴子也[27]，十一月万物气皆藏于中，故曰病胀。所谓上走心为噫者，阴盛而上走于阳明，阳明络属心[28]，故曰上走心为噫也。所谓食则呕者，物盛满而上溢，故呕也。所谓得后与气[29]则快然如衰者，十一月[30]阴气下衰，而阳气且出，故曰得后与气则快然如衰也。

少阴所谓腰痛者，少阴者申[31]也，七月万物阳气皆伤[32]，故腰痛也。所谓呕咳上气喘者，阴气在下，阳气在上，诸阳气浮，无所依从，故呕咳上气喘也。所谓邑邑[33]不能久立，久[34]坐起则目䀮䀮[35]无所见者，万物阴阳不定未有主也[36]，秋气始至，微霜始下，而方杀万物，阴阳内夺，故目䀮䀮无所见也。所谓少气善怒者，阳气不治，阳气不治则阳气不得出，肝气当治而未得，故善怒。善怒者，名曰煎厥[37]。所谓恐如人将捕之者，秋气万物未有毕去，阴气少，阳气入[38]，阴阳相薄，故恐也。所谓恶闻食臭[39]者，胃无气，故恶闻食臭也[40]。所谓面黑如地色[41]者，秋气内夺[42]，故变于色也。所谓咳则有血者，阳脉伤也，阳气未盛于上[43]而脉满，满则咳，故血见于鼻也。

厥阴所谓癞疝[44]，妇人少腹肿者，厥阴者辰也[45]，三月阳中之阴[46]，邪在中，故曰癞疝少腹肿也。所谓腰脊痛不可以俛仰者，三月一振荣华[47]，万物一俯而不仰[48]也。所谓癞癃疝肤胀[49]者，曰阴亦盛而脉胀不通，故曰癞癃疝也。所谓甚则嗌干[50]热中者，阴阳相薄而热，故嗌干也。

【校注】

〔1〕肿腰脽（shuí谁）痛：腰部和臀部肿胀疼痛。脽，臀部。

〔2〕正月太阳寅：正月为一年之首，太阳为诸阳之首，故正月属太阳。于鬯说："上'太阳'二字，疑即涉下衍。'正月寅，寅，太阳也'。'太阳'正申释寅义。今有两'太阳'，则复叠无理矣。"

〔3〕阳未得自次：阳气还未到其旺盛的时序。王冰："次，谓立旺之次也。"

〔4〕所谓病："所谓"二字原脱，据《素问直解》将下文"所谓偏虚者"之"所谓"二字移此，以与整篇文例相合。病，《太素》卷八无，似是。

〔5〕强（jiàng匠）上引背：头项强滞而牵引及背部。《太素》卷八无"引背"二字。

〔6〕万物：《素问释义》云："万物二字衍。"似是。

〔7〕狂巅：指狂病与癫病。巅，通"癫"。

〔8〕浮为聋：杨上善："诊人迎之脉，得三阳之浮者，皆是太阳之气为聋也。"

〔9〕入中为瘖（yīn因）：谓阳气入于内而音哑。杨上善："太阳之气中伤人者，即阳大盛，盛

已顿衰，故为瘖。瘖，不能言也。"

〔10〕内夺而厥：谓房劳太过，精气内耗而厥逆。

〔11〕瘖俳：病名，又作"瘖痱"。指肾精亏虚，肾气厥逆而导致音哑，两下肢痿废不用的病症。于鬯："此'俳'字，顾观光校及张志聪《集注》，并读'痱'，义固可通。然窃疑王本此'俳'字实作'踊'。故注云：'俳，废也。'又云：'舌瘖足废。'曰足废，明释从足之'踊'字矣。"

〔12〕戌：原作"盛"，据《太素》卷八改。下一"戌"字同。杨上善："戌为九月，九月阳少，故曰少阳。"

〔13〕戌者心之所表也：张介宾："少阳属木，木以生火，故邪之盛者，其本在胆，其表在心。表者，标也。"

〔14〕反侧：辗转，转动。

〔15〕跃：跛行。又，森立之："跃者，谓身眴动也。"

〔16〕气去阳而之阴：气离开阳分而进入到阴分。

〔17〕气盛而阳之下长：张介宾："人身之气亦然，故盛于阴分则所长在下。"

〔18〕洒洒振寒：恶寒、寒战。

〔19〕阳明者午也：杨上善："午为五月，阳之盛也……五月盛阳，一阴爻生，即是阳中之阴也。"

〔20〕股不收：谓下肢不能屈伸。

〔21〕阴气下而复上：姚止庵："按水属阴，阴自下而上，为水邪客肺而喘也。"

〔22〕木音：古代八音之一。《周礼·春官·大师》："皆播之以八音：金、石、土、革、丝、木、匏、竹。"八音是中国古代对乐器的统称，通常为八种不同材质所制，如钟、铃等属金类，磬属石类，埙属土类，鼓属革类，琴、瑟属丝类，柷、敔属木类，笙、竽属匏类，管、箫属竹类。

〔23〕薄：通"搏"。搏击，争斗。

〔24〕户牖：门与窗户。

〔25〕鼻鼽（qiú求）：鼻流清涕。

〔26〕孙脉络：原作"孙络"，文义不协，据《太素》卷八补"脉"字。

〔27〕太阴子也：张介宾："阴极于子，万物皆藏，故曰太阴子也。"

〔28〕阳明络属心：《灵枢·经别》："足阳明之正，上至髀，入于腹里，属胃，散之脾，上通于心。"

〔29〕得后与气：排大便与矢气。

〔30〕十一月：原作"十二月"，据《太素》卷八改。

〔31〕申：原作"肾"，声误，据上下文例改。

〔32〕七月万物阳气皆伤：七月，原作"十月"，据《太素》卷八改。杨上善："七月之时，三阴已起，万物之阳已衰，太阳行腰，太阳既衰，腰痛也。"

〔33〕邑邑：原作"色色"，据《太素》卷八改。邑，通"悒"。邑邑，忧伤貌。

〔34〕久：《太素》卷八无此字，似是。

〔35〕䀮䀮（huāng荒）：视不明貌。森立之："䀮䀮者，目视昏蒙不明之貌也。"。

〔36〕阴阳不定未有主也：谓阴阳不稳定而失去主持平衡的能力。张志聪："七月之交，阴气上升，阳气下降，万物阴阳不定，而未有所主。"

〔37〕煎厥：古病名。指内热消烁阴液而出现的昏厥病症。

〔38〕阴气……阳气入：杨上善："始凉未寒，故阴气少也。其时犹热，故阳气入也。"

〔39〕恶（wù误）闻食臭（xiù秀）：不愿闻到食物的气味。

〔40〕所谓恶闻食臭……故恶闻食臭也：《素问释义》云："此疑阳明节脱文，误次也。"似是。

〔41〕地色：为"炐色"之讹。孙鼎宜："地当作炐，形误。炐（xiè），即炭也。"

〔42〕秋气内夺：秋令肃杀之气，内伤其脏腑精气，精气内亏，不能上荣其色。

〔43〕阳气未盛于上：孙鼎宜："'未'字疑衍。阳气盛于上即上文阳气在上之义。"

〔44〕癀（tuí颓）疝：病名。阴囊肿大的疝气病。

〔45〕厥阴者辰也：厥阴配属于三月。辰，指农历三月。

〔46〕三月阳中之阴：三月阳气方生，阴气未尽，故称阳中之阴。

〔47〕三月一振荣华：三月阳气振奋，万物开始生发茂盛。

〔48〕一俯而不仰：森立之："凡花叶草芽之类，初出时必低头而长，皆与此同，少阳多阴之理也。"

〔49〕癀癃疝肤胀：《太素》卷八无"疝"字，当从。癀，阴囊肿大。癃，小便不利。肤胀，肌肤肿胀。

〔50〕嗌（yì易）干：咽喉干燥。

【释义】

《黄帝内经》中有多篇文章论述到经脉病候，如《灵枢》的《经脉》《经筋》篇和《素问》的《诊要经终论》《刺疟论》《阳明脉解》《厥论》等，一般都从经脉循行部位和所联系的脏腑功能失常的角度加以认识，惟本篇对三阴三阳经脉病候的解释，与其他篇章不同，正如王冰在该篇末注中所说："此一篇殊与前后经文不相连接，别释经脉发病之源，与《灵枢经》流注略同，所指殊异。"但并没有点破二者之间的本质区别。在历代注家中，杨上善《太素》将本篇内容命名为《经脉病解》，并自觉地运用卦气说加以解释，可谓最契合原文旨意。诚如森立之所言："此十二月中，以奇月分三阳三阴，盖有所受之古谊……《太素》名曰《经脉病解》，乃谓解释经脉之病证之义也。而王冰名以《脉解》，其义难通。"

一、三阴三阳经脉病候

本篇所论三阴三阳经脉病候，大多与《灵枢·经脉》所载足三阴三阳经脉"是动"病符合，今将二者列表予以比较（表49-1）。

表49-1　三阴三阳经脉病候比较表

经脉名称	素问·脉解	灵枢·经脉
太阳病症	腰脽肿痛，偏虚为跛，强上引背，耳鸣、耳聋，狂巅疾，瘖俳。	是动则病冲头痛，目似脱，项如拔，脊痛腰似折，髀不可以曲，腘如结，踹如裂，是为踝厥。是主筋所生病者，痔疟狂癫疾，头囟项痛，目黄泪出鼽衄，项背腰尻腘踹脚皆痛，小指不用。

续表

经脉名称	素问·脉解	灵枢·经脉
少阳病症	心胁痛，不可反侧，跃（跛行）。	是动则病口苦，善太息，心胁痛，不能转侧，甚则面微有尘，体无膏泽，足外反热，是为阳厥。
阳明病症	洒洒振寒，胫肿而股不收，上喘而为水，胸痛少气，甚则厥，恶人与火，闻木音则惕然而惊，欲独闭户牖而居，病至则欲乘高而歌，弃衣而走，头痛，鼻衄，腹肿。	是动则病洒洒振寒，善呻数欠颜黑，病至则恶人与火，闻木声则惕然而惊，心欲动，独闭户塞牖而处，甚则欲上高而歌，弃衣而走，贲响腹胀，是为骭厥。是主血所生病者……骭衄，口喝唇胗，颈肿喉痹，大腹水肿……。
太阴病症	腹胀，噫，食则呕，得后与气则快然如衰。	是动则病舌本强，食则呕，胃脘痛，腹胀善噫，得后与气则快然如衰，身体皆重。
少阴病症	腰痛，呕咳上气喘，邑邑不能久立，久坐起则目䀮䀮无所见，少气善怒，恐如人将捕之，恶闻食臭，面黑如地色，咳则有血，血见于鼻。	是动则病饥不欲食，面如漆柴，咳唾则有血，喝喝而喘，坐而欲起，目䀮䀮如无所见，心如悬若饥状，气不足则善恐，心惕惕如人将捕之，是为骨厥。
厥阴病症	癞疝，少腹肿，腰脊痛不可以俯仰，癃，肤胀，嗌干。	是动则病腰痛不可俯仰，丈夫㿉疝，妇人少腹肿，甚则嗌干，面尘脱色。是肝所生病者……狐疝遗溺闭癃。

由上可见，三阴三阳经脉病候绝大多数隶属于"是动"病，只有太阳、阳明、厥阴的个别病症与"所生病"有关。

二、三阴三阳经脉病候病机

本篇以单数的月份与三阴三阳经脉相配属，借用卦气说解释三阴三阳经脉病候病机。所谓卦气说，是以气为本，把《周易》的卦爻同历数结合起来，以《周易》的六十四卦与一年四季、十二月、二十四节气、七十二候、三百六十日相配合，以作为占验之用。一般认为卦气说是汉代易学家在融旧铸新的哲学诠释学进路下所显发的基本学说，它导源于《礼纪·月令》《吕氏春秋·十二纪》和《淮南子》的《天文训》《时则训》等有关时令、月令的思想以及对二十四节气的区分、七十二候的认识等，始彰于汉代孟喜，大显于焦赣、京房，深化于《易纬》，发皇于马融、荀爽、郑玄等人，达其极致于虞翻。卦气说的基本法则，是以六十四卦中坎、离、震、兑为四正卦，主春、夏、秋、冬四时，爻主二十四节气；余六十卦为杂卦，从中孚开始而终于颐卦，每卦主六日七分，合周天之数。又从六十杂卦中选出十二个特殊卦形，以配合一年十二月的月候，喻示自然界万物阴阳消息的意义，称为十二辟卦、十二月卦或十二消息卦。十二消息卦见图49-1。

如图所示，十二消息卦以十月为纯阴，坤卦主之，至十一月冬至一阳生，为复卦，之后阳气逐月生盛，到了四月为纯阳，乾卦主之。阳极生阴，至五月夏至一阴生，姤卦主之，之后阴气上升，阳气消减，至十月又回复到纯阴的坤卦。如此以十二卦显示十二月阴阳之消长，其中每一卦体中凡阳爻去而阴爻来称为"消"，凡阴爻去而阳爻来称为"息"。就爻象的变化而言，前六

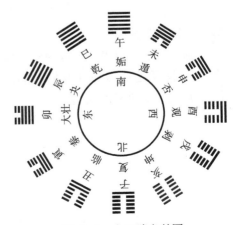

图 49-1 十二消息卦图

卦为阳息阴消，称为息卦；后六卦为阴息阳消，称为消卦。故此十二卦，又被称为十二消息卦。以下结合杨上善注，对三阴三阳病机予以简单介绍。

从十二消息卦来看，正月寅配属太阳，泰卦主之，三阳已生，而阴气尚盛，阳气不足，故腰臀部肿胀疼痛，或见偏跛；三阳向盛，与三阴相争于上，故项强引背；阳气上冲，故耳鸣；阳盛于上，而阴虚于下，则发狂颠之疾；太阳阳气虚衰，影响于肾，肾气内虚，则为失音，四肢不用。

九月戌配属少阳，剥卦主之，五阴爻生，表示阴气已盛，阳气将尽，所谓"九月阳气尽而阴气盛"，少阳为病，故心胁痛；阴气主静而不动，故不能反侧也；阴气盛于地上，阳气在于地下，勇动万物之根，令其内长故"跃"。

五月午配属阳明，姤卦主之，一阴爻生，表示阳极生阴，所谓"夏至一阴生"之义。杨上善注云："一阴始生，劲猛加阳，故洒洒振寒。""与阳交争，阳强实于上，阴弱虚于下，故胫肿股不收。"其他如上喘而为水，胸痛少气，恶人与火，闻木音则惕然而惊，或欲乘高而歌，弃衣而走，或欲独闭户牖而居等，均是阴阳争胜消长的不同表现。

十一月子配属太阴，复卦主之，一阳爻生，表示阴极生阳，所谓"冬至一阳生"之义。杨上善云："十一月阴气内聚，虽有一阳始生，气微未能外通，故内病为胀也。"噫，食则呕，亦因阳虚胃寒所致；"阴气向下，一阳引之，故得后便与泄气，快然腹减。"

七月申配属少阴，否卦主之，三阴息而阳消，且上乾下坤，天地之气不交，故云"阴气在下，阳气在上，诸气浮无所依从"。杨上善注："少阴至肾七月之时，三阴已起，万物之阳已衰，太阳行腰，太阳既衰，腰痛也。""阴阳二气不和，各在上下，故……好为呕咳，上气喘也。""七月阴阳气均未有定主，秋气始至，阳气初夺，故邑然怅望，不能久立。又阴阳内各不足，故久坐起，目䀮无所见也。""肝以主怒，少阴用时，肝气未得有用，故喜怒也。""然则二气相薄不足，进退莫定，故有恐也。""七月阳衰，胃无多气，故恶闻食气也。七月三阳已衰，三阴已起，然阳去阴来不已，则阴强阳弱，故夺色而变。七月金主肺也，肺主咳也，不咳则已，咳则伤阳，阳伤血脉……见血于鼻中也。"

三月辰配属厥阴，夬卦主之，五阳爻生，表示阳气已盛，阴气将尽。杨上善注："邪客厥阴之脉，遂为癫疝……三月三阳合动而为春，万物荣华，低枝垂叶，俯而不仰，故邪因客厥阴，腰脊痛，俯不仰也。""邪客于阴器，遂为癫病，小便难也。客于皮肤中，因为肤胀。三月为阳，阴气一在而盛，故阴器肿胀。""厥阴之脉，侠胃属肝络胆，上入颃颡，故阴阳相薄，热中而嗌干也。"

综上所述，可见《黄帝内经》理论的建构，不仅受到《周易》思维模型和思维方式的影响[①]，而且深受易学卦气说的影响，借用十二消息卦说来说明人体经脉与自然界阴阳消长变化，解释经脉病候的机理。

---

①邢玉瑞.《周易》思维与《内经》理论建构 [J].陕西中医函授, 1999, (5)1-7.

【知识链接】

一、经脉病解与三阴三阳模式

本篇对经脉病候的解释，只涉及三阴三阳六脉，而不是手足十二经脉病候，对此原因，黄龙祥[1]研究认为当用三阴三阳框架对脉象进行分类时，其最大容量为六，尽管可再分手足上下而多至十二，但手足同名经的脉象仍然是相同的，对于相同的三阴三阳脉象不可能给出不同的阴阳解释，这便是为什么脉候的解释只言三阴三阳六脉而不及手足十二脉的根本原因。《灵枢·终始》基于脉象的治则也只言足三阴三阳，不及手三阴三阳；《灵枢·禁服》对于脉象主病及治疗也没有按手足阴阳分别论述。这种对三阴三阳脉候的卦气说解释，是先通过脉象与阴阳建立联系，再依据四时阴阳卦气说解释脉候。《脉经·扁鹊阴阳脉法》载三阴三阳脉象及其与月份的配属关系谓："少阳之脉，乍小乍大，乍长乍短，动摇六分。王十一月甲子夜半，正月、二月甲子王。太阳之脉，洪大以长，其来浮于筋上，动摇九分。三月、四月甲子王。阳明之脉，浮大以短，动摇三分，大前小后，状如蝌蚪，其至跳。五月、六月甲子王。少阴之脉紧细，动摇六分。王五月甲子日，七月、八月甲子王。太阴之脉，紧细以长，乘于筋上，动摇九分。九月、十月甲子王。厥阴之脉，沉短以紧，动摇三分。十一月、十二月甲子王。"此可谓是其早期形态。

二、《易纬·通卦验》关于经脉病候的解释

《易纬·通卦验》以卦气说解释经脉病候以及与气候变化的关系，提出了气当至而至为正，气正则令脉和；否则，气当至不至或未当至而至，则会导致经脉的或虚或盛的病候。《通卦验》借用卦气说所论二十四节气的气候、物候、病候变化之间的联系，不仅与《黄帝内经》经脉病候有关，也涉及到《灵枢·九宫八风》以及《黄帝内经》五运六气学说等，故在此节录如下。

冬至，广莫风至。当至不至，则万物大旱，大豆不为。人足太阴脉虚，多病振寒；未当至而至，则人足太阴脉盛，多病暴逆，肤胀心痛。

小寒，合冻。当至不至……人手太阴脉虚，人多病喉脾（注：脾字误也，当为喉痹……手太阴脉，起手大指内侧，上贯咒唾，散鼻中）；未当至而至，则人手太阴脉盛，人多热。

大寒，雪降。当至不至，人足少阴脉虚，多病厥逆、惕、善惊（注：足少阴脉起于足，上系□）；未当至而至，则人足少阴脉盛，人多病上气嗌肿。

立春，雨水降，条风至。当至不至，人足少阳脉虚，多病疫疟（注：此当与火同为足少阴脉，言阳非）；未当至而至，则人足少阳脉盛，人多病粟疾疫（注：粟，痤肿也……脉亦当为足少阴矣）。

雨水，冻冰释。当至不至，人手少阳脉虚，人多病心痛（注：于脉，宜为手太阳，云少阳似误。心痛，坎也。手太阳脉起于手小指端，上颐，下目内眦）；未当至而至，则人少阳脉盛，

---

[1] 黄龙祥.经脉理论还原与重构大纲[M].北京:人民卫生出版社,2016:79-80.

人多病目（注：言脉亦当为手太阳也）。

惊蛰，雷候应北。当至不至，为人足太阳脉虚，人多疫病疟（注：太阳脉起足小指端，至前两板齿）；未当至而至，则人足太阴脉盛，多病痈疽、胫肿（注：足太阳脉起于下，其气盛，合胫肿）。

春分，明庶风至。当至不至，为人手太阳脉虚，人多病痹痛；未当至而至，人手太阳脉盛，人多病疠疥身痒。

清明，雷鸣雨下，清明风至。当至不至，为人足阳明脉虚，人多病疥虚，振寒洞泄；未当至而至，人足阳明脉盛，人多病温暴死。

谷雨。当至不至，为人足阳明脉虚，人多病痈疽、疟、振寒、霍乱；未当至而至，人足阳明脉盛，人多病温黑肿。

立夏，清明风至。当至不至，人手阳明脉虚，多病寒热齿龋；未当至而至，人手阳明脉盛，多病头肿、嗌喉痹。

小满。当至不至，人足太阳脉虚，人多病满，筋急，痹痛；未当至而至，人足太阳脉盛，人多病冲气肿。

芒种。当至不至，人足太阳脉虚，多病血痹；未当至而至，人足太阳脉盛，多厥，眩头痛痹。

夏至，景风至。当至不至，口干嗌痛（按：据下文此前疑脱"人手阳脉虚"五字）；未当至而至。人手阳脉盛，多病肩痛。

小暑，云五色出。当至不至，人足阳明脉虚，多病泄注腹痛；未当至而至，人足阳明脉盛，多病肤肿。

大暑，雨湿，半夏生。当至不至，人手少阳脉虚，多病筋痹胸痛；未当至而至，人手少阳脉盛，多病胫痛恶气。

立秋，凉风至，白露下。当至不至，人足少阳脉虚，多病疠（注：人足者，例宜言手）；未当至而至，人足少阳脉盛，多病咳嗽上气、咽喉肿。

处暑，雨水。当至不至，人手太阴脉虚，多病胀，身热；未当至而至，人手太阴脉盛，多病胀，身热，汗不出。

白露，云气五色。当至不至，人足太阴脉虚，人多病痤疽泄；未当至而至，人足太阴脉盛，多病心胀闭，癥瘕。

秋分，风凉惨。当至不至，人手少阳脉虚，多病温，悲心痛；未当至而至，人手少阳脉盛，多病胸胁膈痛。

寒露，霜小下。当至不至，人足厥阴脉虚，多病疝疼，腰痛；不当至而至，人足厥阴脉盛，多病痛，胸中热。

霜降。当至不至，人足厥阴脉虚，多病腰痛；未当至而至，人足厥阴脉盛，多病喉风肿。

立冬，不周风至。当至不至，人手少阳脉虚，多病温，心烦；未当至而至，人手少阳脉盛，多病臂掌痛。

小雪，阴寒。当至不至，人心主脉虚，多病肘腋痛；未当至而至，人心主脉盛，人多病腹、耳痛。

大雪。当至不至,人手心主脉虚,多病少气,五疸,水肿;未当至而至,人手心主脉盛,多病痈疽肿痛。

综观上述《通卦验》及郑玄注援引经脉之文,有以下特点:①正文引手足三阴三阳脉已具十二脉之数,但经脉命名有所不同,例如只有"心主脉"与"手心主脉",而无"手少阴脉",从内容分析,其"心主脉"相当于《灵枢·经脉》手少阴脉也,"手心主脉"相当于心主手厥阴脉,这表明该书引文之祖本成书年代,晚于马王堆经脉帛书,早于《灵枢·经脉》。②郑玄注引经脉诸条文字,与今存《灵枢·经脉》有一定差别,如言手太阴脉"上贯咒唾,散鼻中";"太阳脉起小指端,至前两板齿";"足少阴脉起于足,上系口"等,均与《灵枢·经脉》不同。③从郑玄注援引手太阴、足少阴、手太阳、足太阳四脉之起始与走向看,皆起于四肢末端,自下而上循行,亦与《灵枢·经脉》不同。从而说明郑玄注文之祖本,当与《灵枢·经脉》为不同系统之经脉传本,或为另一家言[1]、[2]。④人体有与二十四节气阴阳升降相对应的令脉。阴阳之气消长适时,与之相应的经脉呈平和之象;反之,则令脉因其"过"或"不及",呈"盛"或"虚"之象。如此构成相关联的链条,使天人之间呈现为一种具有深刻联系的有机网络。

---

[1]张灿玾.中医古籍文献学[M].北京:人民卫生出版社,1998:35-36.

[2]黄龙祥.中国针灸学术史大纲[M].北京:华夏出版社,2001:598.

刺要论篇第五十

【导读】

　　针刺的深度被古人视为影响针刺疗效的关键环节，是临床获得针感、施行补泻、发挥针刺效应、提高针刺疗效、防止针刺意外事故发生的重要因素。针刺深度的选择，又涉及到针具、针刺手法、腧穴部位、治疗病症、患者体质、年龄、时令季节等诸多因素。腧穴针刺深度自古至今存在很多混乱，现代学者对针刺深度与疗效关系的研究结果也众说不一[1]、[2]，况且针刺深度标准的建立，还关系着针灸学的规范化、标准化和国际交流，至今还是一个没有解决的重要课题，亟待进行研究整理并早日制定有关标准规范。从临床实践的角度而言，针刺深度当以掌握安全深度、有效深度为前提，在此基础上可追求最佳疗效深度。高世栻云："此篇首论刺法之要，各有浅深，浅深不得，致有五脏四时之病。虽欲无之，然不去矣，刺要不綦重欤。"

【原文】

　　黄帝问曰：愿闻刺要。岐伯对曰：病有浮沉[1]，刺有浅深，各至其理[2]，无过其道[3]。过之则内伤，不及则生[4]外壅，壅则邪从之。浅深不得[5]，反为大贼[6]，内动[7]五脏，后生大病。故曰：病有在毫毛腠理[8]者，有在皮肤者，有在肌肉者，有在脉者，有在筋者，有在骨者，有在髓者。

　　是故刺毫毛腠理无伤皮，皮伤则内动肺，肺动则秋病温疟[9]，泝泝[10]然寒慄。刺皮无伤肉，肉伤则内动脾，脾动则七十二日四季之月[11]，病腹胀烦[12]，不嗜食。刺肉无伤脉，脉伤则内动心，心动则夏病心痛。刺脉无伤筋，筋伤则内动肝，肝动则春病热而筋弛。刺筋无伤骨，骨伤则内动肾，肾动则冬病胀腰痛。刺骨无伤髓，髓伤则销铄胻

---

　　①陈超，姚丽芬.对针刺深度的思考[J].中国针灸，2015，35（1）：81-86.
　　②常晓娟，徐斌.针刺深度与疗效关系的研究进展[J].上海针灸杂志，2008，27（12）：48-50.

酸[13]，体解㑊[14]然不去矣。

【校注】

〔1〕浮沉：疾病病位的表里浅深。

〔2〕各至其理：谓针刺浅深各适其度。

〔3〕无过其道：张介宾："应浅不浅，应深不深，皆过其道也。"

〔4〕生：疑衍，涉下"后生"句所致。

〔5〕得：适宜，得当。

〔6〕大贼：大害，严重的危害。贼，残害，危害。

〔7〕动：《甲乙经》卷五作"伤"。

〔8〕毫毛腠理：指皮肤浅表组织。森立之："凡身体中之毛，除头发面髭外，皆谓之毫毛，就中又有长短之别。毛孔之下，皮中通气之处谓之腠，为卫分；皮下通血之处，谓之理，为营分。故腠理者，表之最表者也。"

〔9〕温疟：以先热后寒，热多寒少，定时发作为特征的疟疾。

〔10〕泝泝（sù诉）：寒栗貌。

〔11〕七十二日四季之月：每季最后一月的十八天，合计七十二天。王冰："谓三月、六月、九月、十二月各十二日后，土寄王十八日也。"

〔12〕烦：《甲乙经》卷五"烦"下有"满"字。似是。

〔13〕销铄䯒酸：谓骨髓消减枯涸而下肢酸痛。䯒，胫部。

〔14〕解㑊：懈怠无力。

【释义】

本篇以五脏-五体-五时相关为理论基础，阐述了"病有浮沉，刺有浅深，各至其理，无过其道"的针刺治疗原则以及影响因素。

一、针刺深度的选择原则

关于针刺深度的选择原则，本篇明确指出："病有浮沉，刺有浅深，各至其理，无过其道。"因为疾病有在表在里的区别，故刺法有刺浅刺深的不同。病在表应当浅刺，病在里应当深刺，各应达到一定的部位（疾病所在），而不能违背这一法度。刺的太深，就会损伤内脏；刺的太浅，不仅达不到病所，反使在表的气血壅滞，给病邪以可乘之机。由此可见，针刺深度是以病邪所在部位为主要依据，病深则刺深，病浅则刺浅，这是选择针刺深度的一般原则。

二、针刺误刺五体的危害

本篇基于五脏–五体–五时相关的理论，阐述了误刺五体的危害，进一步说明了针刺深度选择原则的重要性。一般而言，疾病有在毫毛腠理、皮肤、肌肉、脉、筋、骨、髓之不同，针刺亦当根据疾病病位所在而选择相应的针刺部位。若病浅而刺深，伤及皮肤、肌肉、脉、筋、骨、髓，则会引起相应之内脏在其所对应的季节发病，如肺之合皮，旺于秋季，皮伤则影响于肺，秋病温疟；脾之合肌肉，旺于四季之月，肉伤则影响于脾，四季之月病腹胀烦满，不嗜饮食；心之合脉，旺于夏季，脉伤则影响于心，夏为心痛；肝之合筋，旺于春季，筋伤则影响于肝，春病热证而筋弛缓；肾之合骨髓，旺于冬季，骨伤则影响于肾，冬季病胀满、腰痛；髓伤不能养骨，故下肢酸痛而懈怠无力。诚如原文所说："浅深不得，反为大贼，内动五脏，后生大病。"当然，上述论述无疑有五行推演之嫌。故森立之说："此篇凡一章，谓下针深入之禁也。而伤皮则肺气内动为温疟，伤肉则脾气内动为腹胀，伤脉则心气内动为心痛，伤筋则肝气内动为筋弛，伤骨则肾气内动为水胀，伤髓则津液消烁为解㑊不遂证。以上诸证，此专谓针刺为伤，然扩充是理，则凡肺伤多为疟，脾伤多为胀之类，宜活看通解。且其病多在春，其病多在秋之类，亦宜活看，不可为此病必在春，此病必在秋也。是读古经之活法，得蔑如守株胶柱之见，而后可俱语道耳。"

【知识链接】

一、关于针刺的深度

针刺深度是指针身刺入皮肉的深浅，直接影响着针刺的疗效，是针刺技术的重要组成部分。针刺深度的选择受诸多因素的影响，《黄帝内经》其他篇章也多有论述，现综合《黄帝内经》所论，概括如下。

（一）依据病证定深浅

一个病证往往涉及到病因、病位、病性、病势、病程等诸多方面，本篇所论主要涉及到病位浅深，此外，病证构成的其他要素同样也影响着针刺的深度选择。在《黄帝内经》中，表证、阳证、热证、虚证多浅刺，里证、阴证、寒证、实证多深刺。如《灵枢·终始》说："脉实者，深刺之，以泄其气；虚者，浅刺之，使精气无得出。"又云："病痛者阴也，痛而以手按之不得者阴也，深刺之。""痒者阳也，浅刺之。"以病证区分痛属阴，宜深刺；痒属阳，宜浅刺。《灵枢·邪气脏腑病形》篇说："刺急者，深内而久留之。刺缓者，浅内而疾发针，以去其热。刺大者，微泻其气，无出其血。刺滑者，疾发针而浅内之，以泻其阳气而去其热。刺涩者，必中其脉，随其逆顺而久留之，必先按而循之，已发针，疾按其痏，无令其血出，以和其脉。"因为脉急者多属寒证，脉涩者则多血少气而微有寒，宜深刺而久留针，以温阳散寒；脉缓者多有热象，脉大者多气少血，脉滑者阳气盛而微有热，宜浅刺而疾出针以泻其热。

另外，《灵枢·卫气失常》也提到："夫病变化，浮沉深浅，不可胜穷，各在其处，病间者浅之，甚者深之。"即根据病情轻重决定针刺深度，病轻者宜浅刺，病重者宜深刺。《灵枢·终始》曰："久病者邪气入深，刺此病者，深内而久留之。"说明久病、慢性病宜深刺久留针。

（二）依据体质、年龄定深浅

针刺深度因人而异，就体质的胖瘦而言，必"度其形之肥瘦，以调气之虚实"（《素问·三部九候论》），具体内容如《灵枢·逆顺肥瘦》篇所说："年质壮大，血气充盈，肤革坚固，因加以邪，刺此者，深而留之，此肥人也……瘦人者，皮薄色少，肉廉廉然，薄唇轻言，其血清气滑，易脱于气，易损于血，刺此者，浅而疾之。"显然，胖人气血充盛，皮肤坚固，应深刺久留针；瘦人血清气滑，肌肤瘦薄，应浅刺疾出针。从社会地位对体质的影响而言，《灵枢·寿夭刚柔》曰："刺布衣者，以火焠之；刺大人者，以药熨之。"《灵枢·根结》亦指出："气悍，则针小而入浅；气涩，则针大而入深……以此观之，刺布衣者深以留之，刺大人者微以徐之。"王公大人，身体柔脆，肌肉软弱，气之运行急速滑利，故针刺当用小针、微针，宜浅刺急出针；布衣之士，身体强壮，肌肉壮实，气之运行涩滞，故针刺当用大针，宜深刺久留针。这种因人灵活治宜和重视患者社会角色的治疗思想，在今天依然极富启发性。

年龄大小，也是针刺深度不可忽视的因素。《灵枢·逆顺肥瘦》篇云："婴儿者，其肉脆血少气弱，刺此者，以毫针浅刺而疾发针，日再可也。"年幼者脏腑娇嫩，形气未充，属稚阴稚阳之体，不宜深刺；若年青力壮者，气血旺盛，则可深刺；年老气血衰退，形气不足者，也不可深刺。

总之，一般肥胖、强壮、肌肉发达、青壮年者，宜深刺；消瘦、虚弱、肌肉脆薄、幼儿、老人者，宜浅刺。

（三）依据时令定深浅

人生活于自然界当中，自然界气候的变化必然会影响到人体的气血，使之也发生变化；邪气伤人，也往往随时令不同而有深浅的差别。因此，针刺深浅亦要与此变化相适应。如《灵枢·终始》所说："春气在毛，夏气在皮肤，秋气在分肉，冬气在筋骨。刺此病者，各以其时为齐。故刺肥人者，以秋冬之齐；刺瘦人者，以春夏之齐。"《难经·七十难》解释说："春夏者，阳气在上，人气亦在上，故当浅取之；秋冬者，阳气在下，人气亦在下，故当深取之。"《灵枢·四时气》亦指出："故春取经血脉分肉之间……夏取盛经孙络，取分间绝皮肤。秋取经腧，邪在腑，取之合。冬取井荥，必深以留之。"可见四时气候不同，人体阳气潜伏深浅也不同，因此所选腧穴、针刺深浅也不同。

（四）依据腧穴部位定深浅

穴位所在的部位有深浅、厚薄之别，故针刺也有深浅之异。《灵枢·阴阳清浊》曰："刺阴者深而留之，刺阳者浅而疾之。"阴阳是古人用以概括人体各部位的代名词。具体地说，一般肌肉浅薄，内有重要脏器处宜浅刺；肌肉丰厚之处宜深刺。如头面、胸背部及四肢末端腧穴当浅刺，腰背、四肢、腹部穴位可适当深刺。即"穴浅则浅刺，穴深则深刺"。关于重要脏器所在部位的针刺禁忌，《素问·刺禁论》明确告诫："脏有要害，不可不察！"并详细记载了刺伤脏器所出现的症状及预后,可参阅该篇。

另外,针刺深度还与所选用的针具、针刺手法有关,如《灵枢·官针》说:"九针之宜,各有所为,长短大小,各有所施也……疾浅针深,内伤良肉,皮肤为痈;病深针浅,病气不泻,反为大脓。"其中所论26种刺法中,毛刺、浮刺、半刺、扬刺、直针刺为浅刺,除在表之疾;短刺、十二节刺中的输刺则为深刺,直取骨痹。

综上所述,针刺深度的选择与许多因素有关。就《黄帝内经》所言,大凡急性病、实证、寒证、里证、秋冬之季、肌肉肥厚处、肥人、正气旺盛者宜深刺;反之,慢性病、虚证、热证、表证、春夏之季、肌肉菲薄及近内脏处、瘦人、正气虚弱者宜浅刺。可见《黄帝内经》对针刺深度的论述是相当全面而精辟的,对现今针灸临床仍有重要的指导意义。

二、针刺深浅规范的发生演变

本篇所论针刺深浅规范的发生,从《灵枢·官针》这一《黄帝内经》专论针具和刺法标准的有关论述中可寻其踪迹,该篇篇首即指出:"疾浅针深,内伤良肉,皮肤为痈;病深针浅,病气不泻,反为大脓。病小针大,气泻太甚,疾必为害;病大针小,气不泄泻,亦复为败。"可见针刺之深浅、针具之大小规范与痈肿的治疗有关。而张家山汉简《脉书》云:"用砭启脉者必如式。痈肿有脓,则称其小大而为之砭。砭有四害:一曰脓深而砭浅,谓之不逮。二曰脓浅而砭深,谓之太过。三曰脓大而砭小,谓之敛,敛者恶不毕。四曰脓小而砭大,谓之泛,泛者伤良肉也。"由此可见,从《脉书》到《灵枢·官针》,再到《素问·刺要论》,从痈疽的治疗规范逐渐演变为针刺的一般规范,完成了理论从特殊到一般的升华。

三、关于本篇"肌肉"的指谓

以往学者将本篇所言肌肉一词与现代西医学称谓等同看待,惟田进文等[1]提出不同看法,认为本篇所言解剖结构由浅入深的顺序是毫毛腠理、皮肤、肌肉、脉、筋、骨、髓,对应现代解剖的深浅层次则应是皮肤表皮层、皮肤真皮层、皮下脂肪层、血管、骨骼肌、骨骼、骨髓。可见古人对组织的深浅层次看得非常清楚,概念上也是明确区分开来的。因此,古人所言的肌肉指的是现代的脂肪,筋指的是现代的肌肉。从本篇而言,有一定道理,可供参考。

四、"从刺有浅深""无过其道"看气穴结构

本篇原文提出"刺有浅深,各至其理,无过其道",说明气穴是一个外有口,内有底的结构。《灵枢·邪气脏腑病形》又提出"中气穴则针游于巷",提示气穴犹如巷道四壁有界。故黄龙祥[2]认为气穴是一个有口有底有边界的立体结构,其开口在肤表之间凹陷中,故刺气穴"必先按而随之"以寻得其开口;其边界即肉间狭小之气道(又曰刺道),故进针强调

---

①田进文,石巧荣,韩成仁,等.论肝脏在体为骨骼肌系统[J].南京中医药大学学报,2005,21(3):143-145.
②黄龙祥.中国古典针灸学大纲[M].北京:人民卫生出版社,2019:132-133.

"因其分肉,左别其肤,微内而徐端之",目的在于保持针行于刺道内"无与肉果(裹)",针在刺道内的手下感为"针游于巷",超出刺道刺及肉,则针下有涩滞感,病人的感受为皮肤痛;气穴之底即皮肉之"分",过分及肉,即刺破了气穴,则"卫气相乱,阴阳相逐"。周楣声①也认为穴在人身,有如瓶之有口。孔穴虽是开口于表皮,而其体(底)则是居于皮下及肌肉之间。穴之"底"又有生理之底与病理之底的差异:生理之底,即是自然存在的穴底。要确定这种穴底,是和左手的揣切按摸分不开的,当指下最感酸胀与舒畅之处,也就是穴底之所在,以穴底之所在而定入针之深浅,这在远道取穴时为常用。病理之穴底,即病有在皮肤者、有在肌肉者、有在骨骼者,《素问·刺齐论》曰:"刺骨无伤筋,刺筋无伤肉,刺肉无伤脉,刺脉无伤皮,刺皮无伤肉,刺肉无伤筋,刺筋无伤骨。"所谓不能互伤者,意为在筋即须中其筋,在肉即须中其肉,如病浅针深,是刺皮而伤肉矣;病深针浅,是刺骨而伤筋矣。并提出针刺"识底"之说,识底在手中的,针不中的,徒伤好肉而不能去病也。

①周楣声.针铎[M].合肥:安徽科学技术出版社,1998:6.

刺齐论篇第五十一

【导读】

　　针刺的深度是影响针刺疗效的重要因素,故在《黄帝内经》中反复予以阐述。如高世栻说:"齐,犹一也。刺齐,刺浅刺深,无过不及,有一定之分也。如病在皮中,针入皮中,勿浅勿深,斯为刺齐。以皮分而推之脉、肉、筋、骨,无太过,无不及,皆为刺齐。承上篇《刺要》之意,而复论《刺齐》也。"故本篇应与《素问·刺要论》相互参阅。另外,齐(jì),尚有界限、分际之义,故丹波元简云:"盖刺之浅深,有限有分,故曰刺齐。"牛淑平①考"齐"有适中之义,认为"本篇是讨论针刺深浅的问题,针刺的深浅必须适中,故名"。亦可参考。

【原文】

　　黄帝问曰:愿闻刺浅深之分。岐伯对曰:刺骨者无伤筋,刺筋者无伤肉,刺肉者无伤脉,刺脉者无伤皮,刺皮者无伤肉,刺肉者无伤筋,刺筋者无伤骨。帝曰:余未知其所谓,愿闻其解。岐伯曰:刺骨无伤筋者,针至筋而去,不及骨也[1]。刺筋无伤肉者,至肉而去,不及筋也。刺肉无伤脉者,至脉而去,不及肉也。刺脉无伤皮者,至皮而去,不及脉也。所谓[2]刺皮无伤肉者,病在皮中,针入皮中,无伤肉也。刺肉无伤筋者,过肉中[3]筋也。刺筋无伤骨者,过筋中骨也[4]。此之谓反[5]也。

【校注】

　　〔1〕刺骨无伤筋者……不及骨也:张志聪:"言其病在骨,刺当及骨,若针至筋而去,不及于骨,则反伤筋之气,而骨病不除,是刺骨而反伤其筋矣。"去,即起针。

　　①牛淑平.黄帝内经素问校诂研究[M].北京:北京科学技术出版社,2017:241.

〔2〕所谓:《甲乙经》卷五无此二字。

〔3〕中（zhòng仲）:谓刺中。

〔4〕刺肉无伤筋者……过筋中骨也:丹波元简认为本段原文似有错简,此当以"刺皮无伤肉者,病在皮中,针入皮中,无伤肉也"句为例。似可改为"刺肉伤脉者,过肉中脉也。刺脉伤筋者,过脉中筋者也。刺筋伤骨者,过筋中骨也。刺骨伤髓者,过骨中髓也。"

〔5〕反:即违背针刺的法度。

【释义】

《素问·刺要论》提出了"病有浮沉,刺有浅深,各至其理,无过其道"的针刺深度的选择原则,本篇则在上篇的基础上,进一步举例说明针刺深浅的规律,强调针刺深浅的限度和分部,指出针刺必须掌握深浅的标准,应深刺者勿浅刺,刺之不及,则不能气至病所,达到调经气而祛邪的目的,所谓"刺骨者无伤筋,刺筋者无伤肉,刺肉者无伤脉,刺脉者无伤皮",即言当深刺而没有深刺的危害,如张志聪说:"病在骨,刺当及骨,若针至筋而去,不及于骨,则反伤筋之气,而骨病不除,是刺骨而反伤其筋矣。盖皮肉筋骨,各有所主之气,故必当至其处,而候其主病之气焉。"反之,应浅刺者不宜深,刺之太过,反伤正气,易遭邪气内侵,文中"刺皮者无伤肉,刺肉者无伤筋,刺筋者无伤骨",则言不当深刺而深刺的危害,如张介宾所说:"刺皮过深而中肉者,伤其脾气;刺肉过深而中筋者,伐其肝气;刺筋过深而中骨者,伤其肾气。"因此,针刺深浅的标准,必须根据皮、脉、肉、筋、骨的病变,适达病所,不可太过亦不可不及。此亦是传统中庸思想在刺法理论中的体现。

【知识链接】

一、脉的层次问题讨论

关于人体五体的层次,《素问·刺要论》明确提出为皮肤、肌肉、脉、筋、骨、髓,而据本篇所论,则为皮肤、脉、肉、筋、骨,脉的位次有所不同。对此,高世栻《黄帝素问直解》讨论曰:"脉有络脉,有经脉。上篇脉居肉后,经脉也;此篇脉居肉先,络脉也。"并注"刺皮者无伤肉"原文说:"以上文层次言之,当云刺皮者无伤脉。今不言脉者,以脉不止络脉,复有经脉。络脉居肉前,经脉居肉后。言肉,而脉在其中。"丹波元简十分赞赏高世栻之治学态度,谓"如高可谓善读古书者矣",但并不赞同其解释,指出:"按下文云:刺肉无伤脉者,至脉而去,不及肉也。即脉浅肉深,与前篇刺肉无伤脉,义相乖。故高有经脉、络脉之说,然经文无明据,恐是两篇各一家之言,高注似强解。"张志聪《黄帝内经素问集注》卢良侯曰:"脉在肉中,肉有溪谷,脉有脉道,理路各别者也。所谓至脉去,不及肉者,谓刺在皮肤络脉之间,不及里之筋骨,非针从脉而再入于肉也。是以略去'刺脉无伤肉'句者,使后学之意会也。"森立之赞同此说,并认为高世栻之说可从,"然经脉深,络脉浅之说未可。盖经脉有在浅者,络脉有在深者,随其处斟酌而可也。此两篇之说,要令人知肉中之脉行自有浅深之处耳"(《素问考注》卷十四)。由此可见,读经典亦当有质疑精神,须根据临床实际,以理性的精神诠释经典之义。

二、"刺骨无伤筋"等的诠释

对本篇原文"刺骨者无伤筋……刺脉者无伤皮"4句,马莳作出了不同于一般医家的诠释:"刺骨无伤筋者,针至筋而去,不及于骨,则骨病自治,筋无所伤矣。"其他以此类推。危一飞等[①]根据马莳的诠释,结合本篇将人体躯干四肢分为皮、脉、肉、筋、骨5个解剖层次结构,提出本篇阐述了"刺五体"的2种基本针刺方式,即刺本层而治本层病和刺本层而治他层病,结合临床,认为2种观点均正确。并以属骨痹范畴的膝关节骨关节炎为例,在治疗上有2种方法:①通过长针直接刺骨,针至病所,起到骨减压缓解骨髓水肿引起的疼痛;②用针刀、铍针松解、减压膝关节周围肌腱、韧带、筋膜及关节囊等软组织,使膝关节周围的软组织由病理状态恢复正常,使膝关节从异常的力学平衡中恢复,使关节腔内的异常病理状态得到纠正,达到刺经筋而骨愈之目的。由此认为《刺齐论》表达的一个基本观念,即在治疗中尽量精确地治疗疾病层次,最小程度地干扰损伤其他层次,以最小的损伤代价获得尽量好的效果,此即中医治疗的微创原则。

---

①危一飞,肖潇,董福慧.从《刺齐论》探讨中医微创技术[J].北京中医药,2015,34(5):372-374.

刺禁论篇第五十二

【导读】

刺禁论，顾名思义，是有关针刺禁忌的论述。在古代针具还不太精致的情况下，搞清针刺禁忌的有关情况，则显得尤为重要。针刺禁忌，包括禁刺的部位、腧穴、病体、病症、时间等诸多要素，而重要脏器、血管、神经等部位自然成为针刺禁忌的重点。因此，对实体脏腑、器官组织的解剖形态、位置的清楚认知，就成了准确把握针刺禁忌的前提，而在五行模式下建构的藏象理论，恰恰偏离了脏腑的实体位置，呈现出理论与临床针刺实践需要的错位。但古人乃至古今注家对此并没有清醒的认识。

【原文】

黄帝问曰：愿闻禁数[1]。岐伯对曰：脏有要害，不可不察。肝生于左，肺藏于右[2]，心部于表[3]，肾治于里[4]，脾为之使[5]，胃为之市[6]。鬲肓[7]之上，中有父母[8]，七节之傍，中有小心[9]，从之有福，逆之有咎[10]。

刺中[11]心，一日死，其动为噫[12]。刺中肝，五日死，其动为语[13]。刺中肾，六日死，其动为嚏。刺中肺，三日死，其动为咳。刺中脾，十日死，其动为吞[14]。刺中胆，一日半死，其动为呕。

刺跗上[15]中大脉[16]，血出不止死。刺面中溜脉[17]，不幸为盲。刺头中脑户[18]，入脑立死。刺舌下中脉太过，血出不止为瘖[19]。刺足下布络[20]中脉，血不出为肿。刺郄[21]中大脉，令人仆脱色。刺气街[22]中脉，血不出为肿鼠仆[23]。刺脊间中髓，为伛。刺乳上，中乳房，为肿根蚀[24]。刺缺盆中内陷[25]，气泄，令人喘咳逆。刺手鱼腹[26]内陷，为肿。

无刺大醉，令人气乱。无刺大怒，令人气逆。无刺大劳人，无刺新饱人，无刺大饥人，无刺大渴人，无刺大惊人。

刺阴股^[27]中大脉，血出不止死。刺客主人^[28]内陷中脉，为内漏^[29]为聋。刺膝髌出液，为跛。刺臂太阴脉^[30]，出血多立死。刺足少阴脉^[31]，重虚^[32]出血，为舌难以言。刺膺中陷，中肺，为喘逆仰息。刺肘中内陷，气归之，为不屈伸。刺阴股下三寸^[33]内陷，令人遗溺。刺掖^[34]下胁间内陷，令人咳。刺少腹，中膀胱，溺出，令人少腹满。刺腨肠^[35]内陷，为肿。刺匡^[36]上陷骨中脉，为漏^[37]为盲。刺关节中液出，不得屈伸。

【校注】

〔1〕禁数：针刺禁忌之术。

〔2〕肝生于左，肺藏于右：指人面南而立定位，肝属木，主春，居东方，其气升，故云肝生于左；肺属金，主秋，居西方，其气降，故云肺藏于右。

〔3〕心部于表：张志聪："心为阳脏而主火，火性炎散，故心气分部于表。"森立之："心火阳气充足于皮肤，故曰心部于表也。"部，主司，统领。

〔4〕肾治于里：张志聪："肾为阴脏而主水，水性寒凝，故肾气主治于里。"

〔5〕脾为之使：杨上善："脾者为土，王四季，脾行谷气，以资四脏，故为之使也。"使，使者。

〔6〕胃为之市：杨上善："胃为脾腑也。胃贮水谷，授气与脾，以资四脏，故为市也。"市，市场。此喻饮食水谷汇集流通之处。

〔7〕鬲肓：鬲，通"膈"，横膈膜。肓，心下膈膜上部位。

〔8〕父母：指心肺二脏。杨上善："心下膈上为肓，心为阳，父也；肺为阴，母也。肺主于气，心主于血，共营卫于身，故为父母也。"

〔9〕七节之傍……小心：小心，《太素》卷十九、《甲乙经》卷五作"志心"。杨上善："脊有三七二十一节，肾在下七节之傍。肾神曰志，五脏之灵皆名为神，神之所以任物，得名为心，故志心者，肾之神也。"

〔10〕咎：灾祸。

〔11〕中（zhòng仲）：刺伤。

〔12〕其动为噫：动，指病变表现。噫，嗳气。

〔13〕语：张介宾："语，谓无故妄言也。"

〔14〕吞：通"浘"。食后呕吐。

〔15〕跗上：足背。

〔16〕大脉：冲阳脉，又称跌阳脉，即足背胫前动脉。

〔17〕溜脉：指与目相流通的血脉。张介宾："溜，流也。凡血脉之通于目者，皆为溜脉。"

〔18〕脑户：穴名。属督脉，位于头正中线，风府穴直上1.5寸，当枕骨粗隆上缘凹陷处。

〔19〕瘖：失音，哑。

〔20〕布络：四散分布的络脉。森立之："布络者，谓足下满布之微细络脉也。"

〔21〕郄：穴名。即浮郄穴。位于腘横纹外侧端，委阳上1寸，股二头股腱的内侧。

〔22〕气街：穴名。即气冲穴，属足阳明胃经，位于腹部，脐下5寸旁开2寸，即腹股沟动脉处。

〔23〕鼠仆：为"鼠鼷"之讹。小鼠。比喻横骨尽处去中行五寸之肉核。张介宾："仆当作

髎。刺气街者,不中穴而旁中其脉,若血不出,当为肿于鼠髎也。"

〔24〕肿根蚀:病名。因误刺乳房而引起乳房化脓,脓肿有根而腐蚀其肌肉的病症。

〔25〕缺盆中内陷:缺盆,穴名。属足阳明胃经。位于锁骨中点上窝中央,胸正中线旁开4寸处。内陷,谓针刺过深。

〔26〕鱼腹:指鱼际部位。张志聪:"鱼腹在手大指下,如鱼腹之圆壮,手太阴之鱼际穴也。"

〔27〕阴股:大腿内侧。

〔28〕客主人:穴名,即今上关穴。属足少阳胆经。位于面部,颧弓上缘,距耳郭前缘约1寸处。

〔29〕内漏:病名。指耳底化脓的疾病。

〔30〕臂太阴脉:经脉穴。指寸口脉,即手太阴寸口脉动处,相当于太渊、经渠穴之间。又,《甲乙经》卷五"臂"下有"中"字。

〔31〕足少阴脉:经脉穴。指太溪脉,即足内踝下脉动处。

〔32〕重虚:张介宾:"肾气虚而复刺出血,是重虚也。"

〔33〕阴股下三寸:指足厥阴五里穴。

〔34〕掖:通"腋"。

〔35〕腨肠:即腓肠,小腿肚。

〔36〕匡:即目眶。

〔37〕漏:指泪流不止。马莳:"漏者,泪下不止也。"又,森立之:"漏者,谓为漏疮也。"

【释义】

本篇主要讨论有关针刺的禁忌与误刺的危害,概括所论内容,可分为以下几个方面。

一、脏腑部位针刺禁忌

本篇开首即指出:"脏有要害,不可不察。"《素问·诊要经终论》也说:"凡刺胸腹者,必避五脏。"说明人体重要脏器所在部位针刺应当十分谨慎,如果刺之过深,就可能发生不良后果。为此,原文阐述了人体重要脏器所在的位置以及误刺的危害,强调对此针刺禁忌"从之有福,逆之有咎"。

(一)人体重要脏腑的位置与功能

"凡刺胸腹者,必避五脏",势必要求对实体脏腑的具体形态、位置有清晰的认识。故本篇首先介绍了人体重要脏器所在位置,以作为论述针刺禁忌的前提。原文曰:"肝生于左,肺藏于右,心部于表,肾治于里,脾为之使,胃为之市。"这是以面南而立定位,对有关脏腑功能的一种五行体系的说明。《周易·说卦传》云:"圣人南面而听天下,向明而治,盖取诸此也。"《素问·阴阳离合论》也指出:"圣人南面而立。"即人身面南,左东右西,前南后北,根据这个方位联系脏腑、五行、四时等构建而成的一种藏象理论模型。因此,左侧东方,五行属木,在时为春,在脏为肝,其性升发;右侧西方,五行属金,在时为秋,在脏为肺，其性敛藏。肝气从左生升，肺气从右肃降，相反相成。上为南方，五行属火，在时为夏，在脏为心，火性炎散，故心气分布于表；下为北方，五行属水，在时为冬，在脏为肾，水性寒凝，故肾气主治于里。肾脏居于下焦，藏精主内，与心脏上下呼应，心肾相交，水火既济，维持人体正常的气机运行。中央属土，在脏腑为脾胃，脾主运化如使之运行不息，胃主受纳如市之百物汇聚，运化水谷，化生气血以滋养其他四脏。如杨上善注云："肝者为木在春，故气生左。肺者为金在秋，故气藏右也。肝为少阳，阳长之始，故曰生也。肺为少阴，阴藏之初，故曰藏也。心者为火在夏，居于大阳，最上故为表。肾者为水在冬，居于大阴，最下故为里也。心为五脏部主，故得称部。肾间动气，内理五脏，故曰里也。脾者为土，王四季。脾行谷气以资四脏，故为之使也。胃为脾腑也。胃贮五谷，授气与脾，以资四脏，故为市也。"而横膈以上为心肺所在，"七节之傍"，以杨上善所言为肾命所在，均为针刺禁忌的部位。

　　纵观《黄帝内经》全书，对肝、心、脾、肺、肾具体的解剖形态、位置并没有清晰、完整的表述，本篇所论五脏位置，很明显是基于五行-五脏-五方-五季的模式推演的结果，是对五脏气机升降、功能特征的反映，已经偏离了脏腑的实体位置，呈现出理论与临床针刺实践需要的错位。但古人乃至古今注家对此并没有清醒的认识。

　　（二）误刺人体脏腑的严重后果

　　在明确了重要脏腑位置的基础上，本篇又具体论述了刺伤五脏的危害，其中"一日""三日""五日"等为大概的约数，而"死"主要用来表示预后不良，但误刺五脏确会产生严重的后果，其进展迅速，甚至导致死亡，即使在今天的医疗条件下，也常常救之不及，因此不可不知、不可不慎、不可不遵。至于刺中脏腑分别出现噫、语、嚏、咳、吞、呕等病变，其机理在《素问·宣明五气》有所论述，参见该篇。另外，文中所论"刺缺盆中内陷，气泄，令人喘咳逆""刺膺中陷，中肺，为喘逆仰息""刺腋下胁间内陷，令人咳"，提示缺盆、胸膺部和胁肋部腧穴需谨慎针刺，因下面所藏乃肺脏，直刺或深刺会伤及肺脏，致肺气外泄，而出现喘咳气逆、呼吸困难等症状，即今日所说之"气胸"。"刺少腹，中膀胱，溺出，令人少腹满"，描述了针刺少腹部腧穴时，刺破膀胱，小便流入腹腔，因污染而致腹膜炎的恶果，这提示后世医家在针刺少腹部腧穴前，必须嘱患者先排空尿液，这条针刺规律延用至今。

　　另外，关于刺伤五脏的危害，《素问·四时刺逆从论》与本篇论述完全相同，《素问·诊要经终论》所论死亡时日则与本篇有所差异，指出："中心者环死，中脾者五日死，中肾者七日死，中肺者五日死。"王冰、马莳似乎从五行生成数的角度解释其死亡时日的机理，如马莳注释本篇曰："刺中肾者六日死，以六乃水之成数也……刺中肺者三日死，其三疑为五，王注《诊要经终论》，以为金生数四日毕，当至五日而死者是也。""刺中脾者十日死，以十为土之成数也。"张介宾则反对此说，提出以阴阳缓急解释死亡时日，其在《类经·针刺类》中说："上文刺伤五脏，死期各有远近者，以阴阳要害之有缓急也。盖死生之道，惟阳为主，故伤于阳者为急，伤于阴者稍迟。心肺居于膈上，二阳脏也，心为阳中之阳，肺为阳中之阴，故心为最急而一日，肺次之而三日；肝、脾、肾居于膈下，三阴脏也，肝为阴中之阳，肾为阴中之阴，脾为阴中之至阴，故肝稍急而五日，肾次之而六日，脾又次之而十日。此缓急之义也。按《诊要经终论》，王氏以五行之数为注，脾言生数，肺言生数之余，肾言成数之余，心则不及言数，此其说若乎近理，然或此或彼，或言或不言，难以尽合，恐不能无勉强耳。"任应秋[1]赞同此说："这关乎脏腑之阴阳，'阳'是矛盾的主要方面，因此若伤了'阳'，其危险性大于伤'阴'，这点在《伤寒论》中也有所体现，要从这个角度来理解所谓生死……文献所表达的学术思想无非是强调阳气对人体的重要性，如果把这里的时间定义死了，就失去文献原本的意义了。"不管是五行生成数说，还是阴阳缓急说，无疑都有将临床实践的具体问题数术化解释之嫌，马莳解释"刺中心，一日死"说："心为五脏六腑之大主，故刺之中心者即日死。"反而道出了针刺误刺五脏死亡时日的真谛。

二、血管部位针刺禁忌

古代由于材料及工艺等原因，针具制作的水平还比较低，针身大都比较粗，因此针刺时必须注意避开血管，尤其是大血管或重要部位的血管。否则，可能导致出血死亡、肿、哑等事故；如果刺伤小血管，可以导致瘀血内阻为血肿。对此，本篇记述了许多误刺的案例。如"刺跗上中大脉，血出不止死""刺舌下中脉太过，血出不止为瘖""刺足下布络中脉，血不出为肿""刺郄中大脉，令人仆脱色""刺气街中脉，血不出为肿鼠仆""刺手鱼腹内陷，为肿""刺阴股中大脉，血出不止死""刺臂太阴脉，出血多立死""刺足少阴脉，重虚出血，为舌难以言""刺腨肠内陷，为肿"等，其中臂太阴脉指寸口脉动之处，足少阴脉指足内踝下太溪穴部位脉动之处。通过现代解剖学可知，上述足背、腘窝、腋窝、大腿内侧、腹股沟、手腕寸口、足踝太溪等部位，其深部都藏有动脉血管，因此临床针刺时需谨慎操作，务必要避开大血管，且针刺血管附近的穴位，应采取平和的针刺手法，禁止大幅度地提插捻转，以免造成出血及其他严重后果。

三、神经部位针刺禁忌

本篇对误刺脑部和脊髓神经中枢所引起的严重后果亦有描述，如"刺头中脑户，入脑立死"。脑户穴位于头正中线，风府穴直上1.5寸，当枕骨粗隆上缘凹陷处。张志聪注："此言头颈骨空之间，而更不宜深刺也。脑户，督脉穴名。督脉从脑户而上至于百会、囟会，乃头骨两分，内通于脑，若刺深而误中于脑者立死。"故此句话的实质是刺头部脑户穴时，误于枕外隆凸下边针刺，并且针刺太深刺入延脑，可引起迅速死亡。"刺脊间中髓，为伛"，是指针刺椎间之穴，倘若方向不当或进针太深，一旦伤及脊髓，轻者驼背腰屈，重者可致截瘫。

"刺面中溜脉，不幸为盲"，有可能是针刺伤及视神经导致失明。"刺阴股下三寸内陷，令人遗溺"，是指针刺大腿内侧下三寸处的穴位如五里穴、箕门穴等，可经过闭孔神经将刺激传入脊髓弧段，因牵涉作用经过盆神经的反射，致使膀胱括约肌和逼尿肌的紧张度发生改变而出现遗尿。如刺激适宜，也可通过同样反射途径治疗遗尿。

[1]王永炎,鲁兆麟,任廷革.任应秋医学全集[M].卷一.北京:中国中医药出版社,2015:381.

四、特殊部位针刺禁忌

关节、眼、耳及乳房等部位，针伤后容易发生意外，故亦需有所禁忌。如刺破关节囊，引起滑液漏出或感染，使关节肿胀而导致功能障碍。眼眶周围穴位要避开眼球针刺，不作提插捻转，若针刺过深或进针方向不准，可因刺伤与眼球有关的血管如眼动、静脉及其分支产生眼周血肿，或因感染形成脓肿压迫眼球而引起失明；或因刺伤泪道或泪腺而引起流泪。如果眶内感染随着眼静脉蔓延至海绵窦引起颅内感染将会产生更严重的后果。"刺客主人内陷中脉，为内漏为脓"，则指针刺耳周围的穴位如果进针方向不准，加之感染而引起中耳炎，可使耳道流脓并引起听力障碍。针刺乳中穴，有可能发生感染，引起乳腺炎而溃破流脓。

五、患者身体状态与针刺禁忌

患者的生理、心理状态，对针刺疗效以及针刺意外的预防亦有重要的影响，如醉酒、过劳、过饱、过饥、大渴、大怒、大惊等情况，对机体的功能状态多有影响，或气虚血弱，或气机逆乱，此时施以针刺治疗，每易引起晕针。大醉之人，气血紊乱，轻者脉滑数，重者脉散乱，甚者神志不清，因人喝酒后气血浮动，若再针刺会使气血运行紊乱，故不宜针刺；大怒之人，气逆而上，此时人体上盛而下虚，气血逆乱，故不宜针刺，且逆气多上头，故尤不宜针刺头部；劳累过度则气血损伤，气虚血少，正气内虚，不宜针刺；新饱之人，中焦气机壅滞，上下运行不畅，气血大量流注胃肠以加强消化，而使经络脑髓气血运行相对不足，故不宜针刺；饥渴之人，气血缺乏化源，经络之内气血空虚，也不宜针刺；大惊之人，恐则气下，神魂失落，精神不能内守，气血散乱不收，故不宜针刺。本篇所述与《灵枢·终始》所载针刺十二禁，有异曲同工之妙，均是基于"凡刺之法，必候日月星辰四时八正之气，气定乃刺之"（《素问·八正神明论》）之旨，强调疾病的针刺治疗，必须待患者气血平和、经气顺畅、神气安定之后，方可进行。

【知识链接】

一、针刺禁忌的梳理

《黄帝内经》对针刺禁忌的问题有着较为广泛的阐述，除本篇专论外，《素问》的《刺要论》《刺齐论》《四时刺逆从论》《诊要经终论》、《灵枢》的《五禁》《终始》《逆顺肥瘦》等20余篇均有论述，涉及到施术部位、患者体质、病情性质等诸多方面，提出的禁针穴主要有脑户、缺盆、乳中、廉泉（舌下脉）、上关（客主人）、膺中（膺中输）、气冲（气街）、委中（郄中）、急脉（阴股中大脉）、五里（阴股下三寸）、犊鼻（膝髌）、承筋（腨肠）、太溪（足少阴脉）、冲阳（跗上大脉）、尺泽（肘中）、经渠（臂太阴脉）、鱼际（手鱼腹）等10余个。

刘耀崇[①]对《黄帝内经》针灸禁忌进行系统整理，将其归纳为操作技术层面、生理病理层面、辨证辨病论治层面、时间医学层面、医生素养层面等五个层面的针灸禁忌，共计二十三项内容。其中操作技术层面的针灸禁忌包含部位禁忌、穴位禁忌、针刺深浅禁忌、针具选择禁忌、行针禁忌、留针与出针禁忌、感染禁忌、针灸事故的预防及救误措施。生理层面的针灸禁忌包含异常生理禁忌、妇女儿童的针灸禁忌。辨证辨病论治层面的针灸禁忌包含与病性寒热虚实相关的针灸禁忌、危重病死症针灸禁忌、与病位相关的针灸禁忌、针灸的疾病进程禁忌。时间医学层面的针灸禁忌包含四时禁忌、月相禁忌、用天干地支表述的针灸忌日、据昼夜时辰变化的针刺禁忌。医生素养层面包含医德修养与医术水平。

《黄帝内经》所载针刺禁忌的理论非常丰富，且确有一定的科学性，是长期实践经验的积累和总结。但由于历史的局限性，文中提出的针刺某些部位可以"立死"以及所提出的许多禁针穴位，都是在当时技术条件下的经验总结，不一定完全符合当代实际。所指出的某些禁刺穴位的部位经现代临床多次实践，针刺后都能获得较好效果。故对此应在科学研究与实践经验总结的基础上，予以辩证对待。

二、"刺脊间中髓，为伛"案例

邹某，女，23岁，2000年12月24日初诊。

患者于今年10月24日在硬膜外麻醉下行剖腹产术。术后双侧下肢瘫痪，肌肉张力减退，腱反射消失，并伴感觉缺损。CT检查提示：腰1~2及骶5两段硬膜外积气，诊断为腰骶神经根损伤。诊见腰脊不举，胫纵不任地，伴麻木不仁，神疲乏力，纳呆，苔薄腻，脉沉细。辨证：此属外伤，又兼产后，虚实挟杂。治法：先拟活血祛瘀，补肾益髓。

处方：桃仁9g，红花6g，归尾10g，川芎9g，川怀牛膝各15g，赤芍9g，熟地9g，鹿角15g，龟板12g，陈皮9g，炙甘草9g。7剂，水煎服，每日1剂，每日二服。并施针灸及电兴奋等辅助治疗。

二诊：臀部以下逐步有感觉，右下肢稍能动作，纳增，苔薄白，脉沉细。上方去陈皮，加地龙干10g，蜈蚣3条，紫河车12g。7剂，煎服法同前，针灸理疗继续。

三诊：大腿开始有感觉，右下肢肌力达Ⅲ级，左下肢稍差。苔脉同前。上方去川牛膝，加杜仲15g，全蝎9g。7剂，针灸理疗继续。

四诊：足部开始有知觉，右下肢已恢复功能，走路尚不稳定。再以前方调理数月。现已全部痊愈。

按 此案病变猝发于生产时，麻醉所伤部位正对两肾俞之间，亦即本篇告诫"七节之傍，中有小心"之处，患者产后本身已元气大伤，更加之脊髓受损，还有瘀血内留，治疗当以活血祛瘀以疗针伤，补肾填髓以救其损伤之脊髓。再配合针灸电兴奋等外治法，疗效明显，预后良好。(《黄帝内经临证发微》)

---

①刘耀崇.《黄帝内经》与《针灸大成》针灸禁忌研究[D].广州：广州中医药大学，2010.

三、五脏方位功能模型的诠释

对于本篇所论五脏方位功能模型，后世医家从发生学、理论内涵、临床指导意义等多方面进行了诠释，现梳理归纳如下。

（一）"左肝右肺"的讨论

"肝生于左，肺藏于右"，本是通过取象比类的方法，把肝与左、东方、春、木，肺与右、西方、秋、金等有机地联系起来，以说明肝、肺两脏的生理功能特点，而并非古人对肝、肺两脏解剖位置的描述。如王冰注说："肝象木，王于春，春阳发生，故生于左也。肺象金，王于秋，秋阴收杀，故藏于右也。"这里"生"与"藏"相对为文，"生"之本义，《说文解字》谓："进也，象草木生出土上，风生之属皆从生也。"王冰注《素问·四气调神大论》"逆春气，则少阳不生"时认为："生，谓动出也。"可见"生"亦具有生发上升、疏泄之义。相对而言，则"藏"具有敛降之义。《素问·阴阳应象大论》说："左右者，阴阳之道路也。"正可以与"肝生于左，肺藏于右"相互发明。肝为阴中之阳，其气升发，疏泄条达；肺为阳中之阴，其气肃降，通调治节。肝升肺降，相反相成，共同调节着人体气机的升降，是保证人体气机升降的重要环节。

"肝生于左，肺藏于右"除具有调节人体气机之升降作用外，陈明[1]认为"肝生于左"还具有助肺气肃降以调畅气机，济心之君火以温通血脉，启肾中元气以固护生命，协助脾胃运化以化生气血，帅卫气达表以抗御邪气侵袭等作用。李永乐等[2]探讨肝气之升对心、肺、脾、肾四脏生理功能的影响，认为肝气从左而升，可助心行血、助心主神志、助脾土运化、助肺之降、助肾之藏。洪素兰[3]认为"肺藏于右"尚具有济肾坎以纳气藏阴，达膀胱以通调水道，肃胃气以通导大肠，平乱气以洁净气道的作用。从临床意义而言，在病理情况下，则肝的病变多与其升发失常有关，若肝气升发太过，可致肝气上逆、肝阳上亢、肝火上炎，甚则肝风内动之变；若肝气升发不及，多致肝气郁结、虚弱或虚寒等病变。肺的病变则多与其肃降失常有关，除导致肺气上逆外，还可致肝升太过、肾不纳气、胃气上逆、膀胱气化不力、大肠传导迟滞等病变。

"肝生于左，肺藏于右"，用于指导临床疾病诊治，首先，可以用以说明疾病的部位特征，认为肝病多见于左侧部位，而肺病多见于右侧部位。如《素问·刺热》篇说："肝热病者，左颊先赤……肺热病者，右颊先赤。"《难经·五十六难》论五脏之积云："肝之积名曰肥气，在左胁下""肺之积名曰息贲，在右胁下"。后世寸口诊脉之脏腑配属，肝、肺之脉分居于左右两寸口部，无疑也受此思想的影响。如《丹溪心法·能合色脉可以万全》云："左颊者，肝之部，以合左手关位，肝胆之分，应于风木，为初之气……右颊肺之部，合于右手寸口，肺与大肠之分，应于燥金，为五之气。"左右脉象，男子以左大为顺，女子以右大为顺，也是根据"肝藏血而主左，肺藏气而主右"及"男子以气为本，女子以血为本"得来。

其次，调节气机升降。人体脏腑气机升降正常，有赖于肝升肺降之相互制约与协调，

①陈明.试论"肝生于左"[J].中国医药学报，1997，12（1）：21-24
②李永乐，翟双庆.论《黄帝内经》"肝生于左"[J].中华中医药杂志，2016，31（3）：770-772.
③洪素兰."肺藏于右"初探[J].中国医药学报，1998，13（2）：71

若肝升肺降失常，当着眼于肝肺气机升降之平衡加以调理。如肝气上逆，升发太过，肝阳化火，耗伤肺阴，则肺失肃降，出现咳嗽、咯血、喘息上气、胸痛或右胁痛等肝火犯肺证，治疗上当清肝泻火为要，以制肝气升发太过，佐清肃肺气之品，以复肺之肃降，共奏升降平和。据症可选用柴胡、黄芩、栀子、青黛等清肝药物，并合川贝、杏仁、桑白皮、马兜铃等清金降肺之品，方选黛蛤散、泻白散等。若肺金太过，失其清肃，燥热内盛，克制肝木，累及肝阴，致肝阳亢逆，而出现头痛、烦躁易怒、胁肋胀痛等肺病及肝之候，治疗又应以敛肺柔肝为要，当重用五味子、白芍之品。饶宏孝[①]从左右病位来考虑从肝或肺论治，报道右眼病毒性角膜炎从肺论治、左侧偏头痛从肝论治、右神经性耳聋从肺论治。另外，陈长龙等[②]结合"左肝右肺"说，分析认为中气下陷可由肝气升发不及所致，提出内脏下垂应从肝论治，助肝升发以恢复气的升降运动所处的动态平衡，下垂的内脏即会随之复位，创立升肝汤（木瓜、白芍、升麻、柴胡、葛根、桔梗、当归、枳壳、厚朴、陈皮、甘草）补肝体、助肝用、舒肝郁，治疗内脏下垂，取得了很好的疗效。牟重临[③]总结左升右降的临床应用，有左胸胁疾病、冠心病从肝论治，右胸胁病症、慢性肝胆病从肺论治，养肝平肝法治慢性咳嗽，益肺气祛痰积法治肝癌等。

最后，"左肝右肺"为左右气血偏胜说之源流。肝生于左，肝为血海，主藏血，故左以血为主；肺藏于右，肺主一身之气，故右以气为主。由此推演出病在左侧多血病，治以疏肝、补血、活血为主；病在右侧多气病，治以理肺、行气、补气为主。历代名医临证时多辨左右，分气血论治。朱丹溪《金匮钩玄·中风》最早记载了半身不遂分左右治疗的经验："半身不遂，大率多痰，在左属死血、无血，在右属痰、有热、气虚。病若在左者，四物汤等加桃仁、红花、竹沥、姜汁；在右者，二陈汤、四君子等加竹沥、姜汁。"其后不少医家在治疗半身不遂时亦遵其观点，从左血右气论治。明代李中梓在《医宗必读·头痛门》还指出："偏头痛，半边头痛，左为血虚，右属气虚。"近代名医施今墨总结其多年临诊用药经验，提出橘皮辛散升浮，偏理脾肺气分，理气于右；青皮苦辛酸烈，沉降下行，偏于肝胆气分，行气于左。橘叶行气于左，郁金行气于右，二药伍用，一气一血，一左一右，理气血而调升降[④]。由上可见，左血右气分治法源于《黄帝内经》，经历代医家在临床实践中不断总结发展和完善，对中医临床实践有着一定的指导价值。

（二）"心部于表"的临床意义

李春生[⑤]认为"心部于表"系指心之阳气散布于皮表的各种组织，统领皮表组织所属的器官（肺、膀胱），成为维持皮表正常生理功能，抵御外邪侵袭的屏障。"心部于表"理论揭示了心与体表之间在形态、功能方面的特殊联系。运用"心部于表"的学说，一是指导新感温热病的治疗。凡临床表现为温病上焦病者，患病之初，温邪在卫分、气分时，已隐含入营分之机，它与"心部于表"、心连于咽有直接关系。治疗上泄卫清气的同时，使用清心凉营之

①饶宏孝.论"肝生于左、肺藏于右"及其临床应用[J].上海中医药杂志，1997，（11）：42-43.
②陈长龙，崔艳梅，徐淑江，等.内脏下垂从肝论治[J].四川中医，1999，17（4）：14.
③牟重临.诊余思悟一得集[M].北京：人民卫生出版社，2018：84-86.
④吕景山.施今墨药对[M].北京：人民军医出版社，1996：165、169.
⑤李春生."心部于表"理论在新感温热病和皮表疾病治疗中的应用[J].中医杂志，2015，56（12）：1022-1025.

剂,可阻断温邪从皮表和咽喉向上焦侵袭的径路并加以抑杀。二是指导温病心悸的治疗。急性病毒性心肌炎患者发病前多有脾气素虚的病理基础,致卫外功能下降,邪气通过"心部于表"的途径,直中心脏,引发心律失常及一系列心肌炎症状。治疗时在李东垣火郁汤基础上增加黄芪益脾气而补卫固表,羌活走太阳以驱风散邪。三是指导皮肤病的治疗。结合"诸痛痒疮,皆属于心"的理论治疗瘾疹、湿疮、痤疮等皮肤病,取得了较好疗效。王磊[1]报道运用"心部于表"的理论除指导皮肤病的治疗外,还可以指导胸痹心痛的治疗,即选用辛温解表之品以发散风寒、温通心脉,使心脉得通,心阳畅行,则心痛、短气诸症自除。《金匮要略》枳实薤白桂枝汤可视为治胸痹用表药之发端。陈明[2]认为"心部于表"的物质基础为心之气血阴阳,功能基础为心藏神、主血脉,"心部于表"可用于指导治疗皮肤病、脱发、冠心病、病毒性心肌炎、风湿性心脏病等。如刘渡舟治一男性脂溢性脱发患者,每晨起则见枕席上落发成绺,头顶部头皮灼然可见,已成光秃,而且头皮甚痒,头屑甚多,以指甲揩拭而有臭味,舌绛少苔,脉来而数。此证为心火上炎,灼血伤阴。心火独旺,血不荣发而焦脆不柔,是以脱发而头皮痒也。治疗用泻心护发之法,予三黄泻心汤。大黄6g,黄连6g,黄芩6g。水煎服。服药3剂,大便作泻,小便甚黄,头皮之痒立止,脱发从此而愈(《刘渡舟临证验案精选》)。

(三)"脾为之使"的临床意义

"脾为之使"是对脾的重要功能及其在五脏中重要地位的高度概括。脾为五脏之役使的功能基础,是脾运化水谷精微和水液,化生精、气、血、津液,以营养五脏六腑,维持人体正常的生命活动。另一方面,脾为土脏,执中央以灌四旁,掌管着人体气机升降出入之枢纽,在肝升肺降、心肾相交等脏腑气机升降运动过程中起着重要的作用。如朱丹溪《格致余论·鼓胀论》说:"脾具坤静之德,而有乾健之运,故能使心肺之阳降,肾肝之阴升,而成天地交之泰,是为无病之人。"张琦《素问释义·玉机真脏论》亦云:"中枢旋转,水木因之左升,火金因之右降,故曰孤脏以灌四旁。"何梦瑶《医碥》认为脾所具有的中和坤静之德,可调节气机升降之亢盛或不及,指出:"藏属肾,泄属肝(升则泄矣),此肝肾之分也;肝主升,肺主降,此肺肝之分也。心主动(志壹则动气也),肾主静,此心肾之分也。而静藏不至于枯寂,动泄不致于耗散,升而不至于浮越,降而不至于沉陷,则属之脾,中和之德之所主也。然则升降动静,苟失其中,虽为肝肺心肾之不职,亦即脾之不职。"因此,只有脾的转枢作用得以发挥,才能维持人体气机正常的升降出入活动。否则,脾的这一功能失调,气机升降紊乱,就会导致许多疾病。诚如黄元御《四圣心源》所说:"中气衰则升降窒,肾水下寒而精病,心火上炎而神病,肝木左郁而血病,肺金右滞而气病。神病则惊怯而不宁,精病则遗泄而不秘,血病则凝瘀而不流,气病则痞塞而不宣。四维之病,悉因于中气。中气者,和济水火之机,升降金木之轴。"故临床治疗五脏病症,除注意调节本脏之外,还应注意调节中气,所谓"诸病不愈,必寻到脾胃之中,万无一失"(《慎斋遗书》)。今人张树生[3]亦提出,脾为肺使,生金尤当补土;脾为心使,养心亦当健脾;脾为肝使,肝虚当先实脾;脾为肾

①王磊."心部于表"的临床意义初探[J].四川中医,1997,15(4):14.

②陈明.黄帝内经临证指要[M].北京:学苑出版社,2006:81-95.

③张树生."脾为之使"小议[J].中医杂志,1985,36(6):76-77.

使，治先天应重调后天；脾为元气之使，除热可从甘温治；脾为寿夭使，养生谨和五味。

四、关于"七节之傍，中有小心"的讨论

本篇"七节之傍，中有小心"之论，古今医家解读争议甚大，至今尚无定论。

（一）古代医家的认识

古代医家的注释，主要有两说：一是心包络说。认为七节为上七节，七节之傍当为膈俞之间，属心包络为"小心"。如马莳注："心在五椎之下……然心之下有心包络，其形有黄脂裹心者，属手厥阴经，自五椎之下而推之，则包络当垂至第七节而止，故曰七节之旁，中有小心。盖心为君主，为大心，而包络为臣，为小心也。"对此，丹波元简评议说："心腧在五焦（椎）之间，膈腧在七焦（椎）之间，而心包腧，经文无所考。"故认为马莳之注"未为得矣"。二是肾命说。认为七节是从下往上第七节，如杨上善注："脊有三七二十一节，肾在下七节之傍。肾神曰志，五脏之灵皆名为神，神之所以任物，得名为心，故志心者，肾之神也。"吴崑注也说："此言七节，下部之第七节也。其旁乃两肾所系，左为肾，右为命门，命门者，相火也。相火代心君行事，故曰小心。"张介宾、姚止庵、汪昂等从其说。丹波元简评议曰：杨注"未太明晰。且凡脊椎从上数而至下，未有从下数而云某椎者，亦觉不允……命门昉见于《难经》，相火固是运气家之言，并非本经之义。"但丹波元简亦无定论，故云"窃疑云七节之傍，云上空，既非心包，又非肾，必有别所指也，举数说以俟考"。森立之则赞同杨上善等注释，指出："'七节'从下算之者，盖从上而筭之则甚远，故从便而从下筭也。便是古圣之垂法有常者，何有人疑于此间乎？七节之傍，中有小心者，所云傍者，两傍谓大肾之位也。中者，谓小肾之位也。小肾比大肾则在于近中央，故曰中有小心也。在脊部经穴，则十四椎下中央一穴曰命门，十四椎下去中行二寸左右各二穴曰肾俞，又去中行三寸半曰志室，是盖在经穴则中央通小肾，故名命门。二行通大肾，故名肾俞。三行又通小肾志心之气，故名志室也。"

（二）现代学者的认识

现代学者对此亦有争议。程如海[1]认为"七节"为第一颈椎，"小心"为延髓、小脑，即脑的一部分。但其与"傍""中"两字不符。方药中[2]认为"中有小心"是指膈腧部位，广义上，"中有父母"泛指前胸，"中有小心"泛指后背。因为一些针刺事故，多出于误针胸背部的穴位等而产生。张登本[3]认为"七节之傍"是指第一至第七脊椎节之间较大区域。"中有小心"，指针刺时要小心，要留意，不能有丝毫的疏忽。全句强调从后背用针刺要谨慎，同样在于突出胸腔的重要。李今庸[4]认为"七"字乃"十"字之误，"十节之傍，中有小心"，是指胆，胆具有类似于心的作用，故称为"小心"。结合下文论述刺伤重要脏器之死亡时日，其云"刺中胆，一日半死"，与五脏相提并论，故此"小心"似可理解为胆。

①程如海.《素问》"七节之傍，中有小心"之我见[J].四川中医，1998，16（2）：8.
②方药中."鬲肓之上，中有父母，七节之傍，中有小心"释[J].成都中医学院学报，1980（4）：31-32.
③张登本."七节之傍，中有小心"的体会[J].陕西中医学院学报，1987，7（2）：20-21.
④湖北中医学院.李今庸医学选集[M].北京：中国医药科技出版社，2004：308.

刺志论篇第五十三

【导读】

本篇主要论述人体气与形、谷与气、脉与血有虚实常反之道，把握其常态、病态以及形成的病因病机，是针刺虚实补泻的前提，明辨虚实以准确运用虚实补泻刺法，是临床针刺治疗疾病的重要原则与理论，也是临床医生必须掌握的基本知识。马莳云："志者，记也。篇内言虚实之要，及补虚泻实之法，当记之不忘，故名篇。"

【原文】

黄帝问曰：愿闻虚实之要。岐伯对曰：气实形实，气虚形虚[1]，此其常也，反此者病。谷盛气盛，谷虚气虚，此其常也，反此者病。脉实血实，脉虚血虚，此其常也，反此者病。

帝曰：如何而反？岐伯曰：气盛身寒[2]，气虚身热，此谓反也。谷入多而气少，此谓反也。谷不入而气多，此谓反也。脉盛血少，此谓反也。脉小[3]血多，此谓反也。

气盛身寒，得之伤寒。气虚身热，得之伤暑。谷入多而气少者，得之有所脱血，湿居下[4]也。谷入少而气多者，邪在胃及与肺也。脉小血多者，饮中热也[5]。脉大血少者，脉有风气，水浆不入[6]，此之谓也。

夫实者，气入也；虚者，气出也[7]。气实者，热也；气虚者，寒也。入实者，左手开针空也；出虚[8]者，左手闭针空也[9]。

【校注】

〔1〕气实形实，气虚形虚：马莳："气者，人身之气也；形者，人之形体也。气实则形实，气虚则形虚，此其相称者为常，而相反则为病矣。"

〔2〕气盛身寒：原无，据《甲乙经》卷四补。《新校正》云："按《甲乙经》云：'气盛身寒，气虚身热，此谓反也。'当补此四字。"

〔3〕脉小：原作"脉少"。据下文"脉小血多者，饮中热也"改。

〔4〕湿居下：湿邪聚积留滞在人体的下部。

〔5〕脉小血多……饮中热也：高世栻曰："夫脉小血反多者，其内必饮酒中热之病，酒行络脉，故血多；行于外而虚于内，故脉小。"

〔6〕脉大血少……水浆不入：张介宾："风为阳邪，居于脉中，故脉大。水浆不入，则中焦无以生化，故血少。"

〔7〕夫实者……气出也：张琦："气内守则实，气外泄则虚。申虚实之义，非谓邪气也。"又，杨上善："邪气入中为实也，正气出中为虚也。"

〔8〕出虚：原作"入虚"。丹波元简："按上文，虚者，气出也。入虚，当是出虚。"据改。

〔9〕入实者……左手闭针空也：王冰："言用针之补泻也。右手持针，左手捻穴，故实者左手开针空以泻之，虚者左手闭针空以补之。"针空，即针孔。又，张介宾、吴崑等作"右手开针孔"，宜从。

【释义】

本篇提出掌握"虚实之要"，关键在于分析气与形、谷与气、脉与血的虚实关系，以把握其常态、病态、疾病原因以及针刺补泻的手法。

一、虚实相应为常态，不相应为病态

本篇第一部分所言虚实，是对人体内与外两种状态的比较，不同于病证之正虚、邪实的病变机制。原文认为形气相得、谷气相合、血脉相得为常态，因其外在表现与内在病机一致，故此类病人一般容易治疗，故为常态。若其外在表现与内在病机不一致则为病态，反映病情复杂，一般治疗较为困难，故为反常状态。

气与形，气为内在根本，形为外在表现，在正常情况下两者相应，盛则俱盛，弱则俱弱，所谓"形与气相任则寿，不相任则夭"（《灵枢·寿夭刚柔》）；若"气盛身寒，气虚身热"则为病态。饮食水谷为一身之气生成的重要物质，饮食水谷摄入的多少，与人体气的盛衰应当相应，故有云"谷入气满"（《灵枢·决气》），"故谷不入，半日则气衰，一日则气少矣"（《灵枢·五味》）；若"谷入多而气少""谷不入而气多"则为病态。"脉者，血之府也"（《素问·脉要精微论》），故脉与血之虚实亦当相应方为常态；若"脉盛血少""脉少血多"则为病态。

二、反常态形成的病因病机

气盛身寒者，乃寒邪初客肌表，郁遏阳气，卫阳被郁不得宣，故感恶寒。《素问·调经论》曰："阳受气于上焦,以温皮肤分肉之间,今寒气在外,则上焦不通,上焦不通,则寒气独留于外,故寒栗。"即属此病机。《伤寒论》第3条云："太阳病,或已发热,或未发热,必恶寒,体痛,呕逆,脉阴阳俱紧者,名为伤寒。"即属此例。

气虚身热者,因暑为阳邪,其性炎热、升散,易耗气伤津,如《素问·举痛论》说:"炅则腠理开,荣卫通,汗大泄,故气泄。"故常见身热气虚之象。

谷入多而气少者,一方面因为胃热炽盛,腐熟功能过于亢进,虽消谷多,但不能化生水谷精气;另一方面,因气随血脱,或者脾气不足,脾失运化水液之能,导致湿邪留滞于肾,阻碍肾对水液代谢的功能,进一步影响肾气、肾阳对脾肺之气的资助和促进,形成恶性循环。

谷入少而气多者,乃因于肺胃受邪,邪气壅滞于胃,受纳腐熟功能障碍,则进食减少而胃脘胀满;病邪袭肺,肺失肃降,则喘咳气逆。如张介宾所言:"邪在胃则不能食,故谷入少;邪在肺则息喘满,故气多。"

脉小血多者,是指血分有邪热,或因饮酒,或因饮食不节,热邪伤及血脉的一些表现,故曰"饮中热",《素问·厥论》言:"酒入于胃,则络脉满而经脉虚……酒气与谷气相薄,热盛于中。"张介宾注:"酒为热谷之液,其气悍而疾,故先充络脉。络满而经虚者,酒能伤阴,阳盛则阴衰也。"故见脉象小而血分有热,临床可见因血热失血的一些表现。

脉大血少者,因感受风邪,风为阳邪,轻扬开泄,袭于血脉,致脉大。风邪袭身,腠理不固,卫气外泄,营阴不得内守,肺胃失和,水浆不入,气血无从化生,故血少。

三、针刺补泻的手法

本篇最后一段论述针刺补泻的手法,所言"虚""实"与上文有所区别,是指病证之虚实而言,即邪气盛而正气不虚者为实,正气虚而邪气不盛者为虚。张介宾云:"气入者充满于内,所以为实;气出者漏泄于中,所以为虚。"而《黄帝内经素问吴注》则云:"言实者,是邪气入而实;虚者,是正气出而虚。"二者相互补充,方完整地说明了虚、实的确切含义。故针刺治疗实证,当右手持针,摇大针孔,使邪有出路;治疗虚证,出针后当随即以左手闭按针孔,要使正气守留于内而不外泄。此与《灵枢·终始》"一方实,深取之,稀按其痏,以极出其邪气。一方虚,浅刺之,以养其脉,疾按其痏,无使邪气得入"的记述,其理相通。"气实者,热也;气虚者,寒也",可谓是对针刺补泻后针感或效果的描述,即通过闭按针孔等手法,使人体正气逐渐充实,针下产生热感;通过摇大针孔等手法,使病邪外出,邪去身凉,针下产生凉感。诚如《素问·针解》说:"刺虚则实之者,针下热也,气实乃热也。满而泄之者,针下寒也,气虚乃寒也。"此也类似于后世的烧山火、透天凉针法。

【知识链接】

一、辨形气、谷气、血脉虚实关系的指导意义

本篇提出分析形与气、谷与气、脉与血的相应与不相应,是辨别常态与病态的重要依

据，此思想与方法亦可用于对疾病状态下一般表现和特殊表现的分析判断上。临床上疾病的变化是极其复杂的，在一般规律下，形和气、脉和症、症状和病机等都是一致的，这种情况多为顺证而易治。如《素问·玉机真脏论》言："形气相得，谓之可治。"《灵枢·邪气脏腑病形》说："夫色脉与尺之相应也，如桴鼓影响之相应也，不得相失也，此亦本末根叶之出候也，故根死则叶枯矣。色脉形肉，不得相失也。"虽讲的是色脉与尺肤的相应问题，但其精神仍是一致的。在某些特殊情况下，也可能出现不相应的情况，诸如阴证见阳脉，阳证见阴脉，虚证见实脉，实证见虚脉，"大实有羸状""至虚有盛候"等，多为逆证、重证而难治。《素问·三部九候论》亦云："形盛脉细，少气不足以息者危。形瘦脉大，胸中多气者死。形气相得者生，参伍不调者病，三部九候皆相失者死。"由于不相应的为重症、逆症，所以《素问·玉机真脏论》说："形气相失，谓之难治。"后世所说的寒热真假证候，就属于这种不相应的危重证候。所以，在辨证时要从错综复杂的证候中，能够全面观察分析机体的各种表现，"去伪存真"，抓住病变的本质是一个至为重要的问题。

二、反常态形成的病因病机讨论

关于形与气、谷与气、脉与血反常状态形成的病因病机以及治疗，森立之《素问考注》结合《伤寒杂病论》论述较详，具有一定的临床指导意义，特摘录如下。

气盛身寒，得之伤寒者，《伤寒论》云："太阳病，或已发热，或未发热，必恶寒云云，名为伤寒。"是也。凡伤寒者，必先恶寒而后发热，未有不恶寒而发热者也。但其恶寒或短或长，其短者不足言先恶寒，故以发热先言之。《热论》云："热病者，皆伤寒之类也。"是也。

气虚身热，得之伤暑者，夏月中暍，中气虚之人中之。其初必有恶寒，但其恶寒甚微，忽变发热，故举其甚者曰"气虚身热"也。《伤寒论》（当作《金匮要略》）云："太阳中热者，暍是也。"其人汗出恶寒，身热而渴也，是最初必有微恶寒之征也。

谷入多而气少者，即脾虚欲食之谓。是先有所脱血，脱血则气虚，气虚则津液不行，水道不通，故下焦有蓄水，故曰"湿居下"也。如此之证必变起，宜先减谷食而去水气，则脾气自和，而卫（胃）气自盛也。今日用理中汤之治例是也。脚气之症多嗜食者，冲心必在近，亦是"湿居下"也。

谷入少者，当卫（胃）气亦少，而其气反多者，无他，是邪在胃及肺也。盖阳明病"能食""不能食"及小柴胡条"不欲饮食"，是邪在肺及胃也，邪在肺及胃，则膈膜之上下必有水饮，为喘咳证也。

针解篇第五十四

【导读】

高世栻云："针解,解《灵枢》《素问》所言之针法也。针法始于一,终于九,上应天地,合于人身,故虚实之要,九针最妙。此帝首问九针之解、虚实之道,以为'针解'也。"本篇在解释《灵枢·九针十二原》《素问·宝命全形论》中有关针刺问题的同时,更加详尽地阐述了九针的选用、用针的基本原则、针刺具体补泻手法、针刺相关注意事项、九针的来源及功用等学术思想。其中有关九针的取象和功用问题,《灵枢·九针论》有更详尽的论述。本篇与《灵枢·小针解》一样,可谓是中医学术发展史上较早的诠释性文本,以"我注六经"的方式,发展了中医刺法理论。

【原文】

黄帝问曰:愿闻九针[1]之解,虚实[2]之道。岐伯对曰:刺虚则实之者,针下热也,气实乃热也[3]。满而泄之者,针下寒也,气虚乃寒也[4]。菀陈[5]则除之者,出恶血也。邪胜则虚之者,出针勿按。徐而疾则实者,徐出针而疾按之[6]。疾而徐则虚者,疾出针而徐按之[7]。言实与虚者,寒温气多少也。若无若有者,疾不可知也[8]。察后与先者,知病先后也。为虚与实者,工勿失其法。若得若失[9]者,离其法也。虚实之要,九针最妙者,为其各有所宜也。补泻之时以针为之[10]者,与气开阖[11]相合也。九针之名,各不同形者,针穷[12]其所当补泻也。

刺实须其虚者,留针阴气隆至[13],乃去针也。刺虚须其实者,阳气隆至,针下热,乃去针也。经气已至,慎守勿失者,勿变更也。深浅在志[14]者,知病之内外也。近远如一[15]者,深浅其候等也。如临深渊者,不敢惰[16]也。手如握虎[17]者,欲其壮[18]也。神无营[19]于众物者,静志观病人,无左右视也。义无邪[20]下者,欲端以正也。必正其神者,欲瞻病人目,制其神,令气易行也。所谓三里[21]者,下膝三寸也。所谓跗之[22]者,举膝分易见也。巨虚者，跷足骱独陷者[23]。下廉者，陷下者也[24]。

帝曰：余闻九针，上应天地四时阴阳，愿闻其方，令可传于后世，以为常也。岐伯曰：夫一天、二地、三人、四时、五音[25]、六律[26]、七星[27]、八风[28]、九野[29]，身形亦应之，针各有所宜，故曰九针。人皮应天，人肉应地，人脉应人，人筋应时，人声应音，人阴阳合气应律[30]，人齿面目应星，人出入气应风，人九窍三百六十五络应野。故一针皮，二针肉，三针脉，四针筋，五针骨，六针调阴阳，七针益精，八针除风，九针通九窍，除三百六十五节气，此之谓各有所主也。人心意应八风[31]，人气应天[32]，人发齿耳目五声应五音六律[33]，人阴阳脉血气应地[34]，人肝目应之九[35]。

九窍三百六十五。人一以观动静，天二以候五色，七星应之，以候发毋泽，五音一以候宫商角徵羽，六律有余不足应之，二地一以候高下有余，九野一节俞应之以候闭节，三人变一分人候齿泄多血少，十分角之变，五分以候缓急，六分不足，三分寒关节，第九分四时人寒温燥湿，四时一应之，以候相反一，四方各作解[36]。

【校注】

〔1〕九针：指针刺疗法中所用的九种不同规格的针具。详见《灵枢·九针十二原》。

〔2〕虚实：指针法的补泻。

〔3〕气实乃热也：《太素》卷十九无此5字。疑为注文误入正文。

〔4〕气虚乃寒也：《太素》卷十九无此5字。疑为注文误入正文。

〔5〕菀陈：瘀血。菀，通"郁"。王冰："菀，积也。陈，久也。"

〔6〕徐出针而疾按之：马莳："《灵枢·小针解》曰：'徐而疾则实者，言徐纳而疾出也。'则以入针为徐，而不以出针为徐，与此解不同。"

〔7〕疾出针而徐按之：马莳："《小针解》曰：'疾而徐则虚者，言其疾纳而徐出也。'亦与此不同。"

〔8〕若无若有……疾不可知也：马莳："其寒温多少，至疾而速，正恍惚于有无之间，真不可易知也。"

〔9〕若得若失：王冰："妄为补泻，离乱大经。误补实者，转令若得；误泻虚者，转令若失，故曰若得若失也。"

〔10〕以针为之：原脱，据《灵枢·九针十二原》《甲乙经》卷五补。《新校正》云："《甲乙经》云：补泻之时，以针为之者。此脱此四字也。"

〔11〕开阖：王冰："气当时刻谓之开，已过未至谓之阖。"

〔12〕穷：尽。

〔13〕留针阴气隆至：此后《素问吴注》补"针下寒"3字。据下文"阳气隆至，针下热"对文，似是。

〔14〕志：杨上善："志，记也。计针下深浅可记之，不得有失。"

〔15〕近远如一：马莳："言或深或浅，虽有近远不同，然其所候者，惟以气至为期，其候则相等无二也。"

〔16〕墮："堕"的异体字,通"惰",此有"懈怠"之意。

〔17〕握虎:手如握调兵之虎符,以示谨慎。

〔18〕壮:王冰:"谓持针坚定也。"

〔19〕营:惑乱。《淮南子·本经》:"目不营于色,耳不淫于声。"高诱注:"营,惑。"

〔20〕邪:通"斜",谓偏斜不正。

〔21〕三里:指足三里,位于小腿前外侧膝眼下三寸、胫骨前嵴外侧一横指处。

〔22〕跗之:《新校正》:"按《骨空论》跗之疑作跗上。"张介宾:"'跗之'当作'跗上',即阳明冲阳穴也。"

〔23〕巨虚……跷足胻独陷者:张介宾:"巨虚有二,上廉、下廉也。跷,举也。此言巨虚上廉当跷足取之,在胻骨外侧独陷者之中也。"胻,同"胻",胫骨上部。

〔24〕下廉……陷下者也:谓巨虚下廉在胫骨外侧两筋之间凹陷中。

〔25〕音:指宫、商、角、徵、羽五音。

〔26〕律:指黄钟、大蔟、姑洗、蕤宾、夷则、无射六律。

〔27〕星:指天枢、天璇、天玑、天权、玉衡、开阳、摇光等北斗七星。

〔28〕风:指东、南、西、北、东南、西南、西北、东北等八方之风。

〔29〕野:指冀、兖、青、徐、荆、扬、豫、梁、雍等中国九州之分野。

〔30〕人阴阳合气应律:森立之:"气,谓人气,合手三阴三阳、足三阴三阳,以应十二律也。"

〔31〕人心意应八风:张介宾:"人之心意多变,天之八风无常,故相应也。"又,张琦《素问释义》谓"人心意应八风……人肝目应之九"此段文字亦为烂文。

〔32〕人气应天:张介宾:"气属阳而运行不息,故应天。"

〔33〕人发齿耳目五声应五音六律:马莳:"人发齿耳目共为六,则应六律;人五声则应五音。"

〔34〕人阴阳脉血气应地:森立之:"谓经脉中之血流行不止,如地中行水之义也。"

〔35〕人肝目应之九:马莳:"人肝目应之九,盖木生于三,三而三之,则为九矣。"

〔36〕九窍三百六十五……各作解:王冰:"此一百二十四字,蠹简烂文,义理残缺,莫可寻究。"

【释义】

本篇主要是对《灵枢·九针十二原》《素问·宝命全形论》有关刺法理论的阐释。其中"九针,上应天地四时阴阳"部分又见于《灵枢·九针论》,主要是以"天地之数"九为模式,论述九针的取象与功用,最后一段文字尚有错简。由于关于九针的取象与功用问题,在《灵枢·九针论》已有详细解说,此不再赘述。

一、针刺补泻的基本原则与操作方法

《素问·通评虚实论》说:"邪气盛则实,精气夺则虚。"说明邪正的盛衰是疾病证候及机体虚实的内在本质,正虚邪实为疾病的关键病机,因而补虚泻实、扶正祛邪是中医治疗的基本原则。同样道理,针刺治疗所用针具虽有九种之多,操作方法不尽相同,适应证也各有区别,但推究其治疗原则,仍不外乎补虚泻实两端。诚如原文所云:"九针之名,各不同形者,针穷其所当补泻也。"故"为虚与实者,工勿失其法"。本篇所论针刺补泻的方法主要涉及以下几个方面。

(一)针刺补泻效果的判定

《黄帝内经》对针刺补泻效果的判定,主要依据脉象,如《灵枢·终始》说:"所谓气至而有效者,泻则益虚,虚者脉大如其故而不坚也……补则益实,实者脉大如其故而益坚也。"本篇则提出以患者针下寒热感觉作为针刺疗效判定的指标,即针刺虚寒证,应当补其正气,使气至而针下有热感。针刺实热证,应当泄其邪气,使邪退针下有凉感。针刺经络闭阻的瘀血症,当刺出血以除邪气。这是针灸治疗疾病的根本大法。正如本篇所说:"刺实须其虚者,留针,阴气隆至,(针下寒),乃去针也。刺虚须其实者,阳气隆至,针下热,乃去针也。"这种针下寒热的不同感觉是阴气隆至与阳气隆至的具体表现,同时也是后世医家所说"烧山火""透天凉"能有寒热感觉的理论依据。

(二)针刺补泻的操作方法

本篇所论针刺补泻操作方法,主要涉及疾徐、开阖、迎随等方面。

1.疾徐开合补泻

对于《灵枢·九针十二原》"徐而疾则实,疾而徐则虚"的解释,本篇认为"徐而疾则实者,徐出针而疾按之;疾而徐则虚者,疾出针而徐按之",不同于《灵枢·小针解》"徐而疾则实者,言徐内而疾出也。疾而徐则虚者,言疾内而徐出也"的解释,一般认为从《黄帝内经》其他篇章所论来看,《素问·针解》的注文不符合《灵枢·九针十二原》经文本义。结合《灵枢·九针十二原》所论,针刺补法的操作要点为:一是进针动作要缓慢轻微;二是出针要迅疾利落;三是处理针孔,左手要紧随右手的出针而按闭针孔。泻法的操作要点为:一是快速进针;二是徐缓出针;三是摇大针孔,以泄其邪气。这里所提出徐疾开合的补泻方法,可谓开创了复式补泻手法的先河。后世医家将进出针时的速度差异,变化为进针后上下提插的速度差异而为提插补泻法,进而又演变出在不同深度的分层提插皆有速度差异,如"烧山火""透天凉"等法,均未脱离《黄帝内经》徐疾补泻的立法本质。

2.经气开阖补泻

本篇提出针刺补泻当随经气之开阖而实施,所谓"补泻之时以针为之者,与气开阖相合也",即谨候其气之所在而行补泻,以调节经气方能取得疗效。对此,张介宾《类经·针刺类》说:"气至应时谓之开,已过未至谓之阖。补泻之时者,凡诸经脉气昼夜行五十度,各有所至之时……故《卫气行》篇曰:谨候其气之所在而刺之,是谓逢时。此所谓补泻之时也。又若针下气来谓之开,可以迎而泻之;针下气去谓之阖,可以随而补之。此皆针与气开阖相合之义。"若进针后一旦得气,要"慎守勿失",注意不要轻易改变针刺角度和深浅,以免针感的消失,保持达到"泻实必虚,补虚必实"方可出针,突出了针刺"得气"和"守气"的重要性。

本段言实与虚者以下文字,《灵枢·九针十二原》作"言实与虚,若有若无,察后与先,若存若亡,为虚与实,若得若失"三句为对文,故"言实与虚"之虚实似承上文徐疾补泻而来，当是指针刺补泻后针下欲达之效果，实要有，虚要无。针后谷气和邪气至的情况，即或亡或存；施行补要有所得，泻要有所失。

二、针刺治神的要求

本篇要求医生给患者针灸施术时务必谨慎小心，犹如手握调兵之虎符，运筹着一场战争，强调针灸医生应该精神高度集中，静下心来观察病人，不能东张西望，更不能有私心杂念，还要注意调控患者的精神状态，使其配合医生顺利进行针灸治疗。如此，方能达到针刺"上守机"及"上守神"的要求。其中重点强调了守神治神，是提高针刺疗效的最重要因素之一，揭示了心理因素在针灸治疗中的作用，树立了医者的良好医德医风。有关"守机""守神"的问题，可参阅《灵枢·九针十二原》篇。

另外，文中还论述了足三里、冲阳、巨虚穴的定位与取穴方法，如马莳《黄帝内经注证发微》所说："此言取穴之法也。所谓三里，即足阳明胃经之穴，膝下三寸也。所谓跗上者，即足阳明胃经冲阳穴……巨虚者，有巨虚上廉，又名上巨虚，在三里下三寸；有巨虚下廉，又名下巨虚，在上廉下三寸。"其中"举膝分易见也"一句，各家注释不一，郭霭春《黄帝内经素问校注》疑有错简，认为当作"举，脉则易见也"。

【知识链接】

一、补泻针法的立意探讨

赵京生[1]对《黄帝内经》补泻针法的立意有较为深入的研究，他将《黄帝内经》补泻针法的操作特点概括为：补法以静为主，纳入；泻法以动为主，放出。其中补泻针法动静操作特点，是对应着病症的虚与实的外在表现特性即"病势"而制定的。虚者以低下为特性，表现为一系列不足、虚衰、衰退的征候，所以针刺补法的操作就轻柔和缓，缓缓给予肌体一种轻弱而持久的刺激。以这种动作轻微的手法，随顺其病势，徐缓、逐步地将正气培补调动起来。实者以亢盛为特性，表现为一系列有余、亢盛、剧烈的征候，所以针刺泻法的操作即力重势猛，突然给以机体一种强重而较短暂的刺激。以这种动作强劲的手法，顺应病势，迅速地削减、祛除其邪气。

补泻针法的纳入、放出操作特点，是基于对发病机制的朴素认识。根据"有余者泻之，不足者补之"（《灵枢·根结》）的原则，针刺治疗疾病的方法，即相应地设立泻邪气之泻法和补正气之补法。在这里，古人将邪气和正气视为具体物质，认为正气可以随针输入体内而得以充实，所以补法以针慢慢地由外入内为特点；邪气可以被针从体内排放出来，所以泻法以针慢慢地由内出外为特点。

自唐代孙思邈《千金翼方》后，针刺补泻的立意发生了变化，这一时期补泻针法的操作特点可概括为：补法：①动势强；②纳入，快插针。泻法：①动势弱；②放出，快提针。其第

①赵京生.针灸经典理论阐释[M].第2版.上海：上海中医药大学出版社，2003：112–116.

一个特点，明显体现出阴阳理论的影响。阳主进，故补法的计量取老阳之数"九"；阴主退，故泻法的计量取老阴之数"六"。第二个特点，包含两方面的内容，一是纳入、放出，它体现于进出针过程及与之相关的分层施术；二是快插针、快提针，为针刺过程中在某一深度范围内的提插针阶段。

二、烧山火、透天凉针法

本篇首先提出以患者针下寒热感觉作为针刺疗效判定的指标，其后元代窦默在《针经指南》中提出"寒热补泻法"，明代泉石在《金针赋》中首次提出"烧山火""透天凉"之名，并述其操作方法与主治范围。唯其叙述不够详细，致使后世医家各执一端，在操作方法上各有所差异。现代规划教材《刺法灸法学》①记述如下。

（一）烧山火

将所刺腧穴的深度分作浅、中、深3层（天、地、人3部）。①进针时，医者重用指切押手。②令患者自然地鼻吸口呼，随其呼气时，将针刺入浅层（天部）得气。③得气后，重插轻提，连续重复9次（行九阳数）。④再将针刺入中层（人部），重插轻提，连续重复9次（行九阳数）。⑤其后将针刺入深层（地部），重插轻提，连续重复9次（行九阳数）。此时，如果针下产生热感，稍待片刻。⑥随患者吸气时将针1次提到浅层，此为1度。如针下未产生热感，可随患者呼气时，再施前法，一般不过3度。⑦手法操作完毕后，留针15～20min，待针下松弛时，候患者吸气时将针快速拔出，疾按针孔。本法临床上适用于脾肾阳虚、沉寒痼结、阳气衰微等所致的中风脱证、瘫痪、痿证、寒湿痹证、腹痛、腹泻、阳痿、遗精、内脏下陷等虚寒证。

（二）透天凉

将所刺腧穴分作浅、中、深3层（又称天、人、地3部）。①在进针时，医者轻用押手。②令患者自然地鼻呼口吸，随其吸气将针刺入深层（地部）得气。③得气后，轻插重提，如此6次（行六阴数）。④再将针提至中层（人部），轻插重提，如此6次（行六阴数）。⑤再将针提至浅层（天部），轻插重提，如此6次（行六阴数）。此时，针下产生凉感，称为1度。如果针下未出现凉感，可将针1次下插至深部，再施前法。但一般不超过3度。凉感不论在地部、人部或天部出现，可停止手法操作。⑥手法操作结束后，可随患者呼气将针缓慢拔出，不按针孔或缓按针孔。本法临床上适用于实热火邪、痰热内盛所致的中风闭证、癫狂、热痹、痈肿、丹毒、咽喉肿痛、齿痛、口臭、聤耳、腹痛、痢疾、高热等实热证。

①方剑乔，王富春.刺法灸法学［M］北京：人民卫生出版社，2012：35-36.

长刺节论篇第五十五

【导读】

高世栻云："《灵枢·官针》篇云'刺有十二节'，《刺节真邪论》云'刺有五节'。长，犹广也。长刺节者，即以病之所在，而为刺之之节。如头痛、寒热、腐肿、积疝、痹病、狂癫、诸风，皆以病之所在而取刺之，所以广五节、十二节之刺，故名长刺节。"节，有经穴之义。如《灵枢·九针十二原》说："所言节者，神气之所游行出入也。"刺节，这里指针刺的方法、法度。长，扩充、推广之义。如《易传·系辞上》言："引而伸之，触类而长之。"本篇是在《灵枢》的《官针》《刺节真邪》等篇讨论一般针刺方法的基础上，将针刺方法推广运用于具体病症的治疗之中，故名为"长刺节"。

【原文】

刺家不诊，听病者言[1]，在头头疾痛，为藏针[2]之，刺至骨，病已止[3]，无伤骨肉及皮，皮者道也[4]。阳刺[5]，入一傍四处[6]，治寒热。深专[7]者，刺大脏[8]，迫脏[9]刺背，背俞[10]也，刺之迫脏，脏会[11]，腹中寒热去而止，与[12]刺之要，发针而浅出血。治痈[13]肿者，刺痈[13]上，视痈小大深浅刺，刺大者多血，小者深之[14]，必端内针[15]为故止。

病在少腹有积，刺皮䯏[16]以下，至少腹而止，刺侠脊两傍四椎间[17]，刺两髂髎季胁肋间[18]，导腹中气热下已。病在少腹，腹痛不得大小便，病名曰疝[19]，得之寒，刺少腹两股间[20]，刺腰髁骨间，刺而多[21]之，尽炅[22]病已。

病在筋，筋挛节痛，不可以行，名曰筋痹。刺筋上为故，刺分肉间，不可中骨也，病起筋炅，病已止。病在肌肤，肌肤尽痛，名曰肌痹，伤于寒湿，刺大分小分[23]，多发针而深之，以热为故，无伤筋骨；伤筋骨，痈发若变[24]，诸分尽热，病已止。病在骨，骨重不可举，骨髓酸痛，寒气至，名曰骨痹，深者刺，无伤脉肉为故，其道大分小分，骨热病已止。

病在诸阳脉^[25]，且寒且热^[26]，诸分且寒且热，名曰狂，刺之虚脉^[27]，视分尽热，病已止。病初发，岁一发；不治，月一发；不治，月四五发，名曰癫病。刺诸分诸脉，其无寒者以针调之^[28]，病已止。病风且寒且热，炅汗出，一日数过，先刺诸分理^[29]络脉；汗出且寒且热^[30]，三日一刺，百日而已。病大风^[31]，骨节重，须眉堕，名曰大风，刺肌肉为故，汗出百日，刺骨髓，汗出百日，凡二百日，须眉生而止针。

【校注】

〔1〕刺家不诊，听病者言：张介宾："善刺者，不必待诊，但听病者之言，则发无不中，此以得针之神者为言，非谓刺家不必诊也……《九针十二原》篇又曰：凡将用针，必先诊脉，视气之剧易，乃可以治。其义谓可知矣。"又，森立之："盖'不'字助字，古人此例甚多。"

〔2〕藏针：王冰："藏，犹深也，言深刺之。"又，《新校正》云："按全元起本云：'为针之。'无'藏'字。"

〔3〕病已止：止，原作"上"。郭霭春："朝本、明抄本'上'并作'止'。按作'止'是。此谓病愈止针。下'病已止'句式凡三见，可证。"据改。

〔4〕皮者道也：皮肤是针刺必须通过的道路。

〔5〕阳刺：原作"阴刺"。据《太素》卷二十三、《甲乙经》卷五改。

〔6〕入一傍四处：即中间正直刺入一针，在其上下、左右各刺一针。

〔7〕深专：指病邪深入，专攻五脏。

〔8〕大脏：指五脏。

〔9〕迫脏：病邪迫近于五脏。

〔10〕背俞：足太阳经分布于背部的五脏俞穴，即肺俞、心俞、脾俞、肝俞、肾俞。

〔11〕脏会：指五脏背俞穴，为脏气会聚之处。

〔12〕与：通"举"，皆，凡。

〔13〕痈：原作"腐"。《新校正》云："按全元起本及《甲乙经》'腐'作'痈'。"今本《太素》卷二十三、《甲乙经》卷十一并作"痈"，故据改。

〔14〕刺大者……小者深之：《新校正》云："按《甲乙经》云：'刺大者多而深之，必端内针为故止也。'此文云'小者深之'，疑此误。"

〔15〕端内针：谓端直将针刺入。端，直。内，同"纳"，刺入。

〔16〕皮䯏（tú）：指脐以下皮肉肥厚处。䯏，同"腯"，肥壮。《太素》卷二十三"皮䯏"作"腹脐"。杨上善："故小肠有积，刺于脐腹，下至少腹，并脊椎间，及季肋间也。"

〔17〕侠脊两傍四椎间：张介宾："此足太阳之厥阴俞，手心主脉气所及也。"

〔18〕髂髎（qià liáo恰辽）季胁肋间：马莳："髂为腰骨，两髂髎者，居髎穴也，系足少阳胆经季胁肋间章门穴也。"又，张介宾："季胁肋间，京门也。"

〔19〕疝：指腹痛的病症。

〔20〕得之寒，刺少腹两股间：《甲乙经》卷九作"得寒则少腹胀，两股间冷"。义胜。

〔21〕多：《内经评文》曰："多，疑是灸字。"作"灸"义胜。

〔22〕炅（jiǒng迥）：热。

〔23〕大分小分：高世栻："大分，肉之大会。小分，肉之小会。"

〔24〕痛发若变：谓可变而生痛。若，连词，或者。又，森立之："窃谓'变'恐'挛'讹。言伤筋骨，其深重者发痛，其浅轻者或为筋挛拘引也。"

〔25〕诸阳脉：指手足太阳、少阳、阳明经脉。

〔26〕且寒且热：此四字与后文重出，为衍文。

〔27〕刺之虚脉：张介宾："谓泻其盛者使之虚也。"

〔28〕刺诸分……无寒者以针调之：《太素》卷二十三作"刺诸其分诸脉，其尤寒者以针调之"。《甲乙经》卷十一作"刺诸分其脉尤寒者，以针补之"。按："无"疑为"尤"之讹。其，连词，如果。

〔29〕分理：指肌肉纹理。

〔30〕汗出且寒且热：《素问释义》云："六字衍。"似是。

〔31〕大风：又称疠风，即大麻风、癞风。

【释义】

本篇在《黄帝内经》有关针刺方法论述的基础上，重点讨论了头痛等12种疾病的针刺治疗方法，说明针刺治病，要根据疾病的病位、性质等，掌握适当进针的深度、次数和疗程的长短等。

一、头痛

森立之云："头疾痛，即谓头痛也……盖'疾痛'二字熟语。《礼·内则》'问疾痛苛痒'是也。"头痛是临床最常见的症状之一，可由多种疾病所引起，也是针刺治疗的优势病症之一。本文提出"为藏针之"，是深刺至骨的一种疗法。同时强调"无伤骨肉及皮"，即针刺时深浅要恰如其分，不要损及骨肉及皮肤。对此，森立之解释说："言刺至骨之针，未有不经皮肉之分者，只入皮肉之分，是伤皮肉失于不及也。又入骨之分，是伤骨髓，亦失于大过也。只是刺至骨之分而止，是为得法也。《刺齐论》所说浅深之分，即此理。"另外，杨上善认为下文的阳刺针法，也是治疗头痛的方法，指出："刺头病者，头为阳也，甚寒入脑以为头疾痛病，故阳刺之法，正内一，傍内四，疗气博大者也。"

二、寒热

寒热是指临床以发热、恶寒同时出现的病症，其产生主要取决于病邪的性质和机体阴阳盛衰两个方面。治疗寒热病症当分表里，对外感表症的寒热，可用阳刺法，即正中直刺一针，四周斜向中心横卧透刺四针的方法治疗，吴崑认为可取百会穴。若病邪深入而专攻内脏者，应察其受邪之脏，取相应的背俞穴刺治，起针时令其出血少许以泄其邪。因为人之体表与五脏最靠近的经穴为背俞穴，迫者近也，故"刺大脏"实际上就是指刺背俞。

背俞是脏气转输聚会于背部的重要部位，也是"阴病行阳"的主要处所，为治脏病的要穴。五脏疾病，一般均可取该脏所属的"背俞"进行治疗。即肺病取肺俞，心病取心俞，肝病取肝俞，肾病取肾俞，脾病取脾俞等。《灵枢·五邪》载："邪在肺，则病皮肤痛，寒热，上气喘，汗出，咳动肩背，取之膺中外俞，背三节五脏之旁（肺俞），以手疾按之快然，乃刺之。"即其例证。

三、痈肿

痈肿是外科感染化脓性病症，中医早期即有贬刺排脓的记载，本篇所论提出根据痈肿的大小深浅采用不同的刺法。较大的脓肿可以浅刺，多刺以出血为效，使热毒得以排泄，如《灵枢·官针》所载赞刺法，即直入直出，刺入浅而出针快，连续分散浅刺出血；脓肿较小而根深的用深刺的方法，要直刺直达一定深度为止。本段有关痈肿的刺法，《甲乙经》卷十一作"治痈肿者，刺痈上，视痈大小，深浅刺之，刺大者多而深之，必端内针为故止也"。宜从。

四、积证

积是腹内有形结块，或胀或痛的一种病症。《灵枢·百病始生》论积证形成的病因病机说："卒然外中于寒，若内伤于忧怒，则气上逆，气上逆则六输不通，温气不行，凝血蕴里而不散，津液涩渗，著而不去，而积皆成矣。"可见其多因七情郁结、饮食内伤等，造成肝脾受损，脏腑失和，气机阻滞，瘀血内停，聚不得散，日久渐而成积。临床表现为积块有形，固定不移，痛有定处。本篇论积证的针刺治疗，所取穴位以厥阴、少阴为主，因少腹为足厥阴肝经所过，肝与胆相表里，所以针刺居髎、章门穴等以行气活血，佐以局部腧穴，或取天枢、归来，或取府舍、冲门，或取气穴、四满，皆因其积所在而调之，以化瘀行积。临床上更可酌取足三里、三阴交、血海、太冲等，以加强疏肝理气、活血化积之功。

五、疝

本篇所论疝病是指腹部剧烈疼痛，兼有大小便不通的病候。病因为寒邪凝滞肝脉，故为寒疝。《诸病源候论·疝病诸候》曰："疝者，痛也……此阴气积于内，寒气结搏而不散，腑脏虚弱，故风邪冷气，与正气相击，则腹痛里急，故云寒疝腹痛也。"张志聪说："此厥阴寒疝为之病也，肝主疏泄，肝气逆，故不得大小便也；此为寒疝，故少腹痛而上连于腹也。"针刺应以足厥阴肝经腧穴为主，取少腹部的归来、气冲，两股间的急脉、阴廉、足五里、曲泉穴以及腰髁骨间的居髎穴等，以祛厥阴肝经之邪。并"刺而多之，尽炅病已"。如王冰所说："疝为寒生，故多刺之，少腹尽热乃止针。"病在少腹，取少腹间及少腹背面腰骶部，此为典型的横向分部配穴处方。

目前临床上，对本病治疗常用针刺归来、曲泉、三阴交和用三角灸，其法是以患者口角之长度，延长3倍，折成等边三角形，以上角置脐中，两下角即为灸点，对本病治疗有较好疗效。

六、筋痹

筋痹是风寒湿邪入侵于筋,临床以筋急拘挛,抽掣疼痛,关节屈伸不利为主症的病症。《素问·痹论》曰:"以春遇此为筋痹……在于筋则屈不伸",故"筋挛节痛,不可以行"。针刺治疗多"以痛为输",在疼痛拘急的筋肉及其附近针刺,可多留针,待针下有热感后起针,有助于疾病的痊愈。《灵枢·官针》所载"关刺者,直刺左右,尽筋上,以取筋痹""恢刺者,直刺傍之,举之前后,恢筋急,以治筋痹",均为治疗筋痹的针刺方法,可参阅该篇。

黄胜杰等[①]认为与筋痹相近的西医病名有:①颈椎病:颈型颈椎病、神经根型颈椎病、脊髓型颈椎病、椎动脉型颈椎病、寰枕筋膜挛缩型颈椎病、混合型颈椎病;②颈部扭伤(落枕);③肩周炎;④项韧带损伤;⑤肩胛提肌损伤;⑥头夹肌劳损;⑦冈上肌损伤;⑧菱形肌损伤;⑨肌纤维织炎;⑩皮神经卡压综合征;⑪腰椎间盘突出症;⑫第3腰椎横突综合征;⑬腰肌劳损等。总结出治疗筋痹以方药、针刺、手法等综合方案,提出"推拿长于治筋肉,针刺长于疏通经络,整脊长于治骨节"的概念。疏通经络常以针刺为代表,对于腧穴、阿是穴可用毫针、温针、电针、透针、浅针、浮针、埋线针等治疗。在筋上的阳性压痛点、皮下条索结节,范围较小而固定者可用小针刀、刃针、铍针、水针、药刀、三棱针、钩针松解粘连。放射痛、痛点模糊,范围较大者,可用火针、梅花针、拨针、长圆针等,而后二者尤擅于剥离大面积皮下筋膜粘连。

七、肌痹

肌痹是指因风寒湿邪侵袭肌肉,致使营卫凝滞不通,引起肌肉疼痛或麻木为主症的病症。《素问·痹论》曰:"以至阴遇此者为肌痹……在于肉则不仁。"由于病变部位在肌肉,邪气散漫,所以针刺治疗应刺分肉间的腧穴,适当多施针而深刺,留针使之产生热感,以祛除寒湿之邪,所谓"诸分尽热,病已止"。《灵枢·官针》云:"合谷刺者,左右鸡足,针于分肉之间,以取肌痹,此脾之应也。"可参该篇。现代认为肌痹相当于皮肌炎,并制定了肌痹的诊疗指南。

八、骨痹

骨痹是指风寒湿邪内搏于骨所致,临床以骨及关节沉重、酸痛、拘挛,全身寒冷等为主症的病症。《素问·痹论》曰:"以冬遇此者为骨痹……痹在于骨则重。"针刺治疗骨痹应用深刺法,如《灵枢·官针》所谓"输刺者,直入直出,深内之至骨,以取骨痹""短刺者,刺骨痹,稍摇而深之,致针骨所,以上下摩骨也"。故张介宾说:"盖骨痹之邪最深,当直取之,无于脉分肉分妄泄其真气。但针入之道,由大分小分之间耳。必使骨间气热,则止针也。"也可在肌肉之间施行热补法,待骨髓间产生热感,寒邪方可得祛,而阳气可复。现代临床常见的类风湿性关节炎、增生性骨关节炎等似属于骨痹范畴,而用针灸治疗对改善症状有较好的效果,对骨质的改变作用不大。

---

①黄胜杰,王和鸣.刍议"筋骨并重"治筋痹[J].中医杂志,2012,53(12):1072-1074.

九、狂

《素问·至真要大论》云："诸躁狂越，皆属于火"。《难经·二十难》记载："重阳者狂。"本篇指出病在诸阳脉，即阳热邪气致病，属于热邪之气在阳分。"且寒且热"是说发狂病人的症状，乃邪气扰乱了营卫之气的缘故。对于阳邪在阳分的实证，所以要"刺之虚脉"，意思是刺阳经至脉虚的程度，把阳经邪热之气祛除出去，即"实者虚之，虚者实之"之义。"视分尽热病已止"，"分"是指阳分，阳分不热了，病情就得到控制了。但森立之认为："凡血中有邪，则为寒热往来，为狂证。而寒热发狂之后，其血脉必虚寒，虚寒之处即是有邪，刺之去邪，则气至而为热，是病已之征也。"可为一说参考。

十、癫

癫即今之癫痫病，《灵枢·癫狂》描述癫病的临床表现曰："癫疾始生，先不乐，头重痛，视举目赤，甚作极，已而烦心……癫疾始作而引口啼呼喘悸……癫疾始作先反僵，因而脊痛。"《难经·五十九难》云："癫疾始发，意不乐，直视僵仆，其脉三部阴阳俱盛是也。"本病初发不治，延以时日，则发作逐渐频繁，故言"病初发，岁一发；不治，月一发；不治，月四五发"。针刺治疗当辨其脏腑经脉而选穴刺治，所谓"刺诸分诸脉"，行泻法。若病证属寒者，则非泻法可治，《甲乙经》谓"以针补之"。

十一、病风

《素问·风论》曰："风之伤人也，或为寒热，或为热中，或为寒中……风气藏于皮肤之间，内不得通，外不得泄，风者善行而数变，腠理开则洒然寒，闭则热而闷。"风邪轻扬开泄，伤于体表，邪正分争，导致营卫失调，腠理开阖失司，临床表现为忽寒忽热、汗出，一日数次。治疗应本着"始刺浅之，以逐邪气而来血气"（《灵枢·官针》）的刺法，取病变部位的分肉及络脉，以祛其邪气，如果仍不愈者，说明邪盛病深，病情较重。如张介宾说："既汗而复寒热者，邪盛患深，非可以旦夕除也。"故应每隔三天针刺一次，百日可愈。如操之过急，针刺太频，恐损伤正气，而变他病。

从本篇所论风病治疗的时日来看，乃疠风初发之轻症，故森立之言："此所云风者，即《风论》所云'疠风，或名曰寒热，风寒客于脉而不去'是也。盖疠风之初发，为血中有邪之证，故先且寒且热，是际刺诸分络脉而出血，则毒邪尽去，浊血为清血，渐渐而愈，或至于百日之期耳。"

十二、大风

本篇所论大风，即疠风，相当于现代的麻风病。《诸病源候论·恶风须眉堕落候》曰："大风病，须眉堕落者，皆从风湿冷而得之，或因汗出入水得之，或冷水入肌体得之，或饮酒卧湿地而得之，或当风冲坐卧树下及湿草上得之；或体痒搔之，渐渐生疮，经年不瘥，即成风疾。八方之风，皆能为邪。邪客于经络，久而不去，与血气相干，则使荣卫不和，淫邪散溢，故面色败，皮肤伤，鼻柱坏，须眉落。"本病的治疗，可以用发汗法，针刺肌肉为主，以宣泄表里气血邪热之毒。张子和说："《内经》论癞，针二百日，眉毛再生，针同发汗也。"《玉机微义》载："此论《内经》用针同发汗。至于出血，亦同汗也。但疠证在经在表，故宜针宜汗。有恶血留滞，故宜出血，或于肿上，或于委中，皆可也。又肠胃有秽恶虫积，故宜下。大抵皆宜泄表里血气邪热之毒也。"所以，无论发汗或出血，旨在宣泄在表或在里，在气或在血的邪热毒邪。

【知识链接】

本篇开篇即云："刺家不诊，听病者言。"但纵观《黄帝内经》全书，无不在强调诊脉的重要性，如《灵枢·九针十二原》明确指出："凡将用针，必先诊脉，视气之易剧，乃可以治也。"《灵枢·终始》也说："所谓气至而有效者，泻则益虚，虚者脉大如其故而不坚也……补则益实，实者脉大如其故而益坚也。"由此可见，古人正是以脉象作为其针刺补泻的依据，并根据针刺前后脉象的变化判断针刺的疗效。故"刺家不诊，听病者言"，如果解释成"不必诊脉"，则与全书思想相悖。由此引发了后世医家对此句原文的不同解释：一是将"不"视为语助词，没有具体的意义。如森立之即明确指出："《识》（《素问识》）原抄本云：'敬云：不字非误即衍。'此说似是而非，因考'不'字不可解，故有张（介宾）注如此赘辨也。盖'不'字助字，古文此例甚多。"并举《尔雅》等书中例句以证之。《黄帝内经》中也有以"不"字作为语助词的情况，如《素问·四气调神大论》中"恶气不发"，《素问·调经论》中"皮肤不收"等。从语法角度讲，"刺家不诊"与"恶气不发""皮肤不收"的句子结构也相同。由此可见，"不"字当作语助词，此句原文意为"刺家诊，先听病者言"。二是将"不"理解为"未"，即刺家尚未进行其他四诊前，先听患者的主诉。此中缘由，不同医家的注释也不尽相同。如吴崑曰："言刺家不必泥于诊法，但听病者言其所苦而刺之。"但多数医家认为此仅仅是针对针刺水平高明的医家而言，如张介宾云："善刺者不必待诊，但听病者之言，则发无不中，此以得针之神者为言，非谓刺家概不必诊也。今后世之士，针既不精，又不能诊，则虚实补泻，焉得无误？"马莳云："此言刺家不能诊脉者，当审病者之言以刺之……故神圣言此，为不能诊脉者设耳，非谓刺家之不必诊脉也，观前后诸篇之言脉者可知矣。"现代也有学者理解为指精通针术的医家，当没有诊脉之前，还需听取病人的自诉[1]。因为对于疾病的很多情况，如疾病发生的时间、原因、经过、既往病史、患者疼痛所在，以及生活习惯、饮食爱好等与疾病有关的情况，均要通过问诊才能获得，了解了上述方面的情况，可为医生分析病情，判定病位，辨证治疗提供可靠的依据，特别对那些只有自觉症状而缺乏客观体征和情志因素所致的疾病，问诊就显得更为重要。同时，询问病人的主要疾病，又可为医生有目的、有重点地检查病情提供线索。如《素问·三部九候论》说："必审问其所始病，与今之所方病，而后各切循其脉。"《素问·徵四失论》说："诊病不问其始，忧患饮食之失节，起居之过度，或伤于毒，不先言此，卒持寸口，何病能中？"都说明了问诊

① 张登本.白话通解黄帝内经［M］.西安：世界图书出版公司，2000：1270.

在疾病诊断中的重要意义。当然,问诊仅是四诊中的重要一环,临床还必须四诊合参,"以此参伍,决死生之分"(《素问·脉要精微论》)。三是任应秋[①]将原文断句为"刺家不诊,听病者言在头",认为在临床上,有时医者并没有仔细地对病人进行四诊检查,只是听病人说"头痛"就刺之,也能有一定疗效,这是因为医者掌握了治疗头痛的针刺方法,尽管其诊法不太讲究,但是其刺法还是很讲究的。在《灵枢》中并不提倡"刺家不诊,听病者言"这种简单化的疗法,提倡的是"凡欲行针者,必先诊脉",而这里主要是想强调刺法的重要性,是相对而言的。此亦为一家之言。

综上所述,"刺家不诊,听病者言",可理解为"刺家诊,听病者言"或"刺家尚未进行其他四诊前,先听患者的主诉",而以前一种理解更为贴切一些。

---

①任廷革.任应秋讲《黄帝内经》[M].北京:中国中医药出版社,2014:455.

皮部论篇第五十六

【导读】

三阴三阳作为中医阴阳分类的重要模式，依此建构了十二经脉、十二经筋等理论。本篇则依据三阴三阳模式，论述人体体表皮肤及络脉的分区问题，提出了皮部的概念，主要讨论了十二经脉在皮肤的分属部位和从皮肤络脉色泽判断病邪浅深、性质、所主病症的方法，以及皮肤络脉在病传中的作用，是《黄帝内经》有关皮部理论的专论。皮部作为十二经脉及其所属络脉在皮表的分区，形成了经脉-络脉-皮部的联系通路，并通过经脉将皮部与内在脏腑联系为一体，从而为望皮部及络脉色泽、形态诊察疾病以及内病外治奠定了理论基础。

【原文】

黄帝问曰：余闻皮有分部[1]，脉有经纪[2]，筋有结络[3]，骨有度量，其所生病各异，别其分部，左右上下，阴阳所在，病之始终，愿闻其道。岐伯对曰：欲知皮部以经脉为纪[4]者，诸经皆然。阳明之阳[5]，名曰害蜚[6]，上下同法[7]。视其部中有浮络[8]者，皆阳明之络也。其色多青则痛，多黑则痹，黄赤[9]则热，多白则寒，五色皆见，则寒热也[10]。络盛则入客于经[11]，阳主外，阴主内[12]。

少阳之阳，名曰枢持[13]，上下同法。视其部中有浮络者，皆少阳之络也。络盛则入客于经，故在阳者主内，在阴者主出，以渗于内，诸经皆然[14]。

太阳之阳，名曰关枢[15]，上下同法。视其部中有浮络者，皆太阳之络也。络盛则入客于经。

少阴之阴，名曰枢儒[16]，上下同法。视其部中有浮络者，皆少阴之络也。络盛则入客于经，其入经也，从阳部注于经；其出者，从阴内[17]注于骨。

心主之阴[18]，名曰害肩[19]，上下同法。视其部中有浮络者，皆心主之络也。络盛则入客于经。

太阴之阴,名曰关蛰[20],上下同法。视其部中有浮络者,皆太阴之络也。络盛则入客于经。凡十二经络脉者[21],皮之部也。

是故百病之始生也,必先客[22]于皮毛,邪中之则腠理开,开则入客于络脉,留而不去,传入于经,留而不去,传入于腑,廪[23]于肠胃。邪之始入于皮也,泝然[24]起毫毛,开腠理;其入于络也,则络脉盛色变;其入客于经也,则感虚乃陷下[25];其留于筋骨之间,寒多则筋挛骨痛,热多则筋弛[26]骨消,肉烁䐃破[27],毛直而败[28]。

帝曰:夫子言皮之十二部,其生病皆何如?岐伯曰:皮者,脉之部也。邪客于皮则腠理开,开则邪入客于络脉,络脉满则注于经脉,经脉满则入舍于腑脏也,故皮者[29]有分部,不与[30]而生大病也。帝曰:善。

【校注】

〔1〕皮有分部:指人的十二经脉在皮肤上各有分属的部位。

〔2〕经纪:张志聪:"言脉络有径之经,横之纪也。"

〔3〕结络:结聚连络。张志聪:"结,系结也。络,连络也。言筋之系于分肉,连于骨节也。"

〔4〕皮部以经脉为纪:指人体皮肤上的分属部位,是以经脉的循行部位为纲纪。

〔5〕阳明之阳:指阳明经脉的阳络。

〔6〕害蜚:通"阖扉",门扇,比喻阳明为里、为阖的作用。丹波元简:"吴(崑)云'害与阖同,所谓阳明为阖'是也……盖害、盍、阖古通用。《尔雅·释宫》:'阖,谓之扉。'疏:'阖,扇也。'《说文》曰:'阖,门扇也。一曰闭也。'蜚,音扉。害蜚,即是阖扉,门扇之谓。"

〔7〕上下同法:谓手经、足经诊治方法相同。

〔8〕浮络:浅在的络脉。

〔9〕黄赤:《太素》卷九"黄赤"上有"多"字,律以上下文例,应补。

〔10〕五色皆见……寒热也:杨上善:"青赤黄等为阳色,白黑为阴色。今二色俱见,当知所病有寒热也。"

〔11〕络盛则入客于经:指络脉邪盛,就会内传到各自的本经。客,侵入。

〔12〕阳主外,阴主内:指络脉属阳而主外,经脉属阴而主内。

〔13〕枢持:为"枢杼"之讹。即门的枢轴,喻少阳转枢出入的作用。《甲乙经》卷二"枢持"作"枢杼"。森立之:"枢持,即枢杼。杼、持音形共甚相近,故误耳。宜从《甲乙》为正,盖少阳在中故曰枢,又曰枢杼也。"

〔14〕故在阳者主内……诸经皆然:郭霭春:"滑寿说:'故在阳者至诸经皆然十九字,上下不相蒙,不知何谓。'按'在阳者'十九字,张琦以为讹误,孙鼎宜以为衍文,吴注本则删此十九字,并与滑说合。"

〔15〕关枢:门闩与门轴,比喻太阳固卫、转输阳气的功能。

〔16〕枢儒:为"枢櫺"之讹。枢棂,门窗的枢纽与木格。喻少阴具有开合转输阴阳之气的作用。《太素》卷九"儒"作"櫺"。森立之:"'枢儒'与'枢杼'同,一音之转,故假借作'枢櫺',又作'枢儒'耳。盖少阴与少阳同居中,故曰少阴、少阳共为枢。或曰'枢',或曰'枢杼',其义一也。"

〔17〕阴内:《甲乙经》卷二作"阴部内",《太素》卷九无"内"字。据此当作"阴部",与上"阳部"对文。

〔18〕心主之阴:指手厥阴心包经脉的阴络。

〔19〕害肩:通"阖楣",门上置枢之处。喻手厥阴为阖的作用。

〔20〕关蛰:为"关槷"之讹。槷,门中之槷,喻太阴为关的功能。丹波元简:"盖'蛰'是'槷'之讹。槷、闑同……《释文》:'槷,门橛也。'《尔雅》:'橛,谓之闑。'《周礼·考工记》郑注:'闑,古文作槷,乃门中橛也。'关槷者,取义于门中之橛,左右之扉所合处欤。"

〔21〕凡十二经络脉者:《太素》卷九"经"下无"络"字。

〔22〕客:原脱,据《太素》卷九、《甲乙经》卷二补。

〔23〕廪:原指米仓,引申为积聚。王冰:"廪,积也,聚也。"

〔24〕泝然:泝,疑为"淅"之讹。泝然,寒栗貌。

〔25〕感虚乃陷下:王冰:"经虚邪入,故曰感虚。脉虚气少,故陷下也。"感,《甲乙经》卷二作"盛",连上读。

〔26〕弛:同"弛",松缓。

〔27〕肉烁䐀(jiǒng䐀)破:肌肉销烁而消瘦。䐀,肌肉的突起部分。

〔28〕毛直而败:毛发失荣,枯槁败坏。

〔29〕皮者:《甲乙经》卷二"皮"下无"者"字。按无"者"字是,与篇首句相应。

〔30〕与:干预,治疗。杨上善:"在浅不疗,遂生大病。与,疗也。"《甲乙经》卷二"与"作"预"。

【释义】

本篇是《黄帝内经》有关皮部的专论,主要阐述了皮部的分部依据、与经络的关系、生理功能以及临床应用等。

一、皮部的含义

一般认为,皮部,是指体表按经络系统的分部。本篇起始即指出:"皮有分部,脉有经纪,筋有结络,骨有度量,其所生病各异。"马莳注:"人身之皮分为各部,如背之中行为督脉,督脉两旁四行属足太阳经,肋后背旁属足少阳经,肋属足厥阴经等义是也。脉有经纪,故《灵枢》有《经脉》篇;筋有结络,故《灵枢》有《经筋》篇;骨有度量,故《灵枢》有《骨度》篇者是也。"由此可见,皮部与经脉、经筋、骨一样,都是人体结构的重要组成部分。黄龙祥[①]根据《太素·经脉皮部》对"皮有分部,脉有经纪"的解释:"皮部十二络之以十二经上之皮分十二部,以取其病,故曰皮有部也。""大络小络,总以十二大脉,以为皮部经纪。"提出皮部是根据十二经脉的循行分布对皮表之络脉加以分类,这与将体表腧穴根据其部位分属于十二经的性质完全相同,而今人对于皮部的理解似乎偏离了古人的本义。

---

①黄龙祥.中国针灸学术史大纲[M].北京:华夏出版社,2001:484.

二、皮部划分的依据

本篇论皮部的划分依据谓："欲知皮部以经脉为纪者,诸经皆然。"王冰注："循经脉行止所主,则皮部可知。"杨上善云："欲知皮之部别,十二经为纲纪也,十二经皮部络,皆以此为例也。"因经脉有十二条,所以皮肤也分作十二个部位,故十二经脉循行在体表的相应区域称之为十二皮部。同时,皮部不仅是经脉的分区,也是络脉的分区,它同络脉特别是浮络的关系更为密切,故本篇原文曰："凡十二经络脉者,皮之部也。"张介宾注："浮络见于皮,故曰皮之部。"张志聪谓："欲知皮之分部,当以所见之络脉分之。然又当以经脉为纪,盖络乃经脉之支别。"即络脉属经脉的分支,在外又可见于皮,所谓"诸脉之浮而常见者,皆络脉也"(《灵枢·经脉》),与皮部之间也存在明显的联系。由此可见,正是通过络脉搭建了皮部与经脉之间的桥梁。

皮部作为十二经脉的体表分区,与经脉的区别在于经脉呈线状分布,络脉呈网状分布,而皮部则着重于"面"的划分,其范围大致属于该经脉分布的部位,而比经脉更为广泛。从近代经络感传现象观察,刺激某些穴位,感传线路呈带状分布,甚至出现较宽的过敏带和麻木带;在循经皮肤病中,皮疹的出现也多呈带状分布。说明十二经脉确在体表有一定的分区,皮肤与经脉有着密切的关系。

三、三阴三阳皮部的名称

本篇所论三阴三阳皮部的名称错简较多,历代注家对皮部名义阐释发挥也众说纷纭,令后学无所适从。综合丹波元简、森立之等注家见解,结合《灵枢·根结》有关三阴三阳关、阖、枢的论述,本篇所言三阴三阳皮部的名称仍然是以门的构建为比喻,以说明各自的功能特点。其中阳明为阖扉,以门扇比喻阳明为里、为阖的作用;少阳为枢杼,以门的枢轴比喻少阳转枢出入的作用;太阳为关枢,主要以门闩的开启和关闭比喻太阳固卫、转输阳气的功能;少阴为枢檽,以门窗的枢纽比喻少阴具有开合转输阴阳之气的作用;心主为阖楣,以门上置枢之处比喻手厥阴为阖的作用;太阴为关槸,以门中之楬比喻太阴为关的功能。由于少阳、少阴均为"枢"主转枢出入,故本篇特别在少阳、少阴部分,讨论了病邪出入的问题,所谓"其入经也,从阳部注于经;其出者,从阴内注于骨"。

另外,本篇三阴三阳皮部唯独没有"厥阴之阴",而提出"心主之阴",黄龙祥[1]、[2]认为惟一的解释是当时还没有出现"手厥阴"这样的经脉名,因而无法用"厥阴"一词合称手足厥阴脉,如果分别列举又影响了全文的体例,无奈之下采取了取手部而舍足部的做法,但"心主之阴"却依然仿照其他五对手足共称之例,写上"上下同法",显然自相矛盾,不能成立。

这里有关三阴三阳皮部关、阖、枢的论述,与《灵枢·根结》一致,可参阅该篇。

四、皮部理论的临床应用

皮部不仅是体表的分区,而且这一分区也是外邪侵入人体以及反映疾病和接受治疗

①黄龙祥.中国针灸学术史大纲[M].北京:华夏出版社,2001:484.
②黄龙祥.经脉理论还原与重构大纲[M].北京:人民卫生出版社,2016:118.

的门户。故皮部理论在中医学中的应用,主要反映在以下三个方面。

（一）皮部是外邪侵袭人体的门户

皮部居于人体的最外层,是人体与外界的屏障,具有感受、调节和适应四时六气变化的功能,五脏六腑的气血均通过经脉皮部充养于表,特别是卫气"循于皮肤之中",加强了人体的第一道防线,起到了抵御外邪、卫外固表的作用。而外邪侵袭人体,也常从皮部通过经络影响脏腑。如本篇原文所说:"邪客于皮则腠理开,开则邪入客于络脉,络脉满则注于经脉,经脉满则入舍于腑脏也。"也就是说,当人体感受外邪时,皮部首当其冲。而皮部之邪下一步的传变路径往往有迹可寻,即所谓"络盛则入客于经"。由于"皮肤之气血,与经络相通,而内连脏腑也"（《灵枢集注·邪气脏腑病形》）。不同皮部的病邪,往往进一步传变为相应经脉的病症,如《灵枢·邪气脏腑病形》曰:"中于面则下阳明,中于项则下太阳,中于颊则下少阳,其中于膺背两胁亦中其经。"其理与此相同。正由于皮部在疾病传变过程处于最为表浅的阶段,故本篇又云:"故皮者有分部,不与而生大病也。"强调邪在皮部,疾病轻浅,当及时治疗;否则,邪气日深,则变生大病。

（二）皮部是诊断疾病的重要途径

皮部是十二经脉及其所属络脉在皮表的分区,也是十二经脉之气的散布所在,观察不同部位皮肤的色泽和形态变化,有助于诊断某些脏腑、经络的病变,并可确定内在脏腑的虚实以及病变的性质。所以,观察皮肤和皮肤表面浮络的色泽变化,也就成了中医望诊的一项重要内容。《灵枢·五色》篇专论观察面部一定部位的色泽变化来诊断疾病,如"青黑为痛,黄赤为热,白为寒"等。《素问·经络论》还提到五色与五脏的对应关系,即"心赤、肺白、肝青、脾黄、肾黑"。近代,在皮肤色诊的基础上,又发展为以观察皮肤丘疹,检查皮下结节、皮肤感觉及导电量的变化等来诊断疾病,这是皮部理论的新应用。

本篇十分强调"视其部中有浮络"的望诊,通过对浮络颜色、形态变化的观察,来判断病症的性质,如本篇所论络脉"多青则痛,多黑则痹,黄赤则热,多白则寒,五色皆见,则寒热"。《灵枢·论疾诊尺》亦指出:"诊血脉者,多赤多热,多青多痛,多黑为久痹,多赤、多黑、多青皆见者寒热。"这种浮络望诊,显然也是皮部诊察的主要内容。只是两相比较,本篇增加了黄白二色,显然这是受五行学说的影响,其将五种颜色俱见的情况定为寒热,也是受赤、黑、青三色俱见为寒热的影响。

（三）皮部在临床治疗中的应用

关于皮部在临床治疗中的应用,本篇没有明确论述。《黄帝内经》的其他篇章则对针刺皮部治疗疾病的机理与方法有所论述,《灵枢·经脉》说:"卫气先行皮肤,先充络脉。"而皮部亦如腧穴一样,是"卫气之所留止,邪气之所客也,针石缘而去之"（《素问·五脏生成》）,故针刺皮部有助于调动卫气抗邪疗病的作用。《灵枢·官针》记载了刺皮部治疗疾病的具体方法,如"毛刺者,刺浮痹皮肤也""浮刺者,傍入而浮之,以治肌急而寒者也""半刺者,浅内而疾发针,无针伤肉,如拔毛状,以取皮气"等。其他如敷贴、艾灸、热熨等法,都是通过皮肤的一定部位对病变起作用。

皮部还包括其分区的络脉在内，故刺络疗法无疑也是皮部理论在治疗中的应用之一。《素问·缪刺论》曰："凡刺之数，先视其经脉，切而从之，审其虚实而调之，不调者经刺之，有痛而经不病者缪刺之，因视其皮部有血络者尽取之，此缪刺之数也。"可见缪刺法即针刺皮部之络放血的治疗方法。此外《素问·刺腰痛论》也主要取皮部之络，但十二经脉从四肢至头身皆有分布，而《缪刺论》中络病治法及《刺腰痛论》刺腰痛法多取手足井穴指端或肘膝下脉络，其原因乃在于"皮之部，输于四末"（《灵枢·卫气失常》），如张介宾说："病在皮者，在阳分也。阳受气于四末，以其皮浅气浮也，故皮之部输于四末。"

【知识链接】

一、杨上善对皮部络学说的发挥

杨上善将皮部络学说推而广之，对《黄帝内经》中凡用十二经脉、十二经别、十五络脉所难以说明的针灸治疗规律，均以皮部络加以解释，如《素问·缪刺论》载有刺尸厥方："邪客于手足少阴、太阴、足阳明络，此五络皆会于耳中，上络左角，五络俱竭，令人身脉皆动，而形无知也，其状如尸厥。"杨上善注曰："手少阴通里，入心中，系舌本，孙络至耳中。足少阴经至舌本，皮部络入耳也。手太阴正别从喉咙，亦络入耳中。足太阴经，连舌本下，散舌下，亦皮部络入耳中。足阳明经，上耳前，过客主人前，亦皮部络入耳中。"观杨氏注文之义，皮部络与孙络是等义的，而孙络分布无处不有，不受十二经脉循行区域的限制。这样一来，经络学说在解释病因、选穴治疗方面便无所不能了。应当说杨上善的这一思路与古人最初创立经脉概念的思路是相通的，如果那些针灸方在《黄帝内经》时代被重复的次数足够多，一定会有相应的经脉循行（或以经脉分支形式，或以络脉形式，或其他形式）出现，以作为解释新发现的临床事实的理论依据[①]。

二、皮部理论的现代临床应用

皮部理论在现代临床也得到了较为广泛的应用，从治疗方法的角度而言，皮部浅刺法常见的种类有飞针疗法、梅花针疗法、蜂针法、皮下留针法、透刺埋线疗法、火针烙法、刺络出血、毫针沿皮刺法、滚针法、三棱针挑刺法、皮内针法、皮部点刺疗法、闪罐疗法、药物敷贴疗法等。不同的刺法作用不同，如火针的温热刺激可激发人体的阳气，增强经络对气血的营运与推动，以开门掘塞，疏通脉络；刺络出血法泻血以调气，从而通经活络，除恶血，调和气血，祛邪解表[②]。滚针疗法通过"皮部–络脉–经脉–腑脏"的途径激发卫气，有效调节人体脏腑的气血阴阳，防治疾病[③]。从治疗病种的角度而言，涉及亚健康、失眠、单

① 黄龙祥.中国针灸学术史大纲[M].北京：华夏出版社，2001：485.

② 庞艳阳，杨晓红，罗宏斌，等.基于络病学说探讨皮部浅刺法在皮科疾病中的杠杆作用[J].中华中医药杂志，2017，32（5）：2220-2222.

③ 罗玲，唐勇，曾芳，等.独特的皮部治疗——滚针疗法[J].上海针灸杂志，2008，27（9）：37-38.

纯性肥胖症、感冒、支气管哮喘、面神经麻痹、高血压病、中风瘫痪、痿证、胃痛、急性闪搓伤、慢性腰肌劳损、腰肌膜炎、肩周炎、坐骨神经痛、痛经、腹痛、久泻、久痢、脱肛等多种疾病①。

另外,张秀英等②通过阐述皮部络脉的概念、分类分布、防御与濡养、载体与交换的生理功能等科学内涵,认为人体皮部经络呈面-网枝状分布,依次为皮部-浮络-孙络-缠络-系络-络脉-经脉,具有保护机体、防止外邪侵入、运行气血、渗灌濡养、络属脏腑等功能,在结构和功能上皮部络脉似与现代医学的皮肤、循环、神经、免疫系统相关。进而探讨了经皮给药的皮部络脉、皮部卫气、皮部经穴等生物传输途径,为进一步揭示中医药外治疗法经皮给药的生物传输机制奠定了理论基础。

三、皮部命名与六经辨证的关系

李鼎③认为皮部的命名对六经辨证有重要的启示意义。皮部作为经络的最外层,经络病症反映到皮部,从皮部的征象则可分析各经的病理,皮部也就是作为六经病症所表现的部位。柯韵伯《伤寒论翼》首先指出《素问·皮部论》是"仲景创六经部位之原",说"仲景之六经是分六区,地面所该者广。虽以脉为经络,而不专在经络上立说"。他所说的"六区""地面",以及在他之前方有执《伤寒论条辨》所说的"部属方位"都是指的六经皮部。谈经脉而不扩及到皮部,不免失之于局限;分部位而不联系到经络,则不免失之于空泛。六经皮部理论则可为六经辨证作出较好的说明。它既表明六经病症反映于一定的部位(病位),还可以从皮部的命名来说明六经病症的一些机理(病机)。对六经皮部的命名应当结合六经病症去理解。可将六经皮部名称结合《伤寒论》六经分证进行讨论(表56-1)。

表56-1 六经皮部名称与寒热关系表

六经名	太阳	阳明	少阳	太阴	少阴	厥阴
皮部名	关枢	害蜚	枢持	关蛰	枢儒	害肩

（一）太阳病

《伤寒论》说:"太阳之为病,脉浮,头项强痛而恶寒。"其病症主要反映在头上及身

①张欣,刘明军,尚坤,等.中医传统"皮部"理论研究思路[J].中医杂志,2013,54(15):1343-1345.
②张秀英,王雪峰.基于皮部络脉理论探讨中药经皮给药传输途径[J].中华中医药杂志,2016,31(3):794-797.
③李鼎.针灸学释难(增订本)[M].上海:上海中医药大学出版社,1998:22-24.

后,故属于太阳皮部。太阳是三阳之始,对于外邪是一道防卫,皮部名为"关枢",既表明这是三阳之"关",又表明在寒热症候上有恶寒发热的"枢"(转)特点。

(二)阳明病

阳明为阳气最盛,《伤寒论》说:"阳明之为病,胃家实是也。"主要为胃肠实热证候,见不恶寒,反恶热,烦躁,谵语,不大便,腹满痛等。病症多反映在头面及身前,故属于阳明皮部。阳明为"阖",柯韵伯从闭阖的意义来解释有关见症,说不大便、不小便、不能食等症无不以"阖"为特点。皮部名为"害蜚","害"实即"阖"的通假字。由于阳明阳气盛,不恶寒,只发热,阳气盛而蜚扬,故称为"蜚"。

(三)少阳病

少阳列于三阳之末,《伤寒论》说:"少阳之为病,口苦,咽干,目眩也。"其主症有往来寒热,胸胁苦满,心烦喜呕等。这些病症主要反映在头及身体侧部,故属于少阳皮部。少阳为"枢",是三阳病症转化的枢纽。皮部名为"枢持",《甲乙经》作"枢杼",杼,是织布的梭子,有往来变动的意义。在寒热症候上表现为寒热往来即具有"枢"的特点。

(四)太阴病

太阴为阴气最盛,与阳明相对。《伤寒论》说:"太阴之为病,腹满而吐,食不下,自利益甚,时腹自痛。"太阴排列在三阴之首,故称为"关",阴气最盛而阳气潜藏故称为"蛰"。太阴作为三阴之"关",如有损坏,作为"仓廪"的脾胃就失去正常的运输作用,上见阻隔(吐),下见洞泄(利)等。

(五)少阴病

少阴为阴中有阳,里寒而有微热。《伤寒论》说:"少阴之为病,脉微细,但欲寐也。"其症以里虚为主,见下利清谷、内寒外热等。寒而有热,故为三阴之"枢",因其有别于少阳之"枢杼",而是本质虚弱,故称为"枢儒",儒,意为柔弱。张志聪注释说:"少阴主枢,外内出入,但欲寐则神气不能外浮而阴阳枢转不利。"但欲寐或心烦不得眠,都属少阴与跷脉阴阳枢转不利的表现。柯韵伯还认为,手足逆冷、拘急的"四逆,皆少阴枢机无主,升降不利所致"。

(六)厥阴病

厥阴是阴气交尽而阳气上逆,为阴中之阳。《伤寒论》说:"厥阴之为病,消渴,气上撞心,心中疼热,饥而不欲食,食则吐蛔,下之利不止。"其症主要为里热,气逆,手足厥冷。阴气最衰,故为三阴之"害(阖)";列于三阴之后,有承受的含义,故称为"肩"。厥阴居三阴之终,是厥热胜复、正邪交争的严重阶段。

从六经皮部命名的含义可以看出,三阳、三阴都有"关""阖""枢"之分,三阳和三阴之始称为"关",阳之盛或阴之衰称为"阖",阳中有阴或阴中有阳,也是当寒热之间则称为"枢"。分而为六,故有关枢、阖蜚、枢杼、关蛰、枢儒、阖肩诸名,这对于分析六经的病症和机理有重要启示意义。

四、血管区理论与皮部理论的关系

刘斌等[①]研究了血管区理论与皮部理论的关系，认为血管区理论的相关启示有益于利用现代医学科技深入理解并进一步探索皮部理论，从而更好地运用皮部理论指导中医的相关临床实践。

血管区概念是由澳大利亚学者Taylor等在1987年提出。其研究中发现，绝大多数皮肤供血区域的边界和其深部组织血供单位的边界是吻合的，由此将这些由同一知名源血管供应的从皮肤到骨的复合组织单位定义为血管区。Taylor共确定了40个大的血管区，最初的观测平均每具人体标本标记穿支动脉为374个，在后续静脉血管区的研究中平均每具人体标本标记穿支血管为445个，并且发现穿支静脉和穿支动脉所供应的皮肤区域，以及他们的源血管所供应的深部组织区域均相互匹配，从而强化了血管区的概念。

《素问·皮部论》提出"欲知皮部以经脉为纪者，诸经皆然"，并在其后总结时再次强调"凡十二经络脉者，皮之部也"，即皮部划分以十二经脉所循行的区域为参照，而皮部的实质是十二经络脉的分布。这一立论说明脉对于皮肤的分部起到了决定性的作用，所谓"皮者，脉之部也"。从形态结构而言，十二经脉发出大的络脉，络脉进一步分出次级分支，最终以浮络的形式布散于皮肤。因此，按照浮络的经脉归属关系，将其所涉及区域的皮肤分别相应地归属于十二经脉，即"皮部以经脉为纪"，是有中医学解剖结构基础的。总之，《素问·皮部论》首先明确并强调了皮肤分部的内在依据为经脉；其次，各经皮部的实际络属脉系为络脉；其三，阳明经的浮络是色诊的解剖学基础；其四，各经皮部所属络脉分深浅层次，浅层的络脉向经脉流注，深层的络脉渗灌周围组织；其五，强调了少阴经深部络脉灌注濡养骨、髓的特殊性；第六，提出外邪致病的传变规律，一为外邪久留不去，逐渐深入侵及肠胃之腑；二为外邪未随经深入，而滞留于筋骨之间发为寒热。

比较血管区理论与《素问·皮部论》内容可以发现，从皮肤到皮肤血供，再到各级血管的联络结构，中西医学的解剖认识途径是大同小异的。首先，二者均以研究皮肤为题，最终着眼于血管或脉系；其次，均以血管或脉系作为皮肤区域划分的依据；其三，血管网络和脉系在各组织层次中存在对应的分支结构。那么，血管区理论对于研究皮部理论，具有重要的参考价值。其一，强化了皮部以经脉为纪的认识。血管区的研究证实了来自大血管的知名源血管，经深筋膜浅层发出穿支血管节段性地供应相对应的皮肤区域，这种皮肤区域血供与深部血管的隶属关系，形象地印证了《素问·皮部论》以"皮部以经脉为纪"的思想。此外，供养血管的分级和络脉的分级体系相互参照，亦佐证了皮部以经脉为纪的立论不仅在逻辑上是严谨的，而且在解剖结构上亦是真实存在的。其二，深化了对络脉流注特征的认识。《黄帝内经》所述的各皮部浮络视而可见，对应为现代解剖学皮肤中的浅表静脉，其"络盛则入客于经"的论述与后文外邪致病的通用传变途径是一致的。外邪传变，从孙络到络脉再到经脉的流注次序总是一致的，并且这与浅表静脉的向心性流向也是吻合的。血

---

①刘斌，尤海燕.血管区理论对《素问·皮部论篇》解读的启示［J］.北京中医药大学学报，2016，39（10）：802–806.

管区理论研究发现：在深部组织内大血管的属支穿过肌肉、肌腱、骨、神经以及深部脂肪。在这些组织内属支血管再进行分支和亚分支，这些分支沿着结缔组织框架走行并反映出所处组织的结构。这一发现提示了血管在深部组织内分布的广泛性，同时也提醒我们络脉在五体系统的广泛联络作用。参考血管区理论的研究分析原文，表明各皮部络脉存在着两种流注方式：一是发自体表浮络并流经各级络脉最后向经脉汇聚；二是深部的络脉向内部组织的灌渗。第二种流注方式的流注方向和体内供养动脉的离心性流向是一致的。其三，为面部色诊提供研究基础。《素问·皮部论》着重论述了六经皮部络脉的流注情况，在阳明皮部中提出浮络五色诊法，寓意明确，即面部阳明浮络血气变化可致局部色泽改变，通过诊察这一变化可以推知病邪的性质。由此可知，疾病导致面色变化的内在机制是阳明面部浮络血气在不同病邪影响下产生的相应改变。根据血管区理论的观点，面部皮肤的血运与小动脉的灌注和小静脉的回流密切相关，这些小血管经由穿支血管和源血管相连。因此大血管的血量变化能够影响其所支配区域的血供，反之小血管的血运状态则反映了深部主干血管的血供情况。那么根据《素问·皮部论》阳明皮部五色诊法的思想，面部血气供应状态和其色泽变化是相关连的，由此，我们可以大胆地推论面部色诊的核心，即是通过该部皮肤色泽的变化，去了解其血管血运的情况。进而面部色诊的研究，可以延伸至面部皮肤的血管网络，这对于面部色诊研究指标的量化和重复性等方面，均具有重要的参考意义。总之，作为客观解剖存在的穿支血管网络，为我们深入研究皮部络脉相关理论，提供了一个可以实际观察和操作的参照。

经络论篇第五十七

【导读】

　　《素问·移精变气论》曰：“帝曰：善。余欲临病人，观死生，决嫌疑，欲知其要，如日月光，可得闻乎？岐伯曰：色脉者，上帝之所贵也，先师之所传也……欲知其要，则色脉是矣……治之要极，无失色脉，用之不惑，治之大则。”《素问·五脏生成》亦云：“能合色脉，可以万全。”色与脉作为度量血气平与不平、血脉正常与否的指标，是扁鹊学派的重要诊疗思想。本篇继上篇《皮部论》后，补充论述诊察经脉、络脉五色以判断病情，因此名为“经络论”。高世栻云：“经络，经脉、络脉也。上篇从皮腠而入于络脉，络脉而入于经脉，故此复有经络之论。论经络之色，有常有变，所以承上篇五色，而补其未尽之义。”《新校正》亦云：“按全元起本在《皮部论》末，王氏分。”

【原文】

　　黄帝问曰：夫络脉之见也，其五色各异，青黄赤白黑不同，其故何也？岐伯对曰：经有常色而络无常变也[1]。帝曰：经之常色何如？岐伯曰：心赤，肺白，肝青，脾黄，肾黑，皆亦应其经脉之色也。帝曰：络之阴阳[2]，亦应其经乎？岐伯曰：阴络之色应其经，阳络之色变无常[3]，随四时而行也。寒多则凝泣[4]，凝泣则青黑，热多则淖泽[5]，淖泽则黄赤，此皆常色，谓之无病[6]。五色具[7]见者，谓之寒热。帝曰：善。

【校注】

　　[1]经有常色而络无常变也：王冰：“经行气，故色见常应于时。络主血，故受邪则变而不一矣。”

〔2〕络之阴阳：指阴络与阳络。阴络，为位置较深的络脉；阳络，为位置较浅的络脉。

〔3〕阴络之色……阳络之色变无常：张介宾："阴络近经，色则应之，故分五行以配五脏而色有常也……阳络浮显，色不应经，故随四时之气以为进退，而变无常也。"

〔4〕泣：通"涩"，涩滞不畅。

〔5〕淖泽：王冰："淖，湿也；泽，润液也。谓微湿润也。"

〔6〕此皆常色，谓之无病：《素问吴注》将此8字移于上文"随四时而行也"句后。义胜。

〔7〕具：《太素》卷九作"俱"。共同。

【释义】

诊血脉法是通过观察体表血脉的颜色和形态的改变，判定寒热痛痹虚实和瘀血的常用诊法，古人称之为诊察经脉、络脉，正好说明经络源于古人对血管的认识。本篇围绕经络色诊法，主要阐述了诊经脉与络脉的区别，以及五色主病的意义。

一、诊经脉与络脉的区别

《灵枢·经脉》曰："经脉十二者，伏行分肉之间，深而不见……诸脉之浮而常见者，皆络脉也。"经脉是经络系统的主干部分，循行于人体较深部位，同体内脏腑有直接的络属关系，因而其色泽与五脏之色相应，所谓"心赤、肺白、肝青、脾黄、肾黑，皆亦应其经脉之色也"。络脉是经络系统的分支部分，循行于人体较浅的部位，或显现于体表，在人体分布极为广泛，又是外邪侵入人体的路径，每因感邪性质、深浅不同而发生变化，故言"经有常色而络无常变也"。诚如姚止庵所说："络主血，故受邪则变而不一矣。按：络为脉之浮见于外者，故随感之浅深而变不常也。"

然络又有阳络、阴络之分，如张介宾所说："故合经络而言，则经在里为阴，络在外为阳。若单以络脉为言，则又有大络孙络、在内在外之别，深而在内者是为阴络，阴络近经，色则应之，故分五行以配五脏而色有常也。浅而在外者是为阳络，阳络浮显，色不应经，故随四时之气以为进退，而变无常也……何近代诸家之注，皆以六阴为阴络，六阳为阳络，岂阳经之络必无常，阴经之络必无变乎？皆误也。"也就是说，络脉之中，阴络在内，与经相近，所以与经色相应；阳络浮显在外，其颜色易受四时气候寒热变化的影响而改变，所以说"阳络之色变无常，随四时而行也"。

二、经络五色主病的意义

经络色诊的意义与五色诊相通，《灵枢·五色》提出"官五色奈何？黄帝曰：青黑为痛，黄赤为热，白为寒，是谓五官。"此诊法原则同样适应于诊察经脉、络脉的颜色变化，若血脉色青黑，多寒凝血瘀，主痛主痹；血脉色黄赤则为热；白色为寒象；若多种颜色并见，则为寒热病。对此，《灵枢·论疾诊尺》论述更为简要，指出："诊血脉者，多赤多热，多青多痛，多黑为久痹，多赤多黑多青皆见者，寒热身痛。"《脉经·扁鹊华佗察声色要诀第四》也有相同的论述。只是难以确定是先在体表血脉的实践中发现了脉色与寒热痛痹病症的对应规律，然后移植到五色诊中，还是先在色诊中发现这一规律再移植到诊血脉法中。

【知识链接】

诊血脉包括观察体表血脉的颜色和形态改变两个方面，本篇主要阐述了诊血脉颜色的变化判断病情，并未涉及血脉形态的改变，对此，《黄帝内经》其他篇章多有论述。通过望诊、触诊以诊察血脉形态的改变，大致可以分为盛衰、坚陷以及有无瘀血阻滞之血络、结络几种情况。其一，诊血脉之盛衰可以判断血气之虚实有余不足。如《素问·三部九候论》云："察九候独小者病，独大者病。"如此"实则泻之，虚则补之"。其二，诊脉之坚陷以知脉通与不通，以及病证的虚实。《素问·举痛论》指出："视其主病之脉，坚而血及陷下者，皆可扪而得也。"即提出通过触诊以了解血脉之坚陷及有无血络阻滞的情况。《灵枢·邪气脏腑病形》曰："鱼络血者手阳明病，两跗上之脉竖（坚）［若］陷者足阳明病，此胃脉也。""坚若陷"者，指跗阳脉坚实而盛，或虚空凹陷，均可致血脉气血运行不畅，如《灵枢·禁服》云："陷下者，脉血结于中，中有著血。"实际上瘀血结滞于血脉，常会使血脉呈现出上盛而下陷的状态；另一方面，其脉坚者为实，陷者为虚。《灵枢·周痹》也说："故刺痹者，必先切循其下之六经，视其虚实，及大络之血结而不通，及虚而脉陷空者而调之。"其三，诊察血脉郁滞之有无及其程度。血脉郁滞，《黄帝内经》中常称之为"结""结络""血络"，根据郁滞程度分为"盛而血"和"结"两级，前者为脉盛血聚而未结，后者为血聚日久而血脉外形发生明显的改变，小者如针、如黍，大者如豆，提示淤积的程度更重。如《灵枢·血络论》云："血脉者，盛坚横以赤，上下无常处，小者如针，大者如筋，则而泻之万全也。"而在诊察大的结络时，古人特别强调其"横出"的特点，如《灵枢·九针十二原》说："血脉者，在腧横居，视之独澄（满），切之独坚。"《灵枢·刺节真邪》亦曰："一经上实下虚而不通者，此必有横络盛加于大经，令之不通，视而泻之，此所谓解结也。""横出"说明血脉的走向及形态发生了明显的改变，"横出"之脉络在特定的病理条件下显现，是判断结络的重要指标。

诊血脉法在后世得到了进一步的扩展运用，主要有望鱼际络脉法、望小儿食指络脉法、望山根诊法、望舌下络脉法、望目中络脉法、望耳后络脉法等。

气穴论篇第五十八

【导读】

分类是在比较的基础上，根据事物的共同点和差异点，将事物区分为不同种类的逻辑方法。分类是整理经验材料的基本方法，在科学研究中，分类方法可以将大量纷繁复杂的经验材料条理化和系统化，发现和掌握事物发展的普遍规律；同时科学分类反映了事物之间的本质联系，使学科具有一定的科学预见性，能够为人们认识具体事物提供向导。腧穴理论的建构与临床应用，也是以分类为前提的。本篇主要按腧穴功能，分为脏俞、腑俞、热俞、水俞、寒热病俞等，当然，由于历史的局限，其对腧穴的分类还不完善，呈现出不同理论框架下腧穴叠拼的现象。由于孙络、溪谷与气穴密切相关，故本篇同时也阐述了孙络、溪谷的相关概念及其理论。诚如高世栻所说："气穴者，一身之气，循行三百六十五穴也。孙络溪谷，亦三百六十五会，皆应一岁之数。帝愿闻真数，而藏金兰之室，署曰气穴所在，是为'气穴论'也。"

【原文】

黄帝问曰：余闻气穴[1]三百六十五，以应一岁，未知其所[2]，愿卒闻之。岐伯稽首再拜对曰：窘乎哉问也！其[3]非圣帝，孰能穷其道焉！因请溢意[4]尽言其处。帝捧手逡巡[5]而却曰：夫子之开余道也，目未见其处，耳未闻其数，而目以明，耳以聪矣。岐伯曰：此所谓圣人易语，良马易御也。帝曰：余非圣人之易语也，世言真数[6]开人意，今余所访问者真数，发蒙解惑，未足以论也。然余愿闻夫子溢志尽言其处，令解其意，请藏之金匮，不敢复出。

岐伯再拜而起曰：臣请言之。背与心相控[7]而痛，所治天突与十椎[8]及上纪下纪[9]，上纪者胃脘[10]也，下纪者关元也。背胸邪系阴阳左右[11]，如此其病前后痛涩，胸胁痛而不得息，不得卧，上气短气偏[12]痛，脉满起斜出尻脉，络胸胁支心贯鬲，上肩加天突，斜下肩交十椎下[13]。

脏俞五十穴[14]，腑俞七十二穴[15]，热俞五十九穴[16]，水俞五十七穴[17]，头上五行、行五[18]，五五二十五穴。中䯒两傍各五[19]，凡十穴。大杼上两傍各一[20]，凡二穴。目瞳子浮白二穴[21]，两髀厌分中二穴[22]，犊鼻二穴，耳中多所闻二穴[23]，眉本二穴[24]，完骨二穴，项中央一穴[25]，枕骨二穴[26]，上关二穴，大迎二穴，下关二穴，天柱二穴，巨虚上下廉四穴，曲牙二穴[27]，天突一穴，天府二穴，天牖二穴，扶突二穴，天窗二穴，肩解二穴[28]，关元一穴，委阳二穴，肩贞二穴，瘖门一穴，脐一穴，胸俞十二穴[29]，背俞二穴[30]，膺俞十二穴[31]，分肉二穴[32]，踝上横二穴[33]，阴阳跷四穴[34]，水俞在诸分[35]，热俞在气穴，寒热俞在两骸厌中二穴[36]，大禁二十五，在天府下五寸[37]，凡三百六十五穴，针之所由行也。

【校注】

〔1〕气穴：即腧穴、孔穴。吴崑："人身孔穴，皆气所居，故曰气穴。"

〔2〕所：《太素》卷十一"所"下有"谓"字。

〔3〕其：假设连词，若之意。

〔4〕溢意：犹言尽情。

〔5〕逡巡：谦让后退，恭顺貌。

〔6〕真数：精要的理论。张介宾："真数，格物穷理之数也。"

〔7〕相控：相引。《广雅·释诂一》："控，引也。"

〔8〕十椎：指第十胸椎棘突下之中枢穴。

〔9〕下纪：原无，据《太素》卷十一补。胃脘有上脘、中脘、下脘，以脐之上下为纪，脐上为上纪，脐下为下纪。

〔10〕胃脘：即中脘穴，胃经之募穴。

〔11〕背胸邪系阴阳左右：马莳："在后为背，在前为胸，在背为阳，在胸为阴。正以背与胸斜系，阴阳左右如此。"

〔12〕偏：《新校正》："按别本'偏'作'满'。"

〔13〕背与心相控而痛……斜下肩交十椎下：《新校正》："详背与心相控而痛自此，疑是《骨空论》文，简脱误于此。"又，马莳："十椎之十，当作'大'……背之督脉，斜出尻脉，络胸胁，支心，贯膈，上肩，加天突之上，又斜下肩，交背大椎之下，是以必刺天突、大椎、胃脘、关元耳。"

〔14〕脏俞五十穴：五脏各有井、荥、输、经、合五输穴，五五二十五穴，左右共计五十穴。

〔15〕腑俞七十二穴：六腑各有井、荥、输、原、经、合六穴，六六三十六穴，左右共计七十二穴。

〔16〕热俞五十九穴：指治疗热病的五十九个腧穴。详见《素问·水热穴论》。

〔17〕水俞五十七穴：指治疗水病的五十七个腧穴。详见《素问·水热穴论》。

〔18〕头上五行、行五：指治热病的腧穴中，头上有五行，每行有五穴。中行有上星、囟会、前顶、百会、后顶；次傍两行有五处、承光、通天、络却、玉枕；又次傍两行有临泣、目窗、正营、承灵、脑空。

〔19〕中胠两旁各五：指脊骨两旁各开一寸五分，有五脏的背俞穴，即肺俞、心俞、肝俞、脾俞、肾俞。

〔20〕大杼上两傍各一：大杼，原作"大椎"。《新校正》："按大椎上傍无穴，大椎下傍穴名大杼，后有，故王氏言未详。"《太素》卷十一"大椎"作"大杼"，其上一椎两傍有肩中俞。据改。

〔21〕目瞳子浮白二穴：指瞳子髎、浮白穴。

〔22〕两髀厌分中二穴：指环跳穴。髀厌，股部外上方，股骨大转子部位。

〔23〕耳中多所闻二穴：指听宫穴。位于耳屏前方，下颌骨髁状突的后缘，张口时呈凹陷之处。

〔24〕眉本二穴：指攒竹穴。

〔25〕项中央一穴：指风府穴。

〔26〕枕骨二穴：王冰："窍阴穴也。在完骨上枕骨下摇动应手，足太阳少阴之会。"

〔27〕曲牙二穴：指颊车穴。

〔28〕肩解二穴：指肩井穴。

〔29〕胸俞十二穴：指俞府、或中、神藏、灵墟、神封、步廊，左右共十二穴。又，《太素》卷十一作"肓俞二穴"。

〔30〕背俞二穴：指大杼穴。

〔31〕膺俞十二穴：指云门、中府、周荣、胸乡、天溪、食窦，左右共十二穴。又，《太素》卷一作"膺输二穴"。

〔32〕分肉二穴：《新校正》："按《甲乙经》无分肉穴，详处所疑是阳辅，在足外踝上，辅骨前绝骨端如前三分所。"

〔33〕踝上横二穴：《太素》卷十一"横"下有"骨"字。顾观光："依前后文例，当云四穴。"即左右交信、附阳穴。

〔34〕阴阳跻四穴：即照海穴、申脉穴。

〔35〕分：王冰："谓肉之分理间，治水取之。"

〔36〕两骸厌中二穴：张介宾："谓膝下外侧骨厌中，足少阳阳关穴也。"骸厌，胫骨外侧关节之凹陷处。

〔37〕大禁二十五，在天府下五寸：指手阳明经五里穴，此穴禁不可刺。《灵枢·玉版》："迎之五里，中道而止，五至而已，五往而脏之气尽矣，故五五二十五而竭其输矣。"

【释义】

本段提出人体有三百六十五个气穴，以应一年之三百六十五日，然后具体介绍了腧穴的主治病症分类及其具体部位。

一、气穴分类的重要意义

本段从"天人合一"的角度提出人体腧穴有365个，但如果不对腧穴加以分类，则难以揭示腧穴的主治规律，那么学习知识不易，临床应用也将会困难重重。因此，通过分类以建构腧穴理论，无疑对于腧穴理论的研究以及指导临床应用，都具有十分重要的意义。故原文开篇即讨论了掌握"真数"的问题，张介宾注谓："真数，格物穷理之数也。"此当指通过腧穴分类所揭示的主治规律。只有掌握了腧穴的主治规律，方可发蒙解惑，达到"目未见其处，耳未闻其数，而目以明，耳以聪"的顿悟境界。

二、心胸与背牵引疼痛的证治

本段"背与心相控而痛……斜下肩交十椎下"一段文字，《新校正》云："详背与心相控而痛自此，疑是《骨空论》文，简脱误于此。"张介宾也指出："以上共计八十七字，按其文义与上下文不相流贯，《新校正》疑其为《骨空论》文脱误于此者是，今移入《针刺类》四十七。"从腧穴分类的角度而言，当不属于《气穴论》之文。然所论心胸与背牵引疼痛的证治仍有临床意义。

心胸与背牵引疼痛，病在任督二脉，背为阳，胸为阴，任脉在前，沿胸部正中线循行，故属阴；督脉沿背部正中线循行，故属阳。其在下者斜出尻脉，在上者络胸胁，支心贯膈。《素问·举痛论》论及其病因病机谓："寒气客于背俞之脉，则脉泣，脉泣则血虚，血虚则痛。其俞注于心，故相引而痛。"即寒邪侵袭，使任督二脉气血运行不畅，则可致心胸与背牵引疼痛，胸胁痛，呼吸困难，胸闷气短，不得卧等，类似于西医心绞痛发作，治疗取任督二脉上的天突、大椎、中脘、关元穴针刺。张介宾认为文中所言"十椎"，指督脉中枢穴，亦可参考。

三、腧穴主治病症分类

本段原文按主治病症，将腧穴分为脏俞、腑俞、热俞、水俞、寒热病俞，以及《灵枢·本输》篇所论之本输、标输等（表58-1）。

表58-1 腧穴分类表

分类	所属腧穴	经典出处
本输	脏俞五十六、腑俞七十二穴。	《灵枢·本输》：是谓五脏六腑之腧，五五二十五腧，六六三十六腧也。
标输	天柱、天突、天府、天牖、扶突、天窗。	《灵枢·本输》：天突、人迎、扶突、天窗、天容、天牖、天柱、风府、天府、天池。
六腑合输	委阳、巨虚上下廉（足三里、委中、阳陵泉见腑俞中）。	《灵枢·邪气脏腑病形》：委中、委阳、足三里、巨虚上廉、巨虚下廉、阳陵泉。
气街穴	项中央、背俞、膺腧、踝上横骨	《灵枢·卫气》：气在头者，止之于脑。气在胸者，止之膺与背腧。气在腹者，止之背腧与冲脉于脐左右之动脉者。气在胫者，止之于气街与承山踝上下。
热俞之一	头上五行、行五，五五二十五穴；中膂两傍各五，凡十穴；大杼上两傍各一；足三里，巨虚上下廉，肩髃，委中。	《素问·水热穴论》：头上五行、行五者，以越诸阳之热逆也。大杼、膺俞、缺盆、背俞，此八者，以泻胸中之热也。气街、三里、巨虚上下廉，此八者，以泻胃中之热也。云门、髃骨、委中、髓空，此八者，以泻四肢之热也。五脏俞傍五，此十者，以泻五脏之热也。

续表

分类	所属腧穴	经典出处
灸寒热俞	大杼上两傍各一；背俞，肩解，肩髃，关元，脐，膺俞。	《素问·骨空论》：大椎、长强、肩髃、京门、阳辅、承山、昆仑、天突、关元、气街、三里、冲阳、百会。
热俞之二	耳中多所闻，完骨，大迎，项中央，目瞳子浮白。	《灵枢·热病》：所谓五十九刺者，两手外内侧各三，凡十二痏；五指间各一，凡八痏，足亦如是；头入发一寸傍三分各三，凡六痏；更入发三寸边五，凡十痏；耳前后口下者各一，项中一，凡六痏；巅上一，囟会一，发际一，廉泉一，风池二，天柱二。

　　另外，下关、頄鼻二穴，《灵枢·本输》在论述"标部"腧穴的分布之后，指出："刺上关者，呿不能欠；刺下关者，欠不能呿。刺頄鼻者，屈不能伸；刺两关者，伸不能屈。"此二穴似乎难以用标本分类加以归纳。阴阳跷穴则是按经脉分类的一种。至于言"水俞在诸分，热俞在气穴，寒热俞在两骸厌中二穴"，诚如马莳注云："此重言治水、治热、治寒热之腧各有所在也。"

　　由上可见，《黄帝内经》对腧穴的分类尚不完善，既有缺漏，如本篇所述除脏俞外，大多为阳经穴，缺上肢穴及十五络穴；另一方面，不同分类之间又每多重复，如五输穴，既可说是按部位分类，即本部之输；又可以说是按脏腑分类，即脏俞、腑俞；同时又是典型的经脉之输——经俞，其本质则是按部位分类的不同形式而已。

【知识链接】

一、腧穴概念的演变

　　《黄帝内经》对刺灸处——腧穴的称谓达十余种之多，如刺、痏、穴、骨空、溪谷、会（穴会）、节、俞（输、腧）、穴俞、俞髎、俞窍、气穴等，大致反映了不同医家、理论发展不同阶段的认识状态。其中刺、痏，是从针刺手段及所致肌肤创损的角度而言；穴、骨空、溪谷、会（穴会）、节，主要是从体表组织形态结构而言；俞（输、腧）、穴俞、俞髎、俞窍、气穴，则是从与脉、气血关系的角度而言。总体而言，对刺灸处认识的演变，大致经过了以病所为输、以有过之脉筋为输以及以脉、气之出入之会为输三个阶段[1]。在此过程中，逐渐从具象走向抽象，并逐步得以规范。

　　俞、输、腧三字古代通用，《黄帝内经》中均可见到，大多单独使用，其中使用最多的是"输"，集中于《灵枢》，而《素问》中几乎不以"输"指称腧穴，"腧"全见于《灵枢》，"俞"皆见于《素问》。马莳《灵枢注证发微》认为："输、俞、腧三字，古通用。输者，以其脉气之转输也。俞者，从省。腧，从肉。""腧从肉者，穴之总名。"然在《黄帝内经》中，俞、

---

①黄龙祥.中国古典针灸学大纲［M］.北京：人民卫生出版社，2019：124-126.

输、腧的使用远多于"穴"。故赵京生等[1]考证认为,大致来说,"俞(输)"出现较早而运用普遍,似主要用于分类的腧穴;"穴"的出现相对晚些。"俞(输)"和"穴"都可以泛指腧穴概念,而且随着两种称谓运用的发展,也可以互用。但输有转运输注之义,穴乃孔穴之义,故"俞、输"用于腧穴概念,其术语名本身具义理之抽象意味。"穴"用于腧穴概念,术语名本身含义较为简单,表达较抽象之义则需组合相关文字,如"气穴"。指称腧穴概念的术语"腧穴"产生较晚,且同时有不同称谓并用。该术语的普遍运用,与《铜人腧穴针灸图经》具有的权威性、规范化意义所产生的影响巨大有关,今天则作为穴位的规范名称。俞(穴)、输(穴)之称,则转为专指背俞穴、五输穴内容。

黄龙祥[2]对输、穴的区别与联系辨析甚为详细,他认为输与穴最显著的区别是:脉所出入分会为输曰"脉输",气所出入聚会为穴曰"气穴"。由此形成了二者在形式及功能表现上有如下区别:一是输可远达,穴以近治。输的重要特征在于运输——从甲到乙处,意味着一定距离的相隔——脏腑之输为表里之隔,脉输为上下之隔,因而"输"具有诊疗远位病症的特点;而穴绝大多数仍以治疗局部或邻近部位的病症为主。二是输有方向,穴无上下。血脉有本有末,五脏六腑有上下之输,十二经脉有标输、本输,本输又有井、荥、输、经、合之分;而作为刺灸处的气穴无上下之分。三是输分三类,穴只有点状一类。输有点状之输如五输、背输之类;线状之输如"尻上五行行五者,此肾输"(《素问·水热穴论》);面状之输如"病在肝,俞在颈项""病在心,俞在胸胁"(《素问·金匮真言论》)之类。四是脉有虚实,输有补泻。即在针灸治则中,盛虚是指脉象,毫针补泻刺法原本只针对脉和输而言,不涉及"穴"的操作。由于经脉被定位于"分肉之间",脉从分肉之间出于表者曰脉输,输行血(营)气;卫气常规路径也行"分肉之间",卫气从分肉之间出于表者曰气穴,穴行卫气。营卫之气在孙脉交换,如此输与穴便有了沟通的中介,于是"穴"被归属于"脉气所发"而获得了"输"的属性,二者由此有了整合的可能,在《黄帝内经》中出现了两种不同的整合思路:一是《气府论》"以输统穴"的方案,二是《气穴论》"以穴统输"的方案,最后采用的是"穴输"合称的方案。

总括《黄帝内经》所论,从形态而言,腧穴被认为是体表的凹陷,包括骨节之间的凹陷,体表的动脉、络脉,肉分之间隙。从功能而言,腧穴是气的居舍与出入之会。

二、《黄帝内经》腧穴分类方法

黄龙祥[3]认为《黄帝内经》腧穴分类主要有部位、功能、脏腑、经脉四种类型,其中按部位,或部位结合功能的分类法应用最广,本篇即是典型的实例,先按部位自上而下依次述穴,再以功能分类作补充。杜广中等[4]提出《黄帝内经》的腧穴分类,一是功能分类法,包括脏俞、腑俞、热俞、寒热俞、水俞、井荥输经合穴、络穴、原穴、本输;二是部位分类法,包括头面部穴、颈项部、胸俞、膺俞、背俞、骨空、五输穴;三是归经分类法,其中主要

①赵京生.针灸关键概念术语考论[M].北京:人民卫生出版社,2012:184-188.
②黄龙祥.中国古典针灸学大纲[M].北京:人民卫生出版社,2019:128-130.
③黄龙祥.经脉理论还原与重构大纲[M].北京:人民卫生出版社,2016:373-375.
④杜广中,卜彦青,王华.《黄帝内经》腧穴分类考[J].中国中医基础医学杂志,2011,17(6):659-661.

是按腧穴的功能、解剖部位进行分类，其次是归经分类。赵京生①认为《黄帝内经》按腧穴性质和意义加以分类，主要有原穴（包括十二原、阳经原穴）、五输穴、十五络穴、（下）合穴、五脏背俞、募穴（仅有胆募穴），以及《灵枢·根结》的根、溜、注、入，属早期的腧穴分类。分析其立论基础，一是以经络立论。其中以经络循行联系说明腧穴主治作用，是最早的理论形式。具有特殊治疗意义的施治部位产生得相当早，而且多为四肢诊脉部位，与经脉概念的形成、经脉理论的产生直接相关。实际上，早期的、重要的腧穴，其产生之初即是以经络概念来表达的，是以经络形式出现的腧穴。以经脉之气说明腧穴的部位特点和作用机制，五输穴理论是最突出的代表，也是理论化程度最高的系统总结的腧穴理论，而"出、溜、注、行、入"是其初始的称谓。当然五输穴的理论也有脏腑理论的渗入，对于五输穴的理论阐释，经脉理论的角度偏于表明腧穴的部位意义，而脏腑理论的角度偏于表明腧穴的治疗意义。二是以脏腑立论。主要有十二原穴、背俞、募穴。总体来看，腧穴理论的形成过程，首先是从经脉的角度出发，对四肢部位的腧穴进行分经归类，然后将颈项部腧穴分经归类，而躯干部的腧穴基本不分经而只归类，且数量很少。对腧穴作用的说明多借经络的循行联系，逐渐形成经络脏腑的综合阐述，逐渐抽象地以经络脏腑之气来说明腧穴与经络脏腑的关系及其作用机制。这个过程与经脉的由十一脉重视四肢部描述、向心性记述很少脏腑内容，到十二脉的气血循环功能、行有逆顺、与脏腑合一等的发展过程相一致。

基于现行的腧穴分类在不同类别间存在重复交叉的现象，王燕平等②对腧穴进行重新分类，提出腧穴可分为传统腧穴和现代全息腧穴两大类，其中传统腧穴又可分为经络系统腧穴和经外奇穴。经络系统腧穴可根据其结构和功能特点分为经脉腧穴、络脉腧穴、经筋腧穴和皮部腧穴。

【原文】

帝曰：余已知气穴之处，游针之居，愿闻孙络溪谷，亦有所应乎？岐伯曰：孙络三百六十五穴会[1]，亦以应一岁，以溢奇邪[2]，以通荣卫，荣卫稽留，卫散荣溢，气竭血著，外为发热，内为少气，疾泻无怠，以通荣卫，见而泻之，无问所会[3]。

帝曰：善。愿闻溪谷之会也。岐伯曰：肉之大会为谷，肉之小会为溪，肉分之间，溪谷之会，以行荣卫，以会大气[4]。邪溢气壅，脉热肉败，荣卫不行，必将为脓，内销骨髓，外破大䐃[5]，留于节凑[6]，必将为败。积寒留舍，荣卫不居[7]，卷肉缩筋，肋肘[8]不得伸，内为骨痹，外为不仁，命曰不足，大寒留于溪谷也。溪谷三百六十五穴会，亦应一岁。其小痹淫溢，循脉往来，微针所及，与法相同[9]。帝乃辟左右而起，再拜曰：今日发蒙解惑，藏之金匮，不敢复出。乃藏之金兰之室[10]，署曰气穴所在。岐伯曰：孙络之脉别经者，其血盛而当泻者，亦三百六十五脉，并注于络，传注十二络脉，非独十四络脉[11]也，内解泻于中者十脉[12]。

①赵京生.针灸经典理论阐释[M].修订本.上海：上海中医药大学出版社，2003：85-98.
②王燕平，侯学思.论腧穴分类[J].中国针灸，2019，39（10）：1069-1073.

【校注】

〔1〕孙络三百六十五穴会：张介宾："孙络之云穴会，以络与穴为会也，穴深在内，络浅在外，内外相会，故曰穴会，非谓气穴之外，别有三百六十五络穴也。"

〔2〕奇邪：留于大络之邪。《素问·三部九候论》："其病者在奇脉，奇邪之脉则缪刺之。"张介宾："奇邪者，不入于经而病于络也。"

〔3〕所会：指腧穴。王冰："荣积卫留，内外相薄者，见其血络当即泻之，亦无问其脉之俞会。"

〔4〕以会大气：《新校正》："按《甲乙经》作'以舍大气'。"杨上善："以舍邪之大气。"大气，此指邪气。

〔5〕䐃：原作"腘"，据《太素》卷十一改。䐃，肌肉的突起部分。

〔6〕节凑：凑，《太素》卷十一作"腠"，宜从。节腠，指骨肉相连之处。

〔7〕荣卫不居：谓营卫不能正常循行之意。居，治也。

〔8〕肋肘：《太素》卷十一作"时"，义胜。

〔9〕与法相同：王冰："若小寒之气，流行淫溢，随脉往来为痹病，用针调者，与常法相同尔。"

〔10〕金兰之室：杨上善："金兰之室，藏书府也。"

〔11〕传注十二……独十四络脉：王冰："十四络者，谓十二经络兼任脉督脉之络也。"又，《素问直解》将前"十二"改为"十四"，后"十四"改为"十二"，义胜。

〔12〕内解泻于中者十脉：张介宾："解，解散也，即《刺节真邪》篇解结之谓。泻，泻去其实也。中者，五脏也。此言络虽十二，而分属于五脏，故可解泻于中。左右各五，故云十脉。"即针刺泻五脏之十脉，可使邪气从中消散。

【释义】

本段提出了孙络、溪谷的概念，分别论述了各自的生理功能及其病理变化。

一、孙络与气穴的关系

孙络，亦称孙脉，是络脉的细小分支，也是脉系中最低一级的脉，《灵枢·脉度》云："经脉为里，支而横者为络，络之别者为孙。"孙络外通于皮毛，内连于经脉，渗灌气血，是营卫之气交换之处，也是外邪入客之所，所谓"以溢奇邪，以通荣卫"。张介宾《类经·经络类》云："皮毛分肉居于外，经之所不通，营之所不及，故赖卫气以呴之，孙络以濡之，而后内而精髓，外而发肤，无弗得其养者，皆营卫之化也。"即孙络分布于皮毛分肉之间，而气穴是卫气从分肉之间出于表的部位，因此与孙络密切相关，孙络亦是气穴分布的部位。但孙络相较于气穴而言，既有会于气穴者，又于气穴之外别有三百六十五脉，可谓无处不到，故刺孙络方可"无问所会"。

在病理情况下，若人体感受邪气，邪气侵及孙络可致"荣卫稽留，卫散荣溢，气竭血著"，表现为发热少气之症，孙络本身也会呈现形色的异常，此实为结络、血络产生的总病机。治疗时"血盛而当泻者""疾泻无怠，以通荣卫，见而泻之"，杨上善解释说："如此孙络血气涩道不通，有血之处，即疾泻之，以通营卫，不须求其输会而生疑虑。"即通过刺络放血以疏通营卫之气。从经脉–络脉–孙络来看，孙络也最容易堵塞不通，孙络通则表明血气流通，由此可见刺孙络之血有着不可替代的特殊意义。

二、溪谷与气穴的关系

溪谷的本义是指流水之处，《黄帝内经》借用水之流、脉之会的"溪""谷"来表达气穴凹陷、空隙的体表形态特征，这也是称之为"穴"的基础。本段原文指出："肉之大会为谷，肉之小会为溪。"相对而言，以小的凹陷曰溪，大的凹陷曰谷，但单言时则大小凹陷均可曰溪或谷。人体手足腕踝肘膝肩髀十二个大关节，被称为"人有大谷十二分"（《素问·五脏生成》），其中两肘、两腋、两腘、两髀为五脏虚邪留住之所，谓之"八虚"或"八溪"，故有"溪谷属骨"之说。可见肉之会、骨之会，皆可言"溪"或"谷"，而骨之会又曰"节""节之交"，都是气行之处，所谓"肉分之间，溪谷之会，以行荣卫，以会大气"；《灵枢·九针十二原》则云："节之交，三百六十五会""所言节者，神气之所游行出入也，非皮肉筋骨也。"换言之，溪谷是营卫气血会聚渗灌之处，即人体气穴所在之处。

在病理情况下，溪谷也是邪气侵犯人体的路径，寒邪侵犯人体，经溪谷、孙脉而至经脉，寒邪化热，则"邪溢气壅，脉热肉败，荣卫不行，必将为脓"，内可销烁骨髓，外则溃破肌肉。对此，《灵枢·痈疽》云："寒邪客于经络之中则血泣，血泣则不通，不通则卫气归之，不得复反，故痈肿。寒气化为热，热胜则腐肉，肉腐则为脓，脓不泻则烂筋，筋烂则伤骨，骨伤则髓消……经脉败漏，薰于五脏，脏伤故死矣。"寒邪循溪谷侵入，久留不去，营卫不能正常运行，筋骨肌肉失却营卫的温煦和滋养，可致蜷缩不伸，内成骨痹，外为不仁之症。若寒湿之气入于溪谷形成小痹，淫溢流于脉中，循脉上下往来为痛，可用微针按常规方法治疗，以祛除邪气。

三、孙络与溪谷的关系

本段原文指出："孙络三百六十五穴会，亦以应一岁""溪谷三百六十五穴会，亦应一岁"，二者均对应于一年三百六十五日之数；从功能而言，孙络、溪谷皆是营卫气血渗灌流注之处，也是外邪入客之所，所谓"以溢奇邪，以通荣卫""肉分之间，溪谷之会，以行荣卫，以会大气"。孙络、溪谷也多处于分肉之间，营卫之气在孙络交换而渗灌于溪谷，由此孙络、溪谷皆为气血会聚渗灌之处，而为气穴所在的部位。《灵枢·小针解》言："节之交三百六十五会者，络脉之渗灌诸节者也。"正揭示了孙络、溪谷之间的联系。当然，将遍布体表的孙络、溪谷，也名之为"三百六十五穴会"，说明在腧穴理论体系化之前，腧穴的形态是多样的，同时，也没有固定的部位，孙络、溪谷也是发现新穴的重要部位，故本篇指出："疾泻无怠，以通荣卫，见而泻之，无问所会。"杨上善注云："有血之处，即疾泻之，以通营卫，不须求其输会而生疑虑。"不过言孙络似乎更偏重于输行血（营）气之脉输，言溪谷则更偏重于卫气从分肉之间出于表之气穴。

【知识链接】

一、《黄帝内经》腧穴数量讨论

本篇云周身气穴为365个，所谓"凡三百六十五穴，针之所由行也"，并指出"孙络三百六十五穴会，亦以应一岁""溪谷三百六十五穴会，亦应一岁"。然对《黄帝内经》所载腧穴数目，古今注家说法不一。《新校正》云："详自脏俞五十至此，并重复共得三百六十穴，通前天突十椎上纪下纪，共三百六十五穴，除重复实有三百一十三穴。"吴崑云："并重复，共得四百零七穴；除重复，约得三百五十八穴。盖世远经残，不可考也。"马莳则谓："通共计之，有三百五十七穴。"张志聪云："自天突十椎，上纪关元至厌中二穴，共计三百六十四穴，然内多重复。"高世栻云："自天突至天府下五寸，其三百六十六穴。一岁三百六十五日而有奇，周天三百六十五度四分度之一，则三百六十六数，相吻合也。"张介宾指出："自脏俞五十穴至此，共三百六十五穴。若连前移附针刺类原文所列天突、十椎、胃脘、关元四穴，则总计三百六十九穴。内除天突、关元及头上二十五穴俱系重复外，实止三百四十二穴。盖去古既远，相传多失，必欲考其详数不能也。"喜多村直宽谓："三百六十五者，盖一岁周天之数，此举其大较，不必拘也。注家彼此纷纽，如实其数则失其经旨，且神农本草三百六十五种，法三百六十五度，亦此类矣。"其说甚是。腧穴365个之说，实际上是古人在天人相参思想影响下，利用取象比类方法，将人身上的腧穴与天数对应的结果，"三百六十五络""三百六十五脉"等术语的意义与此相类。现在一般认为，《黄帝内经》中的腧穴数目，单穴35个，双穴123个。若将只称部位者也算在内，则要多于160个[1]。

二、腧穴的物质基础研究

上海复旦大学与第二军医大学等单位联合组成的多学科研究课题组，首次证明了穴位的形态学物质基础是以结缔组织为基础，连带其中的血管、神经丛和淋巴管等交织而成的复杂体系[2~4]。原林等[5]研究认为，穴位的物质基础为筋膜结缔组织以及其中的血管、神经和K、Ca等离子富集区。费伦等[6]以磁共振成像、X射线、计算机断层扫描及组织解剖方法，对健康人体和尸体的观察表明，穴位都处于各种不同的结缔组织中。

另外，谢浩然[7]研究认为，从解剖观察看，"肉之大会为谷"是"分肉之间"，即是皮肤

①常小荣.针灸医籍选读(新世纪第四版)[M].北京:中国中医药出版社,2016:5.
②党瑞山,陈尔瑜,沈雪勇,等.手太阴肺经穴位与结缔组织结构的关系[J].上海针灸杂志,1997,16(4):28-29.
③沈雪勇,党瑞山,陈尔瑜,等.胃经腧穴与结缔组织结构和钙元素富集的关系[J].中国针灸,1998,(10):595-598.
④陈尔瑜,沈雪勇,党瑞山,等.胆经颈以下穴位与结缔组织结构和钙元素富集的关系[J].上海针灸杂志,1998,17(2):36-37.
⑤原林,王军.筋膜学[M].北京:人民卫生出版社,2018:140.
⑥费伦,魏瑚.经络学说基础理论的构建及其学术地位的确立[J].世界科学,2005,(9):43-45.
⑦谢浩然.肺经路线组织结构的观察研究[J].中国针灸,1998,(6):35-37.

与肌肉和骨骼之间的筋膜间隙；"肉之小会为溪"是"肉分之间"，即是肌肉的肌束与肌束之间的肌膜间隙。从生理功能看，"溪谷之会，以行荣卫，以会大气"，是"分肉之间"的筋膜间隙与"肉分之间"的肌膜间隙有会合联系，组织间隙能通过组织液中水和气等新陈代谢的物质分子。

气府论篇第五十九

【导读】

　　分类是整理经验材料的基本方法，也是建构腧穴理论的基本方法。然而每门科学都经历着从现象到本质的发展过程，其中分类也遵循着从现象分类到本质分类的深化过程；同时对同一对象根据研究的需要，也可以采用不同的标准来分类。因此，在《黄帝内经》腧穴理论的建构中，也呈现出不同的腧穴分类方法，如上篇《气穴论》主要是按腧穴的主治功效分类，而本篇则主要按人体三阴三阳分部理论来划分腧穴，二者属于腧穴分类的不同方法。故高世栻曰："伯承上篇《气穴论》，而复言气府也。手足三阳之脉，六腑主之。故脉气所发之穴，即为气府。手足三阳，合督任冲脉，凡三百六十五穴，亦应一岁之数，所以承《气穴》而补其未尽之义。"又马莳云："前篇论穴，故名气穴。而此论脉气所发，故名曰气府也。"

【原文】

　　足太阳脉气所发[1]者七十八穴[2]：两眉头各一[3]，入发至顶三寸，傍五，相去三寸[4]，其浮气[5]在皮中者凡五行，行五，五五二十五，项中大筋两傍各一[6]，风府两傍各一[7]，侠脊以下至尻尾二十一节[8]十五间各一[9]，五脏之俞各五，六腑之俞各六[10]，委中以下至足小指傍各六俞[11]。

　　足少阳脉气所发者六十二穴：两角上各二[12]，直目上发际内各五[13]，耳前角上各一[14]，耳前角下各一[15]，锐发下各一[16]，客主人[17]各一，耳后陷中各一[18]，下关各一，耳下牙车之后各一[19]，缺盆各一，掖下三寸，胁下至胠八间各一[20]，髀枢中，傍各一[21]，膝以下至足小指次指各六俞[22]。

　　足阳明脉气所发者六十八穴：额颅发际傍各三[23]，面鼽骨空各一[24]，大迎之骨空各一，人迎各一，缺盆外骨空各一[25]，膺中骨间各一[26]，侠鸠尾之外，当乳下三寸，侠胃脘各五^[27]，侠脐广二寸各三^[28]，下脐二寸侠之各三^[29]，气街动脉各一^[30]，伏菟上各一^[31]，三里以下至足中指各八俞^[32]，分之所在穴空。

手太阳脉气所发者三十六穴：目内眦各一^[33]，目外各一，颧骨下各一，耳郭上各一，耳中各一^[34]，巨骨穴各一，曲掖上骨穴各一^[35]，柱骨上陷者各一^[36]，上天窗四寸各一^[37]，肩解各一^[38]，肩解下三寸各一^[39]，肘以下至手小指本各六俞^[40]。

手阳明脉气所发者二十二穴：鼻空外廉，项上各二^[41]，大迎骨空各一，柱骨之会各一^[42]，髃骨之会各一^[43]，肘以下至手大指次指本各六俞^[44]。

手少阳脉气所发者三十二穴：颧骨下各一^[45]，眉后各一^[46]，角上各一^[47]，下完骨后各一^[48]，项中足太阳之前各一^[49]，侠扶突各一^[50]，肩贞各一，肩贞下三寸分间各一^[51]，肘以下至手小指次指本各六俞^[52]。

督脉气所发者二十八穴：项中央二^[53]，发际后中八^[54]，面中三^[55]，大椎以下至尻尾及傍十五穴^[56]，至骶下凡二十一节，脊椎法也。

任脉之气所发者二十八穴^[57]：喉中央二^[58]，膺中骨陷中各一^[59]，鸠尾下三寸、胃脘五寸、胃脘以下至横骨六寸半一^[60]，腹脉法也。下阴别一^[61]，目下各一^[62]，下唇一^[63]，龂交一。

冲脉气所发者二十二穴：侠鸠尾外各半寸至脐寸一^[64]，侠脐下傍各五分至横骨寸一^[65]，腹脉法也。

足少阴舌下^[66]，厥阴毛中急脉各一，手少阴各一^[67]，阴阳跷各一^[68]，手足诸鱼际脉气所发者^[69]，凡三百六十五穴也。

【校注】

〔1〕脉气所发：经脉之气发会之处。

〔2〕七十八穴：诸说不一，《太素》卷十一作"七十三穴"，王冰注认为应是九十三穴。

〔3〕两眉头各一：指攒竹穴。

〔4〕入发至顶三寸……相去三寸：顶三寸，原作"项三寸半"。《新校正》："按别本云：入发至项三寸……但以顶误作项，剩半字耳。所以言入发至顶者，自入发囟会穴至顶百会凡三寸，自百会后至后顶又三寸，故云入发至顶三寸。傍五者，为兼中行傍数有五行也。相去三寸者，盖谓自百会顶中数左右前后各三寸，有五行行五，共二十五穴也。后人误认，将'顶'为'项'。"故据改。又，高世栻："顶，旧本讹项，今改。顶，前顶穴也……自攒竹入发际，至前顶，其中有神庭、上星、囟会，故长三寸半。前顶有中行，次两行，外两行，故旁五。言自中及旁，有五行也。"

〔5〕浮气：张介宾："浮气者，言脉气之浮于顶也。"

〔6〕项中大筋两傍各一：即天柱二穴。

〔7〕风府两傍各一：即风池穴。

〔8〕侠脊以下至尻尾二十一节：脊，原作"背"，据《太素》卷十一改。指由大椎至尾骶计二十一椎节。

〔9〕十五间各一：二十一节中，内有十五椎间，左右各一穴，即附分、魄户、膏肓、神堂、谚

譆、膈关、魂门、阳纲、意舍、胃仓、肓门、志室、胞肓、秩边、承扶，左右共计三十穴。

〔10〕五脏之俞……六腑之俞各六：《太素》卷十一无此12字。

〔11〕委中以下至足小指傍各六俞：指委中、昆仑、京骨、束骨、通谷、至阴六穴。

〔12〕两角上各二：指两头角上各有天冲、曲鬓二穴。

〔13〕直目上发际内各五：指瞳孔直上发际内各有临泣、目窗、正营、承灵、脑空五穴。《太素》卷十一无此8字。此五穴已归属于"足太阳脉气所发"，在"入发至顶三寸，傍五，相去三寸"的范围，故不得重出于"足少阳脉气所发"下。

〔14〕耳前角上各一：指耳前曲角之上，左右各有颔厌穴。

〔15〕耳前角下各一：指耳前曲角之下，左右各有悬厘穴。《太素》卷十一无此6字。

〔16〕锐发下各一：指耳前鬓发（鬓角）左右各有和髎穴。《太素》卷十一无此5字。

〔17〕客主人：即上关穴。

〔18〕耳后陷中各一：即翳风穴，左右各一穴。《太素》卷十一无此6字。

〔19〕耳下牙车之后各一：高世栻："耳下牙车之后，天容二穴。"又，王冰："谓颊车穴也。"牙车，即下颌骨。

〔20〕掖下三寸，胁下至胠八间各一：王冰："掖下，谓渊掖、辄筋、天池；胁下至胠，则日月、章门、带脉、五枢、维道、居髎九穴也，左右共十八穴也……所以谓之八间者，自掖下三寸至季肋凡八肋骨。"

〔21〕髀枢中，傍各一：王冰："谓环跳二穴也。"《新校正》云："《甲乙经》注：环跳在髀枢中。今云髀枢中傍各一者，盖谓此穴在髀枢中也。傍各一者，谓左右各一穴也，非谓环跳在髀枢中傍也。"据此，"傍"字疑衍。

〔22〕膝以下至足小指次指各六俞：指阳陵泉、阳辅、丘墟、足临泣、侠溪、足窍阴六穴。

〔23〕额颅发际傍各三：高世栻："从额颅入发际，有本神、头维、悬颅，两旁各三，凡六穴。"又，王冰："谓悬颅、阳白、头维，左右共六穴也。"

〔24〕面鼽（qiú球）骨空各一：指四白穴。面鼽骨，即颧骨。颧骨空，指眶下孔。

〔25〕缺盆外骨空各一：指左右天髎穴。在肩胛部，肩井穴与曲垣穴的中间，当肩胛骨上角处。

〔26〕膺中骨间各一：指气户、库房、屋翳、膺窗、乳中、乳根六穴。膺中，指胸前两侧的肌肉隆起处。

〔27〕侠鸠尾之外……侠胃脘各五：指不容、承满、梁门、关门、太乙五穴。

〔28〕侠脐广二寸各三：二寸，原作"三寸"。《新校正》云："按《甲乙经》天枢在脐傍各二寸，上曰滑肉门，下曰外陵，是三穴者去脐各二寸也。"据改。各三者，指滑肉门、天枢、外陵三穴。

〔29〕下脐二寸侠之各三：指大巨、水道、归来三穴。又，各三，《太素》卷十一作"各六"。杨上善："外陵、太巨、水道、归来、府舍、冲门，左右十二穴……太阴脉穴更无别数，所以亦入阳明也。"

〔30〕气街动脉各一：指左右气冲穴。

〔31〕伏菟上各一：指左右髀关穴。大腿前方肌肉隆起如兔之伏，故名伏兔。

〔32〕三里以下至足中指各八俞：指足三里、巨虚上廉、巨虚下廉、解溪、冲阳、陷谷、内庭、厉兑左右各八穴。

〔33〕目内眦各一：指左右睛明穴。

〔34〕目外各一……耳中各一：《太素》卷十一无此18字。目外各一，指左右瞳子髎穴。锐骨下各一，指左右颧髎穴。锐骨，即颧骨。耳郭上各一，指左右角孙穴。郭，通"廓"。耳中各一，指左右听宫穴。

〔35〕曲掖上骨穴各一：指左右臑俞穴。曲掖上骨，即肩胛骨上端横骨。

〔36〕柱骨上陷者各一：即左右肩井穴。柱骨，此指锁骨。

〔37〕上天窗四寸各一：指左右天窗、头窍阴穴。

〔38〕肩解各一：指左右秉风穴。

〔39〕肩解下三寸各一：指左右天宗穴。

〔40〕肘以下至手小指本各六俞：张介宾："脉起于指端，故曰本。六俞，指小海、阳谷、腕骨、后溪、前谷、少泽，左右共十二俞也。"

〔41〕鼻空外廉，项上各二：指鼻孔外侧之迎香、项上之扶突穴。

〔42〕柱骨之会各一：指左右天鼎穴。柱骨，项骨、颈椎，与肩相会处。

〔43〕髃骨之会各一：指肱骨头与肩胛骨关节盂相会处的左右肩髃穴。

〔44〕肘以下至手大指次指本各六俞：指曲池、阳溪、合谷、三间、二间、商阳六穴。

〔45〕锐骨下各一：指颧髎穴。为手太阳、少阳脉气之会，与手太阳重出。

〔46〕眉后各一：指丝竹空穴。

〔47〕角上各一：指耳前角上的颔厌穴。

〔48〕下完骨后各一：指乳突后下方的天牖穴。完骨，即颞骨乳突。

〔49〕项中足太阳之前各一：指风池穴。为手足少阳经脉气之会。

〔50〕侠扶突各一：指天窗穴。为手少阳、手太阳脉气之会。

〔51〕肩贞下三寸分间各一：指左右肩髎、臑会、消泺三穴。

〔52〕肘以下至手小指次指本各六俞：指天井、支沟、阳池、中渚、液门、关冲六穴。

〔53〕项中央二：指风府、哑门二穴。

〔54〕发际后中八：指神庭、上星、囟会、前顶、百会、后顶、强间、脑户八穴。

〔55〕面中三：指素髎、水沟、兑端三穴。

〔56〕大椎以下至尻尾及傍十五穴：指大椎、陶道、身柱、神道、灵台、至阳、筋缩、中枢、脊中、悬枢、命门、腰阳关、腰俞、长强及长强两傍的会阳穴，共计十五穴。

〔57〕二十八穴：王冰："今少一穴。"据王冰注，计有单穴25个，双穴1个，共27穴。

〔58〕喉中央二：指廉泉、天突二穴。

〔59〕膺中骨陷中各一：高世栻："膺中，胸之中行也。骨陷中有璇玑、华盖、紫宫、玉堂、膻中、中庭各一，凡六穴。"

〔60〕鸠尾下三寸……胃脘以下至横骨六寸半一：《素问释义》："一字上脱各字。"张介宾："鸠尾，心前蔽骨也。胃脘，言上脘也。自蔽骨下至上脘三寸，故曰鸠尾下三寸胃脘。自脐上至上脘五寸，故又曰五寸胃脘。此古经颠倒文法也。又自脐以下至横骨长六寸半……一，谓一寸当有一穴。此上下共十四寸半，故亦有十四穴，即鸠尾、巨阙、上脘、中脘、建里、下脘、水分、脐中、阴交、气海、丹田、关元、中极、曲骨是也。"

〔61〕下阴别一：张介宾："自曲骨之下，别络两阴之间，为冲督之会，故曰阴别。一，谓会阴

穴也。"

〔62〕目下各一：指承泣穴。

〔63〕下唇一：指承浆穴。

〔64〕侠鸠尾外各半寸至脐寸一：指鸠尾之旁各半寸至脐每寸各一穴，即幽门、通谷、阴都、石关、商曲、肓俞六穴。

〔65〕侠脐下傍各五分至横骨寸一：指夹脐两旁各半寸至横骨每寸各一穴，即中注、四满、气穴、大赫、横骨五穴。

〔66〕足少阴舌下：王冰："足少阴舌下二穴，在人迎前陷中动脉前，是日月本，左右二也。"又，高世栻："足少阴舌下，廉泉穴也。"《太素》卷十一此句前有"五脏之输各五，凡五十穴"10字。杨上善："五脏之输有二十五，两箱合论，故有五十。"

〔67〕手少阴各一：指手少阴之阴郄穴。

〔68〕阴阳跷各一：杨上善："阴跷所生照海，阳跷所起申脉。"又，王冰："阴跷一，谓交信穴也……阳跷一，谓跗阳穴也。"

〔69〕手足诸鱼际脉气所发者：指手足掌赤白肉际分界处，为脉气所发部位。孙鼎宜："手鱼际，肺经穴名；足鱼际，谓足太阴大都穴。"

【释义】

　　一般认为，本篇是论手足六阳经及督、任、冲脉的腧穴，以"脉气所发者"表示其经脉的归属，同时涉及到足少阴、足厥阴、手少阴、阴阳跷脉气所发穴位，以及手足鱼际为脉气所发之处，全身气府共三百六十五穴。其所论"脉气所发"，也一直被视为经脉学说的具体体现，并成为腧穴归经的依据。然本篇将后头部穴皆归足太阳，躯干胸腹部穴皆归足阳明，又明显与经脉理论不符。故明代医家马莳指出："气府者，各经脉气交会之府也，故有言本经，而他经之穴入其中者，只论脉气所发所会，不以本经、别经为拘也，其穴有多少，亦不拘于本经故耳。"现代也有学者认为，这里"脉气所发"指经脉之气交会、聚汇之处的腧穴，并不是说循经的腧穴，故此处所言的腧穴，有属本经的，也有属于他经的，因此，不同于现代十二经脉的腧穴分布。这一方面说明了经络机制的复杂性和各经脉间的联系性，另一方面也说明经脉腧穴是在不断发展中确定并完善的[①]。此也有为古人圆场之嫌。唯黄龙祥[②]提出本篇腧穴是按三阴三阳分部归类，而不是按经脉归类，与《素问·阴阳离合论》相应。

一、人体三阴三阳分部

　　根据《素问·阴阳离合论》所论"阴阳法则"，人体三阴三阳分部，四肢以内外分阴阳，内侧面为阴，外侧面为阳；躯干部以表里分阴阳，躯干之表为阳，躯干之里为阴；头面无内外表里之分，故只有三阳之分部。基于这一原则，对人体进行三阴三阳的纵向区域划分，其

---

　　①张登本.白话通解黄帝内经［M］.第2卷.西安：世界图书出版公司，2000：1347.

　　②黄龙祥.经脉理论还原与重构大纲［M］.北京：人民卫生出版社，2016：287.

中阳明之部：正面部、躯干前面、下肢前面；太阳之部：头项部、躯干背面、下肢背面；少阳之部：侧头面部、躯干侧面、下肢外侧面；太阴之部：躯干前面之里、下肢内侧面前部；少阴之部：躯干背面之里、下肢内侧面后部；厥阴之部：躯干侧面之里、下肢内侧面中部。

二、腧穴三阴三阳分部归类

足太阳脉气所发：头面部包括了足太阳经、足少阳经、督脉在头顶部的腧穴，项部足太阳经之天柱，足少阳经之风池；躯干背部足太阳经之附分、魄户、膏肓、神堂、谚谬、膈关、魂门、阳纲、意舍、胃仓、肓门、志室、胞肓、秩边、承扶；下肢后面之委中、昆仑、京骨、束骨、通谷、至阴六穴。"五脏之俞各五，六腑之俞各六"，《太素》卷十一无此12字，疑为王冰所妄加。另外，文中对手足经脉肘膝以下腧穴的记载方式不同于同经的其他腧穴，不一一详述，而简称"六俞"，显然是指手足六阳经的五输穴以及原穴。这种有区别的记述形式，说明肘膝以下腧穴是更早出现的、进行归经的腧穴。

足少阳脉气所发：头面部位于侧面之天冲、曲鬓、颔厌、悬厘、和髎、客主人、翳风、上关、天容（颊车）；躯干侧面之渊掖、辄筋、天池、日月、章门、带脉、五枢、维道、居髎；下肢侧面之环跳、阳陵泉、阳辅、丘墟、足临泣、侠溪、足窍阴。其中"直目上发际内各五"的临泣、目窗、正营、承灵、脑空五穴，已归属于"足太阳脉气所发"，故不得重出于"足少阳脉气所发"下。

足阳明脉气所发：头面部主要有悬颅、阳白、头维、四白、大迎、人迎等，多位于面部；躯干前面胸腹部之气户、库房、屋翳、膺窗、乳中、乳根、不容、承满、梁门、关门、太乙、滑肉门、天枢、外陵、大巨、水道、归来、府舍、冲门、气冲；下肢前面之髀关以及足三里、巨虚上廉、巨虚下廉、解溪、冲阳、陷谷、内庭、厉兑穴。唯有天髎穴位于肩胛部。若按《素问·阴阳离合论》所论，则躯干部前面除任脉穴外，当均归属于"阳明脉气所发"。

手太阳脉气所发：头颈部之睛明、天窗、窍阴；躯干背部之巨骨、臑俞、肩井、秉风、天宗；上肢外侧后缘之小海、阳谷、腕骨、后溪、前谷、少泽穴。其中"目外各一，颧骨下各一，耳郭上各一，耳中各一"的瞳子髎、颧髎、角孙、听宫穴，《太素》卷十一并无记载，恐为王冰添补。

手阳明脉气所发：头颈正面之迎香、扶突、大迎、天鼎；上肢外侧前缘之肩髃以及曲池、阳溪、合谷、三间、二间、商阳穴。

手少阳脉气所发：头颈部侧面之颧髎、丝竹空、颔厌、天牖、风池、天窗；上肢外侧中线之肩髎、臑会、消泺以及天井、支沟、阳池、中渚、液门、关冲穴。其中颧髎穴为手太阳、少阳脉气之会，与手太阳重出。

督脉气所发：主要有风府、哑门、大椎、陶道、身柱、神道、灵台、至阳、筋缩、中枢、脊中、悬枢、命门、腰阳关、腰俞、长强穴。其中"发际后中八，面中三"以及"尾及傍十五穴"，据《太素》卷十一，疑为王冰所添加。

任脉之气所发：主要有廉泉、天突、鸠尾、巨阙、上脘、中脘、建里、下脘、水分、脐中、阴交、气海、丹田、关元、中极、曲骨穴。其中"膺中骨陷中各一""下阴别一，目下各一，下唇一，龂交一"，据《太素》卷十一，疑为王冰所添加。

冲脉气所发：主要有幽门、通谷、阴都、石关、商曲、肓俞、中注、四满、气穴、大赫、横骨。

另外，《太素》卷十一此下有"五脏之输各五凡五十穴"。然后提及足少阴肾经之日月本、手少阴心经之阴郄、阴跷之照海、阳跷之申脉以及手足鱼际穴，即手鱼际、大都穴。而总计穴数凡三百六十五穴，也是人应天数的体现，并非实际腧穴之数的统计，可参见《气穴论》相关讨论。

三、背腹部取穴法

本篇在言督脉气所发腧穴后，说"脊椎法也"，言督脉行于背部正中线，其腧穴在背部，取穴方法应以脊椎为标准，根据《太素》卷十一所述，原文应为"项中央二，大椎以下至尻二十节间各一，骶下凡二十一节，脊椎法也"，即督脉取穴时以各部脊椎为标记。在任脉之气所发及冲脉气所发腧穴后，均言"腹脉法也"，《太素》卷十一文字为"任脉之气所发者十八穴：喉中央二，鸠尾下三寸，胃脘五寸，胃脘以下下至横骨八寸一一，腹脉法也"，而无冲脉气所发腧穴的记载。"腹脉法"提示任脉、冲脉取穴以腹部的分区为标准，与腹主动脉的搏动有一定的关系。对此，森立之指出："'腹脉法'三字，诸注未了。盖鸠尾以下至横骨一尺六寸（《太素》），今依《明堂》自鸠尾至曲骨一尺二寸，此中动脉不能常见，人病则见之脐下腹部，脉候实为决死生之原本。余家所传《腹诊秘诀》亦在于此，则'腹脉法'三字不可忽忽看过也。"提出"腹脉法"与腹部按诊有关，颇有启发意义。

【知识链接】

一、关于本篇原文的错简问题

一般认为本篇主要论述了手足六阳经及督、任、冲脉腧穴的经脉归属，但由于没有涉及手足六阴经脉，故引起后世错简等讨论，如森立之云："此篇凡一章，详举手足三阳经穴，次及督、任、冲（冲脉，《太素》不载），而足少阴、手少阴、足厥阴、阴阳跷各一，手足鱼际脉气所发者，凡三百六十五穴也。盖包括其总数耳。其不全具者，非有脱简，或取于气府所发之原最主阳脉，故其阴经节略之欤？尚俟后考。"紧接着又指出："本篇详于阳，略缺于阴，要是短简遗余耳。"黄龙祥[①]认为本篇"脉气所发"是按人体三阴三阳分部，与《素问·阴阳离合论》相应，其中手三阳之序二者相合，按太阳、阳明、少阳之序论穴，而足三阳则为太阳、少阳、阳明；《黄帝明堂经》腧穴则按经脉分类，字相同而义大不同也。王冰因为没能理清本篇与《阴阳离合论》的关系，径以《明堂》《黄帝中诰孔穴图经》对本篇文本作了大尺度的改编。其中对后世针灸学产生重大影响者有四：一是足太阳脉增加背俞穴；二是删除阴经的五输穴；三是足阳明脉的删改；四是加入冲脉脉气所发之穴。由此使本篇面目全非，造成了与相关篇章间的诸多矛盾。没有"络穴"，并非脱简所致，而是当时"络穴"还没有出现。

---

①黄龙祥.经脉理论还原与重构大纲[M].北京：人民卫生出版社，2016：362-365.

二、关于脉气所发为穴与气穴所发为脉的关系

本篇提出脉气所发为穴，如杨上善注气穴云："三百六十五穴，十二经脉之气发会之处，故曰气穴也。"《千金翼方·针灸下》也指出："凡孔穴者，是经络所行往来处，引气远入抽病也。"即认为穴为脉气所发。"脉气所发"概念的提出，提供了一种腧穴分类的方法，有助于腧穴的记忆和临床取穴应用。相对于此，黄龙祥[1]提出"脉为气穴所发"的观点，其含义有二：一是四肢本输远隔诊疗作用是经脉循行的依据；二是在经脉概念形成之后，如果新发现腧穴（主要是本输、标输）远隔治疗作用超出既有经脉的解释阈，则随时添加新的分支，甚至构建新的脉，直达腧穴所治之远端部位，这也成为汉代以前经脉循行演变的主要形式。

必须清醒地认识到，穴与脉的关系是穴决定脉，而不是脉决定穴，经脉之所以行于此，乃因本输所主治病症的部位及于此。在早期，当古人所发现的具有远隔治疗作用穴位不多时，曾经有过一穴一脉的阶段，即一条脉专为一穴而设，脉之起点为穴之所在，脉之终点乃所主病症部位的最远端。此时，脉与穴可以用完全相同的名称命名。随着归经穴位的增加，穴位就必须用不同的名称命名，由此出现了数穴共一脉的模式。但并不是所有归经之穴都共一脉，也可以是一穴共多脉，由此形成交会穴等概念。例如络穴是十五络脉别行经脉起始处的腧穴，是经气与络脉之气交会的部位，虽然后来被归于相应的经脉，但络穴的作用依然是通过其原先所属的络脉介导，而不是其所归属的经脉。

三、腧穴计数的数术原理探讨

如上所述，本篇与《气穴论》均从天人相应的角度，提出人体腧穴总数为365穴，然对本篇所论各经脉气所发之穴数，后世医家并未讨论。卓廉士[2]从数术的角度加以分析，认为本篇虽言全身腧穴的总数"凡三百六十五穴也"，但是，将各经数目相加却为三百八十五（78+62+68+36+22+32+28+28+22+1+2+2+2+2=385），这说明记录存在错误，对此，后世注家的解释各有不同，但均忽视了其中的数术原理。从数术上看督任二脉，督脉、任脉各有二十八穴，上应二十八宿。任督二脉通行于人体的前后，二者配合使气血运行形成了环路，在这条环路上，气血运行上应周天二十八宿，与太阳周天相应，大约因此之故，古人将任督二脉的"脉气所发"分别确定为二十八穴。

其他各经腧穴的差讹可能与传抄有关。虽然由来已久，但可以根据数术的原理予以修复。修复的依据是：数术在说明藏象经脉时常以"至数"及其倍数的形式，如经脉的长短为三五之数及其倍数，呼吸气行之尺寸亦为数"三"及其倍数。因此可以推知，各经腧穴的数目应与某一"至数"有关，而经脉内连五脏，五脏之数应于河图，即木（八）、火（七）、土（五）、金（九）、水（六）及其倍数最有可能为各经腧穴数字之基础。如足太阳"七十八穴"，足太阳属水，水数为六，七十八是六的倍数，故七十八之数不变。足少阳"六十二穴"，足少阳属木，木数为八，八八六十四，其数应为六十四。足阳明"六十八穴"，足阳明

①黄龙祥.经脉理论还原与重构大纲[M].北京：人民卫生出版社，2016：375-376.
②卓廉士.中医感应、术数理论钩沉[M].北京：人民卫生出版社，2015：235-237.

属土,土数为五,其十三倍为六十五,六十五之数不变。手太阳"三十六穴",手太阳属火,火数为七,五七三十五,其数应为三十五。手阳明"二十二穴",手阳明属金,金数为九,三九二十七,其数应为二十七,原因可能与汉隶之二与七易误有关。手少阳"三十二穴",手少阳属火,火数为七,五七三十五,其数应为三十五,二与五之间极容易出现夺误的情况。这样,再将修复后的各经腧穴数字相加(包括督脉与任脉),总数正好三百六十个,这绝不是巧合,应该原本如此。由此可以发现"足少阴舌下,厥阴毛中急脉各一,手少阴各一,阴阳跻各一,手足诸鱼际脉气所发者",这一段文字的目的显然是为了凑足五数,因而只有五穴。其中"手少阴各一"与"手足诸鱼际"两句则极可能为衍文。"冲脉气所发者二十二穴"应该不在三百六十五穴的数中。《素问·骨空论》曰:"冲脉者,起于气街,并少阴之经,侠脐上行,至胸中而散。"冲脉与足少阴肾经并行,故其腧穴不专列。而在奇经八脉之中,除了任、督二脉之外,均无自身的腧穴。疑此或为不同学派的观点,有人转录于此,日久融入正文。

骨空论篇第六十

【导读】

　　高世栻云："骨空，周身骨节之穴孔也。少阴属肾主骨，与太阳为表里。太阳主皮肤，少阴主骨髓。任、冲、督脉皆起于少阴，合于太阳。任脉起于中极之下，冲脉起于气街，并少阴之经。督脉起于少腹以下，骨中央，凡此皆起于少阴也。任冲之血，澹渗皮肤。督脉之经，行于脊背，凡此皆合于太阳也。故上节论风伤太阳，及于任、冲、督脉也。少阴主骨，骨属屈伸不利，则机关废弛。机关废弛，则水气不行，故次节论膝痛不和，及于水俞五十七穴也。少阴属肾，精髓渗灌骨空，荣于经脉，精髓不荣于骨空，则水毒乘于经脉，故末节论髓空，而及于鼠瘘之寒热，并为灸刺之法也。"本篇论述了风邪所致疾病以及一些疼痛性病症、鼠瘘寒热的针刺治疗，任脉、冲脉、督脉的循行、经脉病候特点以及刺治，以及膝关节病症的刺法、治疗水病的腧穴、骨孔位置以及寒热病灸法。因针刺所取腧穴多在骨孔，故名为"骨空论"。

【原文】

　　黄帝问曰：余闻风者百病之始也[1]，以针治之奈何？岐伯对曰：风从外入，令人振寒，汗出头痛，身重恶寒[2]，治在风府[3]，调其阴阳，不足则补，有余则泻。大风[4]颈项痛，刺风府，风府在上椎[5]。大风汗出，灸譩譆[6]，譩譆在背下侠脊傍三寸所，厌[7]之令病者呼譩譆[8]，譩譆应手。从风憎风[9]，刺眉头[10]。失枕[11]，在肩上横骨间[12]，折使揄臂齐肘正[13]，灸脊中。胁络季胁[14]引少腹而痛胀，刺譩譆。腰痛不可以转摇，急引阴卵[15]，刺八髎[16]与痛上，八髎在腰尻分间。鼠瘘[17]寒热，还刺寒府，寒府在附膝外解营[18]。取膝上外者使之拜，取足心者使之跪[19]。

【校注】

〔1〕风者百病之始也：风邪是引起多种疾病发生的起始之因。

〔2〕恶寒：《太素》卷十一作"恶风寒"。

〔3〕风府：穴名。属督脉，位于项后正中线，后发际上1寸处。

〔4〕大风：风邪之甚者。

〔5〕上椎：王冰："谓大椎上入发际同身寸之1寸。"

〔6〕噫嘻：穴名。属足太阳膀胱经，位于背部，当第六胸椎棘突下旁开3寸处。

〔7〕厌：通"压"。用手按压。

〔8〕噫嘻：叹声。

〔9〕从风憎风：指迎风恶风。从，迎也。

〔10〕眉头：即攒竹穴。在眉头陷中。

〔11〕失枕：即落枕。

〔12〕肩上横骨间：泛指肩胛骨上端诸穴，如肩井、天髎、肩外俞等。

〔13〕折使榆臂齐肘正：谓使病人上臂下垂屈肘，肘尖下垂，取两肘连线与督脉交叉处，即督脉之阳关穴。榆，摇动。

〔14〕䏚络季胁：指侧腹部十二肋软骨下，髂嵴上方的软组织部分。《甲乙经》卷七"䏚"下无"络"字。

〔15〕阴卵：即睾丸。

〔16〕八髎：指上髎、次髎、中髎、下髎，左右八穴的总称，位当骶骨上的四对骶后孔。

〔17〕鼠瘘：瘰疬溃破后所形成的经久不愈的瘘管，因其状如鼠之洞穴，故名。

〔18〕寒府在附膝外解营：解，骨缝也。营，窟穴也。张介宾："谓在膝下外辅骨之骨解间也。凡寒气自下而上者，必聚于膝，是以膝膑最寒，故名寒府……当是足少阳经之阳关穴。盖鼠瘘在颈腋之间，病由肝胆，故当取此以治之。"

〔19〕取膝上外……使之跪：指膝阳关和涌泉的取穴体位。马莳："凡取膝上外穴者，使之拜则膝穴空开，而骨解之间可按而取之。至于取足心穴者，使之跪则宛宛深处即穴之所在，亦可按而取之矣。"又，张志聪："拜，揖也。取膝上外解之委中者，使之拜，则膝挺而后直，其穴易取也。"

【释义】

本段主要论述了风邪所致疾病以及一些疼痛性病症、鼠瘘寒热的针刺治疗。

一、风病及其针灸治疗

风性开泄，侵犯人体常使腠理疏松，汗孔开张，卫外御邪能力下降，为其他邪气侵犯人体创造了条件，故文中开篇即指出："风者，百病之始也。"即风邪为外感病邪之首。

风邪易伤卫表，出现汗出、恶风等表虚而营卫不和之症，所谓"风从外入，令人振寒，汗出头痛，身重，恶寒"，治疗原则为"调其阴阳，不足则补，有余则泻"，祛除外风，调补正气，共达调和营卫阴阳之目的。具体治疗方法以风府为主穴针刺，若汗出多者，灸谚语；恶风甚者，刺攒竹。对于选用风府为主治疗风邪袭表，后世亦有所述，《席弘赋》说："风府风池寻得到，伤寒百病一时消。"《伤寒论》第24条亦言："太阳病，初服桂枝汤，反烦不解者，先刺风池、风府。"

二、疼痛性疾病的针灸治疗

落枕多因睡眠时风寒袭入经络，或因睡眠时体位不适，使气血不和，筋脉拘急所致。治疗当以祛风寒、舒筋止痛为主，可取肩胛骨上端诸穴，如肩井、天髎、肩外俞等，并灸督脉阳关穴。季胁牵引少腹痛胀，灸谚语，张志聪云："夫太阳为诸阳主气，故阳气陷下者，灸太阳之谚语，胁腹引痛者，亦刺谚语以疏泄，盖志意和，则筋骨强健，而邪病自解矣。""腰痛不可以转摇，急引阴卵"，多属肝肾两脏及经脉病变，可选取上髎、次髎、中髎、下髎八髎穴刺治。

三、鼠瘘寒热的针刺治疗

鼠瘘，即瘰疬溃破后所形成的经久不愈的瘘管，病人同时可见发热恶寒的症状。《灵枢·寒热》篇认为"寒热瘰疬在于颈腋者""此皆鼠瘘寒热之毒气，留于脉而不去者也"。治疗可取阳关、涌泉等穴。

【知识链接】

一、风邪外袭头痛恶寒

风为阳邪，其性轻扬，善行而数变，为百病之长。外风侵袭，常先袭表犯肺，侵及头面。风邪束表，卫阳被遏，营卫失和，正邪相争，则出现恶寒战栗、身重怕冷等表卫失和之症；风邪上扰，清窍不利，则头痛；风邪犯肺，气道受阻，肺气失宣，则见咳嗽、鼻塞、流涕等肺系症状。风为六淫之首，往往随时气变化而兼夹他邪，临床因于外风入侵所引起的表证则有风寒、风热、风湿等的不同。根据邪在肺系卫表的特点，治疗应以宣肺解表为主，属风寒袭表者，宜祛风解表，宣肺散寒，方用荆防败毒散；风热袭表者，宜疏风清热，宣肺解表，方用银翘散加减；风湿在表者，宜祛风胜湿，解表通络，方用羌活胜湿汤加减。

周济安治一女性患者，41岁，农民。2日前因冒雨受凉，次日恶寒发热，头痛身重，项强不适，时有咳嗽，经服西药1日，未效。更见咽喉红肿疼痛，口渴口苦，察其舌质微红，苔白滑，脉浮紧。脉证合参，此乃风邪袭表，卫表失司，入里化热之证。治宜疏风解表，佐以清热，方予九味羌活汤加减。处方：羌活10g，防己10g，白芷10g，黄芩12g，射干12g，粉葛31g，细辛3g，甘草6g，桔梗15g。上方服后，1剂症减，2剂汗出而愈（《周济安医案》）。

本案系外风袭表所致的感冒，故见头痛、身重恶寒等症状，并伴见咽喉红肿疼痛，口渴口苦,乃入里化热之象。故治疗用九味羌活汤加减,祛风解表,佐以清热之品而获效。

二、落枕针刺验案

王某,男,33岁。初诊:前夜入寐,枕席不平,致后项不适,晨起即感牵强,既不能抬头仰视,亦不敢左旋顾盼,强为之则疼痛难忍。舌苔薄腻,脉缓。症属落枕,多因由气血失于宣通,络道受阻。拟用宣散温通法。针灸方法:取右天柱、右肩井、右风门,均用捻转泻法,双合谷用提插泻法。肩井针后加艾条熏灸,风门针后加拔火罐。针治后,立即痊愈(《杨永璇针灸医案医话》)。

落枕是骤然发作的颈项转侧不利的病症,针刺疗效显著。一般主穴取大椎、天柱、绝骨、后溪,痛及肩背配肩外俞,加拔火罐;俯仰困难配昆仑,不能左右回顾配支正。

三、八髎穴治疗腰痛的研究

本篇提出腰痛可取八髎穴治疗,《针灸甲乙经》卷九指出:"腰痛怏怏不可以俯仰,腰以下至足不仁,入脊腰背寒,次髎主之。先取缺盆,后取尾骶与八髎。"《针灸大成》更是简明扼要提出"八髎总治腰痛"。白世平等[①]选取80例腰椎间盘突出症患者随机分为治疗组与对照组各40例。2组均在随症配穴的基础上,治疗组采用针刺八髎穴治疗,对照组采用传统针刺方案取穴治疗。每天1次,10次为1疗程,共治疗2疗程。结果表明,治疗组治疗1疗程后,总有效率即可达97.5%,显著高于同时间点对照组80.0%的总有效率($P<0.05$);治疗2疗程后,2组疗效相当,有效率都可为100%。2组治疗1次、1疗程、2疗程后和随访1月的疼痛状况均较治疗前缓解($P<0.05$),治疗组较对照组缓解更明显($P<0.05$),说明针刺八髎穴相比于传统针刺治疗方案,能更快缓解腰椎间盘突出症的疼痛症状,更快地改善患者的生活质量,全程镇痛效果明显,疗效稳定,且即时镇痛疗效较传统针刺方法优秀;但随着治疗时间的增加,其治疗效果从全程略优于传统针刺治疗方案疗效至日渐趋同。2组治疗1疗程、2疗程后和随访1月的日本骨科协会(JOA)评分均较治疗前降低($P<0.05$),治疗组各时间点各项评分均较对照组升高更明显($P<0.05$),进一步表明治疗组在改善患者腰椎功能方面效果更佳。

【原文】

任脉者,起于中极[1]之下,以上毛际,循腹里上关元,至咽喉,上颐循面入目[2]。冲脉者,起[3]于气街,并少阴[4]之经,侠脐上行,至胸中而散。任脉为病,男子内结七疝[5],女子带下瘕聚。冲脉为病,逆气里急[6]。督脉为病,脊强反折。督脉者,起于少腹以下骨中央,女子入系廷孔[7],其孔,溺孔之端也。其络循阴器合篡[8]间,绕篡后,别绕臀,至少阴与巨阳中络[9]者,合少阴上股内后廉,贯脊属肾。与太阳起于目内眦,上额交巅上,

---

①白世平,周愚.针刺八髎穴治疗腰椎间盘突出症临床观察[J].新中医,2018,50(8):189-193.

入络脑,还出别下项,循肩髆内,侠脊抵腰中,入循膂络肾。其男子循茎下至篡,与女子等。其少腹[10]直上者,贯脐中央,上贯心,入喉,上颐环唇,上系两目之下中央。此生病,从少腹上冲心而痛,不得前后[11],为冲疝。其女子不孕、癃、痔、遗溺、嗌干。督脉生病治督脉,治在骨上[12],甚者在脐下营[13]。其上气有音者[14],治其喉中央,在缺盆中者[15]。其病上喉者治其渐[16],渐者上侠颐也。

【校注】

〔1〕中极:穴名。在脐下四寸处。

〔2〕上颐循面入目:《新校正》:"按《难经》《甲乙经》无'上颐循面入目'六字。"

〔3〕起:张介宾:"起,言外脉之所起,非发源之谓也。"

〔4〕少阴:《新校正》云:"按《难经》《甲乙经》作'阳明'。"宜从。

〔5〕七疝:吴崑:"七疝,寒、水、筋、血、气、狐、颓也。"

〔6〕逆气里急:谓气逆上冲,腹内拘急疼痛。

〔7〕廷孔:指阴道。

〔8〕篡:原作"纂",据《太素》卷十、《甲乙经》卷二改。篡,聚貌,此谓肛门部。《兰轩遗稿》云:"篡,盖纂之误写,而与攒同。谓肛门皮肤攒聚处,俗间呼为菊坐是也。"下同。

〔9〕少阴与巨阳中络:指足少阴肾经的别络,从足部大钟穴别出而行于足跟外侧,并与足太阳膀胱经相接的络脉。

〔10〕少腹:《甲乙经》卷二作"小腹",义胜。下文"少腹"同。

〔11〕不得前后:指二便闭阻不通。

〔12〕骨上:王冰:"谓腰横骨上毛际中曲骨穴也,任脉、足厥阴之会。"

〔13〕脐下营:指脐下小腹部的阴交穴。营,窟也,即穴位。

〔14〕其上气有音者:气喘喉中有声音。

〔15〕治其喉中央,在缺盆中者:杨上善:"喉中央,廉泉也。缺盆中央,天突穴也。"缺盆,指胸骨上窝。

〔16〕治其渐:王冰:"阳明之脉渐上颐而环唇,故以侠颐名为渐也,是为大迎。"

【释义】

本段原文论述任脉、冲脉、督脉的循行、经脉病候特点以及针刺治疗。

一、经脉循行

(一)任脉

任脉的命名与妇人妊娠有关,"任"即"妊"之古字。妇人妊娠期间,腹中线变粗,颜色变深,很可能是古人提出任脉循行线的重要根据。任脉循行于人体前正中线上,古人认识基本一致。《黄帝内经》中除本篇外,《灵枢·五音五味》也论及任脉的循行云:"冲脉、任脉,皆起于胞中,上循背(脊)里,为经络之海,其浮而外者,循腹右(各)上行,会于咽喉,别而络唇口。"提出冲、任脉有内行支与外行支的区别。此与古人对月经、胎孕的认识有关,《素问·上古天真论》提出任脉、冲脉共主月经与胎孕,体现在经脉循行上,则二脉同起于胞中,一内一外,且二脉交于咽喉,起点与终点均相关。任脉最初是针对女性的,后来移植到男性。

概而言之,任脉起于胞中(男子起于中极之下),下出尾骶,络阴器,以上毛际,循腹上行,入脐中,与冲脉会于咽喉,上颐,系两目之下中央。(图60-1)

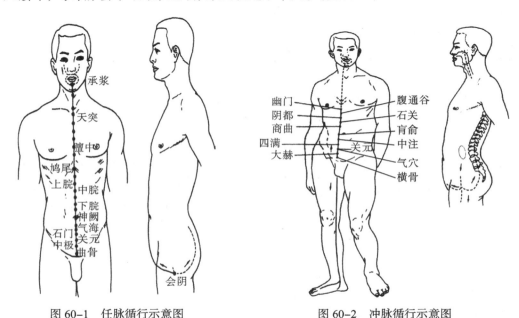

图 60-1 任脉循行示意图　　　　图 60-2 冲脉循行示意图

(二)冲脉

冲有要冲、涌动之义。冲脉在《黄帝内经》的不同文章中,又有"伏膂之脉""伏冲之脉""太冲脉"等称谓。冲脉的循行,除本篇提出"冲脉者,起于气街,并少阴(阳明)之经,侠脐上行,至胸中而散"外,《素问·举痛论》言其"起于关元,随腹直上"。《灵枢·逆顺肥瘦》和《灵枢·动输》有较为详细的论述,可参阅。

概而言之,冲脉起于胞中(男子起于肾下),循腹里,直上于咽喉中,出于颃颡,上颐别而环唇;其浮而外者,从胞中络于宗筋,出于气街,并足阳明之经,夹脐上行,至胸中而散;其后者,上循脊里,为经络之海;其下行者,下络宗筋,出于气街,循阴股内廉,斜入腘中,循胫骨内廉,并少阴之经,下入内踝之后,入足下;其前者,斜入踝,出属跗上,下循跗入大指之间。(图60-2)

(三)督脉

督,一般认为有督领、督率之义,而督脉的本义当为脊中之脉,取意于褚或裻,即衣之中缝。《黄帝内经》关于督脉循行的记载也不统一，本段所述督脉循行"与太阳起于目内眦，上额交巅上，入络脑，还出别下项，循肩髆内，侠脊抵腰中，入循膂络肾"，则与《灵枢·经脉》所载督脉之别的循行重叠。文中"其少腹直上者，贯脐中央，上贯心，入喉，上颐环唇，上系两目之下中央"，又系任脉循行之处。另外，《灵枢·营气》云："其支别者，上额循巅下项中，循脊入骶，是督脉也。"

概而言之，督脉起于下极之俞，女子入系廷孔，男子循茎下至篡；从篡后，上骶，循脊，上项中（风府），入属于脑；其别者，下当肩胛左右，别走太阳，入贯膂；其直者，循巅，下额，至鼻柱。（图60-3）

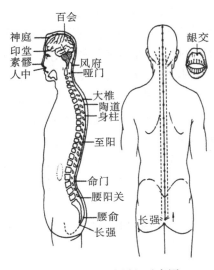

图 60-3 督脉循行示意图

总之，任脉、冲脉、督脉"一源三歧"，循行相互交织，甚至部分完全重叠，故王冰叹曰："任脉、冲脉、督脉，名异而同体也。"

二、经脉病症

任脉的病症，本段指出在男子为七疝，在女子为带下、癥瘕积聚之病。七疝，古代医家认识不一，吴崑认为："七疝，寒、水、筋、血、气、狐、颓也。"马莳则云："七疝，乃五脏疝及狐疝、癫疝也……后世丹溪七疝：寒、水、筋、血、气、狐、癫；《袖珍方》七疝：厥、癥、寒、气、盘、附、狼。似丹溪合于经旨，虽其名色各异，岂出《内经》之范围耶？"概括而言，可涉及三方面的病症：一泛指体腔内容物向外突出的病症，多伴有气痛症状，如狐疝、厥疝等；二指生殖器、睾丸、阴囊部位的病症，如男女外生殖器溃肿流脓，溺窍流出败精浊物，睾丸或阴囊肿大疼痛等病症，或可兼有腹部症状，包括癫疝、㿉疝、瘕疝等；三指腹部的剧烈疼痛，兼有二便不通的病证，如《素问·长刺节论》说："病在少腹不得大小便，病名曰疝。"包括冲疝、癃疝等。此外，《黄帝内经》除认为七疝的发病均与任脉有关外，也指出与肝经经脉循少腹、络阴器关系极为密切，后世对疝气的发病尤侧重于肝经，故目前临床治疝，多以温肝疏肝为大法。

冲脉的病症，本段仅明确提到"逆气里急"，《素问·举痛论》言因"寒气客于冲脉，冲脉起于关元，随腹直上，寒气客则脉不通，脉不通则气因之，故喘动应手矣"。即气上冲少腹至心，或上冲喉，或上气喘息有声，可伴有气块筑动，拘急疼痛，类似于间歇性腹主动脉异常搏动症。另外，《难经·十五难》载肾的病候云："假令得肾脉，其外证：面黑，喜恐欠；其内证：脐下有动气，按之牢若痛；其病：逆气，少腹急痛，泄如下重，足胫寒而逆。有是者肾也，无是者非也。"其中"脐下有动气，按之牢若痛""逆气，少腹急痛"，与冲脉病症相吻合；"足胫寒而逆"，与《灵枢·逆顺肥瘦》所论"夫冲脉者，五脏六腑之海也……下循跗入大指间，渗诸络而温肌肉。故别络结则跗上不动，不动则厥，厥则寒矣"相同。可见冲脉病症与肾相关，联系《难经·五十六难》所论"肾之积名曰贲豚，发于少腹，上至心下，若豚状，或上或下无时。久不已，令人喘逆，骨痿，少气"，以及《金匮要略·奔豚气病脉证治》所言"奔豚病，从少腹起，上冲咽喉，发作欲死，复还止，皆从惊恐得之。奔豚气上冲胸，腹痛，往来寒热，奔豚汤主之"，则本段原文所论"从少腹上冲心而痛，不得前后，为冲疝"，无疑当为冲脉病候。王叔和《脉经·平奇经八脉病第四》则将"督脉者"经文下的病候，全部归于冲脉，指出："脉来中央坚实，径至关者，冲脉也。动，若少腹痛上抢心，有瘕疝，绝孕，遗矢溺，胁支满烦也。"王冰将其归于任脉、冲脉之病候，指出："所以谓之任脉者，女子得之以任养也，故经云此病其女子不孕。所以谓之冲脉者，以其气上冲也，故经云此生病从少腹上冲心而痛也。所以谓之督脉者，以其督领经脉之海也。由此三用，故一源三歧，经或通呼，似相谬引。"

督脉的病症，经上述分析，则为脊强反折。直至《脉经》督脉病候中才见到头部病症，即"尺寸俱浮，直上直下，此为督脉。腰背强痛，不得俯仰，大人癫病，小人风痫疾"（脉经·平奇经八脉病第四）。

三、经脉病症的治疗

黄龙祥[①]认为本段文字对经脉病症、治疗的论述有错简，应该是先说任、冲、督脉的循行，然后是三脉的病候，最后是病候的治疗。经整理后有关经脉病症、治疗的文字表述如下。

任脉为病，男子内结七疝，女子带下瘕聚。冲脉为病，逆气里急。督脉为病，脊强反折。
此生病，从少腹上冲心而痛，不得前后，为冲疝，其上气有音者，治其喉中央，在缺盆中者。其病上喉者治其渐，渐者上侠颐也。其女子不孕、瘿、痔、遗溺、嗌干，治在骨上，甚者在脐下营。督脉生病治督脉。

如此，则气从少腹上冲心而痛，二便不畅，喘息有声者，取廉泉、天突穴刺治；气喘，喉中有声者，取大迎穴刺治；不孕，瘿，遗尿等病症，取曲骨、阴交穴刺治；督脉病症在督脉取穴治疗。

①黄龙祥.经脉理论还原与重构大纲[M].北京：人民卫生出版社，2016：151-152.

【知识链接】

一、任脉"上颐循面入目"的讨论

关于任脉循行，《新校正》云："按《难经》《甲乙经》无'上颐循面入目'六字。"田晋蕃曰："今本《甲乙经》有上颐循面入目六字，盖后人依《素问》校改。正统本《甲乙经》中无，与宋臣校语合。"因为任脉属于阴脉，根据"阴脉不上头"法则，早期文本没有本文所述任脉循行面部一支。然杨上善则指出："《明堂》言目下巨髎、承泣左右四穴，有阳跷脉、任脉之会，则知任脉亦有分歧上行者也。"《素问·气府论》所载脉气所发之穴，也有"目下各一，下唇一，龈交一"等面部腧穴，说明《黄帝内经》时代应有一种关于任脉上行面部的说法，只是传世本没有载录而已。不然，《灵枢·脉度》也不会有"督脉、任脉各四尺五寸，二四八尺，二五一尺，合九尺"的说法。黄龙祥[1]认为王冰、杨上善所论任脉面部分支，均是根据《黄帝中诰孔穴图经》（《明堂经》的古传本之一）面部的任脉交会穴推导而来，是借助冲脉之道才联系于面部，反映了腧穴归经对经脉循行的影响。

二、冲脉腹部循行的争议

关于冲脉在腹部的循行，本篇云："冲脉者，起于气街，并少阴之经，挟脐上行，至胸中而散。"而《难经·二十八难》却说："冲脉者，起于气冲，并足阳明之经，夹脐上行，至胸中而散也。"由此引起了近千年的论争，也有人调和二说，认为冲脉在阳明、少阴之内，如《难经集注》虞庶云："《素问》曰：并足少阴之经，《难经》却言并足阳明之经。况足少阴之经侠脐左右各五分，阳明之经侠脐左右各二寸，气冲又是阳明脉气所发，如此推之，则冲脉自气冲起，在阳明、少阴二经之内，侠脐上行，其理明矣。"

从经脉分布规律而言，在躯干部太阴行于前腹之里，厥阴行于侧胁之里，少阴行于后背脊内廉，在《灵枢·经脉》《太素》《甲乙经》，乃至《难经》《脉经》《诸病源候论》《千金要方》等书中，均无足三阴经行于腹表的记载。由此可见，本篇言冲脉"并少阴之经"系后人所改，《难经》、宋本《甲乙经》及《太素》均作"阳明"，也为此提供了证据。黄龙祥[2]认为这一改动是受了腧穴归经的影响，因为腹部第一侧线之穴均为"冲脉、足少阴之会"。所以，后世也有学者柔和《黄帝内经》与《难经》之说，认为冲脉由肾下发出，向外斜行并于足阳明经之气街穴，然后向腹正中线行走至横骨穴处，并入足少阴经，与该经一起夹脐上行。李鼎[3]则结合《素问·气府论》所述冲脉气所发二十二穴，因其均属足少阴经，所以说冲脉"并少阴之经"，是明确无疑的。在肾、胞宫、冲脉、足少阴之间，肾起主要作用，只有肾气盛，冲任才能通调；肾气不充，则冲脉功能不足。冲脉功能关系到体毛、须髯的生长和发音器官的变化，此均与足少阴肾经相关，故肯定冲脉是"并少阴之经"。

①黄龙祥.中国针灸学术史大纲[M].北京：华夏出版社，2001：577.

②黄龙祥.中国针灸学术史大纲[M].北京：华夏出版社，2001：576.

③李鼎.中医针灸基础论丛[M].北京：北京：人民卫生出版社，2009：143-144.

其实冲脉本来与足少阴、阳明就有着密切联系。就冲脉与足少阴脉的关系而言，冲脉与肾脉同起于肾下，同行于脊内廉，同从气街而出，又均与肾、胞宫、精室相关联。冲脉与足阳明脉的关联，一是冲脉发出一分支于腹表，并于足阳明之经；二是与阳明合于宗筋；三是与阳明共用腧穴，如《灵枢·海论》云："冲脉者为十二经之海，其输上在于大杼，下出于巨虚之上下廉。"而《素问·水热穴论》则曰："气街、三里、巨虚上下廉，此八者，以泻胃中之热也。"所以黄龙祥[①]认为冲脉与足少阴脉、足阳明脉之离合，实际上展现了"胸间宗气说"与"肾间动气说"两种不同观点的碰撞到融合的过程，虽然在"经脉连环"动力之源竞争中，"肾间动气说"没能胜出"胸间宗气说"，但却表现出了顽强的生命力，其学术不仅张扬于冲脉之中，而且还向"胸间宗气说"渗透，获得了与胃合足阳明脉共主气血之海和五脏六腑之海的地位，甚至表现出后来居上的势头，提到"十二经脉之海"，人们想到的是"冲脉"而不是胃或足阳明脉。

三、奇经理论的临床意义

奇经八脉的理论源自《黄帝内经》，经《难经》的补充发挥，直至明代李时珍《奇经八脉考》的初步规范之后，其学术意义及临床价值才得到进一步的肯定与发挥。如清代叶天士从经脉与脏腑关系及治疗用药方面丰富了奇经八脉理论，其在《临证指南医案》中指出："夫奇经，肝肾主司为多，而冲脉隶于阳明。"对阳虚或阴阳两虚者，强调"以柔剂阳药，通奇经不滞，且血肉有情，栽培身内之精血"，药用鹿茸、鹿角、龟板、阿胶、紫河车、猪骨髓、羊内肾等，并主张填补之中加用通络之品，所谓"奇经不为固束，急急温补固摄，仍佐通药，其力可到八脉"。而对于精血漏下的病症，又参入升固奇脉法，药用牡蛎、龙骨、赤石脂、禹余粮、紫石英、金樱子、山药、芡实等以引之、收之、固之；对于奇脉空虚而冲阳上逆之痫证、奔豚、呃逆、喘咳等，又参入镇固奇脉法，药用龙齿、磁石、牛膝、桂心、代赭石、茯苓、降香等以镇之、降之、固之。如治疗一患者"督虚背疼，脊高突。生毛鹿角（切片）三钱，鹿角霜一钱半，杞子三钱，归身一钱，生杜仲一钱半，沙苑一钱，茯苓一钱半，青盐调入八分"，此乃治以温肾强督之法。又如一周姓患者，"瘕聚结左，肢节寒冷，病在奇脉，以辛香治络。鹿角霜、桂枝木、当归、小茴、茯苓、香附、葱白"，即温通奇脉以治疗癥瘕。

张锡纯《医学衷中参西录》对女性月经不调、赤白带下或不孕等病症的治疗，多从冲脉着手，依据冲脉理论创制"四冲汤"，其中理冲汤治疗经闭不行或产后恶露不尽；安冲汤治疗行经量多且日久，过期不止或不时漏下；固冲汤治疗血崩；温冲汤治疗血海虚寒不孕。

【原文】

蹇膝[1]伸不屈，治其楗[2]。坐而膝痛，治其机[3]。起而引解[4]，治其骸关[5]。膝痛，

①黄龙祥.经脉理论还原与重构大纲[M].北京：人民卫生出版社，2016：134-137.

痛及拇指，治其腘[6]。坐而膝痛如物隐者，治其关[7]。膝痛不可屈伸，治其背内[8]。连骺若折[9]，治阳明中俞髎[10]。若别，治巨阳少阴荥[11]。淫泺[12]胫痠，不能久立，治少阳之络[13]，在外上五寸。辅骨上横骨下为楗[14]，侠髋为机[15]，膝解为骸关，侠膝之骨为连骸，骸下为辅[16]，辅上为腘[17]，腘上为关[18]，头横骨为枕[19]。

水俞五十七穴者，尻上五行，行五；伏菟上两行，行五，左右各一行，行五；踝上各一行，行六穴[20]。髓空[21]在脑后三分，在颅际锐骨之下[22]，一在断基下[23]，一在项后中复骨下[24]，一在脊骨上空，在风府上[25]。脊骨下空，在尻骨下空[26]。数髓空在面侠鼻[27]，或骨空在口下当两肩[28]。两髆骨空，在髆中之阳[29]。臂骨空在臂阳，去踝四寸两骨空之间[30]。股骨上空在股阳，出上膝四寸[31]。骺骨空在辅骨之上端[32]。股际骨空在毛中动脉下[33]。尻骨空在髀骨之后，相去四寸[34]。扁骨有渗理，无髓孔，易髓无空[35]。

灸寒热之法，先灸项大椎，以年为壮数[36]，次灸橛骨[37]，以年为壮数。视背俞陷者灸之，举臂肩上陷者[38]灸之，两季胁之间[39]灸之，外踝上绝骨之端[40]灸之，足小指次指间灸之，腨下陷脉[41]灸之，外踝后[42]灸之，缺盆骨上切之坚痛[43]如筋者灸之，膺中陷骨间[44]灸之，掌束骨下[45]灸之，脐下三寸关元[46]灸之，毛际动脉[47]灸之，膝下三寸分间[48]灸之，足阳明跗上动脉[49]灸之，巅上[50]一灸之，犬所啮[51]之处灸之三壮，即以犬伤病法灸。凡当灸二十九处[52]。伤食灸之，不已者，必视其经之过于阳者[53]，数刺其俞而药之。

【校注】

〔1〕蹇膝：王冰："谓膝痛屈伸蹇难也。"《说文•足部》："蹇，跛也。"

〔2〕治其楗：谓可取股部腧穴如髀关等治疗。楗，关门的木闩。此指股骨部髀关穴处。

〔3〕治其机：谓可取臀部环跳穴治疗。张介宾："侠臀两旁骨缝之动处曰机，即足少阳之环跳穴也。"

〔4〕起而引解：原作"立而暑解"。王冰："一经云：起而引解。言膝痛起立，痛引膝骨解之中也。"《素问识》云："王引一经，似是。"今据改。又，森立之："'暑'与'弛'同，为审母同位之上声字，盖音通假借用'暑'字也。'暑解'即'弛解'。'立而弛解'者，言起立即膝骨弛解痿弱不能正立也。"

〔5〕骸关：张介宾："胫骨之上，膝之节解，是为骸关。"此指膝关节骨缝的穴位。

〔6〕治其腘：谓取膝腘窝处的委中穴治疗。

〔7〕治其关：谓取膝腘窝上部如承扶等穴。又，杨上善："腘上髀枢为关也。"

〔8〕治其背内：杨上善："背内，谓足太阳背输内也。"又，王冰："谓大杼穴也。"

〔9〕连骺若折：（膝痛）连及胫骨，疼痛如折。骺，胫骨上端。

〔10〕治阳明中俞髎：谓取足阳明经膝下诸穴，如足三里等。髎，腧穴。王冰："正取三里穴也。"杨上善："谓是巨虚上廉也。"又，高世栻："髎，骨穴也……中俞，足阳明俞穴也。五俞之穴，前有井、荥，后有经、合，俞居中，故曰中俞髎，足中指间陷谷穴也。"

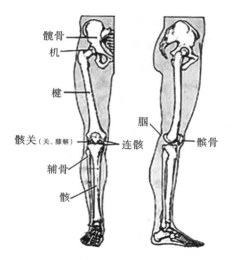

图 60-4　下肢骨骼与关节名称示意图

〔11〕若别，治巨阳少阴荥：谓膝痛如裂，取太阳荥穴通里、少阴荥穴然谷。别，别离，撕裂。

〔12〕淫泺：王冰："谓似酸痛无力也。"杨上善。"淫泺，膝胻痹痛无力也。"

〔13〕少阳之络：《新校正》："按《甲乙经》外踝上五寸，乃足少阳之络，此云'维'者，字之误也。"据改。少阳之络，指光明穴。

〔14〕辅骨上横骨下为楗：胫骨上端的内外侧髁之上，耻骨联合之下的股骨称为楗。

〔15〕侠髋为机：谓夹髋骨两侧关节活动处称为机。

〔16〕侠膝之骨为连骸，骸下为辅：夹膝两侧的高骨为连骸，连骸下部的腓骨为辅骨（图60-4）。

〔17〕辅上为腘：腓骨之上，膝关节后凹陷处为腘。

〔18〕腘上为关：膝弯上骨关节活动处称为关。张介宾："腘上骨节动处，即所谓骸关也。"

〔19〕头横骨为枕：谓后头部的横骨称为枕骨。

〔20〕水俞五十七穴者……行六穴：治疗水病的腧穴分布，详见《素问·水热穴论》。

〔21〕髓空：骨孔。

〔22〕在颅际锐骨之下：谓在颅后锐骨之下的风府穴处。王冰："是谓风府，通脑中也。"

〔23〕龂（yín 银）基下：下颌骨正中骨缝。张介宾："唇内上齿缝中曰龂交，则下齿缝中当为龂基。"

〔24〕项后中复骨下：指项后正中大椎之上哑门穴处。张介宾："即大椎上骨节空也。复当作伏，盖项骨三节不甚显，故云伏骨下也。"

〔25〕风府上：王冰："此谓脑户穴也。"

〔26〕尻骨下空：指长强穴。《新校正》："按《甲乙经》长强在脊骶端，正在尻骨下。"

〔27〕数髓空在面侠鼻：张介宾："数，数处也。在面者，如足阳明之承泣、巨髎，手太阳之颧髎，足太阳之睛明，手少阳之丝竹空，足少阳之瞳子髎、听会。侠鼻者，如手阳明之迎香等处，皆在面之骨空也。"

〔28〕或骨空在口下当两肩：王冰："谓大迎穴也。"又，沈彤《释骨》："或，域之本字，云或骨者，以其骨在口颊下，象邦域之回蔽。"或骨，即下颌骨。

〔29〕在髃中之阳：谓在肩髃的外侧。王冰："近肩髃穴，经无名。"阳，指外侧。

〔30〕去踝四寸两骨空之间：《太素》卷十一无"空"字。指尺骨茎突上四寸，尺骨与桡骨之间的三阳络穴。

〔31〕在股阳，出上膝四寸：张介宾："当足阳明伏兔、阴市之间。"

〔32〕骺骨空在辅骨之上端：胫骨的骨孔在辅骨的上端，即犊鼻穴处。

〔33〕股际骨空在毛中动脉下：动脉，原作"动"，据《太素》卷十一补"脉"字。股际，指股骨上、小腹之下的横骨，其骨孔在腹部阴毛之中动脉下，当为曲骨穴。又，张介宾："毛中动下，谓曲骨两旁股际，足太阴冲门动脉之下也。"

〔34〕在髀骨之后，相去四寸：王冰："是谓尻骨八髎穴也。"

〔35〕扁骨有渗理……易髓无空：圆骨有髓，扁骨无髓，扁骨以渗灌气血于腠理代替髓的功用，故无髓孔。易，代也。理凑，腠理。

〔36〕以年为壮数：根据年龄大小决定施灸的壮数。壮，灸法术语，每艾灸一炷为一壮。

〔37〕橛骨：即尾骶骨。此指长强穴。

〔38〕举臂肩上陷者：指肩髃穴。

〔39〕两季胁之间：王冰："京门穴，肾募也，在髂骨与腰中季胁本夹脊。"

〔40〕外踝上绝骨之端：指足少阳阳辅穴。绝骨，指外踝直上3寸许腓骨的凹陷处。腓骨至此尽，故称绝骨。

〔41〕腨（shuàn涮）下陷脉：小腿肚下脉陷处，即承山穴。

〔42〕外踝后：指足太阳经昆仑穴。

〔43〕痛：《太素》卷二十六、《甲乙经》卷八均作"动"，义胜。

〔44〕膺中陷骨间：指任脉之天突穴。

〔45〕掌束骨下：《太素》卷二十六"掌束骨"作"髑骭骨"。髑骭，当作"髑骭"，指胸骨剑突。又，王冰："阳池穴也。在手表腕上陷者中，手少阳脉之所过也。"

〔46〕三寸关元：原作"关元三寸"。吴崑："关元在脐下三寸。"森立之："以前后文例考之，脐下三寸为本文，关元二字为注文。"据此改。

〔47〕毛际动脉：王冰："以脉动应手为处，即气街穴也。"

〔48〕膝下三寸分间：王冰："三里穴也，在膝下同身寸之三寸，胫骨外廉两筋肉分间，足阳明脉之所入也。"

〔49〕跗上动脉：王冰："冲阳穴也，在足跗上同身寸之五寸骨间动脉，足阳明脉之所过也。"

〔50〕巅上：指百会穴。

〔51〕犬所啮：即犬咬伤的部位。啮，咬。

〔52〕凡当灸二十九处：森立之："一项大椎，二橛骨，三背俞，四、五臂肩上，六、七两季胁间，八、九外踝上，十、十一足小指次指间，十二、十三腨下，十四、十五外踝后，十六、十七缺盆上，十八膺中，十九、二十掌束骨，二十一脐下，二十二、二十三毛际，二十四、二十五膝下，二十六、二十七足阳明跗上，二十八巅上，二十九犬所啮。以上灸法二十九穴，故曰凡当灸二十九处。"

〔53〕过于阳者：指阳邪过盛的经脉。

【释义】

本段论述了膝关节病症的刺法、治疗水病的腧穴、骨孔位置以及寒热病灸法。

一、膝关节病症的刺法

本段论述了膝关节活动不便、疼痛的针刺取穴及其部位，具体可归纳如下表（表60-1）。

表60-1　膝关节病症针刺取穴表

病症	针刺部位	腧穴
膝关节活动困难, 能伸不能屈	股部	髀关
坐而膝痛	髋关节处	环跳
起立膝关节痛	膝关节处	阳关
膝痛牵引拇指	腘窝	委中
坐而膝痛, 如物隐胀痛	腘窝上部	承扶
膝痛不能屈伸	背部足太阳经	背俞
疼痛连及胫骨, 疼痛如折	足阳明经膝下诸穴	足三里等
膝痛如裂	足太阳、少阴荥穴	通里、然谷
膝痛胫酸无力, 不能久立	外踝上五寸	光明

二、水俞五十七穴的分布

本段介绍了57个水穴的分布部位,但原文未提出具体穴名,后世注家作了列举。这57穴的分布是:尻骨上有5行,每行各5穴,计25穴;伏兔上有2行,每行各5穴,计10穴(下腹部肾经穴);又左右各1行,每行各5穴,计10穴(应是下腹部足阳明经穴);足内踝上各1行,每行各6穴,计12穴(内踝上肾经穴)。具体参见《素问·水热穴论》。

三、骨孔名称及部位

由于针刺取穴多与骨孔有关,故原文又论述了人体头部、面部、脊柱、肩膊、股骨、胫骨、尾骨等部位的骨孔所在位置。最后指出人体扁骨有血脉渗灌的纹理而无髓空,符合实际情况。现据原文所述归纳如下(表60-2)。

表60-2　骨孔名称及部位表

名称	部位	腧穴
头面骨孔	下颌骨正中骨缝	龂基下
	面部:足阳明	承泣、巨髎
	手太阳	颧髎
	足太阳	睛明
	手少阳	丝竹空
	足少阳	瞳子髎、听会
	挟鼻:手阳明	迎香
	口下:足阳明	大迎
	脑后三分:颅际锐骨下	风府
	项后中复骨下	哑门
	风府上	脑户
脊骨孔	尻骨下	长强
髆骨孔	肩髆外侧	近肩髃穴
臂骨孔	尺骨茎突上四寸两骨间	三阳络

续表

名称	部位	腧穴
股骨孔	股骨外侧上膝四寸	伏兔、阴市之间
骱骨孔	辅骨上端	犊鼻
股际骨孔	腹部阴毛之中动脉下	曲骨
尻骨孔	髀骨之后，相去四寸	八髎

四、寒热病灸法

本段总结了灸寒热病最常用的部位，也是寒热病高频的病变反应（病应）之处，犹如以三阴三阳命名的经脉穴，指出了具体部位，但还没有具体的腧穴名称。同时提出犬咬伤及伤口侵蚀恶化后可采用灸法治疗。结尾提醒，犬咬伤及伤口侵蚀加重时，除了使用灸法外，可反复多次地针刺经过伤口部位经脉的腧穴，并配合药物治疗。

【知识链接】

本篇关于灸寒热病腧穴的论述，同时见于《太素·灸寒热法》，文字稍有差异。黄龙祥[1]认为"灸寒热之法"原方无一穴名，是一篇非常古老的灸方，很可能在传世本《素问》结集时，此文本已经出现较多错误，结合《太素》文字，重构此方如下。

> 灸寒热之法：先取项大椎以年为壮数，次灸橛骨以年为壮数，视背俞陷者灸之；
> 举臂肩上陷者灸之；
> 两季胁之间灸之，外踝之上绝骨之端灸之，足小指次指间灸之；
> 腨下陷脉灸之，外踝后灸之；
> 缺盆骨上切之坚痛如筋者灸之，膺中陷骨间灸之，去骺骨下，夹脐下关元（广）三寸灸之，毛际动脉灸之，膝下三寸分间灸之，足阳明跗上动脉灸之，直上（下）动脉灸之。
> 凡当灸三十处。

考察此灸方，发现其腧穴排列规律，一是在纵向上呈自上而下排列，二是在横向上分行排列。其中"缺盆"即足阳明缺盆穴，此穴以下皆足阳明脉穴。去骺骨下夹脐下广三寸灸之，是指在鸠尾至脐这一区段上横相去三寸取"应"穴灸之。按照腧穴排列自上而下的规律，"跗上动脉灸之"之后，只能接此动脉之下的穴，故结合《太素》改为"直下动脉灸之"。从各传本计数不一来看，很可能原方没有灸穴计数，或系后人依据各自的理解添加的注文，根据校正后的文字统计，此灸方实有灸处三十，故言"凡当灸三十处"。

①黄龙祥.经脉理论还原与重构大纲[M].北京：人民卫生出版社，2016：369-370.

水热穴论篇第六十一

【导读】

分类作为人类重要的认识方法，不仅可以使知识系统化，而且还能发现事物的规律性，从而推动科学认识的进一步发展。水俞和热俞是《黄帝内经》记载的治疗水肿和热病的两组用穴，二者命名方式相同、组成数目接近，所治病症一阴一阳而性质相反，属于较早产生的类穴形式，是以阴阳思想指导用穴经验的理论提升。本篇将二者放在一起讨论，显示了腧穴分类之肇端。如高世栻注说："水热穴者，水俞五十七穴，热俞五十九穴也。少阴属肾主水，阳气内虚，则水聚为肿，而有水俞之五十七穴；人伤于寒，寒盛则热，热气内逆，而有热俞之五十九穴。水为阴，寒亦为阴，寒盛则热，是水俞、热俞皆主于少阴，各有当刺之穴也。"

【原文】

黄帝问曰：少阴何以主肾？肾何以主水？岐伯对曰：肾者至阴[1]也，至阴者盛水[2]也，肺者太阴也，少阴者冬脉也，故其本在肾，其末在肺[3]，皆积水也。帝曰：肾何以能聚水而生病？岐伯曰：肾者，胃之关[4]也，关闭[5]不利，故聚水而从其类[6]也。上下溢于皮肤，故为胕肿[7]。胕肿者，聚水而生病也。帝曰：诸水皆生于肾乎？岐伯曰：肾者，牝脏[8]也，地气上者属于肾，而生水液[9]也，故曰至阴。勇而劳甚[10]则肾汗出，肾汗出逢于风，内不得入于脏腑，外不得越于皮肤，客于玄府，行于皮里，传为胕肿，本之于肾，名曰风水。所谓玄府者，汗空也。

帝曰：水俞五十七处者，是何主也？岐伯曰：肾俞[11]五十七穴，积阴之所聚也，水所从出入也。尻上五行、行五[12]者，此肾俞。故水病，下为胕肿大腹，上为喘呼，不得卧者，标本俱病，故肺为喘呼，肾为水肿，肺为逆不得卧，分为相输俱受[13]者，水气之所留也。伏菟上各二行、行五[14]者，此肾之街[15]也。三阴之所交结于脚也[16]。踝上各一行、行六[17]者，此肾脉之下行也，名曰太冲[18]。凡五十七穴者，皆脏之阴络，水之所客也。

帝曰：春取络脉分肉何也？岐伯曰：春者木始治，肝气始生，肝气急，其风疾，经脉常深，其气少，不能深入，故取络脉分肉间。帝曰：夏取盛经分腠[19]何也？岐伯曰：夏者火始治，心气始长，脉瘦气弱[20]，阳气留溢[21]，热熏分腠，内至于经，故取盛经分腠，绝肤[22]而病去者，邪居浅也。所谓盛经者，阳脉也。帝曰：秋取经俞[23]何也？岐伯曰：秋者金始治，肺将收杀，金将胜火[24]，阳气在合，阴气初胜，湿气及体，阴气未盛，未能深入，故取俞以泻阴邪，取合以虚阳邪，阳气始衰，故取于合。帝曰：冬取井荥何也？岐伯曰：冬者水始治，肾方闭，阳气衰少，阴气坚盛，巨阳伏沉[25]，阳脉乃去，故取井以下阴逆，取荥以实阳气。故曰：冬取井荥，春不鼽衄，此之谓也。

帝曰：夫子言治热病五十九俞，余论其意，未能领别其处，愿闻其处，因闻其意。岐伯曰：头上五行、行五[26]者，以越诸阳之热逆也。大杼、膺俞[27]、缺盆、背俞[28]，此八者，以泻胸中之热也。气街、三里、巨虚上下廉，此八者，以泻胃中之热也。云门、髃骨[29]、委中、髓空[30]，此八者，以泻四肢之热也。五脏俞傍五[31]，此十者，以泻五脏之热也。凡此五十九穴者，皆热之左右也。帝曰：人伤于寒而传为热何也？岐伯曰：夫寒盛则生热也。

【校注】

〔1〕至阴：即阴之极。张介宾："肾应北方之气，其脏居下，故曰至阴。"

〔2〕盛（chēng成）水：指肾主管人体水液代谢的功能。

〔3〕其本……其末在肺：姚止庵："水原于肾，故云本；由肾而溢于肺，故云末也。"

〔4〕肾……胃之关：张介宾："关者，门户要会之处，所以司启闭出入也。肾主下焦，开窍于二阴，水谷入胃，清者由前阴而出，浊者由后阴而出。肾气化则二阴通，肾气不化则二阴闭；肾气壮则二阴调，肾气虚则二阴不禁，故曰肾者胃之关也。"

〔5〕闭：原作"门"，据《太素》卷十一及王冰注改。

〔6〕聚水而从其类：马莳："肾主下焦，膀胱为腑，开窍于二阴，故肾气化则二阴通，肾气不化则二阴闭，闭则胃上满，故曰肾者胃之关也，关闭则气停，气停则水积，水积则水盛，水盛则气溢，故曰关门不利，当聚水而从其类也。"

〔7〕胕肿：即浮肿。《集韵·虞韵》："胕，肿也。"

〔8〕牝（pìn聘）脏：即阴脏。

〔9〕地气上者……生水液：张琦："此言肾本主水，阴交于阳而生血液，所谓地气上为云，雨出地气也，明所以聚水之由。"

〔10〕勇而劳甚：姚止庵："劳甚谓恃其有力而入房，或远行动作也，单指力房，偏矣。"

〔11〕肾俞：即指水俞，为治疗水肿病的腧穴。

〔12〕尻上五行、行五：即从尾骶骨向上分五行，每行五穴，其正中督脉之穴为脊中、悬枢、命门、腰俞、长强，距后正中线1.5寸足太阳经穴位有大肠俞、小肠俞、膀胱俞、中膂内俞、白环俞，距后正中线3寸足太阳经穴位有胃仓、肓门、志室、胞肓门、秩边。

〔13〕分为相输俱受：指肺肾两脏水病与气病相互影响，气滞则水停，水停则气滞，故能俱

受其病。

〔14〕伏菟上各二行、行五：伏菟上，腹部。夹任脉两旁有足少阴经中注、四满、气穴、大赫、横骨；次外有足阳明经外陵、大巨、水道、归来、气街，共计二十穴。

〔15〕肾之街：肾气通行的道路。

〔16〕三阴之所交结于脚也：森立之："杨（上善）以此十字属下句而读，似是。盖三阴之所交结于脚者，即谓三阴交之穴也。此穴非肾经，为足太阴脾经，而以此一穴入踝上六穴之中，故先置此一句而示之也。诸注皆以属前句而读，非是。"《说文·肉部》："脚，胫也。"

〔17〕踝上各一行、行六：诸注不一。据王冰注乃指足少阴经太冲、复溜、阴谷，阴跷脉照海、交信、筑宾六穴。森立之："照海不可云踝上，故今去照海而入三阴交，以为踝上六穴……大钟，王注作太冲误，今正。"

〔18〕太冲：王冰："肾脉与冲脉并下行循足，合而盛大，故曰太冲。"

〔19〕分腠：即皮下肌上的组织间隙。

〔20〕脉瘦气弱：指脉气始长，尚未充盛。森立之："夏心气方应，阳气流溢肌表，故其脉道不充满，脉气不紧弦，故曰脉瘦气弱。"

〔21〕留溢：《新校正》："按别本'留'一作'流'。"《甲乙经》卷五作"流"。姚止庵："王本留溢，若留则不能溢矣。"宜从。

〔22〕绝肤：指透过皮肤。

〔23〕经俞：指各经的五输穴。

〔24〕金将胜火：指秋季金当令，金气旺盛，火气始衰。

〔25〕巨阳伏沉：指足太阳之气沉伏潜藏于里。

〔26〕头上五行、行五：张介宾："头上五行者，督脉在中，傍四行，足太阳经也。中行五穴，上星、囟会、前顶、百会、后顶也。次两傍二行各五穴，五处、承光、通天、络却、玉枕也。又次两傍二行各五穴，临泣、目窗、正营、承灵、脑空也。五行共二十五穴，俱在巅顶之上，故可散越诸阳热气之逆于上者。"

〔27〕膺俞：即中府穴。

〔28〕背俞：即风门穴。

〔29〕髃骨：张介宾："髃骨，即肩髃，手阳明经穴。"

〔30〕髓空：张志聪："髓空即横骨穴。"又，王冰："按今《中诰孔穴图经》云：腰俞穴一名髓空，在脊中第二十一椎节下。"丹波元简："《甲乙》大迎一名髓孔，若为督脉之腰俞，则不合此八者之数，王注恐非，志注亦无征。然若为悬颅、大迎等穴，则并在头部，不宜次于委中之下，亦似可疑。"

〔31〕五脏俞傍五：指背部足太阳膀胱经五脏俞穴之旁五个穴位，即魄户、神堂、魂门、意舍、志室五穴。

【释义】

本篇主要阐述了水肿病的病机、病证及治疗的五十七穴，四时针刺的部位与原理，以及治疗热病的五十九穴。

一、水肿病的病机

本篇对水肿病病机的认识，以"肾主水"为立论之本，把水肿病的病机概括为"其本在肾，其末在肺"，突出肺肾两脏的关系，同时认为与胃（脾）有密切关系。

（一）肺肾关系失调

足少阴经由肾所主，肾应冬令，位属下焦，为阴中之阴，故称为至阴。其主管全身水液之代谢，故言"至阴者，盛水也"。《素问·逆调论》明确指出："肾者水脏，主津液。"手太阴经为肺所主，位居上焦，能"通调水道，下输膀胱"（《素问·经脉别论》），后世称为水之上源。在水液代谢方面，肺肾两脏相互配合，而以肾为主，以肺为辅，其基础当在于两脏经脉的相互联系，正如马莳所言："肺为手太阴经，肾为足少阴经，少阴者，主于冬，水之脉也。其脉从肾上贯膈，入肺中，故其病本在肾，其病末在肺。本者，病之根也；末者，病之标也。"

（二）肾胃（脾）关系失调

《素问·经脉别论》说："饮入于胃，游溢精气，上输于脾，脾气散精，上归于肺。"可见，人体水液受纳于胃，又赖脾运化转输，故后世称脾主运化水液，化生津液。一方面，肾为水火之脏，元阴元阳之宅，胃的纳降需赖命门之火以温养。另一方面，胃受纳的水谷，其排泄主要依赖于肾，肾为水脏，司气化，主二便，犹如水出入之要道，控制着胃对水液的受纳、津液的吸收和排泄整个代谢过程。肾气充足，气化有权，则蒸化津液，清者敷布全身，浊者注入膀胱。肾气不足，气化失司，则关门启闭不利，若当开不开，以致水液排泄障碍而成癃闭，水湿内停泛溢而为水肿。反之，若肾虚关门不约，不能使水液之清者上升，而直趋膀胱，则可形成遗尿或多尿、口渴引饮之消渴等病。如张介宾说："肾主下焦，开窍于二阴，水谷入胃，清者由前阴而出，浊者由后阴而出。肾气化则二阴通，肾气不化则二阴闭，肾气壮则二阴调，肾气虚则二阴不禁，故曰肾者胃之关也。"同时，肾藏精，内含真阴真阳，肾阳为一身脏腑阳气之根本，可温煦脾土，助脾运化水液，故当肾之功能失常，势必影响脾胃对水液的输布代谢而形成水肿，所谓"上下溢于皮肤，故为胕肿"。

（三）肾脏功能失常

一般而言，风水以肿从头面部开始，然后蔓延至四肢、胸腹为特点。其病机乃风邪袭表，肺气不宣，风水相搏而成。然本篇则强调其病本在肺肾二脏，指出："勇而劳甚则肾汗出，肾汗出逢于风，内不得入于脏腑，外不得越于皮肤，客于玄府，行于皮里，传为胕肿，本之于肾，名曰风水。"认为风水乃因勇而过劳伤肾，肾阳不足而卫气亦虚，风邪乘虚而入，诱发浮肿。

总之，本文对水肿病之发病机制的论述，重视肺、脾、肾三脏，更突出肾与水肿病之关系。后世对水肿病的认识，亦多宗此。如《景岳全书·水肿论治》说："凡水肿等症，乃脾肺肾三脏相干之病，盖水为至阴，故其本在肾；水化于气，故其标在肺；水惟畏土，故其制在脾。今肺虚则气不化精而化水，脾虚则土不制水而反克，肾虚则水无所主而妄行，水不归经则逆而上泛，故传入于脾而肌肉浮肿，传入于肺则气息喘急，虽分而言之，而三脏各有所主；然合而言之，则总由阴胜之害，而病本皆归于肾。"《医门法律·水肿门》亦指出："胃为水谷之海，水病莫不本之于胃经，乃以之属脾、肺者，何耶？使足太阴脾足以转输水精于上，手太阴肺足以通调水道于下，海不扬波矣。惟脾、肺二脏之气结而不行，后乃胃中之水日蓄，浸灌表里，无所不到也。是则脾、肺之权可不伸耶？然其权尤重于肾，肾者胃之关也。肾司开阖，肾气从阳则开，阳太盛则关门大开，水直下而为消；肾气从阴则阖，阴太盛则关门常阖，水不通而为肿。经又以肾本、肺标，相输俱受为言，然则水病以脾、肺、肾为三纲矣。"

二、水肿病的主要临床表现

原文中"上下溢于皮肤，故为胕肿"，即明确指出水肿病的主要临床症状为浮肿。结合本篇下段原文所述，除肢体浮肿外，还可兼见腹部膨胀之状，即"水病下为胕肿大腹"。由于肾脉贯膈入肺中，肾上连肺，所以肾气失化，开合失常，水湿潴留，水气可上逆犯肺，导致肺失宣降，又兼见"喘呼""不得卧"之症，此即标本俱病的表现。如马莳说："水病者，下为浮肿腹大之证，上为喘呼不得卧之证。下病为本，上病为标，是乃标本俱病也。故在肺则为喘呼，在肾则为水肿。肺为逆，所以不得卧也。此二经之分，本为相输相应，俱受其病者，以水气之所留也。"

三、水肿病的治疗

对水肿病的治疗，本文提出针刺的腧穴共57穴，因肾主水，故此治疗水气病的57穴，又可概称"肾俞"或"水俞"。关于57穴的具体所指，注家看法不尽一致，现根据王冰、张介宾的注释予以归纳。其中背部三组：①督脉穴：长强、腰俞、命门、悬枢、脊中；②膀胱经穴：白环俞、中膂俞、膀胱俞、小肠俞、大肠俞；③膀胱经穴：秩边、胞肓、志室、肓门、胃仓。腹部二组：①肾经穴：横骨、大赫、气穴、四满、中注；②胃经穴：气街（气冲）、归来、水道、大巨、外陵。下肢一组：肾经穴：大钟、照海、复溜、交信、筑宾、阴谷。

上述57穴的经脉分布，涉及足少阴肾经、足太阳膀胱经、督脉、足阳明胃经4条不同经脉。肾与膀胱，均为水液代谢之重要脏腑。督脉督领一身之阳，而水病与阳失气化密切相关。肾与胃在水液代谢中关系密切，所谓"肾者，胃之关也，关门不利，故聚水而从其类也"。故水肿病可选取上述57穴针刺治疗。反过来说，由于这57穴可以治疗水肿病，所以本篇又认为这57穴为阴气所积累，是水液所出入的地方，是脏之阴络，水之所客，若水气积留，通过针刺此穴可以泄邪气而行水利湿，故称为水俞。

赵京生[①]对此57穴的分布规律进行分析，发现其具体部位、顺序为：（腰）骶部25个、股部20个、踝上12个。其中单穴5个（骶部5个），双穴26个（骶部10个、股部10个、踝上6个），实际穴数共计31个。分布特点：一是集中于身半以下，31个穴位皆分布在腰骶及下肢；二是腧穴的数目从腰骶向胫踝递减。分析隐含于这些特点中的认识，水为肾所主，水肿主

①赵京生.热俞水俞析[J].南京中医药大学学报，2004，20（1）：24-26.

病在肾，腰为肾之府，故近取腰骶部腧穴为主而谓之"肾俞"，这一选穴思想也以（肾经）下肢用穴近肾端多于远肾端来体现；水属阴，其性趋下，身半以下亦属阴，同类相求，阴病而取阴位之穴。下肢诸穴虽未明言其经脉，然而基于上述分析，结合篇中所言"少阴何以主肾？肾何以主水？""此肾之街也""三阴之所交结于脚也""此肾脉之下行也""凡五十七穴者，皆脏之阴络"，当皆分布于属阴的内侧。

四、四时针刺的部位与原理

"天人合一"是《黄帝内经》理论建构的大前提，从此前提出发，古人认为四季气候、物候的变化，对人体气血运行、脏气盛衰以及病邪的强弱等均有所影响，所以，针刺亦当根据四时变化，气在人体内停留部位之不同，而针刺不同部位。诚如《灵枢·四时气》言："四时之气，各有所在，灸刺之道，得气穴为定。"

本篇提出根据不同的季节，针刺治疗疾病当取不同的腧穴，其中春取络脉分肉间，夏取盛经分腠，秋取俞穴、合穴，冬取井穴、荥穴，并讨论了何以如此的原理，认为春季五行属木，内应于肝，肝主风。风木之邪虽然急疾，但春风本柔和，邪风多侵犯于浅表之络脉分肉间，故春当取络脉分肉间。夏季五行属火，内应于心，心主热。夏季阳浮于外，热熏分腠，邪气居留于阳经孙络之间，故夏当取盛经分腠。姚止庵谓："夏热气浮，邪居阳分，用针不必太深。"秋季五行属金，内应于肺，其令收杀。秋季阳气初衰，阴气初胜，秋多雾露，湿气及体，为阳转阴的过渡阶段。张介宾注："阴气未深，犹在阳分，故取经俞以泻阴邪。阳气始衰，邪将收敛，故取合穴以虚阳邪也。"冬季五行属水，内应于肾，其令闭藏，阴盛阳衰，如《素问·四气调神大论》说："冬三月，此谓闭藏，水冰地坼，无扰乎阳。"但阴盛极乃阳气生，故取井穴以泻其阴气，取荥穴以实其阳气。

总之，本篇从整体观出发，阐述人体气血变化与四时取穴的关系，强调针刺治疗取穴应根据不同季节选取适当穴位。有关四时针刺，《黄帝内经》有9篇论述，有关总结性研究，参阅《灵枢·顺气一日分为四时》篇。

五、治疗热病五十九穴

对热病的刺治，本文提出"治热病五十九俞"以及临床效用范围，体现了就近取穴，随经施治，因势利导的治疗法则。具体针刺选穴可归纳如下表（表61-1）。

表61-1

热病部位	腧穴部位	选用腧穴
诸阳之热	头部五行 （督脉、足太阳经）	上星、囟会、前顶、百会、后顶 五处、承光、通天、络却、玉枕 临泣、目窗、正营、承灵、脑空
胸中之热	胸背部	大杼、膺俞（中府）、缺盆、背俞（风门）
胃中之热	腹腰部（足阳明经）	气冲、足三里、上巨虚、下巨虚
四肢之热	胸部、四肢	云门、髃骨、委中、髓空
五脏之热	背腰部（五脏俞旁）	魄户、神堂、魂门、意舍、志室

　　一般认为,膺俞是今天的中府,背俞乃风门,髃骨即肩髃,其中髓空王冰注为腰俞,但据"云门、髃骨、委中、髓空,此八者,以泻四肢之热",说明髓空当有二穴,如为腰俞则少一穴。今据《素问·骨空论》"髓空在脑后三分,在颅际锐骨之下"之文,可以风池替之,以合五十九俞之数。

　　从表中可以看出,本篇所论治疗热病的选穴,其中头、胸、腹部穴主治相应部位之热,下肢穴主治腹部胃中之热,与四街、四海理论几乎一样,立足于近部腧穴主治,所谓腧穴所在,主治所在。也可以说"五十九俞"是以气街理论的头气街与胸气街为基础,结合标本理论、背俞理论等形成的。赵京生[①]认为本篇所载"治热病五十九俞",其部位、顺序、数目为:头(25)、胸背(8)、腹(2)、下肢(6)、胸(2)、上肢(2)、下肢(4)、背(10)。其中单穴5个(头5个),双穴27(头10个、胸腹4个、背7个、上肢1个、下肢5个),实际穴数32个。其分布部位特点:一是以头和躯干部为主,头部15穴,躯干部11穴,共计26个,约占全部腧穴的80%以上。二是除头部外,腧穴在躯干和四肢的阴阳面的分布大体相当。三是腧穴名明显增多。总体上,仍重头部穴,同时突出躯干部用穴。《素问·刺热》篇将位于背部近于内脏而治内脏之热的腧穴称"热病气穴",并专门列出,同此用意。这是其以脏腑理论为指导的结果和体现。与《灵枢·热病》"五十九刺"相比较,《素问》缺颈项部穴,而颈项穴也正是《灵枢》中所重视的。二者的具体比较,参见《灵枢·热病》篇。

　　另外,文末讨论了"人之伤于寒为传为热"的机理,王冰注释甚为精辟,指出:"寒气外凝,阳气内郁,腠理坚致,元府闭封,致则气不宣通,封则湿气内结,中外相薄,寒盛热生,故人伤于寒,转而为热,汗之则愈,则外凝内郁之理可知,斯乃新病数日者也。"森立之指出:"此条足以补《热论》之不足,盖皮表伤于寒,则先恶寒,然后发热,故《伤寒论·太阳上篇》云:'太阳之为病,脉浮头项强痛而恶寒。'此邪初入身,必先恶寒,此时未发热,后遂发热,是表实伤寒麻黄汤所主也。五十九穴皆主伤寒发热病,故以此问答置于此耳。"

【知识链接】

一、关于风水病

　　风水病名,始见本篇,《素问·奇病论》《灵枢·论疾诊尺》等篇也有所论及。其病机为肾虚汗出,表气不固,风寒或风热犯表,致肺气闭郁,肺肾同病,水液输布失常而浮肿。如本篇所言:"勇而劳甚则肾汗出,肾汗出逢于风,内不得入于脏腑,外不得越于皮肤,客于玄府,行于皮里,传为胕肿,本之于肾,名曰风水。"风为阳邪,风犯头上,故头面先肿。水邪重浊泛滥,除全身皆肿、小便短少外,阳气被困,身重难行。风寒所伤者,卫营被寒郁,兼见恶风寒、发热、肢节作痛、苔薄白、质淡红、脉浮紧为风寒所伤之象。风热所伤者,卫气被风热所郁,则发热恶风,风热伤肺则肺气不利而咳,热伤于咽则咽红肿痛,舌尖红、脉浮数为风热之象。张仲景《金匮要略》对风水的病机与证治有所发挥,指出:"太阳病脉浮紧,法

---

　　①赵京生.热俞水俞析[J].南京中医药大学学报,2004,20(1):24-26.

当骨节疼痛,反不疼,身体反重而酸,其人不渴,汗出则愈,此为风水。"说明风水病是表有风邪,并有水湿,所以有表脉及身重、骨节痛、恶风等现象,可用越婢汤祛风除湿为法,得汗后,症状就解除。或因病本在脾,外邪诱发脾湿,《金匮要略》说:"风水脉浮,身重,汗出恶风,防己黄芪汤主之。"

另外,《素问·评热病论》论风水说:"虚不当刺,不当刺而刺,后五日其气必至……至必少气时热,时热从胸背上至头,汗出,手热,口干苦渴,小便黄,目下肿,腹中鸣,身重难以行,月事不来,烦而不能食,不能正偃,正偃则咳,病名曰风水,论在《刺法》中。"此乃肾风因误刺而出现的少气、发热、汗出、口干苦渴、尿黄、目下肿、肠鸣、身重难行等症状的病证,与上述风水病不能等同视之,应属于水肿病较为严重的阶段。

二、水、气与水肿病关系

对水肿病中水与气的关系,王冰在注释"关门不利,故聚水而从其类也"一句说:"关闭则水积,水积则气停,气停则水生,水生则气溢,气水同类,故云关门不利,聚水而从其类也。"张介宾亦说:"关闭则气停,气停则水积,水之不行,气从乎肾,所谓从其类也。"两者均强调水气之间的密切关系。人体水液的生成、输布、排泄,全赖气的升降出入运动及气的气化、温煦、推动和固摄作用,而气在体内又依附于津液而存在,所谓津能寓气。在生理情况下,水化为气,气化为水,即唐容川所说"气水本属一家"。在病理情况下,若肺气失却宣发肃降,脾气失却运化转输,肾气失却蒸腾气化,三焦气机不畅,决渎功能失常,膀胱气化不行,上下出入枢机不利,则导致水因气阻,而发为水肿、痰饮之病证;若水运行障碍,又会影响气的运行,导致气的病变,如水湿内阻,酿痰成饮,皆可使全身气机不畅。由此可见,水病、气病两者相互影响,互为因果。所以唐容川对水肿病的治疗提出:"治气即是治水,治水即是治气。"即对水肿、湿浊、痰饮等水液代谢障碍等水病,往往配合治气,通过温肾、健脾、益肺理气,以达到治水之目的;而对于某些因水导致的气病,也应从治水入手,运用化湿、利水等法,使水湿去而气机调畅,以达到治气的目的。对于水肿等病的水气之辨,张介宾《景岳全书·肿胀》篇亦有精辟论述:"肿胀之病……虽方书所载有湿、热、寒、暑、血、气、水、食之辨,然余察之经旨,验之病情,则惟有气水二字,足以尽之。故凡治此症者,不在气分,则在水分,能辨此二者而知其虚实,无余蕴矣。病在气分,则当以治气为主,病在水分,则当以治水为主。然水气本为同类,故治水者当兼理气,盖气化水自化也;治气者亦当兼水,以水行气亦行也。此中玄妙,难以尽言。"

三、水俞五十七穴的研究应用

徐先鹏等[1]认为水俞五十七穴理论来源包括气街、标本、背俞、冲脉等理论,其证治包括风水、肤胀和鼓胀,是《黄帝内经》时期对于水病治疗方法的系统总结。李宝等[2]认为治水"五十七穴"处方,一方面是基于肺与膀胱相别通理论,另一方面肾为胃之关也,是从肾

①徐先鹏,吉青杰,苏苏.《素问》"水俞五十七处"初探[J].四川中医,2020,38(4):27-30.
②李宝,张立志,樊莉,等.《素问》水俞五十七刺处方思路探析[J].辽宁中医杂志,2018,45(1):53-55.

论治水肿的特色方。其构思巧妙，配伍精当，对于临床水肿类疾病的防治具有重要指导意义。李季等[①]报道选用水俞五十七穴中督脉、膀胱经与胃经四组腧穴，结合针刺太溪、支沟穴，治疗单纯性肥胖有效。李雪青等[②]、[③]、[④]报道临床应用水俞五十七穴治疗胰岛素抵抗、2型糖尿病肥胖者、肝硬化腹水，取得较好效果。

四、热病五十九俞的研究应用

王富春[⑤]提出"热病五十九俞"与三焦之证治关系极为密切，如温病初期，始于上焦，病在手太阴肺，证见头痛、发热、微恶风寒、无汗，或有汗不畅、咳嗽等症，治疗可选用头部腧穴和胸背部的俞穴治疗，"以越诸阳之热""以泻胸中之热也"。温病中期，邪入中焦，病在脾胃，证见但发热、不恶寒、日晡热甚、面红目赤、呼吸气粗、大便秘结、小便短赤等症，可取足阳明之气冲、足三里，上、下巨虚，"以泻胃中之热也"。温病末期，邪入下焦，五脏俱衰，正虚邪盛，病情较为复杂，多出现神志方面的病证，治疗可取膀胱经的下合穴委中，辅以腰俞穴，以泻下焦之热。取魄户、神堂、魂门、意舍、志室以扶正祛邪，安神定志，还可"以泻五脏之热也"。石云舟等[⑥]研究发现热病五十九俞在所属经脉上多集中于足太阳膀胱经、督脉、足阳明胃经、足少阳胆经等阳经经脉；所在部位上多分布于头部、腰背部；针灸证治上与温热病三焦证治关系密切。热病五十九俞分别具有清诸阳之热、胸中之热、胃中之热、四肢之热、五脏之热等不同的清热作用，可为针灸临证治疗热病选取"同功穴"配伍，提供选穴思路。

五、热俞与水俞的比较

赵京生[⑦]对热俞与水俞的比较研究发现，在腧穴的数目上，热俞与水俞的各类穴数都极为接近；在腧穴的分布部位上，热俞五十九穴，无论是《灵枢》还是《素问》都是身半以上为多，尤其集中于头项部；水俞五十七穴则正相反，全部在身半以下。这种位置上的特点，并不全然是腧穴主治规律的原因与体现。按照阴阳理论，热病为阳证，上身为阳位，头为阳中之阳，其选穴特点体现了阳证取阳位之穴的思想；水病为阴证，下半身为阴位，认为水俞五十七穴之处乃"积阴之所聚也"（《素问·水热穴论》），其选穴特点体现了阴证取阴位之穴的思想。这是阴阳理论指导、运用于选穴方法的具体表现，也是腧穴主治特点合于阴阳思想的体现。如何看待热俞与水俞在各类穴数上的接近特点？恐非巧合，用穴的部位

①李季，张彩荣，符佳，等."胡氏水穴"疗法治疗单纯性肥胖72例临床观察[J].针灸临床杂志，2005，21（6）：33-34.

②于新捷，李雪青.从"水俞五十七处"论治胰岛素抵抗[J].针灸临床杂志，2014，30（11）：71-73.

③刘晓静，李雪青."肾俞五十七穴"构建新2型糖尿病针灸治疗体系[J].长春中医药大学学报，2014，30（5）：853-855.

④袁楠，李雪青，石志敏.从"水俞五十七处"探讨针刺治疗肝硬化腹水的思路[J].成都中医药大学学报，2015，38（1）：109-111.

⑤王富春."热病五十九俞"初探[J].中医药学报，1989，（1）：14-16.

⑥石云舟，王富春.从热病五十九俞探讨"同功穴"[J].辽宁中医杂志，2017，44（9）：1946-1947.

⑦赵京生.热俞水俞析[J].南京中医药大学学报，2004，20（1）：24-26.

特点已经表明，这两组腧穴不是治病经验的简单、直接的记述，而是经过相当的理性分析整理后形成的。与十二原穴等类穴相比，已有接近于类穴的命名形式，水病之穴甚至已经有部分理论说明，所缺少的主要是专门的总体理论阐述和完全穴名化两个方面，在腧穴理论的建构过程中处于形成阶段，是《黄帝内经》成书时的一种重要的类穴，所以在《素问·气穴论》论述诸穴时紧接于首列的"藏俞五十穴，府俞七十二"之后。李广一[①]还提出"五十九俞"与"水病五十七俞"之所以有这样的分布趋势，还应当与其发展自气街理论有一定关系。《素问·阴阳应象大论》言："其高者，因而越之；其下者，引而竭之。"热病与水病阴阳属性不同，分别有趋上和趋下之势，故热病腧穴选择人体上部的头气街与胸气街为基础，水病腧穴选择人体下部的腹气街与胫气街为基础。

六、水俞、热俞穴位数与术数的关系

卓廉士[②]将热俞五十九穴、水俞五十七穴有关数据与《史记》《汉书》有关律历的内容进行对照，研究其来源问题，认为热俞五十九穴源自于月象，水俞五十七穴源于"百六阳九"的灾害之数。虽然腧穴与数术有关，但对于热俞、水俞的功能认定却是立足于临床的疗效。

（一）热俞五十九穴的来源

热俞五十九穴可能源自于月象的望朔以及北斗之神的运行方式。汉武帝元封七年五月，改年号为太初（即为太初元年），并颁布实施《太初历》。《太初历》规定一年等于365.2502日，一月等于29.53086日；将原来以十月为岁首改为以正月为岁首；开始采用有利于农时的二十四节气；以没有中气的月份为闰月，调整了太阳周天与阴历纪月不相符合的矛盾。朔望法根据月亮绕地球一周，从月圆或缺到下次月圆或缺所需的时间（朔望月）定为一月，约为29.53日，为了取其整数，将大月定为30天，小月29天，以此多少相补。五十九天正好为两个月的天数。

《素问·水热穴论》说："凡此五十九穴者，皆热之左右也。"这里的"左右"不仅指左右两侧的腧穴，应该还有更深的意义。《淮南子·天文训》言："北斗之神有雌雄，十一月始建于子，月从一辰，雄左行，雌右行，五月合午谋刑，十一月合子谋德。"北斗有雌雄两神，于十一月子辰开始运行，雄神向左行，雌神向右行，每月移动一辰，经六辰之后，两者于五月相会于午辰，于此转向阴刑；十一月会于子辰，从而转向阳德。也就是说，雌雄二神各行十二辰为一年。雌神行一辰的时间为一月，雄神行一辰的时间也为一月，时间虽为一月，但两侧之数为五十九，其左右之行正好对应于人体的左侧和右侧；"刑""德"为日月所主，二者死生相依，其子午交会有阴生于阳，阳生于阴，阴阳相错之势。"刑""德"之说对应于医学则为补泻。五十九穴遍于全身，应于左右，泻中有补，补中有泻，能使泻热而不伤津，养阴而无邪滞，宜于热证的治疗。此外，《淮南子·天文训》曰："月者，阴之宗也。"月亮为阴气之本，用阴数以泻热邪，故五十九为泻热的常数，此数不拘于腧穴，亦可作为治疗热病的针

① 李广一."热病五十九俞"探源[J].中国针灸，2017，37（2）：209-211.
② 卓廉士.揭秘腧穴的数术原理[J].中国针灸，2013，33（12）：1094-1098.

法之数。如《素问·刺热》云："热病先身重骨痛,耳聋好瞑,刺足少阴,病甚为五十九刺。"这里五十九不是腧穴,而是刺法之次数。

(二)水俞五十七穴的来源

水俞五十七穴可能源于"百六阳九"的灾害之数。《汉书·律历志》载:"《易》九厄曰:初入元,百六,阳九;次三百七十四,阴九;次四百八十,阳九;次七百二十,阴七;次七百二十,阳七;次六百,阴五;次六百,阳五;次四百八十,阴三;次四百八十,阳三。凡四千六百一十七岁,与一元终。经岁四千五百六十,灾岁五十七。"古人认为,天道以4617岁为一元,在一元中有57年是厄运之年。这五十七数是这样分配的:先是106年之后有9年是厄运之年,即所谓"百六阳九";又在374年之后又有9年厄运,又经480年又有9年;阳九之厄后经720年后有7年厄运,为阴七之年;又过720年后有7年厄运,为阳七之年;再过600年有5年厄运,谓之阴五;又在600年后有5年厄运,谓之阳五;480年后有3年之厄,为阴三;最后再经480年有3年之厄,为阳三。共计厄运之年为57年。天运在"一元"之中有旱涝等"灾岁五十七",与水灾对应的疾病就是水病,那么,天人相应,全身也应该有五十七个腧穴能够对应灾年之数以治疗水病。有趣的是如将四千六百一十七岁除以五十七则等于八十一,可以看出"百六阳九"的背后藏有天数九九这个被视为极限的数字。

从五十七穴内部的数理分配上看,古人尽量用到五与六这对天地之数,原因大约与"地气上为云,天气下为雨"(《素问·阴阳应象大论》)的思考有关,天地气泰,阴霾消散,水气自除。从水证的治疗可以看出,全身水气泛滥有如百六阳九之灾,而治疗腧穴之总数与之对应,而消灾除患有如大禹治水,疏通九河之功则需天地戮力,故以天地之数应之。有时五十七数也用于刺法上,或谓能感应水气而获效。如《灵枢·四时气》"风疢肤胀,为五十七痏,取皮肤之血者,尽取之。"

一般情况下,古人治病取穴不多,但对于水证,却要求五十七穴"尽取之",热病亦如此。其应数以取效的思想十分明显。从操作层面上看,"尽取"非谓一次取完五十九穴或五十七穴,而是分次或多次,以分组和疗程的形式逐次取遍规定的穴位。

七、玄府概念的历代诠释

本篇指出:"所谓玄府者,汗空也。"《素问·调经论》说:"腠理闭塞,玄府不通,卫气不得泄越,故外热。"张介宾解释说:"汗属水,水色玄,汗之所居,故曰玄府……然汗由气化,出乎玄微,是亦玄府之义。"可见玄府作为开阖之门户,主司人体卫气的出入、汗液的排泄及水液的代谢、体温的调节等,古代绝大部分中医著作均将玄府解释为汗孔。金代刘完素提出玄府为"通道"说,他在《素问玄机原病式·六气为病·目昧不明》中发挥玄府之义说:"玄府者,谓玄微府也。然玄府者,无物不有,人之脏腑、皮毛、肌肉、筋膜、骨髓、爪牙,至于世之万物,尽皆有之,乃气出入升降之道路门户也。"这里已经将玄府所在的腠理等同于玄府,混同了腠理与玄府的区别,认为玄府不仅仅是汗孔,而是遍布于人体的通道,气在玄府中升降出入运行,才有了人的各种感知觉乃至意识、情绪、认知等功能。因此,提出一些目的病症,乃由目之玄府开阖失常所致;耳聋亦有听户玄府壅塞或闭绝,神气不得通泄所致,治疗当用开通玄府之法。由于刘完素主要将玄府学说用于论治眼病,为眼病的辨证论治提供了一种新的治疗方法,故其后对玄府通道的论述,也主要集中于眼科方面,形成了眼科玄府学说,玄府也进一步趋向于通道之说,如清代黄庭镜《目经大成·青盲》明确指出"经脉即元府",周学海《形色外诊简摩·色诊舌色应病类》提出了"细络即玄府"的命题。

现代对玄府概念的诠释与应用,大多集中于玄府"通道"说,可概括为以下几个方面:一是眼科玄府学说。当代医家将玄府学说广泛用于聚星障、宿翳、五风内障、圆翳内障、青盲、视瞻有色等多种眼病的诊治,认为玄府以通为用,玄府闭塞则目病生,闭塞之因有气、血、痰、郁及虚实寒热等多种因素,治以开通玄府,用药宜行散。二是多科玄府学说。现代学者将玄府学说运用于内、外、妇、儿多科疾病的诊治,深入研究了玄府的概念、特性、病机、疾病诊治,并初步探讨了玄府的可能本质,试图建构一个可以指导临床各科疾病诊治的玄府学说。如常富业等[1]认为玄府遍布机体各处,无所不有的最微小的腔道、孔隙,是气、血、精、津、液、神乃至各种代谢物出入运行的最基本通道。现代并有肺玄府、肾玄府、肝玄府、大肠玄府、脑玄府、骨玄府、耳玄府、鼻玄府等概念的提出。关于玄府的本质,则有玄府与微循环说、离子通道说、玄府–细胞间隙说、水通道蛋白说、淋巴说、周细胞说、脑玄府与血脑屏障说、肺玄府–络脉与肺气血屏障说、肝玄府与肝筛结构说、肾玄府–络脉与肾小球滤过屏障、肾玄府–足细胞裂隙隔膜说以及鼻玄府相当于鼻腔黏膜细胞间隙、各类离子通道以及鼻腔组织中的微循环等诸多假说。但玄府学说的建构发展,明显存在着概念不清、逻辑混乱、实体缺位的问题。

八、"肾者,胃之关也"的后世争鸣

"肾者,胃之关也",后世多遵从原文释义,唯清代陈士铎认为"肾为胃之关"原作"胃为肾之关",此胃、肾二字颠倒而致讹,陈士铎《石室秘录》言:"胃为肾之关,关门不开,则上之饮食不能入,下之糟粕不能出。"如此则强调斡旋中焦胃土在津液输布代谢中的重要作用。张如青[2]则从考据学的角度对由本句产生的"胃肾相关"理论提出了质疑,认为出土简帛文字中所用"胃"多通"谓",运用二重证据法对"肾者胃之关"进行了重释,据此应为"肾者,谓之关也",即"肾,称作关",是肾为人体水液运行代谢关闸的直接表达,其本意与胃无涉,更非后世医家所谓的"胃肾相关"。

———————————
①常富业,王永炎,高颖,等.玄府概念诠释(三)——玄府的历史演变轨迹与述评[J].北京中医药大学学报,2005,28(2):5-6.
②张如青.论出土简帛医书对澄清后世医学误解的作用[J].中医文献杂志,2019,37(4):14-17,20.

调经论篇第六十二

【导读】

　　经脉内连五脏六腑，外络四肢百骸，是人体气血运行与信息传导的通路。只有人体经脉气血运行与信息传导通畅，生命活动才能正常，否则就会发生诸多疾病。因此，调治经脉气血在疾病的治疗中，就具有十分重要的意义。诚如本篇所言："心藏神，肺藏气，肝藏血，脾藏肉，肾藏志，而此成形。志意通，内连骨髓，而成身形五脏。五脏之道，皆出于经隧，以行血气，血气不和，百病乃变化而生，是故守经隧焉。"本篇从"人之所有者，血与气耳"的元命题出发，提出疾病的总病机为"血气不和，百病乃变化而生"，而脉为气血之府，"凡将用针，必先诊脉"→"必先知经脉，然后知病脉"→"以微针通其经脉，调其血气"→"是故守经隧"。因此，全篇阐述了脉在人体生命活动中的重要性，详述了外感、内伤诸因素引起五脏有余不足、经脉气血失调所导致的各种虚实病证，以及阴阳盛衰所致寒热的不同病机，讨论了补虚泻实及因人、因时、辨病施治等针刺调节经脉虚实的治则治法，可谓针灸理论的纲领性文献。高世栻说："十二经脉，内通五脏六腑，外络三百六十五节，相并为实，相失为虚，寒热阴阳，血气虚实，随其病之所在而调之，是为'调经论'也。"

【原文】

　　黄帝问曰：余闻《刺法》[1]言，有余泻之，不足补之，何谓有余？何谓不足？岐伯对曰：有余有五，不足亦有五，帝欲何问？帝曰：愿尽闻之。岐伯曰：神有[2]余有不足，气有余有不足，血有余有不足，形有余有不足，志有余有不足，凡此十者，其气不等[3]也。

　　帝曰：人有精气津液，四支九窍，五脏十六部[4]，三百六十五节[5]，乃生百病，百病之生，皆有虚实。今夫子乃言有余有五，不足亦有五，何以生之乎？岐伯曰：皆生于五脏也。夫心藏神，肺藏气，肝藏血，脾藏肉，肾藏志，而此成形[6]。志意通，内连骨髓[7]，而成身形五脏[8]。五脏之道，皆出于经隧[9]，以行血气，血气不和，百病乃变化而生，是故守经隧[10]焉。

帝曰:神有余不足何如?岐伯曰:神有余则笑不休,神不足则悲。血气未并[11],五脏安定,邪客于形,洒淅[12]起于毫毛,未入于经络也,故命曰神之微[13]。帝曰:补泻奈何?岐伯曰:神有余,则泻其小络之脉出血[14],勿之深斥[15],无中其大经,神气乃平。神不足者,视其虚络[16],按而致之[17],刺而利[18]之,无出其血,无泄其气,以通其经,神气乃平。帝曰:刺微奈何?岐伯曰:按摩勿释[19],著针勿斥,移气于不足,神气乃得复。

帝曰:善。气[20]有余不足奈何?岐伯曰:气有余则喘咳上气,不足则息利少气[21]。血气未并,五脏安定,皮肤微病,命曰白气微泄[22]。帝曰:补泻奈何?岐伯曰:气有余,则泻其经隧[23],无伤其经,无出其血,无泄其气[24]。不足,则补其经隧,无出其气。帝曰:刺微奈何?岐伯曰:按摩勿释,出针视[25]之,曰我将深之,适人必革[26],精气自伏,邪气散乱,无所休息[27],气泄腠理,真气乃相得。

帝曰:善。血有余不足奈何?岐伯曰:血有余则怒,不足则恐。血气未并,五脏安定,孙络外溢[28],则经[29]有留血。帝曰:补泻奈何?岐伯曰:血有余,则泻其盛经出其血。不足,则补[30]其虚经,内[31]针其脉中,久留而视,脉大[32],疾出其针,无令血泄[33]。帝曰:刺留血奈何?岐伯曰:视其血络,刺出其血,无令恶血得入于经,以成其疾。

帝曰:善。形有余不足奈何?岐伯曰:形有余则腹胀,泾溲不利[34],不足则四支不用。血气未并,五脏安定,肌肉蠕动,命曰微风[35]。帝曰:补泻奈何?岐伯曰:形有余则泻其阳经,不足则补其阳络[36]。帝曰:刺微奈何?岐伯曰:取分肉间,无中其经,无伤其络,卫气得复,邪气乃索[37]。

帝曰:善。志有余不足奈何?岐伯曰:志有余则腹胀飧泄,不足则厥。血气未并,五脏安定,骨节有动[38]。帝曰:补泻奈何?岐伯曰:志有余则泻然筋血者[39],不足则补其复溜[40]。帝曰:刺未并奈何?岐伯曰:即取之,无中其经,以去其邪[41],乃能立虚。

【校注】

[1]《刺法》:古医书名。古代论述针刺方法的文献。

[2]有:《甲乙经》卷六重"有"字。后气、血、形、志同,义顺。

[3]其气不等:张介宾:"神属心,气属肺,血属肝,形属脾,志属肾,各有虚实,故其气不等。"

[4]十六部:张志聪:"十六部者,十六部之经脉也。手足经脉十二,跷脉二,督脉、任脉各一,共十六部。"

[5]三百六十五节:犹言三百六十五穴,是人体经络气血转输会合之处。节,指腧穴。

[6]而此成形:《甲乙经》卷六无此4字。张琦《素问释义》云:"四字衍。"按后文有"而成身形",此不当重出。

[7]志意通,内连骨髓:《甲乙经》卷六"通"后有"达"字。义顺。王冰:"志意者,通言五神之大凡也。骨髓者,通言表里之成化也。言五神通泰,骨髓化成,身形既立,乃五脏互相为有矣。"

[8]而成身形五脏:《甲乙经》卷六作"而成形"。高世栻、马莳均以为"五脏"2字为衍

文。宜从。

〔9〕经隧：即经脉。

〔10〕守经隧：即认识、把握经脉的变化进行调治。守，把握，认识。

〔11〕血气未并：血气平调而未偏聚。并，偏聚。

〔12〕洒淅：寒栗貌。

〔13〕神之微：神的微病。心藏神，亦指心之轻微病症。

〔14〕小络之脉出血：原作"小络之血，出血"。据守山阁本、《素问注证发微》改。王冰："邪入小络，故可泻其小络之脉出其血。"

〔15〕勿之深斥：王冰："勿深推针，针深则伤肉也。以邪居小络，故不欲令针中大经也……斥，推也。"

〔16〕虚络：指虚而下陷之络脉。

〔17〕按而致之：吴崑："以按摩致气于其虚络。"

〔18〕利：《甲乙经》卷六作"和"。义胜。

〔19〕勿释：不放手，持续进行按摩。

〔20〕气：原脱。据金刻本、道藏本及《太素》卷二十四补。

〔21〕息利少气：杨上善："以肺气不足则出入易，故呼吸气少而利也。"又，《灵枢·本神》："肺气虚则鼻塞不利，少气。"疑"利"上脱"不"字。

〔22〕白气微泄：即肺气微虚。肺色白，故以白气代指肺气。森立之："白气微泄者，即是皮肤之微邪小汗自出者。《伤寒论》所云'表虚桂枝汤'之证是也。"

〔23〕经隧：高世栻："通经脉之隧道，故必无伤其经。"

〔24〕无泄其气：王冰："气，谓荣气也。针泻若伤其经，则血出而荣气泄脱，故不欲出血泄气，但泻其卫气而已。"又，气有余当泄，"无"字或为"而"字之误。

〔25〕视：稻叶良仙："视即示字，示之病者也。"

〔26〕适人必革：谓针至其人，必变革前说而浅刺。适，至也。革，变也。

〔27〕休息：《太素》卷二十四作"伏息"。义胜。

〔28〕孙络外溢：外，原作"水"，据《太素》卷二十四、《甲乙经》卷六改。孙络血盛外溢则入于经，故经有瘀血留滞。

〔29〕经：指体表粗大的络脉。下文"盛经""虚经"之"经"同。

〔30〕补：原作"视"，据《太素》卷二十四改，与上文"血有余，则泻其盛经出其血"相为对文。

〔31〕内：通"纳"。

〔32〕久留而视，脉大：《甲乙经》卷六作"久留之，血至脉大"。《太素》卷二十四作"久留，血至脉大"。义胜。

〔33〕疾出其针，无令血泄：王冰："经气虚则血不足，故无令血泄也。久留疾出，是谓补之。《针解论》曰：'徐而疾则实。'义与此同。"

〔34〕泾溲不利：指二便不利。王冰："泾，大便。溲，小便也。"

〔35〕微风：马莳："风或客之，肌肉如蠕虫之动，然而风气尚微，命曰微风。"

〔36〕阳经、阳络：杨上善："阳经络，足阳明经及络也。"

〔37〕索：消散。

〔38〕骨节有动：王冰："肾合骨，故骨有邪薄，则骨节段（疑为'间'之坏字）动，或骨节之中如有物鼓动之也。"

〔39〕泻然筋血者：《新校正》云："按《甲乙经》及《太素》云：'泻然筋血者，出其血。'杨上善云：'然筋，当是然谷下筋。'再详诸处引然谷者，多云然骨之前血者，疑少'骨之'二字，'前'字误作'筋'字。"当作"然骨前出血"。

〔40〕复溜：穴名。属足少阴肾经，为经穴。位于内踝尖与跟腱水平连线中点直上2寸，当跟腱前缘处。

〔41〕以去其邪：原作"邪所"，义不明，据《甲乙经》卷六补改。《新校正》："按《甲乙经》'邪所'作'以去其邪'。"

【释义】

本段提出了诊治疾病应"守经隧"的命题及其机理，阐述了五脏虚、实、微病的临床表现与针刺治疗方法。

一、守经隧的机理

原文认为人体虽有精气津液，四肢九窍，五脏六腑，可以发生诸多疾病，而所有疾病都有虚实之变化，但认识人体疾病的关键则在于五脏，五脏是人体生命活动的核心、基础，所谓"夫心藏神，肺藏气，肝藏血，脾藏肉，肾藏志""志意通，内连骨髓，而成身形"，故百病"皆生于五脏也"。

本篇指出"五脏之道，皆出于经隧，以行血气，血气不和，百病乃变化而生，故守经隧焉"，从生理病理上概括了经脉与五脏的关系，以及调治经脉的重要性。"五脏之道，皆出于经隧，以行血气"，简要地说明了经脉的生理功能。经脉联系内外上下表里，通行气血。人体的五脏六腑，四肢百骸、五官九窍、皮脉筋骨等，虽各有不同的生理功能，但又处在一个统一的整体之中，保持着统一协调的功能。这种有机的配合，主要是依靠经脉的联系。《灵枢·海论》指出"夫十二经脉者，内属于脏腑，外络于肢节"，正是说明了经脉联系整体的作用。同时经脉又是气血循行的通路，人体五脏六腑、内外上下各组织均需气血的濡养灌溉，以维持正常的生理功能。而气血所以能够通达全身，必须依赖经脉的转输。《灵枢·本脏》指出："经脉者，所以行血气而营阴阳，濡筋骨，利关节者也。"

在病理方面，经络是外邪由表达里的传受途径，外邪侵入人体，如果经气失常，不能发挥卫外作用，病邪便可由经脉而逐渐传入脏腑。其次，五脏六腑的病变，也可循经达至体表，使邪外出而病愈；同时内脏的病变也可循经脉通路反映到体表上来，如《素问·脏气法时论》中提到的"肝病者，两胁下痛引少腹""肺病者，肩背痛"等等。正是由于经脉能通行气血，和体表内脏有密切联系，所以经脉受邪，便可导致气血的偏盛偏衰而引起种种病变，所以说"血气不和，百病乃变化而生"。

在治疗方面，临床上的药物归经及针刺补泻的方法和循经取穴，莫不是根据经脉的作用而决定的。针刺调理经脉气血可使五脏安定，从而达到调治百病的目的。《灵枢·经别》明确指出："夫十二经脉者，人之所以生，病之所以成，人之所以治，病之所以起，学之所始，工之所止也，粗之所易，上之所难也。"因此，就针刺而言，诊赖于脉，刺取于脉，疗效评判也靠脉，所以必须"守经隧焉"。

二、血气不和，百病乃生

本段在论述守经隧机理的同时，又提出了"血气不和，百病乃变化而生"的命题。本篇下文指出："人之所有者，血与气耳。"气血是人体生命活动的原动力，是脏腑功能活动的物质基础，所以保持机体气血和调是维系健康的重要前提。气血和调有三层意思：一是气与血各自功能的和调，如气的气化、温煦、防御等功能，血的濡养、滋润等功能。气血各自功能的和调是生命活动正常运转的前提。二是气与血之间关系的谐和，如气对血的固摄、推动作用，血对气的涵养作用，亦即所谓"气为血之帅，血为气之母"。三是气血运行的和畅，如《素问·生气通天论》所言"气血皆从"，"气血以流"，气血运行和畅则机体"内外调和"而保持健康。若某些因素破坏了机体气血的和调，或气血偏虚，或气血偏实，或气血阻滞，不仅会影响脏腑功能，而且可导致湿浊、痰饮、瘀血、热毒等内生，进而导致生命活动的失调而发生疾病。故治疗疾病，当"疏其血气，令其条达，而致和平"（《素问·至真要大论》），而从针灸治疗的角度而言，则为"以微针通其经脉，调其血气，营其逆顺出入之会"（《灵枢·九针十二原》），即通其经脉，调其虚实。

三、五脏的虚实病证与刺法

本段从神、气、血、形、志五个方面，分别阐述了五脏有余、不足、微病的病症及其针刺治疗方法，指出虚则补之，实则泻之，微者调之，是治疗的基本法则。

（一）神的虚实病证与刺法

心藏神，主神明，故神病多属于心。本篇所说"神有余则笑不休，神不足则悲"，实际上是对心病之有余、不足在神志方面表现的概括。张介宾云："心藏神，火之精也。阳胜则神旺，故多喜而笑。阳衰则阴惨乘之，故多忧而悲。《本神》篇曰：心藏脉，脉舍神，心气虚则悲，实则笑不休。《行针》篇曰：多阳者多喜，多阴者多怒。皆此义也。"若邪客皮毛，未入经络，血气未有偏聚，五脏安定，症见恶寒，为神之微病。针刺治疗，实证当刺其病变之小络放血，勿深斥；虚证则按摩其虚陷之络脉，摩脉调神以引气，如吴崑所言"以按摩致气于其虚络，以针刺疏利其壅塞"，具体方法如《灵枢·九针十二原》之"镵针者，锋如黍粟之锐，主按脉勿陷，以致其气"；微病针刺用引气调神之法，如王冰注说："按摩其病处，手不释散，着针于病处，亦不推之，使其人神气内朝于针，移其人神气令自充足，则微病自去，神气乃得复常。"

（二）气的虚实病证与刺法

肺藏气，肺主气，故气病多属于肺。本篇所说的气有余、不足，实际是指肺气有余、不足。肺气有余可见"喘咳上气"，此乃肺部受邪，失于宣肃，肺气上逆，发为喘咳，属肺气壅实之证；肺气不足可见"息利少气"，此乃久病肺气受损或先天不足，宗气失养，表现为少气不足以息，动则气促，平素易罹外邪侵袭。肺气之微病，如森立之所言："即是皮肤之微邪小汗自出者。"类似于轻微的感冒，只是感觉到有点不舒服，也不发烧，也不恶寒。针刺治疗，实则"泻其经隧"，虚则"补其经隧"。高世栻云："泻经隧者，通经脉之隧道，故必无伤其经。"今人韩绍康[①]认为，经隧是经脉、络、筋、输、别的隧道。或者说犹如现代医学所言之"血管鞘"。那么，"泻经隧"即针刺脉外，摇大针道，慢出针以泻邪气；"补经隧"即精准轻缓摩刺脉外，久留针以引气，气至脉起，急出针，按针孔，勿泄其气。故王冰注言："针泻若伤其经，则血出而荣气泄脱，故不欲出血泄气，但泻其卫气而已。"微病针刺也用引气调神之法，在未进针以前，要对病变经脉反复进行按摩；进针时诱导病人精神集中于针刺活动上，并通过恐吓使病人精神内守，然后浅刺调气，使"气泄腠理，真气乃相得"，所谓"令志在针，浅而留之，微而浮之，以移其神，气至乃休"（《灵枢·终始》）。

（三）血的虚实病证与刺法

肝藏血，故血病多属于肝。"血有余则怒，不足则恐"是对肝病在情志方面表现的概括。肝在志为怒，肝气有余则多怒，怒则更伤肝气，互为因果；肝气不足，疏泄失职，气机不畅，可见恐惧自失，惊惕肉瞤等症。肝之微病则表现为络脉充血阻滞之象。针刺治疗，实证刺其粗大的络脉以放血；虚证则补其虚陷之络脉，以毫针刺入虚脉之内，久留引气，待气至脉起，则急出针；微病则刺孙络放血，可泻其恶血，勿使其入于经。姚止庵曰："血不流动，则留滞而成恶血矣。恶血在络，若不刺出，必入于经而为病也。按心肺脾肾俱有微证刺法，而此肝脏独以刺留血为解，或者以肝主藏血故也。"

（四）形的虚实病证与刺法

脾主肌肉而充形体，故形有病多关于脾。脾主四肢，主生化水谷精气，脾虚则化源不足，水谷精气不能荣养四肢，久则萎废不用。临床所见痿证，大多属于此类。《素问·太阴阳明论》说："四肢皆禀气于胃，而不得至经，必因于脾，乃得禀也。今脾病不能为胃行其津液，四肢不得禀水谷气，气日以衰，脉道不利，筋骨肌肉皆无气以生，故不用焉。"另外，脾主运化，湿热、湿浊等壅滞于脾，失于健运，故见腹胀、二便不利等症。脾之微病则表现为肌肉间如虫之微行。针刺治疗，实证则泻阳明经脉，虚证则补阳明络脉。高世栻云："形肉有余则土气实，故泻阳明之经。泻经者，从内而出于外，此泻有余之法也。形肉不足则土气虚，故补阳明之络。补络者，从外而入于内，此补不足之法也。"微病则针刺皮下肉上的分肉之间，此为卫气循行的主干道，针刺以调理卫气。如张志聪言："微风伤卫，卫气行于脉外，故当取之分肉，而无伤其经络，所谓病在肉，调之分肉也。"

---

①赖新生，张家维.岭南针灸经验集［M］.北京：中国医药科技出版社，1998：49-52.

（五）志的虚实病证与刺法

肾藏志，故志病多属于肾。本篇云志有余、不足，实际指肾有余、不足。《素问·厥论》说："阳气衰于下，则为寒厥；阴气衰于下，则为热厥。"肾中阴阳气衰，均可致厥。肾为胃之关，邪气实于肾则关门不利，可见腹胀、飧泄等症，多由于肾阳虚而阴寒邪气盛的缘故，即肾阳虚不能克制阴水，火不暖土，脾运失司所致，属于阳虚阴盛之证。肾主骨，故其微病表现为骨节方面的变化，如骨节痛、骨节酸、骨节弱等。针刺治疗，实证在然谷部位刺络放血，虚证则补复溜，因为"复溜"是五输穴中的"经穴"，是少阴经气会聚的地方。微病针刺取病变所在之处，以祛除邪气。

【知识链接】

一、关于"经隧"的诠释

经隧一词，在《黄帝内经》中共计出现12次，一般指经脉而言，如《灵枢·营气》说："谷入于胃，乃传之肺，流溢于中，布散于外，精专者行于经隧，常营无已。"文中所论营气行经之脉，名称、数目及顺序都同于记载十二经脉内容的专篇《灵枢·经脉》，说明这里的"经隧"等同于经脉。只不过这两篇的论述角度，一在经脉之体，一在经脉之用而已。《灵枢·脉度》论人体二十八脉的长度，包括了十二经脉、督脉、任脉、跷脉，称其为"气之大经隧"，其义也指经脉。《灵枢·阴阳二十五人》论相关病症的诊断与治疗，前言"切循其经络之凝涩，结而不通者"，后言"必明于经隧，乃能持之"，也说明经隧即经脉。

《黄帝内经》中言及经隧时，往往与血相关。如《灵枢·营卫生会》说："中焦亦并胃中，出上焦之后，此所受气者，泌糟粕，蒸津液，化其精微，上注于肺脉，乃化而为血，以奉生身，莫贵于此，故独得行于经隧，命曰营气。"《灵枢·玉版》也指出："胃之所出气血者，经隧也。经隧者，五脏六腑之大络也。"故赵京生[1]认为，经隧是相应于血气运行的概念，用以形象表达流通血（气）的结构，具体说明经络与血（气）的关系。"隧"字在此形容行血的通道布于体内犹如隧道。《素问·调经论》言"五脏之道，皆出于经隧，以行血气，血气不和，百病乃变化而生，是故守经隧焉"，此与《灵枢·经别》对经脉作用的表达是一致的："夫十二经脉者，人之所以生，病之所以成，人之所以治，病之所以起，学之所始，工之所止也。"所谓"守经隧"，就是从经脉调治。

古代医家不管是从脉之体还是脉之用的角度，基本都认为经隧即经脉。但今人韩绍康[2]认为，经隧是经脉、络、筋、输、别的隧道，是经脉、络、筋、输、别所行，即有其经隧。经隧不独是容行营卫气血的隧道，且可以渗秘而行津液，以起新陈代谢的作用。阴经主营气为经脉的主干，阳络主卫气为经隧的散输，经脉、经隧反映了营卫的内外渗泌之不同。分析《黄帝内经》相关刺法，对于脉外分理刺法，除刺经筋或别络以治疗痹痛，及孙络水

---

[1]赵京生.针灸关键概念术语考论[M].北京：人民卫生出版社，2012：34-36.

[2]赖新生，张家维.岭南针灸经验集[M].北京：中国医药科技出版社，1998：49-52.

溢、经有留血，宜刺盛经或络脉以出其血外，其他刺法，皆言无中其经，无伤其络，大部分是刺取经隧以调导营卫气血，或补泻其经隧。刺经隧就是在分肉间下针，乃在刺微之例。严东明[①]认为"经脉"主要是指"十二经脉"，以及气血运行的通道和经脉系统的总称，有时也指经脉之气。因此，经脉与五脏六腑、十二经水、十二月密切相关。"经隧"主要是指"二十八脉"，以及贯通营卫之气的通路之意。因此，经隧和二十八宿、二十八脉、五十营有着密切的关系。本篇言"气有余，则泻其经隧，无伤其经，无出其血，无泄其气。不足，则补其经隧，无出其气"，很明显，此处"经隧"与"经"肯定不同。"泻其经隧，无伤其经"，只有经隧是经与经之隧组成的双层、复合形态才具备有可实现和可操作空间。经在隧之中，隧包裹着经。行针刺泻法时围绕隧展开，勿伤及经，勿泄经中之血，无泄经中之营气。此处"无伤其经"的"经"即"脉"。而对气不足的治疗方法则是"补其经隧，无出其气"，即在针刺"经之隧"的过程中勿使气发生任何的泄漏，气当指卫气。此处的"经隧"绝非指"经"，而是指"隧"，指"经之隧"，指"经"之外的空间。"经之隧"为气通行之道，为卫气通行之道。这样，方与"营行脉中，卫行脉外"合拍。黄龙祥[②]也认为经隧还有一特殊含义，即经脉通行之道，此意义仅见于《素问·调经论》。经隧行卫气，故此经隧以调气之有余不足；而经隧内的经脉行血气，故刺经隧需要精准控制深度，勿伤其经脉而泄血气。并认为经隧概念的提出，促进了毫针刺脉补泻法从刺脉出血向刺脉外调气的方向偏移，与"血气说"的重点从"血"向"气"偏移形成互动。

二、针刺入血管的特殊刺法

本段有关血"不足，则补其虚经，内针其脉中，久留而视，脉大，疾出其针，无令血泄"的论述，明确指出是将针身刺入脉管之内，久留针，等待血管充盈后快速出针，并按压针孔，无令血出。这里"脉大"是针刺入脉中并久留而致脉管充盈的直接结果，而非一般切脉之脉搏盛大之谓。故杨上善云："血至针下，聚而脉大。"清晰地说明了刺入血管之内并留针与脉大的关系。关于这一特殊刺法，《灵枢·邪气脏腑病形》也有类似论述："刺涩者，必中其脉，随其逆顺而久留之，必先按而循之，已发针，疾按其痏，无令其血出，以和其脉。"这里"必中其脉"之"脉"是指显现之"络脉"，也就是现代解剖学的浅静脉。"逆顺"在这里偏用"顺"义。针刺前"必先按而循之"，即以手按捺脉管，以检定浅静脉的血流方向，然后将针身顺着血流刺入脉管之中，并久留针。出针后疾按针孔，以防止出血。

关于这种特殊针法的原理，《灵枢·邪气脏腑病形》曰："涩者多血少气，微有寒。"张介宾认为从涩脉的性质言，当为少血，故注云："涩为气滞，为血少，气血俱虚，则阳气不足，故微有寒也。"今多从之。本篇以此法治疗血不足之虚经，王冰注："经气虚则血不足，故无令血泄也。久留疾出，是谓补之。"据此，将针身刺入血管内的针法，主要适用于气血不足、气涩血滞脉象迟涩的病证，借针身对局部管壁和血流的影响等，达到调和其脉的治疗目的。

①严东明.《黄帝内经》经隧考［J］.中华中医药学会中华中医药学会第十二届全国内经学术研讨会学术论文集［C］.2012：326-329.

②黄龙祥.中国古典针灸学大纲［M］.北京：人民卫生出版社，2019：119-120.

赵京生[①]认为这一针法，与今日的静脉注射或输液的操作极为相似。它可能是古人试图通过针刺有形的、显而易见的血管，通过影响人体上最具活动特征的血流来达到治疗疾病目的的一种初期的针刺方法。但在消毒不严的条件下，这种针刺方法是很容易引起感染的，这也可能是其未能流传发展起来的原因之一。

古今注家由于不了解这一特殊刺法，故对原文或随文释义，不知所云，或造成误解。如于鬯云："内针二字当句。其脉中对下文脉大而言，脉不大，故曰中，《汉书·律历志》颜注所谓中不大不小也。其脉中而不大，则不可即出针，故云久留而视。其脉大而过中，针又不可留，故下文云脉大疾出其针也。王无注，近世读者辄不察脉中与脉大对文，而以内针其脉中作五字句，则合云内针于脉中，不当云其矣。"姚止庵注云："脉大则气虚，气既虚矣，若针之太久，则气散而不能摄血，故当疾出其针，庶血不致于过动也。"均属于误释之例。

三、五脏有余不足理论的临床应用

为了说明五脏的虚实病变及针刺调经的意义，本节列举了五脏虚实及其微病的部分症状及治疗方法。这些病症虽欠全面，但以五脏虚实分证的方法以及所论五脏虚实病症，对后世临床脏腑辨证的应用却有较大影响。

以"神有余则笑不休，神不足则悲"为例，"笑不休"和"悲"均属情志异常，为神的病变，心藏神，故可定位于心。心气有余，神气散漫不敛，故见"笑不休"，这是心的实证，可见于心火亢盛，或痰火扰心，或瘀热扰乱心神等病机；心气不足，心神弛缓，神气不足，故"悲"，这是心的虚证，可见于心血不足、心气不足等病机。这是虚实定性。即明确体现了脏腑辨证的基本要求——既定性又定位。特举案例加以说明。

神有余则笑不休案：李今庸治一男性患者，40岁，住湖北省枣阳市某区镇，干部，1975年4月某日就诊。患高血压病已多年，忽于2周前发生时而无故微笑，自己明白而不能控制，形体胖，头部昏闷，口干，舌苔厚腻而黑，脉象弦数。乃痰涎沃心，神明失守。治宜化痰涎，泻心火，拟导痰汤加味。药用：胆南星10g，炒枳实12g，茯苓10g，法半夏10g，炙甘草6g，陈皮10g，大贝母10g，石菖蒲10g，黄芩10g，黄连10g，玄参10g。上11味，以适量水煎药，汤成去渣取汁温服，日2次。药服7剂，痰消火退，善笑遂已（《国医大师李今庸医学文集》）。

本案乃喜则气缓，津聚为痰，痰涎沃心，发为狂证善笑。治用导痰汤化痰行气，加大贝母、石菖蒲开郁通窍，黄连、黄芩泻心火，以平心神之有余，加玄参咸软，以遂心欲而滋水以制火。

神不足则悲案：李今庸治一女性患者，55岁，住湖北省襄樊市，家庭妇女，1972年5月某日就诊。儿子溺死，又家中失火被焚，3天前发病，神识不聪，烦躁欲走，多言语，善悲哭，舌苔白，脉虚。某医院诊断为"精神分裂症"，乃心神虚馁，痰浊扰心。治宜补心神而化痰浊，拟涤痰汤。药用：法半夏10g，炒枳实12g，竹茹15g，胆南星10g，石菖蒲10g，陈皮10g，远志肉10g，炙甘草8g，党参10g，茯苓10g。上10味，以适量水煎药，汤成去渣取汁温服，日2次。服药6剂，家中亦得到适当安慰而病遂愈（《国医大师李今庸医学文集》）。

---

①赵京生.针灸经典理论阐释[M].第2版.上海：上海中医药大学出版社，2003：110-112.

本案因忧思过甚则气结聚液为痰，痰浊上扰，则心神虚馁而失守，故其发病则善悲哭而脉见虚象。神明失聪，则精神恍惚而烦躁欲走，且多言语。治用半夏、南星、竹茹、陈皮燥湿化痰，且陈皮同枳实行气以佐之，茯苓、甘草渗湿和中，以绝其生痰之源，党参、远志、石菖蒲补心安神，通窍益智。

【原文】

帝曰：善。余已闻虚实之形，不知其何以生？岐伯曰：气血以并，阴阳相倾[1]，气乱于卫，血逆[2]于经，血气离居[3]，一实一虚。血并于阴，气并于阳，故为惊狂[4]；血并于阳，气并于阴，乃为炅中[5]；血并于上，气并于下，心烦惋[6]善怒；血并于下，气并于上，乱而喜忘。

帝曰：血并于阴，气并于阳，如是血气离居，何者为实？何者为虚？岐伯曰：血气者，喜温而恶寒，寒则泣[7]不能流，温则消而去之[8]，是故气之所并为血虚，血之所并为气虚。帝曰：人之所有者，血与气耳。今夫子乃言血并为虚，气并为虚，是无实乎？岐伯曰：有者为实，无者为虚[9]，故气并则无血，血并则无气，今血与气相失，故为虚焉。络之与孙脉[10]俱输于经，血与气并，则为实焉。血之与气并走于上，则为大厥[11]，厥则暴死，气复反[12]则生，不反则死。

帝曰：实者何道从来？虚者何道从去？虚实之要，愿闻其故。岐伯曰：夫阴与阳[13]，皆有俞会[14]，阳注于阴，阴满之外[15]，阴阳匀平，以充其形，九候若一[16]，命曰平人。夫邪之生也，或生于阴，或生于阳。其生于阳者，得之风雨寒暑[17]；其生于阴者，得之饮食居处，阴阳喜怒[18]。帝曰：风雨之伤人奈何？岐伯曰：风雨之伤人也，先客于皮肤，传入于孙脉，孙脉满则传入于络脉，络脉满则输于大经脉，血气与邪并客于分腠[19]之间，其脉坚大，故曰实。实者外坚充满，不可按之，按之则痛。帝曰：寒湿之伤人奈何？岐伯曰：寒湿之中人也，皮肤不收[20]，肌肉坚紧[21]，荣血泣，卫气去，故曰虚。虚者聂辟[22]气不足，按之则气足以温之，故快然而不痛。帝曰：善。阴之生实奈何？岐伯曰：喜怒不节[23]，则阴气[24]上逆，上逆则下虚，下虚则阳气走之[25]，故曰实矣。帝曰：阴之生虚奈何？岐伯曰：喜则气下[26]，悲则气消，消则脉虚空，因寒饮食，寒气熏满[27]，则血泣气去，故曰虚矣。

【校注】

〔1〕气血以并，阴阳相倾：谓气血偏盛，阴阳失衡。并，聚。倾，偏向一侧。

〔2〕逆：《太素》卷二十四作"留"。

〔3〕离居：离开所在之处。

〔4〕惊狂：吴崑："惊狂，癫狂也。"张介宾："血并于阴，是重阴也；气并于阳，是重阳也。重阴者癫，重阳者狂，故为惊狂。"

〔5〕炅中：即内热。炅，热。

〔6〕烦悗：即烦闷。悗，《甲乙经》卷六作"闷"，《太素》卷二十四作"悗"。悗、闷、悗三字通。

〔7〕泣：通"涩"，涩滞，不流畅。

〔8〕消而去之：消散而流行。《广雅·释诂》："去，行也。"

〔9〕有者为实，无者为虚：张介宾："有血无气，是血实气虚也；有气无血，是气实血虚也。相失者不相济，失则为虚矣。"

〔10〕孙脉：疑为孙络之误。杨上善："大络、孙络俱输血气入于大经。"《素问吴注》作"孙络"。吴崑："络，正络也。孙络，支络也。"下"孙脉"同。

〔11〕大厥：指突然昏倒，不省人事的一类病症。

〔12〕反：同"返"。

〔13〕阴与阳：指阴经与阳经。

〔14〕俞会：经气输注会合之处。

〔15〕阳注于阴，阴满之外：指人体阳经经气满溢后可输注于内之阴经，阴经经气充满后可输注于外之阳经。外，指阳经。

〔16〕九候若一：三部九候之脉相互协调，表现一致。

〔17〕风雨寒暑：丹波元简："据下文，宜云风雨寒湿。"风雨寒暑，泛指六淫，不必拘泥于某种邪气。

〔18〕阴阳喜怒：阴阳，此指男女房事。喜怒，泛指七情。

〔19〕分腠：即皮下肌上的组织间隙。

〔20〕皮肤不收：《甲乙经》卷六、《太素》卷二十四均无"不"字。宜从。杨上善："皮肤收者，言皮肤急而聚也。"

〔21〕紧：《太素》卷二十四无。宜从。

〔22〕聂辟：通"褶襞"，肌肤褶皱。

〔23〕喜怒不节：《新校正》："按《经》云：'喜怒不节，则阴气上逆。'疑剩'喜'字。"《素问识》："下文云：'喜则气下。'此'喜'字衍，《新校正》为是。《淮南子·精神训》云：'人大怒伤阴，大喜坠阳。'。"据下文例，疑衍"喜""不节"3字。

〔24〕阴气：此指肝经之气。

〔25〕阳气走之：指阳邪因阴虚而入客，所谓"阴虚者阳必凑之"。吴崑："走之，凑之也。"

〔26〕喜则气下：指过喜则阳气涣散，陷而不升。

〔27〕熏满：《新校正》云："按《甲乙经》作'动脏'。"即伤动脏气。

【释义】

本节提出了"人之所有者，血与气耳"的元命题以及"血气者，喜温而恶寒"的特性，基于"血气不和，百病变化而生"的总病机，重点讨论了虚实病机的基本原理、类型、病因及其临床表现。

一、虚实病机的基本原理

本段讨论了气血失常的虚实病机及其病症举例,阐述了血气"喜温而恶寒"的特性。原文认为,人体在生理状态下,"阳注于阴,阴满之外,阴阳均平,以充其形,九候若一,命曰平人",即人体经脉气血循环正常,阴阳经脉输布均衡。所以,当经脉气血输注、出入、聚散失衡,形成偏聚偏失之态,则导致虚实的病机变化,所谓"气血以并,阴阳相倾,气乱于卫,血逆于经,血气离居,一实一虚",可概括为"有者为实,无者为虚"。也就是说气血在不同部位之间的配置,呈异常聚集者称"有"名"实",反之为"无"名"虚",这是关于物质和能量在空间的动态关系的概念。这种虚实病理常"虚与实邻"(《灵枢·官能》),相伴共生。其临床表现,"实"多见亢逆结滞之象,如笑、烦惋善怒、惊狂、呕咳上气、腹胀、内热、大厥、痛而拒按、脉大坚躁;"虚"多呈现衰退散失之象,如悲恐、息利少气、四肢不用、肢厥、痛而喜按、脉静等(表62-1)。

表62-1 气血偏倾的类型、机理与表现

类型	机理	临床表现
血并于阴,气并于阳	血盛于阴为"重阴",气盛于阳为"重阳",重阴者癫,重阳者狂(张琦)	惊狂
血并于阳,气并于阴	血并于阳则里气虚,气并于阴则内阳盛,故为热中。如以血言,血并于阳为阴出之阳,当为外寒(张琦)	炅中
血并于上,气并于下	血者生于心而藏于肝,血并于上,则血偏盛而气自并于下,下冲其上,心与肝动(姚止庵)	心烦惋善怒
血并于下,气并于上	气者蓄于丹田,则神自清而精自摄,今并于上,则气尽升而血自并于下,上离乎下,精神涣散(姚止庵)	乱而喜忘
血之与气,并走于上	大经血气皆实,走膈以上,以下无气,故手足逆冷,卒暴死也(杨上善)	大厥暴死

二、外感、内伤病因所致虚实的机理

本段原文主要论述了病因的分类,以及外感、内伤病因所致虚实的机理。

1.病因分类

本段原文从邪气的性质与致病特点出发,将病因划分为两大类,提出"夫邪之生也,或生于阴,或生于阳",这里的阴阳指表里而言,其中病发于内者乃饮食、喜怒、房劳等,病发于外者乃风雨寒暑等六淫邪气,由此开创了外感、内伤病因分类的先河。《黄帝内经》病因的阴阳内外分类,对掌握不同病因的一般发病规律、疾病的诊断,以及对后世病因分类,都具有指导意义。

2.外感、内伤的虚实病机

在上节讨论气血空间配置失调的虚实病机与病症的基础上,本段进一步指出无论外感风雨寒湿,还是内伤饮食喜怒,均可引起气血空间配置失调而出现虚实病机变化。如外感疾病,外邪伤于肌表,由表而里逐渐深入,从"孙脉"到"络脉",然后是"大经脉"。若气血并聚于分腠为实,临床可见脉坚大,不可按,按之则痛等症。寒湿伤人首先表现为皮肤腠理收敛,肌肉坚紧,这是因为寒主收敛、寒主拘引的缘故;进而导致"荣血泣,卫气去",血与气离居而相失,分腠气血不足为虚,临床可见皮肤松弛多皱,按之快然不痛等症。

对于内伤疾病来说,七情过极既可使人体气血偏聚于上而发生实证,如《素问·生气通天论》说之"大怒则形气绝,而血菀于上,使人薄厥";也可使人体正气耗伤导致虚证,如"喜则气下,悲则气消,消则脉虚空",即过喜则耗散心之精气,过度悲伤可致肺气耗散。或过食生冷,损伤脾胃之阳,中阳不足,失于温化,气血生成必然不足而生虚证。

总之,内伤以饮食起居不节、情志不调为多见之病因,外感多源于风、寒、暑、湿、燥、火等六淫之邪气;外感有虚有实,内伤也有虚有实;外感之实,是因邪气的存在,外感之虚是由于正气的虚弱;内伤的实多指血气之逆,内伤的虚是指气血的亏少。

【知识链接】

一、《黄帝内经》对虚实病机的两种认识

《黄帝内经》对虚实病机的阐述,可分为两种情况:第一,以邪正关系论虚实。如《素问·通评虚实论》所说:"邪气盛则实,精气夺则虚。"即实,指邪气亢盛,是以邪气盛为矛盾主要方面的病理状态;虚,指正气不足,是以正气虚损为矛盾主要方面的病理状态。此为后世医家所熟悉与重视,并视虚实为证治之大纲,如《景岳全书·脉神章》云:"人之疾病,无过表里、寒热、虚实,只此六字业已尽之,然六者之中又唯虚实二字为最要。盖凡以表证、里证、寒证、热证无不皆有虚实,既能知表里寒热而复能以虚实二字决之,则千病万病可以一贯矣,且治病之法,无逾攻补,用攻用补,无逾虚实。"可见"邪气盛则实,精气夺则虚",不仅对虚实病机进行了界定,同时也提出虚实为辨识人体正气强弱、病邪盛衰的纲领,并隐含着对虚实证的治疗思路。

第二,以气血逆乱状态论虚实。如本篇所说:"五脏之道,皆出于经隧,以行血气,血气不和,百病乃变化而生……气血以并,阴阳相倾,气乱于卫,血逆于经,血气离居,一实一虚。"认为当经脉气血输注、出入、聚散失衡,形成偏聚偏失之态,则导致虚实的病机变化,本篇概括为:"有者为实,无者为虚。"姚止庵《素问经注节解》注说:"气血运行,上下循环,乃为无病。并则偏于一,而病起矣……并则血与气相失而虚实分焉。是故惟并则有,惟有则实。惟有'有'有实,故'无'有虚也。相失者,虚实悬殊也。"故有学者将之虚实病机变化概括为"有无虚实说"[1],认为"有者为实,无者为虚",即气血在不同部位之间的配置,呈异常聚盛者称"有"名"实",反之为"无"名"虚",这是关于物质和能量在空间的动态关系的概念。这种虚实病理常"虚与实邻"(《灵枢·官能》)、相伴共生。还常将阳气的聚散有无作为主要的虚实判断标准,表现为气聚则热,气散则寒,所谓"言实与虚者,寒温气多少也"(《素问·针解》),如本篇关于"阳虚则外寒""阳盛则外热",分别以气不

①张西俭.《内经》虚实理论中有无说辨[J].北京中医药大学学报,1995,18(4):12-15.

通达于表和气滞于表为阳虚、阳盛之解。又如《素问·疟论》论疟疾寒栗与热渴的病机说："夫疟之始发也，阳气并于阴，当是之时，阳虚而阴盛，外无气，故先寒栗也；阴气逆极，则复出之阳，阳与阴复并于外，则阴虚而阳实，故先热而渴。"总因于"虚实更作，阴阳相移"，无疑也属于有无虚实的病机。

有无虚实说与邪正虚实说的区别主要为：①邪正说以虚实描述邪正的形势和预后；有无说则用虚实表明气血津液聚散不平，稳态破坏。②邪正说的虚实对象广泛，"邪"包括外感内生一切不正之因，"正"有脏腑经络、神志形骸、营卫气血、津液、精等不同。但虚或实的对象界限却十分严格，实指邪盛，正盛不称实；虚指正衰，邪衰不为虚。有无说之虚实针对身体可流注的物质能量，内涵上无"外邪"成分。如"风雨之伤人也……血气与邪并客于分腠之间，其脉坚大，故曰实"。"寒湿之中人也，皮肤不收（按：应为'不仁'），肌肉坚紧，荣血泣，卫气去，故曰虚"（《素问·调经论》）。这两节原文所述都有外邪因素，但分别判断为虚和实，说明根据不在有无外邪，而在于血气的动态，血气聚于分腠之间者为实，荣血泣、卫气去（侧重于"卫气去"）则属无者为虚。③邪正说之虚实在证候方面或纯虚纯实或错杂，后世又有真假之辨；有无说的虚实则共生，是一种病变的两个侧面，无所谓真假。④邪正说意在捕捉病变的主要矛盾，以把握疾病传变转归的依据；有无说旨在揭示各局部病变之间的统一性，例如同一热厥，邪正说的分析结论是（内）真热（外）假寒，有无说则解释里有热外见寒的病机是阳热内闭，气不外达，内气有者为实，表气无者为虚。⑤虚实理论的治则是补虚泻实，这在邪正说中体现为扶正祛邪，而在有无说中为调经通决、平衡气血输布，各种治法，如"高者抑之，下者举之，有余折之，不足补之"（《素问·至真要大论》），"血实宜决之，气虚宜掣引之"（《素问·阴阳应象大论》），及以上调下，以左治右等，皆从内外、上下、左右、前后彼此的气血配置关系中设定。

从空间物质能量的配置角度来认识人体的生理病理，在古代医学史上中外学者有着大致相似的看法。如古希腊学者希波克拉底在《论人性》中指出："人的身体内有血液、黏液、黄胆、黑胆，这些元素构成了人的体质……这些元素的比例、能量和体积配合得当，并且是完善地混合在一起时，人就有完全的健康。当某一元素过多或缺乏时，或一元素单独处于身体一处，血与其他元素不相配合时，便感到痛苦。当一种元素离开其他元素而孤立时，不仅仅是它原来的地方要闹病，就是它所停留的地方也要闹病；因为过多了，就造成痛苦和疾病。事实上，当一种元素流出体外超过所应当流出量时，这个空虚处便酿成疾病。另一方面，假如体内发生这种空虚，即当某一元素移动或离开其他元素时，依上面所说的，人一定感到双重的痛苦：一在该元素所离开的地方，一在元素所流到的地方。"[1]可见希波克拉底的观点与《黄帝内经》的认识何其相似。

当然，邪正虚实与有无虚实之间有着密切的联系。如从邪之广义出发，"气并"即为气滞、气逆、气郁、气结、气闭；"血并"即成为瘀血，均属于邪的范畴，与"邪气盛则实"相符。而气血离于某处，该处即产生血虚，与"精气夺则虚"相合。故临床对病机的分析，也多结合应用。

---

①引自：阿尔图罗·卡斯蒂廖尼.医学史［M］.程之范，译.南宁：广西师范大学出版社，2003：120.

二、血气"喜温而恶寒"的特性

寒温变化直接影响着气血的运行,本篇在实践经验的基础上,总结概括出血气有喜温恶寒的特性,认为在生理情况下,人体气血的运行,依赖阳气的温煦、推动,才能保持其运行畅通的状态。如若感受外寒,阳气郁遏;或者机体阳气不足,温煦功能减退而产生内寒,均违逆血液"喜温恶寒"的特性,有可能发生血行瘀阻的病症。这一认识,为临床治疗血气方面的病症提供了思路,如对于血气凝滞的病症,因于寒者,治疗自当温通;因于热者,亦当照顾其喜温恶寒的特性,不可过用寒凉之品,或于寒凉之中佐以温通之药。如刘冠军治疗一痛痹患者,"1个月前因着凉致右上肢疼痛,虽经针药兼治,但肘关节疼痛不减,疼处不移,得热痛减,遇冷则剧,并日趋加重。查:右肘关节轻度肿胀,皮肤微凉,按之略有压痛,活动受限,右上肢不敢提物,舌质淡,苔薄白,脉沉紧。诊为痛痹",后改用温针以温经通络散寒,一个疗程后症状消失(《现代针灸医案选》)。此即"温则消而去之"的典型案例。

三、大厥的病机与治疗

《黄帝内经》论厥,总以气血运行逆乱为其病机,本篇所论大厥,也是由于气血并聚,逆乱于上,阻蔽神明,出现突然昏倒,不省人事之症。上逆之气血如能复返下行,即可生还;若气血依然上涌,则预后不良。对此,张锡纯颇多发挥,其在《医学衷中参西录·医方》中指出:"盖血不自升,必随气而上升,上升之极,必致脑中充血,至所谓气反则生,气不反则死者,盖气反而下行,血即随之下行,故其人可生。若其气上行不反,血必随之充而益充,不至血管破裂不止,犹能望其复苏乎?读此节原文,内中风之理明,脑充血之理亦明矣。"张氏根据大厥的病机,创制镇肝息风汤为治疗主方,至今仍为临床所常用。特举一气厥案例如下。

太学顾仲恭,遭乃正之变,复患病在床。延一医者诊视,惊讶而出,语其所亲云:仲恭病已不起,只在旦晚就木,可速备后事。仲恭闻知,忧疑殊甚。举家惶惶,计无所出,来请予诊脉。按其左手三部平和,右手尺寸无恙,独关部杳然不见,谛视其形色虽尪羸,而神气安静。予询之,曾大怒乎?病者首肯云:生平不善怒,独日来有拂意事,恼怒异常。予曰:信哉!此怒则气并于肝,而脾土受邪之证也。经云:大怒则形气俱绝,而况一部之脉乎?甚不足怪。第脾家有积滞,目中微带黄色,恐成黄疸。两三日后,果遍体发黄,服茵陈利水平肝顺气药,数剂而瘳(《先醒斋医学广笔记》)。

四、内伤七情致气血偏倾虚实证

本段在论述外感、内伤虚实病机时,进一步强调七情发病既可耗损人体之气而导致虚证,也可引起气机逆乱而导致实证。临床上七情致病十分复杂,常多种情志交织致病,或一种情志过极导致多种病机改变。以悲为例,既可因"悲则气消"而致虚,也可因悲致郁而见实证。

张锡纯治一泄泻兼灼热病,其兄因痢病故,"哀痛之余,又兼心力俱悴,遂致大便泄泻,周身发热。一日夜泻十四五次,将泻时先腹疼,泻后疼益甚,移时始愈。每过午一点钟,即觉周身发热,然不甚剧,夜间三点钟后又渐愈。脉六部皆弱,两尺尤甚。此证系下焦虚寒及胸中大气虚损也……拟治以大剂温补之药,并收敛其元阳归其本源,则泄泻止而灼热亦愈。炒白术五钱,熟怀地黄一两,生怀山药一两,净萸肉五钱,干姜三钱,乌附子三钱,生杭芍三钱,云苓片二钱,炙甘草三钱。共煎汤一大盅,温服。服药一剂,身热即愈。服至三剂,泄泻已愈强半,脉象已较前有力。上方去芍药,加重干姜、附子用量至四钱,并加龙眼肉四钱,再服。连服药十余剂,痊愈”(《医学衷中参西录》)。此即悲哀过度,耗伤肺气,致宗气下陷,下焦虚寒,元阳上浮之证。

《古今医案按》载张从正医案:“息城司侯,闻父死于贼,乃大悲。哭罢,便觉心痛,日增不已,月余成块,状如覆杯,大痛不任,药皆无功,乃求于戴人。戴人至,适巫者在其旁,乃学巫者,杂以狂言,以谑病者。至是大笑不忍,回面向壁,一二日,心下结硬皆散。”此案即因悲伤过度,而致气滞成块,不通则痛。采用以情胜情治法,喜以胜悲而病愈。

【原文】

帝曰:经言阳虚则外寒,阴虚则内热,阳盛则外热,阴盛则内寒,余已闻之矣,不知其所由然也。岐伯曰:阳受气于上焦[1],以温皮肤分肉之间,今寒气在外,则上焦不通,上焦不通,则寒气独留于外,故寒栗。帝曰:阴虚生内热奈何?岐伯曰:有所劳倦,形气衰少,谷气不盛[2],上焦不行,下脘不通[3],胃气热,热气熏胸中,故内热。帝曰:阳盛生外热奈何?岐伯曰:上焦不通利,则皮肤致密,腠理闭塞,玄府[4]不通,卫气不得泄越,故外热。帝曰:阴盛生内寒奈何?岐伯曰:厥气上逆[5],寒气积于胸中而不泻,不泻则温气去[6],寒独留,则血凝泣,凝则脉不通,其脉盛大以涩,故中寒。

【校注】

〔1〕阳受气于上焦:指卫阳之气由上焦布散。阳,此指卫气。

〔2〕谷气不盛:指脾胃运化无力,水谷精气不足。

〔3〕上焦不行,下脘不通:谓上焦不能宣水谷精气,下焦不能受水谷浊气,即清气不能上升,浊气不能下降。下脘,《甲乙经》卷六作“下焦”。

〔4〕玄府:即汗孔。

〔5〕厥气上逆:指下焦或中焦的阴寒之气逆行于上。

〔6〕温气去:指阳气受到损伤而不足。温气,即阳气。

【释义】

本节主要论述了阴阳虚实,内外寒热的机理,与现代所言阳虚则寒、阳盛则热、阴虚则热、阴盛则寒并不完全相同。

一、阳虚则外寒——表证恶寒症状的机理

本文"阳虚则外寒"是对外邪袭表，产生表证恶寒症状机理的阐述。此处的"阳虚"，仅指敷布于肌表的卫气受到寒邪的阻遏，肌表外侧层之卫气分布较之肌表内侧层相对减弱，并非指卫气的绝对值减少，更非全身阳气之衰少。此处之"寒"，实乃表证之恶寒症状而非证候性质之"寒"。此处之"外"，其义有二：一是提示恶寒症状的产生为外感所致；二是指此病机发生的部位在肌表。原文所说"阳受气于上焦"，显然仅指上焦肺所宣发的卫气。当寒邪伤犯肌表，肺失宣发，卫气不能敷布于肌肤分肉，肤表的卫气相对不足，寒邪在肤表相对偏盛。此"阳虚"是相对于肤表偏盛之寒邪而言，因而便会出现恶寒战栗症状。恶寒症状是表证的主要特征，"有一分恶寒，便有一分表证"。《伤寒论》第3条也说："太阳病，或已发热，或未发热，必恶寒。"所以，不论是表寒证、表热证、表实证、表虚证，甚或表湿证，都必然会有不同程度的恶寒症状，显然本篇在此处是以表寒证为例，说明表证恶寒症状产生之机理。这一机理可广泛地适用于解释诸种表证之恶寒症状的形成。针对此种病机，治疗宜用辛温发散法，方用麻黄汤、桂枝汤等。

二、阴虚则内热——内伤脾胃的脾虚发热机理

本文"阴虚则内热"是专论脾胃气虚所致发热症的机理。脾胃居于中焦，为气机升降之枢纽，如果劳倦太过损及脾胃，其气受伤，升降无力，中焦之气郁而生热，此即王安道在《内伤余义》中所说的"气郁则成热耳"。张志聪注曰："此言阴虚生内热者，因中土之受伤也。夫饮食劳倦则伤脾，脾主肌肉，故形气衰少也。水谷入胃，由脾气之转输，脾不运行，则谷气不盛矣。上焦不能宣五谷味，下焦不能受水谷之精，胃为阳热之腑，气留而不行，则热气熏于胸中，而为内热矣。"李东垣对此体悟颇为深刻，他在此基础上提出了"气虚发热"的著名论点，并用小建中汤治疗这一气虚发热证，又创补中益气汤以甘温除热。可见，后世的脾虚发热、气虚发热之论导源于《素问·调经论》"阴虚生内热"之论。

三、阳盛则外热——表证发热症状的机理

本文"阳盛则外热"是对表证发热症状病机的阐述。高世栻注曰："阳主上主外，上焦不通利，则在外之皮肤致密，内则因之腠理闭塞，玄府不通。腠理者，肌腠之文理。玄府者，毛窍之汗孔。玄府皮肤腠理，不相贯通，则卫气壅滞，不得泄越，故阳盛则外热也。"其中的"外"字，在此有三义：一是强调引起表证发热的因素是"得之于风雨寒暑"诸外邪；二是为了区别外感之发热与"得之于饮食居处，阴阳喜怒"的内伤发热；三是指此之发热病位表浅，外在肌腠皮毛。当外邪侵入机体，上焦肺气失宣，气机郁阻而不能向外发越，汗孔开合失常，卫气郁积于肌表，肌表内侧卫气偏盛，其温煦作用呈病理性亢奋，故有发热。对表证之发热，治当发汗解表。若是寒邪所致发热者，宜麻黄汤、桂枝汤以辛温解表；若是热邪为之发热，当选桑菊饮、银翘散之属，辛凉解表可除。

四、阴盛则内寒——胸痹、心痛的病机

本文"阴盛则内寒",是指寒气积于胸中,损伤阳气而出现的内寒证,与"胸痹""心痛"病证的病机相关,病位仅局限于胸中。张志聪对此作了确切的注解,指出:"阴寒之气,积于胸中而不泻,则中上二焦之阳气消而寒气独留于上。寒则血凝泣而脉不通矣。阴盛则脉大,血凝泣,故脉涩也。阳热去而寒独留,故中寒也。"此处"内"字之义有三:一是强调所产生"寒"的原因是"得之于饮食居处,阴阳喜怒"等内伤之邪;二是区别于表证阶段的恶寒症状;三是指此所生之"寒"的病位在内(胸中)。对于此种"阴盛则内寒"所致的胸痛心痛证,可用薤白、白酒、瓜蒌、半夏、桂枝之类以温通胸阳,宣散阴寒之法治之。

【知识链接】

一、后世对阴阳虚实寒热的认识

后世所说"阳虚则寒",是指机体阳气受损,其绝对值减少,温煦功能下降,因而脏腑器官得不到阳的温养而出现畏寒肢冷,肌肤不温,精神萎靡不振,面色苍白无华,口淡不渴,大便稀溏,小便清长,脉沉迟无力等功能减退诸症的虚寒病证。这一病机可见于多种疾病,如伤寒太阴病、少阴寒化证,内伤杂病中的心阳虚证、心阳暴脱证、脾胃阳虚证、肾阳虚证、小肠虚寒证、心肾阳虚证、脾肾阳虚证等。其治疗当用"阴病治阳",也即王冰所说的"益火之源,以消阴翳"的温阳益火法,方用理中汤、四逆汤、金匮肾气丸等。

后世所论"阴虚则热",是指久病伤阴,阴虚不能制阳,而阳相对偏盛,温煦功能相对亢奋,产热相对过剩的病理状态。因而会有诸如长期低热,五心烦热,午后潮热,骨蒸劳热,颧红盗汗,口干不思饮水或饮水不多,尿短赤,大便干,舌红少苔而干,脉象细数等症状。"阴虚则热"病机可见之于温病后期之血分虚热证,伤寒病少阴热化证,内伤杂病之心阴虚证、肺阴虚证、胃阴虚证、脾阴虚证、肝阴虚证、肾阴虚证、心肺阴虚证、肺肾阴虚证、肝肾阴虚证等诸多病证中,其治疗当用"阳病治阴",也即王冰所云"壮水之主,以制阳光"的滋阴降火之法。"阴虚则热"与"阴虚则内热"虽然都是言虚损病机,但二者又截然不同。首先,"阴虚则热"指人体脏腑之阴的绝对衰减;而"阴虚则内热"指脾虚,质言之是脾气虚,脾为阴胜,故此处之"阴"指脾。"阴虚则热"所指病位广泛,非局限于某一固定之部位;而"阴虚则内热"则仅指脾虚,病位局限。"阴虚则热"当按丹溪滋阴降火(或曰滋阴清热)法治之,甘寒养阴清虚热,以滋阴为本;"阴虚则内热"要用东垣甘温除热法治之,甘温益气以退热,要益气为先。一为阴虚,一为气虚(或脾虚),用药时,一用甘寒滋阴之品,一用甘温益气之药,两者大相径庭。

"阳盛则热"是《素问·阴阳应象大论》对实热证病机的阐述,指在阳邪作用下(或阴邪入里化热,或饮食、虫积、结石、气郁、痰湿、瘀血郁而化热)致使机体阳气偏盛,温煦功能亢奋,产热过剩而导致实热证。此热证的病机关键在阳盛,所致之热为实热,所以治宜在"实则泻之"的原则下,用"热者寒之"之法治之。伤寒阳明病的白虎汤证,温病的气分

证，内伤杂病的肺热壅盛、胃火炽盛、肝火上炎、心火亢盛、小肠实火、膀胱湿热等证皆属"阳盛则热"的范畴，治疗时要选用黄芩、黄连、大黄、银花、连翘、石膏、栀子等苦寒清热之品，以清泄火热。可见，"阳盛则热"与"阳盛则外热"有显著性差异。其一，偏盛之"阳"的所指不同。前者可泛指机体上下内外、各脏腑器官之阳，后者仅指分布于肌表的卫气。其二，所致之热不同。前者指热性病证，而且是实热证；后者仅指表证中的发热症状。其三，病位不同。前者可指机体上下内外、各脏各腑，均可见之；后者仅为皮肤腠理之表。其四，概念的广狭不同。"阳盛则热"可涵盖"阳盛则外热"。

"阴盛则寒"，语出《素问·阴阳应象大论》，是对实寒证病机的高度概括。当机体在邪气作用下，尤其是性质属阴的邪气所伤，由于阴偏盛，其抑制阳的作用定然加强，此时阳的绝对值虽未衰减，但因受制于偏盛之阴的过度抑制而不能正常发挥其温煦功用，故会有身凉、恶寒、肢冷等寒象出现。其病机之关键在"阴盛"，所致之证为实寒证候，因此治疗宜在"实则泻之"原则指导下，用"寒者热之"之法治之。临证常见的寒邪客肺证、胃寒证、寒滞肝脉证、寒犯肝胃证等，其病机皆属于"阴盛则寒"范畴。可见"阴盛则内寒"与"阴盛则寒"的病机有异有同。其相同点在于二者均论述了阴盛制约阳气而产生寒证，所致之证为寒属实。不同之处是所言病证范围有大小之不同。无论机体之上下内外所有的实寒证，均可用"阴盛则寒"概之，而后者仅指"胸中"寒证，前者可以涵盖后者。

二、内外虚实寒热病机的临床意义

本段以阴阳为纲，分析内外虚实寒热的病机，对后世八纲辨证的创立有所启示。其对"阴虚则内热"病机的阐述，对李东垣有所启迪，他在此基础上提出了"气虚发热"的著名论点，并用小建中汤治疗这一气虚发热证，又创补中益气汤以甘温除热。甘温除热作为中医治疗发热的重要方法之一，也被后世医家广泛应用。

刘渡舟曾治一74岁女性患者，"午后发热，体温38℃左右，饮食衰减，腹内有灼热之感，并向背部及大腿放散。手心热甚于手背，气短神疲。然口不渴，腹不胀，二便尚调。舌质红绛，苔薄白，脉大无力"。刘老辨为气虚发热，其病机为脾虚清阳下陷，升降失调，李东垣所谓"阴火上乘土位"所致，用"甘温除大热"之法，疏补中益气汤加生甘草。服五剂，食欲增加，体力有增，午后没有发热，腹中灼热大减。续服五剂，午后发热及腹中灼热等症均愈（《刘渡舟验案精选》）。此案即本篇所论"阴虚则内热"之例。

【原文】

帝曰：阴与阳并，血气以并，病形以成，刺之奈何？岐伯曰：刺此者，取之经隧，取血于营，取气于卫，用形哉，因四时多少高下[1]。帝曰：血气以并，病形以成，阴阳相倾，补泻奈何？岐伯曰：泻实者，气盛乃内针[2]，针与气俱内，以开其门，如利其户，针与气俱出[3]，精气不伤，邪气乃下[4]，外门[5]不闭，以出其疾，摇大其道[6]，如利其路，是谓大泻，必切而出[7]，大气乃屈[8]。帝曰：补虚奈何？岐伯曰：持针勿置，以定其意[9]，候呼内针,气出针入,针空四塞[10],精无从去,方实而疾出针[11],气入针出,热不得还[12],闭塞其门,邪气布散,精气乃得存,动气候时[13],近气[14]不失,远气[14]乃来,是谓追[15]之。

帝曰:夫子言虚实者有十[16],生于五脏,五脏五脉耳。夫十二经脉皆生其病[17],今夫子独言五脏。夫十二经脉者,皆络三百六十五节,节有病必被[18]经脉,经脉之病,皆有虚实,何以合之?岐伯曰:五脏者,故得六腑与为表里,经络支节,各生虚实,其[19]病所居,随而调之。病在脉,调之血[20];病在血,调之络[21];病在气,调之卫;病在肉,调之分肉;病在筋,调之筋;病在骨,调之骨。燔针劫刺其下及与急者[22];病在骨,焠针药熨[23];病不知所痛,两跷为上[24];身形有痛,九候莫病,则缪刺[25]之;痛在于左而右脉病者,巨刺[26]之。必谨察其九候,针道备矣。

【校注】

〔1〕用形哉,因四时多少高下:谓因患者形体有长短大小胖瘦之别,四时有寒暑温凉之异,故用针有多少高下之分。

〔2〕气盛乃内针:即病人吸气时进针。内,同“纳”。

〔3〕针与气俱出:即候病人呼气而出针。

〔4〕下:去除。

〔5〕外门:即针孔。针孔是邪气外出的门户,不能使其闭塞。

〔6〕摇大其道:即针刺时大幅度旋转,摇动针柄,使针孔扩大,以利邪气外泄。

〔7〕必切而出:王冰:“切,谓急也,言急出其针也。”

〔8〕大气乃屈:王冰:“大气,谓大邪气也。屈,谓退屈也。”

〔9〕持针勿置,以定其意:杨上善:“持针勿置于肉中,先须安神定意,然后下针。若医者志意散乱,针下气之虚实有无皆不得知,故须定意也。”又,吴崑:“持针勿便放置,以定病人之意。”

〔10〕针空四塞:即针孔闭塞。

〔11〕方实而疾出针:杨上善:“方,正也。候气正实,疾出针。”

〔12〕热不得还:谓热气聚于针下而不致返回消散。还,回返也。

〔13〕动气候时:谓调动经气等待气至之时。王冰:“欲动经气而为补者,皆必候水刻气之所在而刺之,是谓得时而调之。”

〔14〕近气、远气:王冰:“近气,谓已至之气;远气,谓未至之气也。”

〔15〕追:王冰:“追,言补也。《针经》曰:‘追而济之,安得无实。’则此谓也。”

〔16〕虚实者有十:马莳:“神气血肉志,各有虚实,是计之有十也。”

〔17〕其病:《太素》卷二十四、《甲乙经》卷六均作“百病”。

〔18〕被:波及,影响。

〔19〕其:此前《太素》卷二十四、《甲乙经》卷六均有“视”字。

〔20〕病在脉,调之血:脉为血之府,故病在脉当调其血。又,《新校正》:“按全元起本及《甲乙经》云‘病在血,调之脉’。”森立之:“此节《太素》(作‘视其病所居,随而调之,病在

血，调之脉'）是。"

〔21〕病在血，调之络：姚止庵："调之络者，谓血之流行由络走经，故病在血分，必调其经络也。"

〔22〕燔针劫刺其下及与急者：《内经评文》云："此句当在调之筋下。"似是。又《素问吴注》于此前补"病在筋"3字，亦可。此指先将针刺入筋脉下陷及拘急之处，再用火烧针使暖，以劫散寒邪。

〔23〕焠针药熨：焠针，即火针，指先用火烧针使红，然后刺之。药熨，指将药物加热熨其患处。吴崑："药熨者，以药之辛热者熨其处也。"

〔24〕病不知所痛，两跷为上：谓病不知所痛，取阳跷之申脉、阴跷之照海为佳。杨上善："上者，胜也。"《灵枢·官能》云："不知所苦，两跷之下。"

〔25〕缪刺：王冰："缪刺者，刺络脉，左痛刺右，右痛刺左。"

〔26〕巨刺：王冰："巨刺者，刺经脉，左痛刺右，右痛刺左。"

【释义】

本段在对虚实病机、病症阐述的基础上，进一步阐述针灸治疗的总治则"守经隧"，以及血气已病，虚实已成的治则及补泻手法、针刺部位与不同针法的适应证，从而说明了调经治疗的意义。

一、针刺治疗的总则

本段所论针刺治疗的总原则，大致可概括为以下几点。

（一）守经隧，调气血

如前所述，由于"人之所有者，血与气耳"→"血气不和，百病乃变化而生"→脉为气血之府（"夫脉者，血之府也""壅遏营气，令无所避，是谓脉"）→"凡将用针，必先诊脉"→"必先知经脉，然后知病脉"→"经脉者，所以决死生，处百病，调虚实，不可不通也"→"以微针通其经脉，调其血气"→"是故守经隧"。取之经隧，包括刺血通脉法和刺脉调经法、刺分肉法，前二者也可视为前后为序，相互为用的针刺方法。如《素问·三部九候论》所说："必先去其血脉而后调之，无问其病，以平为期。"《素问·血气形志》云："凡治病必先去其血（脉），乃去其所苦，伺之所欲，然后泻有余，补不足。"在脉通无阻的前提下，再用毫针针刺脉或经脉本输以行补泻之法，即为刺脉调经法；针刺皮下肉上之分肉之间以行补泻之法，则为刺分肉法。刺血通脉法即"取血于营"，刺脉调经法、刺分肉法则属于"取气于卫"，如《灵枢·寿天刚柔》曰："刺营者出血，刺卫者出气。"盖由于营气行于脉中，卫气行于脉外使然。

另外，黄龙祥[1]结合《灵枢·经脉》所论"盛则泻之，虚则补之，热则疾之，寒则留之，

---

[1]黄龙祥.中国古典针灸学大纲［M］.北京：人民卫生出版社，2019：171–172.

陷下则灸之,不盛不虚,以经取之",以及其他篇章的相关论述,将针刺治则与定式刺法概括为:①上盛下虚而不通者,审视结络先去血脉,待脉通无阻后,补不足,泻有余,气至为效,以平为期;②脉虚陷者,毫针刺脉中,静以久留,或镵针摩刺脉外,引而起之,脉大气至乃止;若寒凝血结而致脉陷者则灸之,火气已通,血脉乃行;③若阴阳相倾,血气以并,虚实并见,则取阴阳经脉本输,补阴泻阳,补阳泻阴,气调而止;④微邪初客,血气未并,脉之虚实未显,则刺以"徐入徐出,补泻无形"之导气法。值得针灸临床参考。

（二）因人、因时制宜

吴崑曰:"用形哉,言因形之长短阔狭肥瘦而施刺法也。因四时多少高下者,如曰以月生死为痏数,多少之谓也;春时俞在颈项,夏时俞在胸胁,秋时俞在肩背,冬时俞在腰股,高下之谓也。"

"用形哉",强调因人而刺,即以患者的体质、年龄、性别、形体胖瘦及生理特点为刺治依据。《灵枢·终始》载:"凡刺之法,必察其形气。"凡属身强力壮,骨节坚实,肉坚皮厚,血浊气涩之人,都宜深刺,久留针;对一般体质,可据常规用针;若老弱妇女,骨节松弛,皮薄肉脆,气滑血清之人,应浅刺而不留针;对小儿因血少气弱,发育未全,只宜毫针浅刺,疾出针而少刺;如果病情需要,一日之中可再刺,但不宜一次多穴。这都是依据形气的不同,施治各异,否则就会损伤气血,其病不除。有关因人而刺的方法,《灵枢·逆顺肥瘦》等篇有较为具体的论述,可参阅。

因时施治,是天人合一整体观在针刺治疗中的实际应用。由于针刺必须以脉之盛衰来决定补泻,而脉气又随四时阴阳之气沉浮,如《素问·脉要精微论》说:"是故持脉有道,虚静为保（宝）。春日浮,如鱼之游在波;夏日在肤,泛泛乎万物有余;秋日下肤,蛰虫将去;冬日在骨,蛰虫周密,君子居室。"脉气随四时阴阳之气而有"在皮""在肤""下肤""在骨"之沉浮,故刺脉输以调血气,也应当随四时之气所在而刺,即《灵枢·四时气》所谓"四时之气,各有所在,灸刺之道,得气穴为定"。对此,《灵枢》的《终始》《本输》《顺气一日分为四时》以及《素问·四时刺逆从论》等多篇有所论述,可互参。

（三）百病所居,随而调之

人体有十二经脉,其病皆有虚实,如何选择针刺部位与方法?关键还是从经脉与脏腑、形体的关系着手,根据病位确定针刺部位,所谓"五脏者,故得六腑与为表里,经络支节,各生虚实,其病所居,随而调之"。杨上善云:"调者,调于五脏所主脉、卫、分肉、筋、骨也。"具体而言,病在血,调之络（脉）;病在气,调之卫;病在肉,调之分肉;病在筋,调之筋;病在骨,调之骨。对此,《灵枢·官针》论述了刺五脏外应的定式刺法:浅纳刺皮气,此肺之应;刺中脉取经络血,此心之应;刺分肉之间,以取肌痹,此脾之应;刺筋上取筋痹,此肝之应;刺至骨取骨痹,此肾之应。这里病在肉而不刺肉或肌,其实是《黄帝内经》刺气穴勿伤肉观点的体现。《灵枢·邪气脏腑病形》明确指出:"刺此者,必中气穴,无中肉节,中气穴则针染于巷,中肉节即皮肤痛。"

对于筋寒拘急之症,可采用烧针劫刺之法;痛痹在骨,则采用火针配合药熨治疗。病不知痛处所在,取阳跷之申脉、阴跷之照海为佳。吴崑认为:"病不知所痛者,湿痹为患,而无寒也。故湿盛为痹,寒盛为痛。今不知所痛,湿痹明矣。所以取两跷者,阴跷出于肾经之照海,阳跷出于膀胱经之申脉,二经皆属寒水,湿其类也。"身形有痛,而三部九候之脉正常,说明病在络而病不在经,络病故用缪刺法。身有痛而脉见异常者,为病在经,故用巨刺法。

由于针刺以脉诊判断虚实以及病位所在,诊脉之盛衰可知血气之虚实有余不足,以知补泻之所在;诊脉之坚陷以知脉通与不通,以知解结通脉行血气。针刺部位也在病脉之处,而且以脉之变化判断针刺之疗效。所以说针刺之道,以察九候之脉为先,如此则"针道备矣"。

二、毫针补泻的具体方法

本段继上文五脏有余不足补泻的基础上,进一步详细阐述针刺的补泻手法,泻法时,吸气进针,摇大针孔,针中病邪,呼气而出针。补法时,先安神定志,然后候呼进针,针孔四塞,得气后,呼气起针,扪闭针孔。补法的目的是集远近之气于一处,所谓"近气不失,远气乃来"。结合其他篇章所论,其操作要点有四:针前的循按引气,气至而刺;精准摩刺经隧或脉外膜,或刺入脉中静以久留;意念加久留针引气;气至速出针,闭针孔。

本段所论补泻手法,涉及到后世之呼吸补泻与开阖补泻,古代医家在此基础上又创造了疾徐补泻、捻转补泻、提插补泻、迎随补泻、平补平泻等手法,上述诸法在运用时,可以单独使用,也可结合使用,终以达到补虚泻实为目的。

【知识链接】

《黄帝内经》在论述针刺部位时,反复强调刺气穴"无得伤肉"。其所以如此,黄龙祥[①]认为首先是受到"血气说"的影响。血行脉,气行虚空,故刺脉、刺输、刺气穴这些血气之输,以及刺分肉之间、刺筋之膜、刺骨空、刺骨膜这些气行之处,自然是被倡导而盛行;肉非虚空之处,"中无有空,不得通于阴阳之气上下往来"(《太素》卷十三),既不能行正气,又非邪留之处,刺之徒伤良肉。其次,古人必定也经过了反复的临床实验,发现刺肉不易得气,甚至还会造成损伤,毕竟古代的针灸针比现代粗很多。

古人为了不刺及肉,主要采用了两种方式:其一,用钝尖的员针斜刺至分肉之间,"揩摩"肌外膜;其二,在体表两块肌肉之间,用押手撑开间隙——古人称作"刺道",直刺进针,用提插捻转方式刺激。两种方式实际上都刺在了肌外膜,只不过前者刺及一块肌肉的外膜,后者可刺及两块或多块肌肉的外膜。

---

①黄龙祥.中国古典针灸学大纲[M].北京:人民卫生出版社,2019:144.

缪刺论篇第六十三

【导读】

《素问·阴阳应象大论》曰："阴阳者，天地之道也，万物之纲纪。"阴阳学说作为中医学的认识模式，那么阴阳之间的关系也就成为中医学临床思维的基本依据。阴阳之间存在着对待、互根、消长、转化的关系，而这些关系的存在又以阴阳的交感为前提和依据，所谓"天地感而万物化生"（《周易·咸卦·象》），天地阴阳相交则万物生成、通达、安宁；不交、闭塞则万物不生，甚或发生灾害。"故善用针者，从阴引阳，从阳引阴，以右治左，以左治右"（《素问·阴阳应象大论》），可以采用左右交叉取穴的缪刺、巨刺等方法。在这里哲学的玄思与临床诊疗实践经验、古代针刺技术与现代神经解剖生理学的知识，可谓是奇妙的暗合。马莳云："邪客于各经之络，则左痛取右，右痛取左，与经病异处，故以缪刺名篇。"

【原文】

黄帝问曰：余闻缪刺[1]，未得其意，何谓缪刺？岐伯对曰：夫邪之客于形也，必先舍于皮毛，留而不去，入舍于孙脉[2]，留而不去，入舍于络脉，留而不去，入舍于经脉，内连五脏，散于肠胃，阴阳俱感，五脏乃伤，此邪之从皮毛而入，极于五脏之次[3]也，如此则治其经[4]焉。今邪客于皮毛，入舍于孙络，留而不去，闭塞不通，不得入于经，流溢[5]于大络[6]，而生奇病[7]也。夫邪客大络者，左注右，右注左，上下左右与经相干[8]，而布于四末[9]，其气无常处，不入于经俞[10]，命曰缪刺。

帝曰：愿闻缪刺，以左取右，以右取左奈何？其与巨刺[11]何以别之？岐伯曰：邪客于经，左盛则右病，右盛则左病，亦有移易[12]者，左痛未已，而右脉先病，如此者，必巨刺之，必中其经，非络脉也。故络病者，其痛与经脉缪处[13]，故命曰缪刺。

【校注】

〔1〕缪刺：刺法名。指针刺络脉，右病刺左，左病刺右的方法。缪，交错，交互。

〔2〕脉：《甲乙经》卷五作"络"，似是，与下文相合。

〔3〕极于五脏之次：指邪气由浅入深，到达于五脏的次第。极，至，到达。

〔4〕治其经：森立之："治其经者，谓巨刺也。"

〔5〕流溢：传注，传变。

〔6〕大络：张介宾："大络者，十二经支别之络也。"

〔7〕奇病：病在络而症见于一侧的病症。张志聪："奇病者，谓病气在左而证见于右，病气在右而证见于左。"又，森立之："奇病者，疡肿痹麻之类，王注以为奇邪是也。"

〔8〕与经相干：指在络脉的病邪干扰经脉。干，干扰。

〔9〕四末：即四肢。

〔10〕经俞：指有固定位置和名称的刺灸处，即脉输、气穴。与"奇输"相对。又，森立之："言络病未入经脉，故不用经上之腧穴也。"

〔11〕巨刺：刺法名。指针刺经脉，右病刺左，左病刺右的方法。森立之："'巨'恐'互'讹，亦与'缪'同，交差之谓……其以刺经脉故巨刺，又谓之经刺。"

〔12〕移易：同义复词，改变之意。

〔13〕缪处：即异处。经脉之痛在里，络脉之痛在表，部位有异。

【释义】

本篇作为《黄帝内经》有关缪刺的专篇论述，在明确缪刺概念、适应证的基础上，着重讨论了缪刺法的临床应用，开启了后世相关针刺疗法之先河。

一、缪刺的概念

本段原文采用概念外延划分的方法，通过与巨刺的比较，论述了缪刺的概念。总体而言，缪刺与巨刺均有"左病治右，右病治左"的特点，但缪刺为邪客于络、病情轻浅，病位不定，针刺手法亦轻浅，以刺络放血为主要方法，重在理血的针刺疗法；巨刺为邪已入经、病情较深重，病位相对稳定，针刺手法亦深重，是以调气为目的的针刺疗法。

二、缪刺的适应证

原文首先通过对疾病传变过程及其不同结果的论述，阐述了缪刺与巨刺所治疗病症病位之差异。缪刺与巨刺所治疗病症的病因，均可为邪气外袭，外邪入侵人体的传变规律，一般是从表入里，由"皮毛"→"孙络"→"络脉"→"经脉"→所属脏腑和胃肠。若"邪客于经，左盛则右病，右盛则左病，亦有移易者，左痛未已，而右脉先病，如此者，必巨刺之"，即巨刺的病位是"邪客于经"而相对稳定；若"邪客于皮毛，入舍于孙络，留而不去，闭塞不通，不得入于经，流溢于大络""其气无常处，不入于经俞，命曰缪刺"，即缪刺的病位是邪气"流溢于大络"而不固定。病位之在络与在经，也决定了其病势的轻重与临床表现特点，从病势轻重而言，缪刺的病势轻浅，巨刺的病势深重。从临床表现特点而言，邪在络的表现特点：一是"络病者，其痛与经脉缪处，故命曰缪刺"，即其病痛部位不在经脉所行经处，或者说根据病变部位很难以经脉分布的情况确定邪在何经。张介宾认为"络浅经深，络横经直，故其病缪处也"（《类经·针刺类》），高世栻则认为"经脉之痛，深而在里；络脉之痛，支而横居"（《素问直解·缪刺论》）。二是身有病痛而多不伴见脉动异常，即脉与症不相符。如《素问·调经论》说："身形有痛，九候莫病，则缪刺之。"此与巨刺法之"左痛未已，而右脉先病，如此者，必巨刺之，必中其经"明显有别，《素问·调经论》亦云："痛在于左而右脉病者，巨刺之。"可见，巨刺法适用于一侧肢体出现症状或体征时，仅对侧脉象有异常变化的情况，所刺之处虽不在病痛处，但与脉象所示则完全相符。三是"治诸经刺之，所过者不病，则缪刺之"，即用刺络法治疗诸经的疾病，经脉所过之处的症状不见缓解，则可以采用"左取右，右取左"的治法治之。

三、缪刺的方法

缪刺法与巨刺法同为左右交叉取穴，分别以刺经脉、刺络脉作为其主要治疗特点，所谓"巨刺者刺其经，缪刺者刺其络"（《甲乙经》卷五）。王冰将缪刺法概括为："缪刺者，刺络脉，左痛刺右，右痛刺左。"由于"经脉者常不可见也，其虚实也以气口知之，脉之见者皆络脉也"（《灵枢·经脉》），故刺络脉出血为缪刺的重要内容，如本篇所言："有痛而经不病者缪刺之，因视其皮部有血络者，尽取之，此缪刺之数也。"因此，有学者认为，本篇其实是《皮部论》的临床运用实例，而不是对《经脉》篇十五络学说的阐释[①]。

【知识链接】

关于左右交叉针刺的发生及其原理，大致可以从以下几个方面加以认识：首先，从阴阳互根互用的角度而言，《素问·阴阳应象大论》明确指出："故善用针者，从阴引阳，从阳引阴，以右治左，以左治右，以我知彼，以表知里。"又曰："审其阴阳，以别柔刚，阳病治阴，阴病治阳，定其血气，各守其乡。"而左为阳，右为阴，故左病可以治右，右病可以治左，如李梴《医学入门·针灸·子午八法》所说："缪刺者，刺络脉也……刺其阴阳交贯之道。"其次，从经络系统联系的角度而言，经络系统分布于手足之阴、阳，是左右对称分布的，奇经八脉的任督之脉是前后相对称而分布的，且经络本身还要"上下相连，左右贯通"，以"维筋相交"等；而在疾病状态下，邪气也可通过经络联系左右相互影响，"邪客大络者，左注右，右注左，上下左右与经相干""邪客于经，左盛则右病，右盛则左病"，不仅身体一侧，

---

① 黄龙祥.中国针灸学术史大纲[M].北京：华夏出版社，2001：587.

而且身体对侧也会为邪气所中而造成经络之气不通，从而产生疼痛。因此，"左取右，右取左"的巨刺、缪刺法恰恰是基于这种全身经络左右上下贯通的理论，通过针刺对侧穴位来调畅气血、疏通经络，从而治愈疾病。第三，从现代医学来看，人体感觉神经纤维、运动神经纤维、听神经纤维、视神经纤维均是以对侧交叉，针刺交叉反应点，通过机体神经、体液系统的反射性调节，大脑皮层的保护性抑制，局部恶性刺激的切断，使疼痛迅速消除。这也进一步证明了经络的相交、贯通，存在相互关联，相互制约，相互影响的动态平衡。解秸萍[①]研究表明，脊髓、脑干网状结构、丘脑非特异性投射系统及大脑皮层是"巨刺"效应产生的重要结构基础，"巨刺"的机制在中枢神经系统是多层次的，其效应的产生是各级中枢整合和相互作用的结果。

【原文】

帝曰：愿闻缪刺奈何？取之何如？岐伯曰：邪客于足少阴之络，令人卒心痛，暴胀，胸胁支满，无积者，刺然骨之前[1]出血，如食顷[2]而已。不已[3]，左取右，右取左，病新发者，取[4]五日已。

邪客于手少阳之络，令人喉痹[5]舌卷，口干心烦，臂外廉痛，手不及头，刺手小指[6]次指爪甲上，去端如韭叶各一痏[7]，壮者立已，老者有顷[8]已，左取右，右取左，此新病数日已。

邪客于足厥阴之络，令人卒疝暴痛，刺足大指爪甲上与肉交者[9]各一痏，男子立已，女子有顷已，左取右，右取左。

邪客于足太阳之络，令人头项肩痛，刺足小指爪甲上与肉交者[10]各一痏，立已；不已，刺外踝下[11]三痏，左取右，右取左，如食倾已。

邪客于手阳明之络，令人气满胸中，喘息而支胠，胸中热，刺手大指次指爪甲上，去端如韭叶[12]各一痏，左取右，右取左，如食顷已。

邪客于臂掌之间，不可得屈，刺其踝后[13]，先以指按之痛，乃刺之，以月死生为数[14]，月生一日一痏，二日二痏，十五日十五痏，十六日十四痏。

邪客于足[15]阳跷之脉，令人目痛从内眦始，刺外踝之下半寸所[16]各二痏，左刺右，右刺左，如行十里顷而已。

人有所堕坠，恶血留内，腹中满胀，不得前后[17]，先饮利药[18]，此上伤厥阴之脉，下伤少阴之络，刺足内踝之下，然骨之前血脉出血[19]，刺足跗上动脉[20]，不已，刺三毛[21]上各一痏，见血立已，左刺右，右刺左。善悲惊不乐，刺如右方[22]。

邪客于手阳明之络，令人耳聋，时不闻音[23]，刺手大指次指爪甲上，去端如韭叶各一痏，立闻；不已，刺中指爪甲上与肉交者[24]，立闻。其不时闻者[25]，不可刺也。耳中生风[26]者，亦刺之如此数，左刺右，右刺左。

凡痹往来行无常处者，在分肉间痛而刺之，以月死生为数，用针者，随气盛衰以为

①解秸萍.巨刺法神经解剖学机制探讨[J].上海针灸杂志，1997，16（2）：28-29.

痏数，针过其日数则脱气^[27]，不及日数则气不泻，左刺右，右刺左，病已止；不已，复刺之如法。月生一日一痏，二日二痏，渐多之；十五日十五痏，十六日十四痏，渐少之。

邪客于足阳明之络^[28]，令人鼽衄，上齿寒，刺足中指次指爪甲上与肉交者^[29]各一痏，左刺右，右刺左。

邪客于足少阳之络，令人胁痛不得息，咳而汗出，刺足小指次指爪甲上与肉交者^[30]各一痏，不得息立已，汗出立止，咳者温衣饮食，一日已。左刺右，右刺左，病立已。不已，复刺如法。

邪客于足少阴之络，令人嗌痛^[31]，不可内食^[32]，无故善怒，气上走贲上^[33]，刺足下中央之脉^[34]各三痏，凡六刺，立已，左刺右，右刺左。嗌中肿，不能内唾，时不能出唾者，刺然骨之前，出血立已，左刺右，右刺左。

邪客于足太阴之络，令人腰痛，引少腹控眇^[35]，不可以仰息，刺腰尻之解，两胂之上^[36]，以月死生为痏数，发针立已，左刺右，右刺左。

邪客于足太阳之络，令人拘挛背急，引胁而痛，刺之从项始数脊椎侠脊，疾按之应手如痛，刺之傍三痏，立已。

邪客于足少阳之络，令人留于枢中^[37]痛，髀不可举^[38]，刺枢中以毫针，寒则久留针，以月死生为^[39]数，立已。

治诸经，刺之所过者^[40]，不病，则缪刺之。

耳聋，刺手阳明^[41]，不已，刺其通脉出耳前者^[42]。齿龋^[43]，刺手阳明，不已，刺其脉入齿中，立已。

邪客于五脏之间^[44]，其病也，脉引而痛，时来时止，视其病^[45]，缪刺之于手足爪甲上，视其脉，出其血，间日一刺，一刺不已，五刺已。

缪传引上齿^[46]，齿唇寒痛，视其手背脉血者去之，足阳明中指爪甲上^[47]一痏，手大指次指爪甲上^[48]各一痏，立已，左取右，右取左。

邪客于手足少阴、太阴、足阳明之络，此五络皆会于耳中，上络左角，五络俱竭，令人身脉皆动，而形无知也，其状若尸，或曰尸厥^[49]，刺其足大指内侧爪甲上，去端如韭叶^[50]，后刺足心^[51]，后刺足中指爪甲上各一痏，后刺手大指内侧，去端如韭叶^[52]，后刺手心主^[53]，少阴锐骨之端^[54]各一痏，立已。不已，以竹管吹其两耳，鬄^[55]其左角之发方一寸，燔治^[56]，饮以美酒一杯，不能饮者灌之，立已。

凡刺之数^[57]，先视其经脉，切而从^[58]之，审其虚实而调之，不调者经刺之^[59]，有痛而经不病者缪刺之，因视其皮部有血络者，尽取之，此缪刺之数也。

【校注】

〔1〕然骨之前：王冰："然骨之前，然谷穴也，在足内踝前起大骨陷下者中，足少阴荥也。"然骨，足内踝前下方的大骨，相当于舟骨结节。

〔2〕食顷：即一顿饭的时间。

〔3〕不已：《太素》卷二十三、《甲乙经》卷五并无此二字，疑衍。

〔4〕取:《太素》卷二十三、《甲乙经》卷五并无"取"字,疑衍。

〔5〕喉痹:病名。以咽喉肿痛,吞咽困难为特征的疾病。

〔6〕小指:原作"中指",据《太素》卷二十三与《新校正》改。

〔7〕痏:针刺的痕迹,此指针刺的次数。

〔8〕有顷:不久,一会儿。

〔9〕足大指爪甲上与肉交者:指足大趾爪甲与肉交界处,即大敦穴。

〔10〕足小指爪甲上与肉交者:指足小趾爪甲与肉交界处,即至阴穴。

〔11〕外踝下:指足外踝下的金门穴。

〔12〕手大指次指……去端如韭叶:指食指内侧爪甲角处的商阳穴。

〔13〕踝后:《新校正》云:"按全元起云:是人手之本节踝也。"

〔14〕以月死生为数:即按照月相盈亏变化确定针刺次数。《太素》卷二十三"为"下有"痏"字,可参。

〔15〕足:《太素》卷二十三无"足"字。跷脉无手足之分,"足"字疑衍。

〔16〕外踝之下半寸所:即足太阳膀胱经申脉穴,为阳跷脉气所发。

〔17〕前后:指大小便。

〔18〕利药:指通利二便及活血化瘀的药物。

〔19〕血脉出血:《新校正》云:"详'血脉出血','脉'字疑是'络'字。"似是。

〔20〕足跗上动脉:指足跗上动脉应手处,即足厥阴经太冲穴。

〔21〕三毛:指足大趾爪甲后丛毛处,即足厥阴经大敦穴。

〔22〕右方:即上方。古籍竖排,故云"右方"。

〔23〕时不闻音:张志聪:"时不闻音,谓有时闻而有时不闻也。"

〔24〕中指爪甲上与肉交者:指手厥阴经中冲穴。

〔25〕不时闻者:指完全失去听力。时,犹常也。

〔26〕耳中生风:谓耳鸣犹如刮风一样。

〔27〕脱气:即耗伤正气。

〔28〕络:原作"经",据《太素》卷二十三、《甲乙经》卷五改。

〔29〕足中指次指爪甲上与肉交者:《太素》卷二十三、《甲乙经》卷五均无"次指"二字。王冰:"中当为大,亦传写中大之误也。据《灵枢经》《孔穴图经》中指次指爪甲上无穴,当言刺大指次指爪甲上,乃厉兑穴,阳明之井。"

〔30〕足小指次指爪甲上与肉交者:指足第四趾爪甲与肉交界处的足窍阴穴。

〔31〕嗌痛:咽喉疼痛。

〔32〕不可内食:谓不能进食。内,同"纳",纳入。

〔33〕膏上:即膈上。《新校正》云:"按《难经》胃为贲门。杨玄操云:贲,膈也。"

〔34〕足下中央之脉:指足少阴肾经的涌泉穴。

〔35〕胁:季胁下方挟脊两旁空软处。

〔36〕腰尻之解,两胂(shēn申)之上:指腰尻骨缝挟脊两旁下髎穴。解,骨骼的间隙。胂,脊柱两傍的肌肉。此后原有"是腰俞"3字,《新校正》云:"别按全元起本,旧无此三字。"《太素》卷二十三亦无,故删。

〔37〕枢中：即髀枢，当环跳穴处。

〔38〕髀不可举：指大腿不能收提抬起。髀，大腿。

〔39〕为：《太素》卷二十三、《甲乙经》卷五"为"下并有"痛"字，宜补。

〔40〕刺之所过者：言刺取有过之脉而治。

〔41〕手阳明：指手阳明脉口，在合谷、阳溪之间。

〔42〕通脉出耳前者：指手阳明经通过耳前的听会穴。森立之："盖耳聋定法，宜刺手阳明，若不已者，其动脉自有通耳前者，探得之而直刺其处，亦阿是之法也。"

〔43〕齿龋：即龋齿。牙齿腐蚀蛀空，或牙齿蛀蚀宣露，疼痛时作时止。

〔44〕五脏之间：吴崑："五脏之间，谓五脏络也。"

〔45〕病：《太素》卷二十三、《甲乙经》卷五均作"病脉"，义胜。

〔46〕缪传引上齿：指交错传入上齿。引，《太素》卷二十三作"刺"，似是。杨上善："足阳明络，左病右痛，右病左痛，可刺上齿足阳明络。"

〔47〕足阳明中指爪甲上：当指足第二趾爪甲上的厉兑穴。张介宾："足阳明中指爪甲上，谓厉兑穴也。"下文"足中指爪甲上"同此。

〔48〕手大指次指爪甲上：指商阳穴，手阳明经井穴。

〔49〕尸厥：病名。突然昏倒不省人事，状如昏死的恶候。

〔50〕刺其足大指……去端如韭叶：指隐白穴，足太阴经井穴。

〔51〕足心：指涌泉穴，足少阴经井穴。

〔52〕刺手大指内侧……如韭叶：指少商穴，手太阴经井穴。《甲乙经》卷五"侧"后有"爪甲"二字，义胜。

〔53〕手心主：指中冲穴，手厥阴经井穴。又，《新校正》云："按《甲乙经》不刺手心主，详此五络之数，亦不及手心主。"《甲乙经》卷五无"心主"二字，"手"连下句读。

〔54〕少阴锐骨之端：指手少阴心经的神门穴。

〔55〕鬄（tì替）：同"剃"。

〔56〕燔治：指把头发烧成炭末，即血余炭。

〔57〕数：杨上善："数，法也。"

〔58〕从：《甲乙经》卷五作"循"，可从。

〔59〕不调者经刺之：杨上善："不调者，偏有虚实也。偏有虚实者，可从经穴调其气也。"经刺，即巨刺。

【释义】

本段专论邪客十二经之络所出现的病候及其刺法，并总结了缪刺法的运用原则，是《皮部论》的临床运用实例，而不是对《经脉》篇十五络学说的阐释。

一、邪客诸经之络脉的缪刺法

本段主要列举了诸经脉络病及其缪刺法,涉及到足少阴、足厥阴、足太阴、足太阳、足少阳、手阳明等。

(一)足少阴络病与刺法

邪气侵犯足少阴之络的病候有三组:一是卒心痛,暴胀,胸胁支满。此病候与手厥阴经病候很相近,可能与足少阴络"并经上走于心包"有关。杨上善注:"足少阴直脉,从肾上入肺中,支者,从肝出络心,注胸中,故令卒心痛也。从肾而上,故暴胀也。注于胸中,胸胁支满也。"二是咽痛,不能进食,善怒气逆。病候在《阴阳十一脉灸经》《脉书》及《灵枢·经脉》篇中均系足少阴经病候,与足少阴经脉从肾上贯肝膈,入肺中,循喉咙,挟舌本,其支脉从肺出络心有关。三是外伤瘀血内阻,腹胀满,二便不通。此组病候与足厥阴之脉关系密切,所谓"此上伤厥阴之脉,下伤少阴之络"。《灵枢·邪气脏腑病形》也说:"有所堕坠,恶血留内,若有所大怒,气上而不下,积于胁下,则伤肝。"三组病候的治疗,均取足内踝下然骨前血脉,此脉很可能是足少阴另一条络脉,只是其具体的循行部位及主病不详。第二组病候还先针刺涌泉穴,第三组病候同时针刺足厥阴之太冲、大敦穴,并"先饮利药,逐留内之瘀血也"(《类经·针刺类》)。若病由经脉之络,波及于相应的肝肾,而有"悲惊不乐"等情志障碍时,仍和上述方法一样进行调治。

(二)足厥阴络病与刺法

邪气侵犯足厥阴之络,临床见卒疝暴痛。《灵枢·经脉》谓:"足厥阴之别……其别者,径胫上睾,结于茎。其病气逆则睾肿卒疝。"可见本篇所论病候与足厥阴经、足厥阴络病候相同,治疗取足厥阴经井穴大敦。

(三)足太阴络病与刺法

邪气侵犯足太阴之络,临床见腰痛,牵引少腹及季胁下方挟脊两旁空软处。此条病候又见于《素问·刺腰痛》中,该篇云:"腰痛引少腹控䏚,不可以仰,刺腰尻交者,两髁肿上,以月生死为痏数,发针立已,左取右,右取左。"但并未言其属于足太阴病候。《灵枢·经脉》足太阴病候也无此症,而言足厥阴"是动则病腰痛不可以俯仰"。而《素问·刺热病》曰:"脾热病者……热争则腰痛不可俯仰。"与本篇相近,只是治疗上是刺表里经,而本篇是针刺腰尻骨缝挟脊两旁的下髎穴。王冰注下髎穴作"足太阴、厥阴、少阳之所结",杨上善注云:"足太阴别,上至髀合于阳明……此络既言至髀上行,则贯腰入少腹过䏚,所以腰痛引少腹控䏚者也。"是足太阴与腰部亦有所联系。很明显本篇添加"邪客于足太阴之络"之说,仅仅是对针灸八髎治疗腰痛引少腹、胁这一临床经验的理论解释而已。而且八髎穴刺法与现代西医的骶神经刺激、骶前孔阻滞极为相近,二者的穿刺路径、靶点、特异适应证、疗效判定指标皆相似。

(四)足太阳络病与刺法

邪气侵犯足太阳之络的病候有二组:一是头项肩痛,此与《灵枢·经脉》有关足太阳经、足太阳络病候相同。因足太阳经脉从巅入络脑，还出别下项，循肩髆内，故见此病症。治疗上先取足小指皮部络即至阴穴，后取足太阳脉口处。二是拘挛背急，引胁而痛。《灵枢·经脉》言足太阳"是主筋所生病者……项背腰尻腘踹脚皆痛"，其筋或引背而急，或引胁而痛，治疗当取脊柱两侧的压痛点针刺。森立之谓："是亦阿是穴法也。"吴崑云："此不拘穴腧而刺，谓之应痛穴。"

（五）足少阳络病与刺法

邪气侵犯足少阳之络的病候有二组：一是髀枢处疼痛，大腿不能收提抬起；二是胁痛不得息，咳而汗出。均与足少阳络病候不同，而与足少阳经病候相近。足少阳经脉"绕毛际，横入髀厌中；其直者，从缺盆下腋，循胸过季胁，下合髀厌中，以下循髀阳"，故"是主骨所生病者……胸胁肋髀膝外至胫绝骨外踝前及诸节皆痛"，针刺取环跳穴。足少阳"是动则病口苦，善太息，心胁痛不能转侧"，杨上善注："足少阳正别者，入季胁之间，循胸里属胆，散之上肝贯心，上挟咽，故胁痛也。贯心上肺，故咳也。贯心，故汗出也。"治疗针刺其井穴窍阴，因肺恶寒，故饮食宜温暖。

（六）足阳明络病与刺法

邪气侵犯足阳明之络，临床见鼽衄，上齿寒。此病候与足阳明经病候相近，张介宾注曰："足阳明之脉，起于鼻之交頞中，下循鼻外入上齿，故络病如此。"治疗取足阳明井穴厉兑缪刺。

（七）手少阳络病与刺法

邪气侵犯手少阳之络，临床见喉痹舌卷，口干心烦，臂外廉痛，手不及头。此病候与手少阳脉病候、手少阳络病候相近。杨上善注云："手少阳外关之络，从外关上绕臂内廉，上注胸，合心主之脉，胸中之气上薰，故喉痹舌卷，口干烦心，臂内廉痛，手不上头也。"治疗取手少阳经井穴关冲缪刺。

（八）手阳明络病与刺法

邪气侵犯手阳明之络的病候有二组：一是气满胸中，喘息而支肤，胸中热。此病候不见于手阳明经、络的病候，而与手太阴经病候相近。杨上善注云："手阳明之正，膺乳别上入柱骨下，走大肠属于肺，故胸满喘息，支肤胸热也。以此推之，正别脉者皆为络。"又《素问·三部九候论》以手阳明诊候"胸中之气"，《素问·五脏生成论》也谓："咳嗽上气，厥在胸中，过在手阳明、太阴。"说明手阳明都与胸中有密切关系。治疗取手阳明经井穴商阳缪刺。另外，《灵枢·经脉》虽以手阳明经与大肠相配，但其病候中并未反映出二者间的病理联系，本条也是如此。二是耳聋、耳鸣。王冰注：手阳明"其络支别者，入耳会于宗脉，故病令人耳聋时不闻声。"治疗先取手阳明经井穴商阳，后取手厥阴经井穴中冲缪刺。

（九）手厥阴络病与刺法

关于本段所论"邪客于臂掌之间，不可得屈"，后世医家有不同看法，张介宾、高世栻认为此即手厥阴络病，高世栻云："《经脉论》云：心主手厥阴心包络之脉，下臂入掌中，病则臂肘挛急，掌中热。故邪客于臂掌之间，不可得屈。"针刺可取阿是穴，随月相盈亏以决定针刺次数。杨上善则认为"是手阳明脉所行之处，有脉见者是手阳明络，臂掌不得屈者，取此络也"。

（十）阳跷脉病候与刺法

邪气侵犯于阳跷脉，可令人目痛，治疗当取足太阳膀胱经申脉穴针刺。黄龙祥[1]认为此属经刺之法，本不当归于本篇。但《灵枢·脉度》认为跷脉"男子数其阳，女子数其阴，当数者为经，其不当数者为络也"，即跷脉之称"经"或称"络"，因性别而异，这实际是古人为合"天之二十八宿"而采取的削足适履的做法，不足为信。

另外，目疾刺治足部腧穴，《灵枢·热病》也有所论："目中赤痛，从内眦始，取之阴跷。"《灵枢·口问》云："目眩头倾，补足外踝下留之。"跷脉理论大概正是对目与足部关联的经验事实的机制进行解释的一种假说。

二、痹病缪刺法

原文说："凡痹往来行无常处者，在分肉间痛而刺之，以月死生为数。"《素问·痹论》说："风寒湿三气杂至，合而为痹也。其风气胜者为行痹，寒气胜者为痛痹，湿气胜者为著痹也。"即风寒湿三气杂合伤人而发生痹病，其中以风邪为主者，其疼痛的特点为游走不定，痛无定处。此处所言"凡痹往来行无常处者"，正合"风气胜者为行痹"之特征，因此说，这里讲的是行痹的缪刺法，具体方法也是以痛为腧进行针刺。因为人体气血盛衰变化受月相盈亏变化的影响，所以针刺治疗要根据月相盈亏变化，增减针刺的次数。倘若违反这种随月相变化，应时调整针刺次数的治疗规律，针刺次数过少，则达不到驱除病气的目的；针刺次数过多，则会损伤正气，所以一定要应时刺治，随月相变化调整针数。

三、耳聋、龋齿的标本刺法

《灵枢·卫气》详细论述了经脉标本部位，指出："能知六经标本者，可以无惑于天下。"认为掌握经脉标本的分布与活动规律，对于指导疾病诊治有着重要的价值。本段原文所论耳聋、龋齿的治疗，即是标本刺法的具体运用。《灵枢·经脉》曰："手阳明之别……其别者，入耳合于宗脉。实则龋聋，虚则齿寒痹隔，取之所别也。"故治疗耳聋、龋齿，当先刺手阳明脉口（合谷、阳溪之间）之本脉，不愈，再刺手阳明在头面部之标脉，为先本而后标之案例。其中耳聋也为手少阳"是动"病，"耳前脉"也属于手少阳之标脉，故针刺耳聋方中的"手阳明"也有学者认为似应作"手少阳"，但也可能是不同时期、不同医家对脉、穴的三阴三阳命名不完全一致所导致[2]。

此两个针刺方例，也可视为病在经而用经刺法无效者，改用缪刺法治疗的案例。《灵

---

①黄龙祥.中国针灸学术史大纲［M］.北京：华夏出版社，2001：589.
②黄龙祥.中国针灸学术史大纲［M］.北京：华夏出版社，2001：827.

枢·厥病》记载了耳聋的缪刺方:"耳聋,取手小指次指爪甲上与肉交者,先取手,后取足;耳鸣,取手中指爪甲上,左取右,右取左,先取手,后取足。"

四、"邪客于五脏之间"的缪刺法

邪客于五脏之间,若表现为"脉引而痛,时来时止",符合病在络上下左右移易无定处、时发时止的特征,故可诊为病在孙络,而用缪刺之法,根据其痛之所在而取相应井穴,左刺右,右刺左,缪刺放血。若邪客五脏之间而齿唇痛,五脏与齿之间无经脉直接相连,故知由孙络联系而引上齿,所谓"其奇邪而不在经者,血络是也"(《灵枢·血络论》)"其病者在奇邪,奇邪之脉则缪刺之"(《素问·三部九候论》),取血络及与齿相关的经脉之孙络井穴,如手背阳明之血络、商阳、厉兑穴,左刺右,右刺左。

五、尸厥的治疗方法

尸厥是指突然昏倒,不省人事,状如昏死的危重病症,本篇认为是由于"五络俱竭",由于手少阴、足少阴、手太阴、足太阴、足阳明五络或相应的经脉并不行于耳中,故此针方用十二经脉、十五络脉循行皆不可解,杨上善从皮部络解说谓:"手少阴通里,入心中,系舌本,孙络至耳中。足少阴经至舌本,皮部络入耳也。手太阴正别从喉咙,亦络入耳中。足太阴经,连舌本下,散舌下,亦皮部络入耳中。足阳明经,上耳前,过客主人前,亦皮部络入耳中。"张志聪从耳为宗脉与脏腑的关系解说其机理谓:"耳者,宗脉之所聚也。所谓宗脉者,百脉之宗也。百脉皆始于足少阴肾,生于足阳明胃,输于足太阴脾,主于手少阴心,朝会于手太阴肺,是以五脉之气,皆会于耳中。络左角者,肝主血而居左,其气直上于巅顶也。五络俱竭,则荣卫不行,故令人身振振而形无知也……盖人之所以生动者,借气响而血濡,血气不行,则其形若尸矣。"上述解释均不免有牵强之嫌。黄龙祥[①]研究发现,在现存宋以前针灸治疗文献中很难找到手足太阴、手足少阴、足阳明这五穴治疗耳病的记载,也就是说此五脉与耳相关的实践依据还不充分。其实,此五穴是通过治疗尸厥证与耳发生了间接的联系。因为"吹耳窍"在当时是治疗尸厥证的常规方法,如《肘后方》治卒死尸厥方、《外台秘要方》载张仲景治尸厥方均有所述,而上述五穴在治疗尸厥中有一定的疗效,故古人认为此五络皆会于耳。由此可见,经络联系实际上是古人对临床诊疗规律的一种直观解释,其中"脉"表达常规确定联系,后在"天人相应"观念的影响下,以人体之脉应"十二"天道之数,十二脉便成为"经数之脉",简称"经脉";"络"则常用作说明那些临时的、过渡性的尚未被公认的远隔部位间的关联。

对于尸厥的治疗,一是针刺相应经脉之腧穴如隐白、涌泉、厉兑、少商、神门。二是以竹管吹其两耳中。王冰解释说:"言使气入耳中,内助五络,令气复通也。当纳管耳中,以手密撅之,勿令气泄,而极吹之,气蹩然后络脉通也。"三是酒服血余炭。剃取患者左边头角上的一角头发,烧灰存性,美酒送下。对其药理作用,张志聪解释说:"酒者,熟谷之悍液也。卫者,水谷之悍气也。故饮酒者,随卫气先行皮肤,先充络脉,故饮以美酒一杯以通卫

①黄龙祥.中国针灸学术史大纲[M].北京:华夏出版社,2001:387、107-108.

气,荣卫运行,则其人立疎矣……按《神农本经》,发者血之余,服之仍自还神化。盖血者神气也,中焦之汁,奉心神化赤而为血,故服之有仍归于神化之妙。"

六、再论缪刺的概念

本文开篇通过与巨刺的比较,论述缪刺方法及适应病症。本段结语则通过与经刺的比较,补充阐述缪刺法。所谓经刺,即视经脉察虚实不调者,补虚泻实而调之。《灵枢·禁服》也曰:"盛则泻之,虚则补之……不盛不虚,以经取之,名曰经刺"。那么,有痛而经不病者病在络,视其皮部有血络者尽取之,则为缪刺。本篇上文也说:"治诸经,刺之所过者;不病则缪刺之。"《素问·三部九候论》亦云:"其病者在奇邪,奇邪之脉则缪刺之。"由此可见,如果说经刺是一种常规刺法,那么,经刺法之外的所有刺法都可以归属于缪刺法,故缪刺法的范围较之现代人的理解更为广泛。黄龙祥[①]总结《黄帝内经》缪刺法的要点有:①经刺法以调血气为指归,然脉不"动",虚实未现,则无从下手。针对这一背景,提出病在络,或微邪血气未并,虚实未分者,治以缪刺。②缪刺主要是针对孙脉(孙络)而言,而非十二经之络中的十五络。十五络行有定处且行处有限,不会导致"奇邪离经,不可胜数",也不会左注右,右注左;而且《缪刺论》所举缪刺法无一例取十五络之络穴,皆为血络即孙络之井穴。实际上,刺十五络穴当属于经刺,而不是缪刺。③缪刺法常用刺法有四:刺血络、结络出血;刺井穴,左刺右,右刺左;痛无定处者随痛所在而刺,痛虽已止,必刺其处,勿令复起;刺微邪引神调气。④缪刺所治定位于病在络,包括久病入络,急病入络,怪病入络,微病在络等。

缪刺法的意义在于为有是症而诊无是脉,以及脉症不合的微病、急病、久病等疑难病症提供了一个治疗路径,而且对于正确理解奇俞和经俞的关系,对于认识诊法中的"显病处"与"受病处",都提供了极有价值的参照。

【知识链接】

一、缪刺、巨刺疗法的临床应用

现代临床应用缪刺法与巨刺法所治疗疾病,多以痛症为主,常用于治疗神经系统疾病和骨骼肌肉系统疾病。缪刺法所治神经系统疾病包括面神经麻痹、脑卒中及其后遗症、面肌痉挛、偏头痛、三叉神经痛,骨骼肌肉系统疾病包括踝关节扭伤、肩周炎、落枕、腰椎间盘突出症以及其他骨骼肌肉关节软组织损伤等引起的痛症。巨刺法所治神经系统疾病包括脑卒中及其后遗症、面神经麻痹、面肌痉挛、幻肢痛、三叉神经痛,骨骼肌肉系统病症主要包括肩关节周围炎、肱骨外上髁炎、踝关节扭伤、落枕以及其他骨骼肌肉关节软组织损伤等引起的痛症。此外,巨刺还可应用在冠心病、带状疱疹、胆囊疾病等。

---

①黄龙祥.中国古典针灸学大纲[M].北京:人民卫生出版社,2019:200-204.

二、缪刺法的针刺部位

本篇所论缪刺法，针刺部位多描述是"指爪甲上去端如韭叶""爪甲上与肉交者"，后世医家多沿袭王冰注认为是井穴，亦有医家持不同观点。刘瑞华[①]认为，缪刺法所取主要是指（趾）端的络脉。卓廉士等[②]认为，缪刺法不仅在于左病取右，右病取左，还有更多的内容，如广泛而浅表地针刺络脉，局部与远端配穴等方法。在古代，缪刺法应用的相当广泛，凡属邪在络脉，散漫而未入于经者皆可使用。其针刺之法大约有以下几种：一者以指按之，痛乃刺之，所谓"以痛为腧"。二者如"热病三日，而气口静、人迎躁者，取之诸阳，五十九刺，以泻其热而出其汗，实其阴以补其不足者"（《热论》），采取"五十九刺"的广泛刺激，不取腧穴。其他如"取三阳之络""取阴阳之络""视其皮部有血络者尽取之"等，均指这种刺法。三者取穴施以浅刺，如《素问·水热穴论》"水俞五十七穴"。此外，由于邪气"与经相干，而布于四末"，施行缪刺应多取四肢末端或靠近末端的腧穴。

有关随月相盈亏确定针刺次数的问题，参阅《素问·八正神明论》部分。

三、尸厥治验案例

尸厥因气血逆乱致人昏迷，甚至状如死尸，谓之尸厥，治当急救回逆。冉雪峰治一验案，特录如下。

武昌周某室，年三十八，体质素弱，曾患血崩，平日常至予处治疗。此次腹部不舒，就近请某医诊治，服药腹泻，病即陡变，晕厥瞑若已死，如是者半日许，其家已备后事，族人以身尚微温，拒入殓，且争执不休，周托其邻居来我处婉商，请往视以解纠纷，当偕往。病人目瞑齿露，死气沉沉，但以手触体，身冷未僵，扪其胸膈，心下微温，恍惚有跳动意，按其寸口，在若有若无间，此为心体未全静止，脉息未全厥绝之症。族人苦求处方，姑拟参附汤：

人参一钱，附子一钱，煎浓汁，以小匙微微灌之，并嘱榻上加被。越二时许，复来邀诊，见其眼半睁，扪其体微温，按其心部，跳跃较明晰，诊其寸口，脉虽极弱极微，亦较先时明晰。予曰：真怪事，此病可救乎？及予扶其手自肩部向上诊察时，见其欲以手扪头而不能，因问：病人未昏厥时曾云头痛否？家人曰：痛甚。因思仲景云："头痛欲绝者，吴茱萸汤主之。"又思前曾患血崩，此次又腹泻，气血不能上达巅顶，宜温宣冲动，故拟吴茱萸汤一方：

吴茱萸三钱，人参一钱五分，生姜三钱，大枣四枚。

越日复诊，神志渐清，于前方减吴茱萸之半，加人参至三钱。1周后病大减，用当归内补建中汤、炙甘草汤等收功。予滥竽医界有年，对气厥、血厥、风厥、痰厥屡见不鲜，真正尸厥，尚属少见，幸而治愈，因录之，以供研究（《冉雪峰医案·尸厥》）。

①刘瑞华.略论"缪刺"与"巨刺"[J].上海针灸杂志，2004，23（9）：31-32.
②卓廉士，杨国汉.试论水证可以缪刺[J].实用中医药杂志，2003，19（3）：157-158.

四、左角发酒方的讨论

孙增为等①结合古籍和《黄帝内经》中其他篇章，以及尸厥病机和临床实际，提出本篇所论"燔治"应是燔针或灸法治疗。尸厥的治疗为：先刺井穴，如仍不苏醒，再剃去其左角之发一寸见方，用燔针或灸法在此处施治，以温通五络闭塞，然后再饮一杯酒或灌入，温通血脉辅助治疗。剃其左角发的目的是施燔针或灸法时方便，而不是燔烧所剃之发为末。其理由如下：首先，从行文特点来看，本段前述头项肩痛、耳聋、齿龋的治疗，均先取所在经脉井穴，如仍不愈，再刺其他穴或病变处穴位。而尸厥的治疗先已刺了病变经脉的井穴，仍不愈，按前理推测，当再刺病处（络脉交结处）耳中和左角。而耳中已用吹法，故只有刺头角。其次，从"燔"字字义上看，"燔"为"烧灼""烤"之义，燔针和灸法属此范畴。《黄帝内经》中多篇记载燔针（火针）和灸法，且广泛应用治疗各种病证，特别是阴寒证或用于一般针法（毫针刺法）治疗无效的病证。燔针和灸法有温通血脉作用，能治疗阴寒证，且善长治疗"结络坚紧"之证，尸厥为五络闭寒，故毫针无效时，当急用燔针或灸法。第三，查《灵枢·经脉》《灵枢·经别》，手足少阴、太阴、足阳明五条经脉和络脉未在耳中及左角交会，而《灵枢·经筋》记载的手足三阳经筋却恰好会于耳中，上络角，与本篇"入耳，络左角"基本一致。而《灵枢·经筋》在治疗经筋病时均是"治在燔针劫刺，以知为度，以痛为腧"。从侧面反证出尸厥病机确是阴寒邪气上犯阳位，燔针和灸法当首先选用。第四，从临床治疗实际看，《黄帝内经》时代急救多用针灸疗法。古人常用灸百会、关元穴等治脱症、卒中风不醒人事等病。从针灸临床上看，左角部位（额角处左右）的穴位，如头维、率谷、五处等，能治疗头痛、晕厥，确有使人苏醒的作用。此可谓一家之言，供参考。

①孙增为，王玉光，牛兵占.《内经》"左角发酒方"质疑[J].中医杂志，1996，37（11）：696-697.

四时刺逆从论篇第六十四

【导读】

《灵枢·九针十二原》说："凡将用针，必先诊脉，视气之剧易，乃可以治也。"脉诊不仅是经脉理论形成的重要前提，而且贯穿于针灸诊疗的全过程，诊断病证之虚实、寒热依靠脉，针灸的部位是脉，确定针灸治疗量也是脉，判定针灸治疗效果及预后还是脉。因此，尽管《新校正》言："按厥阴有余至筋急目痛，全元起本在第六卷。春气在经脉至篇末，全元起本在第一卷。"《太素》将"厥阴有余"至"筋急目痛"一段文字编排在卷十六诊候部分。然《素问》作者将其与论四时针刺的文字编为一篇，首论切三阴三阳脉口盛虚、滑涩诊断疾病；次以五行模式论人体气血有四时之变化，针刺治疗疾病即有顺应或违逆人体气血四时变化之不同；最后论述针刺误伤五脏之害。丹波元简云："此篇论从四时，而有针法之逆从。"

【原文】

厥阴[1]有余病阴痹[2]，不足病生热痹[3]，滑则病狐疝风[4]，涩则病少腹积气[5]。少阴有余病皮痹，隐轸[6]，不足病肺痹，滑则病肺风疝[7]，涩则病积溲血。太阴有余病肉痹，寒中，不足病脾痹，滑则病脾风疝[8]，涩则病积，心腹时满。阳明有余病脉痹，身时热，不足病心痹，滑则病心风疝[9]，涩则病积时善惊。太阳有余病骨痹，身重，不足病肾痹，滑则病肾风疝[10]，涩则病积时善[11]巅疾。少阳有余病筋痹，胁满，不足病肝痹，滑则病肝风疝[12]，涩则病积，时筋急目痛。

是故春气在经脉，夏气在孙络，长夏气在肌肉，秋气在皮肤，冬气在骨髓中。帝曰：余愿闻其故。岐伯曰：春者，天气始开，地气始泄，冻解冰释，水行经通，故人气在脉。夏者，经满气溢，入孙络受血，皮肤充实。长夏者，经络皆盛，内溢肌中。秋者，天气始收，腠理闭塞，皮肤引急[13]。冬者盖藏，血气在中，内著骨髓，通于五脏。是故邪气者，常随四时之气血而入客也，至其变化不可为度，然必从其经气辟除[14]其邪，除其邪则乱气不生。

帝曰：逆四时而生乱气奈何？岐伯曰：春刺络脉，血气外溢，令人少气；春刺肌肉，血气环逆[15]，令人上气[16]；春刺筋骨，血气内著，令人腹胀。夏刺经脉，血气乃竭，令人解㑊[17]；夏刺肌肉，血气内却[18]，令人善恐；夏刺筋骨，血气上逆，令人善怒。秋刺经脉，血气上逆，令人善忘；秋刺络脉，气不外行[19]，令人卧不欲动；秋刺筋骨，血气内散，令人寒慄。冬刺经脉，血气皆脱，令人目不明；冬刺络脉，内气外泄，留为大痹[20]；冬刺肌肉，阳气竭绝，令人善忘。凡此四时刺者，大逆之病[21]，不可不从也，反之，则生乱气相淫病焉。故刺不知四时之经，病之所生，以从为逆，正气内乱，与精相薄[22]，必审九候，正气不乱，精气不转[23]。

帝曰：善。刺五脏，中心一日死，其动[24]为噫。中肝五日死，其动为语。中肺三日死，其动为咳。中肾六日死，其动为嚏欠[25]。中脾十日死，其动为吞[26]。刺伤人五脏必死，其动则依其脏之所变，候知其死也。

【校注】

〔1〕厥阴：指厥阴脉口动脉。其他三阴三阳仿此，均当指各经脉口动脉，故有盛、虚、滑、涩主病之论。

〔2〕阴痹：杨上善："故为阴痹者，谓阴器中寒而痛。"又，张志聪："痹者，闭也，血气留着于皮肉筋骨之间为痛也。"

〔3〕热痹：杨上善："厥阴脉气虚者，少阳来乘，阴器中热而痛也。"又，王冰："阴不足则阳有余，故为热痹。"即以关节红肿热痛为特征的痹病。

〔4〕狐疝风：于鬯："按下文诸某'风疝'，则此'疝风'盖倒。"宜从。狐风疝，即狐疝。以阴囊时大时小，胀痛俱作，如狐之出没无常为特点的疾病，可伴有腰尻少腹部位胀痛等。

〔5〕少腹积气：指少腹气聚肿痛攻冲，在女子称为"疝瘕"。

〔6〕隐轸：即瘾疹，相当于荨麻疹。

〔7〕肺风疝：森立之："肺经受邪，则直传于肾部，而为疝痛，名曰肺风疝，又曰肺疝。"

〔8〕脾风疝：脾失健运，水湿内生下注所致的癩疝病。

〔9〕心风疝：指阳明邪盛，波及于心，以少腹有块，气上冲胸，暴痛为主症的疝病。

〔10〕肾风疝：由风寒之邪引起的以阴器、少腹疼痛为特征的疝病。

〔11〕时善：原作"善时"，据《甲乙经》卷四及上文例乙正。

〔12〕肝风疝：风邪伤犯肝脉所致的一种疝病。

〔13〕皮肤引急：指皮肤毛孔收缩。

〔14〕辟除：即排除、祛除。

〔15〕环逆：谓即刻上逆。环，通"旋"。

〔16〕上气：指气逆壅上的咳喘。森立之："上气，即谓咳逆。"

〔17〕解㑊（yì亦）：指懈怠无力。

〔18〕血气内却：王冰："却，闭也。血气内闭，则阳气不通，故善恐。"又，吴崑："令血气却

弱，是以善恐。"

〔19〕气不外行：《新校正》："按别本作血气不行，全元起本作'气不卫外'，《太素》同。"张介宾："秋时收敛，气已去络而复刺之，则气虚不能卫外。气属阳，阳虚故卧不欲动。"

〔20〕大痹：严重的痹病。又，张志聪："大痹者，脏气虚而邪痹于五脏也。"

〔21〕大逆之病：张介宾："刺失四时，是为大逆。"又，《新校正》："按全元起本作'六经之病'。"

〔22〕与精相薄：指邪气与精气相搏击。薄，通"搏"。

〔23〕精气不转：丹波元简"转，恐薄之讹。"即精气不与邪气搏结。

〔24〕动：变动，病变。

〔25〕欠：《素问·诊要经终论》《甲乙经》卷五无此字。

〔26〕吞：通"涒"，食后呕吐。森立之："脾气不调，则胃中食不化，故食已而吐之也……吞即涒之叚字，《说文》：'涒，食已而复吐之。'"

【释义】

本篇原文主要阐述了切三阴三阳脉口盛虚、滑涩诊断疾病以及四时针刺逆从、针刺误伤五脏之害三个方面的问题。

一、切三阴三阳脉口搏动诊断疾病

本篇首段关于三阴三阳有余不足、滑涩之论，大约从张介宾起，医家已不知其所论之本义，而从运气三阴三阳的角度加以解说，认为"厥阴者，风木之气也""少阴者，君火之气也""太阴者，湿土之气也""阳明者，燥金之气也""太阳者，寒水之气也""少阳者，相火之气也"（《类经·六经痹疝》）。张志聪《黄帝内经素问集注》明确指出："此论六气之内合于五脏也，曰厥阴、少阴、太阳、少阳，论六气之为病也。曰皮、肉、筋、骨、脉者，因六气而及于五脏之外合也。曰心、肝、脾、肺、肾者，因六气而及于五脏之次也。"丹波元简《素问识》虽指出："盖此篇以三阴三阳单配乎五脏，故与他篇之例不同也。旧注或以运气之义而释之，率不可从……吴（崑）、张（介宾）以阳明燥金之气有余不足而释之，此运气家之言，不可借以解经也。"但并没有说明应该指什么。森立之《素问考注》也认为："此论六经痹疝及积，太详明细密，不与《四时刺逆从》相涉，宜从全（元起）本旧次。盖王氏撰次时入于此者，恐非其次也。"

究其实质，此段原文当指三阴三阳脉口出现有余不足、滑涩所诊候的病症。根据杨上善注，似指足三阴三阳之脉动异常。姚止庵《素问经注节解》认为："此六经，乃《热论》所载足三阴三阳也。凡人十二经脉皆能为病，而此所言与《热论》所载止于此六经者，盖以此六经为木土水，其气畏寒而邪易入，外感之重无过伤寒，伤寒所传正此六经，此篇盖亦从其重者而言也。然《热论》专主外感，此篇兼论杂病，故又合有余不足而并论之。但其有余不足皆云为痹，且均以滑涩分解者，又何也？痹者顽与闭也，邪入经络，血气凝滞，或顽木而肉不仁，或闭塞而气不通也。邪气盛则病有余，其脉浮动而象滑；正气虚则病不足，其脉沉滞而象涩。滑与涩即有余不足之形，似非必如《脉经》所言滑为痰盛，涩为无血之谓也。惟滑近有余，故所主皆风疝经络之证；惟涩为不足，故所主皆气积脏腑之病。"但《热论》明确用经脉循行解说相应病候。黄龙祥[1]认为本篇内容系采自一种经脉文献中的"是动"病，或许这种经脉文献只载有"是动"病，而无"所生病"。"是动"，即此脉动异常。由此似可推测，本篇所言三阴三阳脉动异常及主病，也与"是动"病有关。

这里三阴三阳与五脏的对应关系为：厥阴——阴，少阴——肺，太阴——脾，阳明——心，太阳——肾，少阳——肝。与《素问》的《热论》《厥论》等篇也不相同。丹波元简《素问识》认为："厥阴为阴痹，为狐疝风；太阴为肉痹，为脾风疝；太阳为骨痹，为肾风疝；少阳为筋痹，为肝风疝，其理固明矣。而至少阴为皮痹，为肺风疝；阳明为脉痹，为心风疝者，则与常例异。"大意是足厥阴肝、足太阴脾、足太阳膀胱与肾以及足少阳胆与肝相表里，均可从经脉联系的角度加以解释，而少阴、阳明则不同。

厥阴脉动异常所主病症所对应的是"阴"，即阴器，而不是人们所熟知的"肝"。《灵枢·经脉》载十五络中，足厥阴络也与其他阴经之络不同，不连络内脏，而是"上睾结于茎"；《灵枢·经筋》记载足厥阴之筋止点同样是"结于阴器"，其病候也主要为前阴病症。特别是《足臂十一脉灸经》中足厥阴脉也止于前阴部。此外，《黄帝内经》所记载的厥阴病候，均以前阴病症为主。说明"厥阴"的本义与阴器有关，将止于前阴且主治前阴病的脉称作"厥阴"，犹如将终于齿部且主治齿病的脉称作"齿脉"一样[2]。杨上善认为"足厥阴脉，肝脉也。脉循股阴入毛中，环阴器，上抵少腹"，脉气有余乃阴气盛，故阴器中寒而痛；脉气虚者阳乘之，故阴器中热而痛。高世栻云："气病为疝，血病为积。滑主气盛，涩主血少，故厥阴脉滑，则病狐疝……厥阴脉涩，则病少腹当有积气。"

少阴脉动异常所主病症，王冰从经脉联系的角度解释说："肾水逆连于肺母故也。足少阴脉，从肾上贯肝鬲入肺中，故有余病皮痹隐疹，不足病肺痹也。以其正经入肺贯肾络膀胱，故为肺疝及积溲血也。"

太阴脉动异常所主病症，杨上善解释说："足太阴，脾脉也，主肉。故太阴盛，以为肉痹寒中也。太阴不足，即脾虚受邪，故为脾痹也。"王冰云："太阴之脉入腹属脾络胃，其支别者复从胃别上鬲注心中，故为脾疝心腹时满也。"

阳明脉动异常所主病症，主要表现为心脉的症状，对此古代医家大多不解，以致黄元御《素问悬解》径直将"阳明"改为"少阴"。杨上善从经脉联系解释谓："胃足阳明脉正别，上至脾，入腹里，属胃，散而之脾，上通于心。故阳明有余不足，心有病也。"王冰也从经脉角度解释说："心主之脉起于胸中，出属心包，下鬲历络三焦，故为心疝时善惊。"惟森立之指出："脉痹身时热者，是为阳明胃经有余之邪实热病，即《伤寒论》所云'阳明胃家实'之证是也。身时热者，即潮热也。"即在古代，心的病症也常归入阳明病范围，具体参见下文。

太阳脉动异常所主病症，王冰从太阳经脉循行以及太阳与少阴相表里的角度加以解

---

①黄龙祥.中国针灸学术史大纲［M］.北京：华夏出版社，2001：242-243.
②黄龙祥.中国针灸学术史大纲［M］.北京：华夏出版社，2001：284.

释,指出:"太阳与少阴为表里,故有余不足皆病归于肾也。太阳之脉交于巅上,入络脑,下循脊络肾,故为肾风及巅病也。"

少阳脉动异常所主病症,王冰从少阳与厥阴相表里以及经脉循行的角度解释说:"少阳与厥阴为表里,故病归于肝。肝主筋,故时筋急。厥阴之脉上出额与督脉会于巅,其支别者从目系下颊里,故目痛。"另外,森立之认为:"筋痹胁满者,谓筋脉间邪气有余,则其气痹闭不通,两胁下筋脉拘挛满痛,如少阳病之'胁下硬满',小柴胡汤之'胸胁苦满,胁下痞硬'是也。胁满,即筋痹之标证候见。"

以上三阴三阳所主病症,杨上善也从经脉角度解释,张介宾、吴崑、高世栻等从运气三阴三阳解说,则不可从。其中三阴三阳脉动异常的切脉部位,参见《灵枢·卫气》篇。涉及到痹证、积证的内容,可参阅《素问·痹论》《难经·五十六难》等。

二、四时针刺的原理与刺法逆从

《黄帝内经》中有9篇原文涉及到四时针刺的问题(参见《灵枢·顺气一日分为四时》),本篇则论述了四时针刺的原理以及逆四时而刺的危害。

(一)四时针刺的原理

春生夏长,秋收冬藏,万物均呈现出升降浮沉的变化,人亦应之。就人之躯体而言,如张志聪所言:"夫经脉为里,支而横者为络,络之别者为孙,是血气之从经脉而外溢于孙络,从孙络而充于皮肤,从皮肤而复内溢于肌中,从肌肉而着于骨髓,通于五脏,是脉气之散于脉外,而复内通于五脏也。"说明人身之经、络、皮、肉、骨有表里深浅之不同,而气血的循环也有表里浅深之各异。人与自然息息相应,春季阳气始发而与经脉相应,夏季阳气外盛而与孙络相应,长夏阳气居中而与肌肉相应,秋季阳气始收而与皮肤相应,冬季阳气潜藏而与骨髓相应。因此,针刺就必须根据春夏秋冬四时之气的不同,而有刺经、络、肌肉、皮肤、骨髓等表里浅深部位的不同。对此,高世栻解释甚为精当,指出:"春气之所以在经脉者,盖以春者因冬之藏,其时天气始开,地气始泄,冻始解,冰始释,水行而经通,故人气在经脉。夏气之所以在孙络者,盖以夏者盛大于外,经满气溢,外入孙络而受血,皮肤充实,故夏气在孙络。长夏之所以在肌肉者,盖以长夏者,夏时经络皆盛,长夏则内溢肌中,故长夏之气在肌肉。秋气之所以在皮肤者,盖以秋者,天时之气始收,人之腠理闭塞,皮肤内引而急,故秋气在皮肤。冬气之所以在骨髓者,盖以冬者,气机盖藏,血气在中,内着骨髓,通于五脏。脏者,藏也,惟冬主藏,故通五脏,而冬气在骨髓。"

总之,四时针刺的核心是一种基于"皮肉脉筋骨"五体刺法的古老刺法,在《黄帝内经》的不同篇章中,表现出了不同的时代特征——有的基本保持五体刺法旧貌,有的从五体刺向五输刺过渡,甚至完全从五体刺变为五输刺。但总体上可以看出其演变的特征,即春、夏二季沿用五体刺法,秋、冬二季改用五输刺法。

(二)邪气常随四时气血变化而入侵

既然在生理状态下,人身气血的运行,随四时变化而主要运行趋向部位各有不同。因此，在不同的季节，邪气常随体内气血的所主部位不同而入侵于不同部位发病，所谓"是故邪气者，常随四时之气血而入客也"。说明季节性的多发病，虽然与该节令的气候特点，以及与该节令气候特点相应致病邪气的性质有关外，人体气血在不同季节的分布状态，在季节性疾病的发病过程中，同样也占有重要地位。如果说春多病风，夏多病暑，长夏多病湿，秋多病燥，冬多病寒是突出气候条件在发病中的作用，那么，此处邪气"常随四时之气血而入客"，则是强调机体内在因素在发病学中的重要性。如张志聪注言："天有六淫之邪，而人有形层六气之化也。如邪留于外，则为皮肉筋骨之痹，合于内，则为心肝脾肺之痹矣。如留于气分则为疝，留于血分则为积矣。如身中之阳盛则为热，虚寒则为寒矣。此皆吾身中阴阳虚实之变化也。"这就从发病学角度，说明了针刺治病要结合四时变化以确定浅深部位的原理。

（三）从四时而刺，"乱气不生"

由于生理上经脉气血随四时变迁各有不同所主部位，病理上邪气常随四时气血的部位不同，伤人致病各异，那么，在针刺治病时，就必须顺应四时气血运行部位的变化，春刺经脉，夏刺络脉，长夏刺肌肉，秋刺皮肤，冬深刺至骨。如此方能"辟除其邪"，而"乱气不生"，达到治愈疾病的目的。

（四）逆四时而刺，"正气内乱"

原文在阐述了四时针刺的原理以及顺从四时而刺的原则后，重点阐述了逆四时之气而误刺，必然导致血气外溢、内闭、上逆、耗散等紊乱，由此引发各种病变（见表64-1），并强调只有详审三部九候，针刺又本于四时经气之盛衰，方可正气不乱，邪气不生。

表64-1 逆四时针刺的病机与临床表现

四时	针刺部位	病机	临床表现	医家注释
春	络脉	血气外溢	少气	王冰："血气溢于外则中不足，故少气。"
	肌肉	血气旋逆	上气	森立之："上气，即谓咳逆。"
	筋骨	血气内著	腹胀	森立之："谓血气失表行外发之机。"
夏	经脉	血气乃竭	解㑊	张琦："血竭筋脉失养，故懈怠。"
	肌肉	血气内却	善恐	王冰："血气内却则阳气不通，故善恐。"
	筋骨	血气上逆	善怒	王冰："血气上逆则怒气相应，故善怒。"
秋	经脉	血气上逆	善忘	王冰："血气上逆，满于肺中，故善忘。"
	络脉	血气不行	卧不欲动	张介宾："气属阳，阳虚故卧不欲动。"
	筋骨	血气内散	寒栗	王冰："血气内散则中气虚，故寒栗。"
冬	经脉	血气皆脱	目不明	王冰："以血气无所营故也。"
	络脉	内气外泄	大痹	森立之："阳气外出，阴血不行，所以为痹也。"
	肌肉	阳气竭绝	善忘	吴崑："今阳气竭绝则神亡矣，故善忘。"

其中逆四时而刺未提及长夏以及刺秋分皮肤，林亿《新校正》认为："按自春刺络脉至令人目不明，与《诊要经终论》义同文异，彼注甚详于此，彼分四时，此分五时，然此有长夏刺肌肉之分，而逐时各阙刺秋分之事，疑此肌肉之分，即彼秋皮肤之分也。"高世栻则认为：

"刺络脉、经脉、肌肉、筋骨,必由皮肤而入,故不言皮肤,但举四时,故不言长夏也。"究其实质,大概是作者游移于阴阳四时与五行模式之间的一种体现。

三、刺伤五脏之征象与死期

本篇在论述四时刺逆从之后,继《素问》的《诊要经终论》《刺禁论》两篇原文,重申了刺伤五脏必死的问题。刺伤五脏,分别表现为噫、语、咳、嚏、欠、吞等病症,与《素问·宣明五气篇》之"五气所病"同,可参阅该篇。上述临床表现特征,可以作为判断某脏被刺伤的诊断依据,并以此来推断其"死"期。所以原文说:"其动则依其脏之所变,候知其死也。"本篇所论针刺误伤五脏之害,与《素问·刺禁论》同,而该篇所论刺禁内容更为丰富,可参阅该篇。

【知识链接】

一、阳明胃病症与心的关系演变

对于《黄帝内经》所论心与阳明胃病症之机理,由于人们对其理论发生的渊源已经不大理解,故解释可谓众说纷纭。对于本篇所论阳明脉异常病候机理的解释,大约有五种不同的解读:一是着眼于经脉联系,从足阳明之正,上通于心的角度解释。如杨上善云:"胃足阳明脉正别上至脾,入腹里属胃,散而之脾,上通于心,故阳明有余不足,心有病也。心主于脉,是以阳明有余为脉痹,身时时热也。"二是从脏腑母子关系的角度解释。如马莳说:"阳明者,足阳明胃经也。胃乃心之子,有余则病脉痹,以心主脉,脉在半表也;不足则病心痹,心主里也。"同时又从经脉联系的角度认为:"正以心主之脉,起于胸中,出属心包,下膈,历络三焦,故为心疝、时善惊也。"三是从运气六气角度解释。如张介宾说:"阳明者燥金之气也,其合大肠与胃,燥气有余,则血脉虚而阴水弱,故病脉痹及身为时热。燥气不足则火胜为邪,故病为心痹。"吴崑注同此。丹波元简明确指出:"吴、张以阳明燥金之气有余不足而释之,此运气家之言,不可借以解经也。"即运气所言阳明乃六气之标识,与经脉之阳明无直接关联,古今医家常将运气概念与经脉概念混淆。四是试图从胃为气血生成之源与循环中心的角度解释。如张志聪认为:"盖血气之生于阳明也,荣血行于脉中,乃阳明水谷之精,上归于心……此脉气之生始出入也,是以阳明之有余不足,则为脉痹、心痹。"五是从文字错简的角度解释。如黄元御《素问悬解》抛开了固有理论的羁绊,从定型后的脏腑经脉理论出发,直接将阳明脉与少阴脉异常的病候调换,认为脉痹、心痹等为少阴脉异常的病候,并解释其机理云:"心属火,其主脉。少阴有余病脉痹身时热,脉阻而火旺也。不足病心痹,火衰而气痞也。滑则病心风疝,心气郁塞而振动也。涩则病积,心气闭结而不通也。时善惊者,神不根精也。"这样解释似乎更为直接明了,避免了经络、母子关系的间接解释,也避免了相关概念的混乱。

本篇论阳明脉异常所诊病候曰:"阳明有余病脉痹,身时热,不足病心痹;滑则病心风疝，涩则病积时善惊。"是以阳明–南方–离卦–心–脉之关联为立论依据的（参见《素问·刺腰痛》）。故《素问·经脉别论》亦云："阳明脏独至，是阳气重并也……帝曰：阳明脏何象？岐伯曰：象心之大浮也（据《新校正》）。"大约从唐代始，人们对阳明–南方–离卦–心–脉之关联已经不大理解了，故对本篇阳明脉异常病候机理的解释，已不得其要。其实，关于心与阳明胃病症的关系，除本篇外，《黄帝内经》还有多篇原文论述并解释其机理，如《灵枢·经脉》篇论胃足阳明之脉是动则病云："病至则恶人与火，闻木声则惕然而惊，心欲动，独闭户塞牖而处，甚则欲上高而歌，弃衣而走。"《素问·脉解》《素问·阳明脉解》分别从卦气说、经脉脏腑的角度加以解释。《素问·厥论》中论述了六经脉之厥状病态，唯独阳明致脑神失常，指出："阳明之厥，则癫疾欲走呼，腹满不得卧，面赤而热，妄见而妄言。"《素问·逆调论》言："胃不和则卧不安。"阐述了胃腑失和与失眠的关系。由上可见，阳明脉及胃腑失常，可导致心烦、失眠、善惊，甚则癫狂等神志失常的症状，以及心痹、脉痹、心悸等心主血脉功能失常的病症。《伤寒论》对心与阳明病症的关系，也有所论述，如238条云："阳明病，下之，心中懊憹而烦，胃中有燥屎者可攻。"212条云："伤寒若吐、若下后，不解，不大便五六日，上至十余日，日晡所发潮热，不恶寒，独语如见鬼状。若剧者，发则不识人，循衣摸床，惕而不安……脉弦者生，涩者死。微者但发热谵语者，大承气汤主之。"森立之《素问考注》对本篇阳明脉异常病候机理的解释，即结合《伤寒论》所论，认为"脉痹身热者，是为阳明胃经有余之邪实热病，即《伤寒论》所云'阳明胃家实'之证是也。[眉]脉痹，即血痹也"。而解释"时善惊"则云："盖水饮迫于心窍，则必发惊证。柴胡加龙厉之烦惊，救逆汤之惊狂，太阳伤寒者，加温针必惊之类，可以征也。"

《伤寒论》180条云："阳明之为病，胃家实是也。"《灵枢·本输》曰："大肠、小肠，皆属于胃。"一般认为"胃家"实赅胃与大肠而言[①]。现代对肠道菌群与心血管疾病关系的研究，发现肠道菌群的构成、基因丰度、特异性菌种或菌群的变化与高血压、动脉粥样硬化、心肌梗塞和心力衰竭等心血管疾病密切相关，肠道菌群失调可能是促进心血管疾病发生的原因之一，调控肠道菌群有望在将来作为心血管疾病的潜在治疗靶点，如应用抗生素降低血压，益生菌调节高脂血症和降压；采用干扰肠道菌群代谢活性的药物，如降低氧化三甲胺（TMAO）水平来防治心血管疾病；通过地中海式饮食预防心血管疾病[②]。此不仅为中医理论提供了新的实验证据，而且也为中医药通过调理胃肠功能治疗心血管系统疾病的理论基础研究提供了新的思路。

总之，中医对心与阳明胃病症关系的认识，一方面来源于阳明–南方–离卦–心–脉之关联的模式推演，与中国古代哲学有着密切的关系；另一方面，基于临床经验的检验与筛选，是心与阳明胃病症相关理论确立，并得到后世医家传承与发挥的重要前提条件；现代有关肠与脑、心血管系统关系的研究，又为其提供了新的佐证。

二、关于诸风疝

本篇三阴三阳脉滑所见诸风疝，注解多不一致。结合全文看，言之为"风"者，一是着

---

①熊曼琪.伤寒学［M］.北京：中国中医药出版社，2003：199.

②黄源春，谭学瑞.肠道菌群与心血管疾病相关：现状与未来［J］.世界华人消化杂志，2017，25（1）：31–42.

眼于疝–厥阴肝经–风之关系，如张介宾说："本篇六疝，皆兼风言者，本非外入之风，盖风属肝，肝主筋，故凡病各经之疝者，谓其病多在筋，而皆夹肝邪则可。"之所以说"病多在筋"，是因为外阴乃宗筋之所聚也。肝主筋，为风木之脏，言疝为风，指诸疝病在各经，然都与厥阴肝经有关。二是着眼于疝之变化如风动的特征而言，如高世栻说："气病为疝，血病为积，滑主气盛……又曰'风'者，气动风生，风主气也。下文肺风、脾风、心风、肾风、肝风，皆气动风生之义。"可见曰"风"疝，言其出没无常不定，如风之动。因此，本篇诸风疝应从气聚之病机和病症性质去理解，"风"不从邪言。

本篇对疝之论述，亦反映了《黄帝内经》对疾病以五脏分症的一贯思想。对五脏疝，除本篇论及外，《黄帝内经》其他篇章亦有所论述，现综述如下。

（一）心疝

《素问·脉要精微论》说："诊得心脉而急……病名曰心疝，少腹当有形也。""心为牡脏，小肠为之使，故曰少腹当有形也。"王冰注："心为牡脏，其气应阳，今脉反寒，故为疝也。诸脉劲急者，皆为寒。形，谓病形也。"姚止庵言："盖心与小肠为表里，并属火。今寒邪犯心，心为火脏，寒无所容，邪气以从其合也，寒邪犯心，不得停留，转入小肠，小肠部分外当少腹，故少腹有形，然病本原于心，故曰心疝也。"《灵枢·邪气脏腑病形》亦说："心脉微滑为心疝引脐，小腹鸣。"《素问·大奇论》言："心脉搏滑急为心疝。"张介宾说："病疝而心脉搏滑急者，寒夹肝邪乘心也。"可见心疝的病机是寒邪犯心，或寒夹肝风乘于心，或燥热生风，风邪扰心，心邪下移于相表里的小肠，导致小肠气滞郁结而成疝。其症状特点为少腹肿胀有形，疼痛上引心下，小腹鸣，脉滑急。《灵枢·热病》指出其治疗方法为："心疝暴痛，取足太阴、厥阴，尽刺去其血络。"骆龙吉《增补内经拾遗方论》提出用盏落汤（石菖蒲、吴茱萸、高良姜、香附子、陈皮）治之，可参。

（二）肺疝

《素问·大奇论》说："肺脉沉搏为肺疝。"张介宾注："肺脉沉搏者，寒夹肝邪乘肺也。"结合本篇所述，可见肺疝乃因寒邪夹肝风乘肺，或热邪夹肝风乘肺，导致肺肝气逆所致。其临床表现上可见气逆喘咳，呼吸不利，下可见少腹与睾丸肿胀疼痛，小便不利，脉滑。

（三）脾疝

《素问·大奇论》说："三阴急为疝。"王冰注："太阴受寒，气聚为疝。"结合本篇所述，可见脾疝是由寒湿或湿热壅滞太阴脾经而成。其表现特点除外阴肿胀重坠外，并可伴全身湿盛气滞的表现，如头身困重，胸闷腹胀，苔腻脉滑或濡。

（四）肝疝

《素问·大奇论》说："肝脉大急沉为疝。"由于肝脉抵少腹络阴器，其别络循胫上睾结于茎，寒滞肝脉，或热郁肝经，均可致肝经瘀结成疝。其表现特点为少腹或睾丸肿胀有形，拘急牵引作痛，或伴见精神抑郁，胁肋胀痛，胸闷不舒，口苦等，多用天台乌药散加减治疗。

（五）肾疝

《素问·大奇论》说："肾脉大急沉……为疝。"王冰注："疝者，寒气结聚之所为也，夫脉沉为实，脉急为痛，气实寒薄聚，故为绞痛为疝。"结合本篇所述，肾疝乃寒邪结聚或热迫于肾经所致，症状特点除少腹或睾丸肿胀疼痛外，可伴见肢冷形寒，腰膝冷痛，阳痿不举之虚寒症，或五心烦热，盗汗遗精，腰膝酸软之虚热症，《类症治裁》提出用酒煮当归丸（当归、附子、茴香、川楝子、木香、延胡、全蝎）治疗，可参。

有关疝病，《黄帝内经》有近30篇论及，含义比较广泛，主要可以分为三种情况：一是泛指体腔内容物向外突出的疾病，因多伴有气痛，故称"疝气"或"盘肠气"；二是指腹部的剧烈疼痛，或兼有不得大小便的疾病，如"病在少腹，腹痛不得大小便，病名曰疝"（《素问·长刺节论》）；三是专指睾丸和阴囊肿大疼痛的病症。大致可分为癫疝、㿉疝、狐疝、冲疝、厥疝、卒疝、疝瘕、脏腑疝等。概而言之，疝与足厥阴经脉密切相关，症状表现为少腹、前阴的肿积、疼痛。由于足厥阴脉循行原本是以男子为模特描述的，男女前阴外形各异，而足厥阴经脉循行于男女共通之处在于"少腹"，故相对于男子癫疝，在女性为少腹肿，包括气聚之肿痛和血积之"瘕"，亦曰"疝瘕"。如《灵枢·经脉》曰："肝足厥阴之脉……是动则病腰痛不可俯仰，丈夫㿉疝，妇人少腹肿。"

张介宾注释本篇所附的"疝气说"，可谓是对《黄帝内经》及后世言疝之专论，颇有见地，他指出："本经诸篇所言疝症不一，有云狐疝，以其出入不常也；有癫疝者，以其顽肿不仁也；有冲疝者，以其自少腹上冲心而痛也；有厥疝者，以积气在腹中而气逆为疝也；有瘕者，以少腹冤热而痛出白，一名曰蛊也；有六经风疝者，如本篇之所云也；有小肠疝者，如《邪气脏腑病形》篇曰：小肠病者，小腹痛，腰脊控睾而痛，时窘之后者，亦疝之属也。是皆诸疝之义。按《骨空论》曰：任脉为病，男子内结七疝，女子带下瘕聚。盖任脉者，起于中极之下，以上毛际，循腹里，上关元，总诸阴之会，故诸疝之在小腹者，无不由任脉为之原，而诸经为之派耳。云七疝者，乃总诸疝为言，如本篇所言者六也，《邪气脏腑病形》篇所言者一也，盖以诸经之疝所属有七，故云七疝。若狐、癫、冲、厥之类，亦不过七疝之别名耳。后世如巢氏所叙七疝，则曰厥、癥、寒、气、盘、胕、狼。至张子和非之曰：此俗工所立谬名也。盖环阴器上抵小腹者，乃属足厥阴肝经之部分，是受疝之处也。又曰：凡疝者，非肝木受邪，则肝木自甚，皆属肝经。于是亦立七疝之名，曰寒、水、筋、血、气、狐、癫，治多用下。继自丹溪以来，皆宗其说。然以愚观之，亦未为得。夫前阴小腹之间，乃足三阴阳明任冲督脉之所聚，岂得独以厥阴经为言……至于治之之法，大都此证寒则多痛，热则多纵，湿则多肿坠，虚者亦然。若重在血分者不移，在气分者多动。分察六者于诸经，各因其多少虚实而兼治之，自无不效也。"明确指出了对疝病的辨证及治疗原则。

三、关于痹病的问题

本篇所载痹病，有阴痹、热痹以及皮、肉、脉、骨、筋痹及肺、脾、心、肾、肝痹等十二种，由于没有叙述各痹的症状，故历代注家的认识亦有分歧。如王冰认为："痹，谓痛也。"

张志聪认为："痹者，闭也，血气留着于皮肉筋骨之间而为痛也。"但也有持相反意见者，如《新校正》云："详王氏以痹为痛未通。"姚止庵言："《痹论》所言痹之为义，一为不知痛痒，一为闭塞不通。王注以痹为痛，昧厥旨矣。今六经有余不足所病之痹，义正相兼。"又说："痹者顽与闭也，邪入经络，血气凝滞，或顽木而肉不仁，或闭塞而气不通也。"根据《素问·痹论》"营卫之气亦令人痹"，以及"痹，或痛，或不痛，或不仁，或寒或热，或燥，或湿"之论，说明痹之病机是由于多种原因所致的气血闭塞不通，故其症状有痛者，亦有不痛者，总当以临床表现为依据而进行辨证施治。然本篇所言厥阴脉动有余不足之阴痹、热痹，当指前阴部位寒痛或热痛的病症。

标本病传论篇第六十五

【导读】

标本是《黄帝内经》描述事物之间关系的一对重要范畴，可用以标示人体经脉的起始与终止、风热火湿燥寒六气与三阴三阳、医生与患者、先病与后病、疾病状态下脏腑之间等诸多关系。在中医疾病诊治过程中，标本分析着眼于疾病过程中的各种关系范畴，始终是从疾病发生发展中的各种矛盾运动出发，侧重于疾病过程中本质与现象、原因与结果、先病与后病以及矛盾的主次关系等分析，目的在于通过对各种矛盾对立统一关系的分析，从疾病错综复杂的矛盾运动中把握主要矛盾，区分出矛盾的主要与次要方面，把握疾病诸要素的轻重缓急。因此，标本分析是临床诊治疾病时识别、剖析疾病动态变化、甄别轻重缓急的重要方法。由于本篇首先论述了疾病的标本与治法逆从，然后讨论了疾病的传变与预后，故篇名"标本病传论"。

【原文】

黄帝问曰：病有标本[1]，刺有逆从[2]，奈何？岐伯对曰：凡刺之方，必别阴阳，前后相应[3]，逆从得施，标本相移[4]。故曰：有其在标而求之于标，有其在本而求之于本，有其在本而求之于标，有其在标而求之于本。故治有取标而得者，有取本而得者，有逆取而得者，有从取而得者。故知逆与从，正行无问，知标本者，万举万当，不知标本，是谓妄行。

夫阴阳逆从标本之为道也，小而大[5]，言一[6]而知百病之害。少而多[5]，浅而博[5]，可以言一而知百也。以浅而知深，察近而知远，言标与本，易而勿及。治反为逆，治得为从[7]。

先病而后逆者治其本[8]，先逆而后病者治其本；先寒而后生病者治其本，先病而后生寒者治其本；先热而后生病者治其本，先热而后生中满[9]者治其标；先病而后泄者治其本，先泄而后生他病者治其本，必且[10]调之，乃治其他病。先病而后生中满者治其标，先中满而后烦心者治其本。人有客气，有同气^[11]。小大不利治其标，小大利治其本。病发而有余，本而标之，先治其本，后治其标；病发而不足，标而本之，先治其标，后治其本。谨察间甚^[12]，以意调之，间者并行，甚者独行。先小大不利而后生病^[13]者治其本。

【校注】

〔1〕病有标本：谓病发有先后主次，先病为本，后病为标。

〔2〕刺有逆从：指针刺治法有逆治和从治的不同。逆治为病在本而治标，病在标而治本。从治为病在本而治本，病在标而治标。

〔3〕前后相应：即先病后病互相关联。

〔4〕标本相移：谓先治本病或先治标病，可视具体情况而变化。

〔5〕小而大、少而多、浅而博：谓只要掌握了阴阳逆从标本之理，对疾病的认识就能由小到大，由少到多，由粗浅到广博。

〔6〕一：指阴阳逆从标本之理。

〔7〕治反为逆，治得为从：高世栻："不知标本，治之相反，则为逆；识其标本，治之得宜，始为从。"

〔8〕先病而后逆者治其本：先发生疾病而后出现气血逆乱，或病势逆常者，当先治其本病。

〔9〕中满：谓中焦胀满的病症。

〔10〕且：《甲乙经》卷六作"先"。义胜。

〔11〕有客气，有同气：《新校正》："按全元起本，'同'作'固'。"作"固"为是。客气，新感客身之邪气；固气，体内原有之邪气。

〔12〕间甚：谓病情的轻浅与深重。

〔13〕生病：《灵枢·病本》作"生他病"。义胜。

【释义】

本段是《黄帝内经》对标本治则的专论，主要论述了标本治则的意义及其临床应用。

一、标本的含义及标本论治的意义

标本是《黄帝内经》标示各种事物间关系的一对范畴，所指范围较广。就其本义而言，本是指草木之根；标又称末，为草木枝叶末梢。本篇所论，则主要是针对疾病之先后主次而言，如张介宾注曰："病之先受者为本，病之后变者为标。生于本者，言受病之原根。生于标者，言目前之多变也。"因此，标本实指发病及疾病传变过程中，不同要素的先后主次地位，大凡具有根本的、主要的、内在的、本质的、开始的等特性多属于本；具有次要的、外在的、枝节的、现象的、后起的等特性多属于标。

由于标本关系反映着疾病的本质与现象、原因与结果以及矛盾的主次关系等，所以，辨识标本，有利于从整体上认识疾病，抓住疾病的病因、病机及主要矛盾而加以解决。只有真正掌握了标本理论，才能触类旁通，使医生对疾病的认识由少知多，由浅达博，达到举一反三，言一知百的效果。倘若不明标本，治疗与之相反，就会造成病势之恶逆。所谓"知标本者，万举万当；不知标本，是谓妄行"。王肯堂辑《医统正脉全书》亦说："病之有标本，犹草之有根苗，拔茅须连其茹，治病必求其本，标本不明，处方何据？所谓瞑目夜行，无途路而可见矣。"均强调明辨标本是正确施治的前提。

二、标本治则的临床应用

《黄帝内经》标本治则的应用，既有原则性，又有灵活性，具体可分为以下几个方面。

（一）标本相移，治有逆从

从标本角度而言，治疗疾病可分见本治本、见标治标的从治法和见本治标、见标治本的逆治法。如《灵枢·终始》说："病先起于阴者，先治其阴而后治其阳；病先起于阳者，先治其阳而后治其阴。"《灵枢·五色》也指出："病生于内者，先治其阴，后治其阳，反者益甚；其病生于阳者，先治其外，后治其内，反者益甚。"此病先发先治，后发后治，乃是从治法之运用。然临床病情常复杂多变，在疾病的发展演化过程中，标与本可在一定阶段、一定条件下相互移易转化，或是原来的本病消失，标病转化为本病，从而又产生新的标病；或者标与本所代表的矛盾主次地位发生转变。此时，治疗的重点就要随之加以调整，即标本相移，而由从治变为逆治。总之，逆治与从治的选择，必须根据病情的具体变化而定。

（二）本急治本，标急治标

一般情况下，本代表着疾病之原因、本质、矛盾的主要方面等，故治疗当先治其本。本文所述多数病症即用此法，如先病后逆治其先病，先逆后病治其逆，先寒后病治其寒，先热后病治其热，先泄、先中满者也皆先治之等。其原理诚如张介宾《类经·论治类》说："本者，原也，始也，万事万物之所以然也。世未有无源之流，无根之木，澄其源则流自清，灌其根而枝乃茂，无非求本之道。"

但是，当标病甚急，不治标则不能控制疾病发展，甚至危及生命，此时则应采取应急措施以治标。本文提出先治其标的情况有三：一是"先病而后生中满者治其标"。中满为腑气不行，水浆难入，药食不纳，则后天化源竭绝，气机转枢失主，病候危急，故当先治。如张介宾所言："盖以中满为病，其邪在胃，胃者脏腑之本也，胃满则药食之气不能行，而脏腑皆失其所禀，故先治此者，亦所以治本也。"二是"小大不利治其标"。人体代谢后的废物，多从二便排泄，中医治疗疾病，亦多借二便之通道祛邪，若二便不利，则邪无去路，亦为危急之候，故急当疏通以除邪。三是"病发而不足，标而本之，先治其标，后治其本"。对此，后世医家看法不一。张介宾从疾病传变立论，认为"病发之气不足，则必受他脏他气之侮，而因标以传本，故必先治标"（《类经·论治类》）。从其上下文相对而言，亦可理解为先发邪气有余之病，而后导致了正气不足（因实致虚），因由标病而引起本病，治当先祛邪治标，后补虚治本。诚如王清任《医林改错》说："本不弱而生病，因病久致身弱，自当去病，病去而元气自复。"反之，若先发正气不足之病，而后导致邪气有余（因虚致实），则治当"本而标之，先治其本，后治其标"。

从上述的先病和后病来看，先病多为原发病灶，多为疾病的病机所在，后病多为兼症或继发病症，所以在多数情况下，采取先病先治的方法，尤其是遇到病情复杂的时候更宜如此。这种思想在《黄帝内经》其他篇章中亦有反复论述，如《灵枢·终始》曰："病先起于阴者，先治其阴而后治其阳；病先起于阳者，先治其阳而后治其阴。"《素问·至真要大论》曰："从内之外者，调其内；从外之内者，调其外；从内之外而盛于外者，先调其内而后治其外；从外之内而盛于内者，先治其外而后治其内。"

（三）间者并行，甚者独行

间甚，指病之轻重，如张介宾注："间者言病之浅，甚者言病之重也。病浅者可以兼治，故曰并行。病甚者难容杂乱，故曰独行。"即对病症之标本论治，若本急标缓则治本，标急本缓则治标，标本同等缓急则标本同治。如《素问·评热病论》治风厥，"表里刺之，饮之服汤"，既治发热之表，又兼治烦闷之里，属标本同治之"并行"。《素问·病能论》治怒狂阳厥，"服以生铁洛为饮"，取一味生铁落，气寒质重，下气疾速，任专力宏，属"甚者独行"。当然，在标本同治时，尚应分清主次，而有所侧重，或治本顾标，或治标顾本。

【知识链接】

一、《黄帝内经》标本的含义

标本，就其本义而言，本是指草木之根，标是指草木之枝末。《黄帝内经》对标本一词的应用十分广泛，常用以说明事物的上与下、表与里、先与后、本体与效应，以及患者与医生等对应双方的主次先后与轻重缓急。其具体含义可归纳为以下几个方面。

（一）经脉标本

《灵枢·卫气》详细叙述了十二经脉的标本部位，并强调指出："能知六经标本者，可以无惑于天下。"一般认为十二经脉所起为本，经脉所过或所止之处为标。如张志聪《灵枢经集注》言："经脉所起之处为本，所出之处为标。"黄龙祥[1]认为十二经标本原本是脉诊部位。在早期诊脉法中，有一种多脉遍诊法，其诊脉之法多以一处脉象与其他各处脉象比较以诊察疾病。在这种脉法中，头面颈项等处的上部之脉多诊候局部病症，而位于手足腕踝下部之脉除了诊候局部病症外，还可以诊察头面及内脏之疾。随着经验的积累，古人发现下部之脉与上部之脉在诊候疾病方面存在着某种内在的联系，于是根据上下有特定联系的

---

①黄龙祥.中国针灸学术史大纲［M］.北京：华夏出版社，2001：189.

诊脉部位的脉象对比来诊察相关病症。在上下二部脉中，因下部腕踝处脉可诊远隔部病症故称"本"；相应的上部脉则称作"标"或"末"。《黄帝内经》中也有经脉标本脉诊的记载，如《灵枢·邪客》指出："黄帝曰：持针纵舍奈何？岐伯曰：必先明知十二经脉之本末，皮肤之寒热，脉之盛衰滑涩……其本末尚热者，病尚在；其热已衰者，其病亦去矣。"即是其例。

（二）医患标本

《素问·汤液醪醴论》言："病为本，工为标，标本不得，邪气不服。"一般认为此"病为本"的"病"，一指病人的病情，二指病人的神机。"工为标"的"工"，指医生的治疗方法和措施。"标本不得"，其一，指病人的病情与医生的治疗不相契合。病情决定治疗，治疗取决于诊断，随病情而定。因此，对病情的了解和正确诊断是决定治疗效果的主要因素，故为本；而医生的治疗手段则相对而言处于次要地位，为标。其二，指病人的神机与医生的治疗不相契合。神机，是人体生命功能活动包括抗病能力的综合概括。《素问·汤液醪醴论》云："形弊血尽而功不立者何？岐伯曰：神不使也。帝曰：何谓神不使？岐伯曰：针石，道也。精神不进，志意不治，故病不可愈。"可见病人的神机对治疗效果至关重要。因为医生的治疗措施只有通过病人本身的功能活动才能发挥作用；若神机丧失，针药则不能发挥效应。正如滑寿《读素问钞》所言："药非正气不能运行，针非正气不能驱使，故曰针石之道，精神进，志意治，则病可愈；若精神越，志意散，虽用针石，病亦不愈。"说明病人的神机为本，而医生的治疗措施为标。

（三）先后病标本

《素问·标本病传论》说："病有标本""先病而后逆者治其本，先逆而后病者治其本……先热而后生病者治其本，先热而后生中满者治其标。"此标本乃指发病之先后，先病为本，后病为标。诚如张介宾《类经·标本类》说："病之先受者为本，病之后变者为标。生于本者，言受病之源根；生于标者，言目前之多变也。"

（四）病位标本

《灵枢·师传》曰："春夏先治其标，后治其本；秋冬先治其本，后治其标。"张介宾《类经·论治类》云："春夏之气达于外，则病亦在外，外者内之标，故先治其标，后治其本；秋冬之气敛于内，则病亦在内，内者外之本，故先治其本，后治其标。一曰：春夏发生，宜先养气以治标；秋冬收藏，宜先固精以治其本。亦通。"即病在上、在外、在气者为标，病在下、在内、在精者为本。

（五）水肿病标本

《素问·水热穴论》曰："其本在肾，其末在肺，皆积水也。"即在水肿病的发病机制中，以肾为本，以肺为标。肾为水脏，又主一身之气化，全身水液代谢均与肾之气化功能有关，若有失调，则水停为肿，故云其本在肾。肺主通调水道，为水之上源，肺失宣肃，则水液气化受阻而积水为病，故言其标在肺。

（六）六气阴阳标本

在运气学说中，以风热火湿燥寒六气为本，三阴三阳为标。如《素问·天元纪大论》说："厥阴之上，风气主之；少阴之上，热气主之；太阴之上，湿气主之；少阳之上，相火主之；阳明之上，燥气主之；太阳之上，寒气主之。所谓本也，是谓六元。"所谓"六元"，即六种气候变化为本源，而三阴三阳为六气之标象。

综上所述，《黄帝内经》关于标本的含义甚多，大凡具有根本的、主要的、内在的、本质的、开始的、中心的等特性多属于本；具有次要的、外在的、枝节的、现象的、后起的、周围的等特性多属于标。标本关系反映着矛盾的主与次、本质与现象、前因与后果，以及轻重、缓急等诸多关系，并依次阐明疾病变化诸环节的动态趋势，为临证诊断和治疗提供理论依据。

二、标本刺法的临床应用

从理论的发展源流而言，标本理论导源于经脉标本及标本刺法理论。根据《灵枢·卫气》所述，十二经的"本"都在四肢部，"标"则在头面五官和躯干部。这种以四肢为"本"的理论，与"根结"和"本输"的论述相一致，主要是突出四肢穴对于头身脏器的远道主治作用。就脏腑器官来说，"本"远而"标"近。临床取穴，以远取为主还是以近取为主，或是远近同取，这可说是针灸中的标本论治。本篇指出："凡刺之方，必别阴阳，前后相应，逆从得施，标本相移。""本"在下而"标"在上，"标本相移"，指卫气的聚散因疾病而发生位置的上下变化；"前后相应"，是言气街通行卫气使身体前后发生感应联系。根据卫气在经脉标本发生位置移徙的情况，针刺治疗有在标治标，在本治本，这是近取，或说"从取"；病在本部而治标，病在标部而治本，这是远取，或说"逆取"。更多的则是远近结合，即标本同治。

（一）本部取穴

头身脏腑的病症取用四肢肘膝以下的腧穴，包括五输、原、络、郄等特定穴。五输穴中的井穴，也就是根结理论中所称"根"的部位。其临床应用，如《肘后歌》所说的"头面之疾针至阴""顶心头痛眼不开，涌泉下针足安泰"，以及疝气灸大敦、胎位不正灸至阴、乳少针少泽等，都属上病下取法。再如《标幽赋》云："心胀咽痛，针太冲而必除；脾冷胃疼，泻公孙而立愈；胸满腹痛刺内关，胁疼肋痛针飞虎（支沟）。"以及《四总穴歌》"肚腹三里留，腰背委中求，头项寻列缺，面口合谷收"等，这些都是本部穴的具体应用。

从标本刺法的角度而言，先病不仅先治，而且先病治本，以针刺本部腧穴为多。这是因为四末乃卫气聚集之处，人体一些特定穴多位于肘膝关节以下，如五输穴、原穴、络穴、郄穴等，针刺能在较大范围发挥其治疗作用，并且古人一直认为"从本引之，千枝万叶，莫不随也"（《淮南子·精神训》），本部腧穴有治疗疾病根本的作用。

（二）标部取穴

头身脏腑的病症取用其邻近部的腧穴来治疗，这是标部取穴的主要应用。例如《通玄指要赋》所说的"风伤项急,始求于风府;头晕目眩,要觅于风池"。《百症赋》曰:"面肿虚浮,须仗水沟前顶;耳聋气闭,全凭听会、翳风。面上虫行有验,迎香可取;耳中蝉噪有声,听会堪攻。""咳嗽连声,肺俞须迎天突穴";"脾虚谷以不消,脾俞、膀胱俞觅;胃冷食而难化,魄户、胃俞堪责"等均是。此外,标部穴还可用于四肢病症,如《千金要方》有取神庭治疗四肢瘫痪,《外台秘要》取浮白治疗腿足痿软,《针灸甲乙经》针地仓医治手足痿弱,《肘后歌》取风府医治腿脚疾患等。

(三)标本同取

本部穴可以和标部穴配合运用,也就是远取与近取相结合,这在临床上应用最广。针灸文献在这方面记载很多。例如《百症赋》谓:"廉泉、中冲,舌下肿痛堪取;天府、合谷,鼻中衄血宜追""建里、内关,扫尽胸中之苦闷;听宫、脾俞,祛残心下之悲凄""刺长强于(与)承山,善主肠风新下血;针三阴(交)于(与)气海,专司白浊久遗精"等,都是一远一近互相配合。

上下标本理论既用以说明穴位分布与脏腑器官之间的远近关系,还用来分析气血升降在疾病症候中的变化。《灵枢·卫气》说:"凡候此者,下虚则厥,下盛则热;上虚则眩,上盛则热痛。故石(实)者,绝而止之,虚者引而起之。"下,指的是"本"部;上,指的是"标"部。由于气血虚实不同,表现出相反的证候,在治法上,虚证用引之于上而起其虚于下;实证用截之于下而止其盛于上的方法。例如对"下虚"的厥证,可灸关元、足三里以"引而起之";"下盛"的热证,可针大椎、曲池、合谷、内庭以"绝而止之";"上虚"的目眩证,可取天柱、养老以"引而起之";"上盛"的热痛证,可取风池、行间以"绝而止之"等,这些都是标本上下的结合运用[①]。

《灵枢·卫气失常》曰:"卫气之留于腹中,搐积不行,苑蕴不得常所,使人支胁胃中满,喘呼逆息者,何以去之?伯高曰:其气积于胸中者,上取之;积于腹中者,下取之;上下皆满者,傍取之。黄帝曰:取之奈何?伯高对曰:积于上,泻人迎、天突、喉中;积于下者,泻三里与气街;上下皆满者,上下取之,与季胁之下一寸。"指出卫气"积于腹中者,下取之",针刺四肢本部的腧穴,如足三里、气冲等;"积于胸中者,上取之",针刺标部的腧穴,如人迎、天突、喉中等;"上下皆满者,上下取之",即标本兼顾,同时加刺章门以加强行气之力。故卓廉士[②]认为,标本刺法源于《黄帝内经》成书之前或同时期的治疗经验,是对众多疾病取穴部位的经验总结。在《黄帝内经》成书的年代,医生将刺标、刺本,即选取四肢或胸腹头面的腧穴视为关乎治疗成功的大事。标本刺法以卫气为基础,目的在于追寻卫气的移徙,审察卫气的所在,强调四肢和胸腹头面的关系,尤其重视本部输穴所起的远治作用。对标本刺法的误读始于唐代王冰,尽管王冰之说存在不少漏洞,但由于其自身具有的逻辑性,遂被后世医家接受,成为中医基本治则之一,亦可视为对中医治疗理论的创新和发展。

---

①李鼎.中医针灸基础论丛[M].北京:北京:人民卫生出版社,2009:217-220.

②卓廉士.营卫学说与针灸临床[M].北京:人民卫生出版社,2013:69-75.

三、标本理论的临床指导意义

本篇所确立的标本论治法则，对中医临床诊治疾病具有重要的指导意义，因而得到后世医家的广泛应用与发挥。张仲景《伤寒论》常用此法，如第18条"喘家作，桂枝加厚朴杏子佳"，第301条"少阴病，始得之，反发热，脉沉者，麻黄附子细辛汤主之"，他如小青龙汤证、大青龙汤证等，均属"间者并行"之例。第91条"伤寒，医下之，续得下利清谷不止，身疼痛者，急当救里；后身疼痛，清便自调者，急当救表。救里宜四逆汤，救表宜桂枝汤"，则为"甚者独行"之临床应用。明代缪希雍可谓深得标本缓急论治之旨，他在《本草经疏·治法提纲》中说："譬夫腹胀，由于湿者，其来必速，当利水除湿，则胀自止，是标急于本也，当先治其标。若因脾虚渐成胀满，夜剧昼静，病属于阴，当补脾阴；夜静昼剧，病属于阳，当益脾气。是病从本生，本急于标也，当先治其本。"张志聪则根据六气阴阳标本之关系，以阐释标本逆从治法，其在《素问集注》中说："有其在标而求之于标者，谓三阴三阳之六气，即于六经中求之治标。有其在本求之于本者，谓病风寒暑湿燥火六淫之邪，即于六气中求之以治本。有其在本而求之于标者，如寒伤太阳，乃太阳之本病，而反得标阳之热化，即求之于标，而以凉药治其标热。有其在标而求之于本者，如病在少阴之标阴，而反得君火之本热，即求之于本，以急泻其火。"

《名医类案·泻》载："吕沧州治一人，病下利完谷。众医咸谓洞泄寒中，日服四逆、理中等弥剧。诊其脉，两尺俱弦长，右关浮于左关一倍，其目外眦如草兹，盖知肝风传脾，因成飧泄，非脏寒所致。饮以小续命汤减麻黄加白术，痢止。续命非止痢药，饮不终剂而痢止者，以从本治故也。"《古今医案按·类中》载："太史杨方壶夫人，忽然晕倒，医以中风之药治之，不效。迎李士材诊之，左关弦急，右关滑大而软。本因元气不足，又因怒后食停，乃进理气消食药，得解黑屎数枚，急改用六君子加姜汁，服四剂而后晕止，更以人参五钱，芪、术、半夏各三钱，茯苓、归身各二钱，加减调理，两月即愈。此名虚中，亦兼食中。"此案急则治标，先进理气消食，服后结粪得下，气机通畅，后用补脾益气以治其本，充分体现了标本缓急的治法思想。

【原文】

夫病传者，心病先心痛，一日而咳，三日胁支痛，五日闭塞不通[1]，身痛体重。三日不已死，冬夜半，夏日中。肺病喘咳，三日而胁支满痛，一日身重体痛，五日而胀。十日不已死，冬日入，夏日出。肝病头目眩，胁支满，三日体重身痛，五日而胀，三日腰脊少腹痛，胫痠。三日不已死，冬日入，夏早食。脾病身痛体重，一日而胀，二日少腹腰脊痛，胫痠，三日背䐃筋[2]痛，小便闭。十日不已死，冬人定，夏晏食[3]。肾病少腹腰脊痛，胻痠，三日背䐃筋痛，小便闭，三日腹胀[4]，三日两胁支痛。三日不已死，冬大晨，夏晏晡[5]。胃病胀满，五日少腹腰脊痛，胻痠，三日背䐃筋痛，小便闭，五日身体重[6]。六日不已死，冬夜半后[7]，夏日昳[8]。膀胱病小便闭，五日少腹胀，腰脊痛，胻痠，一日腹胀，一日身体痛。二日不已死，冬鸡鸣，夏下晡[9]。诸病以次相传，如是者，皆有死期，不可刺。间一脏止[10]，及至[11]三四脏者，乃可刺也。

【校注】

〔1〕闭塞不通：指脾病不能运化，饮食减少，二便不通。

〔2〕背脂筋：指背部脊柱两旁的竖筋。

〔3〕冬人定，夏晏食：人定，夜晚入睡人气安定之时，相当于"亥"时。晏食，早饭晚吃之时，相当于"辰"时。又，张介宾："此巳亥之时也，司风木之化，脾病畏之也。"

〔4〕腹胀：《甲乙经》卷六作"而上之心，心胀"。《灵枢·病传》作"而上之心"。宜从。

〔5〕冬大晨，夏晏晡：大晨，指天大亮之时，相当于"辰"时。晏晡，指近黄昏之时，相当于"戌"时。

〔6〕身体重：《灵枢·病传》作"而上之心"。张介宾："前《病传论》曰：五日而上之心。此云身体重者，疑误。"

〔7〕夜半后：《灵枢·病传》《甲乙经》卷六均无"后"字。王冰："夜半后，谓子后八刻丑正时也。"

〔8〕日昳（dié迭）：指中午12点以后，相当于"未"时。

〔9〕下晡：约下午3~5点，相当于"申"时。

〔10〕间一脏止：《新校正》："按《甲乙经》无'止'字。"宜从。间一脏，即隔过相生之脏而传其相胜之脏。

〔11〕至：《灵枢·病传》作"二"。

【释义】

本段主要论述五脏以及胃、膀胱疾病传变规律及其预后。

一、脏腑病传规律

原文明确指出："诸病以次相传，如是者，皆有死期，不可刺。"结合《灵枢·病传》所论，其所论传变规律是一种五行相克关系的传变。如心病表现为心痛，先传于肺，火克金，肺气宣降失司而见咳嗽；次传于肝，金克木，肝脉循胁肋，故见胁支痛；再传于脾，木克土，脾运化不行，不能主养肌肉，而见"闭塞不通，身痛体重"。肺病表现为喘咳，先传于肝，金克木，故见胁支满痛；次传于脾，木克土，故见身重体痛；再自传于腑，即由脾传于胃，吴崑曰："胀，胃病也。胀者，由于闭塞不通使然，此土气败绝，升降之机息，即痞胀也。"另外，姚止庵认为"脾传于肾，水壅不行，故胀"。肝病表现为头目眩，胁支满，先传于脾，木克土，故见体重身痛；次自传于相表里之腑，由脾传于胃而见胀满；再传于肾，土克水，而见腰脊少腹痛，胫酸。脾病表现为身痛体重，先自传于胃腑，而见胀满；再传于肾，土克水，而见少腹腰脊痛，胫酸；肾又传膀胱，膀胱经气不舒，气化失司，故见背胂筋痛，小便闭。肾病表现为少腹腰脊痛，骱酸，先自传于膀胱腑，故见背胂筋痛，小便闭；次传于小肠，而见腹胀；再传于心，张介宾曰："即三日而上之心也。手心主之正，别下渊腋三寸入胸中，故两胁支痛。"胃病表现为胀满，先传于肾，土克水，故见少腹腰脊痛，骱酸；次自传于膀胱腑，故见背胂筋痛，小便闭；再传当为传于心，为水克火。膀胱病表现为小便闭，先自传于肾，而见少腹胀，腰脊痛，骱酸；次传于脾胃而见腹胀，身体痛，乃水侮土也。但张介宾认为是由膀胱传于小肠，再传于心，《灵枢·病传》作"一日而之小肠，一日而之心"，更符合五行相胜之理。

　　总之，本段论病传主体为以五行相胜为序，与《素问·玉机真脏论》中所言"五脏相通，移皆有次，五脏有病，则各传其所胜……传五脏而当死，是顺传所胜之次"的规律基本一致，所以本文言"诸病以次相传，如是者，皆有死期，不可刺"，说明病按相克规律传变病情较重，而不按此规律传变，病情较轻，所谓"及至三四脏者，乃可刺也"。另外，本文中也谈到了表里相传，主要涉及到脾与胃、肾与膀胱之间的疾病传变。

二、疾病预后判断

　　本段指出脏腑病症按五行相克规律传遍五脏而不愈，预后不佳，并预测了病人死亡的时间（表65-1）。

表65-1　五脏及胃、膀胱疾病死亡时刻

	心病	肺病	肝病	脾病	肾病	胃病	膀胱病
冬季	夜半	日入	日入	人定	大晨	夜半后	鸡鸣
夏季	日中	日出	早食	晏食	晏晡	日昳	下晡

　　至于病传及死亡的日数，尚难寻找出规律性。王冰指出："寻此病传之法，皆五行之气，考其日数，理不相应。夫以五行为纪，以不胜之数传于所胜者，谓火传于金当云一日，金传于木当云二日，木传于土当云四日，土传于水当云三日，水传于火当云五日也。若以己胜之数传于不胜者，则木三日传于土，五日传于水，水一日传于火，火二日传于金，金四日传于水。经之传日，似法三阴三阳之气。《玉机真脏论》曰：五脏相通，移皆有次。不治，三月若六月，若三日若六日，传而当死。此与同也。虽尔，犹当临病详视日数，方悉是非尔。"死亡的具体时辰，有些可依据五行相克以及阴阳同气相求而盛极来判断。如心病，冬夜半，为水克火；夏日中，因心为阳中之阳，通于夏气，阳热盛极而死。所谓"衰极亦死，盛极亦死"。但此法则并不能一以贯之，解释所有脏腑疾病死亡之时，如肺病的死亡时辰"冬日入，夏日出"，马莳注："冬之日入在申，申虽属金，金衰不能扶也；夏之日出在寅，木旺火将生，肺气已绝，不待火之生也。"张志聪注："日出气始生，日入气收引，肺主气，故终于气之出入也。"肝病之死"冬日入，夏早食"，马莳注："冬之日入在申，以金旺木衰也；夏之早食在卯，以木旺气反绝也。"脾病之死"冬人定，夏晏食"，马莳注："盖冬之人定在亥，以土不胜水也；夏之晏食在寅，以木来克土也。"肾病之死"冬大晨，夏晏晡"，马莳注："冬之大明在寅末，木旺水衰也；夏之晏晡在向昏，土能克水也。"胃病之死"冬夜半后，夏日昳"，马莳

注:"冬之夜半在子,土不胜水也;夏之日昳在未,土正衰也。"膀胱病之死"冬鸡鸣,夏下晡",马莳注:"冬之鸡鸣在丑,土克水也;夏之下晡在申,金衰不能生水也。"由此可见,即使一个医家之诠释,并未遵守同一性原则,那么,不同注家的解释就更不统一,如张介宾则从十二地支配属运气学说中三阴三阳六气的角度加以解释,更偏离了原文宗旨,因为本文并没有一昼夜时间的划分,并非十二地支纪时。

总之,疾病的轻重变化和吉凶与时间存在着某种联系,然古人基于天人合一的观念,以阴阳五行理论加以说明,无疑是一种模式推演,与临床实际有着一定的差异。因此,不能把时令与脏气的生克关系作为预测疾病轻重吉凶的首要因素,应综合各种有关因素,以病人脉证为基本依据,即"必先定五脏之脉,乃可言间甚之时,死生之期"(《素问·脏气法时论》)。同时,在新的时代,需要通过多中心、大样本的临床研究,去总结疾病变化的新的时间规律。

【知识链接】

本篇所论及的一昼夜时间标识,应该属于古老的十六时制。据陈久金[①]研究,十六时制与二十四小时制的对应关系如下(表65-2)。

表65-2 十六时制与二十四小时制对应表

夜半	鸡鸣	大晨	平旦	日出	蚤食	晏时	东中
0:00	1:30	3:00	4:30	6:00	7:30	9:00	10:30
日中	日昳	餔时	下餔	日入	黄昏	晏餔	人定
12:00	13:30	15:00	16:30	18:00	19:30	21:00	22:30

《黄帝内经》中缺少东中和餔时两个时称,另有夜半后的时称。另外,《灵枢·卫气行》说:"分有多少,日有短长。""春秋冬夏,各有分理。"其中"分"也是汉代的一个表时单位。据王充《论衡·说日》言:"日行有远近,昼夜有长短也。夫夏五月之时,昼十一分,夜五分;六月,昼十分,夜六分。从六月至十一月,月减一分。"则"分"亦为十六时制。

需要注意的是,十六时制与十二时辰纪时不仅是一昼夜时间划分的不同,还有其他方面的差异。首先,十六时制各时时阈长短不一,如夜半时长,日出时短;十二时辰则各辰时阈相等。其次,十六时制各时时阈随自然变化,在一日中的位置不固定,十二时辰则每辰在一日中的时间位置基本固定不变。第三,十六时制昼夜主时不均衡,白天分期术语多,夜晚则少,这可能与人类昼劳夜息的生活规律有关;十二时辰昼夜各时辰则均分,只随地域不同而变化。因此,十六时制所代表的节律活动受外界影响较大,随四时昼夜变化而变化,节律的形成符合生物节律成因的外生论观点;十二时辰所代表的节律则对外界变化的反映不明显,节律的形成符合生物节律成因的内生论观点。

---

① 陈久金.中国古代时制研究及其换算[J].自然科学史研究,1983,2(2):118-132.

天元纪大论篇第六十六

【导读】

运气学说作为五运六气学说的简称,是指古人研究天象、气象、物候和人体生理病理之间关系及其规律的一种学说。它是以"天人合一"的整体观念为指导,以阴阳五行理论为基础,以干支符号作为演绎的工具,来推论天象、气象、物候及人体生理病理的变化,以探索自然现象与生命现象的共有周期规律,从而寻求疾病的发病规律及相应的防治方法,其中包含着丰富的医学气象学思想。本篇作为《黄帝内经》专论运气学说的首篇,可谓运气学说的概论,主要讨论了自然界的本原、形成和运动规律、气候现象的产生和变化等自然界的根本问题,提出了五运六气的一些基本概念和测算法则。其中天,指自然界,元,即始也;纪,指规律。天元纪,即自然现象发生的根源及其变化规律。

【原文】

黄帝问曰:天有五行御五位[1],以生寒暑燥湿风;人有五脏化五气,以生喜怒思忧恐。论[2]言五运相袭[3]而皆治之,终朞之日[4],周而复始,余已知之矣,愿闻其与三阴三阳之候[5],奈何合之? 鬼臾区[6]稽首再拜对曰:昭乎哉问也! 夫五运阴阳者,天地之道也,万物之纲纪,变化之父母,生杀之本始,神明之府也[7],可不通乎! 故物生谓之化[8],物极谓之变[9],阴阳不测谓之神,神用无方谓之圣[10]。夫变化之为用也,在天为玄,在人为道,在地为化[11],化生五味,道生智[12],玄生神[13]。神在天为风,在地为木;在天为热,在地为火;在天为湿,在地为土;在天为燥,在地为金;在天为寒,在地为水。故在天为气,在地成形,形气相感而化生万物矣[14]。然天地者,万物之上下也;左右者,阴阳之道路也[15];水火者,阴阳之征兆也;金木者,生成之终始也[16]。气有多少,形有盛衰[17],上下相召,而损益彰矣。

帝曰:愿闻五运之主时也何如? 鬼臾区曰:五气运行,各终朞日,非独主时[18]也。

帝曰：请闻其所谓也。鬼臾区曰：臣积考[19]《太始天元册》[20]文曰：太虚寥廓[21]，肇基化元[22]，万物资始[23]，五运终天[24]，布气真灵[25]，揔统坤元[26]，九星[27]悬朗，七曜[28]周旋，曰阴曰阳，曰柔曰刚[29]，幽显既位[30]，寒暑弛张[31]，生生化化[32]，品物咸章[33]。臣斯十世[34]，此之谓也。

【校注】

〔1〕天有五行御五位：自然界五行气化主宰五方之位。张介宾："天有五行以临五位，故东方生风，木也；南方生暑，火也；中央生湿，土也；西方生燥，金也；北方生寒，水也。"

〔2〕论：指《素问·六节藏象论》，该篇有"五运相袭而皆治之，终期之日，周而复始"数语。

〔3〕五运相袭：指木火土金水五运司年之气相互轮转承袭。

〔4〕终碁（jī基）之日：满一年三百六十五又四分之一日的时候。碁，同"期"，一年。

〔5〕三阴三阳之候：指太阴、少阴、厥阴、太阳、少阳、阳明所司六气变化。

〔6〕鬼臾区：传说为黄帝时的名臣。

〔7〕夫五运阴阳者……神明之府也：此段与《素问·阴阳应象大论》基本相同，只是这里多了"五运"2字，以强调五运与阴阳理论有着相同的价值。具体参见《素问·阴阳应象大论》。

〔8〕物生谓之化：万物的产生，从无到有的过程称之为"化"。

〔9〕物极谓之变：万物发展到了极点向另一方面转化的过程称之为"变"。

〔10〕神用无方：谓阴阳变化无定规。张介宾："神之为用，变化不测，故曰无方。"方，定规。

〔11〕在天为玄……在地为化：谓在天表现为玄妙无穷的变化，在人表现为对事物变化规律的认识，在地表现为万物的生长发育。高世栻："玄，纯粹幽深也。""道，大中至正也。""化，孕育生成也。"

〔12〕道生智：谓掌握阴阳变化之理就能产生无穷的智慧。

〔13〕玄生神：谓深远莫测的变化就产生了神明。

〔14〕形气相感而化生万物矣：言在天无形之气与在地有形之质相互感应而化生万物。

〔15〕左右者，阴阳之道路也：张志聪："言阴阳之气，左右旋转之不息。"

〔16〕金木者，生成之终始也：张介宾："金主秋，其气收敛而成万物；木主春，其气发扬而生万物，故为生成之终始。"

〔17〕气有多少，形有盛衰：谓三阴三阳之气有多有少，五运之气有太过不及。

〔18〕非独主时：言五运各主一年，非主四时之一时。时，指四时。

〔19〕积考：《黄帝内经素问校注》："'积'疑作'稽'。"稽考，考察，考校。

〔20〕《太始天元册》：古书名。王冰："《天元册》，所以记天真元气运行之纪也。自神农之世，鬼臾区十世祖始诵而行之，此太古占候灵文。洎乎伏羲之时，已镌诸玉版，命曰《册文》。太古灵文，故命曰《太始天元册》也。"

〔21〕太虚廖廓：宇宙苍茫辽阔，无边无际。太虚，即宇宙。廖廓，即辽阔。王冰："太虚，谓空玄之境，真气之所充，神明之官府也。"

〔22〕肇（zhào兆）基化元：谓元气为万物始动之依据，生化之本原。肇，开始。基，依据。

化元，生化之本原。高世栻："肇基化元，言始基造化之真元也。"

〔23〕资始：张介宾："资始者，万物借化元而始生。"

〔24〕五运终天：王冰："五运，谓木火土金水运也。终天，谓一岁三百六十五日四分度之一也。终始更代，周而复始也。言五运更统于太虚，四时随部而迁复，六气分居而异主，万物因之以化生，非曰自然，其谁能始？故曰万物资始。《易》曰：大哉乾元，万物资始，乃统天。云行雨施，品物流形。孔子曰：天何言哉，四时行焉，百物生焉。此其义也。"又，马莳："五运流行，与天终始而不变。"

〔25〕布气真灵：布，敷布。真灵，指化生宇宙万物的元气。又，张志聪："真灵者，人与万物也。"

〔26〕揔统坤元：在天之元气总统大地万物之生化。揔，同"总"。统，统领。坤元，指大地。王冰："总统坤元，言天元气常司地气化生之道也。《易》曰：至哉坤元，万物资生，乃顺承天也。"

〔27〕九星：王冰："九星谓天蓬、天内（天芮）、天冲、天辅、天禽、天心、天任、天柱、天英。"或将北斗七星加上左辅、右弼称为九星。

〔28〕七曜：古称日、月与木、火、土、金、水五星为七曜。

〔29〕曰阴曰阳，曰柔曰刚：王冰："阴阳，天道也。柔刚，地道也。天以阳生阴长，地以柔化刚成也。《易》曰：立天之道，曰阴与阳，立地之道，曰柔与刚，此之谓也。"意为太空大气肇始，九星照耀大地，七曜运转不休，因而产生四时阴阳和地上刚柔不同的物体。

〔30〕幽显既位：谓昼夜的明暗有固定的规律。幽，暗；显，明。

〔31〕弛张：往来。

〔32〕生生化化：谓生化不息。吴崑："生生化化者，生化之繁多也。"

〔33〕品物咸章：各种物品的形象都能显露无遗。品物，即万物。章，通"彰"，显露。

〔34〕臣斯十世：王冰："传习斯文，至鬼臾区，十世于兹，不敢失坠。"

【释义】

本段运用古代气、阴阳、五行理论，分析宇宙万物发生、发展、变化的原因和其内在联系，说明五运、阴阳是自然界的普遍结构和规律。相关论述与《素问·阴阳应象大论》多有重叠，可相互参阅。

一、五运阴阳者，天地之道

本段有关"夫五运阴阳者，天地之道也"一段文字，与《素问·阴阳应象大论》相比较，只是同时强调了五行（五运）的认识论意义。由于运气学说的立论前提是以阴阳五行之气为支配天地万物生成变化的根本力量，以阴阳五行规律为天地万物的根本规律。其基本原理是五运和三阴三阳的递相主时，周而复始，由于五运和六气对天地万物的作用特点各不相同，因而随着五运六气的应时递代，天地万物也呈现出周期性的变化，即天象、气象、物候和病候随五运六气的周期性递代而呈现周期变化。故运气学说所研究的也正是五运六气递相主时的规律及其对天象、气象、物候、病候的支配作用。究其实质,则与古代象数学有密切的关系。

从五行的角度而言,自然万物与人体均可进行五行的划分,所谓"天有五行御五位,以生寒暑燥湿风;人有五脏化五气,以生喜怒思忧恐"。主岁之大运也划分为木、火、土、金、水五运,分别主管一年的气候变化,周而复始,循环往复。

从五行与阴阳的关系而言,原文言"阴阳不测谓之神",由于阴阳之气的相互作用引起了宇宙万物的运动,包括"物生谓之化"的量变与"物极谓之变"的质变两个阶段,由此也产生了五行的变化,故原文言阴阳不测的变化,表现在天为风、热、湿、燥、寒,表现在地为木、火、土、金、水。换言之,对于阴阳不测的变化,可以通过所引起的自然界气候、物候等现象来加以认识,以此推求自然变化的规律,所谓"在天为玄,在人为道,在地为化……道生智"。

二、形气的相互作用与转化

本段原文提出"在天为气,在地成形,形气相感而化生万物矣……气有多少,形有盛衰,上下相召而损益彰矣",认为形气的相互作用、转化是万物产生的根源。这种思想在《庄子·知北游》中已有较为清晰的表述:"昭昭生于冥冥,有伦生于无形。精神生于道,形本生于精,而万物以形相生。"也就是说有鲜明形象和稳定结构的物体生于混沌之气,有秩序、有组织的东西生于无序无伦之气,道产生出精气("精")和气化的功能("神"),精气是有形之物的本体,各种有形之物又产生出另外的有形之物。《素问·阴阳应象大论》进而用阴阳理论说明形气转化的根源说:"阳化气,阴成形。"张介宾《类经》解释说:"阳动而散,故化气;阴静而凝,故成形。"即由于阴阳动静的相互作用,产生出气化成形和形散为气这样两种方向相反的运动过程。

三、气为宇宙万物之本原

上文提到由阴阳之相互作用产生五行等自然变化,而阴阳之变化又根源于气。故原文从气的角度阐述了宇宙万物的发生与演化,认为在无限辽阔的太空,充满了有生化能力的大气,是万物之本原。万物依据这种"真灵之气"才能成形,才能产生运动。五运之气永无休止地上下升降运动着,统摄着地上万物的生长化育。九星悬照天空,日月五星周天旋转,于是大地乃有昼夜之别,寒暑之序,刚柔之体,也就是阴阳之对待。天体间的大气与地面上的物质元素相结合,在阴阳消长、寒暑往来、晦明变化的条件下,才能够产生生命,生命经过无数代的"生生化化",才能够化生出千千万万的种类来。这里无疑体现了气为宇宙万物本原的思想,结合上述有关阴阳五行的论述,可以说原文是对气→阴阳→五行关系的一种倒叙,也可与宋代周敦颐的太极图说相参学习。

正是由于人与自然界万物都是由宇宙大气——元气所化,并遵循着共同的运动规律,因此,人与自然界是一个统一体。

【知识链接】

一、人类生命的本源——气的演化

宇宙万物以及人从何而来？为什么人与宇宙万物会相互影响并呈现出相应的节律性变化？这正是元气阴阳学说所要解决的宇宙论与本体论的问题。

在中国哲学史上老子第一个提出了宇宙生成体系，即"道生一，一生二，二生三，三生万物"（《老子》42章）。这就是说，作为宇宙终极本原的道，首先产生出混沌未分的一元之气，进而生成天地阴阳之气，再由天地阴阳二气交合而产生出冲气，由阴气、阳气、冲气的和合而派生出宇宙万物。老子在道的框架内引进了气的概念，把气看成是道生万物的物质材料，是由道向宇宙万物转化与过渡的中间环节，在中国哲学史上第一次明确提出了以气为化生万物的元素的思想。庄子从本体论的角度首先提出了气的聚散学说，认为气是构成宇宙万物以及人类的共同的本始物质，气凝聚而人物成，气消散而人物死，"故曰：通天下一气耳"（《庄子·知北游》）。但气不是简单的"一"，而具有阴阳属性，分为阴阳二气，故《庄子·则阳》说："阴阳者，气之大者也。"宇宙万物即产生于阴阳二气的"交通成和"。从气本体论出发，庄子又以气的聚散来说明人的生死，指出："人之生也，气之聚也，聚则为生，散则为死"（《庄子·知北游》）。人的生死过程如同自然界的四时运行一样，都是气的自化过程。稷下学派在《管子·内业》等篇中，改造了老庄的哲学体系，认为"道"就是精气，从而明确提出了以精气为化生宇宙万物的元素和本原的思想。荀子进一步发展了气范畴，提出天地人物皆有气，第一个用气的观点阐明了整个物质世界的统一性；认为天地万物的生灭变化，是阴阳之气的交感运动形成的，所谓"天地合而万物生，阴阳接而变化起"（《荀子·天论》）。《淮南子·天文训》沿着老子的思路进一步发挥云："天坠未形，冯冯翼翼，洞洞灟灟，故曰太昭。道始于虚霩，虚霩生宇宙，宇宙生气，气有涯垠，清阳者薄靡而为天，重浊者凝滞而为地。清妙之合专易，重浊之凝竭难，故天先成而地后定。天地之袭精为阴阳，阴阳之专精为四时，四时之散精为万物。"大意是说，天地没有成形的时候，是一片浑沌迷茫的状态，称之为"太始"，道就形成于虚无空阔的浑沌状态之中。有了道，虚霩乃生成宇宙（时间空间），宇宙之中又产生了大气。大气是有界限的，清轻的部分浮起飞扬而变成天，沉重混浊的部分聚结起来而变成地。轻微之气聚合容易，重浊之气凝结困难，故天先成而地后成。天地之精气分化为阴阳二气，阴阳二气集中表现为春、夏、秋、冬四时，阴阳二气散布开来形成万物。

《易传·系辞上》云："易有太极，是生两仪，两仪生四象，四象生八卦，八卦定吉凶，吉凶生大业。"这里的两仪、四象、八卦都是指奇偶之数或卦画的变化，由两到八，本义是讲八卦的产生。后世的易学家则依据这一生卦的程序，推衍出一套关于宇宙生成的模式，即由太极生出天地，由天地生出四时，四时运行生出雷、风、水、火、山、泽，进而衍生出万物。这样，"太极"就被解读为天地未分的统一体，并被进一步诠释为天地未分之前的"元气"。《易纬·乾凿度》在综合先秦道家与《易传》思想的基础上提出天地起源四阶段说，指出："夫有形生于无形，乾坤安从生？故曰：有太易，有太初，有太始，有太素也。太易者，未见气也。太初者,气之始也。太始者,形之始也。太素者,质之始也。气形质具而未离,故曰浑沦。"这是把宇宙的生成过程分为"太易""太初""太始""太素"四个阶段,由"未见气"的"太易"通过"气""形""质"这些物质一般形式的三个环节,而形成为原始浑沌体,再由浑沌体分化为天地的对立,形成千差万别的事物。宋代周敦颐在《太极图说》中提出了一个完整的宇宙论体系,他以无极为世界的本原,无极时期是万物形成的第一个时期,此时无阴阳,也无动静,任何物质都不存在。第二个阶段是太极时期,由太极的动静而分化出阴阳二气。第三阶段是五行时期,即由阴阳二气的交互作用,而生出水、火、木、金、土五行,五行按顺序发生作用,而形成春、夏、秋、冬四时。第四阶段是万物形成时期,由无极的实体,阴阳五行的精微材料,巧妙地结合生成万物。其中禀受阴阳五行之秀气者,成为人类。宋代邵雍则以一分为二为法解释《系辞上》从太极到八卦的分化过程,并以此构筑其宇宙演化的图式。他认为宇宙之始是"太极",太极之时无有差别,故称之为"一";由一分为二,产生了阴阳;阴阳交错产生四象,四象又分为天之四象日、月、星、辰和地之四象水、火、土、石,于是形成八卦乃至万物。整个宇宙经历了这样一分为二,二分为四,四分为八,由少到多,由一至万的分化过程。

运气七篇大论继承了先秦哲学家精气化生万物的思想,本篇认为宇宙充满了具有生化能力的元气,此是宇宙的本原,一切有形之体包括人,皆仰借元气的生化而生成,明确阐明了宇宙万物均由元气生成,论证了世界的物质统一性。《素问·至真要大论》则指出:"天地合气,六节分而万物化生矣。"即时间的变化、万物的生成,源自于天地阴阳二气的相互作用。《素问·五常政大论》说:"气始而生化,气散而有形,气布而蕃育,气终而象变,其致一也。"万物的产生都是以气为始基的,气的运动变化决定了万物的生化、有形、蕃育、象变等不同形态。《素问·六微旨大论》说:"气有胜复,胜复之作,有德有化,有用有变。"肯定气本身有克制和反克制的能力,这种能力发挥出来,就显露出事物的性质,使事物发生变化。各种各样的气的克制和反克制的作用,归纳起来就是阴阳二气的对立统一与五行之气的生克制化。阴阳二气的相互作用与五行之气的生克制化是"变化之父母,生杀之本始"(《素问·天元纪大论》),也就是说,气本身的相互作用的功能,是推动一切事物运动变化的根本原因。

中国传统的宇宙演化理论与当前西方科学最流行的大爆炸宇宙说有着十分相似之处。该学说认为,宇宙最初是发生在一个高温高密度的原始火球上的一次大爆炸而形成的。随后,宇宙的演变大致可归结为四个阶段:第一阶段,即爆炸后的1%秒,宇宙处于热平衡状态,物质成分可以由平衡加以确定;第二阶段,即宇宙的极早期,大概不超过1分钟,随着温度下降至绝对温度,物质以基本粒子和辐射状态而存在;第三阶段,宇宙继续膨胀,温度下降,此时化学元素生成,气状的物质不断收缩,并逐渐生成气云,进而形成星系;第四阶段,在具备了特殊条件的天体上便出现了生命和人类。从本原说,宇宙就是从无到有不断生长的生态系统。

上述宇宙演化的思想,从发生学上阐明了万物同宗、宇宙一体的关系,丰富了宇宙是一个整体的观点。人与天地万物出于同一个萌胚,经历了同一个演化过程,因而具有程度不等的亲缘关系,具有深刻的一致性、统一性、相似性。从道(太极、气)到万物的演化,是由潜在到展开的过程,因而宇宙万物具有全息性。由于万事万物都是由原始的"气"衍生出来，因此，在原始的"气"中，应当潜含着后来万事万物的全部属性，否则不可能由"一"过渡到"万"。反过来，在形形色色的每一个体之中，又必定以某种形式保留着开始的"气"以及在它们之前各个发展阶段上表现出来的全部内容。由此可以得出这样的结论，既然一中有多，多中有一，那么，无论是原始的"气"，还是"多"中的每一个体，都必定潜含宇宙整体无限众多的性质。换言之，部分中就必然蕴涵着整体的功能与信息，整体与部分之间即有着相类、相通的特征，气因此也成为宇宙万物之间相互作用的中介。由此，宇宙论的气也就同时成为本体论的气，即气不仅是宇宙万物生成之源，同时也是构成宇宙万物的基础。那么，居于天地气交之中的人类，因为与天地自然万物同源、同体，并通过气的中介作用而相互影响，因而具有统一性、相似性。

二、"在天为气，在地成形"的现代科学诠释

本篇所论气生成万物的思想，不仅说明了生命和自然环境产生的物质同源性，还说明了生命形成的过程和进化规律。现代科学也得出了类似的结论。即生命是由天地之中无生命的小分子物质在一定条件和一定时空内演化而来的。原始大气中的氢、碳、氧、氮这些无机小分子在放电条件下生成甲醛、氨基酸等有机物。这些小分子有机物及自然环境中的电、磁、荷载能量的信息流可认为是"在天为气"。当其中的有机物落入海洋中，在还原、高温、无腐败条件下转变为糖、蛋白质、核酸并不断积累，形成能分裂的类细胞样小球及其他形形色色的有形物质，此可认为是"在地成形"。现代研究结果表明，当生命开始形成时，生物系统元素的分布是地球化学组成的一张图片或复制品。可见生命的基本物质来源于宇宙。在生命体的演化过程中，自然环境的影响是十分重要的。如蛋白质、核酸等生物大分子的构象不仅是螺旋状，而且基本是逆时针旋转。无独有偶，太阳系中各行星围绕太阳转动的方向，如从北极星俯望太阳系，也是逆时针方向运动，各行星自转的方向除金星外也都是逆时针方向。可以推测，在生命形成过程中，太阳将其强大的磁场作用于地球，地球由于自转和公转，使地磁场方向扭转为螺旋状。生物大分子在形成过程中，受地磁力影响而构象成为逆时针螺旋状。这些光、电、磁及其他荷载能量的信息流和类细胞互相作用形成生命体，可认为是"形气相感，而化生万物矣"的一种形式。作为在自然环境这个大系统中产生、进化的子系统——生命体无不打上自然的烙印，处处蕴藏自然环境的信息。

三、形气转化思想的实质及对后世的影响

本篇所论形气相互转化的思想，包含着物质从无序（气）转化为有序（形），又从有序转化为无序的宝贵见解，并对其后中国传统哲学气论思想产生了深远的影响。如宋代张载《正蒙·太和》说："太虚不能无气，气不能不聚而为万物，万物不能不散而为太虚。循是出入，是皆不得已而然也。"说明有形是气的聚集的状态，物散则复归于气，而且这种形气的转化是自然而然的过程。张载的思想从本质上看是对《黄帝内经》形气学说的发挥。明清之际的王夫之，则沿着从《黄帝内经》发端的这一思想脉络，提出了气不生不灭的光辉思想和论证。他指出："虚空者，气之量。气弥沦无涯而希微不形，则人见虚空而不见气。凡虚空皆气也，聚则显，显则人谓之有；散则隐，隐则人谓之无。""聚散变化，而其

本体不为之损益。""散而归于太虚,复其絪缊之本体,非消灭也。聚而为众庶之生,自絪缊之常性,非幻成也。"王夫之气不生不灭的思想,可谓是《黄帝内经》形气转化理论向前发展的必然结果。

【原文】

帝曰:善。何谓气有多少,形有盛衰?鬼臾区曰:阴阳之气各有多少,故曰三阴三阳也。形有盛衰,谓五行之治,各有太过不及也。故其始也,有余而往,不足随之,不足而往,有余从之[1],知迎知随,气可与期[2]。应天为天符[3],承岁为岁直[4],三合为治[5]。

帝曰:上下相召[6]奈何?鬼臾区曰:寒暑燥湿风火,天之阴阳也,三阴三阳上奉之[7];木火土金水火,地之阴阳也,生长化收藏下应之[8]。天以阳生阴长,地以阳杀阴藏[9]。天有阴阳,地亦有阴阳[10]。故阳中有阴,阴中有阳。所以欲知天地之阴阳者,应天之气,动而不息,故五岁而右迁[11];应地之气,静而守位,故六期而环会[12],动静相召,上下相临,阴阳相错,而变由生也。

帝曰:上下周纪[13],其有数乎?鬼臾区曰:天以六为节,地以五为制[14]。周天气者,六期为一备;终地纪者,五岁为一周。君火以明,相火以位[15]。五六相合,而七百二十气[16]为一纪,凡三十岁;千四百四十气,凡六十岁,而为一周。不及太过,斯皆见矣。

【校注】

〔1〕故其始也……有余从之:此言五运统岁盛衰规律,即太过、不及交替出现,如甲子年为土运太过,乙丑年便为金运不及,以后依次为水运太过、木运不及、火运太过等。

〔2〕知迎知随,气可与期:张志聪:"迎,往也;随,来也。知岁运之往来,则太过不及之气,可与之相期而定矣。"期,预知。

〔3〕应天为天符:中运之气和司天之气的五行属性相合,称为"天符"。

〔4〕承岁为岁直:中运之气和年支的五行属性相合,称为"岁会"或"岁直"。

〔5〕三合为治:指中运、司天之气、年支五行三者属性皆相符合,共同治理天气的变化。张志聪:"三合者,谓司天之气、五运之气、主岁之气三者相合,又名太乙天符。"

〔6〕上下相召:天气与地气相互感召,即在天的三阴三阳之气与在地的五运之气相互作用。

〔7〕三阴三阳上奉之:黄元御:"寒暑燥湿风火,天之六气,为三阴三阳之本,故三阴三阳上奉之,谓厥阴奉其风气,少阴奉其火气,太阴奉其湿气,少阳奉其暑气,阳明奉其燥气,太阳奉其寒气也。"

〔8〕生长化收藏下应之:黄元御:"谓春应木为生,夏应火为长,长夏应土为化,秋应金为收,冬应水为藏也。"

〔9〕天以阳生阴长,地以阳杀阴藏:张介宾:"天为阳,阳主升,升则向生,故天以阳生阴

长，阳中有阴也；地为阴，阴主降，降则向死，故地以阳杀阴藏，阴中有阳也。以脏气纪之，其征可见。如上半年为阳，阳升于天，天气治之，故春生夏长；下半年为阴，阴降于下，地气治之，故秋收冬藏也。"

〔10〕阳：此后原有"木火土金水火，地之阴阳也，生长化收藏"16字，与前文重复，《类经》《素问吴注》均删，《素问释义》《内经评文》均以为衍文，为是，故删。

〔11〕五岁而右迁：十天干配五运，每五年自东向西转换一次，称为"右迁"。

〔12〕六朞而环会：十二地支配六气，每六年环周一次。

〔13〕上下周纪：张志聪："凡三十岁为一纪，六十岁为一周也。"

〔14〕天以六为节，地以五为制：谓司天之气以六为节度，主岁之运以五为制度。节，节度，法度。制，制度。

〔15〕君火以明，相火以位：明，王冰注及《至真要大论》新校正引本文作"名"，可参。王冰："君火在相火之右，但立名于君位，不立岁气，故天之六气，不偶其气以行，君火之政，守位而奉天之命，以宣行火令尔。以名奉天，故曰君火以名。守位禀命，故云相火以位。"即君火不主岁运，凡火主岁运，由相火代宣火令。又，张介宾："君者，上也；相者，下也。阳在上者，即君火也。阳在下者，即相火也。上者应离，阳在外也，故君火以明。下者应坎，阳在内也，故相火以位。火一也，而上下幽显，其象不同，此其所以有辨也。"

〔16〕气：节气。《素问·六节藏象论》："五日谓之候，三候谓之气。"

【释义】

本段主要运用阴阳五行理论，对五运六气的形成、运动规律作了原则性的论述。

一、阴阳理论与五运六气

（一）三阴三阳与六气

《素问·阴阳离合论》基于天地人三才之一分为三的思维模式，与阴阳概念相结合，形成了三阴三阳概念及划分方法，即太阴、少阴、厥阴、太阳、阳明、少阳。本篇云："阴阳之气各有多少，故曰三阴三阳也。"《素问·至真要大论》也说："愿闻阴阳之三也何谓？岐伯曰：气有多少，异用也。"说明三阴三阳的划分是以阴阳之气量的多少来划分的。运气学说即借用三阴三阳的概念，来指称风、热、火、湿、燥、寒六气，分别为厥阴为风木，少阴为君火，太阴为湿土，少阳为相火，阳明为燥金，太阳为寒水。这里的三阴三阳，仅仅是记录六气的一种标志或符号，故原文称"三阴三阳上奉之"。

（二）阴阳互藏与运气理论

原文明确指出："阳中有阴，阴中有阳。"阴阳双方通过相互作用而相互包含。以此来分析五运与六气，则在地之五运属阴，在天之六气属阳，然"天有阴阳，地亦有阴阳"。王冰谓："天有阴，故能下降；地有阳，故能上腾，是以各有阴阳也。阴阳交泰，故化变由之成矣。"张介宾指出:"天本阳也,然阳中有阴;地本阴也,然阴中有阳。此阴阳互藏之道,如坎中有奇,离中有偶,水之内明,火之内暗皆是也。惟阳中有阴,故天气得以下降;阴中有阳,故地气得以上升。此即上下相召之本。"即阴阳之互藏是阴阳升降交感的根本,也是五运与六气"动静相召,上下相临",相互作用的原理所在。天地阴阳相感召,形成了天气下临、地气上承的循环往复的运气运动,由此决定着自然界气候的变化。

(三)阴阳生杀与运气理论

以阴阳理论分析六气主一年气候之变化,上半年属阳,由六气的司天之气所主;下半年属阴,由六气的在泉之气所主。张志聪说:"岁半以上,天气(司天之气)主之,是春夏者,天之阴阳,故天以阳生阴长。岁半以下,地气(在泉之气)主之,是秋冬者,地之阴阳也,故地以阳杀阴藏。"

(四)五行与运气理论

运气学说中的五运,是以五行理论为基本原理的,故原文明确指出:"形有盛衰,谓五行之治,各有太过不及也。"即以五行配十天干,根据纪年天干的阴阳属性,凡阳干之年为太过,阴干之年为不及。而且这种气运的变化,犹如果树之结果有大小年一样,也呈现出一阳一阴,盛衰虚实递相连属的特点,总体上保持一种协调关系。也就是说,在相连续的各年之间,其运的太过与不及交替相随,如果开始的一运太过,随之而来的下一运则是不及,反之亦然。明白了这种太过不及的道理,也就知道运气的周期,那么对一年中运气的盛衰情况,就可以预先知道。

另外,运气的变化,还与中运、司天之气、年支之间的五行属性有关。如果岁运之气与司天之气的五行属性相符合就称之为"天符";岁运之气与岁支的方位、时季五行属性相符合称之为"岁直",也叫"岁会";岁运之气、司天之气和岁支方位五行属性三者相合,共同主令称之为"太乙天符"。相关内容参见《素问·六微旨大论》与《六元正纪大论》,此不赘述。

二、五运六气的运行规律

五运与六气本来是两种不同的描述气候变化的体系,在运气学说则将二者结合应用,势必涉及到二者之间五、六相配的关系,因此原文提出"所以欲知天地之阴阳"的问题,讨论了运气相合及其变化周期。

结合下文所述,这里以五运在地为阴,六气在天为阳。五运上应在天的六气,动而不息,五运与六气相配,则五岁而余一气,故五岁而右迁一位。六气下临在地的五运,每六年环转一周,相对比较缓慢,故言"静而守位"。对此,马莳解释说:"所以欲知天地阴阳者,天之阴阳,下加地气,共治岁也,则应天之气,动而不息,盖地之治岁,君火不主运,惟五运循环,故天之六气加之,常五岁而右余一气,与地迁移一位而动不息也。地之阴阳,上临天气,共治步也,则应地之气,静而守位。盖地之治步,其木君相(指君火、相火)土金水无殊,皆各主一步以终期,故其上临天之六气共治也,常六期齐周,复于始治之步,环会而静守位也。"如此，五运与六气之间存在着动与静、上与下、阴与阳的相互作用，由于五运与六气的交错配合，就形成了六十年的运气变化。其中天以六气为节，地以五行为制，六气司天，六年循环一周；地之五运，五年循环一周。五运与六气配合，计三十年当中共有七百二十个节气，称为一纪；六十年一千四百四十个节气，就为甲子一周。如此，历经六十甲子一周，各年运气的太过、不及都可以显现出来。

另外，张介宾从干支推演的角度论述天地阴阳之关系，指出："应天之气，五行之应天干也。动而不息，以天加地而六甲周旋也。五岁而右迁，天干之应也，即下文甲己之岁，土运统之之类是也。盖甲乙丙丁戊，竟五运之一周，己庚辛壬癸，又五运之一周，甲右迁而己来，己再迁而甲来，故五岁而右迁也。应地之气，六气之应地支也。静而守位，以地承天而地支不动也。六期而环会，地支之周也，即下文子午之岁，上见少阴之类是也。盖子丑寅卯辰巳，终六气之一备，午未申酉戌亥，又六气之一备，终而复始，故六期而环会。"由于五运、六气本来就借助十天干、十二地支来推演，分别可以代表天地阴阳，故此说亦通。

【知识链接】

一、"阴阳相错"的渊源与诠释

阴阳相错，是对阴阳之间交感关系的一种表述，《淮南子·天文训》就指出："天地以设，分而为阴阳，阳生于阴，阴生于阳，阴阳相错，四维乃通，或死或生，万物乃成。"本篇亦云："上下相临，阴阳相错，而变由生。"即阴阳二气的交感相错、相摩相荡是宇宙万物生成变化的本原，也是人体生化能否正常进行的关键。

阴阳相错交感的思想来自于古人对生殖现象的观察与思考，作为阴阳思想渊源的《周易》，正是以男女关系来理解、思索阴阳关系的。《系辞上》说："乾，阳物也；坤，阴物也。""夫乾，其静也专，其动也直，是以大生焉；夫坤，其静也翕，其动也辟，是以广生焉。"其对天地乾坤的描述，完全与人的两性生殖联系在一起。《系辞下》云："天地氤氲，万物化醇；男女构精，万物化生。"天地阴阳之气交感化生万物的思想，正是对男女两性交合的引申。《周易》中"爻"这一符号实际上就是以"乂"这一象形的形式表示阴阳交感，以至于有学者认为一部《周易》就是以事物（阴阳）相交为内容的"互文主义"的符号系统，真正的易道实际上是"交道"之道[①]。但阴阳交感理论已经将有性繁殖的过程泛化和哲学化，而成为一切阴阳之间普遍存在的关系。如《庄子·田子方》亦说："至阴肃肃，至阳赫赫，肃肃出乎天，赫赫发乎地，两者交通成和而物生焉。"《荀子·礼论》云："天地合而万物生，阴阳接而变化起。"

阴阳交感在阴阳关系具有重要意义，也是阴阳学说的特色。只有在阴阳两者交感相错，不断发生作用的条件下，才可能进一步呈现出对立制约、互根互用、消长平衡和相互转

---

①张再林.中国古代身道研究[M].北京：生活·读书·新知三联书店，2015：228-243.

化等特性或趋向，并通过相互交流而推动事物向更高层次演进。如《周易》泰卦《彖》曰："泰，小往大来，吉，亨，则是天地交而万物通也。"否则，天地阴阳二气不得交感相错，大自然的生机被遏制而出现异常变化，所谓"天地不交，否"。再就坎水、离火来说，坎上离下，即水上火下，为"既济"；而离上坎下，即火上水下，为"未济"。因火性炎上，水性润下，水上火下，则水火交济，阴阳二气交感相错，故为常；而火上水下，则水火不得交济，阴阳二气不得相推相摩，故为变。由此可见，阴阳的交感也是阴阳调和的最高表现。

现代科学证明：原子由电子和原子核组成，原子核是带正电（阳）的，电子是带负电的（阴）；原子核由质子和中子组成，它们之间相互作用，主要不是来自电磁力，而是来自核力。质子有反质子，中子有反中子。电子具有自旋和磁矩的特性。一切基本粒子，诸如夸克、光子、电子都具波动性和微粒性这两重性。总之，微观客体都是由两种相反的物质微粒和两种相反倾势构成，并且不断地发生交互的作用。总之，在物质的各个层次上，都具有对立而又相互联系的状态。

二、"君火以明，相火以位"的诠释

"君火以明，相火以位"，主要是用来说明君火、相火在五运推算中，只用相火不用君火的理由。因为天之六气，有君火、相火之分，即少阴君火和少阳相火各有一年所主，而五运主岁，五年周期中，火运只统一年，此种情况下的火，只用相火而不用君火。王树芬[①]认为之所以分火为君火、相火，以与六气相配，是与"火"确实有两种属性以及自然界中确实存在着"温暖"和"炎热"两种气候有关。火除了具有炎热的属性（这是五行中火行的本来属性）之外，还具有"光明""明亮"的属性。"明"和"热"常常是并存的，并常常同出一体，但"明"和"热"并不等同。如从一天中讲，早晨太阳从东方升起，大地光显明亮，入暮日落西山，大地幽冥晦暗，但明亮的清晨并不比幽暗的傍晚温暖。从一年四时讲，冬至一阳生，日渐长，大地明亮时间延长，但此时气候并未见暖，反而是一年中最冷的季节。所以，"明"与"热"，既有联系，又有区别。因而，可以用"君火"代表火的明亮的特性，用"相火"代表火的"炎热"的特性，这是一火分为二火的客观依据。另外，表示"明"和"热"的火，分别冠以"君""相"，还含有"君为万物生发之主，相则辅君以成"的含义。万物的生发，总是随温暖的阳光而来；万物的长养，总是和炎热的气候并行。故运气学说中以君火主明，上应天之热气，下主万物生发，相火主热，上应天之火气，下主万物长养。因将春分后两月中，阳光明媚，气候温和，万物发陈，大地一派生机勃发之象称为"君火当令"；小满至大暑，气候曝烈燔灼，万物生长蕃茂称为"相火当令"。因此，火分君、相，是有其客观依据和实际意义的。但在五运统岁中，统岁的火运，主要体现了五行中"火"的本来属性——火性炎上，即炎热的属性。故二火中唯相火与火运之性相同、变化相通，故曰"相火以位"。"以位"者，当统岁火运之位也。这样，天有六气而火有君、相之分，地有五运而唯相火主位。这就是运气学说中一火分为二火，二火归于一运的由来。

---

①中医研究院研究生班.《黄帝内经·素问》注评[M].北京：中国中医药出版社，2018：413-415.

张介宾《类经》卷二十三对"君火以明，相火以位"有所发挥，引录如下："愚按：王氏（王冰）注此曰：君火在相火之右，但立名于君位不立岁气。又曰：以名奉天，故曰君火以名。守位禀命，故曰相火以位。详此说，是将明字改为名字，则殊为不然。此盖因《至真要大论》言少阴不司气化，故引其意而云君火不立岁气。殊不知彼言不司气化者，言君火不主五运之化，非言六气也。如子午之岁，上见少阴，则六气分主天地，各有所司，何谓不立岁气？且君为大主，又岂寄空名于上者乎？以致后学宗之，皆谓君火以名，竟将明字灭去，大失先圣至要之旨。夫天人之用，神明而已，惟神则明，惟明乃神。天得之而明照万方，人得之而明见万里，皆此明字之用，诚天地万物不可须臾离者。故《气交变大论》曰：天地之动静，神明为之纪。《生气通天论》曰：阳气者若天与日，失其所则折寿而不彰，故天运当以日光明。此皆君火以明之义也。又如《周易·说卦传》曰：离也者，明也，万物皆相见，南方之卦也。圣人南面而听天下，向明而治，盖取诸此也。由此言之，则天时人事，无不赖此明字为之主宰，而后人泯去之，其失为何如哉？不得不正。又按：君火以明，相火以位，虽注义如前；然以凡火观之，则其气质上下，亦自有君、相、明、位之辨。盖明者光也，火之气也。位者形也，火之质也。如一寸之灯，光被满室，此气之为然也。盈炉之炭，有热无焰，此质之为然也。夫焰之与炭皆火也，然焰明而质暗，焰虚而质实，焰动而质静，焰上而质下，以此证之，则其气之与质，固自有上下之分，亦岂非君相之辨乎？是以君火居上，为日之明，以昭天道，故于人也属心，而神明出焉。相火居下，为原泉之温，以生养万物，故于人也属肾，而元阳蓄焉。所以六气之序，君火在前，相火在后，前者肇物之生，后者成物之实。而三百六十日中，前后二火所主者，止四五六七月，共一百二十日，以成一岁化育之功，此君相二火之为用也。或曰：六气中五行各一，惟火言二何也？曰：天地之道，阴阳而已。阳主生，阴主杀，使阳气不充，则生意终于不广，故阳道实，阴道虚，阳气刚，阴气柔，此天地阴阳当然之道。且六气之分，属阴者三，湿燥寒是也；属阳者二，风热而已。使火无君、相之化，则阴胜于阳而杀甚于生矣，此二火之所以必不可无也。若因惟火有二，便谓阳常有余而专意抑之，则伐天之和，伐生之本，莫此为甚。此等大义，学者最宜详察。"

后世对该语的含义有所引申，主要用以解释人体脏腑之火的主辅关系，为后世论火提供了依据。把君火与心联系到一起，出自元代王好古《此事难知》："夫心者，君火也。"现代一般认为君火即心之阳气，具有温煦、推动的功能。其他脏腑是在心主导下各司其职，处于辅助心的地位，故其他脏的火称之为"相火"。由于心火主宰神明及其他脏之火，可以称为"君火以明"。其他脏腑之火则是在各自部位和生理范围内完成心火所主的神明的指令，所以称为"相火以位"。

宋代赵佶《圣济总录》中论三焦相火，是较早将相火概念从运气术语转为人体之火概念的文献，金元医家在此基础上，或认为相火源于命门，或论述相火为肝肾二脏主管，或持相火分布于心包络、膀胱、三焦、胆诸腑。这一时期，朱丹溪可谓是相火论之集大成者，后世言相火，大都以朱氏理论为根据，认为相火为人身之动气，相火本为生理之常，但是在反常妄动的情况下，则疾病丛生。明代对相火研究比较有代表性的医家有孙一奎、赵献可、张介宾等，孙氏提出"三焦、包络为相火"，赵氏对相火出于命门论述详尽，张氏则主要提出相火与邪火不同，认为相火为人身之正气。现代一般认为相火是寄藏于肝、胆、肾、三焦之火。与君火相对，有温养脏腑，主司生殖等作用。

【原文】

帝曰：夫子之言，上终天气，下毕地纪[1]，可谓悉矣。余愿闻而藏之，上以治民，下以治身，使百姓昭著[2]，上下和亲，德泽下流，子孙无忧，传之后世，无有终时，可得闻乎？鬼臾区曰：至数之机[3]，迫迮以微[4]，其来可见，其往可追[5]，敬之者昌，慢之者亡，无道行私，必得夭殃，谨奉天道，请言真要[6]。帝曰：善言始者，必会于终；善言近者，必知其远，是则至数极而道不惑，所谓明矣。愿夫子推而次之，令有条理，简而不匮[7]，久而不绝，易用难忘，为之纲纪，至数之要，愿尽闻之。鬼臾区曰：昭乎哉问！明乎哉道！如鼓之应桴，响之应声也。臣闻之：甲己之岁，土运统之[8]；乙庚之岁，金运统之；丙辛之岁，水运统之；丁壬之岁，木运统之；戊癸之岁，火运统之。

帝曰：其于三阴三阳，合之奈何？鬼臾区曰：子午之岁，上见少阴[9]；丑未之岁，上见太阴；寅申之岁，上见少阳；卯酉之岁，上见阳明；辰戌之岁，上见太阳；巳亥之岁，上见厥阴。少阴所谓标也，厥阴所谓终也[10]。厥阴之上，风气主之；少阴之上，热气主之；太阴之上，湿气主之；少阳之上，相火[11]主之；阳明之上，燥气主之；太阳之上，寒气主之。所谓本也，是谓六元[12]。帝曰：光乎哉道！明乎哉论！请著之玉版，藏之金匮，署曰《天元纪》。

【校注】

〔1〕上终天气，下毕地纪：谓在上穷究天气之变化，在下尽赅万物生化之理。终，穷究，尽明。毕，都，全部。

〔2〕昭著：彰明，明了。

〔3〕至数之机：至数，指五运六气相合的定数。机，枢机，关键。

〔4〕迫迮（zè则）以微：言五运六气相合之理切近而幽微。迫，近。迮，近也。张介宾："谓天地之气数，其精微切近，无物不然也。"

〔5〕其来可见，其往可追：运和气来时，有物候可以征见；运气已往，其过程可以考查。即通过观察现时的物候，结合以往的气候情况，可以认识运气变化的规律。

〔6〕真要：至真之要道。

〔7〕简而不匮：简明而不缺略。匮，缺乏。

〔8〕甲己之岁，土运统之：谓逢甲、逢己之年都属土运。余仿此。

〔9〕子午之岁，上见少阴：指子午年为少阴司天。上，指司天之气。余仿此。

〔10〕少阴所谓标也，厥阴所谓终也：张介宾："标，首也；终，尽也。六十年阴阳之序，始于子午，故少阴谓标，尽于巳亥，故厥阴谓终。"

〔11〕相火：《素问·六微旨大论》作"火气"，律以前后文，宜从。

〔12〕六元：《新校正》："按别本'六元'作'天元'也。"据后文"署曰《天元纪》"，则作"天元"为是。六元、天元，皆指风、热、湿、火、燥、寒六气，因六气为气候变化之本原，故名。张介宾："三阴三阳者，由六气之化为之主，而风化厥阴，热化少阴，湿化太阴，火化少阳，燥化

阳明，寒化太阳，故六气谓本，三阴三阳谓标也。然此六者，皆天元一气之所化，一分为六，故曰六元。本篇名天元纪者，义本诸此。"

【释义】

本段主要论述了研究运气学说的目的意义，以及五运、六气的具体推演方法。

一、研究运气学说的目的意义

原文认为，气候现象的变化，有其自身的客观规律，是不以人的意志为转移的，这个规律只能顺从，不能违反，所谓"敬之者昌，慢之者亡"。运气的变化尽管幽深而细微，但"其来可见，其往可追"，是可以被人们认识的，只要认真观察，掌握其终始远近，就能"至数极而道不惑"。研究运气学说的目的，就在于认识"天气""地纪"的变化规律，以预防疾病的发生，"上以治民，下以治身"，使"子孙无忧，传之后世，无有终时"。

二、十天干纪五运

运气学说以纪年的年干来推算当年之五运，称为十干化运，也称之为"十干统运"或"十干纪运"。具体如本篇所言"甲己之岁，土运统之；乙庚之岁，金运统之；丙辛之岁，水运统之；丁壬之岁，木运统之；戊癸之岁，火运统之"（表66-1）。

表66-1　十天干配五运表

十天干	甲己	乙庚	丙辛	丁壬	戊癸
五运	土	金	水	木	火
气	湿	燥	寒	风	热

三、十二地支纪六气

运气学说以纪年的年支来推算当年之六气，称为十二支化气。十二支配六气是结合三阴三阳来完成的，如本篇言"子午之岁，上见少阴；丑未之岁，上见太阴；寅申之岁，上见少阳；卯酉之岁，上见阳明；辰戌之岁，上见太阳；巳亥之岁，上见厥阴"。上，指天气，即司天之气所在的位置。其意是说逢子午之年，为少阴君火之气所主；丑未之年，为太阴湿土之气所主；寅申之年，为少阳相火之气所主；卯酉之年，为阳明燥金之气所主；辰戌之年，为太阳寒水之气所主；巳亥之年，为厥阴风木之气所主（表66-2）。

表66-2　十二支配六气表

十二支	子午	丑未	寅申	卯酉	辰戌	巳亥
三阴三阳	少阴	太阴	少阳	阳明	太阳	厥阴
六气	君火（热）	湿土	相火（暑）	燥金	寒水	风木

另外，这里言"岁"而不言"年"，是因为在古代岁与年不同。《史记·月令》注疏中说："中数曰岁，朔数曰年。中数者，谓十二月中气一周，总三百六十五日四分之一，谓之一岁；朔数者，谓十二月之朔一周，总三百五十四日，谓之年。"即"岁"是指365.25日的太阳回归年，"年"是指354日的十二个朔望月的太阴历年。运气学说所言之"岁"，在时间上实际是指从一年的大寒日始到次年大寒日至的365.25日而言。

【知识链接】

一、五运、六气概念溯源

王玉川[①]认为，五运与六气，在早先是两个不同派别的学说，它们各有一套自成体系的理论，却又有共同的研究对象。后来由于客观实践的需要，通过学术交流，彼此影响，相互渗透，逐渐结合成一个体系，才被统称为五运六气学说。这一认识无疑是十分中肯的。从时令的角度而言，五运与六气的实质是对时间阶段的不同划分，五运是以五行理论为基础，对时间阶段的五分法；而六气是以阴阳学说为基础，对时间阶段的六分法。

五运概念的产生，无疑是以五行概念及其学说为基础的。五行在天地间运动的时相变化便是五运，五运也从五行之名而称为木运、火运、土运、金运、水运。《素问·六节藏象论》较早提出了五运的概念，指出："五运相袭，而皆治之，终朞之日，周而复始，时立气布，如环无端，候亦同法。"文中以五行学说为基础，将一年划分为春、夏、长夏、秋、冬五个时段，只涉及五运学说中主运的内容，其对一年的气候及发病情况的预测，是通过对立春日的气候分析而得出，时令气候对疾病的影响是"所胜则微，所不胜则甚"，而没有繁琐、复杂的术数推演的内容，因而是一种比较简单的运气学说。至迟成书于东汉时期的《易纬》中，不仅提到五运的概念，而且也提到了六气的概念，并且指出了五运和六气的起始时间。《易纬·河图数》说："五运皆起于月初，天气之先至，乾知大始也。六气皆起于月中，地气之后应，坤作成物也。"可见纬学中也有对五运六气的论述，只是由于《易纬》等纬书文献未能完整地流传下来，现已无法确知纬学中有关运气理论的详情。

六气一词在古代文献中出现较早，而且其语义有所变化。《左传·昭公元年》曰："天有六气，降生五味，发为五色，征为五声，淫生六疾。六气曰阴、阳、风、雨、晦、明也。分为四时，序为五节，过则为灾。阴淫寒疾，阳淫热疾，风淫末疾，雨淫腹疾，晦淫惑疾，明淫心疾。"这里以六气"过则为灾""淫生六疾"来预测人的寿夭，与五运六气用天象变化的过与不及诊断民疾的逻辑已基本一致。另外，《庄子·在宥》曰："天气不和，地气郁结，六气不调，四时不节。"成玄英疏："阴、阳、风、雨、晦、明，此六气也。"《庄子·逍遥游》说："若夫乘天地之正，而御六气之辩。"成玄英疏引李颐曰："平旦朝霞，日午正阳，日入飞泉，夜半沆瀣，并天地二气为六气也。"即将朝旦之气（朝霞）、日中之气（正阳）、日没之气（飞泉）、夜半之气（沆瀣）、天之气、地之气等自然之气变化的六种情况，称之为六气。

①王玉川.运气探秘[M].北京:华夏出版社,1993:133.

《黄帝内经》中不但有将人体气、血、津、液、精、脉等六种基本物质称为六气。如《灵枢·决气》:"余闻人有精、气、津、液、血、脉……六气者,各有部主也,其贵贱善恶,可为常主,然五谷与胃为大海也。"也有将自然界气候变化分为风、热、火、湿、燥、寒六类,概称为六气。如《素问·至真要大论》所说:"六气分治,司天地者,其至如何……岐伯曰:厥阴司天,其化以风;少阴司天,其化以热;太阴司天,其化以湿;少阳司天,其化以火;阳明司天,其化以燥;太阳司天,其化以寒。"即在阴阳二分的基础上,再将阴阳双方各一分为三,表示风、热、火、湿、燥、寒六种气候变化。其实质也是将一年划分为六个时段,以说明一年之内不同的气候变化。《素问·六节藏象论》较早提出:"天以六六为节,以成一岁。"也可以说是运气六气时段划分的早期形态。

二、干支的起源及意义

由于运气学说以干支符号作为推演的基本工具,故有必要对干支符号的起源、意义有所了解。

天干地支,简称为干支,原本是古人记录年、月、日的符号,但在后来的实际运用过程中,形式与内容、主体与客体之间已经发生了互渗,干支被赋予了丰富的文化内涵,构成了一个既具有独立性质,又能与阴阳、五行、卦爻互换、互动的符号系统。

干支的产生十分久远,传说是由黄帝时代的大挠所发明,如东汉蔡邕《月令章句》说:"大挠采五行之情,占斗机所建,于是始作甲乙以名日,谓之干;作子丑以名月,谓之枝;干枝相配,以成六旬。"萧吉《五行大义·论支干名》也说:"支干者,因五行而立之,昔轩辕之时,大挠之所制也。"二者都说明干支与五行有关,当然干支作于大挠之说未必可信,但殷商甲骨文中已有完整的六十甲子表,表明干支纪时至今已有三千年以上的历史。一般认为,干支最早是用于纪日的,商代帝王的名字往往采用生日的天干命名,如汤名帝乙,纣名帝辛。殷墟卜辞中干支纪日的记载更多,如"乙卯卜,昱丙雨""辛亥卜,昱壬雨"等。殷商时代还没有用干支纪月,干支纪月始于西汉太初元年(公元前104年)颁布的太初历。干支纪年大约也始于西汉初年,据《淮南子》记载:"淮南元年冬,太乙在丙子。"是说淮南王刘安即位之年是丙子年(实为公元前164年,丁丑年)。说明干支纪年早在太初历颁布前的西汉初期已在民间流行,到了东汉时被官方历法所采用,故有干支纪年始于东汉章帝元和二年(公元85年)或东汉顺帝永建元年(公元126年)等说法。

干支之名,取义于树干和枝杈的关系。《五行大义·论干支名》说:"此支斡既相配成用,如树木之有枝条茎斡,共为树体。"天干,也称为"十干""十母""十日",由甲、乙、丙、丁、戊、己、庚、辛、壬、癸十个符号组成。地支,也称"十二支""十二子""十二辰",由子、丑、寅、卯、辰、巳、午、未、申、酉、戌、亥十二个符号组成。汉以前,天干称之为十日,地支称之为十二辰。如《周礼·秋官司寇》云:"以方书十日之号,十有二辰之号,十有二月之号,十有二岁之号,二十有八宿之号。"郑玄注:"日,谓从甲至癸;辰,谓从子至亥。"日和辰之名在汉代仍然使用,如《汉书·律历志》云:"日有六甲,辰有五子。"即指在一个甲子周期中,每一个日名出现六次,辰名出现五次。汉以后,由于干支不再仅仅用于纪日,还用于纪年、纪时,所以不再用"十日"之名称十干。"十母""十二子"的名称见于西汉前期的著作,如《史记·律书》谓二月"其于十母为甲乙""其于十二子为辰",余仿此。《淮南子·天文训》云:"数从甲子始,子母相求。"

关于天干和地支的初始意义及其象形,到战国秦汉之时早已湮没,人们只把它们作为表示时间和方位的符号来使用。《史记·律书》《汉书·律历志》《说文解字》《释名》等两汉时期的著作,对天干、地支字符的意义,根据其表示的时间和方位上万物之象或阴阳五行之气的状态,并以音训或形训的方式赋予它们各种意义,而为后世学者所认同,但已很难说就一定是天干、地支的原初含义(表66-3、表66-4)。

表66-3 天干各家注释表

天干	史记·律书	汉书·律历志	说文解字	释名
甲	言万物剖符甲而出	出甲于甲	东方之孟,阳气萌动	孚甲也,万物解孚甲而生也
乙	言万物生轧轧	奋轧于乙	象春草木冤曲而出,阴气尚强,其出乙乙也	轧也,自抽轧而出
丙	言阳道著明	明炳于丙	位南方,万物成,炳然,阴气初起,阳气将亏	炳也,物生炳然皆著见也
丁	言万物之丁壮	大盛于丁	夏时万物皆丁实	壮也,物体皆丁壮也
戊		丰茂于戊	中宫,象六甲五龙相拘绞也	茂也,物皆茂盛也
己		理纪于己	中宫,万物辟藏诎形	纪也,皆有定形可纪识也
庚	言阴气庚万物	敛更于庚	位西方,象秋时万物庚庚有实也	犹更也,坚强貌也
辛	言万物之辛生	悉新于辛	秋时万物成而熟	新也,物初新者皆收成也
壬	任也,言阳气任养万物于下也	怀任于壬	位北方,阴极阳生,象人怀妊之形	妊也,阴阳交,物怀妊也,至子而萌
癸	揆也,言万物可揆度	陈揆于癸	冬时,水土平,可揆度也,象水从四方流入地中之形	揆也,揆度而生,乃出土也

表66-4 地支各家注释表

地支	史记·律书	汉书·律历志	说文解字	释名
子	滋也,言万物滋于下	孳萌于子	十一月阳气动,万物滋,人以为称	孳也,阳气始萌,孳生于下
丑	纽也,言阳气在上未降,万物厄纽未敢出	纽牙于丑	纽也,十二月万物动用事,像手之形	纽也,寒气自屈纽
寅	言万物始生,螾然也	引达于寅	髌也,正月阳气动,去黄泉欲上出,阴尚强也	演也,演生物也
卯	茂也,言万物茂也	冒茆于卯	冒也,二月万物冒地而出,像开门之形	冒也,载冒土而出也
辰	言万物之蜄也	振美于辰	震也,三月阳气动,雷电振,民农时也,物皆生	伸也,物皆伸舒而出也
巳	言阳气之已尽	已盛于巳	已也,四月阳气已出,阴已藏,万物见,成文章	已也,阳气毕布已也
午	阴阳交,故曰午	鄂布于午	牾也,五月阴气牾逆阳,冒地而出也	忤也,阴气从下上,与阳相忤逆也
未	言万物皆成,有滋味也	昧暧于未	味也,六月滋味也象木重枝叶也	昧也,日中则昃,向幽昧也
申	言阴用事申贼万物	申坚于申	神也,七月阴气成体,自申束	身也,物皆成其身体,各申束之使备成也
酉	万物之老也	留执于酉	就也,八月黍成可为酎酒	秀也,秀者物皆成也

续表

地支	史记·律书	汉书·律历志	说文解字	释　名
戌	言万物尽灭	毕人于戌	灭也,九月阳气微,万物毕成,阳下入地也	恤也,物当收敛袯恤之也,亦言脱也,落也
亥	该也,言阳气藏于下也	该阂于亥	荄也,十月微阳起接盛阴	核也,收藏百物,核取其好恶真伪也,亦言物成皆坚核

概而言之,十二支、十干,都描述为物候的周年变化。子表示万物种子受到滋养,孕育新的生命;丑表示新的生命正在纽曲成长,萌发幼芽;寅表示植物开始发芽出土;卯表示各物发芽繁盛茂密;辰表示成群的万物整然奋发;巳表示标志万物已经长成;午表示万物生长壮大,纵横相交,枝条密布;未表示趋于成熟的万物发出了浓郁的香味;申表示万物已经长成,且有了成果;酉表示万物熟透,趋于衰老;戌表示万物衰落,趋于灭亡;亥表示万物闭藏,生机储于核内。甲表示新的生命正剖开种子的孚甲而向上生出;乙表示万物已经抽芽而生;丙表示万物出地形成苗壮生长的景象;丁表示万物已经成长壮大,向上生长的势头快要停止;戊表示成长壮大的万物更加茂盛;己表示万物已长成定型;庚表示万物已长的更加坚实、强壮;辛表示万物的果实新熟;壬表示万物闭藏怀妊于下;癸表示新的生机正要萌芽。而现代有学者研究认为,十干系统来源于古老的十日传说,十二支系统则来源于十二月[1]。先民根据一天之中太阳的运行划分出十干,代表太阳的生息循环;根据一年十二个月与万物生长的关系归纳出十二地支,代表万物的生息循环[2]。

三、干支纪年的起源与演变

运气学说以纪年的干支推演五运与六气的变化,那么,干支纪年又从何而来?有没有天文学意义?就成为运气学说研究的最原初与根本的问题。根据文献记载,可以断定殷商和西周都采用王公纪年法,即以某王即位年数来纪年。春秋战国时期,诸侯林立,各行其政,各用自身的王公纪年法,势必造成混乱的局面,因此,如何制定一种共同的纪年法,便成为时代向星历学家提出的历史任务。一般认为在春秋战国时期,人们在长期寻求一种独立于王公纪年法的新方法的过程中,大约经历了岁星纪年、太岁纪年到干支纪年的演变。

(一)岁星纪年法

在先秦天象观测还不是十分精确的情况下,古人认识到岁星(木星)大约每经12年行一周天,每年大约运行1/12周天,于是把岁星行经的黄道附近天区自西向东等分为12个部分,每一部分称之为一次(相当于30°),遂有十二次的分划。岁星每年则在某一次中,并以12年为一周期,以岁星所在之次来称其岁,即为岁星纪年。但在岁星纪年法之前,人们早已将周天分成十二辰,从东到西而命名为由子到亥,以便根据斗柄所指而定月份(指子的为正月),由于岁星纪年的周年视运动方向是自西向东(右旋),因而十二次也是由西向东排列,并与二十八宿有一定的对应关系。由此则形成了十二次与十二辰如下之关系(图66-1):

①冯时.中国古代的天文与人文[M].北京:中国社会科学出版社,2006:39.
②蔡英杰.《说文》对天干地支的说解刍议[J].河南科技大学学报(社会科学版),2007,25(1):63-69.

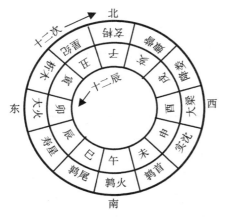

图 66-1　十二次与十二辰关系图

岁星纪年首先见于《国语》《左传》，但有研究认为，《国语》《左传》所载岁星行十二次之事，绝非当年岁星所在位置的实录，而是《国语》《左传》的作者或修订者依据他们当年对岁星位置的观测及对岁星运动规律的理解推衍而得的①。长沙马王堆三号汉墓出土的帛书《五星占》，提供了岁星纪年法在战国晚期到西汉早年间状况的可靠信息②。有学者研究认为，《五星占》所载是颛顼历的岁星纪年法与太岁纪年法，它是该历法的制定者对岁星的实际位置进行观测而得的，他们并无岁星超辰的观念，只是由实测发现与原先的岁星纪年法比较，岁星已移过二次，而提出了新的岁星纪年法③。另有学者则认为，《国语》《左传》中的岁星纪年并非真正纪年，实际上只用以占验吉凶，而真正用以纪年的应是在王莽时期，《汉书·王莽传》载有："始建国五年……岁在寿星，仓龙癸酉……"等，它一般和后来的太岁纪年合用，这实际是出于好古④。

（二）太岁纪年法

古人以左旋为顺，右旋为逆。由于十二次为右旋，虽然用十二次纪年表面上可以避免十二辰由丑到子的逆行，但星次与辰有一定的对应，实际上仍难免逆行的感觉。况且，岁星与星次都是实物，须随时检查岁星实际运行情况，而岁星实际是11.86年一周天，并非12年一周天，故82.6年岁星便超辰一次，用实际岁星的位置纪年既不准确也不方便，自然也不符合创始者的初衷。因而古人又假设了一个抽象的太岁，它的运行方向与岁星相反，而速度、轨道相同，并且准确地十二年一周天，并以十二辰来代替十二次以表示太岁每年所在的位置。如此则解决了上述岁星纪年的缺点。《史记》所载"岁阴左行在寅，岁星右转居丑"等，应是引入太岁时的基本规定。即岁阴在寅、卯、辰、巳、午、未、申、酉、戌、亥、子、丑，相应地岁星在丑、子、亥、戌、酉、申、未、午、巳、辰、卯、寅。

太岁纪年法以12年为周期，对于纪年而言，重复率太高，于是人们效仿已经长期沿用的干支纪日60周期的方法，并为了与干支纪日相区别，根据太岁与十二辰的联系另编了十二个岁名，称为"岁阴"，即困敦、赤奋若、摄提格、单阏、执徐、大荒落、敦牂、协洽、涒滩、作噩、阉茂、大渊献，又编了一套与十干相应的"岁阳"名，即焉逢、端蒙、游兆、强梧、徒维、祝犁、商横、昭阳、横艾、尚章，如此配成六十个岁名，则扩大了太岁纪年的范围。

《吕氏春秋·序意》云："维秦八年（前239），岁在涒滩。"这是史籍所见最早的太岁纪年法的实际运用，也是王公纪年法与太岁纪年法并用的事例。《史记·历书》记载太初历的

　①陈美东.中国科学技术史·天文学卷［M］.科学出版社，2003：63.
　②陈久金.从马王堆帛书五星占的出土试探我国古代的岁星纪年问题［J］//《中国天文学史文集》编辑组.中国天文学史文集［M］.北京：科学出版社，1978：48-65.
　③陈美东.中国科学技术史·天文学卷［M］.北京：科学出版社，2003：64.
　④莫绍揆.从《五星占》看我国的干支纪年的演变［J］.自然科学史研究，1998，17（1）：31-37.

年序,也采用了这套岁名。陈美东认为:"如果说公元前378年前后行用岁星纪年法时,还虑及岁星所在的真实位置的话,那么到公元前239年,岁星实际上已超辰一次半以上,即在公元前239年及其前数十年间,人们大约已不再顾及岁星所在的真实位置,而沿用原定的太岁纪年法。《吕氏春秋》只云太岁纪年,而不提岁星所在,也说明太岁纪年已是独立于岁星纪年的方法。"[①]

(三)干支纪年法

太岁纪年法的岁名使用起来十分不便,而其本质与天干、地支相配的60甲子周期相通,故后人在太岁纪年的基础上,逐渐改用甲子纪年法。《淮南子·天文训》曰:"淮南元年(前164),太一在丙子。"这是史籍可见关于具体年份用干支命名的最早记载。太一即太岁,这证明后来广泛应用的干支纪年法与太岁纪年法之间存在有机的联系,"太一在丙子"则是太岁纪年法向干支纪年法过渡的典型事例,无疑岁阳、岁阴纪年法是干支纪年法的前身。

干支纪年势必涉及纪年的起点问题,根据《汉书·律历志》"元法四千五百六十"刘昭注引《乐叶图征》可知,干支纪年法是以日月位于同一辰次,同时又是冬至日的日子作为甲寅年的开始,然后按六十干支顺序来纪年。甲寅是干支纪年的起点,称之为"历元""天元"。当时的天文学家还企图找出甲子月甲子日冬至不仅日月合璧,而且五星联珠的日子作为干支纪年的总起点,即"上元",如《汉书·律历志》所载:"汉历太初元年,距上元十四万三千一百二十七岁。"但干支纪年的正式行用并沿用至今,则是起于东汉章帝元和二年(85)四分历的颁行。编诉、李梵在四分历序文中指出,他们是以"汉高皇帝受命四十有五岁,阳在上章、阴在执徐"(《续汉书·律历志中》)之年为东汉四分历的历元的,这就是说汉文帝后元三年(前161)是为庚辰年。若从太初元年(前104)丁丑上推57年,正相吻合,可见编诉、李梵是认同了太初历的纪年法的。即表面上东汉四分历的干支纪年法是以汉文帝后元三年(前161)庚辰为基点,实则是以汉武帝太初元年(前104)丁丑为基点。在东汉四分历中,他们又明确给出了推算岁名的方法,即在计算得所求年距上元庚辰的年数(M)后,依据60干支法,由庚辰后推M值,而算出所求年的干支岁名。这就完全摒弃了纪年法与岁星所在真实位置的约束,换言之,干支纪年脱离了岁星运行的具体位置,十二次、十二辰也成为赤、黄道附近周天等分的名称,已不具有实际的天文学意义。

四、从干支纪年看运气学说的科学性

从干支纪年来评价运气学说的科学性,当涉及干支纪年的天文依据以及天文变化与气候变化两方面的问题。这里仅讨论干支纪年的天文依据问题。

如上所述,一般认为干支纪年发源于岁星纪年,经过太岁纪年演变而来,岁星的公转周期是11.86年,而不是12年整,岁星在天空的运行每年要走一次多一点,经过约82.6年后,就要超1次,因此后世行用的干支纪年已经与岁星无关,那么以纪年干支为起点推算气候变化,无疑就丧失了天文学的依据。柯资能等通过考证认为,由于春秋战国时代的所有

---

①陈美东.中国科学技术史·天文学卷[M].科学出版社,2003:65.

岁星天象纪年资料都遵守严格的12年周期,而无视天文实际。这说明所谓的岁星纪年是先秦星占官员为了解释当年发生的重大事件,以12年周期的纪年方法为基础结合具体天象的术数转译,不具有历法纪年功能,干支纪年起源于岁星纪年的说法是错误的①。更说明干支纪年缺乏天文学的支持。

汉武帝太初元年(公元前104年),史载有三种不同的纪年干支,司马彪《后汉书·律历志》谓"太初元年,岁在丁丑";班固《汉书·律历志》谓太初元年"岁在丙子";司马迁《史记·历书》则说:"太初元年,岁名焉逢摄提格。"即甲寅年。王玉川曾从史书对西汉太初元年有三种不同的纪年干支记载,质疑运气学说的科学性,认为纪年干支与气象变化无特定关系②。这里丙子与丁丑的差别,乃源于太初改历将颛顼历的十月为岁首,改为以正月为岁首,这样从元封七年十月到太初元年十二月,其间共有十五个月,含有了两个冬至,也就是跨越了两个干支年(从公历的角度就是跨越了公元前105和104两年)。班固《汉书·律历志》所说的太初元年"岁在丙子",指的是以公元前105年12月冬至为基准的年,依据的是颛顼历;而司马彪《后汉书·律历志》谓"太初元年,岁在丁丑",则是以公元前104年12月冬至为基准的年。但历法家以外绝没有任何人使用"元封七年",而且历法年乃由子月以至亥月,分出元封七年的亥子丑为一年,太初元年以后的寅月至丑月为一年,亦为历法家所不乐用。因此很快便无人使用"元封七年"。元封七年与丙子的对应便无形中废弃。但人们不愿空缺"丙子"年,于是遂从"太初元年为丁丑"而上溯,定元封六年为丙子,再由此上溯,把各年年名从颛顼历所定的全部提前一个干支。另外,《史记·历书》指出:"夏正以正月,殷正以十二月,周正以十一月。"即认为夏、商、周三代历法所用岁首(即正月)分别为寅、丑、子月,亦称寅正、丑正和子正,其实质是对春秋战国时期不同地域采取的不同历日制度的反映。有学者研究认为,秦朝用寅正,使用寅正月序,又以夏正十月为岁首记事。此后两千余年,除了王莽和魏明帝时用殷正(建丑),武则天和唐肃宗一度用周正(建子)之外,都用夏正建寅,延续至今③。这里岁首的变化必然会影响到客运、客气各步的推算结果。

司马迁以太初元年为甲寅年,不从丙子跳两年而到戊寅却直跳到甲寅,有学者研究认为是因为在秦及汉初期甲寅元名望之高,后世殆难以想象,改历时自应借甲寅元名望定历元为"甲寅",虽然年名不一贯,但已有帝王改元及颛顼历的年名超前的老例了,这便是司马迁等的想法④。《淮南子·天文训》、刘向《洪范五行传》等记载表明,在刘向之前,西汉学者皆认定颛顼历上元年的干支应为甲寅,但由于干支纪年法与原先的岁星纪年法的年序有一年之差,故上元年干支后来被改为乙卯。由此可见,历法改革历元的变化,自然会影响到年干支以及运气的推算,而不依赖于天文原理的人为因素更加彰显。

《唐书·历志一》曰:"四时寒暑无形运于下,天日月星有象而见于上,二者常动而不息,一有一无,出入升降,或迟或疾,不相为谋,其久而不能无差忒者,势使之然也。故为历者,其始未尝不精密,而其后多疏而不合,亦理之然也。"历法以固定的章蔀统筹多变的天

---

①柯资能,顾植山.五运六气研究中关于干支纪年若干问题的讨论[J].中国中医基础医学杂志,2005,11(6):412-413,417.

②王玉川.运气探秘[M].北京:华夏出版社,1993:144-145.

③张闻玉.古代天文历法讲座[M].桂林:广西师范大学出版社,2008:52.

④莫绍揆.从《五星占》看我国的干支纪年的演变[J].自然科学史研究,1998,17(1):31-37.

象，行之日久，必有误差，即就今天使用的历法，也不是绝对准确的，何况古人凭目测天象制历，误差较大并不奇怪。那么，以汉武帝太初元年（公元前104年）丁丑为基点推论至今而无间断的干支纪年法，自然难以反映天文历法的实际情况，那么以此推演运气的变化，也就缺乏相应的天文学依据了。

五、三阴三阳标识六气的原理

在《黄帝内经》中，三阴三阳本身就是一个很复杂的问题[①]，其中关于三阴三阳何以指代六气，古人很少探讨。清代杨方达明确提出了三阴三阳指代六气中存在的问题，他在《易学图说会通·内经三阴三阳配六气五行说》指出："或问少阳为相火，太阴为湿土，固也。阳明与燥金，厥阴与风木，已失其类。若太阳寒水，少阴君火，何以属乎？何寒水合为一，热火则分为二，而以火为六气之最尊，名之曰君乎？"并试图从河洛卦象等角度加以解释："是可参诸图书而见之，太阳数九，而坎当之，太阳所由统寒水也；少阴数八，而离当之，少阴所由统君火也；少（厥）阴居东而为木，厥阴所由统风木也；老阳居西而为金，阳明所由统燥金也；太阴成十而为土，太阴所由统湿土也；河图火在南，南为君位，故地二之少阴名君火；洛书火在西，西为臣位，故天七之少阳名相火。此热火所以分而为二也。"然其解释可谓随心所欲，一是缺乏逻辑的一致性，少阴从河图、少阳则从洛书说明等；二是诸如太阳数九，而坎当之等说法，也不知从何而来，与九宫八风说也不相符。因此，此解释也是一种牵强附会之说。

今人顾植山[②]整合太极、运气、经脉理论，试图解答此问题，认为太阳居东北寒水之位，时序"正月太阳寅"，故配寒水；太阴居西南坤土之位，时序长夏主湿，故配湿土；阳明居西北乾金之位，时序秋燥，故配燥金；厥阴居正东风木之位，时序属春，故配风木；少阳居东南巽风生火之位，时序初夏，故配相火；少阴居太冲之地，虽正北寒水，但与正南君火子午相应，标阴而本火，故配君火（图66-2）。这里同样存在着理论理解的正确性以及逻辑的自洽性问题。

首先，三阴三阳开阖枢之论，见于《素问·阴阳离合论》与《灵枢·根结》篇，一般认为开、阖、枢是对人体经脉生理特性及其相互关系的概括。然开阖枢在杨上善《太素·阴阳合》中作"关阖枢"，林亿《新校正》引《九墟》《甲乙经》也为"关阖枢"，许多学者认为《黄帝内经》正是以门的三部分结构的功用及其相互关系，来说明三阴

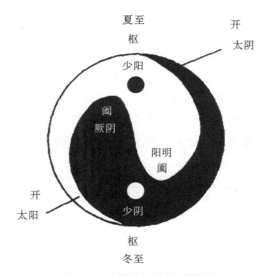

图 66-2 三阴三阳太极时相图

①邢玉瑞.黄帝内经释难［M］.第2版.上海：上海浦江教育出版社，2020：123-135.

②顾植山.让中医五运六气学说重放光芒［J］.浙江中医药大学学报，2006，30（2）：137-141.

三阳经脉的离合关系①。而顾氏则将经脉、部位三阴三阳借助中医术语一词多义的特性，转变为表述时序的概念，况且也没有说明从时序的角度而言，何以少阳、少阴为枢，阳明、厥阴为阖。根据卢央②对五运六气历的描述，该历以二十四节气作为年以内各周期划分的基础，划分的原则是按"分则气分，至则气至"的原则。所谓"分则气分"，就是凡二分必为气之始，又二分各居前后半年之中点。所谓"至则气至"，是指前半年为阳气当令，阳气之极点是夏至，夏至后阴气渐长；后半年为阴气当令，阴气之极点在冬至，冬至则一阳生，阳气从此而渐长。那么，从二分各居前后半年之中点而言，称其为枢，亦何尚不可。其次，既然正北为寒水之位，那么少阴为什么不代表寒水，反而是东北成了寒水之位并由太阳标识；前五个均以本位或接近本位而言所代表之气，为什么少阴就要以标阴而本火，故配君火而不配寒水？

要解决三阴三阳标识六气的问题，似乎还得从运气学说的推演方法着手。众所周知，在运气同化的推演中，古人使用了两套地支配五行的方法，即一方面使用了十二地支标记六气，子午君火，丑未湿土，寅申相火，卯酉燥金，辰戌寒水，巳亥风木；另一方面又采用了十二地支配方位的方法，即寅卯标志东方为木，巳午标志南方为火，申酉标志西方为金，亥子标志北方为水，辰戌丑未标志中央为土。这种地支的五行方位配属，又可以根据其多义一体、属性相递性，进行方位与时间的转换。冯时③研究认为，东方不仅是日出方向，甚至日出时刻在原始历法中还曾充当过一日开始的重要标志，这使古人会很自然地将时间之始与方位之始加以联系，从而将东方作为四方的起点，故十干之首甲乙配合东方。中国传统的观象授时方法以观测恒星的南中天为重点，而观测天象是古代帝王最重要的工作，因此坐北朝南便渐渐成为古代君王用事的习惯方向。这种由观象授时所决定的人文传统中，君王所处的北方，完全可以应合天上北斗所象征的天帝所在的方位，因而理所当然地成为方位的起点。方位体系由于是时间计量的基础，这意味着方位的起点其实就是时间的起点，而这些起点的人文理解则是化生万物的开始。传统以万数之始"一"、十二支之始"子"、五行之始"水"与四气之始"冬至"配伍北方，都是这一人文思想的体现。

如果将上述两套十二地支配属关系叠加，东方日出为少阳，同时满足三阴三阳一、二、三排序的要求，则会呈现出如下表所示的情况（表66-5），由此并形成上下两个半年的六气循环圈，此大概是三阴三阳标识六气之来源了。

表66-5　三阴三阳六气关系表

十二支	寅	卯	辰	巳	午	未	申	酉	戌	亥	子	丑
月份	1	2	3	4	5	6	7	8	9	10	11	12
三阴三阳	少阳	阳明	太阳	厥阴	少阴	太阴	少阳	阳明	太阳	厥阴	少阴	太阴
六气	相火	燥金	寒水	风木	君火	湿土	相火	燥金	寒水	风木	君火	湿土

既然三阴三阳标识六气是人为如上推演的结果，那么以此解释《伤寒论》太阳病、阳明病、太阴病、少阴病、太阴病、厥阴病的病机，提出所谓六经气化说，也就值得商榷了。

---

①邢玉瑞.黄帝内经释难[M].第2版.上海：上海浦江教育出版社，2020：241-245.

②卢央.中国古代星占学[M].北京：中国科学技术出版社，2013：436-437.

③冯时.中国古代物质文化史·天文历法[M].北京：开明出版社，2013：162-163.

　　总之，三阴三阳在中医经典里可以标识许多不同的内容，即使标识时序，各家说法也不相同，如《灵枢·阴阳系日月》以寅、未分主正月、六月，配属足少阳经脉。《素问·脉解》以十二辟卦来解释经脉病症的机理，言"正月太阳寅，寅，太阳也"。《脉经》将一昼夜划分为六段，言"脉平旦曰太阳，日中曰阳明，晡时曰少阳；黄昏曰少阴，夜半曰太阴，鸡鸣曰厥阴，是三阴三阳时也"。如此，皆不可等同视之，以致赵洪钧[①]认为"《内经》运用三阴三阳说不很成功"。廖育群[②]则认为："反正《黄帝内经》对于三阴三阳之说，是既广泛存在，又屡有质疑；于解释之处，则多属蒙混过关……由于今本《黄帝内经》属医学论著之汇编，对一些理论性问题的看法与解释不可能一致，因而对于三阴三阳的理解亦有仁智所见之不同。"也可谓较为中肯的评价。

　　①赵洪钧.《内经》时代［M］.学苑出版社，2012：174.
　　②廖育群.重构秦汉医学图像［M］.上海：上海交通大学出版社，2012：281.

五运行大论篇第六十七

【导读】

　　五运，即金运、木运、水运、火运、土运。行，变化运行。五运既主岁，又主时，随着天体的运行而有不同的变化。《黄帝内经》认为无限宇宙之中充满元气，由元气而衍生出天地日月星辰，天地日月星辰的运行而产生五运、六气的变化，进而影响着万物的生化以及人体的生命活动。本篇主要论述五运之气的由来及其主要的运动变化规律，以及五运六气的变化对于人体和万物生化的影响。如张志聪所说："此篇分论天之五气，地之五行，布五方之政令，化生五脏五体，皆五者之运行，故曰五运行论。"

【原文】

　　黄帝坐明堂[1]，始正天纲[2]，临观八极[3]，考建五常[4]。请天师而问之曰：论[5]言天地之动静，神明为之纪[6]，阴阳之升降，寒暑彰其兆。余闻五运之数于夫子，夫子之所言，正五气之各主岁[7]尔，首甲定运[8]，余因论之。鬼臾区曰：土主甲己，金主乙庚，水主丙辛，木主丁壬，火主戊癸。子午之上，少阴主之；丑未之上，太阴主之；寅申之上，少阳主之；卯酉之上，阳明主之；辰戌之上，太阳主之；巳亥之上，厥阴主之。不合阴阳[9]，其故何也？岐伯曰：是明道也，此天地之阴阳也。夫数之可数者，人中之阴阳也，然所合，数之可得者也。夫阴阳者，数之可十，推之可百，数之可千，推之可万。天地阴阳者，不以数推，以象之谓也。

　　帝曰：愿闻其所始也。岐伯曰：昭乎哉问也！臣览《太始天元册》文，丹天之气[10]经于牛女戊分[11]，黅天之气经于心尾己分[12]，苍天之气经于危室柳鬼，素天之气经于亢氐昴毕，玄天之气经于张翼娄胃。所谓戊己分者，奎壁角轸，则天地之门户[13]也。夫候之所始，道之所生，不可不通也。

【校注】

〔1〕明堂：古代帝王处理事务和宣布政令的地方。张介宾："明堂，王者朝会之堂也。"

〔2〕天纲：天之纲纪，如日月轨道、斗纲月建、二十八宿等。张志聪："天纲，天之度数也。"

〔3〕八极：即东、南、西、北、东南、东北、西南、西北八方。

〔4〕考建五常：考察推求五行气运之大法。张介宾："考，察也。建，立也。五常，五行气运之常也。"

〔5〕论：《新校正》："详论谓《阴阳应象大论》及《气交变大论》文，彼云：'阴阳之往复，寒暑彰其兆'。"

〔6〕神明为之纪：谓以日月星辰的运转为纲纪。张志聪："神明者，日月斗星也。纪者，以日月纪度，星斗定位也。"

〔7〕主岁：指五运分别主持一年的岁运。

〔8〕首甲定运：干支相配之六十甲子，以纪运气，甲子居其首位，故言。

〔9〕不合阴阳：言三阴三阳六气、五运的阴阳，与一般阴阳的配属有所不同。

〔10〕丹天之气：指横贯于天空的赤色火气。丹与后文黅（jīn今）、苍、素、玄分别代指赤、黄、青、白、黑五色。传说上古观天时，见五色云气横亘于天空不同部位，以为乃是火、土、木、金、水五行之气所化，所以有五气经天的说法，并以此作为五运之本，而创立运气学说。

〔11〕牛女戊分：牛女，星宿名。古代天文学家把黄道和赤道附近的两个带状区域内的星象分为二十八个不等的部分，称为二十八宿，作为判断日、月、五星运行位置的标准。具体是：东宫苍龙主春，辖角、亢、氐、房、心、尾、箕七宿；北宫玄武主冬，辖斗、牛、女、虚、危、室、壁七宿；西宫白虎主秋，辖奎、娄、胃、昴、毕、觜、参七宿；南宫朱雀主夏，辖井、鬼、柳、星、张、翼、轸七宿。戊分，在十天干的天体方位中位于西北方，相当于奎、壁二宿的部位，在节令上正当由春入夏之时。

〔12〕己分：在天体方位中位于东南方，相当于角、轸二宿的部位，在节令上正当由秋入冬之时。

〔13〕天地之门户：太阳视运动，位于奎、壁二宿时正当由春入夏之时，位于角、轸二宿时正当由秋入冬之时，夏为阳中之阳，冬为阴中之阴，所以古人称奎壁、角轸为天地之门户。

【释义】

运气的推演以干支符号为依据，故本篇开篇继《天元纪大论》之后，进一步论述天干配五运，地支配三阴三阳六气的方法，并试图解释相关机理。

一、十天干配五运

十天干配五运，即本文所言"土主甲己，金主乙庚，水主丙辛，木主丁壬，火主戊癸"，这种五行配以天干的方法,也称之为"十干统运"或"十干纪运",是以十天干推算主一年气候变化的岁运的方法。

五运之所以为十干所统,本篇认为是根据五气经天的理论及相关气象特征确定的,即"丹天之气经于牛女戊分,黅天之气经于心尾己分,苍天之气经于危室柳鬼,素天之气经于亢氐昂毕,玄天之气经于张翼娄胃。所谓戊己分者,奎壁角轸,则天地之门户也。夫候之所始,道之所生,不可不通也"。丹、黅、苍、素、玄是红、黄、青、白、黑五种颜色的气象变化。牛、女、心、尾等是指二十八宿(图67-1)。

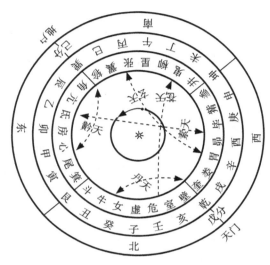

图 67-1 五气经天图

面南而立,俯视图67-1就可清楚地看到二十八宿分别分布在东、南、西、北四个方位上。图中的天干,是标示五行在五方中的位置,即东方甲乙木,南方丙丁火,西方庚辛金,北方壬癸水。戊和己则分别位于西北方位之"天门"和东南方之"地户"。

牛、女二宿在北方偏东之癸位,奎、壁二宿当西方戊位,"丹天之气经于牛女戊分",指天空中赤色的气象特征常出现在这一方位,所以戊癸主火运;心、尾二宿在东方偏北之甲位,角、轸二宿当东南方己位,"黅今天之气经于心尾己分",指天空中黄色的气象特征常出现在这一方位,所以甲己主土运;危、室二宿当北方壬位,柳、鬼二宿在南方偏西之丁位,"苍天之气经于危室柳鬼",指天空中青色的气象特征常出现在这一方位,所以丁壬主木运;亢、氐二宿当东方偏南之乙位,昂、毕二宿当西方偏南之庚位,"素天之气经于亢氐昂毕",指天空中白色的气象特征常出现在这一方位,所以乙庚主金运;张、翼二宿位于南方偏东之丙位,娄、胃二宿位于西方偏北之辛位,"玄天之气经于张翼娄胃",所以丙辛主水运。说明十干统运中的五气经天理论是建立在天文知识和对气象观察资料基础之上的。

图中的天门、地户是根据太阳在天体的位置以及时令气候的变化命名的。当太阳的周年视运动位于奎、壁二宿时,时置春分,正当由春入夏,是一年之中白昼变长的开始,也是温暖之气流行,万物复苏生发,故曰天门,言阳气开启。角、轸二宿为巽位己方,时值秋分,正当由秋入冬,是一年白昼变短的开始,又是燥凉肃杀之气流行,万物收藏敛伏,故曰地户,言阳气开始收敛闭藏。所谓春分司启,秋分司闭,有门户之意,故将奎壁宿所在方位称为天门，将角轸宿所在的方位称为地户。诚如张介宾说："周天七政躔度，则春分二月中，日躔壁初，以次而南，三月入奎、娄，四月入胃、昴、毕，五月入觜、参，六月入井、鬼，七月入柳、星、张；秋分八月中，日躔翼末，以交于轸，循次而北，九月入角、亢，十月入氐、房、心，十一月入尾、箕，十二月入斗、牛，正月入女、虚、危，至二月复交于春分而入奎、壁矣。是日之长也，时之暖也，万物之发生也，皆从奎、壁始；日之短也，时之寒也，万物之收藏也，皆从角、轸始。故曰春分司启，秋分司闭。夫既司启闭，要非门户而何？然自奎、壁而南，日就阳道，故曰天门；角、轸而北，日就阴道，故曰地户。"

二、十二地支配三阴三阳六气

十二地支配三阴三阳六气，即本文所言"子午之上，少阴主之；丑未之上，太阴主之；寅申之上，少阳主之；卯酉之上，阳明主之；辰戌之上，太阳主之；巳亥之上，厥阴主之"。换言之，子午少阴君火，丑未太阴湿土，寅申少阳相火，卯酉阳明燥金，辰戌太阳寒水，巳亥厥阴风木。这是以十二地支推算一年内客气六步中司天之气的方法。也就是说，凡逢子逢午之年则为少阴君火司天，余可类推。由于客气六步是按照先三阴后三阳之一、二、三排序，即厥阴（一阴）、少阴（二阴）、太阴（三阴）、少阳（一阳）、阳明（二阳）、太阳（三阳），司天之气位于客气六步的三之气位置，那么司天之气一旦确定，按照上述排序及阴阳对应原则，则在泉与四间气自然也就可以确定。具体参见下文。

三、阴阳不以数推，以象之谓

阴阳作为古人以二元对待方式认识事物的一种方法，用来标示事物的属性特征和说明事物内部及事物之间的关系，其本质是一种关系的说明，而并不代表某种具体事物。因此，阴阳分类可以得以广泛应用于说明自然界万事万物，所谓"阴阳者，数之可十，推之可百，数之可千，推之可万"，《素问·阴阳离合》也有类似的论述："阴阳者，数之可十，推之可百；数之可千，推之可万，万之大，不可胜数，然其要一也。"然阴阳范畴总是与功能动态之象的联系，而不是与本体、实体的联系，如《素问·阴阳应象大论》说："水火者，阴阳之征兆也。"水火为阴阳之征兆，也正是说阴阳代表着水火所象征的润下、炎上等功能动态之象。所以又说："天地阴阳者，不以数推，以象之谓也。"从本篇所言运气学说的角度而言，虽然气候的变化需要借助干支阴阳五行来推算，但影响气候变化的因素十分复杂，决不能机械地套用干支符号去推算，而要根据气候、物候的实际变化来决定它的阴阳五行属性。诚如张介宾所说："此天地之阴阳无穷，诚有不可以限数推言者，故当因象求之，则无不有理存焉。"

至于文中所言"不合阴阳，其故何也"，主要是指十天干、十二地支在运气学说中的阴阳五行划分，不同于一般所言。如张介宾说："不合阴阳，如五行之甲乙，东方木也；而甲化土运，乙化金运。六气之亥子，北方水也；而亥年之上，风水主之，子年之上，君火主之。又如君火司气，火本阳也，而反属少阴；寒水司气，水本阴也，而反属太阳之类，似皆不合于阴阳者也。"

【知识链接】

一、十天干配五运的研究

本篇提出十天干配五运源于古代望气家对五色之气分布部位的观察。按照五行学说，五色之气分别代表着五行之气，如将《太始天元册》文中的宿名以其方位之干代之，并将五色经天之气以五行之气代之，则有如下的关系：火气经于戊癸，土气经于甲己，木气经于丁壬，金气经于乙庚，水气经于丙辛。可见，五色之气所在的天区方位是运气学说中五运主十干的来源或依据。但是，《太始天元册》文中所述五色经天之象所反映的只是五行之气与表示天球（赤黄道）方位十干之间的关系，十干在这里并不具有年、月等时间意义；而本篇则以此作为年干配五运的理论依据，十天干便由原来的天球方位符号转变为表示岁时的符号。此正是基于时空合一的观念和干支的多义一体、属性相递性，从五色经天之象中推出五运主岁的结论。

对于十干化运的原理，尚有不同的解释。郑军[1]认为五运的来源在十天干，十天干的来源在六十月亮点。五运的来源与五气无关，相反，五气来源于五运，是对五运的一级综合；把相同名称的阴阳两运合一，而以五色来标志，都是五行学说的固有内容。五运对应的十天干，两两相对，连接起来，就成了"五气经天"，五气经天化五运图，只是解释五运的一种图示方法，而不存在周天实际位置的关系。张介宾在《类经图翼·运气下》则提出正月建干，五行相生而化说："月建者，单举正月为法。如甲己之岁，正月首建丙寅，丙者火之阳，火生土，故甲己为土运；乙庚之岁，正月首建戊寅，戊者土之阳，土生金，故乙庚为金运；丙辛之岁，正月首建庚寅，庚者金之阳，金生水，故丙辛为水运；丁壬之岁，正月首建壬寅，壬者水之阳，水生木，故丁壬为木运；戊癸之岁，正月首建甲寅，甲者木之阳，木生火，故戊癸为火运。此五运生于正月之建者也。"此说恐怕只能作为十干化运的一种推演规律。

另外，尚有十月太阳历说。《夏小正》记载有十月太阳历，民俗学调查发现彝族曾使用过这种历法。小凉山彝族十月历以夏至和冬至为夏、冬两个新年，两个新年之间各占五个太阳月，分别以土、铜、水、木、火名之，相邻的两月又分别以公母称之。从夏至新年开始，经土、铜、水、木、火五个月，到冬至新年；再经土、铜、水、木、火五个月，又回到夏至新年。如以冬至为一年之始，情况也一样。假如把一年十个月分别以十干名之，则正如十干化五运的规律，况且陈久金先生还论证认为天干就是十月太阳历的十个时节[2]（表67-1）。

表67-1　十月太阳历中天干纪月配五运表

岁时	上　半　年					下　半　年				
五运	土	金	水	木	火	土	金	水	木	火
十干	甲	乙	丙	丁	戊	己	庚	辛	壬	癸
阴阳	阳	阴	阳	阴	阳	阴	阳	阴	阳	阴

①郑军.太极太玄体系[M].北京：中国社会科学出版社，1992：78-80.
②陈久金.天干十日考[J].自然科学史研究，1988，7（2）：119-127.

二、十二地支配三阴三阳六气研究

关于十二地支配三阴三阳六气的机理,本篇并没有说明。根据"天地阴阳,不以数推,以象之谓也"的原则,也可以从六气所属的天象加以认识。《淮南子·天文训》提出天有六府,即"子午、丑未、寅申、卯酉、辰戌、巳亥是也",但未作具体说明。十二支在古天文学中通常用来表示十二次或二十八宿天区十二方位,故作为六府的六对地支,当为二十八宿天区上的六对方位,分别是天上六府所在之位。《素问·六元正纪大论》曾论及一种六府说:"厥阴所至为风府为璺启,少阴所至为火府为舒荣,太阴所至为雨府为员盈,少阳所至为热府为行出,阳明所至为司杀府为庚苍,太阳所至为寒府为归藏。"如果《黄帝内经》所论即为《淮南子·天文训》中的六府的话,那么,子午、丑未、寅申、卯酉、辰戌、巳亥分别就是火府、雨府、热府、司杀府、寒府、风府,由六府而产生出火、湿、热、燥(司杀)、寒、风等六气。由此可见,六气与十二支相配关系的本义是指六气之府所在的天区方位,即十二支本为方位符号而不具备时间意义。运气学说则基于时空合一的观念和干支的多义互转性,从六府位于天区十二方位的天象中进而推论出六气与十二支的配属关系。五运主岁本于五行之气经于天空十干方位,六气主岁本于六府之气贯于天空十二支方位,二者所用方法一致。同时,三阴三阳与风、寒、火、热、燥、湿等六气的对应关系,也是依六府所贯方位而间接联系的,并不是根据六种天气直接划分的。六府分东西三府和南北三府,以阴阳区分,则四方以东为先,阴阳以阳为先,故东西三府为阳而南北三府为阴;东西和南北三府再以一、二、三加以区分,天道左旋,阴阳由少至多,故六府自寅申为一阳(少阳)始左旋,依次卯酉为二阳(阳明)、辰戌为三阳(太阳)、巳亥为一阴(厥阴)、子午为二阴(少阴)、丑未为三阴(太阴)。可见,三阴三阳并不表示六种天气的实际性质,故运气学说中才称风、寒、火、热、燥、湿六气为本,而三阴三阳为标。

对于十二支化气配五行的解释,唐·王冰首倡正化对化之说。所谓正化,指六气在时空关系上当十二辰之某位时,其气化特性与本位一致;对化指气化特性异于本位,但恰与其对面"冲位"一致。张介宾《类经图翼·正化对化图说》对此论述甚详:"六气分上下左右而行天令,十二支分节令时日而司地化。然以六气而加于十二支,则有正化、对化之不同。如厥阴之所以司于巳亥者,以厥阴属木,木生于亥,故正化于亥,对化于巳也;少阴所以司于子午者,以少阴为君火,当正南离位,故正化于午,对化于子也;太阴所以司于丑未者,以太阴属土居中,王于西南未宫,故正化于未,对化于丑也;少阳所以司于寅申者,以少阳属相火,位卑于君,火生于寅,故正化于寅,对化于申也;阳明所以司于卯酉者,以阳明属金,酉为西方金位,故正化于酉,对化于卯也;太阳所以司于辰戌者,太阳为水,辰戌属土,然水行土中而戌居西北,为水渐王乡,是以《洪范》五行以戌属水,故正化于戌,对化于辰也。一曰正司化令之实,对司化令之虚。一曰正化从本生数,对化从标成数。皆以言阴阳之衰盛,合于十二辰,以为动静消息者也。"

三、关于天门地户

本段文中所言"戊己分者,奎壁角轸,则天地之门户",从张介宾《类经图翼》绘"五天五运图"始,均认为壁奎二宿当戊位(乾),角轸二宿当己位(巽)。然阜阳双古堆西汉汝阴侯墓出土的"六壬占盘"以壁奎所当之位为己,角轸所当之位为戊,其与《太始天元册》文时代接近,当以此为正。这里所说的天门地户,从方位言,指壁奎和角轸四宿于冬至子时所当的西北、东南方位,配八卦为乾与巽;从时间而言,与太阳在黄道上的运行有关,时交二月,太阳行至春分点,即奎壁二宿之间,在戊亥时分观察星空,知太阳在己位;时入八月,太阳行至秋分点,即角轸二宿之间,在辰巳时观察星空,知太阳在戊位。自春分始到秋分前,太阳行于阳道主生长,从秋分到春分前,太阳行于阴道主收藏。阳象天而阴象地,趋向生长主启,趋向收藏主闭。

【原文】

帝曰:善。论言天地者,万物之上下,左右者,阴阳之道路,未知其所谓也。岐伯曰:所谓上下[1]者,岁上下见阴阳之所在也。左右[2]者,诸上见厥阴,左少阴,右太阳;见少阴,左太阴,右厥阴;见太阴,左少阳,右少阴;见少阳,左阳明,右太阴;见阳明,左太阳,右少阳;见太阳,左厥阴,右阳明。所谓面北而命其位[3],言其见也。

帝曰:何谓下[4]?岐伯曰:厥阴在上,则少阳在下,左阳明,右太阴;少阴在上,则阳明在下,左太阳,右少阳;太阴在上,则太阳在下,左厥阴,右阳明;少阳在上,则厥阴在下,左少阴,右太阳;阳明在上,则少阴在下,左太阴,右厥阴;太阳在上,则太阴在下,左少阳,右少阴。所谓面南而命其位[5],言其见也。上下相遘[6],寒暑相临[7],气相得[8]则和,不相得[9]则病。帝曰:气相得而病者,何也?岐伯曰:以下临上,不当位[10]也。

帝曰:动静何如?岐伯曰:上者右行,下者左行[11],左右周天,余而复会[12]也。帝曰:余闻鬼臾区曰:应地者静[13]。今夫子乃言下者左行,不知其所谓也,愿闻何以生之乎?岐伯曰:天地动静,五行迁复,虽鬼臾区其上候[14]而已,犹不能遍明。夫变化之用,天垂象,地成形,七曜纬虚[15],五行丽地[16]。地者,所以载生成之形类[17]也。虚者,所以列应天之精气[18]也。形精之动,犹根本之与枝叶也[19],仰观其象,虽远可知也。帝曰:地之为下否乎?岐伯曰:地为人之下,太虚之中者也。帝曰:冯[20]乎?岐伯曰:大气举之也。燥以干之,暑以蒸之,风以动之,湿以润之,寒以坚之,火以温之。故风寒在下,燥热在上,湿气在中,火游行其间,寒暑六入[21],故令虚而生化[22]也。故燥胜则地干,暑胜则地热,风胜则地动,湿胜则地泥,寒胜则地裂,火胜则地固[23]矣。

帝曰:天地之气[24],何以候之?岐伯曰:天地之气,胜复[25]之作,不形于诊也。《脉法》曰:天地之变,无以脉诊[26]。此之谓也。帝曰:间气[27]何如?岐伯曰:随气所在,期于左右[28]。帝曰:期之奈何?岐伯曰:从其气则和,违其气则病,不当其位[29]者病,迭移其位[30]者病,失守其位[31]者危,尺寸反者死,阴阳交[32]者死。先立其年,以知其气[33],左右应见,然后乃可以言死生之逆顺。

【校注】

〔1〕上下：上，指司天；下，指在泉。

〔2〕左右：指司天、在泉之左右间气。

〔3〕面北而命其位：上为南，下为北。司天在上，故面向北方而确定其左右。

〔4〕下：据上下文义，"下"当作"上下"。

〔5〕面南而命其位：谓面向南方而确定在泉的左右。

〔6〕上下相遘：谓六气客气与主气的相互交感。上，指六气的客气；下，指六气的主气。

〔7〕寒暑相临：指六气客气与主气的相互加临。寒暑，泛指六气而言。

〔8〕相得：指客气、主气之间相生或客、主同气。王冰："木火相临，金水相临，水木相临，火土相临，土金相临，为相得也。"

〔9〕不相得：指客气、主气之间相克。王冰："土木相临，土水相临，水火相临，火金相临，金木相临，为不相得也。"

〔10〕以下临上，不当位：指客气少阳相火加临于主气少阴君火之上，为不当其位。又，王冰："六位相临，假令土临火，火临木，木临水，水临金，金临土，皆为以下临上，不当位也。父子之义，子为下，父为上，以子临父，不亦逆乎！"

〔11〕上者右行，下者左行：谓在上的司天之气由东向西右行，在下的在泉之气由西向东左行。

〔12〕左右周天，余而复会：言天自东而西右行降于地，地自西而东左行升于天，一年一周次，加余数而复会于始。余，谓一年365日，而周天365.25度，多四分之一度，称为气余。

〔13〕应地者静：高世栻："《天元纪大论》鬼臾区曰：应地之气，静而守位。帝引之以证岐伯下者左行之语，而愿闻地之所以动也。"

〔14〕上候：谓水平较高的察候。张志聪："谓鬼臾区其上至于十世，止能占候其天之动象，地之静形，犹不能遍明天地阴阳之运行也。"

〔15〕七曜纬虚：日月五星循环运行于太空。虚，指太虚，即宇宙。

〔16〕五行丽地：谓木火土金水五行附着于大地之上。丽，附着。

〔17〕形类：指有形的物类。

〔18〕应天之精气：指日月星辰。张介宾："七曜纬于虚，即五行应天之精气也。"

〔19〕形精之动……枝叶也：地上有形物类与天之日月星辰之间的关系，犹如根本与枝叶一样密切。形，指大地上的万物。精，指天上的日月星辰。

〔20〕冯：通"凭"，凭据。

〔21〕寒暑六入：一年之中，六步之气下临大地。寒暑，指一年。六入，指六气下临大地如自外而入。

〔22〕虚而生化：张介宾："非虚无以寓气，非气无以化生，故曰令虚而化生也。"

〔23〕寒胜则地裂，火胜则地固：方药中："'寒胜则地裂'，其'裂'字，不合实际，可能是与下句'火胜则地固'中之'固'字互误，因此拟改为'寒胜则地固'。"

〔24〕天地之气：指司天、在泉之气。

〔25〕胜复：胜，克贼侵犯；复，报复。又，张灿玾等："凡本运不及者，胜我之气往往乘虚

而至,便是胜气。胜极则衰,衰则本运之子气复至,便是复气。"

〔26〕天地之变,无以脉诊:张介宾:"天地之气,有常有变。其常气之形于诊者,如春弦、夏洪、秋毛、冬石,及厥阴之至其脉弦,少阴之至其脉钩,太阴之至其脉沉,少阳之至大而浮,阳明之至短而涩,太阳之至大而长者,皆是也。若其胜复之气,卒然初至,安得剧变其脉而形于诊乎? 故天地之变,有不可以脉诊,而当先以形证求之者。"

〔27〕间气:间隔于司天、在泉左右的六气。司天的左右间气为二与四之气,在泉的左右间气为初与五之气。《素问·至真要大论》:"司左右者,是谓间气也。"

〔28〕期于左右:谓根据间气的位置,诊察相应左右手寸口脉搏。张介宾:"气在左则左应,气在右则右应。左右者,左右尺寸也。"

〔29〕不当其位:指当应的脉象,不应于本位,而应于他位。

〔30〕迭移其位:指当应的脉位相互更移,即当应于左,反见于右;当应于右,反见于左。

〔31〕失守其位:指当应之脉位,不见当应之脉,反见克贼之脉。

〔32〕阴阳交:指脉当应于左手者,反见于右手;当应于右手者,反见于左手。

〔33〕先立其年,以知其气:谓先确立岁干、岁支,然后就可知当年的五运之气和司天、在泉、间气的分布。

【释义】

本段主要论述六气的分布运转、客主加临的关系、作用以及与人体脉象变化的关系。

一、客气六气的分布与运转

古人在直观观察的基础上,认识到天地居于万物之上下,天体自东向西左旋,那么地则自西向东右旋,左右乃天地阴阳升降之道路。以此类推,则司天、在泉及左右间气也就有了左右的升降运动。司天之气在上,在泉之气在下,左右是指司天之气或在泉之气的左间气、右间气。司天在泉四间气的运行情况,也总是上者右行,下者左行,阳降阴升,周而复始。需要说明的是论司天之气的左右是面向北而立,论在泉之气的左右是面向南而立。所以在同一张平面图上,司天、在泉的左右恰恰相反。六气的分布及运转次序如图67-2所示。

从上可见,六气总是按一阴(厥阴)→二阴(少阴)→三阴(太阴)→一阳(少阳)→二阳(阳明)→三阳(太阳)的顺序,按上者右行,下者左行的方向运行,并在此基础上构成司天在泉四间气以六年为一个周期,循环运转,如环无端,周而复始。司天与在泉之气总是一阴对一阳、二阴对二阳、三阴对三

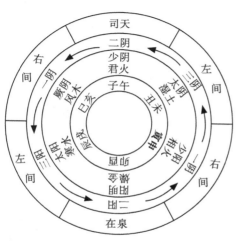

图 67-2 司天在泉左间右间分布运转图

阳,阴阳之气多少方面完全相应,无一例外。

二、客主加临与发病

六气分主气与客气,主气主司一年六个季节的正常气候变化,即把一年二十四个节气分为六步(6个时间段),每步主四个节气,计六十天零八十七刻半,初气始于厥阴风木,按五行相生次序,终气止于太阳寒水,其恒居不变,年年如此。客气,即根据纪年地支推算的三阴三阳六气,也将一年分为六步,但客气六步的次序是先三阴后三阳,即一阴厥阴风木,二阴少阴君火,三阴太阴湿土,一阳少阳相火,二阳阳明燥金,三阳太阳寒水。正如上文"十二地支配三阴三阳六气"所言,随着纪年地支的变化,每年客气六步随之发生变化。如此就会遇到每年六个时段同时有主气、客气两个方面,只有将客主二气结合起来分析,才能把握当年气候的实际变化情况。

主气与客气之间的关系,古人称为"客主加临",即客气在上对应主气则为临,主气在下对应客气则为加,即所谓"上下相遘"。客主加临的推演,是将司天的客气叠加于主气的三之气上,在泉之气加于主气的终之气上,其余的四间气分别以次叠加。加临之后,主气六步不动,客气六步则每年按三阴三阳次序,依次转移,6年一周,运行不息。

客主加临的结果会产生三种情况:其一,主客之气是否相得。凡主客之气为相生关系,或者主客同气,便为相得。如果主客之气表现为相克关系,便为不相得。凡相得者,则气候正常,人体不易发生疾病;不相得者,则气候反常,也容易引起疾病的发生。所谓"气相得则和,不相得则病"。其二,主客之气的顺逆。客气加于主气之上,凡客气胜(克)主气为顺,主气胜(克)客气为逆。所以《素问·至真要大论》中说:"主胜逆,客胜从。"因为主气主常令,固定不变,客气轮流值年,主时是短暂的。如果主气制胜客气,即客气的作用受到抑制,所以为逆。相反,客气制约主气,但为时短暂,很快就会过去,因而对主气的影响不甚,所以为顺和。其三,君火与相火的加临。君火为主,相火为从,因此当君火为客气加临于相火(主气)时,也称为顺;而当相火为客气,君火为主气,相火加临于君火之上时,便为逆。所谓"以下临上,不当位也"。《素问·六微旨大论》则说:"君位臣则顺,臣位君则逆。"

三、天地之气的作用

本段原文在古代宇宙结构的宣夜说的基础上,基于阴阳交感的观念,阐述了天地之气各自的作用及其相关关系,认为宇宙充满着"大气",日月星辰由宇宙之精气演化生成,并悬象于天空,往来穿梭在太空之中运行;地则生成并载运各类有形的物质,金、木、水、火、土五行是有形的物质,都是附着在大地之上。天与地相互关联,大地上有形的万物,与天空中精气的关系,好像树木的根干与枝叶一样,是紧密联系的,故观察天象可以了解天地的运动变化情况,所谓"仰观其象,虽远可知也"。但宇宙是无限的,人对宇宙的认识是有限的,所以说"天地动静,五行迁复",虽"上候"也不能全部认识。

大地也是由"大气"的托举而悬存于太虚之中,由于天地的运动,而有风寒暑湿燥火六气之分,诚如高世栻所说:"统言之,则曰大气。析言之,则有燥、暑、风、湿、寒、火六气,遊行出入于地中，而化生万物也。燥、暑、风、湿、寒、火，在天无形之气也。干、蒸、动、润、坚、温，有地有形之征也。"其中风寒之气在下，燥热之气在上，湿气位于中央，火气游行于上下。随着一年四时更移，六气分别下临于大地，影响着大地万物的生化。若六气太过，则会导致地面物化的异常，所谓"燥胜则地干，暑胜则地热，风胜则地动，湿胜则地泥，寒胜则地裂，火胜则地固"。

四、六气变化与人体脉象的关系

本段基于天人相应的思想，认为自然界气候变化影响人体，人体会产生相应的变化，也可能表现在脉象上。但是，影响脉象因素是复杂的，并非仅仅取决于气候的改变，而气候的变化也不可能都反映于脉象上，所谓"天地之变，无以脉诊"，也就是说不能以脉象的变化去推测天地之变化。"随气所在，期于左右"，是说要从实际出发，根据气候与脉象变化的不同情况来判断顺逆。应"先立其年，以知其气"，再看"左右应见"，如果脉象"从其气则和，违其气则病"。而违其气则病之中，又有"不当其位者病，迭移其位者病，失守其位者危，尺寸反者死，阴阳交者死"的不同。这是从气候变化与人体脉象的应与不应来说明天人相应的观点的。运气对脉象的影响，具体参见《素问·至真要大论》。

【知识链接】

一、气论宇宙结构的宣夜说

本篇说："帝曰：地之为下否乎？岐伯曰：地为人之下，太虚之中者也。帝曰：冯乎？岐伯曰：大气举之也。"认为大地与人一起悬浮于宇宙之中，但不是凭借水的作用托浮，而是依靠大气的力量支撑。这一思想不但超越盖天说的天地相对关系论，而且超越了浑天说的天地相对关系论，既反映了浑天说思想，又含有宣夜说的成分。《素问·宝命全形论》说："天覆地载，万物悉备，莫贵于人。人以天地之气生，四时之法成。"也主要强调气的作用，虽有盖天说的成分，但亦含有宣夜说的思想。

宣夜说是我国古代宇宙结构的学说之一，其思想的理论渊源，可上溯到战国时期的庄周。《庄子·逍遥游》说："天之苍苍，其正色邪？其远而无所至极邪？"表达了作者对于宇宙无限的猜测。《列子·天瑞》说："日月星宿，亦积气中之有光耀者。"认为日月星辰是由发光的气所组成的。《晋书·天文志》载："汉秘书郎郗萌记先师相传云：天了无质，仰而瞻之，高远无极，眼瞀精绝，故苍苍然也……日月众星，自然浮生虚空之中，其行其止皆须气焉。是以七曜或逝或往，或顺或逆，伏见无常，进退不同，由乎无所根系，故各异也。故辰极常居其所，而北斗不与众星西没也。摄提、填星皆东行，日行一度，月行十三度，迟疾任情，其无所系著可知矣。若缀附天体，不得尔也。"宣夜说否定了天是一个蛋壳或苍穹的有限性，认为天是虚空的，无边无际的，其间充满气体，日月星辰飘浮在无限的气体中，由气的推动而运动，或是由气的阻碍而停止。这种宇宙无限的理论近乎正确地解释了宇宙无限的现象。但宣夜说对日月星辰的运行只是作了一般的描述，没有提出自己独立的对于天体坐标及其运动的量度方法，所以在古代影响远逊于浑天说。

二、关于"火游行其间"的释义

本段提出六气的分布有上、中、下之别，而火游行其间。对此，历代医家解释不一。张介宾云："寒居北，风居东，自北而东，故曰风寒在下，下者左行也。热居南，燥居西，自南而西，故曰燥热在上，上者右行也。地者土也，土之化湿，故曰湿气在中也。惟火有二，君火居湿之上，相火居湿之下，故曰火游行其间也。"从君、相二火作解。姚止庵则从人体相火的变化情况立论，指出："相火者，雷龙之火也，升降不常，悠忽善变，其静也托根丹田，其动也五脏六腑无处不到，盖尝游行其间矣。"马莳则笼统言之说："火于未入之前在湿上，已入之后在湿下，而游行上下之间也。"张灿玾等认为上说皆难论定，指出："按：本文之火，当指六气之火，六气之火，乃相火也。在岁气中，相火一气的时位，主气客气不一，主气少阳相火，在太阴湿土之前；客气少阳相火，在太阴湿土之后，故所谓火游行其间，亦或指此。"

三、大气论之阐发

本篇提出"地为人之下，太虚之中，大气举之"，受此观点的启发，明末清初医家喻嘉言于《医门法律》中撰写"大气论"一篇，他认为在自然界，地之四周有大气升举，使之得以存在，由于大气的运动不息，所以在气候上就有风、寒、暑、湿、燥、火的六气变化，大地之万物由大气的运动才有生、长、化、收、藏的规律。人生于自然界之中，为一小天地，亦一定存在着"大气"。人身之大气，即胸中之气，其气包举于肺之周围，统摄于周身，正是由于大气的作用，使脏腑经络功能得以发挥，营卫之气得以统摄，而大气充斥于周身上下内外，无处不到，环流不息，致使通体活动功能正常，生命活力旺盛。所谓"身形之中，有营气，有卫气，有宗气，有脏腑之气，有经络之气，各有区分，其所以统摄营卫、脏腑、经络，而令充周无间，环流不息，通体节节皆灵者，全赖胸中大气为之主持""人身亦然，五脏六腑，大经小络，昼夜循环不息，必赖胸中大气斡旋其间，大气一衰，则出入废，升降息，神机化灭，气立孤危矣"。大气虽为胸中之气，然胸中存在着膻中之气、宗气，喻氏认为，膻中之气、宗气与大气虽出于同一部位，但有所不同，应当加以区分。膻中之气为臣使之官，有其职位，说明有其具体的作用，而大气则无可名象，没有具体作用，有如太虚之中包举地形一样，主持着整个自然界。宗气与营气、卫气分为三隧，虽为十二经之主，但有隧而言，说明有具体所指，而不同于大气之空洞无着落。由此可见，大气高于宗气、膻中之气以及脏腑之气、经络之气，人身各种气均在大气的统摄之下，才能发挥各自的作用以维持全身的功能活动。

其后张锡纯《医学衷中参西录》中论大气，对大气的认识和治疗作了进一步的阐发。他认为大气即《黄帝内经》所言之宗气，"以元气为根本，以水谷之气为养料，以胸中之地为宅窟者也"。因其"诚以能撑持全身，为诸气之纲领，包举肺外，司呼吸之枢机，故郑而重之曰大气。"即大气是抟聚于胸中，包举于肺外的大量阳气，它源于元气，受水谷精微的滋养，除主司呼吸外，同时对全身产生重要影响。此气撑持全身，振作精神，心及心思、脑力、百骸动作，莫不赖于此。此气一虚，呼吸即觉不利，而时时酸懒，精神昏愦，脑力、心思为之顿减。大气之病变主要是虚而陷，其病情有缓急之别，急者可引起猝死，"大气既陷，无气包举肺外以鼓动其阖辟之机，则呼吸停顿，所以不病而猝死"。缓者则因大气下陷而致呼吸不利，换气不足缺氧，全身性衰竭出现一系列表现："有呼吸短气者，有心中怔忡者，有淋漓大汗者，有神昏健忘者，有声颤身动者，有寒热往来者，有胸中满闷者，有努力呼吸似喘者，有咽干作渴者，有常常呵欠者，有肢体痿废者，有食后易饥者，有二便不禁者，有癃闭身肿者，有张口呼气外出而气不上达，肛门突出者，在女子有下血不止，更有经水逆行者"等等。张锡纯创制升陷汤（生黄芪、知母、桔梗、柴胡、升麻）、回阳升陷汤（生黄芪、干姜、当归身、桂枝炭、甘草）、理郁升陷汤（生黄芪、知母、当归身、桂枝尖、柴胡、乳香、没药）、理脾升陷汤（生黄芪、白术、桑寄生、川断、萸肉、龙骨、牡蛎、川草薢、甘草）等方，分别针对不同情况的大气下陷加以治疗，有较大的临床参考价值。

【原文】

帝曰：寒暑燥湿风火，在人合之奈何？其于万物何以生化？岐伯曰：东方生[1]风，风生木，木生酸，酸生肝，肝生筋，筋生心[2]。其在天为玄，在人为道，在地为化。化生五味，道生智，玄生神，化生气。神在天为风，在地为木，在体为筋，在气为柔[3]，在脏为肝。其性为暄[4]，其德为和[5]，其用为动，其色为苍，其化为荣，其虫毛[6]，其政[7]为散，其令[8]宣发，其变摧拉，其眚[9]为陨，其味为酸，其志为怒。怒伤肝，悲胜怒；风伤肝，燥胜风；酸伤筋，辛胜酸。

南方生热，热生火，火生苦，苦生心，心生血，血生脾。其在天为热，在地为火，在体为脉，在气为息[10]，在脏为心。其性为暑，其德为显，其用为躁，其色为赤，其化为茂，其虫羽[11]，其政为明，其令郁蒸，其变炎烁，其眚燔焫[12]，其味为苦，其志为喜。喜伤心，恐胜喜；热伤气，寒胜热；苦伤气，咸胜苦。

中央生湿，湿生土，土生甘，甘生脾，脾生肉，肉生肺。其在天为湿，在地为土，在体为肉，在气为充[13]，在脏为脾。其性静兼[14]，其德为濡，其用为化，其色为黄，其化为盈[15]，其虫倮[16]，其政为谧[17]，其令云雨，其变动注[18]，其眚淫溃[19]，其味为甘，其志为思。思伤脾，怒胜思；湿伤肉，风胜湿；甘伤脾，酸胜甘。

西方生燥，燥生金，金生辛，辛生肺，肺生皮毛，皮毛生肾。其在天为燥，在地为金，在体为皮毛，在气为成[20]，在脏为肺。其性为凉，其德为清[21]，其用为固，其色为白，其化为敛，其虫介[22]，其政为劲[23]，其令雾露，其变肃杀，其眚苍落[24]，其味为辛，其志为忧。忧伤肺，喜胜忧；热伤皮毛，寒胜热；辛伤皮毛，苦胜辛。

北方生寒，寒生水，水生咸，咸生肾，肾生骨髓，髓生肝。其在天为寒，在地为水，在体为骨，在气为坚[25]，在脏为肾。其性为凛[26]，其德为寒，其用为藏[27]，其色为黑，其化为肃，其虫鳞[28]，其政为静，其令霰雪[29]，其变凝冽[30]，其眚冰雹，其味为咸，其志为恐。恐伤肾，思胜恐；寒伤血，燥胜寒；咸伤血，甘胜咸。五气更立[31]，各有所先，非其位[32]则邪，当其位则正。

帝曰：病生之变何如？岐伯曰：气相得则微，不相得则甚。帝曰：主岁[33]何如？岐伯曰：气有余，则制己所胜[34]而侮所不胜[35]；其不及，则己所不胜侮而乘之，己所胜轻而侮之。侮反受邪，侮而受邪，寡于畏也[36]。帝曰：善。

【校注】

〔1〕生：指五行同行之间的相互资生。

〔2〕筋生心：指肝木生心火，为五行母子相生。下文"血生脾""肉生肺""皮毛生肾""髓生肝"同。

〔3〕柔：张志聪："柔者，风木之气柔软也。"

〔4〕暄：张介宾："暄，温暖也。肝为阴中之阳，应春之气，故其性暄。"

〔5〕其德为和：谓运气变化在自然界或人体生命活动中所呈现的气化特性为平和。又，王冰："敷布和气于万物，木之德也。"《新校正》："按《气交变大论》云：其德敷和。"

〔6〕其虫毛：虫，泛指动物。古人把动物分为毛、羽、倮、介、鳞五类，称为五虫。毛，又称毛虫，指兽类。

〔7〕政：职能，作用。此指运气变化施加于气候、物候的某些作用。

〔8〕令：命令，法令。此指运气变化所导致的时令气候及物化景象。

〔9〕眚（shěng省）：灾害。

〔10〕息：生长。

〔11〕羽：羽虫，指鸟类动物。

〔12〕燔炳：大火焚烧。

〔13〕充：充实饱满。王冰："土气施化，则万象盈。"

〔14〕静兼：张志聪："静者，土之性。兼者，土王四季，兼有寒热温凉之四气也。"

〔15〕盈：充满丰盛。

〔16〕倮：无毛、无甲、无鳞、无羽的倮体动物。

〔17〕谧：王冰："谧，静也。土性安静。"

〔18〕动注：流动灌注。

〔19〕淫溃：王冰："淫，久雨也。溃，土崩溃也。"

〔20〕成：成熟，成形。

〔21〕清：《新校正》："按《气交变大论》云：其德清洁。"清，洁净。又张介宾："秋气清肃，金之德也。"

〔22〕介：即"甲"，俗称"壳"，指介虫，即有壳的动物。

〔23〕劲：形容金运秋令燥气劲急肃杀的特征。张介宾："风气刚劲，金之政也。"

〔24〕苍落：青干而凋谢。

〔25〕坚：高世栻："感冬气而万物坚凝也。"

〔26〕凛：高世栻："凛，严厉也。冬气严厉而寒，故其性为凛。"

〔27〕藏：原脱，据《素问吴注》《类经》补。张介宾："'藏'字原阙，脱简也，今补之。闭

藏生气，水之用也。"

〔28〕鳞：泛指有鳞甲的动物。王冰："鳞，谓鱼蛇之族类。"

〔29〕霜雪：原脱，据《素问吴注》补。

〔30〕凝冽：水结冰为凝，冷极为冽。

〔31〕五气更立：五行之气交替主时。

〔32〕位：指五运之气相应的时令季节。

〔33〕主岁：五行之气各主一岁，称之为岁运、中运。

〔34〕己所胜：受制于我的为己所胜，即我克者。

〔35〕所不胜：克制我的为己所不胜，即克我者。

〔36〕侮反受邪，寡于畏也：张介宾："五行之气，各有相制，畏其所制，乃能守位，寡于畏则肆无忌惮，而势极必衰，所以反受其邪。"

【释义】

本段原文从运气学说的角度，进一步阐述了自然界事物以及人体组织器官的五行分类及其相互关系等问题。

一、自然事物与人体联系的五行分类

本段原文的主要内容与《素问·阴阳应象大论》所述基本相同，但两篇论述的角度不同。《素问·阴阳应象大论》是从阴阳应象着眼，把五行作为阴阳之象对待；此节则从五运入手，在论述岁运、岁气的基础上，进一步讨论了木、火、土、金、水五个主时之运与人及万物的关系（表67-2），回答了"寒暑燥湿风火在人合之奈何？其于万物何以生化"的问题。

表67-2 自然事物与人体联系的五行分类表

五行	木	火	土	金	水
五方	东	南	中	西	北
五季	春	夏	长夏	秋	冬
六气	风	热（火）	湿	燥	寒
五变	生	长	化	收	藏
物候象	柔	息（长）	充	成	坚
五色	青	赤	黄	白	黑
五味	酸	苦	甘	辛	咸
五嗅	臊	焦	香	腥	腐
五音	角	徵	宫	商	羽
星宿	岁星	荧惑星	镇星	太白星	辰星
五虫	毛	羽	倮	介	鳞
五畜	犬	马	牛	鸡	彘

续表

五行	木	火	土	金	水
五谷	麻	麦	稷	稻	豆
五果	李	杏	枣	桃	栗
五实	核	络	肉	壳	濡
性质	暄	暑	静兼	凉	凛
五德	和（敷和）	显（彰显）	濡（溽蒸）	清（清洁）	寒（凄沧）
五用	动	躁	化	固	（缺）
五化	荣（生荣）	茂（蕃茂）	盈（丰备）	敛（紧敛）	肃（清谧）
五政	发散（舒启）	明（明曜）	谧（安静）	劲（劲切）	静（凝肃）
五令	宣发（风）	郁蒸（热）	云雨（湿）	雾露（燥）	寒
极变	摧拉（振发）	炎烁（销铄）	动注（骤注）	肃杀	凝冽（凛冽）
灾害	陨（散落）	燔焫	淫溃（霖溃）	苍落（苍陨）	冰雪霜雹
生成数	3，8	2，7	5	4，9	1，6
方位天干	甲乙	丙丁	戊己	庚辛	壬癸
方位地支	寅卯	巳午	辰戌丑未	申酉	亥子
五运天干	丁壬	戊癸	甲己	乙庚	丙辛
六气地支	巳亥	子午寅申	丑未	卯酉	辰戌
五脏	肝	心	脾	肺	肾
六腑	胆	小肠	胃	大肠	膀胱
五体	筋	脉	肉	皮毛	骨
五官	目	舌	口	鼻	耳
五神	魂	神	意	魄	志
五志	怒	喜	思	悲	恐
五液	泪	汗	涎	涕	唾
五声	呼	笑	歌	哭	呻

从上表可见，五行学说对事物的分类，并不是依据物质的构成元素，而是以五行的功能属性为根据，对万事万物的动态之象，即功能特性及事物之间的行为动态联系进行综合，将其归纳为五大类别，作为对世界之象的整体划分。蔡璧名[①]指出："中国的五行说，由浑沌初构到系统成熟，终至广泛应用，始终未曾以探索宇宙构成之根本物质为问题意识的所在。"而是着眼于研究事物内部和事物之间最一般的结构关系，并用五行结构观念构成关于自然及社会的理论体系，此充分体现了中医学天、地、人相应的统一整体观。

二、五行生克关系

本段原文通过五脏、五志、五味、五气之间的关系，阐述了五行的生克规律。原文所论与《素问·阴阳应象大论》基本相同，有关释义与临床应用等，参见该篇，此不赘述。

---

①蔡璧名.重审阴阳五行理论：以本草学的认识方法为中心[J].台大中文学报，2000，（12）：285-364.

三、运气变化与发病的关系

五运之气交替主时，有正常与异常两种情况。时至气至则为正常，所谓"当其位则正"，在此情况下，即便发生疾病，也比较轻微，所谓"气相得则微"。时与气相反则为异常，即"非其位则邪"，此时发生病变则比较深重，所谓"不相得则甚"。当然，气之相得不相得，也涉及到主气与客气的加临关系，已如上述。

另外，运气的异常变化也遵循着五行生克乘侮的规律，当某一气太过或不及时，同时也会影响到其他五运或六气的变化，其规律为"气有余，则制己所胜而侮所不胜；其不及，则己所不胜侮而乘之，己所胜轻而侮之"。不仅运气的异常变化时如此，人体脏腑之间病理变化也是如此，一个脏器有病，必然要涉及到其他脏器，同时也必然受到其他脏器的作用和影响。由此也提示我们，不论是分析自然界的气候变化，或是分析人体疾病的病机，都必须注意从关系的角度全面考虑问题，不能只看一点，不及其余。这也是中医学整体恒动观在运用中的具体体现。

【知识链接】

一、关联性思维

实体是西方哲学最核心的范畴，二千多年来支配着西方哲学的思考，无论是原子论的物质实体还是理念论的精神实体。相对而言，中国传统文化形成了以关系，即事物的相关性和相对性为中心的思想，与以现代科学、数学和逻辑学为基础的关系实在论有相通之处。用实体与关系这一对哲学范畴来进行中西医的比较，可以发现，从研究对象的角度而言，西医学以实体为其研究的主要对象，中医学主要是以关系为其研究的对象。以关系为认识的逻辑起点，势必将人的认识导向关联性思维。一般认为，关联性思维这个提法是来源于20世纪早期的法国汉学研究当中，最早可以直接追溯到葛兰言写于1934年的《中国人的思维》。其后的汉学家如李约瑟（有机性哲学与象征性关联思维）、葛瑞汉（类推思维）、安乐哲等也有广泛的相关研究，都倾向于把其作为古代中国人思维的一个最主要特征。

关联性思维方式与逻辑分析思维方式相对而言，具有三个基本特征：一是连续性特征。关联性思维的原义就是分类，涉及的是两类及以上的物事，在一定的规则下将之分类或者各就其位。关联的要旨在于"秩序"，其目的、方式、结果都指向一个倾向于严谨的秩序，即把天、命、性、心、情、志等诸人文性范畴，和阴阳、四季、八卦天文、星象等自然性范畴统一到一个有秩序的宇宙系统里面。诚如杜维明[1]所说：在这个宇宙中，"所有形式的存有，从石头到天，都是一个往往被称为'大化'的连续体不可缺少的组成部分"。李约瑟[2]也指出："在中国思想里的关键字是'秩序'和（尤其是）'图样'（有机体）。符号间之关联或对应，都是一个大'图样'的一部分……所以万物之存在，皆须依赖于整个'宇宙有机体'

①杜维明.儒家思想新论——创造性转换的自我[M].南京：江苏人民出版社，1991，35.
②李约瑟.中国古代科学思想史[M].陈立夫，等译.南昌：江西人民出版社，1999，352.

而为其构成之一部分。"二是整体性特征。如上天人合一的整体观所述,在天、地、人同源于气的基础上,认为人与自然具有相同的阴阳、五行结构,以阴阳或五行为结构框架,建构了不同的意义链,天、地、物、我皆被纳入到一个有序而连续的系统当中来,体现出有机的整体性特征。三是自发性。自发性是指万物生长是自生自发,不受任何有意志的力量的支配。与逻辑分析思维方式主张世界为某种动因最终决定不同,关联性思维以关联过程而不是以动因来说明事物的状态,如李约瑟[1]所说:"至于事物之相互影响,亦非由于机械的因之作用,而是由于一种'感应'……它们之间的相互作用,并非由于机械性的刺激或机械的因,而是出于一种神秘的共鸣。"

安乐哲[2]认为关联性思维不区分现象和实在,只在经验层面上,将具体的、直接经验的事物联系起来考察,而不诉诸某种超世间维度。因此,在关联性思维中,事物之间发生关系的基础是象与数,所谓"物生而有象,象而后有滋,滋而后有数"。通过象数,可以将整个世界联为一个连续性的整体。象与数,又可以表述为数与类,《春秋繁露·人副天数》云:"于其可数者,副数;不可数者,副类。皆当同而副天,一也。"换言之,"象–类"整体思维是事物关联性的基础。

二、天地人三才与精气神的关系

人们常说精、气、神为人之三宝,姚春鹏[3]研究认为精、气、神是元气的三个基本面相,或者说三种基本性质。元气论自然观认为任何事物都是"形""气"的统一体,"形"是可见的,由气聚而成,是"物"存在的依托,又称为"器"。"气"是不可见的,是"物"生存、发展、消亡的动力。精、气、神是元气的三种状态及不同功用表现,其中精指作为化生万物本原之元气的物质性;神是指使万物发生神妙作用的东西,是气功能的极致表现,故气中含神。精是着眼于万物生化本原的物质性,气是着眼于万物生化之源的能动性,神是指气有着灵妙的规律性、主宰性等。如李东垣《脾胃论·省言箴》云:"气乃神之祖,精乃气之子,气者精神之根蒂也。大矣哉!积气以成精,积精以全神,必清必静,御之以道,可以为天人矣。"张超中[4]从道家内丹的角度指出:"丹家谓神气不二,总归先天一气,以其流动言谓之气,以其灵明言谓之神,以其凝聚言谓之精,神为主宰,气为动力,精为基础(质料),其中又有层次之别。先天则一,后天则分。"

刘长林[5]引用本篇"夫变化之为用也,在天为玄,在人为道,在地为化……形气相感,而化生万物矣"一段文字阐述精气神的关系,认为神的实质是气,气进入发挥作用的状态,也就是建立起关系,则为神。神的运变功能显示出三大层级:"在地为化"为初级之神,其作用在于化生有形之器物,凡物皆有味,故曰"化生五味"。"在天为玄"属普通之神,发生在玄远无穷的太虚之中,其变化神妙莫测,故曰"玄生神"。"在人为道"为高级之神,属于

①李约瑟.中国古代科学思想史[M].陈立夫,等译.南昌:江西人民出版社,1999,352

②安乐哲.自我的圆成中西互镜下的古典儒学与道家[M].石家庄:河北人民出版社,2006,175

③姚春鹏.元气论:自然国学的哲学与方法论基石[M].深圳:海天出版社,2016:88-98.

④张超中.《黄帝内经》的原创之思[M].北京:中国医药科技出版社,2013:103.

⑤刘长林.中国象科学观——易、道与兵、医[M].北京:社会科学文献出版社,2008:825-828.

人的心神,它不仅能认识和应对外物,创造精神产品,还能默观无形之气的妙景,支配气的某些活动,进入天人一体、能所不二的奇境,故曰"在人为道""道生智"。可见,与初级之神对应的存在是形,与普通之神对应的存在是普通之气,简称气;与高级之神对应的存在是心神之气,简称神。中医学视人为小宇宙,认为人也具有和宇宙大体一致的结构。宇宙由形–气–神(专指心神)三个层级构成,以阴阳为生化之源及天地之根本规律。人则由精–气–神三个层级构成,其生之本和病之本也在阴阳。关于人身精、气、神的关系,张介宾论之甚详,《类经·摄生类》说:"故先天之气,气化为精;后天之气,精化为气。精之与气,本自互生,精气既足,神自王矣。虽神由精气而生,然所以统驭精气而为运用之主者,则又在吾心之神,三者合一,可言道矣。"精–气–神的人身结构模型,为中医学和中国养生学的基本指导理论,几千年来,产生了极好的实践效果,证明了这一理论模型的真理性。

纵观《素问·天元纪大论》"夫变化之为用也,在天为玄,在人为道,在地为化"之论,结合《素问·五运行大论》与《素问·阴阳应象大论》中五行(五运)每一行有关神在天、在地、在人变化的论述,如《素问·五运行大论》中论述木运曰:"神在天为风,在地为木,在体为筋,在气为柔,在脏为肝。"似乎为我们提供了解答天地人三才模式与精、气、神三宝之间关系的密钥。

三、数术化的身体观

"数术"之学是中国传统关于天道或宇宙的知识体系。质言之,数术是一套沟通天人的技术与理论。或者说,它是中国人的传统宇宙观以及以此宇宙观为基础的预测学。"数术"一词中"数"这个字具有多重意涵,并非只有数学上的意义。其中亦涵括所谓"命数""卜数"的观念,则与人事有密切关联。操作者运用了阴阳、五行、干支等符号化的语言,将"数"与人事做类比思考,以断其吉凶祸福。换言之,"数"具有推算的意思,而数字也有吉、凶之分。在战国秦汉时期,数术发展的一个趋向是将"数"演算的"图式化",时间、方位、数字、事物甚至鬼神系统等结合在一起,形成中国特有的"感应论"式的思维方式。这里"感应"的中介是"气",它在同类(或相关)的事物之间起了互相吸引感动的力量。这种感应式的思维逻辑,可以从任何一点出发,借用符号化与格式化的言语做无穷的推衍。《史记·孟荀列传》中说明其方法特色是"必先验小物,推而大之,至于无垠"。所有的中国传统实用知识或技术均普遍套用了这种思维模式,传统中国医学就是一个为人熟知的例子。李建民[①]将"数术的身体观"的特色归纳为以下五点:①人身体的气具有时间性与方位性,也就是说气在不同时间(包括方位)是有变化、盛衰的;②这种时位的变化以干支、阴阳、五行等数术符号表述,也就是把人所认识的对象符号化;③人身体的时位变化的节奏与天道宇宙的韵律一致;④天道与生命的韵律不是机械的而是感应的;⑤身体的时位性既有规律可循,所以可能被人推算或预测。这些原则广泛应用于诊断与治疗。

---

① 李建民.发现古脉——中国古典医学与数术身体观[M].北京:社会科学文献出版社,2007:158–159.

六微旨大论篇第六十八

【导读】

六，指风、热、火、湿、燥、寒六气。本篇重点讨论六气的理论，涉及六气的标本中气、太过不及、亢害承制、二十四步推算、六气时序、上下定位、阴阳升降出入等问题，都作了详尽的阐述，实为论述六气理论经旨的专篇。高世栻曰："承上篇《五运行》而论天道六六之节，地理应六节，上下有位，左右有纪，岁数终始，万物生化之道。本经第九篇《六节藏象论》为六气之大纲，此则阐明其旨，以悉其微，故曰六微旨大论。"

【原文】

黄帝问曰：呜呼远哉！天之道也，如迎浮云，若视深渊，视深渊尚可测，迎浮云莫知其极。夫子[1]数言谨奉天道，余闻而藏之，心私异之，不知其所谓也。愿夫子溢志[2]尽言其事，令终不灭，久而不绝，天之道可得闻乎？岐伯稽首再拜对曰：明乎哉问，天之道也！此因天之序，盛衰之时[3]也。

帝曰：愿闻天道六六之节[4]盛衰何也？岐伯曰：上下有位，左右有纪[5]。故少阳之右[6]，阳明治之；阳明之右，太阳治之；太阳之右，厥阴治之；厥阴之右，少阴治之；少阴之右，太阴治之；太阴之右，少阳治之。此所谓气之标[7]，盖南面而待也。故曰：因天之序，盛衰之时，移光定位，正立而待之[8]。此之谓也。

少阳之上，火气治之，中见厥阴[9]；阳明之上，燥气治之，中见太阴；太阳之上，寒气治之，中见少阴；厥阴之上，风气治之，中见少阳；少阴之上，热气治之，中见太阳；太阴之上，湿气治之，中见阳明。所谓本也，本之下，中之见也，见之下，气之标也。本标不同，气应异象[10]。

帝曰：其有至而至[11]，有至而不至，有至而太过[12]，何也？岐伯曰：至而至者和；至而不至，来气[13]不及也；未至而至，来气有余也。帝曰：至而不至，未至而至，如何？

岐伯曰：应则顺，否则逆[14]，逆则变生，变则病。帝曰：善。请言其应。岐伯曰：物，生其应也；气，脉其应也[15]。

【校注】

〔1〕夫子：对岐伯的尊称。

〔2〕溢志：犹言尽情。杨上善："惟愿夫子纵志言之。"

〔3〕因天之序，盛衰之时：张介宾："因天道之序更，所以成盛衰之时变也。"

〔4〕天道六六之节：周天365.25度分为六步，每步为60.875天，而为六步六气。

〔5〕上下有位，左右有纪：谓司天、在泉之气有一定位置，左右四间气的升降有一定的次序。上下，指司天与在泉之气；左右，指左右四间气；纪，次序。

〔6〕少阳之右：张介宾："然此右字，皆自南面而观以待之，所以少阳之右为阳明也。"

〔7〕气之标：用三阴三阳为风热火湿燥寒六气之标志。气，指六气。标，即标志、标象。

〔8〕移光定位，正立而待之：此指古代观测日影以定一年节气时日的方法。王冰："移光，谓日移光。定位，谓面南观气，正立观岁，数气之至，则气可待之也。"

〔9〕中见厥阴：张介宾："此以下言三阴三阳各有表里，其气相通，故各有互根之中气也。少阳之本火，故火气在上，与厥阴为表里，故中见厥阴，是以相火而兼风木之化也。"以下依此。中见，即中见之气，指与本气三阴三阳相表里的气。

〔10〕本标不同，气应异象：六气有标、本、中气的不同，所反映出来的疾病症状和脉象也不同。

〔11〕至而至：谓时令到了而相应的气候也到。前"至"指时之至，后"至"指气之至。

〔12〕至而太过：即下文所谓"未至而至"，指未到其时而有其气。

〔13〕来气：指实际的气候变化。

〔14〕应则顺，否则逆：张介宾："当期为应，愆期为否，应则顺而生化之气正，否则逆而胜复之变生，天地变生而万物亦病矣。"

〔15〕物……脉其应也：言六气的影响，万物以生长的状态相应，人体以脉象变化相应。

【释义】

本段主要论述了客气六步的循行规律、标本中气、六气变化的常变及其引起的自然界物候、人体脉象变化等。

一、客气六步的循行规律

本段原文指出，天道六六之节，表现为随着天时的变化，而有盛衰之序。即客气六步，包括司天之气（上）、在泉之气（下），以及司天（上）的左间气、右间气，在泉（下）的左间气和右间气，其分布"上下有位，左右有纪"，并按照先三阴后三阳，即一阴厥阴风木，二阴少阴君火，三阴太阴湿土，一阳少阳相火，二阳阳明燥金，三阳太阳寒水的次序，循环无端。客气以六年为一周期，随年支的演变，每年各步的客气性质及其盛衰变化均有所不同。

二、认识六气的方法

六气包括主气与客气，客气依据纪年地支进行推演。主气是将二十四节气，从大寒日起划分为六个时段而成，因此，主气本质上就是二十四节气。古人对二十四节气的认识，则源于天文观测与计算，所谓"移光定位，正立而待之"。张介宾云："光，日光也。位，位次也。凡此六气之次，即因天之序也。天既有序，则气之旺者为盛，气之退者为虚。然此盛衰之时，由于日光之移。日光移而后位次定，圣人之察之者，但南面正立而待之，则其时更气移，皆于日光而见之矣。故《生气通天论》曰：天运当以日光明，正此移光定位之义。"（《类经·运气类》）这就是说，六气的变化与日光对地面的照射密切相关。因此，通过观察日光照射地面物体的投影移动变化情况，就可以反映六气的进退盛衰情况。

移光定位，古人是用圭表来进行实测的。圭表是我国最古老、最简单的天文观测仪器之一。表，是垂直立于地平面的一根标杆或石柱。圭，是正南正北方向水平位置带有刻度的尺，日中时用来度量表影的长度。圭和表互相垂直，就组成了圭表。一般在日中时量度太阳光照射标杆所成影长，从这个影子的长短周期性变化，可以测定一个回归年的日数和一年的各个季节。最早以文字描述方式给出二十四节气午中晷影长度表的为西汉的《周髀算经》，其后两汉之际的纬书《易纬》也有记载，现存最早的二十四节气晷长实测表值首见于东汉四分历中。关于立表测影的知识，参见《素问·六节藏象论》。

三、标本中气及其相互关系

标本中气，是借用标本概念以说明六气与三阴三阳之间关系的一种学说，所谓本即事物的本体、本质，标即标志、标象。在运气学说中，风、寒、暑、湿、燥、热是气候、物候现象产生的根源，故六气为"本"。三阴三阳，是用以表示或者标记六气的标志，是人们为了便于掌握和认识六气而附加的符号，故为"标"。中，即中见之气，是与标本相互联系，且与标为表里关系者即为中气。六气的标、本、中气关系如下（表68-1）。

表68-1　六气标本中气关系表

本	（火）暑	燥	寒	风	热	湿
标	少阳	阳明	太阳	厥阴	少阴	太阴
中气	厥阴	太阴	少阴	少阳	太阳	阳明

六气有标、本、中气的不同，所反映出来的疾病症状和脉象也不同。张介宾曰："本标不同者，若以三阴三阳言之，如太阳本寒而标阳，少阴本热而标阴也。以中见之气言之，如少阳所至为火生，而中为风；阳明所至为燥生，而中为湿；太阳所至为寒生，而中为热；厥阴所至为风生，而中为火；少阴所至为热生，而中为寒；太阴所至为湿生，而中为燥也。故岁气

有寒热之非常者,诊法有脉从而病反者,病有生于本、生于标、生于中气者,治有取本而得,取标而得,取中气而得者。此皆标本之不同,而气应之异象。"

四、六气变化的常变

六气的变化有常有变,其中"至而至",与季节相应为常。"至而不至""至而太过""未至而至",与季节不相应为变。判断常变的标准,在自然界可观察万物生长化收藏的情况,在人则通过脉象变化以测其应与不应。常则万物化生,身体康健;变则万物不荣,发生疾病。

【原文】

帝曰:善。愿闻地理之应六节气位[1]何如?岐伯曰:显明[2]之右,君火之位也;君火之右,退行一步[3],相火治之;复行一步[4],土气治之;复行一步,金气治之;复行一步,水气治之;复行一步,木气治之;复行一步,君火治之。相火之下,水气承[5]之;水位之下,土气承之;土位之下,风气承之;风位之下,金气承之;金位之下,火气承之;君火之下,阴精[6]承之。帝曰:何也?岐伯曰:亢则害,承乃制[7],制则生化,外列盛衰[8],害则败乱,生化大病。

帝曰:盛衰何如?岐伯曰:非其位[9]则邪,当其位则正。邪则变甚,正则微。帝曰:何谓当位?岐伯曰:木运临卯[10],火运临午[11],土运临四季[12],金运临酉[13],水运临子[14],所谓岁会[15],气之平也。帝曰:非位何如?岐伯曰:岁不与会也。帝曰:土运之岁,上见太阴[16];火运之岁,上见少阳、少阴[17];金运之岁,上见阳明[18];木运之岁,上见厥阴[19];水运之岁,上见太阳[20],奈何?岐伯曰:天之与会[21]也。故《天元册》曰天符[22]。天符岁会何如?岐伯曰:太一天符[23]之会也。帝曰:其贵贱何如?岐伯曰:天符为执法[24],岁位为行令[25],太一天符为贵人[26]。帝曰:邪之中也奈何?岐伯曰:中执法者,其病速而危;中行令者,其病徐而持;中贵人者,其病暴而死。帝曰:位之易也何如?岐伯曰:君位臣则顺,臣位君则逆[27]。逆则其病近,其害速;顺则其病远,其害微。所谓二火也[28]。

【校注】

〔1〕地理之应六节气位:指主气六步的方位和时间。因主气六步为地气所化,年年相同,故云"地理之应""静而守位"。

〔2〕显明:张介宾:"显明者,日出之所,卯正之中,天地平分之处也。"即春分时节。王冰:"自春分后六十日有奇,斗建卯正至于巳正,君火位也。"

〔3〕退行一步:张介宾:"谓退于君火之右一步也。"一步等于60.875日。

〔4〕复行一步：张介宾："谓于相火之右，又行一步也。"

〔5〕承：张志聪："承者，谓承奉其上而制之也。"

〔6〕阴精：黄元御："阴精，水也。"指寒水之气。

〔7〕亢则害，承乃制：张介宾："亢者，盛之极也。制者，因其极而抑之也。"

〔8〕外列盛衰：高世栻："盛已而衰，衰已而盛，四时之气可征也。"

〔9〕位：指十二地支在方位上的子、午、卯、酉四正位，以及辰、戌、丑、未属土的位置。在此八个地支所表示的年份，岁运与岁支的五行属性相同，而且岁支当五方正位者为岁会，称为当位；而寅、申、巳、亥所表示的年份不属于岁会，故为非其位。所以，这里的"当位""非位"主要从是否岁会年来判断。

〔10〕木运临卯：张介宾："以木运而临卯位，丁卯岁也。"

〔11〕火运临午：张介宾："以火运临午位，戊午岁也。"

〔12〕土运临四季：张介宾："土运临四季，甲辰、甲戌、己丑、己未岁也。"四季，此处指辰、戌、丑、未四个方位。

〔13〕金运临酉：张介宾："金运临酉，乙酉岁也。"

〔14〕水运临子：张介宾："水运临子，丙子岁也。"

〔15〕岁会：指岁运与岁支的五行属性相同，且相会于五方正位。张介宾："此岁运气与年支同气，故曰岁会。"

〔16〕上见太阴：谓司天之气为太阴湿土之气。上，司天之气；太阴，即六气中太阴湿土之气。

〔17〕上见少阳、少阴：谓司天之气为少阳相火与少阴君火。

〔18〕上见阳明：谓司天之气为阳明燥金之气。

〔19〕上见厥阴：谓司天之气为厥阴风木之气。

〔20〕上见太阳：谓司天之气为太阳寒水之气。

〔21〕天之与会：即司天与岁运五行属性相符合。

〔22〕天符：指一年的岁运之气与司天之气五行属性相符合，即己丑、己未、戊寅、戊申、戊子、戊午、乙卯、乙酉、丁亥、丙辰、丙戌、丁巳之年。

〔23〕太一天符：张介宾："既为天符，又为岁会，是为太一天符之会，如上之己丑、己未、戊午、乙酉，四岁是也。太一者，至尊无二之称。"即岁运、司天之气及年支方位的五行属性均相同之年，也成为"三合"。

〔24〕执法：执掌法令的官吏。比喻运气理论中的天符之年。王冰："执法犹相辅。"

〔25〕岁位为行令：《素问注证发微》《素问直解》均改"岁位"为"岁会"。行令，施行政令。比喻岁会之年邪气在下，犹如下奉上令而行。王冰："行令犹方伯。"

〔26〕贵人：冈本为竹："贵人犹言君主，君主统率上下，为万方之主，任意施威于天下，其气甚盛。太一天符的岁势，在三者之中，专而最盛，所以比作贵人。"

〔27〕君位臣则顺，臣位君则逆：谓少阴君火之客气加于少阳相火之主气上，是君在上而臣在下，故为顺；少阳相火之客气加于少阴君火之主气上，是臣在上而君在下，故为逆。

〔28〕所谓二火也：谓主客之气位置的互易，专指君火、相火而言。

【释义】

本段主要论述六气主气的顺序、关系以及运气相合同化的关系，以及对发病的影响。

一、论主气六步的次序

主气，即主时之气，主司一年六个季节的正常气候变化。因其恒居不变，静而守位，年年如此，故又称为地气。

主气分一年二十四个节气为六步（6个时间段），每步主四个节气，计六十天零八十七刻半，初气始于厥阴风木，按五行相生次序（君火在前，相火在后），终气止于太阳寒水。六气主时，是从上一年十二月中的大寒节起算，经过立春、雨水、惊蛰到春分前夕，为初之气，属厥阴风木当令，为一年春季的开始。从春分起算，经过清明、谷雨、立夏，到小满前夕，属少阴君火热气当令，为一年夏季之始。从四月的小满起算，经过芒种、夏至、小暑到六月中旬的大暑前夕，属少阳相火暑气当令，正是暑气流行的季节。从六月中旬的大暑起算，经过立秋、处暑、白露到八月中旬的秋分前夕，属太阴湿土当令，正是湿气旺盛的季节。从八月中旬的秋分起算，经过寒露、霜降、立冬，到十月中旬的小雪前夕，属阳明燥金当令，正是燥气最盛的季节。从十月中旬的小雪算起，经过大雪、冬至、小寒到十二月的大寒节前夕，属太阳寒水当令，正是一年之中寒气最盛季节。时序及气候的变迁，反映了五行相生的规律（见图68-1）。

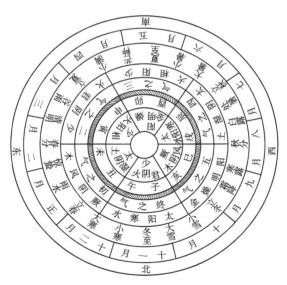

图 68-1　主气六气主时、承制图

二、主气之间的相互关系

原文"相火之下，水气承之……君火之下，阴精承之"一段文字，阐述了六气之间具有相互承制、互相约束的关系。这种承制、约束关系对气候变化起着一种自动调节的作用。

这里"下"，指下承之气，因位居本气之后，故称"下"。"承"，指接着而出现的制约之气。六气之间相互制约，才能防止太过或不及，保持相对平衡，所以任何一种气候都有相应的制约之气。当某一气出现亢盛的时候，随即就有另一种气去制约；否则六气就会失去调节，从而产生灾害性气候。所以说："亢则害，承乃制，制则生化，外列盛衰，害则败乱，生化大病。"

三、运气同化关系

运气同化，指岁运与岁气同类而化合的关系。即运与气彼此性质相同而相遇时，往往会产生同一性质的变化及气象反应。如木同风化，火同暑热化，土同湿化，金同燥化，水同寒化。这里论述了岁会、天符、太一天符等三种情况。

（一）岁会

岁会是指岁运之气与岁支的方位、时季五行属性相符合的同化关系。岁会，又称岁直，意谓年支以同气奉承岁运。本篇认为丁卯年，丁为木运，卯位于东方属木，故称"木运临卯"。戊午年，戊为火运，午位于南方属火，故称"火运临午"。甲辰、甲戌、己丑、己未四年，甲己为土运，而辰戌丑未分别位于东南、西南、东北、西北方属土，又恰是四季之末的四维方位，故称"土运临四季"。乙酉年，乙为金运，酉位于西方属金，故称"金运临酉"。丙子年，丙为水运，子位于北方属水，故称"水运临子"。岁会之年，为气候变化平和之年。

如果以岁运与岁支方位五行属性相同来推演，60年中当有24年五行属性相同，如壬寅、庚申、辛亥、癸巳等。这里仅列举了8年，以致导致后世运气家均认为岁会之年仅有8年，那么与此相关的太一天符年数也就有问题了。

（二）天符

天符是指岁运之气与司天之气的五行属性相符合的同化关系。如本文所言"土运之岁，上见太阴"，即己丑、己未年，己为土运，丑未太阴湿土司天，土运与司天的湿气同化。"火运之岁，上见少阳、少阴"，即戊寅、戊申、戊子、戊午年，戊为火运，若遇寅申少阳相火司天、子午少阴君火司天之年，火运与司天的暑、热之气同化。"木运之岁，上见厥阴"，即丁巳、丁亥年，丁为木运，巳亥厥阴风木司天，木运与司天的风气同化。"水运之岁，上见太阳"，即丙辰、丙戌年，丙为水运，辰戌太阳寒水司天，水运与司天的寒水之气同化。"金运之岁，上见阳明"，即乙卯、乙酉年，乙为金运，卯酉阳明燥金司天，金运与司天的燥气同化。上述同化，均为岁运的五行属性与客气司天地支的五行属性相同，故称为"天符"。从理论上讲，60年中天符之年也应该为24年，但这里仅罗列了12年，也对后世运气家有所误导。

（三）太一天符

太一天符，又称太乙天符。是指既是天符，又是岁会的年份。本篇说："天符岁会何如？岐伯曰：太乙天符之会也。"可见，太乙天符是指岁运之气、司天之气和岁支方位五行属性三者相合,共同主令,即《素问·天元纪大论》所谓"三合为治"之义。例如戊午年,岁运为火运,少阴君火司天,午位于南方属火,三者属性相同,故为太乙天符。乙酉年,岁运为金运,阳明燥金司天,酉位于西方属金,三者属性相同,故为太乙天符。己丑、己未年,岁运为土运,丑未太阴湿土司天,丑未又为土居之位,三者属性相同,故为太乙天符。

四、运气变化与发病

本段主要从运气同化关系的角度阐述有关发病的问题,认为岁会之年,运气变化正当其位,气候变化平和为"正",不易引起疾病;否则,气候变化复杂为"邪",容易导致较为复杂的疾病。虽然岁会、天符、太一天符都是运和气相合的年份,气象变化比较单一,但却因此而造成一气偏胜独治,产生单一剧烈的气候变化,这样就容易给人体和其他生物造成较大的危害,所谓"执法""行令""贵人"就是对其力量和作用的形容。执法位于上,故为"天符"之邪所伤,则发病迅速而严重;行令位于下,故为"岁会"之邪所伤,则病势徐缓而持久;贵人统乎上下,故为"太一天符"之邪所伤,则病势急剧而有死亡的危险。例如甲辰年是土运之年,运临本气,为岁会年。这一年气候湿气偏胜,人中湿邪后,多出现湿气下注的下肢浮肿,体重泄泻的疾患。这类疾病发病缓慢,由于湿邪黏滞,故一时难以痊愈。丙辰年大运为水,司天为太阴寒水,水与寒同化,故这一年寒气过胜,人易受寒邪,出现寒气留滞或侵袭溪谷关节部位,引起寒痹的疾病,或者阴盛阳衰的寒证。戊午年是火气太过之年,气候燥热过亢,当人受热燥之邪气侵袭,多出现温热亢盛的严重病变,如暑厥、中暑等病。这些病都是发病急而暴,抢救不及时,有死亡的危险。

另外,所论"君位臣则顺,臣位君则逆",则是指客气与主气加临情况下,少阴君火与少阳相火之位而言的。如客气为少阳相火,主气为少阴君火,即称"君位臣",反之则为"臣位君"。君位臣为顺,"其害微";臣位君为逆,"其害速"。

【知识链接】

一、亢害承制理论的后世发展

亢害承制,本为《素问·六微旨大论》所论六气变化过程中出现太过时,所表现的一种内在的调节机制。本篇从运气学说的角度,对六气相承的自然现象做了具体的论述,唐代王冰借用自然现象进一步解释亢害承制说:"热盛水承,条蔓柔弱,凑润衍溢,水象可见;寒甚物坚,水冰流涸,土象斯见,承下明矣;疾风之后,时雨乃零,是则湿为风吹,化而为雨;风动气清,万物皆燥,金承木下,其象昭然;锻金生热,则火流金,乘火之上,理无妄也;君火之位,大热不行,盖为阴精制承其下也。"说明各种正常的生化过程和自然现象,均寓有"承制"之理。就自然五行系统结构来看,王冰重点揭示了五行之间可以通过承制关系而维持五行系统结构的动态平衡,含有深刻的生态平衡之理。

元代王履认为"亢而自制"是人体生理活动协调统一的内在机制,他在《医经溯洄集》

中专列"亢则害承乃制论"，认为"亢则害，承乃制"是"造化之枢纽""承，犹随也……而有防之之义存焉；亢者，过极也；害者，害物也；制者，克胜之也。然所承也，其不亢，则随之而已，故虽承而不见；既亢，则克胜以平之，承斯见矣……盖造化之常，不能以无亢，亦不能以无制焉耳"。而且"亢则害，承乃制之道，盖无往而不然也。惟其无往而不然，故求之于人，则五脏更相平也""姑以心火而言，其不亢，则肾水虽心火之所畏，亦不过防之而已，一或有亢，即起而克胜之矣。余脏皆然"。若"亢而不能自制"，则发而为病，故用汤液、针石、导引之法以助之，制其亢而除其害。张志聪在《黄帝内经素问集注》中，依据五行生克制化之理对亢害承制论做了进一步的阐发，他认为："盖五行之中，有生有化，有制有克，如无承制而亢极则为害，有制克则生化矣……如木位之下，乃阳明燥金，太阳寒水母子之气以承之，母气制之，则子气生化其木矣。如金位之下，乃君相二火，太阴湿土母子之气承之，母气克之，则子气生化其金矣。土位之下，乃厥阴风木，君相二火母子之气以承之，木制其土，则火气生化矣。余三气相同，是为制则生化也。"也就是说，如当金旺克木时，金之子水可以生木，以免木被金过分克制；而被克之木，可以克制金之母土，使其不能生金，以抑制过旺之金。这样生制相随，五行之间就可以保持一种动态平衡。

金代刘完素发挥了《黄帝内经》有关气候变化与人体生理病理相关的学说，将亢害承制理论与人体五脏病变相联系，并以此来解释疾病变化中本质与现象的关系。他认为人体"皆备五行，递相济养，是谓和平；交互克伐，是谓衰盛，变乱失常，患害由行"（《三消论》）。即人体和自然界万物相同，都存在亢害承制的道理。在《伤寒直格·主疗》中则指出："殊不知一身之内，寒暑燥湿风火六气，浑而为一，两停则和平，一盛一衰，病以生也。"认为内生六气失去承制关系所出现的盛衰变化，乃是人体的基本病理机制，诚所谓"五行之理，甚而无以制之，则造化息矣。如春木旺而多风，风大则反凉，是反兼金化制其木也，大凉之下，天气反温，乃火化承于金也……寒极则水凝如地，乃土化制其水也；凝冻极而起东风，乃木化承土而周岁也"（《素问玄机原病式·六气为病》）。这里，刘完素所言承乃指五行中的相克属正常的生理活动，制则是五行中相侮的异常变化，与《素问·六微旨大论》所言含义稍有区别。刘完素已明确地认识到六气偏亢过极，尚可出现本质与现象不一致的特殊病理情况，即呈现出假象，"所谓木极似金，金极似火，火极似水，水极似土，土极似木者也。故经曰：亢则害，承乃制，谓己亢过极，则反似胜己之化也。俗未之知，认似作是，以阳为阴，失其意也"（《素问玄机原病式·自序》）。而之所以出现假象，则是由于己亢过极，胜己一方承而制之所致。因此，假象的出现也就表现出相应的规律性，如湿气过极而见筋脉强直，即"土极似木"，《素问玄机原病式·湿类》曰："诸痉强直……亢则害，承乃制，故湿过极，则反兼风化制之。然兼化者，虚象，而实非风也。"风气过极而见津枯液燥，即木极似金，是风木为病，反见燥金之化；金气过极而见烦渴口疮等热象，即金极似火；水气过极而见坚痞腹痛等，即水极似土；"病热过极而反出五液，或为战栗恶寒，反兼水化制之"（《素问玄机原病式·寒类》），即火极似水。刘完素的上述见解，不仅阐明了疾病本质与现象之间的内在联系，同时也告诫人们对于这种"胜己之化"所致的病理假象，在诊断上要详加辨识，而不能"认似作是，以阳为阴"；在治疗上"当泻其过甚之气，以为病本，不可反误治其兼化也"（《素问玄机原病式·寒类》）。可见，刘完素对亢害承制理论的诠释，不仅阐发了中医病机理论，而且对临床诊断与治疗也有重要的启迪作用。

刘完素以亢害承制论病机,已涉及到了有关疾病的治疗问题。张介宾《类经·运气类》则指出:"第承制之在天地者,出乎气化之自然;而在人为亦有之,则在挽回运用之得失耳。"明代虞抟提出一元、六元说与子来救母的观点,以阐释亢害承制的理论,其《医学正传·医学或问》云:"制者,制其气之太过也;害者,害承者之元气也。夫所谓元气者,总而言之,谓之一元;分而言之,谓之六元。一元者,天一生水,水生木,木生火,火生土,土生金,金复生水,循环无端,生生不息。六元者,水为木之化元,木为火之化元,火为土之化元,土为金之化元,金为水之化元,亦运化而无穷也。假如火不亢,则所承之水,随之而已;一有亢极,则其水起以平之,盖恐害吾金元之气,子来救母之意也。六气皆然。此五行胜复之理,不期然而然者矣。"虞抟以子来救母之理阐发亢害承制的理论,进一步为运用亢害承制的理论指导临床治疗奠定了基础。

李中梓对亢害承制论的阐发则主要着眼于临床治疗,其在《删补颐生微论·化源论》中,从治病求本的原则出发,依据亢害承制的理论,提出了"资其化源"以及"平其所复,扶其不胜"的治则,并针对病证的不同情况,阐述了具体的治疗方法,指出:"脾土虚者,必温燥以益火之源;肝木虚者,必濡湿以壮水之主;肺金虚者,必甘缓以培土之基;心火虚者,必酸收以滋木之宰;肾水虚者,必辛润以保金之宗。此治虚之本也。木欲实,金当平之;火欲实,水当平之;土欲实,木当平之;金欲实,火当平之;水欲实,土当平之。此治实之本也。金为火治,泻心在保肺之先;木受金残,平肺在补肝之先;土当木贼,损肝在生脾之先;水被土乘,清脾在滋肾之先;火承水克,抑肾在养心之先。此治邪之本也。金太过,则木不胜而金亦虚,火来为母复仇;木太过,则土不胜而木亦虚,金来为母复仇;水太过,则火不胜而水亦虚,土来为母复仇;火太过,则金不胜而火亦虚,水来为母复仇,皆亢而承制,法当平其所复,扶其不胜……此治复之本也。"

综上所述,亢害承制论肇源于本篇所论运气学说,主要说明气候变化的内在调节机制,后世医家将自然现象与人体生命活动相联系,类比推论用以说明人体生理活动及病理变化,并进而指导对疾病的治疗。可见,历代医家对亢害承制论的阐发,促进了中医理论的发展,丰富了中医临床诊治的思路。

二、岁会之年的计算及其与平气的关系

岁会之年,一般根据本篇"木运临卯,火运临午,土运临四季,金运临酉,水运临子,所谓岁气,气之平也",认为岁会之年只有丁卯、戊午、甲辰、甲戌、已丑、已未、乙酉、丙丁八年。但是,按照岁会计算标准,即《天元纪大论》所谓"承岁为岁值",以及张介宾所谓"乃中运之气与岁支相同者是也",对六十年逐一推算,则岁会之年除上述八年外,还有壬寅、庚申、癸巳、辛亥四年,其岁运与年支五行属性相同,也应属于岁会之年。但是后人因为本篇原文只提了八年,因而便以所谓"四正支"来加以解释,认为除此八年之外的四年,叫"类岁会",即似岁会而实非岁会。例如张介宾谓:"不分阴年阳年,但取四正之支与运相合,乃为四直承岁。四正支者,子午卯酉是也。如辰戌丑未四年,土无定位,寄旺于四时之末,各一十八日有奇,则亦通论承岁也。岁会共计八年,而四年同于天符,是即太乙天符也。按八年之外,犹有四年类岁会而实非者,如壬寅皆木,庚申皆金,癸巳皆火,辛亥皆水,亦是运与

年支相合，而不为岁会者，以不当四正之位故也。然除壬寅、庚申二阳年不相和顺者无论，至若癸巳、辛亥二阴年，虽不为岁会，而上下阴阳相佐，亦得平气，其物生脉应，亦皆合期也。"如此则违背了《黄帝内经》有关岁会的定义标准，况且《黄帝内经》也没有"四正支"的提法，因此岁会之年应计为十二年。当然，岁会十二年又与天符、同天符、同岁会相互交叉，其中单纯属于岁会之年者只有丁卯、丙子、辛亥、庚申四年，大概只有此四年符合本篇"所谓岁会，气之平也"的要求，为平气之年。

【原文】

帝曰：善。愿闻其步[1]何如？岐伯曰：所谓步者，六十度而有奇[2]，故二十四步积盈百刻而成日[3]也。帝曰：六气应五行之变何如？岐伯曰：位有终始[4]，气有初中[5]，上下不同，求之亦异[6]也。帝曰：求之奈何？岐伯曰：天气始于甲，地气始于子，子甲相合，命曰岁立[7]。谨候其时，气可与期。

帝曰：愿闻其岁，六气始终，早晏何如[8]？岐伯曰：明乎哉问也！甲子之岁，初之气，天数[9]始于水下一刻[10]，终于八十七刻半；二之气，始于八十七刻六分，终于七十五刻；三之气，始于七十六刻，终于六十二刻半；四之气，始于六十二刻六分，终于五十刻；五之气，始于五十一刻，终于三十七刻半；六之气，始于三十七刻六分，终于二十五刻。所谓初六[11]，天之数[12]也。乙丑岁，初之气，天数始于二十六刻，终于一十二刻半；二之气，始于一十二刻六分，终于水下百刻；三之气，始于一刻，终于八十七刻半；四之气，始于八十七刻六分，终于七十五刻；五之气，始于七十六刻，终于六十二刻半；六之气，始于六十二刻六分，终于五十刻。所谓六二，天之数也。丙寅岁，初之气，天数始于五十一刻，终于三十七刻半；二之气，始于三十七刻六分，终于二十五刻；三之气，始于二十六刻，终于一十二刻半；四之气，始于一十二刻六分，终于水下百刻；五之气，始于一刻，终于八十七刻半；六之气，始于八十七刻六分，终于七十五刻。所谓六三，天之数也。丁卯岁，初之气，天数始于七十六刻，终于六十二刻半；二之气，始于六十二刻六分，终于五十刻；三之气，始于五十一刻，终于三十七刻半；四之气，始于三十七刻六分，终于二十五刻；五之气，始于二十六刻，终于一十二刻半；六之气，始于一十二刻六分，终于水下百刻。所谓六四，天之数也。次戊辰岁[13]，初之气，复始于一刻，常如是无已，周而复始。

帝曰：愿闻其岁候[14]何如？岐伯曰：悉乎哉问也！日行一周[15]，天气始于一刻；日行再周，天气始于二十六刻；日行三周，天气始于五十一刻；日行四周，天气始于七十六刻；日行五周，天气复始于一刻，所谓一纪[16]也。是故寅午戌岁气会同[17]，卯未亥岁气会同，辰申子岁气会同，巳酉丑岁气会同，终而复始。

帝曰：愿闻其用[18]也。岐伯曰，言天者求之本[19]，言地者求之位[20]，言人者求之气交[21]。帝曰：何谓气交？岐伯曰：上下[22]之位，气交之中，人之居也。故曰：天枢[23]之上，天气主之；天枢之下，地气主之；气交之分，人气从之，万物由之[24]。此之谓也。

【校注】

〔1〕步：古人将每年分为六气，以60.875日为一步。

〔2〕六十度而有奇：张介宾："一日一度，度即日也。周岁共三百六十五日二十五刻，以六步分之，则每步得六十日又八十七刻半，故曰有奇也。"奇，余数。

〔3〕二十四步积盈百刻而成日：六气运行，每年分为六步，二十四步就是四年。盈，指每年余数二十五刻。古人以一日分为百刻，四年的余数计为一百刻，即一日。

〔4〕位有终始：指主时之六气的每一气位有开始与终止的区别。

〔5〕气有初中：指六气中每步又分初气与中气，前三十日为初气，后三十日为中气。

〔6〕上下不同，求之亦异：指天气与地气不同，故推算时互有差异。

〔7〕岁立：张介宾："天气有十干而始于甲，地气有十二支而始于子，子甲相合，即甲子也。干支合而六十年之岁气立，岁气立则有时可候，有气可期矣。"

〔8〕六气始终，早晏何如：即每年初之气至终之气交司时刻的早晚情况。始终，指六气开始与终止的时刻。晏，晚也。

〔9〕天数：指六气的交司时刻。又，张志聪："天数者，以一岁之日数，应周天之三百六十五度四分度之一也。"

〔10〕刻：计时单位。古代以漏壶计时，一昼夜分为百刻，每刻分为十分。

〔11〕初六：指甲子周期中六气循环主时的第一周（年）。第二周称为"六二"，第三周称为"六三"，第四周为"六四"。

〔12〕天之数：谓天时六气开始与终止的刻数。

〔13〕次戊辰岁：张介宾："以上丁卯年六之气终于水下百刻，是子、丑、寅、卯四年气数至此已尽，所谓一纪。故戊辰年，则气复始于一刻，而辰、巳、午、未四年又为一纪……此所以常如是无已，周而复始也。"

〔14〕岁候：指一年六气运行开始和终止的总刻分数。黄元御："岁候，一岁之大候。"

〔15〕日行一周：谓太阳运行一周天，实为地球绕太阳运行一周天，即一年。古人从甲子年算起，所以日行一周是指甲子年，日行再周即是乙丑年，日行三周是丙寅年，日行四周为丁卯年，余类推。

〔16〕一纪：王冰："法以四年为一纪，循环不已。"

〔17〕岁气会同：指一年中六气终始的时刻相同。黄元御："会同者，六气始终刻数皆同也。"

〔18〕用：指六气变化动静升降出入的作用。

〔19〕言天者求之本：本，指风寒暑湿燥火六气，亦称六元，为天气之本元，故言天者求之本。

〔20〕言地者求之位：张介宾："位者，地之六步，木火土金水火是也。"位，即六气主时的步位。

〔21〕言人者求之气交：气交，指天地之气相交之处，人之所居，故言人者必求之。

〔22〕上下：张介宾："上者谓天，天气下降；下者谓地，地气上升。"

〔23〕天枢：天地之气升降之枢机。张介宾："枢，枢机也。居阴阳升降之中，是为天枢，故天枢之义，当以中字为解。"

[24]气交之分……万物由之：张志聪："人与万物，生于天地气交之中，人气从之而生长壮老已，万物由之而生长化收藏。"

【释义】

本段主要论述各个年度中六气六步的具体交司时刻，以及六气变化与人体的关系。

一、六气二十四步的推算

六气的推算，是以甲子岁立的方法进行。从甲子年初之气大寒日水下一刻开始，经过六步，到六之气的第二个大寒日水下二十五刻终止，交于乙丑年，乙丑年再交于丙寅年，最后丙寅年再交于丁卯年，终于丁卯年六之气大寒日水下百刻，积盈为一日，为一个周期，称为一纪。如此，六气交司时刻在四年之内，年年不同。由于四年置闰一次，所以四年称为一"纪"，各纪之间完全相同。所以说甲子、乙丑、丙寅、丁卯四年之后"次戊辰岁，初之气复始于一刻，常如是无已，周而复始"。从十二地支纪年的角度看，每四年循环一次，故"寅午戌岁气会同，卯未亥岁气会同，辰申子岁气会同，巳酉丑岁气会同，终而复始"。

二、六气与人体的关系

六气与人体的关系至为密切，研究天气的变化，应推求六气之本；研究地气的变化，应掌握六气主时之步位；研究人体的变化，应推求于气交。天之六气下降，地之六气上升，两气相交于中，成为天枢，也就是气交。而"上下之位，气交之中，人之居也"，诚如《素问·宝命全形论》曰："人以天地之气生，四时之法成。""人生于地，悬命于天，天地合气，命之曰人。"故六气的正常与否，直接影响人体的生长壮老已和万物的生长化收藏。那么，对于人的生命现象及其病理活动的研究，就要研究人与自然的关系，自然界气化和物化现象对人体的影响。

【原文】

帝曰：何谓初中？岐伯曰：初凡三十度而有奇，中气同法[1]。帝曰：初中何也？岐伯曰：所以分天地也。帝曰：愿卒闻之。岐伯曰：初者地气也，中者天气也[2]。帝曰：其升降何如？岐伯曰：气之升降，天地之更用[3]也。帝曰：愿闻其用何如？岐伯曰：升已而降，降者谓天；降已而升，升者谓地。天气下降，气流于地；地气上升，气腾于天。故高下相召[4]，升降相因[5]，而变作矣。

帝曰：善。寒湿相遘，燥热相临，风火相值[6]，其有间[7]乎？岐伯曰：气有胜复[8]，胜复之作，有德有化[9]，有用有变[10]，变则邪气居之。帝曰：何谓邪乎？岐伯曰：夫物之生从于化^[11]，物之极由乎变^[12]，变化之相薄，成败之所由也^[13]。故气有往复，用有迟速，四者之有，而化而变，风之来^[14]也。帝曰：迟速往复，风所由生，而化而变，故因盛衰之变耳。成败倚伏^[15]游乎中何也？岐伯曰：成败倚伏生乎动，动而不已，则变作矣。帝曰：有期^[16]乎？岐伯曰：不生不化，静之期也。帝曰：不生化乎？岐伯曰：出入废则神机化灭，升降息则气立孤危^[17]。故非出入，则无以生长壮老已；非升降，则无以生长化收藏。是以升降出入，无器^[18]不有。故器者生化之宇^[19]，器散则分之，生化息矣。故无不出入，无不升降。化有小大，期有近远^[20]，四者之有，而贵常守^[21]，反常则灾害至矣。故曰：无形无患。此之谓也。帝曰：善。有不生不化乎？岐伯曰：悉乎哉问也！与道合同，惟真人也。帝曰：善。

【校注】

〔1〕初凡三十度……中气同法：张介宾："度，即日也。一步之数，凡六十日八十七刻半，而两分之，则前半步始于初，是为初气，凡三十度而有奇。奇，谓四十三刻又四分刻之三也。后半步始于中，是为中气，其数如初，故曰同法。"

〔2〕初者地气也，中者天气也：张琦："气先升而后降，地气自下而上，故初为地气。天气自上而下，故中为天气。"

〔3〕更用：相互为用。

〔4〕相召：相互招引、感召。张介宾："召，犹招也。"

〔5〕相因：相互依靠，互为因果。

〔6〕遭、临、值：相遇，相逢。

〔7〕间：间隙。又，张介宾："间，异也。惟其有间，故或邪或正而变由生也。"

〔8〕气有胜复：六气中一气偏胜称为胜气，胜气必受其所不胜之气制约，称为复气。胜，偏胜；复，报复。

〔9〕有德有化：德，指六气的正常功用。化，指运气所引起的自然物象的变化。

〔10〕有用有变：用，功用。变，指异常变化，也指灾变。

〔11〕物之生从于化：万物的生长，因于气的生化作用而产生。

〔12〕物之极由乎变：万物的衰败，因于气的极变而造成。

〔13〕变化之相薄，成败之所由也：谓变与化的相互作用，是万物成长与衰败的根源。

〔14〕风之来：张介宾："但从乎化，则为正风之来；从乎变，则为邪风之来。"风，此概指六气的变化。

〔15〕倚伏：谓互为因果。

〔16〕期：指静止的时期。

〔17〕出入废……气立孤危：张介宾："此言天地非不生化，但物之动静，各有所由耳。凡物之动者，血气之属也，皆生气根于身之中，以神为生死之主，故曰神机。然神之存亡，由于饮食呼吸之出入，出入废则神机化灭而动者息矣。物之植者，草木金石之属也，皆生气根于形之外，以气为荣枯之主，故曰气立。然气之盛衰，由于阴阳之升降，升降息则气立孤危而植者败矣。"

〔18〕器：器物。黄元御：“器即物也，天地人物，皆物也，即皆器也。”

〔19〕宇：处所。王冰：“宇，谓屋宇也。”

〔20〕化有小大，期有近远：张介宾：“物之小者如秋毫之微，大者如天地之广，此化之小大也。夭者如蜉蝣之朝暮，寿者如彭聃之百千，此期之近远也。化之小者其期近，化之大者其期远，万物之气数固有不齐，而同归于化与期，其致则一耳。”

〔21〕四者之有，而贵常守：张介宾：“四者，出入升降也。常守，守其所固有也。出入者守其出入，升降者守其升降，固有弗失，多寿无疑也。”

〔22〕真人：张介宾：“真人者体合于道，道无穷则身亦无穷，故能出入生死，寿敝天地，无有终时也。”

【释义】

本段主要论述六气与升降出入运动之间的关系，以及事物运动产生的原因等。

一、六气变化与气的升降出入运动

原文认为六气的变化规律，是由天地之气升降出入运动而产生的。六气中，每步分为初气、中气，每气之前三十日有奇为初气，之后的三十日有奇为中气。初气为一气的开始，由始渐盛地运动着；中气是一气的气盛之时，是由盛而渐衰地运动着。初气为地气，自下而上升；中气为天气，自上而下降。天地之气相交，维持六气正常运行，产生一年四季各个节气的正常气候。如果气的出入升降运动失常，则出现盛衰之异常气候，产生风邪，使万物遭受灾害，人体发生疾病。因此，自然界一切有形物质与六气一样，在不断地运动变化着，才能存在。如果物质消失了，运动就会停止，那么一切生机也就会灭亡。

二、六气胜复及其作用

本段亦涉及到六气的胜复及其作用问题，所谓“气有胜复，胜复之作，有德有化，有用有变”，即六气各有其自身的特性、作用及变化，而且六气往复，即季节气候之间循环运转，其作用也有快慢之别、常变之异。应至而至，与季节相应，这就是常。迟至也就是至而不至，速至也就是至而太过，或早或迟均属与季节不相应，这就是变。六气往复运转的常变，与自然界物化现象的正常与否密切相关。六气往复正常，与季节相应，就能使万物正常生化；六气往复反常，至而不至，至而太过，或迟或速，与季节不相应，就会使自然物化上发生灾变。至于六气之德、化、政、令等问题，具体参见《素问·气交变大论》，此不赘述。

三、成败倚伏生乎动

运气学说始终坚持恒动变易的观念，认为宇宙万物都处于永恒的运动之中，动而不息是自然界的根本规律。本篇指出：“夫物之生从于化，物之极由乎变，变化之相薄，成败之所由也……成败倚伏生乎动,动而不已,则变作矣。"一切事物的发生、发展、变化,乃至衰亡,都根基于运动,是在运动过程中进行的。而运动的根源在于天地阴阳之气的交感作用,所谓"天气下降,气流于地;地气上升,气腾于天。故高下相召,升降相因,而变作矣"。本篇并将万物运动的具体状态概括为上下升降、内外出入,而且强调世界上没有不运动之物,即所谓"无不出入,无不升降""升降出入,无器不有""出入废则神机化灭,升降息则气立孤危。故非出入,则无以生长壮老已;非升降,则无以生长化收藏",所不同者,只不过是"化有小大,期有近远"而已。突出强调了运动的永恒性,明确说明没有运动,一切动植物将死灭,人的生命必然消亡。它体现了运气学说以气之升降、出入、转化、循环之理来论及自然界变化规律,以天地变化应象人体生理、病理变化,进而导出了中医对体内营养物质转化的认识和新陈代谢概念的形成,是为独特的气化学说。

其次,本篇对事物运动的阶段性及规律性亦有所认识。所谓"夫物之生从于化,物之极由乎变,变化之相薄,成败之所由也",其中"物生"表示事物的相对平衡和渐进性阶段,"物极"反映了事物的质变阶段。说明对事物运动的量变与质变两种不同形式已有初步的认识,如当寒冷袭来,"其化凝惨凛冽,其变冰雪霜雹"(《素问·天元纪大论》),从水冷凛冽到冰雪霜雹,即是由化到变,由量变到质变的过程。当然,运气学说对运动的认识具有显著的循环论的思想,甲子60年的大周期中包含了气候变化的各种小周期,各种周期性轮转,循环不已。

【知识链接】

一、"无形无患"的发病观

本篇从"器散则分之,生化息矣",得出了"无形无患"的结论。"形",就自然界来讲,泛指一切客观存在的事物,在人体则指形体和构成形体、维持生命活动的一切物质。"无形无患",说明构成人体和维持人体生命活动的所有物质,都有其正常的生理活动,也都会发生异常的病理变化,正如《素问·调经论》说:"人有精气津液,四肢九窍,五脏十六部,三百六十五节,乃生百病。"这一观点对于临床辨识疾病的定位以及有形之病邪,都有一定的指导价值。

张介宾对"无形无患"的发病观发挥甚为精辟,特录如下:"形,即上文之所谓器也。夫物有是形,则有是患,外苦六气所侵,劳伤所累,内惧情欲所系,得失所牵,故君子有终身之忧,皆此形之为患耳。然天地虽大,能役有形而不能役无形,阴阳虽妙,能化有气而不能化无气,使无其形,何患之有?故曰无形无患。然而形者,迹也,动也。动而无迹,则无形矣,无形则无患矣。此承上文而言成败倚伏生乎动,动而不已,则变作矣,是因有形之故也。四者之有,而贵常守。常守者,守天然于无迹无为,是即无形之义也。若谓必无此身,方是无形,则必期寂灭而后可,圣人之道,岂其然哉?如老子曰:吾所以有大患者,为吾有身,及吾无身,吾有何患?其义即此。观其所谓吾者,所重在吾,吾岂虚无之消乎?盖示人以有若无,实若虚耳。故曰圣人处无为之事,行不言之教,万物作焉而不辞,生而不有,为而不恃,功而不居,夫惟不居,是以不去。又曰:为学日益,为道日损,损而又损,以至于无为,无为而无不为矣。皆无形无患之道也。如孔子之毋意、毋必、毋固、毋我,又孰非其道乎? 故关尹子曰:人无以无知无为者为无我,虽有知有为,不害其为无我。正此之谓也。"

二、生命活动的基本形式——升降出入

本篇指出气的升降出入运动是"变作"的关键。由"变作"而生万物,如果气的升降出入一旦停息,则自然界的生机就将灭息,万物的生长收藏也随之完竭。这里提出了气化运动的基本形式是升降出入,认为当气聚生成有形器物之后,气在器的内部仍继续进行着升降出入的运动。那么,人体作为气聚成形之器,处于天地之气的交变之中,人体随天地之气的交变而变化。人身一如小天地,人体的生理活动离不开气化,升降出入也是人体气化活动的主要形式。人体的生命活动正是依赖气的升降出入运动来沟通和调节系统的各个部分,使系统维系自身的稳定与平衡,同时与外界环境又发生着物质、能量、信息的内外出入的联系,所谓"生气通天",来维持人体正常的生命活动。升降出入是一切器物的共性,所不同的不过是"化有大小,期有远近"(《素问·六微旨大论》),即在气化上只有规模大小和时间长短的差异。

升降出入运动,是人体气化功能的基本形式,也是脏腑经络、阴阳气血矛盾运动的基本过程。因此,在生理、病理、治疗、预防等方面,都贯穿着这一运动形式。在生理上,人体脏腑经络的功能活动,无不依赖于气机的升降出入。心属火,火性炎上,心主血脉,其华在面,故心有推动血液上荣于面以供养神明的功能,为升的表现。而心又为君主之官,统管全身脏腑组织,心血亦须向下运行以荣养全身,故又有降的作用。肺属金,金主肃降,肺主气,主通调水道下输膀胱,将其吸纳的清气与脾肾蒸运的水液敷布于全身,故主要表现为降的作用。而肺又司呼吸,是清气浊气交换之脏器,使体内浊气上升经口鼻呼出体外,故又有升的作用。肝属木,木性升发,肝主疏泄,能将阴精向上疏泄于心脉,以荣全身,故主要表现为升的作用。而肝又能将所藏之血向下疏泄,形成经血,故又有降的作用。肾属水,水性下流,肾藏精,主司二便,能将水液降入膀胱而排出体外,将肾精以充养腰及下半身,故具有降的作用。而肾主骨,骨生髓,髓上充于脑,故肾又有升的作用。脾胃为后天之本,居于中焦,通连上下,是气机升降出入的重要枢纽。胃主受纳水谷,经消化后下输于肠,吸收精微,排出糟粕,故胃主要表现为通降的作用。脾主运化,将胃受纳之食物,运化为精微,上输于肺,营养全身,故脾主要表现为升清的作用。脾胃的升降功能正常,出入有序,可使全身的脏腑功能正常。由此可见,每个脏器都具有升降运动的作用,而脏腑之间的升降作用协调,才能使人体生理功能正常。

生命活动的升降出入理论,对后世医家影响较大。历代不少医家以升降出入气化理论为圭臬,结合临床实践而创新说。如刘完素倡"玄府水火升降出入"论;张元素以药性的升降出入阐发药物的作用;李东垣以脾胃为升降之枢纽,创补脾升阳之大法;朱丹溪以水火升降论心肾相关;黄元御论精血、神气之升降,提出补养神气宜清凉,滋补精血宜温暖,均颇多建树。

气交变大论篇第六十九

【导读】

　　《素问·六微旨大论》云:"上下之位,气交之中,人之居也。"本篇则继上篇进一步论述五运六气太过、不及与胜复变化所产生的气候异常、万物灾变和人体发病的情况,其中还涉及到五星与自然灾变的关系;并在《周易》天地人三才之道的思想基础上,提出了"夫道者,上知天文,下知地理,中知人事,可以长久"的论断。高世栻云:"此承上篇气交之意而为《气交变大论》,以明气运之太过不及,四时之德化政令,星象之吉凶善恶,有常有变,征应于人,藏之灵室,命曰气交变大论。"

【原文】

　　黄帝问曰:五运更治,上应天暮[1],阴阳往复,寒暑迎随,真邪相薄[2],内外分离,六经波荡,五气倾移[3],太过不及,专胜兼并[4],愿言其始,而有常名[5],可得闻乎?岐伯稽首再拜对曰:昭乎哉问也!是明道也。此上帝[6]所贵,先师[7]传之,臣虽不敏,往闻其旨。

　　帝曰:余闻得其人不教,是谓失道,传非其人,慢泄天宝[8]。余诚菲德[9],未足以受至道[10],然而众子哀其不终,愿夫子保于无穷,流于无极,余司其事,则而行之奈何?岐伯曰:请遂言之也。《上经》曰:夫道者,上知天文,下知地理,中知人事,可以长久。此之谓也。帝曰:何谓也?岐伯曰:本气位[11]也。位天者,天文[12]也。位地者,地理[13]也。通于人气之变化者,人事[14]也。故太过者先天[15],不及者后天[16],所谓治化[17]而人应之也。

【校注】

　　〔1〕天暮:指一年365.25日。

〔2〕真邪相薄：即正气与邪气相互斗争。

〔3〕六经波荡，五气倾移：六经气血动荡不定，五脏之气失去平衡。

〔4〕专胜兼并：一气独胜，侵犯它气称为专胜。一气独衰，被两气相兼所乘侮称为兼并。王冰："专胜，谓五运主岁太过也。兼并，谓主岁不及也。"

〔5〕常名：张介宾："常名者，纪运气之名义也。"即正常的运气变化规律。

〔6〕上帝：上古的帝王。

〔7〕先师：前辈老师。张介宾："岐伯之师，僦贷季也。"

〔8〕天宝：天然的宝物。喻指天道、医道。

〔9〕菲德：功德浅薄。

〔10〕至道：谓最好的医学理论。

〔11〕本气位：即以气位为本，根据五运六气以定其位。张志聪："气位者，五运六气各有司天纪地、主岁主时之定位也。"

〔12〕天文：日月星辰等天体在宇宙间分布运行等现象。古人把风、云、雨、露、霜、雪等地文现象也列入天文范畴。

〔13〕地理：大地方位及土地、山川等的环境形势，包括生物之生、长、化、收、藏等物化现象。张介宾："位地者为地理，如方宜水土，草木昆虫之类是也。"

〔14〕人事：指人体脏腑之气的变化状态。张介宾："通于人气之变化者为人事，如表里血气，安危病治之类是也。"吴崑："人气之变，谓表里、阴阳、手足、脏腑之变病也。"

〔15〕太过者先天：指五运太过，则天时未至而气候先至。天，天时，节令。

〔16〕不及者后天：指五运不及，则天时已至而气候未至。

〔17〕治化：指运气主治之时发生的气候、物候变化。

【释义】

本段可谓本篇之概论，首先基于天人合一的思想，指出五运的更替变化，导致阴阳寒暑的变迁，进而影响者自然界万物的生长以及人体生命活动。若五运太过不及、专胜兼并，还有可能造成人体"真邪相薄，内外分离，六经波荡，五气倾移"的病理变化。其次，提出医生必须"上知天文，下知地理，中知人事"，掌握"五运更治"，才能保障人类健康长寿。最后，五运变化有太过、不及之规律，气候先于时令而到者为太过，气候晚于时令而到者为不及，运气发生的这些变化，都会对人体产生一定的影响，"所谓治化而人应之也"。

【知识链接】

在《周易》天地人三才之道的思想影响下，《黄帝内经》提出了"人与天地相参也，与日月相应也"（《灵枢·岁露论》）的命题，认为人的生命活动，一方面受天地自然环境的影响，在天之日月星辰的运转以及与之相关的气候变化,在地之地势高低、区域环境、风土物宜等,这些因素相互交织,影响着人体的生理与病理;另一方面,人不仅处于天地气交之中,同时还处于自己所编织的人际社会环境之中,人之社会政治、经济、文化、民风习俗等,乃至患者的政治、经济地位,家境遭遇及个人经历等,也无不影响着人体。因此,提出医学研究必须具有广博的知识,掌握天文、地理、人事的相关知识,了解天文、地理、人事的变化与人体生命活动之间的关系,把人放在立体世界的空间中去全面考察和研究。所谓"夫道者,上知天文,下知地理,中知人事,可以长久",不仅发扬了《周易》"夫大人者,与天地合其德,与日月合其明,与四时合其序,与鬼神合其凶吉,先天而天弗违,后天而奉天时"(《周易·文言》)的思想,同时确立了"天地人三才"的医学模式,也是因时、因地、因人制宜的思想源头。这种"天地人三才"的医学模式贯穿于整个中医学理论体系之中,指导人们认识人体生理病理及诊治疾病和预防保健等医疗实践活动。

【原文】

帝曰:五运之化,太过何如?岐伯曰:岁木太过,风气流行,脾土受邪。民病飧泄食减,体重烦冤[1],肠鸣腹支满,上应岁星[2]。甚则忽忽善怒,眩冒巅疾[3]。化气不政,生气独治[4],云物飞动,草木不宁,甚而摇落,反胁痛而吐甚,冲阳[5]绝者死不治,上应太白星[6]。

岁火太过,炎暑流行,肺金受邪。民病疟,少气咳喘,血溢血泄注下,嗌燥[7]耳聋,中热肩背热,上应荧惑星[8]。甚则胸中痛,胁支满胁痛,膺背肩胛间痛,两臂内痛,身热肤痛[9]而为浸淫[10]。收气不行,长气独明[11],雨冰[12]霜寒,上应辰星[13]。上临少阴少阳[14],火燔焫,水泉涸,物焦槁,病反谵妄狂越,咳喘息鸣,下甚[15],血溢泄不已,太渊[16]绝者死不治,上应荧惑星。

岁土太过,雨湿流行,肾水受邪。民病腹痛,清厥[17]意不乐,体重烦冤,上应镇星[18]。甚则肌肉萎,足痿不收,行善瘈[19],脚下痛,饮发[20]中满食减,四肢不举。变生得位[21],藏气伏,化气独治之[22],泉涌河衍,涸泽生鱼,风雨大至,土崩溃,鳞见于陆[23],病腹满溏泄肠鸣,反下甚[24],而太溪[25]绝者死不治,上应岁星。

岁金太过,燥气流行,肝木受邪。民病两胁下少腹痛,目赤痛,眦疡,耳无所闻。肃杀[26]而甚,则体重烦冤,胸痛引背,两胁满且痛引少腹,上应太白星。甚则喘咳逆气,肩背痛,尻阴股膝髀腨胻足皆病[27],上应荧惑星。收气峻,生气下,草木敛,苍干雕陨[28],病反暴痛,胠胁不可反侧,咳逆甚而血溢,太冲[29]绝者死不治,上应太白星。

岁水太过,寒气流行,邪害心火。民病身热烦心,躁悸,阴厥[30]上下中寒,谵妄心痛,寒气早至,上应辰星。甚则腹大胫肿,喘咳,寝汗出,憎风[31],大雨至,埃雾朦郁[32],上应镇星。上临太阳[33],雨冰雪霜不时降,湿气变物[34],病反腹满肠鸣,溏泄食不化,渴而妄冒[35],神门[36]绝者死不治,上应荧惑、辰星[37]。

【校注】

〔1〕烦冤：马莳："烦冤者，烦闷也。"

〔2〕岁星：张介宾："木星也。木气胜，则岁星明而专其令。"

〔3〕眩冒巅疾：眩冒，指视物昏花不明。巅疾，指头部的疾病。

〔4〕化气不政，生气独治：张介宾："化气，土气也。生气，木气也。木盛则土衰，故化气不能布政于万物，而木之生气独治也。"

〔5〕冲阳：指冲阳穴处胃经的动脉。在足背最高处，正对第二跖骨间隙。张志聪："冲阳，胃脉也。木淫而土气已绝，故为不治之死证。"

〔6〕太白星：即金星。张介宾："木胜而金制之，故太白星光芒以应其气。"

〔7〕嗌燥：即咽干。

〔8〕荧惑星：即火星。张介宾："火气胜，则荧惑星明而当其令。"

〔9〕肤痛：原作"骨痛"。《新校正》："按《玉机真脏论》云：心脉太过，则令人身热而肤痛，为浸淫。此云骨痛者，误也。"故据改。

〔10〕浸淫：即浸淫疮。黄元御："热淫疮生，皮内湿烂，黄水留溢，随处浸淫，则曰浸淫。"

〔11〕收气不行，长气独明：张介宾："收气，金气也。长气，火气也。火盛则金衰，故收气不行而长气独明也。"明，盛也。

〔12〕雨冰：原作"雨水"。王冰："今详水字当作冰。"《新校正》："按《五常政大论》'雨水霜寒'作'雨冰霜雹'。"岁火太过，胜极必衰，寒水乘之，则有雨冰之降。故据改。

〔13〕辰星：即水星。张介宾："火亢而水制之，故辰星光芒以应其气。"

〔14〕上临少阴少阳：火运太过之年，又值少阴君火司天的戊子、戊午年或少阳相火司天的戊申、戊寅年，太过之火又得君火、相火之气司天，火热尤盛。上临，指司天。

〔15〕下甚：《素问校义》云："下甚二字衍。"又，或指火气盛于下。张介宾："火盛天符之岁，其在民病，则上为谵妄狂越，咳喘息鸣，下为血溢泄不已。"

〔16〕太渊：指太渊穴处肺经的动脉。张介宾："太渊，肺脉也。火亢则肺绝，故死不治。"

〔17〕清厥：张介宾："清厥，四肢厥冷也。"

〔18〕镇星：即土星。张介宾："土气胜，则镇星明耀主其令。"

〔19〕瘛：指筋脉拘挛抽搐。

〔20〕饮发：张志聪："饮者，脾气不能转输而为痰饮、水饮也。"

〔21〕变生得位：张介宾："详太过五运，独此言变生得位者，盖土无定位，凡在四季中土邪为变，即其得位之时也。"

〔22〕藏（cáng）气伏，化气独治之：张介宾："藏气，水气也。化气，土气也……土胜则水衰，故藏气伏而化气独治也。"

〔23〕鳞见于陆：谓鱼类出现于陆地。

〔24〕下甚：指泻利严重。

〔25〕太溪：指太溪穴处肾经的动脉。张介宾："太溪，肾脉也。土亢则肾绝，故死不治。"

〔26〕肃杀：张介宾："肃杀，气寒肃而杀令行也。"形容秋季燥金之气。

〔27〕尻阴股膝髀腨骱足皆病：病，《脏气法时论》作"痛"。《内经评文》："病当作痛。"宜从。尻，尾骶骨。阴股，股内侧近阴处。髀，股部。腨，小腿肚。骱，胫部。

〔28〕雕陨：凋落。雕，同"凋"，凋零，凋谢。

〔29〕太冲：指位于太冲穴处肝经的动脉。张介宾："太冲，肝脉也。金亢则肝绝，故死不治。"

〔30〕阴厥：寒气厥逆。王冰："阴厥，谓寒逆也。"

〔31〕风：《新校正》："详太过五化，木言化气不政，生气独治；火言收气不行，长气独明；土言藏气伏，化（原误作'长'，据原文改）气独治；金言收气峻，生气下。水当言藏气乃盛，长气失政。今独亡者，阙文也。"此说宜从。

〔32〕埃雾朦郁：土湿之气形成的云雾迷蒙郁结状。

〔33〕上临太阳：水运太过之年，又遇太阳寒水之气司天，寒气尤甚。

〔34〕湿气变物：湿气盛，使万物霉烂变质。

〔35〕妄冒：指头目眩晕，神识昏蒙。

〔36〕神门：指位于神门穴处心经的动脉。张介宾："神门，心脉也。水亢则心绝，故死不治。"

〔37〕上应荧惑、辰星：张介宾："太过五运，独水火言上临者，盖特举阴阳之大纲也。且又惟水运言荧惑、辰星者，谓水盛火衰，则辰星明朗，荧惑减耀，五运皆然，此举二端，余可从而推矣。"

【释义】

本段主要论述了岁运太过所引起的气候变化，人体发病的病机与临床表现，上应星象以及疾病预后。一般来说，岁运太过，则本气亢盛，克气来复，在自然界可产生灾异；在人体则胜气所克之脏与太过之运相应之脏发生疾病，同时五星也可产生明暗等不同变化，与其相应的运星明亮，光芒倍增，所克之星则暗淡无光（表69-1）。

表69-1　岁运太过灾变与发病

岁运	年份	灾变特点	自然变异	人体发病		绝脉	星象	
				本脏自病	所克之脏发病		明	暗
木	六壬岁	风气流行，化气不政，生气独治。金气来复。	云物飞动，草木不宁。摇落。	肝：善怒，眩冒巅疾。胁痛而吐甚。	脾：飧泄食减，体重烦冤，肠鸣腹支满。	冲阳	岁星太白星	镇星
火	六戊岁	炎暑流行，收气不行，长气独明。水气来复。	火燔焫，水泉涸，物焦槁。雨冰霜寒。	心：胸中痛，胁支满胁痛，膺背肩胛间痛，两臂内痛，身热肤痛，浸淫，反谵妄狂越，血溢泄不已。	肺：疟，少气咳喘，血溢血泄注下，嗌燥耳聋，中热肩背热，咳喘息鸣。	太渊	荧惑星	太白星
土	六甲岁	雨湿流行，藏气伏，化气独治之。木气来复。	泉涌河衍，涸泽生鱼。风雨大至，土崩溃，鳞见于陆。	脾：肌肉萎，足痿不收，行善瘛，脚下痛，饮发中满食减，四肢不举。腹满溏泄肠鸣，反下甚。	肾：腹痛，清厥意不乐，体重烦冤。	太溪	镇星岁星	辰星

续表

岁运	年份	灾变特点	自然变异	人体发病		绝脉	星象	
				本脏自病	所克之脏发病		明	暗
金	六庚岁	燥气流行，收气峻，生气下。火气来复。	草木敛，苍干雕陨。	肺：喘咳逆气，肩背痛。胠胁不可反侧。咳逆甚而血溢。	肝：两胁下少腹痛，目赤痛，眦疡，耳无所闻，胸痛引背，两胁满且痛引少腹，尻阴股膝髀腨胻足皆病。	太冲	太白星荧惑星	岁星
水	六丙岁	寒气流行，寒气早至。土气来复。	雨冰雪霜不时降。湿气变物，大雨至，埃雾朦郁。	肾：腹大胫肿，喘咳，寝汗出，憎风。脾：腹满肠鸣，溏泄食不化，渴而妄冒。	心：身热烦心，躁悸，阴厥上下中寒，谵妄心痛。	神门	辰星镇星	荧惑星

概而言之，五运太过引起的变化，按照五行同气相求及相乘胜复推演，则乘己所胜，而己所胜之气的子气来复，故在岁木太过之年，气候变化上有风、湿、燥三气的特殊变化，人体发病可涉及肝、脾、肺三脏；岁火太过之年，气候变化上有热、燥、寒三气的特殊变化，人体发病可涉及心、肺、肾三脏；岁土太过之年，气候变化上有湿、寒、风三气的特殊变化，人体发病可涉及脾、肾、肝三脏；岁金太过之年，气候变化上有凉、燥、火热的特殊变化，人体发病可涉及肺、肝、心三脏；岁水太过之年，气候变化有寒、湿的变化，人体发病可涉及肾、心、脾三脏。

另外，在五运太过的发病中，火运太过、水运太过，还涉及到了运与司天之气叠加，所谓岁火太过，上临少阴君火、少阳相火司天，岁水太过，上临太阳寒水司天，使气候灾变更加厉害，对人体和万物的危害更为严重。

【原文】

帝曰：善。其不及何如？岐伯曰：悉乎哉问也！岁木不及，燥乃大行，生气失应[1]，草木晚荣，肃杀而甚，则刚木辟著，柔萎苍干[2]，上应太白星。民病中清[3]，胠胁痛，少腹痛，肠鸣溏泄。凉雨时至，上应太白、岁星[4]，其谷苍[5]。上临阳明，生气失政[6]，草木再荣，化气乃急[7]，上应太白、镇星，其主苍早[8]。复[9]则炎暑流火，湿性燥[10]，柔脆草木焦槁，下体再生[11]，华实齐化[12]，病寒热疮疡、痱胗[13]痈痤，上应荧惑、太白，其谷白坚[14]。白露早降，收杀气行[15]，寒雨害物，虫食甘黄，脾土受邪[16]，赤气后化[17]，心气晚治[18]，上胜肺金，白气乃屈[19]，其谷不成[20]，咳而鼽，上应荧惑、太白星。

岁火不及，寒乃大行，长政不用[21]，物荣而下[22]，凝惨[23]而甚，则阳气不化，乃折荣美，上应辰星。民病胸中痛，胁支满，两胁痛，膺背肩胛间及两臂内痛，郁冒朦昧[24]，心痛暴瘖[25]，胸腹大，胁下与腰背相引而痛，甚则屈不能伸，髋髀如别[26]，上应荧惑、辰星，其谷丹。复则埃郁[27]，大雨且至，黑气乃辱[28]，病鹜溏[29]腹满，食饮不下，寒中肠鸣，泄注腹痛，暴挛痿痹，足不任身，上应镇星、辰星，玄谷不成[30]。

岁土不及，风乃大行，化气不令[31]，草木茂荣，飘扬而甚，秀而不实，上应岁星。民病飱泄霍乱，体重腹痛，筋骨繇复[32]，肌肉瞤酸[33]，善怒，藏气举事[34]，蛰虫早附[35]，咸病寒中，上应岁星、镇星，其谷齡[36]。复则收政严峻，名木[37]苍雕，胸胁暴痛，下引少腹，善太息，虫食甘黄，气客于脾，齡谷乃减，民食少失味，苍谷乃损，上应太白、岁星。上临厥阴，流水不冰，蛰虫来见，藏气不用，白乃不复[38]，上应岁星，民乃康。

岁金不及，炎火乃行，生气乃用，长气专胜[39]，庶物[40]以茂，燥烁[41]以行，上应荧惑星。民病肩背督重[42]，鼽嚏，血便注下，收气乃后[43]，上应太白、荧惑[44]星，其谷坚芒[45]。复则寒雨暴至，乃零[46]冰雹霜雪杀物，阴厥且格，阳反上行[47]，头脑户痛，延及囟顶发热，上应辰星、荧惑[48]，丹谷不成，民病口疮，甚则心痛。

岁水不及，湿乃大行，长气反用，其化乃速，暑雨数至，上应镇星。民病腹满身重，濡泄，寒疡流水，腰股痛发，腘腨股膝不便，烦冤，足痿清厥，脚下痛，甚则跗肿[49]，藏气不政[50]，肾气不衡，上应镇星[51]、辰星，其谷秬[52]。上临太阴，则大寒数举，蛰虫早藏，地积坚冰，阳光不治，民病寒疾于下，甚则腹满浮肿，上应镇星、荧惑[53]，其主齡谷。复则大风暴发，草偃木零，生长不鲜[54]，面色时变，筋骨并辟[55]，肉瞤瘛[56]，目视䀮䀮，物疏璺[57]，肌肉胗发，气并膈中[58]，痛于心腹，黄气[59]乃损，其谷不登[60]，上应岁星、镇星[61]。

帝曰：善。愿闻其时也。岐伯曰：悉乎[62]哉问也！木不及[63]，春有鸣条律畅之化[64]，则秋有雾露清凉之政；春有惨凄残贼之胜，则夏有炎暑燔烁之复，其眚东[65]，其脏肝，其病内舍胠胁，外在关节。火不及，夏有炳明光显之化，则冬有严肃霜寒之政；夏有惨凄凝冽之胜，则不时有埃昏[66]大雨之复，其眚南，其脏心，其病内舍膺胁，外在经络。土不及，四维[67]有埃云润泽之化，则春有鸣条鼓拆[68]之政；四维发振拉飘腾之变，则秋有肃杀霖霆[69]之复，其眚四维，其脏脾，其病内舍心腹，外在肌肉四肢。金不及，夏有光显郁蒸[70]之令，则冬有严凝整肃之应；夏有炎烁燔燎之变，则秋有冰雹霜雪之复，其眚西，其脏肺，其病内舍膺胁肩背，外在皮毛。水不及，四维有湍润埃云[71]之化，则不时有和风生发之应；四维发埃昏骤注[72]之变，则不时有飘荡振拉之复，其眚北，其脏肾，其病内舍腰脊骨髓，外在溪谷踹[73]膝。

夫五运之政，犹权衡也，高者抑之，下者举之，化者应之，变者复之，此生长化[74]收藏之理，气之常也，失常则天地四塞[75]矣。故曰：天地之动静，神明为之纪，阴阳之往复，寒暑彰其兆。此之谓也。

【校注】

〔1〕生气失应：即生发之气不能应时而至。王冰：“后时之谓失应也。”

〔2〕刚木辟著，柔萎苍干：王冰：“辟著，谓辟著枝茎，干而不落也……柔木之叶，青色不变而干卷也。”辟，刑罚。引申为伤害。

〔3〕中清：中焦寒凉。张志聪：“中清者，清凉之气乘于中而中气冷也。”

〔4〕太白、岁星：原脱“岁”字。《新校正》：“按不及五化，民病证中，上应之星皆言运星失色、畏星加临宿属为灾，此独言畏星，不言运星者，经文阙也。当云上应太白星、岁星。”据此改。

〔5〕其谷苍：张介宾："谷之苍者属木，麻之类也。金胜而火不复，则苍谷不成。"

〔6〕上临阳明，生气失政：谓岁木不及之年，又遇阳明燥金司天，则燥气盛，木之生气不能发挥正常作用。政，主事，作用。《新校正》："不及五化独纪木上临阳明、土上临厥阴、水上临太阴，不纪木上临厥阴、土上临太阴、金上临阳明者，经之旨各记其甚者也。故于太过运中只言火临火、水临水，此不及运中只言木临金、土临木、水临土，故不言厥阴临木、太阴临土、阳明临金也。"

〔7〕草木再荣，化气乃急：张介宾："以木气既衰，得火土王时，土无所制，化气乃急，故夏秋再荣也。"化气乃急，指土气旺而生长急速。

〔8〕其主苍早：《读素问臆断》："'早'为'白'字之伪。木受金制，土又为木所制，白，金色。苍，木色也。'主'上脱'谷'字。《五运行大论》'其色苍白'，可旁证。"按下文"其谷白坚"例之，似当作"其谷苍白"。

〔9〕复：张介宾："复者，子为其母而报复也。木衰金亢，火则复之，故为炎暑流火而湿性之物皆燥，柔脆草木皆枝叶焦枯。"

〔10〕湿性燥：指湿性之物变为干燥。性，疑为"化"之讹。

〔11〕下体再生：谓草木上枯干，下又重新生长。

〔12〕华实齐化：谓同时开花结实。

〔13〕痱胗：痱，痱子。胗，通"疹"。皮肤上所起的小斑点。

〔14〕其谷白坚：马莳："其谷色白而坚，秀而不实也。"

〔15〕白露早降，收杀气行：张介宾："阳明上临，金气清肃，故为白露早降，收杀气行，寒雨害物。"此复论上临阳明之岁的运气变化。

〔16〕虫食甘黄，脾土受邪：岁木不及，土来反侮，雨水较多，农作物由于潮湿而容易生虫。土壅木郁，肝失疏泄，脾运不健，故也会发生脾病、湿病。甘黄，指味甘色黄的谷物。

〔17〕赤气后化：王冰："清气先胜，热气后复，复已乃胜，故火赤之气后生化也。"赤气，即火运之气。

〔18〕心气晚治：谓心火之气晚旺。

〔19〕白气乃屈：谓金气受到抑制而不亢。白气，即金运之气。

〔20〕其谷不成：谓属金的谷物不能成熟。张介宾："金谷，稻也。"

〔21〕长政不用：夏长之气不能主事。

〔22〕物荣而下：植物低垂，不繁盛。

〔23〕凝惨：寒冷貌。

〔24〕郁冒朦昧：指头目昏沉，眼前发黑，神识迷糊。

〔25〕暴瘖：突然声音嘶哑。

〔26〕髋髀如别：指髋骨与股骨之间如同扭结，活动不便。

〔27〕埃郁：土湿之气蓄积凝聚。

〔28〕黑气乃辱：指水气受到土气抑制而退缩不行。黑气，指水运之气。

〔29〕鹜溏：指便下如鸭粪，稀软杂水。

〔30〕玄谷不成：黑色的谷类不能成熟。

〔31〕令：当令，主事。

〔32〕繇（yáo摇）复：《新校正》："按《至真要大论》云：'筋骨繇并。'疑此复字，并字之误也。"繇，摇动。并，拘挛。又，张介宾："繇复，摇动反复也。"

〔33〕肌肉睏（shùn顺）酸：肌肉跳动酸痛。张介宾："睏，跳动也。"

〔34〕藏气举事：谓冬藏之气用事。

〔35〕蛰虫早附：谓藏在泥土中过冬的动物提前伏藏。

〔36〕其谷黅（jīn今）：张介宾："谷之黄者属土，不能成实矣。"黅，黄色。

〔37〕名木：高大的树木。

〔38〕白乃不复：指金运之气未能形成复气。张介宾："火司于地，故水之藏气不能用，金之白气不得复。"

〔39〕生气乃用，长气专胜：金气不及，不能制木，故木之生气乃用。岁金不及而火乘之，故火之长气专胜。

〔40〕庶物：众物，万物。

〔41〕燥烁：燥热。高世栻："燥烁，火热之气也，火气盛故上应荧惑星。"烁，炎热，灼热。

〔42〕瞀（mào冒）重：闷重，沉重。

〔43〕收气乃后：张志聪："金受其制，是以收气至秋深而后乃行。"

〔44〕荧惑：原无。《新校正》："经云上应太白，以前后例相照，经脱荧惑二字。及详王注言荧惑逆守之事，益知经中之阙也。"此说是，故据补。

〔45〕其谷坚芒：《新校正》："详其谷坚芒，白色可见，故不云其谷白也。"即白色的谷物不能成熟。

〔46〕零：降落。

〔47〕阴厥且格，阳反上行：张志聪："厥，逆。格，拒也。秋冬之时，阳气应收藏于阴脏，因寒气厥逆，且格阳于外，致阳反上行而头脑户痛，延及脑顶发热。"

〔48〕荧惑：原无。《新校正》："此只言上应辰星，而不言荧惑者，阙文也。当云上应辰星、荧惑。"此说是，故据补。

〔49〕跗肿：足背肿胀。又，张介宾："跗肿，浮肿也。"

〔50〕藏气不政：水之藏气不能主其政事。

〔51〕镇星：原无。《新校正》："详经云上应辰星，注言镇星，以前后例相校，此经阙镇星二字。"此说是，故据补。

〔52〕秬：黑黍

〔53〕荧惑：原无。《新校正》："详木不及上临阳明，上应太白、镇星，此独言镇星不言荧惑者，文阙也。盖水不及而又上临太阴，则镇星明盛，以应土气专盛。水既益弱，则荧惑无畏而明大。"此说是，故据补。

〔54〕鲜：好，旺盛。《方言》卷十："鲜，好也。"

〔55〕并辟：张介宾："并，拘挛也。辟，偏欹也。"

〔56〕睏瘛：抽搐跳动。

〔57〕疏豐（wèn问）：破裂。豐，裂纹。

〔58〕鬲中：即膈上。鬲，通"膈"。

〔59〕黄气：即土运之气。

〔60〕其谷不登：据前文例，"其谷"当作"黅谷"。不登，谷物不能成熟。登，成熟，丰收。

〔61〕镇星：原无。《新校正》："详此当云上应岁星、镇星尔。"此说是，故据补。

〔62〕平：原无。据《素问吴注》《内经评文》及前后文例补。

〔63〕木不及：《读素问臆断》；"此五句，疑有错简，致文义不通。疑当作'木，春有鸣紊（原作条）律畅（畅，正字暘）之化，则秋有雾露清凉之风。不及，春有惨凄残贼之胜，则夏有炎暑燔烁之复。'火不及以下，文例与木不及同，正之可也。"此说可参。

〔64〕鸣条律畅之化：张介宾："和则为化为政，运之常也。不和则为胜为复，气之变也。"鸣条律畅，指风动木鸣，声音条畅，形容春风和畅之象。孙诒让："窃疑'鸣条'当作'鸣罍'。'鸣罍'者，亦谓风过罍隙而鸣也。"

〔65〕其眚东：即灾害发生于东方。

〔66〕埃昏：指土湿之气形成乌云。

〔67〕四维：王冰："东南、东北、西南、西北方也。维，隅也。谓日在四隅月也。"即三月、六月、九月、十二月，亦谓四季月。

〔68〕鼓拆：发动开裂。喻风动万物升发，草木萌芽。

〔69〕霖霪：淫雨不断。

〔70〕夏有光显郁蒸：《读素问臆断》："此句疑有伪。'夏'当作'秋'。"光显郁蒸，谓阳光普照，湿热蒸腾之象。

〔71〕湍润埃云：流水润湿，云雾弥漫。形容气候湿润之象。

〔72〕骤注：暴雨如注。王冰："骤注，急雨也。"

〔73〕踹：小腿肚。又称腓肠。张介宾："踹，腨同。"

〔74〕化：此后原有"成"字。《读素问臆断》："句有误，《标本病传论》云：'生长化收藏下应之。'据此，则当作此生长化收藏之理。"从之据改。

〔75〕天地四塞：王冰："天地四时之气，闭塞而无所运行。"

【释义】

本段主要论述了岁运不及所引起的气候变化，人体发病的病机与临床表现，上应星象。

一、五运不及的灾变与发病

一般来说，岁运不及，则克气亢盛，子气来复，在自然界可产生灾异；在人体则本运五行属性相同之脏、所克之脏以及由此引起的复气相应之脏发病，同时五星也可产生明暗等不同变化，与其相应的运星暗淡无光，五行中已行之所胜与所不胜之行相应的运星明亮，当复气来临时，则复气相应之星明亮，复气所克之星光芒减弱（表69-2、表69-3）。

表69-2 岁运不及灾变与发病

岁运	年份	灾变特点	自然变异	人体疾病	星象变化	
					明	暗
木	六丁岁	燥乃大行，生气失政。上临阳明，化气乃急。	草木晚荣，肃杀而甚，刚木辟著，柔萎苍干，凉雨时至，其谷苍。 白露早降，收杀气行，寒雨害物，虫食甘黄，其主苍早。	肝：中清，胠胁痛，少腹痛。 脾：肠鸣溏泄。	太白星、镇星	岁星
火	六癸岁	寒乃大行，长政不用。	物荣而下，凝惨而甚，阳气不化，乃折荣美，其谷丹。	心：胸中痛，胁支满，两胁痛，膺背肩胛间及两臂内痛，郁冒朦昧，心痛暴瘖。 肾：胸腹大，胁下与腰背相引而痛，甚则屈不能伸，髋髀如别。	辰星	荧惑星
土	六己岁	风乃大行，化气不令。上临厥阴，藏气不用。藏气举事。	草木茂荣，飘扬而甚，秀而不实，其谷黔。 蛰虫早附。	脾：飧泄霍乱，体重腹痛。 肝：筋骨繇复，肌肉瞤酸，善怒。 脾：寒中。	岁星	镇星
金	六乙岁	炎火乃行，生气乃用，长气专胜，收气乃后。	庶物以茂，燥烁以行，其谷坚芒。	肺：肩背瞀重，鼽嚏，血便注下。	荧惑星	太白星
水	六辛岁	湿乃大行，长气反用，其化乃速。上临太阴，阳光不治。	暑雨数至，其谷秬。 大寒数举，蛰虫早藏，地积坚冰。	脾：腹满身重，濡泄，寒疡流水。 肾：腰股痛发，腘腨股膝不便，烦冤，足痿清厥，脚下痛，跗肿。	镇星	辰星

表69-3 岁运不及子气来复灾变与发病

岁运	复气	灾变特点	自然变异	人体疾病	星象变化	
					明	暗
木	火	炎暑流火	柔脆草木焦槁，下体再生，华实齐化，其谷白坚。 赤气后化，白气乃屈，其谷不成。	心：寒热疮疡、痱胗痈痤。 肺：咳而鼽。	荧惑星	太白星
火	土	埃郁	大雨且至，黑气乃辱，玄谷不成。	脾：鹜溏腹满，食饮不下，寒中肠鸣，泄注腹痛，暴挛痿痹，足不任身	镇星	辰星
土	金	收政严峻	名木苍雕，虫食甘黄，黔谷乃减，苍谷乃损。	肝：胸胁暴痛，下引少腹，善太息。 脾：气客于脾，食少失味。	太白星	岁星
金	水	寒雨暴至	冰雹霜雪杀物，丹谷不成。	心：头脑户痛，延及囟顶发热，口疮，甚则心痛。	辰星	荧惑星
水	木	大风暴发	草偃木零，生长不鲜，物疏墨，黄气乃损，其谷不登。	肝：面色时变，筋骨并辟，肉瞤瘛，目视䀮䀮，肌肉胗发，气并鬲中，痛于心腹。	岁星	镇星

　　概而言之，五运不及引起的变化，按照五行同气相求及乘侮胜复推演，则己所不胜之气亢盛，己所胜之气失政不用，不及之气的子气来复。故在岁木不及之年，气候变化上以燥乃大行，气温偏凉为特点，还要考虑到湿、热之变；人体发病可涉及肝、脾、肺三脏。岁火

不及之年，气候变化上以偏于寒冷为特点，还要考虑到湿盛之变；人体发病以心、肾虚寒为多，还可出现脾、胃湿盛等症状。岁土不及之年，气候变化上以偏于干燥，雨水不足，风气偏胜为特点；人体发病以肝、脾病症为多见，还可出现肺、肾等脏腑的特殊变化。岁金不及之年，气候变化上以偏于炎热，火气偏胜为特点；人体发病以肺、心病症为多见，还可出现肾、膀胱等脏腑的病变。岁水不及之年，气候变化上以偏于潮湿，雨水较多为特点；人体发病以脾、肾病症为多见，还可出现肝气横逆或肝失疏泄的症状。

另外，在五运不及的发病中，木运不及、土运不及、水运不及还涉及到了运与司天之气叠加。如岁木不及，上临阳明，即丁卯、丁酉年，又逢阳明燥金司天，则木之生气进一步受到抑制。岁土不及，上临厥阴，即己巳、己亥年，又逢厥阴风木司天，少阳相火在泉，所以下半年不寒冷，于是流水不能结冰，虫类也不蛰藏而出来活动。厥阴司天之年，至秋冬之时，木气已平，所以金气也不来报复，与此相应，天上的木星也不昏暗，人们健康无病。岁水不及，上临太阴，即辛丑、辛未年，又逢太阴湿土司天，太阳寒水在泉，属同岁会之年，主寒水之气大行，故蛰虫早藏，地积坚冰，人则易患寒病于下半身，甚则腹满浮肿等病。

至于本篇论岁运太过，逢上临者仅有水、火两运；岁运不及，逢上临者仅有木、土、水三运，其他均未言及。宋代林亿曾对此作解释说："按不及五化，独纪木上临阳明，土上临厥阴，水上临太阴，不纪木上临厥阴，土上临太阴，金上临阳明者，经之旨各纪其甚者也。故于太过运中，只言火临火，水临水。此不及运中，只言木临金，土临木，水临土。故不言厥阴临木，太阴临土，阳明临金也。"此说虽有一定道理，然本篇脱漏错简颇多，亦有可能因经文脱漏所致。

二、岁运不及胜复与季节的关系

本节在论述了岁运太过、不及的变化后，继则论述岁运之气的情况下，其胜复变化与四时的关系及其发病情况，认为尽管岁运有太过、不及之偏移，如果时令不出现胜气，就不会出现复气，一年之中仍可保持正常的季节变化。如果时令出现胜气，则必然会产生复气，一年之中的正常季节变化就遭到破坏，大自然和人体受其影响则出现灾病（表69-4）。总之，无胜就无复，有胜必有复，胜复变化，有相应的物化特征，并可引起人体相应之脏发病。

表69-4　岁运不及胜复变化表

岁运	气之常（无胜则无复）		季节	自然界特点	气之变（有胜则有复）		人体病状
	季节	自然界特点			灾眚	脏	
木	春	鸣条律畅之化	春	惨凄残贼之胜	东	肝	内舍胠胁
	秋	雾露清凉之政	夏	炎暑燔烁之复			外在关节
火	夏	炳明光显之化	夏	惨凄凝冽之胜	南	心	内舍膺胁
	冬	严肃霜寒之政	不时	埃昏大雨之复			外在经络
土	四维	埃云润泽之化	四维	振拉飘腾之变	四维	脾	内舍心腹
	春	鸣条鼓拆之政	秋	肃杀霖霆之复			外在肌肉四肢
金	夏	光显郁蒸之令	夏	炎烁燔燎之变	西	肺	内舍膺胁肩背
	冬	严凝整肃之应	秋	冰雹霜雪之复			外在皮毛
水	四维	湍润埃云之化	四维	埃昏骤注之变	北	肾	内舍腰脊骨髓
	不时	和风生发之应	不时	飘荡振拉之复			外在溪谷踹膝

三、五运之政，犹如权衡

五运主事总的作用和特点像权衡之器一样，具有自动调节的作用，太过者必有所抑，不及者必有所助，无胜则无复，气候基本正常，人体也少灾少病。有胜必有复，自然界会有相应的灾变，人体对应脏腑组织会发生相关的病症。正因为五运主事总的趋势是保持动态平衡，所以不论产生何种剧烈的偏移及物化变异，都会在其内部相互制胜作用下，自动返回动态的平衡状态，所谓"此生长化收藏之理，气之常也"。可见上述所言的五运太过、不及及胜复变化，都是四时气候变化中的正常规律。假若这种自动调节失去作用，就会出现"天地四塞"的局面。

上文"总言盛衰胜复，即天地之动静；生长化成收藏，即阴阳之往复。动静不可见，有神有明，则有纪可察矣。阴阳不可测，有寒有暑，则有兆可知矣。天地之道，此之谓也"（《类经》卷二十四）。

【知识链接】

本篇所论岁运太过、不及导致五脏发病的临床表现，与《脏气法时论》《玉机真脏论》所论五脏病症有关，如本篇言"岁金太过，燥气流行，肝木受邪。民病两胁下少腹痛，目赤痛，眦疡，耳无所闻……胸痛引背，两胁满且痛引少腹"，《素问·脏气法时论》论"肝病者，两胁下痛引少腹，令人善怒，虚则目䀮䀮无所见，耳无所闻"。本篇言岁木太过，风气流行，肝脏自病，临床见"忽忽善怒，眩冒巅疾"，《素问·玉机真脏论》论春脉太过导致肝病，则"令人善怒，忽忽眩冒而巅疾"。本篇言岁火不及，湿土之气为复气发病，"病鹜溏腹满，食饮不下，寒中肠鸣，泄注腹痛，暴挛痿痹，足不任身"，而《素问·脏气法时论》"脾病者，身重善肌肉痿，足不收，行善瘛，脚下痛，虚则腹满肠鸣，飧泄食不化"。两相比较，每多相似之处，可相互参阅。

【原文】

帝曰：夫子之言五气之变，四时之应，可谓悉矣。夫气之动乱[1]，触遇而作，发无常会，卒然灾合[2]，何以期之？岐伯曰：夫气之动变，固不常在，而德化政令灾变[3]，不同其候也。

帝曰：何谓也？岐伯曰：东方生风，风生木，其德敷和[4]，其化生荣[5]，其政舒启[6]，其令风，其变振发[7]，其灾散落[8]。南方生热，热生火，其德彰显[9]，其化蕃茂，其政明曜，其令热，其变销烁，其灾燔焫。中央生湿，湿生土，其德溽蒸[10]，其化丰备[11]，其政安静，其令湿，其变骤注，其灾霖溃[12]。西方生燥，燥生金，其德清洁，其化紧敛，其政劲切[13]，其令燥，其变肃杀，其灾苍陨[14]。北方生寒，寒生水，其德凄沧，其化清谧，其政凝肃[15]，其令寒，其变凓冽，其灾冰雪霜雹。是以察其动也，有德有化，有政有令,有变有灾,而物由之,而人应之也。

帝曰:夫子之言岁候,其[16]不及太过,而上应五星。今夫德化政令,灾眚变易,非常而有也,卒然而动,其亦为之变乎。岐伯曰:承天而行之[17],故无妄动,无不应也。卒然而动者,气之交变也,其不应焉。故曰:应常不应卒[18]。此之谓也。帝曰:其应奈何?岐伯曰:各从其气化也[19]。

帝曰:其行之徐疾逆顺何如?岐伯曰:以道留久,逆守而小,是谓省下[20]。以道而去,去而速来,曲而过之,是谓省遗过也[21]。久留而环,或离或附,是谓议灾与其德也。应近则小,应远则大[22]。芒而大,倍常之一,其化甚;大常之二,其眚即发也。小常之一,其化减;小常之二,是谓临视,省下之过与其德。德者福之,过者伐之。是以象之见也,高而远则小,下而近则大,故大则喜怒迩,小则祸福远。岁运太过,则运星北越[23],运气相得,则各行以道。故岁运太过,畏星[24]失色而兼其母;不及,则色兼其所不胜。肖者瞿瞿[25],莫知其妙,闵闵之当[26],孰者为良,妄行无征,示畏侯王[27]。

帝曰:其灾应何如?岐伯曰:亦各从其化也。故时至有盛衰,凌犯有逆顺,留守有多少,形见有善恶,宿属有胜负[28],征应有吉凶矣。帝曰:其善恶何谓也?岐伯曰:有喜有怒,有忧有丧,有泽有燥[29],此象之常也,必谨察之。帝曰:六者高下异乎?岐伯曰:象见高下,其应一也,故人亦应之。

【校注】

〔1〕气之动乱:指五运之气的异常。

〔2〕卒然灾合:指突然相遇而发生灾害。合,会、遇之义。

〔3〕德化政令灾变:德,指五运之气的本性。化,即生化作用。政、令,主事也。灾变,灾害、变异。

〔4〕敷和:指敷布阳和之气。

〔5〕生荣:即生长繁荣。

〔6〕舒启:舒展开放。王冰:"舒,展也。启,开也。"

〔7〕振发:张介宾:"振,奋动也。发,飞扬也。"又,王冰:"振,怒也。发,出也。"

〔8〕散落:张介宾:"谓物飘零而散落也。"

〔9〕彰显:彰明显著。

〔10〕溽蒸:湿热。

〔11〕丰备:丰满完备。张介宾:"丰备,充盈也。"

〔12〕霖溃:久雨不止,土溃泥烂。王冰:"霖,久雨也。溃,烂泥也。"

〔13〕劲切:刚劲急切。王冰:"劲,锐也。切,急也。"

〔14〕苍陨:草木凋落。王冰:"杀气太甚,则木青干而落也。"

〔15〕凝肃:大地结冰,植物凋谢不生。

〔16〕其:原在"不及"字下。《黄帝内经素问注证发微》:"其字当在不及之上。"据改。

〔17〕承天而行之:张介宾:"谓岁候承天而行,故无妄动,五星无不与之相应。"

〔18〕应常不应卒：谓五星变化应于正常规律，不应于突然变化。

〔19〕各从其气化也：张介宾："岁星之化其应风，荧惑之化其应火，镇星之化其应湿，太白之化其应燥，辰星之化其应寒也。"

〔20〕以道留久……是谓省下：张介宾："道，五星所行之道也。留久，稽留延久也。逆守，逆行不进而守其度也。小，无芒而光不露也。省下，谓察其分野君民之有德有过者也。"

〔21〕以道而去……省遗过也：张介宾："谓既去而复速来，委曲逡巡而过其度也。省遗过，谓省察有未尽，而复省其所遗过失也。"

〔22〕应近则小，应远则大：张介宾："应，谓灾德之应也，所应者近而微，其星则小；所应者远而甚，其星则大。"

〔23〕运星北越：张介宾："运星，主岁之星也。北越，越出应行之度而近于北也。盖北为紫微太一所居之位，运星不守其度，而北越近之，其恃强骄肆之气可见。"

〔24〕畏星：张介宾："畏星，即所制之星，如木运太过，则镇为畏星。"

〔25〕肖者瞿瞿：肖，道象。瞿瞿，据《太素》为"濯濯"，广大无边。又，张志聪："肖，取法也。瞿瞿，却顾貌。谓取法星象之吉凶，莫能知其微妙。"

〔26〕闵闵之当：谓道理深奥而正确。

〔27〕妄行无征，示畏侯王：行，金刻本作"言"，王冰注似亦作"言"，宜从。张志聪："不求良法而妄言占象，则所言之吉凶皆无征验矣，反以祸福之说而示畏于侯王。"

〔28〕宿属有胜负：谓二十八宿及十二辰分属五行，各有太过不及。

〔29〕有喜有怒……有泽有燥：王冰："夫五星之见也，从夜深见之。人见之喜，星之喜也。见之畏，星之怒也。光色微曜，乍明乍暗，星之忧也。光色迥然，不彰不莹，不与众同，星之丧也。光色圆明，不盈不缩，怡然莹然，星之喜也。光色勃然临人，芒彩满溢，其象懔然，星之怒也。泽，洪润也。燥，干枯也。"

【释义】

本段主要论述五运变化的不同情况，以及岁运变化与五星之间的关系。

一、岁运变化的一般规律

岁运之气的变化有常有变，五气之间相互作用，错杂变动，触遇而作，并没有一定的规律。但运气的变化都有相应的物化特征，只要掌握各气的物化特征，就可判断是由何气动变所致，所谓"夫气之动变，固不常在，而德化政令灾变，不同其候也"，其中"德化者气之祥，政令者气之章，变易者复之纪，灾眚者伤之始"。

具体而言，德指五气之特征或本性，化指生化、气化，政指五气对自然界万物所行使的职权和作用，令指五气各自所产生的气候特征。德、化、政、令为五方的物候和气候表现正常，说明岁运的变动在正常范围内，不容易导致人体发病。变指五气的变异，灾即五气变异给自然界所带来的灾害，此乃五方的物候和气候的表现异常，说明岁运的变动超出了正常范围，容易导致人体发病。五气之德化政令灾变，在自然界和人体都有相应的反应（表69-5），只要掌握了五运四时运转的常和变，就能认识并把握自然界物化特征和人体发病的规律。

表69-5　五方之德变化政令灾表

五方	五气	五行	正常				异常	
			德	化	政	令	灾	变
东	风	木	敷和	生荣	舒启	风	散落	振发
南	热	火	彰显	蕃茂	明曜	热	燔炳	销烁
中	湿	土	溽蒸	丰备	安静	湿	霖溃	骤注
西	燥	金	清洁	紧敛	劲切	燥	苍陨	肃杀
北	寒	水	凄沧	清谧	凝肃	寒	冰雪霜雹	溧冽

二、岁运变化与五星间的关系

关于岁运变化与五星的关系，本段原文认为岁运之变化与五星相应，或者说五星的运动等影响着岁时气候的变化，只不过五星的变化是应于正常的气候变化，而不应于气候突变，所谓"承天而行之，故无妄动，无不应也。卒然而动者，气之交变也，其不应焉"，概而言之，即"应常不应卒"。在此认识的基础上，论述了五星运行、亮度变化对自然万物及人类的影响。

（一）五星的运行与亮度

关于五星的运行，本文直接引用了古代天文学的成就，历代注家多语焉不详，直到1973年马王堆汉墓帛书《五星占》出土，人们方清楚其所指。五星的运行"以道留久，逆守而小，是谓省下。以道而去，去而速来，曲而过之，是谓省遗过也。久留而环，或离或附，是谓议灾与其德也。应近则小，应远则大……是以象之见也，高而远则小，下而近则大，故大则喜怒迩，小则祸福远"一段文字，主要论述了五星的运行规律。

五星的亮度、颜色、大小、形态等，古人亦有所认识，如战国时期的甘德、石申等人认为五星"润泽和顺为喜""光芒隆谓之怒"。行星本身的颜色虽不会有多大的变化，但因大气层影响，行星透过大气层在人目中呈现出来的颜色，有时会有变化，古人以五颗恒星的颜色为判断标准，《史记·天官书》说："白比狼，赤比心，黄比参左肩，苍比参右肩，黑比奎大星。"即分别以天狼星、心宿二、参宿四、参宿五、奎宿九作为白、红、黄、青、黑的判断标准。其中，奎宿九本是一颗红色星，也非常明亮，但与选为红色标准的心宿二相比，显得稍暗一些，故这里所言黑色，当理解为暗红之意。

（二）五星对自然万物与人体的影响

本篇言五星运行有徐、顺、逆、留、守，所论五星"久留而环，或离或附""应近则小，应远则大"，当指内行星的运行轨迹及其在下合和上合时亮度与大小变化情况；"以道而去，去而速来，曲而过之""高而远则小，下而近则大"，无疑是对外行星运行轨迹及其在合与冲时亮度与大小变化情形的描述，这里的大小当主要指其亮度而言。本篇将五星影响地球岁运、岁候的效应和规律总归为：第一，五星"各从其气化"，即木星之化，风应之；火星之化，热应之；余以此类推。第二，五运太过不及之年，上应五星情况不同。岁运太过之年，与岁运五行相同的五星光芒明盛；岁运不及之年，则相应的五星减曜，畏星光芒明盛。第三，五星亮度分五等，与五行的化运有关，一般亮度主平气，大于常度主岁运太过，小于常度主岁运不及。第四，岁运太过之年，运星北越，畏星失其本气而兼母色；岁运不及之年，则运星兼其所不胜之色。第五，星象位置的高低远近不同，对地面的影响也不同，高而远者影响小且慢，下而近者影响大且快。当然五星对地球的影响，尚与其运行的多种因素有关，如五星上临的时节，所在二十八宿恒星天空、运行的顺逆、留守时间的多少、距离地球的远近等。总之，五星的每一种变化对自然界万物和人类都可产生灾、德、祸、福、吉、凶、善、恶等影响，因此，"必谨察之"。

【知识链接】

一、五星运行规律

从行星的视运动来看，五星可分为外行星和内行星两类，在地球轨道以内的金星和水星为内行星，在地球轨道以外的火星、木星、土星等为外行星。五星的运动十分复杂，有顺行、逆行、伏、留、合、冲诸形态，又有迟、疾的变化。自战国迄汉初，古人已认识了五星逆、顺、留的现象，至于"合"的概念，是在东汉四分历中出现的。当时认为行星在天空星座背景上自西往东走，叫"顺行"；反之为"逆行"。在星空背景上不动称为"留"。顺行时间多，逆行时间少。顺行由快而慢而留而逆行，逆行亦由快而慢而留以至于复顺行。本来行星都是自西往东走的，所以发生留逆等运动现象，完全是因为我们所处的地球不在太阳系的中心，而是和其他行星一道沿着近乎圆形的轨道绕太阳运转。由于我们在运动的地球上观察其他运动的行星，因而就发生了太阳、地球和其他行星之间的这种复杂关系。

如果把行星(P)、地球(E)和太阳(S)之间的夹角$\angle PES$叫"距角"，即从地球上来看时，行星和太阳之间的角距离（这个距离可以由太阳和行星的黄经差来表示。黄经即从春分点起，沿黄道大圆所量度的角度）。显而易见，对于地球轨道以外的外行星来说，距角可以从0°到180°；但内行星的距角则不能超过这一最大值。这一最大值随行星轨道直径而异，金星为48°，水星为28°。内行星处在这个最远位置时，在太阳之东叫东大距，在西边叫西大距。当距角$\angle PES=0°$，即行星、太阳和地球处在一条直线上，并且行星和太阳又在同一方向时，古天文学称之为"合"。对内行星而言，尚有上合与下合之分，上合时行星距地球最远，显得小一点，但光亮的半面朝着地球，呈现出小而亮的景象。下合时情况正相反，显得大而光亮弱一些。对外行星而言，当距角$\angle PES=180°$时，即行星、地球和太阳在一直线上，但行星和太阳处在相反的方向时，称之为"冲"，此时外行星离地球最近，显得又大又亮，也最便于肉眼观测。

内行星在上合以后出现于太阳的东边，此时在天空顺行，由快到慢，离太阳越来越远，过了东大距以后不久，经过留转变为逆行，过下合以后再逆行一段，又表现为顺行，由慢到快，过西大距以至上合，周而复始，在星空背景上所走的轨迹呈柳叶状。外行星则在合以后，出现在太阳的西边，因为外行星的速度比太阳的小，虽然它仍是顺行，但被太阳拉得越来越远，结果在星空背景上所走的轨迹呈"之"字形[①]（图69-1、图69-2、图69-3）。

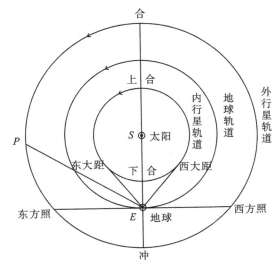

图 69-1　行星的相互位置关系

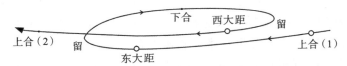

图 69-2　一个会合周期里内行星在星座间的移动情况（柳叶形）

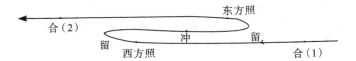

图 69-3　一个会合周期里外行星在星座间的移动情况（"之"字形）

二、星占学思想的影响

从理论上讲，本来应该是五星的运行影响气候、物候的变化，而本篇却反复论述地面气候、物候的变化上应五星，所谓五星"有喜有怒，有忧有丧，有泽有燥""象见高下，其应一也，故人亦应之"，并提出其基本规律是"应常不应卒"，明显带有星占学的色彩。

如本篇认为行星高而远时，其亮度就变小；行星低而近时，其亮度就变大。五星高低远近的变化，是由于作为天的使者，可审察和惩罚有过失的君王和臣民。其正常的亮度，往往被认为是最吉的状态。如果比正常亮了一倍，即"倍常之一"的亮度，即意味着该行星所

①席泽宗.中国天文学史的一个重要发现［J］.//中国天文学史文集［M］.北京：科学出版社，1978：14.

属五行的运化能力强。如果比正常亮了两倍，即"大常之二"的亮度，这意味着行星更靠近，这表示灾情将至。天之使者从天上下来而且靠得那么近，表示要有所惩罚或警告。比正常亮度暗弱一半，即亮度降为正常亮度的1/2，所谓"小常之一"的亮度。这表示行星远去，意味着它运化功能的力量减弱或嫌不足。比正常亮度弱1/4，即所谓"小常之二"的亮度，表示行星相去更高更远，意味着天的使者临高而视察下面，对比下面各地君民之过和德，以便于对有过者伐之以灾，对有德者施之以福。

五星变亮时会有光芒，即本篇所说星变亮的特点是"芒而大"。巫咸说："五星起，怒犯凌留守列舍。察其守犯，审其始留之日，观其时气，有与五星相贼者，以决其事。视其色变，以知吉凶之情。又别其光芒所指，以知兵起所加之乡。芒多而短者，谋而未成；芒少而长者，其谋已成。其气专而上行，芒从一至四是谓道极。芒或指西或指东，或指其南，或指其北。四芒已具，其下必有亡国之主。芒过四以上，未可救也。"就是从行星变亮生光芒的现象出发，根据光芒的各种情况入占。如根据行星留守犯列舍，则根据始留之日，观时气而与五星相贼克之情形入占。又视其色变，光芒所指，芒多芒少，芒长芒短等入占。

除了上述以五星亮度入占外，还有五星色变入占。石氏占说："荧惑色黑，填星色青，太白色赤，辰星色黄，岁星色白者必败。"这是根据行星各按五行而有其本色而言的。荧惑火星，按五行其本色为赤，如今变为五行为水的本色黑色，就意味着火被水克。如果火星是运星，其泛出黑色当然是必败之象。同理，填星色青谓土被木克，太白色赤谓金被火克，辰星色黄谓水被土克，岁星色白谓木被金克，当然皆是必败之象。本篇也认为五星各有其本色，若岁运太过，侵侮其所不胜，则畏星失色而兼其母星的颜色；岁运不及，其所不胜之星增光，则色兼其所不胜。均是从五行生克推论行星变色之占。

《史记·天官书》说五星色时有白圆、赤圆等，圆者为喜，表示光色润泽；又有青角、黄角等，角者为怒，表示光芒棱威。这在本质上，按星占学家言，应是与亮度有关的描述，自也应是与行星运行有关的描述。行星的喜怒，表示上天使者对人世审察结果的态度。若是光色润泽，就是喜，即认为此处君民皆有德，当然主要是君。如果光芒棱威，那么就是发怒，即认为此处君民皆有过，应予惩罚[①]。

【原文】

帝曰：善。其德化政令之动静损益[1]皆何如？岐伯曰：夫德化政令灾变，不能相加也。胜复盛衰，不能相多也。往来小大，不能相过[2]也。用之升降，不能相无[3]也。各从其动而复之[4]耳。

帝曰：其病生何如？岐伯曰：德化者气之祥[5]，政令者气之章[6]，变易者复之纪[7]，灾眚者伤之始，气相胜[8]者和，不相胜者病，重感于邪则甚也。

帝曰：善。所谓精光之论[9]，大圣之业，宣明大道，通于无穷，究于无极也。余闻之，善言天者，必应于人；善言古者，必验于今；善言气者，必彰于物；善言应者，同天地

---

①卢央.中国古代星占学[M].北京：中国科学技术出版社，2013：258–259.

之化；善言化言变者，通神明之理，非夫子孰能言至道欤！乃择良兆而藏之灵室[10]，每旦读之，命曰《气交变》，非斋戒不敢发，慎传也。

【校注】

〔1〕动静损益：动静，指德化政令的变化。损益，即指对自然界和人体所带来的利害影响。

〔2〕不能相过：张介宾："胜复小大，气数皆同，故不能相过也。"胜复，指胜气与复气。

〔3〕用之升降，不能相无：张志聪："用，谓阴阳气之为用也。天地阴阳之气升已而降，降已而升，寒往则暑来，暑往则寒来，故曰不能相无也。"

〔4〕各从其动而复之：王冰："动必有复，察动以言复也。"又，方药中："此句是指五星、五季、五气的运动方式总是来回运转，周而复始。"

〔5〕祥：吉祥。王冰："祥，善应也。"

〔6〕章：法规，规则。王冰："章，程也，式也。"又，张介宾："章，昭著也。"

〔7〕变易者复之纪：指五运之气的太过不及的变化，是复气产生的纲纪。

〔8〕相胜：张介宾："相胜，相当也。谓人气与岁气相当，则为比和而无病；不相当，则邪正相干而病生矣。"

〔9〕精光之论：精湛广博的理论。光，广也。

〔10〕灵室：即灵兰秘室。王冰："灵室，谓灵兰室，黄帝之书府也。"

【释义】

本段主要论述了德化政令灾变的作用、相互关系，以及学习、应用运气学说应有的态度。

一、德化政令灾变的作用与关系

五气的德化政令灾变，有其固有的规律，在一定的限度内是不能彼此相加或相减的。胜多复多，胜少复少，均有其限度，其往来大小，不能随便超越。升降相互作用，产生了德化政令灾变胜复变化。其中德化是五气正常的吉祥征兆，政令是五气的规则和表现形式，变易是产生胜气与复气的纲纪，灾害是万物受伤的根源。人体的正气能够抗拒邪气，就和平无病；正气不能抗拒邪气，就会发生疾病。所谓"重感"，王冰云："谓年气已不及，天气又见克杀之气，是为重感。重，谓重累也。"

二、对于运气学说的态度

运气学说是古人研究天象、气象、物候和人体生理病理之间关系及其规律的一种学说。它是以"天人合一"的整体观念为指导，以阴阳五行理论为基础，以干支符号作为演绎的工具，来推论天象、气象、物候及人体生理病理的变化，以探索自然现象与生命现象的共有周期规律,从而寻求疾病的发病规律及相应的防治方法。而基于干支符号推演的知识并不一定完全符合实际情况,必须付之于实践的验证,因此,文末强调说:"善言天者,必应于人;善言古者,必验于今;善言气者,必彰于物;善言应者,同天地之化;善言化言变者,通神明之理。"这种认识方法有其广泛的指导意义。

【知识链接】

一、神明观念的产生与含义

本篇文末提出"善言化言变者,通神明之理",文中还提出"天地之动静,神明为之纪",类似的论述还见于《素问》的《阴阳应象大论》《五运行大论》,说明天地与神明之间有着一定的联系。对于天地、神明的关系,郭静云[①]有着系统深入的考察,她发现先秦两汉时期的文献中,每提及"神明",其意思都有一个共同之处:各家"神明"概念都与"天地"有关;"天地/神明"可谓当时普遍的思想模式。因此认为"神明"一词的出现与中国先民的天地观有密切的关系。古人认为,日、月、星三辰中,日和月皆出地而落于地,属于"地"的范畴;而列星恒际玄天,属于"天"的范畴。神气降自天,明形出自地,"神"和"明"相接,成为天地交感的媒介,万物由此而化生。日久天长,便结晶出"神明"的哲学概念。如果用两个字来揭示"神明"一词的本质的话,那它就是"生机"。简言之,"神明"的本义是指天与地之间的交通过程,进而衍化为天地之间最重要的媒介,成为天地之间的气化主宰者,成为造物"生机"之源。这才是古人"神明"观念的真正内涵。

神明观念滥觞于商代宇宙观及系统化的信仰中。虽然商人尚未探讨神明思想之问题,但由天所赐的恒星神光、雷电神光及神响、霓虹之神彩、云雨之神恩,皆被视为天所降的"神"的要素;并认为自天所降的"神"与自地所升的"明"(即每天上升的太阳)相对。在自然世界中,神灵雨与明"日"的相配,乃天地之间万物化生之基础和必要的条件。在思想发展下,《太一》着重于讨论恒星与日月之相辅,以及月岁规律的形成,而《鹖冠子》特别强调神与明为天之雨水与地之日火的相配。由于"神明"是天地的交通过程,于是"神明"被视为天地之间最重要的媒介、天地之间的气化主宰者,是万物之"生机";天地不交,则无生机;有神明之交,天地之间便有了生机,由此产生"神明"观念。

二、五运时气民病证治

宋代陈无择在《三因极一病证方论》中专论"五运时气民病证治",阐述了岁运太过不及、六气司天在泉的病症及治疗方剂,如岁木太过、不及所致病症,分别用苓术汤、苁蓉牛膝汤;岁火太过、不及所致病症,分别用麦门冬汤、黄芪茯神汤;岁土太过、不及所致病症,分别用附子山茱萸汤、白术厚朴汤;岁金太过、不及所致病症,分别用牛膝木瓜汤、紫菀

---

①郭静云.天神与天地之道:巫觋信仰与传统思想渊源(下)[M].上海:上海古籍出版社,2016:620、624、695.

汤；岁水太过、不及所致病症，分别用川连茯苓汤、五味子汤。辰戌、卯酉、寅申、丑未、子午、巳亥岁六气所致病症，分别用静顺汤、审平汤、升明汤、备化汤、正阳汤、敷和汤。仅供参考。

五常政大论篇第七十

【导读】

　　知常达变,即通过"常"以把握"变",是《黄帝内经》探索自然界运动变化以及人体生命活动规律极为重要的认知方法,也是认识疾病及药物作用,指导疾病诊治的重要方法之一。本篇重点论述了五运平气、太过、不及的一般变化情况,及其在气候、物候和疾病上的表现;其次讨论了地理气候差异对人体寿夭及发病的影响,以及六气司天的气候、物候变化与疾病流行情况,指出司天在泉之气与动物的胎孕生长及植物的气味厚薄密切相关;最后在上述气化与物化关系认识的基础上,阐述了因人、因时、因地的治则与治法。全篇突出了把握自然气候、物候、病候以及疾病治疗常度的重要性,特别是在疾病的治疗过程中,知常而达变,使原则性与灵活性有机结合,以提高临床疗效。林亿《新校正》云:"专名'五常政大论'者,举其所先者言也。"

【原文】

　　黄帝问曰:太虚寥廓[1],五运回薄[2],衰盛不同,损益相从[3],愿闻平气,何如而名?何如而纪[4]也?岐伯对曰:昭乎哉问也!木曰敷和[5],火曰升明[6],土曰备化[7],金曰审平[8],水曰静顺[9]。帝曰:其不及奈何?岐伯曰:木曰委和[10],火曰伏明[11],土曰卑监[12],金曰从革[13],水曰涸流[14]。帝曰:太过何谓?岐伯曰:木曰发生[15],火曰赫曦[16],土曰敦阜[17],金曰坚成[18],水曰流衍[19]。

　　帝曰:三气[20]之纪,愿闻其候。岐伯曰:悉乎哉问也!敷和之纪,木德周行,阳舒阴布,五化宣平[21],其气端,其性随,其用曲直,其化生荣[22],其类草木,其政发散,其候温和,其令风,其脏肝,肝其畏清[23],其主目,其谷麻,其果李,其实核,其应春,其虫毛[24],其畜犬,其色苍,其养筋,其病里急支满,其味酸,其音[25]角,其物中坚,其数八[26]。

升明之纪，正阳^[27]而治，德施周普，五化均衡，其气高，其性速，其用燔灼，其化蕃茂^[28]，其类火，其政明曜，其候炎暑，其令热，其脏心，心其畏寒，其主舌，其谷麦，其果杏，其实络，其应夏，其虫羽，其畜马，其色赤，其养血，其病瞤瘛^[29]，其味苦，其音徵，其物脉，其数七。

备化之纪，气协天休^[30]，德流四政，五化齐修^[31]，其气平，其性顺，其用高下^[32]，其化丰满，其类土，其政安静，其候溽蒸^[33]，其令湿，其脏脾，脾其畏风，其主口，其谷稷，其果枣，其实肉，其应长夏，其虫倮，其畜牛，其色黄，其养肉，其病否^[34]，其味甘，其音宫，其物肤^[35]，其数五。

审平之纪，收而不争，杀而无犯^[36]，五化宣明，其气洁，其性刚，其用散落，其化坚敛，其类金，其政劲肃，其候清切^[37]，其令燥，其脏肺，肺其畏热，其主鼻，其谷稻，其果桃，其实壳，其应秋，其虫介，其畜鸡，其色白，其养皮毛，其病咳，其味辛，其音商，其物外坚，其数九。

静顺之纪，藏而勿害，治而善下，五化咸整^[38]，其气明，其性下，其用沃衍^[39]，其化凝坚，其类水，其政流演^[40]，其候凝肃，其令寒，其脏肾，肾其畏湿，其主二阴，其谷豆，其果栗，其实濡^[41]，其应冬，其虫鳞，其畜彘^[42]，其色黑，其养骨髓，其病厥，其味咸，其音羽，其物濡，其数六。

故生而勿杀，长而勿罚，化而勿制，收而勿害，藏而勿抑，是谓平气^[43]。

委和之纪，是谓胜生^[44]，生气不政，化气乃扬，长气自平，收令乃早^[45]，凉雨时降，风云并兴，草木晚荣，苍干雕落，物秀而实，肤肉内充，其气敛，其用聚，其动緛戾拘缓^[46]，其发惊骇，其脏肝，其果枣桃^[47]，其实核壳，其谷稷稻，其味酸辛，其色白苍，其畜犬鸡，其虫毛介，其主雾露凄沧^[48]，其声角商，其病摇动注^[49]恐，从金化也。少角与判商同^[50]，上角与正角同^[51]，上商与正商同^[52]，其病支废^[53]痈肿疮疡，其虫甘^[54]，邪伤肝也，上宫与正宫同^[55]，萧飋肃杀^[56]则炎赫沸腾^[57]，眚于三^[58]，所谓复也，其主飞蠹蛆雉^[59]，乃为雷霆。

伏明之纪，是谓胜长^[60]，长气不宣，藏气反布，收气自政，化令乃衡^[61]，寒清数举，暑令乃薄^[62]，承化物生，生而不长，成实而稚，遇化已老^[63]，阳气屈伏，蛰虫早藏，其气郁，其用暴，其动彰伏变易^[64]，其发痛，其脏心，其果栗桃，其实络濡，其谷豆稻，其味苦咸，其色玄丹，其畜马彘，其虫羽鳞，其主冰雪霜寒，其声徵羽，其病昏惑悲忘，从水化也。少徵与少羽同^[65]，上商与正商同，邪伤心也，凝惨凛冽，则暴雨霖霆，眚于九，其主骤注雷霆震惊，沉黔^[66]淫雨。

卑监之纪，是谓减化^[67]，化气不令，生政独彰，长气整，雨乃愆^[68]，收气平，风寒并兴，草木荣美，秀而不实，成而秕^[69]也，其气散，其用静定^[70]，其动疡涌分^[71]溃痈肿，其发濡滞，其脏脾，其果李栗，其实肉^[72]核，其谷豆麻，其味酸甘，其色苍黄，其畜牛犬，其虫倮毛，其主飘怒振发^[73]，其声宫角，其病留满否塞，从木化也。少宫与少角同^[74]，上宫与正宫同，上角与正角同，其病飧泄，邪伤脾也，振拉飘扬，则苍干散落，其眚四维^[75]，其主败折虎狼^[76]，清气乃用，生政乃辱^[77]。

从革之纪，是谓折收^[78]，收气乃后，生气^[79]乃扬，长化合德^[80]，火政乃宣，庶类以蕃，其气扬，其用躁切，其动铿禁瞀厥^[81]，其发咳喘，其脏肺，其果李杏，其实壳络，其谷麻麦，其味苦辛，其色白丹，其畜鸡羊[82]，其虫介羽，其主明曜炎烁，其声商徵，其病嚏咳鼽衄，从火化也。少商与少徵同[83]，上商与正商同，上角与正角同，邪伤肺也，炎光赫烈，则冰雪霜雹，眚于七，其主鳞伏彘鼠[84]，岁气早至，乃生大寒。

涸流之纪，是谓反阳[85]，藏令不举，化气乃昌，长气宣布，蛰虫不藏，土润水泉减，草木条茂，荣秀满盛，其气滞，其用渗泄，其动坚止[86]，其发燥槁，其脏肾，其果枣杏，其实濡肉，其谷黍[87]稷，其味甘咸，其色黔玄，其畜彘牛，其虫鳞倮，其主埃郁昏翳[88]，其声羽宫，其病痿厥坚下[89]，从土化也。少羽与少宫同[90]，上宫与正宫同，其病癃闭[91]，邪伤肾也，埃昏骤雨，则振拉摧拔，眚于一，其主毛显狐狢[92]，变化不藏。

故乘危而行[93]，不速而至，暴虐无德，灾反及之，微者复[94]微，甚者复甚，气之常也。

发生之纪，是谓启敕[95]，土疏泄，苍气达[96]，阳和布化，阴气乃随，生气淳化[97]，万物以荣，其化生，其气美，其政散，其令条舒，其动掉眩巅疾，其德鸣靡启坼[98]，其变振拉摧拔，其谷麻稻，其畜鸡犬，其果李桃，其色青黄白，其味酸甘辛，其象春，其经足厥阴、少阳，其脏肝脾，其虫毛介，其物中坚外坚，其病怒，上徵则其气逆[99]，其病吐利，不务其德，则收气复，秋气劲切[100]，甚则肃杀，清气大至，草木雕零，邪乃伤肝。

赫曦之纪，是谓蕃茂[101]，阴气内化，阳气外荣，炎暑施化，物得以昌，其化长，其气高，其政动，其令鸣显[102]，其动炎灼妄扰，其德暄暑郁蒸[103]，其变炎烈沸腾，其谷麦豆，其畜羊[104]彘，其果杏栗，其色赤白玄，其味苦辛咸，其象夏，其经手少阴太阳、手厥阴少阳，其脏心肺，其虫羽鳞，其物脉濡，其病笑疟，疮疡血流，狂妄目赤。上羽与正徵同[105]，其收齐[106]，其病痓[107]，上徵而收气后[108]也，暴烈其政，藏气乃复，时见凝惨，甚则雨水霜雹切寒[109]，邪伤心也。

敦阜之纪，是谓广化[110]，厚德清静，顺长以盈，至阴[111]内实，物化充成，烟埃朦郁，见于厚土[112]，大雨时行，湿气乃用，燥政乃辟[113]，其化圆[114]，其气丰，其政静，其令周备，其动濡积并稸[115]，其德柔润重淖[116]，其变震惊飘骤崩溃，其谷稷麻，其畜牛犬，其果枣李，其色黔玄苍，其味甘咸酸，其象长夏，其经足太阴、阳明，其脏脾肾，其虫倮毛，其物肌核，其病腹满、四肢不举，大风迅至，邪伤脾也。

坚成之纪，是谓收引[117]，天气洁，地气明，阳气随，阴治化，燥行其政，物以司成，收气繁布，化洽不终[118]，其化成[119]，其气削，其政肃，其令锐切，其动暴折疡疰[120]，其德雾露萧飋，其变肃杀雕零，其谷稻黍，其畜鸡马，其果桃杏，其色白青丹，其味辛酸苦，其象秋，其经手太阴、阳明，其脏肺肝，其虫介羽，其物壳络，其病喘喝胸凭仰息[121]。上徵与正商同[122]，其生齐[123]，其病咳，政暴变则名木不荣，柔脆焦首，长气斯救[124]，大火流，炎烁且至，蔓将槁，邪伤肺也。

流衍之纪，是谓封藏[125]，寒司物化，天地严凝，藏政以布，长令不扬，其化凛，其气坚，其政谧[126]，其令流注，其动漂泄沃涌[127]，其德凝惨寒雾[128]，其变冰雪霜雹，其谷豆稷，其畜彘牛，其果栗枣，其色黑丹黔，其味咸苦甘，其象冬，其经足少阴、太阳，其脏肾心，其虫鳞倮，其物濡满[129]，其病胀，上羽而长气不化[130]也。政过则化气大举，而埃昏气交，大雨时降，邪伤肾也。

故曰：不恒其德，则所胜来复[131]，政恒其理，则所胜同化[132]。此之谓也。

【校注】

〔1〕太虚寥廓：宇宙苍茫辽阔，无边无际。太虚，即宇宙。廖廓，即辽阔。

〔2〕五运回薄：主岁之大运循环往复，相互制约。

〔3〕衰盛不同，损益相从：即运有太过、不及的变化，其于万物则有损益之应。

〔4〕纪：标志，标记。

〔5〕敷和：张介宾："木得其平，则敷布和气以生万物。"

〔6〕升明：火气上升而明亮。高世栻："上升明显，火之性也。"

〔7〕备化：万物生化完备。张介宾："土含万物，无所不备，土生万物，无所不化。"

〔8〕审平：清宁平定。张介宾："金主杀伐，和则清宁，故曰审平，无妄刑也。"

〔9〕静顺：清静随顺。王冰："水体清静，顺于物也。"

〔10〕委和：阳和之气不能正常敷布，万物萎靡。王冰："阳和之气，委屈而少用也。"高世栻："委和，阳和不敷而委弱。"

〔11〕伏明：阳热光明之气潜藏衰少。王冰："明耀之气，屈伏不伸。"

〔12〕卑监：位卑而监制万物生化之职缺失。王冰："土虽卑少，犹监万物之生化也。"

〔13〕从革：张介宾："金性本刚，其不及则从火化而变革也。"

〔14〕涸流：张介宾："水气不及，则源流干涸也。"

〔15〕发生：王冰："发生，谓宣发生气，万物以荣。"

〔16〕赫曦：火气盛明。张志聪："赫曦，光明显盛之象。"赫，火赤貌。曦，阳光。

〔17〕敦阜：张介宾："敦，厚也。阜，高也。土本高厚，此言其尤盛也。"张志聪："土气盛而化气布于四方，故曰广化。"

〔18〕坚成：张介宾："金性坚刚，用能成物，其气有余，则坚成尤盛也。"

〔19〕流衍：水流衍溢。王冰："衍，泮衍也，溢也。"

〔20〕三气：五运之气的平气、不及和太过。

〔21〕五化宣平：谓五运之气化宣畅平和。王冰："自当其位，不与物争，故五气之化，各布政令于四方，无相干犯。"

〔22〕其气端……其化生荣：马莳："木之气端正，木之性顺从，木之用曲直咸宜，木之化生发荣美。"

〔23〕清：清为金气代称，金克木，故肝畏清。

〔24〕其虫毛：谓在动物为兽类。虫，泛指动物。毛，毛虫。古人把动物分为毛、倮、鳞、介、羽五类。倮是无毛、无甲、无鳞、无羽的倮体动物，鳞泛指有鳞甲的动物，介虫是有壳的动物，羽虫指鸟类动物。

〔25〕音：五音。我国古乐中的角、徵、宫、商、羽五音，与五行五脏相配，则角属木音配肝，徵为火音配心，宫为土音配脾，商为金音配肺，羽为水音配肾。

〔26〕其数八：五行生成数中木的成数为八。水的成数为六，火的成数为七，金的成数为九，土的成数为五。

〔27〕正阳：平和之火气。张介宾："火主南方，故曰正阳。"

〔28〕其气高……其化蕃茂：张志聪："火气炎上，故其气高。火性动急，故性速也。烧炙曰燔灼，火之用也。万物蕃茂，夏长之化也。"

〔29〕瞤瘛：抽搐跳动。

〔30〕气协天休：谓天地之气协调和平。休，美、善。张介宾："顺承天化，而济其美也。"

〔31〕德流四政，五化齐修：张介宾："土德分助四方，以赞成金、木、水、火之政也，故生、长、化、收、藏，咸得其政而五者齐修矣。"四政，指五行中金、木、水、火所主的政令，包括四时、四方。

〔32〕其用高下：张介宾："或高或下，皆其用也。"

〔33〕溽蒸：湿热。

〔34〕否：通"痞"，痞塞不通。

〔35〕肤：《读素问臆断》："肤当作肉。"按上有"其养肉"，此当作"肌"。王冰："物禀备化之气，则多肌肉。"

〔36〕收而不争，杀而无犯：谓金气虽有收敛、肃杀之性，但金运平气之年，收敛而无剥夺，肃杀而无残害。

〔37〕其政劲肃，其候清切：谓金运平气，职权是坚劲清肃，气候是清凉风急。

〔38〕五化咸整：谓五运之气化都齐备。姚止庵："谨按平气五纪，每纪必言五化者，谓凡人身五脏之气，常相资益……今一脏之气既得其平，自可以相资于各脏以化生夫气血，故各言五气也。"

〔39〕沃衍：张介宾："沃，灌溉也。衍，溢满也。"

〔40〕流演：张介宾："演，长流貌。井泉不竭，川流不息，皆流演之义。"

〔41〕濡：指水果中的浆汁。张介宾："实中津液也。"

〔42〕彘（zhì志）：即猪。王冰："彘，豕也。"

〔43〕平气：王冰："夫如是者，皆天气平，地气正，五化之气不以胜克为用，故谓曰平和气也。"

〔44〕胜生：谓木运不及，则金克木，或土反侮木，生气不得施用。生，指木运生发之气。

〔45〕生气不政……收令乃早：张志聪："金气胜，则木之生气不能彰其政令矣。木政不彰，则土气无畏，而化气乃扬。木衰则火气不盛，故长气自平。金气盛，故收令乃早。"生气，木运之气。长气，火运之气。化气，土运之气。收令，金运收获的节令。

〔46〕緛戾拘缓：拘挛收缩或弛缓无力。王冰："緛，缩短也。戾，了戾也。拘，拘急也。缓，不收也。"

〔47〕桃：原作"李"。《新校正》："详李，木实也。按火土金水不及之果，李当作桃，王注亦非。"张介宾："枣，土果也。李当作桃，金果也。盖木不及，则土金二果盛。"故据改。

〔48〕凄沧：寒冷。

〔49〕注：黄元御："注者，木郁贼土，而为泄利也。"又，于鬯："按注字无义，疑狂字形近之误。"

〔50〕少角与判商同：《新校正》："按火土金水之文，'判'作'少'，当云少角与少商同。"古人以角、徵、宫、商、羽五音分别代表木、火、土、金、水五运，称为五音建运。又用"正""太""少"分别代表平气、太过、不及。木运不及为少角；判商，即少商。因木运不及，金来克木，木气半从金化。王冰："少角木不及，故半与商金同化。判，半也。"

〔51〕上角与正角同：谓木运不及之年，遇厥阴风木司天，不及之木运得到司天之气的扶

助，则与木运正常的敷和之岁相同。上角，指厥阴风木司天。正角，木运之平气。后类此。

〔52〕上商与正商同：谓木运不及之年，金乘木，又遇阳明燥金司天，则与金运正常的审平岁相同。后类此。

〔53〕支废：四肢痿弱不用。

〔54〕其虫甘：《素问吴注》："其虫甘三字，衍文也。"《内经评文》："甘，疑即疳。"

〔55〕上宫与正宫同：谓木运不及之年，土反侮之，又遇太阴湿土司天，则与土运正常的备化岁相同。

〔56〕萧飋肃杀：形容金运之气使万物凋零萧条的景象。张介宾："萧飋肃杀，金胜木也。"

〔57〕炎赫沸腾：形容火运之气来复的炽热之象。张介宾："炎赫沸腾，火复金也。"

〔58〕眚（shěng省）于三：灾害在三数震宫。高世栻："盖东方居三宫震位，木也；南方居九宫离位，火也；中央居五宫土位，四维也；西方居七宫兑位，金也；北方居一宫坎位，水也。下文眚数，皆由此也。"

〔59〕飞蠹（dù度）蛆雉：马莳："乃物象有飞虫、蛆虫、雉鸟，天象有雷有霆，皆火之炎赫沸腾者然耳。"飞，飞虫。蠹，蛀虫。蛆，苍蝇的幼虫。雉，野鸡。高世栻："盖飞者，火虫也；蠹者木所生，木生火也；蛆者，蝇之子也，火虫所生也；雉为离禽，亦火虫也……复则火气胜而如是也。"

〔60〕胜长：谓火运不及，水来乘之，金来侮之，长气不得施用。长，指火运之长气。

〔61〕长气不宣……化令乃衡：张介宾："火之长气，不能宣化。水之藏气，反布于时。金无所畏，故收气自行其政。土无所生，故化令惟衡平耳。"化令，土运所主时令。

〔62〕暑令乃薄：谓夏季暑热之气薄弱。

〔63〕成实而稚，遇化已老：谓结实却很小，待到土运生化时令，应该旺盛却已衰老。稚，细小。

〔64〕彰伏变易：时隐时现，变化无常。彰，明。伏，隐伏。

〔65〕少徵与少羽同：火运不及，水来乘之，运气从水而化，与水运不及之年相同。王冰："火少，故半同水化。"

〔66〕沉黅：即沉阴。张介宾："沉黅，阴云蔽日也。"

〔67〕减化：张志聪："土运不及，则化气乃减，木反胜之。"

〔68〕愆：错过，过期。

〔69〕秕：瘪谷。谷实中空或不饱满。王冰："化气不满，故物实中空，是以秕恶。"

〔70〕其气散，其用静定：张介宾："土从风化，飘扬而散也。土政本静，其气衰，则化不及物，而过于静定矣。"静定，平静不动之义。

〔71〕涌分：《素问释义》："肌肉之病，涌分字衍。"宜从。

〔72〕肉：原作"濡"。《新校正》："详前后濡实主水，此濡字当作肉。"此说是，据改。

〔73〕飘怒振发：狂风怒号，树木摇动的景象。怒，比喻气势强盛。

〔74〕少宫与少角同：土运不及，木来乘之，运气从木而化，与木运不及之年相同。王冰："土少，故半同木化也。"

〔75〕四维：即东南、西南、东北、西北四隅。

〔76〕败折虎狼：张介宾："败折者金之变，虎狼多刑伤，皆金复之气所化。"又，郭霭春："所主败坏折伤，有如虎狼之势。"

〔77〕生政乃辱：谓木之生气受到抑制。

〔78〕折收：金运不及，金之收气被火气制约而减折。

〔79〕生气：《读素问臆断》："生气当作长气。"似是。

〔80〕长化合德：张介宾："金衰则火乘之，火王则土得所助，故长化合德，火政宣行而庶类蕃盛也。"

〔81〕铿禁瞀厥：张介宾："铿然有声，咳也。禁，声不出也。瞀，闷也。厥，气上逆也。"

〔82〕羊：按前五畜无"羊"，疑为"马"之误。盖马为火畜。

〔83〕少商与少徵同：金运不及，火来乘之，运气从火而化，与火运不及之年相同。王冰："金少，故半同火化也。"

〔84〕鳞伏彘鼠：《素问经注节解》："按：伏字疑有误。"高世栻："鳞，水虫也。伏，犹复也。彘鼠，水属也。"

〔85〕反阳：水运不及之年，火不畏水，阳反用事。

〔86〕其气滞……其动坚止：谓水运不及而土气壅滞，其作用为暗中渗泄，其变动为大便干结不下。马莳："其气凝滞，从土化也。其用渗泄，不能流也。其动而为病则为坚止，盖以水少不濡，则便干而且止也。"

〔87〕黍：《新校正》："按本论上文，麦为火之谷，今言黍者，疑麦字误为黍也。"似是。

〔88〕埃郁昏翳：形容土气弥漫，天色昏暗。埃，尘埃。昏翳，光线昏暗。

〔89〕痿厥坚下：痿，四肢不用。厥，四肢寒冷。坚，大便坚。

〔90〕少羽与少宫同：水运不及，土来乘之，运气从土而化，与土运不及之年相同。张介宾："水不及而土乘之，故与少宫同其化。"

〔91〕癃閟：即癃闭，尿少或尿闭。

〔92〕毛显狐貉：高世栻："狐貉，毛虫也。毛虫以毛为显，狐貉多疑善变，变化则不藏。"貉，同"貉"。

〔93〕乘危而行：谓岁运不足，所胜、所不胜之气的乘衰而至。

〔94〕复：指报复之气。

〔95〕启敶：万物生发，推陈出新的景象。张介宾："启，开也。敶，布也。布散阳和，发生万物之象也。"敶，同"陈"。

〔96〕土疏泄，苍气达：王冰："生气上发，故土体疏泄。木之专政，故苍气上达。达，通也，出也，行也。"疏泄，即疏泄，疏通宣泄。苍气，指木气。

〔97〕生气淳化：生发之气旺盛以生化万物。淳，厚。

〔98〕鸣靡启坼：风声散乱，物体开裂。靡，散乱。坼，同"拆"，开裂。

〔99〕上徵则其气逆：此句上原有"太角与上商同"6字。《新校正》："按太过五运，独太角言与上商同，余四运并不言者，疑此文为衍。"张介宾："按六壬之年无卯酉，是太角本无上商也……或非衍则误耳。"此说为是，据删。上徵则其气逆，谓木运太过，又遇少阴君火、少阳相火司天，则气逆不顺。

〔100〕劲切：刚劲急切。王冰："劲，锐也。切，急也。"

〔101〕蕃茂：繁荣茂盛。

〔102〕鸣显：宣畅显露。《广雅·释诂三》："鸣，名也。"又，《素问释义》："鸣，当作明。"

〔103〕暄暑郁蒸：即暑热郁蒸。暄，热。

〔104〕羊：《新校正》："按本论上文马为火之畜，今言羊者，疑马字误为羊。"此说似是。

〔105〕上羽与正徵同：谓火运太过之年，遇太阳寒水司天，火得水制而平，则与火运正常的升明岁相同。

〔106〕其收齐：谓金之收气与平气之年齐等。

〔107〕痓：即痉病。张介宾："痓者，口噤如痫，肢体拘强也。"

〔108〕上徵而收气后：谓火运太过，又遇少阴君火、少阳相火司天，则金气受抑而收气晚至。

〔109〕雨水霜雹切寒：水，《内经评文》改作"冰"，义胜。切寒，即严寒。

〔110〕广化：张介宾："土之化气，广被万物，故曰广化。"

〔111〕至阴：王冰："至阴，土精气也。"

〔112〕烟埃朦郁，见于厚土：谓湿土之气盛而笼罩于山陵。厚土，山陵。

〔113〕辟：退避。

〔114〕圆：张介宾："圆，周遍也。"

〔115〕濡积并稸：指湿气偏盛。濡，指湿气。稸，同"蓄"，聚积。

〔116〕淖：滋润。

〔117〕收引：即收敛。黄元御："收引者，金气收敛，引阳气于地下也。"

〔118〕化洽不终：谓燥气太过，湿土化润之气不能尽终其所主时令。化，土运之化气。洽，湿润，浸润。

〔119〕成：《素问吴注》改为"减"，义胜。

〔120〕疰：皮肤溃疡。

〔121〕胸凭仰息：胸满仰面喘息，形容呼吸困难。《广雅·释诂一》："凭，满也。"

〔122〕上徵与正商同：谓金运太过之年，遇君火、相火司天，金得火制而平，则与金运正常的审平岁相同。

〔123〕其生齐：谓木之生气与平气之年齐等。

〔124〕长气斯救：金运太过，克伐木气，火气来复以救。姚止庵："救，谓火为木子，木被金伤，子救其母也。"长气，即火运之气。

〔125〕封藏：张介宾："水盛则阴气大行，天地闭而万物藏，故曰封藏。"

〔126〕谧：安静，宁静。

〔127〕漂泄沃涌：漂浮下泄，浇灌涌流，形容水流动之状。张介宾："漂，浮于上也。泄，泻于下也。沃，灌也。涌，溢也。"又，黄元御："下泄利而上涌吐也。"

〔128〕凝惨寒雰：谓天气寒冷，寒雰雨雪。雰，寒雾。

〔129〕满：《类经》卷二十五："满，当作肉，土化也。"

〔130〕上羽而长气不化：谓水运太过，又遇太阳寒水司天，寒水之气更盛，则火之长气不能施化。

〔131〕不恒其德，则所胜来复：黄元御："太过之运，暴虐失常，则胜己者必来复之。"

〔132〕政恒其理，则所胜同化：黄元御："政不失常，则胜己者亦同其化，不相克也。"

【释义】

五运之气运行于广阔宇宙之中,而有其盛衰的变化,根据各自盛衰的不同,而有五运三纪之名。本段详细讨论了五运平气、不及、太过的名称,各个年份自然界所出现的相应的各种现象,以及这些不同的自然界变化对人体的影响。

一、五运平气之年的自然物象及与人体的关系

本段原文在《素问》的《阴阳应象大论》《五运行大论》等基础上,从运气学说的角度,论述了平气各年的气候及物候变化及其与人体有关脏器的相应关系,特别是补充了各运之气的性质、作用、职权、气候特点相应的季节与动植物生长情况,如植物生长的状态、谷类、果类、果实、构成部分等,同时也涉及相应的人体五脏、五体与易患的病症。在主体论述五行事物归类的同时,仅一处谈及五行之间的相克关系,即肝畏清、心畏寒、脾畏风、肺畏热、肾畏湿,类似于《素问·宣明五气论》的"五脏所恶"。有关五行事物归类的内容已在《五运行大论》进行了系统梳理,参见该篇。

总体而言,木运平气敷和的年份,发生万物而不杀伤;火运平气升明的年份,长养万物而不刑罚;土运平气备化的年份,化育万物而不制止;金运平气审平的年份,收敛万物而不残害;水运平气静顺的年份,封藏万物而不压抑。这就是平气的物候特点。

二、五运不及之年的自然物象及与人体的关系

继平气之年后,又论述了五运不及之年的气候、物候和人体疾病的变化规律,其中涉及到五行生克乘侮胜复的较为复杂的关系。

(一)委和之纪

委和之纪的气候、物候特点:木运不及,木的生气受到金气制约,木气不能正常发挥作用。土气失去应有的制约,于是化气旺盛。木不及不能生火,所以属于火的长气自然平静。金气胜木,所以属于金的收气提前到来。因此,木运不及之年的气候、物候,表现为木衰金旺,兼有土运之化的特点。如生气不足,使草木生长推迟;收气早来,容易使草木凋落。万物生长虽晚,但因化气与收气旺盛,所以生化过程迅速而早熟,皮肤坚实。表现在果类、果实、谷物、五味、颜色、五音、五畜、虫类方面,兼具木运与金运两方面的特点,或表现出土运之年的物化现象。在人体发病,则主要为肝主筋及相关情志失常。

委和之纪的运气同化:木运不及,金来克木,木气半从金化,表现为金运不及之岁的变化,即"少角与判商同"。木运不及,又遇厥阴风木司天,则其变化可与木运平气之岁的变化相同,即"上角与正角同"。木运不及,若遇阳明燥金司天,则木气更加衰弱,以致木气完全顺从了金气,这时就等于金运平气,即"上商与正商同",如此则金气伤肝,可发生四肢痿弱、痈肿、疮疡、虫积等病症。木运不及,木不制土,又遇太阴湿土司天,则可表现为土运平气之岁的变化,即"上宫与正宫同"。

委和之纪的复气：木运不及之岁，金气偏盛，则木之子火气来复，而生"炎赫沸腾"之变，呈现出火气的物候变化。上述情况由于都是木气不及所引起的，所以灾害发生在与木气相应的东方。

（二）伏明之纪

伏明之纪的气候、物候特点：火运不及，火的长气被水气制约，火气不能正常发挥作用，水之藏气，反布于时。由于火气不及，不能制约金，金的收气擅自行事。因此，火运不及之年的气候、物候，表现为火衰而水气、金气旺盛的气候、物候特点。在人体则主要发生心的病症，表现为神志昏乱、悲哀、健忘，以及寒冷、疼痛等病症。

伏明之纪的运气同化：火运不及，水来克火，表现为水运不及之岁的变化，即"少徵与少羽同"。火运不及，火不制金，又遇阳明燥金司天，则可表现为金运平气之岁的变化，即"上商与正商同"。

伏明之纪的复气：火运不及，水寒之气盛，则火之子土气来复，所以雨水多，"暴雨霖霆"。上述情况由于都是火气不及所引起的，所以灾害发生在与火气相应的南方。

（三）卑监之纪

卑监之纪的气候、物候特点：土运不及，土之化气被木气制约，土气不能正常发挥作用。木的生气独旺，木能生火，所以火的长气尚如常。土不能生金，所以金气平静。因此，土运不及之年的气候、物候，表现为土衰木旺，水气失去制约的特点。在人体则主要发生脾的病症，表现为疮疡、流脓溃烂、痈肿，以及水湿停留，胀满痞塞等。

卑监之纪的运气同化：土运不及，木来克土，表现为木运不及之岁的变化，即"少宫与少角同"。土运不及，又遇太阴湿土司天，得司天之气相助，也可以成为平气，即"上宫与正宫同"。土运不及，又遇厥阴风木司天，土气顺从木气，而成为木运平气，即"上角与正角同"，如此则肝木伤脾，可致飧泄。

卑监之纪的复气：土运不及，木气太胜，则土之子金气来复，而"清气乃用，生政乃辱"，呈现出金气的物候变化。上述情况由于都是土气不及所引起的，所以灾害发生在与土气相应的四隅方位。

（四）从革之纪

从革之纪的气候、物候特点：金运不及，火气乘之，金之收气被火气制约，金气不能正常发挥作用。金不制木，使木的生气得以宣扬。火气盛而能生土，所以长气与化气相合，而发挥作用。因此，金运不及之年的气候、物候，表现为金衰火旺，木气失去制约的特点。在人体则主要发生肺的病症，表现为胸闷、咳喘、喷嚏、鼻流清涕、衄血等。

从革之纪的运气同化：金运不及，火来克金，表现为火运不及之岁的变化，即"少商与少徵同"。金运不及，又遇阳明燥金司天，得司天之气相助，也可以成为平气，即"上商与正商同"。金运不及，又遇厥阴风木司天，木气本已过胜，又得司天风木之气相助，而成木运平气，即"上角与正角同"。如此产生的病变，是由于邪气伤害肺金的缘故。

从革之纪的复气：金运不及，火气太胜，则金之子水气来复，而"冰雪霜雹"，气候严寒，呈现出水气的物候变化。上述情况由于都是金气不及所引起的，所以灾害发生在与金气相应的西方。

（五）涸流之纪

涸流之纪的气候、物候特点：水运不及，水之藏气被土气制约，水气不能正常发挥作用，而化气昌盛。水不制火，阳热反盛，火的长气布散。因此，水运不及之年的气候、物候，表现为水衰土旺，火气失去制约的特点。在人体则主要发生肾的病症，表现为痿证、厥逆、二便不通等。

涸流之纪的运气同化：水运不及，土来克水，表现为土运不及之岁的变化，即"少羽与少宫同"。水运不及，又遇太阴湿土司天，水气更衰，而土气旺盛，于是形成土运平气，即"上宫与正宫同"。如此邪害于肾，而致小便不畅或闭阻不通。

涸流之纪的复气：水运不及，土气太胜，则水之子木气来复，而"振拉摧拔"，大风飞扬，呈现出木气的物候变化。上述情况由于都是水气不及所引起的，所以灾害发生在与水气相应的北方。

概而言之，在运气不及的年份，所胜和所不胜之气，就会乘虚而侵犯，并且喧宾夺主，好象不速之客，不请自来，暴虐而无道德。暴虐侵犯的结果，反而使自己受到损害，这是因为有胜气必有报复之气的缘故。微者复微，甚者复甚，也是运气规律之一。

三、五运太过之年的自然物象及与人体的关系

岁运太过主要表现本气偏胜，乘我所胜而侮我所不胜的运气变化。

（一）发生之纪

发生之纪的气候、物候特点：木运太过，阳气布散过盛，万物发生。木运太过，则乘土侮金，因此，木运太过之年的气候、物候，主要表现风木之气亢盛，而兼有土、金之化受到影响的特点。在人体内应于肝脾、足厥阴肝经和足少阳胆经，发病多为肝气上逆之震摇、颤动以及眩晕等病症。

发生之纪的运气同化：木运太过，又遇少阴君火或少阳相火司天，致使火气上迫，则病发呕吐、泄泻。

发生之纪的复气：木运太过，则金气来复，致使木"不务其德，则收气复，秋气劲切，甚则肃杀，清气大至"，邪乃伤肝。

（二）赫曦之纪

赫曦之纪的气候、物候特点：火运太过，阳气外荣，炎暑施化，物得以昌。火运太过，则乘金侮水，因此，火运太过之年的气候、物候，主要表现火热之气亢盛，而兼有金、水之化受到影响的特点。在人体内应于心肺、手少阴心经、手太阳小肠经、手厥阴心包经、手少阳三焦经，发病多为心火亢盛之善笑、疟疾、疮疡、出血、狂妄、目赤、痉病等病症。

赫曦之纪的运气同化：火运太过，又逢太阳寒水司天，太过之火热得到寒水之气的抑制，成为火运平气，即"上羽与正徵同"。火受水的克制，可引起经脉拘急、肢体抽搐、口噤

不开的病症。

赫曦之纪的复气：火运太过，则水气来复，可致不时有阴寒凝结的惨淡气象，甚至发生雨冰霜雹，剧烈寒冷等情况，寒邪伤及心火而发病。

（三）敦阜之纪

敦阜之纪的气候、物候特点：土运太过，化气旺盛，雨湿盛行。土运太过，则乘水侮木，因此，土运太过之年的气候、物候，主要表现土湿之气偏盛，而兼有水、木之化受到影响的特点。在人体内应于脾肾、足太阴脾经、足阳明胃经，发病多为脾湿阻滞之腹满、四肢困重不举等病症。

敦阜之纪的复气：土运太过，则木气来复，可致"大风迅至，邪伤脾"。

（四）坚成之纪

坚成之纪的气候、物候特点：金运太过，收气旺盛，燥气盛行。金运太过，则乘木侮火，因此，金运太过之年的气候、物候，主要表现燥收之气偏盛，而兼有木、火之化受到影响的特点。在人体内应于肺肝、手太阴肺经、手阳阳大肠经，发病多为肺失宣降之气喘胸闷，呼吸困难，甚至仰面呼吸，或皮肤溃疡等病症。

坚成之纪的运气同化：金运太过，又遇少阴君火或少阳相火司天，太过的金气受到火气的抑制，成为金运平气，即"上羽与正徵同"。

坚成之纪的复气：金运太过，则火气来复，于是暑热之气流行，炎火烧灼，火热伤肺而发病。

（五）流衍之纪

流衍之纪的气候、物候特点：水运太过，藏气旺盛，寒气流行。水运太过，则乘火侮土，因此，水运太过之年的气候、物候，主要表现寒水之气偏盛，而兼有火、土之化受到影响的特点。在人体内应于肾心、足少阴肾经、足太阳膀胱经，发病多为心肾阳虚、水湿停留所致胀满等病症。

流衍之纪的运气同化：水运太过，又遇太阳寒水司天，则寒水之气更盛，水来克火，火气更衰，而长气不能正常发挥作用。

流衍之纪的复气：水运太过，则土气来复，因而有"化气大举，而埃昏气交，大雨时降"，湿土之气伤肾而发病。

总之，运气太过的年份，失去了正常的性质，则欺侮所胜之气，结果必定会有所不胜之气来制约报复它。如果五运正常地发挥作用，即使有胜气来侵犯，也可能与主岁的运气同化。

【知识链接】

一、关于平气的推算

平气，指五运之气平和，无太过与不及的变化。《素问·六节藏象论》说："帝曰：平气何如？岐伯曰：无过者也。"五运平气亦可用五音来表示，分别记做正角、正徵、正宫、正商、正羽。平气产生的规律，当如张介宾所说："运太过而被抑，运不及而得助。"（《类经图翼·五运太少齐兼化逆顺图解》）从岁运之气和司天之气的关系来推算平气，可分为齐化平气、同化平气、得政平气和兼化平气四种形式。

（一）齐化平气

齐化平气，指岁运太过而被司天之气所克制，同时司天之气因克制岁运之气而自身气化力微，结果司天之气克而不胜，反被岁运之气所齐，共同表现出岁运平气的气化现象。如戊辰、戊戌年，岁运为火运太过，辰戌太阳寒水司天，水克火，故火运太过变为火运平气。齐化平气之年计有戊辰、戊戌、庚寅、庚申、庚子、庚午六年。张介宾《类经图翼·运气》说："凡阳年太过，则为我旺，若遇克我之气，其有不能胜我，我反齐之。如戊运水司天，上羽同正徵，是以火齐水也；庚运火司天，上徵同正商，是以金齐火也。"

（二）同化平气

同化平气，指岁运不及，恰遇司天之气与之相合而同化，则不及之运得司天之气相助，而产生平气。如乙卯、乙酉年，岁运本为金运不及，因卯酉阳明燥金司天，金运不及得到同气相助而变为平气。同化平气之年计有丁巳、丁亥、己丑、己未、乙卯、乙酉六年。张介宾《类经图翼·运气》说："如丁运木司天，上角同正角也；己运土司天，上宫同正宫也；乙运金司天，上商同正商也，皆曰平气。"

（三）得政平气

得政平气，指岁运不及，恰遇司天之气为其所胜，岁运本当克制司天之气，因其不及，反被司天之气克制，则司天之气变为一岁气化之主，代岁运而行政令，从而产生司天之气所化的岁运之平气。如乙巳、乙亥年，岁运为金运不及，巳亥厥阴风木司天，厥阴风木反克岁运，而代行岁运之政，于是金运不及之年变成了木运平气之年。得政平气计有乙巳、乙亥、丁丑、丁未、癸卯、癸酉六年。张介宾《类经图翼·运气》说："得政：如乙年阴金木司天，金运不及，火来兼化，则木不受克而得其政，所谓上角同正角也；丁年阴木土司天，木运不及，金来兼化，则土不受克而得其政，所谓上宫同正宫也；癸年阴火金司天，火运不及，水来兼化，则金不受克而得其政，所谓上商同正商也。此虽非亢则害，然亦以子救母，而实则承乃制之义。"

（四）兼化平气

兼化平气，指岁运不及，恰遇司天之气为其所不胜，则司天之气乘岁运之气，废其政而自立，从而产生司天之气所化的岁运之平气。如己巳、己亥年，岁运为土运不及，巳亥厥阴风木司天，风木乘土，兼并土运之气化，于是土运不及变成了木运平气之年。兼化平气之年计有己巳、己亥、辛丑、辛未、丁卯、丁酉六年。张介宾《类经图翼·运气》说："兼化：凡阴年不及，则为我弱，我弱则胜我者来兼我化，以强兼弱也。如己运木司天，上角同正角，是以木兼土也；辛运土司天，上宫同正宫，是以土兼水也；丁运金司天，上商同正商，是以金兼木也。"

二、平气推算中存在的问题

平气的具体推算标准与方法，后世所论与《黄帝内经》有所不同，大多需借助于纪年、纪月、纪日、纪时的干支，依据五行的属性归类以及相克关系来确定。其推算方法存在着标准的一致性、逻辑的自洽性等问题。

平气推算的标准与方法，古今医家的认识并不一致，有粗疏、详细之别，甚或相互乖谬。就其标准而言，《素问·六微旨大论》说："至而至者和；至而不至，来气不及也；未至而至，来气有余也。"即以气候与节气是否对应为判断标准。后世学者较少言此，大多运用五行理论，以太过者被抑、不及者得助为判断标准。由于五行与十干配合后，只能形成5个太过与5个不及之年的固定模式，而没有平气之年。因此，平气的推算都是以岁运的太过、不及为基础，根据五行理论寻求相应的制约或资助的因素，具体推算方法除上述四种外，五行同行相互资助的还有岁运不及，恰遇年支的五行属性与岁运一致，或年干与交运的月干、日干或时干的天干化五运相符合，则得其同气相助而成为平气，此称之谓"干德符"。另外，杨力[1]还提出了次平气年的概念，主要包括运不及得在泉之气相助形成的平气年，运气相临（运气生克）关系形成的平气年，以及类岁会平气年（即岁运与岁支五行属性相同，但岁支不在五方正位的平气年），认为其气候平和程度不如正平气年，故名之曰次平气年。

从上述可见，运气平气的推算除着眼于值年干支及交运的月干、日干或时干的天干化五运关系外，大多从五运与六气的关系来判断，人为地规定"气运有盛衰之殊，年干有太少之异。阳年曰五太，因其气旺有余也；阴年曰五少，因其气衰不及也"（《类经图翼·五运太少齐兼化逆顺图解》），然后根据岁运与司天之气、岁运与年支的五行方位、岁运与交运的月干、日干或时干的两两之间的关系来推论。但《黄帝内经》论运气同化的关系有天符、岁会、同天符、同岁会、太乙天符等五种类型，只明确指出岁会为平气。根据此论，则岁运之气与岁支的方位、时季五行属性相符合即为平气之年，并未涉及岁运十干的阴阳太少。若以此例，则似乎岁运之气与司天之气的五行属性相符的天符年也应该为平气，因为司天之气本由值年年支所派生。《黄帝内经》中涉及岁运十干阴阳太少的有两种情况，即岁运太过之气与客气在泉之气相合而同化的同天符，以及岁运不及之气与客气在泉之气相合而同化的同岁会，并将既是天符又是岁会的年份称之谓太乙天符，但均未对其运气的太过、不及、平气做出明确的判定。张介宾《类经图翼·五运太少齐兼化逆顺图解》曾指出："若太乙天符、岁会、同天符、同岁会，则其符会，虽皆曰平气，然而纯驳固自不同，逆顺亦有轻重。"把岁运与气"符会"，也作为平气的主要条件。刘温舒《素问入式运气论奥》则云："其不及之岁，则所胜来克，益运之虚也，则其间自有岁会、同岁会，亦气之平也。"认为同岁会六年都属于平气。对此，王玉川[2]依据"太过者被抑、不及者得助"的平气标准，详细分析了天符、岁会、同天符、同岁会与平气的关系，发现岁会八年中只有己丑、己未、乙酉三年与"岁运不及而得助"的原则相符，可以构成平气，天符十二年中丁巳、丁亥、己丑、己未、乙卯、乙

①杨力.中医运气学［M］.北京：北京科学技术出版社，1995，47.
②王玉川.运气探秘［M］.北京：华夏出版社，1993，149–162.

酉六年为岁运不及得司天之助的平气，同岁会中也只有一半符合平气，因而认为在天符、岁会、同天符、同岁会的范围内，平气的理论和推算方法是相当紊乱的。同时，他还对干德符与平气的研究发现，以1840年至2050年的210年来说，年干与大寒所在月月干全不符合干德符的原则；推算了1864年至1923年60年间大寒的日干与年干，符合干德符者仅有四年；至于交大寒节气的时干，推算极为麻烦，虽天文历算家也难免发生误差。而从任应秋《运气学说》所载"六十年运气交司表"可知，凡逢子、辰、申年，其初运之交司时间为大寒日寅初初刻；逢丑、巳、酉年，其初运之交司时间为大寒日巳初初刻；逢寅、午、戌年，其初运之交司时间为大寒日申初初刻；逢卯、未、亥年，其初运之交司时间为大寒日亥初初刻。其交司规律为逢年支为阴之年，其初运之交司时支也属阴；逢年支为阳之年，其初运之交司时支也属阳。那么，按照阳干配阳支、阴干配阴支的干支阴阳同类配属规律，则不可能出现年干为阳而时干为阴、年干为阴而时干为阳的情况，换言之，不可能呈现出年干与时干阴阳相合的干德符现象。也有人已经注意到当代学者所列举的平气之年的年份各不相同，且理论依据也很不统一，并认为对一种事实的解释既然可以有多种，那么其中任何一种都不可能是绝对真理，它们都不过是在平气之年这个结果出现后追寻其原因的各种可能性的解释或说是猜测[1]。

　　除上述所揭示的问题外，实际上还存在许多内在的逻辑矛盾，如就司天与在泉之气而言，各主半年的气候变化，如果岁运不及得司天之气相助、岁运太过得司天之气相克为平气，那么岁运不及得在泉之气相助、岁运太过得在泉之气相克能否转为平气？五行的同行相互资助可以转化为平气，那么五行之间的母子相生能否转为平气？干德符中干与干相合可以使岁运不及者变为平气，那么干与干相克能否使岁运太过者转为平气？支与支相合、支与支相克是否也能转为平气？平气推算只考虑了岁运与司天之气、岁运与年支的五行方位、岁运与交运的月干、日干或时干的两两之间的关系，如果将岁运与司天之气、年支五行方位，乃至在泉之气四者结合推算，其结果又当如何评判？诸如此类的问题，恐怕都是运气学家难以回答的。故即使如博学之张介宾，也只好在《类经图翼·五运太少齐兼化逆顺图解》中感叹说："且司天既有临遇？在泉岂无临遇？天地既有临遇，六步岂无临遇？玄理无穷，一隅三反，贵在因机推测也。"

　　分析上述平气推算方法之间的矛盾产生的原因，正在于干支作为一种标记时间、方位的符号，大多不具备相应的天文学依据，而其阴阳属性划分则完全从其排列之奇偶进行归类推定，与干支所代表的时间和方位无关。因此，依据天干的阴阳属性推论岁运的太过、不及，再以纪年、纪月、纪日、纪时干支五行属性及其所标记的方位、时季、六气等与岁运的关系，来推算运气的平气，无疑带有显著的古代数术的色彩，而不可能得出任何正确的结论。大概正由于此，有学者指出，平气之年决定其推算方法，决不是由推算方法决定平气之年是否出现，观察运气的应时而至是推算平气之年的较科学、准确的方法，但又认为运气推算方法在当代仍有一定应用价值[2]，则不知其所指何云！更有人从实践是检验一切真理的唯一标准出发，认为远在甲骨文时代即已有完整的干支纪时，说明干支周期已经经历了

---

①赵辉.平气之年推算方法及其意义[J].安徽中医学院学报，2000，19（6）：4-7.
②赵辉.平气之年推算方法及其意义[J].安徽中医学院学报，2000，19（6）：4-7.

几千年的考验①。如此论证，则龟卜、占筮、星占等数术，似乎也因历经几千年而具有科学价值了。

【原文】

帝曰：天不足西北，左寒而右凉，地不满东南，右热而左温[1]，其故何也？岐伯曰：阴阳之气，高下之理，太少之异也。东南方，阳也，阳者其精降于下，故右热而左温。西北方，阴也，阴者其精奉于上，故左寒而右凉。是以地有高下，气有温凉，高者气寒，下者气热，故适寒凉者胀，之温热者疮[2]，下之则胀已，汗之则疮已，此凑理[3]开闭之常，太少之异耳。

帝曰：其于寿夭何如？岐伯曰：阴精所奉其人寿，阳精所降其人夭[4]。帝曰：善。其病也，治之奈何？岐伯曰：西北之气散而寒之[5]，东南之气收而温之[6]，所谓同病异治也。故曰：气寒气凉，治以寒凉，行水渍之[7]。气温气热，治以温热，强其内守[8]。必同其气[9]，可使平也，假者反之[10]。

帝曰：善。一州之气，生化寿夭不同，其故何也？岐伯曰：高下之理，地势使然也。崇高则阴气治之，污下则阳气治之，阳胜者先天，阴胜者后天[11]，此地理之常，生化之道也。帝曰：其有寿夭乎？岐伯曰：高者其气寿，下者其气夭，地之小大异也，小者小异，大者大异。故治病者，必明天道地理，阴阳更胜，气之先后，人之寿夭，生化之期，乃可以知人之形气矣。

【校注】

〔1〕天不足西北……右热而左温：张介宾："以背乾面巽而言，乾居西北，则左为北，右为西，故左寒右凉；巽居东南，则右为南，左为东，故右热左温。"高世栻："天为阳，阳气温热，地为阴，阴气寒凉。天不足西北，则西北方阳气少，故左右寒凉；地不满东南，则东南方之阴气少，故左右温热。"

〔2〕适寒凉者胀，之温热者疮：张介宾："之，亦适也。适寒凉之地，则腠理闭密，气多不达，故作内胀。之温热之地，则腠理多开，阳邪易入，故为疮疡。"适、之，至也。

〔3〕凑理：同"腠理"。指皮肤、肌肉、脏腑的纹理。

〔4〕阴精所奉其人寿，阳精所降其人夭：黄元御："阴精所奉，表固阳密，故其人寿。阳精所降，表疏阳泄，故其人夭。"

〔5〕西北之气散而寒之：张介宾："西北气寒，寒气固于外，则热郁于内，故宜散其外寒，清其内热。"

〔6〕东南之气收而温之：张介宾："东南气热，气泄于外，则寒生于中，故宜收其外泄，温其

①杨力.中医运气学[M].北京：北京科学技术出版社，1995，59.

中寒。"

　　〔7〕行水渍之：即热汤浸渍取汗以散其外寒。

　　〔8〕强其内守：指使用加强阳气内守的措施，不使其外散。

　　〔9〕必同其气：治疗用药的寒热温凉之性与该地域气候的寒热温凉一致。

　　〔10〕假者反之：王冰："若西方北方有冷病，假热方温方以除之；东方南方有热疾，须凉方寒方以疗者，则反上正法以取之。"

　　〔11〕阳胜者先天，阴胜者后天：谓阳盛之处，气候炎热，万物生化较早；阴盛之处，气候寒冷，万物生化较迟。先天、后天，谓先于天时与晚于天时。

【释义】

　　本段主要论述了地理环境与气候物候变化以及与人体健康和疾病诊断治疗之间的关系。地理环境的高下、方位有所差异，气候变化就会有所不同，不但会直接影响人群体质，从而形成不同的发病倾向，同时也会影响疾病的发生、发展和治疗。

一、高下寒热制宜

　　本篇根据"地有高下，气有温凉，高者气寒，下者气热"的地势气候特点，总结出了"适寒凉者胀，之温热者疮"的发病特点，并提出了"下之则胀已，汗之则疮已"的治疗大法。

　　这里"适""之"二字，乃往、去之意。从温热之地往寒凉之地容易得胀满一类的疾病，治以下法；而从寒凉之地去往温热之地易患疮疾，治以汗法。对一般常规治法来说，寒性胀满之疾多用温消之法，而不宜以下法；热毒之疮疾多用清解之法，而不宜以汗法。此却反其道而行，与常规治法迥异，为"同病异治"。其原因在于寒凉、温热区域人群体质不同，腠理开闭特点不同。久居温热之地的人，腠理开泄，乍入寒凉之地，腠理闭塞不及，寒邪内入而为胀满之疾；肺与大肠相表里，治以通大肠去寒邪而闭腠理。久居寒凉之地的人，腠理致密，初入温热之地，腠理不及开泄，阳气内郁蕴热而为疮疾，治宜汗法开泄腠理，发越阳气。

二、方位气异制宜

　　本篇提出了西北、东南各具地域性气候特点，人体发病及治疗也有所不同。根据一般注家所论，西北之地气候寒凉，人多食温热而腠理致密，故多外有寒邪束表而内有郁热之病，所以治疗上当采用外散寒邪、内清郁热的方法；东南之地气候温热，人多食寒凉而腠理疏松，故多有阴寒内盛而阳气外散之疾，所以治疗上当用敛其外散之气与温中散寒的方法。从方位气机升降的角度而言，也可以理解为西北方属阴，其气当降而收，若失常则气散而不收，治疗当以寒凉以助其降敛；东南方属阳，其气当升而散，若失常则气不升散反收敛，治疗当温热助其升散。总之，由于地势使然，而同病异治。对此，亦应辩证地看待，有常则有变,若疾病的发生不符合此规律时,当根据疾病的实际情况以辨证论治,即所谓"假者反之"。

三、人体寿夭的外在原因

人的寿命问题也是人类长期关注的重要课题之一,《灵枢》的《寿夭刚柔》《天年》与《素问·上古天真论》等篇,主要从人的遗传以及生命固有规律方面探讨了人的寿夭问题,本篇则主要从人类生活的外在环境因素来认识人的寿夭,认为生活在不同地理环境中的人群,由于气候的阴阳寒热不同,其平均寿命也有差异,所谓"东南方,阳也,阳者其精降于下……西北方,阴也,阴者其精奉于上……阴精所奉其人寿,阳精所降其人夭"。即东南地区,天气温热长寿者少;西北地区,天气寒凉长寿者多。而且生活在同一地区,地势的高低也会影响到人的寿命,所谓"一州之气,生化寿夭不同,其故何也……高者其气寿,下者其气夭"。张介宾解释说:"高者阴气升而治之,阴性迟,故物之荣枯皆后天而至。后天者,其荣迟,其枯亦迟,故多寿也。下者阳气降而治之,阳性强,故物之成败,皆先天而至。先天者,其成速,其败亦速,故多夭也……亦由梅花早发,不睹岁寒;甘菊晚荣,终于年事。是知晚成者,寿之征也。此即先天后天之义。"

正由于地理高下影响着气候、物候乃至人的寿命的长短,因此,治病者必须明天道地理,阴阳更胜,气之先后,才能因地制宜,措施得当。

【知识链接】

本篇对人的寿夭与地理环境关系的认识,基本符合人们所观察到的客观实际。如我国西北的新疆和境外的高加索一带,素有"世界长寿区"的美誉。有人观察过动物寿命与温度的关系,发现法国棘鱼寿命不过14~18个月,但在较北纬度的棘鱼,仅仅为了达到性成熟,就需要花数年时间;生活在菲尔特湖中的茴鱼,只有6年左右的寿命,而它在北极的变种,寿命超过12年;大西洋的龙虾,在寒冷海水中从生长到成熟期,需要5~8年时间,如果将它在室内恒温中精心饲养,仅在两年半的时间内就能达到成熟期。可能是低温使代谢过程变得十分缓慢,因而衰老过程也同样变慢,生命因之延长;高温情况则相反,它加速新陈代谢,加快生长发育,提早成熟和衰老,因而缩短了寿命。杨红彦等研究温度对果蝇寿命的影响,采用Oregon K野生型黑腹果蝇,将其分别放于15℃、20℃、25℃、30℃的环境中培养,观察果蝇在各种条件下的寿命。结果:随着温度的不断升高,果蝇寿命在逐渐缩短。认为其机制可能是在高温环境下,机体内代谢、循环较正常温度条件下过快,蛋白质及糖类分解代谢增强,细胞死亡、更新的频率提高,使生命周期缩短[①]。

---

①杨红彦,刘海燕,杨波,等.温度和相对湿度对果蝇寿命的影响[J].同济大学学报(医学版),2002,23(1):20-22.

【原文】

　　帝曰：善。其岁有不病，而脏气不应不用者[1]，何也？岐伯曰：天气制之，气有所从也[2]。帝曰：愿卒闻之。岐伯曰：少阳司天，火气下临，肺气上从[3]，白起金用[4]，草木眚，火见燔焫，革金且耗[5]，大暑以行，咳嚏鼽衄鼻窒，疮疡[6]，寒热胕肿。风行于地[7]，尘沙飞扬，心痛胃脘痛，厥逆鬲不通，其主暴速。

　　阳明司天，燥气下临，肝气上从，苍起木用而立，土乃眚，凄沧数至，木伐草萎，胁痛目赤，掉振鼓栗，筋痿不能久立。暴热至[8]，土乃暑，阳气郁发，小便变，寒热如疟，甚则心痛，火行于槁[9]，流水不冰，蛰虫乃见。

　　太阳司天，寒气下临，心气上从，而火用丹起[10]，金乃眚，寒清时举，胜则水冰，火气高明，心热烦，嗌干善渴，鼽嚏，喜悲数欠，热气妄行，寒乃复，霜不时降，善忘，甚则心痛。土乃润，水丰衍[11]，寒客至，沉阴化，湿气变物[12]，水饮内稸，中满不食，皮㾦肉苛[13]，筋脉不利，甚则胕肿，身后痈[14]。

　　厥阴司天，风气下临，脾气上从，而土且隆[15]，黄起，水乃眚，土用革[16]，体重，肌肉萎，食减口爽[17]，风行太虚，云物摇动，目转耳鸣。火纵其暴[18]，地乃暑，大热消烁，赤沃下[19]，蛰虫数见，流水不冰，其发机速[20]。

　　少阴司天，热气下临，肺气上从，白起金用，草木眚，喘呕寒热，嚏鼽衄鼻窒[21]，大暑流行，甚则疮疡燔灼，金烁石流。地乃燥清[22]，凄沧数至，胁痛善太息，肃杀行，草木变。

　　太阴司天，湿气下临，肾气上从，黑起水变，火乃眚[23]，埃冒云雨，胸中不利，阴痿气大衰，而不起不用，当其时反腰脽痛[24]，动转不便也，厥逆。地乃藏阴[25]，大寒且至，蛰虫早附[26]，心下否痛，地裂冰坚，少腹痛，时害于食，乘金则止水[27]增，味乃咸，行水[28]减也。

【校注】

　　〔1〕岁有不病……不用者：张志聪："岁有不病者，不因天之五运地之五方而为病也。脏气者，五脏之气，应合五运五行。不应不用者，不应五运之用也。此因司天之气制之，而人之脏气从之也。"

　　〔2〕天气制之，气有所从也：谓司天之气制约岁运之气，岁运之气与人体脏气顺从司天之气而变化。

　　〔3〕上从：张志聪："上从者，因司天之气下临，畏其胜制而从之也。"张介宾："从者，应而动也。"

　　〔4〕白起金用：谓燥金之气起而用事。白，为燥金的代称。下文"苍起木用""黑起水变"等类此，分别指风木之气、寒水之气起而用事。此乃言其受抑而郁发。

　　〔5〕革金且耗：谓燥金被火克，金气被耗，变革其性而从火化。革，变革。

〔6〕疮疡：原作"日疡"，《新校正》："详（王冰）注云：'故曰生疮。疮，身疮也。疡，头疮也。'今经只言日疡，疑经脱一疮字。别本'日'字作'口'。"《素问吴注》《类经》均改作"疮疡"。今据改。

〔7〕风行于地：马莳："少阳司天，则厥阴风木在泉也。"

〔8〕暴热至：张志聪："阳明司天则少阴君火在泉，故暴热至而土乃暑也。"

〔9〕稿：通"槁"，干枯。

〔10〕火用丹起：原作"火且明，丹起"，《新校正》："详火且明三字，当作火用二字。"参前后文例，此说是，据改。火用丹起，即火热之气起而用事。

〔11〕土乃润，水丰衍：太阳司天则太阴湿土在泉，故土地湿润，水满外溢。

〔12〕寒客至……湿气变物：谓湿土之客气加临于主气的终气寒水之上，寒湿相合而从阴化，万物因寒湿而发生变化。沉阴化，即寒湿之气化。

〔13〕皮痛（wán顽）肉苛：即皮肤肌肉麻木不仁。痛，麻痹。

〔14〕身后痛：张介宾："身后痛者，以肉苛胕肿不能移，则久着枕席而身后臀背为痛疮也。"

〔15〕土且隆：据前后文例，当作"土用"，连下读。

〔16〕土用革：由于木克土，脾土之用发生变易。革，易也，失其常也。

〔17〕口爽：口舌失去辨味的能力。姚止庵："爽，失也，谓口不知味也。"

〔18〕火纵其暴：张介宾："凡厥阴司天，则少阳在泉，相火下行，故其气候如此。"

〔19〕赤沃下：指利下赤色黏沫。

〔20〕其发机速：王冰："少阳厥阴之气，变化卒急，其为疾病，速若发机，故曰其发机速。"

〔21〕鼻室：鼻塞不通。

〔22〕地乃燥清：高世栻："少阴司天，则阳明在泉，阳明者，金也，其气燥而清，故地乃燥清。"清，寒凉。

〔23〕火乃眚：原无，《新校正》："详前后文，此少火乃眚三字。"为是，故据补。

〔24〕当其时反腰脽（suí随）痛：谓遇湿土之气旺盛季节，反见腰臀疼痛。王冰："脽，臀肉也。"

〔25〕地乃藏阴：张志聪："太阴司天则太阳寒水在泉，故地乃藏阴而蛰虫早附也。"

〔26〕附：蛰伏，伏藏。

〔27〕止水：静止的水。王冰："止水，井泉也。"

〔28〕行水：流动的水。王冰："行水，河渠流注者也。"

【释义】

本段主要论述五运之气，受制于司天、在泉之六气，五行五脏之气反从司天之气而化，引起自然变化和人体发病的情况。其基本规律为司天之气偏盛，表现出相应的气候、物候变化，同时克制所胜之气而为己所用，所克之脏发病；另外，相应的在泉之气偏胜，表现出在泉之气流行的气候、物候以及病候（表70-1）。

表70-1 司天、在泉之气与物候、病候关系表

年份	司天之气	作用机理	自然变化	人体发病	在泉之气	自然变化	人体发病
寅申	少阳相火	火能克金，金被火用，火热伤肺。	草木眚，火见燔炳，大暑以行。	咳嗽、喷嚏、流涕、衄血、鼻塞不利、口疮、寒热往来、浮肿等。	厥阴风木	风行于地，尘沙飞扬。	心痛、胃脘痛、厥逆、胸膈不通。
卯酉	阳明燥金	金能克木，木被金用，燥金伤肝。	土乃眚，凄沧数至，木伐草萎。	胁痛目赤，掉振鼓栗，筋痿不能久立。	少阴君火	暴热至，暑热蒸腾。流水不冰，蛰虫乃见。	小便变，寒热如疟，甚则心痛。
辰戌	太阳寒水	水能克火，火被水用，寒水伤心。	金乃眚，寒清时举，胜则水冰。	火气盛：心热烦，嗌干善渴。 火伤肺：衄嚏，喜悲数欠。 寒复伤心：善忘，甚则心痛。	太阴湿土	土乃润，水丰衍，寒客至，沉阴化，湿气变物。	水饮内停，中满不食，皮㾓肉苛，筋脉不利，甚则胕肿，身后痈。
巳亥	厥阴风木	木能克土，土被木用，风木伤脾。	水乃眚，土用革，云物摇动。	体重，肌肉萎，食欲减退，口淡无味，目转耳鸣。	少阳相火	火气横行，地气暑热，蛰虫数见，流水不冰。	火热烁津液，小便短赤，或热盛迫血，赤色血痢。
子午	少阴君火	火能克金，金被火用，火热伤肺。	草木眚，大暑流行，金烁石流。	喘呕寒热，嚏衄鼽鼻窒。 疮疡，高烧。	阳明燥金	地乃燥清，凄沧数至，肃杀行，草木变。	胁肋疼痛，常叹息。
丑未	太阴湿土	土能克水，水被土用，湿土伤肾。	火乃眚，埃冒云雨。	胸闷不舒，阳痿不举，腰椎疼痛，动转不便，厥逆。	太阳寒水	地乃藏阴，大寒且至，蛰虫早附。	心下痞痛，少腹痛，时害于食。

上述司天、在泉之气与发病的论述，乃是借助于五行学说的一种推演，无非同气相求、五行乘侮之演绎，已经脱离经验事实，并无多大的现实意义。

【原文】

帝曰：岁有胎孕不育，治之不全[1]，何气使然？岐伯曰：六气五类[2]，有相胜制也，同者盛之，异者衰之[3]，此天地之道，生化之常也。故厥阴司天，毛虫静[4]，羽虫育[5]，介虫不成[6]；在泉，毛虫育，倮虫耗[7]，羽虫不育[8]。少阴司天，羽虫静，介虫育，毛虫不成；在泉，羽虫育，介虫耗[9]不育。太阴司天，倮虫静，鳞虫育，羽虫不成；在泉，倮虫育，鳞虫耗[10]不成。少阳司天，羽虫静，毛虫育，倮虫不成；在泉，羽虫育，介虫耗，毛虫不育。阳明司天，介虫静，羽虫育，介虫不成[11]；在泉，介虫育，毛虫耗，羽虫不成。太阳司天，鳞虫静，倮虫育；在泉，鳞虫育，羽虫耗，倮虫不育[12]。诸乘所不成之运，则甚也[13]。故气主有所制[14]，岁立有所生[15]，地气制己胜[16]，天气制胜己[17]，天制色，地制形，五类衰盛，各随其气之所宜也。故有胎孕不育，治之不全，此气之常也，所谓中根[18]也。根于外者亦五[19]，故生化之别，有[20]五气、五味、五色、五类、五宜也。帝曰：何谓也？岐伯曰：根于中者，命曰神机[21]，神去则机息。根于外者，命曰气立[22]，气止则化绝。故各有制，各有胜，各有生，各有成。故曰：不知年之所加，气之同异，不足以

言生化。此之谓也。

【校注】

〔1〕治之不全：马莳："凡胎孕有不育者，而岁气所治有不能全。"又，张介宾："治，谓治岁之气。"

〔2〕六气五类：六气，三阴三阳六气。五类，指五类动物，即毛虫属木，羽虫属火，倮虫属土，介虫属金，鳞虫属水。

〔3〕同者盛之，异者衰之：指运气与五类动物的五行属性相同则繁育旺盛，不同则繁育衰减。

〔4〕静：安静而无损。黄元御："风木司天，与毛虫同气，故静。"

〔5〕羽虫育：厥阴风木司天，少阳相火在泉，羽虫与相火同气而生育繁殖。

〔6〕介虫不成：介虫属金，受在泉之火气的克制，故生育减少。王冰："凡称不育不成，皆谓少，非悉无也。"

〔7〕倮虫耗：厥阴风木在泉，木克土，故属土类之倮虫生育减少。

〔8〕羽虫不育：张介宾："木郁于下，火失其生，故羽虫虽生不育。"又，马莳："羽虫不育者，少阳之火自抑也。"王冰："凡称不育不成，皆谓少，非悉无也。"

〔9〕介虫耗：按上下文例，此下疑脱"倮虫"2字。

〔10〕耗：《新校正》："详此少一'耗'字。"为是，故据补。按上下文例，此下疑脱"介虫"2字。

〔11〕介虫不成：张介宾："复言介虫不成者，虽同乎天气，而实制乎地气也。"即阳明燥金司天，则少阴君火在泉，属金的介虫受火气制约而不成。

〔12〕鳞虫育……倮虫不育：原作"鳞虫耗，倮虫不育"，《新校正》："详此当为鳞虫育，羽虫耗，倮虫不育。"张介宾："此当云鳞虫育，羽虫耗，今于鳞虫下缺'育，羽虫'三字，必脱简也。"故据改。

〔13〕诸乘所不成之运，则甚也：谓遇六气与五运属性相同之年，被克之气所应虫类不育尤甚。张介宾："上文言六气，此兼五运也。以气乘运，其不成尤甚。"

〔14〕气主有所制：谓司天、在泉之气对动物的繁育都有一定影响。张介宾："气主者，六气主乎天地也。"

〔15〕岁立有所生：岁运之气是万物生化之由来。张介宾："岁立者，子甲相合，岁气立乎中运也。"又，张琦："运气各有生化制胜，互文也。"

〔16〕地气制己胜：即在泉之气可制约己所胜之气。地气，在泉之气。

〔17〕天气制胜己：即司天之气可制约胜己之气。天气，司天之气。

〔18〕中根：指存在于事物内部的根源。王冰："生气之根本，发自身形之中，中根也。"

〔19〕根于外者亦五：张介宾："凡植物之无知者，其生成之本，悉由外气所化，以皮谷为命，故根于外。"

〔20〕有：《内经评文》："有字上当加各字。"按：加"各"字义胜。

〔21〕根于中者，命曰神机：谓动物之属根于中，其生命活动以神为主，故曰神机。张介宾："物之根于中者，以神为之主，而其知觉运动，即神机之所发也，故神去则机亦随而息矣。"神

机，指生命活动的原动力和主宰。

〔22〕根于外者，命曰气立：谓植物之属根于外，其生长收藏以自然之气而成立，故曰气立。张介宾："物之根于外者，必假外气以成立，而其生长收藏，即气化之所立也，故气止则化亦随而绝矣。"气立，指天地之气化所生成。

【释义】

本段主要讨论运气对动物孕育的影响，以及运气变化对动植物影响的差异。

一、运气对动物孕育的影响

五运六气相互承制，对动物的繁育作用是各不相同，而有胎孕和不育等不同情况，所谓"五类衰盛，各随其气之所宜也"。运气对动物孕育影响的基本规律是"同者盛之，异者衰之"。其中"同者盛之"，司天、在泉之气又有所不同，在泉之气可促进其五行同行的动物孕育，如厥阴风木在泉，木气盛则属木类的毛虫繁育旺盛；然司天之气则无规律可循，五行生、克关系均有呈现。"异者衰之"，也有司天、在泉之气的不同，所谓"地气制己胜，天气制胜己"，即在泉之气制约己所胜之行动物的孕育，如厥阴风木在泉，木克土，故属土类的"倮虫耗"；司天之气则制约己所不胜之行的动物孕育，如厥阴风木司天，金克木，故属金类的"介虫不成"。如此，则会造成六气之同一气，由于司天、在泉的不同，同一动物的孕育不同，如同为厥阴风木，司天时羽虫育，而在泉时羽虫不育。

另外，不仅六气影响动物的孕育，也与岁运有关，同样表现为同气相助，克气制约的规律，如原文所谓"诸乘所不成之运则甚矣"，张介宾解释说："上文言六气，此兼五运也。以气乘运，其不成尤甚。"

二、运气对动植物影响的差异

张介宾认为神机与气立，分别代表了动物和植物生化的不同根本，他指出："凡动物之有血气心知者，其生气之本，皆藏于五内，以神气为主，故曰中根。""物之根于中者，以神为之主，而其知觉运动，即神机之所发也，故神去则机亦随而息矣。""然神之存亡，由于饮食呼吸之出入，出入废则神机化灭而动者息矣"。以上是论神机。所谓"气立"，则是指植物生化的特性，他说："凡植物之无知者，其生成之本，悉由外气所化，以皮壳为命，故根于外。""物之根于外者，必假外气以成立，而其生长收藏，即气化之所立也，故气止则化亦随而绝矣。""以气为荣枯之主，故曰气立。然气之盛衰，由于阴阳之升降，升降息则气立孤危而植者败矣。"因此，张介宾总结说："所以动物之神去即死，植物之皮剥即死，此其生化之根，动植物之有异也。"

总之，神机与气立，无非是为了阐明五运六气对动物和植物的影响有着本质上的区别，动物是以神机为根，植物以气立为根，都受运气之影响，故言"不知年之所加，气之同异，不足以言生化"。

【知识链接】

一、运气影响动物孕育论述中的问题

本段原文认为各种动物胎孕生长与一定的气候环境密切相关,其思想无疑是正确的。然借用五行推演以论不同司天、在泉之气下的动物孕育情况,无疑是一种人为的推演,不仅缺乏实践依据,而且存在着逻辑矛盾,如司天之气促进动物孕育,有母生子关系者,如厥阴司天而羽虫育,为木生火;有相乘关系者,如少阴司天而介虫育,为火克金,太阴司天而鳞虫育,为土克水;有子助母者,如少阳司天而毛虫育,为木生火;有相侮关系者,如阳明司天羽虫育,为金侮火。其次,对同一问题各家注释也不相同。如少阳相火在泉,何以毛虫不育? 王冰云:"毛虫不育,天气制之。"谓厥阴司天之气制约所致。张介宾则云:"火在泉,则木为退气,故毛虫不育。"吴崑同此。马莳则云:"毛虫不育者,木同火化也。"然按"同者盛之"的原则,若木同火化,应该为生育旺盛,何以又为不育? 张志聪解释说:"如乙巳乙亥岁,受金运之胜制,则木类之虫不育。"高世栻同此。然本段文字所讲乃"六气五类,有相胜制也",以上并未涉及五运的问题。

如上所述,有学者也意识到本段所论六气之同一气,由于司天、在泉的不同,同一动物的孕育不同,并探讨其原因认为是司天在上半年,在泉是下半年,所以凡是司天"育",在泉则"不育"。这是司天主春生夏长,而在泉则主秋收冬藏的缘故[1]。然六气在泉,与六气五行属性相同的动物都为孕育,并不是说秋冬收藏而不孕育,况且司天之气所言动物孕育,均非五行同气相助的关系,而与司天之气同类之虫的孕育反而为"静"。另有学者认为"这是古人长期观察自然气候与动物胎孕生长之间的关系的经验总结"[2],恐怕也是毫无证据之言。倒是清代张琦《素问释义》所论甚为客观,他指出:"以上所列,天地气胜制生化之义,参错不一,如厥阴在泉,羽虫何以不育? 少阴司天,毛虫何以不成? 太阴司天,土应克水,鳞虫何育? 少阳在泉,则厥阴司天,天地气同,毛虫何以不育? 古书错误,难以臆断,阙之可也。"

二、神机气立的现代诠释

现代学者大多认为,神机与气立实为概括生命生化运动及其内外环境整体联系的两个重要命题。所谓"神机",相对于"气立"而言,主要指神对生命体内气化活动的调控与主宰,是生命存在的内在根据,是生命之所以能存在的根本,即生命体的生命力。它通过有组织、有目的的自我调控和运动,实现了人体内环境的稳态,同时在"气立"过程的协助下,维持着人体内、外环境的协调。生命一旦失去了"神机",便不能有效利用体内、外的各种生化条件,从而出现"生化息"的死寂状态,即"得神者昌,失神者亡"。所谓"气立",主要指生命体与自然环境之间"气"的交流与转化,也可以说,是生命体与外环境之间的物质、能量、信息的交换活动,是生命体赖以生存的条件,实则也是"神机"调控作用的表现。张介

①张登本,孙理军.黄帝内经素问点评[M].北京:中国医药科技出版社,2020:495-496.
②方药中,许家松.黄帝内经素问运气七篇讲解[M].北京:人民卫生出版社,1984:211.

宾说："人受天地之气以立命,故曰气立。"由于外界环境存在着生命赖以存活的自然条件,故称"气立"为生命"根于外者"。"气立"活动一旦停止,生命便失去了赖以生存的物质基础和环境,人体同样不能维持功能活动而死亡,故曰"气止而化绝"。神机、气立的关系至为密切,神机是生命存在的根本,是主宰调控生命活动的机制;而气立则是生命得以维持的条件。二者相辅相成,共同维持着生命体的正常生命活动。

神机与气立,是生命气化过程,以气机的升降出入为基础,其中"神机"以升降运动为主,"气立"主要表现为气机的出入。周学海《读医随笔·升降出入论》云:"升降者,里气与里气相回旋之道也;出入者,里气与外气相交接之道也。"气的升降出入运动是产生气化过程,即神机、气立的基本运动形式,如人体与外界自然之间的光、热、水、气等交换的"气立"过程,是通过皮毛、口鼻等器官的"气入""气出"形式完成的;饮食物的纳入及糟粕、余液的排出等"气立"过程也必须以气的出入运动为前提条件。外界的生命物质进入人体后,需要"神机",即体内气化活动进行加工利用,这个过程离不开脾升胃降,肝升肺降,心火下达,肾水上腾等"高下相召""升降相因"的回旋运动。可见,在人的生命运动中神机、气立的过程与气机的升降出入运动是相互渗透,共时共存的①。因此,《素问·六微旨大论》指出:"出入废则神机化灭,升降息则气立孤危。故非出入,则无以生长壮老已;非升降,则无以生长化收藏。是以升降出入,无器不有。故器者,生化之宇,器散则分之,生化息矣。故无不出入,无不升降。"

【原文】

帝曰:气始而生化,气散而有形,气布而蕃育,气终而象变,其致一也。然而五味所资,生化有薄厚,成熟有少多,终始不同,其故何也?岐伯曰:地气制之[1]也,非天不生、地不长也。帝曰:愿闻其道。岐伯曰:寒热燥湿,不同其化也。故少阳在泉,寒毒不生[2],其味辛[3],其治苦酸,其谷苍丹[4]。阳明在泉,湿毒不生,其味酸,其气湿[5],其治辛苦甘,其谷丹素。太阳在泉,热毒不生,其味苦,其治淡咸,其谷黔秬[6]。厥阴在泉,清毒不生,其味甘,其治酸苦,其谷苍赤,其气专,其味正[7]。少阴在泉,寒毒不生,其味辛,其治辛苦甘,其谷白丹。太阴在泉,燥毒不生,其味咸,其气热,其治甘咸,其谷黔秬。化淳则咸守[8],气专则辛化而俱治[9]。

故曰:补上下者从之[10],治上下者逆之[11],以所在寒热盛衰而调之。故曰:上取下取,内取外取[12],以求其过。能毒者以厚药,不胜毒者以薄药[13]。此之谓也。气反者[14],病在上,取之下;病在下,取之上;病在中,傍取之。治热以寒,温而行之;治寒以热,凉而行之;治温以清,冷而行之;治清以温,热而行之。故消之削之,吐之下之,补之泻之,久新同法。

帝曰:病在中而不实不坚,且聚且散,奈何?岐伯曰:悉乎哉问也!无积者求其脏[15],虚则补之,药以祛之,食以随之,行水渍之,和其中外,可使毕已。

---

①王洪图.内经学[M].北京:中国中医药出版社,2004:56-57.

帝曰：有毒无毒，服有约[16]乎？岐伯曰：病有久新，方有大小，有毒无毒，固宜常制矣。大毒治病，十去其六，常毒治病，十去其七，小毒治病，十去其八，无毒治病，十去其九，谷肉果菜，食养尽之[17]，无使过之，伤其正也。不尽，行复如法。必先岁气，无伐天和[18]，无盛盛，无虚虚[19]，而遗人夭[20]殃；无致邪，无失正，绝人长命。

帝曰：其久病者，有气从不康[21]，病去而瘠[22]，奈何？岐伯曰：昭乎哉圣人之问也！化不可代[23]，时不可违。夫经络以通，血气以从，复其不足，与众齐同，养之和之，静以待时，谨守其气，无使倾移，其形乃彰，生气以长，命曰圣王。故《大要》曰：无代化，无违时，必养必和，待其来复。此之谓也。帝曰：善。

【校注】

〔1〕地气制之：黄元御："天地之生长，一也。而在泉之气，六者不同，故物有薄厚多少之殊也。"地气，指在泉之六气。

〔2〕寒毒不生：王冰："夫毒者，皆五行标（熛）盛暴烈之气所为也。今火在地中，其气正热，寒毒之物，气与地殊，生死不同，故生少也。"

〔3〕其味辛：少阳在泉，火克金，故属金的辛味之物受到制约。又，《素问释义》："诸家皆以味辛者不化为说，凿出不化二字，非也……疑是其治辛，其味苦酸，上下互易耳。火治辛，则不化之义自见，正释地气制之之义。"

〔4〕其治苦酸，其谷苍丹：高世栻："苦，火味也。酸，木味也。苍，木色也。丹，火色也。少阳火气在泉，上承厥阴之木气，故其治苦酸，其色苍丹。"张志聪："治，主治也。"又，王冰："六气主岁，唯此岁通和，木火相承，故无间气也……余所生化，悉有上下胜克，故皆有间气矣。"

〔5〕其气湿：张志聪："夫阳明不从标本，从中见太阴湿土之化，故其气主湿。所主之味辛苦甘，亦兼从土化也。"《新校正》："详在泉云，唯阳明与太阴在泉之岁云其气湿、其气热，盖以湿燥未见寒温之气，故再云其气也。"

〔6〕秬（qú渠）：黑黍，属水。泛指黑色谷类。

〔7〕其气专，其味正：王冰："厥阴少阳在泉之岁，皆气化专一，其味纯正。然余岁悉上下有胜克之气，故皆有间气、间味矣。"

〔8〕化淳则咸守：张介宾："六气唯太阴属土，太阴司地，土得位也，故其化淳。淳，厚也。五味唯咸属水，其性善泄，淳土制之，庶得其守也。"

〔9〕气专则辛化而俱治：张介宾："土居土位，故曰气专，土盛生金，故与辛化而俱治。俱治者，谓辛与甘咸兼用为治也。"

〔10〕补上下者从之：因司天在泉之气不足而造成的虚证，用补法时当顺从其气。如用辛味补肺、甘味补脾之类。上下，指司天、在泉之气。

〔11〕治上下者逆之：因司天在泉之气太过而引起的实证，调治时当逆其气。如用苦味治肺、酸味治脾之类。

〔12〕上取下取，内取外取：张介宾："上取下取，察其病之在上在下也。内取外取，察其病之在表在里也。"即求其病变的部位而后治之。

　　〔13〕能毒者以厚药，不胜毒者以薄药：谓对药物耐受力强者用气味厚而作用峻猛的药物，对药物耐受力弱者用气味淡薄而作用和缓的药物。能，通"耐"。毒，泛指药物。厚、薄，指药力峻猛的程度。

　　〔14〕气反：病情本标不同，有反常态。张介宾："气反者，本在此而标在彼也。"

　　〔15〕无积者求其脏：张介宾："积者，有形之病，有积在中，则坚实不散矣……无积而病在中者，脏之虚也，故当随病所在，求其脏而补之。"

　　〔16〕约：法度，规则。

　　〔17〕食养尽之：谓以食养之品除去其病。

　　〔18〕必先岁气，无伐天和：必须首先掌握五运六气的变化规律，用药不要与之相违逆。

　　〔19〕无盛盛，无虚虚：马莳："邪气实者而又补之，是之谓盛盛也，又谓之致邪也；正气虚者而又泻之，是之谓虚虚也，又谓之失正也。"

　　〔20〕夭：原作"天"，据金刻本、赵府本改，与王冰注合。

　　〔21〕气从不康：即气血已和顺，但乃未能恢复健康。

　　〔22〕瘠：瘦弱。

　　〔23〕化不可代：谓造化之机不可以人力代之。

【释义】

　　本段主要论述了六气与五味生化的关系，治疗疾病的原则、方法以及用药法度、病后调理等问题，相关论述至今对于指导临床仍有重要的现实意义。

一、六气与五味生化厚薄的关系

　　气有始、散、布、终，万物有生化、成形、蕃育、象变的生化过程。气对万物的生化作用是一致的，然万物的生化却有五味厚薄、成熟多少、起止时间等差异，这是因为受到在泉之气制约的结果。一是因风寒热火燥湿六气而不同其化；二是在泉之气主下半年，关系到事物的收成，所以说"地气制之也，非天不生，地不长也"。具体而言，某气在泉，则相对立之气不生，所克之味者不化，与其在泉、司天之气五行属性同类者生化。至于各个年份在泉之气与该年气候、谷物生长情况的关系见表70-2。

表70-2　六气与五味生化厚薄的关系表

在泉之气	不生之气	所克之味	司天之气	所应之味	所应之谷
少阳相火	寒毒	辛	厥阴风木	苦、酸	苍、丹
阳明燥金	湿毒	酸	少阴君火	辛、苦、甘	丹、素
太阳寒水	热毒	苦	太阴湿土	淡、咸	齡、秬
厥阴风木	清毒	甘	少阳相火	酸、苦	苍、赤
少阴君火	寒毒	辛	阳明燥金	辛、苦、甘	白、丹
太阴湿土	燥毒	咸	太阳寒水	甘、咸	齡、秬

五谷五味生化的厚薄，在一定程度上受着运气盛衰、四时节气及气候变化等因素的影响，这种认识对中医治疗学及药物学等都有着一定的影响。其中唯少阴君火、阳明燥金司天、在泉时提到了"甘"味，对此，古代医家多认为金、火为相克关系，故兼治甘味，以缓其制。如王冰云："甘，间气也，所以间止克伐也。"张介宾说："然治兼甘者，火金之间味也。甘属土，为火之子，为金之母，故能调和于二者之间。"

二、治则治法与用药法度

（一）上下逆从调治

原文"补上下者从之，治上下者逆之"，阐述了根据司天、在泉之气盛衰的治疗方法，即司天、在泉之气不足则补，有余则治，补者顺其性以助之，调治者逆其性以平之。如木、火之气不足用酸苦之味以补之，金、水之气不足用辛咸之味以补之；风淫所胜，治以辛凉，热淫所胜，治以咸寒等。由于六气与五脏相通应，故本法亦适应于相应的五脏病症，如张介宾解释说："从之谓同其气，如以辛补肺，以甘补脾之类是也。逆之谓反其气，如以苦治肺，以酸治脾之类是也。"上述治法，尚需结合病性之寒热盛衰、病位之上下表里来运用，所谓"以所在寒热盛衰而调之"。

（二）察体不同，因人制宜

本段提出了"能毒者以厚药，不胜毒者以薄药"的观点，即根据病人的体质状况，选择使用药物。体质是个体在人群生理共性基础上所表现的特殊性，这种特殊性影响着个体对药物以及针刺的耐受性。对于耐受性强的人，临床可选用气味浓厚而作用较为峻猛的药物治疗，否则药力不足，疗效不佳；对于耐受性差的人，应谨慎选择气味淡薄而作用和缓的药物治疗，否则太过则损伤正气，亦影响疗效。对此，《灵枢·论痛》也指出："胃厚，色黑，大骨及肥者皆胜毒，故其瘦而薄胃者，皆不胜毒也。"这种因人制宜的思想，无疑有助于提高临床治疗用药的精确性。

药物的耐受性及毒性反应，除受体质差异的影响外，《黄帝内经》还特别强调与人体病理状态密切相关，《素问·六元正纪大论》提出"有故无殒，亦无殒"的观点，可相互参阅。

（三）疾病本与象相反的治法

疾病病位所在之本与临床表现之象，既可能一致，也可能相反。若表现一致，如病位在上，临床表现也在上，或病位在下，临床表现亦在下，那么治疗时病在上取之上，病在下取之下，所谓"上取下取，内取外取，以求其过"。否则，病位所在之本与临床表现之象不一致，如病位在上而表现于下，或病位在下而表现于上，或病位在表而表现出里证的征象，临床所见如病在肺而见二便的异常，或腑气不通而见呕吐，或表证而见恶心、呕吐、腹泻等，治疗则当"病在上，取之下；病在下，取之上；病在中，傍取之"。对此，张介宾发挥说："气反者，本在此而标在彼也。其病既反，其治亦宜反。故病在上，取之下，谓如阳病者治其阴，上壅者疏其下也。病在下，取之上，谓如阴病者治其阳，下滞者宜其上也。病在中，傍取之，谓病生于内而经连乎外，则或刺或灸，或熨或按，而随其所在也。"此也体现了治病求本的思想。

如果疾病的本质与现象一致，则用正治之法，即用消法以通积滞，削法攻坚，吐法以祛在上之实邪，下法以逐在下之实邪，补虚泻实，不论病程长短，均可酌情使用。

（四）寒热温凉，服药有度

一般情况下，治疗温热病的药物宜凉服，治疗寒凉病的药物宜热服，所谓"治温以清，冷而行之；治清以温，热而行之"，以此可增强药物的疗效。但在某些疾病情况下，治热以寒，治寒以热，可能产生药性与病性格拒，出现服药呕吐等不舒时，可采用反其道而行之的方法，"治热以寒，温而行之；治寒以热，凉而行之"。正如姚止庵《素问经注节解》所说："凡病之情，最忌相激，必各因其气之相近者以引之，斯无悍格不相入之患。"《素问·至真要大论》则概括为："反佐以取之，所谓寒热温凉，反从其病也。"

临床用药时，服药的冷热应具体分析，区别对待。由于中药在煎煮过程中，许多药物成分可能发生化学反应，产生沉淀。许多糖及沉淀物（包括有效成分）的析出量和煎煮后冷却的时间成正比，所以，使用汤剂时一般要注意趁热滤过，并且宜温服，服用时还需要振荡。至于治疗热病用寒药，如热在胃肠，患者欲饮冷者，可凉服；如热在其他脏腑，患者不欲冷饮者，寒药仍以温服为宜。

（五）无积者，求治于脏

积为体内有形之病，有积在中，则坚实不散。若没有积块而病在于中，则为脏之虚证，治疗当根据病变所在部位，求其脏而补之，脏气充盈则病自安。同时用"药以祛之，食以随之，行水渍之，和其中外"。张介宾解释说："药以祛之，去其病也。食以随之，养其气也。行水渍之，通其经也。若是则中外和调而病可已矣。祛者，非攻击之谓，凡去病者皆可言祛。"

（六）用药有度，顾护正气

病有新久之异，方有大小之别，药有峻缓之分。任何药物都有性味之偏胜，调配不当，服之过久，必然矫枉过正，造成新的疾病。故原文指出药虽能治病，但对人体正气也会带来一定损害。因此，临床用药应根据药性的峻缓和毒性的有无或大小，而决定治病用药的程度及饮食调养，所谓"病有久新，方有大小，有毒无毒，固宜常制矣"。用药当中病即止，切勿过用，以免损伤人体正气，强调通过食疗、食养促使人体正气的自然康复。对此，《素问·六元正纪大论》也指出："大积大聚，其可犯也，衰其太半而止，过者死。"《素问·脏气法时论》则云："毒药攻邪，五谷为养，五果为助，五畜为益，五菜为充，气味合而服之，以补精益气。"均体现了顾护正气的思想。

（七）必先岁气，无伐天和

运气理论十分重视岁时气候变化与治疗的关系，强调要根据岁时气候的节律变化，来确定相应的治疗方法。如本篇所说："必先岁气，无伐天和""化不可代，时不可违"。《素问·至真要大论》也指出："谨候气宜，无失病机。""故治病者，必明六化分治，五味五色所生，五脏所宜，乃可以言盈虚病生之绪也。"因此，举凡司天六气偏胜之治，在泉六气偏胜之治，六气胜复之治，客主胜复之治，五郁之治等，皆应符合运气盛衰的规律，从而制定出适宜的治疗方法，促使人体恢复正常的生化状态和生命节律。只是相较于一般所言的因时制宜而言，七篇大论将一年划分为五运与六气两种不同的时段来分析气候的变化，一方面丰富了因时制宜的内容，另一方面又陷入了机械推论的窠臼，脱离了临床实际。

另外，本段还论述了补虚泻实，"无盛盛，无虚虚"的治疗原则问题。

（八）病后康复的原则与机理

本段原文论述病后康复的原则及其机理，认为天地自然的造化非人力所能为，自然万物演化的固有时序规律不可违背。人身是一个小天地，是一个自组织系统，有其演化的时序规律。故对于疾病的治疗、康复都要着眼于患者自身内在的调节能力，不能简单地以外力代替，要遵循四时阴阳的规律，顺应自然的生化过程，适时协调养护，充分调动人体自身的修复能力，使病体得到康复。对此，王冰有着精辟的阐述，他指出："化，谓造化也。代大匠斫，犹伤其手，况造化之气，人能以力代之乎！夫生长收藏，各应四时之化，虽巧智者亦无能先时而致之，明非人力所及。由是观之，则物之生长收藏化，必待其时也。物之成败理乱，亦待其时也。物既有之，人亦宜然。或言力必可致，而能代造化、违四时者，妄也。"认为五脏应五行、四时，故随着四时的推移、五行的衰旺，五脏之气亦有衰旺，因此治疗疾病应遵从时序变化所反映的生化规律而不能违背。《素问·六元正纪大论》也说："无失天信，无逆气宜，无翼其胜，无赞其复，是谓至治。"即不违背天气时令，不违反六气的宜忌，不助长胜气，不助长复气，这才是最完美的治法。

【知识链接】

一、"化淳则咸守，气专则辛化而俱治"的诠释

对本句原文历代注家解释不一，王冰、马莳认为"化淳"指少阳在泉之气，"气专"指厥阴在泉之气。依据是"厥阴在泉"文中有"其气专，其味正"。张介宾则认为是指太阴在泉之气而言，他说："六气惟太阴属土，太阴司地，土得位也，故其化淳。淳，厚也。五味惟咸属水，其性善泄，淳土制之，庶得其守矣。土居土位，故曰气专。土盛生金，故与辛化而俱治。俱治者，谓辛与甘咸兼用为治也。"吴崑、高世栻与此相似。张志聪则从标本中气的角度解释说："此复申明五味所资其化气者，因胜制而从之也。化淳者，谓阳明从中见湿土之化，燥湿相合，故其化淳一。金从土化，故味之咸者，守而勿敢泛溢，畏太阴之制也。气专者，厥阴从中见少阳之主气，故味之辛者，与甘酸苦味俱主之。故辛受火制，制则从火化也。夫寒热燥湿，在泉之六气也，酸苦甘辛咸，五运之五味也。以燥湿之化淳则咸守，相火之气专则辛化。盖因地气制之，而味归气化也。"本句出现在"太阴在泉"之文中，并不是在泉原文的总结，所以从太阴湿土的角度解释"化淳"与"气专"，则文理皆顺，故张介宾的解释甚为正确。

二、扶正祛邪之交替治法

本段所述"大毒治病,十去其六……无毒治病,十去其九,谷肉果菜,食养尽之……不尽,行复如法"的用药法度,为后世治疗一些慢性顽固性疾病提供了诊治思路。李中梓《医宗必读》论述积证的治疗经验说:"盖积之为义,日积月累,非伊朝夕,所以去之亦当有渐,太亟则伤正气,正气伤则不能运化,而邪反固矣。余尚制阴阳两积之剂,药品稍峻,用之有度,补中数日,然后攻伐,不问其积去多少,又与补中,待其神壮则复攻之,屡攻屡补,以平为期。此余独得之诀,百发百中者也。"这种交替投药法,既可以避免因连续使用毒性药物对人体正气的损伤,同时还可达到交替服药而使病邪受到顿挫的治疗目的。当然对于新感邪气而正气不虚者,则应遵吴鞠通"治外感如将"之论,"兵贵神速,机圆法活,去邪务尽,善后务细,盖早平一日,则人少受一日之害"(《温病条辨》)。

三、"化不可代,时不可违"思想渊源与价值

本段提出"化不可代,时不可违""无代化,无违时"的观点,从其思想渊源来说,可以追溯到一是易学之"天人合一"和"与时偕行",所谓"夫大人者,与天地合其德,与日月合其明,与四时合其序,与鬼神合其吉凶"(《周易·乾卦·文言》);二是道家之"道法自然"和"无为而治",即遵循自然万物固有演化时序规律,认识万物,辅助和赞化万物,使万物遂其天赋之性而自然化育。

"化不可代,时不可违"思想的价值,从医学层面来说,人体生命活动遵循着一定的时序演化规律,故养生当"四气调神"顺应时序来调养,诊治疾病当"无伐天和"而因时制宜,疾病康复应把握调养时机而静养待时,药物采制也须"司岁备物"。《黄帝内经》强调对自然万物不过分干预的思想,对现代社会也有着一定的警示作用。现代所谓转基因与反季节食品,恰恰是对自然生化的破坏,转基因技术为满足主观需要,改变原有物种的基因,可导致周围生态环境破坏、害虫进化升级、非转基因作物种子的停产或灭绝、生育和繁殖能力受影响。反季节蔬果的种植虽然满足了人们对营养需求的"错位感",但也存在因大棚中的温度和湿度较高,农药易残留、受日照的时间短和强度小、营养成分不如时令蔬果、加入一些特殊的生长激素类物质以适应反季节等问题。二者均违背了"辅万物之自然而不敢为"即"道法自然"的原则。由此可见,"无代化,无违时"的思想,在现今生活中也具有广泛指导意义。

当然,"化不可代,时不可违",并不是完全否定人的主动性,诚如张介宾所说:"此节诸注皆谓天地有自然之化,人力不足以代之,故曰化不可代。然则当听之矣,而下文曰养之和之者,又将何所为乎?谓非以人力而赞天工者乎?其说不然也。"他在《景岳全书·先天后天论》中更突出了人的主观能动作用:"人生于地,悬命于天,此人之制命于天也。栽之培之,倾之覆之,此天之制命于人也。天本无二,而以此观之,则有天之天者,谓生我之天,生于无而由乎天也;有人之天者,谓成我之天,成于有而由乎我也。""若以人之作用言,则先天之强者不可恃,恃则并失其强矣;后天之弱者当知慎,慎则人能胜天矣。"当人们认识了自然规律,就可掌握自然规律,应用自然规律,经文所说的"调之正味逆从",以及"养之

和之"之法，亦属此意。

四、"时不可违"的临床应用

《罗谦甫治验案》卷下记载：中书左丞张仲谦，年五十三岁。至元戊辰春正月，在大都患风证，半身麻木。一医欲汗之，未决可否，命予决之。予曰：治风当通因通用，汗之可也，然此地此时，虽交春令，寒气犹存，汗之则虚其表，必有恶风寒之证，仲谦欲速差，遂汗之，身体轻快。后数日，再来邀予视之曰：果如君言，官事烦剧，不敢出门，当如之何？予曰：仲景云：大法夏宜汗，阳气在外故也。今时阳气尚弱，初出于地，汗之则使气亟夺，卫气失守，不能肥实腠理，表上无阳，见风必大恶矣。《内经》曰：阳气者卫外而为固也。又云阳气者若天与日，失其所则折寿而不彰。当汗之时，犹有过汗之戒，况不当汗而汗者乎？遂以黄芪建中汤加白术服之，以滋养脾胃，生发营卫之气。又以温粉扑其皮肤。待春气盛，表气渐实，即愈矣。《内经》曰：化不可代，时不可违。此之谓也。

五、"气反"者治法的临床应用

本篇所论"气反"者的相关治法，后世不仅用于针刺选穴方面，也广泛应用于内、外、妇、儿、五官等科，融会于汗、吐、下、和、温、清、消、补八法之中。如《伤寒论》237条："阳明病，其人喜忘，必有蓄血，所以然者，本有久瘀血，故令喜忘，屎虽硬，大便反易，其色必黑，宜抵当汤下之。"用抵当汤涤瘀热于下，治疗神亏喜忘之病症。罗天益《卫生宝鉴》用"地黄汤治衄血往来久不愈"，针对肾阴亏损，虚火上犯的病机，用补肾阴的方法治其下，使虚火自降，衄血自止。均是"上病下取"治法之典范。又如《伤寒论》235条："少阴病，下利，脉微涩，呕而汗出，必数更衣，反少者，当温其上，灸之。"少阴阳虚气陷，见下利反少，治疗通过温灸上部穴位以温阳举陷。因肺气郁闭而致大便秘结、小便不通者，当开宣肺气，用"提壶揭盖"之法则二便自调。均属"下病上取"之法。

"中"与"傍"相对，从人体内外来说，"中"是指内在脏腑，"傍"是指躯体、四肢；从五脏来看，"中"可指脾胃，"傍"则指心、肺、肝、肾四脏。如此，《伤寒论》378条："干呕，吐涎沫，头痛者，吴茱萸汤主之。"此乃肝寒犯胃，浊阴之气上逆，故病虽在中，其本在肝，当"傍取之"，用吴茱萸汤温肝通阳，泄浊而和胃。张介宾《景岳全书·杂证谟》论脾与其他四脏疾病治疗的关系，提出"善治脾者，能调五脏，即所以治脾胃也"的观点，认为"若五脏之邪皆通脾胃，如肝邪之犯脾者，肝脾俱实，单平肝气可也""肝强脾弱，舍肝而救脾可也。心邪之犯脾者，心火炽盛，清火可也；心火不足，补火以生脾可也。肺邪之犯脾者，肺气壅塞，当泄肺以苏脾之滞；肺气不足，当补肺以防脾之虚""肾邪之犯脾者……肾虚则启闭无权，壮肾为先"，即通过调心治脾胃、调肺治脾胃、调肝治脾胃、调肾治脾胃，亦可视为"病在中，傍取之"之临床应用[1]。

---

①烟建华.《内经》学术研究基础[M].北京：中国中医药出版社，2010：347-353.

六元正纪大论篇第七十一

【导读】

　　六元，指风、热、火、湿、燥、寒六气。正纪，即六气的演变规律。本篇运用干支推演的方法，主要阐述风、热、火、湿、燥、寒六气司政，并与木、火、土、金、水五运之理数相结合，对六十年司天、在泉、中运之气的现象，每年之五运、六气的常和变、太过和不及、胜复郁发，以及对于自然界、生物界、人体的影响，各个年份药食之所宜等进行了系统论述，并提出了"有故无殒亦无殒"等重要治疗原则。姚止庵云："六元者，谓风火燥湿寒热六者为天地之大道。五运六气之义，本篇论之独详，故曰正纪也。"

【原文】

　　黄帝问曰：六化六变[1]，胜复淫治[2]，甘苦辛咸酸淡先后，余知之矣。夫五运之化，或从天气[3]，或逆天气，或从天气而逆地气[4]，或从地气而逆天气，或相得，或不相得[5]，余未能明其事。欲通天之纪，从地之理[6]，和其运，调其化[7]，使上下合德，无相夺伦，天地升降，不失其宜，五运宣行，勿乖其政，调之正[8]味，从逆奈何？岐伯稽首再拜对曰：昭乎哉问也！此天地之纲纪，变化之渊源，非圣帝孰能穷其至理欤！臣虽不敏，请陈其道，令终不灭，久而不易。

　　帝曰：愿夫子推而次之，从其类序[9]，分其部主[10]，别其宗司[11]，昭其气数[12]，明其正化[13]，可得闻乎？岐伯曰：先立其年，以明其气，金木水火土运行之数，寒暑燥湿风火临御之化[14]，则天道可见，民气可调，阴阳卷舒[15]，近而无惑，数之可数者，请遂言之。

【校注】

　　[1]六化六变：指六气的正常生化与异常变化。

〔2〕胜复淫治：谓胜气、复气、偏胜伤人之气、正常平治之气。

〔3〕天气：原作"五气"，《新校正》："详'五气'疑作'天气'，则与下文相协。"《素问吴注》《素问注证发微》等均改为"天气"，为是，故据改。天气，即司天之气。

〔4〕地气：即六气在泉之气。

〔5〕或相得，或不相得：司天与岁运之气相合或相生为相得，相克为不相得。

〔6〕通天之纪，从地之理：通晓司天、在泉之气的变化规律。天地，指司天、在泉之气。

〔7〕和其运，调其化：调和五运盛衰及其生化。

〔8〕正：《读素问臆断》："正作五。"或是。

〔9〕类序：即类属和次序。张介宾："类序者，类分六元，序其先后。"

〔10〕部主：指司天在泉，左右间气，各有一定部位，以主其时之气。

〔11〕宗司：指一年之中，有主岁之运气以统之，各步之中，有相应之气以主之。张介宾："宗司者，统者为宗，分者为司也。"

〔12〕气数：张介宾："气数者，五行之化，各有其气，亦各有其数也。"如后文"甲子甲午岁""热化二，雨化五，燥化四"等。

〔13〕正化：即六气当位主令所产生的正常生化。

〔14〕临御之化：六气司天在泉之气化。张志聪："临御之化者，六气有司天之上临，有在泉之下御，有四时之主气，有加临之客气也。"

〔15〕阴阳卷舒：即阴阳的盛衰变化。卷舒，屈伸、盛衰。

【释义】

本段指出五运、六气以及运气之间有许多复杂的变化，如岁运与司天、在泉之气之间就有逆从、相得不相得等关系，但总体上却是有规律可循，是可以认识的。掌握了五运六气的变化规律，就可以达到知天道，调民气，治民病，和阴阳等目的。

一、掌握运气变化的方法

原文说："先立其年，以明其气，金木水火土运行之数，寒暑燥湿风火临御之化，则天道可见。"由于运气的变化是借助于纪年的干支来推演的，年干纪运，年支纪气，所以明确了某年的纪年干支，就可以推演出该年的岁运、客运、司天、在泉与间气等变化，以及岁运与六气、六气之间的关系，所谓"推而次之，从其类序，分其部主，别其宗司，昭其气数，明其正化"。

二、掌握运气变化的价值

本段认为掌握运气变化的规律，"通天之纪，从地之理，和其运，调其化"，不仅可以使人适应外环境的变化而不发病，同时，还可以借助五运六气推演模式，来分析、推演自然气化的特点，为疾病的预防提供重要的参考，所谓"天道可见，民气可调""调之正味从逆"。一是用药物"必折其郁气，先资其化源，抑其运气，扶其不胜"；二是选择食物，食岁谷以全其真，食间谷以去其邪或保其精。如张志聪注说："夫五运六气有德化政令之和祥，必有淫胜郁复之变易。今欲使气运和平，须以五味折之资之，益之抑之，故曰调之正味。盖在天为气，在地为味，以味而调其气也。从逆者，谓资之益之者从之，折之抑之者当逆取也。"很明显，这种模式化的推演方法及其结论值得商榷，但其思想无疑有一定的合理性。

【原文】

帝曰：太阳之政[1]奈何？岐伯曰：辰戌之纪[2]也。

太阳　太角　太阴　壬辰　壬戌[3]　其运风，其化鸣紊启拆[4]，其变振拉摧拔，其病眩掉目瞑。

太角初正　少徵　太宫　少商　太羽终[5]

太阳　太徵　太阴　戊辰　戊戌　同正徵[6]　其运热，其化暄暑郁燠[7]，其变炎烈沸腾，其病热郁。

太徵　少宫　太商　少羽终　少角初

太阳　太宫　太阴　甲辰岁会同天符[8]　甲戌岁会同天符　其运阴雨[9]，其化柔润重泽，其变震惊飘骤[10]，其病湿下重。

太宫　少商　太羽终　太角初　少徵

太阳　太商　太阴　庚辰　庚戌　其运凉，其化雾露萧飔[11]，其变肃杀雕零，其病燥，背瞀[12]胸满。

太商　少羽终　少角初　太徵　少宫

太阳　太羽　太阴　丙辰天符　丙戌天符[13]　其运寒，其化凝惨凛冽，其变冰雪霜雹，其病大寒留于溪谷[14]。

太羽终　太角初　少徵　太宫　少商

凡此太阳司天之政，气化运行先天[15]，天气肃，地气静，寒临太虚，阳气不令，水土合德[16]，上应辰星、镇星。其谷玄黅，其政肃，其令徐。寒政大举，泽无阳焰[17]，则火发待时。少阳中治，时雨乃涯[18]，止极雨散，还于太阴，云朝北极[19]，湿化乃布，泽流万物，寒敷于上，雷动于下，寒湿之气，持于气交。民病寒湿，发肌肉萎，足痿不收，濡泻血溢。初之气，地气迁[20]，气乃大温，草乃早荣，民乃厉[21]，温病乃作，身热头痛呕吐，肌腠疮疡。二之气，大凉反至，民乃惨，草乃遇寒，火气遂抑，民病气郁中满，寒乃始[22]。三之气，天政布，寒气行，雨乃降，民病寒，反热中，痈疽注下，心热瞀闷，不治者死。四之气，风湿交争，风化为雨，乃长乃化乃成[23]，民病大热，少气，肌肉萎，足痿，注下赤白。五之气，阳复化，草乃长，乃化乃成，民乃舒。终之气，地气正，湿令行，阴凝太虚，埃昏郊野[24]，民乃惨凄，寒风以至，反者孕乃死。

故岁宜苦，以燥之温之[25]，必折其郁气[26]，先资其化源，抑其运气，扶其不胜，无使暴过而生其疾，食岁谷[27]以全其真，避虚邪以安其正。适气同异，多少制之[28]，同寒湿者燥热化[29]，异寒湿者燥湿化，故同者多之，异者少之[30]，用寒远寒，用凉远凉，用温远温，用热远热，食宜同法。有假者反常[31]，反是者病，所谓时也。

【校注】

〔1〕太阳之政：太阳寒水之气司天的运气情况。

〔2〕辰戌之纪：指地支辰、戌标记的年份。后仿此。

〔3〕太阳……壬戌：谓壬辰、壬戌年，太阳寒水司天，太阴湿土在泉；壬为阳干，五行属木，这两年为木运太过，称为太角。后仿此。

〔4〕鸣紊启拆：张介宾："鸣，风木声也。紊，繁盛也。启拆，萌芽发而地脉开也。"

〔5〕太角初正……太羽终：以角、徵、宫、商、羽分别指代木、火、土、金、水五运，以太、少说明五运的太过、不及，按照五行太少相生的顺序分为五步，以此表述一年中主客运的次序。其中主运五步始于角，终于羽，年年不变，所以角下标"初"，羽下标"终"。客运五步则以中运为初之运，故随中运逐年轮换。在十干化五运中，丁壬两年主运与客运五步及太少相生完全相同，在初之运"角"下标一小"正"字，表示气得四时之正。后仿此。

〔6〕同正徵：张介宾："本年火运太过，得司天寒水制之，则火得其平，故云同正徵。"

〔7〕暄暑郁燠：气候温暖，渐渐暑热熏蒸。

〔8〕岁会、同天符：岁会，指中运与岁支的方位、时季五行属性相符合的同化。同天符，指中运太过之气与客气在泉之气相合而同化。

〔9〕阴雨：原作"阴埃"，《新校正》："详太宫三运，两曰阴雨，独此曰阴埃，埃疑作雨。"此说是，故据改。

〔10〕震惊飘骤：比喻雷声大作，狂风暴雨。

〔11〕萧飋：凋零凄凉，比喻秋天气象。

〔12〕背瞀：背部胀闷。

〔13〕天符：指岁运之气与司天之气的五行属性相符合。

〔14〕溪谷：指肌肉之间相互接触的缝隙或凹陷部位，此泛指肌肉。

〔15〕气化运行先天：指气化先天时而至，以其气太过也。若气不及者，则气化后天时而至。

〔16〕水土合德：指太阳寒水司天，太阴湿土在泉，协同主持一年的气候。后文"金火合德""湿寒合德"等，义同。

〔17〕泽无阳陷：谓湖泽没有阳热之气焰上腾，说明阴中之阳，抑伏不升。

〔18〕少阳中治，时雨乃涯：谓主气三之气少阳相火主时，应时之雨水不降。涯，穷尽。

〔19〕北极：王冰："北极，雨府也。"

〔20〕初之气，地气迁：此言客气。指本年的初之气少阳相火，乃由上年在泉之气迁移而来。地气，即在泉之气。

〔21〕厉：疫病。

〔22〕寒乃始：《素问释义》以为三字为衍文。

〔23〕乃长乃化乃成：《素问释义》以为六字衍。详后文已俱，此处似衍。

〔24〕埃昏郊野：尘土飞扬，郊野昏蒙。

〔25〕故岁宜苦，以燥之温之：《新校正》："详'故岁宜苦，以燥之温之'九字，当在'避虚邪以安其正'下，错简在此。"

〔26〕折其郁气：谓消减其致郁之胜气。张介宾："折其郁气，泻有余也……如上文寒水司天则火气郁，湿土在泉则水气郁，故必折去其致郁之气，则郁者舒矣。"

〔27〕岁谷：指司天在泉之气所化的谷物，得岁气之宜。张志聪："岁谷者，玄黔之谷，感司天在泉之气而成熟，食之以全天地之元真。"

〔28〕适气同异，多少制之：根据中运与司天在泉之气的同异，以确定药物及其用量。

〔29〕同寒湿者燥热化：指中运和司天在泉寒湿之气相同者，用燥热之品调治。

〔30〕同者多之，异者少之：张介宾："气运同者其气甚，非多不足以制之；异者其气微，当少用以调之也。"

〔31〕假者反常：即若气候有反常变化时，则不必拘泥"用寒远寒，用凉远凉"等用药规律。

【释义】

本段具体论述了辰戌年的运气变化情况，包括十个岁纪中主运、客运的推算，与岁运相应年度的气候正常与异常变化以及人体发病，客气六步的气候、物候、人体患病特征，以及治则治法、用药和饮食调养情况。

一、辰戌太阳司天十年的五运变化

本段详细论述了辰戌十年太阳寒水司天，太阴湿土在泉，相应的中运、客运分布及其气化、灾变与发病规律（表71-1）。

表71-1　太阳司天十年的五运变化表

| 纪年 | 司天 | 在泉 | 中运 | 运 | 化 | 变 | 病 | 运五步 | | | | | | | | | | 备注 |
| | | | | | | | | 初之运 | | 二之运 | | 三之运 | | 四之运 | | 五之运 | | |
								客	主	客	主	客	主	客	主	客	主	
壬辰 壬戌	太阳	太阴	太角	风	鸣紊启拆	振拉摧拔	眩掉目瞑	太角	太角	少徵	少徵	太宫	太宫	少商	少商	太羽	太羽	
戊辰 戊戌	太阳	太阴	太徵	热	暄暑郁燠	炎烈沸腾	热郁	太徵	少角	少宫	太徵	太商	少宫	少羽	太商	太角	少羽	同正徵
甲辰 甲戌	太阳	太阴	太宫	阴雨	柔润重泽	震惊飘骤	湿下重	太宫	太角	少商	少徵	太羽	太宫	少角	少商	太徵	太羽	岁会 同天符
庚辰 庚戌	太阳	太阴	太商	凉	雾露萧飋	肃杀凋零	燥背瞀胸满	太商	少角	少羽	太徵	太角	少宫	少徵	太商	太宫	少羽	
丙辰 丙戌	太阳	太阴	太羽	寒肃	凝惨凛冽	冰雪霜雹	大寒留于溪谷	太羽	太角	少角	少徵	太徵	太宫	少宫	少商	太商	太羽	天符

二、太阳司天之年的总体气候、物候与发病

辰戌太阳寒水司天，则太阴湿土在泉，分别主持上半年与下半年的气候变化，称之为"水土合德"。由于与辰戌相配的天干都是阳干，阳干主五运太过，所以气化太过，气候常先于时令而到来。该年总体的气候、物候特征为司天之气清肃，在泉之气安静，寒湿之气充满宇宙，阳气不能正常布散，上应天象为辰星、镇星，黄色和黑色谷物成熟。加之六气主气、客气六步的相互作用，总体上以寒湿为主，所谓"寒湿之气，持于气交"，故人体多患寒湿、肌肉萎软、足痿不行、濡泻血溢等病症。

三、六气六步的气候、物候与发病

六气分主气与客气，主气主管一年六个季节的正常气候变化，以五行相生为序，始于厥阴风木，终于太阳寒水，年年如此。客气六步以纪年的地支推算，司天之气固定在三之气上，然后按照先三阴后三阳之一、二、三排序。本段主要论述了客气六步的气候、物候及患病情况（表71-2）。

表71-2　太阳司天六步气候、物候与发病表

六步	客气	主气	自然变化	人体发病
初之气	少阳相火	厥阴风木	气候温暖，草木早繁荣。	疫疠，温病，身热头痛，呕吐，肌腠疮疡。
二之气	阳明燥金	少阴君火	大凉反至，寒冷凄惨，草乃遇寒，火气被抑。	气郁不舒，腹中胀满。
三之气	太阳寒水	少阳相火	寒气流行，雨水下降。	外寒里热，痈疽，下利，心热瞀闷。
四之气	厥阴风木	太阴湿土	风湿交争，湿得风转化为雨。	大热，少气，肌肉萎，足痿，赤白痢疾。
五之气	少阴君火	阳明燥金	阳复化，草乃长，乃化乃成。	民乃舒。
终之气	太阴湿土	太阳寒水	湿气流行，阴凝太虚，埃昏郊野，寒风以至。	孕妇流产。

四、太阳司天之年的治则治法及用药

本段所论与运气相关的治疗问题，可概括为以下几个方面。

（一）治疗原则

1.抑强扶弱

所谓"必折其郁气，先资其化源，抑其运气，扶其不胜"，也就是说要减少引起气郁的原因，应首先培养受制约之气的生化之源，例如水胜而火郁，既要减少水气，又要培补木气，木能生火，而为火的生化之源。这样，来抑制太过之气，扶植不及之气，不使它们由于过度的偏盛偏衰而造成疾病。

2.扶正避邪

运气学说的目的是借助阴阳五行理论,以干支符号作为推演工具,建立五运六气推演模式,来分析、推演自然气化的特点,为疾病的预防提供重要的参考,所谓"先立其年,以明其气",如此以避免邪气的伤害。同时,根据运气的变化,选择与当年岁气相应的谷物以去保养精气。也就是说,在掌握自然气候变化规律的基础上,试图用人力来矫正因岁运盛衰而引起的不和现象,以预防疾病的发生。

3.适气同异,多少制之

即根据中运与司天在泉之气的同异,以确定药物及其用量。当运与气相同而气势盛时,相应的药物用量可以多些,来抑制太过;运与气不相同而气势弱时,用药量也应相应减少。张志聪注说:"此论五运之气与司天在泉各有同异,而气味之多少亦各有所制也。适,酌也。酌其气之同异而制之也。同寒湿者,谓太羽太宫主运,是与司天在泉之寒湿相同,故当多用燥热之气味以制化。盖用燥以制湿,用热以化寒也。如太徵太角太商主运,是与寒湿之气各异,又当少用燥湿之气以化之。盖用湿以滋燥热之气,用燥以制风木之邪。同者气盛,故宜多之;异者气孤,故少制之也。"

4.用热远热,用寒远寒

本段原文说:"用热远热,用温远温,用寒远寒,用凉远凉,食宜同法,此其道也。"即根据季节气候阴阳寒热的变化,来考虑治疗用药。一般而言,冬季阴盛阳弱,病易化寒伤阳,当慎用寒药,以免更伤其阳;夏月阳盛阴弱,病易化热伤阴,当慎用热药,以免助邪热燔灼之势。如李东垣治疗脾胃元气虚弱,提出夏月补益脾胃元气,宜用甘温柔润的黄芪人参汤、清暑益气汤;冬月补益脾胃元气,则宜用甘温刚燥的草豆蔻丸、神圣复气汤。清·程杏轩《杏轩医案》在虚损病的治疗中也说:"肾虚常服补肾丸药,亦应分别时令气候,夏月炎热,远刚近柔,以防金水之伤;冬令严寒,远柔近刚,以遂就温之意。"均反映了用药之性与四时寒热相逆的思想。总之,春夏不宜过于温热,秋冬理应慎用寒凉。但临床应用尚需结合病人的具体病情,因人制宜,知常达变。如阳虚春夏补阳,以时助药,事半功倍;阴虚火旺,秋冬补阴,时气助药,疗效更好。所谓"假者反常",即当客气胜主气之时,出现应热反寒、应寒反热、应温反凉、应凉反温等邪气反胜的情况,"天气反时,则可依时,及胜其主则可犯,以平为期,而不可过"。

(二)用药方法

药物性味的选用,要遵循上述治疗原则,以调整机体与自然界的动态平衡。由于太阳寒水司天之年,寒湿之气偏胜,湿宜燥之,寒宜温之,故"宜苦以燥之温之"。张介宾说:"味必苦者,苦从火化,治寒以热也。"张志聪也云:"苦乃火味,火能温寒,苦能胜湿。凡此太阳司天之岁,乃寒湿主气,故宜燥之以胜湿,温之以胜寒。所谓调之正味,而使上下合德也。下文曰:食宜同法。"也就是说,饮食调理与此相同。

本篇后文所论"阳明之政""少阳之政""太阴之政""少阴之政""厥阴之政"相关治疗问题,与此段相类似,参见此段释义。

【知识链接】

本段论五运的排序,涉及五音建运及其推演问题。五音,即角、徵、宫、商、羽。为了推算的需要,分别将五音建于五运之中,并用五音代表五运,具体是角为木音,徵为火音,宫为土音,商为金音,羽为水音,然后根据五音的太少来推求五运五步的太过和不及。至于五音建运的原理,王冰从音韵特征角度解释说:"角谓木音,调而直也;徵谓火音,和而美也;宫谓土音,大而和也;商谓金音,轻而柔也;羽谓水音,沉而深也。"张介宾则从字义角度作解:"《晋书》曰:角者触也,象诸阳气触动而生也,其化丁壬;徵者止也,言物盛则止也,其化戊癸;商者强也,言金性坚强也,其化乙庚;羽者舒也,言阳气将复,万物将舒也,其化丙辛;宫者中也,得中和之道,无往不畜,又总堂室奠阼谓之宫,所围不一,盖以土气贯于四行,王于四季,荣于四脏,而总之谓也,其化甲己。"总之,或五音的音韵体现了五行的特性,或五音的意义依次象征了植物的生长化收藏过程,而具有与五行相同的意义,故可用五音代表五运,并推算主运之间的关系。

五运的十干分阴阳,凡阳干属太,阴干属少。五音建五运亦有太、少之分,其分属是:甲己土运宫音,甲属阳土为太宫,己属阴土为少宫;乙庚金运商音,乙属阴金为少商,庚属阳金为太商;丙辛水运羽音,丙属阳水为太羽,辛属阴水为少羽;丁壬木运角音,丁属阴木为少角,壬属阳木为太角;戊癸火运徵音,戊属阳火为太徵,癸属阴火为少徵。五音分别太少,依循十干的顺序,也就形成了太少相生的顺序(图71-1)。

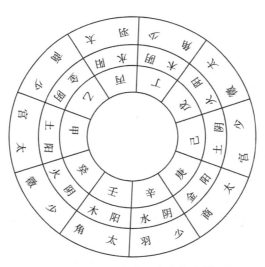

图 71-1 五音建运太少相生图

五步推运的方法:主运根据当年年干的阴阳太少,在"五音建运太少相生图"中找出相应位置的主时之运,然后按逆时针方向,向上推至角,以确定初运木角的太少,继而依太少相生确定二、三、四、终运的太少。例如,年干逢甲之年,阳土主事,岁运为太宫。即从太宫上推,生太宫的是少徵,生少徵的是太角,则逢甲之年主运的初运为太角。太少相生,可推知二运为少徵,三运为太宫,四运为少商,终运为太羽。余以此类推(表71-3)。

表71-3 主运五步推运太少相生表

年干	初运	二运	三运	四运	终运
甲	【木】→太生少→	火→少生太→	【土】→太生少→	金→少生太→	水
乙	【木】→太生少→	火→少生太→	【土】→太生少→	金→少生太→	水
丙	【木】→太生少→	火→少生太→	【土】→太生少→	金→少生太→	水
丁	木→少生太→	【火】→太生少→	土→少生太→	【金】→太生少→	水
戊	木→少生太→	【火】→太生少→	土→少生太→	【金】→太生少→	水
己	木→少生太→	【火】→太生少→	土→少生太→	【金】→太生少→	水
庚	木→少生太→	【火】→太生少→	土→少生太→	【金】→太生少→	水
辛	木→少生太→	【火】→太生少→	土→少生太→	【金】→太生少→	水
壬	【木】→太生少→	火→少生太→	【土】→太生少→	金→少生太→	水
癸	【木】→太生少→	火→少生太→	【土】→太生少→	金→少生太→	水

注：表中有□为"太"（即运太过），无□为"少"（即运不及）。

　　客运以当年的岁运为初运，然后以五行太少相生的顺序，分作五步，行于主运之上，逐年变迁，十年一周期。如逢甲之年，岁运为阳土太宫用事，那么该年客运的初运便是太宫，二运为少商，三运为太羽，四运为少角，终运为太徵。余皆仿此。但本篇所列的五步运季，其五音顺序虽系客运，而太少变化则有不同。其下角标有"终"字的一步运向前各步的太少与客运相符，但下角标有"初"字的一步运向后各步的太少则不是客运的太少，而是主运的太少。

【原文】

　　帝曰：善。阳明之政奈何？岐伯曰：卯酉之纪也。

　　阳明　少角　少阴　清热胜复同[1]，同正商[2]。丁卯岁会　丁酉　其运风清热[3]。

　　少角初正　太徵　少宫　太商　少羽终

　　阳明　少徵　少阴　寒雨胜复同，同正商。癸卯同岁会　癸酉同岁会　其运热寒雨。

　　少徵　太宫　少商　太羽终　太角初

　　阳明　少宫　少阴　风凉胜复同。己卯　己酉　其运雨风凉。

　　少宫　太商　少羽终　少角初　太徵

　　阳明　少商　少阴　热寒胜复同，同正商。乙卯天符　乙酉岁会，太一天符　其运凉热寒。

　　少商　太羽终　太角初　少徵　太宫

　　阳明　少羽　少阴　雨风胜复同，同少宫[4]。辛卯　辛酉　其运寒雨风。

　　少羽终　少角初　太徵　少宫　太商

　　凡此阳明司天之政，气化运行后天[5]，天气急，地气明，阳专其令，炎暑大行，物燥以坚，淳风乃治[6]，风燥横运[7]，流于气交，多阳少阴，云趋雨府[8]，湿化乃敷，燥极而泽。其谷白丹，间谷命太[9]者，其耗白甲品羽[10]，金火合德，上应太白、荧惑。其政切，其令暴，蛰虫乃见，流水不冰，民病咳嗌塞，寒热发暴，振栗癃閟，清先而劲[11]，毛虫乃死，热后而暴，介虫乃殃，其发暴[12]，胜复之作，扰而大乱，清热之气，持于气交。初之气，地气迁，阴始凝[13]，气始肃，水乃冰[14]，寒雨化，其病中热胀，面目浮肿，善眠，鼽衄，嚏、欠、呕，小便黄赤，甚则淋。二之气，阳乃布，民乃舒，物乃生荣，厉大至，民善暴死。三之气，天政布，凉乃行，燥热交合，燥极而泽，民病寒热。四之气，寒雨降，病暴仆，振栗谵妄，少气嗌干引饮，及为心痛，痈肿疮疡，疟寒之疾，骨痿血便。五之气，春令反行，草乃生荣，民气和。终之气，阳气布，候反温，蛰虫来见，流水不冰，民乃康平，其病温。

故食岁谷以安其气，食间谷以去其邪，岁宜以咸以苦以辛，汗之、清之、散之，安其运气，无使受邪，折其郁气，资其化源。以寒热轻重少多其制，同热者多天化[15]，同清者多地化[16]，用凉远凉，用热远热，用寒远寒，用温远温，食宜同法。有假者反之，此其道也。反是者，乱天地之经，扰阴阳之纪也。

【校注】

〔1〕清热胜复同：按岁运不及之年，必有胜气，胜气之后，必有复气。丁主少角，木运不及，故金的清气胜之，有胜必有复，火之热气来复，金的清气和火的热气，胜复的程度大致相同。

〔2〕同正商：即与金运正常年相同。盖木运不及，反被克我之金气兼化，其气运类同于金运平年。《素问·五常政大论》："委和之纪，上商与正商同。"后仿此。

〔3〕其运风清热：凡运气不及之年，其运气除本气外，常兼胜气、复气言之。王冰："不及之运，常兼胜复之气言之。风，运气也。清，胜气也。热，复气也。余少运悉同。"

〔4〕同少宫：逢辛之年，水运不及，土气来乘，故其气化同于少宫土运不及的年份。

〔5〕气化运行后天：指气化后天时而至，以其气不及也。

〔6〕淳风乃治：张志聪："不及之岁，客气弱而兼从主气，是以淳风乃治，从初气风木之化也。"淳风，淳和之风。

〔7〕风燥横运：张志聪："阳明燥金司天，厥阴风木主气，故风燥横运，流于气交。横者，谓主客之气交相纵横。"

〔8〕雨府：王冰："雨府，太阴之所在也。"

〔9〕间谷命太：谓间气所化之谷借太过有余之气而得以成熟。张介宾："间谷，间气所化之谷也。命，天赋也。太，气之有余也。除正化岁谷之外，则左右四间之化，皆为间谷。但太者得间气之厚，故其所化独盛，是为间谷；少者得气之薄，则无所成矣。"

〔10〕白甲品羽：指白色甲虫和羽虫类。

〔11〕清先而劲：阳明燥金司天，气候先有清凉急劲的特点。

〔12〕暴：原作"躁"，据元刻本、道藏本《素问吴注》等改。

〔13〕阴始凝：张介宾："初气太阴用事，时寒气湿，故阴凝。"

〔14〕气始肃，水乃冰：《新校正》："详气肃水冰，疑非太阴之化。"

〔15〕同热者多天化：岁运与在泉之气，同为热气，应多以清凉之气调节。天化，指司天的阳明燥金清凉之气。

〔16〕同清者多地化：岁运与司地之气同为清气，应多以火热之气调节。地化，指在泉的少阴君火之气。

【释义】

本段具体论述了卯酉年的运气变化情况，包括十个岁纪中主运、客运的推算，与岁运相应年度的气候正常与异常变化以及人体发病，客气六步的气候、物候、人体患病特征，以及治则治法、用药和饮食调养情况。

一、卯酉阳明司天十年的五运变化

本段详细论述了卯酉十年阳明燥金司天，少阴君火在泉，相应的中运、客运分布及其气化、灾变与发病规律（表71-4）。

表71-4　阳明司天十年的五运变化表

纪年	司天	在泉	中运	运	胜气	复气	初之运		二之运		三之运		四之运		五之运		备注
							客	主	客	主	客	主	客	主	客	主	
丁卯丁酉	阳明	少阴	少角	风清热	热	热	少角	少角	太徵	太徵	少宫	少宫	太商	太商	少羽	少羽	同正商 丁卯岁会
癸卯癸酉	阳明	少阴	少徵	热寒雨	寒	雨	少徵	太角	太宫	少徵	少商	太宫	太羽	少商	少角	太羽	同正商 同岁会
己卯己酉	阳明	少阴	少宫	雨风凉	风	凉	少宫	少角	太商	太徵	少羽	少宫	太角	太商	少徵	少羽	
乙卯乙酉	阳明	少阴	少商	凉热寒	热	寒	少商	太角	太羽	少徵	少角	太宫	太徵	少商	少宫	太羽	同正商 乙卯天符 乙酉岁会 太一天符
辛卯辛酉	阳明	少阴	少羽	寒雨风	雨	风	少羽	少角	太角	太徵	少徵	少宫	太宫	太商	少商	少羽	同少宫

二、阳明司天之年的总体气候、物候与发病

卯酉阳明燥金司天，则少阴君火在泉，分别主持上半年与下半年的气候变化，称之为"金火合德"。由于与卯酉相配的天干都是阴干，阴干主五运不及，所以气化不及，气候常比时令到得晚。该年总体的气候、物候特征为司天之气清肃，在泉之气光明，阳热之气主宰

时令，炎暑之气流行，上应天象为太白、荧惑，白色和红色以及得到太过间气助长的谷物成熟，甲虫、羽虫之类不能繁盛而受到损耗，草木干燥而坚硬，蛰虫不藏，流水不结冰。由于该年总体上以燥热为主，故人体多患咳嗽、咽塞、急剧发热恶寒、寒栗颤抖、二便不通等病症。在不及之年，客气弱而主气发挥作用，初之气厥阴风木致和风主时，风燥之气流行于气交，上半年的气候特点是阳多而阴少。到四之气太阴湿土主持时令，湿化乃敷，云行雨布，燥极而转为湿润。燥金司天之气先至，则属木的毛虫不能生长而死亡；少阴君火在泉，下半年气候暴热，使属金的介虫遭受灾殃。气温变动急骤，胜气与复气交互发作，正常的气候被扰乱，清凉与火热之气相争于气交。

三、六气六步的气候、物候与发病

本段论述了卯酉阳明司天客气六步的气候、物候及患病情况（表71-5）。

表71-5　卯酉阳明司天六步气候、物候与发病表

六步	客气	主气	自然变化	人体发病
初之气	太阴湿土	厥阴风木	阴气始凝，天气始肃，水结为冰，寒雨下降。	内热胀满，面目浮肿，善眠，鼽衄，嚏、欠、呕，小便黄赤，甚则淋。
二之气	少阳相火	少阴君火	阳乃布，民乃舒，物乃生荣。	疫疠之气暴发，民善暴死。
三之气	阳明燥金	少阳相火	清凉之气流行，燥热交合，燥极而泽。	寒热交作的病症。
四之气	太阳寒水	太阴湿土	寒湿相合，寒雨时降。	暴仆，振栗谵妄，少气，嗌干引饮，心痛，痈肿疮疡，寒性疟疾，骨痿，便血。
五之气	厥阴风木	阳明燥金	春令反行，草乃生荣。	民气和。
终之气	少阴君火	太阳寒水	阳气四布，气候反温，蛰虫来见，流水不冰。	民乃康平。若有病则为温病。

四、阳明司天之年的治则治法及用药

阳明司天之年的用药，原文提出宜食用白色和红色的岁谷，来保养正气，食用间谷，以祛除病邪。适宜服用咸味、苦味、辛味的药物，用发汗法以散表寒，用清热法以解里热，用发散法治疗冬温之病。根据寒热的轻重程度，确定用药量的多少，若中运与在泉之气同属于热的，就应当选用与司天燥金凉气相同之品来调治；若是中运与司天之凉气相同的，就应当选用与在泉热气相同之品来调治。其他参见上文太阳司天的治则治法及用药。

【原文】

帝曰：善。少阳之政奈何？岐伯曰：寅申之纪也。

少阳　太角　厥阴　壬寅同天符　壬申同天符　其运风鼓[1]，其化鸣紊启坼，其变振拉摧拔，其病掉眩支胁惊骇。

太角初正　少徵　太宫　少商　太羽终

少阳　太徵　厥阴　戊寅天符　戊申天符　其运暑,其化暄嚣郁燠,其变炎烈沸腾,其病上热郁,血溢血泄心痛。

太徵　少宫　太商　少羽终　少角初

太阳　太宫　厥阴　甲寅　甲申　其运阴雨,其化柔润重泽,其变震惊飘骤,其病体重胕肿痞饮[2]。

太宫　少商　太羽终　太角初　少徵

少阳　太商　厥阴　庚寅　庚申　同正商　其运凉,其化雾露清切,其变肃杀雕零,其病肩背胸中。

太商　少羽终　少角初　太徵　少宫

少阳　太羽　厥阴　丙寅　丙申　其运寒[3],其化凝惨凛冽,其变冰雪霜雹,其病寒浮肿。

太羽终　太角初　少徵　太宫　少商

凡此少阳司天之政,气化运行先天,天气正,地气扰[4],风乃暴举,木偃沙飞,炎火乃流,阴行阳化,雨乃时应,火木同德,上应荧惑、岁星。其谷丹苍,其政严,其令扰。故风热参布[5],云物沸腾,太阴横流[6],寒乃时至,凉雨并起。民病寒中,外发疮疡,内为泄满。故圣人遇之,和而不争。往复之作,民病寒热疟泄,聋瞑呕吐,上怫肿色变[7]。初之气,地气迁,风胜乃摇,寒乃去,候乃大温,草木早荣,寒来不杀[8],温病乃起,其病气怫于上,血溢目赤,咳逆头痛,血崩,胁满,肤腠中疮。二之气,火反郁,白埃[9]四起,云趋雨府,风不胜湿,雨乃零,民乃康[10],其病热郁于上,咳逆呕吐,疮发于中,胸嗌不利,头痛身热,昏愦脓疮。三之气,天政布,炎暑至,少阳临上,雨乃涯,民病热中,聋瞑血溢,脓疮咳呕,鼽衄渴嚏欠,喉痹目赤,善暴死。四之气,凉乃至,炎暑间化[11],白露降,民气和平,其病满身重。五之气,阳乃去,寒乃来,雨乃降,气门[12]乃闭,刚木早雕,民避寒邪,君子周密。终之气,地气正,风乃至,万物反生,霿雾[13]以行,其病关闭不禁[14],心痛,阳气不藏而咳。

抑其运气,赞所不胜,必折其郁气,先取化源,暴过不生,苛疾不起。故岁宜咸宜[15]辛宜酸,渗之泄之,渍之发之,观气寒温以调其过,同风热者多寒化,异风热者少寒化,用热远热,用温远温,用寒远寒,用凉远凉,食宜同法,此其道也。有假者反之,反是者病之阶也。

【校注】

〔1〕其运风鼓:相火司天,风木在泉,风火合势,故其运如风鼓动。

〔2〕胕肿痞饮:胕肿,即浮肿。痞饮,即水饮痞满。

〔3〕寒:此下原有"肃",《新校正》:"详此运不当言寒肃,已注太阳司天太羽运中。"今据《新校正》删"肃"字。

〔4〕天气正,地气扰:寅申之岁,少阳相火司天,阳得其位,故天气正;厥阴风木在泉,风

气扰动,故曰地气扰。

　　[5]风热参布:少阳热气和厥阴风气互相参合散布。

　　[6]太阴横流:客气二之气为太阴,太阴湿土之气横行于气交。

　　[7]上怫肿色变:上部气郁肿胀,颜色变异。

　　[8]寒来不杀:因少阳相火司天,初之气又值少阴君火加临,虽有寒气时来,并不能降低气温。

　　[9]白埃:白色的云雾之气。

　　[10]民乃康:《素问释义》以为三字为衍,似是。

　　[11]炎暑间化:张介宾:"燥金之客,加于湿土之主,故凉气至而炎暑间化。间者,时作时止之谓。"

　　[12]气门:即汗孔。张介宾:"气门,腠理空窍也,所以发泄营卫之气,故曰气门。"

　　[13]霜雾:雾气晦暗不明。

　　[14]关闭不禁:谓终之气当闭藏,而厥阴风木在泉,反行发生之令,腠理应闭密而反发泄不闭。

　　[15]宜:原脱,据道藏本及前后文例补。

【释义】

　　本段具体论述了寅申年的运气变化情况,包括十个岁纪中主运、客运的推算,与岁运相应年度的气候正常与异常变化以及人体发病,客气六步的气候、物候、人体患病特征,以及治则治法、用药和饮食调养情况。

一、寅申少阳司天十年的五运变化

　　本段详细论述了寅申十年少阳相火司天,厥阴风木在泉,相应的中运、客运分布及其气化、灾变与发病规律(表71-6)。

表71-6　少阳司天十年的五运变化表

纪年	司天	在泉	中运	运	化	变	病	初之运 客	初之运 主	二之运 客	二之运 主	三之运 客	三之运 主	四之运 客	四之运 主	五之运 客	五之运 主	备注
壬寅 壬申	少阳	厥阴	太角	风鼓	鸣紊启拆	振拉摧拔	掉眩支胁惊骇	太角	太角	少徵	少徵	太宫	太宫	少商	少商	太羽	太羽	同天符
戊寅 戊申	少阳	厥阴	太徵	暑	暄嚣郁燠	炎烈沸腾	上血泄热溢心郁血痛	太徵	少角	少宫	太徵	太商	少宫	少羽	太商	太角	少羽	
甲寅 甲申	少阳	厥阴	太宫	阴雨	柔润重泽	震惊飘骤	体重胕肿痞饮	太宫	太角	少商	少徵	太羽	太宫	少角	少商	太徵	太羽	天符

续表

纪年	司天	在泉	中运	运	化	变	病	运五步										备注
								初之运		二之运		三之运		四之运		五之运		
								客	主	客	主	客	主	客	主	客	主	
庚寅 庚申	少阳	厥阴	太商	凉	雾露 清切	肃杀 雕零	肩背 胸中	太商	少角	少羽	太徵	太角	少宫	少徵	太商	太宫	少羽	同正商
丙寅 丙申	少阳	厥阴	太羽	寒肃	凝惨 栗冽	冰雪 霜雹	寒浮 肿	太羽	太角	少角	少徵	太徵	太宫	少宫	少商	太商	太羽	

二、少阳司天之年的总体气候、物候与发病

寅申少阳相火司天,则厥阴风木在泉,分别主持上半年与下半年的气候变化,称之为"火木合德"。由于与寅申相配的天干都是阳干,阳干主五运太过,所以气化太过,气候常先于时令而到来。该年总体的气候、物候特征为天气安静,地气扰动不宁,风乃暴举,木偃沙飞,炎火乃流,二之气太阴湿土与三之气司天相火相随,雨水应时而下降,上应天象为荧惑、岁星,红色和青色谷物成熟。加之六气主气、客气六步的相互作用,总体上是风热相合于气交之中,二之气太阴湿土,寒乃时至,凉雨并起,故人体多患寒中,外发疮疡,内为泄满,以及寒热往来之疟疾、泄泻、耳聋、目瞑、呕吐、胸中满闷、面部浮肿、颜色改变等病症。

三、六气六步的气候、物候与发病

本段论述了寅申少阳司天客气六步的气候、物候及患病情况(表71-7)。

表71-7　少阳司天六步气候、物候与发病表

六步	客气	主气	自然变化	人体发病
初之气	少阴君火	厥阴风木	风胜乃摇,寒乃去,候乃大温,草木早荣,寒来不杀。	温病,胸中烦闷,血溢目赤,咳逆头痛,血崩,胁满,肤腠中疮。
二之气	太阴湿土	少阴君火	火反郁,白埃四起,云趋雨府,风不胜湿,雨乃零。	热郁于上,咳逆呕吐,疮发于中,胸嗌不利,头痛身热,昏愦脓疮。
三之气	少阳相火	少阳相火	炎暑至,客主同气,火气过胜,雨水不降。	热中,聋瞑血溢,脓疮咳呕,鼽衄渴嚏欠,喉痹目赤,善暴死。
四之气	阳明燥金	太阴湿土	凉乃至,炎暑间化,白露降。	民气和平,若病则为腹满身重。
五之气	太阳寒水	阳明燥金	阳热退去,寒乃来,雨乃降,刚木早雕。	气门乃闭,民避寒邪,君子周密。
终之气	厥阴风木	太阳寒水	风乃至,万物反生,霿雾以行。	皮肤疏松,阳气不藏,心痛,咳嗽。

四、少阳司天之年的治则治法及用药

少阳司天之年的用药,原文提出宜用咸味、辛味、酸味的药物和食品。用渗泄的方法,清除火热;用水渍或发汗的方法,驱逐风邪。其他参见上文太阳司天的治则治法及用药。

【原文】

帝曰：善。太阴之政奈何？岐伯曰：丑未之纪也。

太阴　少角　太阳　清热胜复同，同正宫[1]。丁丑　丁未　其运风清热。

少角初正　太徵　少宫　太商　少羽终

太阴　少徵　太阳　寒雨胜复同。癸丑　癸未　其运热寒雨。

少徵　太宫　少商　太羽终　太角初[2]

太阴　少宫　太阳　风清胜复同，同正宫[3]。己丑太一天符，己未太一天符　其运雨风清。

少宫　太商　少羽终　少角初　太徵

太阴　少商　太阳　热寒胜复同。乙丑　乙未　其运凉热寒。

少商　太羽终　太角初　少徵　太宫

太阴　少羽　太阳　雨风胜复同，同正宫[4]。辛丑同岁会　辛未同岁会　其运寒雨风。

少羽终　少角初　太徵　少宫　太商

凡此太阴司天之政，气化运行后天，阴专其政，阳气退辟，大风时起，天气下降，地气上腾，原野昏霿，白埃四起，云奔南极[5]，寒雨数至，物成于差夏[6]。民病寒湿腹满，身䐜愤[7]，胕肿痞逆，寒厥拘急。湿寒合德，黄黑埃昏，流行气交，上应镇星、辰星。其政肃，其令寂，其谷黅玄。故阴凝于上，寒积于下，寒水胜火，则为冰雹，阳光不治，杀气[8]乃行。故有余宜高，不及宜下，有余宜晚，不及宜早，土之利，气之化也[9]，民气亦从之，间谷命其太也。初之气，地气迁，寒乃去，春气正，风乃来，生布[10]万物以荣，民气条舒，风湿相薄，雨乃后，民病血溢，筋络拘强，关节不利，身重筋痿。二之气，大火正，物承化，民乃和，其病温厉大行，远近咸若，湿蒸相薄，雨乃时降。三之气，天政布，湿气降，地气腾，雨乃时降，寒乃随之，感于寒湿，则民病身重胕肿，胸腹满。四之气，畏火[11]临，溽蒸化[12]，地气腾，天气否隔，寒风晓暮，蒸热相薄，草木凝烟，湿化不流，则白露阴布，以成秋令，民病腠理热，血暴溢，疟，心腹满热，胪胀[13]，甚则胕肿。五之气，惨[14]令已行，寒露下，霜乃早降，草木黄落，寒气及体，君子周密，民病皮腠。终之气，寒大举，湿大化，霜乃积，阴乃凝，水坚冰，阳光不治，感于寒，则病人关节禁固，腰脽痛[15]，寒湿持[16]于气交而为疾也。

必折其郁气，而取化源，益其岁气，无使邪胜，食岁谷以全其真，食间谷以保其精。故岁宜以苦燥之温之，甚者发之泄之。不发不泄，则湿气外溢，肉溃皮拆而水血交流。必赞其阳火，令御甚寒，从气异同，少多其制[17]也，同寒者以热化，同湿者以燥化，异者少之，同者多之，用凉远凉，用寒远寒，用温远温，用热远热，食宜同法。假者反之，此其道也，反是者病也。

【校注】

〔1〕同正宫：木运不及，若逢丑未湿土司天，土气得政，故同正宫土运平气。

〔2〕初：原脱，据《素问吴注》《类经》等补。

〔3〕同正宫：土运不及，若逢丑未湿土司天，中运得助，所以少宫同正宫土运平气。

〔4〕同正宫：水运不及，若逢丑未湿土司天，土能胜水，土气得政，故同正宫土运平气。

〔5〕云奔南极：王冰："南极，雨府也。"

〔6〕差夏：指夏末秋初。张介宾："差，参差也。夏尽入秋，谓之差夏。"

〔7〕䐜愤：张介宾："䐜愤，胀满也。"

〔8〕杀气：指阴寒肃杀之气。

〔9〕有余宜高……气之化也：马莳："凡种谷者，有余之岁其土宜高，不及之岁其土宜下，高者宜晚，下者宜早，虽土之利，实气之化也。"

〔10〕生布：《内经评文》改为"生政乃布"，义较明。

〔11〕畏火：张介宾："少阳相火用事，其气尤烈，故曰畏火。"

〔12〕溽蒸化：谓湿热合化。

〔13〕胪胀：腹胀。《广韵》："腹前曰胪。"

〔14〕惨：《素问释义》："惨，疑作燥。"可从。

〔15〕腰脽痛：腰与臀部疼痛。脽，尾椎骨。

〔16〕持：原作"推"，义晦，据元刻本、道藏本及前文例改。

〔17〕制：原作"判"，上文均作"制"，《素问吴注》《内经评文》亦改为"制"，为是，故据改。

【释义】

本段具体论述了丑未年的运气变化情况，包括十个岁纪中主运、客运的推算，与岁运相应年度的气候正常与异常变化以及人体发病，客气六步的气候、物候、人体患病特征，以及治则治法、用药和饮食调养情况。

一、丑未太阴司天十年的五运变化

本段详细论述了丑未十年太阴湿土司天，太阳寒水在泉，相应的中运、客运分布及其气化、灾变与发病规律（表71-8）。

表71-8　太阴司天十年的五运变化表

纪年	司天	在泉	中运	运	胜气	复气	运五步										备注
							初之运		二之运		三之运		四之运		五之运		
							客	主	客	主	客	主	客	主	客	主	
丁丑 丁未	太阴	太阳	少角	风清热	清	热	少角	少角	太徵	太徵	少宫	少宫	太商	太商	少羽	少羽	同正宫
癸丑 癸未	太阴	太阳	少徵	热寒雨	寒	雨	少徵	太角	太宫	少徵	少商	太宫	太羽	少商	少角	太羽	

纪年	司天	在泉	中运	运	胜气	复气	初之运 客	主	二之运 客	主	三之运 客	主	四之运 客	主	五之运 客	主	备注
己丑 己未	太阴	太阳	少宫	雨风凉	风	凉	少宫	少角	太商	太徵	少羽	少宫	太角	太商	少徵	少羽	同正宫
乙丑 乙未	太阴	太阳	少商	凉热寒	热	寒	少商	太角	太羽	少徵	少角	太宫	太徵	少商	少宫	太羽	
辛丑 辛未	太阴	太阳	少羽	寒雨风	雨	风	少羽	少角	太角	太徵	少徵	少宫	太宫	太商	少商	少羽	同正宫

二、太阴司天之年的总体气候、物候与发病

丑未太阴湿土司天，则太阳寒水在泉，分别主持上半年与下半年的气候变化，称之为"湿寒合德"。由于与丑未相配的天干都是阴干，阴干主五运不及，所以气化不及，气候常比时令到得晚。该年总体的气候、物候特征为司天之气宁静，在泉之气严肃，阴专其政，阳气退辟，大风时起，原野昏霭，白埃四起，云奔南极，寒雨数至，作物成熟于夏秋之交，上应天象为镇星、辰星，黄色和黑色以及得到太过间气助长的谷物成熟。由于该年总体上以寒湿之气为主，故人体多患寒湿腹满，身膜愤，胕肿痞逆，寒厥拘急等病症。若是在运气太过的年份，适宜在高地上栽种谷物；运气不及的年份，则适宜在低洼之地栽种谷物。太过的年份宜晚栽种，不及的年份则宜早栽种，必须根据天时和地利的变化来决定。

三、六气六步的气候、物候与发病

本段论述了丑未太阴司天客气六步的气候、物候及患病情况（表71-9）。

表71-9 丑未太阴司天六步气候、物候与发病表

六步	客气	主气	自然变化	人体发病
初之气	厥阴风木	厥阴风木	寒乃去，春气正，风乃来，生政乃布，万物以荣，雨期推迟。	出血，筋络拘强，关节不利，身重，筋痿。
二之气	少阴君火	少阴君火	大火正，物承化，湿蒸相薄，雨水及时下降。	民乃和。若病则瘟疫大行，远近咸若。
三之气	太阴湿土	少阳相火	湿气降，地气腾，雨乃时降，寒乃随之。	感于寒湿，民病身重胕肿，胸腹满。
四之气	少阳相火	太阴湿土	火临湿蒸，天气否隔，寒风晓暮；蒸热相薄，草木凝烟，湿化不流，白露阴布，以成秋令。	腠理热，血暴溢，疟疾，心腹满热，腹胀，甚则胕肿。
五之气	阳明燥金	阳明燥金	清凉凄惨之气流行，寒露下，霜乃早降，草木黄落。	寒气及体，君子周密，民病皮腠。
终之气	太阳寒水	太阳寒水	寒大举，湿大化，霜乃积，阴乃凝，水坚冰，阳光不治。	关节禁固，腰脽痛。

四、太阴司天之年的治则治法及用药

太阴司天之年的用药，原文提出食用与运气相宜的谷物以保全真气及阴精，宜用苦味之品来燥湿、温寒。邪气严重的，还可以用发散和宣泄的方法。如果对邪气严重的疾病，不使用发散和宣泄的方法治疗，湿气就会充斥流溢于体表，使皮裂肉烂，血水淋漓。应该扶助阳气，使它能够抵御寒邪。其他参见上文太阳司天的治则治法及用药。

【知识链接】

本段对太阴湿土司天，太阳寒水在泉，寒湿偏胜治法的论述，对后世有一定的指导意义。原文认为，湿为阴邪，多由寒生，因此在治疗上要重视扶阳、温中的方法，所谓"必赞其阳火，令御甚寒"。其论述湿病的治疗，一是给湿邪以出路，即发汗、利小便。二是要从根本上治疗，即祛除产生湿邪的因素。从本节太阴湿土司天、太阳寒水在泉之年，民病寒湿有关内容来看，湿的产生主要由于寒甚，因此在消除寒湿产生的原因上，温中、扶阳又是治疗湿病的主要方法。

这一治则，直接指导着后世对湿病的临床治疗。张仲景在《金匮要略·痓湿暍病脉证治》中，对于湿病的治疗方法，一则曰："湿痹之候，小便不利，大便反快，但当利其小便。"再则曰："湿家身烦疼，可与麻黄加术汤，发其汗为宜。"三则曰："风湿相搏……桂枝附子汤主之……去桂加白术汤主之……甘草附子汤主之。"在《痰饮咳嗽病脉证并治》中，对于痰饮的治疗方法，一则曰："病痰饮者，当以温药和之。"二则曰："夫短气，有微饮，当从小便去之。"三则曰："病溢饮者，当发其汗，大青龙汤主之，小青龙汤亦主之。"从引文不难看出，张氏治疗湿病原则，基本上就是发汗、利小便，温药和之。完全继承并发挥了《黄帝内经》的治疗思想。

【原文】

帝曰：善。少阴之政奈何？岐伯曰：子午之纪也。

少阴　太角　阳明　壬子　壬午　其运风鼓，其化鸣紊启坼，其变振拉摧拔，其病支满。

太角初正　少徵　太宫　少商　太羽终

少阴　太徵　阳明　戊子天符　戊午太一天符　其运炎暑，其化暄曜郁燠[1]，其变炎烈沸腾，其病上热血溢。

太徵　少宫　太商　少羽终　少角初

少阴　太宫　阳明　甲子　甲午　其运阴雨，其化柔润重泽[2]，其变震惊飘骤，其病中满身重。

太宫　少商　太羽终　太角初　少徵

少阴　太商　阳明　庚子同天符　庚午同天符　同正商　其运凉劲,其化雾露萧飔,其变肃杀雕零,其病下清^[3]。

太商　少羽终　少角初　太徵　少宫

少阴　太羽　阳明　丙子岁会　丙午　其运寒,其化凝惨溧冽,其变冰雪霜雹,其病寒下^[4]。

太羽终　太角初　少徵　太宫　少商

凡此少阴司天之政,气化运行先天,地气肃,天气明,寒交暑^[5],热加燥^[6],云驰雨府,湿化乃行,时雨乃降^[7],金火合德,上应荧惑、太白。其政明,其令切^[8],其谷丹白。水火寒热持于气交而为病始也,热病生于上,清病生于下,寒热凌犯而争于中,民病咳喘,血溢血泄鼽嚏,目赤眦疡^[9],寒厥入胃,心痛腰痛,腹大,嗌干肿上。初之气,地气迁,暑^[10]将去,寒乃始,蛰复藏,水乃冰,霜复降,风乃冽^[11],阳气郁,民反周密,关节禁固^[12],腰脽痛,炎暑将起,中外疮疡。二之气,阳气布,风乃行,春气以正,万物应荣,寒气时至,民乃和,其病淋,目瞑目赤,气郁于上而热。三之气,天政布,大火行,庶类蕃鲜^[13],寒气时至,民病气厥心痛,寒热更作,咳喘目赤。四之气,溽暑至,大雨时行,寒热互至,民病寒热,嗌干黄瘅^[14],鼽衄饮发^[15]。五之气,畏火临,暑反至,阳乃化,万物乃生乃长乃^[16]荣,民乃康,其病温。终之气,燥令行,余火内格^[17],肿于上,咳喘,甚则血溢。寒气数举,则霿雾翳,病生皮腠,内舍于胁,下连少腹而作寒中,地将易^[18]也。

必抑其运气,资其岁胜,折其郁发,先取化源,无使暴过而生其病也。食岁谷以全真气,食间谷以辟虚邪。岁宜咸以耎之,而调其上,甚则以苦发之;以酸收之,而安其下,甚则以苦泄之。适气同异而多少之,同天气者以寒清化,同地气者以温热化,用热远热,用凉远凉,用温远温,用寒远寒,食宜同法。有假则反,此其道也,反是者病作矣。

【校注】

〔1〕暄曜郁燠:暄,温热。曜,光耀,明亮。郁燠,郁热,闷热。

〔2〕重泽:原作“时雨”,《新校正》:“按《五常政大论》云:柔润重泽。又太宫三运,两作柔润重泽,此‘时雨’二字疑误。”此说是,故据改。

〔3〕下清:张介宾:“二便清泄,及下体清冷也。”

〔4〕寒下:张介宾:“中寒下利,腹足清冷也。”

〔5〕寒交暑:张志聪:“岁前之终气乃少阳相火,今岁之初气乃太阳寒水,故为寒交暑。”

〔6〕热加燥:张志聪:“君火在上,燥金在下,故曰热加燥。”

〔7〕云驰雨府……时雨乃降:《素问释义》:“上热下燥,无湿化流行之理,必误衍也。”可从。

〔8〕其政明,其令切:谓少阴君火司天,火性光明。阳明燥金在泉,金性急切。

〔9〕眦疡:眼角溃疡。

〔10〕暑:原作“燥”,《新校正》:“按阳明在泉之前岁为少阳,少阳者暑,暑往而阳明在地。

太阳初之气，故上文寒交暑，是暑去而寒始也，此'燥'字乃是'暑'字之误也。"为是，故据改。

〔11〕风乃冽：《新校正》云："按王注《六微旨大论》云：太阳居木位，为寒风切冽。此'风乃至'，当作'风乃冽'。"似是，故据改。

〔12〕关节禁固：指关节僵硬活动不便。

〔13〕庶类蕃鲜：众类生物蕃盛显明。庶，众也。

〔14〕黄瘅：即黄疸。

〔15〕饮发：水饮病发作。

〔16〕乃：原脱，按文例及《吴注素问》《类经》《内经评文》补。

〔17〕余火内格：五之气相火之余火，被终之气燥金之收气阻格于内。

〔18〕地将易也：指在泉之气将要改变，而明年初之气将要开始。又，《素问释义》以为四字为衍文。

【释义】

本段具体论述了子午年的运气变化情况，包括十个岁纪中主运、客运的推算，与岁运相应年度的气候正常与异常变化以及人体发病，客气六步的气候、物候、人体患病特征，以及治则治法、用药和饮食调养情况。

一、子午少阴司天十年的五运变化

本段详细论述了子午十年少阴君火司天，阳明燥金在泉，相应的中运、客运分布及其气化、灾变与发病规律（表71-10）。

表71-10　少阴司天十年的五运变化表

纪年	司天	在泉	中运	运	化	变	病	初之运 客	初之运 主	二之运 客	二之运 主	三之运 客	三之运 主	四之运 客	四之运 主	五之运 客	五之运 主	备注
壬子 壬午	少阴	阳明	太角	风鼓	鸣紊启拆	振拉摧拔	支满	太角	太角	少徵	少徵	太宫	太宫	少商	少商	太羽	太羽	
戊子 戊午	少阴	阳明	太徵	炎暑	暄嚣郁燠	炎烈沸腾	上热血溢	太徵	少角	少宫	太徵	太商	少宫	少羽	太商	太角	少羽	戊子天符 戊午太一天符
甲子 甲午	少阴	阳明	太宫	阴雨	柔润重泽	震惊飘骤	中满身重	太宫	太角	少商	少徵	太羽	太宫	少角	少商	太徵	太羽	
庚子 庚午	少阴	阳明	太商	凉劲	雾露萧切	肃杀雕零	下清	太商	少角	少羽	太徵	太角	少宫	少徵	太商	太宫	少羽	同天符 同正商
丙子 丙午	少阴	阳明	太羽	寒	凝惨栗冽	冰雪霜雹	下	太羽	太角	少角	少徵	太徵	太宫	少宫	少商	太商	太羽	丙子岁会

二、少阴司天之年的总体气候、物候与发病

子午少阴君火司天，则阳明燥金在泉，分别主持上半年与下半年的气候变化，称之为"金火合德"。由于与子午相配的天干都是阳干，阳干主五运太过，所以气化太过，气候常先于时令到来。该年总体的气候、物候特征为地气肃杀，天气光明，寒热相交，火燥相加，导致云驰雨府，湿化乃行，时雨乃降，上应天象为荧惑、太白、红色和白色谷物成熟。加之六气主气、客气的相互作用，总体上是水火寒热相合于气交，故人体多热病生于上，清病生于下，寒热凌犯而争于中，民病咳喘，血溢血泄，鼽嚏，目赤眦疡，寒厥入胃，心痛，腰痛，腹大，嗌干肿上等病症。

三、六气六步的气候、物候与发病

本段论述了子午少阴司天客气六步的气候、物候及患病情况（表71-11）。

表71-11　少阴司天六步气候、物候与发病表

六步	客气	主气	自然变化	人体发病
初之气	太阳寒水	厥阴风木	暑将去，寒乃始，蛰复藏，水乃冰，霜复降，风乃冽。炎暑将起。	关节禁固，腰脽痛。内外部疮肿溃疡。
二之气	厥阴风木	少阴君火	阳明布，风乃行，春气以正，万物应荣，寒气时至。	民乃和。若病则为淋，目瞑目赤，气郁于上而发热。
三之气	少阴君火	少阳相火	天政布，大火行，庶类蕃鲜，寒气时至。	气厥心痛，寒热更作，咳喘，目赤。
四之气	太阴湿土	太阴湿土	湿热蒸腾，大雨时行，寒热互至。	寒热，嗌干，黄疸，鼽衄，水饮发作。
五之气	少阳相火	阳明燥金	火气降临，暑反至，阳乃化，万物生长旺盛。	民乃康。若病则为温病。
终之气	阳明燥金	太阳寒水	燥气流行，余火内格。寒气数举，雾气弥漫。	上部肿胀，咳喘，甚则血溢。病生皮腠，内舍于胁，下连少腹，成内寒病症。

四、少阴司天之年的治则治法及用药

少阴司天之年的用药，原文提出宜食岁谷以保全其真气，食间谷以预防邪气的侵袭。本年份宜用咸寒之品，调其上部的火气，甚则用苦味药发散火邪；用酸味药调和在泉的燥气，甚至用苦味来宣泄邪气。若岁运与司天的热气相同的，应以清寒治之，岁运与在泉的清凉之气相同，则以温热来治之。其他参见上文太阳司天的治则治法及用药。

【原文】

帝曰：善。厥阴之政奈何？岐伯曰：巳亥之纪也。

厥阴　少角　少阳　清热胜复同，同正角^[1]。丁巳_{天符}　丁亥_{天符}　其运风清热。

少角_{初正}　太徵　少宫　太商　少羽_终

厥阴　少徵　少阳　寒雨胜复同。癸巳_{同岁会}　癸亥_{同岁会}　其运热寒雨。

少徵　太宫　少商　太羽_终　太角_初

厥阴　少宫　少阳　风清胜复同，同正角^[2]。己巳　己亥　其运雨风清。

少宫　太商　少羽_终　少角_初　太徵

厥阴　少商　少阳　热寒胜复同，同正角^[3]。乙巳　乙亥　其运凉热寒。

少商　太羽_终　太角_初　少徵　太宫

厥阴　少羽　少阳　雨风胜复同。辛巳　辛亥　其运寒雨风。

少羽_终　少角_初　太徵　少宫　太商

　　凡此厥阴司天之政，气化运行后天，诸同正岁，气化运行同天^[4]，天气扰，地气正，风生高远，炎热从之，云趋雨府，湿化乃行，风火同德，上应岁星、荧惑。其政挠，其令速，其谷苍丹，间谷言太者，其耗文角品羽^[5]。风燥火热，胜复更作，蛰虫来见，流水不冰，热病行于下，风病行于上，风燥胜复形于中。初之气，寒始肃，杀气方至，民病寒于右之下^[6]。二之气，寒不去，华雪^[7]水冰，杀气施化，霜乃降，名草上焦，寒雨数至，阳复化，民病热于中。三之气，天政布，风乃时举，民病泣出，耳鸣掉眩。四之气，溽暑湿热相薄，争于左之上，民病黄瘅而为胕肿。五之气，燥湿更胜，沉阴乃布，寒气及体，风雨乃行。终之气，畏火司令，阳乃大化，蛰虫出见，流水不冰，地气大发，草乃生，人乃舒，其病温厉。

　　必折其郁气，资其化源，赞其运气，无使邪胜。岁宜以辛调上，以咸调下，畏火之气，无妄犯之。用温远温，用热远热，用凉远凉，用寒远寒，食宜同法。有假反常，此之道也，反是者病。

【校注】

〔1〕同正角：木运不及，逢厥阴风木司天，为不及得助，故与木运的平气正角相同。

〔2〕同正角：土运不及，厥阴风木司天，木气得政，故与木运的平气正角相同。

〔3〕同正角：金运不及，厥阴风木司天，金无力制约木气，木气得政，故与木运的平气正角相同。

〔4〕诸同正岁，气化运行同天：谓平气之年，气化运行与天时相同。张介宾："诸同正岁者，其气正，其生长化收藏皆与天气相合，故曰运行同天。"

〔5〕文角品羽：文角，指毛虫，身纹而有角，风木之所化；品羽，指多种羽虫，火热之所化。

〔6〕寒于右之下：谓寒病易发于人体右下部。因金位右，性重镇也。

〔7〕华雪：即雪花。华，同"花"。

【释义】

本段具体论述了巳亥年的运气变化情况,包括十个岁纪中主运、客运的推算,与岁运相应年度的气候正常与异常变化以及人体发病,客气六步的气候、物候、人体患病特征,以及治则治法、用药和饮食调养情况。

一、巳亥厥阴司天十年的五运变化

本段详细论述了巳亥十年厥阴风木司天,少阳相火在泉,相应的中运、客运分布及其气化、灾变与发病规律(表71-12)。

表71-12 厥阴司天十年的五运变化表

纪年	司天	在泉	中运	运	胜气	复气	初之运 客	初之运 主	二之运 客	二之运 主	三之运 客	三之运 主	四之运 客	四之运 主	五之运 客	五之运 主	备注
丁巳 丁亥	厥阴	少阳	少角	风清热	热	热	少角	少角	太徵	太徵	少宫	少宫	太商	太商	少羽	少羽	天符 同正角
癸巳 癸亥	厥阴	少阳	少徵	热寒雨	寒	雨	少徵	太角	太宫	少徵	少商	太宫	太羽	少商	少角	太羽	同岁会
己巳 己亥	厥阴	少阳	少宫	雨风清	风	清	少宫	少角	太商	太徵	少羽	少宫	太角	太商	少徵	少羽	同正角
乙巳 乙亥	厥阴	少阳	少商	凉热寒	热	寒	少商	太角	太羽	少徵	少角	太宫	太徵	少商	少宫	太羽	同正角
辛巳 辛亥	厥阴	少阳	少羽	寒雨风	雨	风	少羽	少角	太角	太徵	少徵	少宫	太宫	太商	少商	少羽	

二、厥阴司天之年的总体气候、物候与发病

巳亥厥阴风木司天,则少阳相火在泉,分别主持上半年与下半年的气候变化,称之为"风火同德"。由于与巳亥相配的天干都是阴干,阴干主五运不及,所以气化不及,气候常比时令到得晚。但运气同化转为平气之年,气化则与天时相同。该年总体的气候、物候特征为天气扰动,地气正常,风气在上,火热相随,云趋雨府,湿化乃行,上应天象为岁星、荧惑星,红色和青色以及得到太过间气助长的谷物成熟,毛虫、羽虫之类不能繁盛而受到损耗。加之六气胜复的影响,总体上以风燥火热之气为主,故人体多为热病发生在下部,风病发生在上部。

三、六气六步的气候、物候与发病

本段论述了巳亥厥阴司天客气六步的气候、物候及患病情况（表71-13）。

表71-13　巳亥厥阴司天六步气候、物候与发病表

六步	客气	主气	自然变化	人体发病
初之气	阳明燥金	厥阴风木	寒始肃，杀气方至。	右下部多生寒病。
二之气	太阳寒水	少阴君火	寒不去，雪花飞，水结冰，杀气施化，霜乃降，名草上焦，寒雨数至。	阳复化，民病热于中。
三之气	厥阴风木	少阳相火	风乃时举。	泣出，耳鸣，掉眩。
四之气	少阴君火	太阴湿土	溽暑湿热相薄于司天左间。	黄疸，浮肿。
五之气	太阴湿土	阳明燥金	燥湿更胜，沉阴乃布，风雨乃行。	寒气侵犯人体。
终之气	少阳相火	太阳寒水	阳乃大化，蛰虫出见，流水不冰，地气大发，草乃生。	人乃舒。若病则为瘟疫。

四、巳亥司天之年的治则治法及用药

厥阴司天之年的用药，原文提出用辛味药调治司天的木气，用咸味药调治在泉的火气，对于相火之气，不要轻易地触犯。其他参见上文太阳司天的治则治法及用药。

【原文】

帝曰：善。夫子之言可谓悉矣，然何以明其应乎？岐伯曰：昭乎哉问也！夫六气者，行有次，止有位[1]，故常以正月朔日平旦视之[2]，观其位而知其所在矣。运有余其至先，运不及其至后，此天之道，气之常也。运非有余非不足，是谓正岁[3]，其至当其时也。帝曰：胜复之气，其常在也，灾眚时至，候也奈何？岐伯曰：非气化者[4]，是谓灾也。

帝曰：天地之数[5]，终始奈何？岐伯曰：悉乎哉问也！是明道也。数之始，起于上而终于下[6]，岁半之前，天气主之，岁半之后，地气主之[7]，上下交互，气交主之[8]，岁纪毕矣。故曰：位明气月可知，所谓气也[9]。帝曰：余司其事，则而行之，不合其数何也？岐伯曰：气用有多少，化洽有盛衰[10]，衰盛多少，同其化也。帝曰：愿闻同化[11]何如？岐伯曰：风温春化同，热曛昏火夏化同，胜与复同[12]，燥清烟露秋化同，云雨昏暝埃长夏化同，寒气霜雪冰冬化同，此天地五运六气之化，更用盛衰之常也。

帝曰：五运行同天化[13]者，命曰天符，余知之矣。愿闻同地化[14]者何谓也？岐伯曰：太过而同天化者三，不及而同天化者亦三，太过而同地化者三，不及而同地化者亦三，此凡二十四岁也。帝曰：愿闻其所谓也。岐伯曰：甲辰甲戌太宫下加[15]太阴，壬寅壬申太角下加厥阴，庚子庚午太商下加阳明，如是者三。癸巳癸亥少徵下加少阳，辛丑辛未少羽下加太阳，癸卯癸酉少徵下加少阴，如是者三。戊子戊午太徵上临[16]少阴，戊寅戊申太徵上临少阳，丙辰丙戌太羽上临太阳，如是者三。丁巳丁亥少角上临厥阴，乙卯乙酉少商上临阳明，己丑己未少宫上临太阴，如是者三。除此二十四岁，则不加不临[17]。

也。帝曰：加者何谓？岐伯曰：太过而加同天符，不及而加同岁会也。帝曰：临者何谓？岐伯曰：太过不及，皆曰天符，而变行有多少，病形有微甚，生死有早晏耳。

帝曰：夫子言用寒远寒，用热远热。余未知其然也，愿闻何谓远？岐伯曰：热无犯热，寒无犯寒，从者和，逆者病，不可不敬畏而远之，所谓时与六位[18]也。帝曰：温凉何如？岐伯曰：司气[19]以热，用热无犯，司气以寒，用寒无犯，司气以凉，用凉无犯，司气以温，用温无犯，间气同其主[20]无犯，异其主则小犯之，是谓四畏[21]，必谨察之。帝曰：善。其犯者何如？岐伯曰：天气反时，则可依时[22]，及胜其主[23]则可犯，以平为期，而不可过，是谓邪气反胜者。故曰：无失天信[24]，无逆气宜[25]，无翼其胜，无赞其复，是谓至治。

【校注】

〔1〕行有次，止有位：指六气的运行主时各有一定的次序和方位。

〔2〕正月朔日平旦视之：张介宾："凡主客六气各有次序亦各有方位，故欲明其应，当于正月朔日平旦视之，以察其阴阳晦明，寒温风气之位而岁候可知。盖此为日时之首，故可以占岁之兆。"朔日，即阴历每月初一日。平旦，早晨平明时。

〔3〕正岁：张介宾："正岁者，和平之岁，时至气亦至也。"

〔4〕非气化者：指非正常的气化，乃属邪化。

〔5〕天地之数：张介宾："司天在泉，各有所主之数。"

〔6〕起于上而终于下：每年之岁气，开始于司天，终止于在泉。

〔7〕岁半之前……地气主之：每年岁气上半年始于上年大寒之始至小暑之末，为岁半之前，司天之气主之；下半年始于大暑之始至小寒之末，为岁半之后，在泉之气主之。

〔8〕上下交互，气交主之：谓天气地气相交为用，三气四气之际，为气交主气之时。

〔9〕位明气月可知，所谓气也："知"后原衍一"乎"字，义费解，据文义删。张介宾："上下左右之位既明，则气之有六，月之有十二，其终始移易之数，皆可知矣，此即所谓天地之气。"

〔10〕化洽有盛衰：张介宾："言一岁之上下左右，主客运气必有所合，若以多合多，则盛者愈盛，以少合少，则衰者愈衰，故盛衰之化，各有所从，则各同其化也。"

〔11〕同化：高世栻："同化者，六气之气，五运之气，同一四时五行之化也。"

〔12〕胜与复同：《素问释义》："此句当在'冬化同'之下。"高世栻："六气之胜，六气之复，亦合四时五行，故胜与复同，如风胜同春木，热胜同夏火，风复同春木，热复同夏火之义。"

〔13〕同天化：中运与司天之气同化。如戊午年，天干戊年中运为火，地支午年，少阴君火司天，中运与司天同为火化。

〔14〕同地化：中运与在泉之气同化。如甲辰年，天干甲年中运为土，地支辰年，太阴湿土在泉，中运与在泉同为土化。

〔15〕下加：张介宾："下加者，以上加下也，谓以中运而加于在泉也。"即在泉之气与中运相同。

〔16〕上临：张介宾："上临者，以下临上也，谓以中运而临于司天也。"即司天之气与中运相同。

〔17〕不加不临：没有"下加"与"上临"的年份，即岁运与司天、在泉都不相同。

〔18〕时与六位："与"原作"兴"，《校诂》："古抄本兴作与。"《素问吴注》《类经》均改为"与"，故从改。时与六位，即四时与六气的关系。张介宾："时，谓四时，即主气也。位，谓六步，即客气也。"

〔19〕司气：张介宾："司气者，司天司地之气也。"

〔20〕间气同其主：张介宾："间气，左右四间之客气。主，主气也。同者，同热同寒，其气甚，故不可犯。"

〔21〕四畏：言用药应畏避寒、热、温、凉四气。

〔22〕天气反时，则可依时：张介宾："天气即客气，时即主气，客不合主，是谓反时，反时者则可依时，以主气之循环有常，客气之显微无定，故姑从乎主也。"

〔23〕胜其主：谓客气太过而胜主气。主，指主气。

〔24〕无失天信：张介宾："客主气运，至必应时，天之信也。不知时气，失天信矣。"

〔25〕无逆气宜：张介宾："寒热温凉，用之必当，气之宜也。不知逆从，逆气宜矣。"

【释义】

本段原文主要是对前述各年度运气变化情况中的一些概念、方法的补充阐述。

一、运气太过不及的判断标准

五运六气"行有次，止有位"，按一定的时序、方位运转，有其固有的规律和计算方法。如每年的客气变化迁移，都是以司天之气开始，终止于在泉之气。因此，从大寒节至小暑之末为岁半之前，气候变化由司天之气主持；从大暑至小寒之末为岁半之后，气候变化由在泉之气主持。岁运之气则在司天在泉之气的合德下，发挥基础作用。司天在泉之位已明，那么六步之气所分布的月份也便确定。

然对运气太过不及的判断，必须以实际的气候变化与节令是否相符为标准，所谓"运有余其至先，运不及其至后""运非有余非不足，是谓正岁，其至当其时也"，即气候变化先于节令而至为运气太过，气候变化晚于节令而至为运气不及，气候变化与节令相符为运气平气。如果气候变化与节令不相符合，就是非正常的气化，乃属于邪化，就可能导致自然灾害和人体发病，所谓"非气化者，是谓灾也"。这种一切从实际出发的态度，无疑富有科学精神，但所论以正月初一平旦为观察气候变化的时间点，似乎"时间"也有一种"全息机制"，正月旦为一年的第一天，这一天的风向预示着一年的气候及灾异。这种思想无疑带有风占学的色彩，已经脱离了实际。《史记·天官书》提到"正月朔旦决八风"，风占中的五音风占与运气学说的五音建运思想也是一脉相通的，从此角度而言，也可以说运气学说受到了京房易学思想的影响。关于正月朔旦决八风，《灵枢·岁露论》有具体阐述，参见该篇。

五运与六气相互配合，相互为用，各有多少盛衰不同的情况，当其互相之间遇有性质相同的时候，即形成"同化"的关系。如风温的气候与春天的木气同化，炎暑的气候与夏天的火气同化，清燥烟露的气候与秋天的金气同化，云雨昏沉的气候与长夏的土气同化，寒霜冰雪的气候与冬天的水气同化。此虽言同化关系，但也从另一个角度说明了对于运气太过不及的判断，应以气候变化与节令的关系为依据。

二、岁运与司天在泉的同化关系

同化，是指岁运与司天在泉之气，在五行归类中属于同类而有相同作用的情况。本段论述岁运与在泉同化的同天符、同岁会问题。岁运与司天之气同化，称之为"天符"（参见《六微旨大论》），与在泉之气同化时，根据岁运太过、不及的不同，分为同天符、同岁会两种类型。

（一）同天符

同天符是指岁运太过之气与客气在泉之气相合而同化的关系。本篇所谓"太过而加同天符""太过而同地化者三"，即甲辰、甲戌年，甲为阳土太宫用事，属土运太过之年，而太阴湿土在泉，土湿同化。壬寅、壬申年，壬为阳木太角用事，是木运太过之年，而厥阴风木在泉，风木同化。庚子、庚午年，庚为阳金太商用事，属金运太过之年，而阳明燥金在泉，金燥同化。也就是说在60年中，岁运太过而与在泉客气相合的有甲辰、甲戌、壬寅、壬申、庚子、庚午6年。

（二）同岁会

同岁会是指岁运不及之气与客气在泉之气相合而同化的关系。本篇所谓"不及而加，同岁会也""不及而同地化者亦三"，即癸卯、癸酉、癸巳、癸亥是阴干火运不及之年，而客气在泉之气分别是少阴君火热和少阳相火暑，故不及之火运与在泉之君火、相火相合而同化。辛丑、辛未年为阴干水运不及之年，丑、未之年客气在泉之气是太阳寒水，故不及的水运与在泉的寒水相合而同化。也就是说在60年中，岁运不及而与在泉客气相合的有癸卯、癸酉、癸巳、癸亥、辛丑、辛未6年。

天符12年，同天符6年，同岁会6年，共计24年，其中天符12年不分太过与不及，故云"太过不及，皆曰天符"，只是由于运气有太过与不及的区别，病情也会有轻微与严重的差异，痊愈与死亡的时间，也有早晚的区别。

三、阐述运气用药原则的运用

本段原文进一步解释了为什么用寒远寒，用热远热，以及在不同情况下的灵活运用，认为一般的用药原则是"司气以热，用热无犯，司气以寒，用寒无犯，司气以凉，用凉无犯，司气以温，用温无犯"，因此，药物的寒热温凉，在运用时应避开岁气的寒热温凉，所谓"四畏"，用药无犯。这主要是针对主岁的司天在泉之气而言。若是间气，则"同其主无犯，异其主则小犯之"，即间气与司天在泉之气性质相同，仍按上述原则处理；若间气与主岁之气的性质不同，可以稍稍作变通，应掌握在一定的范围内。

假若客气与主气相反的，应该以主气为依据；客气太过而胜过主气，则应针对客气而施治。总之，必须遵循"以平为期，而不可过"的原则，不违反天气时令，不违反六气忌宜，不助长邪气，也不助长复气，如此才是最好的治法。

【原文】

帝曰：善。五运气行主岁之纪，其有常数[1]乎？岐伯曰：臣请次之。

甲子　甲午岁

上[2]少阴火　中太宫土运　下阳明金　热化二，雨化五，燥化四，所谓正化日[3]也。其化[4]上咸寒，中苦热，下酸热[5]，所谓药食宜也。

乙丑　乙未岁

上太阴土　中少商金运　下太阳水　热化寒化胜复同[6]，所谓邪气化日[7]也。灾七宫[8]。湿化五，清化四，寒化六，所谓正化日也。其化上苦热，中酸和，下甘热，所谓药食宜也。

丙寅　丙申岁

上少阳相火　中太羽水运　下厥阴木　火化二，寒化六，风化三，所谓正化日也。其化上咸寒，中咸温，下辛凉[9]，所谓药食宜也。

丁卯岁会　丁酉岁

上阳明金　中少角木运　下少阴火　清化热化胜复同，所谓邪气化日也。灾三宫。燥化九，风化三，热化七，所谓正化日也。其化上苦小温，中辛和，下咸寒，所谓药食宜也。

戊辰　戊戌岁

上太阳水　中太徵火运　下太阴土　寒化六，热化七，湿化五，所谓正化日也。其化上苦温，中甘和，下甘温，所谓药食宜也。

己巳　己亥岁

上厥阴木　中少宫土运　下少阳相火　风化清化胜复同，所谓邪气化日也。灾五宫。风化三，湿化五，火化七，所谓正化日也。其化上辛凉，中甘和，下咸寒，所谓药食宜也。

庚午同天符　庚子岁同天符

上少阴火　中太商金运　下阳明金　热化七，清化九[10]，燥化九，所谓正化日也。其化上咸寒，中辛温，下酸温，所谓药食宜也。

辛未同岁会　辛丑岁同岁会

上太阴土　中少羽水运　下太阳水　雨化风化胜复同，所谓邪气化日也。灾一宫。雨化五，寒化一，所谓正化日也。其化上苦热，中苦和，下甘热[11]，所谓药食宜也。

壬申同天符　壬寅岁同天符

上少阳相火　中太角木运　下厥阴木　火化二，风化八，所谓正化日也。其化上咸寒，中酸和，下辛凉，所谓药食宜也。

癸酉同岁会　癸卯岁同岁会

上阳明金　中少徵火运　下少阴火　寒化雨化胜复同，所谓邪气化日也。灾九宫。燥化九，热化二，所谓正化日也。其化上苦小温，中咸温，下咸寒，所谓药食宜也。

甲戌岁会　同天符　甲辰岁岁会　同天符

上太阳水　中太宫土运　下太阴土　寒化六，湿化五，正化日也。其化上苦热，中苦温，下苦温，药食宜也。

乙亥　乙巳岁

上厥阴木　中少商金运　下少阳相火　热化寒化胜复同，邪气化日也。灾七宫。风化八，清化四，火化二，正化度[12]也。其化上辛凉，中酸和，下咸寒，药食宜也。

丙子岁会　丙午岁

上少阴火　中太羽水运　下阳明金　热化二，寒化六，清化四，正化度也。其化上咸寒，中咸温[13]，下酸温，药食宜也。

丁丑　丁未岁

上太阴土　中少角木运　下太阳水　清化热化胜复同，邪气化度也。灾三宫。雨化五，风化三，寒化一，正化度也。其化上苦温，中辛和[14]，下甘热，药食宜也。

戊寅天符[15]　戊申岁天符

上少阳相火　中太徵火运　下厥阴木　火化七，风化三，正化度也。其化上咸寒，中甘和，下辛凉，药食宜也。

己卯　己酉岁

上阳明金　中少宫土运　下少阴火　风化清化胜复同，邪气化度也。灾五宫。清化九，雨化五，热化七，正化度也。其化上苦小温，中甘和，下咸寒，药食宜也。

庚辰　庚戌岁

上太阳水　中太商金运　下太阴土　寒化一，清化九，雨化五，正化度也。其化上苦热，中辛温，下甘热，药食宜也。

辛巳　辛亥岁

上厥阴木　中少羽水运　下少阳相火　雨化风化胜复同，邪气化度也。灾一宫。风化三，寒化一，火化七，正化度也。其化上辛凉，中苦和，下咸寒，药食宜也。

壬午　壬子岁

上少阴火　中太角木运　下阳明金　热化二，风化八，清化四，正化度也。其化上咸寒，中酸和[16]，下酸温，药食宜也。

癸未　癸丑岁

上太阴土　中少徵火运　下太阳水　寒化雨化胜复同，邪气化度也。灾九宫。雨化五，火化二，寒化一，正化度也。其化上苦温，中咸温，下甘热，药食宜也。

甲申　甲寅岁

上少阳相火　中太宫土运　下厥阴木　火化二，雨化五，风化八，正化度也。其化上咸寒，中咸和，下辛凉，药食宜也。

乙酉太一天符　乙卯岁天符

上阳明金　中少商金运　下少阴火　热化寒化胜复同，邪气化度也。灾七宫。燥化四,清化四[17],热化二,正化度也。其化上苦小温,中酸和[18],下咸寒,药食宜也。

丙戌_{天符}　丙辰岁_{天符}

上太阳水　中太羽水运　下太阴土　寒化六,雨化五,正化度也。其化上苦热,中咸温,下甘热,药食宜也。

丁亥_{天符}　丁巳岁_{天符}

上厥阴木　中少角木运　下少阳相火　清化热化胜复同,邪气化度也。灾三宫。风化三,火化七,正化度也。其化上辛凉,中辛和,下咸寒,药食宜也。

戊子_{天符}　戊午岁_{太一天符}

上少阴火　中太徵火运　下阳明金　热化七,清化九,正化度也。其化上咸寒,中甘和[19],下酸温,药食宜也。

己丑_{太一天符}　己未岁_{太一天符}

上太阴土　中少宫土运　下太阳水　风化清化胜复同,邪气化度也。灾五宫。雨化五,寒化一,正化度也。其化上苦热,中甘和,下甘热,药食宜也。

庚寅　庚申岁

上少阳相火　中太商金运　下厥阴木　火化七,清化九,风化三,正化度也。其化上咸寒,中辛温,下辛凉,药食宜也。

辛卯　辛酉岁

上阳明金　中少羽水运　下少阴火　雨化风化胜复同,邪气化度也。灾一宫。清化九,寒化一,热化七,正化度也。其化上苦小温,中苦和,下咸寒,药食宜也。

壬辰　壬戌岁

上太阳水　中太角木运　下太阴土　寒化六,风化八,雨化五,正化度也。其化上苦温,中酸和,下甘温,药食宜也。

癸巳_{同岁会}　癸亥岁[20]_{同岁会}

上厥阴木　中少徵火运　下少阳相火　寒化雨化胜复同,邪气化度也。灾九宫。风化八,火化二,正化度也。其化上辛凉,中咸温[21],下咸寒,药食宜也。

凡此定期之纪[22],胜复正化,皆有常数,不可不察。故知其要者,一言而终,不知其要,流散无穷,此之谓也。

【校注】

〔1〕常数:常,即正常。数,指五行生成数。如:天一生水,地六成之;地二生火,天七成之;天三生木,地八成之;地四生金,天九成之;天五生土,地十成之。文中以五行的生数、成数分别表示气化之数,凡太过之年,应为本气的成数,不及之年,应为本气的生数。但文中所述颇不一致,姑且存疑。

〔2〕上:指司天之气。后"中"指中运,"下"指在泉之气。

〔3〕正化日:正气所化之时日,凡司天、在泉、中运之气化皆属之。

〔4〕其化:指司天、中运、在泉之气化所导致的疾病。

〔5〕上咸寒……下酸热：指司天热气所致病的宜用咸寒，中运雨湿致病的宜用苦热，在泉燥金之气所致疾病的宜用酸热。以下各年均仿此。又，据《新校正》"热"疑为"温"之误。

〔6〕热化寒化胜复同：金运不及，则火气胜而热化，有胜必有复，则金之子水气来复而寒化。同，指乙丑、乙未二年金运不及，都有胜复之气的发生。后仿此。

〔7〕邪气化日：指胜气或复气所化之时日，以非正化，故谓之邪化。

〔8〕灾七宫：灾害发生于七宫。灾宫，谓灾发九宫的位置，即本气所居之位。不及之年均有灾宫，其中一宫为北方水位，三宫为东方木位，五宫为中央土位，七宫为西方金位，九宫为南方火位。

〔9〕下辛凉：原作"下辛温"，《新校正》："按《玄珠》云：下辛凉。又按《至真要大论》云：火淫所胜，平以咸冷。风淫于内，治以辛凉。"按后文厥阴在泉各年，均作"下辛凉"，故从改。

〔10〕清化九：按上下文例，中运与在泉气同者，言一即可，今既言"清化九"，又言"燥化九"，疑此3字衍。

〔11〕甘热：原作"苦热"，《新校正》："按《至真要大论》云：湿淫所胜，平以苦热。寒淫于内，治以甘热。"按后文太阳在泉均作"甘热"，故从改。

〔12〕度：王冰："度，谓日也。"

〔13〕咸温：原作"咸热"，按本论太羽水运均作"咸温"，故从改。

〔14〕辛和：原作"辛温"，按本论少角木运均作"辛和"，故从改。

〔15〕天符：原脱，《校诂》："古抄本此（戊寅）下有天符二字注文。"故据补。

〔16〕酸和：原作"酸凉"，按本论太角木运均作"酸和"，故从改。

〔17〕清化四：《内经评文》删此3字。中运与司天气同者，言一即可。

〔18〕酸和：原作"苦和"，按本论少商金运均作"酸和"，故从改。

〔19〕甘和：原作"甘寒"，按本论太徵火运均作"甘和"，故从改。

〔20〕岁：原脱，据前文例补。

〔21〕咸温：原作"咸和"，按本论少徵火运均作"咸温"，故从改。

〔22〕定期之纪：指五运六气定期值年。张志聪："谓天干始于甲，地支始于子，子甲相合，三岁而为一纪，六十岁而成一周。"

【释义】

本段原文以表解形式，阐明六十年甲子大周期中每年的司天、中运、在泉、太过之年的正化，不及之年的胜复邪化、灾变之方域，药食之所宜等情况。其中运太过则分别由司天、在泉、中运之气所化，称之为正化。运不及则产生胜气或复气的变化，称之为邪化。邪化的发生有其固定的方位，据不足的岁运而定，如金运不及，灾变发生在西方（七宫）；木运不及，灾变发生在东方（三宫）；土运不及，灾变发生在中央（五宫）；水运不及，灾变发生于北方（一宫）；火运不及，灾变发生在南方（九宫）。

饮食药味的选择，大致上少阴君火、少阳相火司天或在泉均用咸寒，太阴湿土司天或在泉用苦热、甘温，阳明燥金司天在泉用酸温，太阳寒水司天在泉用苦温或甘热，厥阴风木司天在泉用辛凉。土运太过用苦热，水运太过用咸温，火运太过用甘和，金运太过用辛温，木运太过用酸和。金运不及用酸和，木运不及用辛和，土运不及用甘和，水运不及用苦和，火运不及用咸温。总体上仍遵循着"热无犯热，寒无犯寒"的一般原则。

【原文】

帝曰：善。五运之气，亦复岁[1]乎？岐伯曰：郁极乃发，待时而作也。帝曰：请问其所谓也？岐伯曰：五常之气[2]，太过不及，其发异也。帝曰：愿卒闻之。岐伯曰：太过者暴，不及者徐，暴者为病甚，徐者为病持[3]。帝曰：太过不及，其数[4]何如？岐伯曰：太过者其数成，不及者其数生，土常以生也。

帝曰：其发也何如？岐伯曰：土郁之发，岩谷震惊，雷殷气交[5]，埃昏黄黑，化为白气[6]，飘骤高深，击石飞空，洪水乃从，川流漫衍，田牧土驹[7]。化气乃敷，善为时雨，始生始长，始化始成。故民病心腹胀，肠鸣而为数后，甚则心痛胁膜，呕吐霍乱，饮发注下，胕肿身重。云奔雨府，霞拥朝阳，山泽埃昏，其乃发也，以其四气[8]。云横天山，浮游[9]生灭，怫之先兆也[10]。

金郁之发，天洁地明，风清气切，大凉乃举，草树浮烟[11]，燥气以行，霜雾[12]数起，杀气来至，草木苍干，金乃有声[13]。故民病咳逆，心胁满引少腹，善暴痛，不可反侧，嗌干面尘色恶。山泽焦枯，土凝霜卤，怫乃发也，其气五[14]。夜零白露，林莽声凄，怫之兆也。

水郁之发，阳气乃辟[15]，阴气暴举，大寒乃至，川泽严凝，寒雾[16]结为霜雪，甚则黄黑昏翳，流行气交，乃为霜杀，水乃见祥[17]。故民病寒客心痛，腰脽痛，大关节不利，屈伸不便，善厥逆，痞坚腹满。阳光不治，空积沉阴，白埃昏暝，而乃发也，其气二火前后[18]。太虚深玄，气犹麻散[19]，微见而隐，色黑微黄，怫之先兆也。

木郁之发，太虚埃昏，云物以扰，大风乃至，屋发[20]折木，木有变。故民病胃脘当心而痛，上支两胁，鬲咽不通，食饮不下，甚则耳鸣眩转，目不识人，善暴僵仆。太虚苍埃，天山一色，或为[21]浊色，黄黑郁若[22]，横云不起雨，而乃发也，其气无常。长川草偃[23]，柔叶呈阴[24]，松吟高山，虎啸岩岫，怫之先兆也。

火郁之发，太虚曛[25]翳，大明不彰，炎火行，大暑至，山泽燔燎，材木流津，广厦腾烟，土浮霜卤，止水[26]乃减，蔓草焦黄，风行惑言[27]，湿化乃后。故民病少气，疮疡痈肿，胁腹胸背、面首四肢膜愤，胪胀，疡疿，呕逆，瘛疭骨痛，节乃有动，注下温疟，腹中暴痛，血溢流注，精液乃少，目赤心热，甚则瞀闷懊憹，善暴死。刻终大温[28]，汗濡玄府，其乃发也，其气四。动复则静，阳极反阴，湿令乃化乃成。华发水凝，山川冰雪，焰阳午泽[29]，怫之先兆也。

有怫之应而后报也，皆观其极而乃发也，木发无时，水随火也。谨候其时，病可与期，失时反岁，五气不行，生化收藏，政无恒也。

帝曰：水发而雹雪，土发而飘骤，木发而毁折，金发而清明，火发而曛昧，何气使然？岐伯曰：气有多少，发有微甚，微者当其气[30]，甚者兼其下[31]，征其下气而见可知也。帝曰：善。五气之发，不当位者何也？岐伯曰：命其差[32]。帝曰：差有数乎？岐伯曰：后皆三十度而有奇[33]也。

帝曰：气至而先后者何？岐伯曰：运太过则其至先，运不及则其至后，此候之常也。帝曰：当时而至者何也？岐伯曰：非太过，非不及，则至当时，非是者眚也。

帝曰：善。气有非时而化者何也？岐伯曰：太过者当其时，不及者归其己胜也[34]。帝曰：四时之气，至有早晏高下左右，其候何如？岐伯曰：行有逆顺，至有迟速，故太过者化先天，不及者化后天。帝曰：愿闻其行，何谓也？岐伯曰：春气西行，夏气北行，秋气东行，冬气南行。故春气始于下，秋气始于上，夏气始于中，冬气始于标[35]。春气始于左，秋气始于右，冬气始于后，夏气始于前[36]。此四时正化之常。故至高之地，冬气常在，至下之地，春气常在，必谨察之。帝曰：善。

【校注】

〔1〕复岁：复气之年。王冰："复，报也。先有胜制，则后必复也。"

〔2〕五常之气：即五运之气。

〔3〕持：张介宾："持者，进退缠绵，相持延久也。"

〔4〕数：王冰："数，谓五常化生之数也。水数一，火数二，木数三，金数四，土数五。成数，谓水数六，火数七，木数八，金数九，土数五也。故曰土常以生也。"

〔5〕雷殷气交：雷声震动于天地之间。殷，震动声。

〔6〕化为白气：谓湿气蒸为白色云雾。

〔7〕田牧土驹：王冰："大水去已，石土危然，若群驹散牧于田野。"

〔8〕四气：六气的四之气。王冰："四气，谓夏至后三十一日起，尽至秋分日也。"

〔9〕浮游：张介宾："浮游，蜉蝣也。朝生暮死，其出以阴。此言大者为云横天山，小者为蜉蝣生灭，皆湿化也。"又，吴崑："浮游，浮云游气也，或生或灭。"。

〔10〕怫之先兆也：即怫郁将发之征兆。怫，郁也。"也"，原无，据后文例及《内经评文》补。

〔11〕浮烟：飘动的烟雾。

〔12〕霿雾：大雾，浓雾。张介宾："霿雾，厚雾也。"

〔13〕金乃有声：指秋风作声，即后文"林莽声悽"。

〔14〕其气五：王冰："五气，谓秋分后至立冬后十五日内也。"

〔15〕辟：通"避"。

〔16〕寒雰：寒雾。

〔17〕祥：张介宾："祥，灾异也，凡吉凶之兆皆曰祥。"

〔18〕二火前后：指君火与相火主气的前后。

〔19〕气犹麻散：谓天空云气散乱如麻。

〔20〕屋发：即发屋，谓屋舍被毁坏。发，揭也。

〔21〕为：原作"气"，据元刻本、道藏本及《素问吴注》改。

〔22〕若：语末助词。表示事物的状态，相当于"貌""样子"。

〔23〕长川草偃：谓广远的平野草皆低垂不起。

〔24〕柔叶呈阴：谓柔软的树叶皆背面翻转向外。

〔25〕曛：原作"肿"，张介宾："肿字误，当作曛。盖火郁而发，热化大行，故太虚曛翳昏昧，大明反不彰也。"故从改。曛，黄赤色。

〔26〕止水：静止的水，如井水、池水等。

〔27〕风行惑言：张介宾："热极生风，风热交炽，而人言惑乱也。"

〔28〕刻终大温：张志聪："刻终者，谓一气分主六十日零八十七刻半，如三气之终，而大温将发于四之气也。"王冰："大温，次热也。"

〔29〕焰阳午泽：谓南方的沼泽中有水气升腾。张介宾："午泽，南面之泽也。"又，马莳："焰阳当午而润，乃怫郁之先兆。"

〔30〕微者当其气：指五郁之发微者，只限于本气当令之时。

〔31〕甚者兼其下：指五郁之发甚者，则兼及其下承之气。王冰："六气之下各有承气也，则如火位之下，水气承之；水位之下，土气承之；土位之下，木气承之；木位之下，金气承之；金位之下，火气承之；君位之下，阴精承之。各征其下，则象可见矣。"

〔32〕命其差：指属于时间上的差异。

〔33〕后皆三十度而有奇：张介宾："后者，自始及终也。度，日也，三十度而有奇，一月之数也。奇，谓四十三刻七分半也。盖气有先至后至之差，不过三十度耳。"即三十日后而余四十三刻七分半。

〔34〕己胜：张志聪："己胜者，谓归于胜己之气，即非时之化也。"王冰："冬雨、春凉、秋热、夏寒之类，皆为归己胜也。"

〔35〕春气始于下……冬气始于标：张介宾："春气发生，自下而升，故始于下。秋气收敛，自上而降，故始于上。夏气长成，盛在气交，故始于中。标，万物盛长之表也。冬气伏藏，由盛而杀，故始于标。"

〔36〕春气始于左……夏气始于前：面南而立，左为东，右为西，前为南，背后为北。春气生于东故始于左，秋气生于西故始于右，冬气生于北故始于后，夏气生于南故始于前。

【释义】

本节原文主要讨论了五运郁发的问题，以及运气变化、地理环境与气候变化的关系等。

一、五运郁发的基本情况

（一）五运郁发的条件

五运郁发，亦如六气的胜复一样，是自然气候变化中的一种自调现象。郁发的前提条件如原文所说："郁极乃发，待时而作。"张介宾注云："五运被胜太甚，其郁必极，郁极者必复，其发各有其时也。"由于五运之气有太过不及的区别，所以其郁发的时间有迟早的不同。岁运太过，其气较盛，郁发急暴，给人体造成的病患也较严重。岁运不及，其气轻微，郁发较为徐缓，由此引起的病症缠绵持久。古人并试图借助五行的生成数来说明郁发之轻重，如张介宾所说："太过者其数成，成者气之盛也；不及者其数生，生者气之微也。土气长生于四季，故常以生数，而不待于成也。"

(二)五运郁发的表现

五运郁发，涉及相应的自然现象、人体发病、郁发时间、先兆等。

1.郁发的自然现象

五运郁久而发，自然界就有相应的气候、物候变化，这些变化与郁发之运的性质相同。如土从湿化为湿为雨，故土郁之发就有"善为时雨""川流漫衍"等雨湿太盛表现，雨水充沛有利于植物的生长。金从燥化为凉为燥，故金郁之发呈现出"天洁地明，风清气切，大凉乃举"，燥气流行，霜雾常见，肃杀之气到来，草木苍老干枯等景象。水从寒化属阴，故水郁之发则阳气退避，阴气暴举，大寒乃至，川流湖泽结冰，严霜杀害草木等景象。木从风化，风性主动，故木郁之发呈现出尘埃飞扬，"太虚埃昏""云物以扰"，甚则"大风乃至，屋发折木"等景象。火性炎热燔灼，故火郁之发呈现出太空有黄红之气遮蔽，太阳不很明亮，炎火流行，暑气到来，热如火烤，树木汁液外流，湖泽水少，草木焦黄等景象。

2.人体发病的情况

五运郁发，就会引起五行属性相同的内脏发病。如土郁之发，为湿气流行，其病为湿郁脾土，脾气壅滞，升降失常，表现为心腹满、肠鸣，而且频繁泄泻，严重的发生心痛、胁胀、呕吐霍乱、痰饮、水泻、浮肿、身体沉重等。金郁之发，凉燥之气盛行，肺气郁闭不利，宣降失常，表现为咳嗽气逆，心胁胀满牵引少腹，急剧疼痛不能翻身，咽喉干燥，面尘色恶等。水郁之发，为水寒之气盛行，郁滞于内，易患心痛，腰与臀部痛，大关节屈伸不利，善厥逆，腹中胀满、痞硬等病症。木郁之发，为风气大行，其发病症状多为肝气郁滞之候，表现为胃脘当心而痛，上支两胁，咽喉不通，食饮不下，甚则耳鸣眩转，目不识人，善暴僵仆。火郁之发，为炎火流行，其发病为火盛郁闭，甚或火热扰神、迫血妄行，表现为少气，疮疡痈肿，胁、腹、胸、背、面、头、四肢都胀满，疮疡痱疹，呕吐，抽搐拘挛，骨痛、关节游走性疼痛，急性腹泻，温疟，腹中暴痛，血液流出，精液减少，目赤，心热，甚至于烦闷神昏，猝然死亡等。古人正是基于运气与疾病之间关联性的认识，提出了"谨候其时，病可与期"的观点，当然从实际情况而言，仅仅是古人的一种美好设想而已。

3.郁发的时间

原文所述五郁发作的时间不完全相同，缺乏规律性认识，可概括为四种情况：一是发于本气主时的节令。如土郁之发，在太阴湿土所主四之气时。金郁之发，在阳明燥气主事的五之气时。二是在其所胜之气主时的节令发作。如火为水之所胜，二之气、三之气分别为少阴君火、少阳相火主持时令，而水郁之发在"二火前后"。王冰注云："阴精与水，皆上承火，故其发也，在君相二火之前后，亦犹辰星迎随日也。"三是木郁之发，发无定时。张介宾说："木动风生，四时皆有，故其气无常。"四是火郁之发，多在四之气的时候。此处所言郁发之时数是就一般情况而言，有时也有"不当位"而发作，叫"令差"，相差的日数30余天。大概正由于五运郁发的时间缺乏规律性，所以原文指出："失时反岁，五气不行，生化收藏，政无恒也。"

4.郁发的特征

五郁发作各有其特征可辨，而对这种特征的认识，也是基于五行的推论，具体而言，即"水发而雹雪，土发而飘骤，木发而毁折，金发而清明，火发而曛昧"，同时由于运有太过与不及，五郁发作也有轻重的不同，发作轻微，只表现本运的变化特征；发作严重，其表现不但有本运特征，还兼其下承之气（所不胜之气）的变化。如土发轻微的仅表现为湿，而严重的会出现狂风暴雨，这就是兼见下承的木气现象。故观察下承之气的有无轻重，可以知道五郁发作的轻重程度。

5.郁发的征兆

五郁之发的征兆，主要表现为与本运郁发之气相应的物象特征。如土郁之发的征兆，主要为湿气所化的"云奔雨府""云横天山，浮游生灭"之象。金郁之发的征兆，主要为凉燥之气所化的"土凝霜卤""夜零白露，林莽声悽"之象，同时又见火盛之"山泽焦枯"景象。水郁之发的征兆，主要为寒水之气所化的"空积沉阴，白埃昏瞑""太虚深玄，气犹麻散""色黑微黄"之象。木郁之发的征兆，主要为风气所化的太虚苍埃浊色，黄黑之气郁结，以及一系列大风之象。唯火郁之发的征兆，一方面表现为火热之气所化的气候炎热，"焰阳午泽"之象，另一方面表现为水气制约火气之象，如二之气鲜花开放的时段，反见河水结冰，山川冰雪。总之，先表现出抑郁的征兆，然后才有报复的发作，凡报复之气都是在郁极的时候开始发作。

二、气运太过不及的气候变化

气运的太过不及，影响自然界万物生化的先后，一般而言，运太过，气候就提前到来；运不及，气候就会延迟到来；运非太过，又非不及，气候准时到来。若气不应时，则岁运太过之年，可见气候与季节相应。岁运不及年，气候与季节不相应，可见己所不胜的气候与物候，如冬季降雨、春季清凉、秋季炎热、夏季寒冷之类，都是己所不胜的现象。

三、四时之气的早晚高下

由于地势分高低、区域分东西，四时气候也有早晚的不同。首先，五运的太过不及影响着四时气候的早晚，所谓"太过者化先天，不及者化后天"。其次，地域方位影响着四时气候的变化。如春气主生长，生于东方，故春气由东向西行，自下而上升；夏气主盛长，生于南方，故夏气由南向北行，从里而布散于外；秋气主收敛，生于西方，故秋气由西向东行，自上而下降；冬气主收藏，生于北方，故冬气由北向南行，自外潜藏于内。若以人面向南为准，则有春气生左方，秋气生于右方，冬气生于后方，夏气生于前方。最后，地势高下影响气候变化。地势高则气候多寒冷，故曰"至高之地，冬气常在"；地势低则气候多炎热，故曰"至下之地，春气常在"，指出春温、夏热、秋凉、冬寒四时气候变化是一般规律，因其地势高低之别而有不同，所以在运用运气学说时，一定要与当地的地理环境相结合。

【原文】

黄帝问曰：五运六气之应[1]见，六化之正，六变之纪何如？岐伯对曰：夫六气正纪，有化有变，有胜有复，有用有病，不同其候，帝欲何乎？帝曰：愿尽闻之。岐伯曰：请遂言之。夫气之所至也，厥阴所至为和平，少阴所至为暄，太阴所至为埃溽，少阳所至为炎暑，阳明所至为清劲，太阳所至为寒雾。时化之常也。

厥阴所至为风府，为璺启[2]；少阴所至为火府，为舒荣[3]；太阴所至为雨府，为员盈[4]；少阳所至为热府，为行出[5]；阳明所至为司杀府，为庚苍[6]；太阳所至为寒府，为归藏。司化[7]之常也。

厥阴所至为生，为风摇；少阴所至为荣，为形见[8]；太阴所至为化，为云雨；少阳所至为长，为蕃鲜；阳明所至为收，为雾露；太阳所至为藏，为周密。气化之常也。

厥阴所至为风生，终为肃[9]；少阴所至为热生，中为寒[10]；太阴所至为湿生，终为注雨[11]；少阳所至为火生，终为蒸溽[12]；阳明所至为燥生，终为凉[13]；太阳所至为寒生，中为温[14]。德化[15]之常也。

厥阴所至为毛化，少阴所至为翩化[16]，太阴所至为倮化，少阳所至为羽化[17]，阳明所致为介化，太阳所至为鳞化。德化之常也。

厥阴所至为生化，少阴所至为荣化，太阴所至为濡化，少阳所至为茂化，阳明所至为坚化，太阳所至为藏化。布政[18]之常也。

厥阴所至为飘怒、大凉，少阴所至为大暄、寒，太阴所至为雷霆骤注、烈风，少阳所至为飘风[19]燔燎、霜凝，阳明所至为散落、温，太阳所至为寒雪冰雹、白埃。气变[20]之常也。

厥阴所至为挠动，为迎随；少阴所至为高明焰，为曛；太阴所至为沉阴，为白埃，为晦暝；少阳所至为光显，为彤云[21]，为曛；阳明所至为烟埃，为霜，为劲切，为凄鸣；太阳所至为刚固，为坚芒，为立[22]。令行[23]之常也。

厥阴所至为里急[24]，少阴所至为疡胗身热，太阴所至为积饮否隔[25]，少阳所至为嚏呕、为疮疡，阳明所至为浮虚[26]，太阳所至为屈伸不利。病之常也。

厥阴所至为支痛，少阴所至为惊惑、恶寒战栗[27]、谵妄，太阴所至为稸满，少阳所至为惊躁、瞀昧、暴病，阳明所至为鼽、尻阴股膝髀腨胻足病，太阳所至为腰痛。病之常也。

厥阴所至为緛戾[28]，少阴所至为悲妄、衄蔑[29]，太阴所至为中满、霍乱吐下，少阳所至为喉痹、耳鸣、呕涌，阳明所至皴揭，太阳所至为寝汗、痉。病之常也。

厥阴所至为胁痛、呕泄，少阴所至为语笑，太阴所至为重、胕肿，少阳所至为暴注、瞤瘛、暴死，阳明所至为鼽嚏，太阳所至为流泄、禁止[30]。病之常也。

凡此十二变者，报[31]德以德，报化以化，报政以政，报令以令，气高则高，气下则下，气后则后，气前则前，气中则中，气外则外，位之常[32]也。故风胜则动，热胜则肿，燥胜则干，寒胜则浮[33]，湿胜则濡泄，甚则水闭胕肿，随气所在，以言其变耳。

帝曰：愿闻其用[34]也。岐伯曰：夫六气之用，各归不胜而为化[35]，故太阴雨化，施于太阳；太阳寒化，施于少阴；少阴热化，施于阳明；阴明燥化，施于厥阴；厥阴风化，施于太阴。各命其所在以征之也。帝曰：自得其位何如？岐伯曰：自得其位，常化也。帝曰：愿闻所在也。岐伯曰：命其位而方月^[36]可知也。

　　帝曰：六位之气，盈虚何如？岐伯曰：太少异也，太者之至徐而常，少者暴而亡^[37]。帝曰：天地之气，盈虚何如？岐伯曰：天气不足，地气随之，地气不足，天气从之，运居其中而常先也。恶所不胜^[38]，归所同和^[39]，随运归从而生其病也。故上胜则天气降而下，下胜则地气迁而上，多少^[40]而差其分，微者小差，甚者大差，甚则位易气交，易则大变生而病作矣。《大要》曰：甚纪五分，微纪七分^[41]，其差可见。此之谓也。

【校注】

　　〔1〕应见：指运气至所应当呈现的自然界物象、人体病象等。

　　〔2〕璺（wèn问）启：开裂。言自然界植物因风而动，生发出土的现象。王冰："璺，微裂也。启，开坼也。"

　　〔3〕舒荣：舒展而荣美。言夏季欣欣向荣之象。

　　〔4〕员盈：周备丰满。言长夏之时，万物华实丰盛之景象。

　　〔5〕行出：指少阳火盛，气化尽显于外。

　　〔6〕庚苍：草木变苍老。张介宾："庚，更也。苍，木化也。物的发生之化者，遇金气而更易也。"

　　〔7〕司化：张介宾："司，主也。六气各有所主，乃正化之常也。"

　　〔8〕形见：谓万物形态显现。

　　〔9〕终为肃：风位之下，金气承之，金主肃杀，故气终为肃杀。

　　〔10〕中为寒：《素问·六微旨大论》云："少阴之上，热气治之，中见太阳。"中，即中见之气。少阴君火之化为热气，中见太阳寒水。

　　〔11〕终为注雨：张介宾："土位之下，风气承之，故太阴湿生而终为注雨，即飘骤之谓。"

　　〔12〕终为蒸溽：相火之下，水气承之，故终为湿热交蒸。

　　〔13〕终为凉：《新校正》："详此六气俱先言本化，次言所反之气，而独阳明之化言燥生，终为凉，未见所反之气。再寻上下文义，当云阳明所至为凉生，终为燥，方与诸气之义同贯。盖以金位之下，火气承之，故阳明为清生而终为燥也。"然火承金位，则当言终为热，而不应为燥也。

　　〔14〕中为温：太阳之上，寒气治之，中见少阴。少阴为君火之气，故中见之气为温。

　　〔15〕德化：万物得六气的正常生化。马莳："德化之常者，德生植物之常化也。其次德化之常者，德生动物之常化也。"

　　〔16〕翮（hé合）化：原作"羽化"，《素问释义》："按王注：上云风生毛形，热生翮形，则此羽化，疑本作翮化也。"《素问吴注》改为"翮化"，为是，故据改。翮，羽根，引申为具有飞翼的鸟类。

　　〔17〕羽化：王冰："薄明羽翼，蜂蝉之类，非翎羽之羽也。"

　　〔18〕布政：张介宾："气布则物从其化，故谓之政。"

　　〔19〕飘风：旋风。王冰："飘风，旋转风也。"

　　〔20〕气变：王冰："变，为变常平之气而为甚用也。甚用不已，则下承之气兼行，故皆非本气也。"

〔21〕彤云：赤色的云。

〔22〕立：指物体挺拔直立。

〔23〕令行：张介宾："气行而物无敢违，故谓之令。"

〔24〕里急：指筋脉拘急的病症。

〔25〕积饮否隔：水饮停聚，阻塞不通。否，通"痞"。

〔26〕浮虚：浮肿。王冰："浮虚，薄肿，按之复起也。"

〔27〕慄：原作"慄"，王冰："今详'慄'字当作'慄'字。"为是，故从改。

〔28〕缩戾：纠结绞缠以致缩短

〔29〕衃：王冰："衃，污血，亦脂也。"

〔30〕流泄、禁止：即二便泄利不止或二便禁闭不通。

〔31〕报：回报，反应。

〔32〕位之常：王冰："气报德报化，谓天地气也。高下前后中外，谓生病所也。手之阴阳其气高，足之阴阳其气下，足太阳气在身后，足阳明气在身前，足太阴、少阴、厥阴气在身中，足少阳气在身侧，各随所在言之，气变生病象也。"

〔33〕寒胜则浮：谓寒性凝滞，易使气血凝结阻滞而运行不畅。浮，为"冹"之讹。"冹"为"冱"之俗字。《篇海类编·地理类·水部》："冹，寒凝也。与冱同。"

〔34〕用：指施化之作用。

〔35〕归不胜而为化：张介宾："各归不胜，谓必从可克者而施其化也。"即加于被克者而发生变化。

〔36〕方月：方，指方隅。月，指月份。

〔37〕太者之至徐而常，少者暴而亡：谓太过之气到来时缓慢却持久，不及之气到来时急骤而短暂。

〔38〕恶所不胜：指中运之气不胜司天在泉之气时则有所憎恶。

〔39〕归所同和：指中运之气与司天在泉之气相同时则同归其化。

〔40〕多少：读本、赵本、吴本等"多"上有"胜"字，义顺。

〔41〕甚纪五分，微纪七分：朝鲜本作"甚纪七分，微纪五分"，义胜。王冰："以其五分七分之纪，所以知天地阴阳过差矣。"又，张介宾："甚纪五分，胜气居其半也。微纪七分，胜止十之三也。"

【释义】

本节原文主要讨论了六气十二变的一般规律，六气致病之特点以及司天在泉六气与岁运的关系等。

一、六气十二变的一般规律

本节主要论述了一年各个季节中的气候、物候特点及其与人体发病的关系，分别从"时化之常""司化之常""气化之常""德化之常""布政之常""气变之常""令行之常""病之常"等八个方面进行了叙述,可概括为以下几个方面。

(一)六气正常的气候、物候特征

厥阴风木之气到来,气候温和,风气偏盛,物体扰动,万物生发,草木萌芽,有毛的动物化育。少阴君火之气到来,气候温暖,火气偏胜,热气熏燎,万物繁荣秀美,形态显露,有羽毛的动物化育。太阴湿土之气到来,气候湿润,雨气偏盛,天气阴沉,云雨润泽,万物化育而充实丰满,倮体的动物化育。少阳相火之气到来,气候炎热,热气偏盛,虹电光闪,赤云在天,火气敷布,万物生长茂盛,催秀吐艳,有羽翼的动物化育。阳明燥金之气到来,气候清凉劲急,燥气敷布,雾露下降,西风劲切,秋虫凄鸣,肃杀之气偏盛,万物收敛苍老成熟,有甲壳的动物化育。太阳寒水之气到来,气候寒冷,寒气偏盛,寒凝冰坚,冷风刺骨,万物闭藏或成熟坚硬,有鳞片的动物化育。

(二)六气胜复承制的气候、物候变化

六气偏胜,则有复气相制,会形成复杂的气候变化。如厥阴风木太过,狂风怒吼,木气亢则金气来制约,而气候大凉;少阴君火太过,气候大热,火气亢则水气来制约,而气候转寒;太阴湿土太过,雷霆暴雨,土气亢则木气来制约,而出现狂风大作;少阳相火太过,风热如燎,火气亢则水气来制约,而又出现寒凝霜降;太阳寒水太过,寒雪冰雹,水气亢则土气来制约,而有白色尘埃之气弥漫。这是六气过亢而气候反常的表现。

另外,本段在论述少阴、太阳之气时,还采用了标本中气的理论推演,所谓"少阴所至为热生,中为寒""太阳所至为寒生,中为温",即少阴、太阳的中见之气分别为寒冷与温热。对此,历代医家认识并不一致,也缺乏较为合理的解释。

(三)六气引发的病症

六气所至引起的气候变化不同,也会产生不同性质的致病因素,加之人体五脏系统分别与不同节令相适应,所以六气所临的节令不同,就会引起人体不同部位发生与六气性质相一致的病症。如厥阴风气致病,风气通于肝,肝主筋,其经脉循胁肋,故临证见筋脉拘急短缩、胁肋间支撑疼痛,肝气横逆乘脾犯胃,则见呕吐、泄泻等症。少阴君火之气致病,火气通于心,心主神志,故临证见疡疹、身热,恶寒战栗,惊骇疑惑,谵言妄语,无故悲哀或嬉笑,多言,衄血等症。此与病机十九条"诸病胕肿,痛酸惊骇,皆属于火""诸禁鼓栗,如丧神守,皆属于火"的精神一致。太阴湿气致病,湿气通于脾,脾主运化水液,喜燥恶湿,易致湿气困脾,故临证见水饮停聚,痞塞不通,腹中胀满、霍乱吐泻,身重、浮肿等症。少阳相火之气致病,既有火热易致疮疡的特点,又多影响于心、肝胆,而表现为惊骇、烦躁、神志昏昧,喉痹、耳鸣、呕吐、泄泻,抽搐、肉跳动,暴死等病症。阳明燥气致病,燥气通于肺,肺开窍于鼻,外合于皮毛,故临证见鼻塞流涕、喷嚏,皮肤干燥皲裂,浮肿;另外又可见臀、会阴、大腿、膝、髋、腓肠肌、小腿骨、足等阳明经脉的病症。这里言及足阳明经脉病症,则与其他六气致病不相协调。太阳寒气致病,寒气通于肾,肾主骨,开窍于二阴,故临证见腰痛,关节屈伸不利,发痉,盗汗,二便失禁或闭塞不通等症。

二、六气致病之特点

在对六气致病临床表现论述的基础上，本段总结出"风胜则动""热胜则肿""燥胜则干""寒胜则浮""湿胜则濡泄"的六气致病特点，提出了"随气所在，以言其变"的临床辨证思路。六气致病特点的论述，亦见于《素问·阴阳应象大论》，具体参见该篇。

另外，六气的变化位置与所致疾病的病位相关，所谓六气到来有高下、前后、中外的不同，万物以及人体就会产生相应的变化与疾病。

三、六气施化的规律

六气的气化作用，都是施加于所胜之气上而产生。如太阴湿土的气化为雨，施加于太阳寒水，制约寒水之气的太过，从而维持自然界的正常气候，以利于万物的生化。同样，太阳水气为寒化，施加于少阴君火；少阴君火为热化，施加于阳明燥金；阳明金气为燥化，施加于厥阴风木；厥阴木气为风化，施加于太阴湿土。这实际上是根据五行关系的一种推演。

四、六气升降与中运的关系

六气有太过与不及，其作用、升降各有不同。一般而言，气太过对生物的影响徐缓而作用持久，气不及对生物的影响急暴而作用短暂。司天、在泉之气的有余、不足，就可产生上升和下降迁移变化，司天之气胜则天气就下降，在泉之气胜则地气就上升；司天之气不足，则在泉之气随之上升；在泉之气不足，则司天之气随之下降。岁运的迁移即在司天在泉之升降相交中进行，司天之气下降则运必先降，在泉之气上升则运必先升。但中运之气憎恶自己所不胜的司天、在泉之气，而与自己相同的司天、在泉之气同化。不胜者受其制，同和者助其胜，都能引起人体发病，所谓"随运归从而生其病也"。

这种升降的程度差别，取决于胜气的微甚。胜气微的差别小，胜气甚的差别大。如果差别太大，就会导致气交时位的改变，必然引起巨大的气候变化而发生疾病。

【知识链接】

一、关于六气胜复与中气的解释

本段论述三阴三阳六气所至的气候变化，涉及胜复与中气的问题，所论不一，后世医家解释也多歧义。如张介宾云："上文六化，厥阴、太阴、少阳、阳明俱言终，而惟少阴、太阳言中者何也？盖六气之道，阴阳而已；阴阳征兆，水火而已。少阴者，君火也；太阳者寒水也。阳胜则阴复，故少阴所至为热生，中为寒，此离象之外阳内阴也。阴胜则阳复，故太阳所至为寒生，中为温，此坎象之外阴内阳也。故惟此二气言中者，言阴阳互藏之纲领也；其他言终者，言五行下承之义耳。"从阴阳对待，坎、离两卦阴阳互藏的角度论述。马莳则从标本中气同异的角度解释说："其风生、热生、湿生、火生、燥生、寒生六者，本气也。终为肃、终为注雨、终为蒸溽、终为凉四者，标气也。中为寒、中为温二者，中气也。夫本之下，中之见也；见之下，气之标也。故其生物之德，皆始于本气，终于标气，而中气常居标本之中，故言标本则中气在其中矣。惟少阴、太阳言中而不言终者，盖少阴、太阳中气与标气同，故言中则标气亦在其中矣。"张琦认为："此节义例不一，厥阴、太阴、少阳、阳明言终，少阴、太阳言中，一也。厥阴、少阴言承制，余则否，二也。注雨本湿化，蒸溽本火化，凉燥一气，无终之可言，三也。林氏欲改阳明所至为凉生，终为燥，以合之。寻古经之旨，诸言燥皆属金，无火燥之义也。"

二、关于"阳明所至为浮虚"的理解

王冰注："浮虚，薄肿，按之复起也。"认为"浮虚"就是浮肿。其他注家解释则比较含糊。如张介宾注："阳明用事而浮虚，皮毛为金之合也"。张志聪云："阳明主秋，秋气始于上，故为浮虚。"高世栻曰："浮虚，阳明金气不固，外浮内虚也。"对于"浮虚"究竟是指什么，并没有作出确切解释。方药中等[①]认为，"阳明所至为浮虚"可以从两个方面来理解：一是从王冰注，认为"浮虚"是指面目浮肿而言。阳明燥金主五之气，其气候特点为清凉干燥，其病则多表现为咳喘气逆、气虚，甚则少气不能平卧，面目浮肿。如本篇前文述："凡此阳明司天之政……其病中热胀，面目浮肿，善眠。"《素问·咳论》在列举五脏六腑之咳的临床表现之后指出："此皆聚于胃，关于肺，使人多涕唾而面浮肿气逆也。"均说明咳喘气逆、气虚可使人出现面目浮肿。第二种理解认为"浮虚"可以指脉象，即浮而无力之脉。《素问·平人气象论》谓："秋胃微毛曰平。"即秋之平脉可以微浮，但浮而虚则为病脉，即表示肺气虚。以上两种理解其基本精神是一致的，即认为在阳明所主的秋分之后至小雪之前这一时段，气候清凉干燥，人体受病常表现为咳喘气逆、气虚，面目浮肿，脉虚无力等病症。

【原文】

帝曰：善。论言热无犯热，寒无犯寒。余欲不远寒，不远热奈何？岐伯曰：悉乎哉问也！发表不远热，攻里不远寒。帝曰：不发不攻而犯寒犯热何如？岐伯曰：寒热内贼，其病益甚。帝曰：愿闻无病者何如？岐伯曰：无者生之，有者甚之。帝曰：生者何如？岐伯曰：不远热则热至，不远寒则寒至。寒至则坚否腹满，痛急下利之病生矣；热至则身热，吐下霍乱，痈疽疮疡，瞀郁注下，瞤瘛肿胀，呕，鼽衄头痛，骨节变，肉痛，血溢血泄，淋闭[1]之病生矣。帝曰：治之奈何？岐伯曰：时必顺之[2]，犯者治以胜[3]也。

黄帝问曰：妇人重身[4]，毒[5]之何如？岐伯曰：有故无殒，亦无殒[6]也。帝曰：愿闻其故何谓也？岐伯曰：大积大聚，其可犯也，衰其大半而止，过者死[7]。

①方药中,许家松.黄帝内经素问运气七篇讲解[M].北京:人民卫生出版社,1984:387.

帝曰：善。郁[8]之甚者治之奈何？岐伯曰：木郁达之[9]，火郁发之[10]，土郁夺之[11]，金郁泄之[12]，水郁折之[13]，然调其气，过者折之，以其畏[14]也，所谓泻之。帝曰：假者何如？岐伯曰：有假其气，则无禁也[15]。所谓主气不足，客气胜也。帝曰：至哉圣人之道！天地大化运行之节，临御之纪，阴阳之政，寒暑之令，非夫子孰能通之！请藏之灵兰之室，署曰《六元正纪》，非斋戒不敢示，慎传也。

【校注】

〔1〕淋閟：即淋证、癃闭。閟，通"闭"，闭塞。

〔2〕时必顺之：即用药治病必须遵守四时的寒温变化。

〔3〕犯者治以胜：指因触犯主时之气而生病者，用相胜之气的药物治疗。张介宾："如犯热者胜以咸寒，犯寒者胜以甘热，犯凉者胜以苦温，犯温者胜以辛凉，治以所胜则可解也。"

〔4〕重（chóng虫）身：怀孕。

〔5〕毒：峻烈的药物。此谓用峻烈的药物治疗。

〔6〕有故无殒，亦无殒：张介宾："故，如下文大积大聚之故，有是故而用是药，所谓有病则病受之，故孕妇可以无殒，而胎气亦无殒也。殒，伤也。"

〔7〕妇人重身……过者死：《新校正》："详此妇人重身一节，与上下文义不接，疑他卷脱简于此。"此说似是。

〔8〕郁：指五气抑郁之病。张介宾："天地有五运之郁，人身有五脏之应，郁则结聚不行，乃致当升不升，当降不降，当化不化，而郁病作矣。"

〔9〕木郁达之：指木气抑郁所致的病证，以宣达通透的方法治疗。

〔10〕火郁发之：指火气抑郁所致的病证，用发散、发泄的方法治疗。

〔11〕土郁夺之：指脾胃湿邪郁阻的病证，用泻下等祛除邪气的方法治疗。

〔12〕金郁泄之：指对肺气郁闭的病证，用宣泄肺气的方法治疗。

〔13〕水郁折之：指对水郁冲逆所致的病证，用调节制约的方法治疗。

〔14〕以其畏：用相胜之药泻之。王冰："太过者，以其味泻之，以咸泻肾，酸泻肝，辛泻肺，甘泻脾，苦泻心。过者畏泻，故谓泻为畏也。"

〔15〕有假其气，则无禁也：张介宾："假，假借也。气有假借者，应热反寒，应寒反热也，则亦当假以治之，故可以热犯热，以寒犯寒而无禁也。温凉亦然……然气之有假者，乃主不足而客胜之。盖主气之寒热有常，而客气之阴阳多变，故有非时之相加，则亦当有变常之施治也。"

【释义】

本段集中论述了相关病症的治疗及其用药原则，可概括为以下几个方面。

一、因时制宜用药

原文说："热无犯热，寒无犯寒。"这是依照主时之气用药的一般原则，在通常情况下，必须遵从，若犯此禁令，无病的人会因此而生病，有病的人会加重病情。如"不远寒则寒至。寒至则坚否腹满，痛急下利之病生矣"。"犯热"亦然。然尚需具体问题具体对待，灵活予以变通。一是"发表不远热，攻里不远寒"，即发表散寒时不必忌热，攻泻里热时不必忌寒。二是气候反常，如应热反寒，应寒反热等，也不必禁忌，所谓"有假其气，则无禁也"。

二、孕妇治疗用药

原文指出，孕妇用药的原则为"有故无殒，亦无殒也""衰其大半而止"。即孕妇患病后，只要诊断正确，用药精确，那么针对疾病而使用相应的药物，既不会损伤胎儿，也不会伤害母体。然用药必须中病即止，不可过度。文中以大积大聚为例，说明虽可犯，但中病即止，衰其大半则可。此与《素问·五常政大论》所言"大毒治病，十去其六；常毒治病，十去其七；小毒治病，十去其八；无毒治病，十去其九"的精神一致。如果用药过量，则疾病未必痊愈而胎儿已经受伤，甚或使人死亡。

三、五郁的治法

本段提出郁证的治疗原则是木郁达之，火郁发之，土郁夺之，金郁泄之，水郁折之。即木气抑郁，应该用疏泄的方法，使肝气条达；火气抑郁，应该用发散的方法，使心火外散；土气抑郁，应该用消导、泻下的方法，使脾气运化；金气抑郁，应该用宣泄的方法，使肺宣发肃降如常；水气抑郁，应该用调理制约的方法，使肾气平衡。总之，对于太过的，用相胜的药物抑制旺盛之势，这些都属于泻法之列。

【知识链接】

一、"发表不远热，攻里不远寒"的发挥

张介宾对"发表不远热，攻里不远寒"的发挥，论述甚为精辟，他指出："中于表者多寒邪，故发表之治不能远热，夏月亦然。郁于里者多热邪，故攻里之治不能远寒，冬月亦然。愚按：此二句大意，全在发、攻二字。发者，逐之于外也。攻者，逐之于内也。寒邪在表，非温热之气不能散，故发表者不远热；热郁在内，非沉寒之物不能除，故攻里者不远寒，此必然之理也。然亦有用小柴、白虎、益元、冷水之类而取汗愈病者何也？此因表里俱热，故当凉解，非发之之谓也。又有用理中、四逆、回阳之类而除痛去积者何也？此因阴寒留滞，故当温中，非攻之之谓也。所谓发者，开其外之固也。攻者，伐其内之实也。今之昧者，但见外感发热等病，不能察人伤于寒而传为热者，有本寒标热之义，辄用芩连等药以清其标；亦

焉知邪寒在表，药寒在里，以寒得寒，气求声应，致使内外合邪，遂不可解，此发表用寒之害也。其于春、秋、冬三季，及土、金、水三气治令，阴胜阳微之时为尤甚。故凡寒邪在表未散，外虽炽热而内无热证者，正以火不在里，最忌寒凉，此而误人，是不知当发者不可远热也。又如内伤喘痛胀满等证，多有三阴亏损者，今人但见此类，不辨虚寒，便用硝、黄之属，且云先去其邪，然后固本，若近乎理；亦焉知有假实真虚之病而复伐之，则病未去而元气不能支矣，此而误人，是不知当攻者方不远寒也。二者之害，余见之多矣，不得不特表出之，以为当事者之戒。”

二、“有故无殒亦无殒”思想的后世应用

本篇提出“有故无殒亦无殒”的观点，主要是说对于妊娠积聚属于邪实之病证，如果不用作用峻烈的药物，则不足以去其邪，邪气不去则胎气难安，所以用峻烈的药物对母体与胎儿都没有妨碍，即所谓“有病则病当之”。但是必须掌握“衰其太半而止”的尺度，中病即止。“有故无殒亦无殒”，强调“有是故而用是药”“有病则病受之”，充分体现了中医辩证思维的特点，不仅是妇女妊娠用药的重要原则之一，对恶性肿瘤、内伤杂病的治疗也有启发意义，现代还成为临床药物毒性评价的重要思路与方法。

（一）“有故无殒亦无殒”与妇科疾病的治疗

“有故无殒亦无殒”作为临床用药的指导法则，强调临床用药时，应当重视机体的不同状态，辨证施治，合理恰当地使用药物，以期达到既能有效地治疗疾病，又能保证药物安全性的目的。此用药原则得到了后世的高度重视与不断发展。如《金匮要略》中使用干姜半夏人参丸治疗妊娠恶阻、呕吐不止，桂枝茯苓丸治疗妊娠病下血，方中的半夏、桃仁，均为妊娠妇女禁忌用药，但当孕妇出现相应的临床症状时，用小剂量配伍以通因通用，又是针对性治疗的特效药。又如《金匮要略》用附子汤治疗阳虚阴寒的孕妇腹痛证，指出：“妇人怀妊六七月，脉弦发热，其胎愈胀，腹痛恶寒者，少腹如扇……当以附子汤温其脏。”《张氏医通》称其为“世人皆以附子为堕胎百药长，仲景独用以为安胎圣药，非神而明之，莫敢轻试也”[1]。说明附子虽然具有较强的毒性，但对于阳虚寒甚的妊娠患者来说，只要辨证准确，药证相符，使用得当，也可以成为安胎圣药。亦如清代名医周学霆[2]《三指禅》所云：“其用药也，离离奇奇。黄芩，安胎者也；乌头，伤胎者也。而胎当寒结，黄芩转为伤胎之鸩血，乌头又为安胎之灵丹。焦术，安胎者也；芒硝，伤胎者也。而胎当热结，焦术反为伤胎之砒霜，芒硝又为安胎之妙品……无药不可以安胎，无药不可以伤胎，有何一定之方？有何一定之药也乎？”杨涛等[3]还将此理论推广应用于现代辅助生殖技术之中。

（二）“有故无殒亦无殒”与恶性肿瘤的治疗

中医治疗恶性肿瘤，常采用以毒攻毒法，可取得较好的疗效，也是以“有故无殒亦无

①张璐.张氏医通[M].太原：山西科学技术出版社，2010：250.
②周学霆.三指禅[M].北京：中国中医药出版社，1992：97.
③杨涛，张建伟.“有故无殒亦无殒也”之再认识[J].湖南中医杂志，2015，31（8）：140-141.

殒"思想为指导的。蜥蜴、蜈蚣、斑蝥、䗪虫、虻虫、巴豆等作用峻猛有毒的中药，常被运用于古代医家创制的治疗肿瘤的代表性方剂中，如孙思邈的太一神明陷冰丸和蜥蜴丸，陈实功的蟾酥丸等。现代临床报道主要对于中晚期恶性肿瘤或其并发症，可用以毒攻毒法配合手术或放化疗治疗，主要运用的药物有蟾酥、斑蝥、砒霜等及其提取物。如华蟾素是中华大蟾蜍干皮的提取物，作为临床上常用的抗肿瘤中药制剂，广泛应用于胃癌、肝癌、肺癌、食管癌、胆囊癌、结肠癌、非霍奇金淋巴瘤等发病率较高的肿瘤的治疗，无论单独应用还是与其他药物联合应用均表现出良好疗效[1]。

2012年1月24日，全美癌症研究基金会宣布，将第七届圣·乔奇癌症研究创新成就奖授予陈竺博士和其导师王振义教授，以表彰他们将具有2400多年历史的传统中药砒霜（三氧化二砷）与西药（全反式维甲酸ATRA）结合起来，在治疗急性早幼粒细胞白血病的研究上所取得的原创性成果，和在该研究基础上发展的治疗急性早幼粒细胞白血病的全新疗法，非常成功地完成了科研成果"从实验室到病房"的转化。并且此种联合治疗方法将急性早幼粒细胞白血病患者的生存率从25%提升至95%，也就是说将急性早幼粒细胞白血病这种"5年超低生存率"的疾病，通过中西医结合治疗变成了一种高度可治愈的疾病，对人类的健康事业贡献巨大[2]。这可以说是应用"以毒攻毒"理论的典型案例。

（三）"有故无殒亦无殒"与药物毒性的评价

"有故无殒亦无殒"本来是讲妊娠用药的权衡原则，但其中蕴含的辩证思维方法，提示人们在符合中医正确辨证治疗的状态下，根据机体疾病/证候状态的不同，药物的耐受性及毒性反应在一定的范围内会随之发生变化。也就是说中药毒性的有无、大小与患病个体的状态（即病／证）密切相关。具体而言，若人体有邪气存在，药与病／证相符，药物作用于病邪，表现出治疗作用；若人体没有邪气存在，药与病／证不符，药物作用于正常人体，就表现出有害作用。如李会芳等[3]所做的大黄安全性问题"药证（病）相关"评价研究，结果表明肝损伤动物较之正常动物，对大黄的耐受性更大（最大安全剂量提高4倍），提示大黄辨证（病）减（避）毒是客观存在的。王艳辉等[4]研究结果也表明，熟大黄对正常动物主要表现出诱导肝纤维化的肝毒性作用，而对CCl_4诱导的慢性肝损伤动物主要表现出保护肝细胞的作用。曾灵娜[5]研究发现，大黄总提取物及蒽醌部位在铬及汞所致的肾毒模型动物上表现出肾保护作用，而在正常动物上表现出明显的肾损伤作用。说明大黄具有肾毒性与肾保护的"双向"作用。

①刘旭，邵瑞，田晓轩，等.华蟾素抗肿瘤研究进展[J].中医实验方剂学杂志，https://doi.org/10.13422/j.cnki.syfjx.20190528
②徐向田.以毒攻毒治难症[J].生命世界，2013，（6）：64-67.
③李会芳，邢小燕，金城，等.浅论"有故无殒亦无殒"的内涵及其在中药安全性评价中的意义[J].中医杂志，2008，49（3）：281-282.
④王艳辉，赵海平，王伽伯，等.基于"有故无殒"思想的熟大黄对肝脏量-毒/效关系研究[J].中国中药杂志，2014，39（15）：2918-2923.
⑤曾灵娜.基于"有故无殒"思想的大黄对肾脏保护与损伤双向作用的研究[D].昆明：昆明理工大学，2012.

谭勇[①]、[②]等研究白附片的毒性作用,结果发现白附片的心脏毒性在正常大鼠较肾阳虚模型大鼠更为突出。熊海霞[③]对附子及其复方毒性的研究也表明,附子及其复方的毒性及药效强弱与机体的病理状态有关。针对病/证治疗,其药效呈现升高趋势,而毒性呈现降低趋势;反之,药与病/证不符,则药效降低,甚至无效,而毒性呈现升高趋势。其原因可能是病/证因素影响了毒性成分的代谢。刘甜甜[④]对附子的量-效-毒关系进行研究,结果显示在1.75~26g生药/kg剂量范围内,附子对心衰模型大鼠产生良好的治疗作用,并呈现剂量梯度,而对正常大鼠具有毒性反应。在26~80g生药/kg剂量范围内,附子不仅对模型大鼠治疗作用不明显,而且加重了心衰动物的心脏毒性。由此初步得出1.75~26g生药/kg的附子用量,为治疗心力衰竭可能的"治疗窗"范围。

吕永恒等[⑤]研究发现,雷公藤多苷对肝功能血生化指标的影响,正常大鼠大于佐剂性关节炎动物模型大鼠。张天娇[⑥]研究发现,雷公藤甲素的肝毒性反应,病理状态下小鼠比正常生理状态下小鼠要轻;但高剂量的雷公藤甲素对两组小鼠均可产生明显的肝毒性反应,提示无论是生理状态还是病理状态,雷公藤甲素用量超出一定范围后,肝毒性反应程度均很严重。赵云龙[⑦]对红花妊娠毒性的研究发现,红花可使正常孕鼠生产数减少、妊娠时间延长、胚胎宫内生长迟缓甚至导致胎儿畸形或流产,表现为毒性作用。但是对于血瘀模型孕鼠妊娠毒性并不明显,可使孕鼠足肿胀程度减轻、血液中纤维蛋白原减少、红细胞积聚率下降,表现为治疗瘀血的作用。在妊娠和胎儿的各项指标上均无明显影响。说明红花的功效与毒性作用随机体所处不同机能状态,而具有特异的选择性。

从上述药物毒性的评价研究中,都发现在一定剂量范围内呈现出"有故无殒"的现象,这一事实不但证明了《黄帝内经》"有故无殒亦无殒"观点的正确性,更重要的是还开启了中药毒性评价的新思路、新方法。目前对于大多数中药的中毒剂量、安全剂量、毒性大小、靶器官等毒性评价的信息都来源于正常动物,而没有将病理状态(病/证)的影响考虑在内,这明显与中医临床用药实际(即辨证论治)不符。因此,在研究中药毒性时不能离开机体状态而孤立地去研究,应考虑药和病/证之间的关系,采用适当的病/证模型进行毒理学评价。

综上所述,"有故无殒亦无殒"虽然是《黄帝内经》针对妊娠积聚病人提出的一种治疗思想,但因其具有辩证思维的特点,古代已被用于妊娠积聚之外妇科疾病的治疗,后来被广泛推广应用于肿瘤的临床药物治疗,现代又创新性地应用于中药毒性的评价,对正确

———————

①王秀娟,谭勇,赵宏艳,等.基于证候理论观察白附片对正常和肾阳虚证大鼠心肌酶的影响[J].中国实验方剂学杂志,2009,15(11):52-55.

②谭勇,吕诚,赵宏艳,等.白附片对正常和肾阳虚大鼠血液生化指标的影响[J].中国中医药信息杂志,2010,17(1):31-33.

③熊海霞.基于"有故无殒"理论的病/证因素对附子及其复方毒性和药效影响的研究[D].北京:北京中医药大学,2015.

④刘甜甜.基于"有故无殒"思想的附子量-效-毒关系研究[D].成都:成都中医药大学,2014.

⑤吕永恒,吕诚,谭勇,等.雷公藤多苷对佐剂性关节炎大鼠血液生化学指标的影响[J].中国中医基础医学杂志,2009,15(3):213-214.

⑥张天娇.基于"有故无殒"理论评价雷公藤甲素对荷瘤小鼠的肝毒性反应[D].北京:北京中医药大学,2017.

⑦赵云龙.《黄帝内经》"有故无殒"理论指导下中药的"证-毒-效"关系研究[D].成都:成都中医药大学,2011.

认识与研究中药毒性具有重要指导意义。由此亦说明了中医传统理论的价值所在。

三、五郁治疗原则的诠释与应用

本篇所论风、火、湿、燥、寒五气郁发所致病证的治疗方法，虽然是针对五运之气因受克气影响而被郁，后世医家多有所发挥，应用于脏腑气机郁阻的治疗。

木郁达之，指肝气郁滞之候，治疗当用疏理肝气的方法。张介宾注说："达，畅达也。凡木郁之病，风之属也，其脏应肝胆，其经在胁肋，其主在筋爪，其伤在脾胃、血分。然木喜条畅，故在表者当疏其经，在里者当疏其脏，但使气得通行，皆谓之达。"诸如张仲景用四逆散治气郁厥逆证，张介宾用柴胡疏肝散治肝气犯胃证，傅青主用解郁汤治胎气上逆证，陈士铎用救肝解郁汤治气塞不语证，以及《太平惠民和剂局方》用逍遥散治肝郁脾虚证等，皆属"木郁达之"之法。另外，王冰注云："达，谓吐之，令其条达也。"吐法"达之"，一可祛土壅以达木郁，二可顺肝性以达木郁。如余听鸿曾治一人因暴怒而猝然昏厥不语，脉伏肢冷，呼吸不通，即用炒盐汤，用鸡羽探吐，一哕即醒，醒则大哭不止。认为此"郁极则发之也，如天地郁极，则雷霆奋发之义。余见肝厥、食厥、气厥等症，惟有吐为最速耳"（《诊余集》）。可见吐法也为治郁之一大法门。另外，金克木，金主收降而收敛，木郁为病往往与金收敛太过有关，"达之"之法不仅可以解决木郁本身，亦是逆金收之性而泻的治本之法。

火郁发之，指火盛郁闭，甚或火热扰神、迫血妄行的病证，治疗当以发越、发散火邪。张介宾注说："发，发越也。凡火郁之病，为阳为热之属也，其脏应心、小肠、三焦，其主在脉络，其伤在阴分。凡火所居，其有结聚敛伏，不宜蔽遏，故当因其势而解之、散之、升之、扬之，如开其窗，如揭其被，皆谓之发。"诸如张仲景用栀子豉汤治心烦懊侬，用升麻鳖甲汤治阳毒面赤咽痛唾脓血，钱乙用泻黄散治口疮，李东垣用普济消毒饮治头面赤肿，用升阳散火汤治齿腮肿痛等，皆属"火郁发之"之法。《丹溪心法》还指出："火盛者，不可骤用凉药，必兼温散。"泻火之中佐以发散，则有阴阳相济，升降相从的配伍之妙。《素问·热论》谓"暑当与汗皆出，勿止"，也寓"火郁发之"义。另外，水克火，水为寒性而主敛，火郁为病往往与寒收敛太过有关，正所谓"寒包火"，"发之"正是逆寒敛而散的治本之法。

土郁夺之，指湿郁脾土，脾气壅滞的病证，治疗当以祛除湿邪，消导滞气。张介宾注说："夺，直取之也。凡土郁之病，湿滞之属也。其脏应脾胃，其主在肌肉四肢，其伤在胸腹。土畏壅滞，凡滞在上者夺其上，吐之可也；滞在中者夺其中，伐之可也；滞在下者夺其下，泻之可也。"陈士铎《石室秘录·夺治法》云："夺治者，乃土气壅滞而不行，不夺则愈加阻滞，故必夺门而出。"如湿热郁阻中焦，用苦寒以燥湿清热治之；寒湿郁滞中焦，用苦温化湿以治之；又如腹中窒塞，大满大实，以枳实导滞丸、木香槟榔丸、承气汤下而夺之等，均属"土郁发之"之法。从五行关系而言，木制土，土则运而不滞；木疏泄无力，土则郁而为病。故"夺之"之法，不仅可以解决土郁本身，亦是顺木疏泄之性而补的治本之法。

金郁泄之，指燥气盛行，肺气郁闭不利的病证，治疗当以宣泄或降泄肺气为主。张介宾注说："泄，疏利也。凡金郁之病，为敛为阴，为燥为塞之属也。其脏应肺与大肠，其主在皮毛声息，其伤在气分。故或解其表，或破其气，或通其便，凡在表在里、在上在下皆可谓之泄也。"诸如张仲景用麻杏石甘汤治热壅肺气之喘促，吴鞠通用桑菊饮治秋燥咳嗽，则是宣泄肺气之法；又如葶苈大枣泻肺汤治咳逆上气、喘鸣迫塞，宣白承气汤治喘促不宁、痰涎壅滞，则为降泄肺气之法，均属于"金郁泄之"之治。火克金，火性炎上主发散，火散不足，则金收敛太过而可致金郁，故亦可用辛散之法以治金郁。《素问·脏气法时论》之"急食辛以润之，开腠理，致津液，通气也"则是很好的治疗指南，临床用杏苏散、桑杏汤治燥也正是其运用。

水郁折之，指水寒之气盛行，郁滞于内，治当调理相关脏腑功能，以温阳蠲寒除湿利水。张介宾注说："折，调制也。凡水郁之病，为寒为水之属也。水之本在肾，水之标在肺，其伤在阳分，其反克在脾胃。水性善流，宜防泛滥。凡折之之法，如养气可以化水，治在肺也；实土可以制水，治在脾也；壮火可以胜水，治在命门也；自强可以帅水，治在肾也；分利可以泄水，治在膀胱也。"具体如张仲景用苓桂甘枣汤治水饮奔豚证，用真武汤治阳虚水泛证，或用乌头汤、白术附子汤治疗寒痹骨痛等，均属"水郁折之"之法。

翁藻[①]《医钞类编》的解释甚为精辟，特录如下："木达，谓木郁达之。达者，条达舒畅之义。凡木郁之病，风为清敛也，宜以辛散之、疏之，以甘调之、缓之，以苦涌之、平之，但使木气条达舒畅，皆治木郁之法也。火发，谓火郁发之。发者，发扬解散之义。凡火郁之病，为寒束也，宜以辛温散之，以辛甘扬之，以辛凉解之，以辛苦散之，但使火气发扬解散，皆治火郁之法也。金泄，谓金郁泄之。泄者，宣泄疏降之义。凡金郁之病，燥为火困也，宜以辛宣之、疏之、润之，以苦泄之、降之、清之，但使燥气宣通疏畅，皆治金郁之法也。水折，谓水郁折之。折者，逐导渗通之义。凡水郁之病，水为湿瘀也，宜以辛苦逐之、导之，以辛淡渗之、通之，但使水气流通不畜，皆治水郁之法也。土夺，谓土郁夺之。夺者，汗、吐、下、利之义。凡土郁之病，湿为风阻也，在外者汗之，在内者攻之，在上者吐之，在下者利之，但使土气不致壅阻，此皆治土郁之法也。"

① 翁藻.医钞类编[M].崔为校注.北京：中国中医药出版社，2015：29.

刺法论篇第七十二（遗篇）

【导读】

　　本篇基于天人相应的理念，以五行理论为推演工具，将运气学说、藏象经脉理论以及腧穴的五输穴等知识加以综合，主要论述六气升降不前、不迁正、不退位等刚柔失守，气交失常，造成运气异常变化，而疫病流行，相关脏腑经脉可能发生病变及其针刺防治方法，提出了"正气存内，邪不可干""刺法有全神养真之旨，亦法有修真之道"等重要命题，强调了心理因素在疫病防治以及针刺治疗中的重要价值。由于刺法作为其疫病防治的方法贯穿始终，故以"刺法"名篇。但其中所论发病与刺法，皆为人为推演的结果，且存在诸多逻辑矛盾，研习者不得不知。遗篇伪托的时代，大约在唐末之五代到宋初①，始见于北宋刘温舒的《素问入式运气论奥》。

【原文】

　　黄帝问曰：升降[1]不前，气交有变，即成暴郁，余已知之。如何预救生灵[2]，可得却[3]乎？岐伯稽首再拜对曰：昭乎哉问！臣闻夫子言，既明天元[4]，须穷刺法[5]，可以折郁扶运，补弱全真，泻盛蠲[6]余，令除斯苦。帝曰：愿卒闻之。岐伯曰：升之不前，即有甚凶也。木欲升而天柱[7]窒抑[8]之，木欲发郁，亦须待时[9]，当刺足厥阴之井[10]。火欲升而天蓬窒抑之，火欲发郁，亦须待时，君火相火同刺包络之荥。土欲升而天冲窒抑之，土欲发郁，亦须待时，当刺足太阴之俞。金欲升而天英窒抑之，金欲发郁，亦须待时，当刺手太阴之经。水欲升而天芮窒抑之，水欲发郁，亦须待时，当刺足少阴之合。

　　帝曰：升之不前，可以预备，愿闻其降，可以先防。岐伯曰：既明其升，必达其降也。升降之道，皆可先治也。木欲降而地晶[11]窒抑之，降而不入，抑之郁发，散而可得位，降而郁发，暴如天间之待时[12]也，降而不下，郁可速矣，降可折其所胜也，当刺手太阴

　　①钱超尘.金刻本《素问》探秘[J].医古文知识，2004，（1）：4-8.

之所出[13]，刺手阳明之所入[14]。火欲降而地玄窒抑之，降而不入，抑之郁发，散而可入[15]，当折其所胜，可散其郁，当刺足少阴之所出，刺足太阳之所入。土欲降而地苍窒抑之，降而不下，抑之郁发，散而可入，当折其胜，可散其郁，当刺足厥阴之所出，刺足少阳之所入。金欲降而地彤窒抑之，降而不下，抑之郁发，散而可入，当折其胜，可散其郁，当刺心包络所出，刺手少阳所入也。水欲降而地阜窒抑之，降而不下，抑之郁发，散而可入，当折其胜[16]，可散其郁，当刺足太阴之所出，刺足阳明之所入。

帝曰：五运之至，有前后与升降往来，有所承抑之[17]，可得闻乎刺法？岐伯曰：当取其化源[18]也。是故太过取之，不及资之。太过取之，次抑其郁，取其运之化源，令折郁气。不及资之[19]，以扶运气，以避虚邪也。资取之法，令出《密语》[20]。

【校注】

〔1〕升降：指运气中六气的客气，随年支的变化而变动，其左右间气有升有降。即旧岁在泉之右间气升为新岁司天之左间，旧岁司天之右间降为新岁在泉之左间。

〔2〕生灵：人类

〔3〕却：张介宾："却，言预却其气，以免病也。"

〔4〕天元：指天地六元之气，即风、热、火、湿、燥、寒六气。详见《素问·六元正纪大论》。

〔5〕刺法：原作"法刺"，《素问注证发微》《类经》卷二十八作"刺法"，与篇名合，故从改。

〔6〕蠲（juān捐）：祛除。

〔7〕天柱：与后文天蓬、天冲、天英、天芮，分别为金星、水星、木星、火星、土星的别称。即金星称天柱，水星称天蓬，木星称天冲，火星称天英，土星称天芮。在此分别指代木、火、土、金、水五运之气。

〔8〕窒抑：阻遏，抑制。

〔9〕木欲发郁，亦须待时：谓木之郁气欲发，必须等到木气得位之时。

〔10〕井：与后文荥、俞、经、合，指手足末端的五输穴。其中足厥阴之井为大敦穴，心包络之荥为劳宫穴，足太阴之俞为太白穴，手太阴之经为经渠穴，足少阴之合为阴谷穴。

〔11〕地晶（xiǎo小）：与后文地玄、地苍、地彤、地阜，也分别为金星、水星、木星、火星、土星的别称。即金星为地晶，水星为地玄，木星为地苍，火星为地彤，土星为地阜。在此分别指代木、火、土、金、水五运之气。

〔12〕暴如天间之待时：言气郁发作，其暴烈程度如同司天间气应升不升，郁气待时发作一样。

〔13〕所出：指脉气发出之处，即井穴。其中，手太阴为少商，手少阴为少冲，手厥阴为中冲，足太阴为隐白，足少阴为涌泉，足厥阴为大敦；手阳明为商阳，手少阳为关冲，手太阳为少泽，足阳明为厉兑，足少阳为窍阴，足太阳为至阴。

〔14〕所入：指脉气入里之处，即合穴。其中，手太阴为尺泽，手少阴为少海，手厥阴为曲泽，足太阴为阴陵泉，足少阴为阴谷，足厥阴为曲泉；手阳明为曲池，手少阳为天井，手太阳为小海，足阳明为足三里，足少阳为阳陵泉，足太阳为委中。

〔15〕入：原作"矣"，据金刻本及前后文例改。

〔16〕胜：原作"土"，据正统道藏本及以上文例改。

〔17〕五运之至……有所承抑之：指五运有太过不及之年，太过者其至先，不及者其至后。五运与六气值年又互相影响，五运的太过不及与六气的升降往来，存在着相承相抑的关系。

〔18〕取其化源：治其六气生化之本源。

〔19〕资之：原作"扶资"，据上文例改。

〔20〕《密语》：即《玄珠密语》，又名《素问六气玄珠密语》，系王冰所著。

【释义】

本段依据五行学说的原理，提出六气升降不前，气交失常，就会成为剧烈的郁气使人患病，并可用针刺方法加以防治。

一、升之不前的发病及刺治

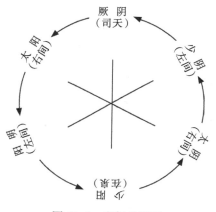

图72-1 客气升降图

六气的升降，主要是针对客气而言，其正常的运转规律是先三阴后三阳，均按一、二、三之序逆时针方向运行，即厥阴风木→少阴君火→太阴湿土→少阳相火→阳明燥金→太阳寒水，一年推移一步，六年六步为一周期。这里的升降，乃针对司天、在泉的左右间气而言，如随着年支的变化，每年的在泉的右间（即五之气）上升为司天的左间（即四之气），而司天之右间（即二之气）下降为在泉的左间（即初之气）（见图72-1）。

假如客气六气欲升之时，受到所不胜岁运之气的阻遏，其气郁滞，要到本气当位之时发作，则五行相应之脏发病，应针刺该脏经脉五输穴中五行属性相同的腧穴。具体而言，如辰戌之岁，厥阴风木应从在泉之右间上升为司天之左间，由于金气过胜而木气被抑制，木郁则人病在肝，故当刺足厥阴经脉五输穴之井穴大敦。余仿此（表72-1）。

表72-1 六气升之不前的发病及刺法

纪年干支	升之不前六气	阻抑之气	病位所在	针刺经穴
辰戌	厥阴风木	金气	肝	足厥阴肝经，井穴大敦（木）
巳亥/丑未	君火相火	水气	心（心包）	手厥阴心包经，荥穴劳宫（火）
子午	太阴湿土	木气	脾	足太阴脾经，俞穴太白（土）
寅申	阳明燥金	火气	肺	手太阴肺经，经穴经渠（金）
卯酉	太阳寒水	土气	肾	足少阴肾经，合穴阴谷（水）

这里心病取手厥阴心包经刺治，其原因大概如《灵枢·邪客》所说："手少阴之脉独无腧，何也？岐伯曰：少阴，心脉也。心者，五脏六腑之大主也，精神之所舍也，其脏坚固，邪弗能容也。容之则心伤，心伤则神去，神去则死矣。故诸邪之在于心者，皆在于心之包络，包络者，心主之脉也，故独无腧焉。黄帝曰：少阴独无腧者，不病乎？岐伯曰：其外经病而脏不病，

故独取其经于掌后锐骨之端。其余脉出入屈折，其行之徐疾，皆如手少阴心主之脉行也。"

二、降而不入的发病及刺治

假如客气六气欲降之时，受到所不胜岁运之气的阻遏，其气郁滞，要等到郁气发散方可降之正常位置。要防治此类郁气所致的疾病，可泻其所不胜之气，针刺所不胜之气相应的脏腑经脉，其中五脏阴经取五输穴之井穴，六腑阳经取五输穴之合穴。具体而言，如丑未之岁，厥阴风木应从司天之右间下降为在泉之左间，由于地晶金气过胜阻抑之，应降不降而木气郁滞，在人则肝胆发病，治疗当泻亢盛之金气，针刺手太阴经脉五输穴之井穴少商，以及手阳明大肠经脉五输穴之合穴曲池。余仿此（表72-2）。

表72-2　六气降而不入的发病及刺法

纪年干支	降而不入六气	阻抑之气	病位所在	针刺经穴
丑未	厥阴风木	金气	肝胆	手太阴井穴少商，手阳明合穴曲池
寅申/辰戌	君火/相火	水气	心/心包	足少阴井穴涌泉，足太阳合穴委中
卯酉	太阴湿土	木气	脾胃	足厥阴井穴大敦，足少阳合穴阳陵泉
巳亥	阳明燥金	火气	肺大肠	手厥阴井穴中冲，手阳明合穴天井
子午	太阳寒水	土气	肾膀胱	足太阴井穴隐白，足阳明合穴足三里

三、升降不前的刺治原则

对升降失常致郁而发病的治疗，总的原则是按照六气生化关系来调治，气太过的要用泻法，气不足的要用补法。具体而言，泻法就是根据六气升降的次序，抑制亢盛之气，通过调节五运生化之源来制服郁气，使之解散；补法就是扶助五运气化，避免虚邪的侵袭。张介宾认为："前《六元正纪大论》所载六十年运气之纪，有言资其化源，有言取其化源者，正此之谓也。"

【知识链接】

本段原文所论六气升降不前的机理、发病及其针刺治疗，无疑是以天人相应观为指导思想，以五行理论为推演工具，将运气学说、藏象经脉理论以及腧穴的五输穴知识加以综合，人为推演的结果。为了说明气之不升是因为天之阻抑，借用了天柱、天蓬、天冲、天英、天芮等五星别名，以显示阻抑之力来自于天；同样，为了说明气之不降是因为地之阻抑，则借用了地晶、地玄、地苍、地彤、地阜一套术语，以显示阻抑之力来自于地。其中天柱、天蓬、天冲、天英、天芮等作为九星配九宫的内容，可见于宋·刘温舒撰《素问入式运气论奥·论九宫分野第二十六》。地晶、地玄、地苍、地彤、地阜等术语，则见于《天元玉册·次求地下三乘本宫数法》中："地宫，本宫也。地元一宫，地阜二宫，地仓三宫，地刚四宫，地黔五宫，地魁六宫，地晶七宫，地壮八宫，地彤九宫。"并称此为"在泉九室"，以在泉之气与地元、地阜、地晶、地彤、地仓之间的五行关系，以判断是本宫胜在泉、在泉胜主室以及五行属性相同而合德。然张介宾则将地晶、地玄、地苍、地彤、地阜分别解释为金、水、木、火、土星（《类经》卷二十八），为后世医家所采纳。很明显也是为了论述之需要，依据五行五色等所自造，这里并不涉及六气升降与实际星象之间的任何关系。

本篇所论内容，也参杂了奇门遁甲术的一些要素。奇门遁甲以八卦为基础，记载变化方位；结合星相历法，用十天干隐其一，配九宫以记载天象及地象之交错；用八门记载人事，用九星八神记载周遭之环境；辅以阴阳五行、三奇六仪等要素，利用术数、算术等进行推算。其中既有时间也有空间，体现了古人之宇宙观及智慧。其中除九宫八卦是遁甲式的基本要素外，九星自然也是其要素之一。《开元占经》引《黄帝占》说："北斗为帝车，运于中央，临制四方，分别阴阳，建于四时，均立五行，移应节度，定诸纪纲，太乙之事也。"即是太乙天帝乘斗车巡行天界，安排分、建、均、移、定诸事。由于斗为帝车，因此观测北斗星的运行，就知道四方、阴阳、四时、五行、节令、纲纪等情况。北斗星按《史记·天官书》索隐说，《春秋·运斗枢》云："斗，第一天枢，第二璇，第三玑，第四权，第五衡，第六开阳，第七摇光。第一至第四为魁，第五至第七为杓，合而为斗。"但是星占家们却坚持认为北斗是由九星组成。《素问·天元纪大论》引《太始天元册》云："九星悬朗。"王冰注说："九星，谓天蓬、天芮、天冲、天辅、天禽、天心、天柱、天任、天英，此盖从标而始，遁甲式法。""上古世质人淳，归真反朴，九星悬朗，五运齐宣。中古道德稍衰，标星藏曜，故星之见者七焉。"这里说的天蓬等九星就是遁甲九星。宋·刘温舒《素问入式论奥》引《天元玉册》云："天蓬一，水正之宫也；天芮二，土神之应宫也；天冲三，木正之宫也；天辅四，木神之应宫也；天禽五，土正之宫也；天心六，金神之应宫也；天柱七，金神之正宫也；天任八，土神之应宫也；天英九，火正之宫也。"将遁甲九星之五行所属加以明确。

遁甲术是以一年为周期的占式，而且论一年之周期是以阳历为基础，论及二十四节气，论及七十二候，论及日和时，但却绝不论月份。这与《素问》所论述之五运六气历有共通之处。遁甲术完全采纳了《黄帝内经》对年周期的处理，实际上也是将一年分为六段，每段60日。虽然不是以六气为计时周期，但却是直接对六十花甲子，即60个干支对直接操作。其操作的手法，即是将60干支对与九宫联系起来，从而使"三才变化作三元"，而形成遁甲式的日历体系。

卢央[①]认为，《素问·六节脏象论》所讲的天以六六为节，即为360日法，即是1年有6个花甲（六十干支对）。而这要与地的九州之气相通，天的六六为节，要与地的九州相制会。实际上就是说，要将六十花甲子与九宫相通，然后建立起九宫与历法的相互关系的系统，这就是遁甲式。《黄帝内经》认为天地是个大宇宙，人体是个小宇宙，这两者是相互沟通的，犹如天与地相互沟通一样。当将此系统用于人体时，就是《黄帝内经》的系统；用于天地间之关系时，即当为遁甲式的系统了。

【原文】

黄帝问曰：升降之刺，以[1]知其要，愿闻司天未得迁正[2]，使司化之失其常政，即

①卢央.中国古代星占学［M］.北京：中国科学技术出版社，2008：443.

万化之或其皆妄。然与民为病，可得先除，欲济群生，愿闻其说。岐伯稽首再拜曰：悉乎哉问！言其至理，圣念慈悯，欲济群生，臣乃尽陈斯道，可申洞微[3]。太阳复布[4]，即厥阴不迁正，不迁正气塞于上，当泻足厥阴之所流[5]。厥阴复布，少阴不迁正，不迁正即气塞于上，当刺心包络脉之所流。少阴复布，太阴不迁正，不迁正即气留于上，当刺足太阴之所流。太阴复布，少阳不迁正，不迁正则气塞未通，当刺手少阳之所流。少阳复布，则阳明不迁正，不迁正则气未通上，当刺手太阴之所流。阳明复布，太阳不迁正，不迁正则复塞其气，当刺足少阴之所流。

帝曰：迁正不前，以通其要。愿闻不退，欲折其余，无令过失，可得明乎？岐伯曰：气过有余，复作布正，是名不退位[6]也。使地气不得后化[7]，新司天未可迁正，故复布化令如故也。巳亥之岁，天数有余[8]，故厥阴不退位也，风行于上，木化布天，当刺足厥阴之所入。子午之岁，天数有余，故少阴不退位也，热行于上，火余化布天，当刺手厥阴之所入。丑未之岁，天数有余，故太阴不退位也，湿行于上，雨化布天，当刺足太阴之所入。寅申之岁，天数有余，故少阳不退位也，热行于上，火化布天，当刺手少阳之所入。卯酉之岁，天数有余，故阳明不退位也，金行于上，燥化布天，当刺手太阴之所入。辰戌之岁，天数有余，故太阳不退位也，寒行于上，凛水[9]化布天，当刺足少阴之所入。故天地气逆，化成民病，以法刺之，预可平疴[10]。

【校注】

〔1〕以：通"已"。

〔2〕迁正：迁居到正常位置。即上年司天左间，迁为今年司天；或上年在泉左间，迁为今年在泉。

〔3〕可申洞微：可以阐明深奥微妙的理论。张介宾："申，明也。洞，幽也。"

〔4〕复布：指上年的司天之气当退位而不退位，仍施布其气。

〔5〕所流：指荥穴。《灵枢·九针十二原》："所溜为荥。"其中，手太阴为鱼际，手少阴为少府，手厥阴为劳宫，足太阴为大都，足少阴为然谷，足厥阴为行间；手阳明为二间，手少阳为液门，手太阳为前谷，足阳明为内庭，足少阳为侠溪，足太阳为通谷。

〔6〕不退位：指上年司天之气有余太过，到新的一年还不能退居间气之位，继续施布政令。张介宾："气数有余不退，复作布政，而新旧不能过位。"

〔7〕地气不得后化：指在泉之气不能退后以行间气之化。地气，指在泉之气。

〔8〕天数有余：指司天的气数有余太过，不能按时退位。

〔9〕凛水：指凛冽的寒水之气。又，据上文体例，"凛"字似衍。

〔10〕疴（kē科）：疾病。

【释义】

本段主要论述诸气不得迁正、退位的机理，以及所形成天地之气异常所导致的疾病与刺治方法。

一、气不迁正及其刺法

不迁正，是指上一年的司天左间（四之气）不能迁入本年度的司天（三之气）之位，因而不能发挥正常作用。这是由于上一年的司天之气太过，到新的一年继续发挥主持气化的作用，这样就阻止了其左间（四之气）不能升迁司天之位（三之气）。由此造成不能升迁之气郁塞于上，其相应之脏发生病症，当针刺该脏经脉之荥穴。具体而言，如辰戌年太阳寒水司天，如果这年的寒水之气太过，到了巳亥之年，太阳寒水仍然行令，那么其左间的厥阴风木之气就无法升迁于司天正位，风化不行，木气郁塞于上，人病在肝，故当泻足厥阴肝经之荥穴行间。余仿此（表72-3）。

表72-3 诸气不迁正的机理及刺法

岁支	复布之气	不迁正之气	病位所在	针刺经穴
巳亥	太阳寒水	厥阴风木	肝	足厥阴肝经荥穴行间
子午	厥阴风木	少阴君火	心（心包）	手厥阴心包经荥穴劳宫
丑未	少阴君火	太阴湿土	脾	足太阴脾经荥穴大都
寅申	太阴湿土	少阳相火	三焦	手少阳三焦经荥穴液门
卯酉	少阳相火	阳明燥金	肺	手太阴肺经荥穴鱼际
辰戌	阳明燥金	太阳寒水	肾	足少阴肾经荥穴然谷

二、气不退位及其刺法

不退位，是指上一年的司天之气太过有余，继续行使其主持气化的作用，气候、物化等仍然表现为上一年岁气的特点。由此导致与其五行属性相同的脏气偏盛有余而发病，当针刺该脏经脉之合穴。具体而言，如巳亥之岁，司天之气太过有余，厥阴风木之气不退位，至子午岁犹尚治天，在人肝气有余，当刺足厥阴肝经之合穴曲泉。余仿此（表72-4）。

表72-4 诸气不退位的机理及刺法

岁支	不退位之气	气化特点	脏腑病变	针刺经穴
子午	厥阴风木	热化不行，风反为灾	肝气有余	足厥阴肝经合穴曲泉
丑未	少阴君火	雨化不行，热气尚治	心气有余	手厥阴心包经合穴曲泽
寅申	太阴湿土	火气不行，湿乃布天	脾气有余	足太阴脾经合穴阴陵泉
卯酉	少阳相火	金化不行，火尚布天	三焦之气有余	手少阳三焦经合穴天井
辰戌	阳明燥金	寒化不行，燥尚布天	肺气有余	手太阴肺经合穴尺泽
巳亥	太阳寒水	风化不行，寒气布天	肾气有余	足少阴肾经合穴阴谷

【知识链接】

本篇分别阐述了六气升之不前、降之不入、不迁正、不退位四种气化失常的情况以及针刺治疗方法，然从六气轮替分主一年六个时节的角度而言，上述四种情况的发生，犹如打棒球跑垒一样，一旦出现任何一种情况，其他情况则同时发生，而不可能只出现单一一种气化失常。如巳亥年风木之气司天有余，到了子午年仍不退位，那么其司天的左间少阴君火自然不能迁正到司天之位，同时在泉之右间太阴湿土不能上升到司天之左间，司天之右间太阳寒水也不能下降到在泉之左间。然原文对升之不前、降之不入、不迁正均从本气受到制约而致郁气的角度论述气化失常与发病，不退位则从胜气的角度论述，况且同样是被阻抑之气影响人体发病，治疗方法也不一致，缺乏逻辑的自洽性。对于不迁正与不退位的区别，张介宾曾解释说："按上文云复布者，以旧气再至，新气被郁，郁散则病除，故当刺新气之经。此下言不退者，以旧气有余，非泻不除，旧邪退则新气正矣，故当刺旧气之经。二治不同，各有深意。"然不迁正与不退位总是同时发生，一从胜气而言，一从被克之气而言，那么为什么不迁正的情况下，胜气就不能发挥作用呢？况且司天之气主一年上半年的气候变化，在不退位的情况下，又如何超越下半年影响到次年的气候变化，而不是本年度下半年的气候变化，诸如此类，还存在较多问题。

【原文】

黄帝问曰：刚柔二干[1]，失守其位，使天运之气[2]皆虚乎？与民为病，可得平乎？岐伯曰：深乎哉问！明其奥旨，天地迭移[3]，三年化疫，是谓根之可见，必有逃门[4]。

假令甲子，刚柔失守[5]，刚未正，柔孤而有亏[6]，时序不令，即音律非从[7]，如此三年，变大疫也。详其微甚，察其浅深，欲至而可刺，刺之，当先补肾俞，次三日，可刺足太阴之所注[8]。又有下位己卯不至，而甲子孤立者，次三年作土疬[9]，其法补泻，一如甲子同法也。其刺以毕，又不须夜行及远行，令七日洁，清净斋戒。所有自来肾有久病者，可以寅时面向南，净神不乱思，闭气不息七遍，以引颈咽气顺之，如咽甚硬物，如此七遍后，饵舌下津令无数。

假令丙寅，刚柔失守[10]，上刚干失守，下柔不可独主之，中水运非太过[11]，不可执法而定之。布天有余，而失守上正，天地不合，即律吕[12]音异，如此即天运失序，后三年变疫。详其微甚，差有大小，徐至即后三年，至甚即首三年，当先补心俞，次五日，可刺肾之所入。又有下位地甲子[13]，辛巳柔不附刚，亦名失守，即地运皆虚，后三年变水疬，即刺法皆如此矣。其刺如毕，慎其大喜，欲情于中，如不忌，即其气复散也，令静七日，心欲实，令少思。

假令庚辰，刚柔失守[14]，上位失守，下位无合，乙庚金运，故非相招[15]，布天未退，中运胜来[16]，上下相错，谓之失守，姑洗林钟[17]，商音不应也，如此则天运化易，三年变大疫。详其天数，差有微甚，微即微，三[18]年至，甚即甚，三[19]年至，当先补肝俞，次三日，可刺肺之所行[20]。刺毕，可静神七日，慎勿大怒，怒必真气却散之。又或在下地甲子，乙未失守者，即乙柔干，即上庚独治之，亦名失守者，即天运孤主之，三年变疬，名曰金疬，其至待时也，详其地数之等差，亦推其微甚，可知迟速尔。诸位乙庚失守，刺法同，肝欲平，即勿怒。

假令壬午，刚柔失守[21]，上壬未迁正，下丁独然，即虽阳年，亏及不同[22]，上下失守，相招其有期，差之微甚，各有其数也，律吕二角，失而不和，同音有日，微甚如见，三年大疫。当刺脾之俞，次三日，可刺肝之所出也。刺毕，静神七日，勿大醉歌乐，其气复散，又勿饱食，勿食生物，欲令脾实，气无滞饱，无久坐，食无太酸，无食一切生物，宜甘宜淡。又或地下甲子，丁酉失守其位，未得中司，即气不当位，下不与壬奉合者，亦名失守，非名合德[23]，故柔不附刚，即地运不合，三年变疠，其刺法一如木疫之法。

假令戊申，刚柔失守[24]，戊癸虽火运，阳年不太过也[25]，上失其刚，柔地独主[26]，其气不正，故有邪干，迭移其位，差有浅深，欲至将合，音律先同[27]，如此天运失时，三年之中，火疫至矣，当刺肺之俞，次三日，可刺手厥阴之所流[28]。刺毕，静神七日，勿大悲伤也，悲伤即肺动，而真气复散也，人欲实肺者，要在息气[29]也。又或地下甲子，癸亥失守者，即柔失守位也，即上失其刚也，即亦名戊癸不相合德者也，即运与地虚，后三年变疠，即名火疠。

是故立地五年，以明失守，以穷刺法[30]，于是疫之与疠，即是上下刚柔之名也，穷归一体也，即刺疫法，只有五法，即总其诸位失守，故只归五行而统之也。

【校注】

[1] 刚柔二干：在十天干中，单数者为阳，为刚干，即甲、丙、戊、庚、壬；双数者为阴，为柔干，即乙、丁、己、辛、癸。

[2] 天运之气：指司天与中运之气。

[3] 天地迭移：谓司天在泉之气逐年更迭迁移。

[4] 逃门：指避免时疫所伤的门路、办法。

[5] 假令甲子，刚柔失守：甲与己都属土运，甲为刚干，己为柔干。甲子年子午少阴司天，子午为刚支。凡少阴司天，必阳明在泉，阳明属卯酉而与土运相配，卯酉为柔支，而己卯为甲子年的在泉之化。所以，上甲则下己，上刚而下柔。所谓刚柔失守，就是由于上一年的司天和在泉不退位，使刚干或柔干失守其司天和在泉之位而不能迁正，上下不相协调，不相呼应，失守之气抑郁，引致气候反常，次三年，遇其气所胜之年则要发生疫疠。以下丙寅与辛巳，庚辰与乙未，壬午与丁酉，戊申与癸亥照此类推。

[6] 刚未正，柔孤而有亏：指上刚之司天之气未能迁正，则下柔之在泉之气必孤立而亏虚。

[7] 音律非从：此指运气刚柔失调，阴阳错乱。音律分阴阳，故以代指运气之阴阳。

[8] 所注：指五输穴的俞穴。《灵枢·九针十二原》云："所注为俞。"其中手太阴为太渊，手少阴为神门，手厥阴为大陵，足太阴为太白，足少阴为太溪，足厥阴为太冲；手阳明为三间，手少阳为中渚，手太阳为后溪，足阳明为陷谷，足少阳为临泣，足太阳为束骨。

[9] 土疠：指土运之年，在泉不得迁正，三年所化之疠病。后水疠、金疠、木疠、火疠义同。

[10] 假令丙寅，刚柔失守：张介宾："丙与辛合，皆水运也。寅申年少阳司天，必厥阴在泉，厥阴属巳亥而配于水运，则辛巳为在泉之化，故上丙则下辛，丙刚辛柔，一有不正，皆失守矣。"

[11] 中水运非太过：丙年本为水运太过，但由于司天不得迁正，水运太过受上年太阴湿土司天所制约。

〔12〕律吕：是古代乐律的统称，可分为阳律和阴律。黄钟、太簇、姑洗、蕤宾、夷则、无射为六阳律，又称六律；大吕、夹钟、仲吕、林钟、南吕、应钟为六阴律，又称六吕。此用律吕的阴阳不相协调来比喻运气之刚柔失守。

〔13〕下位地甲子：指在泉的年干支。下位地，即在泉。甲子，在此泛指干支。后文"地下甲子"等同此。

〔14〕假令庚辰，刚柔失守：张介宾："乙庚皆金运也。辰戌年太阳司天，必太阴在泉，太阴属丑未而配于金运，则乙未为在泉之化。庚刚乙柔，设有不正，则失守矣。"

〔15〕乙庚金运，故非相招：指太阳司天不迁正，司天之刚干庚不守于上，刚柔失守，上下不能相互招引。

〔16〕布天未退，中运胜来：指上年己卯司天的燥金之气未退位，则在泉的少阴君火制胜庚辰年中运之金。

〔17〕姑洗林钟：庚辰属金运太过，为太商，应于阳律姑洗，配司天；乙未属金运不及，应于阴吕林钟，配在泉。

〔18〕三：此前据文例疑脱"后"字。

〔19〕三：此前据文例疑脱"首"字。

〔20〕所行：指五输穴之经穴。《灵枢·九针十二原》云："所行为经。"其中手太阴为经渠，手少阴为灵道，手厥阴为间使，足太阴为商丘，足少阴为复溜，足厥阴为中封；手阳明为阳溪，手少阳为支沟，手太阳为阳谷，足阳明为解溪，足少阳为阳辅，足太阳为昆仑。

〔21〕假令壬午，刚柔失守：张介宾："丁壬皆木运也。子午年少阴司天，必阳明在泉，以阳明配合木运，则丁卯丁酉为在泉之化。刚柔不正，则皆失守矣。"

〔22〕即虽阳年，亏及不同：谓壬属木运太过，但由于司天不得迁正，配司天之刚干壬不能守于上，则木运不能得到应有的气化而亏虚。

〔23〕合德：指司天之干支与在泉的干支，能按时就位，阴阳相会，刚柔相配，上下相合，共同发挥应有的作用。

〔24〕假令戊申，刚柔失守：张介宾："戊癸皆火运之年，寅申岁必少阳司天，厥阴在泉，以厥阴而配火运，则癸亥为在泉之化。戊申之刚在上，癸亥之柔在下，一有不正，俱失守矣。"

〔25〕戊癸虽火运，阳年不太过也：戊癸化火，戊年为火运太过之年，但由于司天不得迁正，配司天之刚干戊失于上守，火运不能得到应有的气化而不是太过。

〔26〕上失其刚，柔地独主：谓上年丁未司天之气太过有余，太阴湿土不退位，则本年戊申不得守于上，上失其刚，而癸亥阴柔独主于下。

〔27〕音律先同：张介宾："盖戊申阳律太徵也，癸亥阴吕少徵也，其气和，其音叶矣。"

〔28〕次三日……所流：原脱，《类经》卷二十八云："此下当云次三日，可刺手厥阴之所流。必脱失也。"宜从，并据上文例补。

〔29〕息气：张介宾："肺主气，息气乃可以补肺，即闭气存神之道。"

〔30〕刺法：原作"法刺"，据篇名及上下文例改。

【释义】

本段论述了"刚柔二干,失守其位""天地迭移,三年化疫"的道理,指出疫疠的发生,都是刚干和柔干失守其司天和在泉之位而不能迁正,上下不相协调,引起气候反常造成的,并分述了预防五种疫疠的刺法和注意事项。

一、诸年刚柔失守的运气变化

刚干,指阳干,即甲、丙、戊、庚、壬五干;柔干,指阴干,即乙、丁、己、辛、癸五干。所谓刚柔失守,就是由于上一年的司天和在泉不退位,使刚干或柔干失守其司天和在泉之位而不能迁正,上下不相协调,不相呼应,失守之气抑郁,引致气候反常。马莳云:"司天不得迁正则刚失守,而后三年成五疫;司地不得迁正则柔失守,而后三年成五疫。"可谓一语中的。假如甲子年刚柔失守,甲主土运,甲与己合,甲为阳为刚,己为阴为柔,土运有余太过。子午少阴君火司天,卯酉阳明燥金在泉,与土运相配。子午刚支,卯酉为柔支,岁甲土运与子午、卯酉刚柔失守,上刚之司天未能迁正,下柔之在泉孤立而亏虚,上下不相协调,四时寒温失序。同时又论述了己卯年刚柔失守气化规律,所不同的是甲子年中运太过,气化运行提前出现;己卯年土运不及,气化运行推迟到来。

假如丙寅年刚柔失守,丙主水运,丙与辛合,丙为阳为刚,辛为阴为柔,水运有余太过。寅申少阳相火司天,巳亥厥阴风木在泉,与水运相配。寅申刚支,巳亥柔支,岁丙水运与寅申、巳亥刚柔失守,上刚之司天之气未能迁正,下柔之在泉孤立而亏虚,上下不协调,四时寒温失序。同时又论述了辛巳年刚柔失守气化规律,所不同的是丙寅年水运太过,气化运行提前出现;辛巳年水运不及,气化运行推迟到来。其余庚辰、壬午、戊申年情况类此。

二、诸年刚柔失守的疫病发生

诸年刚柔失守,司天、在泉不能迁正,经过3年左右的时间,就会发生疫病流行。疫病流行的规律是:甲子、己卯岁的司天在泉刚柔失守,经过3年,中运土气被在泉之气抑制,将要发生土疫,土克水,易伤肾脏;丙寅、辛巳岁的司天在泉刚柔失守,经过3年中运水气被在泉之气抑制,将要发生水疫,水克火,易伤心脏;庚辰、乙未岁司天在泉刚柔失守,经过3年,中运金气被在泉之气抑制,将发生金疫,金克木,易伤肝脏;壬午、丁酉岁司天在泉刚柔失守,经过3年,中运木气被在泉之气抑制,将发生木疫,木克土,易伤脾脏;戊申、癸亥岁司天在泉刚柔失守,经过3年,中运火气被在泉之气抑制,将发生火疫,火克金,易伤肺脏。

三、诸年刚柔失守的刺治方法

防治诸年刚柔失守致疫,应先审察郁气的微甚,病邪的深浅,在疫病发生之前进行针刺预防。由于疫气易伤其所胜之脏,所以均先取该脏的背俞穴用补法刺治,先固其本,再隔

3日或5日，针刺与疫气五行属性一致的五脏经脉中五输穴之五行属性相同的腧穴，以泻其郁气。如甲子、己卯岁刚柔失守，土疫流行前，先取肾俞穴用补法刺治，固其根本；隔3天再刺足太阴脾经的输穴（土）太白穴，以泻土郁之气。其他诸年类此（表72-5）。

表72-5　诸年刚柔失守的预防治疗

年份	三年化疫	防治原则	针刺经穴	养护方法
甲子、己卯	土疫	补水泻土	先补肾俞，再刺足太阴俞穴太白。	不须夜行及远行，令七日洁，清净斋戒。肾有久病者，可寅时面向南，净神不乱思，闭气不息七遍，以引颈咽气顺之，如咽甚硬物，如此七遍后，饵舌下津令无数。
丙寅、辛巳	水疫	补火泻水	先补心俞，再刺足少阴合穴阴谷。	慎其大喜，欲情于中，如不忌，即其气复散也，令静七日，心欲实，令少思。
庚辰、乙未	金疫	补木泻金	先补肝俞，再刺手太阴经穴经渠。	静神七日，慎勿大怒。
壬午、丁酉	木疫	补土泻木	先补脾俞，再刺足厥阴经穴大敦。	静神七日，勿大醉歌乐，又勿饱食、食生物，气无滞饱，无久坐，食无太酸，宜食甘淡。
戊申、癸亥	火疫	补金泻火	先补肺俞，再刺手厥阴荥穴劳宫。	静神七日，勿大悲伤，闭气养神，调节呼吸。

四、五疫刺治与气功吐纳之术

本篇原文在阐述针刺防治疫病的同时，也十分重视气功吐纳以调动人体潜能在疫病防治中的重要性。如论述土疫的预防，指出在针刺之后，若肾有久病者，可寅时面向南，净神不乱思，闭气不息七遍，以引颈咽气顺之，如咽甚硬物，如此七遍后，饵舌下津令无数。其他疫病的防治中，也反复强调要静神，勿大怒、大悲、大醉歌乐等，下文还专门阐述了相关的方法，可见作者十分重视精神心理作用在疾病防治中的价值，至今仍有重要的指导意义。

另外，张介宾在解释疫病针刺之后，引用旧注之说，提出补肾俞时，要"咒曰：五帝上真，六甲玄灵，气符至阴，百邪闭理。念三遍。自口中取针，先刺二分，留六呼，次入针至三分，动气至而徐徐出针，以手扪之，令受针人咽气三次，又可定神魂者也"。补心俞，"咒曰：太始上清，丹元守灵。诵之三遍。先想火光于穴下，然后刺可同身寸之一分半，留七呼，得气至，次进针三分，以手弹之，令气至针，得动气至而徐徐出针，次以手扪其穴，令受针人闭气三息而咽气也"。补肝俞，"欲下针而咒曰：气从始清，帝符六丁，左施苍城，右入黄庭。诵之三遍。先想青气于穴下，然后刺之三分，得气而进针，针入五分，动气至而徐徐出针，以手扪其穴，令受针人咽气"。刺脾俞，"即咒曰：五精智精，六甲玄灵，帝符元首，太始受真。诵之三遍。先想黄气于穴下，然后刺之二分，得气至，而次进之，又得动气，次进之，二进各一分，留五呼，即徐徐出针，以手扪之，令其人闭息三遍而咽津也"。刺肺俞，"咒曰：真邪用搏，气灌元神，帝符反本，位合其亲。诵之三遍。刺之二分，候气欲至，想白气在穴下，次进一分，得气至而徐徐出其针，以手扪其穴"。此存想、呼吸、针刺三位一体，亦可谓调神针法的应用范例。

【知识链接】

一、古代气功吐纳与疫病防治的论述

本段所论气功吐纳以调动人体潜能防治疫病的方法，特别所论肾有久病的养气还精之法，古代多有论述。张介宾《类经》卷二十八多有收载，特录如下。

旧注曰：仙家咽气，令腹中鸣至脐下，子气见母元气，故曰反本还元。久饵之，令深根固蒂也。故咽气津者，名天池之水，资精气血，荡涤五脏，先溉元海，一名离宫之水，一名玉池，一名神水，不可唾之，但可饵之，以补精血，可益元海也。愚按：人生之本，精与气耳，精能生气，气亦生精，气聚精盈则神王，气散精衰则神去，故修真诸书，千言万语，无非发明精气神字。然三者之用，尤先于气。故《悟真篇》曰：道自虚无生一气，便从一气产阴阳。又古歌曰：气是添年药，津为续命芝。世上慢忙兼慢走，不知求我更求谁？盖以天地万物皆由气化，气存数亦存，气尽数亦尽，所以生者由乎此，所以死者亦由乎此，此气之不可不宝，能宝其气，则延年之道也。故晋道成论长生养性之旨曰：其要在于存三、抱元、守一。三者，精气神，其名曰三宝。抱元者，抱守元阳真气也。守一者，神灵也。神在心，心有性，属阳，是为南方丙丁之火。肾者能生元阳为真气，其泄为精，是为北方壬癸之水。水为命，命系于阴也。此之谓性命。为三一之道，在于存想，下入丹田，抱守元阳，逾三五年，自然神定气和，功满行毕，其道成矣。

诸如此类，虽道家议论尽多，然无非祖述本经精气之义耳。此章言闭气者，即所以养气也。饵津者，即所以益精也。其下手工夫，惟蒋氏调气篇、苏氏养生诀、李真人长生十六字诀皆得其法，足为入门之阶。如蒋氏调气篇曰：天地虚空中皆气，人身虚空处皆气。故呼出浊气，身中之气也；吸入清气，天地之气也。人在气中，如鱼游水中，鱼腹中不得水出入即死，人腹中不和气出入亦死，其理一也。善摄生者，必明调气之故。欲修调气之术者，当设密室闭户，安床暖席，偃卧瞑目，先习闭气，以鼻吸入，渐渐腹满，及闭之久，不可忍，乃从口细细吐出，不可一呼即尽，气定复如前闭之，始而十息，或二十息，不可忍，渐熟渐多，但能闭至七八十息以上，则脏腑胸膈之间，皆清气之布濩矣。至于纯熟，当其气闭之时，鼻中惟有短息寸余，所闭之气，在中如火，蒸润肺宫，一纵则身如委蛇，神在身外，其快其美，有不可言之状，盖一气流通表里上下彻泽故也。其所闭之气渐消，则恍然复旧。此道以多为贵，以久为功，但能于日夜间行得一两度，久久耳目聪明，精神完固，体健身轻，百病消灭矣。凡调气之初，务要体安气和，无与气意争。若不安和且止，俟和乃为之，久而弗倦则善矣。闭气如降龙伏虎，须要达其神理。胸膈常宜虚空，不宜饱满。若气有结滞，不得宣流，觉之，便当用吐法以除之，如呬呵呼嘻嘘吹，六字诀之类是也。不然则泉源壅遏，恐致逆流，疮疡中满之患作矣。又如苏氏养生诀曰：每夜于子时之后，寅时之前，披衣拥被，面东或南，盘足而坐，叩齿三十六通，两手握固，拄腰腹间，先须闭目静心，扫除妄念，即闭口并鼻，不令出气，谓之闭息，最是道家要妙。然后内观五脏，存想心为炎火，光明洞彻，降下丹田中，待腹满气极，则徐徐出气，不得令耳闻声，候出息匀调，即以舌搅唇齿内外，漱炼津液，津液满口，即低头咽下，令津与气谷谷然有声，须用意精猛，以气送入丹田中。气定又依前法为之，凡九闭气、三咽津而止。然后以左右手擦摩两脚心，使涌泉之气，上彻顶门，及脐下腰脊间皆令热彻。次以两手摩熨眼角耳项皆令极热，仍按捏鼻梁左右五七次，梳头百余梳而卧，熟卧至明。又如李氏十六字诀云：一吸便提，气气归脐，一提便咽，水火相见。注曰：右十六字，仙家名为十六锭金，乃至简至易之妙诀也。无分在官不妨政事，在俗不妨家务，在士不妨本业。只于二六时中，略得空闲，及行住坐卧，意一到处，便可行之。口中先须漱及三五次，舌搅上下腭，仍以舌抵上腭，满口津生，连津咽下，汩然有声。随于鼻中吸清气一口，以意会及心目，寂地直送至腹脐下一寸三分丹田气海之中，略存一存，谓之一吸。随用下部轻轻如忍便状，以意力提起，使气归脐，连及夹脊双关、肾门，一路提上，直至后顶玉枕关，透入泥丸顶内，其升而上之，亦不觉气之上出，谓之一呼。一呼一吸，谓之一息。气既上升，随又似前汩然有声咽下，鼻吸清气，送至丹田，稍存一存，又自下部如前轻轻提上，与脐相接而上，所谓气气归脐，寿与天齐矣。凡咽时口中有液愈妙，无液亦要汩然有声咽之。如是一咽一提，或三五口、或七或九、或十二、或二十四口。要行即行，要止即止，只要不忘，作为正事，不使间断，方为精进。

二、关于三年化疫的讨论

本篇提出"天地迭移，三年化疫"，明代吴崑[①]曾尖锐地指出："时本有《素问》遗篇，赘之于后，缪妄甚矣，言之不经，一庸人能辨。语曰：貂不足，狗尾续。正此之谓。或欲奉之以为真诠，宝蜕丸耳。"然从2003年SARS流行起，到2019年新冠肺炎流行，中医界也有一些学者借"三年化疫"说理，有必要加以认真辨析。

（一）"三年化疫"说的逻辑缺陷

顾植山[②]最早提出用"三年化疫"说解说当代传染病发病，他认为2003年SARS的流行，是对三年化疫的验证，《素问·六元正纪大论》明确指出，疫病易发生在"二之气"（3月21日~5月21日）时段，与2003年SARS的高发期也基本吻合。然并没有说明三年前的庚辰年运气失守何以当年不发生金疫，而要三年后才发病？其用合肥地区2000年的气象资料，发现全年降雨量偏少，气温偏高，那么SARS的首发地和重灾区为什么是广东而不是合肥？《素问·六元正纪大论》4次提到疠，分别为初之气1次，二之气2次，终之气1次，提到温病2次，均在初之气，二之气还提到"民乃康"。由此可见，也不能说《素问·六元正纪大论》认为疫病一定多发于二之气阶段。邹勇[③]运气系列讲座——三年化疫，以《内经》理论为依据，专门探讨三年化疫的相关问题，而对何以三年化疫，也只是留下了"三年化疫会是这样形成的吗"的问题，而最终还是不知所云。吕英等[④]试图从三年化疫理论探讨中医药防治2019冠状病毒病（COVID-19）的辨治思路和方法，然文中并没有说清楚如何三年化疫而

①吴崑.黄帝内经素问吴注[M].孙国中，方向红点校.北京：学苑出版社，2001：354.

②顾植山.《内经》运气学说与疫病预测[J].中医药临床杂志，2004，16（1）：93-95.

③邹勇.五运六气入门专题系列讲座（十七）——三年化疫[J].中国中医药现代远程教育[J].2015，13（6）：12-13.

④吕英，宫凤英，李爱武.《黄帝内经》三年化疫与2019冠状病毒病的理论探析[J].中华中医药杂志，2020，35（3）：1104-1106.

发为COVID-19，所谓"三年化疫"也仅仅是标签式的应用。

崔洪涛等[①]认为三年化疫理论，有着深厚的中医运气学背景，是中医学中不可缺少的重要理论，并总结出三年化疫五行属性成因有3种情况，试图说明何以三年化某疫的机理。但不仅问题没有解决，又留下了一系列难以解决的逻辑矛盾：一是甲己同主土运，二者之间间隔4年，本身毫无关系，而其甲子年的运气推演何以与天干之己发生关系？其他年份也存在类似问题。二是甲子年的上一年为癸亥年，癸为火运不及，这里为什么癸就能够与己相会，相会之后为什么又是土运太过？与此相类似的乙辛等相会，又是运之太虚？三是司天之气仅主上本年的气候变化，既然甲子年是土运太过，为什么上年厥阴风木司天之气超越半年的时间，作为一种不退位的余气反而克胜本年的土运之气？四是克胜之后为什么不立即发病，一直要等待三年才致病？五是疫病的发生为什么有些是上一年"尤尚治天"的司天之气五行所胜之气致疫，而有些是与"尤尚治天"之气的五行属性相同之气致疫？六是文中所举戊申年，前一年是丁未年，太阴湿土司天，太阳寒水与太阴湿土常合而为邪，太阳寒水胜火运之气，为什么发生的是火疫而不是寒湿疫？

（二）"三年化疫"说的证伪性研究

中医学人对于中医固有的一些假说常常缺乏证伪的勇气，"三年化疫"说的证伪正是从证实出发，不自觉地不得不走向证伪，或者为证伪提供了充分的依据。如张轩等[②]基于"三年化疫"理论探讨北京地区流脑、猩红热、百日咳、麻疹与异常气候变化的关联性，在早期的报道中，认为这几种疾病的高发与3年前的异常气候变化具有一定的关联性，在一定程度上证明了"三年化疫"理论的客观性。但没有报道发病前1年、2年、4年、当年气候变化与发病的相关数据，自然不能得出相应的结论。而从所研究的35年中，将28年判断为异常气候，如用相同的推理方法，不难得出1年化疫、2年化疫、4年化疫等结论，那么"三年化疫"说自然就有问题了。刘忠第等[③]有关北京市痢疾发病与3年前气候变化关联性的报道，同样没有设置发病前1年、2年、4年、当年气候变化与发病的对照组，而贸然得出痢疾发病与3年前的气候变化具有相关性，"三年化疫"理论对于痢疾发病的预测具有一定指导意义的结论。其后该团队在百日咳发病与前期气象因素相关性的研究报告中，指出百日咳发病与1～3年前的相对湿度、风速、降水量、低云量等气象因素具有密切相关性，其中相对湿度是最重要的气象因子，而以1年前气象因素建模的预测效果最佳[④]。对流行性乙型脑炎高发与前期气象因素相关性的研究结果显示，贡献度最大的气象因素分别是当年初之气的平均风速、1年前三之气的平均相对湿度、2年前初之气的平均风速、3年前二之气的平均风速，说明北京地区乙脑的高发与前期（当年～3年前）的气象因素具有相关性。而且流脑的发

①崔洪涛，苏颖.《黄帝内经》"三年化疫"理论五疫成因规律探求[J].长春中医药大学学报，2016，32（5）：881-883.

②张轩，刘忠第，贺娟.基于"三年化疫"理论探讨北京地区几种呼吸道传染病与异常气候变化的关联性[J].中医药学报，2014，42（6）：25-30.

③刘忠第，张轩，贺娟.基于"三年化疫"理论探讨痢疾发病与气候变化的关联性[J].中华中医药杂志，2013，28（5）：1427-1430.

④张轩，贺娟.基于"三年化疫"理论探讨百日咳发病与前期气象因素的相关性并建立预测模型[J].西部中医药，2015，28（11）：38-42.

病，1971、1972、1973、1974连续四年气候异常，而导致1974、1975、1976、1977年流脑高发[①]。由此可见，所谓"三年化疫"的理论是不能成立的。

再如唐利等[②]本义是想说明"三年化疫"说的神妙价值，他们基于"三年化疫"说研究新型冠状病毒疾病的性质与流行，将该病定为木疫，并得出其发展历程大致根于丁酉年刚柔失守，三年化木疫，发于己亥年终之气（约在2019年11月22日至次年1月20日），长于庚子年初之气（约在1月20日至3月20日），收于二之气（约在3月20日至5月20日），消于三之气（约在5月20日至7月22日）。新冠病毒引起的病变以肺炎为主，推演为木疫，明显与事实不符，同时反观全球范围新冠肺炎的流行情况，其推论的流行时间，好似一个"科技"玩笑了。张维骏等[③]意识到按三年化疫则为"木疠"，与实际事实不符，但还是根据《刺法论》所论，认为太过之运，行本气；不足之运，行胜运之气。因而，木疠当显金疫之化。然若按运气从大寒日起算，则庚又为太过之运，何以显金疫之化？很明显也是一种牵强附会的解释。

（三）"三年化疫"说的可能来源

中医学人总强调中医学具有自然科学与人文科学的双重属性，而要说明何以有"三年化疫"之说，从古代极端气候事件、疫病流行的实际情况看，与运气学说的推演都不相符[④]，更不可能得出"三年化疫"的结论。因此，我们可以转换一个角度，从中国传统文化的角度来加以探讨。

早在《周易》中，就提出了天地人三才的模式，三才观也与古人对数的认知以及老子"三生万物"的思想有关。《左传·昭公三十二年》注引服虔曰："三者，天地人之数。"《说文解字》也说："三，天地人之道也。"因此，"三"在古代无疑是集体意识中的模式数字，形成了对世界进行宏观三分的宇宙观。到了西汉董仲舒，"三"则被崇尚为无所不归的"天之大经"，从而使它具有神秘意义。如《春秋繁露·官制象天》说："三起而成日，三日而成规，三旬而成月，三月而成时，三时而成功。寒暑与和三而成物，日月与星三而成光，天地与人三而成德。由此观之，三而一成，天之大经也。"《白虎通·封公侯》也指出："天道莫不成于三。天有三光，日月星；地有三形，高下平；人有三尊，君父师。故一公三卿佐之，一卿三大夫佐之，一大夫三元士佐之。天有三光，然后能遍照。各自有三法。物成于三，有始、有中、有终，明天道而终之也。"从此思想出发，万物没不有三，疫病也经过三年而成，故有"三年化疫"之说。

古人提出"三年化疫"说的依据是什么？可能还有学者会继续予以探索，或许是一个永远无法解答的谜。然而科学理论同经验事实的一致性以及科学理论内部逻辑的自洽性，可谓是科学理论得以成立的基本标准，以此标准来判断"三年化疫"说，则完全可以证伪。因此，有关"三年化疫"说可以休矣。由此也提示我们，对于中医经典的研究，不仅要搞清

---

①张轩，贺娟.基于中医运气理论探讨流行性乙型脑炎高发与前期气象因素的相关性并建立预测模型［J］.北京中医药大学学报，2015，38（1）：8–13.

②唐利，古继红，杨忠华.基于《素问遗篇》三年化疫对新型冠状病毒疾病的认识［J］.世界科学技术——中医药现代化，2020，22，（3）：561–565.

③张维骏，刘润兰，张波.新型冠状病毒肺炎之五运六气解析［J］.中华中医药学刊，2020，38（3）：10–12.

④邢玉瑞.从中国极端气候事件典型案例看运气学说的科学性［J］.中华中医药杂志，2011，26（2）：220–222.

楚经典说了什么，同时还必须搞清楚经典为什么这样说，否则，贸然投入大量人力、物力、财力，采用现代科学技术加以研究，极有可能误入歧途。

【原文】

黄帝曰：余闻五疫之至，皆相染易，无问大小，病状相似，不[1]施救疗，如何可得不相移易者？岐伯曰：不相染者，正气存内[2]，邪不可干[3]，避其毒气。天牝[4]从来，复得其往，气出于脑，即不邪干。气出于脑，即室先想心如日。欲将入于疫室，先想青气自肝而出，左行于东，化作林木；次想白气自肺而出，右行于西，化作戈甲[5]；次想赤气自心而出，南行于上，化作焰明；次想黑气自肾而出，北行于下，化作水；次想黄气自脾而出，存于中央，化作土。五气[6]护身之毕，以想头上如北斗之煌煌，然后可入于疫室。

又一法，于春分之日，日未出而吐之[7]。又一法，于雨水日后，三浴以药泄汗。又一法，小金丹方：辰砂二两，水磨雄黄一两，叶子雌黄[8]一两，紫金半两，同入合中，外固了，地一尺筑地实[9]，不用炉，不须药制，用火[10]二十斤煅之也，七日终，候冷七日取，次日出合子[11]，埋药地中，七日取出，顺日[12]研之三日，炼白沙蜜为丸，如梧桐子大。每日望东吸日华气[13]一口，冰水下一丸，和气咽之，服十粒，无疫干也。

黄帝问曰：人虚即神游失守位，使鬼神外干，是致夭亡，何以全真？愿闻刺法。岐伯稽首再拜曰：昭乎哉问！谓神移失守，虽在其体，然不致死，或有邪干，故令夭寿。只如厥阴失守，天以虚，人气肝虚，感天重虚[14]，即魂游于上，邪干厥大气[15]，身温犹可刺之，刺其足少阳之所过[16]，次刺肝之俞。人病心虚，又遇君相二火司天失守，感而三虚[17]，遇火不及，黑尸鬼[18]犯之，令人暴亡，可刺手少阳之所过，复刺心俞[19]。人脾病，又遇太阴司天失守，感而三虚，又遇土不及，青尸鬼邪犯之于人，令人暴亡，可刺足阳明之所过，复刺脾之俞。人肺病，遇阳明司天失守，感而三虚，又遇金不及，有赤尸鬼干人，令人暴亡，可刺手阳明之所过，复刺肺俞[20]。人肾病，又遇太阳司天失守，感而三虚，又遇水运不及之年，有黄尸鬼干犯人正气，吸人神魂，致暴亡，可刺足太阳之所过，复刺肾俞[21]。

黄帝问曰：十二脏之相使，神失位，使神彩之不圆[22]，恐邪干犯，治之可刺，愿闻其要。岐伯稽首再拜曰：悉乎哉，问至理，道真宗，此非圣帝，焉究斯源，是谓气神合道[23]，契符上天[24]。心者，君主之官，神明出焉，可刺手少阴之源[25]。肺者，相傅之官，治节出焉，可刺手太阴之源。肝者，将军之官，谋虑出焉，可刺足厥阴之源。胆者，中正之官，决断出焉，可刺足少阳之源。膻中者，臣使之官，喜乐出焉，可刺心包络所流[26]。脾为谏议之官，知周出焉[27]，可刺脾之源。胃为仓廪之官，五味出焉，可刺胃之源。大肠者，传道之官，变化出焉，可刺大肠之源。小肠者，受盛之官，化物出焉，可刺小肠之源。肾者，作强之官，伎巧出焉，刺其肾之源。三焦者，决渎之官，水道出焉，刺三焦之源。膀胱者，州都之官，精液[28]藏焉，气化则能出矣，刺膀胱之源。凡此十二官者，不得相失也。是故刺法有全神养真之旨，亦法有修真之道，非治疾也，故要修养和神也。道贵常存，补神固根，精气不散，神守不分，然即神守而虽[29]不去，亦能全真。人神不守，非达至真，至真之要，在乎天玄[30]，神守天息[31]，复入本元，命曰归宗[32]。

【校注】

〔1〕不：金刻本作"欲"，义胜。

〔2〕正气存内：意念修炼之气存放于内。

〔3〕干：触犯，冒犯。

〔4〕天牝：鼻。

〔5〕戈甲：皆以金属制成，应于金。戈，古时的一种兵器。甲，古时作战时所穿的用金属制作的防护衣。

〔6〕五气：存思之五脏之气。

〔7〕吐之：正统道藏《素问遗篇》："用远志去心，以水煎之，饮二盏，吐之，不疫。"谓用远志去心后所煎的药液，漱口吐出，可以预防疫病。

〔8〕叶子雌黄：即上好的雌黄。因其纹理层叠如叶，故名。

〔9〕地实：《素问直解》等改作"地宾"。高世栻："地宾，地穴也。"

〔10〕火：此指木炭一类的燃料。

〔11〕合子：高世栻："合，盒也。"

〔12〕顺日：逐日或每日。又，张介宾："顺日研之，谓左旋也。"

〔13〕日华气：指日出时的精华之气。

〔14〕重虚：指脏气已虚，又感受天之虚邪。

〔15〕邪干厥大气：指邪气侵犯则大气厥逆。

〔16〕所过：即原穴，为脏腑原气经过和留止之处。其中手太阴为太渊，手少阴为神门，手厥阴为大陵，足太阴为太白，足少阴为太溪，足厥阴为太冲；手阳明为合谷，手少阳为阳池，手太阳为腕骨，足阳明胃冲阳，足少阳为丘墟，足太阳为京骨。

〔17〕三虚：马莳："此人气、天气同虚也，又遇惊而夺精，汗出于心，因而三虚。"

〔18〕黑尸鬼：指水疫之气。尸鬼，代指疫疠邪气。以患者死后其病气犹可传染他人，故名"尸鬼"。后青尸鬼、黄尸鬼等义皆同此。

〔19〕心俞：指"心之俞"，即手少阴经神门穴。

〔20〕肺俞：指"肺之俞"，即手太阴经太渊穴。

〔21〕肾俞：指"肾之俞"，即足太阴经太溪穴。

〔22〕神彩之不圆：指精神不饱满。神彩，显现于外的精神。

〔23〕气神合道：人之气与神合于天地运行之理。

〔24〕契符上天：符合在上的司天之气。契，合也。

〔25〕源：通"原"，即前云经脉之所过。马莳："凡刺各经之原者，皆所以补之也。"

〔26〕心包络所流：即手厥阴经荥穴劳宫。流，通"溜"，即荥穴。

〔27〕脾为谏议之官，知周出焉：张介宾："脾藏意，神志未定，意能通之，故为谏议之官；虑周万事，皆由乎意，故智周出焉。"

〔28〕精液：《素问·灵兰秘典论》作"津液"。

〔29〕虽：通"唯"。

〔30〕天玄：指口鼻呼吸之精气。原注："人在母腹，先通天玄之息，是谓玄牝，名曰谷神之门。"《老子》："谷神不死，是谓玄牝，玄牝之门，是谓天地根。"河上公注："玄，天也，于人为鼻；牝，地也，于人为口。"

〔31〕天息：即胎息。原注："人能忘嗜欲，定喜怒，又所动随天玄牝之息，绝其想念，如在母腹中之时，命曰返天息。"

〔32〕归宗：归其本元之气。

【释义】

本段主要论述了疫病流行的机理、特征、预防方法，以及十二脏的功能、关系和全神养真在疫病预防中的重要性。

一、疫病预防的方法

原文在明确疫病的病因为毒气，传播途径为由鼻而入，临床特点为"皆相染易，无问大小，病状相似"的基础上，提出了"正气存内，邪不可干"和"避其毒气"的发病学和防治思想，并具体论述了几种预防方法。

（一）存想预防法

疫病虽是一种传染性较强的致病因素，但只要人体意念修炼的正气存放于内，就可以避免和防止邪毒之气的侵犯，使邪毒从鼻而入，又从鼻而出，所谓"不相染者，正气存内，邪不可干"。本文采纳了道教存思意念修炼正气的方法，具体为：首先，在屋内想心如太阳一样光明温暖。其次，将要进入病室时，依次存想青气出于肝，左行于东，化作林木；白气出于肺，右行于西，化作戈甲；赤气出于心，南行于上，化作焰明；黑气出于肾，北行于下，化作水；黄气出于脾，留存在中央，化作土。再次，五脏之气护身后，想象头上有如北斗般明亮辉耀，然后可以进入疫室。这种方法无疑带有术数的色彩，但关于心理与疾病预防关系的认识，还是具有一定的借鉴意义。

（二）药物预防法

1.漱口法

春分节日，太阳尚未露出地平面时，用中药远志去心煎成药液，漱口吐出。

2.浴法

雨水节后，用药物煎液洗浴三次，使汗外出，达到驱除邪气的目的。

3.服小金丹法

小金丹方组成：辰砂二两，水磨雄黄一两，上好雌黄一两，紫金半两。

小金丹制作方法：上述四药一同放入炼丹的盒子中，外面密封牢固，挖地一尺深，筑一个坚实的地坑，用木炭火煅七天，冷却后取出盒子，把盒内的丹药再埋入土中。七天后取出研末，并用炼制白砂蜜，做成像梧桐子一样大的药丸。

每天清晨日刚出地平线时，面向东方，先吸自然界精华之气一口，再用冰水送服小金丹药丸一粒，连同所吸之气一同咽下，连服十粒。

二、三虚致疫救治刺法

原文论述了重虚、三虚导致疫病的救治刺法。所谓重虚，就是人体脏气已虚，复感天之虚邪。所谓三虚，是指人体本虚，司天在泉失守造成的天虚，又加之汗出后加重脏气的损害，其预后险恶，可令人暴亡。无论是重虚和三虚，都以脏气亏虚为根本，对此救治的针刺方法是：可刺与本脏相表里之经的原穴，再刺各脏的背俞穴。具体发病及刺法归纳如下表（表72-6）。

表72-6　三虚致疫救治刺法

人病	天运空虚	复感疫邪	救治刺法
肝气虚	厥阴司天不迁正	金疫侵犯	先刺足少阳经原穴丘墟，次刺肝俞。
心气虚	君相二火司天不迁正	水疫侵犯	先刺手少阳经原穴阳池，次刺心俞。
脾气虚	太阴司天不迁正	木疫侵犯	先刺足阳明经原穴冲阳，次刺脾俞。
肺气虚	阳明司天不迁正	火疫侵犯	先刺手阳明经原穴合谷，次刺肺俞。
肾气虚	太阳司天不迁正	土疫侵犯	先刺足太阳经原穴京骨，次刺肾俞。

三、十二脏与全神养真法

原文最后一段阐述了人体十二脏腑的功能及其相使的关系，除脾脏外，均与《素问·灵兰秘典论》雷同，参阅该篇，此不赘述。

但原文在此强调了全神养真在疫病预防中的重要性，认为人是一个有机的整体，十二脏器各有其神，并相互联系，任何一脏神亏，都会影响整体而容易受病邪的侵犯。因此，最重要的养生防病之道，是内环境的精、气、神要合乎正常规律，要树立补神固本的观念，注意修养真气，调和精神，使精、气、神不失守，于是十二脏协调配合，能适应自然，就能健康长寿，不受疫疠的侵袭。假如任何一脏失常，可用刺法补本经的原穴加以调整。刺法不仅治病，还有保全精神、调养真气的作用。最后强调守神固精是保证身体健康的关键，也是预防疫疠最根本的措施，恰与"正气存内，邪不可干"的发病学思想相呼应。

【知识链接】

一、存思意念修炼防疫的渊源

本篇所论存思意念修炼防疫的方法，见于晋代葛洪《抱朴子·杂应》卷。该书记载了通过行气来禁辟各种邪恶，如"或食十二时气，从夜半始，从九九至八八、七七、六六、五五而止。或春向东食岁星青气，使入肝；夏服荧惑赤气，使入心；四季之月食镇星黄气，使入脾；秋食太白白气，使入肺；冬服辰星黑气，使入肾"。并明确指出："或曰：《老子篇中记》及《龟文经》，皆言药兵之后，金木之年，必有大疫，万人余一，敢问辟之道。抱朴子曰：仙人入瘟疫秘禁法，思其身为五玉。五玉者，随四时之色，春色青，夏赤，四季月黄，秋白，冬黑。又思冠金巾，思心如炎火，大如斗，则无所畏也。又一法：思其发散以被身，一发端，辄有一大星缀之。又思作七星北斗，以魁覆其头，以罡指前。又思五脏之气，从两目出，周身如云雾，肝青气，肺白气，脾黄气，肾黑气，心赤气，五色纷错，则可与疫病者同床也。"

二、"气出于脑，即不邪干"的诠释

杨丽娟[①]对"气出于脑，即不邪干"的研究认为，其思想来源为魏晋道家存思辟疫法，是医家援道入医的典型。第一，"真气"出于囟门是道家的本意，方法是通过存想，使"五气朝元"而增强抗病能力。这与中医理论的"正气"就联系了起来，提示道家"真气"与中医"正气"有密切关系，强调了"真气"的可生性和提高"正气"的可行性，指明想象思维等心理因素对正气有巨大影响。第二，重视精神、心理、思维等因素对人体正气的影响。"气"是物质-能量-信息的统一体，对应中医精气神，在此尤指高能量、高信息的神；"出"不仅指有形物质的出入，更含有能量的发动、向外的状态；"脑"非为实指，而是指代人体神气出入的门户，如皮肤、五官、九窍等；"邪"不仅指疫病及风、寒、暑、湿、燥、火等，更包含有"不正"的思想、认知等精神因素。"干"，不仅指直接的侵入，更表示外界一切信息对人体的干扰。这样，"气出于脑，即不邪干"这个正邪交争的发病过程更突出了精神心理这个无形的、高信息的层面。人体精神的旺盛程度则是发病与否的关键，是对"正气存内，邪不可干"的深化。又从文义分析可以发现，"神失守位"是发病的重要原因，神受扰动不仅影响气和精，更能通过"心神-五脏神-身神"直接损害人体，所以调节精神心理则成为治病的关键，方法有自我的存思法和医者对病人的祝由、移精变气法。可知精神心理通过两个途径影响身体，其一是"神-气-精"系统；其二是"心神-五脏神-身神"系统。第三，人的精神心理具有巨大的力量。心身性命，心为主宰，能生一切有形无形，是宇宙的本体，是生命的来源。心可以控制身体，即形神一体，神为主宰。散漫多欲的心损耗身体，生出种种疾病；清净专一的心可以保持生命活力，激发生命能量；存想能收攀援外物的心，可以保全心神不受伤害，进而产生出无尽的能量。第四，身心性命之学是中国传统文化的根基，也是中医学的重要组成部分。精神心理意识不仅可以导致疾病，也是导致衰老虚弱的终极原因。同理，治病的根本是调节人体的心理性情，方法虽有药物、针灸、祝由以及各种民间疗法等，但大体可分为"形治"和"神治"。"神治"与"形治"相辅相成，互为补充。以上为"气出于脑，即不邪干"的主要含义。它与正气-发病的关系非常密切，二者相互说明。

正气是由"精""气""神"即物质-能量-信息三部分组成的。"神"不仅是正气的重要组成部分，也是正气的主导方面，正气的强弱是由"神"决定的。强调正气为本的发病观、治疗观，必须明白"神"的主导作用。先天的清净的"元神"又称为性、命、真心，对身体起积极作用；后天的"识神"又称七情六欲，倘若过度会导致疾病发生。增强正气的途径

①杨丽娟."气出于脑，即不邪干"诠释［D］.北京：中国中医科学院，2011.

之一就要通过意志的调节,使散漫攀援的意识外向型张力转变为集中清净的内向型收力,存思和祝由就是不同的调节方法,"气出于脑"就是身体受到调节后正气处于一种被激发状态,"即不邪干"就是效果。

三、刺法与道教炼养学

本篇提出"刺法有全神养真之旨,亦法有修真之道,非治疾也,故要修养和神也",反映了道教思想及其修炼方法对针灸的影响,所谓"至真之要,在乎天玄,神守天息,复入本元,命曰归宗",其中涉及的玄牝、胎息及其相关思想,都可以在道教著作中找到相对论述。刘永明①研究认为《刺法论》中的存思预防疫病之法出自道教,属于《抱朴子》和《仙经秘要》中的仙人入瘟疫法之类。《刺法论》将医学上的针刺医病之术、道教存思术中的人神守位之说与全神养真之道相结合,也就是将道教炼养学理论与医学治疗术作了最根本层面上的融合,既达乎《黄帝内经》的养生宗旨,又与道教的修炼宗旨和方法正相契合。因此说《素问遗篇》与道教上清派的存思修炼理论和医病之术有着极为深刻的渊源关系,是道教炼养学和传统医学紧密结合的产物。

另外,本篇提出"人虚即神游失守位,使鬼神外干,是致夭亡",故张介宾引用旧注,将刺法与存想调神有机结合,体现了本篇的基本思想,特摘录如下。

肝虚厥阴失守致疫针刺丘墟,"咒曰:太上元君,常居其左,制之三魂。诵之三遍。次呼三魂名:爽灵、胎光、幽精。诵之三遍。次想青龙于穴下,刺入同身寸之三分,留三呼,徐徐出针,令亲人授气于口中,腹中鸣者可治之"。刺肝俞,"咒曰:太微帝君,元英制魂,真元及本,令人青云。又呼三魂,各如前三遍"。心虚君相二火失守致疫针刺阳池,"咒曰:太乙帝君,泥丸总神,丹无黑气,来复其真。诵之三遍。想赤凤于穴下,刺入二分,留七呼,次进一分,留三呼,复退留一呼,徐徐出针,手扪其穴,即令复活也"。刺心俞,"咒曰:丹房守灵,五帝上清,阳和布体,来复黄庭。诵之三遍"。脾虚太阴失守致疫针刺冲阳,"咒曰:常在魂庭,始清太宁,元和布气,六甲反真。诵之三遍。先想黄庭于穴下,刺入三分,留三呼,次进二分,留一呼,徐徐退出,以手扪之"。刺脾俞,"咒曰:太始乾位,总统坤元,黄庭真气,来复来全。诵之三遍"。肺虚阳明失守致疫针刺合谷,"咒曰:青气真全,帝符日元,七魄归右,今复本田。诵之三遍。想白气于穴下,刺入三分,留三呼,次进至五分,留三呼,复退一分,留一呼,徐徐出针,以手扪其穴,可复活也"。刺肺俞,"咒曰:左元真人,六合气宾,天符帝力,来入其司。诵之三遍"。肾虚太阳失守致疫针刺京骨,"咒曰:元阳育婴,五老反真,泥丸玄华,补精长存。想黑气于穴下,刺入一分半,留呼,乃进至三分,留一呼,徐徐出针,以手扪其穴"。刺肾俞,"咒曰:天玄日晶,太和昆灵,贞元内守,持入始清。诵之三遍"。

四、脾为谏议之官的渊源与诠释

本篇提出"脾为谏议之官,知周出焉",认为脾有协助心君调节人的情志、智慧活动的

---

① 刘永明.《素问遗篇》与道教医学[J].甘肃社会科学,2008,(2):111-114.

功能。马程功等[①]考察认为"脾为谏议之官"的源流大致为：《周礼》所载"司谏"和秦汉时期的"谏议大夫"为其提供了现实类比对象，"脾为谏议之官"在东汉时期即见雏形，早期道家"胃神为谏议大夫"的思想或是其渊源，唐初已建立脾类比为谏议大夫的思想，孙思遂的《备急千金要方》就称脾为"谏议大夫"，后在宋朝被补入《黄帝内经》之中，而传世至今。"谏议之官"与"仓廪之官"分别体现了脾在机体消化运动和神志活动两方面的功能。

"谏议之官"能够体现出脾藏意智、主思的功能以及神志变化对饮食的影响，这为临床防治神志类和消化类疾病提供了一个很好的指导。王熙婷等[②]从先秦人文思想论"脾为谏议之官"的发生，认为先秦时期的人文思想对"脾为谏议之官"产生了重要影响，其中，先秦时期文字含义的发展为"谏议之官"的产生奠定了基础，君臣等级制度的社会环境为"脾为谏议之官"的发生创造了"十二官"的大环境。从人体而言，脾主运化为脾行"谏议"之职提供物质来源，脾位中央以灌四旁是脾行"谏议"的作用机制，脾主思藏意与智是"脾为谏议之官"的功能基础，脾主统血、主四时、脾为之卫等是"脾为谏议之官"的作用表现。刘永明[③]认为"脾为谏议之官"源出于道教典籍。形成于东汉时期的《老子中经》为主要讲述存思修炼之法的早期道教经典，该经对人体各脏腑均有意象化的比附，其中有云："胃神十二人，五元之气，谏议大夫也""胃中神十二人，谏议大夫名曰黄赏子。"即以胃为谏议之官。由于在医学理论中，胃为脾之腑，在五行中同属于土，且脾胃二者时相连称，由此可以认定，这两者之间存在着毋庸置疑的渊源关系。

彭松林等[④]认为"脾主谏议之官"与现代医学的免疫监视具有相似性，而脾的运化升清功能又是脾发挥免疫监视功能的物质基础。临床调理脾胃可以更好地发挥"谏议之官"的作用，增强其免疫监视功能，预防疾病发生。梁绮婷等[⑤]也认为，脾藏意智和营卫以出公谏，持中央运四旁以行调议，知而行谏议于周，为"脾为谏议之官"的核心，其体现的免疫思想为中医药的现代化研究发展提供了一个可行的切入点。

五、本篇所论针法的学术价值

黄龙祥[⑥]对本篇有关针法的研究认为：一是针法补泻兼取《灵枢》《素问》之法而有所创新。本篇的补法特点是：进针分二部，或三部刺至应针之深度，以取《灵枢》补法之"徐"义；"徐徐出针，以手扪之"则体现《素问》补法之"徐"义。泻法的特点是：一次进针至应针之深度，以取《灵枢》泻法之"疾"义；"动气至而急出其针"则取《素问》泻法之"疾"义。本篇所述之针刺分层补法，正是明代针刺补泻中"三才法"的雏形。另外，该篇补法退针法中已提到"退至二分，留一呼""退留一呼"等，意即退针时，先退针至皮下，稍留针后

①马程功，马跃荣."脾为谏议之官"内涵浅析[J].亚太传统医药，2017，13（23）：69-70.

②王熙婷，王佰庆，王彩霞.从先秦人文思想论"脾为谏议之官"[J].中华中医药杂志，2017，32（6）：2427-2430.

③刘永明.《素问遗篇》与道教医学[J].甘肃社会科学，2008，（2）：111-114.

④彭松林，王勇.浅议"脾主谏议之官"[J].河南中医，2010，30，（9）：847-848.

⑤梁绮婷，杨良俊，郑嘉怡，等.基于"脾为谏议之官"理论探讨脾虚病机与胃癌前病变细胞焦亡的相关性[J].中华中医药杂志，2020，35（5）：2453-2456.

⑥黄龙祥.论《素问》遗篇"刺法论"的针法学术价值[J].针灸临床杂志，1996，12（4）：1-3.

再出针。金元针灸名医窦汉卿又推而广之，将此退针法作为退针的一般原则。二是补泻注重配穴。本篇刺法取穴只取五输穴、背俞穴，其中泻法取井、荥、合穴，补法取原穴、背俞穴。其中泻法配穴有：①取本经五行之本穴；②先刺阴经之井，后刺相表里的阳经之合；③泻本经或相表里经之荥穴；④泻本经或相表里经之合穴。补法配穴有：①先补本经背俞穴，后泻克己之经本穴；②先补阳经原穴，后补相表里经之背俞穴；③补本经之原穴。此外，本篇提出补泻不同用针各异，并倡用温针、弹针法，强调针刺时机，注重针后调摄，同时还记述了针刺适应证、禁忌证及针效的判别等内容，几乎包括了刺法各个方面，而且论述具体明确，大大丰富了《黄帝内经》《难经》的刺法理论，对宋以后刺法理论的发展产生了深远的影响。

六、七日之数的文化渊源

本篇反复提到斋戒、静养当以七日为期，所谓"其刺以毕，又不须夜行及远行，令七日洁，清净斋戒……思闭气不息七遍，以引颈咽气顺之，如咽甚硬物，如此七遍后，饵舌下津令无数……刺毕，可静神七日，慎勿大怒，怒必真气却散之。"其载小金丹的组成及炼制谓："辰砂二两，水磨雄黄一两，叶子雌黄一两，紫金半两，同入合中，外固了，地一尺筑地实，不用炉，不须药制，用火二十斤煅之也。七日终，候冷七日取，次日出合子，埋药地中七日，取出顺日研之三日，炼白沙蜜为丸，如梧桐子大，每日望东吸日华气一口，冰水下一丸，和气咽之，服十粒，无疫干也。"卓廉士[1]认为，这里药物配伍的比例应该来自反复组合的经验，但炼制的时间一共用到了三个"七日"，一个"三日"，三七二十一，然后用"火二十斤"加"一尺筑地实"，又应三七二十一之数。物以三生，七为天地周期之数。显然与神秘数字"七"所蕴含的极限循环之意有关。

此外，《灵枢·平人绝谷》云："黄帝曰：愿闻人之不食，七日而死，何也？"张仲景《伤寒论》第7条曰："病有发热恶寒者，发于阳也；无热恶寒者，发于阴也。发于阳，七日愈；发于阴，六日愈。以阳数七、阴数六故也。"第8条说："太阳病，头痛至七日以上自愈者，以行其经尽故也。"这里虽有实际观察的结果，但也有神秘数字观念的影响。再如《黄帝内经》中还有"七星""七窍""七疝""七诊"等术语。《灵枢·九针论》曰："七以法星""星者人之七窍"。《灵枢·脉度》云："五脏常内阅于上七窍也……五脏不和则七窍不通。"头面七窍是观察五脏虚实的窗口。《素问·三部九候论》提出三部九候诊脉法中七种有病脉象谓："七诊虽见，九候皆从者不死……若有七诊之病，其脉候亦败者死矣。"《素问·骨空论》谓："任脉为病，男子内结七疝，女子带下瘕聚。"《难经》有五脏七情、七冲门之说，《神农本草经》有中药配伍的七情之论等等。此与神秘数字"七"也有一定的关联。

神秘数字"七"的产生，与人类对于宇宙空间、天体运行规律以及人体生命节律的认识等因素有关，体现了原始时代时、空、数一体的整体思维特征。恩斯特·卡西尔[2]指出："神话空间感与神话时间感不可分割地结合在一起，两者一起构成神话数观念的起点。"田大

①卓廉士.中医感应、术数理论钩沉[M].北京：人民卫生出版社，2015：190.
②恩斯特·卡西尔.神话思维[M].黄龙保，周振选，译.北京：中国社会科学出版社，1992：160.

宪①认为人类总是以表示空间方位观念的符号作为时空认识的基本尺度。这种原始的时空混同，往往呈现为以空间方位的某一点来标志时间循环的周期，因而某一空间方位也就同特定的周期归为一体。因此，神秘数字"七"在表示"极限方位"的同时，也可表示生命的周期变化，有物极必反、周而复始的意味。《周易·复卦》曰："复：亨。出入无疾，朋来无咎。反复其道，七日来复，利有攸往。"《象传》曰："反复其道，七日来复，天行也。"即"七日来复"是天体运行之道。从中国传统天人合一的观念来看，"七日来复"也当是人体生命运动的规律。故神秘数字"七"与中医学的关系主要反映在七数分类模式与以"七"为基数的周期节律两个方面。

---

①田大宪.中国古代神秘数字的历史生成与研究路径［J］.社会科学评论，2009（4）：55-67.

本病论篇第七十三（遗篇）

【导读】

马莳说："此篇推本郁疫疠病之所由生，与前篇相须，故名篇。"高世栻也指出："此复申明上篇之义。上篇论升降、迁正、退位，及刚柔干支失守，民病疫疠，三虚暴亡，十二官相失，各有刺法。帝更欲宣扬其旨，故又探诸岐伯以明之。名《本病论》者，盖本上篇刺法之病以为论也。"因此，本篇可视为对《刺法论》所论疾病发病机理的诠释，主要论述了六气升降不前的气候变化与发病，六气不迁正、不退位的气候变化与发病，五运失守的气候变化与化疫致病规律，以及五脏虚实与气运失常而发病的关系。如果说《新校正》认为："今世有《素问亡篇》及《昭明隐旨论》，以谓此三篇仍托名王冰为注，辞理鄙陋，无足取者。"那么，本篇的问题就更多，价值更次之。

【原文】

黄帝问曰：天元九窒[1]，余已知之，愿闻气交，何名失守[2]？岐伯曰：谓其上下升降，迁正退位[3]，各有经[4]论，上下各有不前[5]，故名失守也。是故气交失易位[6]，气交乃变，变易非常，即四时失序，万化不安，变民病也。

帝曰：升降不前，愿闻其故，气交有变，何以明知？岐伯曰：昭乎问哉！明乎道矣。气交有变，是为天地机[7]，但欲降而不得降者，地窒刑之[8]。又有五运太过，而先天而至[9]者，即交不前，但欲升而不得其升，中运抑之；但欲降而不得其降，中运抑之。于是有升之不前，降而不下者；有降而不下，升而至天者；有升降俱不前。作如此之分别，即气交之变。变之有异，常各各不同，灾有微甚[10]者也。

【校注】

〔1〕九窒：指九星运行阻滞不畅。即《素问·刺法论》所指五星在天之五窒与在地之五窒合为十窒，此言九窒，乃应九宫九星之数。窒，阻抑。

〔2〕失守：指客气六步的升降迁正退位失常。

〔3〕上下升降，迁正退位：指客气司天、在泉、左右四间气的正常运动。上，指司天。下，指在泉。升，指旧岁在泉之右间气升为新岁司天之左间气。降，指旧岁司天之右间气下降为新岁在泉之左间气。迁正，指旧岁司天之左间在新岁能顺利行至司天的正位，旧岁在泉之左间在新岁能顺利行至在泉的正位。退位，指旧岁的司天、在泉在新岁中能顺利移至司天右间、在泉右间。

〔4〕经：经文，经典。

〔5〕上下各有不前：指司天、在泉不退位，左右间气不得迁正。

〔6〕气交失易位：谓天地之气的升降交替，不能移易其位置。

〔7〕天地机：指气交之变是天地运转的机理。

〔8〕地窒刑之：即《素问·刺法论》所谓木欲降而地晶窒抑之，火欲降而地玄窒抑之，土欲降而地苍窒抑之，金欲降而地彤窒抑之，水欲降而地阜窒抑之。刑，指胜气不退，有如刑罚。

〔9〕先天而至：谓先天时而出现。

〔10〕灾有微甚：张介宾：“有天星窒于上者，有地气窒于下者，有中运抑于中者。凡此三者之分，则气交之变各不同，而灾有微甚矣。”

【释义】

本段可谓全篇的概论，具体阐述了客气六步随时间而发生的升、降、迁正、退位的变化，以及造成六气交替失常的原因。

客气六步的司天、在泉、左右四间气，每年都有升、降、迁正、退位的变化。其中自在泉之右间升为司天之左间称为“升”，自司天之右间降至在泉之左间称为“降”，自司天之左间升居为司天之气称为“迁正”，自司天之气降至司天之右间称为“退位”。六气的升降、迁正、退位，每六年循环一周，称之为“六纪”。如果客气六步位置不能按时交替变化，即为“气交有变”，具体有“升之不前”“降而不下”“不迁正”“不退位”四种情况，由此会导致时令气候的异常变化，万物就不能平安，人们也就要因此生病。

造成“气交有变”的原因，一是由于受五运之气窒抑相胜所致（“地窒刑之”）；二是由于主岁的中运之气太过阻抑，而使气交变化不能正常进行。由于气交变异的情况不同，因而它们所造成的灾害，也就有轻重的差别。

【知识链接】

本段提出“四时失序，万化不安，变民病也”的观点，指出气候与疫疠发生的关系，以

"化"为中心环节。由于气候异常，必将引起"万化不安"，而"化"失其常，才是疫疠发生的直接原因。四时六气不仅作用于人体，而且作用于万物。"四时失序"，必引起六气异常，若超过了一定限度，即将造成灾变。张仲景《金匮要略·脏腑经络先后病脉证》指出："夫人禀五常，因风气而生长，风气虽能生万物，亦能害万物，如水能浮舟，亦能覆舟。"四时失序的实质是天地阴阳失序，而天人相应，故四时阴阳的失序，必将破坏万物及人体的阴阳动态平衡而导致人体发生病变。诚如张介宾《类经·运气》所言："天地变化之纪，人神运动之机，内外虽殊，其应则一也。"古人的这种认识无疑是十分正确的，但由于历史的局限，采用干支符号为工具，借助五行生克乘侮等推演预测气候变化与疫病流行的规律，则又陷入了古代术数的怪圈。

【原文】

帝曰：愿闻气交遇会胜抑[1]之由，变成民病，轻重何如？岐伯曰：胜相会，抑伏使然[2]。是故辰戌之岁，木气升之，主逢天柱，胜而不前[3]。又遇庚戌，金运先天，中运胜之，忽然不前[4]。木欲[5]升天，金乃抑之，升而不前，即清生风少，肃杀于春，露霜复降，草木乃萎。民病温疫早发，咽嗌乃干，两胁满[6]，肢节皆痛。久而化郁，即大风摧拉，折陨鸣紊。民病卒中偏痹，手足不仁。

是故巳亥之岁，君火升天，主窒天蓬[7]，胜之不前。又厥阴未[8]迁正，则少阴未得升天，水运以至其中者[9]。君火欲升，而中水运抑之，升之不前，即清寒复作，冷生旦暮。民病伏阳[10]，而内生烦热，心神惊悸，寒热间作。日久成郁，即暴热乃至，赤风肿翳[11]，化疫，温疠暖作[12]，赤气彰而化火疫，皆烦而躁渴，渴甚，治之以泄之可止。

是故子午之岁，太阴升天，主窒天冲[13]，胜之不前。又或遇壬子，木运先天而至者，中木运[14]抑之也。升天不前，即风埃四起，时举埃昏，雨湿不化。民病风厥涎潮[15]，偏痹不随，胀满。久而伏郁，即黄埃化疫也，民病夭亡，脸肢胕[16]，黄疸满闭。湿令弗布，雨化乃微。

是故丑未之年，少阳升天，主窒天蓬，胜之不前。又或遇太阴未迁正者，即少阳未升天也，水运以至者。升天不前，即寒雾[17]反布，凛冽如冬，水复涸，冰再结，暄暖乍作，冷复布之，寒暄不时[18]。民病伏阳在内，烦热生中，心神惊骇，寒热间争。以久成郁[19]，即暴热乃生，赤风气肿翳[20]，化成郁疠[21]，乃化作伏热内烦，痹而生厥，甚则血溢。

是故寅申之年，阳明升天，主窒天英[22]，胜之不前。又或遇戊申戊寅，火运先天而至。金欲升天，火运抑之，升之不前，即时雨不降，西风数举，咸卤燥生[23]。民病上热，喘嗽血溢。久而化郁，即白埃翳雾[24]，清生杀气，民病胁满悲伤，寒鼽嚏嗌干，手拆[25]皮肤燥。

是故卯酉之年，太阳升天，主窒天芮[26]，胜之不前。又遇阳明未迁正者，即太阳未升天也，土运以至。水欲升天，土运抑之，升之不前，即湿而热蒸，寒生两间[27]。民病注下，食不及化。久而成郁，冷来客热[28]，冰雹卒至。民病厥逆而哕，热生于内，气痹于外，足胫痠疼，反生心悸懊热[29]，暴烦而复厥。

【校注】

〔1〕遇会胜抑：张介宾："六气有遇、有会、有胜、有抑，则抑伏者为变。"

〔2〕抑伏使然：谓阻滞抑郁而使气交有变。

〔3〕辰戌之岁……胜而不前：辰戌年为太阳寒水司天，厥阴风木之气应从上年的在泉右间，上升为本年司天的左间，若遇天柱金气胜而克木，则木气升之不前。后仿此。天柱，金星别名，在地曰地晶。

〔4〕又遇庚戌……忽然不前：庚戌年为金运太过，太阳寒水司天，厥阴风木之气应在泉右间上升为司天左间，遇金运太过，胜而克木，则木气升之不前。后仿此。

〔5〕木欲：原作"木运"，按本节乃论厥阴风木之气升之不前的问题，与木运无关，"运"乃"欲"抄刻致误，故据后文例改。

〔6〕两胁满：原作"四肢满"，与木气升之不前发病规律不合，据金刻本改。

〔7〕天蓬：水星之别称。水星在天称天蓬，在地为地玄。

〔8〕未：原作"木"，厥阴不能及时迁正，则少阴君火不能上升。据文义及后文例改。

〔9〕水运以至其中者：谓水运之气先时而至。

〔10〕伏阳：阳气遏伏。

〔11〕赤风肿翳：谓火热之风气聚集掩盖。肿，《释名》："肿，钟也。寒热气所钟聚也。"翳，《扬子方言》："翳，掩也。"

〔12〕温疠暖作：指温疠病在气候温暖时发作。

〔13〕天冲：木星别称。木星在天名天冲，在地曰地苍。

〔14〕运：原作"遇"，形近致误，据金刻本、《素问注证发微》及前后文例改。

〔15〕涎潮：涎液上涌如潮。

〔16〕胕：原作"府"，义不明，据《内经评文》改。胕，浮肿。又，张介宾："府言大肠小肠，皆属于胃，故为黄疸满闭等。"

〔17〕寒雰：寒冷的雾露。

〔18〕寒暄不时：忽冷忽热，发作不时。

〔19〕以久成郁：原作"以成久郁"，据金刻本、道藏本改。

〔20〕肿翳：原作"瞳翳"，据前"巳亥之岁"文例改。

〔21〕郁疠：《素问直解》改作"疫疠"。据前文例，似是。

〔22〕天英：火星别称。火星在天名天英，在地曰地彤。

〔23〕咸卤燥生：气候干燥，咸卤生于地面。

〔24〕白埃翳雾：言白色雾气笼罩天空。

〔25〕手拆：手皲裂。

〔26〕天芮：土星别名。土星在天为天芮，在地为地阜。

〔27〕两间：指天地之间。

〔28〕冷来客热：寒冷之气胜过热气。

〔29〕懊热：心中烦热。懊，烦闷。

【释义】

本段详细论述六气升之不前的原因、所造成的气候异常变化以及人体发病情况。

一、六气升之不前的机理

六气之所以升之不前，无非是受到所不胜之气的阻抑，具体而言，辰戌年太阳寒水司天，厥阴风木之气应从上一年（卯酉）在泉的右间，上升为本年司天的左间。若遇到金气过胜，则木气被阻抑而不能上升。或者遇到庚戌年金运太过，金气在节令之前到来，中运的金气过胜，也会使木气升之不前。

巳亥年厥阴风木司天，少阴君火之气应从上一年（辰戌）在泉的右间，上升为本年司天的左间。若遇到水气过胜，则君火之气被阻抑而不能上升。或者遇到厥阴司天之气，不能迁居正位，则少阴君火也不能上升到司天的左间，此乃因主岁的水运太过，少阴君火也受到水寒之气的阻抑，因而不能上升。

子午年少阴君火司天，太阴湿土之气应从上一年（巳亥）在泉的右间，上升为本年司天的左间。若遇到木气过胜，则湿土之气被阻抑而不能上升。或者遇到壬子年木运太过，风木之气在节令之前到来，中运的木气过胜，也会阻抑湿土之气，使其升之不前。

丑未年太阴湿土司天，少阳相火之气应从上一年（子午）在泉的右间，上升为本年司天的左间。若遇到水气过胜，则少阳相火之气被阻抑而不能上升。或者遇到太阴司天之气，不能迁居正位，则少阳相火也不能上升到司天的左间，此乃因主岁的水运已经到来，火受水制，而升之不前。

寅申年少阳相火司天，阳明燥金之气应从上一年（丑未）在泉的右间，上升为本年司天的左间。若遇到火气过胜，则阳明燥金之气被阻抑而不能上升。或者遇到戊申戊寅年火运太过，火气在节令之前到来，中运的火气抑制金气，使它不能上升为司天的左间。

卯酉年阳明燥金司天，太阳寒水之气应从上一年（寅申）在泉的右间，上升为本年司天的左间。若遇到湿气过胜，则太阳寒水之气被阻抑而不能上升。或者遇到阳明司天之气，不能迁居正位，则太阳寒水之气也不能上升为司天的左间，此乃土运按时到来，水受土制，而升之不前。

二、六气升之不前的自然物象与发病

六气升之不前对自然界气候、物候以及人体发病的影响，仍然依据五行学说加以推演，主要呈现出所不胜之气偏盛，本气郁发，进而导致与本气五行属性相同的脏发病。具体见表73-1。

表73-1 六气升之不前的自然物象与发病

年份	不升之六气	胜气郁气	气候物候	人体发病
辰戌	厥阴风木	金气胜	春凉肃杀,霜露复降,草木枯萎。狂风呼啸,摧折万物。	温疫早发,咽干、胁满、肢节痛。中风,偏瘫,手足不仁。
		木气郁		
巳亥	少阴君火	水气胜	清寒复作,早晚冷甚。	阳气内郁,烦热内生,心神惊悸,寒热交作
		火气郁	暴热,火热之风气聚集。	火疫流行,烦躁口渴。
子午	太阴湿土	木气胜	风起尘扬,天昏地暗,湿气不布,雨水难降。	风厥涎涌、半身麻痹不遂、胸腹胀满。
		土气郁	黄色尘埃,雨水减少。	浮肿,黄疸,胀满。
丑未	少阳相火	水气胜	寒雾弥漫,寒冷如冬,河水冰冻,忽冷忽热,发作不时。	阳气内伏,心中烦热,心悸惊骇,寒热交作。
		火气郁	暴热,火热之风气聚集。	伏热内烦,痹厥,血溢。
寅申	阳明燥金	火气胜	时雨不降,西风数起,咸卤燥生。	上部发热,喘嗽,出血。
		金气郁	白雾弥漫,清冷肃杀之气流行。	胁满悲伤,鼻流清涕,喷嚏,咽干,手皲裂,皮肤干燥。
卯酉	太阳寒水	土气胜	湿气郁蒸,寒气流行。	泄泻如注,食不消化。
		水气郁	寒气胜过热气,突然发生冰雹。	厥逆而哕,内热外寒,足胫酸疼,心悸懊热,突然烦躁而厥。

【原文】

黄帝曰:升之不前,余已尽知其旨。愿闻降而不下,可得明乎? 岐伯曰:悉乎哉问! 是之谓天地微旨,可以尽陈斯道,所谓升已必降也。至天三年,次岁必降,降而入地,始为左间[1]也。如此升降往来,命之六纪[2]者矣。是故丑未之岁,厥阴降地,主窒地晶[3],胜而不前。又或遇少阴未退位,即厥阴未降下,金运以至中。金运承[4]之,降之未下,抑之变郁,木欲降下,金承之,降而不下,苍埃远见,白气承之,风举埃昏,清燥[5]行杀,霜露复下,肃杀布令。久而不降,抑之化郁,即作风燥相伏,暄而反清,草木萌动,杀霜乃下,蛰虫未见,惧清伤脏[6]。

是故寅申之岁,少阴降地,主窒地玄[7],胜之不入。又或遇丙申丙寅,水运太过,先天而至。君火欲降,水运承之,降而不下,即彤云才见,黑气反生[8],暄暖如舒,寒常布雪,凛冽复作,天云惨凄。久而不降,伏之化郁,寒胜复热,赤风[9]化疫,民病面赤心烦,头痛目眩也,赤气彰而温病欲作也。

是故卯酉之岁,太阴降地,主窒地苍[10],胜之不入。又或少阳未退位者,即太阴未得降也,或木运以至。木运承之,降而不下,即黄云见青霞彰,郁蒸作而大风,雾翳埃胜,折损乃作。久而不降也,伏之化郁,天埃黄气,地布湿蒸,民病四肢不举,昏眩肢节痛,腹满填臆[11]。

是故辰戌之岁,少阳降地,主窒地玄,胜之不入。又或遇水运太过,先天而至也。水运承之,降而不下[12],即彤云才见,黑气反生,暄暖欲生,冷气卒至,甚即冰雹也。久而不降,伏之化郁,冷气复热,赤风化疫,民病面赤心烦,头痛目眩也,赤气彰而热病欲作也。

是故巳亥之岁，阳明降地，主窒地彤[13]，胜而不入。又或遇太阳[14]未退位，即阳明[15]未得降，即火运以至之。火运承之，降而[16]不下，即天清而肃，赤气乃彰，暄热反作。民皆昏倦，夜卧不安，咽干引饮，懊热内烦，大清朝暮，暄还复作[17]。久而不降，伏之化郁，天清薄寒，远生白气，民病掉眩，手足直而不仁，两胁作痛，满目肮肮[18]。

是故子午之年，太阳降地，主窒地阜[19]胜之，降而不入。又或遇土运太过，先天而至。土运承之，降而不下[20]，即天彰黑气，暝暗凄惨，才施黄埃而布湿，寒化令气，蒸湿复令。久而不降，伏之化郁，民病大厥，四肢重怠，阴萎少力，天布沉阴，蒸湿间作。

【校注】

〔1〕左间：指在泉之左间。
〔2〕六纪：六气每气在天三年（司天左间一年，司天一年，司天右间一年），在地三年（在泉左间一年，在泉一年，在泉右间一年），谓之六纪。
〔3〕地晶：指在地之金气。
〔4〕承：高世栻："承乃制也，承制之，则降之未下，抑之则变郁矣。"在此指阻抑。司天之右间在上，岁运居中，所以司天右间气下降时，如果逢到岁运太过就会阻抑下降之气。下文"承之"均有此义。
〔5〕燥：原作"躁"，《素问直解》改为燥，似是，据改。下"风躁"同。
〔6〕惧清伤脏：指人们惧怕清凉之气伤害内脏。
〔7〕地玄，指在地之水气。
〔8〕彤云才见，黑气反生：红色的云才出现，黑色云气反生。
〔9〕赤风：指火热之气。
〔10〕地苍：指在地之木气。
〔11〕填臆：谓胸满。臆，胸部。
〔12〕降而不下：原作"水降不下"，于义不合，据金刻本、《素问注证发微》改。
〔13〕地彤：指在地之火气。
〔14〕太阳：原作"太阴"，于义不合，据《类经》《素问注证发微》改。
〔15〕阳明：原作"少阳"，于义不合，据《类经》《素问注证发微》改。
〔16〕降而：原脱，据前后文例补。
〔17〕大清朝暮，暄还复作：大，原作"天"，据金刻本、道藏本及《类经》改。言大凉之气见于早晚，而温热之气又复发作。
〔18〕肮肮：视物不清。
〔19〕地阜：指在地之土气。
〔20〕下：原作"入"，据金刻本及前后文例改。

【释义】

本段详细论述六气降而不下的原因、所造成的气候异常变化以及人体发病情况。

一、六气降而不下的机理

六气之所以降而不下，也是因为受到所不胜之气的阻抑，具体而言，丑未年太阴湿土司天，太阳寒水在泉，厥阴风木之气应从上一年（子午）司天的右间，下降为本年在泉的左间。若遇到金气过胜，金能克木，则厥阴风木之气被阻抑而不能下降。或者遇到上年司天的少阴君火之气有余，不按时退位；或遇到乙庚年，主岁的金运之气到来，抑制风木之气，均可使厥阴之气不能下降。

寅申年少阳相火司天，厥阴风木在泉，少阴君火之气应从上一年（丑未）司天的右间，下降为本年在泉的左间。若遇到水气过胜，火受水制，则少阴君火之气被阻抑，而不能下降。或者遇到丙寅丙申年水运太过，中运寒水之气在节令之前到来，少阴君火被阻抑则降而不下。

卯酉年阳明燥金司天，少阴君火在泉，太阴湿土之气应从上一年（寅申）的右间，下降为本年在泉的左间。若遇到木气过胜，土受木制，则太阴湿土之气被阻抑，而不能下降。或者遇到上一年司天的少阳相火之气有余，不按时退位；或逢丁壬年中运木气到来，抑制太阴湿土之气，均可使湿土之气不能下降。

辰戌年太阳寒水司天，太阴湿土在泉，少阳相火之气应从上一年（卯酉）司天的右间，下降为本年在泉的左间。若遇到水气过胜，火受水制，则少阳相火之气被阻抑，而不能下降。或遇到丙年水运太过，寒水之气在节令之前到来，少阳相火被阻抑则降而不下。

巳亥年厥阴风木司天，少阳相火在泉，阳明燥金之气应从上一年（辰戌）司天的右间，下降为本年在泉的左间。若遇到火气过胜，金受火制，则阳明燥金之气被阻抑，而不能下降。或遇到上一年司天的太阳寒水之气有余，不按时退位；或逢戊癸年火运之气到来，抑制阳明燥金之气，均可使阳明燥金不能下降。

子午年少阴君火司天，阳明燥金在泉，太阳寒水之气应从上一年（巳亥）司天的右间，下降为本年在泉的左间。若遇到土气过胜，水受土制，则太阳寒水之气被阻抑，而不能下降。或遇到甲年土运太过，土湿之气在时令之前到来，太阳寒水被阻抑则降而不下。

二、六气降而不下的自然物象与发病

从原文所论来看，六气降而不下对自然界气候、物候以及人体发病的影响，其规律性不如六气升之不前，或表现为胜气所克，或表现为本气郁发。具体见表73-2。

表73-2 六气降而不下的自然物象与发病

年份	不降之六气	胜气郁气	气候物候	人体发病
丑未	厥阴风木	金气胜	苍埃远见，清燥布散，风吹灰尘，天地昏暗，清燥行杀，霜露复下，肃杀布令。	防止清凉之气伤脏。
		木气郁	风燥相伏，喧而反清，草木萌动，杀霜乃下，蛰虫未见。	
寅申	少阴君火	水气胜	赤云才见，黑气反生，暄暖如舒，寒常布雪，凛冽复作，天云惨凄。	面赤心烦，头痛目眩，温病欲作。
		火气郁	寒胜复热，赤风化疫。	
卯酉	太阴湿土	木气胜	黄云见青霞彰，郁蒸作而大风，雾翳埃胜，折损乃作。	四肢不举，昏眩，肢节痛，胸腹胀满。
		土气郁	天埃黄气，地布湿蒸。	
辰戌	少阳相火	水气胜	彤云才见，黑气反生，暄暖欲生，冷气卒至，甚即冰雹。	面赤心烦，头痛目眩也，热病欲作。
		火气郁	冷气复热，赤风化疫。	
巳亥	阳明燥金	火气胜	天清而肃，反有火气显露，温热反常。	昏沉困倦，夜卧不安，咽干引饮，懊热内烦。
		金气郁	天清薄寒，远生白气。	掉眩，手足强直麻木，两胁疼痛，视物不清。
子午	太阳寒水	土气胜	天布黑气，昏暗凄惨，黄尘弥漫，湿气布散，寒化令气，蒸湿复令。	大厥，四肢沉重倦怠，阴萎乏力。
		水气郁	天布沉阴，蒸湿间作。	

【原文】

帝曰：升降不前，晰知其宗，愿闻迁正，可得明乎？岐伯曰：正司中位[1]，是谓迁正位。司天不得其迁正者，即前司天以过交司之日[2]，即遇司天太过有余日也，即仍旧治天数，新司天未得迁正也。厥阴不迁正，即风暄不时，花卉萎瘁，民病淋溲，目系转，转筋喜怒，小便赤。风欲令而寒由[3]不去，温暄不正，春正失时。少阴不迁正，即冷气不退，春冷后[4]寒，暄暖不时，民病寒热，四肢烦痛，腰脊强直。木气虽有余，位不过于君火[5]也。太阴不迁正，即云雨失令，万物枯焦，当生不发[6]，民病手足肢节肿满，大腹水肿，填臆不食，飧泄胁满，四肢不举。雨化欲令，热犹治之，温煦于气，亢而不泽。少阳不迁正，即炎灼弗令，苗莠不荣，酷暑于秋，肃杀晚至，霜露不时，民病痎疟骨热，心悸惊骇，甚时血溢。阳明不迁正，则暑化于前，肃杀于后，草木反荣，民病寒热鼽嚏，皮毛折，爪甲枯焦，甚则喘嗽息高，悲伤不乐。热化乃布，燥化未令，即清劲未行，肺金复病。太阳不迁正，即冬清反寒，易令于春，杀霜在前，寒冰于后，阳光复治，凛冽不作，雾云待时，民病温疠至，喉闭嗌[7]干，烦燥而渴，喘息而有音也。寒化待燥，犹治天气，过失序[8]，与民作灾。

帝曰：迁正早晚，以命[9]其旨，愿闻退位，可得明哉？岐伯曰：所谓不退者，即天数未终，即天数有余，名曰复布政，故名曰再治天也，即天令如故，而不退位也。厥阴不退位，即大风早举，时雨不降，湿令不化，民病温疫，疵废[10]风生，皆[11]肢节痛，头目痛，伏热内烦,咽喉干引饮。少阴不退位,即温生春冬,蛰虫早至,草木发生,民病膈热咽干,血溢惊骇,小便赤涩,丹瘤疹疮疡留毒。太阴不退位,而且[12]寒暑不时,埃昏布作,湿令不去,民病四肢少力,食饮不下,泄注淋满,足胫寒,阴萎闭塞,失溺小便数[13]。少阳不退位,即热生于春,暑乃后化,冬温不冻,流水不冰,蛰虫出见,民病少气,寒热更作,便血上热,小腹坚满,小便赤沃[14],甚则血溢。阳明不退位,即春生清冷,草木晚荣,寒热间作,民病呕吐暴注,食饮不下,大便干燥,四肢不举,目瞑掉眩。太阳不退位,即春寒复作,冰雹乃降,沉阴昏翳,二之气寒犹不去,民病痹厥,阴痿失溺,腰膝皆痛,温疠晚发[15]。

帝曰:天岁[16]早晚,余以知之,愿闻地数[17],可得闻乎?岐伯曰:地下迁正升天及退位不前之法,即地土产化[18],万物失时之化也。

【校注】

〔1〕正司中位:谓六气迁居到一年的中位,司天之气所在的三之气的位置。
〔2〕交司之日:每年大寒日,是新旧年司岁运气相交之日。张介宾:"新旧之交,大寒日也。"
〔3〕由:四库本作"犹",义胜。
〔4〕后:金刻本、道藏本作"复"。
〔5〕位不过于君火:谓木气虽太过不退位,但不会超过君火当令之时。
〔6〕当生不发:谓应该生长发育的反而不能生长发育。
〔7〕嗌:原作"溢",据《类经》《素问直解》改。
〔8〕犹治天气,过失序:谓燥气过期不去,时序失常。
〔9〕命:告诉。
〔10〕疵废:张介宾:"疵,黑斑也。废,肢体偏废也。"
〔11〕皆:此前原有"民病"2字,与前重出,据《素问直解》删。
〔12〕且:原作"取",义不明,据《素问直解》改。
〔13〕失溺小便数:谓小便失禁或频数。
〔14〕小便赤沃:指小便色赤而热。张介宾:"赤沃,赤尿也。"
〔15〕太阳不退位……温疠晚发:此41字原脱,据金刻本补。
〔16〕天岁:司天的意思。
〔17〕地数:指在泉之数。
〔18〕地下迁正升天……地土产化:金刻本、道藏本、《素问直解》均无"天"字。张介宾:"天气三,地气亦三。地之三者,左间当迁正,右间当升天,在泉当退位也。若地数不前而失其正,即应于地土之产化。"

【释义】

本段主要论述不迁正、不退位的概念,以及由此所引起的气候异常和具体病证,可与

《刺法论》相关内容合参。

一、不迁正、不退位的概念

不迁正是指六气司天之左间不能迁居于司天正位（三之气）的现象。产生的原因主要是上一年的司天之气太过，值时有余日，所以影响本年应当迁位的司天之气。所谓"遇司天太过有余日也，即仍旧治天数，新司天未得迁正也"。不退位是指前一年的司天之气，不能退于司天之右间，仍旧实施司天之令，故又称为"复布政""再治天"。由此可见，实际上不迁正、不退位总是同时发生的。

二、不迁正、不退位的自然物象与发病

由于不迁正、不退位总是同时发生，所以任何一方的失常所导致的气候、物候变化，总关涉两个方面，所造成的疾病变化，则主要表现为失常六气致病的特点。具体情况见表73-3、表73-4。

表73-3　六气不迁正的自然物象与发病

年份	不退位之气	不迁正之气	气候物候	人体发病
巳亥	太阳寒水	厥阴风木	风暄不时，花卉萎瘁。	淋溲，目系转，转筋喜怒，小便赤。
子午	厥阴风木	少阴君火	冷气不退，春冷复寒，暄暖不时。	寒热，四肢烦痛，腰脊强直。
丑未	少阴君火	太阴湿土	云雨失令，万物枯焦，发育失常。	手足肢节肿满，大腹水肿，胸闷不食，飧泄胁满，四肢不举。
寅申	太阴湿土	少阳相火	炎热不当令，苗莠不荣，酷暑于秋，肃杀晚至，霜露失时。	瘴疟骨热，心悸惊骇，甚时血溢。
卯酉	少阳相火	阳明燥金	暑化于前，肃杀于后，草木反荣。	寒热鼽嚏，皮毛折，爪甲枯焦，甚则喘嗽息高，悲伤不乐。
辰戌	阳明燥金	太阳寒水	冬清反寒，易令于春，杀霜在前，寒冰于后。	温疠，喉闭咽干，烦躁口渴，喘息有音。

表73-4　六气不退位的自然物象与发病

年份	不退位之气	气候物候	人体发病
子午	厥阴风木	大风早举，时雨不降，湿令不化。	温疫，黑斑，肢体偏废，肢节痛，头目痛，伏热内烦，咽喉干引饮。
丑未	少阴君火	温生春冬，蛰虫早至，草木发生。	膈热咽干，血溢，惊骇，小便赤涩，丹瘤疹疮疡留毒。
寅申	太阴湿土	寒暑不时，埃昏布作，湿令不去。	四肢少力，食饮不下，泄注淋满，足胫寒，阴痿，大便闭塞不通，小便失禁或频数。
卯酉	少阳相火	热生于春，暑乃后化，冬温不冻，流水不冰，蛰虫出见。	少气，寒热更作，便血上热，小腹坚满，小便赤热，甚则血溢。
辰戌	阳明燥金	春生清冷，草木晚荣，寒热间作。	呕吐暴注，食饮不下，大便干燥，四肢不举，目瞑掉眩。
巳亥	太阳寒水	春寒复作，冰雹乃降，沉阴昏暗。	痹厥，阴痿，小便失禁，腰膝疼痛，温疠晚发。

比较上述两表内容，可见六气中同一气不退位，所导致的疾病差异甚大，然从不退位总是伴随着不迁正而言，如此差异从逻辑上则难以解释。

【原文】

帝曰：余闻天地二甲子[1]，十干十二支，上下经纬天地[2]，数有迭移[3]，失守其位，可得昭乎？岐伯曰：失之迭位者，谓虽得岁正[4]，未得正位之司[5]，即四时不节，即生大疫[6]。

假令甲子阳年，土运太窒[7]，如癸亥天数有余者，年虽交得甲子，厥阴犹尚治天，地已迁正，阳明在泉，去岁少阳以作右间，即厥阴之地阳明，故不相和奉[8]者也。癸巳相会[9]，土运太[10]虚，反受木胜，故非太过也，何以言土运太过[11]？况黄钟不应太窒[12]，木既胜而金还复，金既复而少阴如[13]至，即木胜如火而金复微，如此则甲己失守，后三年化成土疫，晚至丁卯，早至丙寅，土疫至也。大小善恶，推其天地，详乎太一[14]。又只如甲子年，如甲至子而合，应交司而治天，即下己卯未迁正，而戊寅少阳未退位者，亦甲己未合德[15]也，即土运非太过，而木乃乘虚而胜土也，金次又行复胜之，即反邪化也。阴阳天地殊异尔，故其大小善恶，一如天地之法旨也。

假令丙寅阳年太过，如乙丑天数有余者，虽交得丙寅，太阴尚治天也，地已迁正，厥阴司地，去岁太阳以作右间，即天太阴而地厥阴，故地不奉天化也。乙辛相会，水运太虚，反受土胜，故非太过，即太簇之管，太羽不应，土胜而雨化，木[16]复即风。此者丙辛失守其会，后三年化成水疫，晚至己巳，早至戊辰，甚即速，微即徐，水疫至也。大小善恶，推其天地数及[17]太乙游宫。又只如丙寅年，丙至寅且合，应交司而治天，即辛巳未得迁正，而庚辰太阳未退位者，亦丙辛不合德也，即水运亦小虚而小胜，或有复，后三年化疠，名曰水疠，其状如水疫，治法如前[18]。

假令庚辰阳年太过，如己卯天数有余者，虽交得庚辰年也，阳明犹尚治天，地已迁正，太阴司地，去岁少阴以作右间，即天阳明而地太阴也，故地不[19]奉天也。乙己相会，金运太虚，反受火胜，故非太过也，即姑洗之管，太商不应，火胜热化，水复寒刑，此乙庚失守，其后三年化成金疫也，速至壬午，徐至癸未，金疫至也。大小善恶，推本年天数及太一也。又只如庚辰，如庚至辰，且应交司而治天，即下乙未未得迁正者，即地甲午少阴未退位者，且乙庚不合德也，即下乙未柔[20]干失刚，亦金运小虚也，有小胜或无复，后三年化疠，名曰金疠，其状如金疫也，治法如前。

假令壬午阳年太过，如辛巳天数有余者，虽交得[21]壬午年也，厥阴犹尚治天，地已迁正，阳明在泉，去岁丙申少阳以作右间，即天厥阴而地阳明，故地不奉天者也。丁辛相合会，木运太虚，反受金胜，故非太过也，即蕤宾之管，太角不应，金行燥胜，火化热复[22]，甚即速，微即徐。疫至大小善恶，推疫至之年天数及太一。又只如壬午，如壬至午[23]，且应交司而治天[24]，即下丁酉未得迁正者，即地下丙申少阳未得退位者，见丁壬不合德也，即丁柔干失刚，亦木运小虚也，有小胜小复，后三年化疠，名曰木疠，其状如风疫，法治如前。

假令戊申阳年太过，如丁未天数太过者，虽交得戊申年也，太阴犹尚治天，地已迁正，厥阴在泉，去岁壬戌太阳以退位作右间，即天丁未，地癸亥，故地不奉天化也。丁癸相会，火运太虚，反受水胜，故非太过也，即夷则之管，上太徵不应。此戊癸失守其会，后三年化疫也，速至庚戌。大小善恶，推疫至之年天数及太一。又只如戊申，如戊至申，且应交司而治天，即下癸亥未得迁正者，即地下壬戌太阳未退位者，见戊癸未合德也，即下癸柔干失刚，见火运小虚也，有小胜或无复也，后三年化疬，名曰火疬也，治法如前，治之法可寒之泄之。

【校注】

〔1〕天地二甲子：张介宾："天地二甲子，言刚正于上，则柔合于下，柔正于上，则刚合于下。如上甲则下己，上己则下甲，故曰二甲子。"甲子，泛指干十、支十二。

〔2〕上下经纬天地：指天干地支所主的五运六气，司天在泉上下升降，主治天地间的气候变化。经纬，治理，主治。

〔3〕数有迭移：指干支推演的运气更移其位。

〔4〕岁正：当位之岁。

〔5〕正位之司：正位行司其令。张介宾："应司天而不司天，应在泉而不在泉，是未得正位之司也。"

〔6〕疫：此后原有"注：《玄珠密语》云：阳年三十年，除六年天刑，计有太过二十四年，除此六年，皆作太过之用，令不然之旨。今言迭支迭位，皆可作其不及也"52字，文义与正文难合，今本《玄珠密语》也无此文，当为后人注语混入。《内经评文》："此数语上明有注字以冠之，即前篇资取之法，今出《密语》，亦注文也。《玄珠密语》乃王冰所撰，二篇固伪托，亦何至以此语入黄帝口中，是可知注者之陋极矣。"今据删。

〔7〕土运太窒：谓土运太过引起抑塞。张介宾："窒，抑塞也。此下皆重明前章刚柔失守之义。"

〔8〕不相和奉：不相和合、协调。

〔9〕癸己相会：甲己主土运，甲为阳干、己为阴干，犹如六气司天在泉各主上下半年气候变化，甲年的在泉下半年也可用己来推演。假若甲子年上一年（癸亥），司天的厥阴风木之气有余而不退位，而在泉之气燥金已经迁正，己卯当其位，就是癸己相会，则本应太过的土运，由于司天与在泉失调而变虚弱，又受到上年司天厥阴风木之气的克制，所以就不太过。下文丙寅、庚辰等年义同此。

〔10〕太：此后原衍"过"字，据《素问直解》及后文例删。

〔11〕何以言土运太过：《素问直解》删此7字，文义顺承，似是。

〔12〕黄钟不应太窒：谓黄钟所代表的土运不应该阻抑。黄钟、大吕、太簇、夹钟、姑洗、仲吕、蕤宾、林钟、夷则、南吕、无射、应钟称为十二律。十二律又分阴阳各六，黄钟、太簇、姑洗、蕤宾、夷则、无射为阳，称为六律；林钟、南吕、应钟、大吕、夹钟、仲吕为阴，称为六吕。十二律对应五音、五行，黄钟应太宫，主土运太过。又，《素问直解》作"黄钟不应太宫"，律以下文，似当作"黄钟之管，太宫不应"。

〔13〕如：顺从。下"如"字同。

〔14〕太一：太一在先秦时代是一种兼有星（北斗）、神和终极物三重含义的概念。这里指太乙游宫，详见《灵枢·九宫八风》篇。

〔15〕未合德：原作"下有合"，与前文义不相协，今据后文例改。

〔16〕木：原作"水"，形近致误，据金刻本、《类经》改。

〔17〕及：原作"乃"，形近致误，据金刻本及后文例改。

〔18〕治法如前：指前篇《刺法论》所举诸种刺治方法。下文同。

〔19〕不：原作"下"，形近致误，据金刻本、《类经》改。

〔20〕柔：原脱，义不相协，据后文例补。

〔21〕得：原作"后"，据金刻本及前后文例改。

〔22〕火化热复：此后疑脱"此丁壬不合德也，其后三年化成木疫也"2句。

〔23〕壬午，如壬至午：原作"壬至午"，据金刻本补改。

〔24〕天：原作"之"，据前后文例改。

【释义】

本段主要解释《刺法论》有关三年化疫的机理，主要从六气迁正、退位与五运之间五行相克、胜复变化的角度加以阐释，同时又参杂了音律、太乙星占的内容。

古人以十天干纪运，十二地支纪气，干支相互配合，以推演运气的变化，认为随着年、季节的推移，干支符号也相应发生变化，若干支符号所代表的气运变化与时季不符，所谓"虽得岁正，未得正位之司"，称之为"失守其位"，由此即可导致四时节气失常，因而引起疫病流行。具体而言，三年化疫的条件：一是阳干之年，岁运太过，上年司天之气有余不退位，仍占据着司天的位置，而本年在泉之气已经迁正，造成上年司天之气与本年在泉之气在位的局面，司天与在泉之气不相协调；二是阳干与阴干同主一种岁运，如甲己主土运，甲为阳干、己为阴干，则阳干之年的在泉下半年也可用相应的阴干来推演，由此造成上年的阴干与本年主在泉的阴干相会，岁运由太过变为不及，反受上年司天之气克制；三是有胜必有复，胜气受到复气的制约，气候表现出复气的特点；四是本年的在泉之气不能迁正，也会形成司天与在泉之气不相协调，导致本年岁运不及，或有胜有复，或有小胜而无复，但都会导致气运失常而三年化疫。

王玉川[①]认为上述推演明显突破了运气七篇由中运、司天、在泉推演的格局，创立了由"天甲子、司天、岁运、在泉、地甲子"五者构成的新演示格局。这里所谓的"天甲子"，是指与司天六气相配的天干地支，司天居上，所以天甲子又称"上位甲子"，或简称"上位"；而"地甲子"，是指与在泉之六气相配的天干地支，在泉居下，所以地甲子又称"下位甲子"，或简称"下位"。其所以要把天干地支与六气的配属分离开，使它们之间的关系由固定变为灵活，就是为了便于说明气候变化与纪年干支之间并没有固定不变的僵死关系。所以，《遗篇》的观点与方法，实际上是对完全依干支纪年来推算和预测气候的运气学说的否定。

疫病发生的性质与时间：运气失常所发疫病的性质，均与天干所代表的五运性质相同，即甲己土运发生土疫，乙庚金运发生金疫，其他以此类推。疫病发生时间，根据天地之气失守的程度而有早晚的差异，所谓"甚即速，微即徐"，快者在气运异常年份后的第三

---

①王玉川.运气探秘[M].北京：华夏出版社，1993：171-172.

年，慢者在气运异常年份后的第四年（表73-5）。

表73-5　三年化疫的机理与发病

年份	岁运	上年司天/在泉	本年司天/在泉	司天在泉失调与胜复	气运失常	疫病发生年份
甲子	土运太过	厥阴风木 少阳相火	少阴君火 阳明燥金	上厥阴下阳明 上少阴下少阳 木气胜，金气复	癸己相会 土运失常	土疫 丁卯/丙寅
丙寅	水运太过	少阴君火 阳明燥金	少阳相火 厥阴风木	上太阴下厥阴 上少阳下阳明 土气胜，木气复	乙辛相会 水运失常	水疫 己巳/戊辰
庚辰	金运太过	阳明燥金 少阴君火	太阳寒水 太阴湿土	上阳明下太阴 上太阳下少阴 火气胜，水气复	乙己相会 金运失常	金疫 壬午/癸未
壬午	木运太过	厥阴风木 少阳相火	少阴君火 阳明燥金	上厥阴下阳明 上少阴下少阳 金气胜，火气复	丁辛相会 木运失常	木疫 甲申/乙酉
戊申	火运太过	太阴湿土 太阳寒水	少阳相火 厥阴风木	上太阴下厥阴 上少阳下太阳 水气胜	丁癸相会 火运失常	火疫 庚戌/辛酉

【知识链接】

　　本段原文所论"癸己相会""乙辛相会""乙己相会""丁辛相会""丁癸相会"等，各家注释多语焉不详，本文采用王洪图的观点加以释义。另外，张登本[①]认为，甲子年本来是土运太过，由于癸亥年的影响，则土运不是太过，反而成为不及。甲己均为土运，甲为太过，己为不及，如遇到甲子年受到癸亥年的影响，其运的变化则相当于土运不及之"己"年了，所以说"癸己相会"。这里的"癸"代表前一年的癸亥年，"己"代表不及之土运，实际并不是"癸"和"己"遇会在一起，二者都是天干，怎么能相遇呢？"癸己相会"即土运太过的甲子年，反虚而受木胜的原因。说明遇到这样的甲子年就不是土运太过之年了。因为表现的是厥阴风木司天之气，而其实际的气候变化并非土运太过。所以又说"况黄钟不应太窒"，"何以言土运太过"呢？由于"木既胜而金还复，金既复而少阴如至，即木胜如火而金复微"，形成甲年出现己年的运气变化，致"甲己失守，后三年化成土疫"之变。当然并不是绝对的三年，也可以"早至丙寅"。至其"大小善恶"，则还须"推其天地，详乎太一"的实际情况而定。从"假令甲子阳年"的"假令"二字，也可以看出作者并不是认为每个甲子年都是如此的，关键视其是否受到癸亥年的影响而定。然从六十甲子周期表而言，甲子年必然在癸亥年之后，那么是否所有的甲子年都是如此呢？发生此类情况的条件是什么？恐怕又难以说清楚。

---

①张登本，孙理军.黄帝内经素问点评[M].北京：中国医药科技出版社，2020：591-592.

【原文】

　　黄帝曰：人气不足，天气如虚，人神失守，神光[1]不聚，邪鬼[2]干人，致有夭亡，可得闻乎？岐伯曰：人之五脏，一脏不足，又会[3]天虚，感邪之至也。人忧愁思虑即伤心，又或遇少阴司天，天数不及，太阴作接间至[4]，即谓天虚也，此即人气天气同虚也。又遇惊而夺精，汗出于心，因而三虚[5]，神明失守。心为君主之官，神明出焉，神失守位，即神游上丹田[6]，在帝太一帝君泥丸宫[7]下，神既失守，神光不聚，却遇火不及之岁，有黑尸鬼[8]见之，令人暴亡。人饮食劳倦即伤脾，又或遇太阴司天，天数不及，即少阳作接间至，即谓天[9]虚也，此即人气虚而天气虚也。又遇饮食饱甚，汗出于胃，醉饱行房，汗出于脾，因而三虚，脾神失守。脾为谏议之官，智周出焉，神既失守，神光失位而不聚也，却遇土不及之年，或己年或甲年失守，或太阴天虚，青尸鬼见之，令人卒亡[10]。人久坐湿地，强力入水即伤肾[11]，肾为作强之官，伎巧出焉，因而三虚，肾神失守，神志失位，神光不聚，却遇水不及之年，或辛不会符，或丙年失守，或太阳司天虚，有黄尸鬼至，见之令人暴亡。人或恚怒，气逆上而不下，即伤肝也，又遇厥阴司天，天数不及，即少阴作接间至，是谓天虚也，此谓天虚人虚也。又遇疾走恐惧，汗出于肝，肝为将军之官，谋虑出焉，神位失守，神光不聚，又遇木不及年，或丁年不符，或壬年失守，或厥阴司天虚也，有白尸鬼见之，令人暴亡也。已上五失守者，天虚而人虚也，神游[12]失守其位，即有五尸鬼干人，令人暴亡也，谓之曰尸厥。人犯五神易位，即神光不圆[13]也，非但尸鬼，即一切邪犯者，皆是神失守位故也。此谓得守者生，失守者死[14]，得神者昌，失神者亡。

【校注】

　　[1]神光：张介宾："神光，神明也。"
　　[2]邪鬼：即瘟疫邪气。
　　[3]会：遇，逢。
　　[4]太阴作接间至：张介宾："少阴司天之年，太阴尚在左间，若少阴不足，则太阴作接者，未当至而至矣。"
　　[5]三虚：即人气虚、天气虚、心气虚。
　　[6]上丹田：《抱朴子·地真篇》认为丹田有三：在脐下为下丹田，在心下为中丹田，在两眉间为上丹田。此似指脑而言。
　　[7]太一帝君泥丸宫：金刻本、道藏本、《类经》"泥丸宫"均作"泥丸君"。张介宾："太乙帝君所居，亦曰泥丸宫，总众神者也。"泥丸宫指脑而言，以太一帝君居此，故称泥丸君。
　　[8]黑尸鬼：指水疫之气。尸鬼，代指疫疠邪气。以患者死后其病气犹可传染他人，故名"尸鬼"。后青尸鬼、黄尸鬼等义皆同此。
　　[9]天：原作"之"，据前后文例改。
　　[10]亡：此后当脱伤肺一条。张介宾："独缺金虚伤肺，赤尸鬼一证，必脱简也。"

〔11〕肾：此后按上下文例似脱人虚天虚等文。张介宾："诸脏皆言作接间至及汗出之由，惟此不言，必脱失也。"

〔12〕神游：张介宾："神游者，神气虽游，未离于身，尚不即死；若脉绝身冷，口中涎塞，舌短卵缩，则无及矣，否则速救可苏也。"

〔13〕神光不圆：神明受损不完满。

〔14〕得守者生，失守者死：张介宾："得守则神全，失守则神散。神全则灵明圆聚，故生；神散则魂魄分离，故死。"

【释义】

本段是对《刺法论》有关"三虚"致疫的发挥，提出"人气不足，天气如虚，人神失守"是谓"三虚"，也就是正气虚弱、虚邪之气（天气反常）、精神失守，若再遇运气失常，即易发生疫病，导致人体暴亡。其中最主要的就是精神失守，这不仅是疫邪发病的内在因素，而且也是疾病导致死亡的主要原因。

具体而言，忧愁思虑过度伤心，又遇少阴君火司天不及，司天的左间太阴湿土之气接替司天的位置，又因惊而夺精，汗出伤及心之液，心之神志失守，神光不聚，在火运不及之年水疫发病，可致突然死亡。

饮食不节、劳倦太过伤脾，又遇太阴湿土司天不及，司天的左间少阳相火接替司天的位置，又因饮食过饱，汗出损伤胃之液，或醉饱之后行房，汗出伤脾之液，脾之神志失守，神光不聚，又遇土运失常之年风疫发病，可致突然死亡。

久居湿地或强力劳作伤肾，又遇水运不及之年，或逢太阳寒水司天不及，肾的神志失守，神光不聚，又遇水运不及之年或辛年司天与在泉之气失调，就会有土疫发病，可致突然死亡。

忿怒气逆伤肝，又遇厥阴风木司天之气不及，司天的左间少阴君火之气接替司天的位置，又因奔跑恐惧，汗出损伤肝之液，肝的神志失守，神光不聚，又遇木运不及之年，或丁年司天与在泉之气失调，或壬年的运气失常，或厥阴司天而虚弱，就会发生金疫，可致突然死亡。

以上五疫之发生，都是由于天气虚，又加上人气虚，使神气离散不能藏守本位，才会有五疫之气侵犯人体。其中神气之充沛与守位是关键，所谓"得守者生，失守者死，得神者昌，失神者亡"。

【知识链接】

本篇提出"神游上丹田""泥丸宫（君）"等概念或观点，与《黄帝内经》其他篇章有明显区别，反映了道教医学的一些影响。刘永明[①]认为《素问遗篇》与道教上清派的存思修炼

---

①刘永明.《素问遗篇》与道教医学 [J].甘肃社会科学，2008，（2）：111-114.

理论和医病之术有着极为深刻的渊源关系，是道教炼养学和传统医学紧密结合的产物。本篇指出："神失守位，即神游上丹田，在帝太一帝君泥丸宫下。"考察中国传统医学经典在论及精神失守导致疾病和死亡时并无"神游"之说，而道教经典则颇多"神游"之论。如《太平经》曰："赤气悉喜，赤神来游，心为其无病。""真人问曰：'凡人何故数有病？'神人答曰：'故肝神去，出游不时还，目无明也；心神去不在，其唇青白也；肺神去不在，其鼻不通也；肾神去不在，其耳聋也；脾神去不在，令人口不知甘也；头神去不在，令人昫冥也；腹神去不在，令人腹中央甚不调，无所能化也；四肢神去，令人不能自移也。"①本篇所言神游之说，与《太平经》明显属于同一医学理念指导下的病理认识。

人体有上、中、下三丹田的说法，最早出自汉魏之际的道教著作《道机经》，将上丹田与太一帝君泥丸宫连在一起，从渊源上看，只能是上清派的存思修炼理论。太一帝君，在早期道教经典中为两个神，分别称为"太一"和"帝君"，据上清派最重要的经典《上清大洞真经》，上天有太一、帝君等三十九位神真下入人身三十九个部位，为人体身神，太一和帝君仅是人头部的重要神灵，还不是人体生命的主宰。在《同真太一帝君太丹隐书洞真玄经》中，太一和帝君成为主宰人体生命最主要的二位大神。《云笈七签》卷44节录该经，名为《太一帝君太丹隐书》（又名《太一别诀》）。该经认为，太一是胞胎之精，变化之主，魂魄生于胎神，命气出于胞府，由帝君加以变合，混化为人。所以说"帝君主变，太一主生"，或者说"太一之神，生之神，生之母；帝君之尊，生之父"。并强调太一和帝君在修炼中所具有的根本性意义："帝君为道之根，太一为道之变"，"夫学道而无太一，犹视瞻之无两眼；存念而无太一，犹胸腹之失五脏；御神而无太一，犹起行之无四肢；立身而无太一，犹尸僵而无气矣。"

以脑为泥丸之说，在道教炼养学中由来已久，出于汉代的《老子中经》"泥丸君者脑神也"，形成于晋代的《黄庭内景经》"脑神精根字泥丸""一面之神宗泥丸"，唐代梁丘子注曰："脑中丹田，百神之主。"可见，脑神泥丸君为人体至上之神。将太一、帝君合为一神，称为泥丸君，始自《太上老君内观经》。《道藏提要》指出：《太上老君内观经》"深受佛教禅宗思想影响，盖出于唐代"。其中对人体生命机理，尤其是对脑神与心神的关系和地位有着十分明确的定位，可以视为道教炼养学和道教医学的重要理论著作。该经曰："太一帝君在头曰泥丸君，总众神也。照生识神，人之魂也……照诸百节，生百神也。所以周身，神不空也。元气入鼻，灌泥丸也。所以神明，形固安也。运动住止，关其心也。所以谓生，有油然也。子内观之，历历分也。心者禁也，一身之主。禁制形神，使不邪也。心则神也，变化不测，无定形也。所以五脏，藏五神也。"由此可见，太一帝君为人体众神之主宰，同时也是人体生命产生的原动力，在它的映照下产生人的识神和周身百神，亦即使人体各器官、各组织具有生命机能，使人得以成为生命活动的机体；而心为一身之主宰，主持后天生命活动的具体过程。由于心神为众神之一，又出于泥丸君映照所生，故地位当在泥丸君之下。应该说，《太上老君内观经》中的这一理论阐述为理解《素问遗篇》中的"神游"之说提供了坚实的理论依据。

①王明.太平经合校［M］.北京：中华书局，1960：586-587，27.

至真要大论篇第七十四

【导读】

　　至，极的意思。真，精深、精微。要，为切要、重要、纲要之意。"至真要"，言其所论极为精微而重要。本篇作为《素问》运气七篇大论中最为重要的篇章，在总结临床实践经验的基础上，借助运气学说的思想，推演阐述了中医学中许多重大问题，论述了"谨守病机，各司其属"的分析病机的方法，六气胜复的表现与治法，"以平为期"的中医治疗目标，治病求本与标本中气的治则治法，君臣佐使的组方原则与大小、奇偶、缓急的方剂分类，"司岁备物"的采药思想以及性味、归经等，可以说从理法方药等各个方面较为全面地奠定了中医学辨证论治体系的基础。高世栻云："此篇论六气司天，六气在泉，有正化，有胜复，有标本寒热，有调治逆从，五味阴阳，制方奇偶，谨奉天道，合于人身，故曰至真要大论。"

【原文】

　　黄帝问曰：五气交合，盈虚更作[1]，余知之矣。六气分治，司天地者[2]，其至何如？岐伯再拜对曰：明乎哉问也！天地之大纪[3]，人神之通应[4]也。帝曰：愿闻上合昭昭，下合冥冥[5]奈何？岐伯曰：此道之所主，工之所疑也。

　　帝曰：愿闻其道也。岐伯曰：厥阴司天，其化以风；少阴司天，其化以热；太阴司天，其化以湿；少阳司天，其化以火；阳明司天，其化以燥；太阳司天，其化以寒。以所临脏位，命其病者也[6]。帝曰：地化[7]奈何？岐伯曰：司天同候，间气[8]皆然。帝曰：间气何谓？岐伯曰：司左右者，是谓间气也。帝曰：何以异之？岐伯曰：主岁者纪岁，间气者纪步也[9]。帝曰：善。岁主奈何？岐伯曰：厥阴司天为风化，在泉为酸化，司气[10]为苍化，间气为动化[11]。少阴司天为热化，在泉为苦化，不司气化[12]，居气[13]为灼化。太阴司天为湿化，在泉为甘化，司气为黅化，间气为柔化。少阳司天为火化，在泉为苦化，司气为丹化，间气为明化。阳明司天为燥化，在泉为辛化，司气为素化，间气为清化[14]。太阳司天为寒化，在泉为咸化，司气为玄化，间气为藏化。故治病者，必明六化分治，五味五色所生，五脏所宜，乃可以言盈虚病生之绪[15]也。

帝曰：厥阴在泉而酸化先，余知之矣。风化之行也何如？岐伯曰：风行于地，所谓本也[16]，余气同法。本乎天者，天之气也；本乎地者，地之气也[17]。天地合气，六节分而万物化生矣。故曰，谨候气宜[18]，无失病机。此之谓也。帝曰：其主病[19]何如？岐伯曰：司岁备物[20]，则无遗主矣。帝曰：司[21]岁物何也？岐伯曰：天地之专精[22]也。帝曰：司气者何如？岐伯曰：司气者主岁同[23]，然有余不足也。帝曰：非司岁物何谓也？岐伯曰：散也，故质同而异等也。气味有薄厚，性用有躁静，治保[24]有多少，力化[25]有浅深，此之谓也。

帝曰：岁主脏害[26]何谓？岐伯曰：以所不胜命之，则其要也。帝曰：治之奈何？岐伯曰：上淫于下，所胜平之[27]；外淫于内，所胜治之[28]。帝曰：善。平气[29]何如？岐伯曰：谨察阴阳所在而调之，以平为期，正者正治，反者反治[30]。

帝曰：夫子言察阴阳所在而调之，论言人迎与寸口相应，若引绳小大齐等，命曰平。阴[31]之所在寸口何如？岐伯曰：视岁南北[32]，可知之矣。帝曰：愿卒闻之。岐伯曰：北政之岁，少阴在泉，则寸口不应[33]；厥阴在泉，则右不应；太阴在泉，则左不应。南政之岁，少阴司天，则寸口不应；厥阴司天，则右不应；太阴司天，则左不应。诸不应者，反其诊则见矣[34]。帝曰：尺候何如？岐伯曰：北政之岁，三阴在下，则寸不应；三阴在上，则尺不应。南政之岁，三阴在天，则寸不应；三阴在泉，则尺不应。左右同。故曰，知其要者，一言而终，不知其要，流散无穷，此之谓也。

【校注】

〔1〕五气交合，盈虚更作：谓五运之气交相配合，太过与不及相互更替。

〔2〕六气分治，司天地者：指风寒湿热燥火六气，分期主治，司天在泉各当其位。

〔3〕天地之大纪：天地运动变化的基本规律。

〔4〕人神之通应：谓人体生命活动与天地变化规律相适应。人神，指人的生命活动。

〔5〕上合昭昭，下合冥冥：张志聪："昭昭，合天道之明显。冥冥，合在泉之幽深。"

〔6〕以所临脏位，命其病者也：谓根据六气下临所应之脏，确定疾病之病位、病性而命名。临，来临、降临。

〔7〕地化：指在泉之气所产生的变化。

〔8〕间气：谓间隔于司天、在泉左右的六气。司天的左右间气为二、四之气，在泉的左右间气为初、五之气。

〔9〕主岁者纪岁，间气者纪步：主岁之气主管一年之气，即司天主前半年，在泉主后半年。一年分为六步，间气只主一步之气，即各主六十日八十七刻半的时间。

〔10〕司气：张介宾："司气，言五运之气也。"

〔11〕动化：指自然景象呈现群物鼓动的变化。张介宾："厥阴所临之位，风化行，则群物鼓动，故曰动化。"

〔12〕不司气化:《新校正》:"按《天元纪大论》云:君火以名,相火以位。谓君火不主运也。"正以君火不主运,故不司气化。

〔13〕居气:《新校正》:"详少阴不曰间气而言居气者,盖遵君火无所不居,不当间之也。"

〔14〕清化:谓天气从秋凉的变化。张介宾:"阳明所临之位,燥化行而清凉至也。"

〔15〕绪:起源,原由。

〔16〕风行于地,所谓本也:马莳:"司天则风行于天,在泉则风行于地,乃本于地之气,而为风之化也;若时乎司天,则本乎天之气,而亦为风化矣。"本,本源。

〔17〕本乎天者……地之气也:指六气司天时,气候、物候变化以司天之气为本源;六气在泉时,气候及物候变化以在泉之气为本源。

〔18〕气宜:指六气分司所宜之时。高世栻:"六节之气,各有所宜,不宜则病。"

〔19〕主病:指主治疾病的药物。

〔20〕司岁备物:谓根据每岁气的变化情况采备药物。张介宾:"天地之气,每岁各有所司,因司气以备药物,则主病者无遗矣。"

〔21〕司:原作"先",《新校正》:"详先岁疑作司岁。"按前文言"司岁备物",后文言"非司岁物",则此当作"司岁",故改。

〔22〕天地之专精:张介宾:"岁物者,得天地精专之化,气全力厚。"王冰:"专精之气,药物肥浓,又于使用,当其正气味也。"

〔23〕司气者主岁同:张志聪:"司气,谓五运之气。五运虽与主岁相同,然又有太过不及之分。"主岁,指司天、在泉之气。

〔24〕治保:指药物的治病与保养功能。

〔25〕力化:指药物的功效。

〔26〕岁主脏害:谓主岁之气失常伤害五脏。

〔27〕上淫于下,所胜平之:谓司天之气淫胜下伤于脏者,宜用克胜司天之气的药物平调之。

〔28〕外淫于内,所胜治之:谓在泉之气淫胜而内伤于脏者,宜用克胜在泉之气的药物治疗。王冰:"外淫于内,地之气也。"

〔29〕平气:张志聪:"平气,谓无上下之胜制,运气之和平也。"

〔30〕正者正治,反者反治:谓疾病的本质与临床表现基本一致的,用正治法治疗;疾病的本质与临床表现不一致的,用反治法治疗。

〔31〕阴:张介宾:"阴,少阴也。少阴所在,脉不当应于寸口,有不可不察也。"

〔32〕岁南北:指岁之南政、北政。其说不一。一是以土运主岁之年为南政,木火金水主岁之年为北政。二是戊癸火运之年为南政,其他为北政。多数注家主前说。南政面南定其上下左右,北政面北定其上下左右。

〔33〕不应:张介宾:"不应者,脉来沉细而伏,不应于指也。"

〔34〕诸不应者,反其诊则见矣:张介宾:"凡南政之应在寸者,则北政应在尺;北政之应在寸者,则南政应在尺。以南北相反而诊之,则或寸或尺之不应者,皆可见矣。"

【释义】

本段原文主要论述了六气司天、在泉之化的规律及人与天地相应的重要性,讨论了气候变化与药物质量和疾病的关系,南北政之年与人体脉象变化之间的关系等问题。

一、运气学说的思想基础

本篇开篇即阐述了运气学说的思想基础,所谓"天地之大纪,人神之通应",王冰注说:"天地变化,人神运为,中外虽殊,然其通应则一也。"也就是说人与天地自然相应。从元气、阴阳、五行学说的角度而言,气是人或万物形成的质料,阴阳是人或万物形成的动力,五行是人或万物构成的结构形式,因而人与自然万物之间有着同源(气)、同道(规律)、同构(元气、阴阳、天地人三才、四时、五行等)的关系。因此,人体的生命活动不能离开自然,必须适应自然的变化。正是基于这种天人相应的理念,古人试图创建一套符号系统,去认识、把握天地变化与生命活动的规律,为养生以及诊治疾病提供指导,并由此提出"谨候气宜,无失病机"的著名论断。

二、六气与自然物化的关系

风、热、火、湿、燥、寒六气分司天、在泉与左右间气六步,分别以三阴三阳来命名,相关知识在《天元纪大论》《六微旨大论》等篇已有明确论述。这里则主要论述六气司天、在泉、间气的气化作用。

(一)六气与气候变化

六气不论是处于司天、在泉还是间气之位,其气化的作用性质相同,即厥阴气化为风,少阴气化为热,太阴气化为湿,少阳气化为火,阳明气化为燥,太阳气化为寒,所谓"司天同候,间气皆然"。只是在时间上有所差异,即司天之气主上半年的气化,在泉之气主下半年的气化,而四步间气分别只主一步六十日八十七刻半的气化,故云"主岁者纪岁,间气者纪步"。

关于六气与气候的关系,张介宾进一步阐述说:"厥阴属木,其化以风。凡和气升阳,发生万物,皆风之化。少阴属君火,其化以热。凡炎蒸郁燠,庶类蕃茂,皆君火之化。太阴属土,其化以湿。凡云雨滋泽,津液充实,皆土之化。少阳属相火,亦曰畏火。凡炎暑赫烈,阳气盛极,皆相火之化。阳明属金,其化以燥。凡清明干肃,万物坚刚,皆金之化。太阳属水,其化以寒。凡阴凝栗冽,万物闭藏,皆水之化。"

(二)六气气化与发病

本节原文提出根据六气所主持的气候特点及其与脏腑的相应关系,可以确定病变所在部位,并对疾病进行命名,所谓"以所临脏位,命其病者也"。高世栻注说:"以所临脏位者,天气之所临,合于人之形脏,各有其位也。如厥阴合肝,少阴合心肾,太阴合肺脾,少阳合三焦、胆，阳明合大肠、胃，太阳合小肠、膀胱，各有上下形脏之位。以所临脏位命其病者，天气所临，合于形脏，而有风热湿火燥寒之病也。"这种认识虽然是古人以阴阳五行为理论工具对气候与发病关系的一种解释，但无疑对于外感疾病的诊治有一定的指导意义。

（三）六气分治的物化特征

《素问·阴阳应象大论》曰："阳为气，阴为味。"《素问·天元纪大论》又云："在天为气，在地成形，形气相感而化生万物矣。"大概受此类观点的影响，本段又提出六气司天、在泉、间气以及主司岁运之气时，其物化特征有所差异。以厥阴风木为例，其司天时气候多风化，在泉时气味多酸化，主司五运则颜色多青化，居于间气时物体多动摇不定。其他以此类推。很明显此论述与上述在泉与"司天同候，间气皆然"的观点相互矛盾，无非是要说明风木之气来临在气候上多风，在物候方面味酸、动摇，在五色为青色的五行类属关系。

对这种六气分治的物化特征的认识，其价值亦类同于对事物属性五行归类的认识，可用于指导疾病的诊治。因此，原文指出："故治病者，必明六化分治，五味五色所生，五脏所宜，乃可以言盈虚病生之绪也。"

三、谨候气宜，司岁备物

本篇在天人相应思想的指导下，认为"天地合气，六节分而万物化生"，王冰注说："万物居天地之间，悉为六气所化生，阴阳之用，未尝有逃生化出阴阳也。"人体的生理、病理乃至对疾病的治疗，都受六气变化的影响，因此诊治疾病必须从自然环境和季节气候的特点及其变化规律出发，将气候变化与病机结合起来分析，所谓"谨候气宜，无失病机"。

另一方面，季节气候的变化还直接影响着药物的气味与质量，进而影响治疗效果。因此又提出了"司岁备物"的观点，认为药物乃得天地日月之精华而生，自然时令不同，有不同的主气，其作用于药物，则会使药物的性质、质地、作用大小均有区别。因此，为了保证药物的质量，应根据各个不同年份、季节的气候特点，采集相应的药物，如此则得"天地之专精"，而药效较好。如张介宾阐发说："天地之气，每岁各有所司，因司岁以备药物，则主病者无遗矣。如厥阴司岁则备酸物，少阴少阳司岁则备苦物，太阴司岁则备甘物，阳明司岁则备辛物，太阳司岁则备咸物，所谓岁物也，岁备则五味之用全矣。"反之，非司岁之时采集药物，则专精之气散失或不足，其质量与功效均较差，所谓"质同而异等也"。

四、六气致病规律与治则治法

六气变化与人体疾病密切相关，本篇指出六气致病的规律为"岁主脏害""以所不胜命之"，即六气司天在泉偏胜伤人，多伤及所不胜之脏，如张介宾说："木气淫则脾不胜，火气淫则肺不胜，土气淫则肾不胜，金气淫则肝不胜，水气淫则心不胜，是皆脏害之要。"

关于六气所致疾病的治则治法，本段所论有三点：一是治以所胜。即司天之气淫胜伤人而六经生病，应该用具有制约它的气味之药来调理；在泉之气淫胜而五脏生病，应该用具有制约它的气味之药治疗。总之，是要制伏过胜之气。二是"谨察阴阳所在而调之，以平为期"。此虽是对岁气和平而生病提出的治疗原则，然亦可以指导各种疾病的治疗。从阴阳关系的角度而言，疾病的发生无非是多种因素导致阴阳失调的结果，因此治疗的目的就是要恢复阴阳平衡。但在恢复阴阳平衡时，要注意阴阳平衡的水准问题，阴阳二者既不是在高位，也不是在低位达到平衡，而是在正常的生理水平达到平衡，这就是"以平为期"的科学内涵。三是提出了"正者正治，反者反治"的治疗原则。对此将在后文专门讨论，此不赘述。

五、南北政之年与寸口脉象

人迎与寸口脉比较诊法，详见于《灵枢·禁服》等篇，《灵枢·四时气》说："气口候阴，人迎候阳。"寸口脉属于阴脉以察脏病，故本节还论述了南北政之年三阴司天在泉与寸口脉象的关系。首先，说明了南北政之年与寸口脉的关系；其次，论述了南北政之年与寸口脉中寸脉和尺脉的关系。由此试图说明不同的年份，由于有不同的气候变化特点，从而形成人体具有不同的生理和病理生理改变，表现为不同的体征。其基本规定为一是三阴之气对应五脏与寸口脉。二是南政为阳为上，北政为阴为下。三是北政之年，司天应寸，在泉应尺；南政之年，司天应尺，在泉应寸。然如何划分南北政，以及何以推演寸口脉象变化，历代注家则众说纷纭，莫衷一是。从十二地支推演六气，而干支符号具有时空一体相互转换的特性，故南北政之年与寸口脉象关系的论述，当是借助于十二地支符号，以阴阳对应为原则的一种人为推演。

【知识链接】

一、司岁备物与中药采集

司岁备物，体现了中医学对药物采集的时令要求，可谓开中药按时采集方法之先河。中药材所含有效化学成分是药物具有防病治病功能的物质基础，而每一种植物都有其独特的生物发育节律，植物的生命活动按其一定的规律进行，使植物中的化学成分的量和质有规律性的变化。不同生长发育阶段，植物中化学成分的积累是不相同的，甚至会有很大的区别。如甘草中的甘草酸为其主要有效成分，生长1年者含量为5.49%，2年者为6.76%，3年者为9.84%，4年者为10.52%，说明药物所含有效成分的质和量与生长年限长短密切相关。植物在生长过程中月份甚或时辰的变化，都会影响到有效成分的含量。如丹参以7月份有效成分含量最高；金银花1天内以早晨9时采摘最好，否则因花蕾开放而降低质量；曼陀罗中生物碱的含量，早晨叶子含量高，晚上根中含量高。正由于如此，古人很早就很重视药物的采收季节、时间，诚如孙思邈《千金翼方》所说："夫药采取，不知时节，不以阴干、暴干，虽有药名，终无药实，故不依时采取，与朽木不殊，虚费人工，卒无裨益。"中医治疗效果的提高，除了辨证施治的水平外，在很大程度上与药材的质量有关，而要保证药材质量，就必须注意"司岁备物"这一采药的时间原则。

二、关于南政与北政的讨论

南北政，即南政之年和北政之年。在六十年中，运气学说将有的年份归属于南政之年，有的年份则归属于北政之年。但是，如何推算划分南北政的年份，诸家歧见甚多。据方药中等[1]研究，大致有以下几种推算方法：一是以五运中甲己土运之年为南政，其他年份为北政。此观点以张介宾为代表，他说："甲己二岁为南政，乙庚、丙辛、丁壬、戊癸八年为北政……一曰：五运以土为尊，故惟甲己土运为南政，其他皆北政也。"（《类经·运气类五》）二是以戊癸火运之年为南政，其他年份为北政。这种观点以张志聪为代表。他说："五运之中，戊癸化火，以戊癸年为南政，甲乙丙丁己庚辛壬为北政。"（《黄帝内经素问集注》）其三，以岁支的亥子丑寅卯辰属于南政，巳午未申酉戌属于北政。今人任应秋认为："南即黄道南纬，起于寿星辰宫，一直到娵訾亥宫，因而岁支的亥、子、丑、寅、卯、辰都为南政。北即黄道北纬，起于降娄戌宫，一直到鹑尾巳宫，因而岁支的巳、午、未、申、酉、戌都为北政。"其四，还有以岁运太过为南政，岁运不及为北政之说等等。由此可见，中医学对南北政之说尚缺乏统一的认识，孰是孰非，难有定论。另外，周铭心等[2]认为南北政岁的区分取决于岁支方位，酉、戌、亥、子、丑、寅于位在北，其岁司天位北面南施政，称南政；卯、辰、巳、午、未、申于位在南，其岁司天位南面北行令，称北政。客气脉候与"气位"（司天、在泉、间气六位）、阴阳和南北政岁有关。三阴之气候于寸口脉，三阳之气应在人迎脉；客气值为司天在泉时不应于脉，值为四步间气时可应于脉；每岁四步间气必有二阳二阴，属阳二气应在人迎，属阴二气应在寸口。因此，每岁寸口尺寸四部必有两部脉与人迎脉"相应"，两部脉与人迎脉"不应"。其"相应"与"不应"脉位之在尺在寸在左在右因南政北政年岁不同而有相应变化。晏向阳[3]则不同意上述观点，认为以两分为界、两至为顶的一年六气南北政划分，是三四五六七八连续6个月为南政，九十冬腊正二连续6个月为北政，与之相对应的地支是辰巳午未申酉连续6支为南政，戌亥子丑寅卯连续6支为北政，并提出了脉应与否的另一套解释。鉴于此类讨论临床意义不大，故此不再具体论述。

本篇南北政与脉象之论只涉及到寸口脉中的寸部与尺部，并未提及关部，但后世医家在此基础上则将脉诊"六部"与六气格局相互联系，试图通过考察五运六气的流行，结合六部脉象的变化异常，推断疾病的发生、发展以及预后。如李中梓《诊家正眼》提出"六气分合六部时日诊候图"（表74-1），认为通过推算当年的运气格局，结合患者脉象可以预见疾病所在。他指出："以平治之纪为例，若太过之纪，其气未至而至，从节前十三日为度；不及之纪，其气至而未至，从节后十三日为度。太过之岁，从左尺浮分起立春；不及之岁，从左关中分起立春……诊得六部俱平则已，若有独大、独小、独浮、独沉、独长、独短，与各部不同，依图断之，无不验者。"这可谓是对运气脉诊的一种发展，但临床实际意义并不大。

①方药中，许家松.黄帝内经素问运气七篇讲解[M].北京：人民卫生出版社，1984：418.
②周铭心，陈智明.《内经》"南北政"问题解析[J].中国中医基础医学杂志，2000，6（5）：64-67.
③晏向阳.运气南北政简解[J].中国中医基础医学杂志，2009，15（2）：89-91，98.

表74-1 六气分合六部时日诊候

右手寸						右手关						右手尺					
浮		中		沉		浮		中		沉		浮		中		沉	
小雪十五日	立冬五日	立冬十日	霜降十日	霜降五日	寒露十五日	秋分十五日	白露五日	白露十日	处暑十日	处暑五日	立秋十五日	大暑十五日	小暑五日	小暑十日	夏至十日	夏至五日	芒种十五日
五之气阳明燥金						四之气太阴湿土						三之气少阳相火					

左手寸						左手关						左手尺					
浮		中		沉		浮		中		沉		浮		中		沉	
小满十五日	立夏五日	立夏十日	谷雨十日	谷雨五日	清明十五日	春分十五日	惊蛰五日	惊蛰十日	雨水十日	雨水五日	立春十五日	大寒十五日	小寒五日	小寒十日	冬至十日	冬至五日	大雪十五日
二之气少阴君火						初之气厥阴风木						终之气太阳寒水					

【原文】

帝曰：善。天地之气，内淫[1]而病何如？岐伯曰：岁厥阴在泉，风淫所胜[2]，则地气不明，平野昧[3]，草乃早秀[4]。民病洒洒振寒，善伸数欠，心痛支满，两胁里急，饮食不下，鬲咽不通，食则呕，腹胀善噫，得后与气[5]，则快然如衰，身体皆重。

岁少阴在泉，热淫所胜，则焰浮川泽，阴处反明。民病腹中常鸣，气上冲胸，喘不能久立，寒热皮肤痛，目瞑，齿痛，颇肿[6]，恶寒发热如疟，少腹中痛，腹大，蛰虫不藏[7]。

岁太阴在泉，草乃早荣[8]，湿淫所胜，则埃昏岩谷，黄反见黑[9]，至阴之交[10]。民病饮积心痛，耳聋浑浑焞焞[11]，嗌肿喉痹，阴病血见[12]，少腹痛肿，不得小便，病冲头痛，目似脱，项似拔，腰似折，髀不可以回[13]，腘如结，腨如别。

岁少阳在泉，火淫所胜，则焰明郊野，寒热更至。民病注泄赤白，少腹痛，溺赤，甚则血便。少阴同候[14]。

岁阳明在泉，燥淫所胜，则霧雾清暝[15]。民病喜呕，呕有苦，善太息，心胁痛不能反侧，甚则嗌干面尘，身无膏泽，足外反热。

岁太阳在泉，寒淫所胜，则凝肃惨慄[16]。民病少腹控睾[17]，引腰脊，上冲心痛，血见，嗌痛颔肿[18]。

帝曰：善。治之奈何？岐伯曰：诸气在泉，风淫于内，治以辛凉，佐以苦甘[19]，以甘缓之，以辛散之。热淫于内，治以咸寒，佐以甘苦，以酸收之，以苦发之。湿淫于内，治以苦热，佐以酸淡，以苦燥之，以淡泄之。火淫于内，治以咸冷，佐以苦辛，以酸收之，以苦发之。燥淫于内，治以苦温，佐以甘辛，以苦下之。寒淫于内，治以甘热，佐以苦辛，以咸泻之，以辛润之，以苦坚之。

帝曰：善。天气之变[20]何如？岐伯曰：厥阴司天，风淫所胜，则太虚埃昏，云物以扰，寒生春气，流水不冰。民病胃脘当心而痛，上支两胁，膈咽不通，饮食不下，舌本强，食则呕，冷泄腹胀，溏泄瘕水闭，蛰虫不去[21]，病本于脾。冲阳[22]绝，死不治。

少阴司天，热淫所胜，佛热至，火行其政。民病胸中烦热，嗌干，右胠满，皮肤痛，寒热咳喘，大雨且至[23]，唾血血泄，鼽衄嚏呕，溺色变，甚则疮疡胕肿，肩背臂臑及缺盆中痛，心痛肺䐜[24]，腹大满，膨膨而喘咳，病本于肺。尺泽[25]绝，死不治。

太阴司天，湿淫所胜，则沉阴且布，雨变枯槁[26]。胕肿[27]骨痛阴痹，阴痹者按之不得，腰脊头项痛，时眩，大便难，阴气不用[28]，饥不欲食，咳唾则有血，心如悬，病本于肾。太溪[29]绝，死不治。

少阳司天，火淫所胜，则温气流行，金政不平。民病头痛，发热恶寒而疟，热上皮肤痛，色变黄赤，传而为水，身面胕肿，腹满仰息，泄注赤白，疮疡，咳唾血，烦心胸中热，甚则鼽衄，病本于肺。天府[30]绝，死不治。

阳明司天，燥淫所胜，大凉革候[31]，则木乃晚荣，草乃晚生，名木敛，生菀于下，草焦上首[32]，筋骨内变。民病左胠胁痛，寒清于中，感而疟，咳，腹中鸣，注泄鹜溏[33]，心胁暴痛，不可反侧，嗌干面尘，腰痛，丈夫㿗疝，妇人少腹痛，目昧眦疡，疮痤痈，蛰虫来见[34]，病本于肝。太冲[35]绝，死不治。

太阳司天，寒淫所胜，则寒气反至，水且冰，运火炎烈，雨暴乃雹[36]。血变于中，发为痈疡，民病厥心痛，呕血，血泄，鼽衄，善悲，时眩仆，胸腹满，手热肘挛掖肿[37]，心澹澹大动[38]，胸胁胃脘不安，面赤目黄，善噫嗌干，甚则色炲，渴而欲饮，病本于心。神门[39]绝，死不治。所谓动气[40]，知其脏也。

帝曰：善。治之奈何？岐伯曰：司天之气，风淫所胜，平[41]以辛凉，佐以苦甘，以甘缓之，以酸泻之。热淫所胜，平以咸寒，佐以苦甘，以酸收之。湿淫所胜，平以苦热，佐以酸辛[42]，以苦燥之，以淡泄之。湿上甚而热[43]，治以苦温，佐以甘辛，以汗为故而止。火淫所胜，平以咸冷[44]，佐以苦甘，以酸收之，以苦发之，以酸复之。热淫同。燥淫所胜，平以苦温[45]，佐以酸辛，以苦下之。寒淫所胜，平以辛热，佐以甘苦，以咸泻之。

帝曰：善。邪气反胜[46]，治之奈何？岐伯曰：风司于地，清反胜之[47]，治以酸温，佐以苦甘，以辛平之。热司于地，寒反胜之，治以甘热，佐以苦辛，以咸平之。湿司于地，热反胜之，治以苦冷，佐以咸甘，以苦平之。火司于地，寒反胜之，治以甘热，佐以苦辛，以咸平之。燥司于地，热反胜之，治以辛寒[48]，佐以苦甘，以酸平之，以和为制[49]。寒司于地，热反胜之，治以咸冷，佐以甘辛，以苦平之。

帝曰：其司天邪胜[50]何如？岐伯曰：风化于天，清反胜之[51]，治以酸温，佐以甘苦。热化于天，寒反胜之，治以甘温，佐以苦酸辛。湿化于天，热反胜之，治以苦寒，佐以苦酸。火化于天，寒反胜之，治以甘热，佐以苦辛。燥化于天，热反胜之，治以辛寒，佐以苦甘。寒化于天，热反胜之，治以咸冷，佐以苦辛。

【校注】

〔1〕内淫：张介宾："淫，邪胜也。不务其德，是谓之淫。内淫者，自外而入，气淫于内，言在泉之变病也。"

〔2〕风淫所胜：谓风邪淫其所胜之气。风属木，木所胜者为土，即木克土之义。后仿此。

〔3〕平野昧：原野昏暗不清。

〔4〕草木早秀：植物提前抽穗开花。

〔5〕得后与气：谓得大便或矢气。

〔6〕颒（zhuō拙）肿：目下浮肿。张介宾："目下称颒。"

〔7〕蛰虫不藏：《类经》卷二十七将此句移于"阴处反明"句下，义胜可取。

〔8〕草乃早荣：《新校正》："详此四字疑衍。"按上下文例，宜从。

〔9〕黄反见黑：谓土色之黄反变为黑色。又，王冰："太阴为土，色见应黄于天中，而反见于北方黑处也。"

〔10〕至阴之交：谓湿土与水气交合。高世栻："水土皆为至阴，黄反见黑，乃至阴之交。"又，张介宾："至阴之交，当三气四气之间，土之令也。"

〔11〕浑浑焞焞（tūn吞）：谓耳中嗡嗡作响，听力不清。浑浑，模糊不清貌。焞焞，声音洪大貌。

〔12〕阴病血见：即前后阴出血，如血淋、尿血、便血等。

〔13〕髀不可以回：谓髋关节不能转动。

〔14〕少阴同候：所见的其余病候，与前少阴在泉相同。

〔15〕霿（méng蒙）雾清瞑：王冰："霿雾，谓雾暗不分，似雾也。清，薄寒也。言雾起霿暗，不辨物形而薄寒也。"

〔16〕凝肃惨慄：寒气凝结，万物静肃。惨慄，寒极貌。

〔17〕控睾：谓牵引睾丸。

〔18〕嗌痛颔肿：指咽喉疼痛，颔部肿胀。颔，指人体颈前上方，颏的下方，结喉上方的部位。王冰："颔，颊车前牙之下也。"

〔19〕甘：原无，据《素问吴注》《素问注证发微》《类经》卷二十七补。

〔20〕天气之变：司天之气淫胜所致的病变。

〔21〕蛰虫不去：道藏本、《素问吴注》《素问注证发微》均作"蛰虫不出"。《素问释义》以为衍文。《类经》卷二十七将此4字移于上文"流水不冰"后，似是。

〔22〕冲阳：张介宾："冲阳，足阳明胃脉也，在足跗上动脉应手。"

〔23〕大雨且至：《素问释义》以为衍文。《类经》卷二十七将此4字移于上文"火行其政"后，似是。

〔24〕䐜：胀满。

〔25〕尺泽：张介宾："尺泽，手太阴肺脉也，在肘内廉大文（纹）中动脉应手。"

〔26〕雨变枯槁：张介宾："沈阴雨变，则浸渍为伤，故物多枯槁。"

〔27〕胕肿：即浮肿。

〔28〕阴气不用：即阳痿。阴气，疑为"阴器"之讹，即生殖器。

〔29〕太溪：张介宾："太溪，足少阴肾脉也，在足内踝后跟上动脉应手。"

〔30〕天府：张介宾："天府，手太阴肺脉也，在臂内廉，腋下三寸动脉应手。"

〔31〕大凉革候：原在下文"感而疟"之后，《类经》卷二十七移至"筋骨内变"句下，未妥，今据文义移此。谓大凉之气改变气候。

〔32〕名木敛……草焦上首：原在下文"注泄鹜溏"之后，《类经》卷二十七移至"大凉革候"句下，未妥，今据文义移此。谓大树枝稍枯敛，生气郁伏于下，草类的花叶枯萎。

〔33〕鹜溏：指便下如鸭粪，稀软杂水。王冰："鹜，鸭也。言如鸭之后也。"

〔34〕蛰虫来见：这四字与本节文义不属，疑为衍文。《类经》卷二十七移至"草焦上首"句下，可参。张介宾："然阳明金气在上，则少阴火气在下，故蛰虫来见也。"

〔35〕太冲：张介宾："太冲，足厥阴肝脉也，在足大指本节后二寸动脉应手。"

〔36〕运火炎烈，雨暴乃雹：原在"时眩仆"之后，据《类经》卷二十七移此。谓太阳司天之年，适逢火运太过，水火相争，就会有暴雨或冰雹等反常气候。

〔37〕胋肿：即腋肿。胋，通"腋"，腋窝。

〔38〕澹澹大动：谓心悸动不安貌。澹澹，水波动貌。

〔39〕神门：张介宾："神门，手少阴心脉也，在手掌后锐骨之端动脉应手。"

〔40〕动气：脉动之气。张介宾："动气者，气至脉动也。察动脉之有无，则脏气之存亡可知矣。此总结六气之变病也。"

〔41〕平：高世栻："外淫于内，所胜治之，故上文在泉曰治；上淫于下，所胜平之，故此司天曰平。平，犹治也。"

〔42〕酸辛：《新校正》："按湿淫于内，佐以酸淡。此云酸辛者，辛疑当作淡。"

〔43〕湿上甚而热：张介宾："湿上甚而热者，湿郁于上而成热也。"

〔44〕咸冷：原作"酸冷"，元刻本、道藏本均作"咸冷"，《素问吴注》《类经》卷二十七均改之，《素问直解》："咸冷，旧本讹酸冷，今改。"故据改。

〔45〕苦温：原作"苦湿"，《新校正》："按上文'燥淫于内，治以苦温'。此云'苦湿'者，'湿'当为'温'。"故据改。

〔46〕邪气反胜：王冰："不能淫胜于他气，反为不胜之气为邪以胜之。"

〔47〕风司于地，清反胜之：谓厥阴风木在泉，反被燥金清凉之气所胜。余仿此。

〔48〕辛寒：原作"平寒"，《素问校讹》引古抄本作"辛寒"，《素问直解》《内经评文》均改为"辛寒"，故从改。又，王冰："燥之性，恶热亦畏寒，故以冷热和平为方制也。"

〔49〕制：原作"利"，《内经评文》改为"制"，王冰注为"方制"。形近致误，故据改。

〔50〕司天邪胜：谓司天之气反被其所不胜之气克胜。

〔51〕风化于天，清反胜之：谓厥阴风木司天，反被燥金清凉之气所胜。余仿此。

【释义】

本节主要论述了天地之气淫胜、邪气反胜、六气胜复时的气候、物候、病症及其治法。

一、六气在泉淫胜的物候与病候、治法

（一）六气在泉淫胜的物候与病候

六气在泉淫胜的物候变化，一般以本气偏胜为主，同时可兼有影响到所胜之气的异常变化。如厥阴在泉则风气淫胜，制约土气，呈现出尘土飞扬，平原旷野昏暗，草木提前开花的自然景象。又如太阴在泉则湿气偏胜，制约水气，呈现出岩谷之中尘埃昏暗，黄土变为黑色等土湿与水气相合的景象。其他以此类推。

六气在泉淫胜致病，其临床表现以本气偏胜及影响所胜之脏功能失常为主，同时也可出现与六气相通应的脏腑的病变。如张介宾解释"风淫所胜"的病症说："按《经脉篇》自洒洒振寒至数欠，为阳明胃病；自食则呕至身体皆重，为太阴脾病。且厥阴肝脉贯膈布胁肋，故又为心痛支满等证。皆木邪淫胜，脾胃受伤之为病。"解释"热淫所胜"的病症说："腹中常鸣者，火气奔动也。气上冲胸者，火性炎上也。喘不能久立、寒热皮肤痛者，火邪乘肺也。目瞑者，热甚阴虚，畏阳光也。齿动颀肿，热乘阳明经也。恶寒发热如疟，金水受伤，阴阳争胜也。热在下焦，故少腹中痛。热在中焦，故腹大。"解释"湿淫所胜"的病症说："饮积心痛，寒湿乘心也。自耳聋至喉痹，按《经脉篇》为三焦经病。自阴病至不得小便，以邪湿下流，为阴虚肾病。自冲头痛至腘如别，按《经脉篇》为膀胱经病。此以土邪淫胜克水，而肾合三焦膀胱，俱为水脏，故病及焉。"解释"燥淫所胜"的病症说："按《经脉篇》，以口苦善太息，心胁痛不能转侧，甚则面微有尘，体无膏泽，足外反热，为足少阳胆经病。嗌干面尘，为厥阴肝经病。此以金邪淫胜，故肝胆受伤，而为病如此。"总之，所涉病症无非六气自身致病的症状、影响所胜之脏腑及其经脉以及与六气通应脏腑与经脉的病症。

（二）六气在泉淫胜病症的治法

本篇所论六气致病的治法甚为丰富，也常为后世医家所运用。

风淫于内，治以辛凉疏风，佐以苦甘。张介宾曰："风为木气，金能胜之，故治以辛凉。过于辛，恐反伤其气，故佐以苦甘，苦胜辛，甘益气也。木性急，故以甘缓之。风邪胜，故以辛散之。《脏气法时论》曰：'肝苦急，急食甘以缓之。肝欲散，急食辛以散之。'此之谓也。"其中苦味能增强泻热作用，甘味和中补脾，以缓和肝木对脾胃之乘袭。辛凉轻剂桑菊饮可谓其代表，吴鞠通《温病条辨》称该方为"此辛甘化风、辛凉微苦之方也"。

热淫于内，治以咸寒清热，佐以甘苦酸收。张介宾说："热为火气，水能胜之，故宜治以咸寒。佐以甘苦，甘胜咸，所以防咸之过也；苦能泄，所以去热之实也。热盛于经而不敛者，以酸收之。热郁于内而不解者，以苦发之。"其中甘寒可滋阴生津，酸甘又可化阴，以防火热伤阴。吴鞠通《温病条辨》称辛凉平剂银翘散方乃"谨遵《内经》'风淫于内，治以辛凉，佐以苦甘；热淫于内，治以咸寒，佐以甘苦'之训。"

湿淫于内，治以苦热燥湿，佐以酸缓淡渗。张介宾云："湿为土气，燥能除之，故治以苦热。酸从木化，制土者也，故佐以酸淡。以苦燥之者，苦从火化也。以淡泄之者，淡能利窍也。《脏气法时论》曰：'脾苦湿，急食苦以燥之。'即此之谓。"对湿证的治疗，一则"燥"之，一则"渗"泄之，可谓至治。

火淫于内，治以咸冷泻火，佐以苦泄辛散。张介宾云："相火，畏火也，故宜治以咸冷。苦能泄火，辛能散火，故用以为佐。以酸收之，以苦发之，义与上文热淫治同。"由于火性升散，多耗气伤阴，用味酸之物，既可敛汗，防此津泄气耗，又可生津补液。

燥淫于内，治以苦温除寒，佐以甘缓辛泄。张介宾云："燥为金气，火能胜之，治以苦温，苦从火化也。佐以甘辛，木受金伤，以甘缓之；金之正味，以辛泻之也。燥结不通，则邪实于内，故当以苦下之。按下文燥淫所胜，佐以酸辛，与此甘辛稍异。"这里治以苦温，当是针对凉燥而设，燥为次寒，虽然有温燥致病，但凉燥者为多，故用苦温以散其凉燥。用辛味发散，有利于燥邪所致肺之宣发失常的恢复。

寒淫于内，治以甘热散寒，佐以苦燥辛散。张介宾曰："寒为水气，土能胜水，热能胜寒，故治以甘热，甘从土化，热从火化也。佐以苦辛等义，如《脏气法时论》曰：'肾苦燥，急食辛以润之。肾欲坚，急食苦以坚之，用苦补之，咸泻之也。'"临床如麻黄汤、良附丸、暖肝煎等。

二、六气司天淫胜的物候与病候、治法

六气司天淫胜的物候与病候、治法与六气在泉基本相同，其论述的原理也基本一致，病症表现以所不胜脏腑及经脉症状为主，与《灵枢·经脉》所论经脉病症有关。如张介宾解释"厥阴司天，风淫所胜"的病症说："胃脘当心而痛等证，病皆在脾。按《经脉篇》以舌本强，食则呕，胃脘痛，腹胀食不下，溏泄瘕水闭，为足太阴脾病。此以木邪乘土，故诸病皆本于脾也。"解释"太阴司天，湿淫所胜"的病症说："胕肿骨痛等证，皆肾经病也。按《经脉篇》以腰脊头项痛，为足太阳膀胱病。以饥不欲食，咳唾则有血，心如悬，为足少阴肾病。此以肾与膀胱为表里，水为土克，故诸病皆本于肾也。"只是在六气司天淫胜的病候中，明确指出了病症的部位主要在所不胜之脏，如风淫所胜，病本于脾；热淫所胜，病本于肺；湿淫所胜，病本于肾；火淫所胜，病本于肺；燥淫所胜，病本于肝；寒淫所胜，病本于心。另外，还阐述了五脏病危各自的脉象表现，如脾气衰败则冲阳脉绝，肺气衰败则尺泽或天府脉绝，肾气衰败则太溪脉绝，肝气衰败则太冲脉绝，心气衰败则神门脉绝。

关于六气司天淫胜病症的治法，与六气在泉淫胜病症的治法归纳如下（表74-2）。

表74-2　六气司天、在泉淫胜病症治法表

六气名称	职分	岁时	淫胜状态	治法 平治方法	治法 佐治五味		治法 解其所恶顺其特性
厥阴风木	在泉	寅申	风淫于内	治以辛凉	苦	甘缓之	辛散之
	司天	巳亥	风淫所胜	平以辛凉	苦甘	甘缓之	酸泻之
少阴君火	在泉	卯酉	热淫于内	治以咸寒	甘苦	酸收之	苦发之
	司天	子午	热淫所胜	平以咸寒	苦甘	酸收之	
太阴湿土	在泉	辰戌	湿淫于内	治以苦热	酸淡	苦燥之	淡泄之
	司天	丑未	湿淫所胜	平以苦热	酸辛	苦燥之	淡泄之

续表

六气名称	职分	岁时	淫胜状态	治法		
				平治方法	佐治五味	解其所恶顺其特性
少阳相火	在泉 司天	巳亥 寅申	火淫于内 火淫所胜	治以咸冷 平以酸冷	苦辛 苦甘	酸收之 酸收之	苦发之 苦发之
阳明燥金	在泉 司天	子午 卯酉	燥淫于内 燥淫所胜	治以苦温 平以苦温	甘辛 酸辛	苦下之 苦下之
太阳寒水	在泉 司天	丑未 辰戌	寒淫于内 寒淫所胜	治以甘热 平以辛热	苦辛 甘苦	咸泻之 咸泻之	辛润之 苦坚之

三、邪气反胜而病的治法

所谓"邪气反胜",是指司天、在泉之气,被所不胜之气侵害而为病。如厥阴风木之气司天或在泉,反被燥金清肃之气所胜;少阴君火热气司天或在泉,反被寒水之气所胜等。邪气反胜而病,与本气淫胜而病的治法不同。本气淫胜而病,治之重在克制(平治)本气;而邪气反胜为病,既要制其反胜之气,又要调本气失常。如"风司于地,清反胜之,治以酸温,佐以苦甘,以辛平之",张介宾谓:"故当治以酸温,酸求木之同气,温以制清也。佐以苦甘,苦以温金,甘以缓肝之急也。以辛平之,木之正味,其补以辛;金之正味,其泻以辛也。"王冰总括说:"此六气方治,与前淫胜法殊贯。云治者,泻客胜之邪气也。云佐者,皆所利所宜也。云平者,补已弱之正气也。"

表74-3 六气主令而邪气反胜五味补泻表

主令六气	职分	岁时	反胜邪气		治法		
			寒热属性	五行属性	宜治气味	佐治五味	解其所恶顺其特性
厥阴风木	在泉 司天	寅申 巳亥	清邪 清邪	金 金	治以酸温 治以酸温	苦甘 甘苦	以辛平之
少阴君火	在泉 司天	卯酉 子午	寒邪 寒邪	水 水	治以甘热 治以甘温	苦辛 苦酸辛	以咸平之
太阴湿土	在泉 司天	辰戌 丑未	热邪 热邪	火 火	治以苦冷 平以苦寒	咸甘 苦酸	以苦平之
少阳相火	在泉 司天	巳亥 寅申	寒邪 寒邪	水 水	治以甘热 治以甘热	苦辛 苦辛	以咸平之

续表

主令六气	职分	岁时	反胜邪气		治法		
			寒热属性	五行属性	宜治气味	佐治五味	解其所恶顺其特性
阳明燥金	在泉	子午	热邪	火	治以平寒	苦甘	以酸平之以和为制
	司天	卯酉	热邪	火	治以辛寒	苦甘	
太阳寒水	在泉	丑未	热邪	火	治以咸冷	甘辛	以苦平之
	司天	辰戌	热邪	为	治以咸冷	苦辛	

【原文】

帝曰：六气相胜[1]奈何？岐伯曰：厥阴之胜，耳鸣头眩，愦愦[2]欲吐，胃鬲如寒[3]，大风数举，倮虫不滋，胠胁气并，化而为热，小便黄赤，胃脘当心而痛，上支两胁，肠鸣飧泄，少腹痛，注下赤白，甚则呕吐，鬲咽不通。

少阴之胜，心下热，善饥，脐下反动，气游三焦，炎暑至，木乃津，草乃萎，呕逆躁烦，腹满痛，溏泄，传为赤沃[4]。

太阴之胜，火气内郁[5]，疮疡于中，流散于外，病在胠胁，甚则心痛，热格[6]，头痛，喉痹，项强，独胜则湿气内郁，寒迫下焦，痛留顶[7]，互引眉间，胃满；雨数至，燥化乃见[8]，少腹满，腰脽重强，内不便[9]，善注泄，足下温，头重，足胫胕肿，饮发于中，胕肿于上。

少阳之胜，热客于胃，烦心心痛，目赤，欲呕，呕酸善饥，耳痛，溺赤，善惊谵妄，暴热消烁，草萎水涸，介虫乃屈，少腹痛，下沃赤白[10]。

阳明之胜，清发于中，左胠胁痛，溏泄，内为嗌塞[11]，外发㿉疝，大凉肃杀，华英改容[12]，毛虫乃殃，胸中不便，嗌塞而咳。

太阳之胜，凝凓且至，非时水冰，羽乃后化[13]。痔疟发，寒厥入胃，则内生心痛，阴中乃疡，隐曲不利[14]，互引阴股，筋肉拘苛[15]，血脉凝泣，络满色变，或为血泄，皮肤否肿[16]，腹满食减，热反上行，头项囟顶脑户中痛，目如脱，寒入下焦，传为濡泻。

帝曰：治之奈何？岐伯曰：厥阴之胜，治以甘清，佐以苦辛，以酸泻之。少阴之胜，治以辛寒，佐以苦咸，以甘泻之。太阴之胜，治以咸热，佐以辛甘，以苦泻之。少阳之胜，治以辛寒，佐以甘咸，以甘泻之。阳明之胜，治以酸温，佐以辛甘，以苦泄之。太阳之胜，治以苦热[17]，佐以辛酸，以咸泻之。

帝曰：六气之复[18]何如？岐伯曰：悉乎哉问也！厥阴之复，少腹坚满，里急暴痛[19]，偃木飞沙，倮虫不荣；厥心痛，汗发呕吐，饮食不入，入而复出，筋骨繇并[20]，掉眩清厥[21]，甚则入脾，食痹而吐。冲阳绝，死不治。

少阴之复，燠热[22]内作，烦躁鼽嚏，少腹绞痛，火见燔焫，嗌燥，分注时止[23]，气动于左，上行于右[24]，咳，皮肤痛，暴瘖心痛，郁冒不知人，乃洒淅恶寒，振慄谵妄，寒已而热，渴而欲饮，少气，骨痿，隔肠不便，外为浮肿，哕噫，赤气后化[25]，流水不冰，热气大行，介虫不复，病痱胗[26]疮疡，痈疽痤痔，甚则入肺，咳而鼻渊。天府绝，死不治。

太阴之复，湿变乃举，体重中满，食饮不化，阴气上厥，胸中不便，饮发于中，咳喘有声，大雨时行，鳞见于陆；头项[27]痛重，而掉瘛尤甚，呕而密默[28]，唾吐清液，甚则入肾，窍泻无度[29]。太溪绝，死不治。

少阳之复，大热将至，枯燥燔蓺[30]，介虫乃耗；惊瘛咳衄，心热烦躁，便数憎风，厥气上行，面如浮埃，目乃𥆧瘛[31]，火气内发，上为口糜呕逆，血溢血泄，发而为疟，恶寒鼓慄，寒极反热，嗌络焦槁，渴引水浆，色变黄赤，少气脉萎，化而为水，传为胕肿，甚则入肺，咳而血泄。尺泽绝，死不治。

阳明之复，清气大举，森木苍干，毛虫乃厉；病生胠胁，气归于左[32]，善太息，甚则心痛否满，腹胀而泄，呕苦咳哕，烦心，病在鬲中，头痛，甚则入肝，惊骇，筋挛。太冲绝，死不治。

太阳之复，厥气上行，水凝雨冰，羽虫乃死；心胃生寒，胸膈不利，心痛否满，头痛善悲，时眩仆，食减，腰脽反痛，屈伸不便；地裂冰坚，阳光不治，少腹控睾，引腰脊，上冲心，唾出清水，及为哕噫，甚则入心，善忘善悲。神门绝，死不治。

帝曰：善。治之奈何？岐伯曰：厥阴之复，治以酸寒，佐以甘辛，以酸泻之，以甘缓之。少阴之复，治以咸寒，佐以苦辛，以甘泻之，以酸收之，辛苦发之，以咸耎[33]之。太阴之复，治以苦热，佐以酸辛，以苦泻之、燥之、泄之。少阳之复，治以咸冷，佐以苦辛，以咸耎之，以酸收之，辛苦发之。发不远热[34]，无犯温凉，少阴同法[35]。阳明之复，治以辛温，佐以苦甘，以苦泄之，以苦下之，以酸补之。太阳之复，治以咸热，佐以甘辛，以苦坚之。治诸胜复，寒者热之，热者寒之，温者清之，清者温之，散者收之，抑者散之，燥者润之，急者缓之，坚者耎之，脆者坚之，衰者补之，强者泻之，各安其气，必清必静，则病气衰去，归其所宗[36]，此治之大体也。

【校注】

〔1〕相胜：此指六气偏胜。

〔2〕愦愦：烦乱貌。张介宾："愦，音贵，心乱也。"

〔3〕寒：《内经评文》："寒当作塞。"按作"塞"义胜。

〔4〕赤沃：张介宾："赤沃者，利血尿赤也。"即血痢、尿血一类疾病。

〔5〕火气内郁：张介宾："太阴之盛，湿邪盛也。寒湿外盛，则心火内郁，故疮疡先发于中，而后流散于外。"

〔6〕热格：热邪格阻于上。

〔7〕痛留顶：于鬯："按'留'字于义可疑，或当'囟'字之形误。痛囟顶，犹下文言头项囟顶脑户中痛也。"

〔8〕雨数至，燥化乃见：《新校正》："又按太阴之复云：'大雨时行，鳞见于陆。'则此文于'雨数至'下，脱少'鳞见于陆'四字。"张介宾："燥当作湿……其在天则雨数至，在物则湿化

见。"

〔9〕内不便：指腹中不适。

〔10〕下沃赤白：张介宾："下沃赤白者，热在血分则赤，气分则白，大便曰利，小便曰浊也。"

〔11〕嗌塞：咽喉阻塞不畅。

〔12〕华英改容：植物的花枯萎凋谢。华英，指花。

〔13〕羽乃后化：高世栻："水寒气胜，火热受制，故火类之羽虫，后时而化。"

〔14〕隐曲不利：指小便不利。又一说为房事不便。

〔15〕拘苛：王冰："拘，急也。苛，重也。"

〔16〕否（pǐ痞）肿：肿胀。否，阻塞不通。

〔17〕苦热：原作"甘热"，《新校正》："详此为治，皆先泻其不胜，而后泻其来胜。独太阳之胜，治以甘热为异。疑'甘'字，'苦'之误也。若云治以苦热，则六胜之治皆一贯也。"此说是，故从改。

〔18〕六气之复：指在上述六气偏胜基础上形成的报复之气。王冰："复，谓报复，报其胜也。凡先有胜，后必有复。"

〔19〕里急暴痛：腹部拘急疼痛。

〔20〕筋骨繇并：原无"繇并"2字，"筋骨"与前后文不相续。按后文厥阴在泉有"主胜则筋骨繇并"之文，则此脱"繇并"2字，故从补。繇，同"摇"。并，挛缩不能伸。

〔21〕掉眩清厥：王冰："掉，谓肉中动也。清厥，手足冷也。"

〔22〕燠热：即郁热。

〔23〕分注时止：谓二便有时泻利无度，有时留止不下。王冰："分注，谓大小俱下也。"

〔24〕气动于左，上行于右：言少阴君火为复气时，心火过盛，火乘金位，肺脏受病。张介宾："气动于左，阳升在东也。上行于右，火必乘金也。"

〔25〕赤气后化：谓少阴火化之令随后而至。

〔26〕痱胗：痱，痱子。胗，通"疹"。。

〔27〕项：原作"顶"，《新校正》："按上文太阴在泉，头痛项似拔。又太阴司天云头项痛。此云头顶痛，顶，疑作项。"为是，故从改。

〔28〕密默：张志聪："密默者，欲闭户牖独居。"

〔29〕窍泻无度：张介宾："窍泻无度，以肾开窍于二便，而门户不要也。"

〔30〕燔爇：谓酷热如焚。

〔31〕目乃瞤瘛：谓眼睑跳动抽搐。黄元御："瞤，动也。瘛，急也。"

〔32〕气归于左：谓肺金乘肝木。肝居于左，肺居于右，阳明为燥金应肺，运气复则必乘肝木，故言气归于左。

〔33〕耎：同"软"。

〔34〕发不远热：谓发汗解表，可以不避热气主令的季节。《新校正》："按《天元正纪大论》云：发表不远热。"

〔35〕少阴同法：少阴君火之复与少阳相火之复的治法相同。

〔36〕归其所宗：谓调理适当，使气各归其所，恢复正常。宗，属也。

【释义】

本节主要论述了六气胜复时的气候、物候、病候特点及其治疗方法。

一、六气胜气的病候与治疗

胜气，即六气亢盛之气。一般来讲，六气之间以及与五运相互承制，以保证气候的正常变化，若承制失常，则一气独盛而为胜气。原文重点阐述了胜气的发病情况，兼及相关的自然现象。

胜气导致人体发病的规律，一是表现为六淫邪气各自的致病特点，二是直接伤害与之五行属性一致的脏腑经脉，三是伤犯其所胜之脏腑经脉。如张介宾解释"厥阴之胜"的病症说："耳鸣头眩，肝脉会于顶巅而风主动也。愦愦欲吐，胃裛如寒，以木邪伤胃，胃虚生于寒也。倮虫不滋，土气衰也。胠胁气并，肝邪聚也。化热而小便黄赤，邪侵小肠也。其在上则胃脘当心而痛，上支两胁，为呕吐，为鬲咽不通，在下则飧泄少腹痛，注下赤白，皆肝经脉气所及，而木邪乘于肠胃也。"再如解释"阳明之胜"的病症说："金气寒肃，故清发于中。木受其制，故左胠胁痛。清气在下则为溏泄，在上则为嗌塞，在少腹则为癫疝……燥胜则肺气敛而失其治节，故有不便而嗌塞为咳也。"解释"太阳之胜"的病症说："太阳之胜，水邪盛也，故为凝栗水冰……太阳经夹脊贯臀，故痔发。寒胜则邪正分争，故为疟。寒气入胃，厥逆于中，上侵君火，故内生心痛。太阳之脉络肾属膀胱，故为阴疡，为隐曲不利而互引阴股。筋肉得寒则为急为痹，故筋急肉苛。血脉得寒则营卫凝涩，经脉不行，故络满色变。血滞于经则妄行，故或为血泄。表寒不行，故皮肤否肿。里寒为滞，故腹满食减。阴寒在下，则戴阳于上，故热反上行。头项囟顶脑户目内眦，皆太阳经也，寒气居之，故为痛如脱。寒入下焦，则命门阳衰，故传为大便濡泻。"唯火热致病则未言及影响所胜之脏腑经脉，如解释少阳相火偏胜致病说："热客于胃而上行，则为烦心心痛，目赤欲呕，呕酸善饥，耳痛等病，下行则为溺赤。火盛则伤阴，故善惊谵妄，暴热消烁……热陷下焦，故少腹为痛。下沃赤白者，热在血分则赤，气分则白，大便曰利，小便曰浊也。"没有涉及肺的病症。少阴君火偏胜致病亦如此。另外，太阴湿气偏胜致病，与上述规律有所不同，除少腹满，腰椎沉重强直，腹中不适经常泄泻如注，头沉重，足胫浮肿，水饮发于内而浮肿起于上等湿邪自身致病的症状外，还涉及到"湿气内郁，寒迫下焦"，特别是"火气内郁"导致疮疡、心痛以及热气阻格于上之头痛、喉痹等症。此大概与人们日常生活中对湿气的体验有关，如湿常与寒相兼，湿郁日久又容易化热。

六气胜气所致病候的治疗，所用五味与六气司天、在泉淫胜致病的治疗基本相同，只是表述稍有不同，其治疗机理也一致。

二、六气复气的病候与治疗

复气，即报复之气。由于复气是为了矫正偏胜之气而产生的另一类不同性质的胜气，因此，复气实质上也是一种胜气。所以，复气在气候、物候、病候的表现上与胜气基本相同，而与司天之气淫胜致病的表述更为接近。只是复气致病更为复杂一些，除上述同气相求、乘其所胜外，还可侮其所不胜，如"太阳之复"寒气偏胜，还可见心胃生寒，胸膈不利食减等侮所不胜之脏腑脾胃的病症。

　　复气所致病症的治疗，与前述司天、在泉、胜气所用药物性味的组配基本相似，总不外调理六气以及脏腑之间的相互制约、协调关系，运用"上淫于下，所胜平之；外淫于内，所胜治之"的原则和"寒者热之，热者寒之，温者清之，清者温之，散者收之，抑者散之，燥者润之，急者缓之，坚者㽷之，脆者坚之，衰者补之，强者泻之"的治法，这也就是说，不论在什么时候，只要出现了胜气及其相应的疾病表现，一般都可以根据调治胜复的原则，对患者予以针对性的治疗。

【知识链接】

　　关于胜复发生的条件，《黄帝内经》以及后世医家所论并不一致，张介宾《类经》卷二十七对此进行了总结辨析，特录于此："王氏曰：凡先有胜，后必复。新校正引《玄珠》正化对化之义云：正司化令之实，对司化令之虚，对化胜而有复，正化胜而不复。反以王注为未然。或又曰：甲丙戊庚壬阳年太过，有胜无复；乙丁己辛癸阴年不及，有胜必有复。皆未达之言也。夫胜复之道，随气盛衰而见，非有正对之分。考之本经诸篇，原无此言。其于不及有复太过无复之说，盖以《气交变大论》，凡太过之运皆不言复，惟不及之年则有之。《六元正纪大论》所载六十年运气之纪，亦惟不及之岁言复，而太过之年则无。似乎阳年太过，有胜无复也。然《五常政大论》云：发生之纪，不务其德，则收气复。赫曦之纪，暴烈其政，藏气乃复。敦阜之纪，大风迅至，邪伤脾也。坚成之纪，政暴变，长气斯救。流衍之纪，政过则化气大举。是皆以太过之岁为言。由此观之，则阳年未尝无复也。惟是阴年气弱，彼来胜我，故子必起而报之，故谓之复。阳年气强，无胜我者，但以我胜彼，故承乃从而制之。然曰承曰复，本一理也。但相继而制者谓之承，因胜而报者谓之复，胜复相仍，本无罅隙，故经曰有胜则复，无胜则否。胜至则复，无常数也。又曰微者复微，甚者复甚。然则气之微甚，尚不可以假借，又何有阴阳正对复与不复之理哉？故本论无分太过不及之年，皆有淫胜反胜相胜之气，可见阳年未必全盛而反胜者有之，阴年未必全衰而淫胜者亦有之，天地变化，消长无穷，但当随厥气几而察以方月之义，庶得其妙。若必欲因辞害意，则失之远矣。"

【原文】

　　帝曰：善。气之上下[1]何谓也？岐伯曰：身半以上，其气三[2]矣，天之分也，天气主之；身半以下，其气三[3]矣，地之分也，地气主之。以名命气，以气命处[4]，而言其病。半，所谓天枢也[5]。故上胜而下俱病者，以地名之[6]；下胜而上俱病者，以天名之[7]。所谓胜至，报气[8]屈伏而未发也，复至则不以天地异名[9]，皆如复气为法也。

　　帝曰：胜复之动，时有常乎？气有必乎？岐伯曰：时有常位，而气无必也[10]。帝曰：愿闻其道也。岐伯曰：初气终三气，天气主之，胜之常也。四气尽终气，地气主之，复之常也。有胜则复，无胜则否[11]。帝曰：善。复已而胜何如？岐伯曰：胜至则复，无常数也，衰乃止耳。复已而胜，不复则害，此伤生也。帝曰：复而反病何也？岐伯曰：居非其位，不相得也[12]。大复其胜，则主胜之，故反病也，所谓火燥热[13]也。帝曰：治之何如？岐伯曰：夫气之胜也，微者随之，甚者制之。气之复也，和者平之，暴者夺之。皆随胜气，安其屈伏，无问其数，以平为期，此其道也。

　　帝曰：善。客主[14]之胜复奈何？岐伯曰：客主之气，胜而无复也。帝曰：其逆从何如？岐伯曰：主胜逆，客胜从，天之道也。帝曰：其生病何如？岐伯曰：厥阴司天，客胜则耳鸣掉眩，甚则咳；主胜则胸胁痛，舌难以言。少阴司天，客胜则鼽嚏，颈项强，肩背瞀热[15]，头痛少气，发热，耳聋目瞑，甚则胕肿血溢，疮疡咳喘；主胜则心热烦躁，甚则胁痛支满。太阴司天，客胜则首面胕肿，呼吸气喘；主胜则胸腹满，食已而瞀。少阳司天，客胜则丹胗外发，乃为丹熛[16]疮疡，呕逆喉痹，头痛嗌肿，耳聋血溢，内为瘛疭；主胜则胸满咳仰息，甚而有血，手热。阳明司天，清复内余[17]，则咳衄嗌塞，心鬲中热，咳不止而[18]白血出者死。太阳司天，客胜则胸中不利，出清涕，感寒则咳；主胜则喉嗌中鸣。

　　厥阴在泉，客胜则大关节不利，内为痉强拘瘛，外为不便；主胜则筋骨繇并[19]，腰腹时痛。少阴在泉，客胜则腰痛，尻股膝髀腨胻足病，瞀热以酸，胕肿不能久立，溲便[20]变；主胜则厥气上行，心痛发热，鬲中，众痹皆作，发于胠胁，魄汗[21]不藏，四逆而起。太阴在泉，客胜则足痿下重，便溲不时，湿客下焦，发而濡泻，及为肿、隐曲之疾[22]；主胜则寒气逆满，食饮不下，甚则为疝。少阳在泉，客胜则腰腹痛而反恶寒，甚则下白溺白[23]；主胜则热反上行而客于心，心痛发热，格中[24]而呕。少阴同候。阳明在泉，客胜则清气动下，少腹坚满而数便泻；主胜则腰重腹痛，少腹生寒，下为鹜溏，则寒厥于肠，上冲胸中，甚则喘不能久立。太阳在泉，寒复内余[25]，则腰尻痛，屈伸不利，股胫足膝中痛。

　　帝曰：善。治之奈何？岐伯曰：高者抑之，下者举之，有余折之，不足补之，佐以所利，和以所宜，必安其主客，适其寒温，同者逆之，异者从之[26]。帝曰：治寒以热，治热以寒，气相得者逆之，不相得者从之，余以知之矣。其于正味[27]何如？岐伯曰：木位之主[28]，其泻以酸，其补以辛。火位之主，其泻以甘，其补以咸。土位之主，其泻以苦，其补以甘。金位之主，其泻以辛，其补以酸。水位之主，其泻以咸，其补以苦。厥阴之客，以辛补之，以酸泻之，以甘缓之。少阴之客，以咸补之，以甘泻之，以酸[29]收之。太阴之客，以甘补之，以苦泻之，以甘缓之。少阳之客，以咸补之，以甘泻之，以咸耎之。阳明之客，以酸补之，以辛泻之，以苦泄之。太阳之客，以苦补之，以咸泻之，以苦坚之，以辛润之。开发腠理，致津液，通气也。

【校注】

　　〔1〕上下：指司天与在泉。

〔2〕身半以上，其气三：指初之气至三之气，为司天所主。又，张介宾："气之上下，司天在泉也，而人身应之，则身半以上，阳气三，阴气亦三，是为手之六经，应天之分，故天气主之。"

〔3〕身半以下，其气三：指四之气至终之气，为在泉所主。又，张介宾："身半以下，亦阳气三，阴气三，是为足之六经，应地之气，故地气主之。"

〔4〕以名命气，以气命处：用三阴三阳命名六气，用六气配属脏腑经络而确定部位。张介宾："以气命处，谓六经之气各有其位，察其气则中外前后上下左右病处可知矣。"

〔5〕半，所谓天枢也：一年之半是阴阳升降的枢纽。人身亦同。张志聪："夫所谓枢者，上下交互而旋转者也。故在天地乃上下气交之中名天枢，在人身以身半之中名天枢也。"

〔6〕上胜而下俱病者，以地名之：司天之气胜而病生于下的，用在泉阴阳三气及与其相应的脏腑经脉来命名。

〔7〕下胜而上俱病者，以天名之：在泉之气胜而病生于上的，用司天阴阳三气及与其相应的脏腑经脉来命名。

〔8〕报气：即复气。

〔9〕天地异名：谓司天、在泉区别其名称。天地，指司天、在泉之气。

〔10〕时有常位，而气无必也：六气主时有其固定的位置与时间，但胜复之气的有无却不是必然的。

〔11〕有胜则复，无胜则否：谓有胜气就一定有复气，没有胜气出现，也就不会有复气发生。

〔12〕居非其位，不相得也：谓复气之来，不在其主时之位，则与主时之气不相容，故虽复而反病。

〔13〕火燥热：王冰："少阳，火也。阳明，燥也。少阴，热也。少阴、少阳在泉，为火居水位。阳明司天，为金居火位。金复其胜，则火主胜之。火复其胜，则水主胜之。余气胜复，则无主胜之病气也。故又曰所谓火燥热也。"

〔14〕客主：客，客气，即每年司天在泉之气。主，主气，四时六步之气。

〔15〕瞀热：闷热。张介宾："瞀，闷也。"

〔16〕丹熛：即丹毒之类疾病。张志聪："丹熛，即赤游，发于外而欲游于内者也。"

〔17〕清复内余：张介宾："卯酉年，阳明司天，以燥金之客，而加于木火之主。金居火位，则客不胜主，故不言客主之胜。然阳明以清肃为政，若清气复盛而有余于内，则热邪承之。"清，指燥金之气。

〔18〕而：李今庸："其'而'字疑为'面'字之坏文。如然，则其文即为……面白，血出者死。"宜从。

〔19〕瘛并：瘛，通"摇"。并，挛缩。

〔20〕溲便：即大小便。

〔21〕魄汗：即体汗。又，张介宾："魄汗，阴汗也。"

〔22〕隐曲之疾：指前阴疾病。王冰："隐曲之疾，谓隐蔽委曲之处病也。"

〔23〕下白溺白：大便白色或小便色白浑浊。

〔24〕格中：中焦阻格。张琦："胃逆而呕，食不得入为格。"

〔25〕寒复内余：《新校正》："详此不言客主胜者，盖太阳以水居水位，故不言也。"张介宾："丑未年，太阳在泉，以寒水之客，而加于金水之主。水居水位，故不言客主之胜。重阴气

盛,故寒复内余。"

〔26〕同者逆之,异者从之:张介宾:"同者逆之,客主同气者,可逆而治之。异者从之,客主异气者,或从于客,或从于主也。"

〔27〕正味:张介宾:"五行气化,补泻之味,各有专主,故曰正味。此不特客主之气为然,凡治诸胜复者皆同。"

〔28〕木位之主:王冰:"木位,春分前六十一日,初之气也。"位主,指五行分司主气六步的时位。后仿此。

〔29〕酸:原作"咸",《新校正》:"按《脏气法时论》云:心苦缓,急食酸以收之。心欲耎,急食咸以耎之。此云以咸收之者,误也。"《素问吴注》改作"酸",张介宾亦云"当作酸",为是,故据改。

【释义】

本段主要论述了六气司天在泉之分,以及胜复的规律、客主之气胜复的病候与治法等问题。

一、论司天在泉之气及其与人体相应

原文基于天人相应的思想,提出人身之上下,以应天地之上下,即身半以上,应初之气到三之气,由司天之气所主;身半以下,应四之气到终之气,由在泉之气所主。此乃人体上下阴阳划分以及阴阳对应原则的具体应用,《灵枢·阴阳系日月》云:"腰以上为天,腰以下为地,故天为阳,地为阴。"故司天之气对应人体身半以上,在泉之气对应人体身半以下。

依据上述推论,解释人体发病,所谓"以名命气,以气命处,而言其病",也就是说,用三阴三阳来命名六气,用六气配属经络脏腑而确定部位,然后根据疾病的特性和所在部位,来确立疾病的名称。如果司天之气胜而病生于下者,以在泉之气及与其相应之脏腑经脉以命其名;在泉之气胜而病生于上者,以司天之气及与其相应之脏腑经脉以命其名。这是指胜气已至而报复之气退伏未发者而言,若复气已至,则不用司天在泉之气来称呼疾病,而是根据复气的性质来命名疾病。

二、胜气与复气的变化规律

六气胜复具有一定的规律性,即有胜气就一定有复气,无胜气就无所谓复气,所谓"有胜则复,无胜则否"。一般而言,上半年出现胜气,下半年也就会出现复气。然胜复之气的发生,并没有固定不变的时间和位置,所谓"时有常位,而气无必也"。其中又有以下几种情况需要讨论。

(一)复已而胜为病

胜气与复气的关系是胜气之后必有复气,胜复之气可以反复多次,没有一定的常数,直至胜气衰才会停止。假若复气已经过去，而又出现胜气，就应该再度发生复气，倘若没有发生复气，那么胜气就会成为灾害而伤及生命。

（二）复反为病的机理

由于复气到来的时节，不在它主时的位置上，而与主气不相合。复气过度地报复胜气，则复气本身必然衰弱，于是主时之气乘机来制约它，所以复气反而自病。这种情况，主要发生在火、热、燥三气为复气的时候。

（三）客主之气，胜而无复

"有胜则复，无胜则否"，乃针对客气而言。客气和主气若同时同位，则会表现出只有胜气而无复气的情况，所谓"客主之气，胜而无复也"。但客气与主气之间，有顺逆之分，所谓"主胜逆，客胜从"。张介宾认为："客气动而变，主气静而常，气强则胜，时去则已，故但以盛衰相胜而无复也。客行天令，运动不息，主守其位，只奉天命者也。主胜客，则违天之命而天气不行，故为逆。客胜主，则以上临下而政令乃布，故为从。"

（四）胜复之气致病的治疗

胜复之气微者可以不加处理，但对胜复之气甚者，则必须对之进行针对性的治疗，所谓"气之胜也，微者随之，甚者制之。气之复也，和者平之，暴者夺之"。总之，要根据病气的轻微与严重程度来处理，以使人体之气达到和平为目的。

三、主客之气偏胜的病症与治疗

原文进一步讨论了六气司天在泉各个年份客气及主气偏胜时产生的病症以及药物治疗的性味组方方法。

（一）主客之气偏胜的病症

本篇论主客之气偏胜所导致的病症，由于主气有六步之分，从上一年大寒日开始，分别为初之气厥阴风木，二之气少阴君火，三之气少阳相火，四之气太阴湿土，五之气阳明燥金，终之气太阳寒水。客气则随纪年的地支而变化，由年支确定司天三之气，然后按先三阴后三阳，即一阴厥阴风木，二阴少阴君火，三阴太阴湿土，一阳少阳相火，二阳阳明燥金，三阳太阳寒水的次序运行。对于本篇所论"主胜"，各家认识一致，与司天相对应者为初之气到三之气，与在泉相对应者为四之气到终之气。然对"客胜"则有两种不同的解释：张介宾认为"客胜"仅指司天或在泉之气偏胜，如解释厥阴司天的客胜、主胜病症说："巳亥年厥阴司天，以风木之客，而加于厥阴、少阴、少阳之主。若客胜则木气上动而风邪盛，故耳鸣掉眩，甚则为咳。若主胜则火挟木邪，在相火则胸胁痛，心包所居也；在君火则舌难言，心开窍于舌也。"解释厥阴在泉的客胜、主胜病症说："寅申年厥阴在泉，以风木之客，而加于太阴、阳明、太阳之主。客胜主胜，皆以木居土、金、水之乡，肝木受制于下，故为关节不利，痉强拘瘛筋骨等病。"吴崑、黄元御、任应秋等从其说。马莳则认为"客胜"指客气六步而言,如解释厥阴司天的客胜、主胜病症说:"试言巳亥之岁,厥阴司天,初气本厥阴风木为主,而阳明燥金客气加之;二气本少阴君火为主,而太阳寒水客气加之;三气本少阳相火为主,而厥阴风木客气加之。如客气各胜主气,则为耳鸣,为掉眩,甚则为咳;如主气各胜客气,则为胸胁痛,为舌难以言者,乃病之大略也。"解释厥阴在泉的客胜、主胜病症说:"寅申之岁,厥阴在泉,四气本太阴湿土为主,而阳明燥金客气加之;五气本阳明燥金为主,而太阳寒水客气加之;终气本太阳寒水为主,而厥阴风木客气加之。如客气各胜主气,则为大关节不利,为内则痉强拘瘛,为外则大小不便;如主气各胜客气,则为筋骨繇并,腰腹时痛。"张志聪、高世栻、方药中等从之。然从卯酉年阳明司天,以燥金之客而居火位,则客不胜主,故不言客主之胜,称之为"清复内余",以及丑未年太阳在泉,以寒水之客而居水位,故不言客主之胜,而称之为"寒复内余"来看,以张介宾的解释为优。

总之,六气客胜、主胜的发病,本身就是一种理论推演,也无非同气相求、相乘相侮的机理,所以常可从多个角度解释,因而导致历代医家有不同的解读。

（二）主客之气偏胜病症的治法

对主客之气偏胜所致病症的治疗,原文提出了相应的治则治法与五味调治方法。

1.治则治法

具体治则治法包括:一是对抗性的"高者抑之,下者举之,有余折之,不足补之",即上冲的抑之使其降,陷下的举之使其升,有余者泻其实,不足者补其虚。同时要顺其升降浮沉而佐以所利,酌其气味薄厚而和以所宜,适其寒温而用寒远寒,用温远温也。二是"同者逆之,异者从之"。张介宾认为:"同者逆之,客主同气者,可逆而治也。异者从之,客主异气者,或从于客,或从于主也。"

2.五味调治

五行气化所生的五味各有所入,各有专主。"木位之主,其泻以酸,其补以辛",这里是从药物作用与脏腑特性的关系言补泻,其中顺其气者为补,辛可以增强肝的疏泄作用,故曰补;逆其气者为泻,酸性收敛,不利肝之疏泄,故曰泻。其余各运与相应之脏为:心火,甘泻咸补;脾土,苦泻甘补;肺金,辛泻酸补;肾水,咸泻苦补。其论六气之客病症的五味调治与上述原理相类似,均是化裁于《素问·脏气法时论》"肝欲散,急食辛以散之,用辛补之,酸泻之""心欲耎,急食咸以耎之,用咸补之,甘泻之""脾欲缓,急食甘以缓之,用苦泻之,甘补之""肺欲收,急食酸以收之,用酸补之,辛泻之""肾欲坚,急食苦以坚之,用苦补之,咸泻之"等五脏苦欲补泻之说,具体内容参见该篇。

【知识链接】

一、运气七篇关于六气致病规律总结

六气的司天、在泉、胜气、复气、反胜、主胜、客胜等致病,只是对六气在不同时段、不同条件下发病的说明,归根结底,都是六气偏胜致病,理论上应该具有同一性。这里之所以划分如此复杂，大概也只是为了说明气候变化的复杂性，另一方面也是为了符合运气相关划分的推演。因此，其中人为设计的成分更大于实际经验的归纳。总括六气发病的基本规律，无非同气相求、相乘相侮两个方面。

（一）同气相求发病

由于"五脏应四时，各有收受"（《素问·金匮真言论》），因而运气变化失常发病，常呈现出同气相求，伤及相通应之脏腑经脉而发病的情况。如木运太过，风气流行，肝气偏旺，故见肝疏泄太过之"善怒，眩冒，巅疾，胁痛"等症；火运太过，炎暑流行，心火亢盛，可见"身热，谵妄，狂越"等症；土运太过，雨湿流行，脾土发病，可见"腹痛、腹满，食减，溏泄，肠鸣，四肢不举，肌肉萎"等症；金运太过，燥气流行，肺金受邪，可见"胸痛引背，喘咳逆气，咳逆甚而血溢"等症（参见《素问·气交变大论》）。再如《素问·五常政大论》论五运太过、不及与发病，指出木运太过则易致肝气疏泄太过，疾病表现为"其病怒，其气逆，其病吐利"等；木运不及"生气不政，草木晚荣"，应于人体则肝的生机不振，疾病表现为"其动軟戾拘缓，其发惊骇，其脏肝"。其他各运与此相似。本篇论六气胜复致病，也依据同气相求的思路，如"厥阴之胜，耳鸣头眩，愦愦欲吐，胃膈如寒……胠胁气并，化而为热，小便黄赤，胃脘当心而痛，上支两胁，肠鸣飧泄，少腹痛，注下赤白，甚则呕吐，膈咽不通""厥阴之复，少腹坚满，里急暴痛……厥心痛，汗发，呕吐，饮食不入，入而复出，筋骨繇并，掉眩清厥，甚则入脾，食痹而吐"。这里不论是厥阴之胜，还是厥阴之复，都是风气偏胜，导致人体肝气也相应偏胜，而出现一系列病理变化。本篇还概括谓："以所临脏位，命其病者也。"

（二）相乘相侮发病

运气七篇大论在论述六气致病时，并不局限于同气相求伤及相应脏腑致病的模式，在大多数情况下，是从五运六气之五行相乘相侮的角度论述疾病的发生，其具体规律犹如《素问·六节藏象论》所言："未至而至，此谓太过，则薄所不胜，而乘所胜也，命曰气淫……至而不至，此谓不及，则所胜妄行，而所生受病，所不胜薄之也，命曰气迫。"即时令未到而气候先到，属于气运太过，则侮所不胜而克伐所胜，这种情况称为气淫；反之，时令已到而气候未到，叫做不及，则所胜之气反而妄行，所不胜之气乘弱侮之，所生之脏受病，这种情况称为气迫。对此，《素问·五运行大论》总结谓："气有余，则制己所胜，而侮所不胜；其不及，则己所不胜，侮而乘之，己所胜轻而侮之。"

具体而言，如《素问·气交变大论》论岁运太过发病说："岁木太过，风气流行，脾土受邪""岁火太过，炎暑流行，肺金受邪""岁土太过，雨湿流行，肾水受邪""岁金太过，燥气流行，肝木受邪""岁水太过，寒气流行，邪害心火"。《素问·五常政大论》论司天之气致病，也从五行乘侮关系出发论述，如"阳明司天，燥气下临，肝气上从……木伐草萎，胁痛目赤，掉振鼓栗，筋痿不能久立。"即燥金之气克伐肝木，导致肝脏受邪发病。本篇论六气之胜发病，明确指出："乘其至也。清气大来，燥之胜也，风木受邪，肝病生焉。热气大来，火之胜也，金燥受邪，肺病生焉。寒气大来，水之胜也，火热受邪，心病生焉。湿气大来，土之胜也，寒水受邪，肾病生焉。风气大来，木之胜也，土湿受邪，脾病生焉。"

当然,六气致病,除单一邪气致病外,也常常相互影响,如"寒湿相遘,燥热相临,风火相值"等不同六气客主加临的情况,即可导致六气兼夹致病。

二、关于六气致病的五味调治

对于六气偏胜之证,运用五味之性来进行调理。方药中等①根据原文,对六气偏胜病症的治疗作了如下归纳:①对于风气偏胜的治疗方法有三:其一,用辛散的方法使风邪外解。其二,用辛凉或苦寒、甘寒的方法,使风邪内清。其三,用甘缓或酸收的方法,使风邪自解。②对火(热)偏胜的治疗方法有四:其一,用苦寒泻热的方法使火(热)邪内清。其二,用咸寒软坚的方法使大便通畅。其三,用酸甘养阴的方法以养阴保津。其四,属于外寒内热者也可以用辛散的方法,使火(热)外解。③对湿邪偏胜的治疗方法有四:其一,用苦寒燥湿的方法使湿邪内清。其二,用温热化湿的方法使湿从内化。其三,用辛温发汗的方法使湿从外解。其四,用淡渗利湿的方法使湿从小便排出。④对燥气偏盛的治疗方法有二:其一,因热生燥者,用苦寒清热或酸甘养阴的方法使燥从内解。其二,因寒生燥,阳不化阴者,用辛温散寒的方法使阳生阴长,燥象自除。⑤对寒气偏胜的治疗方法有三:其一,里寒者,用甘热温中的方法,使寒从内解。其二,表寒者,用辛温发散的方法,使寒从外解。其三,寒束于表,热盛于里者,用辛苦同用的方法,解表清里同进。

以上治则不仅可用于运气致病的治疗,而且对各种疾病的治疗,都有其实用价值和较大的指导意义。

【原文】

帝曰:善。愿闻阴阳之三[1]也何谓?岐伯曰:气有多少,异用也。帝曰:阳明何谓也?岐伯曰:两阳合明[2]也。帝曰:厥阴何也?岐伯曰:两阴交尽[3]也。

帝曰:气有多少,病有盛衰,治有缓急,方有大小,愿闻其约[4]奈何?岐伯曰:气有高下,病有远近,证有中外,治有轻重,适其至所为故[5]也。《大要》曰:君一臣二,奇之制也;君二臣四,偶之制也;君二臣三,奇之制也;君二臣六,偶之制也。故曰:近者奇之,远者偶之;汗者不以奇,下者不以偶[6];补上治上制以缓,补下治下制以急,急则气味厚,缓则气味薄。适其至所,此之谓也。病所远,而中道气味之者[7],食而过之,无越其制度也。是故平气之道,近而奇偶,制小其服也;远而奇偶,制大其服[8]也。大则数少,小则数多。多则九之,少则二之。奇之不去,则偶之,是谓重方[9]。偶之不去,则反佐以取之[10],所谓寒热温凉,反从其病也。

帝曰:善。病生于本[11],余知之矣。生于标[12]者,治之奈何?岐伯曰:病反其本,得标之病,治反其本,得标之方[13]。帝曰:善。六气之胜,何以候之?岐伯曰:乘其至也。清气大来,燥之胜也,风木受邪,肝病生焉。热气大来,火之胜也,金燥受邪,肺病生

①方药中,许家松.黄帝内经素问运气七篇讲解[M].北京:人民卫生出版社,1984:461-462.

焉。寒气大来，水之胜也，火热受邪，心病生焉。湿气大来，土之胜也，寒水受邪，肾病生焉。风气大来，木之胜也，土湿受邪，脾病生焉。所谓感邪而生病也。乘年之虚[14]，则邪甚也。失时之和[15]，亦邪甚也。遇月之空[16]，亦邪甚也。重感于邪，则病危矣。有胜之气，其必来复也。

帝曰：其脉至何如？岐伯曰：厥阴之至其脉弦，少阴之至其脉钩，太阴之至其脉沉，少阳之至大而浮，阳明之至短而涩，太阳之至大而长[17]。至而和则平，至而甚则病，至而反者病，至而不至者病，未至而至者病，阴阳易[18]者危。

帝曰：六气标本，所从不同奈何？岐伯曰：气有从本者，有从标本者，有不从标本者也。帝曰：愿卒闻之。岐伯曰：少阳太阴从本[19]，少阴太阳从本从标[20]，阳明厥阴，不从标本从乎中[21]也。故从本者化生于本，从标本者有标本之化，从中者以中气为化也。帝曰：脉从而病反者，其诊何如？岐伯曰：脉至而从，按之不鼓[22]，诸阳皆然。帝曰：诸阴之反，其脉何如？岐伯曰：脉至而从，按之鼓甚而盛[23]也。是故百病之起，有生于本者，有生于标者，有生于中气者，有取本而得者，有取标而得者，有取中气而得者，有取标本而得者，有逆取而得者，有从取而得者。逆，正顺也[24]；若顺，逆也[25]。故曰：知标与本，用之不殆，明知逆顺，正行无问，此之谓也。不知是者，不足以言诊，足以乱经。故《大要》曰：粗工嘻嘻[26]，以为可知，言热未已，寒病复始，同气异形，迷诊乱经，此之谓也。夫标本之道，要而博，小而大，可以言一而知百病之害。言标与本，易而勿损，察本与标，气可令调，明知胜复，为万民式，天之道毕矣。

帝曰：胜复之变，早晏何如？岐伯曰：夫所胜者，胜至已病，病已愠愠[27]，而复已萌也。夫所复者，胜尽而起，得位而甚[28]，胜有微甚，复有少多，胜和而和，胜虚而虚，天之常也。帝曰：胜复之作，动不当位，或后时而至，其故何也？岐伯曰：夫气之生，与其化，衰盛异也。寒暑温凉，盛衰之用，其在四维[29]。故阳之动，始于温，盛于暑；阴之动，始于清，盛于寒。春夏秋冬，各差其分[30]。故《大要》曰：彼春之暖，为夏之暑；彼秋之忿，为冬之怒。谨按四维，斥候[31]皆归，其终可见，其始可知，此之谓也。帝曰：差有数乎？岐伯曰：又凡三十度[32]也。帝曰：其脉应皆何如？岐伯曰：差同正法[33]，待时而去也。《脉要》曰：春不沉，夏不弦，冬不涩，秋不数，是谓四塞[34]。沉甚曰病，弦甚曰病，涩甚曰病，数甚曰病，参见[35]曰病，复见曰病，未去而去曰病，去而不去曰病，反者死。故曰：气之相守司也，如权衡之不得相失也。夫阴阳之气，清静则生化治，动则苛疾起[36]，此之谓也。

帝曰：幽明何如？岐伯曰：两阴交尽，故曰幽；两阳合明，故曰明。幽明之配，寒暑之异也。帝曰：分至[37]何如？岐伯曰：气至之谓至，气分之谓分。至则气同，分则气异，所谓天地之正纪也。帝曰：夫子言春秋气始于前，冬夏气始于后[38]，余已知之矣。然六气往复，主岁不常也，其补泻奈何？岐伯曰：上下所主[39]，随其攸利，正其味，则其要也，左右同法[40]。《大要》曰：少阳之主，先甘后咸[41]；阳明之主，先辛后酸；太阳之主，先咸后苦；厥阴之主，先酸后辛；少阴之主，先甘后咸；太阴之主，先苦后甘。佐以所利，资以所生，是谓得气[42]。

【校注】

〔1〕阴阳之三：指阴阳各分为三。即阴有厥阴、少阴、太阴，阳有少阳、阳明、太阳。

〔2〕两阳合明：高世栻："有少阳之阳，有太阳之阳，两阳相合而明，则中有阳明也。"

〔3〕两阴交尽：高世栻："从少而太，则中有阳明，由太而少，则终有厥阴，有太阴之阴，有少阴之阴，两阴交尽，而有厥阴也。"

〔4〕约：准则。

〔5〕适其至所为故：令药物的气味到达病所为其准则。

〔6〕汗者不以奇，下者不以偶：《素问释义》疑"奇""偶"二字误倒。《黄帝内经素问吴注》《类经》均作"汗者不以偶，下者不以奇"。可从。

〔7〕病所远……气味之者：谓病变部位深远，服药后药力未达病位时，药效中途就已产生作用。又，刘衡如："之，疑'乏'。"可参。

〔8〕制小其服……制大其服：张志聪："大服小服者，谓分两之轻重也。大则宜于数少而分两多，盖气味专而能远达也；小则宜于数多而分两少，盖气分则力薄而不能远达矣。"

〔9〕重方：即复方。

〔10〕反佐以取之：即用反佐法进行治疗。

〔11〕本：指风、热、火、湿、燥、寒六气。

〔12〕标：指三阴三阳。

〔13〕病反其本……得标之方：张志聪："病反其本者，如病寒而反得太阳之热化，病热而反见少阴之阴寒，病在阳而反见清肃之虚寒，病在阴而反得中见之火热，所谓病反其本，得标之病也。治反其本者，如病本寒而化热，则反用凉药以治热；如病本热而化寒，则反用热药以治寒；如病在阳明而化虚冷，则当温补其中气；如病在厥阴而见火热，又当逆治其少阳，所谓治反其本，得标之方。少阳少阴，标本相同，皆从阳热阴湿而治。"

〔14〕年之虚：即岁运不及之年。

〔15〕失时之和：谓主气与客气相克而不和。张介宾："客主不和，四时失序，感而为病，则随所不胜而与脏气相应也，其邪亦甚。"

〔16〕月之空：王冰："谓上弦前，下弦后，月轮中空也。"

〔17〕太阳之至大而长：指太阳寒水之气偏盛，气候寒冷，脉象沉大而长，即石脉之象。

〔18〕阴阳易：指脉位与脉性或季节与脉象阴阳属性相反的现象。王冰："不应天常，气见交错，失其恒位，更易见之，阴位见阳脉，阳位见阴脉，是易位而见也。"又，张志聪："如三阴主时，而得阳脉，三阳主时，而得阴脉者危。"

〔19〕少阳太阴从本：王冰："少阳之本火，太阴之本湿，本末同，故从本也。"

〔20〕少阴太阳从本从标：王冰："少阴之本热，其标阴，太阳之本寒，其标阳，本末异，故从本从标。"

〔21〕阳明厥阴……从乎中：王冰："阳明之中太阴，厥阴之中少阳，本末与中不同，故不从标本从乎中也。"中，即中气，又称中见之气。

〔22〕脉至而从，按之不鼓：阳病见阳脉为从，应脉大鼓指，若按而不鼓，为脉病相反，阴

盛格阳，真寒假热。

〔23〕脉至而从，按之鼓甚而盛：阴病见阴脉为从，应脉弱不鼓指，若按之鼓甚而盛，为脉病相反，阳盛格阴，真热假寒。

〔24〕逆，正顺也：张介宾："病热而治以寒，病寒而治以热，于病似逆，于治为顺。"

〔25〕若顺，逆也：张介宾："病热而治以热，病寒而治以寒，于病若顺，于治为反。"

〔26〕嘻嘻：王冰："嘻嘻，悦也，言心意怡悦以为知道。"

〔27〕病已愠愠（yùn运）：谓病邪已有所蕴积。愠，通"蕴"，蕴蓄。

〔28〕得位而甚：复气发生在其所主时位，气候变化剧烈，发病就严重。位，时位。

〔29〕四维：指农历三、六、九、十二月。

〔30〕各差其分：谓四时气候变化可有一定时差。

〔31〕斥候：观察，候望。吴崑："斥候，占步四时景候也。"

〔32〕三十度：《新校正》："按《六元正纪大论》曰：差有数乎？后皆三十度而有奇也。此云三十度也者，此文为略。"王冰："度者，日也。"张介宾："凡气有迟早，总不出一月之外，三十度即一月之日数也。"

〔33〕差同正法：张介宾："气至脉亦至，气去脉亦去，气有差分，脉必应之，故曰差同正法。"

〔34〕四塞：王冰："天地四时之气，闭塞而无所运行也。"

〔35〕参见：脉象参差不齐，杂乱错见。

〔36〕动则苛疾起：谓四时阴阳之气扰动失常，人体就会发生病变。王冰："动，谓变动常平之候，而为灾眚也。"

〔37〕分至：分指春分、秋分。至指夏至、冬至。

〔38〕春秋气始于前，冬夏气始于后：王冰："以分、至明六气分位，则初气、四气始于立春、立秋前各一十五日为纪法，三气、六气始于立夏、立冬后各一十五日为纪法。由是四气前后之纪，则三气、六气之中，正当二至日也。故曰春秋气始于前，冬夏气始于后也。"

〔39〕上下所主：指司天、在泉之气所主之时。

〔40〕左右同法：左右四间气主气之时，其治法与司天、在泉相同。

〔41〕先甘后咸：王冰："先后之味，皆谓有病先泻之而后补之也。"

〔42〕得气：王冰："谓得其性用也。得其性用，则舒卷由人，不得性用，则动生乖忤。"又，张介宾："是得六气之和平矣。"

【释义】

本段原文主要论述三阴三阳之气的多少、制方法度、脉时关系、六气标本、六气胜复等问题。

一、三阴三阳的划分

阴阳一分为三，而划分为三阴三阳，是《黄帝内经》独有的一种理论。本段指出三阴三阳是根据其阴阳之气的多少区分的,所谓"气有多少,异用也"。《素问·天元纪大论》也云:"阴阳之气各有多少,故曰三阴三阳也。"以此划分,厥阴为一阴,少阴为二阴,太阴为三阴;少阳为一阳,阳明为二阳,太阳为三阳。数各不同,气亦有异。关于三阴三阳划分的问题,《素问·阴阳离合论》已有详尽的讨论,参见该篇。

二、制方法度与方剂分类

原文指出,运气之变化有高下远近之异,影响到人体发病有快慢大小之差,症状有在里在表之分,因此,治法有缓急轻重,处方有奇偶大小,总以药力达到病所为准则,此乃制方之基本要求。根据方剂中所用药物性味的厚薄、作用的缓急、强弱及药味的多少,又可分为不同的类型。

(一)大方与小方

本篇对大方、小方的界定有两种不同的方法:一是以方剂中药味的多少而区别,药味多的称之为大方,药味少的称之为小方,所谓"君一臣二,制之小也;君一臣三佐五,制之中也;君一臣三佐九,制之大也"。二是以方剂中药物用量的大小而区别,即本段所说"故平气之道,近而奇偶,制小其服也,远而奇偶,制大其服也。大则数少,小则数多。多则九之,少则二之"。张介宾注说:"故近而奇偶,制小其服也,小则数多,而尽于九。盖数多而分量轻,分量轻则性力薄而仅及于近处也。远而奇偶,制大其服,大则数少而至于二,盖少则分量重,分量重则性力专而直达深远也。"即药味少而用量大者为大方,主治病位深远者;药味多而用量小者为小方,主治病位浅近的病证。引申应用时,对久重深顽之病,在组方时可采用药味少而单味药剂量大的方法,以取功专力宏,力挽狂澜之效;对轻浅之病,则可采用药味多而单味药剂量小的方法,以便轻巧取胜。

(二)缓方与急方

缓方与急方,是以药力的强弱而区别的。药力和缓的方剂称之为缓方;药力峻猛的方剂称之为急方。而药力的强弱、方剂作用的缓急,则取决于组方中药物气味的厚薄,所谓"急则气味厚,缓则气味薄"。临床应用上,缓方多用于上部疾病,急方多用于下部疾病,即所谓"补上治上制以缓,补下治下制以急",其目的在于使药物"适其至所",即药达病所。

(三)奇方与偶方

奇方与偶方,是以药味数量的单、双区别的,凡组方的药味为单数者称之为奇方,双数者称之为偶方。原文说:"君一臣二,奇之制也;君二臣四,偶之制也;君二臣三,奇之制也;君二臣六,偶之制也。"奇方与偶方的临床应用,原文指出:"近者奇之,远者偶之;汗者不以奇,下者不以偶。"张介宾注说:"近者在上为阳,故用奇方,用其轻而缓也;远者在下为阴,故用偶方,用其重而急也。"并改后两句为"汗者不以偶,下者不以奇",认为"汗者不以偶,阴沉不能达表也;下者不以奇,阳升不能降下也"。

另外,还有重方一说,原文仅指出:"奇之不去则偶之,是谓重方。"后世诸家一般认为重方即复方。如张介宾注说："奇偶迭用，是曰重方，即后世所谓复方也。"

三、反佐法

原文提到"偶之不去，则反佐以取之，所谓寒热温凉，反从其病也"，张介宾解释说："反佐者，谓药同于病而顺其性也。如以热治寒而寒拒热，则反佐以寒而入之；以寒治热而热格寒，则反佐以热而入之。又如寒药热用，借热以行寒，热药寒用，借寒以行热，是皆反佐变通之妙用，盖欲因其势而利导之耳。"王冰论述反佐的原理说："夫热与寒背，寒与热违。微小之热，为寒所折，微小之冷，为热所消。甚大寒热，则必能与违性者争雄，能与异气者相格，声不同不相应，气不同不相合，如是则且惮而不敢攻之，攻之则病气与药气抗行，而自为寒热以关闭固守矣。是以圣人反其佐以同其气，令声气应合，复令寒热参合，使其终异始同，燥润而败，坚刚必折，柔脆自消尔。"反佐法是在寒热病情与主治药物发生格拒，使主治药物无法发挥疗效时才使用的一种方法，其本质是以性质或寒或热的药物、温度或高或低的药液为工具，以协调病与药之间相格拒的矛盾关系为目的的一种药物运用方法，其原理是"同气相求"，而非反佐药物与主治药物之间的"相反相成"。

四、饮食服药法

原文说："病所远，而中道气味之者，食而过之，无越其制度也。"这里提出了服药与饮食先后对药物疗效的影响问题。张介宾注说："言病所有深远，而药必由于胃，设用之无法，则药未及病，而中道先受其气味矣。故当以食为节而使其远近皆达，是过之也。如欲其远者，药在食前，则食催药而致远矣。欲其近者，药在食后，则食隔药而留止矣。"《神农本草经》谓："病在胸膈以上者，先食后服药；病在心腹以下者，先服药后食。病在四肢血脉者，宜空腹而在旦；病在骨髓者，宜饱满而在夜。"正是对这一服药方法的具体应用。《伤寒论》治太阳中风用桂枝汤"服已须臾，啜热稀粥一升余以助药力"，治蛔厥用乌梅丸"先食饮服十丸，日三服，稍加至二十丸"等，体现了张仲景对七篇大论"食而过之"服药法的继承与发展。

五、六气偏胜与发病

原文指出六气偏胜，多伤及所胜之脏为病，如"清气大来，燥之胜也，风木受邪，肝病生焉"。如果遇到岁运不及之年，胜气乘虚而发，或主气客气不和，或月相亏缺，则感邪就较为严重。若重复感受邪气，那么病情就很危险了。同时，要注意有了胜气，必然会有复气的问题，临床不可仅仅关注胜气。"乘年之虚""失时之和""遇月之空"，《黄帝内经》也称之为"三虚"，逢"三虚"发病，病情危重，所谓"其死暴疾也"。详见《灵枢·岁露论》篇。

六、六气与脉象的关系

《素问·五运行大论》曰："先立其年，以知其气，左右应见，然后乃可以言死生之逆顺。"强调诊脉首先应该掌握运气气化对脉象的影响。本篇则具体阐述了六气所对应的脉象，所谓"厥阴之至其脉弦，少阴之至其脉钩，太阴之至其脉沉，少阳之至大而浮，阳明之至短而涩，太阳之至大而长"。张介宾解释说："厥阴之至，风木气也。木体端直以长，故脉弦。弦者，长直有力，如弓弦也。少阴之至，君火气也。火性升浮，故脉钩。钩者，来盛去衰，外实内虚，如带之钩也。太阴之至，湿土气也。土体重实，故脉沉。沉者，行于肌肉之下也。少阳之至，相火气也。火热盛长于外，故脉来洪大而浮于肌肤之上也。阳明之至，燥金气也。金性收敛，故脉来短而涩也。太阳之至，寒水气也。水源长而生意广，故其脉至，大而且长。"张志聪则认为："此章论六气之应六脉，非五脏之合四时。阴阳五行之道，通变无穷，不可执一而论。"了解了脉时的关系，临床方可辨别常脉与病脉，总以"至而和则平，至而甚则病，至而反者病，至而不至者病，未至而至者病，阳阴易者危"为准则。

另外，本篇还认为一年四季的气候变化是一个连续移行的过程，因而人体脉象的变化也同样是一个连续移行的过程，各季节脉象之间有一定的衔接性，即春脉弦，但由于春脉是在冬脉的基础上发展变化而来，所以春脉可以略带沉象；夏脉洪，但由于夏脉是在春脉的基础上发展变化而来，所以夏脉可以略显弦象；秋脉浮，但由于秋脉是在夏脉的基础上发展变化而来，所以秋脉可以略带数象；冬脉沉，但由于冬脉是在秋脉的基础上发展变化而来，所以冬脉可以略显涩象。这说明人体脉象变化与自然气候变化密切相关，所谓"气之相守司也，如权衡之不得相失也"，反之，如果"春不沉，夏不弦，冬不涩，秋不数，是谓四塞。沉甚曰病，弦甚曰病，涩甚曰病，数甚曰病，参见曰病，复见曰病，未去而去曰病，去而不去曰病，反者死"。即脉象与四时不相应，则会发生病变。

七、六气标本与论治

运气学说将风、热、火、湿、燥、寒六气称为"本"，三阴三阳是用以标记六气的符号称为"标"，与标本相互联系，且与标为表里关系者为中气。有关六气标本中气之说，详见《素问·六微旨大论》。本篇则具体阐述了标本中气与发病及治疗的关系。

由于六气的阴阳属性与其相应三阴三阳的阴阳多少及属性有同或异的情况，所以其气化作用，就存在着从本从标的区别。一般来说，"少阳太阴从本，少阴太阳从本从标，阳明厥阴不从标本从乎中也"。人生活在自然界中，其生理病理也会受到六气的影响，因此，在诊治疾病时，要注意六气与脏腑的关系，从其内在联系中推求病变从化的本质，从而进行正确的治疗。基于"百病之起，有生于本者，有生于标者，有生于中气者"，所以在治疗上便"有取本而得者，有取标而得者，有取中气而得者，有取标本而得者"的不同。另外，尚有"病反其本，得标之病，治反其本，得标之方"的情况，如太阳之本为寒水，但若病本寒反得太阳之热化，谓病反其本，得标之病，治宜反用凉药以治热，谓治反其本，得标之方。

总之，从疾病而言，无越标本之化，或生于本，或生于标，或生于中见之气。因此，明辨标本，确知胜复，治疗方可有的放矢，疾病方可痊愈。反之则"不足以言诊"，而"足以乱经"。由此可见标本理论对于临床的重要指导作用，故言"知标与本，用之不殆；明知逆顺，正行无问"。

八、脉象与病症的关系

脉与病症之间有相符与不相符的逆从之分，如阳病而脉"按之不鼓"，或阴病而脉"按之鼓甚而盛"，即为脉证不符的现象。对此，王冰注说："言病热而脉数，按之不动，乃寒盛格阳而致之，非热也。形证是寒，按之而脉气鼓击于手下盛者，此为热盛拒阴而生病，非寒也。"张介宾注说："阳病见阳脉，脉至而从也，若浮洪滑大之类，本皆阳脉，但按之不鼓，指下无力，便非真阳之候，不可误认为阳，凡诸阳病得此者，似阳非阳皆然也，故有为假热，有为格阳等症，此脉病相反也。阴病见阴脉，脉至而从矣，若虽细小而按之鼓甚有力者，此则似阴非阴也，凡诸阴病得此，有如假寒，有如格阴，表里异形，所以为反。凡此相反者，皆标本不同也，如阴脉而阳症，本阴标阳也，阳脉而阴症，本阳标阴也，故治病当求其本。"

九、六气胜复与时位

本段讨论了六气胜复关系，不当时位的原因，以及六气与四时二十四节气的关系，六气主时的五味调理等问题。

（一）六气胜复不当位的原因

如前所述，六气的胜气与复气总是相伴而生，胜气导致人体患病，当病气蓄积的时候，复气就开始萌发。胜气终了时，复气开始发作，若正当其时令，其势更盛。胜有微甚，则复有少多，报和以和，报虚以虚，此乃胜复之气变化的一般规律。但由于寒暑温凉的生化盛衰各异，故胜复之作，亦有不应时位的情况，所谓"胜复之作，动不当位，或后时而至"。

（二）六气变化与四时阴阳的关系

阴阳的消长变化，决定着四时寒热温凉的气候变化，所谓"阳之动，始于温，盛于暑；阴之动，始于清，盛于寒""两阴交尽，故曰幽；两阳合明，故曰明。幽明之配，寒暑之异也"。张志聪注说："幽明者，阴阳也。两阴交尽，阴之极也，故曰幽。两阳合明，阳之极也，故曰明。阴极则阳生，阳极则阴生，寒往则暑来，暑往则寒来，故幽明之配，寒暑之异也。此复申明阳之动始于温，盛于暑；阴之动始于清，盛于寒。四时之往来，总属阴阳寒暑之二气耳。"而阴阳之气至有微甚，故四时气候变化可有30余日时差。由于四时寒暑温凉之盛衰变化，始于辰、戌、丑、未四维之月，因此，掌握四维之月的变化，即可测知胜复之气的变化情况。

（三）六气与二十四节气的关系

六气本来就是对二十四节气的一种划分，特别是主气不用干支符号推演，其本质就是二十四节气的一种反映。故本段原文又论及二十四节气与六气的关系，总结出"至则气同，分则气异"的划分原则，张介宾解释说："冬夏言至者，阴阳之至极也。如司天主夏至，在泉主冬至，此六气之至也。夏至热极凉生，而夜短昼长之极，冬至寒极温生，而昼短夜长之极，此阴阳盈缩之至也。春秋言分者，阴阳之中分也。初气居春分之前，二气居春分之后，四气居秋分之前，五气居秋分之后，此间气之分也。春分前寒而后热，前则昼短夜长，后则夜短昼长；秋分前热而后寒，前则夜短昼长，后则昼短夜长，此寒热昼夜之分也。至则纯阴纯阳，故曰气同。分则前后更易，故曰气异。此天地岁气之正纪也。"

（四）六气主时的五味调理

原文认为六气司天、在泉、间气的五味调理原则相同，总体而言，少阳相火之气主时，先用甘味以泻，后用咸味以补；阴明燥金之气主时，先用辛味以泻，后用酸味以补；太阳寒水之气主时，先用咸味以泻，后用苦味以补；厥阴风木之气主时，先用酸味以泻，后用辛味以补；少阴君火之气主时，先用甘味以泻，后用咸味以补；太阴湿土之气主时，先用苦味以泻，后用甘味以补。此外，佐以所利，资以所生，助其化源，而使六气恢复和平。此段所论与前文所言六气客主偏胜的五味调治相同，可相互参阅。

【知识链接】

一、大方、小方的临床应用

本段有关大方、小方的论述，至今仍有着重要的临床指导价值。仝小林等将药味较少、单味药剂量较大的处方称为"精方"，经方为其典型代表；而药味较多、单味药物剂量偏小的处方称为"围方"，提出一般急病单病用精方，慢病合病用围方。如《伤寒论》通脉四逆汤，方由炙甘草二两、附子大者一枚、干姜三两（强人可四两）组成，方中仅3味药且药量皆偏大，重拳出击方能克敌制胜，故能起到破阴回阳、通达内外的功效。而《金匮要略》治疗癥瘕之鳖甲煎丸，方由23味药组成，皆药量甚少，由于该病乃痰瘀长期互结所致，故须缓慢图之，且寒热并用，攻补兼施，理气活血，化痰消癥全方位调理以治其本。

《吴佩衡医案》载治疗一狂证患者，男，20余岁，体质素弱。现病史：始因腹痛便秘而发热，医生诊为瘀热内滞，误以桃仁承气汤下之，便未通而病情反重，出现发狂奔走，言语错乱。延余诊视，脉沉迟无力，舌红津枯但不渴，微喜热饮而不多，气息喘促而短，有欲脱之势。据此断为阴证误下，逼阳暴脱之证，遂拟大剂回阳饮（即四逆汤加肉桂）与服。附片130g，干姜50g，上肉桂13g（研末，泡水兑入），甘草10g。服后，当天夜晚则鼻孔流血，大便亦下黑血。次日复诊则见脉微神衰，嗜卧懒言，神识已转清……嘱照原方再服1剂。服后，衄血便血均未再出，口微燥，此系阳气已回，营阴尚虚，继以四逆汤加人参连进4剂而愈。本案病证单一且病机明确，吴佩衡组方用药仅4味，其中附子130g，干姜50g，精专而量大，温阳启闭，目标明确，攻其一点，故收效甚捷。

二、反佐法的诠释与应用

反佐法本是以协调病药关系为目的的，以其寒热药性或药液的温度与寒热疾病具有相同的性质来引导病体接受主治药物。也就是说，反佐药物的寒热性质并非为了单方面地制约主治药物的寒热性质，以调整药物之间的关系，而是为了协调寒热相反的病药关系。后世医家则将反佐法扩展运用为反佐配伍，即根据病情需要，于方中配伍少量与君药性质或作用相反的药物，以达到纠偏克弊目的的一种配伍方法。如清·沙玉书《医原纪略》指出："治病之理，用开必少佐合，用升必参以降，用降必少升，用温佐凉，用补佐泄，其机方灵，即阴阳相须之道也。"具体而言，可概括为以下几类。

（一）寒热反佐

本法指在大量寒凉药中少佐温热之品，以防寒凉太过郁遏冰伏或败伤脾胃，又可获"火郁发之"之效；或在大量温热药中少佐寒凉之剂，以防温热太过伤阴化火。何梦瑶《医碥》深得此义，指出"以纯热证虽宜用纯寒，然虑火因寒郁，则不得不于寒剂中少佐辛热之品以行散之，庶免凝闭郁遏之患；纯寒证虽宜用纯热，然虑热性上升，不肯下降，则不得不于热剂中少佐苦寒之品，以引热药下行，此反佐之义也。"如吴茱萸汤清肝泻火，降逆止呕，重用苦寒之黄连，反佐吴茱萸（连萸之比约6∶1），借其辛热之性制黄连之寒，散肝气之郁，使清中有散，寒中有温，热清邪解而不致过剂；芍药汤调气和血，清热解毒，药用黄芩、黄连、大黄之属，反佐肉桂之温热以防寒凉过剂伤中；四生丸凉血止血，于寒凉之生柏叶、生荷叶、生地黄中，反佐温经止血之艾叶，既可加强止血作用，又可防止寒凉太过凝滞致瘀。另如霍乱阳亡阴竭之证，若纯用辛热之品，恐为阴寒格拒，不易受纳，故张仲景创通脉四逆加猪胆汁汤，反佐猪胆汁之咸苦寒，取益阴和阳之意；黑锡丹温壮下元，镇纳浮阳，药用大队温热香燥之品，然恐温燥太过，故佐苦寒之川楝子监制诸药温燥之性，诚如喻嘉言所云："按此方用黑锡水之精，硫黄火之精，二味结成灵砂为君，诸香燥纯阳之药为臣，用金铃子苦寒一味为反佐。"

（二）升降反佐

升，指趋上、升陷的治法；降，指润下、降逆的治法。在组方中，有升无降，则会导致气血上壅或中气上逆；一味沉降，反会戕伤中气。故组方用药，应根据升降相因之理，在升药中少佐降药或降药中少佐升药，以启动升降之枢，制约药性之偏，收辅助之功。如济川煎温肾益精，润肠通便，药用苁蓉、当归、泽泻、牛膝、枳壳等润下降泄之品，为防润降太过反伤正气，故佐用升麻升阳举陷，以收"欲降先升"之妙；清胃散用黄连、丹皮、生地之属清泄胃火，凉血养阴，然恐寒凉清泄太过，损伤中气，甚至导致脾阳下陷，故反佐升阳散火之升麻，使清中有散，降中有升，清泄而无凉遏之弊，散火而无升阳之虑，相反相成，相得益彰。川芎茶调散疏风止痛，主治外感风邪头痛，因"高巅之上，惟风可到"，故多用辛散升浮之品，恐其升之太过，反佐茶叶之降，既制约风药升燥之性，又可清利头目，诚如李时珍《本草纲目》言："茶苦而寒，阴中之阴，沉也，降也，最能降火，火为百病，火降则上清矣。"他如东垣升阳益胃汤，在大剂益气升阳之品中，佐以半夏、黄连，既有辛开苦降之效，亦取升中佐降之义。

（三）开合反佐

开，泛指发表、宣散、疏通等治法；合，即收敛、固涩类治法。在遣药组方中，有开无合，则易耗伤正气；有合无开，则会壅滞不化，使气血运行不畅。故组方用药常据开合相成之理，在开药中少佐合药，或合药中少佐开药，以取利避弊。如苏合香丸芳香开窍，行气止痛，以芳香开窍之苏合香、麝香、冰片、安息香为主，配伍大量辛香行气之品，反佐煨诃子收涩敛气，以防辛香太过，耗散正气；小青龙汤解表化饮，止咳平喘，药用辛温燥散之品，又配伍酸敛之白芍、五味子以防伤肺耗津，诚如张秉成《成方便读》言："肺苦气上逆，急食酸以收之，故以芍药、五味子、甘草三味，一防其肺气耗散，一则缓麻桂姜辛之刚猛也。"苓甘五味姜辛汤之用五味子，亦取此义。合中佐开者如固冲汤在益气收敛止血之中，配用茜草祛瘀止血，使血止而不留瘀；诃子散收敛止泻，佐理气之陈皮，使涩而不滞；真人养脏汤涩肠固脱，佐木香以行气，均体现了开合反佐之义。

（四）动静反佐

莫枚士《研经言》云："药性有刚柔，刚为阳，柔为阴。故刚药动，柔药静。"动，指药有行气、活血、疏通等效用；静，指填补精、气、血、阴阳等功用。行气活血走窜之品，动之太过则易于伤正，故宜佐静补之品，如行气降逆，宽胸散结之四磨汤，药用乌药、沉香、槟榔行气降气，又用大补元气之人参以防止行散太过，耗伤正气；血府逐瘀汤活血祛瘀，行气止痛，反佐静养之生地以养血滋阴，目的亦在于使瘀去不伤正，理气不耗阴。补益药物，多有滋腻之性，容易阻碍气机，故常佐以升散疏通之品，以使补而不滞，如五味异功散、补中益气汤等既用参芪之类补气，又用陈皮行气；归脾汤补益气血，在大队甘补之品中，配木香以行气，当归以活血；四物汤用熟地、白芍滋腻填补，配当归、川芎则补中有行，静中寓动，使补而不滞。如周学海所言："血宜疏通而恶壅滞，补血之中兼以活血，乃善用补者也。"

（五）补泻反佐

补益之中反佐渗利疏泄之品，可疏通气机，使补益作用更好地发挥，龚居中《红炉点雪》即指出："古人用补药，必兼泻邪，邪去则补药得力，一阖一阖，此乃玄妙。后世不知此理，专一于补，所以久服必致偏胜之害。"如六味地黄丸为滋肾阴的基础方，药用熟地、山茱萸、山药滋肾阴，养肝血，益脾阴；然全用滋补，常滞碍药力之吸收，故加泽泻佐熟地以泻肾浊，取丹皮佐山茱萸以泻肝火，用茯苓佐山药而渗脾湿，使补中有泻，相反相成，补而不腻。邪实之证，治疗自宜泻邪，然泻中佐补，可防正气受损，如防风通圣散，汗、清、泻、利，用以治疗表里俱实之证，反佐白术、芍药等调养气血，寓补养于散泻之中，使汗不伤表，下不伤里；十枣汤攻逐水饮，用辛苦气寒秉性甚毒之甘遂、大戟、芫花，攻水邪之巢穴，决其渎而下之，一举而水患可平，同时反佐大枣之肥大者顾护脾胃，缓其峻毒；另如白虎汤之用粳米，败毒散用人参，龙胆泻肝汤用生地、当归，均属泻中佐补之例，故《医宗金鉴·删补名医方论》言："是败毒散之人参，与冲和汤之生地，人谓其补益之法，我知其托里之法。盖补中兼发，邪气不致于流连；发中带补，真元不致于耗散……此古人制方之义。"张秉成《成方便读》论龙胆泻肝汤亦指出："古人治病，泻邪必兼顾正，否则邪去正伤，恐犯药过病所之弊，故以归地养肝血，甘草缓中气，且协和各药，使苦寒之性不伤胃气耳。"

（六）润燥反佐

润，即滋阴柔养之法，药用地黄、山茱萸、天冬、麦冬、白芍等；燥，指辛散温燥之法，如芳香化浊之厚朴、草果等，辛温雄烈之附子、干姜、肉桂，以及化痰之白附子、白芥子、南星、半夏等。石寿棠《医原》云："燥病治以润，不妨佐以微苦。"即取微苦之燥，以防润燥养阴药的滋腻，如治疗肺胃阴虚气逆的麦门冬汤，以及清热生津，益气和胃之竹叶石膏汤，均取半夏与麦冬相配，润燥相合，即取半夏降逆之效，又可制约麦冬滋腻碍胃之弊。反之，温燥之品每易伤津，故反佐以润，可克其弊，如二陈汤燥湿化痰，用橘、半之温燥，反佐少量乌梅于其中，既制其燥性，又收敛肺气，使全方燥中有润，散中有收；温阳利水之真武汤，加用白芍养血滋阴之品，其意亦在于制姜、附、术之刚燥，使温阳而不燥烈，祛邪而不伤正。祝谌予治疗糖尿病患者全身燥热、口渴多饮、易生痈肿等症，取苍术与元参合用，以元参之润制苍术之燥，以苍术温燥防元参滞腻，亦体现了润燥反佐之法。

反佐配伍不同于双向调节，后者是针对病机之寒热、虚实、升降等错杂并见而立，而反佐配伍所治病证一般性质单一，其目的仅在于纠偏以防止药害，或顺应四时变化，治不违时，故临证配伍用药多仅一二味即可，且用量宜轻，药性当柔和而忌峻猛，以免影响全方之治疗效果。

三、标本中气理论的临床应用

标本中气理论的临床应用，本篇仅有原则性论述。清代医家张志聪运用标本中气理论，解释脏腑经络之间的气化规律，阐发伤寒六经病变机理及治疗用药的生理基础，从而形成了研究《伤寒论》的六经气化学派。这一学派的核心思想是六经为病，就是六经的气化为病。如《素问集注》说："治伤寒六经之病，能于标本中求之，思过半矣。"现以《伤寒论》六经病为例，对标本中气理论的临床应用予以说明。

（一）标本同气，皆从本化

王冰曰："少阳之本火，太阴之本湿，本末同，故从本也。"少阳之本气为暑，证多热化，所以张仲景辨治少阳病时，总以少阳枢机不利，内郁化热为主要病机。或有胆热横犯于脾之"不欲饮食"；或者犯胃而致胃气上逆之"喜呕"；或有胆火上扰心神而见"心烦"不安（96条）；或热迫胆汁外溢而有"面目及身黄""小便难"（98条）；或火热内动而见"呕不止，心下急，郁郁微烦"（103条）。此皆为"少阳从本而化"之例，故仲景遣小柴胡汤，或大柴胡汤，或柴胡加芒硝汤治之。

太阴之本为湿气。脾主运化水液，为"水之制"，喜燥恶湿为其特性。太阴为病，运化失司而致湿浊停聚为患，故太阴病总以湿盛为其特点，如脾虚水停之泄泻、水肿、带下、痰饮、腹胀满等。脾之实证，无论热化、寒化，总以湿盛为其突出病机，临证所见的太阴湿热诸证，可选茵陈蒿汤、栀子柏皮汤、三仁汤、连朴汤之类以祛湿除热；或为太阴寒湿证，可选平胃散、茵陈四逆汤，以温中助阳利湿。

（二）标本异气，从本从标

王冰曰："太阳本为寒，标为热；少阴本为热，标为寒。"两者标本异气，故其发病，有从其本者，也有从其标者。临证应用如张志聪所云："且如太阳病，头痛发热，烦渴不解,此太阳之本病也。如手足挛急,或汗漏脉沉,此太阳之标病也。"前者如《伤寒论》的第4、6、11、26、34、63、76、77、79条所论,后者如第1、2、3、6、7、12、35条等。可见太阳本寒而标阳,标本异气,故太阳病既有"必恶寒"之太阳伤寒证(从本化);也有发热,"不汗而烦躁"之里热(从标化)。仲景制麻黄汤以治太阳从本而化之寒证(如麻黄汤、小青龙汤证、麻黄附子细辛汤证等),又创大青龙汤治疗既从本(寒)又从标之入里化热证。

张志聪在论述少阴病证用药原则时指出:"如少阴病,脉沉者急温之,宜四逆汤,此少阴之病标也。如少阴病,得之二三日,口燥咽干者,急下之,宜大承气汤,此少阴之病本也。"由于少阴之本气为热,其标属阴为寒,因此临床常见的伤寒少阴病,有从本而病的"少阴热化证",如第303条说:"少阴病,得之二三日以上,心中烦,不得卧,黄连阿胶汤主之。"此为心火旺,肾阴虚证。少阴病亦有从标而化之"少阴寒化证"。第323条说:"少阴病,脉沉者,急温之,宜四逆汤。"第305条又说:"少阴病,身体痛,手足寒,骨节痛,脉沉者,附子汤主之。"此为少阴寒化证,治当温补心肾少阴之阳。此外,亦有既从标又从本化而病的阴盛格阳证,仲景用白通汤(314条)以及白通加猪胆汁汤(315条)治疗。

(三)阳明、厥阴,从乎中气

张介宾曰:"阳明之中太阴,厥阴之中少阳,本末与中不同,故不从标本从乎中也。"阳明为多气多血之经,气血充盛,阳气最旺,故其从标而化,多为阳热主证。热盛伤津,大肠又能"主津",津液损伤,肠道失润,临床上阳明病可从本而化,即燥化证,如《伤寒论》第212、220、241、252、253、254、256条所述,即所谓阳明腑实证,用大承气汤下之可愈。也可从标而化为阳热之证,如第168、169、170、176、219、221、222条,即所谓阳明经证,可用白虎汤类治之。也可从乎中气而化为太阴病,故在阳明经证之大热证或阳明腑实证之后,转化为太阴虚寒证,如《伤寒论》第194条:"阳明病,不能食,攻其热必哕,所以然者,胃中虚冷故也。"第259条又说:"伤寒发汗已,身目为黄,所以然者,以寒湿在里不解故也。以为不可下也,于寒湿中求之。"第243条也说:"食谷欲呕,属阳明也。吴茱萸汤主之。"这就是阳明"从乎中气"为病的实例。正如张志聪所说:"阳明病,发热而渴,大便燥结,此阳明之病阳也。如胃中虚冷,水谷不别,食谷欲呕,脉迟恶寒,此阳明病中见阴湿之化也。"

厥阴之本属阳而标阴,其中见少阳之气,所以厥阴病可从本而化生阳热病证,如《伤寒论》第335条说:"伤寒一、二日至四、五日,厥者必发热,前热者后必厥,厥深者热亦深,厥微者热亦微。"可用白虎汤治疗。厥阴病亦可从标而化生阴寒之证,如仲景说:"下利厥逆而恶寒者"(353条),"若大下利而厥冷者,四逆汤主之"(354条)。厥阴之病亦有不从标本而从乎中气(少阳)而病者,如仲景所说"厥阴之为病,消渴,气上撞心,心中痛热,饥而不欲食,食则吐蛔"(326条),方用乌梅汤治之。因此张志聪总结说:"厥阴病,脉微,手足厥冷,此厥阴之病阴也。如消渴,气上冲心,心中疼热,此厥阴病中见少阳之火化也。"临证中,厥阴为病,常见寒热错杂,或相火妄行,肝阳上亢而有头晕、耳鸣、四肢抽搐之症,宜用清热泻火,息风止痉治之,亦属"从乎中气"的病理变化。

从上述仲景在《伤寒论》中对标本中气理论的应用情况来看,任何一经发病,都有"从本"从标""从乎中气"三种情况。《黄帝内经》之所以说"少阳、太阴从本""太阳、少阴从标从本""阳明、厥阴从乎中气",一是突出其易生之病,如太阴之本湿标阴其病多湿,少阳之本阳标阳故多阳热之证等。二是强调病情的复杂,如少阴病有寒化、热化之证,太阳为病有从本而化的表寒,表里俱寒(如麻黄附子细辛汤证),也有从标从本之表寒里热证(如大青龙汤证)。三是强调不为人们重视的病证,如阳明多为实热证,但从中气者,也有寒湿证(如359、343条之吴茱萸汤证),厥阴"从乎中气"则发寒热错杂证等。临证时应当权变圆活,不可拘泥。

四、关于运气历法的问题

五运六气学说本来采用的是以一年为365.25日的太阳历,只不过其中穿插了干支符号推算而已,但现代有不少学者认为有所谓的五运六气历,如卢央[1]提出五运六气历划分的原则是"分则气分,至则气至",表示气数与天度相对应。由上述六步气中二十四节气的分布可以看出,各步气的起始点均为中气,第二和第五步气正是春分和秋分。春分是第一步气与第二步气的分界,秋分是第四步气与第五步气的分界。如果将第一步气至第三步气看作上半年,第四步气至第六步气看作下半年,则第二步气和第五步气分别为上半年和下半年的中间,春分和秋分二分点就分别是上半年和下半年的分界线,这叫作"分则气分"。二十四节气在六步气的分布中,上半年阳气当令时,阳气鼎盛的极点是夏至;下半年阴气当令时,阴气鼎盛的极点是冬至。夏至和冬至分别为阴气增长和阳气增长的起点,说明"至"是阴阳气到了极点,也叫作"至则气至"。至点不在第三步气和第六步气最后,而居于中间,表示了这两步气是阴阳二气由小至极而又返还的标志点。上述论述不过是对六气与二十四节气关系的一种解读,而二十四节气的本质还是太阳历法。

【原文】

帝曰:善。夫百病之生也,皆生于风寒暑湿燥火,以之化之变也[1]。经言盛者泻之,虚者补之,余锡以方士[2],而方士用之,尚未能十全。余欲令要道必行,桴鼓相应[3],犹拔刺雪污,工巧神圣[4],可得闻乎?岐伯曰:审察病机[5],无失气宜[6],此之谓也。

帝曰:愿闻病机何如?岐伯曰:诸风掉眩[7],皆属于肝。诸寒收引[8],皆属于肾。诸气膹郁[9],皆属于肺。诸湿肿满[10],皆属于脾。诸热瞀瘈[11],皆属于火[12]。诸痛痒疮,皆属于心[13]。诸厥固泄[14],皆属于下[15]。诸痿喘呕,皆属于上[16]。诸禁鼓慄[17],如丧神守[18],皆属于火。诸痉项强[19],皆属于湿。诸逆冲上[20],皆属于火。诸胀腹大,皆属于热。诸躁狂越[21],皆属于火。诸暴强直[22],皆属于风。诸病有声,鼓之如鼓[23],皆属于热。诸病胕肿[24],疼酸惊骇,皆属于火。诸转反戾[25],水液[26]浑浊,皆属于热。诸病水液,澄澈清冷[27],皆属于寒。诸呕吐酸,暴注下迫[28],皆属于热。故《大要》[29]曰:

①卢央.易学与天文学[M].北京:中国书店,2003:109-110.

谨守病机,各司其属[30],有者求之,无者求之[31],盛者责[32]之,虚者责之,必先五胜[33],疏其血气,令其调达,而致和平,此之谓也。

帝曰:善。五味阴阳之用何如? 岐伯曰:辛甘发散为阳,酸苦涌泄[34]为阴,咸味涌泄为阴,淡味渗泄[35]为阳。六者或收或散,或缓或急,或燥或润,或耎或坚[36],以所利而行之,调其气使其平也。

帝曰:非调气而得者[37],治之奈何? 有毒无毒,何先何后? 愿闻其道。岐伯曰:有毒无毒,所治为主,适大小为制也。帝曰:请言其制。岐伯曰:君一臣二,制之小也;君一臣三佐五,制之中也;君一臣三佐九,制之大也。寒者热之,热者寒之,微者逆之,甚者从之[38],坚者削之[39],客者除之[40],劳者温之[41],结者散之[42],留者攻之[43],燥者濡之[44],急者缓之[45],散者收之[46],损者温之[47],逸者行之[48],惊者平之[49],上之下之[50],摩之浴之[51],薄之劫之[52],开之发之[53],适事为故[54]。

帝曰:何谓逆从? 岐伯曰:逆者正治,从者反治[55],从少从多,观其事也。帝曰:反治何谓? 岐伯曰:热因热用,寒因寒用[56],塞因塞用[57],通因通用[58],必伏其所主,而先其所因[59]。其始则同,其终则异[60]。可使破积,可使溃坚,可使气和,可使必已[61]。帝曰:善。气调而得者何如? 岐伯曰:逆之从之,逆而从之,从而逆之,疏气令调,则其道也。

帝曰:善。病之中外何如? 岐伯曰:从内之外者,调其内;从外之内者,治其外;从内之外而盛于外者,先调其内而后治其外;从外之内而盛于内者,先治其外而后调其内;中外不相及,则治主病。

帝曰:善。火热复,恶寒发热有如疟状,或一日发,或间数日发,其故何也? 岐伯曰:胜复之气,会遇之时,有多少也。阴气多而阳气少,则其发日远;阳气多而阴气少,则其发日近。此胜复相薄,盛衰之节,疟亦同法[62]。

帝曰:论言治寒以热,治热以寒,而方士不能废绳墨[63]而更其道也。有病热者寒之而热,有病寒者热之而寒,二者皆在,新病复起,奈何治? 岐伯曰:诸寒之而热者取之阴,热之而寒者取之阳[64],所谓求其属[65]也。帝曰:善。服寒而反热,服热而反寒,其故何也? 岐伯曰:治其王气[66],是以反也。帝曰:不治王而然者何也? 岐伯曰:悉乎哉问也! 不治五味属[67]也。夫五味入胃,各归所喜,故[68]酸先入肝,苦先入心,甘先入脾,辛先入肺,咸先入肾。久而增气,物化之常也[69];气增而久,夭之由也[70]。

帝曰:善。方制君臣何谓也? 岐伯曰:主病之谓君,佐君之谓臣,应臣之谓使,非上下三品[71]之谓也。帝曰:三品何谓? 岐伯曰:所以明善恶之殊贯[72]也。

帝曰:善。病之中外何如? 岐伯曰:调气之方,必别阴阳,定其中外,各守其乡,内者内治,外者外治,微者调之,其次平之,盛者夺之,汗之下之,寒热温凉,衰之以属,随其攸[73]利,谨道如法,万举万全,气血正平,长有天命。帝曰:善。

【校注】

〔1〕之化之变:指风寒暑湿燥火六气的异常变化。

〔2〕锡以方士：谓赏赐给医生。锡，通"赐"。

〔3〕桴（fú符）鼓相应：比喻治疗效果显著，药到病除。桴，击鼓之槌。

〔4〕工巧神圣：比喻医生诊治疾病的技术高明。《难经·六十一难》曰："望而知之谓之神，闻而知之谓之圣，问而知之谓之工，切而知之谓之巧。"

〔5〕病机：指疾病发生、发展变化的机理。

〔6〕气宜：六气主时之所宜。

〔7〕掉眩：掉，摇也，指肢体动摇震颤。眩，即眩晕。

〔8〕收引：谓肢体挛缩，屈曲不伸。收，收缩。引，拘急。

〔9〕膹郁：指气喘胸闷。张介宾："膹，喘急也。郁，否闷也。"

〔10〕肿满：指肢体浮肿，腹部胀满。

〔11〕瞀瘛（màochì冒斥）：瞀，昏闷。瘛，筋脉拘急挛缩。

〔12〕皆属于火：《素问直解》将"火"改作"心"。从五脏病机的句式及临床实际表现而言，可从。

〔13〕诸痛痒疮，皆属于心：《素问直解》将"心"改作"火"。可参。痒，通"疡"。

〔14〕厥固泄：厥，指昏厥与四肢发冷或发热的厥证。固，指二便不通。泄，指二便泻利不禁。

〔15〕下：指下焦。

〔16〕上：与上文"下"相对，可指上、中二焦。

〔17〕禁鼓慄：禁，通"噤"，口噤不开。鼓慄，鼓颌战栗。

〔18〕如丧神守：谓如失去神明之主持，而不能自控。

〔19〕痉项强：痉，病名，以筋脉拘急，身体强直，牙关紧闭为特征。项强，颈项强直。

〔20〕逆冲上：指气逆上冲的病证，如呕吐、呃逆、吐血等。

〔21〕躁狂越：躁，躁动不宁。狂，神志狂乱。越，言行举止失常。

〔22〕暴强直：指突然发作的筋脉挛急，肢体强直不能屈伸。

〔23〕诸病有声，鼓之如鼓：有声，指肠中鸣响。鼓之如鼓，谓叩击腹部如鼓声。

〔24〕胕肿：指皮肉肿胀溃烂。胕，通"腐"。

〔25〕转反戾：转，转筋。反戾，谓角弓反张或身体屈曲。

〔26〕水液：指小便、涕、唾、涎、白带等排泄物或分泌物，以及疮疡渗出物等。

〔27〕澄澈清冷：即清稀寒凉。

〔28〕暴注下迫：暴注，突然剧烈的泄泻。下迫，里急后重。

〔29〕《大要》：古医书名。

〔30〕各司其属：即探求症状、体征的病位、病性等病机归属。

〔31〕有者求之，无者求之：即根据一般病机推论，不应该出现某症状、体征而出现者，当探求其出现的机理；应该出现某症状、体征而未出现者，亦应寻求其不出现的机理。

〔32〕责：有追究、推求之意。

〔33〕五胜：指天之五气与人之五脏间的五行更胜关系。王冰："五胜，谓五行更胜也。"

〔34〕涌泄：催吐法和通泻法。张介宾："涌，吐也。泄，泻也。"

〔35〕渗泄：王冰："渗泄，小便也。言水液自回肠，泌别汁，渗入膀胱之中，自胞气化之，而为溺以泄出也。"

〔36〕六者或收……或耎或坚:马莳:"凡此六者,则酸以收之,辛以散之,甘以缓之,酸以急之,苦以燥之,辛以润之,咸以耎之,苦以坚之,皆以所利而行,调其病气而使之平耳。"坚,指坚阴止泻。

〔37〕非调气而得者:指非六气胜复变化所致,不能用五味调气之法治疗的病变。

〔38〕微者逆之,甚者从之:指病轻而单纯者,药物的性质、作用趋向逆疾病表象而治;病重而复杂者,药物的性质、作用趋向顺从疾病表象而治。

〔39〕坚者削之:指体内有坚积之病,如癥积之类,当用活血化瘀、软坚散结等削伐之法。

〔40〕客者除之:指外邪侵入人体,当用发汗、攻下等方法以驱除病邪。

〔41〕劳者温之:指劳伤耗气之病,用温补法治之。

〔42〕结者散之:指气滞、血瘀、痰阻或邪气内结,用消散结滞法治之。

〔43〕留者攻之:指留饮、蓄血、脏腑积滞等邪留不去,用攻逐泻下法治之。

〔44〕燥者濡之:指伤津耗液的干燥病证,用滋润法治之。

〔45〕急者缓之:指拘急痉挛的病证,用缓急解痉法治之。

〔46〕散者收之:指精气耗散的病证,用收敛法治之。

〔47〕损者温之:指虚损怯弱之病,用温养补益法治之。

〔48〕逸者行之:指过度安逸而气血壅滞,运行迟缓的病证,用行气活血法治之。

〔49〕惊者平之:指惊悸不安的病证,用镇静安神法治之。

〔50〕上之下之:指病邪在上者,用涌吐法使之上越;病邪在下者,用攻下法使之下夺。一说"上之"疑为"上者"之误。上者下之,即气逆向上的病证,用降逆之法使之下行。

〔51〕摩之浴之:指用按摩、药物浸渍洗浴的方法治疗疾病。

〔52〕薄之劫之:指用侵蚀法或峻猛药物劫夺邪气以治疗疾病。

〔53〕开之发之:指用开泄、发散法治疗疾病。

〔54〕适事为故:指治法的选用,以适应病情为准。

〔55〕逆者正治,从者反治:张介宾:"以寒治热,以热治寒,逆其病者,谓之正治。以寒治寒,以热治热,从其病者,谓之反治。"

〔56〕热因热用,寒因寒用:即以温热药治疗具有假热表象的寒证,以寒凉药治疗具有假寒表象的热证。

〔57〕塞因塞用:指用补益法治疗正虚所致的闭塞不通的病证。

〔58〕通因通用:指用通利的方法治疗邪实所致的泄利等病证。

〔59〕必伏其所主,而先其所因:张介宾:"必伏其所主者,制病之本也;先其所因者,求病之由也。"伏,制服,降伏。主,指疾病的本质。

〔60〕其始则同,其终则异:指反治法的初始阶段,药性与表象相同,而从服药后的结果来看,药性与疾病的本质相反。

〔61〕已:指痊愈。

〔62〕火热复……疟亦同法:《内经评文》:"按自'火热'至此,与上下文义不甚关切,亦恐错简也。"可参。

〔63〕绳墨:即准则、规矩。

〔64〕诸寒之而热……取之阳:用寒药治疗热证而热势不减者,为阴虚发热,当补其阴;用

热药治疗寒证而寒象不减者,为阳虚生寒,当补其阳。

〔65〕求其属:探求疾病的本质属性。

〔66〕王气:即旺气,指亢盛之气。

〔67〕不治五味属:谓对药物及食物的五味归属、效用掌握不精当。

〔68〕故:原作"攻"。据《宣明五气》《新校正》引本文改。

〔69〕久而增气,物化之常:五味入脏,日久则增益脏气,这是物质生化的一般规律。

〔70〕气增而久,夭之由也:补益脏气的五味用之过久,就会使脏气偏盛,这是导致病患的根由。

〔71〕上下三品:《新校正》:"按《神农》云:上药为君,主养命以应天;中药为臣,主养性以应人;下药为佐使,主治病以应地也。"

〔72〕明善恶之殊贯:区别药性善恶的不同情况。张志聪:"善恶殊贯,谓药有毒无毒之分。"贯,事也。

〔73〕攸:王冰:"攸,所也。"

【释义】

本篇最后一段原文主要论述了运气病机、五味阴阳的作用、制方原则及治疗法则等。首先提出了"病机"一词,并以病机十九条为示范,论述了临床分析病机的方法,强调了分析病机的重要性,对后世中医病机、辨证、治法学的发展有着重要的意义。

一、分析病机的重要性

人体疾病大多由六气的异常变化所致,在性质上可分为亢盛和衰退两大类,治疗上相应的有"盛者泻之,虚者补之"两大法,一般医生也懂得依据寒热虚实采用温清补泻的方法来治疗疾病,但"方士用之,尚未能十全",或出现"有病热者,寒之而热;有病寒者,热之而寒,二者皆在,新病复起"的局面,究其原因,关键在于未掌握病机。

张介宾云:"机者,要也,变也,病变所由出也。"病机即疾病发生发展变化的机理,是疾病外观症状的内在联系。从横向看,病机综合了病因、病性、病位、病势诸要素;从纵向看,它以正邪斗争为基轴,勾画了疾病从发生、发展到传变、结局的整个病程的变化规律。病机是中医诊断结论的主体,又是治疗立法的基本依据。所以,临床治病要达到"十全""桴鼓相应,犹拔刺雪污,工巧神圣"的疗效,就必须"审察病机",同时结合气候变化分析病机,立法处方,治不违时。诚如陈潮祖《中医病机治法学》所言:"中医诊治疾病的特点是辨证论治。辨证是论治的依据,论治是辨证的落实。产生辨证结论的关键,在于捕捉病机;确定治疗措施的依据,在于针对病机。判断病机的准确与否,对于疗效的取得,具有至关重要的意义。"

二、病机十九条示范举例

为了说明分析病机的方法,原文先以病机十九条为例,以示范说明分析病机时定位、定性的方法。现分类阐释如下。

(一)五脏病机

1.诸风掉眩,皆属于肝

病机十九条的句式结构为"诸……皆属于……",其中,诸,众也,仅表示不定的多数;皆,大多之意;属,即隶属。风,指风病而言,风病有外风、内风的区别,此着重指内风而言。全句意为多种肢体动摇不定和头目眩晕的风证,大都属于肝的病变。由于肝藏血、主筋、开窍于目,筋、目之病自然为肝所主;从五脏与六气的通应关系而言,风气通于肝,风病常隶属于肝。证之临床,如肝阳上亢化风、热极生风、阴虚生风、血虚生风,皆掉眩之属于肝风的病变。掉眩的病机亦有不属于肝风者,如《伤寒论》第82条曰:"太阳病,发汗,汗出不解,其人仍发热,心下悸,头眩,身𥔀动,振振欲擗地者,真武汤主之。"此乃阳虚水泛所致。又如眩晕之因痰饮、脾虚、肾亏等所致者,亦不能拘泥于肝而论之。

2.诸寒收引,皆属于肾

肾为人身阳气之根,肾阳不足则成内寒;而寒气通于肾,寒为阴邪,外寒伤人亦常伤及肾阳。故多种身体蜷缩,四肢拘急不舒,关节屈伸不利之类的寒性病证,大都属于肾的病变。但临床引起"收引"的病因病机较为复杂,从病性而言,除寒之外,尚可因热、风、湿热、血虚等引起;从病位言,亦多见于肝,如肝寒、肝热、肝血虚等,临证宜细辨之。

3.诸气膹郁,皆属于肺

肺主气,司呼吸,位居上焦,其性肃降,各种内外因素影响于肺,使肺失宣降,势必导致喘咳胸闷等症。故多种呼吸喘促、胸部胀闷之类的气病,大多属于肺的病变,如风寒袭肺、风热犯肺、痰热壅肺、痰浊阻肺、肺气虚弱等。一般而言,气喘胸闷之气病总与肺有关,但亦不局限于肺,如肾不纳气、肝郁伤肺、腑实气逆等,临床尚须结合其他伴随症状以辨明病机。

4.诸湿肿满,皆属于脾

脾主运化水液,其性喜燥恶湿。脾虚运化失司,津液不能正常输布,则易生内湿;湿气通于脾,外湿伤人最易困脾,脾运失职,湿阻气滞,常产生浮肿、胀满之症。所以,多种浮肿、脘腹胀满之类的湿病,大都属于脾的病变,如湿邪困脾、脾气亏虚、脾阳不振等。但肿满之病,临床亦有因肝肾病变所致者,又须加以鉴别。

5.诸热瞀瘛,皆属于心

心藏神,主血脉,五行属火,火热之气与心相通应,故火热之邪最易伤心,火扰心神则神识昏闷;火伤血脉,筋脉失养则肢体抽掣。如张介宾注言:"邪热伤神则瞀,亢阳伤血则瘛。"所以说多种神识昏闷、肢体抽掣之类的热证,大都属于心的病变,如热入营血,逆传心包,或五志化火,痰火蒙蔽心神,亦可令神志昏蒙不清。一般而言,瞀属于心,瘛属于肝,临床可根据其出现的先后轻重,以判断其标本主次,确定相应的治疗方法。此外,瞀瘛亦有不属于热者,如小儿慢脾风等。

（二）上下病机

1.诸痿喘呕，皆属于上

上、中二焦包括心、肺、脾、胃诸脏腑，心主血脉，肺朝百脉助心行血，脾胃为后天之本，气血生化之源。若心、肺功能失常，则气血不能正常敷布；脾胃运化失司，则气血生化乏源，均可导致肢体失去气血濡养而生痿病。喘乃肺之宣降失常所致。《诸病源候论·上气鸣息候》说："肺主于气，邪乘于肺则肺胀，胀则肺管不利，不利则气道涩，故气上喘逆，鸣息不通。"呕吐，乃胃气上逆之证，胃体阳用阴，以降为顺，胃气上逆则呕。故多种痿、喘、呕病，大多属于上、中二焦的病变。但痿病有湿热浸淫及肝肾亏虚者，则不属于上。呕吐亦有因他脏所致，而不局限于胃者，如肝胆气逆犯胃，或肾阳亏虚，不能温煦脾胃等。

2.诸厥固泄，皆属于下

下焦包括肝、肾、膀胱、肠等脏腑。《灵枢·营卫生会》曰："下焦如渎。"若下焦排泄功能失常，则可导致二便不通或失禁之症。肝主疏泄，调畅全身气机；肾主藏精，内舍真阴真阳，开窍于二阴。厥乃气机逆乱，阴阳气不相顺接所致的昏厥与四肢发冷或发热之病，其发病常与肝气上逆或肾之精气阴阳失调有关。所以说多种昏厥、四肢发冷或发热、二便不通或失禁的病证，大都属于下焦的病变。当然，厥固泄亦有不属于下焦者，如气虚、血虚、痰、食、暑等导致的昏厥，脾气虚之便秘或癃闭，肺气不降，大肠传导失司而致便秘等。

（三）六淫病机

1.火淫病机

火淫病机的原文计五条，一是疮疡疼痛，多由火毒所致，乃由于火热蕴蒸，肉腐血败，而发痈肿疮疡。《医宗金鉴·痈疽总论歌》明言："痈疽原是火毒生。"二是腐肿疼痛酸楚，惊骇不宁，此乃火毒灼伤血脉肌肉，令患处红肿溃烂、疼痛酸楚，加之火毒内盛影响神志，而致惊骇不宁，临床所见如脱疽等病。三是口噤、鼓颔、战栗，看似寒象，但与烦躁不安同见，则实为火热郁闭，不得外达，反致阳盛格阴、火极似水的假象。临床所见往往是火邪愈炽，其发抖之状愈甚，常常是热极生风的先兆，必伴有发热、口渴、舌红绛等症状。四是躁动不宁，神志狂乱，举止失常，此乃火扰心神，心神错乱之征。五是气逆上冲之呕吐、呃逆、吐衄等，因火性炎上，而多属于火，如胃火上逆之呕吐、呃逆、吐血、衄血，肝火犯肺之咳嗽、肝火犯胃之吐衄等。然气逆上冲的病机十分复杂，呕吐不属于火者可参上文"诸痿喘呕，皆属于上"之论；呃逆尚有因胃寒、气逆痰阻、脾肾阳虚等所致者；另有奔豚气之气逆上冲，常由肝肾气逆或寒水上逆所致，亦非火之病变。故张介宾注说："然诸脏诸经，皆有逆气，则其阴阳虚实有不同矣。"

2.热淫病机

热淫病机的原文计四条，一是腹部胀满膨隆，其属于热者，多是热邪结聚阳明，导致腑气不通，或因湿热蕴结，升降失常所致。临床上导致胀满或腹大的原因很复杂，寒、湿、气滞、食积、虫积、水饮、瘀血等均可引起，且常相兼为病，而不可拘泥于热之一端。二是肠鸣,腹胀满叩之如鼓,其属于热者,多由热邪壅滞,肠胃传化失司所致,如小儿疳积之病。此与上条腹胀大相似,亦可由多种病因所致。如《灵枢·师传》曰:"胃中寒则腹胀,肠中寒则肠鸣飧泄。"即因寒而致。三是转筋、拘挛,排泄物及分泌物等混浊不清,此乃热邪耗伤阴液,灼伤筋脉,筋脉失养而挛急,热邪煎熬津液,而使水液混浊不清。临床二者同时出现,可见于热霍乱,若单见转反戾,亦不尽都为热。《灵枢·阴阳二十五人》即云:"血气皆少,则喜转筋。"若就小便混浊而言,属热者固多,又有实热、虚热、湿热之别,然亦有非热所致者。如《灵枢·口问》言:"中气不足,溲便为之变。"四是呕吐、吐酸,突然剧泻,里急后重,多属于热。呕吐之辨,可参上文"诸痿喘呕,皆属于上"条。吐酸,刘完素提出"热郁致酸"之论,一般用左金丸加乌贼骨、栀子、竹茹等治疗。暴注下迫,里急后重,多见于热痢,可用白头翁汤加减治疗。

3. 湿淫病机

湿为阴邪,其性黏滞,易伤阳阻气。《素问·生气通天论》说:"阳气者……柔则养筋。"湿邪侵犯人体,留滞筋脉,阻碍阳气的运行,使筋脉失于温养,或壅阻脉络,气血运行不利,可致筋脉挛急,而表现为痉病或颈项强直。临床所见一为湿蕴经脉致颈项强直,二为湿热致痉。如王孟英《温热经纬·湿热病》说:"湿热证,三四日即口噤,四肢牵引拘急,甚则角弓反张,此湿热侵入经络脉隧中,宜鲜地龙、秦艽、威灵仙、丝瓜络、海风藤、酒炒黄连等。"当然,痉病之因亦非湿一端。如吴鞠通《温病条辨·痉有寒热虚实四大纲论》说:"六淫致痉,实证也;产妇亡血,病久致痉,风家误下,温病误汗,疮家发汗者,虚痉也;风寒、风湿致痉者,寒痉也;风温、风热、风暑、燥火致痉者,热痉也。"

4. 风淫病机

风邪善行数变,其侵犯人体发病常起病猝暴。风气通于肝,肝主筋,故风常致筋脉拘急而表现为突然肢体强直,不能屈伸之象。如《金匮要略》所述之太阳痉病,以及破伤风、肝风内动等。

5. 寒淫病机

寒为阴邪,易伤阳气,阳气亏虚,不能蒸化津液,则致各种分泌物、排泄物呈现出清稀寒凉之状。如赵棣华等《内经新识》言:"鼻涕清稀者,外感风寒多见;痰清稀而多者,多属肺蓄寒痰冷饮,法当温化;呕吐清水,多属胃寒,法宜温胃;尿清长而夜多者,肾阳虚多见;大便鹜溏,多属寒湿;久泻不止,与脾肾阳虚有关,宜温脾肾,如桂附理中汤合四神丸之类;白带清冷,月经色淡,与宫寒有关,宜艾附暖宫丸。"此外,疮疡脓液清稀,亦属于寒。

本段论六气病机,未言及燥。刘完素《素问玄机原病式》补充曰:"诸涩枯涸,干劲皴揭,皆属于燥。"由于燥性干涩,易伤津液,故其致病,常表现出干燥枯涩之症。

病机十九条作为分析病机方法之示范,其基本精神可概括为同中求异,异中求同,各司其属。如"掉""暴强直""痉项强""收引""转反戾""瞀瘛",均为筋脉拘急、抽搐之症,然同中求异,其病机却有属肝、属肾、属火、属热、属风、属湿、属寒之别。而"瞀瘛""禁鼓栗,如丧神守""躁狂越""胕肿疼酸惊骇""逆冲上"等不同的病证,异中求同,其病机却均属于火。

三、分析病机的方法

本篇在以病机十九条举例示范之后，总结归纳出了分析病机的具体方法及步骤。

（一）谨察病机，各司其属

分析病机，首先应根据中医理论，探求临床各种表现的脏腑经络等病位与风寒暑湿燥火病性的归属，换言之，做到对临床表现的定位与定性。

第一，脏腑经络定位。脏腑经络定位的依据，一是中医学所提出的脏腑归属部位及经络循行部位。如肝位右胁下，其经脉循行于前阴、少腹、胁肋、巅顶部位，故上述部位表现的症状，即可以定位于肝。二是脏腑的功能特点。如疏泄失职者为肝病，神明错乱者为心病，运化失司者为脾病，治节不行者为肺病，封藏不能者为肾病等。三是脏腑所对应的体、华、窍、声、色、脉等体征特点。四是发病时节与病因特点。如春季多风，内应于肝，故春季风邪致病，从脏腑角度宜多考虑定位于肝。

在病位分析时，尚需注意人体是一个有机联系的整体，病有本于此而发于此者，有病本在此而症在彼者，有上胜而下俱病者，有下胜而上俱病者，需要仔细辨别，在治疗上也需要有所侧重。如《素问·五常政大论》所说："气反者，病在上，取之下；病在下，取之上；病在中，旁取之。"张志聪注释说："气反者，谓上下内外之病气相反也。如下胜而上反病者，当取之下；上胜而下反病者，当取之上；外胜而内反病者，当取之外旁。"即强调了要透过现象以确定病位本质之所在。

第二，风寒暑湿燥火定性。六淫定性，主要根据临床表现特点来确定，如"风胜则动"，故临床表现出以动摇为特点的症状，即可定性为风；又如分泌物、排泄物清稀寒冷，则可定性为寒；反之，水液混浊，则定性为热等。此外，发病季节与诱因亦可作为参考。

（二）有者求之，无者求之

马莳《黄帝内经素问注证发微》注说："有其病化者，恐其气之假，故有者求之；无其病化者，恐其邪隐于中，故无者求之。"从分析病机的角度，"有者求之，无者求之"，也可理解为根据一般病机推论，不应该出现某症状、体征而出现者，当探求其何以出现的机理；应该出现某症状、体征而未出现者，亦应寻求其不出现的机理。

（三）盛者责之，虚者责之

申明辨别病证的虚实，是审机求属的另一关键。实者当推求其所以实，虚者当推求其所以虚，明辨虚实真假，然后决定补泻之法。如六淫病机，在定性之后，尚须辨其是实火抑或虚火，实寒抑或虚寒等。从脏腑病机而言，在定位后亦须辨其属虚属实。如此，层层深入分析，方能做到辨证无误，治疗有的放矢。

（四）必先五胜

"必先五胜"，是指分析病机要根据五行更胜规律，辨明五运六气的司值胜复和五脏六腑的盛衰乘侮，从人与自然及人体脏腑的整体性上作出全面的分析判断，此是整体恒动观在分析病机中的具体反映。从疾病的病机构成要素而言，即可以是单一病因、病位，亦可以是多病因或多病位的疾病。对多病因、多病位的疾病，分析病机时，在"各司其属"的基础上，就必须分析是哪一种偏胜之邪气或哪一脏腑在该疾病中起主导作用，以辨明起主导作用的病因与病位。如"风寒湿三气杂至合而为痹"（《素问·痹论》），就须辨明是风气胜之行痹、寒气胜之痛痹，抑或是湿气胜之着痹。"五脏六腑皆令咳"（《素问·咳论》），亦须明辨起主导作用的脏腑病位。

总之，只有通过有序的思维方法，以明辨病机，明晰病因、病位、病性等，才能确定最佳的治疗方法，达到"疏其血气，令其调达，而致和平"的治疗目的。

四、五味理论的认识与应用

本篇除上述大量论述六气偏胜的五味调治外，最后一段还涉及到五味的阴阳属性、五味分入五脏以及五味的作用等问题。

（一）五味划分阴阳

本篇说："辛甘发散为阳，酸苦涌泄为阴，咸味涌泄为阴，淡味渗泄为阳。"五味阴阳的划分是依据其性能功效来分类的，故高世栻《黄帝素问直解》云："气味辛甘，从中达外，主能发散，故为阳；气味酸苦，从中上下，主能涌泻，故为阴。"张仲景组方用药，擅长应用五味阴阳理论，如治外感风寒之太阳表实证或表虚证，以发汗为治疗手段创立了麻黄汤、桂枝汤、大小青龙汤等，组方原则以辛甘温药为主，辛以散邪，温可去寒，体现了"辛甘发散为阳"的配伍原则。治疗阳明腑实证，创立三承气汤以攻下，方中以大黄为主药，正是"酸苦涌泄为阴"的体现，而调胃承气汤、大承气汤用芒硝，又是取"咸味涌泄为阴"之意。治太阳蓄水证的五苓散与阴伤水热互结证的猪苓汤，方中以泽泻、茯苓、猪苓等淡味为主药，以甘淡利湿，正合"淡味渗泄为阳"的配伍原则。治疗"大病瘥后，从腰以下有水气者"，创立牡蛎泽泻散，方中以牡蛎、泽泻、海藻等咸淡味为主药，以泄水气，体现了"咸味涌泄为阴，淡味渗泄为阳"的配伍原则。

（二）五味分入五脏

本篇按照五行的框架，将五味与脏腑相配属，提出"夫五味入胃，各归所喜。故酸先入肝，苦先入心，甘先入脾，辛先入肺，咸先入肾"，说明五味对于五脏各有所偏嗜，各有所喜归，即在同等条件下，药物优先分布于所宜的脏腑，然后再按相宜性大小顺次分布于其他脏腑。从量的角度而言，则所宜脏腑分布的药物浓度也大，反之则小。由此而形成药物在机体各脏腑配布的时间和量上的差异，以保证相宜性大的脏腑具有较高的药物浓度，以便发挥选择性治疗作用。后世的药物归经及引经报使理论，即是五味归脏理论的直接发展，进一步完善了药性理论。

另外，本篇又提出五味对人体健康有双向影响，所谓"久而增气，物化之常也；气增而久，夭之由也"。《素问·生气通天论》也指出："阴之所生，本在五味；阴之五宫，伤在五味。"说明饮食五味是化生阴精以养五脏的物质基础，是五脏精气之源；但若五味偏嗜，又可遏伤该脏之气，或以五行相乘而克伐他脏。

（三）五味功效的认识

运气七篇大论对于五味功效的认识，大多散在于五味的临床应用之中，本篇仅指出：辛、甘、酸、苦、咸、淡"六者或收或散，或缓或急，或燥或润，或耎或坚，以所利而行之，调其气使平也。"并未落实到具体每一味的功效。《素问·脏气法时论》较为集中地论述到："辛散，酸收，甘缓，苦坚，咸耎……此五者，有辛酸甘苦咸，各有所利，或散或收，或缓或急，或坚或耎，四时五脏，病随五味所宜也。"归纳《黄帝内经》所述，辛味有发散、散郁、润燥的作用，所谓"肝欲散，急食辛以散之""肾苦燥，急食辛以润之"（《素问·脏气法时论》）。甘味有缓急、补益的作用，所谓"肝苦急，急食甘以缓之"（《素问·脏气法时论》）"阴阳俱不足，补阳则阴竭，泻阴则阳脱，如是者可将以甘药"（《灵枢·终始》）。酸味有收敛固涩的作用，《灵枢·五味论》云："酸入于胃，其气涩以收。"苦味有降气、泻下、燥湿、坚阴等作用，如《素问·脏气法时论》说："肺苦气上逆，急食苦以泻之""脾苦湿，急食苦以燥之"。咸味有催吐、泻下、软坚的作用，《素问·脏气法时论》说："心欲耎，急食咸以耎之。"

五、方剂配伍的常用原则

原文说："方制君臣何谓也？岐伯曰：主病之谓君，佐君之谓臣，应臣之谓使。"在中医学史上首先提出了方剂的组成要素以及各要素之间的关系，确立了组方的基本原则，而为后世医家所遵从。张介宾注说："主病者，对证之要药也，故谓之君，君者味数少而分两重，赖之以为主也；佐君者谓之臣，味数稍多而分两稍轻，所以匡君之不迨也；应臣者谓之使，数可出入而分两更轻，所以备通行向导之使也。"不仅补充了"使"药的作用，即发挥引经作用的药物，而且从药物的作用和药量的大小确定药物的君臣佐使。明·何瑭在《医学管见》中进一步将君、臣、佐、使的含义界定为"主治者君也，辅治者臣也，与君相反而相助者佐也，引经及引治病之药至于病所者使也。"至于本段所论君臣之药在方剂中的配比，参见前述方剂分类中的奇方与偶方部分。

六、正治与反治

（一）正治法

正治，又称为逆治，指治疗用药的性质、作用趋向违逆疾病表象的治疗方法，适用于病变较轻，病情单纯，疾病表象与本质相一致的情况，是临床较为常用的治法。故原文说"逆者正治""微者逆之"，并列举大量例证加以说明，现归纳为表74-4。

表74-4 正治法临床应用举例表

病证	病例	治法	方例
坚	腹内坚硬有形的一类病证，如癥瘕、痃癖等	削：克伐推荡，活血化瘀	鳖甲煎丸、消坚丸等
客	六淫侵袭的一类病证，如风寒、风热、风湿等	除：祛邪法，如发汗、祛湿等法 劫：劫夺，如截疟 发：发散，如发汗、透疹解表	麻黄汤、银翘散、九味羌活汤、大承气汤、截疟七宝饮、升麻葛根汤等
劳	虚损类病证	温：温养强壮	八味丸、归脾汤、人参荣养汤等
结	邪气、痰浊结聚类病证，如结胸、流注等	散：消痰散结、行气 开：开泄，如开宣肺气	陷胸汤、指迷茯苓丸等
留	指停饮、停食、蓄水、经闭等病证	攻：攻逐泻下	十枣汤、大承气汤、桃核承气汤、抵当汤等
燥	津液缺乏的一类病证，如口干、皮肤皲裂、大便干燥等	濡：滋润养阴	琼玉膏、增液承气汤等
急	拘急强直一类病证，如口噤项强、手足拘挛等	缓：缓急解痉	资寿解语汤、芍药甘草汤、木瓜汤等
散	耗散、滑脱不禁一类病证	收：收敛固涩	牡蛎散、金锁固精丸等
损	虚损一类病证，如气虚、血虚、阴虚、阳虚等	益：补益	六味丸、八味丸、四物汤、四君子汤等
逸	指瘫痪、痿痹一类不能行动的病证	行：行气活血、舒筋活络	大活络丹、小活络丹等
惊	指惊风、抽搐等一类病证	平：镇静、止惊	抱龙丸等
上	指病位在上部的病证，如膈上痰涎证	上："其高者，因而越之"，即涌吐法	瓜蒂散等
下	指病位在下部的病证，如阳明腑实、太阳蓄水等	下："其下者，引而竭之"，指通利二便之法	大承气汤、五苓散等

（二）反治法

反治，又称为从治，指治疗用药的性质、作用趋向顺从疾病表象的治疗方法，适用于病变较重，病情复杂，疾病表象与本质不完全一致的情况。故原文说"从者反治""甚者从之"。如寒病表现出热象，热病表现出寒象，虚证表现出闭塞之象，积滞、瘀阻者表现出泻利之象等。从疾病表象而治，药性与之相同，但与疾病本质则相逆，故谓"其始则同，其终则异"。原文并列举了四类例证加以说明，现归纳为表74-5。

表74-5 反治法临床应用举例表

反治法	病例	方例
热因热用	"少阴病，下利清谷，里寒外热，手足厥逆，脉微欲绝，身反不恶寒，其人面色赤"（《伤寒论》）	通脉四逆汤
寒因寒用	"伤寒脉滑而厥者，里有热"（《伤寒论》）	白虎汤
塞因塞用	中焦脾胃阳气不足，出现腹部胀满、疼痛、脉弦等	理中汤
通因通用	热结旁流等病证。如"少阴病，自利清谷，色纯青，心下必痛，口干燥者，急下之"（《伤寒论》）	大承气汤

正治与反治，是就疾病的表象与治疗用药性质、作用趋向的关系而划分的不同方法。就疾病的本质而言，二者都是逆疾病本质而治的方法，体现着"必伏其所主，而先其所因"的治病求本法则。

七、辨病位内外先后论治

原文"病之中外何如"一段，基于疾病的外感与内伤、病位之在表与在里、原发与继发的相互影响关系，从标本论治的角度申述了治病求本之理。诚如马莳注所说："此言治表里之病有三法，有本标，有先后，有分主也。病有从内而之外，则内为本而外为标；有从外而之内，则外为本而内为标，皆止调其本而不必求之标也。病有从内之外而外病盛，有从外之内而内病盛，皆当先治其病之为本，而后调其标之病盛也。然有病在内而不及之外，病在外而不及之内，则各自为病，中外不相及，或以治内，或以治外，皆治其主病耳。"王冰注说："各绝其源""皆谓先除其根属，后削其枝条"。可谓要言不烦，一语中的地点明了治病求本的实质。

八、恶寒发热的病机

六气胜复之变，亦可导致人体出现恶寒发热如疟的状况，究其原因，乃因胜气与复气相会合的时间有多有少，邪气与正气相争有盛有衰所致。其本质则在于阴阳之气的多少变化，如张介宾注所说："夫寒热者，阴阳之气也。迟速者，阴阳之性也。人之阴阳则水火也，营卫也。有热而反寒者，火极似水也。寒而反热者，阴极似阳也。阴阳和则血气匀，表里治；阴阳不和，则胜复之气，会遇之时，各有多少矣。故阳入之阴，则阴不胜阳而为热；阴出之阳，则阳不胜阴而为寒。又若阴多阳少，则阴性缓而会遇迟，故其发日远；阳多阴少，则阳性速而会遇早，故其发日近。此胜复盛衰之节，虽非疟证，而多变似疟，法亦同然。所谓同者，皆阴阳出入之理也。然同中自有不同，则曰是疟，曰非疟。是疟非疟者，在有邪无邪之辨耳。真疟有邪，由卫气之会以为止作；似疟无邪，由水火争胜以为盛衰。此则一责在表，一责在里，一治在邪，一治在正，勿谓法同而治亦同也。同与不同之间，即杀人生人之歧也，学者于此，不可不察。"

九、辨寒热虚实真假论治

原文承接有关寒热阴阳之论，进一步阐述寒热虚实真假的辨治。一般而言，阳胜则热，治以寒凉清热；阴胜则寒，治以温热散寒。但寒热之象又有虚实真假之别，上述治法乃针对实热、实寒之法。若用于虚寒、虚热或真寒假热、真热假寒之证，势必出现"有病热者，寒之而热，有病寒者，热之而寒，二者皆在，新病复起"的局面，对此，当详辨病机，以求其属。对"寒之而热者"，当从阴的方面考虑，或为阴虚内热，治宜甘寒、咸寒以滋阴清热，所谓"壮水之主，以制阳光"；或为阴盛格阳，真寒假热，治须用温热药物以回阳救逆，均不可用苦寒清热泻火之品。对"热之而寒者"，当从阳的方面考虑，或为阳虚之虚寒，治宜温阳散寒，所谓"益火之源，以消阴翳"；或为阳盛格阴，真热假寒，治须寒凉清热或攻下, 均不可用辛热散寒之品。

十、调节阴阳, 以平为期

原文最后一自然段, 可谓是对本篇有关诊治法则的总结性论述, 提出诊治疾病的基本思路与原则, 一是必须察色按脉, 明辨阴阳; 二是确定疾病病位之表里内外, 或从内治, 或从外治, 或发汗, 或泻下; 三是根据病情的轻重缓急, "微者调之, 其次平之, 盛者夺之"; 四是根据病证性质之寒热, 分别施治, 随其所利, 使病邪衰退。如此诊治, 方可"万举万全, 气血正平, 长有天命"。

【知识链接】

一、病机十九条的临床应用

本段原文以病机十九条为范例, 所归纳总结的分析病机的方法, 确立了中医临床辨证的基本范式, 而被后世医家所宗法, 现仅举数例以说明。

(一)"诸寒收引, 皆属于肾"案

邱幸凡曾报道治一"青年男性, 症见角弓反张, 头足着床, 腰如反弓, 伴颜面潮红, 每日如是。入院诊断为痉病, 证属阴虚阳亢, 虚风内动。先后用天麻钩藤饮、三甲复脉汤、大定风汤化裁, 均只收小效, 而角弓反张仍定时发作, 未能消失。后反思其症, 发现其面虽赤而四肢则凉……舌润不干, 脉弦细不数, 故改弦易辙, 用温肾舒筋之法, 以张景岳赞育丹化裁, 7剂而减, 半月而愈"(《内经临证发微》)。对此, 前人早有不少阐述, 如《伤寒论》第388条说:"吐利汗出, 发热恶寒, 四肢拘急, 手足厥冷者, 四逆汤主之。"李中梓《内经知要》认为:"筋脉挛急, 本是肝证, 而属于肾者, 一则以肾肝之证同一治, 一则肾主寒水之化, 肾虚则阳气不克, 营卫凝泣, 肝体挛蜷, 所谓寒则筋急也。"若肾虚则寒动于中, 宜桂附理中汤; 卫外阳虚, 四肢麻痹而拘挛者, 宜黄芪桂枝五物汤, 加附片、姜黄、桑枝。《金匮要略·血痹虚劳病脉证并治》则指出:"虚劳腰痛, 少腹拘急, 小便不利者, 八味肾气丸主之。"可见, 肾病寒性收引既可见于体表肢体筋肉, 还可见于内脏。

(二)"诸痛疮痒, 皆属于心"案

江汝洁治一妇人, 患上身至头面俱痒, 刺痛起块, 众医皆谓大风等证。江诊得左手三部俱细, 右手三部皆微实, 大都六脉俱数。《经》曰: 微者为虚, 弱者为虚, 细者气血俱虚。盖心主血, 肝藏血, 乃血虚无疑, 肾藏精属水, 其部见微, 乃为水不足, 水既不足, 相火妄行无制, 以致此疾。《经》曰: 诸痛疮痒, 皆属心火, 右手寸脉实, 实者阳也。《脉经》曰: 诸阳为热, 乃热在肺分, 火克金也, 且肺主皮毛, 皮毛之疾, 肺气主之, 胸膈及皮毛之疾为至高之疾也, 右关微实, 乃火在土分, 土得火则燥, 肌肉之间, 脾气主之, 肌肉及皮毛痛痒, 皆火热在上明矣。右尺微实，火居火位，两火合明，阳多阴少，治宜补水以制火，养金以伐木。若作风治，未免以火济火，以燥益燥也。乃以生地黄、白芍各一钱，参、芪各六分，连翘、丹皮各六分，麦冬八分，柏皮、防风、甘草各四分，五味子九粒，黄连四分，水煎温服。渣内加苦参一两，再煎洗。十数剂而安（《名医类案·身痒》）。本案水亏心火无所制，土燥而火热内扰心，虽病在肺、肾及中焦，然其病皆与心相关。符合"诸痛痒疮，皆属于心"之论。故治疗补水制火，佐金平木，以制上扰之心火为治而愈。

（三）"诸风掉眩，皆属于肝"案

江应宿治大司成许颖阳公，头振动摇。诊得六脉沉缓，左关尺散软无力，即告之曰：此虚风候也。公乃日侍经筵，矜持太过，伤损肝肾二经之血分耳。经曰：诸风掉眩，皆属于肝。又曰：恐伤肾。恐惧不已，则火起于肾而消烁精血。肾水一亏，则心火暴盛无制。故曰诸逆冲上，皆属于火，风火相扇而掉摇。治疗之法，唯宜养血顺气，气行而痰自消，血荣而风自灭矣。为制养血膏一料，枸杞为君，参、芪、归、术为臣，天麦二冬为使；更制定振丸，酒煮黄连、姜制半夏为君，四物养血为臣，参、芪、白术为佐，天麻、秦艽、灵仙、荆、防、全辛为使，蜜丸，昼用养血膏，夕服定振丸，月余获效，三越月渐愈（《名医类案正续编》）。本案患者头振动摇，属"诸风掉眩"之候，其病位在肝，属肝阴不足之证；又因本案病久，伤及肾水，肾水不足而心阳无所制，导致心阳亢盛于上。其治疗以养血顺气，补益肝肾为法，方用四物等养血，定振丸及枸杞、天麻等治疗月余而愈。

（四）"诸湿肿满，皆属于脾"案

罗谦甫治真定张大年，近三十，素嗜酒，至元辛未夏间，病手指节肿痛，屈伸不利，膝髌亦然，心下痞满，身体沉重，不欲饮食，食即欲吐，面色萎黄，神少，病近月余。罗诊其脉，沉而缓。缓者，脾也。《难经》云：输主体重节痛，输者，脾之所主，四肢属脾，盖其人素饮酒，加之时助湿气太胜，流于四肢，故为肿痛。《内经》云：诸湿肿满，皆属脾土。仲景云：湿流关节，肢体烦痛，此之谓也，宜以大羌活汤主之。《内经》云：湿淫于内，治以苦温，以苦发之，以淡渗之。又云：风能胜湿，羌活、独活苦温，透关节而胜湿，故以为君；升麻苦平，威灵仙、防风、苍术苦辛温，发之者也，故以为臣；血壅而不流，则痛，当归辛温以散之，甘草甘温，益气缓中，泽泻咸平、茯苓甘平，导湿而利小便，以淡渗之也。使气味相合，上下分散其湿也（《名医类案·四肢病》）。本案症见指节膝髌肿痛、屈伸不利，心下痞满，不欲饮食，正合《素问·至真要大论》"诸湿肿满"中"肿满"等表现，其病"皆属于脾"。治疗以苦温燥湿，淡渗利湿分利中焦、下焦之湿邪，并佐以甘草等缓中焦脾胃治疗而病愈。

二、"惊者平之"新解与应用

《儒门事亲》卷七载："卫德新之妻，旅中宿于楼上，夜值盗劫人烧舍，惊堕床下，自后每闻有响，则惊倒不知人。家人辈蹑足而行，莫敢冒触有声，岁余不痊。诸医作心病治之，人参、珍珠及定志丸皆无效。戴人见而断之曰：惊者为阳，从外入也；恐者为阴，从内出也。惊者为自不知故也，恐者自知也。足少阳胆经属肝木，胆者敢也，惊怕则胆伤矣。乃命二侍女执其两手，按高椅之上，当面前下置一小几。戴人曰：娘子当视此。一木猛击之，其妇大惊。戴人曰：我以木击几，何以惊乎？伺少定击之，惊也缓。又斯须连击三五次，又以杖击门，又暗遣人昼击背后之窗，徐徐惊定而笑曰：是何治法？戴人曰：《内经》云'惊者平之'，平者，常也。平常见之，必无惊。是夜使人击其门窗，自夕达曙。夫惊者，神上越也。从下击几，使之下视，所以收神也。一二日虽闻雷亦不惊。"

本例惊吓属于由外界刺激所引起的应激反应或急性应激障碍。张子和吸取了其他医生内服药物疗效不佳的经验，根据"惊者平之"的治则，确立了适合惊症的行为疗法，可谓对《黄帝内经》理论的新解。从操作程序和方法上来看，与西方行为主义心理学的冲击疗法基本相同。通过白天和晚上两个阶段的冲击治疗，以达到快速系统脱敏的目的。冲击疗法，又称为满灌疗法，依据经典条件反射原理中的超限制抑制现象而设计，即如果条件刺激重复多次而无强化，条件反应便会逐渐减弱并消失，如刺激足够强烈，反应则会钝化或因自行耗尽而降低。

三、反治法的临床应用

热因热用，除用于真寒假热之证外，如气虚发热之证，因脾胃阳气虚损，水谷精气当升不升，反下流于下焦，化为阴火，阴火上扰而发热，治用甘温之补中益气汤，升发脾阳，升举下陷精气，即甘温除热法，亦属热因热用之例。塞因塞用的应用，如精气不足，冲任亏损的闭经，治当填补下元，滋养肝肾，养血益气以调其经。大便秘结，因于血虚者宜养血润燥；因于气虚传导无力者当益气健脾；阳虚便秘治以温阳；津亏便秘治宜养津补阴，增水行舟。又如小便不利，或因于肺气不足，通调无权；或因于中气下陷，清气不升，浊阴不降；或由于肾阳亏虚，命门火衰，膀胱气化无权。治疗当分别予以补益肺气，复其通调水道之权；或补益中气，使脾气升运，浊阴自降；或温补肾阳，化气行水。凡此数种，均属塞因塞用之例。通因通用的应用，除上述"热结旁流"证外，宿食内停，阻滞肠胃，致腹痛、肠鸣、泄泻，泻下物臭如腐卵，治以消食导滞攻下，荡涤积滞；瘀血所致崩漏，夹有血块，腹痛拒按，或产后瘀血内阻，恶露不尽，治宜活血化瘀；湿热蕴结膀胱所致的尿频、尿急、尿痛等淋证，治以清热利湿通淋。另如湿热蕴结大肠之下痢，虽日下十数行，治疗仍不宜止涩，当清热通肠，调气行血。张洁古所创芍药汤治疗早期痢疾，药用大黄，亦取"通因通用"之意。

四、辨病位内外先后论治的应用

张仲景可谓善于处理疾病内外、表里、先后关系之大家，其在《伤寒论》中，不仅详细阐述了表里病证的不同治法，而且对于表里之间兼夹的情况，在《素问·至真要大论》上述论述的基础上，针对具体病证提出了具体的治法方药。如《伤寒论》第4条说："太阳病，外证未解，不可下也，下之为逆，欲解外者，宜桂枝汤。"此即"从外之内者，治其外"之运用。第164条说："伤寒大下后，复发汗，心下痞，恶寒者，表未解也，不可攻痞，当先解表，表解乃可攻痞，解表宜桂枝汤，攻痞宜大黄黄连泻心汤。"第106条曰："太阳病不解，热结膀胱，其人如狂……其外不解者，尚未可攻，当先解其外。外解已，但少腹急结者，乃可攻之,宜桃核承气汤。"此乃"从外之内而盛于内者,先治其外而后调其内"之例。第364条说:"下利清谷,不可攻表,汗出必胀满。"《金匮要略·脏腑经络先后病脉证》说:"病有急当救里救表者,何谓也? 师曰:病,医下之,续得下利清谷不止,身体疼痛者,急当救里;后身疼痛,清便自调者,急当救表也。"此乃"从内之外者,调其内"之例。第372条说:"下利腹胀满,身体疼痛者,先温其里,乃攻其表。温里,宜四逆汤;攻表,宜桂枝汤。"此乃"从内之外而盛于外者,先调其内而后治其外"之例。

五、辨寒热虚实真假论治的应用

刘渡舟治一22岁男性,"年壮火盛,素有失精走泄之患。有朋自远方来,馈赠红人参一大盒,置放床头,每晚在临睡前嚼服,经过数日,感觉周身烦热,躁动不安,口中干渴,晨起鼻衄。更为苦恼的是阴茎勃起,阳强不倒,酸胀疼痛,精液频频走泄,心烦少寐,小便涩黄,面色红赤,口唇深绛,舌边尖红,脉弦细数。刘老辨为阴虚阳亢,水不制火,相火妄动之证。治以滋阴降火,'壮水之主'之法。生地20g,龟甲20g,知母10g,黄柏10g,当归10g,白芍10g,生甘草6g,炙甘草4g。药服七剂,则身不燥热,鼻衄停止,阴茎变软。又继服五剂,以上诸症尽退而愈"(《刘渡舟验案精选》)。本案乃阴虚而相火旺盛,遵"壮水之主,以治阳光"之法,以朱丹溪大补阴丸加味,滋补真阴,承制相火而收效。

六、"衰之以属"的诠释与应用

本段提出治疗疾病当"衰之以属,随其攸利",吴崑注说:"衰之以属,谓以其同气者衰之,如酸入肝,苦入心,甘入脾,辛入肺,咸入肾,假其同气以衰之,是谓随其所利也。"后世医家对药物作用的解释,也常借用此观点。如吴崑《医方考》卷五曰:"冰煎理中丸。宋徽庙常食冰,因致腹痛,国医进药俱不效,乃召泗州杨吉老脉之。吉老曰:宜主理中丸。上曰:服之屡矣,不验。吉老曰:所进汤使不同,陛下之疾,得之食冰,今臣以冰煎药,此欲已其受病之原也。果一服而瘳。崑谓是义也,《大易》所谓同气相求,《内经》所谓衰之以属也。自非吉老之良,乌能主此?"张秉成《成方便读》也说:"牵正散,白附子、僵蚕、全蝎等分为末,每二钱,酒调服。治中风口眼㖞斜……以全蝎色青善走者,独入肝经,风气通于肝,为搜风之主药;白附之辛散,能治头面之风;僵蚕之清虚,能解络中之风。三者皆治风之专药,用酒调服,以行其经,所谓同气相求,衰之以属也。"

著至教论篇第七十五

【导读】

高世栻："下凡七篇，皆黄帝语于雷公。著至教者，雷公请帝著为至教，开示诸臣，传于后世也。黄帝继神农而立极，故曰上通神农。黄帝上通神农，神农上通伏羲，故曰拟于二皇。盖伏羲知天，神农知地，黄帝知人，三才之道，一脉相传，故曰：而道上知天文，下知地理，中知人事，且以知天下，何难别阴阳，应四时，合之五行。帝从雷公之请，著为至教，备言三阳如天，阴阳偏害之理。公未悉知，诚切研求，是以此下复有《示从容》《疏五过》《征四失》《阴阳类》《方盛衰》《解精微》，开示雷公，皆至教也。"本篇主要论述了学医的方法，医道须知天文、地理、人事的整体思想，以及三阳为病的证候和病机等。黄帝在明堂向雷公传授医道，目的在于著明至道以教后世，故篇名"著至教论"。

【原文】

黄帝坐明堂[1]，召雷公[2]而问之曰：子知医之道乎？雷公对曰：诵而未能解[3]，解而未能别，别而未能明，明而未能彰[4]，足以治群僚，不足治侯王。愿得受树天之度[5]，四时阴阳合之，别星辰与日月光，以彰经术，后世益明，上通神农，著至教拟于二皇[6]。帝曰：善。无失之，此皆阴阳表里上下雌雄相输应[7]也，而道上知天文，下知地理，中知人事，可以长久，以教众庶[8]，亦不疑殆[9]，医道论篇，可传后世，可以为宝。

雷公曰：请受道，讽诵用解[10]。帝曰：子不闻《阴阳传》[11]乎？曰：不知。曰：夫三阳天为业[12]，上下无常[13]，合而病至[14]，偏害阴阳。雷公曰：三阳莫当[15]，请闻其解。帝曰：三阳独至[16]者，是三阳并至[17]，并至如风雨，上为巅疾[18]，下为漏病[19]。外无期，内无正[20]，不中经纪[21]，诊无上下，以书别[22]。雷公曰：臣治疏愈，说意而已[23]。帝曰：三阳者，至阳也，积并则为惊[24]，病起疾风，至如礔砺[25]，九窍皆塞，阳气滂溢，干嗌喉塞[26]，并于阴[27]则上下无常，薄为肠澼。此谓三阳直心[28]，坐不得起，卧者便身全[29]，三阳之病。且以知天下[30]，何以别阴阳，应四时，合之五行。

雷公曰：阳言不别，阴言不理[31]，请起受解，以为至道。帝曰：子若受传，不知合至道以惑师教，语子至道之要。病伤五脏，筋骨以消，子言不明不别，是世主学尽矣[32]。肾且绝，惋惋日暮[33]，从容不出，人事不殷[34]。

【校注】

〔1〕明堂：古代帝王宣明政教的处所。

〔2〕雷公：相传是黄帝的大臣，通晓医理。

〔3〕诵而未能解：熟读医书而不能理解医理。

〔4〕明而未能彰：明白了其中的道理，但不能很好地应用。

〔5〕树天之度：古人利用圭表，观察日影的正斜长短，以测定四时，乃至回归年长度等。

〔6〕拟于二皇：拟，原作"疑"，《新校正》："按全元起本及《太素》疑作拟。"故据改。马莳："二皇者，伏羲、神农也。"又，于鬯："拟于二皇，承上文上通神农著至教而言，而二皇必在神农之上，盖庖牺、女娲也。"

〔7〕相输应：相互联系，相互感应的意思。

〔8〕众庶：指百姓。《广韵·九御》："庶，众也。"

〔9〕疑殆：疑惑。殆，疑。

〔10〕讽诵用解：诵读和领会。

〔11〕《阴阳传》：王冰："上古书名也。"

〔12〕三阳天为业：三阳之气具有护卫人身之表，适应天气变化的作用。三阳，指太阳经脉。天，指体表。业，事业，作用。

〔13〕上下无常：手足太阳经气循行失度。上下，指手足。

〔14〕合而病至：王冰："谓手足三阳气相合而为病至也。"

〔15〕三阳莫当：太阳受邪势猛，不可阻挡。王冰："莫当，言气并至而不可当。"

〔16〕三阳独至：太阳独病。张介宾："此三阳独至者，虽兼手足太阳，而尤以足太阳为之主，故曰独至。"

〔17〕三阳并至：指太阳、阳明、少阳三经之气同病。张介宾："盖足太阳为三阳之纲领，故凡太阳之邪独至者，则三阳气会，皆得随而并至也。"

〔18〕巅疾：头部疾患。巅，通"颠"。

〔19〕漏病：大小便失禁。张介宾："漏病者，二阴不禁，凡水谷精血之类皆是也。"

〔20〕外无期，内无正：外无气色变化可以预期，内无脏腑形症可以判断。

〔21〕不中经纪：不符合规律。

〔22〕诊无上下，以书别：无法肯定其病属上属下者，应据《阴阳传》所载加以辨别。

〔23〕说意而已：王冰："已，止也。谓得说则疑心为止。"

〔24〕积并则为惊：谓阳气盛聚，扰及神明，则发惊骇。

〔25〕礔砺：同"霹雳"，形容迅猛。

〔26〕干嗌喉塞：谓咽喉干涩不利。

〔27〕阴：王冰："阴，谓脏也。"

〔28〕直心：张介宾："谓邪气直冲心膈也。"

〔29〕坐不得起，卧者便身全：森立之："太阳喘咳呕烦之证，谓之三阳直心。坐不得起，是水饮所作之证也。卧者便身全者，王注可从。若卧则气平而不动摇，故其身自全也。"

〔30〕且以知天下：张介宾："且，犹将也。谓欲知天下之要道。"又，《素问释义》认为此句有误。按"天下"似当作"上下"，与上文相应。

〔31〕阳言不别，阴言不理：森立之："谓阴阳之义，口虽能言之，未能辨别之，未能理解之也。"又，高世栻："阳，犹明也。阴，犹隐也。明言之不能如黑白之别，隐言之不能如经论之理。"

〔32〕世主学尽矣：张介宾："医道司人之命，为天下之所赖，故曰世主。不明不别，于道何有？是使圣人之学泯矣。"又，郭霭春："'主'疑作'至'……'至学'与'至道''至教'同义。"

〔33〕肾且绝，愧愧日暮：《新校正》："按《太素》作肾且绝死，死日暮也。"《素问吴注》："此上必有诸经衰绝之候，盖阙之，今惟存肾绝一条尔。"孙诒让："愧愧，闷也。言肾脏将绝之候，犹日暮之凄凉寂寂，心中愤闷，不可譬也。"

〔34〕从容不出，人事不殷：森立之："从容不出门户，慵懒不得起居，人事自不殷盛，谓精神不了慧也。"从容，活动。殷，盛多。

【释义】

本篇主要阐述了学医的方法、知识结构以及阴阳学说为医学之至道、阴阳之道的临床应用等。

一、学医的方法与知识结构

本篇将学医的方法归纳为五种，如杨上善所说："习道有五：一诵，二解，三别，四明，五彰。"森立之解释说："诵，读诵也。解，分解也。别，辨别也。明，详明也。彰，显彰也。""别，别似而非者也。明，明所以然之故也。彰，彰世上施术于病人之身也。"即对于学医者来说，熟读医学典籍为能诵，疏通文句经意为能解，辨明各家分绪为能别，掌握法度治则为能明，通显精微之妙为能彰。这里所提出的"诵""解""别""明""彰"学习方法，至今仍然是学习中医典籍的不二法门。

关于从医者所应具备的知识结构，本篇概括为"道上知天文，下知地理，中知人事"，唯有如此，"可以长久，以教众庶，亦不疑殆"。天文，包括日月星辰等天体的运动、时令节气的变化以及风、云、雨、雪等一切自然现象；地理，指东、南、西、北、中五方的地域和地势高下等；人事，泛指社会人际诸事，包括社会政治、经济文化以及人际关系等变化。也就是说，对于医学人才的培养而言，不仅要精通医学知识，同时还要熟悉天文学、历法学、地理学、气象学、社会学等诸多方面的知识。诚如孙思邈《千金要方·大医习业》所言："凡欲为大医，必须谙《素问》《甲乙》《黄帝针经》、明堂流注、十二经脉、三部九候、五脏六腑、表里孔穴、本草药对、张仲景、王叔和、阮河南、范东阳、张苗、靳邵等诸部经方。又须妙解阴阳禄命、诸家相法，及灼龟五兆、《周易》六壬，并须精熟，如此乃得为大医。""又须涉猎群书，何者？若不读五经，不知有仁义之道；不读三史，不知有古今之事；不读诸子，睹事则不能默而识之；不读《内经》，则不知有慈悲喜舍之德；不读《庄》《老》，不能任真体运，则吉凶拘忌，触涂而生。至于五行休王、七耀天文，并须探赜。若能具而学之，则于医道无所滞碍，尽善尽美矣。"孙思邈所论，可谓对古代医学人才知识结构要求最为全面的概括。

二、阴阳学说为医学之至道

本文开篇便说："黄帝坐明堂，召雷公而问之曰：子知医之道乎？"直接提出了医道问题，后文还反复提到"至道"。那么，何谓医之至道？为什么雷公对于医道的学习从开始的能诵、能解到后来的能别、能明，医术不断进步，可始终仍未达到能使医道彰著通显的程度，自认"足以治群僚，不足治侯王"？这里提出判定医术高下的标准不是能治什么样的疾病，而是能治什么样的人。张介宾从了解病人心性难易的角度解释说："群僚之情易通，侯王之心难测，所以有不同也。"然从另一个角度而言，侯王具有高于旁人的聪明睿智，以及别于群僚的责任担当，与百官相比，是与国同体之人。人主有疾，则国家有疾。既然上医治国，那么，能治侯王之人，才是深谙医道之人。这样的人，必须像王者那样，渊博通达，能通天地人三才，所谓"受树天之度，四时阴阳合之，别星辰与日月光，以彰经术，后世益明"。

从天人之学的角度而言，对四时更替、日月流转的认识，是认识人体的前提。对上天之道的体认，不仅能应之于人，而且还能沟通古今。伏羲、神农之教亦是天地阴阳之教，所以能"上通神农……拟于二皇"。换言之，天地之道的核心乃是阴阳之道。"道上知天文，下知地理，中知人事，可以长久"，类似的论述亦见于《素问·气交变大论》。当道被言说为天文、地理、人事的时候，无疑是说天地人三者之间相通应，其相通之处具体指"阴阳表里上下雌雄相输应"，或者更为简单的表述就是"阴阳"，所谓"此皆阴阳表里内外雌雄相输应也，故以应天之阴阳也"（《素问·金匮真言论》），表里、上下、雌雄是阴阳的不同表现。《素问·阴阳应象大论》则明确指出："阴阳者，天地之道也，万物之纲纪，变化之父母，生杀之本始，神明之府也。"阴阳是宇宙万物中存在的普遍规律，是认识宇宙万物之纲领，自然也是养生、治病的大法，是医学之至道。故《灵枢·病传》说："明于阴阳，如惑之解，如醉之醒。"

三、阴阳之道的临床应用

原文在讨论抽象的医道之后，转而论述较为具体的阴阳，犹如《素问·生气通天论》对阴阳关系的阐述，重点讨论阳的问题，最后涉及到阴的问题，文中主要论述了三阳病症的病机与临床表现。

（一）太阳主一身之表

文中指出"三阳天为业"，是说三阳之气护卫人身之表，具有适应天气变化的作用。这里的"三阳"主要是指手太阳小肠和足太阳膀胱，也就是常说的太阳经，太阳经脉之气主一身之表，为人体之藩篱，适应天气变化而护卫人体。张介宾云："三阳在上，应天之气而卫乎周身，故曰天为业者，谓业同乎天也。"如果太阳经气上下运行，不循常度，则外邪内患相合而病生，病生则阴阳偏胜而为害。

（二）三阳偏盛的病机与表现

《素问·生气通天论》说："阴平阳秘，精神乃治。阴阳离决，精气乃绝。"太阳为诸阳之主，若太阳之气独亢，则少阳、阳明、太阳三经之气皆随之而并至，并至而阳气过盛，故其来势急如风雨。手足的阳经都上行头部，所以阳气并至会造成巅顶疾病；上实则下虚，下虚则不固，故二便不禁而为漏病。森立之云："此所云巅疾者，下虚上实，邪盛于上之证。如太阳病'头眩'之甚至于'振振欲擗地者'及'眩冒'之类是也。漏病者，谓少阴病下利诸证也。盖阳气并于上，则为踬仆诸证，阴液注于下，则为下利诸证，理之所必然者也。"然此类病症在外没有明显的征象可待，在内没有一定的征象可以预期，它的变化又不符合一般经脉的发病规律，所以诊断上就无法肯定属上、属下，应该根据《阴阳传》来识别。

若阳气盛极，势必阳损及阴，病及于阴分，一是影响到心肾，如马莳注云："二经积并，即手太阳之里为心，足太阳之里为肾。心失神，肾失志，则皆为惊，大势如疾风，如霹雳。"二是阳盛则津液不足而咽喉干塞。三是下迫则发为肠澼，即痢疾之类病症。四是若三阳之邪直中心膈，表现为坐而不起立，卧则全身舒服。

四、明至道以知天下

一般来说，既然讲《阴阳论》，那么讲了阳之后，应该接着讲阴。但本文在论述了"三阳之病"后，又直接回到开篇所讲的阴阳之道方面来。森立之注云："阳言不别，阴言不理者，谓阴阳之义，口虽能言之，未能辨别之，未能理解之也。"不别阴阳，不能明至道，故雷公自谦而复请言"至道"。若不得至道而传于后世，则惑乱师旨。王冰曰："不知其要，流散无穷，后世相习，去圣久远，而学者各自是其法，则惑乱于师氏之教旨矣。"这里讲的旨要便是阴阳。对阴阳的认识关乎生死，是世主之学。内之五脏，外之筋骨，其疾病皆本于阴阳。

若病邪伤人五脏，则筋骨失去滋养，就日渐消弱。肾气将绝的时候，则使人惋闷不安，日暮更甚，喜静而不欲出户，也懒于接待繁多的人事。对此，张介宾注云："肾与足太阳为表里，至阴之脏也。《上古天真论》曰：肾者主水，受五脏六腑之精而藏之。今如上文所云，三阳并至而病伤五脏，则精虚气竭，筋骨以消矣。且太阳传里，必至少阴，是以肾气受伤，真阴且绝，故惋惋不已，忧疑终日，宜其窘窘乎从容之不出，岌岌乎人事之不殷也。然则阳邪之至，害必归阴，五脏之伤，穷必及肾，此所谓阴阳表里上下雌雄相输应也，即所谓至道之要也。学者于此知救其原，则回天之手矣。故论名著至教者，夫岂徒然也哉。"张志聪则云："夫天一生水，在上为天，在下为泉。天包乎地，水通乎天，阴阳相贯，上下循环。在人则太阳在上，精水在下……盖言在天之道，阳气为阳，精水为阴，昼为阳，夜为阴。在人之道，三阳为阳，精液为阴，昼出为阳，夜入为阴。盖以比天之阴阳，昼出夜卧，阴阳和平，可常保其天年。若能和于阴阳，调于四时，亦可寿敝天地。如有阳无阴，有阴无阳，且毙在旦夕，又焉能如天之常地之久乎?"总之,这里是通过讲阳盛之偏害,来教育雷公认识阴阳平和的重要性,并将此作为至道之要传于雷公,明此至道,则可以知天下。

高世栻从慨叹领悟医道之难的角度,对原文最后一句解释说:"公闻帝教,既竭心思,求之不得,中心如焚,一似肾且绝,而不上济其心者。怆怆,惊叹貌,惊叹至教之深。至于日暮,犹居明堂。从容不出,一切人事不殷……此雷公殚心至教,而诚切研求也。"此解释虽被丹波元简批为"强解",但亦有值得玩味之处。

【知识链接】

一、明堂之教与医道

本篇的篇名是著明至道以教后世的意思。这一教学活动的展开不仅在黄帝和雷公这两个人之间,还在明堂这一特殊的场域中。《征四失论》和《解精微论》也以"黄帝坐明堂"开篇。

明堂为"王者之堂"(《孟子·梁惠王章句下》)。王冰注曰:"明堂,布政之宫也,八窗四闼,上圆下方,在国之南,故称明堂。"明堂是天子进行政治活动的地方,既可以在这里朝见:"昔者周公朝诸侯于明堂之位"(《礼记·明堂位》);也可以在这里祭祀:周公"宗祀文王于明堂以配上帝"(《孝经·圣治章第九》)。明堂上可通天,下可达民,教下以效上,故教化出自明堂:"配明堂而民知孝焉"(《孔子家语·辩乐解第三十五》)。古《周礼》《孝经》言:"明堂,文王之庙。夏后氏曰世室,殷人曰重屋,周人曰明堂。"明堂是周人所用的对天子太庙的称谓。黄帝时期是否有明堂的说法,我们不得而知。《素问》的作者把黄帝所在之所称为明堂,一来可能是因为明堂建制古已有之,二来可能是有意把人们熟知的与明堂相关的政教意义带到了关于医道的言说当中。

在关于黄帝与岐伯对话的记述中,对话发生的地点没有被提及,因为在那里,讨论的重点是得之于天的阴阳应象之道。而在记述黄帝与雷公的对话时,黄帝传授雷公医道的行为本身既是教育活动,更是政治活动。黄帝与雷公不仅是师生,也是君臣。在这样两个人进行对话的时候,对话的地点不再是无关紧要的。政治活动必然是一个具体的活动。它包含具体的人,也需要一个具体的地点。这个具体地点提供一个特定的场域,同时也提供了一个特定的边界。当我们思考属人的医道的时候,对医道的讨论离不开人的生活:既离不开饮食、起居、苦乐、沉浮,也就离不开朝见、祭祀、制礼、作乐。医道问题的提出在天子宣明政教的明堂之上,这正是医道与政教关系的一种体现①。

二、关于医学教育的对象

医学教育必然要涉及教育的对象,关于医学教育对象的选拔,古人多有所论。《灵枢·官能》云:"得其人乃传,非其人勿言。"张仲景《伤寒杂病论·序》中云:"夫天布五

①张轩辞.医道与政教:《黄帝内经·著至教论》读解[J].同济大学学报(社会科学版),2017,28(1):69-76.

行，以运万类，人禀五常，以有五脏，经络府俞，阴阳会通，玄冥幽微，变化难极，自非才高识妙，岂能探其理致哉？"晋·杨泉《物理论》云："夫医者，非仁爱不可托也，非聪明理达不可任也，非廉洁淳良不可信也。"徐大椿《医学源流论·医非人人可学论》论述更为精辟，特录于此。

　　今之学医者，皆无聊之甚，习此业以为衣食之计耳。孰知医之为道，乃古圣人所以泄天地之秘，夺造化之权，以救人之死。其理精妙入神，非聪明敏哲之人不可学也。黄帝、神农、越人、仲景之书，文词古奥，搜罗广远，非渊博通达之人不可学也。凡病之情，传变在于顷刻，真伪一时难辨，一或执滞，生死立判，非虚怀灵变之人不可学也。病名以千计，病症以万计，脏腑经络，内服外治，方药之书，数年不能竟其说，非勤读善记之人不可学也。又《内经》以后，支分派别，人自为师，不无偏驳。更有怪僻之论，鄙俚之说，纷陈错立，淆惑百端，一或误信，终身不返，非精鉴确识之人不可学也。故为此道者，必具过人之资，通人之识，又能屏去俗事，专心数年，更得师之传授，方能与古圣人之心，潜通默契。若今之学医者，与前数端，事事相反。以通儒毕世不能工之事，乃以全无文理之人，欲顷刻而能之。宜道之所以日丧，而枉死者遍天下也。

示从容论篇第七十六

【导读】

本篇主要讨论疾病的诊断方法，特别是有关脉症的鉴别诊断问题，强调临床诊断要仔细观察脉症，善于运用"循法守度，援物比类"的方法来对脉症进行辨析，否则，"不引比类，是知不明也"。文中通过两个典型案例的分析，阐明了鉴别诊断的基本思路与方法，提出了对于疾病征象的解释，应先分析"病在一脏"，即先用一种病证或一个疾病系列（原发、继发、伴发）来统一解释病人全部征象的一元病论的观点。高世栻云："圣人治病，循法守度，援物比类，从容中道。常以此理示诸雷公，故曰示从容。"

【原文】

黄帝燕坐[1]，召雷公而问之曰：汝受术诵书者，若能览观杂学[2]，及于比类[3]，通合道理，为余言子所长。五脏六腑，胆胃大小肠脾胞膀胱，脑髓涕唾，哭泣悲哀，水所从行[4]，此皆人之所生，治之过失[5]，子务明之，可以十全，即不能知，为世所怨。雷公曰：臣请诵《脉经·上下篇》甚众多矣，别异比类，犹未能以十全，又安足以明之？

帝曰：子别试[6]通五脏之过，六腑之所不和，针石之败，毒药所宜，汤液滋味，具言其状，悉言以对，请问不知。雷公曰：肝虚、肾虚、脾虚，皆令人体重烦冤[7]，当投毒药、刺灸、砭石、汤液，或已或不已，愿问其解。帝曰：公何年之长而问之少，余真问以自谬[8]也。吾问子窈冥[9]，子言上下篇以对，何也？夫脾虚浮似肺，肾小浮似脾，肝急沉散似肾，此皆工之所时乱也，然从容得之[10]。若夫三脏土木水参居，此童子之所知，问之何也？

雷公曰：于此有人，头痛筋挛骨重，怵然[11]少气，哕噫腹满，时惊不嗜卧，此何脏之发也？脉浮而弦，切之石坚，不知其解，复问所以三脏者，以知其比类也。帝曰：夫从容之谓也。夫年长则求之于腑，年少则求之于经，年壮则求之于脏[12]。今子所言皆失，八风菀热[13]，五脏消烁，传邪相受。夫浮而弦者，是肾不足也。沉而石者，是肾气内著也。怯然少气者，是水道不行，形气消索[14]也。咳嗽烦冤者，是肾气之逆也。一人之气，病在一脏[15]也。若言三脏俱行，不在法[16]也。

雷公曰：于此有人，四支解堕，喘咳血泄，而愚诊之，以为伤肺，切脉浮大而紧[17]，愚不敢治，粗工下砭石，病愈多出血，血止身轻，此何物也？帝曰：子所能治，知亦众多，与此病失矣。譬以鸿飞，亦冲于天[18]。夫圣人之治病，循法守度，援物比类，化之冥冥[19]，循上及下，何必守经。今夫脉浮大虚者，是脾气之外绝，去胃外归阳明也。夫二火不胜三水[20]，是以脉乱而无常也。四支解堕，此脾精之不行也。喘咳者，是水气并阳明[21]也。血泄者，脉急血无所行[22]也。若夫以为伤肺者，由失以狂也。不引《比类》，是知不明也。夫伤肺者，脾气不守，胃气不清[23]，经气不为使，真脏坏决，经脉傍绝[24]，五脏漏泄，不衄则呕，此二者不相类也。譬如天之无形，地之无理，白与黑相去远矣。是失吾过矣，以子知之，故不告子，明引《比类》《从容》，是以名曰诊经[25]，是谓至道也。

【校注】

〔1〕燕坐：安坐。森立之："燕，安也。"
〔2〕杂学：指医学以外的各种学问。
〔3〕比类：比照类推。张介宾："比类者，比异别类以测病情也。"
〔4〕水所从行：水液的运行。吴崑："水，谓五液也。"
〔5〕治之过失：张介宾："凡治过于病谓之过，治不及病谓之失，不得其中，皆治之过失也。"
〔6〕别试：《太素》卷十六作"试别"，义胜。丹波元简："别试者，谓《脉经·上下篇》之外，别有所通，试论之也。"
〔7〕烦冤：马莳："烦冤者，烦闷也。"
〔8〕自谬：问者自己的错误。
〔9〕窈冥：深远玄妙之义。吴崑："窈冥者，义理玄渺，非书传之陈言也。"
〔10〕从容得之：马莳："子若明从容篇以比类之，则窈冥之妙得矣。"
〔11〕怯然：虚弱貌。
〔12〕夫年长则求之于腑……年壮则求之于脏：张介宾："此总言比异别类之法也。夫年长者每多口味，六腑所以受物，故当求之于腑以察其过。年少者每忽风寒劳倦，所受在经，故当求之于经以察其伤。年壮者多纵房欲，五脏所以藏精，故当求之于脏以察其虚实。"
〔13〕八风菀热：热，原作"熟"，形近致误，据《素问吴注》《类经》等改。八风菀热，谓八方之风邪导致的郁热。菀，通"蕴"，郁积。
〔14〕形气消索：形体消损，气息怯弱。消索，消散，衰竭。
〔15〕一人之气，病在一脏：张介宾："凡此皆一人之气，病在肾之一脏耳。即如上文雷公所问头痛者，以水亏火炎也；筋挛者，肾水不能养筋也；骨重者，肾主骨也；哕噫者，肾脉上贯肝膈，阴气逆也；腹满者，水邪侮土也；时惊者，肾藏志，志失则惊也；不嗜卧者，阴虚目不瞑也。病本于肾，而言三脏俱行，故非法也。"

〔16〕不在法：不符合法度。

〔17〕紧：明抄本、《素问吴注》作"虚"，可参。

〔18〕譬以鸿飞，亦冲于天：此喻粗工治愈出于偶然。王冰："鸿飞冲天，偶然而得，岂其羽翮之所能哉! 粗工下砭石，亦犹是矣。"

〔19〕化之冥冥：谓圣人治病能达到神妙莫测的境界。冥冥，幽深的样子。

〔20〕二火不胜三水：吴崑："二火，犹言二阳，谓胃也。三水，犹言三阴，谓脾也。言脾太阴之气，外归阳明，阳明不胜太阴，是以脉乱而失其常，常脉浮缓，今失而为浮大虚矣。"

〔21〕水气并阳明：张介宾："脾病不能制水，则水邪泛滥，并于胃腑，气道不利，故为喘为咳，盖五脏六腑，皆能令人咳也。"

〔22〕脉急血无所行：张介宾："经脉者，所以行血气而营阴阳也。脉之急疾，由于气乱，气乱则血乱，故注泄于便，无所正行矣。"

〔23〕脾气不守，胃气不清：张介宾："肺金受伤，窃其母气，故脾不能守。人受气于谷，谷入于胃，以传于肺，肺病则谷气无以行，故胃不能清。"

〔24〕真脏坏决，经脉傍绝：张介宾："真脏，言肺脏也。肺脏损坏，则治节不通，以致经脉有所偏绝。"

〔25〕经：原作"轻"，据《太素》卷十六、《素问吴注》改。

【释义】

本篇指出医生必须熟练掌握"五脏六腑，胆胃大小肠脾胞膀胱，脑髓涕唾，哭泣悲哀，水所从行"等医学的基本知识，同时"览观杂学"，具有渊博的知识，在此基础上，还必须具有"循法守度，援物比类"等临床思维能力。文中重点通过两个案例说明临床思维与鉴别诊断的意义。

一、肝、肾、脾脉症的鉴别诊断

肝、肾、脾三脏位居膈下，位置相近，脾合土，肝合木，肾合水，所谓"土木水参居"，临床上容易出现相互类似的脉症，如从症状而言，"肝虚、肾虚、脾虚，皆令人体重烦冤"，张介宾解释说："肝主筋，筋病则不能收持。肾主骨，骨病则艰于举动。脾主四肢，四肢病则倦怠无力，故皆令人体重。然三脏皆阴，阴虚则阳亢，故又令人烦冤满闷也。"从脉象而言，"脾虚浮似肺，肾小浮似脾，肝急沉散似肾，此皆工之所时乱也"。对此疑似临床表现，必须详察明辨，才能对疾病的诊断辨识做到准确定位、定性。

文中进一步以"头痛筋挛骨重，怯然少气，哕噫腹满，时惊不嗜卧"一组病症的诊断为例，说明临床诊断与分析病机的方法。从上述临床症状来看，貌似杂乱无章，彼此间没有联系，不经过分析，一下子很难得到答案。原文紧接着又言："脉浮而弦，切之石坚，不知其解，复问所以三脏者，以知其比类也。"将疾病的范围缩小到肺、肝、肾三脏，然后进一步比较和鉴别，并提出了三方面的思路：一是从病人年龄、性别等生理病理特点着手。二是应审证求因。所谓"今子所言皆失，八风菀热，五脏消烁，传邪相受"，吴崑解释说："帝言公之所言，不求病之所来，是失八风菀热之故，五脏消烁之由，及邪传相受之次第。"提示辨病不能仅看到症状，而应进一步询问，探求产生这些症状的病因和病机。三是脉症相参，详审病机。如张介宾解释说："凡此皆一人之气，病在肾之一脏耳。即如上文雷公所问头痛者，以水亏火炎也。筋挛者，肾水不能养筋也。骨重者，肾主骨也。哕噫者，肾脉上贯肝膈，阴气逆也。腹满者，水邪侮土也。时惊者，肾藏志，志失则惊也。不嗜卧者，阴虚目不瞑也。病本于肾，而言三脏俱行，故非法也。"如此详细分析了临床种种表现，均是由肾病而引起的，指明肺、肝、肾三脏中，病本在肾之一脏，所以如果说是三脏俱病，是不符合临床实际的。整个病例的分析体现了中医学辨证论治的思想，强调必须通过比类辨证，抓住疾病的主要矛盾所在，才能治无所失。

二、肺、脾病症的鉴别诊断

原文以"四肢解堕无力，喘咳血泄"的诊治为例，进一步说明临床运用"循法守度，援物比类"思维方法的重要性。其对疾病诊治的分析过程如下：①根据病人的症状表现，判断为肺病，按其脉浮大而虚，未敢治疗，但有个粗率的医生用砭石治疗，血出而病情好转。张介宾解释说："按《血气形志》篇曰：阳明常多气多血，刺阳明出血气。故雷公问粗工下砭石而愈者，正所以泄阳明之邪实耳。"即通过砭石放血以疏通气血，泻热祛邪。②粗工能够治愈此病，只是偶然成功。从脉症分析，此乃脾病而非肺病，如张介宾所说："此下言脾病之疑似也……此言所问脉证，皆脾胃病也。"其中脉来浮大而虚，是脾气外绝之候，脾气外绝即不能为胃行其津液，因而津液独归于阳明经，二火不能胜三水，所以脉乱无常。四肢懈堕无力，是脾精不能输布，四肢失养。喘息咳嗽，是脾病不能运化水液，水气并走阳明，水气上逆，气道不利所致。大便泄血的，是脉气并急，迫血妄行，血不行于脉中的缘故。③肺病的表现为衄血或呕血，张介宾解释其病机说："肺金受伤，窃其母气，故脾不能守。人受气于谷，谷入于胃，以传于肺，肺病则谷气无以行，故胃不能清。肺者所以行营卫、通阴阳，肺伤则营卫俱病，故经气不为使……肺脏损坏，则治节不通，以致经脉有所偏绝，而五脏之气皆失其守，因为漏泄，故不衄血于鼻，则呕血于口。"④伤肺虽然类似于伤脾，症状多有疑似，但二者在脾在肺，所本不同，差异甚大。临床诊断疾病必须"遵循法度，引物比类"，认真分析疑似脉症，方能求得病本，这是临床诊治成败的关键，也是所谓至真之道。

三、年龄因素在临床诊断中的意义

原文在论述上述鉴别诊断时指出："夫年长则求之于腑，年少则求之于经，年壮则求之于脏。"简明扼要地说明了不同年龄的生理病理特点、临床辨证的意义。张介宾释云："此总言比异别类之法也。夫年长者每多口味，六腑所以受物，故当求之于腑以察其过。年少者每忽风寒劳倦，所受在经，故当求之于经以察其伤。年壮者多纵房欲，五脏所以藏精，故当求之于脏以察其虚实。"此段文字提示医者在分析疾病时，不要忽视病人本身不同的特点，要从每一个病人不同的生理和病理特点出发去分析疾病，对于诊治儿童、中年、老年疾病具有重要的指导价值和临床意义。

【知识链接】

一、关于"从容"的含义

"从容"一词，《黄帝内经》中共见13次，除本篇说："明引比类、从容，是以名曰诊经。"作上古经篇名解外，其他几处释义古今医家大多作从容安缓之义释之。如姚止庵《素问经注节解》释本篇篇名云："从容者，谓平心静气，以诊病人之脉，帝言之以示雷公也。"但就《素问·示从容论》篇所论内容来看，主要讨论有关脉证的鉴别诊断问题，故特别强调要"援物比类，化之冥冥"，否则，"不引比类，是知不明也"。如原文论脉诊的鉴别诊断曰："夫脾虚浮似肺，肾小浮似脾，肝急沉散似肾，此皆工之所时乱也，然从容得之。"王冰注："虽尔乎，犹宜从容安缓，审比类之，而得三脏之形候矣。"张介宾则云："若能知从容篇之道，而比类求之，则窈冥之妙可得矣。"对"从容"的释义并不十分合乎上下文之义。从，有依从、按照之意。容，有标准、模型、规范之意。如《广雅·释诂》："模、式……容……，法也。"王念孙疏证："容者，象之法也。《考工记·函人》：'凡为甲，必先为容，然后制革。'郑（玄）众注云：'容为象式。'《老子》：'孔德之容。'钟会注：'容，法也。'……《说文》：'镕（王念孙以容的同源字"镕"释"容"），冶器法也。《汉书·食货志》：'冶镕炊炭。'应劭注云：'镕，形容也，作钱模也。'义亦与容同。"由此可见，"从容"，即依照、附合标准模型之义，犹如比类等，是中医重要的思维方法。《素问·疏五过论》说："善为脉者，必以比类、奇恒、从容知之。"喻昌言："比类之法，医之所贵，如老吏判案，律所不载者，比例断之；奇恒者，审其病之奇异恒常也。"此处比类、奇恒、从容并举，则从容亦当如比类、奇恒，为一种思维方法。故王冰注释此段原文说："奇恒，谓气候奇异于恒常之候也。从容，谓分别脏气虚实，脉见高下，几相似也。"正是从别异比类的角度加以解释。本篇还就疾病的鉴别诊断指出："于此有人，头痛筋挛骨重，怯然少气，哕噫腹满，时惊不嗜卧，此何脏之发也？脉浮而弦，切之石坚，不知其解，复问所以三脏者，以知其比类也。帝曰：夫从容之谓也。"王冰注此"从容"曰："言比类也。"综上可见，"从容"在《黄帝内经》中，常作为一种别异比类的方法使用。

另外，《素问·著至教论》指出："肾且绝，惋惋日暮，从容不出，人事不殷。"吴崑注："肾主骨，骨气衰弱，故虽从容闲暇，不欲出户。"然考之语境，孙诒让注曰："惋惋，闷也。言肾脏将绝之候，犹日暮之凄凉寂寂，心中愤闷，不可譬也。"肾气将绝，郁闷凄寂，懒于人事，不可能有从容闲暇之态。吴崑注与上下文语境不符。考《广雅·释诂》："从容，举动也。"即活动之义，如此方合文义。

二、关于诊断病在一脏与多脏的启示

本篇在论述疾病鉴别诊断时指出："一人之气，病在一脏也。若言三脏俱行，不在法也。"这里实际隐含着诊断辩证思维的一元病论与多元病论的关系问题。

对于疾病征象的解释，可分为一元病论与多元病论。传统的临床思维方式，一般是先用一种病证或一个疾病系列（原发、继发、伴发）来统一解释病人的全部征象，此即一元病论；只有当病人主要病症用一元病论不能获得满意解释时，再用多种疾病来解释病人的临床征象，此即多元病论。这是诊断概率在具体病人身上的一种体现，即在大多数情况下，一个患者在某一特定时期总是患一种病证或一个疾病系列的可能性大，同时患两种病证的可能性较小。但是，近年来的临床实践与病理解剖资料对单纯用一元病论的思维方式提出了挑战，并证明了在不少情况下还必须用多元病论来解释病人的征象。突出的证据是，病理尸检证明，临床诊断偏少，而病理诊断偏多，即临床误诊率和漏诊率较高。其产生的基本原因可能是：①临床诊断只抓住了就诊期的主要疾病，就诊科室内的疾病，而对病人一生的疾病与他科疾病未予充分诊断；②患者存在多种疾病时，往往出现主要症状掩盖次要症状，而出现漏诊；③医生缺乏对病人的系统分析，片面理解一元病论，认为一元病论就是一种病，而未能将所患疾病依原发、继发与伴发的关系而有机地联系成一个疾病系列，从而未能做出完整的诊断。

一般在以下几种情况下要注意用多元病论来思考问题：①对复合病因的症象，不能满足一元病论的解释，必须考虑用多元病论进行解释，如出血有可能因气虚不能摄血导致，也可能同时存在瘀血阻滞而出血，若只作出一元病论的解释，就有可能造成漏诊；②对老年人的疾病要注意用多元病论解释，因为随着年龄的增长，一个脏器同时出现多种病变或两个脏器同时发病的机率会上升；③对复杂不典型的疾病诊断，要注意用多元病论观察和解释；④对病程长、演变复杂的病例诊断，应注意用多元病论解释，特别是患者已经有肯定的慢性疾病存在，但又出现了新的病象，对这种新病象是新发疾病还是旧病复发，应仔细鉴别，绝不可以维持原诊断为满足，以防漏诊新发疾病。

正确处理一元病论与多元病论的辩证关系的要点是，首先要尽可能地用一元病论来统一解释临床所见，不能孤立地根据多种症状提出多个疾病的诊断，而必须用整体的、联系的观点把握疾病的病程演化，以及一种疾病对机体功能多方面的影响；其次要从实际的病情出发，有几种疾病就应该诊断几种疾病，避免误诊与漏诊；在多种疾病的诊断中，仍要注意抓主要矛盾，治疗时主次兼顾。

三、"年长则求之于腑"的指导意义

本篇根据人的年龄特点，提出"年长则求之于腑"的诊治思路，黄元御解释说："年长者肠胃日弱，容纳少而传化迟，腑病为多，故求之于腑。"《灵枢·天年》云："六腑化谷，津液布扬，各如其常，故能长久。"其中将"六腑化谷，津液布扬"列为长寿和健康的标志。《素问·五脏别论》云："六腑者，传化物而不藏，故实而不能满也。所以然者，水谷入口，则胃实而肠虚；食下，则肠实而胃虚。"指出六腑传化饮食水谷，以通为用，以降为顺。由于老年人脏腑之气渐衰，六腑受盛与传化水谷功能减弱，加以耽于滋味、运动减少等原因，每多导致胃纳不佳、排泄不畅，出现食欲不振、大便秘结、小便不畅等六腑功能失常的现象。

因此，从"年长则求之于腑"的思路出发，一方面就老年养生而言，老年人饮食应特别注意定时、定量调配品种，按时进食，使脾胃有劳有逸，有利于维护体内消化节律，更好地吸收营养。若饮食过多，会损伤脾胃，《素问·痹论》所云"饮食自倍，肠胃乃伤"正是此意，故进食一般以七、八分饱为宜。在饮食品种的选择上，除治病需要外，应以清淡为主，如新鲜蔬菜、豆制品等,避免过多的肥甘厚腻之品;少吃刺激性强的食物,如辣椒、韭菜、葱、酒等。另一方面,就老年疾病的诊治而言,凡诊察老年疾病,必先察其腑行情况,若腑气不畅则身不安,脏病也不能缓解,甚或因腑不畅行,而变生他症。故老年日常需要维持六腑畅通,老年病症须考虑六腑是否通畅而加以调理。另外,针对老年性痴呆而言,老年人肠胃虚薄,受纳腐熟传化功能减退,一方面因胃虚容纳少,气血生化不足,清窍失养,髓海失充;另一方面因肠虚传化无力,通降迟缓,致使水谷停滞,糟粕不能及时排出,留而成浊毒。清气不升,浊气不降,浊毒上扰清窍,即可导致记忆、认知能力的下降。因此,通腑泄浊亦是其治疗的重要环节。

　　现代学者每多认为这里的"腑"主要指胃肠而言,与脾密切相关。因而推广到老年病的防治当首重脾胃,如项平[①]从"年长则求之于腑"引申提出老年肾亏,惟借"后天"滋养;年长甚味,脾胃首当其冲;辨病别证,重在脾胃强弱;补虚泻实,当以护脾为先;摄生延年,立足安脾和胃。张觉人[②]则提出阳明胃气,以决寿夭;沉疴养胃,可望生气;先天已衰,求之后天;治病养生,无胃不任。李斌等[③]结合"年长则求之于腑"理论,阐释脾胃虚弱是痴呆发生的重要病机,治疗以"求之于腑"为切入点,为临床运用提供理论依据。如此解释,无疑有过度诠释之嫌。

　　①项平.略论"年长则求之于府"[J].山东中医杂志,1982,(5):267-269.
　　②张觉人.老年病中医防治学术思想[M].北京:中医古籍出版社,2005:79-82.
　　③李斌,张怡,潘怡,等.基于"年长则求之于府"理论阐释老年性痴呆的防治思路[J].辽宁中医杂志,2018,45(11):2303-2305.

疏五过论篇第七十七

【导读】

《黄帝内经》主要从日常生活世界，着眼于人的饮食起居、生育繁衍以及社会与自然环境等因素，把握人体的生命活动以及健康与疾病的转化规律。因此，诊治疾病亦强调全方位的考察患者个体以及所处的社会与自然环境，所谓"上知天文，下知地理，中知人事"（《素问·著至教论》）。本篇正是基于上述整体论思想，分条陈述了医生临证时，由于"受术不通，人事不明"，忽视患者社会地位的变迁、贫富贵贱的变化、饮食居处的优劣、心理情志的波动、性别男女的差异，以及疾病的始末等状况所造成的五种误诊误治的情况，进而提出了诊治疾病应遵循的基本法则。马莳云："疏，陈也。内有五过，故名篇。"

【原文】

黄帝曰：呜呼远哉！闵闵[1]乎若视深渊，若迎浮云，视深渊尚可测，迎浮云莫知其际[2]。圣人之术，为万民式[3]，论裁志意，必有法则，循经守数[4]，按循医事，为万民副[5]。故事有五过四德[6]，汝知之乎？雷公避席[7]再拜曰：臣年幼小，蒙愚以惑，不闻五过与四德，比类形名，虚引其经[8]，心无所对。

帝曰：凡未[9]诊病者，必问尝贵后贱，虽不中邪，病从内生[10]，名曰脱营[11]；尝富后贫，名曰失精[11]，五气留连，病有所并[12]。医工诊之，不在脏腑，不变躯形，诊之而疑，不知病名。身体日减，气虚无精，病深无气，洒洒然时惊[13]，病深者，以其外耗于卫，内夺于荣。良工[14]所失，不知病情，此亦[15]治之一过也。

凡欲诊病者，必问饮食居处，暴乐暴苦，始乐后苦，皆伤精气，精气竭绝，形体毁沮[16]。暴怒伤阴，暴喜伤阳[17]，厥气上行，满脉去形[18]。愚医治之，不知补泻，不知病情，精华日脱，邪气乃并，此治之二过也。

善为脉者，必以比类、奇恒、从容知之[19]，为工而不知道，此诊之不足贵，此治之三过也。

诊有三常[20]，必问贵贱，封君败伤[21]，及欲侯王[22]。故贵脱势，虽不中邪，精神内伤，身必败亡。始富后贫，虽不伤邪，皮焦筋屈，痿躄为挛。医不能严，不能动神，外为柔弱，乱至失常，病不能移，则医事不行，此治之四过也。

凡诊者，必知终始[23]，有知余绪[24]，切脉问名，当合男女。离绝菀结[25]，忧恐喜怒，五脏空虚，血气离守，工不能知，何术之语。尝富大伤，斩筋绝脉，身体复行，令泽不息[26]。故伤败结，留薄归阳，脓积寒炅[27]。粗工治之，亟刺阴阳[28]，身体解散，四支转筋，死日有期，医不能明，不问所发，唯言死日，亦为粗工，此治之五过也。

【校注】

[1] 闵闵：深远貌。张介宾："闵闵，玄远无穷之谓。"

[2] 际：于鬯："际字当依《六微旨大论》作极。"

[3] 式：榜样，模式。

[4] 循经守数：遵循常规，依守法度。经，道之常也。数，法度，法则。

[5] 副：辅助之义。又，于鬯："副当读为福，福、副同声相借。"

[6] 五过四德：指医生易犯的五种过失与应具备的四种德行。

[7] 避席：古人席地而坐，离席起立，以示敬意。

[8] 比类形名，虚引其经：谓只能排比类似之疾病征象，浮泛地引用经义。

[9] 未：《医心方》卷一引《太素》文无"未"字。无"未"字义顺。

[10] 虽不中邪，病从内生：《素问释义》："二句应在名曰失精之下。"似是。

[11] 脱营、失精：谓情志不舒导致的虚损病症。森立之："脱营者，脱血之谓。失精者，失气之谓。"

[12] 五气留连，病有所并：谓精气虚衰，致五脏之气留滞不运，积聚为病。并，聚也。

[13] 洒洒然时惊：张介宾："无气则阳虚，故洒然畏寒也。阳虚则神不足，故心怯而惊也。"

[14] 良工：郭霭春："'良'字误，应作'粗'。"

[15] 亦：丹波元简："据下文例，'亦'字衍。"

[16] 毁沮（jǔ举）：毁坏。沮，败坏。

[17] 暴怒伤阴，暴喜伤阳：姚止庵："伤阴者，怒伤肝血也。伤阳者，喜散心气也。"

[18] 满脉去形：谓血气壅满经脉，神气去离形体。

[19] 比类、奇恒、从容知之：谓别异比类，分析常变，从容揆度，以掌握病情之变化。

[20] 三常：指贵贱、贫富、苦乐而言。

[21] 封君败伤：过去高官显爵，而后降位削职。封君，指古代受有封邑的贵族。败伤，谓削官失位，失势败落。

[22] 及欲侯王：不审度自己的才德而欲求侯王之位。

[23] 终始：吴崑："终始，谓今病及初病也。"

[24] 有知余绪：察其本而知其末。有，守山阁校刻本作"又"。余绪，枝节之义。

〔25〕离绝菀结：生离死别，情志郁结。菀，同"郁"。

〔26〕令泽不息：津液不再滋生。息，生长之意。

〔27〕故伤败结……脓积寒炅：谓旧伤败血，留着化热，归于阳分，脓血蓄积，令人寒热交作。故，久也。炅，热也。

〔28〕亟刺阴阳：谓数刺阴阳经脉。亟，屡次。

【释义】

本篇原文首先指出医学知识之深奥，然圣人的医术作为众人的模式，认识人体的生命活动，必然有一定的法则，遵守医学的常规和原则，可以为众人造福。文中主要讨论了由于"受术不通，人事不明"，在诊治疾病过程中容易犯的错误，概括而言有以下五个方面。

一、不问人事经历变迁，不知病由病情

原文指出，诊治疾病必须了解患者先贵后贱、先富后贫等社会地位变迁带来的情志、生活条件等变化，这种社会心理因素导致人体发病，常损伤人体脏腑气血，发病隐袭，早期较难诊断，所谓"诊之而疑，不知病名"。文中举脱营、失精为例，均为情志内伤所致，一是因心志不舒而血无以生，营无以化；一是因情志郁结而五脏精气受损，最终均形成虚损性病变。对此，若问诊不详，忽略了病人贵贱贫富变迁等社会因素，就极易导致"粗工所失，不知病情"的过错。

脱营、失精的临床表现大致可分为三个阶段：初期：不在脏腑，不变形躯。由情志内伤所致，除有情志障碍表现外，无明显形体症状。中期：身体日损，形肉消烁，日渐消瘦。气虚无精，气日益衰，精日益损。后期：其病日深，真气消索，或阳气虚衰，恶寒喜惊，精气衰败。

二、不问饮食喜怒，不知虚实补泻

饮食有膏粱藜藿之殊，居处有寒温燥湿之异，情志有喜怒哀乐之变。若饮食不当，居处失宜，情志过极，或导致内在精气的虚衰，外在形体的败坏；或使人体气机逆乱，邪气滞留，形成或虚或实的不同病证。如情绪上，先乐后苦，乐则喜，喜则气缓，苦则悲，悲则气消，二者皆伤精气，使精气衰竭，形体败坏。怒为肝志，肝为阴，故暴怒则伤阴；喜为心志，心为阳，故暴喜则伤阳。若喜怒过度，则厥逆之气上行，充满于脉内，精脱于中，所以能使形体改变。对于上述情况，如遇到技术低劣的医生，不详细了解病情，不明虚实，不能正确运用补虚泻实的方法，也就不能阻止情志伤气、伤精之病的进展，必然造成精气耗散，邪气并聚的坏证。

三、为工而不知道，不善比类奇恒

医学理论与方法是临床正确诊治疾病的基础，假若不精通医学理论，不懂得比类相

求、区别异同的方法，自然面对复杂纷繁的临床表现，难以做出正确的判断与决策。对此，喻昌《医门法律》所论甚为精辟："比类之法，医之所贵，如老吏判案，律所不载者，比例断之，纤悉莫逃也。奇恒者，审其病之奇异平常也。从容者，凡用比类之法，分别病能，必从容参酌，恶粗疏简略也。"因此，作为一个医生，必须善于学习前人的经验，掌握相关思维与诊察方法。

四、不知诊有三常，不能严以动神

原文指出："诊有三常，必问贵贱，封君败伤，及欲侯王。"强调诊病必问有无社会地位贵贱的变迁，有无原来身居高位现在失势的挫折，有无追求高位思慕权贵的妄想，将了解患者贵贱、贫富、苦乐三方面的情况作为问诊的常规。因为原来高官显爵的人，一旦失去了权势，虽然不中外邪，而精神上已有内伤，抑郁不舒致身形败坏，甚至死亡。原先是富有的人，一旦贫穷，虽没有外邪的伤害，也会发生皮毛枯焦，筋脉拘挛或痿躄。若医者不了解上述病人的社会心理因素，治病时又失于严格要求病人，终至治疗无效，去病无望。森立之说："凡医之心操不能严正，则不能令病人精神悚动。若外貌为柔弱，则病人不信用医言，遂病人之精神不正，而或至失其常度。如此则其病不能移易平愈，是为医事不施行也。"张介宾《类经·论治类》记载："余尝治一少年姻妇，以热邪乘胃，依附鬼神，殴詈惊狂，举家恐怖，欲召巫以治，谋之于余。余曰：不必，余能治之。因令人高声先导，首慑其气，余即整容，随而突入。病者褒衣不恭，瞠视相向。余施怒目胜之，面对良久，见其赧生神怯，忽尔潜遁，余益令人索之，惧不敢出。乃进以白虎汤一剂，诸邪悉退。此以威仪胜其褒渎，寒凉胜其邪火也。"从正面突出了医生"以严动神"的价值。总之，医生在掌握病人生活经历、感情遭遇及思想动态的基础上，要积极引导病人解除精神痛苦，淡忘嗜欲忧患，敢于面对现实，戒除不良习惯。对此，《灵枢·师传》也说："人之情，莫不恶死而乐生，告之以其败，语之以其善，导之以其所便，开之以其所苦，虽有无道之人，恶有不听者乎！"即医生要抓住病人思想问题的要害，在死生的大问题上做文章，令病人迷途知返，远死乐生，趋利避害，主动配合治疗。

五、不知疾病终始，不问所发原因

疾病都有其发生、发展演变的过程，患病的个体也有性别、年龄、生活阅历等差异。诊治疾病必须详问起病情况和现病史，诸如性别男女、悲欢离合、忧恐喜怒、尝富大伤等生活经历。如生离死别，精神不畅，郁结不解，致使情志上发生变化，于是忧则气塞，恐则气下，喜则气缓，怒则气逆，这些情况，皆伤其内，令人五脏空虚，血气离守。尝富之人，突有大伤之后，情志郁结，精气大耗，筋脉受损，血气结滞阳分，郁而化热，脓血蓄积，令人寒热交作。身体虽然能依旧行动，但精气却不能正常滋润化生了。若诊治疾病不了解上述与疾病相关的情况，诊断失误，草率治疗，则会造成"身体解散，四肢转筋，死期有日"的严重后果。

【知识链接】

一、重视社会因素与疾病关系的意义

本篇可谓《黄帝内经》关于社会医学的重要文献，文中反复强调了社会因素在发病过程的重要性，其中"脱营""失精"，可以看作是社会因素导致疾病的典型案例。脱营发于"尝贵后贱"，失精发于"尝富后贫"，皆属邪从内生之病。从贵而贱，由富而贫，地位的跌落，家境的变贫，造成了情志不遂，五脏气机失和，病气内聚，缓渐而发。二病初期只有情绪的抑郁及身体欠安的感觉，尚无形体及内脏功能的明显变化，即"不在脏腑，不变躯形"。此时一般医生很难诊察识别，早期诊断几无可能。进入中期后，出现体重减轻，容易疲劳，饮食少进，精神萎顿等病症，着手治疗犹未为晚。发展至晚期，"气虚无精""病深无气"，可见大肉陷下，大骨枯槁，头倾视深，气息微弱，惊惕不安，则死期将至。二病后果之所以严重，是因为社会心理因素所致，虽无风寒外邪侵入之速，但其伤神伤精伤脏，每令根本不固。加之早期诊断不易，患病的始因不能及时排除，病势潜在发展，无法控制，至晚期形神皆败，终至殒命。

上述所论，提示医生诊治疾病既要医术高明，又要全面了解患者社会生活的变迁、贫富贵贱的变化、饮食居处的优劣、心理情志的波动、性别男女的差异，以及疾病的始末等状况。要高度重视社会心理因素，特别是在社会竞争更为激烈的现代，要求诊病时"必问尝贵后贱""尝富后贫""必问饮食居处，暴乐暴苦，始乐后苦""必问贵贱，封君败伤，及欲侯王""离绝菀结，忧恐喜怒"。若病人遭际堪悲或隐情难诉，医者应耐心开导，以求索患病的真正原因。《素问·移精变气论》提出的"闭户塞牖，系之病者，数问其情，以从其意，得神者昌，失神者亡"的诊病方式，当更适合于此类病人。即让病人在安静的环境和静谧的心境中，道出自己的坎坷遭遇或离愁别绪，医生从而掌握其发病"情结"，得出正确的结论。

二、"脱营""失精"的后世发挥

后世医家对本篇所论"脱营""失精"病症，亦多有阐发。明·陈实功《外科正宗·失荣症》依据经义并从临床实际出发，描绘了类似脱营的失荣症曰："失荣者，先得后失，始富终贫，亦有虽居富贵，其心或因六欲不遂，损伤中气，郁火相凝，隧痰失道停结而成。其患多生肩之以上，初起微肿，皮色不变，日久渐大，坚硬如石，推之不移，按之不动。半载一年，方生阴痛，气血渐衰，形容瘦削，破烂紫斑，渗流血水。或肿泛如莲，秽气熏蒸，昼夜不歇，平生疙瘩，愈久愈大，越溃越坚，犯此俱为不治。"故后世也多有学者将脱营视为恶性肿瘤类病症[①]。清·喻昌《医门法律·虚劳门》载："脱荣失精，非病关格，即病虚劳，宜以渐治其气之结，血之凝，乃至流动充满，成功计日可也。医不知此，用补用清，总不合法，身轻骨瘦，精神其能久居乎？"提出治疗脱荣失精，不可被其貌似虚劳的表象所迷惑而一味进补，应调畅气机使气血流动。刘雅芳等[①]认为脱营、失精源于身份骤变，内心悲忧屈辱，也就是现代所说的负性生活事件。古人虽认为是气血疾病，但并未记载具体的躯体症状，而典型表现与抑郁症很相符。尽管中医古籍对脱营、失精的症状描述较为简单，但可以知道一个身份显赫或家境富庶的人落魄后难免还会有"自我评价和自信降低"或"认为前途暗淡悲观"的心理现象。综合看来，脱营、失精应是古代的抑郁症或是由抑郁情绪导致的躯体疾病，其中必定包含一部分现代意义上的抑郁症。纪敏等[②]则认为"脱营""失精"之初包含现代意义上的抑郁症，进一步加重则易形成癌症。蒋健[③]则明确指出脱荣、失精与其说是虚劳，毋宁说是郁证，并提出郁证虚劳论的观点。

罗天益《卫生宝鉴》载有"脱营"案例："镇阳一士人，躯干魁梧而意气雄豪，喜交游而有四方之志，年逾三旬，已入仕至五品，出入从骑塞途，姬侍满前，饮食起居，无不如意。不三年，以事罢去，心思郁结，忧虑不已，以致饮食无味，精神日减，肌肤渐致瘦弱，无如之何。遂耽嗜于酒，久而中满，始求医。医不审得病之情，辄以丸药五粒，温水送之，下二十余行。时值初秋，暑热犹盛，因而烦渴，饮冷过多，遂成肠鸣腹痛，而为痢疾有如鱼脑，以致困笃，命予治之。诊其脉乍大乍小，其症反复闷乱，兀兀欲吐，叹息不绝。予料曰：此症难治。启玄子曰：神屈故也。以其贵之尊荣，贱之屈辱，心怀慕眷，志结忧惶，虽不中邪，病从内生，血脉虚减，名曰脱营。"

【原文】

凡此五者，皆受术不通，人事不明也。故曰：圣人之治病也，必知天地阴阳，四时经纪，五脏六腑，雌雄表里[1]，刺灸砭石，毒药所主，从容人事[2]，以明经道[3]，贵贱贫富，各异品理[4]，问年少长，勇怯之理，审于分部[5]，知病本始，八正九候[6]，诊必副[7]矣。

治病之道，气内为宝[8]，循求其理，求之不得，过在表里。守数据治[9]，无失俞理[10]，能行此术，终身不殆。不知俞理，五脏菀热[11]，痈发六腑。诊病不审，是谓失常，谨守此治，与经[12]相明，《上经》《下经》《揆度》《阴阳》《奇恒》《五中》[13]，决以明堂[14]，审于终始[15]，可以横行。

【校注】

[1] 雌雄表里：指经脉而言，阴经为雌行于里，阳经为雄行于表。

[2] 从容人事：指从容耐心地了解患者的人情事理。

[3] 经道：谓诊治疾病的常规。

[4] 各异品理：谓贫富贵贱，有不同的区分。品，类别也。

① 刘雅芳, 程伟.与抑郁症相关的若干病证医籍考略[J].中国中医基础医学杂志, 2012, 18（5）：491, 493.

② 纪敏, 侯凤霞, 马月香.论《内经》"脱营失精"[J].山东中医杂志, 2016, 35（5）：375-376.

③ 蒋健.郁证发微（十八）——郁证虚劳论[J].上海中医药杂志, 2017, 51（1）：8-12.

〔5〕分部：指脏腑在面部色诊的分布部位。

〔6〕八正九候：八正，指二分、二至、四立八个节气。九候，指三部九候脉诊。

〔7〕副：相符合。

〔8〕气内为宝：指人体精气内藏至关重要。张介宾："气内者，气之在内也，即元气也。凡治病者，当求元气之强弱，元气既明，大意见矣。"

〔9〕守数据治：王冰："守数，谓血气多少及刺深浅之数也。据治，谓据穴俞所治之旨而用之也。"

〔10〕俞理：吴崐："穴俞所治之旨也。"

〔11〕热：原作"熟"，据《素问吴注》《黄帝内经素问注证发微》改。

〔12〕经：指下文诸古代经典。

〔13〕《上经》……《五中》：古医经名。《病态论》云："《上经》者，言气之通天也。《下经》者，言病之变化也。"《玉版论要》云："《揆度》者，度病之浅深也。《奇恒》者，言奇病也。"《阴阳》，当与《阴阳应象大论》等篇相类。王冰："五中者，谓五脏之气色也。"又，《素问札记》曰："五中恐五色之讹。"

〔14〕明堂：面部望诊以鼻为明堂，此指面部色诊。

〔15〕终始：指疾病发生、发展的全过程。

【释义】

本段继"五过"之后，又论述了医生诊病的"四德"及治疗原则：一要了解自然界阴阳寒暑变化的规律以及与人体生命活动的关系。由于人居天地自然之中，禀天地之气生，因四时之法而成，自然界四时阴阳消长及气候、地域等因素均可影响人体的生理与病理变化，故医生"必知天地阴阳，四时经纪"。二要掌握脏腑的生理病理，正确使用针刺、方药等治疗手段，所谓必知"五脏六腑，雌雄表里，刺灸砭石，毒药所主"。三要全面了解患者的社会、生活、精神、体质等状况，"从容人事，以明经道，贵贱贫富，各异品理，问年少长，勇怯之理"。四要审察色脉的变化，"审于分部，知病本始，八正九候，诊必副矣"。

原文并阐述了重元气、分表里、守法度、明俞理的诊治思想，提出治病的要点：①必须注意病人元气的强弱，治疗时以保护元气为主，而后察其邪在表在里以治之；②遵循治病规律，掌握针刺法则及俞穴理论，所谓"守数据治，无失俞理"。而要做到以上诸项，则须精通《上经》《下经》《揆度》《阴阳》《奇恒》《五中》等经典，这样诊治就不会失误。

【知识链接】

一、"治病之道，气内为宝"的临床意义

本段所论"治病之道，气内为宝"的思想，为后世医家所重视。如张介宾说："气内者，

气之在内者也，即元气也。凡治病者，当先求元气之强弱，元气既明，大意见矣。"即强调了真元之气的盛衰与疾病疗效、预后的关系。

《续名医类案》载"冯楚瞻治一壮年，作宦失意退居，抑郁成疾，即《经》所谓常（尝）贵后贱，名曰脱营，常（尝）富后贫，名曰失精。其后气血日消，神不外扬，六脉弦细而涩，饮食入胃，尽化为痰，必咳吐尽出，乃能卧。津液内耗，肌表外疏，所以恶寒而瘦削。以人参保元固中为君，黄芪助表达胃为臣，当归和养气血，白术助脾胜湿，麦冬保护肺中之气，五味收敛耗散之金，炙甘草和药性而补脾，并以为佐，桂枝辛甘之性，能调荣卫而温肌达表，麻黄轻扬力猛，率领群药，遍彻皮毛，驱逐阴凝之伏痰，化作阳和之津液，并以为使。但恐麻桂辛烈，有耗营阴，入白芍和肝，以抑二药之性。更加白术以固中，姜枣以助脾生津。二三剂脉气渐充有神，痰涎咳吐俱愈，继以十补丸及归脾、养荣加减痊愈"（《续名医类案·郁证》）。本案即着眼于元气虚衰，血虚不荣，气虚不运而生痰的病机，重在调补元气，佐以养血生津，温化痰饮而取效。

二、《黄帝内经》的医学模式

本篇指出："圣人之治病也，必知天地阴阳，四时经纪，五脏六腑，雌雄表里，刺灸砭石，毒药所主，从容人事，以明经道，贫富贵贱，各异品理，问年少长，勇怯之理，审于分部，知病本始，八正九候，诊必副矣。"强调诊治疾病不仅要掌握脏腑生理病理以及相关的诊断、治疗技术；同时还必须了解"天地阴阳，四时经纪"及节气变化之"八正"等生态环境与时间节律；"从容人事，以明经道，贵贱贫富，各异品理，问年少长，勇怯之理"，全面了解患者所处的社会环境、生活状况、精神状态等。可谓从临床诊治疾病的角度对《黄帝内经》"生物-心理-社会-生态-时间"医学模式的解读或应用。

医学模式是指在一定历史时期中，医学的基本观点、理论框架以及思维方式与发展规范的总和，是人们关于生命和死亡、健康和疾病认识的总观点，是医学临床实践活动和医学科学研究的指导思想和理论框架。一定的医学模式，是与一定时代人类的医学发展、科学技术、哲学思想的整体水平相适应，并与文化历史特征密切相关。一般认为，在医学的发展中，经历了古代神灵医学模式和自然哲学医学模式、近代以后形成的生物医学模式，现在正在向生物-心理-社会医学模式转变。

对于《黄帝内经》的医学模式，已有学者进行过研究，但认识不一，大致有"泛生态医学模式"[①]、"大生态医学模式"[②]、"天地人三才医学模式"[③]、"形-神-环境医学模式"[④]、"时-空-社会-心理-生物医学模式"[⑤]、"生物-环境-时间-气象-心理-体质-社

①马伯英.天作地合，人其一也——试析中医理论底蕴"泛生态医学规律"的总结和适应原理[J].中国中医基础医学杂志，1995，1（2）：8-10.

②陶功定.《黄帝内经》告诉了我们什么——关于生态医学思想的溯源及其现代意义研究[M].北京：中国中医药出版社，2004：144.

③王庆其.内经选读[M].北京：中国中医药出版社，2003：20.

④张庆祥，闫平.论《内经》的医学模式及其意义[J].山东中医药大学学报，2007，31（4）：277-279.

⑤薛崇成，杨秋莉.中医的医学模式与中医学心理学[J].亚太传统医药，2006，1（1）：31-33.

会–生态医学模式"①等诸多不同的表述。上述认识不乏深刻之处，但或一词涵盖多个范畴的内容，或表述与现代人的理解有一定距离，或有概括不全之处，或大小概念相互包含，故有必要在上述研究的基础上，予以深入研讨。

《黄帝内经》并无医学模式一词，但所言"医道"，与其意义相近。《素问·气交变大论》指出："夫道者，上知天文，下知地理，中知人事，可以长久。"可谓其医学模式的概括描述，以此为基点可深入剖析《黄帝内经》医学模式的基本内容。

（一）《黄帝内经》与生态医学

《黄帝内经》以"天人合一"为其自然观、方法论与价值观，认为宇宙万物乃至人的生命均源于天地造化，所谓"在天为气，在地成形，形气相感而化生万物矣"（《素问·天元纪大论》），"夫人生于地，悬命于天，天地合气，命之曰人"（《素问·宝命全形论》），故"人与天地相参也，与日月相应也"（《灵枢·岁露论》）。《素问·八正神明论》记载了月相的盈亏变化对人体气血、肌肉、经络的生理活动产生的周期性影响。《素问》运气学说系统阐述了天体、气象、气候的运行变化与人体健康、疾病的关系，构建了气候、物候、病候一体的周期性变化模式，虽然不乏猜测的成分，但有关天文、气象、物候与人体生命活动相关的思想是正确的，它将研究人体为主的医学，拓展成研究天、地、气候及人体的医学，从现在来看也是有积极意义的。《素问》的《异法方宜论》《五常政大论》等篇讨论了地理环境、气候变化、饮食生活习惯与人的寿夭以及发病的关系，进而提出"异法方宜"的防治疾病方略，可谓中国古代最朴素的地理生态医学思想。这种将人置于大自然、大宇宙之中，从人体与其环境相互作用的角度，研究人体的健康、疾病及其防治的思想，与当代生态学思想十分吻合，故有学者认为中医学是优质的生态医学。

（二）《黄帝内经》与社会心理医学

《黄帝内经》的许多篇章还记载了社会心理环境与医学的关系问题，本篇提到"尝贵后贱，虽不中邪，病从内生，名曰脱营。尝富后贫，名曰失精""暴乐暴苦，始乐后苦，皆伤精气""封君败伤，及欲侯王，故贵脱势，虽不中邪，精神内伤，身必败亡。始富后贫，虽不伤邪，皮焦筋屈，痿躄为挛"，强调社会地位的变迁及际遇，可以引起人的心理变化，进而引发许多疾病。所以，治疗疾病时，医生必须"告之以其败，语之以其善，导之以其便，开之以其所苦"（《灵枢·师传》）。这种对社会、心理与躯体生命活动关系的自觉，强调形与神、人与社会和谐适应，无疑与当代生物–心理–社会医学模式相通。

（三）《黄帝内经》与时间医学

从"天人合一"哲学观而言，人与天地自然不仅同源于一气，具有相同的阴阳五行结构，而且，人与天地自然也具有相同的规律。天道循环呈现出一定的周期性，要通过一个有来有去的时间序列来显示。诚如《吕氏春秋·圜道》说："日夜一周，圜道也。月躔二十八宿，轸与角属，圜道也。精行四时，一上一下，各与遇，圜道也。物动则萌，萌而生，生而长，

①潘远根.《内经》创立的生态医学模式[J].湖南中医学院学报，2005，25（4）：22–23.

长而大，大而成，成乃衰，衰乃杀，杀乃藏，圜道也。"因此，人体生命活动也遵循"圜道"这一基本法则，而呈现出周期性的时间变化结构。如《灵枢·经别》云："余闻人之合于天道也，内有五脏，以应五音、五色、五时、五味、五位也；外有六腑，以应六律；六律建阴阳诸经，而合之十二月、十二辰、十二节、十二经水、十二时、十二经脉者。此五脏六腑之所以应天道。"《灵枢·本脏》则云："五脏者，所以参天地，副阴阳，而连四时，化五节也。"《灵枢·痈疽》也指出："经脉留（流）行不止，与天同度，与地合纪……夫血脉营卫，周流不休，上应星宿，下应经数。"《黄帝内经》对这一周期性时间变化规律，正是以阴阳五行理论加以阐述的，《素问·四气调神大论》说："夫四时阴阳者，万物之根本也。"《素问·天元纪大论》明确指出："夫五运阴阳者，天地之道也。"五运即五行，五行阴阳作为天地之道，必然要遵循天道循环运行的规律，呈现出一定的时间节律，而这种时间节律即呈现为宇宙阴阳二气的消长转化和五行生克制化过程中所表现出来的五行轮流当令。由此可见，在阴阳五行的宇宙图式中，时间结构占居主导地位，起决定作用，因此整体宇宙按照统一的步调，进行着和谐一致、周而复始的运动。天人合一作为《黄帝内经》理论的核心思想，阴阳五行作为《黄帝内经》的理论框架，也就规定和制导着《黄帝内经》理论的取向，使其着重把人视作生命功能状态和信息传导的流动过程，研究人体生命运动的时间节律。因而，在《黄帝内经》有关生理、病理、诊断、治疗、养生等各方面的内容中，都呈现出鲜明的时间性特征。

综上所述，《黄帝内经》的医学模式可概括为"生物–心理–社会–生态–时间"医学模式。

征四失论篇第七十八

【导读】

征，即惩，惩戒的意思。四失，指医生在临床中易犯的四种过失。造成临床失误的原因是多方面的，总体上可划分为客观原因与主观原因两个方面。客观原因往往比较复杂，如医疗环境因素（诊疗设备不完善、医院管理混乱、科室协作精神差、医技科室诊断技术能力有限等）、疾病过程因素（病象暴露不充分）和病人因素（病史诉述不清和有意回避）等。主观因素主要有职业责任心不强，诊疗技术不熟练，理论思维方法不正确，甚至医师的过度紧张、疲劳，思想负担和不良情绪等因素均可成为诱发误诊误治的原因。本篇主要从主观因素方面讨论了临床中常犯的四种过失及其原因，以此作为惩戒，故篇名"征四失论"。

【原文】

黄帝在明堂[1]，雷公侍坐。黄帝曰：夫子所通书受事[2]众多矣，试言得失[3]之意，所以得之，所以失之。雷公对曰：循经受业[4]，皆言十全，其时有过失者，请闻其事[5]解也。

帝曰：子年少智未及邪[6]？将言以杂合[7]耶？夫经脉十二，络脉三百六十五，此皆人之所明知，工之所循用[8]也。所以不十全者，精神不专，志意不理[9]，外内相失[10]，故时疑殆。诊不知阴阳逆从之理，此治之一失矣。受师不卒[11]，妄作杂术[12]，谬言为道，更名自功[13]，妄用砭石，后遗身咎[14]，此治之二失也。不适[15]贫富贵贱之居，坐之薄厚[16]，形之寒温，不适饮食之宜，不别人之勇怯，不知比类，足以自乱，不足以自明，此治之三失也。诊病不问其始，忧患饮食之失节，起居之过度，或伤于毒，不先言此，卒持寸口[17]，何病能中，妄言作名[18]，为粗所穷[19]，此治之四失也。

是以世人之语者，驰千里之外，不明尺寸之论，诊无人事。治数之道，从容之葆[20]，坐持寸口，诊不中五脉，百病所起，始以自怨，遗师其咎[21]。是故治不能循理，弃术于市^[22]，妄治时愈，愚心自得。呜呼！窈窈冥冥^[23]，孰^[24]知其道！道之大者，拟于天地，配于四海，汝不知道之谕^[25]，受以明为晦。

【校注】

〔1〕明堂：古时帝王宣政议事的场所。

〔2〕通书受事：指通晓的医书和接受的医事。

〔3〕得失：成败。此指医疗的成功与失败。

〔4〕循经受业：遵循医经学习医学。

〔5〕事：疑衍。王冰注："故请言其解说也。"似王冰所据本无"事"字。

〔6〕邪：语气词，表疑问。同"耶"。

〔7〕言以杂合：孙怡让《素问王冰注校》："以文义推之，杂当为离，二字形近，古多互讹……言以杂合，谓言论有合有不合也。"又，张介宾："谓己无定见，故杂合众说而不能独断也。"

〔8〕工之所循用：医生遵循而常用。

〔9〕志意不理：犹言思想上缺乏正确的思维能力。

〔10〕外内相失：不明外在症状与内在病变之间的相互关系。

〔11〕不卒：未完成学业。卒，完毕。

〔12〕妄作杂术：盲目施行各种疗法。

〔13〕更名自功：将别人的成绩，改换名目，以为自己的功劳。又，《新校正》："按《太素》'功'作'巧'。"于鬯："功字当依林校正引《太素》作巧。巧、功于义皆可解，而巧与上文道字、下文咎字为韵，功则失韵矣。窃取前人之法而更其名目，是以前人之巧为己巧，故曰自巧也。"

〔14〕后遗身咎：给自己造成了错误与过失。咎，灾祸，罪责。

〔15〕适：视，观察。

〔16〕坐之薄厚：居处环境的好坏。又，《素问释义》："坐字误，疑当作生。"

〔17〕卒持寸口：言仓促而草率地切脉。卒，急速，仓促。又，下文"卒持寸口"作"坐持寸口"。卒为"坐"之讹。坐，仅也。《广雅·释诂三》："坐，止也。"

〔18〕妄言作名：信口胡言，杜撰病名。作，通"诈"，杜撰。胡澍："作，读曰诈，妄、诈对文。"

〔19〕为粗所穷：言粗枝大叶，后患无穷。

〔20〕治数之道，从容之葆：诊病之理法，以从容比类最为宝贵。

〔21〕遗师其咎：归罪于老师传授不明。

〔22〕弃术于市：王冰："不能修学至理，乃衒卖于市廛，人不信之，谓乎虚谬，故云弃术于市也。"

〔23〕窈窈冥冥：形容医学理论微妙精深。

〔24〕孰：原作"熟"，据王冰注、《素问吴注》《素问直解》改。

〔25〕谕：明示，教诲。王冰："然不能晓谕于道，则受明道而成暗昧也。"

【释义】

　　本篇是中医学讨论临床失误问题的专论,首先指出习医者循学经师,受传事业,都说病是完全可以治好的,但在实际的诊疗过程中仍不免有过失,究其原因,乃是医者诊病时精神不集中,缺乏正确的思维能力,搞不清外在症状和内在病变之间的关系,因而时常发生疑问和困难,造成不必要的过失。概括起来,主要有四个方面。

一、不知阴阳逆从之理

　　阴阳顺逆,可谓中医学的基本原理与诊治疾病的基本法则,《景岳全书·传忠录》云:"凡诊病施治,必须先审阴阳,乃为医道之纲领。阴阳无谬,治焉有差?医道虽繁,而可以一言蔽之者,曰阴阳而已。故证有阴阳,脉有阴阳,药有阴阳……没能明彻阴阳,则医理虽玄,思过半矣。"阴阳等基本理论贯穿于中医学生理、病理、诊断、治疗、养生防病诸方面,对于这些重要的医学理论若不能精通,诊治疾病必然产生重大错误。马莳从临床具体诊治的角度解释说:"阴阳逆顺之理,非止一端。左手人迎为阳,春夏洪大为顺,沉细为逆;右手气口为阴,秋冬沉细为顺,洪大为逆;男子左手脉大为顺,女子右手脉大为顺。外感,阳病见阳脉为顺,阴脉为逆;阴病见阴脉为顺,阳脉为逆。内伤,阳病见阳脉为顺,阴脉为逆;阴病见阴脉为顺,阳脉为逆。又色见上下左右,各在其要,上为逆,下为顺。女子右为逆,左为顺;男子左为逆,右为顺。"在此告诫医者首先必须精通中医学的基本诊疗理论。

二、学业未竟,心术不正

　　医生在随从老师学习的时候,并没有完全学好,就半途而废,并妄用一些不正规的杂术,以荒谬的邪说作为理论,将别人的成绩,改换名目,以为自己的功劳,或违反辨证论治的治疗原则,盲目施用砭石治疗,结果给自己造成了错误。马莳注云:"第二失者,不受师术之正,妄效杂术之邪,以非为是,苟用砭石也。"以此告诫医者要端正学风,加强医德修养,树立良好的职业风尚,遵循辨证论治的基本原则。

三、不了解病人情况,不知比类

　　医者在诊治疾病的过程中,不了解病人贫贱富贵地位之高低,生活环境的优劣,体质的强弱、寒热,不考虑饮食喜恶宜忌,不区别个性的勇怯,又不能把这些情况应用比类异同的方法进行分析,在复杂多变的疾病面前,就不能正确的辨证治疗。张介宾注云:"察贫富贵贱之常,则情志劳佚可知。察处之薄厚,则奉养丰俭可知。察形之寒温,则强弱坚脆、受邪微甚可知。察饮食之宜否,则五味之损益、用药之寒热可知。凡此者,使不能比别例类以求其详,则未免自乱矣,明者固如是乎?"以此告诫医者临床须全面了解病人各方面情况,并掌握正确的思维方法。

四、诊病不问其始，卒持寸口

张介宾云："凡诊病之道，必先察其致病之因，而后参合以脉，则其阴阳虚实，显然自明。使不问其始，是不求其本也。又若忧患饮食之失节，内因也。起居之过度，外因也。或伤于毒，不内外因也。不先察其因而卒持寸口，自谓脉神，无待于问，亦焉知真假逆从，脉证原有不合，仓卒一诊，安能尽中病情？心无定见，故妄言作名。误治伤生，损德孰甚，人已皆为所穷，盖粗疏不精所致，此四失也。"以此告诫医者临床时必须四诊合参，详细询问病情，收集各种症状、体征和有关资料，综合分析，防止资料不全，片面诊断而造成过失。

最后，原文从医学知识之博大精深与学习、运用之关系的角度，进一步阐述了从事医学活动必须坚持实事求是的科学态度，认真钻研医学理论，掌握全面诊察的方法与辨证论治的精髓，力戒浮夸。所谓"道之大者，拟于天地，配于四海"，犹如《庄子·养生主》所言"吾生也有涯，而知也无涯"。如果不认真钻研，努力学习，不明了尺寸的理论，治病不考虑人情世故，不遵守医疗规矩，不了解临床思维方法，仅仅诊察寸口脉象，对五脏之脉尚且不会诊断，更不知道百病的起因，直到遇到医疗上的困难，方才埋怨自己学术不精，却又归罪于老师传授不好。治病不遵循理论，衒卖于市廛，纵或侥幸地胡乱治好一个病，就自以为了不起，但这只是一种偶中，并不是真才实学所得的效果。此与《疏五过论》所言"守数据治，无失俞理，能行此术，终身不殆"，恰好从正反两个方面说出了刺灸及用药处方必须据理而设的道理。

总之，本篇教育医家在治学方面，要苦心向学，砥砺图精，言行循理守法，不仅要掌握精湛的学术，还必须具有高度的医德修养，端正为病人服务态度，反对妄言口给；在诊法方面，强调集中精力，开扩思路，四诊合参，穷究病理，反对挂漏偏从；在施治方面，要求立法定治，恰合病机，避免妄投药石，滥用针砭。

【知识链接】

一、医学理论的价值

医学理论来源于治疗的实践活动，反过来又对医疗实践有指导作用，在医疗实践中发展医学理论，检验医学真谛。所以本文特别指出学习医学理论的重要，多处批评那种不注重理论学习的不良倾向，如"诊不知阴阳逆从之理""不明寸尺之论""治不能循理"等。如果忽视了理论对实践指导的重要性，而盲目实践，就不可能获得十全的效果，仅凭个人的经验去处理病人就会贻误病情，后遗身咎，足以自乱，所谓"不知道之谕，受以明为晦"。所以作为一个医生要特别注意医学理论的精研和学习，要理论联系实践，理论指导实践，不能将理论束之高阁，要在医学理论的指导下，不断提高医疗水平，同时在实践中检验和发展医学理论。

二、问诊在疾病诊断中的价值

四诊是中医的诊断方法，问诊则是四诊中较为重要的一项。通过问诊有助于找出导致疾病的线索，探求病因，以达到掌握疾病本质的目的，故历代医家在强调四诊合参的同时，特别重视问诊的必要。本文言："诊病不问其始，忧患饮食之失节，起居之过度，或伤于毒，不先言此，卒持寸口，何病能中？"明确指出卒持寸口，忽视问诊是不能正确诊断疾病的。因为病人的一切自觉症状，疾病的发生发展过程等只有通过病人的主诉才能全面确切地反映出来。医生根据病人（或了解病人情况的人）的主诉，加上其他检查才能正确判断疾病。如果诊断疾病不问病史，不问其起病于何时，不问"贫富贵贱之居，坐之薄厚，形之寒温"以及"饮食之宜""人之勇怯"等情况，仅凭切脉是难以准确诊断病证的。《素问·三部九候论》也说："必审问其所始病，与今所方病，而后各切循其脉。"说明"切诊"应在望、闻、问三诊的基础上进行。故明代李中梓在《医宗必读》中指出："世有切脉而不问证，其失可胜言哉。"

三、"外内相失"诠解

本篇言："所以不十全者，精神不专，志意不理，外内相失，故时疑殆。"其中"外内相失"一句，历代注家分歧甚大。王冰注："外谓色，内谓脉也……揆度失常，故色脉相失而时自疑殆也。"姚止庵、汪机等从其说，张琦补充认为："外应兼形证言，内则脏腑神志皆是也。"吴崑则云："故外之病情，内之神志，两者相失，故时疑殆。"张志聪、高世栻则从内得于心而外应于手的角度论述，如高世栻说："不能内得于心，外应于手，内外相失，故时疑殆而未明。"唯张介宾从医患关系的角度解释说："志意不分条理者，以心不明而纷乱也。外内相失者，以彼我之神不交，心手之用不应也。"《素问·汤液醪醴论》云："病为本，工为标，标本不得，邪气不服。"张介宾解释说："病必得医而后愈，故病为本，工为标。然必病与医相得，则情能相浃，才能胜任，庶乎得济而病无不愈。惟是用者未必良，良者未必用，是为标本不相得，不相得则邪气不能平服，而病之不愈者以此也。"明确提出了"病工合一"的思想。《承淡安针灸师承录》提出针效的主体有三大要点：第一是精神感应，第二是心理专注，第三是物理刺激。并记载了多个这样的案例，有的病人经他针刺，针感不显，数针而不效，转而由他妻子针刺则针感明显，疗效很好。由此他得出这样的判断：针工的性情体质，若与病者不合则针刺难以获效[1]。镜像神经元的发现，也许为此类现象的研究提供一定借鉴。由于有镜像神经元的存在，人类才能学习新知、与人交往，因为人类的认知能力、模仿能力都建立在镜像神经元的功能之上。人脑中存在的镜像神经元，具有视觉思维和直观本质的特性，以此可以迅速理解他人意图，体验别人的情感。

---

①承淡安.承淡安针灸师承录[M].北京：人民军医出版社，2008：14，24.

阴阳类论篇第七十九

【导读】

推类是中国古代逻辑的主导推理类型，中国古人思维的特点就是关注"类"，并通过"物象"和符号"象"来把握"类"之"理"，侧重"类"的区分性、功能性，即以事物所表现的功能之象来划分"类"。本篇即从功能之象的角度划分三阴三阳，主要论述了三阴三阳的类别、功能、相互关系、病脉与主病，以及四时阴阳盛衰病变的死期，同时涉及到五脏主时与贵贱的问题。高世栻云："阴阳类者，阴阳类聚而交合也。三阳、二阳、一阳，三阴、二阴、一阴，其中交属相并，缪通五脏，阳与阴合，阴与阳合。首论五脏阴阳之至贵，末论四时阴阳之短期，中论三阳、三阴之交合，皆为阴阳类也。"其言"阴阳类者，阴阳聚类而交合也"，可谓画龙点睛地说明了全文的主旨。

【原文】

孟春始至[1]，黄帝燕坐[2]，临观八极[3]，正八风之气，而问雷公曰：阴阳之类，经脉之道，五中[4]所主，何脏最贵？雷公对曰：春甲乙青，中主肝，治七十二日，是脉之主时，臣以其脏最贵。帝曰：却念《上下经》《阴阳》《从容》[5]，子所言贵，最其下也。

雷公致斋七日，旦复侍坐。帝曰：三阳为经[6]，二阳为维[7]，一阳为游部[8]。三阴为表[9]，二阴为里[10]，一阴至绝作朔晦[11]，却具合以正其理，此知五脏终始[12]。雷公曰：受业未能明。帝曰：所谓三阳者，太阳也[13]，至手太阴[14]弦浮而不沉，决以度，察以心，合之阴阳之论[15]。所谓二阳者，阳明也，至手太阴弦而沉急不鼓，炅至以病皆死。一阳者，少阳也，至手太阴上连人迎弦急悬不绝[16]，此少阳之病也，专阴[17]则死。三阴者，六经之所主也[18]，交于太阴，伏鼓不浮，上空志心[19]。二阴至肺，其气归膀胱，外连脾胃[20]。一阴独至，经绝气浮，不鼓钩而滑[21]。此六脉者，乍阴乍阳，交属相并，缪通五脏，合于阴阳，先至为主，后至为客。

　　雷公曰：臣悉尽意，受传经脉，颂得从容之道，以合《从容》，不知阴阳，不知雌雄。帝曰：三阳为父^[22]，二阳为卫^[23]，一阳为纪^[24]。三阴为母^[25]，二阴为雌^[26]，一阴为独使^[27]。二阳一阴，阳明主病，不胜一阴，脉耎而动，九窍皆沉^[28]。三阳一阴，太阳脉胜，一阴不能止，内乱五脏，外为惊骇。二阴二阳，病在肺，少阴脉沉，胜肺伤脾，外伤四支。二阴二阳皆交至，病在肾，骂詈妄行，巅疾为狂。二阴一阳，病出于肾，阴气客游于心脘，下空窍堤^[29]，闭塞不通，四支别离。一阴一阳代绝^[30]，此阴气至心，上下无常，出入不知^[31]，喉咽干燥，病在土脾。二阳三阴，至阴皆在，阴不过阳，阳气不能止阴，阴阳并绝，浮为血瘕，沉为脓胕^[32]。阴阳皆壮，下至阴阳^[33]，上合昭昭，下合冥冥^[34]，诊决死生之期，遂合岁首^[35]。

　　雷公曰：请问短期^[36]。黄帝不应。雷公复问。黄帝曰：在经论中。雷公曰：请闻短期。黄帝曰：冬三月之病，病合于阳者，至春正月脉有死征，皆归出春^[37]。冬三月之病，在理已尽^[38]，草与柳叶皆杀春^[39]，阴阳皆绝，期在孟春。春三月之病，曰阳杀^[40]，阴阳皆绝，期在草干^[41]。夏三月之病，至阴不过十日^[42]，阴阳交^[43]，期在溓水^[44]。秋三月之病，三阳俱起^[45]，不治自已。阴阳交合^[46]者，立不能坐，坐不能起。三阳独至，期在石水^[47]。二阴独至，期在盛水^[48]。

【校注】

　　〔1〕孟春始至：指立春之日。孟春，春季第一个月，即阴历正月。

　　〔2〕燕坐：安坐。燕，安闲。

　　〔3〕八极：八方极远之地。

　　〔4〕五中：指五脏。

　　〔5〕《上下经》《阴阳》《从容》：古书名，已佚。

　　〔6〕三阳为经：喻太阳经脉直行，犹如经线。经，织物的纵线。又，张介宾："经，大经也。周身之脉，惟足太阳为巨，通巅下背，独统阳分，故曰经。"

　　〔7〕二阳为维：喻阳明经脉横行旁出犹如纬线。维，通"纬"，织物的横线。又，张介宾："维，维络也。阳明经上布头面，下循胸腹，独居三阴之中，维络于前，故曰维。"

　　〔8〕一阳为游部：喻少阳经脉在躯体两侧，犹旗帜两旁的飘带。游，同"斿"，古代旌旗上的飘带。又，张介宾："少阳在侧，前行则会于阳明，后行则会于太阳，出入于二阳之间，故曰游部。"

　　〔9〕三阴为表：三阴，原作"三阳"。张介宾："三阳，误也，当作'三阴'。三阴，太阴也。太阴为诸阴之表，故曰三阴为表。"据此及上下文例改"三阳"为"三阴"。

　　〔10〕二阴为里：少阴为三阴之里。

　　〔11〕一阴至绝作朔晦：张介宾："一阴，厥阴也。厥者，尽也……此两阴交尽，故曰厥阴也……阴阳消长之道，阴之尽也如月之晦，阳之生也如月之朔，既晦而朔则绝而复生，此所谓一阴至绝作朔晦也。"

　　〔12〕此知五脏终始：原在上文"一阳为游部"句下，《素问释义》曰："句应在正其理句下。"细究文义，此说为是，故移于此。五脏终始，犹言五脏经脉之循行概括。又，吴崐："由表而

入，则始太阳，次少阳，终阳明；由里而出，则始阳明，次少阳，终太阳。言五脏者，阳该阴也。"

〔13〕三阳者，太阳也：原作"三阳者，太阳为经，三阳脉"，文例与后文不符，义亦不可训，据《甲乙经》卷四改。

〔14〕手太阴：指寸口脉。

〔15〕决以度……合之阴阳之论：此12字与前后文不相协，疑当在本节句末"后至为客"之下。王冰："当约以四时高下之度而断决之，察以五脏异同之候而参合之，以应阴阳之论，知其藏否耳。"

〔16〕上连人迎弦急悬不绝：以上下文例，"上连人迎"4字疑衍。《素问考注》曰："弦急悬不绝，义未详。《阴阳别论》云：凡持真脏之脉者，肝至悬绝急，十八日死。《通评虚实》云：肠澼，脉悬绝则死，滑大则生。又云：肠澼之属，身不热，脉不悬绝，何如？曰：滑大者生，悬涩者死。《三部九候》云：九候之脉，皆沉细悬绝者为阴，主冬，故以夜半死。并以'悬绝'为熟语，如'不悬绝'则成语，至于'悬不绝'则不成语。盖悬绝与悬涩同义，谓结涩而不接续之脉……则'不'字不可读，是非衍字，为语助。"认为"不"可作为语气助词，宜从。

〔17〕专阴：即独阴，此指无胃气的真脏脉。

〔18〕三阴者，六经之所主也：吴崑："三阴，指脾而言……脾为坤土，有母万物之象，故六经受气于脾而后治，是为六经所主。"又，张介宾："三阴之脏，脾与肺也。肺主气，朝会百脉，脾属土，为万物之母，故三阴为六经之主。"

〔19〕上空志心：《甲乙经》卷四"志"作"至"，《校诂》云："古抄本空作控。"王冰注"空"亦作"控"。据文义当作"上控至心"，即向上牵扯到心之义。王冰："是心气不足，故上控引于心而为病也。"

〔20〕二阴至肺……外连脾胃：《素问释义》："二阴不言脉，缺文可知。"《素问考注》："（张）琦说似是。《阴阳别论》（当作《经脉别论》）所云'二阴搏至，肾沉不浮'者，及《伤寒例》所云'尺寸俱沉者，少阴受病也'，共可以补本条之脉也。"二阴，少阴肾也。言肾脉入肺，随肺脉至气口；与膀胱为表里，故其气内归膀胱；所藏元气能助脾胃之气，故能外连脾胃。

〔21〕一阴独至……不鼓钩而滑：张介宾："一阴独至，厥阴脉胜也。《经脉别论》曰'一阴至，厥阴之治'是也。厥阴本脉，当软滑弦长，阴中有阳，乃其正也。若一阴独至，则经绝于中，气浮于外，故不能鼓钩而滑，而但弦无胃，生意竭矣。"

〔22〕三阳为父：王冰："父，所以督济群小，言高尊也。"张介宾："太阳总领诸经，独为尊大，故称乎父。"

〔23〕二阳为卫：言阳明主为卫外。王冰："卫，所以却御诸邪，言扶生也。"

〔24〕一阳为纪：张介宾："纪于二阳之间，即《阴阳离合论》少阳为枢之义。"纪，交会，枢机。又，马莳："一阳者，即少阳也，少阳为表之游部，布络诸经，所以为纪也。"

〔25〕三阴为母：比喻太阴能滋养诸经而称为母。王冰："母，所以育养诸子，言滋生也。"

〔26〕二阴为雌：比喻少阴内守在里。张介宾："少阴属水，水能生万物，故曰雌，亦上文二阴为里之义。"

〔27〕一阴为独使：张介宾："使者，交通终始之谓。阴尽阳生，惟厥阴主之，故为独使。"独使，专使，唯一的联系者。

〔28〕九窍皆沉：王冰："故九窍沉滞而不通利也。"沉，沉滞，不通畅。

〔29〕下空窍堤：在下控制膀胱开阖。空，通"控"，控制。周学海："窍堤者，窍以为通，堤以为束，即膀胱也。"又，姚止庵："故肾水为病，阴气充斥，上自心脘，下及诸窍，而令闭塞如堤也。"《素问考注》"下"字连上读。森立之："空窍如堤闭塞不通者，言不宙前后二窍，全身毛孔，亦气闭不通也。"

〔30〕一阴一阳代绝：言厥阴肝、少阳胆合病，脉来动而中止，时有断绝。

〔31〕出入不知：饮食无味，二便固摄无权。出，指二便。入，饮食。

〔32〕浮为血瘕，沉为脓胕：《素问吴注》改为"沉为血瘕，浮为脓胕"，义胜。血瘕，腹内血液积滞而形成的有形肿块。脓胕，脓肿腐溃。

〔33〕阴阳皆壮，下至阴阳：张介宾："阴阳皆壮，则亢而为害，或以孤阴，或以孤阳，病之所及，下至阴阳。盖男为阳道，女为阴器，隐曲不调，俱成大病也。"

〔34〕上合昭昭，下合冥冥：吴崑："昭昭，天之阳也。冥冥，地之阴也。言脉之阴阳合天地也。"

〔35〕遂合岁首：《类经》卷十三"合"作"至"。森立之："'遂'字可细玩矣。盖冬三月之病，以其脉证考究之，遂至孟春岁首，合考人天二气之理，而其死生之期可以知矣。"

〔36〕短期：指疾病死亡日期。

〔37〕出春：张介宾："出春，春尽夏初也。"

〔38〕在理已尽：张介宾："察其脉证之理，已无生意。"又，王冰："里，谓二阴，肾之气也……理，里也。"森立之："言冬三月之病，在里之阳气已尽。"

〔39〕杀春：《太素》卷十六无"春"字，宜从。"杀"疑为"生"之误。盖孟春之际草与柳叶皆萌生也。王冰："然肾病而正月脉有死征者，以枯草尽青，柳叶生出而皆死也。"

〔40〕阳杀：马莳："春三月为病者，正以其人秋冬夺于所用，阴气耗散，不能胜阳，故春虽非盛阳，交春即病，为阳而死，名曰阳杀。"又，森立之："言春三月阳气当生，而其病阳气不生，为恶寒四逆之类，是曰阳杀也。"

〔41〕草干：马莳："期在旧草尚干之时，即应死矣，无望其草生柳叶之日也。"

〔42〕至阴不过十日：脾热病而生于阳极之时，死期不过十日。至阴，指脾。

〔43〕阴阳交：指脉象与脉位的阴阳属性交叉。吴崑："阴脉见于阳，阳脉见于阴，阴阳交易其位，谓之阴阳交。"森立之云："阴阳交者，阴脉阳脉交相搏，如浮大兼沉微，滑数带弦涩之类是也。"又，王冰："《评热病论》曰：温病而汗出，辄复热而脉躁疾，不为汗衰，狂言不能食者，病名曰阴阳交。"

〔44〕潇水：水清明静。比喻秋季。杨上善："水静也。七月水生之时也。"又，吴崑："潇水，仲秋水寒之时也。"

〔45〕三阳俱起：高世栻："前三阳，谓太阳、阳明、少阳，故曰俱；后三阳，谓太阳；二阴，谓少阴，故曰独也。"张介宾："秋时阳气渐衰，阴气渐长，虽三阳脉病俱起，而阳不胜阴，故自已也。"

〔46〕阴阳交合：张介宾："秋气将敛未敛，故有阴阳交合为病者，则或精或气必有所伤，而致动止不利。盖阳胜阴，故立不能坐；阴胜阳，故坐不能起。"

〔47〕石水：指隆冬季节。王冰："石水者，谓冬月水冰如石之时，故云石水也。"

〔48〕盛水：指夏季雨水较多的季节。又，森立之："案：全本作'三阴'似是……三阴脉独至，阳脉不至者也。是为脾肾肝经，有湿邪所为，死期方在九十月间也。'盛水'，恐是九月、十月之名。"

【释义】

本篇主要论述了三阴三阳的类别、功能、相互关系、病脉与主病，以及四时阴阳盛衰病变的死期，同时涉及到五脏主时与贵贱的问题。

一、立春日占候与肝脏为贵

俗话说，一年之计在于春。此亦体现了古人认为事物的初始状态决定了或关系着其全过程的情况，或者说，事物全过程的情况取决于它的初始状态。因此，要预测一年的好坏，就必须通过观察该年之始，即以该年第一天的情况来作推断。所以说："孟春始至，黄帝燕坐，临观八极，正八风之气。"

从五脏与时季的配属关系而言，肝配属于春为一岁之始，从事物的初始状态决定了或关系着其全过程的情况来推论，自然可以得出肝为最贵的结论。如王冰注云："四时之气，以春为始，五脏之应，肝脏合之，公故以其脏为最贵。"当然在《黄帝内经》中，对人体脏腑功能调节控制的主宰曾有不同的论述，《素问·灵兰秘典论》提出了"十二脏之相使，贵贱如何"的问题，并指出："心者，君主之官，神明出焉。"《灵枢·邪客》也指出："心者，五脏六腑之大主，精神之所舍也。"确立了心为生命主宰的地位。《素问·太阴阳明论》又从脾为中宫之土，土为万物之母的角度指出："脾者土也，治中央，常以四时掌四脏。"《素问·玉机真脏论》也指出："脾脉者土也，孤脏以灌四旁者也。"后世医家由此发挥，提出脾为后天之本的观点。从不同的角度提出不同的观点，可以相互补充，不可拘泥于一说。

二、三阴三阳的分布特点与功能

本篇原文以取象比类的方法，形象地阐述了三阴三阳经脉在人体分布的特点以及功能，指出"三阳为经，二阳为维，一阳为游部""三阴为表，二阴为里，一阴至绝作朔晦""三阳为父，二阳为卫，一阳为纪，三阴为母，二阴为雌，一阴为独使"。三阳太阳为经、为父，言太阳阳气最盛，经脉通巅下背，独统阳分，总领诸经，独为尊大。二阳阳明为维、为卫，言阳明经脉上布头面，下循胸腹，独居三阴之中，维络于前，捍卫诸经，抗御外邪。一阳少阳为游部、为纪，言少阳经脉在躯体两侧，犹旗帜两旁的飘带，张介宾云："少阳在侧，前行则会于阳明，后行则会于太阳，出入于二阳之间，故曰游部。""纪于二阳之间，即《阴阳离合论》少阳为枢之义。"黄元御亦云："少阳在侧为游部，所谓少阳为枢也。"三阴为表、为母，言三阴太阴为诸阴之表，张介宾云："《痿论》曰：肺主身之皮毛。《师传》篇曰：肺为之盖，脾者主为卫。故手足三阴，皆可言表也。""太阴滋养诸经，故称为母。"二阴为里、为雌，言二阴内守在里，且少阴属水，水能生万物，故曰雌。一阴为至绝作朔晦、为独使，言一阴厥阴乃阴尽阳生，阴之尽如月之晦，阳之生如月之朔，犹如阴阳转换交通之专使。张志聪注言："三阳为父，太阳之为乾也。三阴为母，太阴之为坤也。二阳为卫，阳明之气主卫于外也。二阴为雌，少阴之为里也。一阳为纪，少阳为出入游部之纪纲。一阴为独使，谓厥阴为外内阴阳之独使。此盖言三与三类，二与二类，一与一类，各有内外雌雄之相合也。"

三、三阴三阳各经的病脉

本篇提出三阴三阳六经脉象均可表现于手太阴寸口部位，故根据寸口脉象变化，可以诊察三阴三阳六经病变，故王冰云："约以四时高下之度而断决之，察以五脏异同之候而参合之，以应阴阳之论，知其藏否耳。"具体而言，太阳之脉本洪大以长，今见弦浮不沉，为有病之脉，森立之云："太阳弦浮之脉，即太阳病脉浮紧是也。"阳明之脉本浮大而短，今见弦而沉急无力，是肝木侮脾土的病脉，如见发热的情况，就有死亡的危险。少阳脉来弦急而悬空欲绝，或弦急太甚，均为无胃气之真脏脉，故预后不佳。太阴之脉本轻浮和缓，今见沉而不浮的脉象，则是阴盛阳衰，病变会影响到心。少阴病脉，本文没有论及，森立之云："《阴阳别论》（当作《经脉别论》）所云'二阴搏至，肾沉不浮'者，及《伤寒例》所云'尺寸俱沉者，少阴受病也'，共可以补本条之脉也。"厥阴之脉本软滑弦长，阴中有阳，若一阴独至，经绝于中，气浮于外，所以脉不能鼓钩而滑，而见弦而无胃气之象。

上述三阴三阳六经之脉表现于寸口，或现阳脉，或现阴脉，然与五脏阴阳相关。张介宾谓："六脉之交，至有先后，有以阴见阳者，有以阳见阴者。阳脉先至，阴脉后至，则阳为主而阴为客；阴脉先至，阳脉后至，则阴为主而阳为客，此先至为主，后至为客之谓也。然至有常变，变有真假。常阳变阴，常阴变阳，常者主也，变者客也。变有真假，真变则殆，假变无虞，真者主也，假者客也。客主之义，有脉体焉，有运气焉，有久暂焉，有逆顺焉，有主之先而客之后者焉。诊之精妙，无出此矣，非精于此者，不能及也，脉岂易言哉？"

四、三阴三阳合病的脉证

二阳一阴发病，乃阳明、厥阴相薄，则肝邪侮胃，故阳明主病，不胜一阴。脉软为有胃气，动者，肝气也。土受木邪，则脉软而兼动。九窍皆阳明所及，阳明病则胃气不行，故九窍皆不通利。

三阳一阴发病，乃膀胱与肝合病，马莳云："膀胱主病而肝来侮之，则木来乘水。当是时，膀胱为表，肝为里，膀胱邪盛，有自表之里之势，肝经不得而止之，致使内乱五脏之神，外有惊骇之状。（《金匮真言论》言：肝其病发惊骇）。"森立之则认为："惊骇，或为水饮带邪热所致。膀胱邪盛者，即水邪也。如太阳病，柴胡加龙蛎之烦惊，救逆汤之惊狂，加温针必惊是也。盖水饮迫心肝，则必发惊证，故曰内乱五脏，非真扰五脏气。"

二阴二阳发病，古代注家有心胃合病与胃肾合病两说。张介宾云："少阴为心火之脏，火邪则伤金，故病在肺。阳明为胃土之腑，土邪必伤水，故足少阴之脉沉。沉者，气衰不振之谓。然胃为脾腑，脾主四肢，火既胜肺，胃复连脾，脾病则四肢亦病矣。"森立之则曰："二阴，肾也。二阳，胃也。盖胃肾共病，肾水用事，则其害必至肺金，则少阴病脉沉，欲吐不吐，心烦，咳，四肢沉重，四逆之类，并皆与本文相符。"若二阴二阳皆交至，病及心肾与胃大肠，胃肠实热扰及心神，或肾阴亏虚，心火旺盛，心肾不交，均可导致骂詈妄行之狂病。

二阴一阳发病，乃肾与三焦合病，张介宾云："肾与三焦合病，则相火受水之制，故病出于肾。肾脉之支者，从肺出络心，注胸中，故阴气盛则客游于心脘也。阴邪自下而上，阳气不能下行，故下焦空窍若有堤障而闭塞不通。清阳实四肢，阳虚则四肢不为用，状若别离于身者矣。"森立之则认为"盖胆肾合病，为水饮壅盛之证，全身之津液，肾之所主领，故云病出于肾。阴气，即水气也。水气专结在膈上，此水宜流通下焦，今上逆结于此，故云阴气客游于心脘下。心脘下者，即食咽之当心脘之下膻中是也。此处水饮渗出，聚合之地也。空窍如堤闭塞不通者，言不啻前后二窍，全身毛孔，亦气闭不通也。四肢别离者，谓骨节解离也。大陷胸汤之证'客气动膈'之类是也。"

一阴一阳发病，乃肝胆合病，张介宾曰："代绝者，二脏气伤，脉来变乱也。肝胆皆木，本生心火，病以阳衰，则阴气至心矣。然木病从风，善行数变，故或上或下，无有常处，或出或入，不知由然。其为喉咽干燥者，盖咽为肝胆之使，又脾脉结于咽也，故病在土脾。正以风木之邪，必克土耳。"

二阳三阴发病，乃胃与脾肺合病，张介宾云："二阳，胃也。三阴，肺也。至阴，脾也。皆在，皆病也。脾胃相为表里，病则仓廪不化；肺布气于脏腑，病则治节不行。故致阴不过阳，则阴自为阴，不过入于阳分也。阳气不能止阴，则阳自为阳，不留止于阴分也。若是者，无复交通，阴阳并绝矣。故脉浮者病当在外而为血瘕，脉沉者病当在内而为脓胕，正以阴阳表里不相交通，故脉证之反若此。至若阴阳皆壮，则亢而为害，或以孤阴，或以孤阳，病之所及，下至阴阳。盖男为阳道，女为阴器，隐曲不谓，俱成大病也。"森立之谓："阴阳皆壮者，谓胃肺脾共壮实热盛者也。下至阴阳者，谓其热气下至脾（阴）胃（阳）而熏灼尤甚，为二便涩难不通也。"

总之，昭昭可见，冥冥可测，以合于天地阴阳之道。故欲决死生之期者，必当求至岁首。高世栻曰："五脏五行，始于木而终于水，犹四时始于春而终于冬，遂合今日孟春之岁首。此阴阳从容比类，类聚无方，而五脏最贵最下之理，从可识矣。"亦与本篇原文开篇相呼应。

五、四时阴阳盛衰病变的死期

原文最后一段主要阐述根据四时阴阳的变化，诊断疾病的预后，测知死期。

冬季阴寒气盛，当多寒盛之症，倘若病变属于阳盛，则为逆时之病，所以到来年正月，阳气生发之时，盛阳之邪得助而愈亢，阳愈亢而阴愈竭，故可见死症之脉，春尽交夏之际则阳盛阴衰至极，故为死期。但也有病情危重者，人体阴阳皆绝，所以在孟春正月，草木萌芽之时，就为死期。

春季阳气始生而未盛，倘若病变为阳气虚衰，称之为"阳杀"之病，加之春季又为阴气渐衰之时，"阳杀"阴衰，阴阳皆绝，其病较重，"期在旧草尚干之时，即应死矣，无望其草生柳叶之日也"（马莳注）。

夏季阳气正盛，脾肾热病而生于阳极之时，死期不过十日。森立之则云："夏三月之病热，脉以浮数洪大为常，今脉沉微，如有如无者，名之曰至阴也。若有此证此脉者，中气已尽，死不过十日也。"若"阴阳交者，阴脉见于阳，则阳气失守，阳脉见于阴，则阴气失守。若是者，虽无危证而脉象已逆，见于夏月，则危于仲秋濂水之时也"（张介宾注）。

秋季阳气渐衰，阴气渐长，虽见太阳、阳明、少阳三阳之病，病轻者可不治自愈。若"有阴阳交合为病者，则或精或气必有所伤，而致动止不利。盖阳胜阴，故立不能坐；阴胜阳，故坐不能起""三阳独至，即三阳并至，阳亢阴竭之候也。阴竭在冬，本无生意，而孤阳遇水，终为扑灭，故期在冰坚如石之时也……三阴并至，有阴无阳也。盛水者，正月雨水之候。孤阴难以独立，故遇阳胜之时，则不能保其存也"（张介宾注）。森立之则认为，阴阳交合"言三阳脉与三阴脉，交互相合而动者，是风湿相搏，浮缓与沉紧并搏也。'太阳病，关节疼痛而烦，脉沉而缓''风湿脉浮''伤寒八九日，风湿相搏，身体疼烦，不能自转侧，脉浮虚而涩者'，共可以征矣。所云立不能坐，坐不能起者，是湿痹不能自转侧之证也。乃风湿邪气，秋时所多之病也"。

本文预测死期根据季节阴阳变化，结合人体阴阳盛衰加以推测，体现了天人合一的观点。

【知识链接】

一、立春日占候与始初定全观念

《史记·天官书》曰："凡候岁美恶，谨候岁始。岁始或冬至日，产气始萌；腊明日，人众卒岁，一会饮食，发阳气，故曰初岁；正月旦，王者岁首；立春日，四时之始也。四始者，候之日。"这里提到四种岁始，即冬至日、腊明日（其义未明）、元旦日（正月的第一天）、立春日，"四始者，候之日"，即在这四个岁始之日占候这一年气候、水旱状况和收成的美恶。换言之，要预测一年的好坏，可以通过观察该年之始，即该年第一天的情况来作推断。本篇所论"孟春始至，黄帝燕坐，临观八极，正八风之气"，正是这一思想的体现。而且在《黄帝内经》中，立春日、元旦日均可作为一年之始，本篇即通过观察立春日的天象、气象或物象来预断一年气象、物象的变化。《素问·六节藏象论》亦曰："求其至也，皆归始春。""至"，气至也，如春则暖气至，夏则热气至。"始春"者，谓立春之日。然《素问·六元正纪大论》则云："常以正月朔日平旦视之，睹其位而知其所在矣。"盖春为四时之首，元旦为岁度之首，故可以候一岁盛衰之气。张介宾《类经·运气类》还指出："一曰在春前十五日，当大寒节为初气之始，则亦是。"后世运气学说也多以大寒日作为计算一岁运气的初始时日。在宋代刘温舒的运气说中，判断一年的运气是太过、不及或平气不仅从该年的年干和年支看其岁运岁气及其加临关系，而且还看该年交运第一天的日干或时干，假如岁干提示的是该年岁运不及，若交运之日的日干或交运之时的时干与岁干的五行属性相同，则岁运的不及可得交运之日干或时干五行之增补而成为平气之年。这就意味着，一年的运气与该年（运历上的年）第一天或第一个时辰有关。另外，中国古代的算命术从人出生时刻的年、月、日、时干支来推断人一生的命运，这等于认为人一生的命运取决于他（她）出生之初的状态。这种事物的初始状态决定了或关系着其全过程的情况，或者说，事物全过程的情况取决于它的初始状态的观念，鄢良将其称之为"始初定全"[①]。

始初定全的观念，亦可见于古代朝代更替过程中，一个新王朝的建立，对于初始的时间都必须特别慎重，他们要更改正（正月）朔（正月初一），更换旗帜官服的颜色，推求并顺承天道。新王朝的建立为什么"必慎初始"呢？推究其原，乃在于认为王朝的初始时间与它以后的兴衰治乱直接相关，这仍然是受"始初定全"观念的支配。

———————

① 鄢良.三才大观——中国象数学源流[M].北京：华艺出版社，1993：261-263.

二、肝主72日与五脏五时论

在《黄帝内经》中，由于一年四时、八节、十二月、二十四节气，既不与五同数，也不能被五等分，所以在五行、五脏与季节的配属上，就形成了土不配时、土分主四时、土主季夏之月、五时五脏论、六时六脏论等不同的形式①。

《管子·五行》指出："日至，睹甲子，木行御……七十二日而毕。"即以冬至为新年，冬至之日为甲子日，乃五行中木主时之始，由于五行每行各主时72日，故火、土、金、水主时的起始日依次为第二个甲子周期中的丙子日，第三个甲子周期中的戊子日，第四个甲子周期中的庚子日，第五个甲子周期中的壬子日。经过五行五个72日，合计360日，加上五到六天的过年日，恰为一个周年。《淮南子·天文训》中也有类似的论述，并提出"甲子气燥浊，丙子气燥阳，戊子气湿浊，庚子气燥寒，壬子气清寒"，将时与气相结合。董仲舒《春秋繁露·治水五行》也采用此说，只不过他将五季之始固定地以冬至为准，完全不考虑日干支。本篇所论"春、甲乙、青，中主肝，治七十二日，是脉之主时，臣以其脏最贵"，显然属于五行各主72日说，原文虽然只讲了肝脏一脏，但其他四脏可以此类推。五脏各主72日，合计360日，还不足一年之数，与运气学说里主时五运各主73日有零的方法比较，显得不够精密。但毫无疑问，它是主时五运说的前身。

三、一阳为"游部"与"纪"的文化渊源考察

李建宇等②、③对"一阳为游部"的渊源考释认为，"游"的本义是指旗帜的飘带，古人对圭表测景意义的认识是"一阳为游部"的理论渊源，同时《黄帝内经》中的"胆者，中正之官""凡十一脏取决于胆"及五运六气学说"少阳相火""相火以位"理论亦与之有关。对"一阳为纪"渊源的考释认为，足少阳胆经可以使人体"行有分纪"的脏腑系统与经络系统协调统一在作为"万物之纲纪"的"四时阴阳"之下，故足少阳胆经的这种作用便可简称为"一阳为纪"。由于甲子与圭表的结合是人们精确掌握四时变化的前提，也是十二太阴月与太阳回归年相协调统一的前提。因此"一阳为纪"理论的起源当在将甲子与圭表结合使用以协调统一阴阳历法的历史时期，而二里头文化含有"甲"字的青铜器图像恰恰从考古学角度证明了这一点。二里头文化之十字形"甲"字源于立表测景，《黄帝内经》与"甲"相配的胆经在人体中的作用也被比作立表测景样的作用——"一阳为游部"；二里头文化中铜越图像内周布列6个甲字，举"甲"字以赅六十干支纪日之义，旨在强调干支纪日法必须与圭表结合才能准确厘定一年四季。《黄帝内经》以"甲六复而终岁"表示三百六十日干支纪日法与人体的四时五脏阴阳系统相对应，而三百六十日干支纪日法的四时五行对应的人体脏腑系统必须在具有如圭表测景一样功能的胆的配合下，才能精确反映一年的四时变化，故曰"凡十一脏，取决于胆也"。但相关考释有过度诠释之嫌。

---

①邢玉瑞.黄帝内经研究十六讲[M].北京：人民卫生出版社，2018：203-205.

②李建宇，宋雪艾，张晓峰，等.《素问·阴阳类论》"一阳为游部"渊源考释[J].中医学报，2012，27（11）：1404-1407.

③李建宇，史文丽，宋雪艾，等.《素问·阴阳类论》"一阳为纪"渊源考释[J].中医学报，2014，29（7）：991-995.

四、"二阳为卫"的现代研究

徐珊[1]认为"二阳为卫"是说阳明胃具有固外和营养作用,"二阳为卫"之"卫"似可作"卫气"解。刘世绮等[2]基于对"二阳为卫"的认识,提出卫气的防御作用与机体免疫自稳态相通,衰老所致卫气失常与其肠稳态失衡的发生密切相关。认为肾虚是衰老所致肠稳态失衡的主要因素,因卫出于下焦,应从肾论治,补阴以治形,恢复人体卫气功能,改善肠道菌群多样性,修复肠道黏膜屏障的形质损伤,恢复肠稳态,进而逆转衰老所致肠稳态失衡引起的一系列慢性疾病的发生和发展。故补肾填精法为防治老年性肠稳态失衡的主要治法,左归丸为防治衰老所致肠稳态失衡的有效方剂。

五、喉咽干燥,病在土脾的临床应用

本篇提出"喉咽干燥,病在土脾"之论,由于脾主运化气血、津液,脾虚失于运化,津液不布,或运化失司,水湿内停,阻滞津液不能上承,均可导致咽喉干燥。治当健运脾气,转输津液,上济咽喉。干祖望据此理论,创健脾益气法、健脾渗湿法、健脾润燥等法治疗慢性咽炎,方选补中益气汤、参苓白术散、生脉散等。特举运用健脾渗湿法治疗慢性咽炎案例如下。

石某,男,43岁,1983年5月30日初诊。咽痛3年,时轻时重,或觉干燥,但不思饮。或感有痰附丽于喉壁间,却难咯出。饮食如故,大便微溏,曾诊断为慢性咽炎,多方医治,获效平平。检查:喉后壁淋巴滤泡增生,间隙间黏膜变性肥厚,轻度弥漫性充血。舌薄腻苔,质胖嫩。脉平。辨证:咽喉者,水谷之道路,脾胃之门户。中土一衰,内湿自生,湿郁化热,上扰清道,乃作咽中诸症,治取健脾渗湿一法。

处方:太子参10g,茯苓10g,白术6g,白扁豆10g,山药10g,桔梗6g,马勃3g,玄参10g,金银花10g,甘草3g,5剂煎服。

上方连进14剂,顿觉舒服异常。以后以此方为基础,约治2个月而告痊。(《医案中的辨证思维——百岁名医干祖望医案品析》)

按 慢性咽炎的典型症状有咽喉干涩、疼痛、灼热、干燥、异物感、吞咽不适等。本案患者咽燥难当,常规多认为津液不能濡润之故,而投以养阴之剂。干老持补脾观念,认为口虽渴但不思饮,痰难咯而便微溏,又兼舌胖嫩且苔厚腻,可知咽干原非火燥,实因湿邪停留中焦,阻滞津液不能上承。脾主运化,若能使脾气健旺,传输精微之职正常,和调五脏,洒陈六腑,上济咽喉,则干燥自除。故取健脾渗湿之参苓白术散为基本方化裁。方中太子参、白术、山药补气健脾,茯苓、白扁豆渗湿健脾,桔梗宣发肺气而通利水道,并载诸药上行,金银花、玄参、马勃清热凉血以利咽,甘草调和诸药。

①徐珊.谈"二阳为卫"[J].山东中医杂志,1985,(1):12-13.

②刘世绮,杨哲,刘立萍,等.从"二阳为卫"探讨左归丸对衰老所致肠稳态失衡的防治[J].中医杂志,2018,59(16):1380-1382.

方盛衰论篇第八十

【导读】

　　本篇主要讨论了人体阴阳之气盛衰逆从的病机，提出了"气多少逆皆为厥"的命题，论述了虚实厥证的临床表现，继则讨论了诊有十度、全面诊察，诊有大方、不失人情等诊断学方面的问题。方，有诊断的意思；盛衰，是指阴阳气血之多少。阴阳气血之多少是诊断盛衰的主要依据，而阴阳气血的盛衰又必须通过一定的方法才能诊断出来。高世栻云："盛者，阴阳形气之盛；衰者，阴阳形气之衰。方，度也，诊也。五度十度，视息视意，皆持诊之道，所以方其盛衰也。"

【原文】

　　雷公请问：气之多少[1]，何者为逆？何者为从？黄帝答曰：阳从左，阴从右[2]，老从上，少从下[3]，是以春夏归阳为生[4]，归秋冬为死；反之，则归秋冬为生[5]。是以气之[6]多少，逆皆为厥。

　　问曰：有余者厥耶？答曰：一上不下，寒厥到膝，少者秋冬死，老者秋冬生[7]。气上不下，头痛巅疾[8]，求阳不得，求阴不审[9]，五部隔无征[10]，若居旷野，若伏空室，绵绵乎属不满日[11]。

　　是以少气之厥，令人妄梦，其极至迷。三阳绝，三阴微[12]，是为少气。是以肺气虚则使人梦见白物，见人斩血藉藉[13]，得其时[14]则梦见兵战。肾气虚则使人梦见舟船溺人，得其时则梦伏水中，若有畏恐。肝气虚则梦见菌香[15]生草，得其时则梦伏树下不敢起。心气虚则梦救火阳物[16]，得其时则梦燔灼。脾气虚则梦饮食不足，得其时则梦筑垣盖屋。此皆五脏气虚，阳气有余，阴气不足，合之五诊[17]，调之阴阳，以在《经脉》[18]。

【校注】

〔1〕气之多少：此言阴阳之气的盛衰。

〔2〕阳从左，阴从右：张介宾："阳气主升，故从乎左。阴气主降，故从乎右。从者为顺，反者为逆。"此皆以面南而立为言。

〔3〕老从上，少从下：张志聪："老者之气从上而下，犹秋气之从上而方衰于下；少者之气从下而上，犹春气之从下而方盛于上。"又，王冰："老者谷衰，故从上为顺；少者欲甚，故从下为顺。"

〔4〕春夏归阳为生：《香草续校书》：" '春夏归阳'，疑当作'阳归春夏'。故下句云'归秋冬为死'，正与'归春夏为生'语偶。盖以'是以阳'三字领句，阳归春夏为生，阳归秋冬为死也。下文云：'反之，则归秋冬为生'。反之者，反阳为阴也。此句一倒误，而下文亦不可通矣。"此言脉证与四时阴阳相应为顺，不相应为逆。

〔5〕归秋冬为生：《素问札记》："按：不言'归春夏为死'者，盖省文。"森立之："当秋冬时而见阳脉阳证者，曰反之也。若见阴脉阴证者，是在秋冬则为生候也。"

〔6〕之：原无，据《甲乙经》卷六及上雷公问语补。

〔7〕少者秋冬死，老者秋冬生：张介宾："老人阳气从上，膝寒犹可；少年阳气从下，膝寒为逆。少年之阳不当衰而衰者，故最畏阴胜之时。老人阳气本衰，是其常也，故于秋冬无虑焉。"

〔8〕气上不下，头痛巅疾：阳气上逆不下，就会引起头痛或其他巅顶疾患。

〔9〕求阳不得，求阴不审：张介宾："厥之在人也，谓其为阳，则本非阳盛，谓其为阴，则又非阴盛，故皆不可得。"谓其证情复杂，不易辨析。

〔10〕五部隔无征：言五脏之气隔绝，没有明显征象可察。

〔11〕绵绵乎属不满日：此言病人气息微弱，则其生命不能终日。绵绵，形容气息微弱的样子。

〔12〕三阳绝，三阴微：王冰："三阳之脉悬绝，三阴之诊细微，是为少气之候也。"森立之："因考本文言三阳气绝，则三阴气亦微弱，是阴阳二气共少，气血两虚之候，名曰少气也。"

〔13〕藉藉：众多而杂乱貌。张志聪："藉藉，狼藉也。"马莳："藉藉，众多也。"

〔14〕得其时：谓五脏得其所主之时，如肺得秋时，肾得冬时等。

〔15〕菌香：《脉经》卷六、《千金要方》卷十一均作"园苑"，义胜。菌香，气味芳香的树木。《新校正》："按全元起本云：菌香是桂。"

〔16〕阳物：张介宾："阳物，即属火之类。"

〔17〕五诊：五脏的病症。

〔18〕《经脉》：王冰："《经脉》则《灵枢》之篇目也。"按，今存《灵枢·经脉》无此内容，故疑为古医书名也。

【释义】

本篇首先主要讨论了人体阴阳之气盛衰逆从的病机，提出了"气多少逆皆为厥"的命题，论述了虚实厥证的临床表现。

一、论阴阳之气的盛衰逆从

原文主要论述了人体生命不同年龄阶段气的盛衰逆从以及四时阴阳盛衰逆从的情况。

（一）人体不同年龄阶段气的盛衰逆从

《素问·阴阳应象大论》曰："左右者，阴阳之道路也。"说明自然界的阳气主升，从乎左；阴气主降，从乎右，其运行的规律是左升而右降，即阳气从左而升为顺，阴气从右而降为顺，否则为逆。故本文言："阳从左，阴从右。"人体不同年龄阶段气的盛衰升降亦有逆从变化，所谓"老从上，少从下"。对此，注家解释不一，以王冰"老者谷衰，故从上为顺；少者欲甚，故从下为顺"甚为明畅。张介宾云："老人之气先衰于下，故从上者为顺。少壮之气先盛于下，故从下者为顺。盖天之生气，必自下而升，而人气亦然也。故凡以老人而衰于上者，其终可知，少壮而衰于下者，其始可知，皆逆候也。"所言并不清楚。"老从上，少从下"，也有可能源自于社会学的长幼尊卑的思想。

（二）人体四时阴阳盛衰逆从

《灵枢·岁露论》云："人与天地相参，与日月相应。"人类生活在自然界之中，人体与自然界阴阳盛衰具有同步的节律变化，二者协调一致，维持着人体正常的生命活动，反之则病。因此，有"春夏归阳为生，归秋冬为死；反之，则归秋冬为生"之说。森立之解释说："春夏发生之时，凡有病者以阳热表发为主，乃以阳病得阳脉为生之义，是人天一理。人气与天气相应者，为生之徒也，所云春夏养阳是也。当秋冬时而见阳脉阳证者，曰反之也。若见阴脉阴证者，是在秋冬则为生候也，所云秋冬养阴者是也。《阴阳应象》云：'冬伤于寒，春必温病；夏伤于暑，秋必痎疟。'是春病热，秋病寒之义，与本文方同义。"说明临床诊治疾病，须懂得脉证与四时阴阳相应者为顺为生，预后好；脉证与四时阴阳不相应时为逆为死，预后不佳。

二、厥之病机及虚实厥证的临床表现

厥，逆也。在《黄帝内经》中，厥证是指由气血逆乱、阴阳失调所引起的以突然昏倒、不省人事或四肢逆冷为主要表现的一类病症。本篇提出"是以气之多少，逆皆为厥"的命题，指出厥的总病机乃气逆不和。高世栻注云："是以阴阳之气，无论多少，若逆之则皆为厥矣。"由于形成厥的原因有有余与不足之别，故厥分为"有余者厥"和"少气之厥"两大类。

（一）有余而厥的临床表现

如上所述，厥乃阴阳气逆乱所致，若阳气上逆而不降，则阴阳之气不相交通，形成上实下虚的病机变化。在下阳气亏虚，故足部寒冷至膝，年轻人阳气正盛之时而有此病，说明他的阳气衰弱已极，到秋冬阴气盛时则死；老年人阳气已衰，其下部虚寒是常有的现象，所以虽在秋冬并不是反常，故能生存。在上阳气亢逆为实，故见头痛巅疾。这种厥病，究其实质，乃阴阳逆乱，而非单纯的阴阳偏盛，所以如黄元御《素问悬解》说："以为阳多而求阳不得，其下无阳也；以为阴多而求阴不审，其上无阴也。五脏之部悬隔无征，不知是阳是阴，若居旷野之中,若伏空室之内,绵绵乎气息仅属,似不满日(似不终日)。此其阴阳离绝,气血纷乱,莫可名言其证状也(若居旷野,若伏空室,言其神魂飞荡,无依着也)。"换言之,这种有余而厥并非单纯的虚或实,犹如《素问·调经论》言"有者为实,无者为虚",其病机为虚实并存。

(二)少气之厥的临床表现

本篇言"少气之厥",主要论述了五脏气虚发梦的病症。关于人体少气而厥发梦的病机,黄元御《素问悬解》论之甚详,他指出:"少气者,阴阳俱亏,二气不交,最易发厥。少气之厥,微者神魂飞荡,令人妄梦,其极则阴阳逆乱至于昏迷,厥逆无知者,气乱而神迷也。盖精魄阴也,其性敛藏,神魂阳也,其性发越,神魂发越则人寤,精魄敛藏则人寐。平人寐后,神魂敛藏于精魄之中,动变为静,是以梦少。少气之家,阴虚不能抱阳,阳弱不能根阴,身虽卧寐而神魂失藏,浮荡无归,是以多梦。人之阴阳水火,虽虚实不同,而醒时不觉,气血动而精神扰也。寐后血气宁静,独能觉之,于是心随气变,想逐心移,境自心生,形从想化,随其脏腑虚实,结为梦幻。"具体到五脏气虚发梦的临床表现,很明显是以五行理论为依据,采用取象比类的方法,结合五脏生理特点来阐述。如肺在五行为金,其色白,故梦见白色物品、杀人以及兵战;肾在五行属水,故梦见与水相关的物象;肝在五行属木,故梦见菌香草木等;心在五行属火,则梦见与火相关的物象;脾在五行属土,主运化,故梦见饮食不足,筑墙盖屋。

梦境与疾病诊治的关系,《素问·脉要精微论》《灵枢·淫邪发梦》论述较多,当相互参阅。

【知识链接】

一、《黄帝内经》癫病认知模式

以《黄帝内经》《难经》《伤寒杂病论》《神农本草经》为代表的经典著作,确立了中医对于疾病认知的基本模式,并影响着后世中医疾病认知模式的发展。《黄帝内经》对癫病的认知模式,对后世有着重要影响。

(一)癫病的基本含义

由于历史时代不同,同一中医病名的语言表述及其内涵与外延不尽相同,癫病也如此。癫的名称最早见于马王堆汉墓出土的《足臂十一脉灸经》,其论足太阳脉与足阳明脉的病症,分别提到"数瘨疾""数瘨"。在《黄帝内经》中,癫病可分别用"癫""瘨""颠""巅"表述,在神志失常的意义上,四字可相通互用。如《灵枢·邪气脏腑病形》说:"心脉……微涩为血溢,维厥,耳鸣,颠疾。"丹波元简注云:"《甲乙》颠作癫。颠、癫、瘨三字并通。"又如《素问·宣明五气篇》谓:"邪入于阳则狂……搏阳则为巅疾,搏阴则为瘖。"张介宾注:"巅,癫也。邪搏于阳,则阳气受伤,故为癫疾……《九针论》曰:邪入于阳，转则为癫疾。言转入阴分，故为癫也。"

在汉代，癫病的含义随语境不同而所指不一，大致可归纳为以下四个方面：一是泛指神志失常的一类疾病。西汉教学童识字的字书《急就篇》曰："疝瘕颠疾狂失响。"颜师古注："颠疾，性理颠倒失常，亦谓之狂獝，妄动作也。"《素问·厥论》云："阳明之厥，则癫疾欲走呼，腹满不得卧，面赤而热，妄见而妄言。"张琦云："经热入府阳邪炽甚，故发狂癫。"《神农本草经》论龙齿的主治说："主小儿、大人惊痫，癫疾狂走。"故《黄帝内经》中也常"狂""癫"连用。二是指精神病中的癫病，临床以精神抑郁，表情淡漠，沉默痴呆，语无伦次，静而少动为主要表现。如《素问·腹中论》癲与狂相对而言曰："石药发癲，芳草发狂。"王冰注："多喜曰癲，多怒曰狂。"三是指癫痫病，又称为胎病。如《素问·通评虚实论》指出："癫疾何如？岐伯曰：脉搏大滑，久自已；脉小坚急，死不治。"张介宾注："癫疾者，即癫痫也。"《灵枢·癫狂》并阐述其发作的不同情况说："癫疾始生，先不乐，头重痛，视举目赤，甚作极，已而烦心……癫疾始作而引口啼呼喘悸……癫疾始作先反僵，因而脊痛。"《难经·五十九难》也指出："癫疾始发，意不乐，直视僵仆，其脉三部阴阳俱盛是也。"四指头重、眩仆等症状。如《素问·方盛衰论》言："气上不下，头痛巅疾。"《灵枢·五乱》则谓：气"乱于头，则为厥逆，头重眩仆。"张介宾《素问·脉要精微论》注也说："气逆于上，则或为疼痛，或为眩仆，而成顶巅之疾也。"概而言之，癫病主要指精神错乱以及忽然神识失常的一类病症。

（二）癫病的认知模式

疾病认知模式是指医生对疾病信息获取、解释、处理的模式，它为我们认识疾病提供一种规范化、简约化的认知框架。就《黄帝内经》中医对癫病的认识而言，大约可归纳为以下三种认知模式。

1.气一元论模式

中医理论体系的建构，充分吸收并发展了古代哲学气一元论的思想，不仅用气来解释天、地、人的构成和运动变化，更重要的是通过气的生成、运行、变化以阐释人体的生理、病理，以指导对疾病的诊断、治疗和养生等，形成了以气概念为核心的理论体系。因此，在对癫病的认识过程中，气一元的认知模式自然就成为其首要选择。

古人在日常生活经验的基础上，认识到"气也者，利下而害上，从暖而去清焉"[1]，故气机逆上，造成上部气实而下部气虚，也成为解释癫病病机的通用模式之一。如本篇所说："是以气多少逆，皆为厥……一上不下，寒厥到膝……气上不下，头痛癫疾。"《素问·脉要精微论》则谓："帝曰：病成而变何谓？岐伯曰：风成为寒热，瘅成为消中，厥成为巅疾……来疾去徐，上实下虚，为厥巅疾。"吴崑注："巅，癫同，古通用。气逆上而不已，则上实而下虚，故令忽然癫仆，今世所谓五痫是也。"张介宾注则云："一曰气逆则神乱，而病为癫狂者，亦通。"再如对先天性癫病发病机理的解释，《素问·奇病论》说："帝曰：人生而有病颠疾者，病名曰何？安所得病？岐伯曰：病名为胎病，此得之在母腹中时，其母有所大惊，气上而不下，精气并居，故令子发为颠疾也。"张介宾注："盖儿之初生，即有癫痫者，今人呼

---

①马继兴.马王堆古医书考释[M].长沙：湖南科学技术出版社，1992：276.

为胎里疾者即此。"很明显,《黄帝内经》从气一元论的角度,认为癫病的本质是气机逆上的上实下虚,与厥病有着相同的病理机制。或者说,在当时的历史条件下,人们对癫与厥的认识,尚存在某种范围的交集,还未完全区别开来。

2.阴阳对待模式

一般认为,阴阳思想源于古人远取诸物对自然现象的观察,以及近取诸身对生殖现象的认识,到了汉代,阴阳与气结合的元气阴阳学说已经形成,将阴阳视为气统一体的两个方面,诚如朱熹所说:"阴阳虽是两个字,然却只是一气之消息。一进一退,一消一长,进处便是阳,退处便是阴,长处便是阳,消处便是阴。只是这一气之消长,做出古今天地间无限事来。所以阴阳做一个说亦得,做两个说亦得。"[①]由于宇宙万物都是阴阳之气相互作用的产物,自然宇宙万物之中都包含着阴阳之气,表现出阴阳对立统一的规律,因此,阴阳也就成为"天地之道,万物之纲纪"治病必求之本[②]。故对癫病的认识,也离不开阴阳模式。

在本篇论述厥、癫的病机中,已蕴含着从阴阳之气分析病机的思想,认为厥是阳气虚而阴气有余,如《新校正》引杨上善注云:"虚者,厥也。阳气一上于头,不下于足,足胫虚故寒厥至膝。"头痛癫疾则因于阴气虚而阳气有余,阳气亢逆于上所致,故日本学者森立之谓:"前云寒厥到膝,谓下冷也。此云头痛癫疾,谓上热也。前云一上不下,此云气上不下,略于前,详于后之文法也。"[③]从癫病的主症忽然神识失常而言,《素问·厥论》已从"阳气盛于上"而立论,指出:"帝曰:厥……或令人暴不知人,或至半日远至一日乃知人者何也……阳气盛于上,则下气重上而邪气逆,逆则阳气乱,阳气乱则不知人也。"《素问·脉解》更明确地指出:"所谓甚则狂颠疾者,阳尽在上,而阴气从下,下虚上实,故狂颠疾也。"《素问·宣明五气》也说:"邪入于阳则狂……搏阳则为巅疾,搏阴则为瘖。"杨上善注云:"热气入于阳脉,重阳故为狂病……阳邪入于阳脉,聚为癫疾。"张介宾注则云:"巅,癫也。邪搏于阳,则阳气受伤,故为癫疾。上文言邪入于阳则狂者,邪助其阳,阳之实也。此言搏阳则为巅疾者,邪伐其阳,阳之虚也。故有为狂为巅之异。《九针论》曰:邪入于阳,转则为癫疾。言转入阴分,故为癫也。"虽然虚实之解有异,但着眼于阴阳之偏则同。

3.经脉脏腑模式

癫病的气、阴阳认知模式,主要提供了对癫病性质虚实、寒热的判断,与此同时,人们也在探索对癫病病位的认识。由于古人在脉诊实践的基础上,发现了人体上下特定部位存在着有机的联系,将上下特定联系的两脉口直接相连,即形成最初的经脉循行线[④],经脉的是动病,也是移植于脉口的脉诊病候。因此早在马王堆医书中,已有癫病与经脉关系的记载,《足臂十一脉灸经》提出足太阳、阳明脉,其病"数癫",《阴阳十一脉灸经》指出足阳明之脉,是动则病"欲乘高而歌,弃衣而走"。《黄帝内经》也认为癫病多与足太阳、阳明经脉病变相关,如《灵枢·经脉》谓:"膀胱足太阳之脉……是主筋所生病者,痔疟狂癫疾,头囟项痛。"《素问·脉解》也指出:太阳经脉的病变,由于"下虚上实,故狂颠疾也"。《素问·著至教论》也认为"巅疾"为太阳经脉之病,指出:"三阳独至者,是三阳并至,并

①黎靖德.朱子语类[M].长沙:岳麓书社,1997:1687.

②黄帝内经素问[M].北京:人民卫生出版社,1963:31.

③森立之.素问考注[M].北京:学苑出版社,2002:694.

④黄龙祥.中国针灸学术史大纲[M].北京:华夏出版社,2001:204.

至如风雨，上为巅疾，下为漏病。"张介宾注曰："此三阳独至者，虽兼手足太阳为言，而尤以足太阳为之主，故曰独至。盖足太阳为三阳之纲领，故凡太阳之邪独至者，则三阳气会，皆得随而并至也。"森立之则认为："此所云巅疾者，下虚上实，邪盛于上之证，如太阳病'头眩'之甚至于'振振欲擗地者'及'眩冒'之类是也。"《素问·厥论》则指出癫疾与阳明经脉的关系："阳明之厥，则癫疾欲走呼，腹满不得卧，面赤而热，妄见而妄言。"张介宾注认为："阳明胃脉也，为多气多血之经，气逆于胃，则阳明邪实，故为癫狂之疾，而欲走且呼也……阳邪盛则神明乱，故为妄见妄言。"

从五脏的角度而言，《黄帝内经》论癫病与肾、心、肝的关系较为密切。《素问·五脏生成》指出："是以头痛巅疾，下虚上实，过在足少阴巨阳，甚则入肾。"《素问·阴阳类论》则更为明确的指出："二阴二阳皆交至，病在肾，骂詈妄行，巅疾为狂。"吴崑注谓："二阴二阳皆交至，谓心、肾、胃、大肠四气交至于手太阴也。四气相搏，一水不足以胜二火，故病在肾。水益亏则火益炽，故令骂詈妄行，巅疾为狂。"《灵枢·邪气脏腑病形》则认为癫病与心、肾、肺三脏有关，指出心脉"微涩为血溢，维厥，耳鸣，颠疾……肺脉急甚为癫疾……肾脉急甚为骨癫疾。"张介宾注说："为耳鸣为颠疾者，心亦开窍于耳，而心虚则神乱也。"《灵枢·热病》云："热病数惊，瘛疭而狂，取之脉，以第四针，急泻有余者，癫疾毛发去，索血于心。"张介宾云："若阳极阴虚而病癫疾……病主乎心。"《素问·玉机真脏论》明确提出了癫病乃肝之病变，指出："春脉……太过则令人善忘（怒），忽忽眩冒而巅疾。"王冰注："忘当为怒，字之误也。"《素问》运气七篇大论中论述木运太过的病变，多与此篇有关，如《素问·气交变大论》说"岁木太过，风气流行……甚则忽忽善怒，眩冒巅疾。"马莳注："肝气太过，忽忽然不时多怒，眩冒而顶巅沉重，正以肝脉随督脉会于巅也。"《素问·五常政大论》也指出："发生之纪……其令条舒，其动掉眩巅疾。"

综上所述，中医在汉代对癫病的认识，从气一元论到阴阳对待模式，结合经脉脏腑模式，病性认识与病位认识相结合，对癫病病机的解释不断深入与精确，但总体上仍然是详于气一元论与阴阳对待模式的解释，而经脉脏腑模式的解释较为粗疏，尚未涉及到痰、瘀、风、火等后世所论述的病机要素，说明其认识主要还局限于哲学思维方法，医疗实践经验积累处于初始阶段，故难以归纳总结出更加细致实用的认知模式。

二、"气上不下，头痛巅疾"与头痛的治疗

施慧[①]受本篇"气上不下，头痛巅疾"观点的启示，在论头痛"变治"中提出"升中求降"之法。认为治机枢不运，升降失司之头痛，必明升降开合之道，重在疏通气机，使上下无碍，当升者升，当降者降，升中求降，开合得宜，则寒热自和，阴阳调达，头痛诸疾自愈。升者，如东垣云："高巅之上，惟风可到，故味之薄者，阴中之阳，乃自地升天者也。"宜选川芎、薄荷、苍耳、菊花、蔓荆等花叶类，用其轻灵升调，因势利导，引药上行，驱邪外出。治以升达，偏寒者，宜川芎茶调散，偏热者，用菊花茶调散加减。若肝阳升扰于上者，酌加石类、介类以降摄，珍珠母、龙骨、牡蛎、石决明等均可用之。但肝阳化风之头痛，常常夹痰、

夹瘀,故视症情,既要轻灵升达,又须化痰除湿,行瘀通络等法并进。夹痰者,变降为化,疏化壅痰,消其郁滞,二陈、温胆、三生丸、半夏白术天麻汤之属。若成"脑瘤"之头痛,可加软坚散结之品,常选昆布、海藻、浙贝、夏枯草、牡蛎等药;夹瘀者,变降为通,常用血府逐瘀汤加菊花、夏枯草等药。若顽固性头痛者,尚可加全蝎或地鳖虫,搜络解痉。

凡属久病气虚肝郁之头痛,必补中不离疏泄,开合配合,法当补益固本者,佐以开郁行气之品而取效;若阴液之大伤者,变升为滋,以三甲复脉汤、大定风珠,育阴而镇潜。总之,升中求降,关键在于掌握升降之分寸,只要宣通郁结,气血得以上下,头痛自解。

【原文】

诊有十度[1]度人,脉度、脏度、肉度、筋度、俞度。阴阳气尽,人病自具[2]。脉动无常,散阴颇阳[3],脉脱不具,诊无常行[4]。诊必上下,度民君卿[5]。受师不卒[6],使术不明,不察逆从,是为妄行,持雌失雄,弃阴附阳[7],不知并合[8],诊故不明,传之后世,反论自章[9]。

至阴虚,天气绝;至阳盛,地气不足[10]。阴阳并交[11],至人之所行。阴阳并交者,阳气先至,阴气后至。是以圣人持诊之道,先后阴阳而持之,《奇恒》之势乃六十首[12],诊合微之事[13],追阴阳之变,章五中之情[14],其中之论,取虚实之要,定五度之事[15],知此乃足以诊。是以切阴不得阳,诊消亡,得阳不得阴,守学不湛[16],知左不知右,知右不知左,知上不知下,知先不知后,故治不久。知丑知善,知病知不病,知高知下,知坐知起,知行知止,用之有纪,诊道乃具,万世不殆。

起所有余,知所不足[17],度事上下,脉事因格[18]。是以形弱气虚死;形气有余,脉气不足死;脉气有余,形气不足生。是以诊有大方[19],坐起有常,出入有行,以转神明[20],必清必净,上观下观,司八正邪[21],别五中部[22],按脉动静,循尺滑涩,寒温之意,视其大小[23],合之病能[24],逆从以得,复知病名,诊可十全,不失人情。故诊之或视息视意[25],故不失条理,道甚明察,故能长久。不知此道,失经绝理[26],亡言妄期[27],此谓失道。

【校注】

〔1〕十度(duó夺):测度脉、脏、肉、筋、腧的阴阳虚实。度,揣度,推测。王冰:"度各有其二,故二五为十度也。"

〔2〕阴阳气尽,人病自具:王冰:"诊备尽阴阳虚盛之理,则人病自具知之。"郭霭春据王冰注,疑"阴阳气尽"当作"诊备阴阳"。

〔3〕散阴颇阳:指阴阳散乱而偏颇。颇,偏颇。

〔4〕脉脱不具,诊无常行:吴崑:"脉脱不具者,脉或不显也。诊无常行者,法不拘于一途也。"

〔5〕诊必上下,度民君卿:诊断疾病时要了解患者地位的君臣尊卑。上下,指人的社会地位

的尊高和低微。张介宾："贵贱尊卑,劳逸有异,膏粱藜藿,气质不同,故当度民君卿,分别上下以为诊。"

〔6〕卒:尽也。

〔7〕持雌失雄,弃阴附阳:谓看到阴阳的一个方面,而看不到另一个方面,抓住了一点,而放弃了另一点。比喻诊法不精,临证时顾此失彼。

〔8〕并合:综合,参合。

〔9〕反论自章:谓谬误之论自然暴露。章,通"彰",彰明。

〔10〕至阴虚……地气不足:地气虚则不升,而天气阻绝不降;天气盛则不降,而地气微而不升。谓天地不相交通。至阴,地也。至阳,天也。

〔11〕阴阳并交:阴阳之气交通互济。

〔12〕《奇恒》之势乃六十首:指古代医经《奇恒》中所载的六十首诊法。王冰:"《奇恒势》六十首,今世不传。"

〔13〕诊合微之事:将诊察疾病所得的细微征象综合分析。

〔14〕章五中之情:明辨五脏的病情。章,通"彰"。五中,五脏。

〔15〕定五度之事:根据五诊十度来加以决断。

〔16〕守学不湛:学到的技术不高明、不精湛。

〔17〕起所有余,知所不足:吴崑:"起,病之始也。有余,客邪有余。不足,正气不足。言病之所起虽云有余,然亦可以知其虚而受邪矣。"

〔18〕脉事因格:吴崑:"格者,穷至其理也。言揆度病情之高下,而脉事因之穷至其理也。"

〔19〕大方:大法。

〔20〕以转神明:张志聪:"转神明者,运己之神,以候彼之气也。"

〔21〕司八正邪:测候四时八节的不正之气。八正,即立春、春分、立夏、夏至、立秋、秋分、立冬、冬至八个大的节气。

〔22〕别五中部:分辨邪气中于五脏的部位。

〔23〕大小:指大小便。

〔24〕病能:病态。能,通"态"。

〔25〕视息视意:观察患者呼吸和神情变化的情况。张介宾:"视息者,察呼吸以观其气。视意者,察形色以观其情。"

〔26〕失经绝理:失于经旨,违背医理。

〔27〕亡言妄期:妄说病情,妄断死生之期。于鬯:"亡亦当读妄,亡言即妄言也。吴崑本正作妄言妄期。然一用借字,一用正字,古书亦自有此例,不必从作妄。"又,据文义,似"亡""妄"二字互倒,即应为"妄言亡期",文义方顺。

【释义】

本段主要讨论了诊有十度、全面诊察,诊有大方、不失人情等诊断学方面的问题,可概括为以下几个方面。

一、诊有十度，全面诊察

本段提出"诊有十度度人，脉度、脏度、肉度、筋度、俞度"，然何为十度，后世医家解释不一。张介宾云："诊法虽有十度，而总不外乎阴阳也。十度，谓脉脏肉筋俞，是为五度。左右相同，各有其二，二五为十也。脉度者，如《经脉》《脉度》等篇是也。脏度，如《本脏》《肠胃》《平人绝谷》等篇是也。肉度，如《卫气失常》等篇是也。筋度，如《经筋》篇是也。俞度，如《气府》《气穴》《本输》等篇是也……凡此十度者，人身阴阳之理尽之矣，故人之疾病亦无不具见于此。"由此可见，诊病首先应该掌握人体经脉、脏腑、形体、腧穴、气血等医学基本知识。张志聪则重点从诊断学的角度加以发挥，指出："十度者，度人脉，度脏，度肉，度筋，度俞，度阴阳气，度上下，度民，度君，度卿也。度人脉者，人合天地而成三部九候也。度脏者，度五脏之奇恒逆从也。度肉者，度人之形与气，相任则寿，不相任则夭，皮与肉相果则寿，不相果则夭，如病而形肉脱者死。度筋者，手足三阴三阳之筋，各有所起，经于形身，病则宜用燔针劫刺也。度俞者，五脏五俞，五五二十五俞，六腑六俞，六六三十六俞，经脉十二，络脉十五，凡二十七气以上下，所出为井，所溜为荥，所注为俞，所行为经，所入为合，二十七气所行，皆在五俞也。度阴阳气者，度脏腑表里阴阳之气。尽者，谓尽此法而人病自具也。脉动无常，散在阴而又颇在阳，此病在情志，是以阴阳莫测，脉脱不具，必问而后得之。度上下者，度气之通于天，病之变化也。度民者，度其尝富后贫，暴乐暴苦也。度君者，度王公大人，骄恣纵欲，禁之则逆其志，顺之则加其病，当告之以其败，语之以其善，导之以其所便，开之以其所苦，人之情，莫不恶死而乐生，恶有不听乎者！度卿者，度其尝贵后贱，封君败伤，故贵脱势，及于侯王。"此则强调了解病人各方面情况，全面诊察的必要性。

全面诊察，脉症合参，综合分析，以知此知彼，知常达变，方可做出正确诊断，可谓是本段原文反复论述的中心议题。故文中又从正反两个方面加以强调，指出："上观下观，司八正邪，别五中部，按脉动静，循尺滑涩，寒温之意，视其大小，合之病能，逆从以得，复知病名，诊可十全"；否则，"切阴不得阳，诊消亡，得阳不得阴，守学不湛，知左不知右，知右不知左，知上不知下，知先不知后，故治不久"。而要做到全面诊察，准确诊断，就必须掌握"《奇恒》之势乃六十首"的内容，将诊察所得的微细资料综合分析，以求阴阳盛衰之变，明确五脏之病情与虚实。

在疾病诊察过程中，还须注意以下几点：①明辨阴阳，了解阴阳之交泰、逆乱以及偏盛偏衰的情况。②明辨病症之逆从，所谓"不察逆从，是为妄行""逆从以得，复知病名，诊可十全"。③知常达变。所谓"脉动无常，散阴颇阳，脉脱不具，诊无常行"，提示人们掌握诊法时，不仅要知其常，而且要达其变。只有做到"知丑知善，知病知不病……起所有余，知所不足"，如此则"诊道乃具，万世不殆"。

二、诊有大方，不失人情

原文在详细阐述诊断的具体内容、方法的基础上，又从医生主体行为、态度的角度提出临床诊断的相关要求，所谓"诊有大方，坐起有常，出入有行，以转神明，必清必净"，即要求医生本身应该作风正派，态度端正，举止有常，品德正直，不违背人情，而且在诊病时必须头脑清醒，思想集中，条理清晰。要有大医之度，良医之术，不盲目行事，妄作结论，真正做到"诊可十全，不失人情"。

三、辨形证脉气之逆从

疾病的表现不外形证与脉象神色等各方面的变化，然形证与脉气尚有逆从不同，临诊时不可不察。形证表现于外，是疾病之标；脉气乃应乎内，为疾病之本。临床上，若出现形弱气虚的现象，说明是标本皆虚之候，反映病人生机乏竭，所以预后多属不良；若表现为形气有余，脉气不足，那就说明标虽实而正已虚，譬犹枝叶虽茂，根本先枯，所以预后也往往不好；如若脉气有余，形气不足，则属标虽不足，但根本尚固，生机不竭，恢复犹易，所以预后一般较好。

【知识链接】

一、辨病在临床诊治中的意义

本段原文指出："按脉动静，循尺滑涩，寒温之意，视其大小，合之病能，逆从以得，复知病名，诊可十全。"即通过四诊合参，综合分析，作出病名诊断，则"诊可十全"。《素问·异法方宜论》也说："治所以异而病皆愈者，得病之情，知治之大体也。""知病名"就可以掌握疾病的发展规律，辨逆顺，决死生，定可治，知治之大体。故对疾病的诊断，至少是一名良医应该具备的素养，诚如《素问·疏五过论》所言："良工所失，不知病情，此亦治之一过也。"正由于此，《黄帝内经》有详细辨识病名的多个专篇，如《奇病论》《腹中论》《疟论》《痹论》《周痹》《痿论》《咳论》《寒热病》《水肿》《热病》《厥论》《癫狂》《痈疽》《水胀》等等，对所论疾病产生的原因、致病因素作用于人体后所引起的病理变化、病变部位、临床表现、鉴别诊断、治疗及预后等均进行了较为详尽的阐述。《黄帝内经》中仅有的13个方剂就是针对疾病而设的，如生铁落饮治疗狂证、鸡矢醴治疗鼓胀等，已初具专病专方的特点。从治疗学而言，整部《黄帝内经》是以辨病论治为主，辨证论治为辅，形成了辨病、辨证论治相结合的雏形。

辨病治疗，是指针对某一疾病采用专方专药的治疗，作为中医诊疗疾病的重要方法和手段，它着眼于疾病过程中的根本矛盾予以治疗，具有很强的针对性，并且可以解决当疾病的症状、体征轻微或缺失而无证可辨可治的问题。徐大椿《医书全集·兰台轨范序》即言："欲治病者，必先识病之名……一病必有主方，一病必有主药。"如古人治疗肠痈用大黄牡丹汤、治疗脏躁用甘麦大枣汤、青蒿治疟、黄连止痢，均体现了专方、专药对专病的辨病治疗原则。

二、不失人情论

本篇提出"复知病名，诊可十全，不失人情"，作为一个重要的临床原则，张介宾对此有精辟论述,特摘录如下。

不失人情,为医家最一难事,而人情之说有三:一曰病人之情,二曰傍人之情,三曰同道人之情。所谓病人之情者,有素禀之情,如五脏各有所偏,七情各有所胜,阳脏者偏宜于凉,阴脏者偏宜于热,耐毒者缓之无功,不耐毒者峻之为害,此脏气之有不同也。有好恶之情者,不惟饮食有憎爱,抑且举动皆关心,性好吉者危言见非,意多忧者慰安云伪,未信者忠告难行,善疑者深言则忌,此情性之有不同也。有富贵之情者,富多任性,贵多自尊,任性者自是其是,真是者反成非是,自尊者遇士或慢,自重者安肯自轻,此交际之有不同也。有贫贱之情者,贫者衣食不能周,况乎药饵,贱者焦劳不能释,怀抱可知,此调摄之有不同也。又若有良言甫信,谬说更新,多歧亡羊,终成画饼,此中无主而易乱者之为害也。有最畏出奇,惟求稳当,车薪杯水,宁甘败亡,此内多惧而过慎者之为害也。有以富贵而贫贱,或深情而挂牵,戚戚于心,心病焉能心药,此得失之情为害也。有以急性而遭迟病,以更医而致杂投,皇皇求速,速变所以速亡,此缓急之情为害也。有偏执者,曰吾乡不宜补,则虚者受其祸,曰吾乡不宜泻,则实者被其伤,夫十室且有忠信,一乡焉得皆符,此习俗之情为害也。有参术入唇,惧补心先否塞,硝黄沾口,畏攻神即飘扬,夫杯影亦能为祟,多疑岂法之良,此成心之情为害也。有讳疾而不肯言者,终当自误,有隐情而不敢露者,安得其详?然尚有故隐病情、试医以脉者,使其言而偶中,则信为明良;言有弗合,则目为庸劣。抑孰知脉之常体,仅二十四,病之变象,何啻百千?是以一脉所主非一病,一病所见非一脉。脉病相应者,如某病得某脉则吉;脉病相逆者,某脉值某病则凶。然则理之吉凶,虽融会在心,而病之变态,又安能以脉尽言哉?故知一知二知三,神圣谆谆于参伍;曰工曰神曰明,精详岂独于指端?彼俗人之浅见,固无足怪,而士夫之明慧,亦每有蹈此弊者。故忌望闻者,诊无声色之可辨;恶详问者,医避多言之自惭。是于望闻问切,已舍三而取一,且多有并一未明,而欲得夫病情者,吾知其必不能也。所以志意未通,医不免为病困,而朦胧猜摸,病不多为医困乎?凡此皆病人之情,不可不察也。

所谓傍人之情者,如浮言为利害所关,而人多不知检。故或为自负之狂言,则医中有神理,岂其能测?或执有据之凿论,而病情多亥豕,最所难知。或操是非之柄,则同于我者是之,异于我者非之,而真是真非,不是真人不识。或执见在之见,则头疼者云救头,脚疼者云救脚,而本标纲目,反为迂远庸谈。或议论于贵贱之间,而尊贵执言,孰堪违抗,故明哲保身之士,宁为好好先生;或辩析于亲疏之际,而亲者主持,牢不可拔,虽真才实学之师,亦当唯唯而退。又若荐医为死生之攸系,而人多不知慎,有或见轻浅之偶中而为之荐者,有意气之私厚而为之荐者,有信其便便之谈而为之荐者,有见其外饰之貌而为之荐者,皆非知之真者也。又或有贪得而荐者,阴利其酬;关情而荐者,别图冀望。甚有斗筲之辈者,妄自骄矜,好人趋奉,薰莸不辨,擅肆品评,誉之则盗跖可为尧舜,毁之则鸾凤可为鸱鸮,洗垢索瘢,无所不至,而怀真抱德之士,必其不侔。若此流者,虽其发言容易,欣戚无关,其于淆乱人情,莫此为甚,多致明医有掣肘之去,病家起刻骨之疑,此所以千古是非之不明,总为庸人扰之耳。故竭力为人任事者,岂不岌岌其危哉!凡此皆傍人之情,不可不察也。

所谓同道人之情者,尤为闪灼,更多隐微。如管窥蠡测,醯鸡笑天者,固不足道。而见偏性拗,必不可移者,又安足论?有专恃口给者,牵合支吾,无稽信口,或为套语以诳人,或为甘言以悦人,或为强辩以欺人,或为危词以吓人,俨然格物君子,此便佞之流也。有专务人事者,典籍经书,不知何物,道听途说,拾人唾余,然而终日营营,绰风求售,不邀自赴,儇媚取容,偏投好者之心,此阿谄之流也。有专务奇异者,腹无藏墨,眼不识丁,乃诡言神授,伪托秘传,或假脉以言祸福,或弄巧以乱经常,最觉新奇,动人甚易,此欺诈之流也。有务饰外观者,夸张侈口,羊质虎皮,不望色,不闻声,不详问,一诊而药,若谓人浅我深,人愚我明,此粗疏孟浪之流也。有专务排挤者,阳若同心,阴为浸润。夫是曰是,非曰非,犹避隐恶之嫌。第以死生之际,有不得不辨者,固未失为真诚之君子。若以非为是,以是为非,颠倒阴阳,掀翻祸福,不知而然,庸庸不免,知而故言,此其良心已丧,谗妒之小人也。有贪得无知,藐人性命者,如事已疑难,死生反掌,斯时也,虽在神良,未必其活,故一药不敢苟,一着不敢乱,而仅仅冀于挽回。忽遭若辈,求速贪功,谬妄一投,中流失楫,以致必不可救,因而嫁谤自文,极口反噬,虽朱紫或被混淆,而苍赤何辜受害,此贪幸无知之流也。有道不同不相为谋者,意见各持,异同不决。夫轻者不妨少谬,重者难以略差。故凡非常之病,非非常之医不能察,用非常之治,又岂常人之所知?故独闻者不侔于众,独见者不合于人,大都行高者谤多,曲高者和寡。所以一齐之傅,何当众楚之咻,直至于败,而后群然退散,付之一人,则事已无及矣,此庸庸不揣之流也。又有久习成风,苟且应命者,病不关心,些须惟利。盖病家既不识医,则倐赵倐钱;医家莫肯任怨,则惟苓惟梗。或延医务多,则互为观望;或利害攸系,则彼此避嫌。故爬之不痒,挝之不痛,医称稳当,诚然得矣。其于坐失机宜,奚堪耽误乎!此无他,亦惟知医者不真,而任医者不专耳。诗云:发言盈庭,谁执其咎?筑室于道,不溃于成。此病家医家近日之通弊也。凡若此者,孰非人情?而人情之详,尚多难尽。故孔子曰:恶紫之夺朱也,恶郑声之乱雅乐也,恶利口之覆邦家者。然则人情之可畏,匪今若是,振古如兹矣。故圣人以不失人情为戒,而不失二字最难措力。必期不失,未免迁就,但迁就则碍于病情,不迁就则碍于人情。有必不可迁就之病情,而复有不得不迁就之人情,其将奈之何哉?甚矣人情之难言也。故余发此,以为当局者详察之备。设彼三人者,倘亦有因余言而各为儆省,非惟人情不难于不失,而相与共保天年,同登寿域之地,端从此始,惟明者鉴之。

解精微论篇第八十一

【导读】

本篇主要解释哭泣涕泪的原因，阐述了哭泣涕泪的产生与精神情感、水火阴阳的关系，厥则目无所见之病机，并以火疾风生乃能雨的自然现象，来解释迎风流泪的病理变化。高世栻云："纯粹之至曰精，幽渺之极曰微。阐明阴阳水火、神志悲泣，以及水所从生，涕所从出，神志水火之原，非寻常问答所及，故曰解精微。"

【原文】

黄帝在明堂，雷公请曰：臣授[1]业传之，行教以经论，《从容》《形法》《阴阳》《刺灸》《汤液》《药滋》[2]，行治有贤不肖[3]，未必能十全。若先言悲哀喜怒，燥湿寒暑，阴阳妇女，请问其所以然者。卑贱富贵，人之形体所从，群下通使[4]，临事以适道术[5]，谨闻命矣。请问有毚愚仆漏[6]之问，不在经者，欲闻其状。帝曰：大矣。

公[7]请问：哭泣而不出者，若出而少涕，其故何也？帝曰：在经有也。复问：不知水[8]所从生，涕所从出也。帝曰：若问此者，无益于治也，工之所知，道之所生[9]也。夫心者，五脏之专精[10]也，目者其窍也，华色者其荣也，是以人有德[11]也，则气和[12]于目；有亡，忧知于色。是以悲哀则泣下，泣下水所由生。水宗[13]者积水也，积水者至阴[14]也，至阴者肾之精也。宗精[15]之水所以不出者，是精持之也，辅之裹之，故水不行也。夫水之精为志，火之精为神[16]，水火相感[17]，神志俱悲，是以目之水生也。故谚言曰：心悲名曰志悲，志与心精共凑于目也。是以俱悲则神气传于心，精上不传于志[18]，而志独悲，故泣出也。泣涕者脑也[19]，脑者阴也，髓者骨之充也，故脑渗为涕[20]。志者骨之主也，是以水流[21]而涕从之者，其行类也。夫涕之与泣者，譬如人之兄弟，急则俱死[22]，生则俱生[23]，其志以早悲，是以涕泣俱出而横行[24]也。夫人涕泣俱出而相从者，所属之类也。

　　雷公曰：大矣。请问人哭泣而泪不出者，若出而少，涕不从之何也？帝曰：夫泣不出者，哭不悲也。不泣者，神不慈[25]也。神不慈则志不悲，阴阳相持[26]，泣安能独来？夫志悲者惋，惋则冲阴[27]，冲阴则志去目，志去目[28]则神不守精，精神去目，涕泣出也。且子独不诵不念夫经言乎？厥[29]则目无所见。夫人厥则阳气并[30]于上，阴气并于下。阳并于上，则火独光[31]也；阴并于下，则足寒，足寒则胀也。夫一水不胜五火[32]，故目盲[33]。是以冲风[34]，泣下而不止。夫风之中目也，阳气内守于精，是火气燔目，故见风则泣下也。有以比之，夫火疾风生乃能雨，此之类也。

【校注】

　　〔1〕授：《太素》卷二十九"授"作"受"。授，通"受"，接受。

　　〔2〕《汤液》《药滋》：原作"汤药所滋"，据《太素》卷二十九改。刘衡如："从容、形法、阴阳、刺灸，皆古经篇名。《甲乙经·序》云：伊尹以亚圣之才，撰用《神农本草》以为《汤液》。《汉书·艺文志》载《汤液经法》三十二卷，未著撰人。《淮南·修务训》言：神农尝百草之滋味，水泉之甘苦。药滋犹言药味。此文《汤液》既是医经之一种，则《药滋》亦似是本草之一种，如《雷公药对》《桐君药录》之类。"其论甚明。

　　〔3〕不肖：无贤德。

　　〔4〕群下通使：群下，指雷公所教的学生。通使，使之全面了解。

　　〔5〕临事以适道术：临症时能恰当运用所学的医学理论和技术。

　　〔6〕毚（chán蝉）愚仆漏：《新校正》："按全元起本仆作朴。"此指愚昧简陋之问题，乃雷公谦辞。毚，轻微，简单。愚，愚昧。朴，朴拙。漏，通"陋"，浅陋。张介宾："毚，妄也。漏，当作陋。问不在经，故毚愚朴陋，自歉之词。"

　　〔7〕公：此前似脱"雷"字。

　　〔8〕水：指泪水。

　　〔9〕生：《素问吴注》《素问直解》均改作"在"，义胜。

　　〔10〕心者，五脏之专精：张介宾："心为五脏六腑之大主，精神之所舍也，故为五脏之专精。"

　　〔11〕德：《太素》卷二十九作"得"，与下文"亡"相对，当从。

　　〔12〕和：《太素》卷二十九作"知"。

　　〔13〕水宗：水之本源，指肾。肾为水脏，主持全身水液的代谢。

　　〔14〕至阴：言阴之盛。

　　〔15〕宗精：肾之阴精。张介宾："五液皆宗于肾，故又曰宗精。"杨上善："宗，本也。水之本是肾之精，至阴者也。"

　　〔16〕水之精为志，火之精为神：肾水的精气是志，心火的精气是神。

　　〔17〕水火相感：心肾之气相互感应。

　　〔18〕精上不传于志：张介宾："传于心则精不下传于志，精聚于上，志虚于下，则志独生悲而精无所持，此所以水不藏于下，而泣出于上也。"

　　〔19〕泣涕者脑也：张介宾："涕泣者，因泣而涕也。涕出于脑，脑者精之类，为髓之海，故

属乎阴。"

〔20〕脑渗为涕：王冰："鼻窍通脑，故脑渗为涕，流于鼻中矣。"丹波元简："按鼻渊，后世呼为脑漏，其实非脑之漏泄，乃脑中浊涕，下而不止也。"

〔21〕水流：指泪水流出。

〔22〕急则俱死：《素问吴注》改作"急则俱化"

〔23〕生则俱生：《太素》卷二十九作"出则俱亡"。森立之："急则俱死者，谓若悲情切急，则泣涕俱不出，故曰死也。出则俱亡者，谓泣涕俱出多，则心肾之精俱消亡也。本文'生则俱生'不可解，今从《太素》。"

〔24〕横行：张介宾："横行，言其多也。"

〔25〕慈：慈悲。

〔26〕阴阳相持：神藏于心而属阳，志藏于肾而属阴，心神和肾志各自相持而不互相交感的状态。

〔27〕慊则冲阴：情志凄惨而上冲于脑。吴崑："冲阴，逆冲于脑也。"

〔28〕目：原无，据《太素》卷二十九补。

〔29〕厥：指气机逆乱。

〔30〕并：聚，偏盛。

〔31〕火独光：谓阳气独盛。

〔32〕一水不胜五火：张介宾："一水目之精也，五火即五脏之厥阳并于上者也。"

〔33〕目盲：原作"目眦盲"，"眦"字在此无义，据明抄本、《太素》卷二十九、《甲乙经》卷十二删。

〔34〕冲风：迎风。冲，向也。

【释义】

本篇主要解释哭泣涕泪的原因，阐述了哭泣涕泪的产生与精神情感、水火阴阳的关系，厥则目无所见以及迎风流泪的病机。

一、论泪出的机理

原文首先从医学教育、传授的角度引出问题，指出传授的都是经典理论，如《从容》《形法》《阴阳》《刺灸》《汤液》《药滋》等，但由于学生资质的差异，临床应用时未必能十全。另外，病人悲哀喜怒情绪的干扰，环境燥湿寒暑的影响，个体阴阳妇女的差异，地位卑贱富贵的不同，都是学医者应该了解的情况。进而引出人哭泣而泪不出，或泪出而少涕的问题，讨论了泪出的机理。

（一）目与心的关系

由于泪从目出，并与人的神志活动密切相关，神志又为心所主宰，故原文首先讨论目与心的关系，指出五脏的精气均由心来统辖，目是心之外窍，光华色泽是心的外荣。所以当人有所得的时候，则喜悦现于目，在失意的时候，则忧容见于色。

（二）肾与泪的关系

泪为人体五液之一，是人体水液所生，而人体的水液由肾所主。张介宾曰："五液皆宗于肾，故又曰宗精。精能主持水道，则不使之妄行矣。"即肾脏之精水由宗脉而上通于心，上注于目，故《灵枢·口问》曰："目者，宗脉之所聚也，上液之道也。"另一方面，由于目系直接连于脑，而脑为髓海，肾藏精生髓，故肾又通过脑髓目系与目发生重要联系。正常情况下，由于有肾精的主持辅裹，水辅于精，精气裹水，所谓"精持之也，辅之裹之"，水液不得妄行，故涕泪不下。

（三）泪出与神志的关系

在日常生活中，人们最容易观察到泪出与情志活动密切相关，每因悲哀而涕泣俱下。故原文从此角度讨论泪出的问题，认为五脏分主五志，心主神，肾主志，由于肾和心之精均上聚于目，当人悲哀太过时，心肾相感，神志俱悲，则神气传于心，精气上而不下行于肾，肾志独悲，便失去了主持水液的能力，故目中泪出。《灵枢·五癃津液别》亦指出："故五脏六腑之津液，尽上渗于目，心悲气并则心系急，心系急则肺举，肺举则液上溢。"

（四）涕泣俱出的机理

由于涕、泣均系水液之属，并均由肾精来主持，肾精生髓而上通于脑，鼻窍通于脑，脑之水液渗出为涕。涕与泣，"其行类也""譬如人之兄弟"，故当人神志俱悲，水火相感，则神不守精，志不主水而泪涕俱出。张志聪说："是以水流而涕从之者，其行与志悲而肾精复出于目之为泣者相同类也。"《灵枢·口问》则认为："故悲哀愁忧则心动，心动则五脏六腑皆摇，摇则宗脉感，宗脉感则液道开，液道开故泣涕出焉。"

总之，人之所以流泪与流涕，与心神及肾志有着密切关系，但由于悲伤程度不同，故又有哭泣而泪不出，或泪虽出而涕不从的情况，所谓"泣不出者，哭不悲也""神不慈则志不悲，阴阳相持，泣安能独来"，进一步说明了泣涕与神志活动的关系。

二、论目盲、冲风泣下的机理

本篇在阐述了哭泣流泪的机理后，又讨论了目盲与见冲风泣下两种病症。

（一）厥则目无所见

厥的病机为"阳气并于上，阴气并于下"，即阴阳不能正常升降交通，由于阴气并于下则虚于上，故精脱于上，不能充盛于目，目失精之濡养，再兼阳并于上，则阳邪上逆而出现所谓"一水不胜五火"的状态，因而导致"厥则目无所见"。此与《素问·生气通天论》所论"阳气者，烦劳则张，精绝，辟积于夏，使人煎厥。目盲不可以视，耳闭不可以听"病机相类。这里目无所见往往是厥之重症的临床表现之一，轻证亦可见目眩眼花，或两目昏暗无光，视物不清等。临床对"目无所见"之辨证治疗亦可以从阳并于上，阴并于下及"一水不胜五火"中得到启发,平降其上逆之浮阳,滋养其不足之阴精,以恢复阴阳互根之正常升降状态及阴阳相对的平衡。

另一方面,阳气偏聚于上,阴气偏聚于下,在下则独阴无阳而足寒冷,阳虚不运则生胀满。

(二)冲风泣下

冲风泣下,即迎风流泪,原文以"火疾风生乃能雨"的自然现象为喻说明其机理,认为此因风为阳邪,其性开泄,风火燔目,迫精外泄,水精失守,而见迎风则泪出之症。张介宾注说:"天之阳气为风,人之阳气为火,风中于目,则火气内燔而水不能守,故泣出也。凡火疾风生,阳之极也。阳极则阴生承之,乃能致雨,人同天地之气,故风热在目而泣出,义亦无两。"

【知识链接】

一、《黄帝内经》对目与心关系的认识

《黄帝内经》多篇原文从不同角度论述了目与心的关系。如《灵枢·口问》指出:"心者,五脏六腑之主也,目者,宗脉之所聚也,上液之道也。"《素问·五脏生成》云:"诸脉者皆属于目。"《灵枢·大惑论》云:"目者,心使也。"又说:"目者……神气之所生也"。《灵枢·经脉》云:"心手少阴之脉……其支者,从心系上挟咽,系目系"。从以上所述可知,一方面是因为心为五脏六腑之大主,五脏六腑之精皆上注于目,故心为五脏之专精,其主目的作用自不待言。且心主血脉,目为宗脉之所聚,同时又有经脉上的联系,故目为其窍。另一方面,由于心藏神,目的视物辨色功能是心神的一部分,而神的功能正常与否亦可由目察知,故有"目者,心使也"之说,本篇也说:"是以人有德也,则气和于目。"目是反映内心世界的窗口,人的精神状态,喜怒哀乐,各种复杂的心理变化可反映于目,故有"眼睛是心灵窗户"之称。在中医临床上,也常将目作为观察神之得失存亡的一个方面。如得神时则目光明亮灵活,精彩内含,炯炯有神,说明精气充足,体健无病,或虽病但精气未衰,脏腑未伤,病轻易治,预后良好。失神则目暗睛迷,瞳神呆滞,表示正气大伤,精神衰竭,病情深重,预后不良。少神则目光晦滞,目陷无光,表示正气亏虚。假神见于久病或病后极度虚衰的病人,如病人原是目无光彩,瞳神呆滞,突然目显光彩,但眼球活动不灵,是回光反映,残灯复明的假象。

《黄帝内经》对官窍与脏腑关系的论述,既有基于五行理论的一脏一窍对应关系,又有基于临床实际的一脏对多窍、一窍对多脏的关系。关于目与其他脏腑的关系,参见《灵枢·大惑论》。

二、泣出的病因病机与治疗

本篇为《黄帝内经》专论泣出的论文,认为导致泣出的因素,主要有情志内伤与迎风

外感两个方面。此外,《素问·风论》云:"人瘦则外泄而寒,则为寒中而泣出。"认为泣出乃外感风邪所致。《素问·阴阳应象大论》指出:"年六十,阴痿,气大衰,九窍不利,下虚上实,涕泣俱出矣。"此乃因年老体弱气虚,肝肾不足,不能统摄泪液,"下虚上实",导致"涕泣俱出"。

后世对泣出病因病机的认识,基本遵循《黄帝内经》所论,如《圣济总录·目风泪出》云:"肝开窍于目,其液为泪,肝气既虚,风邪乘之,则液不能制,故常泪出,冲风则甚也。"指出流泪症内因肝虚,外因风乘。《诸病源候论·目泪出不止候》云:"夫五脏六腑皆有津液,通于目者为泪,若脏气不足,则不能收制其液,故目自然泪出。亦不因风而出不止,本无赤痛。"说明脏气不足是引起无时流泪的主要原因。黄庭镜《目经大成·无时泪下》也说:"盖肾水不足,肝气渐弱,液道不固,一也;膏血耗伤,津液不洽,虚火内逼,二也。"《审视瑶函》还进一步阐明了迎风冷泪和无时冷泪二者不同的病因病理,认为迎风冷泪为窍虚,因邪引邪之患;无时冷泪乃精液耗伤,肝气渐弱,精膏涩枯,肾水不足所致。

关于泣出的治疗,《审视瑶函·目泪》以河间当归汤、阿胶散、枸杞酒治疗迎风冷泪症,以菊睛丸、麝香散治疗无时冷泪症。《银海精微·充风泪出》指出:"久流冷泪,灸上迎香二穴,天府二穴,肝俞二穴,第九骨开各对寸。""治肝虚迎风泪出不止,宜灸睛明二穴,系大眦头,风池二穴,临泣二穴。"均可参考。本病相当于西医学的泪点位置异常,泪道狭窄或泪道阻塞,或泪囊吸引功能不良引起的泪溢症。

主要参考文献

蔡定芳.2018.恽铁樵全集[M].上海:上海科学技术出版社.

陈钢.2021.深入浅出讲《黄帝内经》[M].北京:中国中医药出版社.

陈鼓应.2007.黄帝四经今注今译[M].北京:商务印书馆.

陈鼓应.2003.老子今注今译[M].北京:商务印书馆.

陈鼓应.2012.庄子今注今译[M].北京:商务印书馆.

陈久金,张明昌.2008.中国天文大发现[M].济南:山东画报出版社.

陈美东.2003.中国科学技术史·天文学卷[M].北京:科学出版社.

陈明.2006.黄帝内经临证指要[M].北京:学苑出版社.

陈遵妫.2006.中国天文学史(上)[M].上海:上海人民出版社.

程士德.2006.高等中医药院校教学参考丛书——内经[M].第2版.北京:人民卫生出版社.

丁光迪.2013.诸病源候论校注[M].北京:人民卫生出版社.

董建华,王永炎.2010.中国现代名中医医案精粹[M].北京:人民卫生出版社.

董仲舒.2001.春秋繁露[M].周桂钿,朋星,等译注.济南:山东友谊出版社.

范登脉.2009.黄帝内经素问校补[M].北京:学苑出版社.

方药中,许家松.1984.黄帝内经素问运气七篇讲解[M].北京:人民卫生出版社.

费伯雄.2006.医醇賸义[M].北京:人民卫生出版社.

冯时.2013.中国古代物质文化史·天文历法[M].北京:开明出版社.

冯时.2001.中国天文考古学[M].第2版.北京:社会科学文献出版社.

郭霭春.1989.黄帝内经灵枢校注语译[M].天津:天津科学技术出版社.

郭霭春.1992.黄帝内经素问校注[M].北京:人民卫生出版社.

何宁.1998.淮南子集释[M].北京:中华书局.

何任.2013.金匮要略校注[M].北京:人民卫生出版社.

黄龙祥.2016.经脉理论还原与重构大纲[M].北京:人民卫生出版社.

黄龙祥.2019.中国古典针灸学大纲[M].北京:人民卫生出版社.

黄龙祥.2001.中国针灸学术史大纲[M].北京:华夏出版社.

黄元御.2012.黄元御著作十三种[M].任启松等编校.北京:中国中医药出版社.

金景芳.1987.学易四种[M].长春：吉林文史出版社.

黎翔凤.2004.管子校注[M].北京：中华书局.

李鼎.2009.中医针灸基础论丛[M].北京：人民卫生出版社.

李建民.2007.发现古脉——中国古典医学与数术身体观[M].北京：社会科学文献出版社.

李建民.2008.生命史学——从医疗看中国历史[M].上海：复旦大学出版社.

李克光，郑孝昌.2005.黄帝内经太素校注[M].北京：人民卫生出版社.

李中梓.2007.内经知要[M].北京：人民卫生出版社.

廖育群.2012.重构秦汉医学图像[M].上海：上海交通大学出版社.

林佩琴.1997.类证治裁[M].孔立校注.北京：中国中医药出版社.

林昭庚，鄢良.1995.针灸医学史[M].北京：中国中医药出版社.

凌耀星.2013.难经校注[M].北京：人民卫生出版社.

刘大钧.2016.周易概论[M].成都：巴蜀书社.

刘渡舟.2013.伤寒论校注[M].北京：人民卫生出版社.

刘长林.2008.中国象科学观——易、道与兵、医[M].北京：社会科学文献出版社.

楼英.1996.医学纲目[M].北京：中国中医药出版社.

卢央.2013.中国古代星占学[M].北京：中国科学技术出版社.

陆寿康.2013.中国针灸技术方法[M].北京：人民卫生出版社.

路志正，焦树德.1996.实用中医风湿病学[M].北京：人民卫生出版社.

罗美.2015.内经博议[M].杨杏林校注.北京：中国中医药出版社.

马继兴.2015.中国出土古医书考释与研究[M].上海：上海科学技术出版社.

马莳.2003.黄帝内经灵枢注证发微[M].北京：学苑出版社.

马莳.2003.黄帝内经素问注证发微[M].北京：学苑出版社.

欧阳维诚.2017.思维模式视野下的易学[M].广州：华南理工大学出版社.

彭荣琛.2013.灵枢解难[M].北京：人民卫生出版社.

钱超尘，翟双庆，王育林.2017.清儒《黄帝内经》小学研究丛书[M].北京：北京科学技术出版社.

任廷革.2014.任应秋讲《黄帝内经》[M].北京：中国中医药出版社.

沈炎南.2013.脉经校注[M].北京：人民卫生出版社.

田代华，刘更生.2011.灵枢经校注[M].北京：人民军医出版社.

田代华.2011.黄帝内经素问校注[M].北京：人民军医出版社.

仝小林.2018.脾瘅新论——代谢综合征的中医认识及治疗[M].北京：中国中医药出版社.

汪昂.2016.素问灵枢类纂约注[M].北京：中国中医药出版社.

王洪图.2000.中医药学高级丛书——内经[M].北京：人民卫生出版社.

王琦.2012.中医经典研究与临床（上）[M].王东坡整理.北京：中国中医药出版社.

王庆其.2019.黄帝内经临证发微[M].北京：人民卫生出版社.

王庆其.1998.黄帝内经心悟[M].贵阳：贵州科技出版社.

王庆其.2010.内经临床医学[M].北京：人民卫生出版社.

王庆其.2010.王庆其内经讲稿[M].北京：人民卫生出版社.

王永炎，严世芸.2009.实用中医内科学[M].第2版.上海：上海科学技术出版社.

王玉川.1993.运气探秘[M].北京：华夏出版社.

王振国，杨金萍.2016.圣济总录校注[M].上海：上海科学技术出版社.

吴崑.2001.黄帝内经素问吴注[M].北京：学苑出版社.

吴守贤，全和钧.2013.中国古代天体测量学及天文仪器[M].北京：中国科学技术出版社.

邢玉瑞.2020.黄帝内经释难[M].修订版.上海：上海浦江教育出版社.

邢玉瑞.2018.黄帝内经研究十六讲[M].北京：人民卫生出版社.

邢玉瑞.2010.运气学说的研究与评述[M].北京：人民卫生出版社.

邢玉瑞.2016.中医经典词典[M].北京：人民卫生出版社.

熊继柏.2016.熊继柏讲内经[M].长沙：湖南科学技术出版社.

许维遹.2009.吕氏春秋集释[M].北京：中华书局.

烟建华.2010.《内经》学术研究基础[M].北京：中国中医药出版社.

姚止庵.1983.素问经注节解[M].北京：人民卫生出版社.

翟双庆.2016.内经讲义[M].北京：中国中医药出版社.

翟双庆，王长宇.2006.王洪图内经临证发挥[M].北京：人民卫生出版社.

张灿玾，徐国仟，宗全和.2006.黄帝内经素问校释[M].北京：中国医药科技出版社.

张灿玾，徐国仟.2016.针灸甲乙经校注[M].北京：人民卫生出版社.

张岱年.1981.中国哲学发微[J].太原：山西人民出版社.

张登本.2000.白话通解黄帝内经[M].西安：世界图书出版公司.

张介宾.1965.类经[M].北京：人民卫生出版社.

张介宾.1965.类经图翼[M].北京：人民卫生出版社.

张琦.1998.素问释义[M].王洪图点校.北京：科学技术文献出版社.

张善忱，张登部，史兰华.2009.内经针灸类方与临床讲稿[M].北京：人民军医出版社.

张永臣，贾春生.2014.针灸特定穴理论与实践[M].北京：中国中医药出版社.

张珍玉.2017.灵枢语释[M].济南：山东科学技术出版社.

张志聪.2012.黄帝内经灵枢集注[M].北京：中医古籍出版社.

张志聪.1980.黄帝内经素问集注[M].上海：上海科学技术出版社.

章楠.1986.灵素节注类编[M].方春阳，孙芝斋点校.杭州：浙江科学技术出版社.

赵京生.2012.针灸关键概念术语考论[M].北京：人民卫生出版社.

赵京生.2003.针灸经典理论阐释[M].修订本.上海：上海中医药大学出版社.

赵京生.2019.针意[M].北京：人民卫生出版社.

郑洪新.2006.张元素医学全书[M].北京：中国中医药出版社.

郑家铿.1998.黄帝素问直解校注[M].厦门：厦门大学出版社.

中医研究院研究生班.2018.《黄帝内经·灵枢》注评[M].典藏版.北京：中国中医药出版社.

中医研究院研究生班.2018.《黄帝内经·素问》注评[M].典藏版.北京：中国中医药出版社.

周学海.2015.内经评文灵枢[M].李海峰，陈正，刘庆宇等校注.北京：中国中医药出版社.

周学海.2015.内经评文素问[M].邹纯朴，薛辉，李海峰校注.北京：中国中医药出版社.

朱伯崑.2018.周易知识通览[M].北京：中央编译出版社.

卓廉士.2013.营卫学说与针灸临床[M].北京：人民卫生出版社.

卓廉士.2015.中医感应、术数理论钩沉[M].北京:人民卫生出版社.

（日）丹波元简、丹波元坚.1984.素问识·素问绍识·灵枢识·难经疏证[M].北京:人民卫生出版社.

（日）丹波元简.2012.素问记闻[M].北京:学苑出版社.

（日）冈本为竹.1958.运气论奥谚解[M].承为奋译.南京:江苏人民出版社.

（日）森立之.2002.素问考注[M].北京:学苑出版社.

Thomas W.Myers.2016.解剖列车——徒手与动作治疗的肌筋膜经线[M].关玲,周维金,翁长水译.第3版.北京:北京科学技术出版社.